HANDBUCH DER INNEREN MEDIZIN

BEGRÜNDET VON
L. MOHR† UND R. STAEHELIN

DRITTE AUFLAGE

HERAUSGEGEBEN VON
G. v. BERGMANN UND R. STAEHELIN
BERLIN BASEL

UNTER MITWIRKUNG VON
V. SALLE
BERLIN

FÜNFTER BAND
KRANKHEITEN DES NERVENSYSTEMS
ERSTER TEIL
ALLGEMEINES · SPEZIELLE PATHOLOGIE I

BERLIN
VERLAG VON JULIUS SPRINGER
1939

KRANKHEITEN DES NERVENSYSTEMS

BEARBEITET VON

H. ALTENBURGER† · R. BING · G. BODECHTEL
A. BOSTROEM · O. BUMKE · H. CURSCHMANN
F. CURTIUS · F. HILLER · J. LANGE† · F. LÜTHY
K. v. SÁNTHA · H. SCHELLER · R. SIEBECK
V. v. WEIZSÄCKER

MIT 611 ZUM TEIL FARBIGEN
ABBILDUNGEN

ERSTER TEIL
ALLGEMEINES · SPEZIELLE PATHOLOGIE I

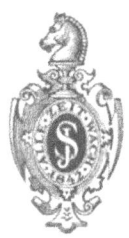

BERLIN
VERLAG VON JULIUS SPRINGER
1939

ISBN-13: 978-3-642-88856-4   e-ISBN-13: 978-3-642-90711-1
DOI: 10.1007/978-3-642-90711-1

ALLE RECHTE, INSBESONDERE DAS DER ÜBERSETZUNG
IN FREMDE SPRACHEN, VORBEHALTEN.
COPYRIGHT 1925, 1926 AND 1939 BY JULIUS SPRINGER IN BERLIN.
Softcover reprint of the hardcover 3rd edition 1939

Inhaltsverzeichnis.

Erster Teil (S. 1—798).

Allgemeiner Teil.

Das Nervensystem und seine Korrelationen.

Seite

Die Tätigkeit des Zentralnervensystems. Von Professor Dr. VIKTOR V. WEIZSÄCKER-Heidelberg 1
   A. Funktionen 4
   B. Leistungen 6

Das Nervensystem und die vegetativen Funktionen. Von Professor Dr. R. SIEBECK-Berlin 19
   Vorbemerkung 19
   I. Das vegetative System und seine Arbeitsweise 19
   II. Bemerkungen zu der Erforschung des vegetativen Systems 22
   III. Das vegetative Nervensystem 24
   IV. Allgemeine Pathogenese 27
   V. Allgemeine Diagnostik 30
   Literatur 31

Allgemeine Anatomie, Physiologie, Pathologie und Symptomatologie.

Gehirn. Von Professor Dr. ROBERT BING-Basel. (Mit 89 Abbildungen) 33
   I. Hirnstamm und Stammganglien 33
      A. Anatomisch-physiologische Vorbemerkungen 33
         1. Morphologie 33
         2. Mikroskopische Anatomie 38
         3. Experimentalphysiologie 49
      B. Symptomatologie und Physiopathologie 56
         1. Bulbäre Syndrome 56
         2. Pontine Syndrome 58
         3. Pedunkuläre Syndrome 61
         4. Vierhügelsyndrome 62
         5. Thalamussyndrome 63
         6. Extrapyramidale Syndrome 65
         7. Hypophysäre und epiphysäre Syndrome 70
         8. Hypothalamische Syndrome 71
         9. Basale Syndrome 73
   II. Kleinhirn 74
      A. Anatomisch-physiologische Vorbemerkungen 74
         1. Anatomisches 74
         2. Experimentelles 76
      B. Symptomatologie und Physiopathologie 80
   III. Großhirn 93
      A. Anatomisch-physiologische Vorbemerkungen 93
         1. Morphologie 93
         2. Mikroskopische Anatomie 103
         3. Experimentalphysiologie 108
            a) Das Großhirn als Ganzes 108
            b) Die Lokalisation im Großhirn 109
               α) Elektrische Reizversuche 109
               β) Exstirpationsversuche 112

Inhaltsverzeichnis.

B. Symptomatologie und Physiopathologie 116
  1. Allgemeinsymptome 116
    a) Kopfschmerzen 116
    b) Schwindel 116
    c) Respirationsstörungen 117
    d) Zirkulationsstörungen 117
    e) Störungen der Wärmeregulierung 118
    f) Cerebrales Erbrechen 118
    g) Stauungspapille 118
    h) Veränderungen am Schädel 119
    i) Psychische Störungen 120
  2. Herdsymptome 121
    a) Allgemeines 121
    b) Corticale und subcorticale Motilitätsstörungen 122
    c) Corticale und subcorticale Sensibilitätsstörungen 139
    d) Corticale und subcorticale Störungen der Trophik und Vasomotilität 142
    e) Zentrale Sehstörungen 143
    f) Zentrale Störungen des Gehörs, Geruchs, Geschmackes 150
    g) Die Aphasien 153
    h) Die Apraxien 174
    i) Die Agnosien 179
      α) Akustische Agnosie, Seelentaubheit 179
      β) Optische Agnosie, Seelenblindheit 179
      γ) Taktile Agnosie, Stereoagnosie 181
Literatur-Auswahl 182

Rückenmark. Von Dr. FRIEDRICH HILLER-München. (Mit 30 Abbildungen) 188

Anatomisch-physiologischer Teil.

A. Die topographische Anatomie des Rückenmarks und die Funktion seiner Teile 188
  1. Makroskopische Übersicht 188
  2. Die Blutversorgung des Rückenmarks 191
  3. Das Rückenmarksgrau 193
  4. Die Binnensysteme des Rückenmarks 197
  5. Die auf- und absteigenden langen Bahnen des Rückenmarks 200
  6. Die vegetativen Rückenmarksapparate und ihre Faserverbindungen . . . 207
    a) Der spinale Sympathicus 207
    b) Der spinale Parasympathicus 209
    c) Das sacralautonome System und die spinale Innervation der Beckenorgane 212
      α) Die Innervation der Harnblase 212
      β) Die Innervation des Mastdarms 215
      γ) Die Innervation der Genitalorgane 215
    d) Die vegetativen Leitungsbahnen im Rückenmark 216
B. Die reflektorische Eigentätigkeit des Rückenmarks 217
  1. Die Eigenreflexe (myotatische Reflexe) 220
  2. Die exteroceptiven (Fremd-) Reflexe 230
  3. Der spinale Shock und der Einfluß cerebrospinaler Impulse auf die Rückenmarksfunktion 240

Klinischer Teil.

A. Das Vorderhorn-Vorderwurzelsyndrom 243
  1. Die segmentale Innervation der Muskulatur 243
  2. Die segmentale Lokalisation der physiologischen Reflexe 247
    a) Das klinische Verhalten der Eigenreflexe 247
    b) Das klinische Verhalten der Fremdreflexe 249
    c) Physiologische Schwankungen der Reflexe beim Menschen 251
  3. Paralysen und Paresen bei Läsionen des letzten motorischen Neurons im allgemeinen 253
  4. Atrophische Lähmungen in verschiedenen Rückenmarkshöhen. Segmentdiagnose 256
  5. Die Pathogenese und der Verlauf nucleärer und radikulärer Lähmungen 259

		Seite
B. Das Hinterwurzel- und Hinterhornsyndrom		259
1. Die segmentale Anordnung der Sensibilität		259
2. Segmentale radikuläre Sensibilitätsstörungen		264
a) Die Reizung der hinteren Wurzeln und Spinalganglien		264
b) Die Unterbrechung der hinteren Wurzeln		266
c) Pathogenese der Hinterwurzelläsionen		268
3. Das Hinterhornsyndrom		270
C. Die komplette Querschnittsläsion des Cervical- und Dorsalmarks		271
1. Das Initialstadium		273
2. Das Stadium der Reorganisation		274
3. Das Terminalstadium		280
D. Querschnittsläsionen des Lumbosacralmarks und ihre Bedeutung für die Funktion von Blase und Mastdarm sowie der Geschlechtsorgane		281
1. Epiconusläsionen		281
2. Conusläsionen		282
3. Caudaläsionen		285
E. Läsionen einzelner Rückenmarksbahnen und kombinierte Syndrome		286
1. Motilitätsstörungen durch Läsionen absteigender Bahnen		286
a) Pyramidenbahn- (und atrophisch-spastische) Syndrome		286
b) Die Eigen- und Fremdreflexe bei spinalspastischen Lähmungen		289
c) Die spastischen Kontrakturen bei spinalen Pyramidenbahnläsionen		292
d) Massenreflexe bei spinal-spastischen Lähmungen		294
e) Das Verhalten von Blase und Mastdarm		296
2. Sensibilitätsstörungen durch Läsionen aufsteigender Bahnen		296
a) Das Hinterstrangsyndrom		297
b) Das sensible Vorderseitenstrangsyndrom		303
3. Kombinierte Syndrome		308
a) Das Syndrom zentraler Rückenmarksläsionen		308
b) Das Syndrom der spinalen Halbseitenläsion (BROWN-SÉQUARD)		309
Literatur		311
Periphere Nerven. Von Privatdozent Dr. F. LÜTHY-Zürich. (Mit 43 Abbildungen)		316
Anatomisch-physiologische Vorbemerkungen		316
A. Anatomisches		316
1. Das animale System		316
2. Das vegetative System		320
B. Physiologisches		322
1. Das animale System		322
a) Der Reiz		322
b) Erregung und Leitung		323
c) Schädigung des Nerven		326
d) Stoffwechsel		327
e) Das leitende Element		327
f) Der Muskel		328
2. Das vegetative System		332
Pathologische Anatomie der Nervenschädigungen		341
A. Traumatische Degeneration. WALLERsche Degeneration. Retrograde Degeneration. Degeneration der Endorgane		341
B. Regeneration		342
C. Histopathologie der Neuritis		346
Symptomatologie und Physiopathologie		348
A. Periphere Motilitätsstörungen		348
Elektrodiagnostik		351
B. Periphere Sensibilitätsstörungen		363
a) Ausfallserscheinungen		363
b) Reizerscheinungen		373
c) Technik der Sensibilitätsprüfung		375

C. Periphere vegetative Störungen 379
   a) Allgemeine Aspekte 379
   b) Die einzelnen Systeme 380
      α) Das Vasomotorium 380
      β) Übrige glatte Muskulatur 385
      γ) Schweißsekretion 386
      δ) Trophik 387
   c) Schmerzzustände 390
D. Differentialdiagnose zwischen radikulären und peripheren Symptomen 391
   a) Sensibilität 391
   b) Motilität 393
      Typen des Plexuslähmung 395
Literatur 399

Liquor cerebrospinalis einschließlich Röntgendiagnostik der Liquorräume.
Von Privatdozent Dr. F. Lüthy-Zürich. (Mit 8 Abbildungen) 403
A. Liquor cerebrospinalis 403
   1. Historisches 403
   2. Entstehung. Bewegung. Resorption 403
   3. Eigenschaften 405
   4. Schrankenfunktion und Permeabilitätsproblem 411
   5. Morphologie des Liquors 413
   6. Liquorsyndrome 415
   7. Technik der Lumbal- und Zisternenpunktion 419
      a) Die Lumbalpunktion 419
      b) Die Zisternenpunktion 422
B. Röntgendiagnostik der Liquorräume 423
   1. Die Myelographie 423
   2. Luftfüllung der Liquorräume 424
Literatur 427

Spezieller Teil.
Die Krankheiten des Gehirns und seiner Häute.
Die Zirkulationsstörungen. Von Professor Dr. Johannes Lange †-Breslau.
(Mit 11 Abbildungen) 429
A. Die Zirkulationsstörungen in den Hirnhäuten 429
   1. Die Hirnhautblutung 429
      a) Extradurale Blutungen 429
      b) Die „spontane" Subarachnoidealblutung 431
   2. Die Thrombose der Hirnsinus und der Hirnnerven 434
B. Die Zirkulationsstörungen im Hirngewebe selbst 436
   1. Die Hirnanämie 436
   2. Die Hirnhyperämie 437
   3. Der zirkulatorisch bedingte Schlaganfall (Apoplexie) 438
      a) Die Gehirnblutung 443
      b) Embolie und Thrombose der Hirngefäße 452
   4. Arterielle Hypertension (essentielle Hypertonie) 465
   5. Die allgemeine Arteriosklerose der Hirngefäße 468
   6. Die Aneurysmen der Hirngefäße 473
Literatur 477

Die entzündlichen Krankheiten des Gehirns und seiner Häute.
Von Professor Dr. Johannes Lange †-Breslau. (Mit 23 Abbildungen) 482
A. Die entzündlichen Krankheiten der Hirnhäute 482
   1. Pachymeningitis externa. Extraduralabsceß 482
   2. Pachymeningitis haemorrhagica interna 482
   3. Die Leptomeningitiden 486

	Seite
Allgemeines	486
Spezieller Teil	494
a) Die Meningokokkenmeningitis	495
b) Die Meningitis tuberculosa	503
c) Infektiöse Meningitiden nichtbakterieller Art	509
α) Meningeale Reaktionen bei Parotis epidemica	509
β) Die benigne „aseptische" Meningitis	510
γ) Die Meningitis sympathica (concomitans)	512
δ) Meningeale Reizzustände bei akuten Infektionen und Intoxikationen	512
ε) Die sog. Meningitis serosa. Die Arachnitis adhaesiva circumscripta et cystica	512
4. Der Hitzschlag	515
5. Die entzündliche Thrombose der Hirnsinus	516
B. Die entzündlichen Erkrankungen des Gehirns	518
1. Metastatische Encephalitis und Encephalitiden von Typ der Impfencephalitis	518
2. Encephalitis epidemica (Economosche Krankheit)	523
3. Andere epidemische Encephalitiden	540
a) Encephalitis japonica	540
b) St. Louis-Encephalitis	540
4. Unechte Encephalitiden	541
a) Encephalitis haemorrhagica	541
b) Pseudoencephalitis Wernicke (Polioencephalitis haemorrhagica superior)	541
5. Die Encephalitis purulenta (Hirnabsceß)	544
6. Sklerosierende Entzündung des Hemisphärenmarks	552
Literatur	553

Angeborene Krankheiten und Geburtsverletzungen des Gehirns.
Von Professor Dr. JOHANNES LANGE †-Breslau 559

1. Einleitung	559
2. Grobe Hirnmißbildungen	559
3. Die cerebrale Kinderlähmung	561
4. Mongolismus	566
5. Hydrocephalus congenitus	567
6. Der Turmschädel	568
Literatur	569

Die raumbeengenden Krankheiten im Schädelinnern.
Von Professor Dr. H. ALTENBURGER †-Breslau. (Mit 19 Abbildungen) 571

A. Hirntumoren	571
1. Allgemeine Diagnostik	571
a) Klinische Allgemeinsymptome	571
b) Röntgenologische Veränderungen	573
c) Liquorveränderungen	574
2. Spezielle Diagnostik	574
a) Topische Diagnose	574
b) Artdiagnose	577
α) Tumoren des Gehirnparenchyms (Gliome)	577
β) Tumoren der Meningen (Meningeome)	581
γ) Gefäßgeschwülste und Gefäßmißbildungen	583
δ) Acusticusneurinom	585
ε) Hypophysentumoren	586
ζ) Epiphysentumoren	591
η) Seltenere primäre Hirntumoren	592
ϑ) Metastatische Hirntumoren	592
3. Differentialdiagnose	593
4. Therapie	594
B. Tumorfälle ohne entsprechenden Befund und mit Ausgang in Heilung (sog. Pseudotumor)	596
C. Hirnschwellung	597
D. Die tierischen Parasiten des Zentralnervensystems	600
1. Cysticercus cellulosae	600
2. Echinococcus cerebri	607
3. Gehirndistomen und Schistosomen	609
4. Trichinose	610
Literatur	610

Senile und präsenile Hirnkrankheiten. Von Professor Dr. A. Bostroem-Leipzig.
(Mit 6 Abbildungen) 613
- A. Einleitung 613
- B. Senile Demenz 613
  1. Pathologisch-anatomische Befunde 613
  2. Klinik 615
- C. Die Alzheimersche Krankheit 623
- D. Picksche Krankheit 626
- Literatur 630

Die traumatischen Hirnschädigungen. Von Professor Dr. A. Bostroem-Leipzig.
(Mit 5 Abbildungen) 631
1. Einleitung, Umgrenzung, Einteilung 631
2. Die Commotio cerebri 633
3. Die Contusio cerebri 644
4. Compressio cerebri 650
   a) Die epidurale Blutung 650
   b) Traumatischer Hirndruck anderer Genese 652
5. Traumatische Blutungen in die Hirnsubstanz 656
6. Der traumatische Hydrocephalus 658
7. Komplikationen und Späterscheinungen 660
8. Die traumatischen Geburtsschädigungen 665
Literatur 666

Die Krankheiten des extrapyramidalen Systems. Von Professor Dr. A. Bostroem-Leipzig.
(Mit 13 Abbildungen) 668
1. Die Paralysis agitans 668
2. Die Wilsonsche Krankheit und Pseudosklerose 676
3. Athetose 685
4. Torsionsdystonie (Torsionsspasmus) 694
5. Torticollis spasticus 696
6. Spastische Pseudosklerose 700
7. Huntingtonsche Chorea 702
8. Myoklonie 707
Literatur 708

Die syphilitischen Krankheiten des Gehirns. Von Professor Dr. A. Bostroem-Leipzig.
(Mit 18 Abbildungen) 711
- A. Einleitung 711
- B. Lues cerebri 713
  1. Einleitung 713
  2. Die nervösen Störungen im Frühstadium 714
     a) Psychoreaktive Erscheinungen 714
     b) Die syphilitische Neurasthenie 715
  3. Die frühluische Meningitis 717
  4. Spätstadien der Hirnsyphilis 722
     a) Die Gummen des Zentralnervensystems 722
     b) Die meningitische, meningo-encephalitische und vasale Form der Hirnlues 724
- C. Die progressive Paralyse 734
  1. Einleitung 734
  2. Pathologische Anatomie 735
  3. Pathogenese 739
  4. Inkubationszeit 742
  5. Klinik 743
     a) Allgemeines 743
     b) Die neurologischen Symptome 744
     c) Psychische Erscheinungen 749
     d) Blut und Liquor 751
     e) Besondere Formen und Zustandsbilder 754
     f) Verlauf 757
     g) Behandlung 761
     h) Differentialdiagnose 767
     i) Begutachtung und soziale Fragen 768
- D. Lues congenita und Nervensystem 769
- Anhang: Die Schlafkrankheit 771
- Literatur 772

Inhaltsverzeichnis. XI

Seite

Die Krankheiten der Brücke und der Oblongata. Von Professor Dr. JOHANNES LANGE †-Breslau. (Mit 7 Abbildungen) 774
  A. Allgemeines 774
  B. Die einzelnen Erkrankungen 775
    1. Entzündliche Erkrankungen, die Medulla und Brücke mitbetreffen 775
    2. Toxische Schädigungen 775
    3. Andersartige Erkrankungen 776
    4. Geschwülste 776
    5. Aneurysmen 778
    6. Blutungen und Erweichungen 779
    7. Die progressive Bulbärparalyse 782
    8. Ophthalmoplegia chronica progressiva 784
    9. Myasthenia gravis pseudoparalytica 785
  Literatur 789

Die Krankheiten des Kleinhirns. Von Professor Dr. JOHANNES LANGE †-Breslau. (Mit 3 Abbildungen) 791
  1. Geschwülste 792
  2. Entzündliche Erkrankungen 794
  3. Zirkulationsstörungen 795
  4. Systematische Erkrankungen 796
  Literatur 797

Zweiter Teil (S. 799—1797).

Die Krankheiten des Rückenmarks.

Von Professor Dr. G. BODECHTEL-Dortmund. (Mit 150 Abbildungen.)

  I. Die infektiös-toxischen Prozesse 799
    A. Der myelitische Symptomenkomplex. (Die nichteitrigen Myelitiden) . . 799
      1. Die Herdmyelitis = metastatische Myelitis 802
      2. Die Meningo-Myelitis 804
      3. Die parainfektiösen Encephalomyelitiden 806
      4. Die akute disseminierte (Encephalo) Myelitis 808
    B. Der Rückenmarksabsceß. (Die eitrige Myelitis) 824
    C. Die Poliomyelitis anterior 826
    D. Tabes dorsalis 844
      1. Pathologie 844
      2. Ätiologie der Tabes 854
      3. Pathogenese des tabischen Prozesses 861
      4. Klinik 867
        a) Pupillenphänomene 868
        b) Störungen von seiten der quergestreiften Augenmuskeln 869
        c) Opticusatrophie 870
        d) Störungen von seiten der übrigen Hirnnerven 871
        e) Symptome von seiten der Hinterstränge bzw. der hinteren Wurzeln 872
        f) Die Störungen des motorischen Systems 885
        g) Störungen trophischer Art 886
        h) Psychotische Erscheinungen 892
        i) Störungen von seiten der inneren Organe 893
        k) Blut und Liquorsystem 896
        l) Verlaufsformen der Tabes 900
      5. Differentialdiagnose 903
      6. Prognose 906
      7. Behandlung der Tabes 907
        a) Die spezifisch-antisyphilitischen Heilmittel 910
        b) Die unspezifischen Behandlungsmethoden 913

		Seite
	E. Die funikuläre Spinalerkrankung	919
	1. Pathologische Anatomie	920
	2. Ätiologie und Pathogenese	927
	3. Symptomatologie	930
	4. Verlauf und Prognose	934
	5. Differentialdiagnose	935
	6. Therapie	938
II.	Die Zirkulationsstörungen am Rückenmark einschließlich des Rückenmarktraumas und der Caissonkrankheit	940
	A. Die Hämatomyelie (die Rückenmarksblutung)	940
	B. Die Myelomalacie (Rückenmarkserweichung)	948
	C. Das Rückenmarktrauma	950
	1. Commotio medullae spinalis	952
	2. Schuß- und Stichverletzungen des Rückenmarks	952
	3. Frakturen und Luxationen der Wirbelsäule	954
	4. Die Rückenmarksläsionen beim elektrischen Unfall bzw. beim Blitzschlag	963
	5. Die Caisson- und Taucherkrankheit	963
III.	Degenerative Erkrankungen des Rückenmarks von Systemcharakter	966
	A. Die spastische Spinalparalyse	968
	B. Die spinale progressive Muskelatrophie (Sp.P.M.A.)	972
	Anhang: Die progressive Bulbärparalyse	982
	C. Die amyotrophische Lateralsklerose (A.L.S.)	986
	D. Zur Frage der sog. kombinierten Erkrankungen der Hinter- und Seitenstränge	994
	E. Die spinale und cerebellare hereditäre Ataxie	995
	F. Die neurale, neurotische Muskelatrophie	1001
IV.	Die praktisch wichtigen Entwicklungsstörungen des Rückenmarks und der Wirbelsäule	1006
V.	Die Syringomyelie und die spinale Gliose („Gliastift")	1012
VI.	Die komprimierenden Rückenmarksprozesse einschließlich der eigentlichen Rückenmarkstumoren, der Tumoren der Wirbelsäule und der komprimierenden entzündlichen und degenerativen Prozesse an der Wirbelsäule	1038
	A. Die intraduralen Rückenmarkstumoren	1039
	1. Ihre Pathologie	1039
	2. Die Altersverteilung der intraduralen Geschwülste	1044
	3. Zur Pathogenese der Rückenmarkssymptome	1044
	4. Allgemeine Symptomatologie	1046
	5. Die spezielle Höhendiagnose	1053
	6. Die Artdiagnose	1056
	7. Die Neurofibromatose (RECKLINGHAUSENsche Krankheit)	1058
	8. Die diagnostischen Hilfsmethoden	1059
	a) Das Liquorsyndrom	1059
	b) Das Röntgenverfahren bei der Diagnostik der Rückenmarkstumoren einschließlich der Myelographie	1064
	9. Differentialdiagnose	1073
	10. Verlauf, Prognose und Therapie	1078
	B. Spezielle Pathologie und Klinik der extraduralen komprimierenden Prozesse	1085
	1. Die von der Wirbelsäule und dem Epiduralraum ausgehenden Tumoren	1085
	2. Die entzündlichen und degenerativen Prozesse der Wirbelsäule	1097
VII.	Die Auswirkung meningitischer Prozesse auf das Rückenmark	1105
	Literatur	1110

Die Krankheiten der peripheren Nerven.

Von Dozent Dr. med. habil. H. Scheller-Berlin. (Mit 86 Abbildungen.)

Allgemeiner Teil.

	Seite
Vorbemerkungen	1136
A. Ursachen und Entstehungsbedingungen	1136
1. Die mechanisch verursachten Nervenschädigungen (Nervenverletzungen)	1136
2. Die Schädigung der peripheren Nerven auf toxisch-infektiöser und toxischer Grundlage	1147
3. Nervenschädigungen auf der Grundlage thermischer und elektrischer Einwirkungen	1154
B. Verlauf, Wiederherstellung und Heilung, Scheinheilung, allgemeine Prognostik	1155
C. Allgemeine Grundsätze der Behandlung	1159

Spezieller Teil

	Seite
A. Die peripheren Schädigungen der Hirnnerven	1177
1. Nervus opticus	1180
2. Nervi Olfactorii	1181
3. Die Augenmuskelnerven	1183
4. Nervus trigeminus	1191
5. Nervus facialis	1203
6. Nervus octavus (stato-acusticus)	1213
7. Nervus glossopharyngeus	1213
8. Nervus vagus	1214
9. Nervus accessorius	1217
10. Nervus hypoglossus	1220
B. Die Cervicalnerven und der Plexus cervicalis	1222
C. Plexus brachialis	1226
1. Die Syndrome der Plexusschädigung	1233
a) Die Geburtslähmungen	1241
b) Narkoselähmungen	1243
2. Die Nerven des Armes	1243
a) N. radialis	1244
b) N. musculocutaneus	1249
c) Nervus medianus	1250
d) N. ulnaris	1254
e) N. cutaneus antebrachii ulnaris (medialis)	1261
f) N. cutaneus brachii ulnaris (medialis)	1261
D. Die Intercostalnerven	1261
Die Intercostalneuralgie	1263
E. Plexus lumbo-sacralis	1264
a) N. cutaneus femoris lateralis	1266
b) N. femoralis	1267
c) N. obturatorius	1269
Plexus ischiadicus	1269
a) N. glutaeus cranialis (superior)	1269
b) N. glutaeus caudalis (inferior)	1270
c) Nervus ischiadicus	1271
Ischias (Malum Cotunnii)	1281
Anhang	1298
F. Herpes zoster (die Gürtelrose)	1299
G. Polyneuritische Krankheitsbilder	1309
Allgemeine Vorbemerkungen	1309
Die einzelnen Formen der Polyneuritis	1312
a) Die infektiös-toxischen Polyneuritiden	1313
b) Die toxischen Polyneuritiden	1327
H. Die Geschwülste der peripheren Nerven	1331
Anhang: Die hypertrophische Neuritis	1333
Nachtrag: Die operative Behandlung der Nervenverletzungen	1334
Literatur	1335

Multiple Sklerose.
Von Professor Dr. Friedrich Curtius-Berlin. (Mit 25 Abbildungen.)

Seite
1. Häufigkeit und Verbreitung 1345
2. Pathologische Anatomie 1347
3. Ätiologie 1351
   a) Infektionstheorien 1351
   b) Exogene Schäden (Vergiftungen, mechanische, thermische, elektrische Traumen). Pubertät und Schwangerschaft 1355
   c) Erbpathologie der multiplen Sklerose 1358
4. Die Konstitution der multiple Sklerose-Kranken 1369
5. Pathogenese 1376
6. Symptomatologie 1379
   a) Zeitliche Verhältnisse (Manifestationszeit. Anatomischer und klinischer Krankheitsbeginn, Verlaufstypen, Krankheitsdauer). Todesursachen . . 1379
   b) Erscheinungsformen 1382
      α) Einzelsymptome 1383
      β) Syndrome 1390
7. Diagnose 1395
8. Prognose 1399
9. Therapie 1400
10. Die Begutachtung multipler Sklerose-Kranker 1403
Literatur 1405

Allgemeine Vorbemerkungen zur Erbpathologie der Nervenkrankheiten.
Von Professor Dr. Friedrich Curtius-Berlin. (Mit 10 Abbildungen.)

Genetische Grundfragen 1413
1. Dominanz und Recessivität 1413
2. Einfache und komplizierte Vererbungsvorgänge 1415
   a) Monomerie und Polymerie 1415
   b) Multiple Allelie 1417
   c) Erbbiologische Korrelationen 1418
   d) Die Manifestation der Gene 1420
   e) Die heterogenen Gruppen 1427
3. Allgemeine Gesichtspunkte aus der Vererbungsneurologie 1428
   a) Über die Manifestation neurologischer Erbkrankheiten 1428
   b) Zur Anatomie und Pathogenese der neurologischen Erbkrankheiten . . 1436
   c) Die Einteilung der organischen Erbkrankheiten des Nervensystems . . . 1437
Literatur 1438

Vorwiegend erblich auftretende neuromuskuläre und andere Erkrankungen.
Erster Teil.
Von Professor Dr. H. Curschmann-Seestadt Rostock. (Mit 13 Abbildungen.)

A. Dystrophia musculorum progressiva (Erb) 1440
B. Myotonia congenita hereditaria (Thomsensche Krankheit) 1448
C. Dystrophia myotonica 1451
D. Angeborene Muskelatonie 1456
   Myatonia congenita (H. Oppenheim) 1456
Literatur 1462

Zweiter Teil.
Von Professor Dr. Kálmán v. Sántha-Debrecen. (Mit 24 Abbildungen.)

A. Angeborene Mißbildungen des Gehirns und seiner Häute 1465
B. Angeborene Nuclearlähmungen der Gehirnnerven 1469
C. Periodische oder paroxysmale Lähmungen 1471
D. Hereditär-familiäre spastische Symptomenkomplexe 1474
   1. Heredofamiliäre spastische Spinalparalyse seu Heredodegeneratio spastica . 1474
   2. Aplasia axialis extracorticalis congenita s. Morbus Pelizaeus-Merzbacher . 1476
E. Myoklonie, familiäre Myoklonieformen, Myokymie und Verwandtes. Paramyoclonus multiplex 1478
   1. Paramyoclonus multiplex 1478
   2. Myoklonusepilepsie 1479
   3. Nystagmusmyoklonie 1479

F. Die amaurotische familiäre Idiotie 1481
G. Angeborene encephalopathische Idiotie 1487
H. Die angeborenen Muskeldefekte 1491
Literatur 1493

Kopfschmerz, Migräne, Schwindel.
Von Professor Dr. H. CURSCHMANN-Seestadt Rostock. (Mit 1 Abbildung.)
A. Der Kopfschmerz (Cephalaea) 1497
B. Die Migräne (Hemikranie) 1502
C. Schwindel (Vertigo) 1510
Literatur 1515

Vasomotorische und trophische Erkrankungen.
Von Professor Dr. H. CURSCHMANN-Seestadt Rostock. (Mit 6 Abbildungen.)
A. Vasomotorische Neurosen 1518
B. RAYNAUDsche Krankheit (Symmetrische Gangrän) 1525
C. Sklerodermie (Scleroderma adultorum) 1532
D. Hemiatrophia facialis progressiva 1540
E. Erythromelalgie 1545
F. Neurotische Ödeme 1548
G. Intermittierendes Hinken 1554
    Dysbasia arteriosclerotica und BILLROTH-BUERGERsche Krankheit 1554
Literatur 1560

Psychopathische Anlagen, Zustände, Einstellungen und Entwicklungen.
Von Geheimrat Professor Dr. O. BUMKE-München. (Mit 13 Abbildungen.)
Psychopathische Typen 1562
  Schizoide 1565
  Thymopathen 1570
  Anankasten 1575
  Paranoide Persönlichkeiten 1576
  Geltungsbedürftige 1577
  Die Insuffizienten 1577
  Die Haltlosen 1579
  Erregbare und reizbare Psychopathen 1580
  Körperbautypen und Stoffwechsel 1582
Psychopathische Zustände, Einstellungen und Entwicklungen. („Die Neurosen") 1588
  Vorbemerkungen 1588
  Die Psychoanalyse 1589
  Die Individualpsychologie 1593
  Die psychische Analyse von C. G. JUNG 1594
  Neurasthenische Zustände 1597
  Die Nervosität 1599
  Hypochondrische Bilder 1605
  Die Zwangszustände 1606
  Die psychogenen Reaktionen 1611
  Die hysterische Einstellung 1630
  Reaktive Depressionen 1644
Paranoische Entwicklungen 1646
Die Behandlung der Psychopathien 1656
Literatur 1676

Genuine Epilepsie und symptomatische epileptische Zustände.
Von Geheimrat Professor Dr. O. BUMKE-München. (Mit 8 Abbildungen.)
Vorbemerkungen 1678
A. Genuine Epilepsie 1690
B. Symptomatische Epilepsien 1711
  Erkennung 1719
  Differentialdiagnose 1720
  Behandlung 1724
  Soziale Beurteilung 1728
Literatur 1728

Namenverzeichnis 1731
Sachverzeichnis 1770

Allgemeiner Teil.
Das Nervensystem und seine Korrelationen.
Die Tätigkeit des Zentralnervensystems.
Von
VIKTOR V. WEIZSÄCKER-Heidelberg.

Unsere Aufgabe wird zunächst darin bestehen, zu erfahren, welche Bedeutung den einzelnen materiellen Teilen oder Regionen von Gehirn und Rückenmark zukommt, diese also als eine Anhäufung von Organen zu verstehen. Es wird ferner zu untersuchen sein, was wir über die Tätigkeitsweise solcher Organe allgemein sagen können. Die Aufgabe geht also von der Frage nach Substanz und Ort, aber auch nach Funktion und Erfolg aus. Was wir so gegenüberstellen sind viel eher zwei methodische Prinzipien als zwei in der Natur gegebene Verschiedenheiten des Gegenstandes selbst. Lokalisationsprinzip und Leistungsprinzip waren geschichtlich nur zwei Methoden, welche *einen* Gegenstand von verschiedenen Seiten beleuchten konnten. Wo man etwas zu lokalisieren unternahm, da suchte man ja auch schon etwas wie eine Leistung abzugrenzen. Die Entwicklung dieser Forschung lehrt dann, wie unzulänglich diese ersten Abgrenzungsversuche ausfielen. Es geht darum, in mühsamer Arbeit zu ermitteln, welche Leistungen denn überhaupt existieren und an welchen Orten und auf welche Weise sie eigentlich zustande kommen. Die künftige Gehirnphysiologie muß daher eine Leistungslehre sein. Hier soll nun, ausgehend von den wichtigsten der herkömmlichen, aber vielfach zu überwindenden Begriffen der Neuropathologie und -physiologie, gezeigt werden, was man unter *Leistung* zu verstehen hat.

Daß die Teile des Zentralnervensystems ungleichartig gebaut und ungleichartig tätig sind, ist heute völlig gewiß. Eine weitgehende Gleichartigkeit gilt nur im Sinne der Symmetrie: die linke und die rechte Hälfte sind gleichartig. Aber die sog. Überwertigkeit der *linken* Hemisphäre für alles, was die Sprache, die Schrift und die Sonderleistung der rechten Hand des Rechtshänders angeht, durchbricht auch diese strenge Regel der Symmetrie und bedeutet eine Differenzierung. So darf man sagen: Gehirn und Rückenmark sind eine Verbindung von vielen einzelnen Organen. Stellt man nun die Frage, welche Leistungen diesen Einzelorganen zugeschrieben werden müssen, so hat man die sog. Lokalisationsfrage gestellt. Der eigentliche Sinn der Lokalisation wird nur klar, wenn man sich die klinischen und experimentellen Beobachtungen vorhält, und zwar sind drei Gruppen hier zu nennen, nämlich die sog. *Reiz*erscheinungen, die sog. *Ausfalls*erscheinungen und die Tatsachen des Funktions- und Leistungs*wandels*. Mit elektrischen Reizen kann man von der Hirnrinde bis zum peripheren Nerven an zahlreichen bestimmten Stellen bestimmte Bewegungen und bestimmte Empfindungen auslösen. Durch Zerstörung bestimmter Partien kann man Lähmungen bestimmter Muskeln, Unerregbarkeit bestimmter Sinnesfelder bewirken. Durch ebensolche Defekte kann man aber auch bewirkt sehen, daß

Leistungen motorischer oder sensorischer Art anders als zuvor ablaufen; dies nannten wir „Wandel". Es würde eine große Vereinfachung der Lokalisation bedeuten, wenn alle diese Tatsachen in dem Sinne eindeutig wären, daß es jeweils dieselben Funktionen oder Leistungen sind, welche bei der Reizung einer gewissen Stelle stattfinden, bei ihrer Zerstörung ausfallen und bei ihrer bloßen Schädigung sich wandeln. Leider ist eine solche Einhelligkeit nur in beschränktem Umfange festzustellen, und es müssen daher auch die Schwierigkeiten und die Abweichungen von diesem Wunschbilde der älteren Physiologie des Zentralnervensystems betrachtet werden.

Wenn man sich die Vorstellung zu eigen macht, daß das Zentralnervensystem dem übrigen Körper übergeordnet ist wie eine Führungszentrale einem Erfolgsorgan, so hat man bestenfalls nur die eine Seite seiner Tätigkeit erfaßt; denn ebenso ist ja das Zentralnervensystem Empfangsstätte für alle Sinnesfunktionen (vielleicht auch für „Blutreize", d. h. aus dem humoralen Strom ihm zukommende Einflüsse) und in diesen Fällen wäre es also ein untergeordnetes Organ. Wer sich vorstellt, daß Bewußtseinserscheinungen ein „Erfolg" der Gehirntätigkeit sind, muß darin noch eine dritte Bedeutung, die eines Eigenlebens des Organs, anerkennen. Motorische, receptorische und psychische Leistungen sind jedenfalls normalerweise nur in irgendeiner wesentlichen Verbindung mit dem Zentralnervensystem möglich, wenn auch gewisse vegetative Ganglien außerhalb des cerebrospinalen Raumes zu beträchtlicher Unabhängigkeit gelangen können. Aber gerade für die vegetativen Bereiche des Kreislaufes, des Stoffwechsels, der Wärmeregulation, der Sekretionen, Exkretionen und Inkretionen, des Wachstums hat sich ergeben, daß sie nichts weniger als „autonom" sind, sondern ebenfalls in enger Verbindung mit zentralnervöser Tätigkeit stehen. Aus alledem ergibt sich eine so vielfache Verflechtung und eine so gegensätzliche Richtung der zentralnervösen Beziehungen zum übrigen Organismus, daß wir eine überaus reiche Gliederung und daher eine breite Anwendbarkeit des Lokalisationsprinzips erwarten können. Irgendwo müssen ja schon die von der Körperperipherie kommenden, die zu ihr gehenden Verbindungen ins Zentralnervensystem eintreten, irgendwo in ihm weiterlaufen und enden. Es kann daher nicht ausbleiben, daß wir so etwas wie eine systematische Fortsetzung der Körpergliederung ins Zentralnervensystem hinein finden müssen: die *somatotopische Gliederung* oder die sog. *Projektionen* der Peripherie im Zentralorgan. Das bemerkenswerte ist aber, daß wir diese Gliederung und Projektion bis herauf zur Hirnrinde in teilweise recht differenzierter Weise antreffen. Offenbar ist dies auch der Tatsache zu verdanken, daß gewisse überaus lange Bahnen die Strecke zwischen Cortex und Rückenmark mit wenigen oder gar keinen Unterbrechungen durchlaufen. Dabei sind zur allgemeinsten Orientierung besonders drei Ordnungen festzuhalten: 1. Die Verbindungen zwischen Großhirn und Körperregionen laufen zum größten Teil gekreuzt, ein kleiner Teil auch ungekreuzt, 2. die zwischen Kleinhirn und Körperregion überwiegend ungekreuzt, 3. die motorischen Organisationen liegen überwiegend frontal und ventral, die sensorischen vorzugsweise occipital und dorsal im Gehirn bzw. Rückenmark, 4. die caudalen Projektionsfelder der Körperteile liegen oben medial und parietal, die oralen unten und mehr temporal auf der Rinde der Zentralgegend, 5. die optischen Bahnen erreichen die Rinde hälftig gekreuzt und ungekreuzt (s. Chiasmakreuzung). — Die Reizung oder Unterbrechung der langen Bahnen hat offenbar ziemlich ähnliche Folgen, gleichviel an welcher Stelle ihres Verlaufs der Eingriff erfolge. Von einer wirklichen Gleichheit des Effektes kann freilich keine Rede sein. Außerdem zeigen verschiedene Tatsachen, daß für den Eintritt einer pathologischen Störung nicht nur der Ort, sondern die Menge der zerstörten Substanz von Bedeutung ist. So ist z. B. der Differenzierungsgrad der somatotopischen

Gliederung im Verlauf der Pyramiden- oder der Hinterstrangbahnen noch keineswegs klargestellt und wir haben es, wie später zu erörtern ist, neben dem Lokalisationsprinzip auch mit einem alokalisatorischen Prinzip zu tun. Am weitesten gelingt der Nachweis somatotopischer Projektion in der motorischen Region der vorderen Zentralwindung (FRITSCH und HITZIG, FERRIER); gut begründet ist sie bei der Projektion der Netzhaut in der Sehregion der Calcarina (HENSCHEN), unvollkommen ist noch ihr Nachweis für die Sensibilität der Haut (hintere Zentralwindung), nur zweifelhaft ist sie für die Hörsphäre (HESCHLsche Windung) und unbekannt für die olfaktorische Region; eine somatotopische Gliederung im groben ist für die motorischen Zentralganglien (Striatum) erweisbar, wie sie auch für das Kleinhirn uns sehr summarisch zu gelten scheint. Eine richtige Einschätzung des Lokalisationsprinzips gewinnen wir nur, wenn wir beachten, daß es auf der Hirnrinde nur ein sehr kleiner Bruchteil dieses gewaltigen Gebildes ist, welcher einer somatotopischen Hochdifferenzierung unterworfen ist. Es sind eben eigentlich nur die Stellen mit unmittelbaren Verbindungen zur Peripherie, welche so differenziert erscheinen, und das eigentlich Bezeichnende für die Zentralapparate ist gerade das Fehlen der projektiven, das Herrschen der verbindenden und verflechtenden Funktion. — Bisher sprachen wir nur davon, daß „irgendeine" Beziehung zwischen Struktur und Funktion bestehe. *Welche* Funktionen oder Leistungen der Peripherie sind es nun aber, von denen man eine zentrale Lokalisation aussagen darf? Diese Frage geht weit hinaus über die Feststellung der somatotopischen Gliederung und der Projektion; sie enthält eigentlich das Problem der sog. Zentren. Man spricht von Zentren „für" Tonus, „für" Blutdruckregulierung, „für" die Hand, „für" die Sprache, „für" die Atmung usw. Dieser *Begriff der Zentren* hat sich historisch sehr unbestimmt entwickelt und es verbergen sich hinter ihm recht verschiedene Dinge, die wir auseinanderzuhalten haben.

1. Die Gruppen von Ganglienzellen, deren Fortsätze (Neuriten) die Muskeln innervieren oder bestimmte sensible Endorgane tragen, gewöhnlich als *Kerne* bezeichnet, können als Zentren unterster Ordnung aufgefaßt werden. Es wären logisch auch die Nervenzellen der Retina, der Spinalganglien, der sympathischen Geflechte ihnen zuzuzählen, da sie zwar außerhalb des sog. Zentralnervensystems liegen, aber ähnliche Aufgaben haben. Eine motorische Vorderhornzelle kann über 150 einzelne Muskelfasern versorgen; andererseits werden die einzelnen Skeletmuskeln gewöhnlich von mehreren Kerngruppen bzw. Spinalsegmenten versorgt. Schon hier liegen also komplexe Verhältnisse vor, welche ein Zusammenarbeiten vieler Zellen voraussetzen (s. u.).

2. Die Tatsache, daß auf bestimmte Sinnesreize regelmäßig bestimmte motorische Effekte eintreten und daß diese sog. Reflexe an ganz bestimmte Stellen des Zentralorgans, z. B. spinale oder Oblongata-Kerne gebunden sind, begründete den Begriff des *Reflexzentrums*. Allgemein ist dieses Zentrum aber nur eine Conditio sine qua non neben mehreren anderen Bedingungen für das Zustandekommen des Reflexes.

3. Die große Fülle von experimentellen und klinischen Beobachtungen, wonach die Zerstörung oder die Reizung einer bestimmten Stelle der zentralen Substanz irgendein physiologisches Phänomen hervorrief, war und ist zunächst gar nicht anders zu bewältigen als dadurch, daß man jener Stelle den Namen gibt, welchen diese physiologische Funktion trägt. Wir nennen z. B.: Zuckerspiegel, Grundumsatz, Wasserausscheidung, Salzausscheidung, Sekretion von Schweiß, Hormonen, Speichel, Verdauungssäften, Körpertemperatur, Herzfrequenz, Tiefe und Frequenz von Inspiration, Exspiration, Vasomotorik; koordinierte oder unkoordinierte Bewegungen kleiner oder großer Teile der Skeletmuskulatur, Lähmungen, Empfindungen der Sinne, Gleichgewichts-

leistungen, Schlaf u. v. a. Hierher zählen auch die Erscheinungen von seiten der Projektionsfelder der Rinde (s. o.). Dieselbe vorläufige und nur benennende Ausdrucksweise sehen wir z. B. wo klinische Symptome wie Krämpfe, Zuckungen, Blicklähmungen bei bestimmt lokalisierten Herden gesehen werden. Auf diese Weise entstanden dann Worte wie Zuckerzentrum, Wärmezentrum, Atemzentrum, Schlafzentrum, Krampfzentrum, Tonuszentrum. All dies sind lediglich Abkürzungen oder Notbehelfe für experimentelle oder pathologische Tatsachen, bei denen zunächst ganz unbekannt bleibt, *welcher* Art die Beziehung denn nun eigentlich zwischen dem Locus und der betreffenden, wie man sieht, ebenfalls nicht immer ganz klar definierten peripheren Funktion besteht. Auch sind diese Funktionen so wesensverschieden wie möglich und eine Übertragung des am Nerv-Muskelpräparat gewonnenen Erregungsbegriffs ist bei den meisten von ihnen von vornherein nichts als eine unbewiesene Hypothese.

4. Als letzte Gruppe heben wir die Zustände heraus, bei welchen nicht wie bisher eine physiologische Funktion, sondern eine *geistige oder seelische Eigenschaft* oder *Leistung* regelmäßig gestört erscheint, wenn bestimmte Partien lädiert sind. Wir meinen z. B. das Sprechen, Schreiben, zweckvolle Handeln, erkennende Wahrnehmen mit Auge oder Ohr, das Träumen, die Phantasie, das Temperament. Der Ausdruck Sprachzentrum ist heute zwar meist verlassen, weil es sich hier nicht um eine greifbare physiologische Funktion handelt. Aber er hatte den Wert, an die große grundsätzliche Bedeutung der Entdeckung der Aphasieherde für jede Gehirnforschung immer wieder zu mahnen.

5. Wir werden der Lokalisationsfrage nicht gerecht, wenn wir sie mit der der sog. Zentren gleichsetzen. Die großen Partien des Stirn-, Schläfen-, Scheitel- und Hinterhauptshirnes, die man früher stumme Regionen nannte, um zu sagen, daß sie dem Lokalisationsprinzip nicht zugänglich seien, sind ebenfalls durchaus ungleichwertig. Auch Balken, Kleinhirn, Marklager, Zentralganglien können hier genannt werden. Die lokale Differenzierung für diese Teile zu ermitteln ist besonders mühsam und noch wenig gelungen; es sind vor allem gewisse *Syndrome*, d. h. ein Zusammenvorkommen von klinischen Zeichen verschiedenster Art, welche die Erfahrung allmählich kennenlehrte. Meist handelt es sich dabei um gewisse nur durch psychologische Untersuchung ermittelbare Veränderungen, die zusammen mit organischen Leistungsstörungen auftreten, von denen ein Teil dann einfach auf der bloßen Nachbarschaft, etwa der Zentralwindung, der Sehbahn und dgl. beruht, die dann mitbetroffen ist und deren Lokalisation einfacher ist. Der Ausdruck Zentrum ist hier seltener gebraucht worden; aber die Phrenologie von GALL bleibt denkwürdig, weil sie eine berechtigte Forderung enthielt, dem Prinzip der Lokalisation im ganzen Zentralnervensystem Rechnung zu tragen.

Die Aufgabe am Krankenbett den Sitz eines Tumors, den Umfang einer Verletzung, den Ort eines Gefäßherdes, eines Abscesses festzustellen, gründet sich demnach auf mehrere Prinzipien der zentralnervösen Organisation.

A. Funktionen.

Wäre die Forschung ausschließlich von der Tätigkeit des Zentralnervensystems ausgegangen, so hätte sie kaum auf den Gedanken kommen können, daß es ein aus Erregungsleitern zusammengesetzter Apparat sei. Diese Vorstellung stammt vielmehr aus dem Studium der peripheren Nerven; sie ist vor allem am Nerv-Muskelpräparat entwickelt und auf die Zentralorgane übertragen worden, wo sie dann als *Leitungsprinzip* (v. KRIES) verwendet wurde. So wenig aber die Tätigkeit der Zentralorgane ohne die peripheren Systeme verständlich ist, so wenig die periphere Funktion ohne die zentrale. Die gewaltige Mannigfaltigkeit der nervös beherrschten Bewegungen ist nur vom zentralen Organ her möglich, aber die genau abgegrenzte Erregung des einzelnen Muskels nur von der spezifisch isolierten Erregung durch die peripheren Nerven. Das einfachste Schema, welches dieser doppelten Verankerung des Geschehens in der nervösen Struktur gerecht zu werden suchte, ist der Begriff des *Reflexes*. Er ist der eigentlichste Vertreter aller derjenigen Ideen, welche der nervösen Substanz eine *einfache Funktion* als ihr Attribut zuerkennen möchten. In ihm ist Leitungsprinzip und Mannigfaltigkeitsprinzip vereinigt. Der Reflex sollte ebensowohl fähig sein, die bestimmte und eindeutige Ordnung oder Gesetzmäßigkeit der Reaktionen darzustellen, wie er auch als ein Element oder Baustein verwertbar sein sollte, aus welchem sich komplexe und mannigfaltige Variationen — die sog. Koordinationen — sollten aufbauen lassen. Damit fügte er sich zugleich jener ganz umfassenden Form der Wissenschaften ein, welche Erscheinungen als Resultat elementarer Kräfte und Teile verstehen möchte: der analytischen Wissenschaftsform. Wir wissen aber jetzt, daß er diesen Dienst eines Elementes nicht leisten konnte. Treten wir in eine Betrachtung der Erscheinungen selbst ein, so fällt sie, wollen wir nicht auf alle Anknüpfung an geschichtlich gewordene Theorie verzichten, unvermeidlich als eine Kritik der Reflextheorie aus. Gerade auf diesem Wege gelangen wir aber am besten auch zu neuen und anderen Vorstellungen. Beruht doch ein Hauptteil der neurologischen Diagnostik darauf, daß Reflexe gesteigert, abgeschwächt oder verschwunden sind, daß ihre Erregbarkeit nach Intensität (Schwelle), Extensität (receptorisches Feld) und Qualität (Inadäquatheit) sich ändert, daß der Reflexerfolg eine andere Gestalt annimmt, daß normalerweise unbekannte Reflexe neu auftauchen. Die Pathologie selbst ist also das anschauliche Museum der Wandelbarkeit der Reflexe, die doch „Elemente" sein sollen. Nur ein kleiner Teil der Erscheinungen beruht auf der groben Zerstörung der eigentlichen Reflexbahn mit dem selbstverständlichen Erfolg des Reflexausfalls. Das Häufige und Interessante ist der Erweis, daß die Funktion des Reflexbogens im zentralen Abschnitt abhängig ist von suprareflektorischen Bedingungen, die hemmend, fördernd und wandelnd eingreifen. Diese Bedingungen sind aber selbst wieder recht verschiedener Art und so groß an Zahl, daß von vornherein der Gedanke auftaucht, diese sog. akzessorischen Bedingungen seien überhaupt das Wesentliche, der Reflex selbst aber sei nur eine bestimmte Abstraktion oder Abkürzung für eine ziemlich spezielle Verhaltungsweise, nämlich die, bei welcher eine relativ große Gesetzmäßigkeit oder Konstanz von Reizerfolgen eintritt — ein biologischer Fall, der für die Lebensvorgänge von ziemlich untergeordneter, ja sogar bedenklicher Bedeutung ist. Wir kommen darauf zurück. Wenn wir daher zunächst die allgemeine Pathologie der Reflexe kurz betrachten, so müssen wir im Auge behalten, daß alles hier Gesagte nicht sozusagen einem Eigenleben der Reflexe entstammt, sondern Ausdruck von außerhalb des Reflexbogens und im Zusammenhang des Ganzen wirksamer einschneidender Veränderungen ist. Ein gutes Beispiel ist die sog. Steigerung der Sehnen- (Eigen-) Reflexe bei Läsion der Pyramidenbahn, ihre Abschwächung bei Läsion des Kleinhirns oder (wie bei Chorea minor) gewissen anderen, extrapyramidal entstandenen Hypotonien. Weit entfernt vom Reflexbogen liegt die Störung. In solchen Fällen kann sich eine Änderung der Reizschwelle, der Latenzzeit, der Fähigkeit wiederholte Reize zu summieren, des receptorischen Feldes, der Ablaufgeschwindigkeit der Reflexbewegung, ihres Aktionsstromes, der refraktären Phase, also vor allem des feineren zeitlichen Ablaufs einstellen. Meist handelt es sich um eine Verzögerung desselben. Man kann dies als Varianten des von der Physiologie als „Erregungsvorgang" ausgearbeiteten Geschehens auffassen, wobei sich die sog. Leitungsgeschwindigkeit im peripheren Nerven auch bei Kranken nicht zu ändern scheint, während der zentrale Vorgang erheblichen Umbildungen unterworfen ist.

Nicht immer hat derselbe Reiz den gleichen Reizerfolg, nicht immer geht derselben Reflexbewegung der gleiche Reiz voraus. Die Varianten des Reizerfolges können auf folgende Weise entstehen: 1. Es wird gleichzeitig ein anderer Reflex ausgelöst, der auf dieselbe Muskelgruppe wirkt: gleichzeitiger Beuge- und Streckreiz kann z. B. zu einem Kompromiß oder zu rhythmischer Bewegung führen (SHERRINGTON). 2. Das System wird von verschiedenen Ausgangsstellungen der Glieder aus gereizt: ein typischer Beugereiz bewirkt am gebeugten Bein unter Umständen Streckung, wie am gestreckten Bein der Streckreiz beugend wirken kann. Diese Änderung der Gliederlage wirkt offenbar auf den Zustand des Zentrums und wird dort als *Schaltung* bezeichnet. 3. Man kann durch fortgesetzte Übung oder Dressur, eventuell unter Benutzung starker Affekte (Hunger, Angst) eine neue Kuppelung eines Reizes und einer Reizbeantwortung stiften; man nennt dies dann nach PAWLOW einen *bedingten* Reflex, ein Typus, der besonders an den vegetativen Organen vorkommen kann. 4. Der allgemeine Zustand des Nervensystems bei Schlaf, Ermüdung, schwerer Krankheit (z. B. Infektion) kann in noch nicht bekannter Weise die Reflexbereitschaft (Vigilanz, H. HEAD) herabsetzen oder auch erhöhen. 5. Schwere akute Erschütterung oder Zerstörung nervöser Substanz verändert die Reflexfunktionen benachbarter oder ferner Abschnitte. Regelmäßig ist die Wirkung am stärksten in der caudalen Richtung vom Herde aus. Während die erste Folge meist im Darniederliegen der Reflexe besteht, erfolgt bei dauernder Läsion in der zweiten Periode eine Neugestaltung mit veränderten Reflexen und motorischen Leistungen. Die Worte Shock und Restitution sollen diese zwei Stadien bezeichnen, drücken aber den biologischen Sinn und Reichtum der Vorgänge nur unvollkommen aus. Denn im Shock handelt es sich zweifellos um eine elektive Stillegung von Funktionsgebieten unter relativer Schonung der vital unentbehrlichsten, wie besonders der Atmung. Aber auch die Wiederkehr der Funktionen in der Restitutionsphase folgt gewissen Regeln; die Fremdreflexe (z. B. sog. Fluchtreflex) erscheinen früher als die Eigenreflexe (z. B. Patellarreflex) und die Funktionen nehmen bei Dauerläsion ganz bestimmte Formen an, wie z. B. der spastische Gang, der Automatismus der Blase und dgl. zeigen.

B. Leistungen.

Wir haben uns beim Reflexprinzip daran halten dürfen, daß auf typische Reize typische Bewegungen regelmäßig eintreten. Aber die experimentelle und die pathologische Veränderlichkeit dieses Zusammenhanges lehrt die Abhängigkeiten des Reflexes kennen, als sei er gleichsam nur existent in Abhängigkeit von Bedingungen, mit denen er selbst kommt, geht und sich verändert. Einige, aber längst nicht alle Bedingungen, sind selbst Reflexe. Einige Bewegungsvariationen kann man daher als Varianten einer Reflexzusammensetzung zu verstehen suchen, aber längst nicht alle. Und der Fall der Schaltung, in dem der Reflex bei gleichem Reiz durch eine ganz andere Bewegung ersetzt wird, gehört bereits zu den Erscheinungen, die man strenggenommen nicht mehr als Reflexe bezeichnen kann. Hier handelt es sich nicht darum, daß die Erregung durch das Zentrum hindurchläuft nach einem bestimmten Erfolgsorgan — wodurch also Reizart und Erfolgsorgan verbunden werden —, sondern es zeigen sich Funktionen, welche das Zentrum als ein nicht nur verbindendes, sondern Verbindungen schaffendes und lösendes, ein in fortwährender funktioneller Veränderung befindliches Organ erweisen. Diese Labilität oder Plastizität der zentralen Substanz ist es dann, welche ermöglicht, den außerordentlich wechselnden Umweltverhältnissen, in die freilebende Organismen geraten, Rechnung zu tragen. Während der Erfolg des Reflexes in der Erregung eines bestimmten

Muskels besteht, kommen jetzt Tätigkeitsformen zur Erörterung, deren Erfolg in einer bestimmten Veränderung der *Umwelt* oder des *Verhältnisses zwischen Organismus und Umwelt* besteht, was etwa dasselbe bedeutet. Wir bezeichnen sie gerne im Gegensatz zu den bisher betrachteten Funktionen als *Leistungen* und verstehen darunter z. B. Aufrechtstehen, Gehen in einer Richtung, Heben einer Last, handwerkliche und künstlerische Verrichtungen usw.

Am leichtesten läßt sich diese Gruppe nervöser Tätigkeiten erläutern, wenn wir zuerst etwas auf die *räumliche* Seite der Sache eingehen. Es ist bekannt, daß wir imstande sind, auch bei Augenschluß einen bestimmten Ort der Umgebung, z. B. mit der rechten Fingerspitze, ziemlich sicher zu erreichen, ganz gleich, von welcher Stellung des Armes wir ausgehen. Ein in 30 cm vor mir auf dem Tische liegendes Objekt kann ich von links durch Abduktion, von rechts durch Adduktion, von meinem Körper her durch Strecken, auf meinen Körper zu durch Beugung erreichen usf. Diese Leistung kann also mit beinahe unbegrenzt vielen Kombinationen von Muskelinnervationen vollzogen werden. Diese Varianten sind nun nicht durch einen intellektuellen Eingriff „bewußter Faktoren" möglich, sondern sie sind durch ganz bestimmte, anatomisch-physiologisch angebbare, teilweise sogar lokalisierbare Funktion gewährleistet. Die Hinterstränge, das Kleinhirn sind z. B. wesentlich daran beteiligt und nicht zu entbehren, denn ihre Läsion stört diese Leistung. Das Organ verhält sich also so, daß die Ausgangsstellung des Gliedes bei der Ausführung der Bewegung verwertet wird (vgl. „Schaltung"), und je nach dem „Stellungsfaktor", wie man (ursprünglich bei den Augenbewegungen) diese Verwertung nennt, erfolgt dann diejenige Innervation, welche das Glied zu jenem Orte im äußeren Raume führt. Solche Raumleistungen haben ohne allen Zweifel also eine anatomisch-physiologische Grundlage, deren Kenntnis freilich noch bruchstückhaft ist. Immerhin weist die sog. spinale, cerebellare und frontale Ataxie in bestimmter Richtung. Auch das raumsystematische Vorbeizeigen bei Kleinhirnläsionen, die Verwechslung von links und rechts bei Parietalläsion, die motorischen Störungen bei Vestibularisaffektionen u. a. lassen uns einiges vom Aufbau dieser anatomisch-physiologischen Grundlage erkennen. Wir können sie als eine gut abgrenzbare Gruppe von Funktionen unterscheiden, der bestimmte Eigentümlichkeiten zukommen und dürfen also von einer besonderen Funktionsschicht sprechen, die sich von der der Reflexe abhebt.

Die Wirkung des Stellungsfaktors ist eine in allen alltäglichen Verrichtungen so sichere, daß seine Bedeutung meist erkannt und beachtet wird, wenn diese Funktion einmal versagt, wenn wir uns also etwa vergreifen, stolpern, fallen, hängen bleiben und dgl. Dabei können dann zwei verschiedene Seiten dieser Funktion bemerkt werden. Es kann z. B. vorkommen, daß jemand in immer wiederkehrender Weise in einer Richtung vorbeizeigt, ganz gleich, ob der Zeigeversuch nach einem näheren oder entfernteren, mehr links oder rechts, höher oder tiefer liegenden Gegenstand ausgeführt wird (so im Falle des BARANYschen Symptoms). Wir dürfen hier annehmen, der Stellungsfaktor des Arms in bezug auf den eigenen Körper sei gestört. Wir sehen aber auch Fälle, wo ein Vorbeizeigen immer so erfolgt, als würden die Umweltsobjekte in ihrer Gesamtheit verlagert vorausgesetzt, und das Vorbeizeigen erfolgt also immer in einem bestimmten Raumwinkel von der Sagittalrichtung aus nach einer Seite, so etwa bei Augenmuskellähmungen oder bei Drehschwindel. Der Stellungsfaktor läßt sich also in zwei Bestandteile auflösen: das räumliche Verhältnis der Körperteile zueinander und das räumliche Verhältnis des Körpers zu den Objekten der Umwelt. Nur wenn diese beiden Teilfaktoren in der Innervationsgebung richtig wirken, kann eine Leistung zustande kommen. Wir müssen daraus schließen, daß erstens eine physiologische Organisation für die Verwertung der Stellungen der Körperteile untereinander vorliegt und wir nennen diese im Anschluß an H. HEAD das *Körperschema*; zweitens muß eine physiologische Organisation für die Verwertung der Raumverhältnisse unserer Umwelt bzw. ihrer Gegenstände vorhanden sein und ich schlage vor, diese als *Umweltschema* zu bezeichnen. Da sich sowohl die Körperstellungen wie die Umwelt fortwährend ändern können, müssen auch diese Schemata als höchst bewegliche Einrichtungen gedacht werden.

Das Prinzip des Schemas ist nun aber keineswegs beschränkt auf räumliche Leistungen. Es hat in gleicher Art Geltung für die Leistungen der *Kräfteverschiebung*, die einerseits mit jeder Bewegung der Glieder schon durch deren Schwere und Trägheit gegeben ist, andererseits aber mit der Bewegung von Massen in der Umwelt gefordert ist. Dies bedeutet doch gleichfalls, daß die Intensität der Innervation (und Denervation) jedes beteiligten Muskels jeweils dem Stellenwert in einem dynamischen Gleichgewicht entspreche. Soll z. B. ein Gewicht von 2 kg senkrecht gehoben werden, so muß zugleich das Gewicht des hebenden Armes mitgehoben werden. Soll diese Kraft von 2 kg dagegen in horizontaler Richtung, z. B. von links nach rechts überwunden werden, so fällt für diese Leistung das zusätzliche Armgewicht weg. Wir können nun feststellen, daß das nervöse Organ diese Leistung, nämlich Verschiebung einer äußeren Kraft um eine bestimmte Strecke mit einer bestimmten Geschwindigkeit in ganz gleicher Weise ausführt, obwohl die Intensität der Innervation in den beiden Fällen ganz verschieden ist. Ganz augenfällig ist diese Fähigkeit z. B., wenn wir sehen, wie jemand imstande ist, ein senkrecht aufgestelltes gleichmäßig gebremstes Rad gegen seinen gleichgroßen Widerstand mit gleichmäßiger Geschwindigkeit zu drehen. Dies ist nur möglich, weil der Stellungsfaktor des Armes jederzeit bei der Innervation in bezug auf sein Eigengewicht „in Rechnung gestellt" ist: bei der Aufwärtsbewegung als zusätzliche, bei der Abwärtsbewegung als abzügliche Leistung (Tara).

Die vollständige Analyse dieser Fälle führt endlich auch noch auf den *Zeitfaktor*. Man beobachte den Geigenvirtuosen, der sowohl den Auf- und Abstrich des Bogens vollzieht, wie auch, unabhängig davon, die Geige selbst bald nach oben, bald nach unten bewegt. Die Geschwindigkeiten und Längen des Bogenstriches werden also auf ein Instrument getragen, welches selbst nicht ruht, sondern bewegt wird. Soll nicht völlige Unordnung eintreten, so muß dem rechten Arme jederzeit auch noch jene zusätzliche oder abzügliche Geschwindigkeit erteilt werden, welche die Bewegungen des linken Armes der Geige erteilen, sonst würde der Rhythmus und die Dynamik des Spiels verzerrt. (Ähnliches sehen wir z. B. beim Greifen nach Gegenständen die Eigenbewegung haben, wie Bälle, Tiere und dgl.) Allgemein aber läßt sich sagen, daß jede Leistung, die einen bestimmten dynamischen Erfolg hat, wie Gehen, handwerkliche Arbeit, Spiel usf., ihren Erfolg nicht erreichen würde, wenn nicht in Beziehung auf Raum, Intensität und Zeit die Innervationen nach dem Prinzip des Schemas so transformierbar wären, wie wir es zu schildern hatten. Man kann ebensogut von einem Kraftschema und einem Zeitschema wie von einem Raumschema sprechen; eine eingehende Diskussion zeigt dann, daß die Trennung dieser drei Funktionen nur in der Abstraktion möglich ist. Die motorischen Störungen der Ataxie, der Dysmetrie, des Vorbeizeigens, der Apraxie, der Orientierung sind nun charakteristische Vertreter jener Gruppe der Leistungen, welchen nicht Reflextätigkeit, sondern Schematätigkeit zugrunde liegt. Die Störung des Leistungserfolgs ist so augenfällig wie möglich. Aber es hat bisher große Schwierigkeiten bereitet, eine genauere Vorstellung von der Tätigkeitsweise der Schemata zu erlangen.

Es scheint aber, daß hier wenigstens nicht nur ein vereinzeltes Gebiet vorliegt, sondern daß wir einen Zugang zu diesem so wichtigen Teil der Gehirnphysiologie noch auf einem zweiten Wege bekommen können, nämlich durch die Leistungen der *Sinne*, die wir als *Wahrnehmungen* bezeichnen. Dieses Gebiet ist von besonderem Interesse, weil man sagen darf, die Erforschung der Tätigkeiten der Sinne sei eine hervorragend erfolgreiche gewesen, obwohl ihr von der Seite der Anatomie des Zentralnervensystems verhältnismäßig wenig Hilfe zugekommen ist. Man mache sich klar, daß die wichtigsten Theorien, wie etwa die YOUNG-HELMHOLTZsche Farbentheorie ohne die Neuronenlehre entwickelt werden konnten. Hier liegt das Beispiel einer „Physiologie ohne Anatomie" bereits vor und beweist, daß wir wichtige Funktionen abgrenzen können, ohne sie lokalisieren zu müssen. Trotzdem hat sich auch hier ein Gegensatz entwickelt, der dem von Reflex und Leistung, von Element und Ganzheit bei der Motorik etwa entspricht. Auch hier konnte man davon ausgehen, daß eine bestimmte Erregung des Sinnesorgans durch Reize an seinem peripheren receptorischen Felde beginne und durch Leitung zu einem Vorgang an seiner zentralen Endstätte führe, von dem wir allerdings lediglich durch die Empfindung des betreffenden Lebewesens Kunde erhalten (ganz ebenso wie wir lediglich durch die motorische Aktivität, die auf einen solchen Reiz hin eintritt, Kunde von der zentralen reflektorischen Tätigkeit bekommen können). Diese Vorstellung eines vorhandenen einfachen Zusammenhanges ist also, ähnlich dem des Reflexbogens, unschwer auf einer nervösen Struktur abzubilden, die aus Erreger, Übermittler und Empfinder bestehen soll (v. KRIES). Der Einfachheit des Reflexes entspricht hier die einfache Zuordnung von Reiz, Übermittlung und Empfindung. Aber die Erscheinungen des Kontrastes, der Induktion, der Nachbilder, der Verschmelzung, der Stroboskopie usw. beweisen dann auch hier, wie viele „akzessorische" Bedingungen diese angeblich elementare Zuordnung modifizieren — ganz ebenso wie die Bedingungen der „bedingten" Reflexe. Und ähnlich bleibt es auch bei der weiteren Entwicklung der Sinnesphysiologie.

Die *Empfindungen*, als Funktionen des Zentralnervensystems betrachtet, können ohne große Mühe eingeteilt werden in Modalitäten (Gesichtsempfindung, Gehörsempfindung, Hautempfindung usw.) und Qualitäten (blau, rot, gelb usw., c, fis, g usw.), und man kann sich dabei teils an die anatomischen Organe und ihre Differenzierung, teils an die subjektive Eigenart des Sinnlichen anlehnen. Gemeinsam ist dieser Funktionsgruppe aber, daß die Qualität oder Modalität der Empfindung in keiner wesentlichen Beziehung der Ähnlichkeit oder Gleichheit mit der Art des *Reizes* steht; die Empfindung soll lediglich der funktionellen Eigengesetzlichkeit der nervösen Erregung zugeordnet sein, gleichviel durch welchen Anstoß es zu dieser Erregung kommt. Dies ist der Hauptinhalt des Gesetzes der spezifischen Sinnesenergie JOH. MÜLLERs, dessen Bedeutung HELMHOLTZ so hoch schätzte, daß er es dem Gravitationsgesetze von NEWTON gleichgesetzt sehen wollte. Nachdem wir die Frage, ob eine gewisse Substanz auf nur eine oder auf mehrere Arten tätig sein könne, bereits in der Motorik kennengelernt haben, ist jetzt leicht zu sehen, daß das sog. MÜLLERsche Gesetz nur eine spezielle Anwendung der allgemeinen Annahme einer spezifischen *Beschränkung* der Tätigkeitsweise auf die Sinne ist. Allgemein wird gefragt: ist es der Ort der Erregung oder die Form des Erregungsvorganges, wovon die Qualitäten, Modalitäten, Lokalisationen usw. der Empfindungen abhängen? *Daß* aber irgendeine derartige Spezifizierung da sein müsse, gilt als selbstverständlich. Das Bedenkliche dieser Lehre war nur, daß man bei solcher Zuordnung von Empfindung und spezifischem lokalem oder funktionalem nervösem Erregungsvorgang sich *elementare* Vorstellungen machte, obwohl, wie schon bemerkt, die „Nachbarschaft", die „Einstellung", die „Stimmung" des Organs von zuweilen übermächtigem Einfluß auf diese „Elemente" erschien, sie also gar keine wahren Elemente waren.

Wir entwickeln dies am besten an dem Beispiel der Intensitätsschwelle. Der eben noch eine Empfindung auslösende Wert eines Reizes wird bekanntlich als Schwelle bezeichnet und man nahm stillschweigend an, er bezeichne den Erregbarkeitszustand des gereizten Sinneselementes, dessen Zustand man sich ungereizt als ruhend und nun durch den Reiz als erregt vorstellte. Die Verhältnisse im pathologischen Abbau zeigten indes, daß diese Schwelle kein fester Wert ist, sondern bei gewissen zentralen Läsionen (bes. Hinterstränge, Thalamus, Cortex) labil ist. Er kann ansteigen, sich wiederherstellen, auch dauernd erhöht oder erniedrigt sein. Wir schließen daraus, daß die Schwellenkonstanz des Normalen nicht eine Eigenschaft des ruhenden Elementes ist, sondern die Funktion eines tätigen, aber im Gleichgewicht befindlichen Zusammenhanges, der durch den Reiz ins Ungleichgewicht kommt und sich dann rasch wiederherstellt. Ist der Zusammenhang durch Läsion dauernd gestört, so muß die „Schwelle" sich ändern und ihre Wiederherstellung verzögert werden und diese Art von Änderungen nennen wir *Funktionswandel*. Ein solcher Funktionswandel im pathologischen Zustand ist nicht nur für Intensitätsschwellen, sondern auch für die Qualität und Modalität der Empfindungen am Auge, den Hautsinnen usw. nachweisbar. Er bedeutet, daß das, was wir als Elementarfunktion anzusehen gewohnt sind, wie die in bestimmter Weise auftretenden Empfindungen (z. B. von warm, kalt, Berührung, blau, weiß) in Wirklichkeit Produkt einer hochdifferenzierten Organtätigkeit ist. Empfindungen also sind nicht etwa Elemente, aus denen sich Funktionen oder Leistungen zusammensetzen lassen, sondern sie selbst sind das Ergebnis einer solchen Zusammensetzung. Wie einschneidend dieser Unterschied ist, werden wir sogleich sehen, wenn wir die Leistungen der Sinnesorgane selbst betrachten, und zwar sowohl im gesunden Verhalten wie im Abbau. Wenn wir jetzt nämlich nicht darauf allein achten, daß wir eine bestimmte Lichtempfindung *haben,* sondern daß wir ein bestimmtes *Ding sehen,* dann haben wir auch hier den Schritt von der Funktion zur Leistung getan und man nennt diese Art Leistung am besten eine *Wahrnehmung*. Eine Wahrnehmung wäre also eine sinnliche Tätigkeit mit dem Erfolg der Wahrnehmung eines bestimmten außer uns, also in der Umwelt, befindlichen Gegenstandes (ganz entsprechend der motorischen Leistung, welche im Gegensatz zum Reflex, eine bestimmte Umweltveränderung erzeugt).

Schon lange war darauf aufmerksam gemacht worden, daß wir ein Papierquadrat *als solches* wahrnehmen, ob es sich kleiner oder größer, mehr temporal oder mehr nasal auf der Netzhaut abbildet. Fast beliebig viel verschiedene Kombinationen der nervösen Elemente vermögen also auch hier den gleichen Erfolg zu erzielen. Ebenso aber wissen wir, daß diese Leistung (die wir ohne weiteres der des Körper- oder Umweltschemas vergleichen können) ihre Grenzen hat und daß sie also physiologisch bedingt ist. So ist ein auf die Spitze gestelltes „Quadrat" für die Wahrnehmung typisch „anders": wir nennen die Figur jetzt eine „Raute".

Es war dann das Verdienst der Gestaltpsychologie, die besondere Funktionsschicht, auf die wir hier wieder stoßen, erkannt, abgegrenzt, erforscht zu haben. Die Gestaltfunktionen leisten eben dies: nicht nur Aggregate oder Summen scheinbarer Elemente zu liefern, sondern sog. Ganzheiten, besser wohl Dinge oder Gegenstände, welche unter den verschiedensten Bedingungen der Wahrnehmung, innerhalb ganz bestimmter Grenzen freilich, ihre Identität bewahren. Man sieht, daß die Analogie mit den motorischen Leistungen eine vollständige ist. Wir erfahren dann, daß zum Vollzug dieser Leistungen meist eine bestimmte Zeit erforderlich ist, z. B. für stroboskopisches Sehen von Bewegung (Prinzip des Kinematographen) etwa 0,1 Sekunden — dieselbe Zeit, welche auch eine Reaktionsbewegung auf ein optisches Signal braucht (dagegen

Sehnenreflexzeit = 0,01 Sekunden). Die Gestaltfunktionen dürfen wegen solcher physiologischen Eigentümlichkeit als eine eigene Funktionsschicht angesehen werden, und dies wird dann bestätigt durch die Tatsache, daß auch bei ihnen eine gewisse lokale Gebundenheit an zentralnervöse Regionen durch Experiment und Klinik erwiesen ist.

1. Vor allen Dingen sind es die sog. *Agnosien* des Gesichts, Gehörs und Tastens, durch welche wir erfahren, daß ein Organ zwar Empfindungen liefern kann, die nach Intensität und Qualität bestimmt sind, daß aber mit diesem Organ kein Bild mehr erkannt, kein Wort mehr verstanden, kein Gegenstand mehr getastet werden kann. Es sind die den corticalen Projektionsfeldern dieser Sinnesbahnen benachbarten occipitalen, temporalen und parietalen Rindenpartien, deren Zerstörung vorzüglich diese Zustände hervorruft. Wenn nun die Wahrnehmungen aus elementaren Empfindungsprozessen zusammengesetzte Komplexe wären, so hätte man wohl erwarten dürfen, daß bei umschriebener Läsion der Zentren ein Abbau nach dem Prinzip des Wegfalles von Elementen oder Elementengruppen eintrete. Wir sehen aber eine Fülle von Erscheinungen gerade ganz anderer Art und die eben skizzierten Agnosien sind ein erstes Beispiel dafür.

2. Betrachtet man die *Raum*leistungen, so findet man statt eines chaotischen Zerfalles in einzelne Raumbestimmtheiten im Gegenteil eine Vereinfachung, eine Reduktion des Raumbildes. Getrennt Empfundenes erscheint verschmolzen, statt vieler Raumrichtungen werden nur noch 2 oder 3 wahrgenommen.

3. Auch die *zeitliche* Differenzierung nimmt ab; z. B. die Verschmelzung sukzessiv getrennter Reize nimmt zu, was an die gesteigerte Fähigkeit zur „Summation" bei Reflexreizen im Abbau erinnert.

4. Erkrankungen der Hinterstränge oder der cerebralen sensiblen Regionen bedingen keineswegs, daß die Synthese von mehreren Reizqualitäten zu komplexen Empfindungen gestört und nur noch die angeblichen Elementarqualitäten empfunden werden. Sondern es zeigt sich im Gegenteil, daß Qualitäten auftreten, die sich inadäquat zum Reiz verhalten (z. B. Heißempfindung auf Kaltreiz), die sonst nur durch Kombination zustande kamen oder die überhaupt neu sind.

Die Tatsachen lehren also, daß der zentrale Substanzverlust an bestimmten Stellen einen Abbau der Leistungen bewirkt, den man viel eher als eine gesteigerte Integration bezeichnen möchte denn als einen Zerfall in Elemente oder eine Desintegration. Wir finden dies so wichtig, da es eine Revision unserer Grundvorstellungen einleitet. Es ist übrigens bemerkenswert, daß man diese Tatsache der gesteigerten Integration schon lange kennt, ohne sie gegen die Elementen- und Reflexlehre anzuführen, nämlich bei der auf die Läsion der Pyramidenbahn folgenden spastisch-paretischen Hemiplegie. Hier ist das Unvermögen, Einzelglieder, z. B. einzelne Fingergelenke zu bewegen, und das Vermögen, dem ganzen Arm eine koordinierte Bewegung in allen Gelenken zu erteilen, besonders eindrucksvoll. Was hier verloren geht, ist also einmal die Fähigkeit zu Einzelbewegungen, dann die Fähigkeit zu verschiedenen Bewegungen mit gleichem Enderfolg (die Schemafunktionen); nicht verloren ist aber die Fähigkeit, eine gemeinsame Bewegung vieler Muskeln auszuführen. Auch aus der Pathologie der Wahrnehmung kennen wir Beispiele von im Abbau kräftig wirksamer, vielleicht erhöhter Integration. So ergänzt das Sehorgan des Hemianopischen einen ihm im erhaltenen Gesichtsfeld gebotenen Halbring zu einem Vollring. Viele Beispiele sprechen ja für eine solche ergänzende oder ersetzende Tätigkeitsweise in der Restitutionsphase nach groben zentralen Läsionen, und die wissenschaftliche Debatte geht dann um die Frage, ob es Teile des Nervensystems sind, welche schon immer an den betreffenden Leistungen ihren Anteil hatten, oder ob die nervöse Substanz fähig ist, ganz neue Funktionen „stellvertretend" zu übernehmen. Solche Fragen bekommen gewöhnlich erst dann einen greifbaren Sinn, wenn man genau angibt, welche Leistungen eigentlich verlangt werden. Die allgemeinste Leistung „Ortsveränderung durch Gehen" kann z. B. das Bein eines Residuär-Hemiplegischen gut ausführen; es ist nicht schlechter als ein Stelzbein aus Holz. Aber Springen, Reiten oder Fußballspielen kann sein Inhaber damit nicht. — Ein Problem nun wie das der Restitution führt noch einmal zu einer Seite des Lokalisationsprinzips zurück, die früher nicht berücksichtigt worden war, nämlich zu dem *Verhältnis der Teile des Zentralnervensystems untereinander.*

Wir sahen einleitend, daß es zwar einen guten Sinn hat, dem nervösen Zentralorgan einen ordnenden Einfluß auf die übrigen Organe des Körpers zuzusprechen, ihm also eine korrelative Funktion zuzutrauen, daß aber dies eigentlich eine Eigentümlichkeit aller Organe ist und daß überdies das Zentralnervensystem den ihm zufließenden afferenten Impulsen der Sinne, vielleicht auch, mehr als wir wissen, der im Blut herangebrachten Stoffe untergeordnet ist (wir denken z. B. an die Wirkung der Kohlensäure auf das Atemzentrum, an die Stimmungsschwankungen, die Ermüdung, den Schlaf usw.). Wenn nun, dies ist ein Ergebnis des bisher Dargestellten, der Versuch gemacht wurde, die Tätigkeit des Zentralnervensystems inmitten der übrigen Organe wesentlich als eine *Regulation* ihrer Tätigkeit darzustellen, so stellt sich nun heraus, daß dies bestenfalls eine Umschreibung, niemals aber eine Erklärung war. Denn klar ist: wenn das Zentralnervensystem die Organe (einschließlich der Skeletmuskulatur) reguliert — wer reguliert das Zentralnervensystem selbst ? Das Regulieren als solches, nämlich das Zustandebringen von Leistungen unter den verschiedensten äußeren und inneren Bedingungen, wird nicht im geringsten verständlicher, wenn man es von der „Peripherie" aufs Rückenmark, vom Rückenmark aufs Gehirn, vom Gehirn eventuell noch auf die Psyche verschiebt. Man soll aber auch nicht fordern, daß die Prinzipien der Leitung und des Reflexes alles erklären *sollen*. Freilich gestehe man dann auch zu, daß sie nur einen beschränkten Teil der uns bekannten Funktionen erklären *können*. Und ferner muß man dann zugestehen, daß das Prinzip der Regulation und des hierarchischen Aufbaues der Funktionen, wie es JACKSON entwickelt hatte, ungeeignet ist, die Funktionsschicht der Schemata und der Wahrnehmungen zu beschreiben. JACKSONs Vorstellungen waren die beste Form die Reflextätigkeit zu beschreiben; sie sind ungeeignet, die Leistungen zu beschreiben. Versuchen wir die Eigenschaften dieser Gruppe noch näher zu entwickeln, so müssen folgende Punkte genannt werden: 1. Es gibt eine Regel, derzufolge es nicht ohne weiteres möglich ist mehr als *eine* Leistung zu vollziehen. Ein gutes Beispiel ist der sog. *Wettstreit* der Sehfelder. Wenn durch Augenmuskellähmung ein Strabismus eintritt, so sieht der Kranke entweder nur mit einem Auge und verdrängt das Bild des anderen, oder er sieht statt eines Gegenstandes zwei nebeneinander. Unfähig aber ist er, zwei ganz *unabhängige* Bilder zugleich zu sehen, denn das sog. Doppelbild ist *ein* Bild. — Sollen nun zwei Leistungen, z. B. Schreiben mit der rechten und Klavierspielen mit der linken Hand zugleich erfolgen, so ist dazu eine besondere „Übung", d. h. eine bestimmte Umformung der nervösen Tätigkeiten notwendig, die keineswegs immer von Erfolg begleitet ist. Sie setzt voraus, daß irgendeine Art von neuer Einheitlichkeit in die Tätigkeit des Nervensystems kommt, welche die beiden Leistungen gleichmäßig einschließt. Das zunächst vorhandene *aus*schließende Verhältnis zweier Leistungen kann aber auch darin zum Ausdruck kommen, daß eben vermöge dieses entweder-oder, die eine Leistung die andere *verdrängt*. Dieser überaus häufige Fall wird in der Gesundheit dann auffallend, wenn etwa ein Affekt wie Zorn oder Angst durch seine

Äußerungen jede andere Arbeits- oder Gewohnheitsbewegung unterbricht oder ausschließt. Auch Niesen, Husten und dgl. sind Beispiele für diesen Vorgang vorübergehenden Ausschlusses.

2. Besonderes Interesse hat dieses *Verdrängungsprinzip* für die Pathologie gewonnen. Wir wissen, daß jemand nicht zwei Infektionskrankheiten der Gruppe der akuten Exantheme zugleich bekommt; ebenso können wir beobachten, daß zwischen Neurosen und organischen Krankheiten nicht selten ein Verhältnis gegenseitigen Ausschlusses oder der Abwechslung eintritt. Tiefer eindringend zeigt dann die Psychoanalyse der Neurosen, daß solche Beobachtungen nicht zufällig sind, da sich hier beweisen läßt, daß hysterische Symptombildungen aus der Verdrängung einer meist mit starken Affekten verbundenen psychischen Leistung hervorgehen. Wenn auch der Zugang zu solchen Vorgängen zunächst leichter im Felde der psychologischen Beobachtung zu gewinnen ist, so ist doch nicht zu verkennen, daß den psychischen Geschehnissen jeweils körperliche Vorgänge zugeordnet sind und daß an diesen derselbe Vorgang abläuft. Mit der Verdrängung erscheint dann anstatt eines normalen Schluckaktes ein Brechakt, statt einer Miktion eine Retention, statt einer Gangbewegung eine Lähmung usw. Die zweite Handlung kann jedesmal als *Ersatz* der ersten gelten. Die neurotische Symptombildung ist ein besonders schwieriges Gebiet und die Neurosenpsychologie erschließt den Zugang zum Körpergeschehen nur unvollständig. Die Lehre von den Tätigkeiten des Gehirns kann ihr aber in der Verdrängung einen Fundamentalbegriff entnehmen, der sie fördert. Entscheidend bei der Verdrängung ist nicht nur, daß eine Tätigkeitsform einer anderen Platz macht *(Ersatzprinzip)*, sondern daß sie auch in der Verdrängung fortfährt eine Kraft auszuüben. Der Kranke steht daher unter der Herrschaft eines Zwanges zu bestimmten Handlungen oder Unterlassungen, und eben dieser Zwang ist das Ergebnis einer Machtübung des Verdrängten, wie die Vorgänge bei der Wiederherstellung beweisen.

3. Durch dieses latente Fortleben unterdrückter Leistungen tritt nun aber eine Integration besonderer Art auf den Plan. Sie hat offenbar Beziehung zu der eigentümlich *periodischen* Tätigkeitsweise des Zentralnervensystems. Schlafen und Wachen, Wahrnehmen und Handeln, Ruhe und Bewegung lösen einander ab; in der Nervenklinik ist am eindrucksvollsten die Gruppe der periodischen Symptome: der epileptische Anfall, die Migräne, die Ménièresche Krankheit, die Neuralgien, die Flimmerskotome, die gastrischen Krisen usw.

4. Das Problem der Regulationen, d. h. der Anpassung an verschiedene Ausgangspunkte oder Situationen mit dem Erfolg gleicher Leistung ist durch die Reflextheorie nicht lösbar; die teleologische oder vitalistische Betrachtungsform ist nicht einmal ein Lösungsversuch. Wir können aber etwas zur Förderung unserer Erkenntnis tun, wenn wir die Eigenschaften und Besonderheiten der nervösen Substanzen und Funktionen erforschen, auf welche die Tätigkeit des Zentralnervensystems schließen läßt. Wettstreit, Verdrängung, Ersatz, Periodizität sind solche Besonderheiten. Erfahren wir jetzt weiter, daß diese zusammen so etwas wie eine Zusammenordnung oder Integration mannigfacher Tätigkeiten oder Funktionen bewirken, so haben wir etwas erreicht, was die Reflextheorie nicht leisten konnte.

Auf der anderen Seite ist es nicht ein wirklichkeitsgerechtes Verfahren, wenn man nur davon ausgeht, daß das Zentralnervensystem eben ein „System" wohlgeordneter Funktionen sei. Diese Idee entspricht mehr dem Bedürfnis einer vernünftigen und die rationale Ordnung liebenden Epoche als den Tatsachen. Kein Organ scheint vielmehr so geneigt zu *Krisen* und *Katastrophen,* welche den Bestand dieser Ordnung aufheben können. Eine Ohnmacht, ein epileptischer Anfall, aber auch schon der Wutanfall des Gesunden, seine

Fehlleistungen sind Beispiele dafür, daß wir hier mit etwas zu tun haben, was als beständige Möglichkeit die Funktionen unterbaut und nicht nur als organfremde Gewalt in sie einbricht, sondern wesentlich und konstitutiv ist. Wir verstehen dies am besten, wenn wir beobachten, wie sich die Tätigkeit des Zentralnervensystems im Laufe des Lebens entwickelt.

5. Vergleichen wir etwa die Motorik des Embryo mit der des Neugeborenen, des Kleinkindes, des Spielalters, der Schulalters, der Pubertät, der Reife, des Alters, so finden wir eine reiche Folge von umschriebenen Bildern. Nicht anders steht es mit den Sinnesleistungen, den vegetativen Leistungen. Ein Funktionswandel ist auch im einzelnen, z. B. für die Chronaxie der Muskeln, für die Ermüdungsvorgänge, die Regulationen der Körpertemperatur und vieles andere erwiesen. Die Herrschaft über Schluckakt, Harn- und Stuhlentleerung, sowie über die im Spielen, Schreiben, Handwerk, Kunst, Sport weiterentwickelte Muskulatur geschieht nun, wie wir uns ausdrücken, durch Gewohnheit, Übung, Erziehung, Erfahrung. Was ist dies aber? Die genaue Untersuchung lehrt, daß es über Krisen laufende, in der Regel sprunghaft eintretende Neuordnungen der Koordination sind. Vergleicht man das Vorher mit dem Nachher, so ist der Unterschied eine Neuheit der Bewegungsform, eine Neuheit im Kreis der möglichen (gekonnten) Leistungen, nicht selten auch ein Verlust einer solchen und eine neue Verteilung zwischen willkürlichem und unwillkürlichem Anteil der Leistung, eine Unterscheidung, auf die wir noch zurückkommen. Solche *Wandlungskrisen* sind wiederum in der Pathologie von hoher Bedeutung; wir erkennen sie ebensowohl in der Stiftung neurotisch fixierter Symptome wie in den Vorgängen bei organischer Läsion des Nervensystems oder bei Intoxikation. Wir dürfen die Entwicklung als eine solche Abfolge von Wandlungskrisen ansehen, die man auch als ein Gewebe von Verlusten und Gewinnen betrachten kann.

6. Wettstreit, Verdrängung, Periodizität, Krise, Wandlung, dies sind die Erscheinungen, welche dazu führen, daß man dem Zentralorgan eine Beweglichkeit oder Veränderlichkeit, aber zugleich auch wieder eine gewisse Trägheit zuschrieb, für die der Name „Plastizität" (BETHE) anschaulich gewählt ist. Wenn nun ein solcher von einem bestimmten Aggregatzustande genommener Begriff auch auf Eigenschaften der nervösen Substanz hinweist, welche die Voraussetzung der beschriebenen Phänomene ist, so ist damit doch noch zu wenig gesagt. Wenn wir auf den Reflexbegriff verzichten müssen, so bald es sich darum handelt, eine wirkliche Leistung, wie Gehen, Stehen usw. zu erklären, so wünschen wir dafür eine andere Darstellung zu bekommen, durch welche wir die Erscheinungen ordnen und ableiten können. Auch hier wird man sich aber zu hüten haben vor der Erwartung, daß es sich um irgendetwas wie Vollständigkeit, Totalität oder Abgeschlossenheit des Bildes handeln könne. Nicht nur in der Unvollkommenheit unserer Forschung und Erkenntnis, sondern in der Beschaffenheit des Zentralnervensystems selbst haben wir einen Grund, dies abzulehnen. Dieses Organ muß unter allen Umständen als ein im *fortschreitenden Werden* befindliches gedacht werden, und es läßt sich behaupten, daß jede Vorstellung, die es als etwas Fertiges, unter unseren Händen gleichsam Unveränderliches voraussetzt, falsch sein muß. Niemals wird es gelingen, den Hauptteil unseres Wissens hier in der Form fester mechanischer Gesetze darzustellen; immer müssen wir dazu eine mit der Zeit sich ändernde Realität annehmen, und dann erst erschließen sich die charakteristischen und typischen Zusammenhänge.

Nach alledem ist es klar, daß der Eindruck, den uns die Tätigkeit des Zentralnervensystems macht, dahin drängen muß, die elementaren Reflex- und Empfindungslehren zu überwinden. Wir erwarten von der nervösen Substanz Eigenschaften, welche es begreiflich machen, daß der Transport des nervösen Impulses auf den Bahnen der Nervenfasern nicht stets die gleichen Wege zu den gleichen Zielen geht, sondern vermöge irgendeiner Schaltung bald hierhin, bald dorthin geleitet wird. Der bedeutendste physiologische Versuch, diese Veränderlichkeit, die sich besonders an den Synapsen, den Berührungspunkten der Fasern verschiedener Herkunft vollziehen muß, nachzuweisen, ist der von LAPIQUE. Er läuft darauf hinaus, die *zeitliche* Form des Erregungsablaufes, wie er durch Messung der Chronaxie zu bestimmen ist, als den Faktor zu erweisen, der durch seine funktionelle Variabilität im Dienste der Schaltung steht. Das Zentralnervensystem ist danach bis in die Peripherie der Muskulatur hinein fähig, diese Chronaxie zu verändern. Besteht nun zwischen zwei Leitern das Verhältnis des Isochronismus, dann kann die Erregung passieren. Besteht Heterochronismus, dann ist der Durchgang versperrt (sog. Hemmung). Die Labilität der Schwellen, der Funktionswandel (s. o.) wäre damit physiologisch unterbaut.

Eine solche Eigenschaft der Nervenfunktion erklärt aber eigentlich nur die „Plastizität". Sie erklärt noch nicht, wie es möglich ist, daß eine bestimmte Konfiguration von Erregungen, ein *Erregungsbild*, wie wir es nennen wollen, immer wieder als eine Leistungseinheit zustande kommt, obwohl sie bald von diesem, bald von jenem receptorischen Felde ausgeht, bald an dieser, bald an jener Effektorengruppe eintrifft. Diese Fähigkeit fordert mehr als Öffnen und Schließen einer Durchgangsstelle der Erregung. Hier liegen die eigentlichen Aufgaben künftiger Arbeit. Man kann sie nur lösen, wenn über die Herkunft und das Schicksal der Erregungsbilder, *ihre* Umwandlung und *ihren* Transport mehr bekannt sein wird. Der nervösen Substanz wird damit zugemutet, daß ein und dieselbe Gruppe von Zellen und Fasern recht verschiedene Erregungsbilder in sich aufnehmen kann und so der Träger sehr wechselnder Leistungen wird. Besonders bekannte Beispiele sind z. B. die sofortige Umstellung der Gangart bei Erkrankung, Amputation oder sonstiger Ausschaltung einer oder eventuell mehrerer Extremitäten; bekannt die Umschaltung der Innervation nach Nerven-, Sehnen- oder Muskeltransplantationen. In diesen und anderen Fällen erweist sich eben die Organisation des Zentrums als umstellbar auf neue Erregungsbilder. Auf den ersten Blick hat es den Anschein, als genügten dieser Anforderung jene Netzstrukturen des Nervensystems, welche seit APATHY und BETHE immer bekannter wurden, besser als die Neuronenlehre WALDEYERS. Indes kann uns die Vorstellung eines netzförmigen Kanalsystems mit freien Kommunikationen auch nicht weiter bringen, wenn wir kein Prinzip haben, wonach der Erregungstransport oder die Spannungsverteilung in solchen Netzen nun gesteuert wird. Hier liegen also nach wie vor die größten Schwierigkeiten. Aber es bedeutet doch eine Klärung, wenn wir erkennen, daß mindestens zwei Einrichtungen von jeder Theorie berücksichtigt werden müssen: *1. das Vorhandensein spezifischer Verbindungen zwischen den peripheren Organen und bestimmten zentralen Stellen und 2. die Vollbringung verschiedener Akte durch dieselbe nervöse Struktur.* Eine Darstellung, welche nicht diesen beiden Grundtatsachen gerecht wird, hat keinen Anspruch eine wirkliche Theorie vorbereiten zu können.

Die zweite genannte Fähigkeit, nämlich die zu verschiedenen Akten, darf nun keineswegs als eine unbegrenzte Plastizität vorgestellt werden; wir können nicht alles leisten, sondern nur *Bestimmtes* und *in Grenzen*. Die Natur dieser Grenzen ist noch wenig untersucht. Eine zweite Frage lautet dann, was man unter Verschiedenheit der Akte zu verstehen hat. Am nächsten liegt der Analyse eben die *formale* Variation nach Raum, Zeit und Intensität. Man vergleiche beim Arm den Schlag mit dem Hammer und das Drehen einer Kurbel, am Auge die Wahrnehmung eines Quadrates und die eines laufenden Hundes. Die Analyse solcher Leistungen lehrt, daß sie eine Aufgabe stellt, welche sich die ältere

Neurophysiologie überhaupt nie stellte: wir müssen um Struktur und Funktion aufeinander beziehen zu können, nicht nur die nervöse Struktur (Nervenbahnen und Zellen), sondern auch die *Struktur der Umwelt* heranziehen. Das Problem der Leistungsanalyse ist: wie kommt das Organ zu einer Aufnahme von Umweltstrukturen, wie zu einer Hervorbringung von Umweltstrukturen. Die spezifische Sinnesenergie, die Lokalisationslehre, stellt sich nur die Frage; welcher nervösen Struktur muß diese *nervöse* Funktion zugeteilt werden, oder: welche nervöse Funktion übt diese nervöse Struktur aus. Die Leistungslehre dagegen fragt: welcher Umweltvorgang ist diesem Organ mitgeteilt worden, welches Organ hat der Umwelt diesen Vorgang mitgeteilt? Und auf welche Weise geschieht dies? Wir sehen leicht, daß es auch die makroskopischen Strukturen sind, welche hier wieder in ihre Rechte treten. Das Vestibularorgan ist Träger solcher Zuordnung zu der Umweltstruktur „Raum- und Schwererichtung"; die Beziehung lautet: Einordnung in die räumliche Ordnung der Umwelt und das Kraftfeld der Erde. Das Auge ist Träger der Einordnung in die Strahlenwelt; die Extremitätenmuskulatur ist Träger der Massenbewegung bzw. der Massengleichgewichte, also der Einordnung in die mechanische Umwelt usw.

Es ist selbstverständlich, daß eine unbewegte Struktur, wie sie die Bilder der Neurohistologie vorstellen, diese gegenseitige Durchdringung von Umwelt und Nervensystem nicht gestatten würde. Wären wir nur eine Reflexmaschine, so müßten wir bei der geringsten Veränderung der Umwelt scheitern; hätten wir nur spezifische Empfindungen mit festen Ortswerten, so wären wir nicht imstande, denselben Gegenstand in zwei verschiedenen Stellungen oder Beleuchtungen wiederzuerkennen; verschwände jeder Eindruck, jeder Erregungszustand nach seinem Ablauf ohne Spuren in der nervösen Substanz zu hinterlassen, so gliche unser Leben einem zusammenhanglosen Chaos von Zufällen. Es ist klar, daß hier nur diejenigen Forschungen weitergeführt haben und weiterführen werden, welche zeigen, daß eine ganz andere Zusammenhangsordnung als die nur strukturelle oder die nur physiologische existiert.

Die einzige Ordnung, welche dieser Forderung einigermaßen Genüge tat ist nun die, welche wir kurz die *psycho-physische* nennen können. In der Gehirnforschung haben denn auch von jeher die physiologische und die anatomisch-physiologische Betrachtungsform miteinander gerungen; doch ist der Sinn dieses Kampfes nicht ein Entweder-Oder, sondern ein Suchen neuer Einheit. Es entsprach freilich der neuzeitlichen Überbetonung von Sinnlichkeit und Erkenntnis gegenüber Handlung und Wirkung, daß fast nur eine Psychophysik der Sinne, kaum eine Psychophysik der Bewegungen entstand. Allein die Psychophysik der Sinnesleistung lehrt in ihrer schließlichen Entwicklung schon deutlich genug, daß wir ein zutreffendes Bild von den zentralen Fähigkeiten nur bekommen, wenn wir nicht den Zusammenhang von nervöser Erregung mit nervöser Erregung, sondern die *Ordnung von Empfindung, Bewegung und Umwelt* ins Auge fassen. Die Sinnesphysiologie war es vor allem, welche einen Versuch in dieser Richtung bedeutete. Und hier wurde dann auch deutlich, daß mit dem bloßen Schema Reizempfindung ebenfalls nicht auszukommen ist, da wir ja vor allem das empfinden, was eine auswählende, hervorhebende, suchende, gestaltende *Bewegung* aus der Unmasse einwirkender Reize herausholt, wobei durch denselben Akt eine große Menge von Reizen nicht oder anders verwertet, also gedrosselt oder verdrängt wird, im „Hintergrund" bleibt usw. Daneben ist freilich durch die Entwicklung der Reflexlehre in PAWLOWS Händen wenigstens erreicht worden, daß auch hier, in der Bewegungslehre, die Bedeutung der spezifischen Sinnestätigkeit für die Bewegungen anschaulich, die Unvermeidlichkeit der subjektiv-psychischen Sphäre, also wenigstens diskutabel wurde, wiewohl PAWLOW selbst dies ablehnte. PAWLOW selbst gräbt gleichsam nach einem Stein, den zu finden er ablehnt. Er zeigt, daß man neue Reflexe ausbilden kann, wenn man nur einen gehörigen Affekt ins Spiel bringt und einen eigenartigen Sinneseindruck dazu gibt; und doch möchte er von einer psychologischen Erklärung nichts wissen. Wenn hier nicht weit genug gegangen wird, so läßt sich von der psychiatrischen Gehirnforschung sagen, sie sei zu weit gegangen, indem sie mit einer gewissen Kopflosigkeit zu überlegen aufhörte, *was* eigentlich „lokalisiert" werden soll, wenn man von Lokalisation einer Assoziation, eines Begriffs, der Sprache, der Musik oder, wie wir jetzt wieder hören, des Ichs, der Persönlichkeit spricht. Strenge Kritik und Ablehnung ist hier unvermeidlich; denn die ungeheure Schwierigkeit der Materie und die Größe des Geheimnisses fordert größere Zurückhaltung.

Offenbar ist nun sowohl der anatomisch-physiologisch wie der psychologisch orientierten Forschung eine gemeinsame aber stillschweigende Voraussetzung zugestanden gewesen, welche sich nicht halten läßt; und sie lautet kurz formuliert dahin, daß nicht nur das Denken im Gehirn, sondern auch das Gehirn im Denken sei. Das bedeutet, daß man in den Anschauungsformen von Raum und Zeit die Gehirntätigkeit darstellen zu können erwartete. Das eine ist aber so wenig der Fall wie das andere.

Was dies im einzelnen bedeutet, kann an drei Punkten erläutert werden. Der erste ist bereits genannt; es ist das Prinzip, wonach das Ganze der Organisation sich jeweils psychophysisch in der Weise ordnet, daß ein hervortretender, repräsentativer Anteil einem zurücktretenden gegensätzlich gegenübersteht. Wir bemerken auf der Straße einen Bekannten und vernachlässigen alle anderen Leute. Wir schreiben mit der rechten Hand und „regulieren" alle anderen Muskeln auf „Ruhe". Wir wollen dies das *Prinzip der Repräsentanz* nennen.

Die zweite Ordnungsregel ist dann überall dort abzulesen, wo sich zeigt, daß Einzelfunktionen von wesentlich psychophysischen Leistungen abhängen. So kommt eine Magensaftsekretion in einer Abhängigkeit von psychischem Appetit und damit von der Leistung Essen zustande; so setzt eine Wortfindung eine psychische Sphäre der Zuwendung zu einem Objekt voraus; so können wir einen Muskel nur innervieren, wenn eine bestimmte Haltung oder Handlung in einer Umwelt vorgegeben ist. Wir nennen dies das Prinzip der *Dependenz* und stellen mit ihm fest, daß die Funktionen abhängig sind. Das bedeutet aber, daß allgemein für unser Erkennen das Unrationale nicht aus dem Rationaleren hervorgeht, also auch nicht aus ihm verstehbar oder erklärbar ist, sondern gerade umgekehrt sich das Rationalere aus dem Unrationaleren abhebt und auch so verstanden werden muß.

Was dies für unsere Aufgabe bedeutet, ist nicht ohne weiteres schon zu übersehen. Jedenfalls schließt es ein, daß wir das Scheitern der mechanistischen Biologie anerkennen ohne die Mechanismen im Organismus damit anzutasten. Diese sind sogar um ihrer experimentellen Angehbarkeit willen das einzige Mittel, wodurch wir uns der Realität versichern können. Aber gerade die experimentelle Erforschung der Mechanismen beweist: wir erkennen nur, wo wir selbst handeln. Ist dies auch ein ziemlich anerkannter Grundsatz des neuzeitlichen Empirismus, so bedarf er doch jetzt einer Ergänzung durch sein Gegenstück: wir *handeln* nur wo wir zuvor ein Bewußtsein davon gehabt haben. Es ist eine entscheidende Irrung der Biologie, daß sie diese psychische Vorwegnahme (Prolepsis) glaubte beim Verständnis der Erscheinungen vernachlässigen zu können. Die pathologischen Phänomene zeigen die Unordnung und das Versagen der Prolepsis auf Schritt und Tritt. Im Grunde ist es überhaupt der unsinnige und fremde Charakter jenes Einbruchs, mit dem wir den Begriff „Krankheit" unwillkürlich ausstatten. Dieser Überfall heißt ungefähr: kein Erlebnis ist vorher gewesen, dem der Sinn oder der Grund dafür zu entnehmen wäre. Wenn wir also nur dort erkennen, wo wir auch Handelnde sind, so sind wir auch nur dort Handelnde, wo wir (in einem tief umfassenden Sinne —) erkannt haben. Die Leistungen sind also in diesem Sinne ausnahmslos „psychogen" und wir brauchen uns nicht zu scheuen, hier als drittes ein *Prinzip der Psychogenie* zu nennen.

Repräsentanz, Dependanz und Psychogenie machen zusammen das aus, was wir zur wissenschaftlichen Überwindung des Psychologismus wie des Mechanismus in der Lehre von den zentralnervösen Tätigkeiten fordern müssen, die eine *psychophysische* sein wird oder nicht sein wird. Die repräsentative Eigenart, die Abhängigkeit der rationalen Funktion und die psychische Vorbereitung der Leistung in allen nervösen Geschehnissen drückt auf verschiedene Weise doch ein und dasselbe aus: daß das Leben des Organismus nicht in sich selbst rotiert oder verebbt, sondern sich in Richtung auf seine ferne Bestimmung selbst aufhebt. Diese Einsicht ist aber nicht ablösbar und in einer außerwissenschaftlichen Provinz zu verbannen — so groß die Versuchung dazu sein mag — sondern sie muß die Forschung auf Schritt und Tritt begleiten, bewachen und erhellen. Überall ist zu fragen: was wird hier dargestellt, überall: welche Abhängigkeit entscheidet über die Funktion, überall auch: welches Erlebnis ist hier Handlung geworden. Wo wir diese Fragen nicht beantworten können, wissen wir auch nicht genug, um richtig und ärztlich eingreifen zu können.

Der Arzt und der Kliniker nimmt sich von diesen Bruchstücken, was er brauchen kann, wie der Wanderer und Entdecker in einem Lande, dessen Karte noch zum größten Teile aus weißen Flächen besteht. Nur wer mitwandert, hat die richtige Achtung vor denen, welche wenigstens einige Buchten und Stromläufe fürs erste festgelegt haben ohne die Geduld des Wartens zu verlieren. Die anatomische Forschung ist am weitesten vorgedrungen. Aber die Tätigkeit kann nur erkennen, wer die drei Fragen der Lokalisation, der Funktion und der Leistung mit gleichem Eifer würdigt. Die Biologie und die Medizin werden erst mit dem Erfolge einer Leistungslehre zufrieden sein können, welche den *Organismus in seiner Umwelt* darstellt.

Das Nervensystem und die vegetativen Funktionen.

Von

R. SIEBECK-Berlin.

Vorbemerkung.

Das Nervensystem ist in das allgemeine lebenserhaltende Ordnungsprinzip im Organismus eingeschaltet, dessen Träger wir unter dem Begriffe des *„vegetativen Systemes"* zusammenfassen. Bei den vielgestaltigen wechselseitigen Beziehungen erscheint es deshalb notwendig, diesen Band mit einer kurzen Übersicht über die Arbeitsweise dieses Systemes einzuleiten. Freilich kann es sich hier nur darum handeln, die wichtigsten Begriffe zu umschreiben und über die grundsätzliche Bedeutung der Zusammenhänge zu berichten. Wenn auf Einzelheiten und die vielen umstrittenen Fragen eingegangen werden sollte, würde der Umfang des ganzen Bandes kaum ausreichen.

Die Zusammenhänge nervöser und chemischer Wirkung, die der „vegetativen" und der „animalen" Funktionen sind so enge, daß die Abgrenzung des Stoffes fast eine willkürlich ist. Ich habe mich bemüht vor allem zu berichten, was für das allgemeine klinische Verständnis wichtig erscheint.

I. Das vegetative System und seine Arbeitsweise.

Der Begriff des vegetativen Systemes weist auf eine funktionelle Zusammengehörigkeit, auf eine sinngemäße Ordnung zu einem in sich geschlossenen, individuellen Lebensablaufe hin. Einheitlich, systematisch ist die Arbeitsweise, die Leistung, nicht der Aufbau, an dem jedes Gewebe im Organismus beteiligt ist. Auch ist der Begriff kein statischer, sondern ein durchaus dynamischer; ohne Stillstand herrscht eine dauernde Bewegung zu immer neuer Entfaltung. Keine Lage kehrt im Leben wieder, und kein Ablauf im ganzen Betrieb ist der gleiche wie der vorhergehende. Jeder Augenblick ist das einmalige flüchtige Ergebnis des Vergangenen und zugleich nur die Bereitschaft für das Werdende.

Wenn wir versuchen, die Zusammenhänge zu erfassen, so tritt uns zunächst eine ungeheure Vielgestaltigkeit entgegen: wir sehen die verschiedenen „Erfolgsorgane", in denen die lebenserhaltenden Funktionen ablaufen, das Herz und die Gefäße, die Lungen, den Magen-Darmkanal mit den großen Drüsen, die Geschlechtsorgane. Sie alle sind reichlich mit nervösem Gewebe versehen und durch Nervenstränge mit dem Zentralnervensystem verbunden. Dieses „vegetative Nervensystem" mit seinen peripheren und zentralen Bestandteilen ist eng verbunden mit den hormonalen Organen, die die Funktion der Erfolgsorgane fördern oder hemmen und zugleich selbst regulierte Erfolgsorgane sind. Wir wissen ferner, daß im Blute Produkte des Zellstoffwechsels, das Mischungsverhältnis der gelösten Ionen und Moleküle, endlich daß die Feinstruktur des Plasmas auf die Abläufe in allen Geweben einwirken.

In diesem ganzen System gilt der klassische Satz, den BOERHAAVE aus dem Hippokratischen Werke anführt: „Ich meines Teiles halte dafür, es sei im Körper kein gewisser Anfang, sondern alle Teile seien sowohl der Anfang als das Ende. Denn wenn ich einen Kreis beschreibe, so kann ich keinen Anfang daran finden." Das Einzelne hängt am Ganzen, und das Ganze wird durch das Einzelne gestaltet. Es werden nicht nur die Vorgänge in den peripheren Organen von zentralen reguliert, sondern ebenso diese von jenen. In dem Lebensablaufe kommt eine gewisse „Ordnung" zum Ausdruck, die Erhaltung und Entfaltung des Organismus gewährleistet.

Wenn wir hier von „Erhaltung des Bestandes" im Organismus sprechen, so bedeutet das die Erhaltung eines Gleichgewichtes bei dauerndem Aufbau und Abbau. Die Zusammensetzung des Blutes, der Zellen und Gewebe bleibt bei einem ununterbrochenen Binden und Lösen die gleiche. Bei immerwährenden Austausch der elementaren Stoffe bleibt der Bestand erhalten. Es ist wie bei dem Gleichgewicht der umkehrbaren chemischen Reaktionen: sie verlaufen stetig in beiden Richtungen, aber die Summe der Produkte bleibt die gleiche. Nur von hier aus kann man die ungeheure Beweglichkeit der Lebensvorgänge richtig verstehen.

Um die eigentümliche Arbeitsweise *im vegetativen Betriebe* kennenzulernen, verfolgen wir einen bekannten Vorgang: wenn eine Speise verschluckt wird, wird Magensaft abgesondert, die Schleimhaut kommt in Bewegung, an der Muskulatur der Magenwand beginnt ein Spiel, das den Inhalt durchknetet und schließlich durch den sich öffnenden Pylorus ins Duodenum befördert, worauf der Pylorus sich wieder schließt. Zugleich mit diesen Vorgängen ändert sich die Durchblutung der Schleimhaut, der Kreislauf wird beansprucht. Eine Summe von ganz verschiedenartigen Abläufen, aber sie alle sind aufeinander eingestellt, sinnvoll geordnet, so daß die Speisen zur Aufnahme ins Blut vorbereitet werden. Das Zusammenspiel ist eine Leistung, die Verdauung, die sich aus zahlreichen Einzelfunktionen, Sekretion und Resorption, Motilität und Durchblutung der Schleimhäute zusammenfügt.

Es ist bekannt, daß die Vorgänge verschieden ablaufen, wenn mehr Fleisch, wenn reichlich Fett oder eine süße Speise verzehrt wird. Sie laufen jeweils so ab, wie es für die aufgenommene Nahrung paßt. Es ist also eine überaus feine *Anpassungsfähigkeit* zu beobachten.

Aber an dem Beispiel können wir noch mehr erkennen: bei verschiedenen Menschen finden wir nach der gleichen Nahrungsaufnahme recht erhebliche Unterschiede in der Magensaftsekretion, in der Verweildauer der Speisen im Magen, kurz in dem ganzen Ablaufe. Es bestehen also *individuelle Unterschiede* in der Reaktion der vegetativen Funktionen. Wir wissen, daß die Reaktionsmöglichkeiten durch die *Erbanlage* bestimmt sind. Sehr eindrucksvoll zeigten dies die Adrenalinversuche an Zwillingen von SCHRÖDER: die verschiedenen Reaktionen auf Adrenalininjektionen verliefen bei eineiigen Zwillingen sehr viel ähnlicher als bei zweieiigen. Das gleiche wurde später an ganz verschiedenen Abläufen gezeigt: an der Blutverdünnung im Trinkversuch, an der Blutzuckerkurve nach Einnahme von Zucker, an der Magensaftsekretion u. a. Ererbt werden die Grenzen der Reaktionsmöglichkeiten; die Entwicklung und Einstellung hängt aber immer auch von der ununterbrochenen Kette der Erlebnisse ab. So ist das Spiel des vegetativen Systems eine konstitutionelle Eigentümlichkeit des Menschen, ja in der Konstitution, in der phänotypischen Reaktionsbereitschaft, die die Anpassungs- und Widerstandsfähigkeit des Organismus bestimmt, tritt gerade die Funktion des vegetativen Systems in Erscheinung.

Beim Einzelnen wechseln die Erscheinungen mit dem *Lebensalter*, mit der *Entwicklung*, mit Übung und Erziehung. *Gewöhnung* ist ein sehr wirksamer Faktor, und Gewohnheit wird zum Bedürfnisse. So kann man sich an sehr verschiedene Trinkmengen, an Salz, Gewürze oder Genußmittel gewöhnen, so daß Gewohnheit tatsächlich zum Zwang und eine neue Umgestaltung schwierig wird.

Im Lebenslaufe kommen *periodische Schwankungen und kritische Epochen* im vegetativen System vor. Äußere und innere Einflüsse, Tag und Nacht, die Jahreszeiten, klimatische Verhältnisse wie Föhn, nicht zuletzt die seelische Verfassung, Temperament und „Stimmung" wirken wesentlich auf die vegetativen Leistungen ein. Die gleiche Speise empfinden wir bald als leicht, bald als schwer verdaulich, und untersucht man dabei den Mageninhalt oder die Motilität, so kann man beträchtliche Unterschiede finden.

Man hat in dem Gefüge der vegetativen Vorgänge „Reflexe" aufgefunden: Magensaftsekretion auf Nahrungsreiz, Schluß des Pylorus beim Eintreten sauren Inhaltes ins Duodenum, um nur Beispiele zu nennen. Man hat dann die Wandelbarkeit der Funktion auf einen Wechsel des Schwellenwertes bezogen. Es ist wichtig, diese Zusammenhänge zu kennen, aber man darf auch die Grenzen dieser Betrachtungsweise nicht übersehen, bei der doch ein Vorgang künstlich isoliert und vereinfacht aufgefaßt wird. Es gibt keine Magensaftsekretion ohne Motilität und ohne Änderung der Zirkulation, und der Erfolg des „Reflexes" hängt ganz wesentlich von der Reaktionsbereitschaft, von der Einstellung des „Systems" ab. Was v. WEIZSÄCKER über die Reflexe ausführte, ist hier ganz besonders wichtig (vgl. S. 5f. dieses Bandes).

Als PAWLOW die „bedingten Reflexe" entdeckte und HEYER zeigte, wie die Vorgänge durch hypnotische Suggestion ausgelöst und gewandelt werden können, wurde deutlich, in welchem Umfange vegetative Vorgänge mit seelischem Verhalten zusammengeschaltet sind. Wir empfinden eine Speise als leicht oder schwer verdaulich, und wir wissen, von wie vielen Umständen nicht nur diese Empfindung, sondern ebenso der Ablauf der Vorgänge abhängt.

So greifen bewußte und unbewußte seelische Zusammenhänge in dem vegetativen Betrieb ein, wie sie zugleich von diesem abhängen. Ob wir schlecht verdauen, wenn wir verstimmt sind, oder verstimmt sind, wenn wir schlecht verdauen, ist eine offene Frage, auch wenn wir bald das eine oder das andere als das Bestimmende ansehen. „Stimmung" ist immer körperlich und seelisch zugleich.

Auch zu der spezifischen Empfindung von Schmerz, zu dem Schmerzsystem (HANSEN) steht das vegetative System in enger Beziehung. Schmerzen werden teils am erkrankten Organ, teils auf bestimmte Stellen der Körperoberfläche übertragen empfunden, immer Ausdruck einer krankhaften, mehr oder weniger „bedrohlichen" Störung.

Schließlich sind die vegetativen Vorgänge auch mit *willkürlichen Vorgängen* eng verflochten. Wir können viel oder wenig, diese oder jene Speisen essen. Im natürlichen Leben ist auch hier eine gewisse Regelung eingerichtet: ohne künstliche und gewaltsame Vorsätze oder Eingriffe ißt der Gesunde nach dem Bedarf; Hunger, Appetit und Sättigungsgefühl bestimmen das Maß und die Auswahl der Speisen. Hunger, Appetit und Sättigungsgefühl hängen aber wiederum von der Einstellung des Systems, von der körperlich-seelischen „Stimmung" ab; besonders bei krankhaften Abweichungen, bei funktionellen wie organischen Erkrankungen im vegetativen System tritt das deutlich hervor. Die instinktive Regelung ist dem Menschen angeboren aber wie alles Triebhafte von Bewußtem durchsetzt und dadurch oft bedenklich belastet.

Von Gesundheit und Wohlbefinden gibt es über die „Verstimmung" alle Übergänge zur Krankheit. Wir beobachten Mißempfindung und Schmerzen, bis sie sich zu ausgesprochenem Krankheitsgefühl verdichten, und zugleich veränderte Abläufe, zu starke oder zu geringe Sekretion von Magensaft, erregte oder lahme Motilität, ungeregelte Durchblutung der Schleimhaut. Aus abwegigen Abläufen kann früher oder später ein mehr oder weniger tief greifender Schaden im Gewebe entstehen, der wiederum die Ordnung der Funktion stört und neue Beschwerde verursacht. Es entsteht ein Zirkel von gestörter Funktion zu Gewebsschaden und wiederum zu Funktionsstörung, ein Zirkel, der für das Verständnis der Entstehung, des Verlaufes und der Heilung von Krankheiten von entscheidender Bedeutung ist.

Die vielen und verschiedenartigen Bindungen des vegetativen Systems, die ich anführte, machen sich auch bei Erkrankung geltend: die Neigung zu abnormen Reaktionen wie die zur Entwicklung von mehr bleibenden Gewebsschäden ist „konstitutionell", durch die Anlage und die Kette der Erlebnisse bestimmt.

Wenn ich an dem Beispiel der Verdauung versucht habe, die Arbeitsweise des vegetativen Systems kurz aufzuzeigen, so sei hier noch auf den Umfang seines Bereiches hingewiesen: Kreislauf und Atmung, Ernährung und Stoffwechsel, Stoffaufnahme, Absonderung und Ausscheidung, die Bildung von Hormonen und die Funktion der Fortpflanzung sind ihm zuzurechnen. Und nicht nur die Erkrankung dieser Organe, vielmehr jede Erkrankung, jeder Infekt und jede Infektabwehr, jede Umbildung eines Gewebes, der Ablauf bei Verletzungen oder Vergiftungen, die Reaktion in irgendeiner gefährlichen Lage, die Leistung bei irgendeiner Beanspruchung und der Verschleiß im Laufe des Lebens, die Einengung der Reaktionsmöglichkeiten im Altern ist an das einzigartige Spiel des vegetativen Systems gebunden.

Nicht zuletzt hängt die Tätigkeit, die Leistungsfähigkeit und der Bestand des ganzen Nervensystems von der Erhaltung des „inneren Milieus" (CL. BERNARD) ab. Man kann mit W. R. HESS sagen: „der Vollzug der vegetativen Funktionen bewirkt die Bereitschaft zur animalen Leistung." Aber auch umgekehrt sind beim Menschen animale Leistungen die Voraussetzung für das vegetative Leben. Wie beide Bezirke sich zusammen entwickeln und zusammengehören, so ergreift auch Krankheit stets beide, wobei freilich der eine oder der andere fast bis zum unwesentlichen zurücktreten kann.

II. Bemerkungen zu der Erforschung des vegetativen Systems.

Die Entwicklung unserer Kenntnisse beginnt mit der *Anatomie*, mit der Beschreibung der inneren Organe und des Nervensystems, und auch die Physiologie war zunächst „anatomisch" eingestellt, d. h. sie untersuchte die Vorgänge am einzelnen Organ. Als die *experimentelle Forschung* mehr und mehr in den Vordergrund trat, führte man am Tiere die verschiedenartigsten Eingriffe aus und beobachtete dabei die Veränderungen im Ablaufe. Die Zusammenhänge der vegetativen Funktionen wurden durch Ausschaltung und durch Reizung bestimmter Gewebsteile untersucht. Viele voreilige Schlüsse weisen aber eindrucksvoll darauf hin, wie notwendig es ist, die Ergebnisse kritisch zu prüfen und nur mit Vorsicht zu weitertragenden Anschauungen zu verwerten. Nicht immer wurde der beträchtliche Abstand des Menschen von den Versuchstieren genügend beachtet. Der Mensch ist sehr viel differenzierter als jene, seine Organisation wie seine Umwelt sind noch sehr viel vielgestaltiger: Subjektivität, seelische Zusammenhänge und Bewußtsein, Selbständigkeit und Bindung an die Gemeinschaft haben eine unvergleichliche Bedeutung.

Aber auch die unmittelbaren Ergebnisse der Tierversuche, so wichtig und wertvoll sie sind, müssen mit Kritik verstanden werden. Nach Ausschaltung bestimmter Gewebsteile durch mechanische Verletzung oder chemische Einwirkung werden „Ausfälle" oder richtiger gesagt Abweichungen im Ablaufe der

Funktion beobachtet. Als Cl. Bernard bei seinem berühmten Stich in die Rautengrube Hyperglykämie und Glykosurie fand, ergab sich, daß die getroffene Stelle im normalen Ablauf des Zuckerstoffwechsels eine entscheidende Rolle spielt; aber welcher Art diese Rolle ist, war zunächst nicht erwiesen. Durch spätere Untersuchungen wurde festgestellt, daß es sich hier nicht um ein „Zentrum", um eine zentrale Schaltstelle handelt, sondern daß durch den Stich Bahnen getroffen wurden, an deren Unversehrtheit der normale Ablauf gebunden ist. Diese Erkenntnis ist für alle solche Versuche von grundsätzlicher Bedeutung.

Durch sorgfältige histologische und pharmakologische Untersuchungen haben vor allem Gaskell und Langley unsere Kenntnisse über den Aufbau des vegetativen (autonomen) Nervensystems gefördert. Sie haben gezeigt, daß Nicotin die Reizleitung an dessen Ganglien unterbricht. Reizt man bei einem mit Nicotin vorbehandelten Versuchstiere den Sympathicus einmal zentral, das andere Mal peripher vom Ganglion so schlägt nur im zweiten Falle das Herz rascher. Soweit das Ergebnis den Elementarvorgang betrifft, ist es eindeutig, wie dieser aber in das ganze Gefüge des natürlichen Lebens eingeschaltet ist, ist damit nicht entschieden.

Sobald die Ausschaltung oder Reizung weniger einfache Gebilde, vor allem im Zentralnervensystem betrifft, wird die Deutung viel schwieriger. Das ganze Spiel im Organismus nach solchen Eingriffen ist niemals aus dem „Ausfall" einer umschriebenen Stelle, sondern nur aus dem Wandel der Funktion, der gesamten, nicht verletzten Gebilde zu verstehen. Auch bei Reizversuchen muß grundsätzlich die gleiche Betrachtungsweise durchgeführt werden. Ich verweise auf die Ausführungen v. Weizsäckers. Die Beobachtung von Einzelvorgängen liefert wohl Bausteine, aus denen das Ganze aufgebaut ist, der Bauplan kann indessen nur aus einer zusammenfassenden Betrachtung erkannt werden.

Das zweite große Forschungsgebiet, dem wir unsere Kenntnisse über die vegetativen Funktionen und das Nervensystem verdanken, ist das der *Pathologie*. Klinische Erscheinungen und pathologisch anatomische Befunde werden verglichen und in Verbindung gebracht. Aber auch hier liegen neben eindeutigen Erkenntnissen recht widerspruchsvolle Beobachtungen vor. Vielfach ist es nicht klar, ob ein krankhafter Prozeß, dessen Ergebnis der Pathologe sieht, mehr zu einer Reizung oder Ausschaltung des Gewebes geführt hat. An einem hormonalen Organ läßt sich oft keine sichere Beziehung zwischen dem histologischen Bilde und dem Ablaufe der Funktion erkennen; das gilt vor allem für die Hypophyse. Und schließlich werden bei Erkrankung mehr noch wie im Tierversuch nicht „Ausfälle" beobachtet, nicht nur ein Abbau der Funktion, sondern ein neuer Aufbau, ein Umbau — ein „Funktionswandel". Wenn Neurologen von einer „konstruktiven Leistung" der Krankheit sprechen, so ist dieser Begriff in der Pathologie der vegetativen Funktionen ganz besonders fruchtbar und wichtig (v. Weizsäcker, Goldstein, v. Monakow, v. Wyss). Es geht nicht an, aus dem „Sitz der Krankheit" ohne weiteres auf den „Sitz einer Funktion" zu schließen.

Da der Analyse der Erscheinungen nicht nur durch die Beschränkung der Methoden Grenzen gezogen sind, sondern jede analytische Betrachtung den wirklichen Zusammenhang im Lebensablaufe zerstört, hat man gesagt, man kann die *Vorgänge* nur als *sinnvolle, zielgerichtete* richtig verstehen. Man hat — je nach dem Standpunkte — von *finaler, teleologischer oder biologischer Auffassung* gesprochen. Damit ist zweifellos auf ein dringendes Anliegen hingewiesen, aber verhängnisvoll wäre es, darüber die große Bedeutung analytischer Forschung und vereinfachter Betrachtung als Weg der Erkenntnis und die Wichtigkeit dieser Ergebnisse zu verkennen. Gewiß, die Vorgänge sind geordnet und mit dem Begriffe der Ordnung ist die Richtung auf ein Ergebnis vorausgesetzt. Aber mit dem Begriffe der Zweckmäßigkeit ist Vorsicht geboten, da er an unser Begreifen der Zwecke gebunden ist.

W. R. HESS lehnt ab, daß es sich um *teleologische Betrachtungsweise* handle, wenn ,,funktionelle Korrelationen", d. h. wenn ,,das Zusammenwirken verschiedener Kräfte zu einer bestimmten physiologischen Leistung" festgestellt wird, wenn z. B. ,,die einzelnen regulatorischen Mechanismen mit dem Zweck der Kreislaufregulierung in Beziehung" gebracht werden. ,,Von Teleologie kann nur die Rede sein, wenn der Zweck einer Funktion als gestaltende Ursache in der organischen Entwicklung angenommen wird" (s. S. 103). Es wird also zwischen Teleologie und ,,zu einem Zweck in Beziehung setzen" unterschieden. An anderer Stelle heißt es (s. S. 135) ,,jede Leistung eines organischen Apparates beruht auf der Einordnung physikalischer und chemischer Kräfte in einen nach Richtung, Intensität und Zeitablauf geordneten Zweckvorgang". Ich führe das an, weil sich daraus ergibt, wie schwierig und wie wichtig es ist, Klarheit über die Tragweite der Begriffe zu gewinnen.

Man kann von *biologischer Betrachtungsweise* sprechen, wenn auf die besondere Ordnung, auf die Richtung des Ablaufes, auf die Entwicklung im Leben gesehen wird. Dann wird sich zugleich der Gesichtskreis erweitern auf die persönlichen Beziehungen und Bindungen des Gesunden und Kranken. Und in der Tat gewährt jede ,,Krankengeschichte", die mehr enthält als Augenblickliches und Oberflächliches, die tiefsten Einblicke in die Arbeitsweise des vegetativen Systems. Eine einzige ,,*qualifizierte Anamnese*" etwa eines Basedowkranken kann uns darüber belehren. Für den Arzt ist es ebenso wichtig die Ergebnisse der Analyse zu kennen wie die Ordnung der ,,Zweckvorgänge" zu verstehen, denn die Unterscheidung zwischen sinnvoll und sinnwidrigen Ereignissen im Leben, zwischen günstigen und ungünstigen Einflüssen liegt dem Urteil über gesund und krank zugrunde.

III. Das vegetative Nervensystem.

Nur in ganz großen Zügen kann hier über die Einrichtungen berichtet werden, an die der Vollzug der vegetativen Ordnung gebunden ist. Frühere Angaben, wie die von WINSLOW über den ,,großen Sympathicus" (1732), von JOHNSTONE über das ,,ganglionäre Nervensystem" (1764), von DASTRE und MORAT über dessen Beziehung zu BICHATS ,,vie de nutrition" (1884) lieferten die ersten Ansätze, aber erst die umfassenden histologischen und experimentellen Arbeiten von GASKELL und besonders von LANGLEY eröffneten genauere Kenntnisse über den nervösen Apparat.

LANGLEY führte den Ausdruck ,,*autonomes System*" ein (1898), weil eine gewisse örtliche Autonomie bestehe, die freilich durchaus keine Unabhängigkeit vom Zentralorgan bedeuten kann. Der Begriff ,,vegetativ" erschien ihm wegen des Hinweises auf das Pflanzenleben nicht angemessen. Die Bezeichnung als ,,*Lebensnerven*" (L. R. MÜLLER) wird nur von vereinzelten Autoren gebraucht und hat jedenfalls die am meisten gebrauchten Namengebungen — ,,*autonome* oder *vegetative Nerven*" — nicht verdrängen können.

Der *Aufbau des vegetativen Nervensystems* aus dem *sympathischen* (dorsolumbalen), dem *parasympathischen* (tektalen, bulbären und sacralen Anteil), aus dem *visceralen* (intra- und juxtamuralen) System wie aus den *zentralen Leitungen und Schaltstellen* (im verlängerten Mark, im Kerngebiete der vegetativen Hirnnerven, im Ponsgebiete, im Mittel- und vor allem im Zwischenhirne) ist heute weitgehend aufgeklärt.

Charakteristisch und für die Funktion wesentlich sind die zahlreichen Schaltstellen, die in dem Verlauf der vegetativen Leitungen eingefügt sind; niemals erreicht eine Faser direkt vom Rückenmark das Erfolgsorgan, stets ist an einer peripheren Stelle ein neues Neuron eingeschaltet.

Im Erfolgsorgan sind die vegetativen Nerven zu einem netzartigen Geflecht aufgesplittert (PH. STÖHR jun.), hier treten sie in engste Beziehung zu den

Zellmembranen, an denen sich zugleich nervöse wie humorale Einflüsse auswirken (*„vegetatives Betriebsstück"*, F. KRAUS).

Von besonderer Bedeutung sind die *funktionellen Beziehungen zwischen den vegetativen Nerven und den Erfolgsorganen*. Wird die Nervenleitung unterbrochen, so wird die Funktion im Erfolgsorgan nicht still gelegt, aber es entfallen damit fördernde und hemmende Einflüsse auf deren Ablauf. Diese *„polaren"* Wirkungen sind zunächst an die „doppelte Innervation" durch *Sympathicus* und *Parasympathicus* gebunden. Die auf Grund pharmakologischer und klinischer Beobachtungen entwickelte Vorstellung von einem „Antagonismus" beider Nerven (H. H. MEYER, EPPINGER) erwies sich als unzureichend; es wirkt nicht der eine oder der andere, vielmehr wirken beide „synergistisch", indem der Vollzug der Funktion von einer Interferenz oder einem Ausgleich beider Einwirkungen abhängt. Überdies geht aus neueren Untersuchungen von DALE hervor, daß die bei nervöser Erregung frei werdenden Wirkstoffe nicht der anatomischen Einteilung der vegetativen Nerven in Sympathicus und Parasympathicus entsprechen (vgl. unten).

R. W. HESS brachte die Funktion des Sympathicus und Parasympathicus auf eine allgemeine Formel: durch sympathische Erregung wird äußere Energieentfaltung, durch parasympathische Erholung und Aufbau des Gewebes gefördert. Sympathisch wird die Herztätigkeit beschleunigt, die Darmfunktion im Sinne einer Einsparung gehemmt, während vagisch die Funktion der Verdauungsorgane gefördert und die des Herzens gehemmt wird. HESS bezeichnet die sympathische Wirkung als *„ergotrop"*, die parasympathische als *„histotrop"*.

Ein weiterer Unterschied besteht darin, daß die parasympathische Wirkung mehr nach den verschiedenen Organen differenziert ist — die verschiedenen Nerven haben weit auseinanderliegende Ursprünge —, während der Sympathicus mit vielfachen intersegmentären Verbindungen eine mehr ausgebreitete Wirkung ausübt. CANNON hat deshalb den Parasympathicus mit den *Tasten*, den Sympathicus mit dem *Pedal* des Klaviers verglichen. Der Sympathicus macht die Grundstimmung, der Parasympathicus mehr den Ausschlag der einzelnen Funktion.

Niemals ist auf dem vegetativen Gebiete die Reizfolge durch den Reiz eindeutig bestimmt. Die Wirkung jeder vegetativen Erregung hängt wesentlich vom Zustand des Erfolgsorganes ab: Vagusreiz bewirkt bei geschlossener Kardia Öffnung, bei geöffneter Schließung, wirkt also immer entgegen der überwiegenden Funktion (LANGLEY).

Während lange bekannt war, daß die vegetativen Nerven *efferente* Impulse vermitteln, war die Bedeutung *afferenter* umstritten. Afferente Leitungen sind zunächst an der nervösen Steuerung der Organe (*„viscero-viscerale"* oder *„Organreflexe"* MACKENZIE), an den Einflüssen der vegetativen Organe auf die Durchblutung der Haut u. a. beteiligt. Auch bei der örtlichen Regelung der Gewebsdurchblutung spielen Reflexe mit, Reflexe, die durch im Gewebe entstehende Produkte des Stoffwechsels ausgelöst werden (chemosensible Nerven); diese sind nicht an die Verbindung mit dem Zentralnervensystem gebunden (ascendierende „Axonreflexe"). Auf jede örtliche Änderung des Kreislaufes folgt reflektorisch eine Umstellung des ganzen Apparates („Nutritionsreflex" von W. R. HESS).

Zentripetale Erregungen gehen ferner von der Aorta (Depressorreflex) und vom Carotissinus aus (HERING).

Daß auch in das sensible System vegetative Nerven eingeschaltet sind, hat O. FOERSTER nachgewiesen. Aus allen Teilen des Körpers verlaufen afferente Bahnen im sympathischen System, auch die arteriellen Geflechte sind daran beteiligt. Sie vermögen Empfindungen zu vermitteln und die Leistungen des sensiblen Apparates zu ändern. Auch dieser vegetative Steuerungsmechanismus der Sensibilität ist polar geordnet. Ausschaltung des Sympathicus und parasympathische Erregung (z. B. durch Cholin) wirken fördernd, sympathische Erregung (Adrenalin) und parasympathische Lähmung (Atropin) dämpfend auf die Sensibilität (Änderung der Chronaxie).

Endlich bestehen Beziehungen zum „*Schmerzsystem*" (direkter Organschmerz und übertragener Schmerz) und zu der Innervation der quergestreiften Muskeln (visceromotorische Reflexe, MACKENZIE).

Wichtig ist, daß diese Beziehungen afferenter vegetativer zu sensiblen und motorischen Nerven *segmentär geordnet* sind; daraus ergibt sich ihre Bedeutung für die Diagnose vegetativer Organerkrankungen.

Bei der Erregung der vegetativen Nerven werden im Erfolgsorgan chemische Wirkstoffe frei (O. LOEWI, DALE u. a., Lit. bei GADDUM). Als parasympathischer Wirkstoff ist das Acetylcholin erwiesen, das aber durch eine Esterase sehr rasch in das viel weniger wirksame Cholin und Essigsäure zerfällt; nur wenn die Esterase durch Physostigmin gehemmt wird, kann Acetylcholin im Gewebe nachgewiesen werden. Der sympathische Wirkstoff ist Adrenalin oder dem Adrenalin nahe verwandt („Sympathin"). Nach den Wirkstoffen hat DALE *cholinergische* und *adrenergische* Nerven unterschieden. Während die adrenergische Wirkung wesentlich auf sympathische, und zwar auf postganglionäre Nerven beschränkt ist, ist die cholinergische Wirkung weiter verbreitet. Cholinergisch sind alle präganglionären, ferner alle postganglionären parasympathischen Nerven, die sympathischen Nerven zu den Schweißdrüsen, den Gefäßen und dem Uterus, schließlich auch die motorischen Nerven zu den quergestreiften Muskeln.

Auch die Ionenmischung der umspülenden Flüssigkeit wirkt auf die vegetativen Funktionen: ein Überschuß von Calcium, Zunahme der Alkaleszenz wirkt sympathikotrop (adrenergisch), Calciummangel, Erhöhung des Kaliumgehaltes, Zunahme der H-Ionenkonzentration wirkt vagotrop (cholinergisch).

Endlich muß noch auf die enge Verbindung des vegetativen Nervensystems mit den hormonalen Organen hingewiesen werden. Schon lange ist bekannt, daß die Wirkungen des *Sympathicus* und des *Adrenalins* sich weitgehend entsprechen; Adrenalin wurde geradezu als „*flüssiger Sympathicus*" bezeichnet (P. TRENDELENBURG). Auch die Wirkung des Adrenalins hängt vom Erfolgsorgan ab: auf die Kranzgefäße des Herzens wirkt es je nach dem Funktionszustand verengernd oder auch erweiternd.

In Ruhe wird offenbar nur wenig Adrenalin abgegeben, seine Wirkung ist sehr flüchtig, so daß sie schwer zu erfassen ist. Anscheinend verbreitert es die sympathische Erregung, entsprechend deren allgemein stimmender Wirkung als „Pedal". Seine vermehrte Ausschüttung unter den verschiedensten inneren und äußeren Einflüssen, bei Erstickung, Schmerz, Erregung, Muskelarbeit, Blutverlust, Wundshock u. a. wirkt zusammen mit sympathischen Impulsen als „*Notfallsfunktion*" (CANNON). Da Adrenalinausschüttung durch sympathische Erregung über den Splanchnicus ausgelöst wird, besteht ein außerordentlich enger Zusammenhang von Adrenalin und Sympathicus, so daß man mit guten Gründen vom „*sympathico-adrenalen System*" spricht.

Wichtig sind die schönen Untersuchungen CANNONs über die *Ausschaltung der vegetativen Nerven*. Laboratoriumstiere (Katzen, Hunde, Affen) leben nach sorgfältiger Sympathektomie anscheinend ohne Störung, mitunter mehrere Jahre. Auch das Nebennierenmark ist weitgehend entbehrlich, selbst für das Wachstum. Indessen sind sympathicuslose Tiere weniger leistungsfähig und weniger widerstandsfähig gegenüber den Anforderungen und Schwierigkeiten des natürlichen, nicht künstlich geschützten und umsorgten Lebens. Es fehlt bei Beanspruchung die Kreislaufregulation, der Anstieg des Blutdruckes und die Entleerung der Blutdepots, die Tiere vermögen Kälte und Hitze weniger gut zu vertragen.

Wenn die Verbindung der vegetativen Organe mit dem *nervösen Zentralorgan* getrennt wird, so sind offenbar die Möglichkeiten der Anpassung, es ist der Spielraum und die Sicherheit der Ordnung eingeengt. Im Zentralorgan selbst besteht ein Stufenbau von Schaltstellen im verlängerten Mark, im Mittel- und vor allem im Zwischenhirn. Experimente und pathologisch anatomischen Beobachtungen haben umschriebene Bezirke erkennen lassen, deren Verletzung den normalen Ablauf der Funktion verändert. Man kann daraus schließen, daß an diese Stellen wesentliche Schaltungen gebunden sind. Wenn man sie als „Zentren" (Stoffwechselzentrum, Wärmezentrum usw.) bezeichnet, so ist das nur ein Ausdruck für die „zentrale" Bedeutung dieser Schaltstellen; daß die Funktion der Ordnung nicht „lokalisiert" werden kann, ist schon gesagt. Ich verweise dazu auf die Ausführungen v. WEIZSÄCKERS.

Nun hängt aber die Tätigkeit des Zentralorganes wiederum wesentlich von den vegetativen Funktionen ab, von Kreislauf und Stoffwechsel, Zusammensetzung und Temperatur des Blutes, und in diese Kreisbewegung sind die *hormonalen Organe* eingeschaltet, reguliert und regulierend zugleich. Im hormonalen System hat die Hypoyphse insoferne eine zentrale Stellung, als sie die Funktion der anderen hormonalen Organe beherrscht, zugleich aber ihre Funktion von jenen geregelt wird. Die Ausschüttung des thyreotropen, gonadotropen, corticotropen Hormones wird durch die Hormone der Schilddrüse, der Geschlechtsdrüsen, der Nebennierenrinde offenbar gehemmt (vgl. auch die „Kastrationshypophyse").

Wenn ich schließlich noch den engsten räumlichen und funktionellen Zusammenhang von *Hypophyse und Zwischenhirn* erwähne, so wird die ungeheure Verflochtenheit des „vegetativen Systems" deutlich: es ist kein Anfang und kein Ende, jeder Anstoß an irgendeiner Stelle setzt das ganze Getriebe in Bewegung. Durch die vielfachen Verschlingungen bestehen mehrfache Sicherungen, so daß bei Störung und Ausfall Wege zu einer neuen Ordnung offen sind.

IV. Allgemeine Pathogenese.

Jede Krankheit bedeutet eine Störung der inneren Ordnung, — bei jeder ist also das vegetative System beteiligt, und die vielfältigen Beziehungen und Zusammenhänge dieses Systems machen sich gerade beim Ablaufe der Krankheit geltend. Wie aber die Entwicklung durch die Anlage, durch das ererbte innere Gesetz bestimmt und durch die unendliche Kette der Erlebnisse gestaltet wird, so wirken sich in der Entstehung der Krankheit immer innere und äußere, angelegte und erworbene Kräfte aus. Und bei der unbedingten Zusammenordnung des körperlichen und seelischen Lebensbereiches gerade im vegetativen System hängt der Ablauf immer — oft untrennbar — von Wirkungen aus beiden Bereichen ab. Jeder Anstoß in der einen Erlebnisreihe setzt auch die andere in Bewegung. So lernen wir hier vor allem, daß der Ablauf der Krankheit nie aus *einer* Ursache erklärt werden kann; jeder trägt in seiner Persönlichkeit und aus seiner Geschichte die über Entstehung und Verlauf entscheidenden Kräfte mit sich. Wir müssen immer versuchen, einzelne Wurzeln zu erfassen, innere und äußere, körperliche und seelische, aber wir können diese nicht als einzelne, „kausale" Faktoren, sondern nur in ihrer Gesamtstruktur richtig verstehen.

Immer spielt bei krankhaften Abläufen im vegetativen System die *Anlage* eine wesentliche Rolle. Die Sicherheit der Ordnung ist überaus verschieden, bald besteht im ganzen System, bald in diesem oder jenem Funktionsgebiete eine größere Empfindlichkeit, eine Neigung zu bizarren Ausschlägen, zu verzerrten Reaktionen, auf innere oder äußere Einflüsse. Seit OTTOMAR ROSENBACH (1879), seit ZÜLZER (1908), vor allem aber seit der Arbeit von EPPINGER und HESS ist eine konstitutionelle abnorme Erregbarkeit, ein erhöhter,, Tonus" der vegetativen Nerven, besonders des Vagus bekannt. Die Begriffe der ,,*Vagusneurose*", der *Vagotonie* und *Sympathicotonie* werden heute von den meisten Autoren nicht mehr gebraucht. ,,Neurose" hat heute für uns eine andere Bedeutung, und die Unterscheidung von Vago- und Sympathicotonie hat sich nicht aufrecht erhalten lassen, da beim gleichen Kranken ein Funktionsgebiet vagisch und ein anderes sympathisch reagieren kann. Die Arbeit von EPPINGER und HESS bleibt aber deshalb wichtig, weil sie den entscheidenden Anstoß dazu gegeben hat, daß man in der Klinik sich mit diesem Gebiet beschäftigt hat.

Ausgehend von psychologischen Untersuchungen über Nach- und Anschauungsbilder, über ,,eidetische Erscheinungen" haben die Gebrüder JAENSCH Basedowoide und Tetanoide, B- und T-Typen beschrieben, die durch Kalium bzw. Calcium beeinflußbar sein sollen (vgl. VON BERGMANN); aber auch diese Typisierung konnte nicht befriedigen. So bleibt zunächst nur die Tatsache, daß manche Personen zu vegetativen Symptombildungen neigen, sie sind ,,*vegetativ Stigmatisierte*" (v. BERGMANN) oder *vegetativ Labile*. Bei ihnen ist die Ordnung weniger gefestigt, sie neigen zu Ausschlägen, nicht selten im Wechsel zu entgegengesetzten, polaren. Ihrer viele gehören nach dem Körperbau zu den zartwüchsigen, leptosomen oder gar zu den asthenischen Typen. Oft sind sie auch psychisch besonders labil, so daß es zweifellos sehr viele Berührungspunkte zwischen den Typen der vegetativ Labilen und der Psychopathen gibt; beide Kreise überschneiden sich in ziemlichem Umfange, aber sie überdecken sich durchaus nicht. Spezifische Zusammenhänge zwischen bestimmten vegetativen und psychopathischen Merkmalen lassen sich meist nicht feststellen.

Daß die vegetative Labilität in der Erbanlage begründet ist, ist nicht zu bezweifeln. Wirklich umfassende Familienuntersuchungen liegen eigentlich nur für einen Sonderfall vor, für die *allergische Reaktionsbereitschaft* (HANHART); darauf kann jedoch hier nicht näher eingegangen werden. Wir können aus diesen Untersuchungen als aus einem Beispiel entnehmen, daß die in der Erbanlage begründete gesteigerte Reaktionsbereitschaft bald eine allgemeine ist, bald ein besonderes Funktionsgebiet betrifft, bald auf besondere äußere Einflüsse anspricht.

Jede äußere Einwirkung, die Krankheit hervorruft, wirkt auf das vegetative System, sei es daß der Betrieb durch krankhafte Abläufe in den verschiedensten Organen und Geweben des Körpers beeinflußt wird, sei es, daß periphere oder zentrale Bezirke, an die der Vollzug gebunden ist, unmittelbar betroffen sind. Jeder Infekt führt zu Umstellungen, zu Änderungen der Durchblutung des Gewebes, der Herztätigkeit, des Stoff- und Wärmehaushaltes, der Blutbildung, sehr oft zu einer größeren vegetativen Labilität. Es kommt zu den verschiedensten Ausschlägen der Funktion und zugleich zu einem größeren Wechsel im Ablaufe; Einflüsse aller Art, Körperbewegung, Nahrungsaufnahme, Erregung machen sich in verstärktem Maße geltend.

Der Infekt kann aber auch zu einem Prozeß im Zentralapparat, in peripheren Nerven oder in den hormonalen Organen und dadurch zu schweren vegetativen Störungen führen; alle diese Erkrankungen werden an anderen Stellen dieses Handbuches behandelt. Immer aber spielt auch bei dem Infekt die besondere Reaktionsbereitschaft des vegetativen Systems eine wesentliche Rolle. Das gleiche läßt sich von toxischen Einflüssen aller Art zeigen, von Fehlernährung, von Verschleiß und Verbrauch.

Endlich sind hier einige Bemerkungen über die *seelischen Einflüsse* auf die Pathogenese und über den Begriff der „*Neurose*" notwendig. Unter „Neurosen" verstehen wir krankhafte *Symptombildungen, die wesentlich durch eine besondere psychische Dynamik ausgelöst werden.* Treten die Symptome im Bereiche des vegetativen Systems in Erscheinung, so hat man von „*vegetativen Neurosen*" gesprochen, oder auch von „*Organneurosen*", wenn sie in einzelnen Organen gebildet werden: Herzneurose, Magenneurose u. dgl. Alle diese Ausdrücke sind mißverständlich. Es ist damit weder eine Affektion des Nervensystems gemeint noch ein Gegensatz zu anderen Organsymptomen. Was im vegetativen System und was in einzelnen Organen geschieht, unterscheidet sich in nichts von anders ausgelösten Symptomen. Wir finden die gleichen bizarren Ausschläge, die gleiche Labilität, und nicht zuletzt die gleichen Wege zu schweren Schäden im Gewebe.

Eine ganz große Rolle spielt hier das *Gefäßsystem*, das wohl die bedeutungsvollste Einbruchstelle vom seelischen zum körperlichen Bereiche bildet. Wie leicht kann aus einem Gefäßkrampfe, der durch Erregung oder Spannung hervorgerufen wird, etwa im Gehirne oder im Herzen eine verhängnisvolle Zerstörung des Gewebes entstehen. Freilich werden wir dann mit guten Gründen ablehnen, von einer „Neurose" zu sprechen, um so mehr, je schwerer der Schaden wiegt im Vergleiche zur seelischen Auslösung.

Neurose — zweifellos keine sehr glückliche Wortbildung — sollte nur auf die *Psychogenese* bezogen werden. Und auch hier ist eine Einschränkung angezeigt. Ich habe mit Absicht gesagt, die Symptome werden *wesentlich* durch eine *besondere* psychische Dynamik gebildet. Jedes Symptom, von dem hier die Rede ist, hat auch seine Wurzeln in der Körperlichkeit, im vegetativen System, in seiner Anlage und seiner Entwicklung im Leben. Ob wir eine „Magenverstimmung" auf eine seelische oder diätetische Belastung zurückführen, hängt oft genug von unserer ärztlichen Einstellung ab oder davon, was wir gerade vom Kranken erfahren. Nur dann soll man jedenfalls von „Neurose" sprechen, wenn die psychischen Wurzeln wirklich von Bedeutung sind. Und schließlich sind es *besondere, typische Zusammenhänge in der seelischen Verfassung*, deren Auswirkungen als neurotisch bezeichnet werden. Es sind immer kritische Situationen, es ist das Versagen an einer Aufgabe, ein Mißlingen der wahren Einordnung in die Gemeinschaft, eine innere Zerrissenheit von Wollen, Sollen und Nichtkönnen. Näher darauf einzugehen ist hier nicht der Ort.

Es muß nach alledem zugegeben werden, daß der Begriff der Neurose, soweit körperliche Symptome in Frage kommen, zu vielen Mißverständnissen geführt hat. Ob man, um dem vorzubeugen, ihn ganz vermeiden soll, darüber kann man verschiedener Meinung sein. Auf alle Fälle muß man sich aber seiner Bedeutung bewußt sein. Kann das vorausgesetzt werden, so ist es meines Erachtens unbedenklich, ihn zu gebrauchen.

Wenn wir an dieser Stelle nochmals auf die vielfache Verflechtung der vegetativen und animalen Leistungen hinweisen, so ergibt sich die Bedeutung des vegetativen Systems für die Erkrankungen des Nervensystems, die in diesem Bande besprochen werden. Ganz besonders sind es die regulierten Vorgänge in Arteriolen und Capillaren, die so oft bei der Entwicklung krankhafter Prozesse im Nervensystem eine entscheidende Rolle spielen; in ihnen wirken sich Spannung und Erregung aber auch viele Infekte und toxische Schäden aus. Immer aber sind Entstehung und Symptombildung, der Verlauf der Krankheit und ihre Auswirkung im Organismus auch an das vegetative System gebunden, wie andererseits Erkrankungen des Nervensystems besonders des zentralen zu sehr wesentlichen Störungen im vegetativen Betriebe führen können.

V. Allgemeine Diagnostik.

Bei der großen Bedeutung, die das vegetative System für die Entstehung und den Verlauf von Krankheiten hat, ist es für die Diagnose oft überaus wichtig, dessen Reaktionsweise beim Kranken zu erkennen; ja jede „*individuelle Diagnose*", jede Beurteilung der kranken Persönlichkeit setzt eigentlich diese Erkenntnis voraus.

Die einzelnen vegetativen Symptombildungen, vor allem aber ihre Entwicklung im Leben und ihre Beeinflußbarkeit, ihre Abhängigkeit von den verschiedensten äußeren Einwirkungen, nicht zuletzt familiengeschichtliche Zusammenhänge ermöglichen oft wertvolle Einblicke. So ist die *Anamnese* zweifellos die überragende Methode; freilich muß es eine „*qualifizierte Anamnese*" sein, die nicht nur die Vorgeschichte der Krankheit, sondern die Lebensgeschichte der erkrankten Persönlichkeit zum Inhalte hat.

Ich führe zunächst die wichtigsten Symptombildungen an, die auf eine größere Empfindlichkeit des Systems schließen lassen. Oft sind es polare, sehr wechselvolle Ausschläge. Die Haut ist feucht, sie neigt zu Erröten oder Erblassen, *roter und blasser Dermographie* (EBBECKE), zu Ekzem und anderen Ausschlägen. Hände und Füße werden kalt oder heiß empfunden; Haut und Schleimhäute neigen zu vermehrter oder verminderter Sekretion, es besteht Speichelfluß oder trockener Mund. Abweichungen der Lidspalte, Ex- und Enophthalmus, Ungleichheit der Pupillen. Auffallend langsame oder rasche, sehr labile Herztätigkeit, Neigung zu Herzklopfen, zu respiratorischer Arrhythmie oder zu Extrasystolie. Labilität der Vasomotoren mit Neigung zu cerebralen Symptomen, zu Ohnmacht, zu Schwindel oder Migräne, — Schwankungen des Blutdruckes, Neigung zu Katarrhen und zu Asthma, zu Erbrechen, zu einem Reizzustand am Magen oder Darm, dyspeptische Beschwerden, Verstopfung oder Durchfall bis zur Colitis. Größere Labilität der Regulationen des energetischen Stoffwechsels und der Körperwärme, des Kohlehydrat- und Wasserhaushaltes, Klimaempfindlichkeit, größere Schmerzbereitschaft bei vegetativen Störungen.

Über all das kann man oft schon durch die Anamnese Aufschlüsse gewinnen. Dabei ist es besonders wichtig, Wechsel oder Konstanz der Symptombildungen, den Wandel mit dem Lebensalter, die Abhängigkeit von körperlichen und seelischen Einwirkungen, nicht zuletzt die Entwicklung bei früheren Krankheiten und die Reaktion auf Arzneimittel zu beachten. Nicht die einzelne Erscheinung, vielmehr das ganze Verhalten, die Resistenz im alltäglichen Leben — die „Lebensgeschichte" ist wesentlich.

Daß anamnestische Angaben durch die verschiedensten eingehenden Untersuchungen der vegetativen Funktionen gesichert und ergänzt werden müssen, versteht sich von selbst. Ich erinnere nur an die Untersuchung der Herztätigkeit (auch das Elektrokardiogramm zeigt „vagischen" Ablauf, KORTH), des Blutdruckes, der Capillaren der Haut und Schleimhaut (O. MÜLLER), der Bewegungsvorgänge und der Sekretion im Magen und vieles andere.

Man hat nun auch besondere „*Funktionsprüfungen*" *des vegetativen Systems* angegeben; ich führe nur einiges an. Vagussymptome: Pulsverlangsamung bis zu sekundenlangem Herzstillstand bei Druck auf den Bulbus (ASCHNER), bei Druck auf den Vagus (TSCHERMAK), beim Niederhocken (ERBEN), bei starkem Rumpfbeugen. Eine wesentliche praktische Bedeutung kommt diesen Versuchen nicht zu.

Eine Zeit lang wurde größerer Wert auf die *pharmakologische* Prüfung gelegt. Man hat beobachtet:

Bei *Adrenalin*injektionen ($^1/_2$—1 mg subcutan, intravenös nur mit großer Vorsicht bis zu 0,1 mg) sympathische Erregung: Pulsfrequenz, Blutdruck, Veränderung der Hämoglobin- und Leukocytenwerte, Pupillenerweiterung, Blässe, Tremor, Unruhe, Angst. Ferner bei Einträufelung von einigen Tropfen Suprareninlösung 1/1000 Pupillenerweiterung;

bei *Atropin*injektion ($^1/_2$—1 mg subcutan) parasympathische Hemmung: Pulsfrequenz, Trockenheit im Munde, Akkommodationsschwäche, Erweiterung der Pupille;

bei *Pilocarpin* (0,01 g in 1 ccm subcutan) parasympathische Erregung: Hitzegefühl, Rötung des Gesichtes, Schweiß-, Tränen- und Speichelsekretion, vermehrte Darmperistaltik, merkwürdigerweise auch Pulssteigerung (zentrale sympathische Erregung?).

Heute ist man mit der Beurteilung all dieser Versuche sehr zurückhaltend geworden; für die Krankenbeurteilung sind sie kaum von Wert.

Eher noch sind Untersuchungen verwertbar, bei denen die Reaktion vegetativer Funktionen auf Belastung geprüft wird. In diesem Sinne kann man aus dem Ablaufe der Stoffwechselsteigerung nach Eiweißnahrung, d. h. aus der spezifisch dynamischen Stoffwechselsteigerung, aus der Blutzuckerkurve nach Einnahme von Zucker, aus Diurese, Konzentration, N- und Cl-Gehalt des Harnes, sowie aus der Blutverdünnung nach größeren Trinkmengen Schlüsse ziehen. Wenn die vegetativen Steuerungen gestört sind, dauert es meist länger bis Einstellung und Ausgleich erreicht sind, die Ausschläge sind größer oder kleiner, zuweilen findet man mehrphasige Schwankungen (letzteres nach H. MARX bei Erkrankungen der Hypophyse). Aber auch in alledem ist in der Beurteilung große Vorsicht und Zurückhaltung angezeigt.

Größere diagnostische Bedeutung haben die *reflektorischen und algetischen Krankheitszeichen*, die durch HEAD und MACKENZIE entdeckt wurden und in letzter Zeit durch HANSEN und VON STAA eine sehr eingehende Bearbeitung gefunden haben. Da diese Symptome seitengleich und segmentär mit dem erkrankten Organ angeordnet sind, geben sie Hinweise auf dieses, nach HANSENs schönen Untersuchungen besonders dann, wenn man nicht nur einen einzelnen Befund, sondern möglichst viele Erscheinungen (Differenz der Pupillenweite und Lidspalte, oberflächliche und tiefe Spannungsvermehrung, vasomotorische Phänomene, Piloreaktion, Anhidrose, Schmerz) berücksichtigt.

Eine umfassende Diagnose erfordert stets, daß die Pathogenese, die Bedeutung der inneren und äußeren, körperlichen und seelischen Ereignisse in ihrer Gesamtstruktur aufgeklärt wird. Auch wo die Annahme „funktioneller" und „neurotischer" Symptome naheliegt, muß stets die Frage nach tiefgreifenden „organischen" Veränderungen im Nervensystem wie in den vegetativen Organen mit aller Sorgfalt geprüft werden. Aber ebenso wird die „individuelle Diagnose" schließlich nur erfüllt, wenn die Persönlichkeit, ihr Schicksal und ihre Aufgabe im Leben mit Verständnis erfaßt wird.

Literatur.

A. Zusammenfassende Arbeiten.

v. BERGMANN: Handbuch der inneren Medizin, 2. Aufl., Bd. V/2, 1108. 1926.
CANNON: Erg. Physiol. **27**, 280 (1928).
DALE u. VOLHARD: Kongreßber. innere Medizin, S. 17 u. 30. 1932.
GADDUM, J. H.: Gefäßerweiternde Stoffe der Gewebe. Leipzig 1936 (Lit.).
HANSEN u. v. STAA: Reflektorische und algetische Krankheitszeichen der inneren Organe. Leipzig 1938. — HEESS, W. R.: Die Regulierung des Blutkreislaufes, S. 103, 135. 1930.
KROETZ, CHR.: Handbuch der normalen und pathologischen Physiologie, Bd. XVI/2, S. 1729. Berlin 1931 (Lit.).

MARX, H.: Der Wasserhaushalt des gesunden und kranken Menschen. Berlin 1932. —
v. MONAKOW u. MOURGUE: Biologische Einführung in das Studium der Neurologie. Stuttgart-Leipzig 1930. — MÜLLRE, L. R.: Die Lebensnerven. 3. Aufl. Berlin 1931.
STAUB: Handbuch der normalen und pathologischen Physiologie, Bd. XVI/1, S. 630. 1930. — STÖHR, PH.: Mikroskopische Anatomie des vegetativen Nervensystems. Berlin 1928.
TRENDELENBURG, P.: Die Hormone, Bd. 1, S. 237. Berlin 1929 u. 1930.
v. WYSS: Körperlich-seelische Zusammenhänge in Gesundheit und Krankheit. Leipzig 1931.

B. Einzelarbeiten.

CANNON: Lancet **1930 I**, 1109.
DALE: Lancet **1929 I**, 1285. — J. Physiol. **80**, 10 (1933).
FOERSTER, O., ALTENBURGER u. KROLL: Z. Neur. **121**, 139 (1929).
GARRÈLON et SANTENOISE: C. r. Soc. Biol. Paris **90**, 470 (1924). — GOLDSTEIN: Dtsch. Z. Nervenheilk. **116**, 2 (1930). — GRUBER: Amer. J. Physiol. **31**, 376 (1912).
HESS, W. R.: Klin. Wschr. **5**, 1353 (1926); **9**, 1009 (1930). — LE HEUX: Pflügers Arch. **179**, 177 (1920).
KRAUS, F. u. S. G. ZONDEK: Klin. Wschr. **1922 II**, 1773.
LANGLEY: J. of Physiol. **23**, 407 (1898/99. — LOEWI, O.: Pflügers Arch. **189**, 239; **193**, 201 (1921).
MACLEOD, McCORWICK and O. BRIEN: Trans. roy. Soc. Canada, Sect. 5, **1923**, 57. —
MAGNUS: Naturwiss. **8**, 383 (1920).
v. WEIZSÄCKER: Dtsch. Z. Nervenheilk. **101**, 184 (1928).

Allgemeine Anatomie, Physiologie, Pathologie und Symptomatologie.

Gehirn[1].

Von

Robert Bing-Basel.

Mit 89 Abbildungen.

I. Hirnstamm und Stammganglien.

A. Anatomisch-pysiologische Vorbemerkungen.

Unter „*Hirnstamm*" (Truncus cerebri, Axis cerebralis) faßt der *Anatom* folgende Gebilde zusammen: verlängertes Mark, Brücke, Mittelhirn (Vierhügel und Hirnschenkel), Zwischenhirn (Thalamus und Hypothalamus) und endlich Corpus striatum.

Der *neuropathologische* Sprachgebrauch beschränkt die Bezeichnung „Hirnstamm" auf Medulla oblongata, Pons und Mittelhirn, welchen Gebilden das gemeinsame Kriterium zukommt, daß sie die *Ursprungs- und Endigungskerne der Hirnnerven* enthalten (wenn wir vom Olfactorius und Opticus absehen, die ja keine eigentlichen peripheren Nervenstämme, sondern embryologisch ausgestülpte Teile des Endhirns darstellen). — Was vom Hirnstamm im anatomischen Sinne übrigbleibt, faßt der Kliniker als das Gebiet der „*Stammganglien*" zusammen.

Die Symptomatologie der Läsionen im Bereiche von Hirnstamm und Stammganglien ist aufs engste an unsere Kenntnisse von deren Aufbau und von den Verrichtungen ihrer einzelnen Komponenten gebunden; unsere diagnostischen Überlegungen stellen nirgends mehr als hier eine *angewandte Anatomie und Physiologie* dar. Es ist deshalb unerläßlich, unserer klinischen Betrachtung eine gedrängte Zusammenfassung dieser propädeutischen Materien vorauszuschicken.

1. Morphologie.

Gehen wir von den „Stammganglien" caudalwärts vor, so wird uns zunächst ein Blick auf Abb. 1 die Topographie des *Corpus striatum* und des *Thalamus opticus* in Erinnerung rufen. Ersteres wird bekanntlich durch die innere Kapsel in einen inneren Abschnitt, den *Nucleus caudatus*, und einen äußeren, den *Nucleus lentiformis* oder *lenticularis*, getrennt.

Der *Nucleus caudatus*, eine große graue Masse, die frei in den Seitenventrikel hineinragt, zeigt die stärkste Entwicklung als „Kopf" vor dem Thalamus opticus, um im Zuge nach rückwärts immer schmäler zu werden und erst in der Nähe der Spitze des Seitenventrikel-Unterhorns (s. u.) als „Schweif" zu endigen.

Der *Linsenkern*, der durch die innere Kapsel fast ganz vom Nucleus caudatus abgegrenzt ist, ihm aber doch mit seinem lateralen, größten Teile, dem sog. „*Putamen*", eine

---

[1] Unter teilweiser Benützung der Abhandlung von M. Rothmann † in der ersten Auflage dieses Handbuches.

Strecke weit anliegt, wird durch dünne Markscheiben in drei Glieder gespalten. Das äußere, dunkler getönte, ist das soeben erwähnte Putamen; die beiden kleineren, helleren, medialen Abschnitte werden als *Globus pallidus* zusammengefaßt.

Von Bedeutung ist der Umstand, daß der phylogenetisch ältere Globus pallidus eine weitgehende physiologische und physiopathologische Autonomie gegenüber dem übrigen Teile des Corpus striatum bekundet. Deshalb werden, unbekümmert um die topographisch-anatomischen Verhältnisse, Nucleus caudatus nebst Putamen neuerdings einer einheitlichen Betrachtung unterzogen, unter den Benennungen ,,*Neostriatum*``, ,,*Striatum sensu strictiori*``, ,,*segment putamino-caudé*``. Ihnen wird der Globus pallidus entgegengestellt als ,,*Palaeostriatum*``, ,,*Pallidum*``, ,,*segment pallidal*``.

Durch die Markbrücke der Capsula externa ist das Putamen von dem schmalen Streifen grauer Substanz getrennt, der den Namen *Claustrum* führt. Dieser ist von der Gehirnrinde

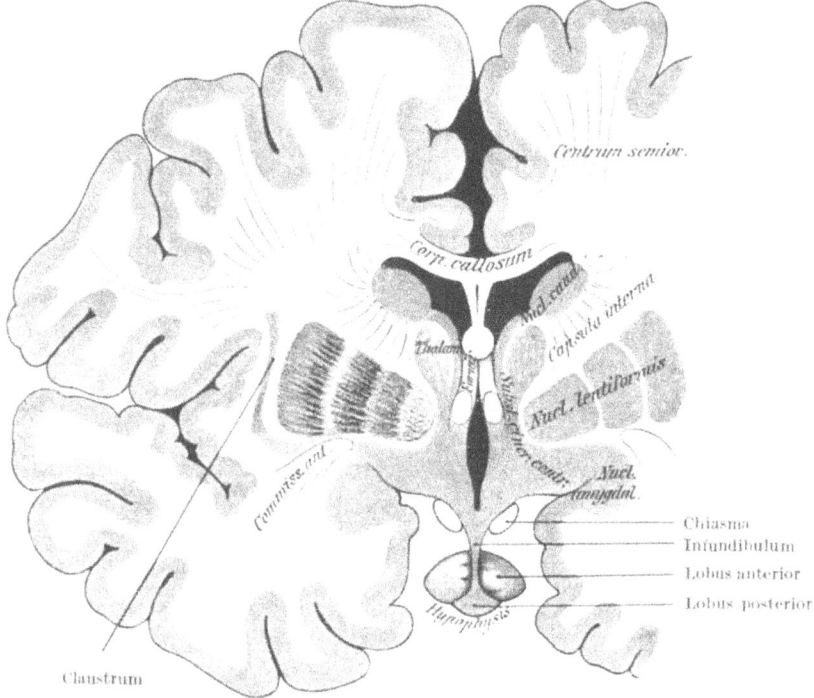

Abb. 1. Frontalschnitt durch das Gehirn des Erwachsenen. (Nach EDINGER.)

(im Bereiche der Insula Reilii, s. u.) nur durch die Capsula extrema getrennt. Hinter dem Linsenkern, in der Nähe des Schwanzkerns liegt dann noch die unscharf abgegrenzte Masse der *Amygdala*. Entgegen der früheren irrigen Ansicht ist letztere keine proliferierte Hirnrinde (OBERSTEINER), sondern, ebenso wie das Claustrum ein Abkömmling der Basalganglien des Großhirns (EDINGER, KAPPERS, LANDAU).

Diese Ganglien befinden sich beim Menschen und den anderen höheren Säugetieren in starker Rückbildung, während sie bei den Reptilien und vor allem den Vögeln zu mächtiger Ausbildung gelangt sind und als ,,*Palaeencephalon*`` den weitaus überragenden Teil des Großhirns darstellen.

Zum *Zwischenhirn*, und zwar als dessen bedeutendstes Gebilde, gehört der *Sehhügel* (Thalamus opticus). Diese an der lateralen Seite des dritten Ventrikels gelegene mächtige Anhäufung grauer Substanz ist allerdings mit den zum Vorderhirn gehörigen benachbarten Abschnitten des Nucleus caudatus verwachsen. Eine schmale Leiste, die *Stria terminalis*, zeigt an der oberen Fläche die Grenze an. Zwischen beiden Thalami ist die *Commissura media* über den dritten Ventrikel gespannt, an deren Seite ein weißer Faserzug, die *Taenia thalami*, zu dem, medial vom Thalamus gelegenen kleinen *Ganglion habenulae* zieht. Die Oberfläche des Thalamus zeigt entsprechend den verschiedenen in demselben abgrenzbaren Kernen eine Reihe von Hervorragungen. Nach vorn liegt das dem Nucleus anterior entsprechende *Tuberculum anterius*; am hinteren Teile des Thalamus befindet sich eine mit der Opticusfaserung in Verbindung stehende Anschwellung, das *Pulvinar*; an dessen

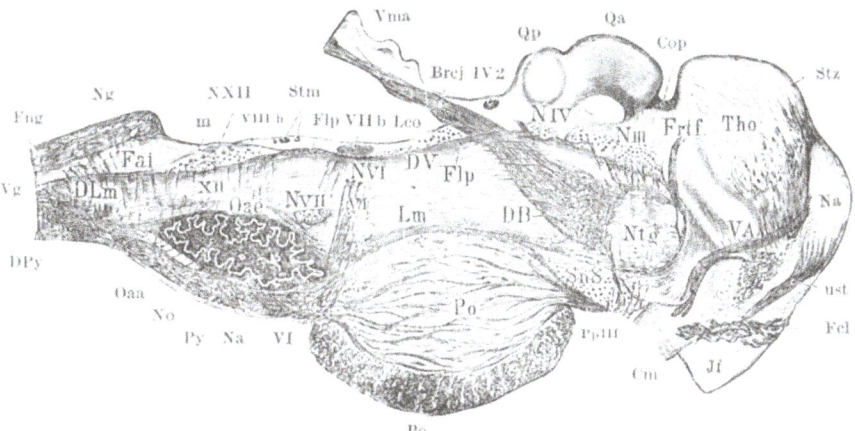

Abb. 2. Kombinierter Sagittalschnitt durch den Hirnstamm. (Nach OBERSTEINER.)
Brcj Bindearm; Cm Corpus mamillare; Cop Commissura post., DLm Schleifenkreuzung; DPy Pyramidenkreuzung; Fng Funiculus gracilis; Jf Infundibulum; Lm Schleife; Na Nucleus anterior des Thalamus; Ng Nucleus gracilis; No Olivenkern; Ntg roter Kern; Oaa und Oae ventrale und dorsale Nebenolive,; Po Pons; Pp Pes pedunculi; Py Pyramide; Qa und Qp vorderer und hinterer Vierhügel; SnS Substantia nigra; Tho Thalamus opticus; Vg Vorderstrangbündel; Vma Velum medullare ant.

unterer Seite kann man das *Corpus geniculatum laterale*, die zweite Endigung des Sehnerven im Thalamus, als Hervorragung erkennen; etwas weiter nach hinten liegt das *Corpus geniculatum mediale*, eine Endigungsstätte der Hörbahn. Die anderen Kerne treten weniger hervor.

Zum Zwischenhirn gehören dann noch die *Glandula pinealis* oder *Epiphyse*, die dicht vor den Vierhügeln demselben nach oben aufsitzt, und an der Hirnbasis die *Corpora mamillaria*, das *Chiasma nervorum opticorum* und die *Hypophyse*, die mit dem Infundibulum, der untersten Ausbuchtung des dritten Ventrikels, zusammenhängt.

Die unmittelbar hinter den Thalami optici gelegene Region wird als *Regio subthalamica* bezeichnet. Zu ihr gehört der in das Vierhügelgebiet hineinreichende *Nucleus ruber tegmenti* und nach außen und oben von diesem das *Corpus subthalamicum*, der LUYSsche Körper. An der Hirnbasis sieht man hier die *Hirnschenkel* zum Pons hinziehen und sich zum *Pes pedunculi* entwickeln, durch eine Anhäufung stark pigmentierter Ganglienzellen, die *Substantia nigra Soemmeringi*, von den darüber gelegenen *Schleifenschichten* getrennt.

Das *Mittelhirn* zeigt an der Oberfläche die charakteristische Form der *Vierhügel* (Corpora quadrigemina). Von den

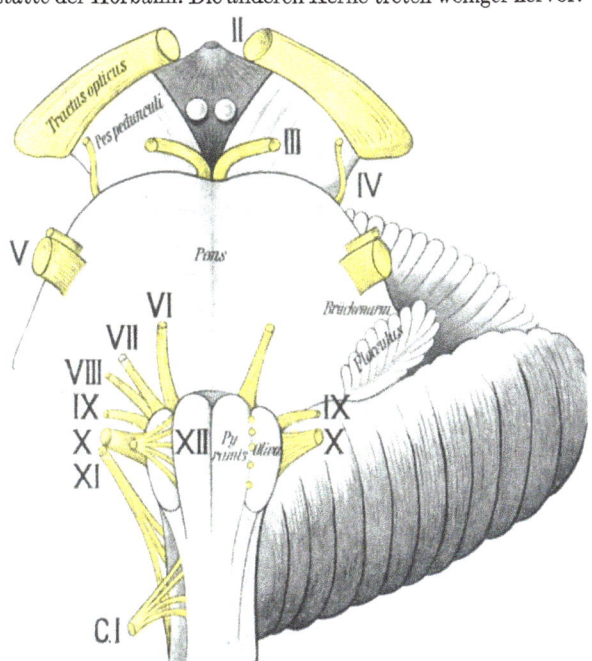

Abb. 3. Ventrale Ansicht der Oblonganta, des Pons, des Cerebellums und der Hirnschenkel. (Nach EDINGER.)

vorderen und *hinteren* Vierhügeln besitzt jeder einen zum Zwischenhirn ziehenden Arm. Der *vordere Vierhügel* ist beim Menschen im Vergleich zu niederen Tieren stark verkümmert. Unmittelbar unter ihm liegt der *Aquaeductus Sylvii*, der enge Verbindungsweg zwischen III. und IV. Ventrikel. Es folgt auf beiden Seiten das *Tegmentum*, die Haubenregion, medial vom Nucleus ruber abgegrenzt. Dorsal folgen die Schleifenschichten und der Hirnschenkelfuß. Zwischen den roten Kernen liegen die Kerne und Faserbündel des *N. oculomotorius*. Der *hintere Vierhügel* zeigt makroskopisch eine schärfere Abgrenzung als der vordere, den er auch an Größe etwas überragt. Er liegt bereits unmittelbar der vorderen Kleinhirnfläche an (Abb. 2).

Am Übergang des Mittelhirns zum *Hinterhirn* (Metencephalon) erweitert sich der Aquaeductus *zum IV. Ventrikel, der Rautengrube*, deren Dach das Kleinhirn ist, während Boden und Seitenteile von dem *Pons* gebildet werden. Im Pons werden die Fasern des

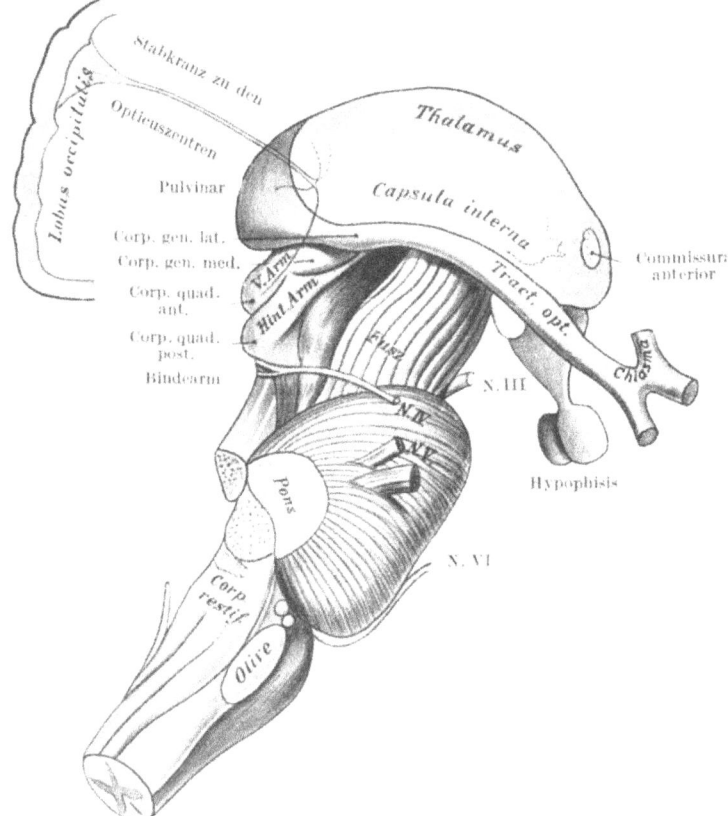

Abb. 4. Hirnstamm von der Seite. (Nach EDINGER.)

Hirnschenkelfußes von mächtigen querverlaufenden Fasermassen überlagert und durchsetzt; in der Haube treten die von und zum Kleinhirn ziehenden Systeme auf.

Außer dem Kleinhirn nehmen an der Bedeckung des IV. Ventrikels das Velum medullare anterius und posterius teil. Das *Velum medullare anterius* (vorderes Marksegel) stellt das Dach des vorderen Teiles der Rautengrube dar, ausgespannt zwischen den medialen Rändern der Bindearme. Das *Velum medullare posterius* (hinteres Marksegel), ein Rest der embryonalen Decke des IV. Ventrikels, hängt mit dem hinteren Rande der Uvula und des Nodulus des Kleinhirns zusammen, während der vordere Rand cerebralwärts sieht.

Indem sich der IV. Ventrikel caudalwärts allmählich verschmälert und die *Pyramiden* durch Schwinden der mächtigen Querfaserung des Pons an die Oberfläche rücken, bildet sich die charakteristische Form der *Medulla oblongata* heraus. Am Übergang von Pons und Medulla liegen die Ursprungskerne des VI., VII. und VIII. Hirnnerven, während der Trigeminus in den seitlichen Abschnitten entspringt. Neben den stark vorspringenden Pyramiden ist für die Medulla besonders charakteristisch die *untere Olive*, die lateral von der Schleifenschicht einen medianwärts offenen, eigentümlich gezackten, sackförmigen

Körper darstellt. In den oberen Abschnitten findet sich das mächtige *Corpus restiforme*, das dem unteren Kleinhirnschenkel zustrebt. Während im oberen Teil der Medulla der dem IV. Ventrikel zugewandte Abschnitt von den Hirnnervenkernen eingenommen ist, treten im unteren Teil derselben zugleich mit der zunehmenden Verengerung der Rautengrube zum Zentralkanal dorsal von letzterem die *Hinterstrangskerne* auf, der *Nucleus gracilis* (medial) und *Nucleus cuneatus* (lateral). Von ihnen entspringen die durch die Schleifenkreuzung zur Schleifenschicht ziehenden sensiblen Bahnen. Unmittelbar unterhalb der

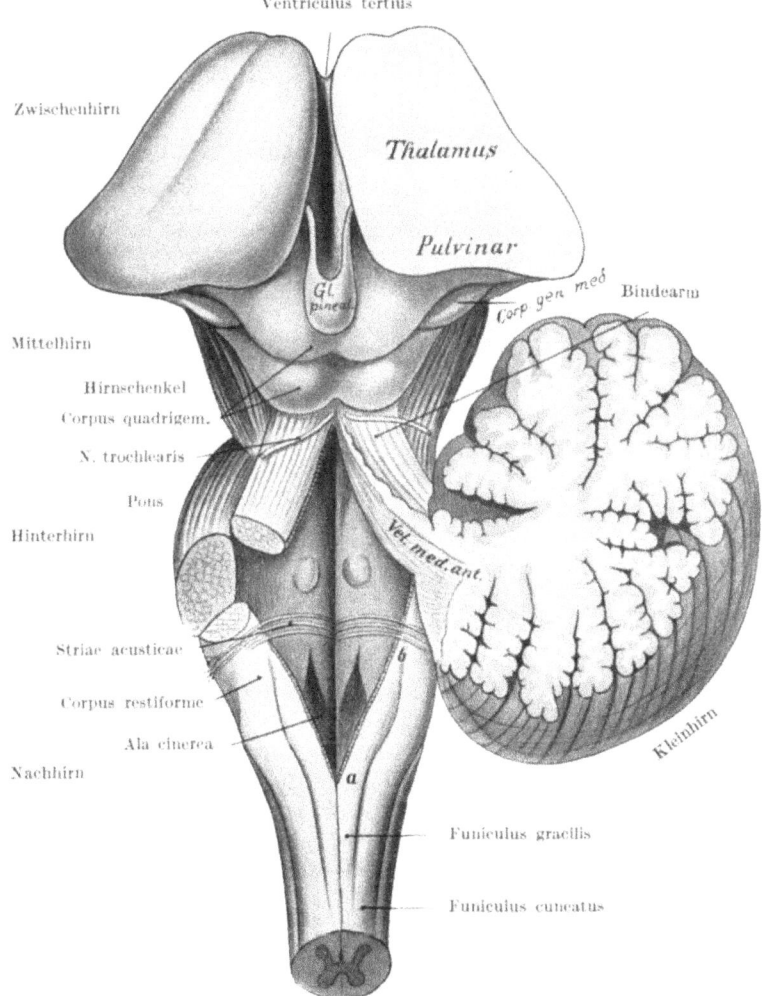

Abb. 5. Dorsale Ansicht von Zwischen-, Mittel- und Nachhirn. (Nach EDINGER.)

Schleifenkreuzung folgt die *Pyramidenkreuzung*, welche die Grenze von Gehirn und Rückenmark bezeichnet.

Die Abb. 3, 4 und 5 mögen die äußeren Gestaltsverhältnisse der bisher erörterten Teile veranschaulichen.

Betrachten wir nun speziell deren *basale* Ansicht, so können wir den *Ursprung der Hirnnerven aus dem Hirnstamm* genau verfolgen. (Die aus dem Großhirn hervorgehenden Geruchs- und Sehnerven sollen später berücksichtigt werden.)

Die *Nervi oculomotorii* (III. Hirnnervenpaar) treten an der Innenseite der Pedunculi cerebri, kurz vor deren Eindringen in die Brücke hervor. Der *N. trochlearis (IV)* entspringt über der Spitze des vorderen Marksegels zwischen hinterem Vierhügel und Bindearm, an dessen äußerem Rand er an der Basis zutage tritt. Dicht dahinter tritt aus dem lateralen Teil der Brücke der mächtige *Nervus trigeminus (V)* heraus, und zwar die kleinere motorische Wurzel ventral von der sensiblen Wurzel. Am Übergang des Pons in die Medulla oblongata kommt nicht weit von der Mittellinie zwischen Pyramide und unterem Brückenrand der *Nervus abducens (VI)* hervor. Weiter lateral entspringen aus dem für die Hirnlokalisation wichtigen *Kleinhirnbrückenwinkel* dicht nebeneinander der *N. facialis (VII)* und der *N. acusticus (VIII)* mit seinen beiden Ästen, *N. cochlearis* und *N. vestibularis*. Es folgen dorsalwärts längs des Seitenrandes der Medulla oblongata der *N. glossopharyngeus (IX)*, der *N. vagus (X)*, und der *N. accessorius Willisii (XI)* zwischen Olive und Corpus restiforme, während die Wurzelfasern des *N. hypoglossus (XII)* mehr medial zwischen Pyramide und Olive die Medulla oblongata verlassen.

Die *Blutversorgung* von Hirnstamm und Stamm*ganglien* wird im Zusammenhang mit derjenigen der übrigen Gehirnteile geschildert werden.

2. Mikroskopische Anatomie.

Bei der Darstellung der mikroskopischen Anatomie des Hirnstammes und der Stammganglien werden wir, *vom Einfacheren zum Komplizierteren übergehend*, an der Grenze von Rückenmark und verlängertem Marke beginnen, um daran anschließend uns die Entwicklung der Faser- und Zellverhältnisse in den höheren Niveaus zu vergegenwärtigen.

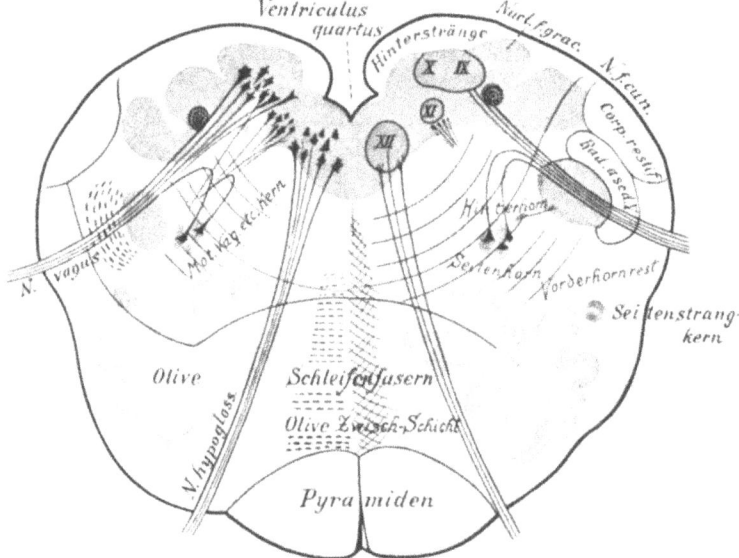

Abb. 6. Schnitt durch die Oblongata in der Höhe des Vagusaustrittes. (Schematisiert nach EDINGER.)

Im untersten Abschnitt des *verlängerten Markes* vollzieht sich die *Pyramidenkreuzung*, in der die Pyramidenseitenstrangfasern aus der Pyramide dem Seitenstrang zuziehen, indem sie zugleich die Vorderhörner von der dorsalen grauen Substanz abschneiden. Zu gleicher Zeit rückt das Hinterhorn nach der Seite. Seine Substantia gelatinosa stellt hier das Endgebiet der sog. aufsteigenden Trigeminuswurzel dar. Am dorsalen Rande, dicht an dem sich hier allmählich entwickelnden IV. Ventrikel, liegen die *Kerne der Hinterstränge*, medial der *Nucleus funiculi gracilis*, in dem die langen Hinterstrangbahnen des Sacral-, Lenden- und unteren Brustmarks endigen, lateral der *Nucleus funiculi cuneati* mit der Endigung der entsprechenden Fasern aus oberem Brust- und Halsmark. Aus diesen Kernen entspringt die Schleifenbahn, der *Tractus bulbo-thalamicus*, deren Fasern bogenförmig zur Schleifenkreuzung ziehen; die untersten Fasern derselben liegen bereits im obersten Niveau der Pyramidenkreuzung unmittelbar ventral von dem Zentralkanal. Weiterhin nimmt sie das Gebiet zwischen den Oliven ein, die *Olivenzwischenschicht*. Die Pyramiden liegen nun am ventralen Rande der Medulla oblongata und unmittelbar hinter ihnen die großen stark gefalteten Ganglien der *Oliva inferior* mit kleineren Nebenoliven; diese stehen in innigen Beziehungen zu den Kleinhirnpartien der anderen Seite. Indem die Ganglien der sensiblen Nerven nach oben hin immer mehr zur Seite rücken, wird der dorsale Rand der Medulla

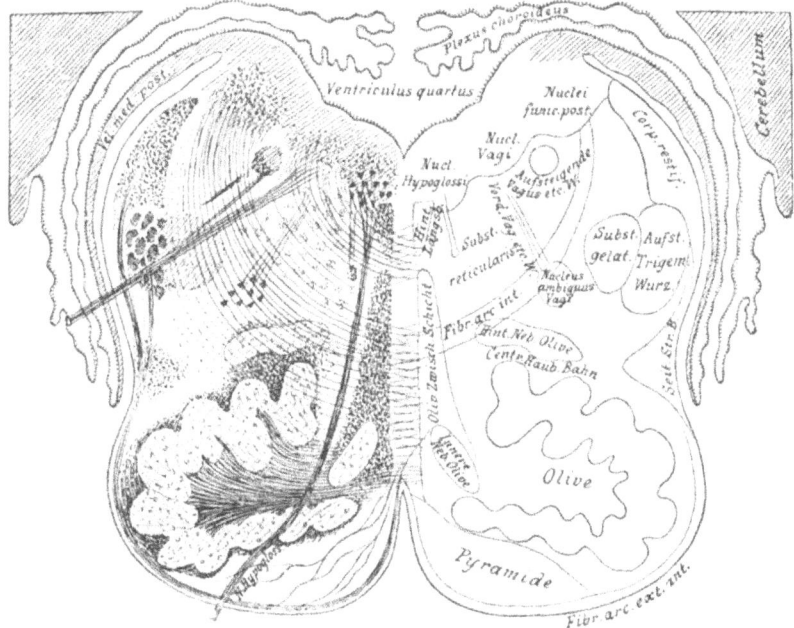

Abb. 7. Kern und Wurzel des N. hypoglossus, Nucleus ambiguus und Vaguswurzel. (Nach EDINGER.)

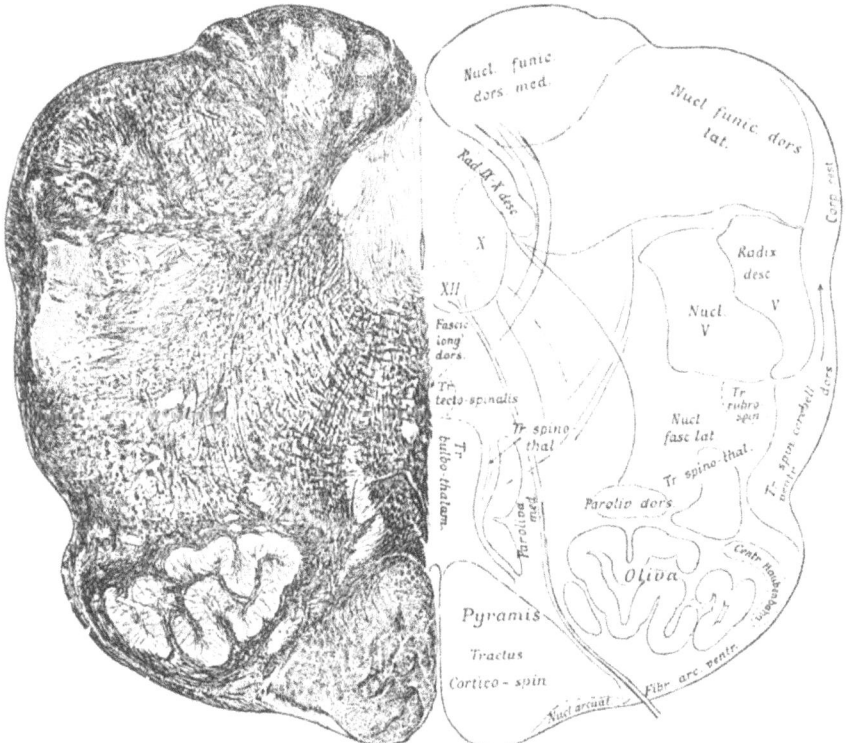

Abb. 8. Medulla oblongata dicht über der Pyramidenkreuzung. (Nach EDINGER.)

oblongata frei für die Ursprungsstätten der motorischen Hirnnerven. Zunächst liegt unmittelbar neben der Mittellinie jederseits der *Hypoglossuskern*, dessen Wurzelfasern von hier aus lateral von der Olivenzwischenschicht durch die Oliven hindurch zur ventralen Peripherie ziehen. Während der *N. accessorius* mit der Hauptmasse seiner Fasern aus dem lateralen Abschnitte des Vorderhorns der oberen Cervicalsegmente entspringt und seine Wurzelfasern durch den Seitenstrang sendet, liegt in der Verlängerung dieser Kerngruppe in der Medulla oblongata der *Nucleus ambiguus*, der bereits zu den Vaguskernen gehört und seine Wurzelfasern dem Vagusstamm zusendet. Aus ihm stammen vor allem die *motorischen* Fasern des *N. laryngeus inferior*, des motorischen Kehlkopfnerven. Lateral vom Hypoglossuskern liegt dann der *dorsale Vaguskern*, der in seiner Hauptmasse den sensiblen Vagusfasern als Endigung dient, während in seiner medialen Abteilung ein kleinerer motorischer Kern liegt, der (parasympathische) Vaguskern, der Herz, Bronchien, Magen- und Darmwände mit autonomen Fasern versorgt. Endlich ziehen einige Vagus-

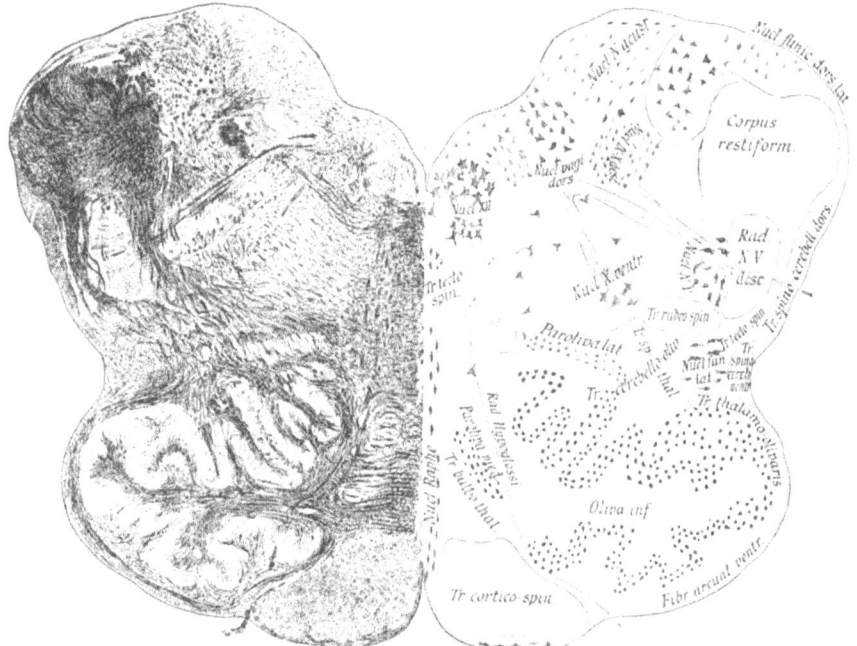

Abb. 9. Medulla oblongata auf der größten Breite der Olivenhöhe. (Nach EDINGER.)

fasern in dem Faserstrang des *Fasciculus solitarius* spinalwärts. Im oberen Teil der Medulla oblongata schließt sich an den dorsalen Vaguskern ein dorsaler *Glossopharyngeuskern* an, der im wesentlichen motorische Funktion besitzt, während der sensible Ast des Glossopharyngeus in dem Fasciculus solitarius nach abwärts zieht, um in der umgebenden grauen Substanz zu endigen. In diesem Kerngebiet findet der Geschmack seine zentrale Vertretung; daher strahlt hier auch die *Chorda tympani* als *Nervus intermedius* ein (Abb. 9).

In dem dorsolateral in der Medulla oblongata gelegenen *Corpus restiforme* finden sich die aus der gekreuzten Olive zum Kleinhirn ziehenden Fasern, der *Tractus olivocerebellaris*, zusammen mit den aus dem dorsalen Seitenstrang aufsteigenden FLECHSIGschen oder *dorsalen Kleinhirnseitenstrangbahn* und vielleicht noch einigen Fasern aus den *Hinterstrangskernen*. Indem diese Bahnen nach oben immer mehr dorsalwärts rücken, gelangen sie schließlich auf dem Wege des hinteren Kleinhirnschenkels in das Kleinhirn hinein. Dagegen behalten die aus dem GOWERsschen oder *ventralen Kleinhirnseitenstrangbündel* des Rückenmarks stammenden Fasern ihre ventrale Lage unmittelbar dorsal von den Oliven bei, um erst in der Höhe der Bindearme dem Kleinhirn zuzuziehen. Unmittelbar an diese Bahn grenzt medial der *Nucleus funiculi lateralis* an, in den zahlreiche Fasern derselben einstrahlen, während dessen efferente Neurone mit dem Corpus restiforme ins Kleinhirn ziehen. Ventral von dem GOWERsschen Bündel, den lateralen Rand der Olive umsäumend und medial mit den *Tractus bulbo-thalamici*, der Schleifenschicht, sich berührend, liegen die Fasern aus dem oberen Halsmark zum Thalamus opticus, die *Tractus spinothalamici*.

Andererseits verlaufen in dem Seitengebiet der Medulla die Fasern des *Tractus rubrospinalis* nach abwärts, beim Menschen aus wenigen Zügen bestehend, bei den niederen Säugern zum Teil zu einer mächtigen Bahn entwickelt. Auch in dem *Fasciculus longitudinalis dorsalis*, hinteres Längsbündel, im dorsalen medialen Teil der Medulla ziehen Fasern aus dem Vierhügelgebiet zum Vorderstrang des Rückenmarks, der *Tractus tectospinalis*. Endlich bleibt ein dorsal an der Olive gelegenes Feld übrig, die *Formatio reticularis*, die vielleicht ein Assoziationsfeld der für die Atmung in Betracht kommenden Hirnnervenkerne darstellt. Sie ist durch auf- und absteigende Fasern mit Pons und Rückenmark verbunden.

Am *Übergang der Medulla oblongata in den Pons* treten nun die Kerne mehrerer Hirnnerven auf, die in Verbindung mit den Nervenwurzeln und Leitungsbahnen das Querschnittsbild sehr verändern. Obenan steht hier der *Nervus acusticus* mit den beiden in ihm vereinigten *Nervus cochlearis* und *Nervus vestibularis*. Der *Nervus cochlearis*, der aus dem

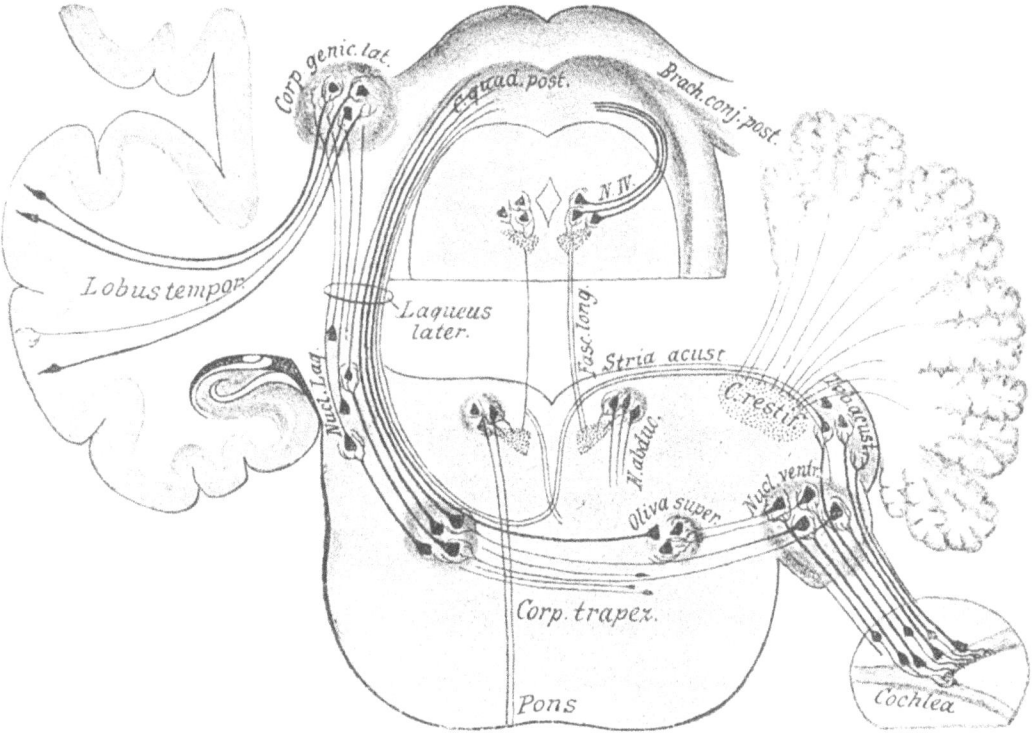

Abb. 10. Schema des zentralen Verlaufs der Acusticusbahnen. (Nach EDINGER.)

Ganglion spirale der Schnecke entspringt, sendet seine Fasern in zwei an der Peripherie der Medulla gelegene Kerngruppen, den *Nucleus anterior* oder *accessorius* und das dorsolateral von diesem gelegene *Tuberculum acusticum*, das unmittelbar an das Corpus restiforme angrenzt. Über diese Kerne hinaus dringt keine Wurzelfaser des Cochlearis. Vom Nucleus anterior ziehen zwei Bahnen zentralwärts, eine *ventrale*, die einige Fasern an die *Oliva superior*, eine kleine Kerngruppe in der Mitte des Pons, abgibt und dann in dem zwischen beiden Oliven gelegenen *Corpus trapezoides* total nach der anderen Seite kreuzt, und eine *dorsale*, die um das gleichseitige Corpus restiforme zum dorsalen Rand der gekreuzten oberen Olive zieht (HELDscher Strang). In der gekreuzten *lateralen Schleife* ziehen beide zu den Kernen derselben, während sie den hinteren Vierhügel nur zum kleinen Teil erreichen. Die Bahn vom *Tuberculum acusticum* gelangt als *Striae medullares* dorsal von der oberen Olive in die gekreuzte laterale Schleife und in den *hinteren Vierhügel* (Abb. 10).

Der *N. vestibularis*, der aus dem Ganglion des Labyrinths entspringt, gelangt medial vom Corpus restiforme durch die Medulla hindurch zu dem am Boden des IV. Ventrikels gelegenen *Nucleus dorsalis N. acustici*, der wiederum Fasern zum Cerebellum und zur oberen Olive entsendet. Ein schmaler, absteigender vestibulärer Kern gelangt bis fast an die Hinterstrangskerne heran. Unmittelbar lateral vom dorsalen Acusticuskern liegt der DEITERSsche *Kern*, der aus großen „motorischen" Zellen besteht. Aus ihm entspringt der mächtige, in den lateralen Vorderstrang gelangende *Tractus vestibulospinalis*; auch gibt er Fasern zum hinteren Längsbündel. Zu ihm gelangen auch Fasern von Rinde und Kernen des Kleinhirns, so daß er einen wichtigen *Zentralapparat für die Körperhaltung* darstellen dürfte.

In den höheren Schnittebenen der Acusticuskerne liegt nun auch der motorische Kern des *N. facialis*. Seine Ganglienzellen liegen dorsal vom Corpus trapezoides und senden ihre Bahnen dorsomedial, um am Boden des IV. Ventrikels einen Bogen mit einem *Knie* zu machen, so daß die Wurzelfasern an der Außenseite der Medulla austreten. Dieser Bogen umschließt den Kern des *N. abducens*, dessen Fasern von hier aus direkt ventralwärts mitten durch den Pons hindurchziehen, an dessen ventraler Oberfläche sie austreten. Zwischen Facialis- und Acusticuswurzel liegt die *Portio intermedia Wrisbergi*, deren *Nucleus salivatorius* dorsal vom Facialiskern, in eine frontale und caudale Gruppe geteilt, gelegen ist (Abb. 11).

Wir befinden uns jetzt bereits in der *Brücke*, die ihr charakteristisches Gepräge durch die dorsolateral von den Pyramiden gelegenen mächtigen *Brückenganglien* erhält, die ihre Fasern durch die mittleren Kleinhirnarme dem Kleinhirn zusenden. Die *Pyramiden* rücken jetzt von der ventralen Peripherie ab und werden durch die mächtigen Querfasern des Pons in mehrere Bündel gespalten. Ihnen legen sich die vom Großhirn zu den Brückenkernen ziehenden Bahnen an. Dieses ganze Gebiet wird als *Fußteil der Brücke* von dem dorsal gelegenen *Haubenteil* unterschieden. Da die Ganglien der Brücke den Übergang von Großhirnimpulsen zum Kleinhirn vermitteln, so nimmt der Fußteil mit zunehmendem Ausbau des Großhirns andauernd an Größe zu und ist beim Menschen am mächtigsten entwickelt. Demgegenüber stellen die Gebilde des Haubenteils phylogenetisch alte Anteile des Zentralnervensystems dar. Der IV. Ventrikel wird hier allmählich schmäler. Zu beiden Seiten der Haube treten die *Brachia conjunctiva*, die vorderen Kleinhirnschenkel, auf. In diesen Gebieten entspringt im lateralen Teil des Pons der

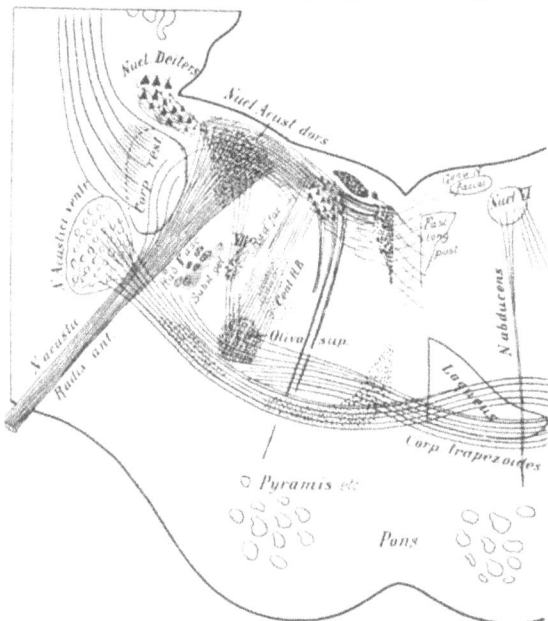

Abb. 11. Pons in der Höhe des Abducenskerns. (Nach EDINGER.)

mächtige *N. trigeminus*. Seine motorische Wurzel, die *Portio minor*, stammt aus dem *motorischen* Trigeminuskern, der dicht an dem IV. Ventrikel gelegen ist. Zu seinen Wurzelfasern gesellt sich von oben her ein schmales Faserbündel, das aus lateral vom Aquaeductus Sylvii gelegenen Ganglienzellen entspringt, die *Radix mesencephalica nervi trigemini*. Die weit größere *sensible* Wurzel, deren Fasern aus dem *Ganglion Gasseri* stammen, gelangt zum Teil in den *Endkern, sensiblen Trigeminuskern*, der lateral vom motorischen Kern gelegen ist, während die Hauptmasse in die *spinale Trigeminuswurzel* umbiegt, um in der Medulla längs der Substantia gelatinosa bis in das obere Halsmark zu gelangen. Der spinalen Trigeminuswurzel liegt medial der *Nucleus radicis descendentis trigemini* an, worin ihre Fasern endigen. Aus ihm entspringen zentrale Neurone zweiter Ordnung, die sich, nach erfolgter Kreuzung, lateral an die mediale Schleife anlegen und mit ihr in den Thalamus gelangen. Auch mit dem Kleinhirn stehen die Kerne des Trigeminus in Verbindung (Abb. 11). Im übrigen ist die *Haube* vor allem durch die sie durchziehenden mächtigen *Leitungsbahnen* bemerkenswert. Das uns aus der Medulla bekannte *hintere Längsbündel* liegt noch immer dicht vor dem IV. Ventrikel, vor ihm ist der *Tractus tectospinalis*. Lateral befindet sich das aus Assoziationsfasern bestehende *Haubenfeld*, in dem eine Bahn vom Thalamus zur Olive verläuft. Ventral an der Grenze des Fußteils liegt die *Schleifenschicht* der Haube. In der *medialen Schleife* verlaufen die aus den Hinterstrangskernen der Medulla zum Thalamus opticus ziehenden *sekundären, sensiblen* Bahnen, denen sich lateral wahrscheinlich die Bahnen für *Schmerz-* und *Temperatursinn* anreihen. Lateral von ihnen verläuft die Masse der *lateralen Schleife*, in der vor allem die sekundären

Fasern des Acusticusapparates teils zum hinteren Vierhügel, teils zu den in der lateralen Schleife gelegenen Kernen ziehen. Etwas medial zieht dann der *Tractus rubrospinalis* nach abwärts, die motorische spinale Seitenstrangbahn des *roten Kernes*.

Am medialen Rande der medialen Schleife befindet sich das aus der Fußfaserung stammende SPITZKAsche *Bündel*, in dem zentrale Bahnen für die motorischen Hirnnerven verlaufen, die durch die Raphe hindurch zur anderen Seite herübertreten. In dieser Höhe ziehen endlich auch die Fasern aus dem GOWERSschen *Bündel* über die Trigeminuswurzel hinweg dorsalwärts, um dann im Kleinhirnwurm wieder nach abwärts zu verlaufen und dort zu enden.

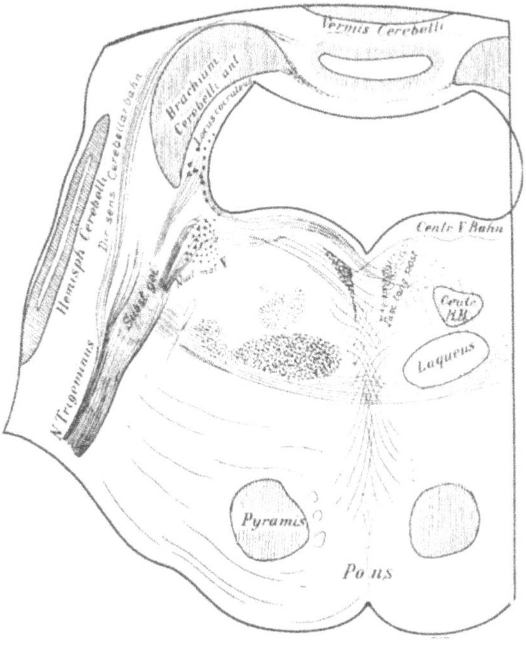

Eine Reihe weniger bekannter Kerne und Bahnen der Schleifenschicht müssen hier übergangen werden.

Indem aus dem Pons die *Hirnschenkel* heraustreten, sind wir an der Grenze des *Mittelhirns* angelangt. Im Hirnschenkel liegen die von der Großhirnrinde herabziehenden Fasern derart angeordnet, daß im *medialen Fünftel* Fasern aus dem Stirnhirn, im *lateralen Fünftel* Fasern aus dem Schläfenlappen zur Brücke herabziehen, während die *mittleren drei Fünftel* von der Pyramidenbahn und den Fasern zu den

Abb. 12. Pons in der Höhe des motorischen Trigeminuskerns. (Nach EDINGER.)

motorischen Hirnnervenkernen eingenommen werden (Abb. 13). Ein kleinerer Teil der letztgenannten Fasern liegt dorsolateral von den übrigen in einem Bündel der Schleifenschicht *(laterale pontine Bahn)*. An der Grenze von Fuß und Haube, im *Stratum intermedium*, liegt eine Ganglienzellengruppe mit reichlichem schwarzen Pigment, die *Substantia nigra*. Außerdem findet sich hier eine reichliche Markfaserung, die aus dem Corpus striatum stammt, das „*Kammsystem des Fußes*". Die *Schleifenschichten* rücken hier immer mehr lateralwärts, indem die laterale Schleife dem hinteren Vierhügel zustrebt, und daher ihre Fasern allmählich transversale Richtung annehmen. Unmittelbar dorsal von der medialen Schleife wird das ganze mittlere Feld von der *Bindearmkreuzung* eingenommen, nach deren Beendigung auf jeder Seite die mächtige Ganglienzellengruppe des *Nucleus ruber* auftritt. In ihm endigt ein

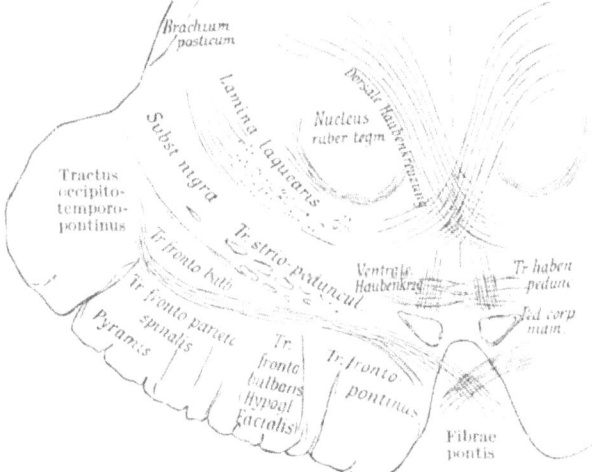

Abb. 13. Faserverteilung im Gebiet des Hirnschenkelfußes. (Nach EDINGER.)

beträchtlicher Anteil der Bindearmfasern, während der Rest zum Thalamus weiterzieht. Außerdem treten an ihn heran Fasern aus der Großhirnrinde, von dem Corpus striatum, vielleicht auch von dem Thalamus opticus. Aus dem caudalen Abschnitt des Nucleus ruber, dem Nucleus magnocellularis, entspringt nun der *Tractus rubrospinalis* (MONAKOWsches

Bündel), der sich sofort in der FORELschen Haubenkreuzung total kreuzt, um nun zum Seitenstrang des Rückenmarks hinabzuziehen. Bei *niederen Tieren* mit fehlender Pyramidenbahn ist er sehr mächtig, um mit der zunehmenden Entwicklung derselben abzunehmen. Beim Menschen stellt er nur noch ein schmächtiges Bündelchen dar. Immerhin repräsentiert der rote Kern eine wichtige Zentralstelle für die *gegenseitigen Beziehungen von Großhirn und Kleinhirn*. Das *Dach der Haube* zeigt jetzt um den schmalen Aquaeductus Sylvii die *hinteren Vierhügel*, weiter nach vorn die *vorderen Vierhügel*. In den *hinteren Vierhügeln* endet ein beträchtlicher Teil der *Hörfaserung*. Lateral davon ziehen aus den Kernen der lateralen Schleife Fasern der Hörbahn durch den *Arm des hinteren Vierhügels* zum *Corpus geniculatum mediale*, während eine direkte Verbindung des hinteren Vierhügels mit diesem

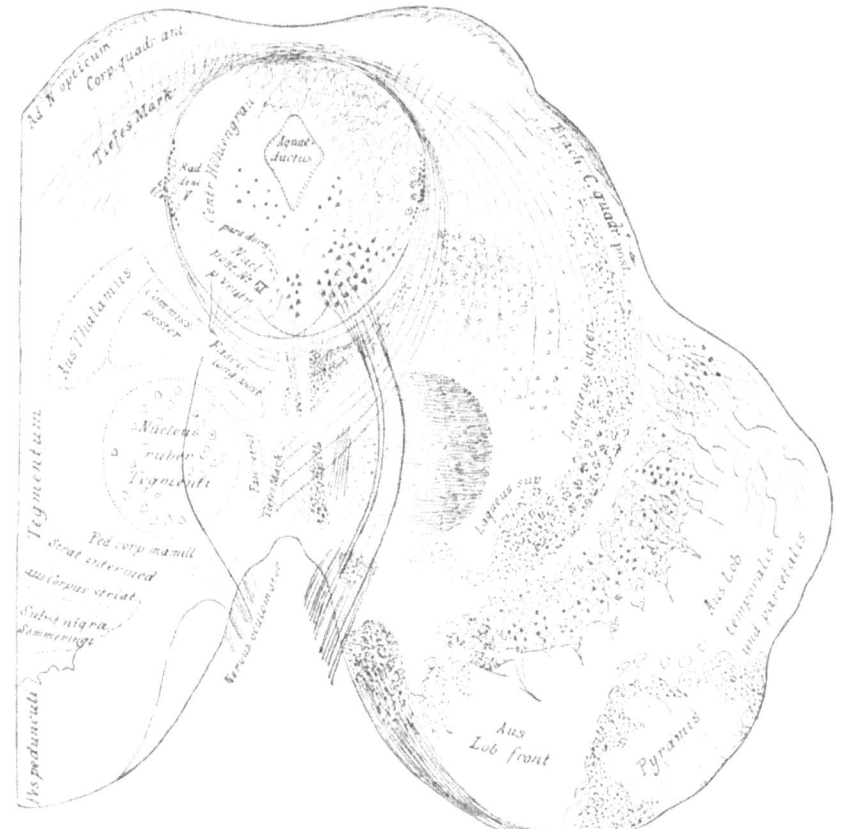

Abb. 14. Schematischer Schnitt durch den Oculomotoriuskern hinter den vorderen Vierhügeln. (Nach EDINGER.)

Ganglion nicht besteht. Dagegen treten durch den Arm des hinteren Vierhügels Fasern der Großhirnrinde zum hinteren Vierhügel heran. Medial von ihm liegen im zentralen Höhlengrau die Ganglienzellen der *Radix mesencephalica n. trigemini*. Die Ganglienzellen der hinteren Vierhügel stehen mit dem zentralen Höhlengrau in Verbindung, entsenden aber keine längere Leitungsbahn.

Die *vorderen Vierhügel* stellen zum Teil die phylogenetisch alte Endigungsstätte der Sehnervenbahn dar, die beim Menschen allerdings sehr klein geworden ist. Zugleich treten an sie Fasern aus der Rinde des Hinterhauptslappens heran. Dieselben, sowie Fasern aus dem Corpus geniculatum laterale liegen im *Arm des vorderen Vierhügels*.

Aus den tiefen Schichten der *Vierhügelgegend* entspringen nun zahlreiche Fasern, die zur Medulla und zum Rückenmark herunterziehen, *Tractus tecto-bulbares et -spinales*. Die Mehrzahl derselben kreuzen bald nach dem Ursprung in der *fontänenartigen Haubenkreuzung* MEYNERTS. Die Fasern sind zum Teil bis in die Vorder- und Vorderseitenstränge des Rückenmarks zu verfolgen. Andererseits gelangen einige Fasern aus dem Areal des GOWERSschen *Bündels* bis in diese Region herauf (Abb. 15).

Auch aus der Vierhügelgegend nehmen nun zwei motorische Hirnnerven, der *N. oculomotorius (III)* und *trochlearis (IV)*, ihren Ursprung. Am weitesten nach hinten liegt der Kern des *N. trochlearis*, dessen Fasern im Velum medullare anticum eine totale Kreuzung erfahren und dicht hinter den hinteren Vierhügeln an der dorsalen Gehirnseite zutage treten. In der ganzen Länge der Vierhügel liegen dann dicht unter dem zentralen Höhlengrau die Kerne des *N. oculomotorius*, die in je einen *lateralen* und einen unpaaren *medianen* Kern zerfallen. Am frontalen Ende des lateralen Kerns findet sich noch dicht an der Raphe ein *kleinzelliger Lateralkern*. Jeder N. oculomotorius entspringt nun aus den Kernen beider Seiten derart, daß die ventral gelegenen Fasern für den *Nerv. levator palpebrae sup.* und *Rectus superior* nur ungekreuzten Ursprung haben, die dann folgenden Fasern für *Obliquus inf.* und *Rectus internus* beiderseits entspringen, während die dorsal gelegenen Fasern des *Rectus inf.*, wie die des *Trochlearis* total kreuzen.

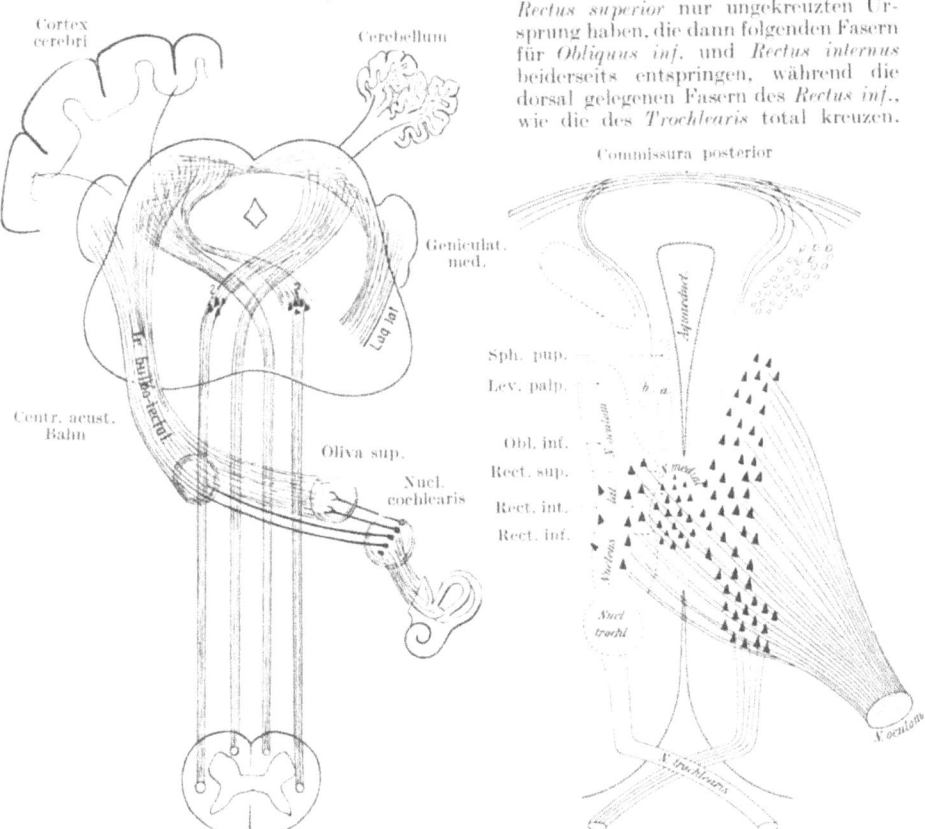

Abb. 15. Schema der zentripetalen und zentrifugalen Fasern des Vierhügeldachs. (Nach EDINGER.)

Abb. 16. Die Lokalisation der Oculomotoriuskerne. (Nach BERNHEIMER.)

Die kleinzelligen, medial gelegenen Kerngruppen stehen mit den *inneren Augenmuskeln* in Verbindung (WESTPHAL-EDINGERscher Kern). Die zweifellos vorhandene Verbindung derselben mit der Großhirnrinde ist noch nicht sicher bekannt (Abb. 16).

Unmittelbar vor den Vierhügeln liegt die *Commissura posterior*, deren Fasern zum Teil aus den vor den Oculomotoriuskernen zu beiden Seiten des Aquädukts gelegenen *Kern der Commissura post.* stammen, während ein großer Teil derselben vor dem dorsalen Längsbündel zur Medulla herabzieht. Noch etwas weiter nach vorn liegt im zentralen Höhlengrau der *Nucleus fasciculi longitudinalis*. Das *hintere Längsbündel*, das aus diesen Regionen bis in die tiefsten Abschnitte der Medulla oblongata zu verfolgen ist, stellt kein einheitliches Faserbündel dar, sondern ist aus zahlreichen einzelnen kürzeren und längeren Bündeln zusammengesetzt, welche bestimmt sind, Kerngruppen aller dieser Abschnitte zu gemeinsamer Tätigkeit in Verbindung zu setzen.

Oberhalb der Vierhügel gelangen wir in den Bereich des *Zwischenhirns*. Hier treten uns die mächtigen *Thalamus*ganglien entgegen, deren starke Entwicklung mit dem zunehmenden Ausbau des Großhirns innig verknüpft ist. Von den oben bereits besprochenen Gebilden der Decke und des Bodens des Zwischenhirns seien hier nur die am Boden zwischen den Hirnschenkeln gelegenen *Corpora mamillaria*, die vor allem bei starker Entwicklung des Riechapparates sehr hervortreten, besprochen. Zu ihnen herab ziehen die *Fornixschenkel* vom Ammonshorn. Weiterhin besteht eine Verbindung des Corpus mamillare zum Nucleus anterior des Thalamus (VICQ D'AZYRsches Bündel) und zu dem Haubengebiet unterhalb der hinteren Vierhügel.

Die *Regio subthalamica* zeigt zunächst, lateral von den obersten Teilen des Nucleus ruber, das *Corpus subthalamicum*, den LUYsschen *Körper*. In seiner Nachbarschaft liegt die Markschicht der *Lamina medullaris externa*, in der die mediale Schleife zum Thalamus heraufzieht. In ihr gelangen die Fasern aus den Hinterstrangskernen und aus den Trigeminuskernen *(sekundäre Trigeminusbahn)* zugleich mit Fasern aus dem Vorderstrang und Vorderseitenstrang des Rückenmarks zu den ventralen Kerngebieten des Thalamus opticus. Ferner verlaufen in der *Lamina medullaris externa* Fasern von der Rinde und vom Thalamus opticus zum roten Kern. Unterhalb derselben ziehen an der Hirnbasis die Fasern der *Linsenkernschlinge* vom Linsenkern zum Corpus subthalamicum und anderen hier gelegenen Gebilden, unmittelbar oberhalb der Tractus optici (Abb. 17).

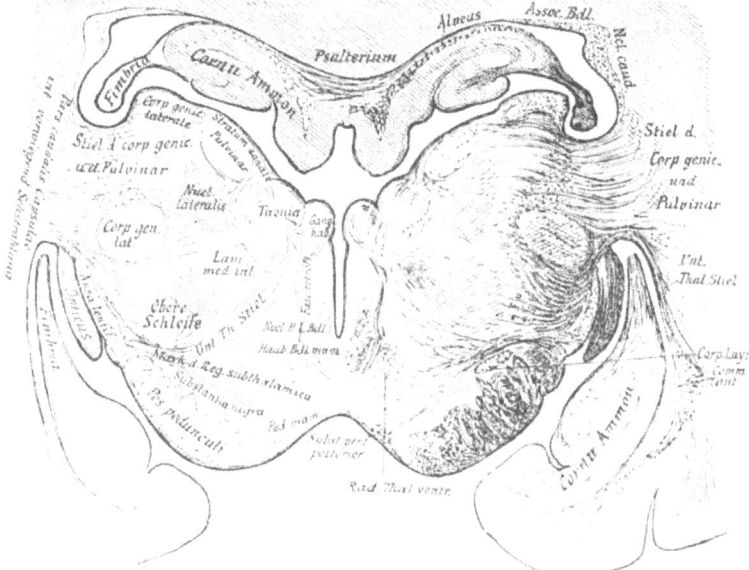

Abb. 17. Frontalschnitt durch das Zwischenhirn in der Höhe des caudalen Thalamusdrittels. (Nach EDINGER.)

Die *Tractus optici*, die nach der Sehnervenkreuzung beim Menschen und Affen die laterale Hälfte der gleichseitigen und die mediale Hälfte der gekreuzten Opticusfasern enthalten, ziehen um die basalen Abschnitte der Vierhügelgegend herum und endigen in zwei, am unteren und caudalen Ende des Thalamus opticus gelegenen Ganglien, dem *Corpus geniculatum laterale* und dem *Pulvinar thalami*. Nur wenige Fasern ziehen am Corpus geniculatum laterale vorbei zum *oberflächlichen Mark des vorderen Vierhügels*. Über diese *primären Opticuszentren* hinaus gelangt keine Faser des Sehnerven. Die aus dem Pulvinar und Corpus geniculatum laterale entspringende *sekundäre Sehbahn*, GRATIOLETsche *Sehstrahlung*, stellt die Verbindung mit der Hirnrinde des Occipitallappens her.

Medial vom Corpus geniculatum laterale liegt dann ein zweites Nebenganglion des Thalamus opticus, das *Corpus geniculatum mediale*, das einen Teil der Acusticusfasern und der lateralen Schleife aufnimmt und selbst eine Bahn zur Schläfenlappenregion der Großhirnrinde heraufsendet. Außer diesen Ganglien unterscheidet man im *Thalamus opticus* am besten einen *medialen* Kern, der den III. Ventrikel begrenzt, einen *vorderen* Kern, einen *lateralen* Kern und einen *ventralen* Kern. Der letztere, der im wesentlichen die Aufnahmestätte der sensiblen Faserung darstellt, wird von v. MONAKOW in den *vorderen ventralen Kern* (vent. ant.), den *lateral-ventralen* (vent. a), den *medial-ventralen* (vent. b) und den *caudal-ventralen* (vent. c) eingeteilt. An den inneren Kern angrenzend liegt in der Höhe des Mittelhirndaches das phylogenetisch alte *Ganglion habenulae*.

Der *Thalamus opticus* ist durch corticofugale und corticopetale Bahnen mit allen Gebieten der Großhirnrinde verbunden. Nach den weitgehend übereinstimmenden Resultaten der GUDDENschen Atrophiemethode (v. MONAKOW) und der direkten Thalamusläsionen (PROBST, SACHS) stehen die medial gelegenen Kerngruppen mit dem Stirnhirn, die ventrolateralen mit dem Parietalhirn, die dorsalen mit den Hinterhauptslappen in Verbindung.

Auch mit dem Corpus striatum bestehen zahlreiche Verbindungen des Thalamus, die *Tractus strio-thalamici*, die im wesentlichen aus dem Striatum in den Thalamus einstrahlen. Ebenso gelangt aus dem basalen Vorderhirn ein Faserzug in das Ganglion habenulae, die *Taenia thalami*, die am medialen Rande des Ventrikels entlang zieht (Abb. 18).

Die mediale Seite des Thalamus opticus ist von dem *zentralen Höhlengrau* des III. Ventrikels bekleidet, das auch in das *Infundibulum* hineinzieht. An einer Stelle des III. Ventrikels kommt es zu einer Commissurenbildung, der *Commissura media* oder *mollis*, die eine Verbindung beider Seiten darstellt. Sonst finden sich im Thalamus einige schwache Commissurenbildungen, MEYNERTsche und GUDDENsche Commissur, unmittelbar über dem Chiasma nervorum opticorum.

Das Stammganglion des Vorderhirns, das wir oben (S. 33) als *Corpus striatum* kennenlernten, wird durch die dasselbe durchbrechende Fasermasse der inneren Kapsel, wie wir sahen, in den *Nucleus caudatus* und den *Nucleus lentiformis* geteilt. Aus dem Corpus striatum zieht eine starke Fasermasse zu den Ganglien des Thalamus opticus und zum kleinen Teil über dieselbe hinaus bis zur Substantia nigra, die *Radiatio striothalamica*. Ein Anteil derselben, der aus dem Putamen stammt, zieht als *Linsenkernschlinge* um den Hirnschenkelfuß herum. Im übrigen ist über Verbindung und Bedeutung dieser Abschnitte sowie der kleineren Kernmassen, des *Claustrums*, des *Nucleus amygdalae*, noch wenig bekannt.

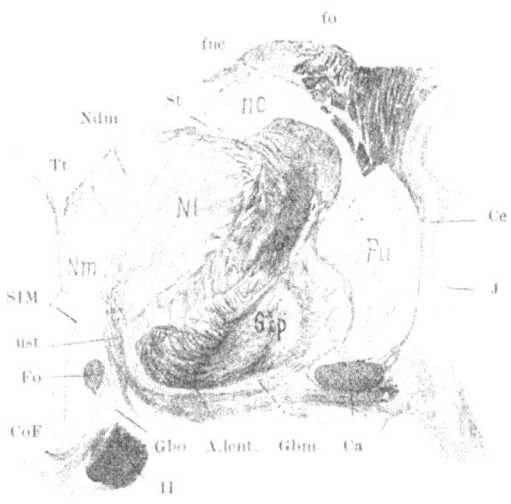

Abb. 18. Schnitt durch die vordere Hälfte des Thalamus opticus. A. lent. Ansa lenticularis; CoF FORELsche Commissur; Fo Fornix; Ndm, Nl, Nm Nuclei thalami; Tt Taenia thalami.

Nach der *analytischen* Übersicht der Kern- und Faserverhältnisse der in Frage stehenden Gebilde, wie wir sie auf S. 38—47 gegeben haben, müssen wir zunächst jene Formelemente, um sie als Träger bestimmter Verrichtungen würdigen zu können, einer *Synthese* unterwerfen, die nicht mehr die einzelnen sich auf Schnitten durch dieses oder jenes Niveau präsentierenden Zellen oder Faserzüge ins Auge faßt, sondern sich mit den *Neuronen* beschäftigt, welchen die Dignität *funktioneller Einheiten* zukommt, sowie mit den *Neuronkomplexen*, die wir berechtigt sind, als *funktionelle Systeme* zusammenzufassen.

Unter den *Leitungsbahnen des Hirnstamms* und der *Stammganglien* können wir zwei Kategorien unterscheiden, nämlich die *exogenen* und die *endogenen*. Erstere haben ihren Ursprung im Pallium des Großhirns, im Kleinhirn, im Rückenmarke oder in den Spinalganglien, also außerhalb der uns beschäftigenden Hirnteile, die sie freilich auf mehr oder weniger großer Strecke passieren. In den Abschnitten „Großhirn", „Kleinhirn", „Rückenmark" finden sie eingehende Betrachtung und sollen darum in diesem Kapitel nur insofern erwähnt werden, als sie Anschlußneurone zu den *endogenen* Elementen der Stammganglien und des Truncus cerebri darstellen, also zum „*Eigenapparat*" dieser Gebilde, zu den Neuronen, deren Ursprungszellen innerhalb dieser letzteren zu finden sind.

Geben wir nun eine *gedrängte Übersicht dieses Eigenapparates*. Es kommen, wenn wir von den Hirnnervenursprüngen und -endigungen absehen, folgende Leitungsbahnen in Betracht:

In erster Linie diejenigen Neurone, die aus den Hinterstrangskernen hervorgehen, in welchen die Endigung der Hinterstrangsfasern stattfindet. Ein Teil dieser Neurone umgibt als Fibrae arcuatae internae ventralwärts den Zentralkanal, tritt dann in der Raphe auf die Gegenseite über (sog. Schleifenkreuzung), um sich dort frontalwärts zu wenden, die Olivenzwischenschicht zu durchlaufen und schließlich in bestimmten Kernen des Sehhügels (im Nucleus lateralis und im LUYSschen Centrum medianum) sein Ende zu finden. Auf der größten Strecke seines Verlaufes schließt sich dieses — Tractus bulbo-thalamicus genannte — Kontingent mit dem Tractus spino-thalamicus, sowie mit Fasern aus den Kernen sensibler Hirnnerven zur „medialen Schleife" zusammen.

Ein anderer Teil der aus den Hinterstrangskernen hervorgehenden Fasern — die *Fibrae arcuatae externae* — tritt aber als Bestandteil des gleichseitigen Corpus restiforme ins Kleinhirn ein (vereinigt mit der aus dem Rückenmarke kommenden Kleinhirnseitenstrangbahn — Tractus spino-cerebellaris dorsalis — sowie mit *Neuronen aus den Seitenstrang- und Pyramidenkernen* der Medulla oblongata, aus den Oliven — *Tractus olivo-cerebellaris* —, aus dem DEITERSschen und BECHTEREWschen *Kern* und endlich aus dem Stamme des Vestibularis — EDINGERS *„direkte sensorische Kleinhirnbahn"*).

Durch vielseitige und wichtige Beziehungen ausgezeichnet ist der DEITERSsche Kern. Eine Endigungsstätte von Vestibularisfasern und von cerebellonucleären (den Kleinhirnkernen entstammenden) Fasern, ist er gleichzeitig das Ursprungsgebiet einer physiologisch bedeutungsvollen subcortico-spinalen Bahn, des *Tractus vestibulo-spinalis* (der in den Vorderseitenstrang des Rückenmarkes herabsteigt, um an motorischen Vorderhornzellen seine terminalen Verästelungen zu finden), sowie des zu den Augenmuskelkernen hinziehenden *hinteren Längsbündels* (Fasciculus longitudinalis medialis).

Letzteres besteht freilich nicht nur aus Abkömmlingen des homo- und kontralateralen DEITERSschen Kernes (deren aufsteigende Faserelemente bis in die Gegend der Oculomotoriuskerne, deren absteigende Äste bis in die Rückenmarkvorderstränge verfolgt werden können), sondern es führt auch Neurone, die aus dem Mittelhirne herabsteigen, wo Commissura posterior und Fasciculus longitudinalis medialis einen gemeinsamen Kern besitzen.

Eine schon durch räumliche Ausdehnung in die Augen springende Kernregion des Hirnstammes, die sich longitudinal vom Rückenmarke bis in die Vierhügelgegend herauf ausdehnt, und transversal in der Medulla oblongata die ganze Zone zwischen den Oliven, der Olivenzwischenschicht, den Hinterstrangskernen und der Substantia gelatinosa einnimmt, ist die Formatio reticularis grisea. Sie wird auch als das *„Assoziationsfeld" des Hirnstammes* bezeichnet. Sie enthält eine gewaltige Menge von Zellen, deren Gesamtheit als Nucleus reticularis tegmenti zusammengefaßt wird, und die durch kürzere oder längere Bahnen untereinander und mit den benachbarten Hirnnervenkernen verbunden sind, wobei sie zum Teil die Mittellinie überschreiten. Auch mit den Kleinhirnkernen steht der Nucleus reticularis in Verbindung.

Der Eigenapparat der Brücke, der mit dem Kleinhirn zusammen das Hinterhirn oder Metencephalon bildet, gestaltet sich viel einfacher als in jenem (siehe unten). Ist doch, im Gegensatze zum Cerebellum, der Pons Varolii ganz vorwiegend eine bloße Durchgangsstation für Neurone und Neuronkomplexe, die der Cerebrospinalachse entlang laufen. Als Kerngebiete der Pars basilaris pontis sind die mächtigen *Nuclei pontis* von Bedeutung, in welchen die Großhirnbrückenbahnen ihre Endigung finden, aus denen die schon erwähnten *Fasciculi ponto-cerebellares* entspringen. Im Tegmentum pontis finden sich dagegen, abgesehen von den Kernen der Gehirnnerven V—VII, nur unbedeutende Zellkonglomerate, deren Beziehungen nicht genügend aufgeklärt erscheinen.

Dagegen ist das Mittelhirn der Ursprungsort wichtiger und zahlreicher Faserzüge. Im hinteren Längsbündel, dessen wir schon im Zusammenhange mit dem DEITERSschen Kerne gedacht haben, verlaufen auch Faserzüge, die aus dem vor dem Oculomotoriuskern gelegenen „*Nucleus fasciculi longiudinalis*" stammen. Das Vierhügeldach und das tiefe Vierhügelgrau entsenden in die Oblongata und ins Rückenmark die *Tractus tecto-bulbares* und *tecto-spinales*, die zum Teil, unweit von ihrem Ursprunge, die sog. „MEYNERTsche Haubenkreuzung" eingehen. Aus dem Vierhügeldach ziehen aber auch Neurone ins Kleinhirn und in die Brückenkerne *(Tractus tecto-cerebellares, tecto-pontini)*. Ein Gebilde, das innerhalb des Eigenapparates eine vorherrschende Stellung einnimmt, ist der *rote Haubenkern*. Aus ihm entspringen caudalwärts der *Tractus rubro-spinalis*, der in der FORELschen Haubenkreuzung zur anderen Seite übertritt, ferner der starke *Tractus rubro-olivaris* (GAMPER), die „*zentrale Haubenbahn*", die nach partieller Kreuzung und nach Abgabe von Fasern an die *Substantia reticularis* zur unteren Olive tritt.

Endlich verdienen im Gebiete der Stammganglien folgende endogenen Systeme Erwähnung, deren Ursprungs- und Endigungsort schon aus der Nomenklatur ersichtlich ist: Die *Radiatio strio-thalamica*, die *Radiatio strio-subthalamica* (zum „Corpus subthalamicum" = Corpus Luysii, teilweise auch zum Nucleus ruber hinziehend und die sog. Linsenkernschlinge = Ansa lenticularis bildend), die *Tractus thalamo-corticales* (zur Rinde des Frontallappens, der Zentralwindungen, des Parietallappens, des Temporallappens, des Occipitallappens gelangend; das letzterwähnte, dem Pulvinar thalami entstammende Kontingent wegen seiner Funktion als sekundäre Sehbahn gewöhnlich gesondert betrachtet und mit physiologisch gleichwertigen Fasern aus dem Corpus geniculatum laterale und dem vorderen Vierhügel als „GRATIOLETsche *Sehstrahlung*" zusammengefaßt).

3. Experimentalphysiologie.

Unsere Kenntnisse von der Physiologie des Hirnstammes und der Stammganglien — ebenso wie von derjenigen der sonstigen Abschnitte des Zentralnervensystems — sind auf mühsamem Wege durch die Konfrontierung der Resultate gewonnen worden, welche 1. die *Tierversuche*, 2. die *klinischen Feststellungen an autoptisch kontrollierten Fällen lokalisierter Läsionen*, und 3. die Schlußfolgerungen aus dem histologischen, embryologischen, vergleichendanatomischen *Studium der Zentren und Leitungsbahnen* ergeben haben.

Angesichts der zuweilen bedeutenden Diskrepanzen zwischen den beim Versuchstiere einerseits, beim Menschen andererseits durch eine identisch lokalisierte Noxe hervorgerufenen Reiz- oder Ausfallssymptome ist bei der Wertung der experimentell-physiologischen Ergebnisse große Zurückhaltung am Platze; voreilige Analogieschlüsse auf die Verhältnisse beim Menschen sind vielfach durch die Tatsachen Lügen gestraft worden! Ist auch das Vertrautsein mit den Ergebnissen der Tierversuche für die richtige Einschätzung der physiopathologischen Besonderheiten der korrespondierenden menschlichen Hirnteile notwendig, so steht doch in dieser Hinsicht die *klinisch-anatomische Deduktionsmethode* an erster Stelle. Wenn wir daher *vorerst* dieser letzteren noch keine eingehendere Betrachtung widmen, so geschieht dies, um nicht in den Fehler der „Petitio principii" zu verfallen, da doch unsere Übersicht der Physiologie von Hirnstamm und Stammganglien nur als Einleitung zu einem eigenen symptomatologisch-physiopathologischen Abschnitt gedacht ist.

Die Möglichkeit, *großhirnlose Tiere* am Leben zu erhalten und längere Zeit zu beobachten, ist natürlich für die physiologische Erforschung der restierenden Teile des Gehirns, also des Hirnstamms und der Stammganglien von größter

Bedeutung. Es zeigte sich nicht nur bei den niedrigen Wirbeltieren, sondern, dank den grundlegenden Experimenten von GOLTZ, auch beim Hunde, daß eine große Reihe vegetativer Funktionen selbständig in diesen niedrigen (und phylogenetisch alten) Hirnabschnitten zustande kommen. Da fast sämtliche Hirnnerven in diesen Gebieten entspringen, so sind es vor allem eine größere Reihe von durch ihre Vermittlung vor sich gehenden Reflexen, die hier von Bedeutung sind (s. Abb. 19).

Obenan stehen *Saug-, Kau-* und *Schluckreflexe*. Saug- und Schluckreflex sind sofort nach Entfernung des gesamten Großhirns beim Hunde erhalten, der Kaureflex dagegen verschwunden und bildet sich erst allmählich wieder heraus, um allerdings nach Monaten in völlig normaler Weise zu funktionieren (GOLTZ, ROTHMANN). Für das *Saugen*, das durch den Kontakt des Mundes und Gaumens mit der Brustwarze ausgelöst wird, kommt als motorischer Teil des Reflexbogens Facialis und motorischer Trigeminusast in Betracht; im Kerngebiet dieser Hirnnerven, in der Medulla oblongata, muß das Saugzentrum

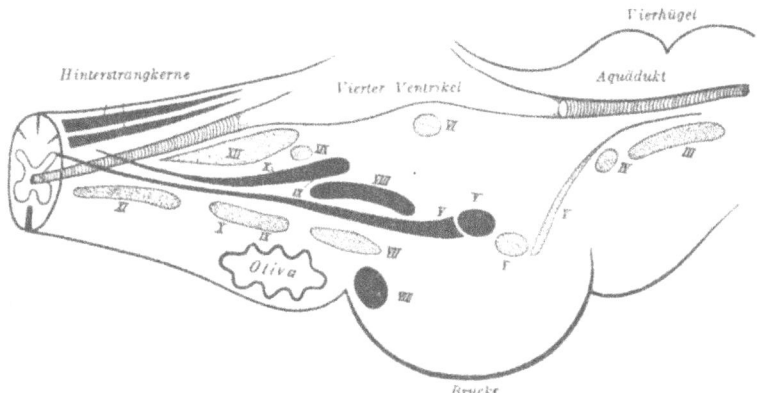

Abb. 19. Schema der Hirnnervenkerne. III—XII. (Nach VILLIGER.) Motorische Kerne punktiert, sensible schwarz.

liegen. Der *Schluckakt*, der willkürlich von der Großhirnrinde ausgelöst werden kann, vermag bei Hunden und Katzen, solange die Medulla oblongata erhalten ist, auch bei Fortnahme aller höheren Hirnzentren rein mechanisch abzulaufen. Für die Schluckbewegung, bei der Muskeln des Mundes, des Pharynx, des Oesophagus bis zur Kardia herab in Tätigkeit treten, müssen Wurzelgebiete des Trigeminus, des Hypoglossus, Vagus und Glossopharyngeus gemeinschaftlich funktionieren, während der zentripetale sensible Bogen des Reflexes im wesentlichen in dem Vagusast des Nervus laryngeus superior liegt. Das Zentrum des Schluckreflexes muß innerhalb des Gebietes der oben bezeichneten Hirnnerven im verlängerten Marke liegen.

Sieht man bereits beim Schluckakt, daß derselbe nach Großhirnverlust anfänglich wohl von der hinteren Rachenwand, nicht aber von den vorderen Partien der Mundhöhle aus ausgelöst werden kann, so ist das *Kauen* bei den höheren Säugern normalerweise sicher nur mit Hilfe des Großhirns möglich. Bei Reizung in der Kopfregion der Großhirnrinde kann man auch bilaterale rhythmische Kaubewegungen auslösen. Da aber der Freßakt schließlich ohne jede Hilfe des Großhirns sich in normaler Weise vollziehen kann, so muß ein *Koordinationszentrum für Kauen und Schlucken* als Ganzes in den tieferen Hirnteilen vorhanden sein. In der Medulla oblongata hat das Kauzentrum seinen Platz in der Nähe des Schluckzentrums. Auch die *Speichelsekretion*, deren psychische Beeinflussung vermittels der Großhirnrinde wir vor allem durch die Erforschung der „bedingten Reflexe" (PAWLOW) kennengelernt haben, kann sich völlig unabhängig vom Großhirneinfluß vollziehen. Auch für diese reflektorischen Vorgänge sind an der Grenze von Pons und Medulla oblongata gelegene Zentren verantwortlich, vor allem der sog. *Nucleus salivatorius* (KOHNSTAMM), dessen Wurzelfasern durch den N. intermedius an den Facialis herangehen. In seiner Nähe liegt vielleicht ein übergeordnetes Zentrum für die *Schweißsekretion*.

Von besonderer Bedeutung sind nun die Beziehungen der Medulla oblongata zur *Atmung*. Nachdem man lange Zeit einen stecknadelkopfgroßen Punkt am hinteren Winkel des Calamus scriptorius als das eigentliche Atemzentrum, den „Noeud vital" (FLOURENS), bezeichnet hatte, dessen Zerstörung den sofortigen Tod zur Folge haben sollte, haben die neueren Forschungen gezeigt, daß ein derartiges einheitliches Zentrum nicht vorhanden ist. Es besteht nur eine *funktionelle Zusammenfassung* der Nervenzentren für die verschiedenen der Atmung dienenden Muskelgruppen; diese Zusammenfassung findet nach den Reizversuchen von GAD und MARINESCO in der Formatio reticularis, lateral von Hypoglossus statt. Dagegen übt das Vaguszentrum eine selbständige „bronchomotorische" Wirkung aus (LONGET, VOLKMANN, DIXON, BRODIE). Wenn es nun auch festzustellen scheint, daß unter besonderen Versuchsbedingungen eine *automatische Funktion der im Rückenmark gelegenen Zentren* für die Atemmuskulatur möglich ist, so ist doch die Funktion der in der Medulla oblongata lokalisierten Zentren derart überwiegend, daß nach Abtrennung derselben vom Rückenmark in der Regel Atemstillstand eintritt. Daher wirken die Atemzentren jeder Seite vorwiegend auf die Atemmuskulatur derselben Seite ein, indem sie durch im Vorder- und Vorderseitenstrang verlaufende Bahnen mit den Phrenicuszentren des Rückenmarkes in Verbindung treten. So erfolgt nach Halbseitendurchschneidung in dem untersten Abschnitt der Medulla oblongata oder im obersten Halsmark dauernder halbseitiger Zwerchfellstillstand; nur, wenn darauf der Nervus phrenicus der anderen Seite durchschnitten wird und dadurch die andere Zwerchfellhälfte außer Funktion gesetzt wird, beginnt durch Bahnung einer Commissur zwischen beiden Phrenicuszentren im IV. Cervicalsegment die zuerst außer Funktion gesetzte Zwerchfellhälfte wieder zu arbeiten (PORTERscher Versuch).

Auch ein *vasomotorisches Zentrum*, das auf die Vasoconstrictoren tonisierend wirkt, ist in der Medulla oblongata in der Höhe der Facialiskerne sicher nachweisbar; in seiner Nähe liegt wahrscheinlich auch ein Zentrum für die Innervation der Vasodilatatoren. Der Nervus depressor vagi nimmt seinen Anfang in der Aorta ascendens; er leitet Impulse, die bei starker Dehnung derselben entstehen, in den lateralen Anteil des dorsalen Vaguskernes; sie gehen über ins Vasomotorenzentrum und hemmen den vasoconstrictorischen Tonus desselben, so daß Blutdrucksenkung zustande kommt. Eine *Regulation des Herzens* findet gleichfalls von den Vaguszentren der Medulla oblongata aus statt, die in einer tonisch hemmenden Beeinflussung der Herztätigkeit ihren Ausdruck findet, so daß nach Durchschneidung der Vagi das Herz schneller schlägt, während Reizung des Vaguszentrums den Herzschlag stark verlangsamt.

Viel umstritten ist die Lokalisation eines *Zentrums für die Lautbildung* gewesen. Seine Lage im hinteren Vierhügel, die oft behauptet wurde, ist endgültig widerlegt. Die Lautbildung ist abhängig von dem Intaktsein der in Frage kommenden motorischen Hirnnervenkerne der Medulla oblongata, Facialis, Hypoglossus usw., ohne daß ein fest lokalisiertes Artikulationszentrum angenommen werden müßte.

Endlich sei auf die eigentümlichen Beziehungen der Medulla oblongata zu gewissen *Stoffwechselvorgängen* hingewiesen. Der Einstich in die Medulla oblongata in der Mittellinie zwischen den Ursprüngen der Nn. acustici und vagi bedingt eine *Glykosurie* von 5—6 Stunden Dauer („*Zuckerstich*" von CLAUDE BERNARD). Nach neueren Forschungen (HILLER) beruhe freilich die Zuckerausschüttung beim CLAUDE BERNARDschen Versuch auf Erregung der Tiere durch Fesselung, Verwundung und Narkose. Dagegen rufe Verletzung des Vestibulariskernes, ja sogar bloße Reizung des Nervus vestibularis, Glykosurie hervor. Das eigentliche „Zuckerzentrum" liege in Höhlengrau und werde durch Verletzung von mit ihm in Verbindung stehenden Kernen gereizt.

Dem vom Mittelhirn in die Medulla oblongata herein sich erstreckenden *hinteren Längsbündel* mit seinen auf- und absteigenden Fasern kommt eine wichtige Rolle in der Verbindung der verschiedenen Kerne der Augenmuskelnerven zu, so daß es bei allen den Vorgängen, bei denen die Augeneinstellung von Wichtigkeit ist, so bei der Gleichgewichtsregulierung, von besonderer Bedeutung ist.

Die Erfahrungen an menschlichen Mißgeburten (sog. „Anencephalen" und „Hemicephalen"), die trotz Defektes aller Hirnabschnitte mit Ausnahme von Hinterhirn und Nachhirn tagelang gelebt hatten (STERNBERG, LATZKO, HEUBNER, FLECHSIG, FISCHER-EDINGER, JAKOB, GAMPER u. a.) bestätigen im großen ganzen die Ergebnisse der Tierversuche, indem folgende automatische bzw. reflektorische Äußerungen festgestellt werden konnten: Kräftiges Schreien, Saugen an dem in den Mund eingeführten Finger, spontanes Öffnen der Augenlider, Augenschluß bei Berühren der Conjunctival- oder Nasenschleimhaut, röhrenartiges Vorstrecken der Lippen („Schnauzenbildung") bei Hautreizen durch Stich oder Kälteapplikation.

Die *Haubenregion* des Mittelhirns ist in ihren Leitungsbahnen und Ganglienzellengruppen ein so kompliziertes Gebilde, daß eine physiologische Erforschung der einzelnen Abschnitte bisher nicht möglich gewesen ist. Nur so viel ist bekannt, daß eine Halbseitendurchschneidung in dieser Höhe bei Hunden und Katzen keine Lähmung herbeiführt, da die corticospinale (Pyramiden-) Bahn ungekreuzt, die motorischen Haubenbahnen, die bei diesen Tieren die Pyramidenbahnen in weitgehendem Maße zu vertreten imstande sind, bereits gekreuzt zerstört werden. Auch der *Nucleus ruber*, das wichtigste Gebilde dieser Region, der durch seine Beziehungen zur Großhirnrinde (durch cortico-rubrale und thalamo-rubrale Fasern), zum Kleinhirn (durch den Bindearm) und zum Rückenmark (rubrospinale Bahn) besonders befähigt ist, die mannigfaltigsten sensorischen Impulse in Motilität umzusetzen, ist bisher nicht durch reine physiologische Experimente in seiner Funktion erschlossen worden. Nur durch Ausschaltung der von ihm entspringenden, zur gekreuzten Rückenmarkhälfte ziehenden rubrospinalen Bahn wissen wir, daß bei Hund und Katze der Weg über den roten Kern die direkte corticospinale Bahn für die Bewegungsimpulse weitgehend ersetzen kann, während beim Affen entsprechend der geringeren Ausbildung des Nucleus magnocellularis und der von ihm entspringenden rubrospinalen Bahn dieser motorische Leitungsweg wesentlich an Bedeutung eingebüßt hat. Ferner weiß man, daß Reizung des roten Haubenkernes sich in Zittern der kontralateralen Gliedmaßen kundgibt (KARPLUS und ECONOMO).

Der *hintere Vierhügel* ist ein subcorticales Endorgan für zahlreiche von den primären Acusticuszentren der Medulla oblongata in der lateralen Schleife heraufziehende Bahnen. Auf Reizung desselben ist wiederholt Phonation beobachtet worden. Doppelseitige Zerstörung des hinteren Vierhügels schädigt beim Hunde zweifellos die Hörfähigkeit, die jedoch nicht verloren geht und sich allmählich wieder bessert. Vor der Operation beigebrachte Tondressur geht nicht verloren, zeigt aber Fehlreaktionen. Ein Verlust oder eine Störung der Phonation tritt nicht ein. Das Stimmbildungszentrum liegt erst 12—14 mm hinter den hinteren Vierhügeln im Gebiete des motorischen Vaguskernes (GRABOWER, SPIEGEL). Bei Affen bewirkt doppelseitige Ausschaltung der hinteren Vierhügel keine wesentliche Hörstörung (FERRIER und TURNER). Der hintere Vierhügel stellt nur ein niederes Reflexzentrum im zentralen akustischen Apparat dar, während die zur Hirnrinde gelangende Hörbahn an ihm vorbeizieht. Alle Angaben über Beziehungen der hinteren Vierhügel zu sensomotorischen Funktionen, vor allem der Extremitäten, sind irrig.

Der *vordere Vierhügel* und sein Arm bilden eine Durchgangsstation für motorische Reflexe auf die Augenmuskeln; einerseits auf die äußeren (zur Veranlassung von assoziierten Blickbewegungen), andererseits auf die inneren (Pupillen, Akkommodation). Die bei den niederen Wirbeltieren an den „Lobus opticus" geknüpfte Sehfunktion ist bei den höheren Säugern nicht mehr vorhanden. Reizung der Corpora quadrigemina bewirkt beim Tiere assoziierte Bulbusbewegungen, Abtragung derselben beeinträchtigt aber die willkürliche Augenmotilität nicht. Dagegen gilt beim Menschen die vertikale Blicklähmung (sowohl nach oben als auch seltener nach unten) als sicheres Vierhügelsymptom (PARINAUDsches Zeichen). Wahrscheinlich handelt es sich dabei nur um Nachbarschaftswirkungen auf das hintere Längsbündel, das sicherlich der Assoziation der einzelnen Augenmuskeln dient (MARBURG).

Wieviel der vordere Vierhügel für die Überleitung des Lichtreflexes auf die Pupille zu bedeuten hat, ist noch nicht ganz sichergestellt. Wahrscheinlich ist zwischen Tractus opticus und WESTPHAL-EDINGERschem Kern ein Zwischenneuron eingeschaltet (v. MONAKOW). Die Bahn verläuft wohl nur teilweise durch den vorderen Vierhügelarm und den Vierhügel selbst; teilweise verläßt sie den ersteren schon bei seinem Beginn und begibt sich, lateral vom zentralen Höhlengrau, bogenförmig zum Pupillenkern. Jedenfalls aber kommt der „Blendungsreflex" durch Vermittlung dieser Gebiete (und ohne jeden Einfluß des Großhirns) zustande, wie sein Erhaltensein beim großhirnlosen Hund beweist.

Da der *Thalamus opticus* die Endstätte für die sensiblen Leitungsbahnen bildet, die erst nach einer Umschaltung in den Thalamusganglien mit der Großhirnrinde in Verbindung treten, so ist der sensorische Charakter derselben bereits aus dem anatomischen Aufbau zu schließen. Dementsprechend fielen auch die Ergebnisse der experimentellen Physiologie aus: Sehhügelläsionen führen bei Hunden, Katzen und Affen zu einer (allerdings nicht dauernden) Herabsetzung von Tast- und Muskelsinn der Gegenseite (FERRIER und TURNER, PROBST, SELLIER und VERGER, ROUSSY u. a.). Wenn dagegen LUSSANA u. a. Experimentatoren die Ansicht vertreten, der Thalamus opticus sei auch in den Innervationskreis der motorischen Funktionen eingeschaltet, so konnte sich diese Ansicht nicht durchsetzen. Die elektrische Reizung (vor allem des Nucleus lateralis) bewirkt zwar bei Macacus motorische Effekte, die — von hinten nach vorne — Augenbewegungen, Bewegungen der gekreuzten Extremitäten, des Gesichts, des Kopfes, der Zunge betreffen (E. SACHS); doch handelt es sich dabei wahrscheinlich um Stellreflexe, die durch Reizung der dicht anliegenden Mittelhirnbasis entstehen (R. BING, L. EDINGER). Schon seit FLOURENS, MAGENDIE und SCHIFF sind auch nach Zerstörungen des Sehhügels wiederholt Manègebewegungen der Versuchstiere beobachtet worden; doch mahnte die Nähe der inneren Kapsel und besonders des Hypothalamus zur Vorsicht, blieben jedenfalls (wie JUNG gezeigt hat) kleine umschriebene Läsionen im Gebiet des Thalamus ohne jede motorische Reiz- und Ausfallserscheinung und konnten schließlich B. PFEIFER und G. ROUSSY auf Grund ihrer eigenen Experimente dem Thalamus bei Hunden, der Katze und dem Affen jegliche motorische Funktion absprechen. — Werden die dorsal gelegenen Ganglien, das Pulvinar und das Corpus geniculatum externum zerstört, so tritt eine der corticalen entsprechende Hemianopsie auf (PROBST). Doppelseitige Zerstörung des Corpus geniculatum externum endlich bewirkt völlige Ertaubung, während einseitige Zerstörungen keine wesentlichen Ausfälle verursachen (M. ROTHMANN). — Was die verschiedenen vegetativen Störungen anbelangt, die bei Experimenten am Thalamus von BECHTEREW, OTT u. a. registriert wurden, so ist hier die Mitverletzung hypothalamischer Gebilde maßgebend gewesen.

Denn daß der *Hypothalamus* (also die Gegend zwischen Hypophyse und Epiphyse) mit Apparaten dicht besetzt ist, die enge Beziehungen zum vegetativen Nervensystem aufweisen, darüber lassen die experimentellen Ergebnisse keinen Zweifel zu, mögen letztere auch keineswegs in ihren Einzelheiten sichergestellt und sogar in manchen Punkten widersprechend und kontrovers erscheinen. Wir müssen uns hier mit einer summarischen Aufzählung der wichtigsten Versuchsresultate begnügen. Auf Verletzung der Corpora mamillaria sahen ASCHNER und ECKHARDT Polyurie eintreten, während LESCHKE dieselbe Störung durch Einstich ins Tuber cinereum, dicht am Infundibulum, provozierte. Durch Stich in den Boden des III. Ventrikels erzielte ASCHNER eine starke Glykosurie (vgl. den CLAUDE BERNARDschen Zuckerstich am Boden des IV. Ventrikels, s. oben S. 52), die bei gleichzeitiger Splanchnicusdurchschneidung ausblieb und daher als Reizphänomen angesprochen wurde. CAMUS und ROUSSY, sowie LESCHKE haben diese Ergebnisse bestätigt; nach CAMUS, HOUSSAY und LE GRAND, sowie F. H. LEWY wäre ein im sog. FORELschen Feld dicht beim III. Ventrikel gelegenes Zellkonglomerat, der „Nucleus paraventricularis" als Zentrum für die Zuckerregulation anzusprechen. Als Zentren des Fettstoffwechsels sprechen ASCHNER, URECHIA und ELEKES andere graue Bezirke ähnlicher Lokalisation an, einen „Nucleus supraopticus", „Nucleus suprachiasmaticus", während einer benachbarten Zwischenhirnpartie von FREUND und GRAFE, LESCHKE und SCHNEIDER, GRÜNSTEIN eine hemmende Wirkung auf den Eiweißstoffwechsel vindiziert wird. Läsion der lateralen Partie des grauen Höckers an der Zwischenhirnbasis hat nach KARPLUS und KREIDL Pupillen- und Lidspaltenerweiterung zur Folge, und zwar auch nach Exstirpation der Gehirnrinde; F. H. LEWY und SHINOSAKI haben diese Versuche allerdings nur insofern bestätigen können, als zwischen der Pupilleninnervation und den Corpus Luysii (Corpus subthalamicum) die engsten Beziehungen bestünden, wenn auch im einzelnen die Verhältnisse noch sehr undurchsichtig seien. Bei exakt auf das Corpus Luysii der Katze beschränkten Reizungen soll die Pupillenreaktion nur einseitig erfolgen, und zwar auf galvanischen Strom im Sinne der Erweiterung des homolateralen Sehlochs, auf faradischen aber im Sinne der Verengerung. Andererseits haben INGRAM, RANSON und HANNETT durch schwache faradische Reizung mit bipolaren Nadelektroden nicht nur vom Nucleus subthalamicus aus eine Mydriasis erhalten können, sondern auch von vielen anderen Gegenden des Hirnstamms und der ventralen Zwischenhirngegend, regelmäßig aber von allen Punkten des Mittelhirn- und Brückendaches aus! Sei es in der Gegend des Corpus hypothalamicum, sei es in der Nähe der Hypophyse soll der Boden des III. Ventrikels Zentren enthalten, deren Reizung Kontraktionen von Darm, Blase und Gebärmutter auslöse (ASCHNER, BECHTEREW, FRANKL-HOCHWART, FRÖHLICH, KARPLUS und KREIDL, LICHTENSTERN, NUSSBAUM). In der Seitenwand des III. Ventrikels, dicht über dessen Boden in der Nachbarschaft der Vierhügel fanden ARNHEIM, CHRISTIANI, ISENSCHMID ein Atemzentrum, während F. H. LEWY das letztere näher an das diencephale Zuckerzentrum verlegt. Nach ISENSCHMID und SCHNITZLER liegt ein Zentrum für die Wärmeregulation im Tuber cinereum. Zu erwähnen wären ferner die Angaben von KARPLUS und KREIDL, sowie SCHROTTENBACH über eine bei Reizversuchen in der Nähe des Corpus subthalamicum eintretende allgemeine

Vasokonstriktion nebst Schweißausbruch, Sialorrhöe und starker Tränensekretion. Die auf Grund klinisch-anatomischer Untersuchungen sichergestellten Beziehungen zwischen der Schlaffunktion und dem Höhlengrau des III. Ventrikels (von der Infundibularregion bis in die Nähe der Augenmuskelkerne, der Lamina quadrigemina — ADLER-LUKSCH, BERZE, v. ECONOMO, HIRSCH, KLEIST, KÜPPERS, LOTMAR, MAUTHNER, PETTE, PÖTZL, TRÖMNER, WEISZ u. a.) sind auch experimentell nachgewiesen worden, und zwar von BERGGREN und MOBERG, W. R. HESS, ITO, MARINESCO, SPIEGEL und INABA. Man spricht am besten nicht von einem Schlaf-, sondern von einem „Schlafsteuerzentrum", das nicht nur den Schlaf, sondern auch das Wachsein regelt. Denn beim Schlafen und Wachen handelt es sich um einen primären, allgemein-biologischen Zustand, der — gewissermaßen unter Umgebung des Schlafsteuerzentrums — von den verschiedensten Apparaten aus beeinflußt (und unter pathologischen Bedingungen alteriert) werden kann. Die oralen Teile jenes „Zentrums" scheinen vorwiegend mit der Aufrechterhaltung des Wachzustandes, die caudalen mit dem Schlaf in Beziehung zu stehen.

Was das *Corpus striatum* anbelangt, so haben die physiologischen Experimente ergeben, daß dieses Gebilde bei den Säugetieren eine relativ untergeordnete Rolle spielt gegenüber derjenigen, die ihm bei den Vögeln zukommt, wo es als der Träger der wesentlichen Großhirnfunktion imponiert, während die Rinde an Bedeutung ganz hinter ihm zurücktritt. Da auch die psychischen Leistungen der Vögel im wesentlichen an den Streifenkörper gebunden sind, so sehen wir im Vergleich mit den Verhältnissen bei den Säugern, daß analoge funktionelle Leistungen an sehr verschieden gestaltete anatomische Bildungen geknüpft sein können; wir gehen daher auf die Ergebnisse der Experimente an den diversen Abteilungen des Striatums beim Vogel (Mesostriatum, Hyperstriatum, Ektostriatum, Epistriatum), wie sie von KALISCHER u. a. durchgeführt wurden, hier nicht ein. Die Bewertung der Ergebnisse, die bei Säugetieren (Affe, Hund, Katze, Kaninchen usw.) durch elektrische und mechanische Reizung erzielt worden sind, hat mit großer Vorsicht zu geschehen, denn Mitreizung der Capsula interna läßt sich kaum vermeiden. SCHÜLLER hat z. B. darauf aufmerksam gemacht, daß die Reihenfolge angeblicher „motorischer Reizpunkte" im Streifenkörper" mit der Anordnung der verschiedenen Faserkontingente in der inneren Kapsel übereinstimmt, daß ferner solche „Reizpunkte" im Corpus striatum vermißt werden, wenn vorher durch Abtragung der motorischen Rindenzone die Capsula interna zur Entartung gebracht wurde. Auch hat S. K. WILSON mit einer besonderen Apparatur (dem CLARKEschen stereotaktischen Instrumente) die tatsächliche elektrische Unerregbarkeit jener grauen Basalganglien nachgewiesen, wie es bereits früher BEEVOR und HORSLEY (entgegen HITZIG u. a.) mit einfacheren Methoden getan hatten. Freilich wollen neuerdings PACHON und DELMAS-MARSALET durch faradische Reizung des Nucleus caudatus langsame Kontraktionen in der kontralateralen Kopfmuskulatur des Hundes erzielt haben. Nach circumscripten Zerstörungen des Streifenkörpers haben die Experimentatoren recht heterogene Anomalien registriert. NOTHNAGEL vermutete im Nucleus caudatus eine Entstehungsstätte automatischer Bewegungsimpulse, weil er selbst, sowie CARVILLE und DURET, durch Verletzung einer Stelle ungefähr in der Mitte der Längsausdehnung jenes Kernes, in der Nähe des Ventrikels, beim Versuchstiere eine gewaltige motorische Unruhe mit Vorwärtszerren, Reitbahnbewegungen usw. auslösen konnte (sog. „Nodus cursorius"). Bei, durch Einsenken von Röhrchen mit Radiumemanation gesetzten Zerstörungen des Nucleus caudatus (die aber auch das Putamen und teilweise den Globus pallidus des Linsenkernes mitbetrafen), erzielten EDWARDS und BAGGS dagegen im Falle einseitiger Läsionen keine sicheren motorischen Störungen, und bei bilateralen

Herden nur Tremor, Schwerfälligkeit der Bewegungen, Hypertonie und Haltungsanomalien. Elektrolytische Läsionen, die WILSON teils dem Putamen, teils auch dem Globus pallidus beibringen konnte, hatten höchstens eine gewisse Schonung der kontralateralen Gliedmaßen durch die Versuchstiere zur Folge (freilich handelte es sich ausschließlich um einseitige und überdies sehr kleine Destruktionen). F. H. LEWY hat doppelseitige Läsionen der Linsenkerne mit dem Messer bewerkstelligt und als Resultat eine ausgesprochene Bewegungsarmut und Bewegungsverlust vermerkt, zeitweise mit einer gewissen Rigidität gegenüber passiven Bewegungen verbunden. Schon FERRIER hatte bei Hemisektionen des Gehirns, wenn sie durch das Striatum gingen, nicht nur eine Hemiplegie, sondern auch eine seitliche Verkrümmung des Körpers, also eine Haltungsanomalie, festgestellt. DELMAS-MARSALET erhielt durch bipolare elektrolytische Zerstörung eines Nucleus caudatus: 1. eine Art von „Torsionsspasmus" (permanente oder paroxysmale Verkrümmung von Hals und Rumpf); 2. Manègebewegungen nach der lädierten Seite; 3. spontane Bewegungsarmut. Bilaterale Zerstörung hatte eine Hypotonie der Hals- und Wirbelsäulenmuskulatur zur Folge. Bei elektrischer Reizung des Nucleus caudatus beobachtete derselbe Autor unter anderem Kopf- und Rumpfdrehung nach der nichtgereizten Seite hin. DELMAS-MARSALET machte bei diesem Anlaß auf Berührungspunkte der Caudatumsymptomatologie mit frontalen und pedunkulären Syndromen aufmerksam und wies besonders auf die (auch von M. MINKOWSKI studierten) Faserverbindungen zwischen Stirnhirnrinde und Caudatum hin; dem Schwanzkern vindizierte er auf Grund seiner ausgedehnten Versuche automatisch-motorische Funktionen zu, die sich vorwiegend auf die Haltungen auswirken dürften. — Neben den motorischen Störungen spielen in den Arbeiten über experimentelle Streifenkörperphysiologie auch vegetative Anomalien eine gewisse Rolle: So beschrieb z. B. DANILEWSKY eine Blutdrucksteigerung infolge elektrischer Reizung des Corpus striatum, ferner zeigten ARONSOHN, GIRARD, OTT, RICHET, SACHS, WHITE u. a., daß eine halbe Stunde nach einem Einstich in der Mitte des freien Randes des Nucleus caudatus, beim Kaninchen eine Temperatursteigerung von durchschnittlich 1,64° C einsetzt, die etwa 60 Stunden lang anhält.

B. Symptomatologie und Physiopathologie.

1. Bulbäre Syndrome.

Bestimmend für die Eigenart der Symptomenkomplexe, die durch Erkrankungen und Verletzungen der Medulla oblongata zustande kommen, sind vor allem die morphologischen Charakteristika jenes Abschnittes des Zentralnervensystems. Das geringe Volumen des verlängerten Markes bringt es mit sich, daß schon kleine Herde sehr ausgedehnte Funktionsstörungen verursachen können, namentlich wenn sie in der dorsalen Partie ihren Sitz haben. Oft sind dabei die Symptome *bilateral* vorhanden; eine minimale Blutung oder Erweichung vermag ja beispielsweise die beiderseitigen Hypoglossuskerne zu vernichten, die einander so eng benachbart sind, oder die, einander in der Raphe dicht anliegenden, Schleifenareale der rechten und der linken Oblongatahälfte zu affizieren.

In letzterem Falle sieht man die resultierende Anästhesie sich entweder auf die *Tiefensensibilität* beschränken (es ist dies der Fall, wenn nur die der *Mittellinie* benachbarten Schleifenpartien zugrunde gingen), oder auch die *Oberflächensensibilität* betreffen (speziell die Schmerz- und Temperaturempfindung, wenn nämlich die Zerstörungen sich *weiter lateralwärts* erstrecken). Eine bloß einseitige Unterbrechung der Schleifenbahnen hat (vorausgesetzt, da sie in einem Niveau oberhalb der Decussatio lemnisci zustande kommt) selbstverständlich *gekreuzte Störungen der Sensibilität* zur Folge, die sich unter anderen als *Hemiataxie* zu äußern pflegen.

In der Formatio reticularis, dicht lateralwärts an die der Temperaturempfindung dienenden Schleifenneurone, müssen Elemente liegen, die zum Vasomotorium in Beziehung stehen. Eine Läsion dieser Gegend hat auf der gegenüberliegenden Körperseite eine (mit Hyperidrosis, Kälte und Blässe des Integuments einhergehende) Abkühlung der Hauttemperatur um 1—2⁰ im Gefolge. Es ist dies die „*bulbäre Vaso- oder Thermoasymmetrie*" (BABINSKI, SOUQUES, VINCENT, HOFFMANN, HALLION u. a.).

Bei der engen Nachbarschaft der beiderseitigen Pyramidenbahnen in der Oblongata kann es nicht verwundern, daß bulbäre Herde zu *Tetraplegien* führen können. Noch charakteristischer für den bulbären Sitz einer Läsion, aber ungemein selten, ist die *Hemiplegia cruciata*, hervorgerufen durch eine Unterbrechung in der lateralen Partie der Pyramidenkreuzung, wobei die für den Arm bestimmten Tractus corticospinales vor, diejenigen für das Bein dagegen nach stattgehabtem Übertritt auf die Gegenseite zerstört werden (s. Abb. 20).

Ein Syndrom, das ebenfalls für einseitigen Sitz eines Krankheitsherdes in der Medulla oblongata typisch ist, wird als *Hemiplegia alternans*[1] *infima* bezeichnet. Dabei konstatiert man auf der Seite der Läsion eine Hypoglossus-, evtl. auch eine Accessoriuslähmung, auf der Gegenseite dagegen eine Extremitätenlähmung vom zentralen Typus. Für die Erklärung dieses Symptomenkomplexes, auch „JACKSONsche Lähmung" benannt, sei auf die weiter unten zu besprechenden alternierenden Hemiplegien pontinen und pedunkulären Sitzes verwiesen.

Als negatives Merkmal aller bulbären Hemiplegien ist festzuhalten, daß sie die *Gesichtsmuskulatur verschonen*, weil eben der Facialiskern weiter oben, in der Brücke, seinen Sitz hat und die für ihn bestimmten corticonucleären Fasern schon dort, vom Komplex der Gesamtpyramidenbahn sich abzweigend, ihre Ende gefunden haben (s. Abb. 21).

Als *konkretes Beispiel einer Läsion im Bereiche der Medulla oblongata* sei diejenige ins Auge gefaßt, deren Topographie in Abb. 22 skizziert wurde. Nach unseren obigen Ausführungen ist es ohne weitere Kommentare zu verstehen, daß sie sich im Bereiche des Kopfes durch eine degenerative Lähmung des Hypoglossus und Accessorius kundgab; im Bereiche der rechtsseitigen Rumpfhälfte und Extremitäten durch Störungen der Hautsensibilität; endlich durch ataktische Störungen aller vier Gliedmaßen, an denen jedoch motorische Lähmungen fehlten.

Bulbäre Syndrome — um deren Kenntnis sich besonders WALLENBERG, BABINSKI, NAGEOTTE, FOIX, HILLEMAND, ANDRÉ THOMAS, BARRÉ, WIMMER, KNUD WINTHER u. a. verdient gemacht haben — kommen, wenn wir von den progressiv-degenerativen Erkrankungen („progressive Bulbärparalyse") absehen, äußerst selten zur vollen Ausbildung, weil die *Lebenswichtigkeit der im Vaguskern repräsentierten Verrichtungen* (Atmung, Respiration, Deglutition) ein Überleben ausschließt, sobald jene Zentren in namhafter Weise tangiert sind.

*Hemi*bulbäre Syndrome sind dagegen mit der Aufrechterhaltung der lebenswichtigen Oblongatafunktionen besser vereinbar. Erwähnen wir z. B. den „AVELLISschen Symptomenkomplex"(Hemiplegia pharyngo-laryngea oder glosso-pharyngo-laryngea), der bei Hinzukommen gleichseitiger Sternocleido- und Cucullarislähmung zum „SCHMIDTschen Symptomenkomplex" wird. Ferner das „BABINSKI-NAGEOTTEsche Syndrom": Cerebellare

---

[1] Statt „alternans" wäre richtiger „alterna" zu gebrauchen, da in jenem Participium (entsprechend der aktiven Kraft der Verbalbedeutung) eine Wiederholung ausgedrückt wird, eine zeitliche oder eine räumliche, so daß es eigentlich für Dinge wie „Wechselstrom" oder „wechselständige Blattstellung" reserviert werden sollte.

Hemiataxie mit Lateropulsion, Nystagmus, sympathische Miosis, Lidspalteverengerung auf der Seite des Herdes — Hemiparese und Sensibilitätsstörungen auf der Gegenseite; es weist auf einen Herd in der dorsolateralen Partie der ponto-bulbären Übergangsgegend hin (mit Einschluß der sympathischen Apparate der Formatio reticularis!), d. h. auf eine dem Versorgungsgebiete der Arteria cerebelli posterior inferior entsprechende Lokalisation. Aus einer Kombination der Syndrome von BABINSKI-NAGEOTTE und AVELLIS geht der

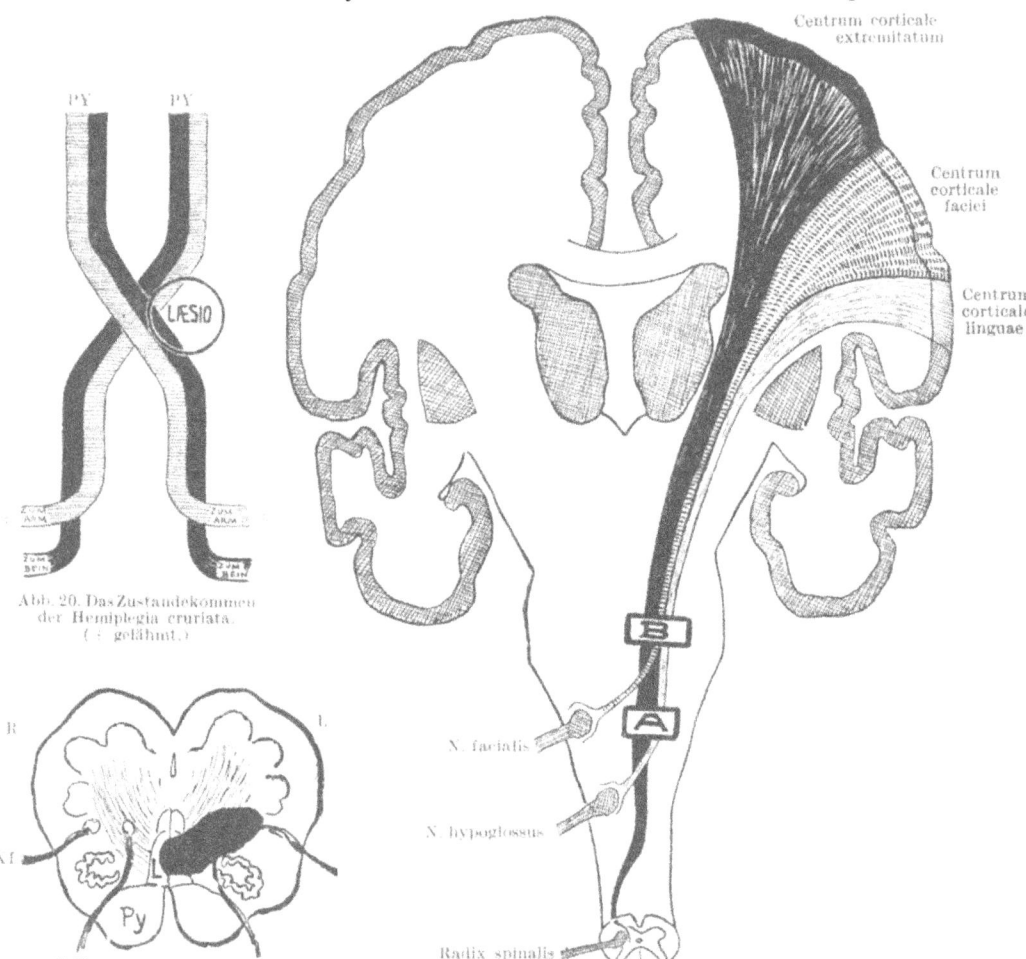

Abb. 20. Das Zustandekommen der Hemiplegia cruriata. (+ gelähmt.)

Abb. 22. Topographie einer bulbären Läsion (klinische Symptome s. S. 57).

Abb. 21. Supranucleäre Hirnnervenlähmungen bei Pyramidenläsionen in verschiedenen Höhen des Hirnstammes.

„CESTAN-CHENAISsche Symptomenkomplex" hervor. Beim „WALLENBERGschen Syndrom" ist die Hemiparese des BABINSKI-NAGEOTTEschen durch Schwindel, Schluck- und Sprechstörungen substituiert.

2. Pontine Syndrome.

Auch bei Brückenherden hat die gegenseitige Berührung der beiderseitigen Schleifenareale eine relative Häufigkeit *bilateraler Sensibilitätsstörungen* zur Folge, wobei sich wiederum die Tatsache herausstellt, daß in der Nähe der Raphe diejenigen Bahnen verlaufen, die im Dienste der Tiefensensibilität stehen, während die schmerz- und temperatursinnleitenden Neurone weiter lateralwärts gelegen sind, gegen die Substantia reticularis hin. Eine Zerstörung der letzteren auf der einen Seite hat dieselben physiopathologischen Folgen wie weiter distalwärts (*pontine Vasoasymmetrie und Thermoasymmetrie*, s. oben S. 57).

Dagegen liegen im Brückenfuße die Pyramidenbahnen in so viele einzelne Bündel zerstreut und durch transversale Faserzüge auseinandergesprengt, daß die Bedingungen für bedeutende Alteration des Gesamtkomplexes durch herdförmige Läsionen, im Gegensatz zu den Verhältnissen weiter unten, selten realisiert werden. Kleine Herde können sogar ohne feststellbare Motilitätsstörungen

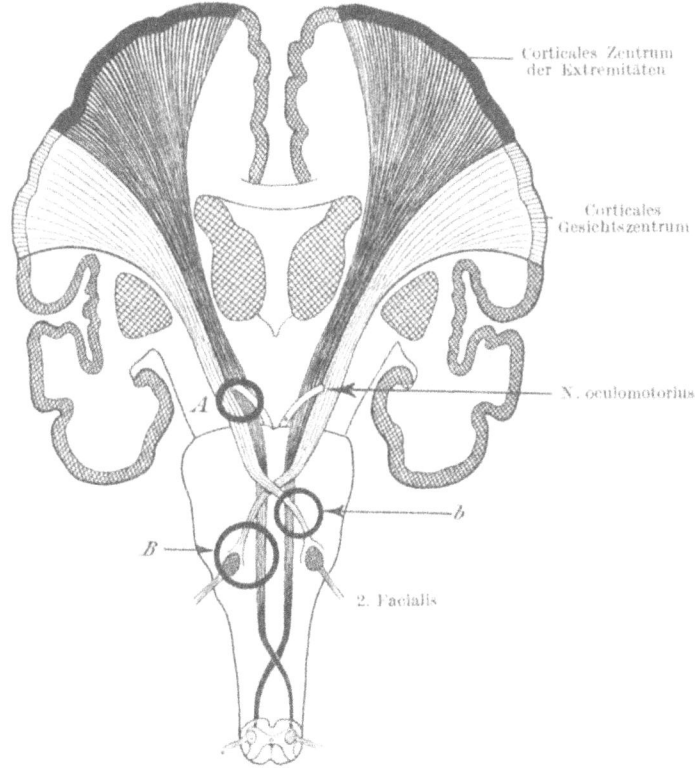

Abb. 23. Zustandekommen der alternierenden Hemiplegie. (Nach BING.) *A* Pedunculusherd, **Hemiplegia alternans oculomotoria**; *B* und *b* Brückenherde, **Hemiplegia alternans facialis**; *B* mit, *b* ohne degenerative Muskelatrophie im Facialisgebiet.

vorkommen, sei es, daß sie nur spärliche corticospinale Neurone zerstörten, sei es, daß sie diese ganz und gar verschonten.

Wo es aber tatsächlich zu ausgedehnten Vernichtungen des Brückenfußes und infolgedessen zu eigentlichen Hemiplegien kommt, werden sich diese auch auf den Facialis erstrecken, dessen Kerngebiet ja im hintersten Teil des Pons Varolii, dicht oberhalb des Überganges in die Medulla oblongata gelegen ist (s. oben Abb. 21).

Hat nun die Läsion nicht, wie es auf jenem Schema supponiert ist, ihren Sitz mehr oder weniger weit proximal vom Facialisaustritte, sondern in dessen Niveau, also im distalsten Teile der Brücke, so kommt es zu einer Varietät von alternierender Hemiplegie, die als *Hemiplegia alternans*[1] *inferior* bezeichnet wird. Deren häufigste Varietät ist die *Hemiplegia alternans facialis* oder MILLARD-

---

[1] Siehe Fußnote S. 57.

GUBLERsche *Lähmung*, bei der sich eine homolaterale Facialislähmung mit kontralateraler Extremitätenlähmung kombiniert. Dabei kann die Facialislähmung peripheren, also degenerativen Charakter haben, wenn der Herd den Facialiskern und die Facialiswurzeln zerstört hat, oder aber zentralen, nicht degenerativen, wenn er die für den Facialis bestimmten supranucleären Neurone dicht oberhalb des Kerngebietes, und nach bereits erfolgtem Übertritt über die Mittellinie unterbrach (s. Abb.). Die andere Varietät der Hemiplegia alternans inferior oder pontina ist als „*abducento-facialis*" zu bezeichnen und trägt auch den Namen „FOVILLEsche *Lähmung*"; hier besteht neben der homolateralen Facialislähmung auch eine solche des Abducens, manchmal auch noch Blicklähmung nach der Seite des Krankheitsherdes (wenn nämlich die Zerstörung den Abducenskern, der praktisch mit dem pontinen Blickzentrum zusammenfällt, getroffen hat, und nicht etwa bloß die Abducenswurzelfasern).

Es kommt auch vor, daß eine lokalisierte Brückenläsion (Absceß, Tumor) zwar eine gekreuzte Extremitätenlähmung verursacht, den homolateralen Facialis jedoch nicht lähmt, sondern im Gegenteil in einen Reizzustand versetzt, der sich in tonischen oder klonischen Gesichtsmuskelkrämpfen äußert. Wir haben dann den „BRISSAUDschen *Sypmtomenkomplex*" vor uns.

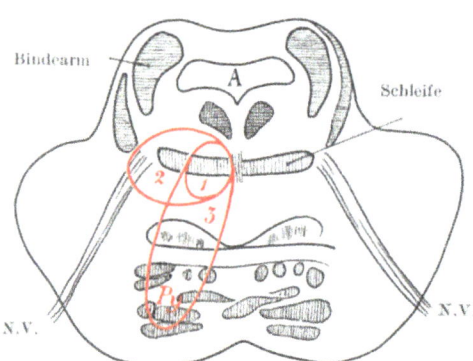

Abb. 24. Herdwirkung in der Mitte der Brücke (Austritt des Trigeminus).

Bemerkenswert ist auch der Symptomenkomplex der *Hemianaesthesia cruciata*, der bei einem *Brückenherd*, der die Schleifenschicht und die Trigeminuswurzel einer Seite betrifft, zustande kommt (Hemianästhesie des Körpers auf der gekreuzten, des Gesichts auf der gleichen Seite). Bei der außerordentlich engen Nachbarschaft der Hirnnervenkerne und Leitungsbahnen können allerdings bereits minimale Verschiebungen in der Lagerung der Herderkrankung außerordentlich wechselnde Ausfallserscheinungen herbeiführen, wie Abb. 24 zeigt; auf dieser sehen wir einen Herd (*1*) eingetragen, der nur die Schleife trifft — er macht gekreuzte Sensibilitätsstörung des Körpers; Herd *2* trifft daneben die Wurzel des Trigeminus und ruft Hemianaesthesia cruciata hervor; Herd *3* verursacht gekreuzte motorische und sensible Störung.

Bei Erkrankungen im Bereiche der Brückenhaube liefert die *Läsion des hinteren Längsbündels* wichtige Symptome. Führt sie nicht zu vollständiger Vernichtung der betreffenden Bahnen, so stellen wir in der Regel einen *Nystagmus beim Blick nach der lädierten Seite* fest; liegt aber eine vollständige Unterbrechung vor, so erfolgt *Blicklähmung nach der Seite des Herdes*, gelegentlich mit Ablenkung der Augen nach der gekreuzten Seite. Gleichfalls auf Läsionen des hinteren Längsbündels (bzw. einer dadurch erzeugten Inkongruenz zwischen ophthalmostatischen und vestibulären Reizen) scheinen die sog. „PICKschen *Visionen*" zu beruhen, die bei Herden in der Brückenhaube, am Boden des IV. Ventrikels, wiederholt festgestellt wurden. Dabei sieht der Patient z. B. Personen, die sich in seinem Zimmer befinden, durch die Wände hindurch in die Nebenräume übertreten und sich dort bewegen; die Wände selbst scheinen sich zu krümmen, zu verschieben, umzustellen usw. Diese sonderbaren Störungen der Raumwahrnehmung gehen meist mit Nystagmus oder Diplopie einher.

Auch bei Brückenläsionen gelangen einige topisch-diagnostisch bedeutungsvolle, wenn auch seltene, Symptomenkomplexe zur Beobachtung. Sitzt ein Herd in der oralen

Brückenhaube, so kann das „RAYMOND-CESTANsche Syndrom" resultieren: Blicklähmung nach der Seite des Herdes — Sensibilitätsstörungen (mit oder ohne Beteiligung des Trigeminus) auf der Gegenseite. Auf die caudale Brückenhaube weist dagegen das „GASPERINIsche Syndrom" hin: Facialis-, Abducens-, Trigeminus-, Acusticuslähmung auf der Seite der Läsion — Sensibilitätsstörung an den Extremitäten auf der Gegenseite.

3. Pedunkuläre Syndrome.

Die soeben als Äußerungen von Läsionen der Brückenhaube besprochenen okulären Symptome *(Nystagmus* und *Blicklähmung)* kommen natürlich in derselben Erscheinungsweise zur Beobachtung, wenn das hintere Längsbündel im Bereiche des *Tegmentum pedunculi* affiziert wurde. Wird freilich der dicht oberhalb des Fasciculus longitudinalis posterior liegende *Oculomotoriuskern* (oder werden dessen lateral von jenem Faserstrange der Gehirnbasis zustrebenden Wurzelfasern) mit zerstört, so wird eine, je nach der Intensität der Läsion mehr oder weniger vollständige Oculomotoriuslähmung das Bild komplizieren und zum Teil verdecken. Im Bereiche der Hirnschenkelhaube ist die mediale *Schleife* auf ihrem Wege zum Thalamus, unter Divergieren des rechten und linken Lemniscus, bereits ziemlich weit lateralwärts verschoben, weshalb beiderseitige Beeinträchtigung durch Einzelherde äußerst selten zustande kommt, und das Auftreten einer Hemianaesthesia contralateralis als Komplikation sonstiger pedunkulärer Symptome auf eine starke dorsolaterale Ausdehnung des Krankheitsprozesses oder der Verletzung schließen läßt.

Läsionen des *Nucleus ruber* können Krankheitsbilder ergeben, die denjenigen durch Affektionen des Globus pallidus (s. unten) sehr ähnlich sind, mit dem der rote Haubenkern durch Bestandteile der Radiatio strio-subthalamica (s. oben S. 47) oder „Ansa lenticularis" enge verbunden ist. Da ferner die wesentlichste Verbindung zwischen Kleinhirn und spinalen Motilitätszentren über den Nucleus ruber geht, kann es nicht wundernehmen, daß die Zerstörung dieses letzteren sich auch in einer (gekreuzten) Ataxie vom cerebellaren Typus (s. unten) kundgeben kann. Am häufigsten aber führt die Erkrankung oder Verletzung des roten Haubenkernes zu eigenartigen, teils tremorartigen (s. unten, S. 68), teils athetotisch-choreatischen Bewegungsstörungen der *kontralateralen* Gliedmaßen. Da aber bei solcher Lokalisation des Herdes die Mitaffizierung der (den Nucleus ruber durchziehenden!) Oculomotoriuswurzeln fast unvermeidlich ist, resultiert außerdem eine *herdgleichseitige* Oculomotoriuslähmung, also ein weiterer alternierender Symptomenkomplex: das sog. BENEDICTsche *Syndrom*.

Die *Substantia nigra Soemmeringi*, die den Fuß des Hirnschenkels von seiner Haube trennt, ist sicher kein physiologisch indifferentes Gebilde, wie man früher anzunehmen geneigt war. Auch sie, wie der Nucleus ruber, kann nach TRÉTIAKOFF und BREMER ihre Affizierung durch Symptomenkomplexe verraten, die denjenigen verwandt sind, die wir als Ausdruck der Läsionen des Globus pallidus (= „Paläostriatums") namhaft machen werden; wie denn auch nach den Untersuchungen von MIRTO die Substantia nigra sich entwicklungsgeschichtlich als Abkömmling des Paläostriatums dokumentiert. Die von JELLIFFE und WHITE betonte Ähnlichkeit gewisser Zellen der Substantia nigra mit Elementen des „chromaffinen Systems" läßt die Vermutung zu, daß eine Läsion ausgedehnter Partien dieses mächtigen Gebildes für das Zustandekommen der Sekretionsstörungen (Sialorrhöe, Hyperidrosis) verantwortlich oder mitverantwortlich sein könnte, die bei Mittelhirnerkrankungen gelegentlich vorkommen.

In Krankengeschichten von Patienten mit Tumoren der Hirnschenkelhaube kommen relativ häufig *Gesichtshalluzinationen* vor („hallucinose pédonculaire" von LHERMITTE). CLAUDE, VAN BOGAERT, GABRIELLE LÉVY, QUERCY u. a. versuchen dies durch die Nachbarschaft des Schlafsteuerzentrums zu erklären, das sich der Hirnschenkelhaube frontalwärts anschließt; jene Sinnestäuschungen (die keine wahnhafte Verarbeitung erfahren pflegen!) werden nämlich zur Traumtätigkeit des Schlafenden in Beziehung gebracht. — Sehr selten sind tonische Kontrakturzustände der Musculi levatores palpebrarum infolge irritativer Läsionen (ROUSSY und LÉVY). Daß bei einseitigen Herden Anisokorie zustande kommen kann, wird durch Versuche von INGRAM, RANSON und HANNETT verständlich, welche von den verschiedensten Partien des Tegmentum aus bei elektrischer Reizung Mydriasis erzielen konnten (vgl. oben S. 54).

Bei Zerstörungem im Bereiche eines *Hirnschenkelfußes* kann einerseits die Unterbrechung der Pyramidenbahnen eine *kontralaterale* Hemiplegie des Gesichtes, der Zunge und der Extremitäten, andererseits diejenige der Wurzeln des Oculomotorius eine *homolaterale* Lähmung der von ihm innervierten Augenmuskeln zur Folge haben. Dieses charakteristische Syndrom wird als *Hemiplegia alternans* [1] *superior, sive oculomotoria, sive peduncularis* oder als WEBER*sche Lähmung* bezeichnet (s. Abb. 25, Herd *A*).

Auf dem Schema von Abb. 25 stellen die Kreise Nr. *3* und *4* die Lokalisation zweier konkreter Fälle von Hirnschenkelläsionen dar; ersterer führte (wegen

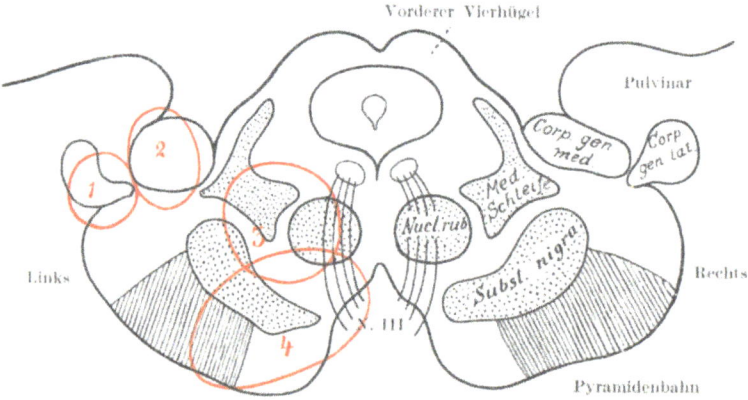

Abb. 25. Schnitt durch das Mittelhirn und die angrenzenden Zwischenhirnpartien mit eingezeichneten Läsionen.

Verletzung der medialen Schleife) zu einer rechtsseitigen Sensibilitätsstörung nebst Beeinträchtigung des linken Oculomotorius, letzterer zu einer WEBERschen Lähmung.

4. Vierhügelsyndrome.

In der „Vierhügelplatte", die, der Hirnschenkelhaube übergelagert, den dorsalen Abschluß des Mittelhirns bildet, liegen auf sehr engem Raume funktionell wichtige Gebilde dicht beieinander: Die Kerne des Oculomotorius, des Trochlearis, die zur akustischen Leitungsbahn gehörende „laterale Schleife", ferner, wie wir weiter unten sehen werden, wichtige Teile der zentralen Sehbahn. Dazu kommen noch die Kontiguitätsbeziehungen zu den dorsalsten Gebilden des Tegmentums: die mediale Schleife und den (zu Cerebellum, Corpus striatum und Rückenmark in engen Beziehungen stehenden) roten Haubenkern. Darum kann eine Läsion dieser Partie gleichzeitig eine Pupillenlähmung, Lähmungen der äußeren Augenmuskeln (und zwar oft *symmetrische Lähmungen einzelner gleichnamiger Muskeln*), Ataxie, Schwerhörigkeit und Sehstörungen hervorgerufen. Ein Frühsymptom der Kompression der Lamina quadrigemina — wie sie besonders durch Tumoren der vorderen Kleinhirnpartien oder der hinteren Abschnitte des dritten Ventrikels zustande kommt — ist der *vertikale*

---
[1] Siehe Fußnote S. 57.

aufrecht gerichtete Nystagmus; seltener beobachtet man unter den gleichen Umständen einen „*Nystagmus retractorius*", wobei der Bulbus wechselweise in die Orbita eingezogen wird und wieder hervortritt. Von den topisch-diagnostischen Merkmalen der Vierhügelläsion wurde bereits erwähnt (s. oben S. 63) die vertikale Blicklähmung („PARINAUDsches Symptom"), die in drei Formen auftreten kann: Nur nach oben, nur nach unten oder nach beiden Richtungen. Erwähnt sei außerdem der „NOTHNAGELsche Symptomenkomplex": Oculomotoriuslähmung auf der Herd-, Hemiataxie auf der Gegenseite.

In engen morphologischen und auch physiologischen Beziehungen zu den Vierhügeln stehen die Corpora geniculata, die allerdings entwicklungsgeschichtlich sich als Angehörige des Zwischenhirns, nicht des Mittelhirns dokumentieren. Der laterale Kniehöcker hängt mit dem vorderen Corpus quadrigeminum, der mediale mit dem hinteren zusammen. Über die Rolle, die sie im zentralen Apparate des Sehens bzw. des Hörens spielen, soll weiter unten (im Großhirnabschnitt) bei der zusammenfassenden Betrachtung der zentralen Seh- und Gehörstörungen gesprochen werden; vorerst erwähnen wir nur, daß von den auf Abb. 25 mit *1* und *2* eingetragenen Herden, der erstere *rechtsseitige homonyme Hemianopsie*, der letztere eine *beiderseitige Herabsetzung der Hörschärfe* zur Folge hat.

5. Thalamussyndrome.

Von den Symptomen, die durch Thalamuserkrankungen hervorgerufen werden, nehmen die *Sehstörungen*, die bei Zerstörung des Pulvinar thalami zustande kommen, entsprechend der Zugehörigkeit dieses hintersten Sehhügelabschnittes zu den „primären Sehzentren" (s. unten) eine Sonderstellung ein. Möglicherweise haben diese Sehstörungen übrigens eine gleichzeitige Schädigung des Corpus geniculatum externum zur Voraussetzung. Es handelt sich um eine *gekreuzte homonyme Hemianopsie*, die sich durch den „negativen" Charakter des Halbseitenskotoms und die Eigentümlichkeit des „überschüssigen Gesichtsfeldes" auszeichnet.

Im übrigen lassen sich die Komponenten des thalamischen Symptomenkomplexes (wie wir ihn durch die Arbeiten von D'ABUNDO, BECHTEREW, BING, BOURDON, BRISSAUD, BRUNS, BYRNES, CARIOT, CHIRAY, CORNELL, DANA, DEJERINE, DIDE, DUROCHEZ, EDINGER, MAX EGGER, GOLDSTEIN, HAŠKOVEC, HEAD, HOLMES, JELLIFFE, DE JONG, LONG, MINGAZZINI, V. MONAKOW, NOTHNAGEL, ROSENBACH, ROUSSY, THOMAS, VINCENT, WALLENBERG u. a. kennenlernten) in folgender Weise gruppieren:

a) Hemihypästhesie. Sie kann die ganze kontralaterale Körperhälfte vom Scheitel bis zur Sohle einnehmen, und zwar scheint dieses Ausdehnungsmaximum durch Läsionen realisiert zu werden, welche den Nucleus externus thalami in seiner Gesamtheit betreffen und meistens noch darüber hinaus in die Nuclei internus und anterior, sowie in das Pulvinar übergreifen. Kleinere Läsionen können zu unvollständigen Hemihypästhesien führen, die sogar bloß die Gesichtshälfte betreffen können, oder den Fuß nebst den distalen Extremitätenpartien. Wo Gesicht und Rumpf betroffen sind, schneidet die Sensibilitätsstörung nicht scharf in der Mittellinie ab, sondern greift etwas darüber hinaus. Im allgemeinen sind die Störungen der Oberflächensensibilität wenig ausgesprochen, indem eine bloße Herabsetzung des Tast-, Schmerz- und Temperaturgefühls, nebst fehlerhafter Lokalisation der applizierten Reize und Erweiterung der WEBERschen Tastkreise zu konstatieren ist. Viel intensiver ist das Defizit im Bereiche der Tiefensensibilität, das an den Gliedmaßenenden sein Maximum zu erreichen pflegt. Besonders schwer betroffen sind der Lage- und Bewegungssinn, die Stereoästhesie, die Druckempfindlichkeit tiefer Teile; weniger intensiv das skeletale Vibrationsgefühl. Merkwürdigerweise ist die Ataxie viel geringer, als man es nach der Stärke der bathyästhetischen Ausfälle erwarten sollte.

Eine Besonderheit gewisser Fälle von Sehhügelläsion, auf die GOLDSTEIN und WALLENBERG aufmerksam gemacht haben, die sog. ,,halbseitige Aufmerksamkeitsstörung" tritt bei der Prüfung der Oberflächensensibilität in folgender Weise zutage. Von tiefen Nadelstichen, Kneifen von Hautfalten, Berührung mit heißen Gegenständen nimmt der Patient zunächst gar keine Notiz; hält man aber seine Aufmerksamkeit durch wiederholte Aufforderung, doch richtig aufzupassen, wach, so erfolgen nunmehr ganz richtige Angaben.

b) Hemiparese. In ,,reinen" Thalamusfällen (ohne Begleitläsionen der inneren Kapsel!) ist sie von geringer Intensität, transitorisch, zeigt zwar gelegentlich Vergesellschaftung mit einer Steigerung der Sehnen- und Knochen- und mit einer Herabsetzung bis Aufhebung der Bauchdeckenreflexe, geht aber nicht mit BABINSKIschem Phänomen und anderen pathologischen Reflexen gleicher Bedeutung (s. unten), noch auch mit Kontrakturen einher. Sie ist dem Herde kontralateral.

c) Hemialgien, Hemihyperästhesien, Hemidysästhesien. Sensible Reizsymptome sind nicht absolut konstant, finden sich aber doch (graduell recht verschieden) in der großen Mehrzahl der Fälle von Thalamussyndrom vor. In den schwersten Fällen handelt es sich um persistierende, äußerst heftige, bald kontinuierliche, bald paroxysmal exacerbierende, selten rein anfallsweise, oft unerträgliche und gegen Antalgetica äußerst refraktäre Schmerzen — gewöhnlich brennenden, reißenden oder bohrenden Charakters. Sie werden in mehr oder weniger ausgedehnte Abschnitte der dem Herde entgegengesetzten Körperseite projiziert. Sie bevorzugen bestimmte Regionen (Stirn, Augenhöhle, Wange, Finger, Zehen), welche oft auch als Sitz einer sog. ,,Hyperpathie" (FOERSTER) imponieren. Letztere Störung unterscheidet sich von der gewöhnlichen Hyperalgesie dadurch, daß sie mit einer Erhöhung der Reizschwelle verbunden zu sein pflegt; sobald aber trotz letzterer eine Berührung zur Wahrnehmung gelangt, geschieht dies unter äußerst schmerzhaften Sensationen, die gewöhnlich brennenden Charakter haben. Auch ein auf die Haut fallender kalter Wassertropfen kann ein starkes schmerzhaftes Hitzegefühl auslösen, ebenso das Trinken kalten Wassers, und selbst optische, akustische, olfactorische Reize sind gelegentlich durch ihre exquisit schmerzhafte Nuancierung ausgezeichnet. Doch kommen auch taktile und thermische Hyperästhesien banalen Gepräges vor, desgleichen Hyperalgesie gegen Nadelspitzenberührung oder Applikation elektrischen Stromes, sowie Überempfindlichkeit gegenüber aktiven und passiven Bewegungen; ferner wird oft über Ameisenlaufen und Prickeln in den schmerzhaften Körperteilen geklagt.

Besonders merkwürdig sind die von HEAD und HOLMES studierten affektiv betonten halbseitigen Dysästhesien. Wird in solchen Fällen eine Nadelspitze von der normalempfindenden Rumpfhälfte über die Mittellinie in die dysästhetische Seite geführt, so gibt der Kranke (auch wenn es infolge Hypästhesie die Nadelspitze selbst nicht spüren kann!) alsbald ein intensives, nicht nur lokales, vielmehr sich über die ganze Körperhälfte erstreckendes Unbehagen, sowie ein Angstgefühl an; er zeigt auch dem gesetzten Reize ganz unproportionierte motorische Reaktionen (Grimassieren, Abwehr- und Fluchtbewegungen usw.). Noch merkwürdiger war die gelegentliche Feststellung, daß ein solcher Patient auf eine ihn gemütlich affizierende Einwirkung (z. B. den Vortrag eines ergreifenden Gesanges) mit denselben halbseitigen (und auch psychisch intensiv unlustbetonten) Störungen des Allgemeingefühls reagierte.

d) Hemiathetose, Hemichorea. Diese (auf der dem Sehhügelherde entgegengesetzten Körperseite auftretenden) Hyperkinesen, beschränken sich zwar meistens auf die Hand und die Finger, etwa auch noch den Fuß und die Zehen, haben aber im übrigen dieselben klinische Erscheinungsweise wie die entsprechenden striären Phänomene (s. unten S. 67 f.). Am häufigsten ist der rein athetotische, weniger häufig der choreo-athetotische, recht selten der rein choreatische Bewegungstypus. Da derartige Zwangsbewegungen nur bei einem Teil der Fälle von Thalamussyndrom zur Beobachtung gelangen (und zwar namentlich dann, wenn der antero-dorsale Sehhügelbezirk lädiert ist), hat man sich gefragt, ob es sich wirklich um echte Thalamussymptome handle, nnd nicht um das Resultat von Begleitläsionen im Bereiche des Putamino-Caudatum. Doch ist durch anatomisch gut untersuchte Fälle (BISCHOFF, BOUTTIER-BERTRAND-MARIE, HERZ, MALAN-CIVALLERI, MURATOW) der Nachweis erbracht worden, daß athetotische und choreatische Hyperkinesen auch bei völlig intaktem Neostriatum im Rahmen des thalamischen Syndroms vorkommen können.

e) Beeinträchtigung der „Psychoreflexe". Ebenfalls nur in einem Teil der Fälle von Thalamussyndrom (meines Erachtens hauptsächlich bei Erkrankung der vordersten Sehhügelpartie) zeigt sich das paradoxe Phänomen, daß der Patient beim spontanen Lachen oder Weinen eine kontralaterale untere Facialisparese zeigt, während bei der üblichen Prüfung der Facialisfunktion — Mundspitzen, Zähne zeigen, Backenaufblasen, Pfeifen usw. — kein Innervationsausfall nachweisbar ist.

Physiopathologisches. Die „halbseitige Aufmerksamkeitsstörung" erklärt WALLENBERG durch die Läsion der Fibrae cortico-thalamicae, denen die Aufgabe zukommt, die Thalamuskerne — also die Hauptstationen zwischen den perzipierenden Endapparaten und dem Organ des Bewußtseins — gegenüber den Eindrücken der Außenwelt zu „sensibilisieren". Für K. GOLDSTEIN dagegen handelt es sich nur um eine Teilerscheinung der für Sehhügelläsionen charakteristischen, viel umfassenderen Störung, die er als Beeinträchtigung der „Einstellinnervation" bezeichnet. Er erblickt nämlich im Thalamus den receptorischen Teil eines im Dienste dieser generellen Funktion stehenden Apparats, als dessen effektorischen Teil er das Corpus striatum mit seinen Anhangsgebilden (Nucleus Luysii, Substantia nigra, Nucleus ruber usw. anspricht. Die „affektbetonten Dysästhesien sind für GOLDSTEIN Ausdruck der Veränderung, welche bei Sehhügelläsionen (wohl infolge des dadurch bedingten Wegfalls corticaler Regulierungen) die Einstellvorgänge auf die Psyche erfahren sollen. Da die „Einstellinnervation" auch auf motorischem bzw. psychomotorischem Gebiete ausgeübt werde, sei auch die Aufhebung der „Psychoreflexe" als gelegentliche Teilerscheinung des thalamischen Syndroms dem Verständnis nähergerückt, und es habe auch den Anschein, als ob Prozesse in der Nähe dieses thalamischen Reflexapparates für das Zwangslachen und Zwangsweinen (s. unten) verantwortlich zu machen seien. — Was die athetotisch-choreatischen Hyperkinesen anbelangt, so soll auf deren Pathogenese erst bei Betrachtung der striären Syndrome hingewiesen werden.

6. Extrapyramidale Syndrome.

Die Gesamtheit der motorischen Kerne, nebst deren afferenten und efferenten Faserkomplexen, die in den subcorticalen und subthalamischen Regionen gelegen und von den Pyramidenbahnen unabhängig sind, faßt die Neurologie unter der Bezeichnung des *„extrapyramidalen Systems"* oder des *„Extrapyramidiums"* zusammen. Es handelt sich dabei im wesentlichen um das *Corpus striatum* (mit seinen Unterabteilungen Nucleus caudatus, sowie Putamen und Globus pallidus nuclei lenticularis) nebst einigen demselben beigeordneten kleineren Ganglien, namentlich *Nucleus ruber tegmenti, Substantia nigra Soemmeringi, Corpus subthalamicum Luysii, Nucleus Deiters.*

Über die physiopathologische Bedeutung der Läsionen des *Corpus striatum* waren bis in die neueste Zeit hinein die Anschauungen ebenso lückenhaft wie widersprechend. Auch heute sind wir noch nicht zu ganz abgeklärten Kenntnissen über die in Frage kommenden Symptomenkomplexe gekommen, aber immerhin zur Umschreibung und Isolierung von Symptomenkomplexen, deren striäre Natur keinem Zweifel mehr unterliegen kann („Striatosen"). Diese Förderung verdanken wir den Arbeiten von BOSTROEM, CORNIL, FOIX und NICOLESCO, H. C. HALL, R. HUNT, A. JAKOB, F. H. LEWY, LHERMITTE, LOTMAR, FEDELE NEGRO, SPATZ, STERTZ, STRÜMPELL, TRÉTIAKOFF, C. und O. VOGT, S. K. WILSON u. a.

Es ist die pathologisch-anatomische und klinische Durchforschung einer Reihe von Krankheiten „sui generis", welche uns diese Erkenntnisse vermittelt hat (Studium der „Degeneratio lenticularis progressiva", der „Pseudosklerose", des „Status marmoratus" und „Status fibrosus corporis striati", der Paralysis agitans, des Parkinsonismus infolge Encephalitis epidemica, der Torsionsspasmen usw.). Immer noch fördert das Eindringen in die Physiopathologie solcher Syndrome neue Erkenntnisse zutage; darum kann hier nur eine grobe Skizze des vorerst mit Sicherheit oder doch größter Wahrscheinlichkeit Eruierten gegeben, und muß das noch allzu Kontroverse beiseitegelassen werden.

In erster Linie wissen wir, daß Läsionen des *Globus pallidus* (also des phylogenetisch ältesten Streifenkörperanteiles = Paläostriatum) eine Zunahme des Muskeltonus zur Folge haben, die sich im klinischen Bilde der sog. „extrapyramidalen Rigidität" äußert. Diese unterscheidet sich in bemerkenswerter Weise von einem anderen, später zu besprechenden Typus der Muskelstarre, den wir als „pyramidale Spastizität" bezeichnen (s. unten), durch negative und positive Kriterien.

Alle für Affektionen der corticospinalen Neurone charakteristischen pathologischen Reflexe sind dem extrapyramidalen Typus der Muskelstarre fremd, der am ausgesprochensten in die Erscheinung zu treten pflegt, wenn neben dem Globus pallidus auch die *Substantia nigra Soemmeringi* (ein, wie MIRTO gezeigt hat, phylogenetisch vom Globus pallidus abgesprengtes Gebilde!) zugrunde geht, was namentlich bei PARKINSONscher Krankheit und encephalitischem Parkinsonismus eintritt. Also kein BABINSKIscher, MENDEL-BECHTEREWscher, ROSSOLIMOscher, OPPENHEIMscher, GORDONscher Reflex, kein Fuß-, Patellar-, Handgelenkklonus usw. Dagegen besteht eine mehr oder weniger hochgradige Störung der „reziproken Innervation" von SHERRINGTON, gekennzeichnet durch die mangelnde Innervationsbereitschaft und die Nachdauer des Kontraktionszustandes, die Bewegungsarmut, pseudokataleptische Erscheinungen, eine eigentümliche Trepidation der Beugemuskeln bei langsamer passiver Streckung der Extremitäten („Zahnradphänomen" von NEGRO, von NÓVOA SANTOS myographisch analysiert). Häufig findet sich das „paradoxe Fußphänomen" von WESTPHAL: Bringt man den Fuß des Patienten in Extensionsstellung (Dorsalflexion), so spannen sich dabei, obwohl ihr Ursprung und ihre Insertion einander genähert werden, die Streckmuskeln stark an, so daß der Fuß längere Zeit in der ihm gegebenen Stellung verharrt. Mit diesem Phänomen hat BING die sog. „Akathisie" von HAŠKOVEC in Zusammenhang gebracht, indem er die Unfähigkeit solcher Patienten längere Zeit die gleiche Stellung einzuhalten (namentlich aber sitzenzubleiben) aus der bei gewissen Positionen zunehmenden Muskelstarre ableitete. Die „Kinesia paradoxa" (SOUQUES) ist dadurch gekennzeichnet, daß extrapyramidalrigide Individuen, trotz äußerst stark behinderten Gehens, zeitweise eines raschen Laufens und sogar des Überspringens von Hindernissen fähig sind. Auch abgesehen von so extremen Fällen sind bei extrapyramidaler Rigidität die automatisierten Bewegungen stets viel stärker betroffen, als die bewußt beabsichtigen; so ist der Wegfall der Pendelbewegungen der Arme bei der Lokomotion geradezu ein Frühsymptom solcher Zustände. Weiter erwähnen wir die „Mikrographie" (BING, FROMENT, LAMY und BÉRIEL, OTTORINO ROSSI, L. SCHNYDER): Beim Schreiben werden die Buchstaben immer kleiner und kleiner, oder sie tragen von Anfang an den

Charakter eines mikroskopischen Gekritzels. Endlich sind als gelegentliche Begleiterscheinungen der extrapyramidalen Rigidität namhaft zu machen: Der PUUSEPPsche Kleinzehenreflex (langsame Kleinzehenabduktion bei leichtem Bestreichen des äußeren Fußrandes); der SCHRIJVER-BERNHARDsche Reflex (Zehenbeugung bei Perkussion der vorderen Unterschenkelfläche); die SÖDERBERGHschen Druckreflexe (langsame Muskelkontraktionen beim Bestreichen von Knochen- und Periostbezirken mit der stark drückenden Fingerbeere, z. B. Flexion des Daumens beim Abwärtsstreichen längs des Radius).

Die extrapyramidale Starre mitsamt ihren Begleiterscheinungen wird auch als das „hypertonisch-hypokinetische Syndrom" oder (nach STRÜMPELL) als der „amyostatische Symptomenkomplex" bezeichnet. FARNELL und GLOBUS, KNUD KRABBE, R. MOURGUE, S. A. K. WILSON u. a. haben auf gewisse Analogien dieser klinischen Bilder mit den Ergebnissen der 1896 vorgenommenen Mittelhirndurchtrennungen SHERRINGTONs hingewiesen, nach welchen die Versuchstiere in den Zustand der sog. „decerebrate rigidity" gelangten. Eine Identität beider Zustände ist freilich von der Hand zu weisen; hat doch DELMAS-MARSALET auf deren differentes pharmakologisches Verhalten hingewiesen: So hat Scopolamin, das die PARKINSONsche Rigidität stark herabsetzt, auf die „Enthirnungsstarre" keinen Einfluß.

Nach WILSON wäre die extrapyramidale Rigidität dem Wegfall einer Inhibition zuzuschreiben, welche der Globus pallidus via Thalamus, motorische Rinde und Pyramidenbahnen auf die motorischen Kerne des Rückenmarkes ausübte. Auch BERNIS, VAN BOGAERT, DELMAS-MARSALET, DONAGGIO, RADEMAKER, SCHALTENBRAND, SPIEGEL, WARNER und OLMSTEAD sind der Ansicht, daß die von den Stammganglien ausgehende Innervation sich nicht direkt, sondern nur durch Vermittlung des Cortex cerebri auf den Muskeltonus, die Körperhaltung, die Bewegungen- und Mitbewegungen auswirke. Viel wahrscheinlicher ist aber folgende Erklärung (BING): Der Globus pallidus übt seine Tonushemmung — durch Fasern der Ansa lenticularis — auf den roten Haubenkern aus, der ja die wichtigste Etappe im großen Reflexbogen des Kleinhirntonus darstellt (Hinterwurzeln → CLARKEsche Säulen → Spinocerebellarbahn → Kleinhirn → Nucleus ruber → Rubrospinalbahn → motorische Rückenmarkszellen; siehe im Abschnitt „Kleinhirn"). Wird diese Hemmung aufgehoben, so resultiert ein Überhandnehmen dieses *cerebello-rubralen* Tonus, das ein ganz anderes Bild ergibt, als die pathologische Steigerung des *spinalen* Reflextonus (Hinterwurzeln → Vorderwurzeln), wie sie durch Pyramidenausschaltung in Erscheinung tritt. Nach KURÉ, OKINAKA, KAWAGUZI und SHIBA enthalten die spinalen Vorderwurzeln eine von deren übrigen motorischen Fasern differenzierbare Kategorie feiner markhaltiger Elemente, die als die Anschlußneurone von extrapyramidalen Bahnen aufzufassen seien und nicht aus Zellen der Vorderhörner, sondern aus solchen zwischen grauer Commissur und Seitenhorn stammen sollen.

Eine wichtige Rolle in der Physiopathologie der Stammganglien spielen die *extrapyramidalen Hyperkinesen*, unter welchen die choreatischen und athetotischen Automatismen die größte Bedeutung beanspruchen.

Bei der *Chorea* handelt es sich um zappelnde Zwangsbewegungen von zwar koordiniertem, aber zwecklosem und zweckwidrigem Charakter, die nichts Rhythmisches an sich haben, und als eine beständige Ruhelosigkeit der beteiligten Gliedmaßen imponieren (an denen meistens eine muskuläre Hypotonie deutlich nachweisbar ist); der vom Griechischen χορός = Tanz abgeleitete Name ist insofern zutreffend, als bei Ergriffensein der Unterextremitäten die Gangart des Patienten in ein Hüpfen und Tänzeln ausarten kann. Die *Athetose* (ἄθετος = ruhelos) dagegen ist gekennzeichnet durch unwillkürliche Bewegungen trägen, wurmartigen, oft rhythmischen oder iterierenden Charakters, die, besonders an den Fingern und Zehen, eigenartige, im Sinne abnormer Hyperextension verlaufende Gelenkhaltungen zustande bringen und gewöhnlich von wechselweiser Tonussteigerung und -minderung (Spasmus mobilis) begleitet werden.

Chorea und Athetose sind in ihrer Natur als extrapyramidale Symptome durch Arbeiten von ALZHEIMER, HOMÉN, R. HUNT, JAKOBSOHN, JELGERSMA, LHERMITTE, P. MARIE, ORZECHOWSKI, ROUSSY, STECK, C. und O. VOGT,

Winkler, Zingerle und zahlreiche andere Autoren als extrapyramidale Symptome sichergestellt worden. Wir sind ihnen schon bei der Betrachtung des Thalamussyndroms begegnet, doch stehen sie in der überwiegenden Mehrzahl der Fälle mit Läsionen des „Neostriatums" im Zusammenhange (d. h. der entwicklungsgeschichtlich zusammengehörigen Gebilde: Nucleus caudatus und Putamen nuclei lentiformis, „segment putamino-caudé" der Franzosen); eine weitere kleinere Gruppe von Beobachtungen beweist, daß die Chorea auch durch Läsionen des Mittelhirns, sowie seiner Verbindungen mit dem Kleinhirn, auch ohne nachweisbare Mitbeeinträchtigung des Striatums zur Entwicklung gelangen kann.

Was nun aber die striären Fälle betrifft, so haben Bing und Stertz aus den pathologisch-anatomischen Befunden der obenerwähnten Autoren, denen noch Cassirer, Conos, Kleist, Oppenheim, Richter, Thomalla, Walshe, Westphal, Wimmer u. a. beigefügt werden könnten, den Schluß gezogen, daß Affektionen des Putamen mehr zu choreatischen, solche des Nucleus caudatus mehr zu athetotischen Automatismen (sowie den damit verwandten „Torsionsspasmen", Paradigma „Dystonia musculorum progressiva") zu führen pflegen. Es ist dagegen bisher unmöglich gewesen, durch den Tierversuch der feineren Lokalisation dieser Hyperkinesen näherzukommen (Jos. Littmann).

Chorea und *Athetose* wurden nach einer älteren Anschauung (die zuerst Kahler und Pick vertraten, und die dann später von Dejerine, Greidenberg, Kolisch, von Monakow, Roussy u. a. ausgebaut wurde), entweder auf eine direkte Irritation der Pyramidenbahnen durch einen Krankheitsherd bezogen, oder aber man nahm an, daß von letzterem aus der Reizvorgang sich zunächst bis zur Hirnrinde ausbreite, die erst sekundär den Bewegungsimpuls durch die corticospinalen Bahnen im Rückenmark weiterleite. Heute aber ist durch Arbeiten von G. Anton, Rob. Bing, K. Goldstein, A. Souques, Cécile und Oskar Vogt, S. A. Kinnier Wilson u. a. erwiesen, daß es sich bei jenen Hyperkinesen um „Enthemmungserscheinungen" („release phenomena", „phénomènes de relâchement, de libération") handelt. Der phylogenetisch alte Anteil des Corpus striatum („Paläostriatum" von Ariëns Kappers) ist nämlich als ein Dépôt automatisch in Erscheinung tretender Bewegungsimpulse aufzufassen, das die zur Produktion dieser letzteren nötige Energie aus der großen Schaltstation der gesamten Körpersensibilität, d. h. aus dem Thalamus opticus erhält, da er keine *primären* motorischen Leistungen ausübt (v. Economo, v. Monakow, Felix Stern u. a.). Diese „Akkumulatortheorie" (Bing) faßt aber wohlverstanden nur die Verhältnisse beim Menschen im Auge, haben wir doch schon oben (S. 55) betont, daß z. B. bei den Vögeln das Corpus striatum den Träger der wesentlichen Großhirnfunktionen darstellt. Beim Menschen nun übt der phylogenetisch junge Überbau des „Neostriatum" auf die automatische Motorik des Pallidum eine Hemmung aus, und seine Ausschaltung durch einen pathologischen Prozeß führt zu einer Liberierung jener unwillkürlichen Bewegungsphänomene. In diesem Zusammenhange sei auch an die Spontanbewegungen durchaus choreatisch-athetotischen Charakters erinnert, welche M. Minkowski an durch Abortus zur Welt gekommenen Embryonen des 4.—5. Schwangerschaftsmonates festgestellt hat; die Entwicklung des Gehirns ist eben in diesem relativ frühen Stadium der Ontogenese noch nicht so weit gediehen, daß der hemmende Einfluß des Putamino-Caudatum auf das Pallidum zur Geltung gelangen könnte. In den athetotischen Bewegungsautomatismen erblicken übrigens Foerster, Klaatsch, Minkowski, Wartenberg u. a. phylogenetisch alte Motilitätskomplexe (z. B. Kletterbewegungen, wie sie bei Affen vorkommen, sog. „pithekoider Haltungs- und Bewegungstypus."). Endlich wollen wir noch erwähnen, daß die großhirnlosen Hunde von Goltz und Rothmann, worüber wir im experimentalphysiologischen Großhirnabschnitt berichten werden (s. unten), zahlreiche Automatismen aufweisen.

Enge Beziehungen scheinen in lokalisatorischer Hinsicht zwischen Chorea und *Myoklonie* zu bestehen. Dies ist durch die gelegentliche Kombination beider Phänomene, besonders im Verlauf der Encephalitis epidemica wahrscheinlich gemacht; mehr können wir vorläufig nicht sagen. Unter Myoklonie verstehen wir bekanntlich blitzartige, unwillkürliche Zuckungen in gewissen Muskeln, die gewöhnlich zu keinem, oder zu einem nur sehr geringen Bewegungseffekt führen. Dagegen ist noch fraglich, ob der *Tremor* (gewöhnlich rhythmisch und langsam, gelegentlich charakteristische Formen annehmend, wie sie im klinischen Teile dieses Buches bei der Paralysis agitans geschildert werden), der eine so häufige Begleiterscheinung extrapyramidaler Syndrome darstellt, ebenfalls ein Stammgangliensymptom ist. Die Konfrontierung klinischer und pathologisch-anatomischer Befunde durch GORDON HOLMES, S. A. K. WILSON u. a. weist, in Übereinstimmung mit den oben (S. 52) erwähnten Tierversuchen von KARPLUS und ECONOMO mit viel größerer Wahrscheinlichkeit auf den wohl meistens mitaffizierten Nucleus ruber tegmenti hin.

Als striäre Enthemmungsphänomene circumscripter Lokalisation treten auf Grund umschriebener Läsionen des Putamino-Caudatum (wofür zuerst CASSIRER und JAKOB den, seither vielfach bestätigten, autoptischen Beweis erbrachten) *lokale Muskelspasmen* und *Tics* in ungemeiner Vielgestaltigkeit auf. Es handelt sich hierbei z. B. um Fälle von Caput obstipum spasticum, von Tic facial, von postencephalitischen Respirationskrämpfen und Schauanfällen (BIELSCHOWSKY, BING, FOERSTER, GERSTMANN, MARIA KÜHNE, PICK, RICHTER, RUNGE, SCHILDER, STRAUS, THOMALLA OSKAR VOGT, WARTENBERG, WILDER u. a.). Selbst gewisse Formen des Schreibkrampfes gehören hierher (MAGALHÃES LEMOS). Komplizierte und weite Gebiete der Skeletmuskulatur ergreifende, stereotype Hyperkinesen ticartiger Natur haben PIERRE MARIE, BINET und GABRIELLE LÉVY beschrieben, ebenso GAMPER und UNTERSTEINER, FALKIEWICZ und ROTHFELD.

Weiter wäre zu erwähnen der (früher mit Chorea und Athetose vielfach identifizierte) sog. *Ballismus,* der aber keineswegs in zappelnden, torquierenden oder „tintenfischartigen" Zwangsbewegungen besteht, sondern sich in heftigsten Schleuderbewegungen der Extremitäten einer Körperseite („Hemiballismus") oder beider Körperseiten („Biballismus") manifestiert. Durch die anatomischen Untersuchungen von ECONOMO, FISCHER, JAKOB, KASHIDA, PURDON MARTIN, PELNAŘ, SÁNTHA, SIKL, SPATZ u. a. wissen wir, daß es sich dabei um eine Ausfallserscheinung des in der Regio subthalamica des Mittelhirns gelegenen Corpus Luysii handelt (das merkwürdigerweise, wie die oben, S. 54 erwähnten Versuche von F. H. LEWY und SHINOSAKI gezeigt haben, auch noch ganz andere, nämlich pupillenerweiternde Funktionen ausübt!). LHERMITTE, SÁNTHA, sowie RAKOWITZ haben den Beweis erbracht, daß die Physiopathologie dieses Phänomens unter Ausschaltung jedes irritativen Momentes auf ein Freigeben von extrapyramidalen Impulsen hinausläuft.

Auf einfache und stets gesetzmäßig ablaufende extrapyramidale Hyperkinesen sind, nach den Untersuchungen HERMANN ZINGERLEs, die sog. „*Automatosen*" zurückzuführen, die sich bei Patienten mit gewissen Großhirnläsionen durch die Ausführung bestimmter Bewegungen auslösen lassen. Es handelt sich dabei um bizarre und groteske Bewegungsfolgen, die z. B. bei einseitiger Affektion des Stirnlappens im Anschluß an das Zukneifen der Augen zur Abwicklung gelangen können (ein- oder beidseitig). Früher hielt man sie vielfach als Ausdruck einer dem organischen Symptomenkomplex „aufgepfropften" Hysterie. — Gleichfalls in einer Stirnhirnläsion zu suchen ist das anatomische Substrat eines anderen extrapyramidalen Enthemmungsphänomens, das als „*Zwangsgreifen*" und „*Nachgreifen*" („*grasping*" and „*groping*" von ADIE und CRITCHLEY) bezeichnet wird, und dessen Physiopathologie durch F. W. BREMER, JULIAN CASPER, S. GOLDFLAM und P. SCHUSTER aufgeklärt wurde. Dabei folgt, unter Greifbewegungen, die Hand des Patienten, „wie von einem Magneten angezogen", jedem ihr nahegebrachten und dann allmählich entrückten Gegenstande. Nicht zu verwechseln ist dieses Symptom mit dem, gleichfalls bei Stirnhirnherden gelegentlich auftretenden, sog. „*Greifreflex*", „*réflexe de préhension*": Berührung der Vola manus auf der dem Krankheitsherde gleichseitigen Hand löst dabei einen unwillkürlichen festen Handschluß aus. Es handelt sich anscheinend um den Ausdruck einer Isolierung der gesund gebliebenen Hemisphäre von inhibierenden Einflüssen der lädierten Großhirnhälfte, doch ist es nicht sichergestellt, ob dabei pyramidale oder extrapyramidale Apparate enthemmt werden.

Viele Affektionen des Corpus striatum vergesellschaften sich natürlich, infolge der engen nachbarschaftlichen Beziehungen, mit mehr oder weniger ausgesprochenen Pyramidensymptomen; es ist dies beispielsweise bei der Pseudobulbärparalyse durch multipel-symmetrische miliare Herdchen im Bereiche der Stammganglien der Fall. Bei diesem Krankheitszustande beobachtet man häufig eine eigentümliche Störung der Harnentleerung, die *automatische Inkontinenz*. In annähernd gleichen Intervallen wird ein und dieselbe Urinmenge plötzlich, im Strahl (also aktiv) und ohne Zutun des Willens entleert, während die Fähigkeit zur willkürlichen Blasenentleerung aufgehoben ist. Es dürfte sich um das Inaktiontreten bilateraler Zentren für automatische Blasenentleerung handeln, als Folge der Loslösung des Corpus striatum von der corticalen Kontrolle (BING, HOMBURGER).

7. Hypophysäre und epiphysäre Syndrome.

Dem Zwischenhirn gehören zwei Gebilde an, deren Einbeziehung in pathologische Prozesse zu äußerst charakteristischen Symptomenkomplexen führen kann, auf deren nähere Betrachtung an dieser Stelle aber nicht einzugehen ist, weil sie in Band IV dieses Handbuches unter den Erkrankungen der Drüsen mit innerer Sekretion abgehandelt werden. Es handelt sich um die endokrinen Apparate des Gehirns, die als *Hypophysis* und *Epiphysis cerebri* der Regio subthalamica dorsal und ventral angeschlossen sind.

Hier soll es sich nur um eine kursorische Erwähnung jener Syndrome handeln. Die zu „*Hyperpituitarismus*" führenden Affektionen der Hypophyse erzeugen verschiedene klinische Bilder, je nachdem Kinder oder Erwachsene die dystrophischen Folgeerscheinungen der Überproduktion von Hormonen der Pars glandularis aufweisen. „Präadolescenter" Hyperpituitarismus führt zu Riesenwuchs (*hypophysärer Gigantismus* von BRISSAUD), wobei außerdem die Genitalien rudimentär zu bleiben, und auch die sekundären Geschlechtscharaktere (Bart, Pubes) nicht zur Entwicklung zu gelangen pflegen. „Postadolescenter" Hyperpituitarismus äußert sich dagegen im unverkennbaren Bilde der 1885 von PIERRE MARIE isolierten und benannten *Akromegalie;* auch hier gehen sexuelle Störungen neben den skeletalen einher (Amenorrhöe, Sterilität, Atrophie der Mammae, der männlichen Genitalien, Impotenz usw.).

Bei den zu hypophysärem Riesenwuchs und zu Akromegalie führenden Läsionen handelt es sich großenteils um rein hyperplastische Tumoren (sog. „Strumen") des Hirnanhanges, ferner um Adenome mit allen Übergängen zum Adenocarcinom und Carcinom. Bei diesen Adenomen handelt es sich meistens, wie BENDA und FISCHER gezeigt haben, um „*eosinophile*" Geschwülste des Hypophysenvorderlappens. Ein ganz anderes Bild ergibt die neoplastische Wucherung von dessen „*basophilen*" Drüsenzellen. Dieses erst 1932 bekanntgewordene Syndrom trägt den Namen seines Entdeckers: CUSHINGsche *Krankheit*. Es setzt sich zusammen aus folgenden Krankheitserscheinungen: 1. Fettansatz, besonders im Gesicht, am Hals und am Rumpf; 2. Hyperglobulie mit dunkler Rötung des Integuments, auf welchem purpurfarbene Striae auftreten, sowie hämorrhagische Diathese; 3. Hypertrichose; 4. Osteoporose, besonders im Bereiche der Wirbelsäule; 5. Rückenweh und Leibschmerzen; 6. Schwächegefühl, rasche Ermüdbarkeit, depressive Stimmung. Es können noch weitere Symptome hinzukommen, wie Amenorrhöe, Impotenz, Exophthalmus, Tachykardie, Blutdruckerhöhung, Diabetes, Akrocyanose u. a. m.

Das Gegenstück zum Hyperpituitarismus stellt die Hypophyseninsuffizienz dar, der „*Hypopituitarismus*". Dieser tritt z. B. in Erscheinung nach Verletzung der „Sella turcica"-Gegend, bei degenerativen Atrophien, rein destruktiv wirkenden Neoplasmen (wie etwa den sog. „chromophoben" Adenomen), serösen Meningitiden der mittleren Schädelgrube. Sein klinisches Bild scheint sich klinisch verschieden zu verhalten, je nachdem nur die Pars glandularis affiziert ist, oder aber die Gesamthypophyse (wie es z. B. bei atrophischen Prozessen gelegentlich zutrifft). Im ersteren Falle kommt es zur *Degeneratio adiposogenitalis* (FRÖHLICHsche Krankheit, ,,hypophysärer Eunuchismus"), mit klinischen Varianten je nach dem Zeitpunkt des Einsetzens, und gelegentlicher Kombination der ,,präadolescenten" Formen mit Zwergwuchs *(hypophysärem Nanismus)*; im letzteren Falle zur *hypophysären Kachexie* (SIMMONDS u. a.).

Eine große Anzahl von sonstigen Syndromen, die mit mehr oder weniger überzeugender Begründung mit Läsionen der Hypophyse in Zusammenhang gebracht wurde, kann hier nicht zur Darstellung gelangen. Wir begnügen uns mit einigen summarischen Hinweisen: Die ,,*Cutis verticis gyrata*" (= ,,pachydermie occipitale vorticillée"), eine seltene Erkrankung der Kopfschwarte, soll nach ADRIAN enge Beziehungen zur Akromegalie haben. Das *Syndrom von* RÉNON-DELILLE (Blutdrucksenkung, Tachykardie, Oligurie, Insomnie, Hyperidrosis, Intoleranz gegen Hitze) wird wegen der angeblichen Heilbarkeit durch Hypophyseneinverleibung dem ,,Dyspituitarismus" zugerechnet. Als LAURENCE-BIEDLsches Syndrom bezeichnet man die Kombination von Degeneratio adiposo-genitalis mit Idiotie und Retinitis pigmentosa. Die SCHÜLLER-CHRISTIANsche Krankheit (in deren Syndrom das Bild der Degeneratio adiposo-genitalis meist die erste Stelle einnimmt) wird auf eine *sekundäre* Schädigung der Hypophyse — und des benachbarten Tuber cinereum — durch die (in diesen Gebilden autoptisch nachgewiesenen!) Lipoidherde zurückgeführt. In Beziehungen zur Hypophyse wird auch der Symptomenkomplex der ,,*Arachnodaktylie*" gebracht: Exzessives Längenwachstum der Hände und Füße, ,,Spinnenfinger", hochgradige Magerkeit, geringe Muskelentwicklung, Scapulae alatae, Mißbildungen des äußeren Ohres, Herzgeräusche, herabgesetzter Grundumsatz, oft auch okuläre Anomalien, wie Irisschlottern, Linsenluxation, Megalocornea usw. (ORMOND, WEVE, THADEN u. a.). Der sog. ,,*magere Dyspituitarismus*" (CUSHING), sowie verschiedene Erscheinungsformen des Infantilismus, ja sogar eigenartige Gemische von Infantilismus und Praecocitas, sind häufig ein Symptom der ,,Kraniopharyngiome", die von der embryonalen Anlage (,,RATHKEsche Tasche) des Hypophysenvorderlappens ausgehen.

Die *Epiphysis cerebri*, *Glandula pinealis* ist als eine Blutdrüse anerkannt worden, deren Hormone während der Kindheit von wesentlichem Einflusse auf die geistige und körperliche Entwicklung sind, und deren Erkrankung *(,,Dyspinealismus")* zu abnormem Längenwachstum des Körpers, Hyperplasie der Genitalien, sexueller und geistiger Frühreife, ungewöhnlichem Haarwuchs usw. führt (OESTREICH, SLAVYK, FRANKL-HOCHWART, RAYMOND, CLAUDE u. a.).

8. Hypothalamische Syndrome.

Wenn im folgenden eine Skizze der hauptsächlichen physiopathologischen Verhältnisse des Hypothalamus gegeben wird, so dürfen wir uns nicht verhehlen, daß sich unsere Angaben nur zum allergeringsten Teile auf schlüssige Konfrontierung klinischer Feststellungen und pathologisch-anatomischer Befunde zu stützen vermögen. Vielfach sind wir genötigt, die oben (S. 54 f.) erwähnten Ergebnisse der experimentellen Physiologie in reichlicherem Maße zu Analogieschlüssen heranzuziehen, als uns lieb ist; auch Konjekturen aus onto- und phylogenetischen, sowie kern- und faseranatomischen Tatsachen müssen hier und da an die Stelle gesicherter topisch-diagnostischer Erkenntnisse treten. Mit diesen Einschränkungen aber läßt sich vorerst etwa folgendes festhalten.

Durch eine Erkrankung in der Gegend der sog. infundibularen Kerne (d. h. des Tuber cinereum und der caudal von demselben gelegenen Corpora mamillaria) kann eine Polyurie hervorgerufen werden, die sich mit Polydipsie und erheblicher Steigerung der Urinmenge (Diabetes insipidus) vergesellschaftet (CLAUDE und LHERMITTE, BERINGER und GYÖRGY, PARHON, BALLIF und MARSA u. a.).

Daß die Glykosurie, die als Begleiterscheinung der Akromegalie und anderer Hypophysenaffektionen, aber auch bei basalen luischen Prozessen, Schädelbasisfrakturen u. a. m. nicht selten zur Beobachtung gelangt, auf einer Läsion (irritativer Art?) der diencephalen Zentren für den Kohlehydratstoffwechsel beruht (CAMUS, GOURNAY, LE GRAND, LESCHKE, ROUSSY, s. oben S. 54), ist mit großer Wahrscheinlichkeit anzunehmen.

Nachdem ERDHEIM darauf hingewiesen, daß pathologische Vermehrung des Unterhautfettgewebes, wie sie z. B. im Rahmen der Hypophysenpathologie die „Dystrophia adiposo-genitalis" kennzeichnet, auch bei histologisch vollkommen normaler Hypophyse vorkommt (weshalb es plausibel sei, die Affektion eines der Hypophyse benachbarten Zentrums an der Zwischenhirnbasis dafür verantwortlich zu machen), bekennt sich heute wohl die Mehrzahl der Autoren zu dieser Ansicht. Hochgradige Vermehrung der subcutanen Adipogenese ist mehrfach bei Tumoren, meningitischen, encephalitischen, traumatischen (Schädelbasisfraktur, Eindringen eines Projektils in die Infundibulargegend) Läsionen in der Umgebung des III. Ventrikels ohne Beeinträchtigung des Hirnanhanges festgestellt worden, so von BARTELS, GOLDSTEIN, LUCE, MADELUNG, NONNE, SALKE. Zu analoger Interpretation scheinen auch die Fälle halbseitiger Störung des Fettansatzes aufzufordern, wie sie BARTOLOTTI, DZIEMBROWSKI und L. R. MÜLLER geschildert haben, ferner Fälle von Lipodystrophie (Schwund des Panniculus adiposus in der oberen, extreme Adipositas in der unteren Körperhälfte), die als Folgezustände von epidemischer Encephalitis zur Ausbildung gelangten (BÜCHLER, v. SARBÓ).

Läsionen in der Gegend des Infundibulums und des Tuber cinereum sind von FERDINAND MOREL bei dem als „Hyperostosis frontalis interna" bekannten Zustande festgestellt worden, der (abgesehen von den vielleicht auf Störungen des Kalkstoffwechsels beruhenden Osteophyten auf der Innenfläche des Stirnbeins) durch folgende Symptome charakterisiert ist: Gewaltiger Fettansatz, besonders an den Gliedmaßenwurzeln, Schlafstörungen, Polyphagie und Polydipsie, Muskelschwäche, statische Störungen — wozu sekundär Kopfschmerzen und epileptiforme Anfälle kommen können.

Blutungen in den III. Ventrikel, Hydrocephalie im Bereiche des Infundibulums, Tumoren des Hypothalamus, sklerotische Zwischenhirnherde u. a. das Diencephalon tangierende Läsionen können mit Hyperthermie einhergehen, gelegentlich aber auch mit abnorm niedrigen Körpertemperaturen (BARTELS, MAMMELE, REICHARDT, STETTNER u. a.). Die im Anschluß an Encephalitis epidemica auftretenden Atemstörungen (Anomalien des Atemrhythmus, der Atemtiefe, sog. Mikropnoe, Respirationskrämpfe, respiratorische Tics usw.), wie sie BABINSKI und CHARPENTIER, BÉRIEL, BINET, HAENEL, HAGELSTAM, HALL, KRAMBACH, P. MARIE und G. LÉVY, F. NEGRO, STERN, WIMMER und zahlreiche andere Autoren studiert haben, müssen mit dem hypothalamischen Atemzentrum in Beziehung gebracht werden. Ebenso werden als Herdsymptome bei Zwischenhirnaffektionen aufgefaßt: Störungen der Vasomotilität (LESCHKE, SCHROTTENBACH u. a.), der Speichelsekretion (BING, BLASCHKY, SCHULTZE, STERN u. a.), der Talgdrüsenabsonderung (T. COHN, LOTMAR, SARBÓ, STIEFLER u. a.), der Tränensekretion (STERN), der Blasen- und Mastdarmfunktion (ALEXANDER und ALLEN, BASSOE, BING, NONNE u. a.), intensive Blutdrucksenkung (BARRÉ und REYS, BING, F. STERN u. a.), Mydriasis mit Lidspaltenerweiterung (HANSEN und GOLDHOFER, WOLLENBERG).

Endlich sei, unter Hinweis auf unsere Ausführungen im experimentalphysiologischen Abschnitt, der Schlafstörungen bei diencephalen Krankheitsprozessen gedacht, die sich aus der Beeinträchtigung des „Schlafsteuerzentrums" erklären (ADLER und LUKSCH, BERZE, v. ECONOMO, GRÖBER, HOMBURGER, MAUTHNER, RÜTIMEYER, SABATINI, STERN, TRÖMNER, WEISZ u. a.). Es kommt hierbei einerseits die Schlafsucht oder Lethargie, andererseits die Schlaflosigkeit und endlich die sog. Schlafinversion oder Schlafverschiebung (Schläfrigkeit tagsüber, Munterkeit bei Nacht) in Betracht. Fügen wir noch bei, daß eigenartige optische Sinnestäuschungen, die keine wahrhafte Verarbeitung zu erfahren pflegen (wie es bei echten Halluzinationen der Fall ist) und die bei einer ganzen Anzahl von Tumoren, Blutungen, encephalitischen Herden usw. der Hirnschenkelhaube, sowie des sich nach vorne daran anschließenden Gebietes unterhalb des III. Ventrikels zur Beobachtung gelangten (LUDO VAN BOGAERT, H. CLAUDE, J. LHERMITTE, GABRIELLE LÉVY, QUERCY u. a.) mit der Nachbarschaft des Schlafsteuerzentrums und der Traumtätigkeit des Schlafenden in Beziehung gebracht worden sind (siehe oben, S. 55). Es handelt sich jedenfalls bei den diencephalen Schlafstörungen und verwandten Anomalien um die Auswirkung ungemein komplizierter Mechanismen, so daß es beispielsweise nach dem äußerst lückenhaften Stande unseres heutigen Wissens verfrüht erscheint, darüber zu diskutieren, ob die Lethargie der Encephalitis epidemica als Reizsymptom aufzufassen sei (L. R. MÜLLER und GREVING), oder als Ausfallserscheinung (GOLDSTEIN, LOTMAR).

9. Basale Syndrome.

Bei der Diagnose von Läsionen der Gehirnbasis muß die Berücksichtigung der *Reihenfolge* im Auftreten der verschiedenen Symptome eine wichtige Rolle in unseren Überlegungen spielen. Ein in der Medianlinie einwirkender Prozeß (man denke z. B. an ein zu fortschreitender Kompression der Brücke führendes Aneurysma der Arteria basilaris) wird zunächst bilateral-symmetrische Pyramidenläsionen, später Schleifensymptome, zuletzt erst nucleäre Hirnnervenlähmungen verursachen; nur Oculomotorius und Abducens können schon im Frühstadium ergriffen werden, infolge ihres paramedianen Austrittes an der Gehirnbasis. Dagegen werden die Affektionen seitlichen Ausgangspunktes (Paradigma: Die überwiegende Mehrzahl der Basaltumoren, die in der Regel sich an den Nervenaustritten oder den diese umgebenden Meningen entwickeln) sich durch die Asymmetrie der Symptome und das frühzeitige Ergriffenwerden der verschiedensten Nervenwurzeln auszeichnen.

Sehr typisch ist beispielsweise die Symptomatologie der sog. „*Kleinhirnbrückenwinkeltumoren*", die von den Stämmen des Acusticus und Facialis auszugehen pflegen: Facialisparese, nervöse Schwerhörigkeit oder Taubheit, Fehlen des Cornealreflexes, Sensibilitätsstörungen im Reviere des Trigeminus, Blickparese und Nystagmus; dazu noch Kleinhirnsymptome (cerebellare Ataxie und Adiadochokinese, s. unten S. 82), ferner Hirndruckerscheinungen (Stauungspapille, Hinterhauptskopfweh, s. unten) — die Lokalsymptome auf die Seite des Herdes beschränkt, die Allgemeinsymptome hier mindestens prädominierend.

In der Krankengeschichte der meisten Fälle basaler Affektion stoßen wir auf *Reizphänomene* im Gebiet dieses oder jenes Gehirnnerven. Am Trigeminus sind es Hyperästhesien und radikuläre Pseudoneuralgien, sowie — motorischerseits — Masseterkrampf und Trismus. Die Reizung des Facialis gibt sich in Zuckungen oder tonischen Kontraktionen seiner Muskulatur kund. Von seiten des achten Hirnnerven kommt Ohrenklingen, Tinnitus aurium, zustande, dabei kontinuierliche oder permanente Schwindelgefühle usw.

Auch *basale* Herde können alternierende Symptomenkomplexe nach sich ziehen, wie wir sie als die Syndrome von WEBER, BENEDICT, MILLARD-GUBLER, BRISSAUD, FOVILLE, JACKSON, AVELLIS, SCHMIDT u. a. schon oben (S. 57 f.) kennengelernt haben. Für Oculomotoriuslähmungen durch basale Affektionen (im Gegensatz zu denjenigen nucleären Sitzes) ist oft das initiale Ergriffensein des Levator palpebrae superioris, die schon sehr frühzeitig eintretende Ptosis charakteristisch.

II. Kleinhirn.
A. Anatomisch-physiologische Vorbemerkungen.
1. Anatomisches.

Das Kleinhirn, das entschieden in einer gewissen Wechselbeziehung zum Großhirn steht, setzt sich, wie vor allem EDINGER gezeigt hat, aus einem paläencephalen Abschnitt, dem *Wurm*, und den neencephalen *Hemisphären* zusammen. Durch drei Schenkel ist es mit dem übrigen Zentralnervensystem verbunden, den *vorderen Kleinhirnschenkel, Brachium conjunctivum*, durch den es mit Nucleus ruber und Thalamus opticus in Verbindung steht, den *mittleren Kleinhirnschenkel* oder Brückenarm, durch den ihm wesentlich Erregungen vom Pons aus zugeführt werden, und die *hinteren Kleinhirnschenkel, Corpora restiformia*, welche der Verbindung mit Rückenmark und Medulla oblongata dienen.

Der *Wurm* des Kleinhirns ist durch Furchen in mehrere Läppchen geteilt. Im Gebiet des dorsal gelegenen Oberwurmes unterscheidet man, von vorne nach hinten, die *Lingula*, den *Lobulus centralis*, den *Monticulus* mit dem Culmen und Declive und das *Folium cacuuinis*, am Unterwurm, wiederum von vorne nach hinten, den *Nodulus*, die *Uvula*, *Pyramis* und *Tuber valvulae*. An den *Kleinhirnhemisphären* liegt an der oberen Fläche vorn der *Lobus quadrangularis* entsprechend dem Monticulus des Wurms, hinten der *Lobulus semilunaris superior*, entsprechend dem Folium vermis, an der unteren Fläche ganz vorn der *Flocculus*, der durch das Velum medullare posterius mit dem Nodulus zusammenhängt. Es folgt die *Tonsilla* neben der Uvula, der *Lobus cuneiformis* oder *biventer*, entsprechend der Pyramis, und der die hintere Peripherie einnehmende *Lobulus semilunaris inferior*, der dem Tuber vermis benachbart liegt (Abb. 26). In neuester Zeit ist die Einteilung der Kleinhirnläppchen auf vergleichend anatomischer Grundlage neu aufgebaut worden.

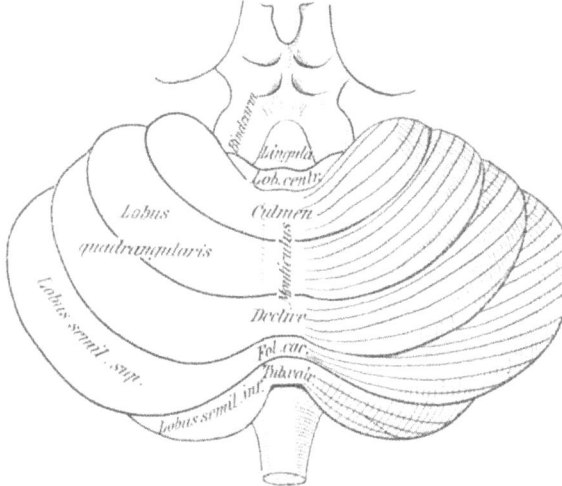

Abb. 26. Das Cerebellum von der dorsalen Seite. (Nach EDINGER).

So unterscheidet BOLK einen *Lobus anterior* und einen *Lobus posterior*. Der letztere wird in den kleinen vorderen *Lobulus simplex* und den hinteren *Lobulus complicatus* geteilt. An diesem unterscheidet man den *Lobulus medianus posterior* (Vermis) und den *Lobulus lateralis posterior* (Hemisphäre). Der Lobus lateralis posterior wird in den *Lobus ansiformis* mit Crus I und Crus II, den *Lobulus paramedianus* und die *Formatio vermicularis*, letztere wieder mit Unterabteilungen, eingeteilt.

Im Innern des Kleinhirns finden sich mehrere umschriebene graue Massen. Die größte derselben, das *Corpus dentatum*, liegt an der Grenze von Wurm und Hemisphären und zeigt eine eigentümlich gestaltete, beutelartige Form. Ganz im Kleinhirnwurm befindet sich der Dachkern, *Nucleus tegmenti*, der dicht über dem Ventrikelepithel beiderseits gelagert ist. Dagegen stellen der *Embolus* und der *Nucleus globosus* im wesentlichen nur mediale, abgesprengte Teile des Corpus dentatum dar (Abb. 27).

Die *Kleinhirnrinde* setzt sich bei mikroskopischer Betrachtung aus zwei Schichten zusammen, der *Zona molecularis* und der *Zona granulosa*, an deren Grenze die PURKINJE-schen Zellen gelagert sind. Diese mächtigen Zellen senden ihre Achsenzylinder in die Zona granulosa und zu den Kleinhirnkernen, während an ihre zahlreichen Protoplasmafortsätze Fasern herantreten, die von extracerebellaren Abschnitten, vor allem den Oliven, abstammen. Die Zona granulosa ist aus kleinen polygonalen Zellen zusammengesetzt, die ihre Achsenzylinder in die Zona molecularis heraufsenden. Im ganzen handelt es sich in der Kleinhirnrinde um einen sehr kompliziert gebauten Apparat, über dessen Verschiedenheiten in den einzelnen Kleinhirnabschnitten noch wenig bekannt ist (Abb. 28).

Von den *Kleinhirnarmen* stellt der *mittlere*, das *Brachium ponto-cerebellare*, die absteigende Verbindung des Großhirns mit dem Kleinhirn her. Die vom Großhirn kommenden Faserbahnen enden an den Brückenganglien, aus denen dann die Fasern des mittleren

Kleinhirnschenkels zur gekreuzten Kleinhirnhemisphäre gelangen. Demgegenüber enthalten die *oberen Kleinhirnschenkel*, die *Bindearme*, nur Fasern aus dem *Nucleus dentatus* des Kleinhirns. Sie kreuzen unterhalb der Vierhügel und gelangen mit der Hauptmasse ihrer Fasern zum Nucleus ruber und dem Thalamus opticus. Mit dem Bindearm zusammen verlaufen die ventralen spino-cerebellaren Bündel (GOWERSsche Bahn), um in die frontale Rinde des Wurms zu gelangen. Die *hinteren Kleinhirnschenkel, Corpora restiformia*, endlich bestehen aus Fasern aus der *Oliva inf.*, die nach mehrfacher partieller Kreuzung in den dorsalen Abschnitten der Wurmrinde endigen, dann aus den *dorsalen Kleinhirnseitenstrangbahnen*, die gleichfalls an die dorsale Wurmrinde herantreten. Hierzu kommt dann noch die direkte *sensorische Kleinhirnbahn* (EDINGER), die die Fasern von den sensiblen Hirnnervenkernen der Medulla oblongata und von den Hirnnerven selbst mit den ventralen Kleinhirnkernen, dem *Nucleus tegmenti* und *Nucleus globosus*, in Verbindung setzt.

Das Kleinhirn kann also als aus drei Komponenten zusammengesetzt betrachtet werden. Zunächst ein *Eigenapparat*, aus den corticalen und nucleären

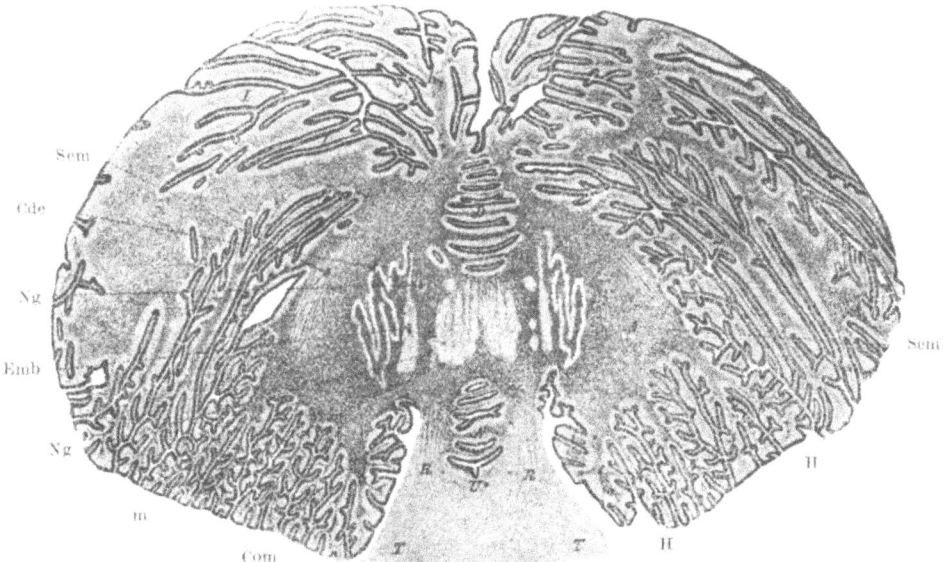

Abb. 27. Horizontalschnitt durch das Kleinhirn. (Nach STILLING.) m Nucleus tegmenti; Cde Nucleus dentatus; Ng Nucleus globosus; Emb Embolus; Sem Fibrae semicirculares; Com vordere Kreuzung; H Hemisphäre.

grauen Zentren bestehend. Sodann die afferenten oder „*cerebellipetalen*", endlich die efferenten oder „*cerebellifugalen*" Bahnen; beide Kategorien stellen fast ausschließlich Verbindungen zwischen Cerebellum und Hirnstamm her. Ausnahmen repräsentieren nur die Kleinhirnseitenstrangbahn, die GOWERSsche Bahn und vielleicht gewisse Hinterstrangsfasern, die (nach EDINGER) direkt durch das Corpus restiforme ins Kleinhirn gelangen.

Neben dieser „*direkten sensorischen Kleinhirnbahn*" und dem *Tractus spinocerebellaris anterior* führt der untere Kleinhirnstiel (als efferente Fasern) den *Tractus cerebello-olivaris*, den *Tractus cerebello-vestibularis* (zum DEITERSschen und BECHTEREWschen Kern) und vielleicht auch noch *cerebello-spinale Fasern*.

Der mittlere Kleinhirnstiel führt hauptsächlich afferente Neurone: Die *Fasciculi ponto-cerebellares* (aus den Brückenkernen zur Kleinhirnrinde); daneben aber auch Fasern umgekehrten Verlaufes *(Fibrae cerebello-pontinae)*, ferner die schon erwähnten *Fibrae cerebello-reticulares* und (nach RAMÓN y CAJAL) auch *Fibrae cerebello-spinales*.

Durch den vorderen Kleinhirnstiel endlich treten ins Cerebellum ein die dem Rückenmark entstammende GOWERSsche Bahn und, von Hirnstammneuronen, die *Fibrae thalamo-cerebellares*. Es verlassen auf demselben Wege das Kleinhirn: Der wichtige *Tractus cerebello-tegmentalis* aus dem Nucleus dentatus cerebelli in den gegenseitigen roten Haubenkern, der *Fasciculus cerebello-thalamicus*, der *Fasciculus cerebello-bulbaris* („Hakenbündel" von RUSSELL und THOMAS, Fasciculus uncinatus, aus dem Dachkern, teils zum DEITERSschen Kern, teils auch zu motorischen Oblongatakernen gelangend, gekreuzten und ungekreuzten Verlaufes), endlich (nach CRAMER und KLIMOFF) wahrscheinlich auch *Verbindungen zwischen Corpus dentatum und Oculomotoriuskernen*.

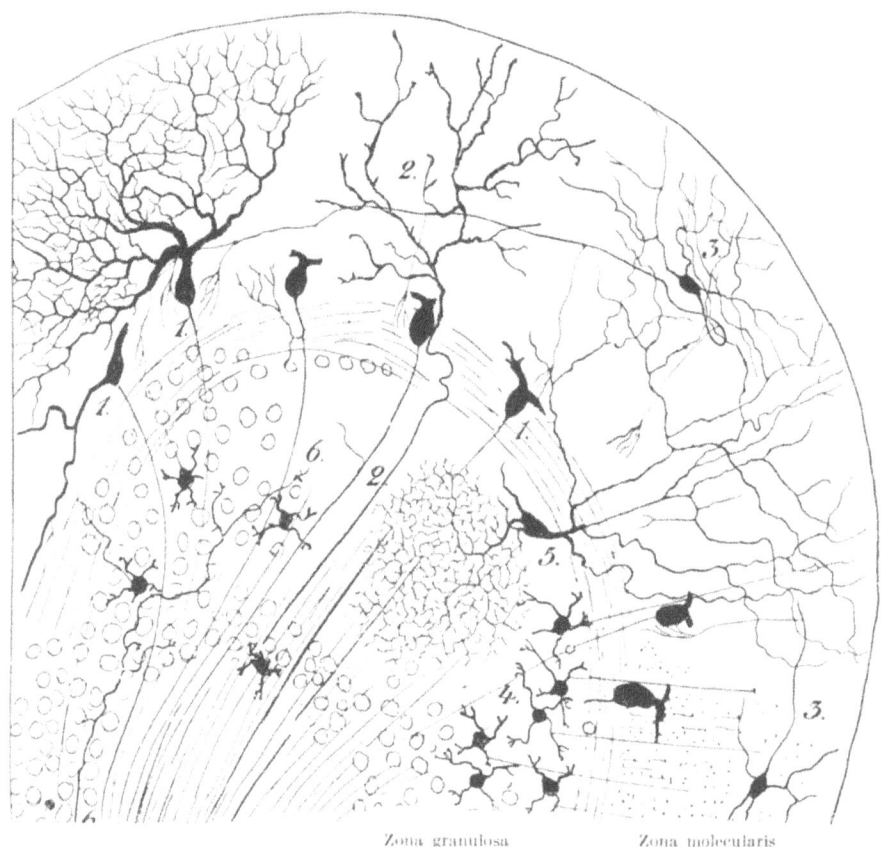

Abb. 28. Schnitt durch die Kleinhirnrinde nach GOLGI-Präparaten. (Nach EDINGER.) *1* PURKINJEsche Zellen; *2* „dicke Fasern"; *3* Verbindungselemente der Molekularschicht; *4* polygonale Zellen; *5* GOLGIsche Zellen; *6* „Moosfasern".

2. Experimentelles.

Die *Kleinhirnexstirpation* (LUCIANI, A. THOMAS, LEWANDOWSKY, H. MUNK) bedingt, wenn *total*, zunächst bei Hunden und Affen das völlige Unvermögen, zu stehen und zu gehen. Das kleinhirnlose Tier liegt zunächst in eigentümlich schlaffer Haltung mit hin- und herschwankendem Kopf, haltlosem Rumpf und in ungeschickten Lagen verharrenden Extremitäten. Bei willkürlichen Muskelanspannungen geht der Kopf nach hinten, die Vorderbeine werden spastisch gestreckt, und es kommt zum Überschlagen nach hinten. Die Stimmgebung ist entschieden verändert. Dagegen gehen Kauen und Schlucken gut vonstatten. Die Augenbewegungen sind frei. Das Hautgefühl ist erhalten.

Erst nach mehreren Wochen kommt der kleinhirnlose Hund auf die Beine und läuft nun, stark hin- und herschwankend, mit abduzierten Beinen, gekrümmtem Rumpf, häufig nach den Seiten umfallend. Nur beim Schwimmen vollziehen sich die Bewegungen fast normal. Dauernd bleibt eine Asthenie und Atonie bestehen. Daneben zeigt sich eine Unsicherheit der Muskelkontraktionen, die das Halten eines Körperabschnittes in bestimmter Haltung auf längere Zeit fast unmöglich macht (Astasie). Auch bei den Ausfallserscheinungen nach Kleinhirnverlust sind motorische und sensible Defekte an Extremitäten und Wirbelsäule innig gemischt; vor allem die Tiefensensibilität (Muskel-Gelenkempfindungen usw.) ist schwer geschädigt. Die nach Kleinhirnverlust sich allmählich vollziehende Kompensation wird zum Teil durch die Großhirnrinde geleistet; doch sind hier zweifellos auch Apparate des Mittelhirns (für Augenbewegungen z. B.) von Bedeutung. Der gleiche Symptomenkomplex wird durch Ausschaltung beider vorderer und hinterer Kleinhirnschenkel erzielt (ROTHMANN).

Die *Abtragung einer Kleinhirnhälfte*, wenn sie mit völliger Durchtrennung der drei Kleinhirnschenkel dieser Seite verbunden ist, führt in der ersten Zeit zu schweren Störungen der gleichseitigen Körperhälfte. Der Hund liegt auf dieser Seite mit gestreckten Extremitäten und nach der Operationsseite gekrümmtem Rücken. Bei jedem Versuch der aktiven Bewegung kommt es zu Rollen nach der Seite der Operation. Dabei zeigt der Kopf bei jeder willkürlichen Innervation starkes Schwanken. In einigen Tagen klingen die Zwangsbewegungen ab: Der Hund lernt wieder stehen und laufen, unter Neigung, in Kreisen nach der Seite der Operation zu gehen. Die betreffenden Extremitäten sind schwächer und unsicherer als die der anderen Seite, werden beim Laufen zu hoch gehoben und geschleudert. Dabei sind ausgesprochene Lagegefühlsstörungen nachweisbar. Doch lernt der Hund mit der Zeit ein ziemlich sicheres Laufen. Beim Affen sind die Zwangsbewegungen nach halbseitiger Kleinhirnexstirpation nur wenig ausgesprochen. Daher kommt er auch schon in den ersten Tagen zum Laufen und Klettern, allerdings unter häufigem Umfallen nach der Operationsseite. Die Störung der gleichseitigen Extremitäten tritt sehr deutlich hervor bei völligem Intaktsein der anderen Seite.

Die überaus heterogenen Ursprungs- und Endigungsverhältnisse der drei Kleinhirnpedunkelpaare machen es begreiflich, daß die *Zerstörung eines Kleinhirnstiels* ebenso komplizierte Symptome zeitigt, wie die Abtragung einer Hemisphäre. Seit POURFOUR DU PETIT (1710) sind derartige Experimente recht häufig unternommen worden (MAGENDIE, SCHIFF, LUSSANA, RUSSELL, FERRIER, TURNER u. a.). Die beiden letzterwähnten Autoren stellten fest, daß in bezug auf diese Methode der funktionellen Stillegung einer Kleinhirnhälfte die Wahl des zu durchtrennenden Kleinhirnstiels ziemlich irrelevant ist.

Isolierte *Durchtrennung der spinocerebellaren Bahnen* (von ROBERT BING, BIACH, BAUER, MACNALTY, HORSLEY u. a. am Hunde, Kaninchen, Affen, an der Katze und Taube vorgenommen) ergibt: Übermäßige Abduktion und Adduktion, Außen- und Innenrotation der Extremitäten beim Gehen und Stehen infolge *Ataxie der sog. Prinzipalbewegungen*, ferner eine *Abnahme des Muskeltonus*, namentlich an der Muskulatur des Becken- und Schultergürtels. Dieselbe Wirkung hat die isolierte *Zerstörung der „spino-cerebellaren Endigungszone"* im Vermis cerebelli (BING), s. Abb. 29—31.

Zur Deutung der Ergebnisse dieser Exstirpations- und Durchtrennungsversuche ist folgendes zu bemerken: LUCIANI, der als erster den Einfluß des Kleinhirns auf das übrige Nervensystem zu präzisieren versuchte, unterschied eine *sthenische, tonische* und *statische* Funktion dieses Organs: Es verstärke die potentielle Energie der cerebrospinalen Innervation, vermehre den neuromuskulären Tonus und gewährleiste die kontinuierliche Verschmelzung der motorischen Impulse. Daher Asthenie, Atonie, Astasie als Folgen der Kleinhirnabtragung. ANDRÉ THOMAS verfocht dagegen die Auffassung, daß die LUCIANIsche Trias nur indirekt von der Aufhebung der Kleinhirnfunktionen herrühre. Das Cerebellum sei ein *Reflexzentrum im Dienste der Gleichgewichtserhaltung*; es empfange peripherische und zentrale Impulse, antwortete auf beide, nicht als der Sitz eines besonderen Sinnes, sondern nur einer besonderen Reaktion; letztere aber diene der Äquilibrierung bei den verschiedenen Haltungen, sowie bei reflektorischen, automatischen und willkürlichen Bewegungen. Seiner cerebellaren Ataxie verdanke auch das Tier ohne Kleinhirn die Schwäche, Unvollständigkeit und Disharmonie seiner Muskelkontraktionen; sei es doch genötigt, seine Muskeln gewissermaßen neu auszuprobieren. Später haben dann HERMANN MUNK und ROB. BING auf die Tatsache Nachdruck gelegt, daß die Ataxie des kleinhirnlosen oder seiner afferenten spino-cerebellaren Systeme beraubten Tieres — soweit Nebenverletzungen vermieden worden sind — sich auf die Muskulatur der Wirbelsäule und der Gliedmaßen beschränkt, und zwar betreffe sie die „Gemeinschaftsbewegungen" im Dienste der Gleichgewichtserhaltung beim Gehen und Stehen. Nicht nur das motorische, sondern auch

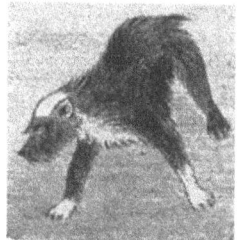
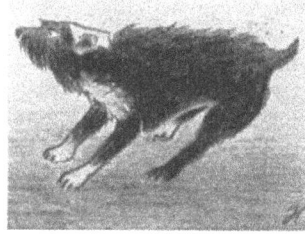
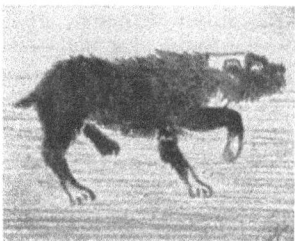

Abb. 29. Abb. 30. Abb. 31.
Abb. 29—31. Cerebellare Ataxie durch Zerstörung der „spino-cerebellaren Endigungszone" beim Hund.

das tonische Innervationsquantum werde, unterhalb der Schwelle des Bewußtseins, vom Kleinhirn reflektorisch für jene Muskeln dosiert.

Tragen Kleinhirnseitenstrang- und GOWERSsche Bahn und gewiß auch die direkte sensorische Kleinhirnbahn, dem Kleinhirn über die Lage von Rumpf und Extremitäten im Raume Meldungen zu, die (via Hinterwurzeln) aus den Skeletmuskeln, Sehnen, Knochen, Gelenken und dem Perioste stammen, so erhalten sie Unterstützung von seiten der *vestibulo-cerebellaren Bahnen*, namentlich vom System des DEITERSschen *Kernes*, das (via hinteres Längsbündel) innige Beziehungen zu den Augenmuskeln unterhält. So erhält das Kleinhirn Benachrichtigung von der Lage des Körpers (speziell des Kopfes) im Raume, von der Stellung der Augen und dem Kontraktionsgrade ihrer Muskeln, der ja im Verlaufe aller Lagewechsel außerordentlich variiert. Einen Faktor ersten Ranges für spatiale Orientierung und Gleichgewichtserhaltung stellen die Bogengänge und Ampullen des Ohrlabyrinths dar, wie FLOURENS, GOLTZ, besonders aber J. R. EWALD durch Exstirpationsversuche an Vögeln und Säugetieren nachgewiesen haben. Aus zahlreichen, hauptsächlich an der Katze vorgenommenen Experimenten von MAGNUS und DE KLEIJN geht hervor, daß der Extremitätentonus durch die Kopfstellung in hohem Maße beeinflußt wird; sie haben zwar an „dezerebrierten" (d. h. nach der Methode von SHERRINGTON des Großhirneinflusses beraubten) Tieren diese reflektorischen Tonusschwankungen zur Darstellung gebracht und festgestellt, daß sie bei normalen Tieren sehr starke Modifikationen erfahren; immerhin sind einzelne dieser Phänomene auch bei intakter Großhirnfunktion konstatierbar.

Wenn auch das Kleinhirn normalerweise unter der Herrschaft des Großhirns arbeitet, dem es die vom Rückenmark, Medulla oblongata usw. zuströmenden Impulse, bereits zu zweckmäßigen Gemeinschaftsbewegungen von Wirbelsäule und Extremitäten verarbeitet, übermittelt, so beweisen weiterhin die Erfahrungen am großhirnlosen Hunde, daß das Kleinhirn alle diese Leistungen auch selbständig auszuführen vermag, daß vor allem die feinere Gleichgewichtshaltung unmittelbar nach dem Verlust des Großhirns behauptet werden kann (GOLTZ, ROTHMANN). Dabei beeinflußt im wesentlichen jede Kleinhirnhälfte die gleichseitigen Körperpartien. Daher bewirkt auch die Spaltung des Wurms in der Mitte, die also die von einer zur anderen Seite ziehenden Commissuren unterbricht, nur sehr geringe und rasch vorübergehende Ausfallserscheinungen (TRENDELENBURG).

In der älteren experimental-physiologischen Kleinhirnliteratur sind mit besonderem Interesse gewisse *Zwangshaltungen* und *Zwangsbewegungen* verzeichnet worden, die sich, neben den ataktischen und hypotonischen Phänomenen, nach *Verletzungen der Kleinhirnschenkel* einstellen. Es handelt sich um die sog. „Manège-" und „Rotationsbewegungen" (MAGENDIE, SCHIFF, CURSCHMANN, LONGET, BUDGE, SERGI u. a.), Zwangsrollungen um die Längsachse, wenn das Tier liegt, sowie beim Versuche zu gehen, Fortbewegung in „Volten" oder gar Uhrzeigerbewegung um die an Ort und Stelle bleibenden Hinterfüße, dazu noch Konkavkrümmung der Wirbelsäule und Kopfsenkung — alles nach der lädierten Seite hin. Dazu kommt manchmal noch eine assoziierte Ablenkung der Augen nach der Gegenseite nebst Vertikaldivergenz der Bulbi (sog. MAGENDIEsche Schielstellung), besonders wenn die Verletzung ein Crus cerebelli ad pontem betroffen hat. Im übrigen aber sind Zwangshaltungen und -bewegungen im letzteren Falle weniger ausgesprochen, als bei Läsion der Bindearme und ganz besonders der Corpora restiformia. Nach BOROWIECKI handelt es sich bei all diesen Phänomenen um die Resultate von Nebenverletzungen, die bei den gewaltigen technischen Schwierigkeiten solcher Eingriffe kaum zu vermeiden sind (Nebenläsionen des Vestibularapparates, des Systems der Oliva inferior, des Trapezkörpers, der Vierhügelplatte usw.). Vollends als Fernwirkungen — auf die strio-rubralen Apparate! — sind die choreatisch-athetotischen Bewegungen aufzufassen, die BONHÖFFER, v. HALBAN-IMFELD, PINELES usw. nach Zerstörung eines Bindearmes sich auf der gleichen Seite einstellen sahen.

Die *Reizversuche am Kleinhirn*, die anfänglich mit sehr rohen Methoden (chemische, mechanische, thermische Reizung) vorgenommen wurden, bis sich 1878 FERRIER zuerst des elektrischen Stromes bediente, haben bis jetzt keine eindeutigen Resultate ergeben. Eine Reihe von Experimentatoren (LOURIÉ, PROBST, ROTHMANN, KATZENSTEIN, PRUS, PAGANO u. a.) sprechen von stereotypen Reaktionen auf die Reizung dieser oder jener Stelle des Cerebellums, andere stellen die elektrische Erregbarkeit des Kleinhirns in Abrede oder wollen sie nur für die tiefen Kerne desselben vindizieren (HORSLEY, CLARKE). Selbst wenn wir aber eine tatsächliche elektrische Erregbarkeit bestimmter Gebilde des Cerebellums annehmen, und die von denselben aus erhaltenen Zuckungen in diesem oder jenem Muskelgebiete nicht auf die unvermeidliche und schwer kontrollierbare Fernwirkung von „Stromschleifen" beziehen wollen, so besagen uns jene Reizeffekte ja nur, daß das Cerebellum mit den Vorderhornzellen des Rückenmarkes in leitender Verbindung steht, woran ja schon auf Grund der Faseranatomie (s. oben S. 74f.) nicht zu zweifeln ist. Daraus darf natürlich der Schluß nicht gezogen werden, daß die Möglichkeit einer elektrischen Reizung des Kleinhirns diejenige einer spontanen Auslösung motorischer Effekte von seiten desselben impliziere, aber vom Gesichtspunkte der *Kleinhirnlokalisation* bleiben diese Versuche interessant, insofern sie natürlich in dieser Hinsicht durch die Ergebnisse von *circumscripten Exstirpationsversuchen* Bestätigung finden.

Und hier läßt sich nun, zunächst beim Hunde, feststellen, daß die Rinde der Kleinhirnhemisphären in einzelne mit bestimmten Funktionen betraute Felder einzuteilen ist (BOLK, VAN RIJNBERK, ROTHMANN, A. THOMAS, DURUPT). Ausschaltung der Rinde des Lobus quadrangularis, vor allem in seinen lateralen und hinteren Abschnitten, bedingt Störungen im gleichseitigen Vorderbein, die sich besonders in Lagegefühlsstörungen, in den ersten Tagen verbunden mit einem Schleudern des Beines, äußern. Die Störungen werden allmählich geringer, sind aber noch nach Monaten nachweisbar. In gleicher Weise ist das gleichseitige Hinterbein nach Ausschaltung der Rinde des Lobus semilunaris superior geschädigt. Einseitige Ausschaltung des Lobus semilunaris inferior führt zu einer Schwächung des hinteren Teiles der Wirbelsäule, vorwiegend gekreuzt, während bei doppelseitiger Ausschaltung der hintere Teil des Rumpfes im ganzen tief steht und schlecht gekrümmt wird. Endlich führt Ausschaltung von Tonsille und Flocculus zu einer Schädigung der gekreuzten Rumpfmuskulatur und zu einer Störung der Kopfhaltung (Neigung nach der Operationsseite). Sind die Effekte der Rindenexstirpationen der Hemisphäre für die Extremitäten gleichseitige, für den Rumpf vorwiegend gekreuzte, so bewirken Schädigungen der *Wurmrinde* im wesentlichen doppelseitige Störungen. Bei oberflächlichen Läsionen des vorderen Teiles zeigen sich ataktische Störungen der Kopfhaltung (Kopfzittern) (VAN RIJNBERK); tiefergreifende Läsionen im vorderen Wurmabschnitt bedingen Fallneigung nach vorn, zugleich schwerste Koordinationsstörungen von Rumpf und Extremitäten (ROTHMANN). Dagegen führt Reizung des vorderen Abschnittes oder Ausschaltung des hinteren Teiles des Wurmes zur Fallneigung nach hinten. In den unteren Partien des Lobus anterior des Wurmes findet sich auch eine Vertretung für die Kaumuskulatur. Von hier aus läßt sich ferner eine Störung der Stimmbandbewegung hervorrufen (KATZENSTEIN und ROTHMANN). Diese Störungen sind keine Lähmungen oder Paresen, sondern beruhen auf der Aufhebung des taktischen und tonischen Innervationsgleichgewichtes unter antagonistischen Muskelgruppen; es handelt sich um „*Anisosthenie*" (THOMAS).

Auch beim Affen ist die Ausschaltung der Rinde des Lobus quadrangularis von anisosthenischen Störungen des gleichseitigen Armes, speziell der Hand und der Finger, gefolgt, die nicht ganz kompensiert werden können, während die Zerstörung der Rinde der Lobus semilunaris superior ataktische Störungen des homolateralen Beines herbeiführt (ROTHMANN).

Ist demnach an einer ausgedehnten Lokalisation in der Kleinhirnrinde nicht zu zweifeln, bei der die Störungen der Tiefensensibilität überwiegen, so ist uns die genaue Lokalisation der *Funktionen in den Kleinhirnkernen* noch nicht sicher bekannt (CLARKE und HORSLEY).

B. Symptomatologie und Physiopathologie.

Störungen der Koordination und des Tonus stehen im Vordergrunde der cerebellaren Symptomatologie.

Wenden wir uns zunächst der Betrachtung der sog. **Kleinhirnataxie** zu, so werden wir unter diesem Begriff vier Gruppen von Funktionsstörungen einzuordnen haben.

1. Die dynamische und statische Gleichgewichtsstörung, die am leichtesten an der Gangart solcher Patienten zu studieren ist. Es tritt nämlich dabei (im Gegensatz zur Inkoordination infolge einer Läsion hinterer Rückenmarkswurzeln, zur sog. spinalen Ataxie, welche die Bewegungen in ihrer Gesamtheit denjenigen der Beine koordinieren, wie beim Gesunden, worin doch auch ein die Gleichgewichtserhaltung etwas beeinträchtigender Faktor zu erblicken ist. Diese „Dekomposition der Bewegungen" (LOMAS), die bei einseitiger Störung der Pendelbewegungen der Arme besonders topisch-diagnostisches Interesse beansprucht, ist auch von WARTENBERG, GOLDSTEIN, DUSSER DE BARENNE, GORDON HOLMES, BABONNEIX-SIGWALD, TOLLY u. a. studiert worden. Auch die Rumpfbewegungen lassen unter gewissen Versuchsbedingungen eine die Gleichgewichtserhaltung kompromittierende Koordinationsstörung erkennen; beim Treppensteigen zeigen sie gegenüber den Bewegungen der Beine eine mehr oder weniger weitgehende „Verspätung", beim monopedalen Stehen hängt der Oberkörper in zweckwidriger Weise zu stark nach rechts oder links über usw.

2. *Die sog. Asynergia cerebellaris.* Obwohl eigentlich die zuletzt erwähnten, beim Gehen und Stehen zur Geltung gelangenden Störungen bereits als Symptome einer „Asynergie" zu bewerten sind, wird nach BABINSKIs Vorgang dieser Ausdruck nur auf solche Ausfälle der motorischen Zusammenarbeit bezogen, die (außerhalb des Rahmens der spontanen Äquilibrierung) durch bestimmte Versuche zur Darstellung gebracht werden können.

Läßt man z. B. von einem Kleinhirnkranken eine extreme Kopfbeuge rückwärts ausführen, so wird meistens die beim Gesunden gleichzeitig in Erscheinung tretende Flexion in den Knie- und Fußgelenken ausbleiben, und der Patient daher hintenüber zu fallen drohen. Wenn der Kranke sich aus der Rückenlage aufzurichten sucht, erhebt er statt des Rumpfes die unteren Extremitäten. Gelegentlich macht sich auch eine Dekomposition der (bei normalen Versuchsausfall funktionell gekoppelten) Hüftbeugung und Kniestreckung geltend, wenn der Kranke einen Fuß auf den Sitz eines Stuhles legen soll. Eine cerebellare Asynergie der Blickbewegungen will GOETT beobachtet haben u. a. m.

3. *Die Adiadochokinese* ($\delta\iota\alpha\delta o\chi\acute\eta$ = Aufeinanderfolge). Wir verdanken BABINSKI eine sinnreiche Methode, die latente Koordinationsstörung an den Armen in Erscheinung treten zu lassen: Man befiehlt dem Patienten eine rasche Aufeinanderfolge entgegengesetzter Muskelaktionen (z. B. Pronation und Supination) und bemerkt dann häufig, daß der Cerebellare eine so subtile Zusammenarbeit antagonistischer Muskeln nicht mehr zustande bringt. Bei der Würdigung dieses Symptoms (oder seiner abgeschwächten Form, der sog. Dysdiadochokinese) ist allerdings eine kritische Einstellung des Untersuchers notwendig. Vor allem muß er sich darüber Rechenschaft geben, ob die Funktionsstörung nicht etwa einer Parese beteiligter Muskeln ihren Ursprung verdankt. Ferner kommt eine „Pseudo-Adiadochokinese" bei den parkinsonistischen Syndromen (infolge extrapyramidaler Muskelrigidität, Hypokinese und mangelnder Bewegungsbereitschaft!) recht häufig vor. OPPENHEIM hat eine „physiologische Adiadochokinese" des frühesten Kindesalters beschrieben, KURT GOLDSTEIN darauf hingewiesen, daß beim Rechtshänder auch im gesunden Zustand die Bewegungsfolge antagonistischer Muskeln an der linken Obergliedmaße wenig prompt zu sein pflegt (während es sich beim Linkshänder umgekehrt verhält). Dagegen verhalten sich normalerweise rechte und linke Untergliedmaße in dieser Hinsicht ganz gleich und sollten daher in zweifelhaften Fällen zur Kontrolle herangezogen werden. — Die Verlangsamung der Sprache („Bradylalie"), die man bei zahlreichen Kleinhirnkranken wahrnimmt, dürfte auch als adiadochokinetische Störung anzusprechen sein, ebenso die ausnahmsweise vorkommende skandierende Sprache (BRUNS, DRESCHFELD).

BING erblickt in der Prüfung der Diadochokinese einen besonders empfindlichen Test auf den Funktionszustand der MUNKschen „Gemeinschaftsbewegungen"; LOTMAR, ISSERLIN, GOLDSTEIN, REICHMANN, OPPENHEIM, ROTHMANN weisen auf Beziehungen teils zu SHERRINGTONs „sukzessiver Induktion", teils auch zu Störungen propriozeptiver Muskel-

zu betreffen pflegt) eine deutliche Prädilektion für die Gemeinschaftsbewegungen zutage. Unter diesem Ausdruck versteht man seit H. MUNK diejenigen Bewegungen, welche das Zusammenarbeiten ausgedehnter Muskelgruppen erfordern. Bei derartigen Patienten konstatiert man, daß die einfachen muskulären Effekte (z. B. Beugung oder Streckung des Fußes, des Knies, der Hüfte, Abduktion oder Adduktion des Schenkels) in korrekter Weise ausgeführt werden, daß aber ihre statischen und dynamischen Zusammenhänge gestört sind. So sehen wir die

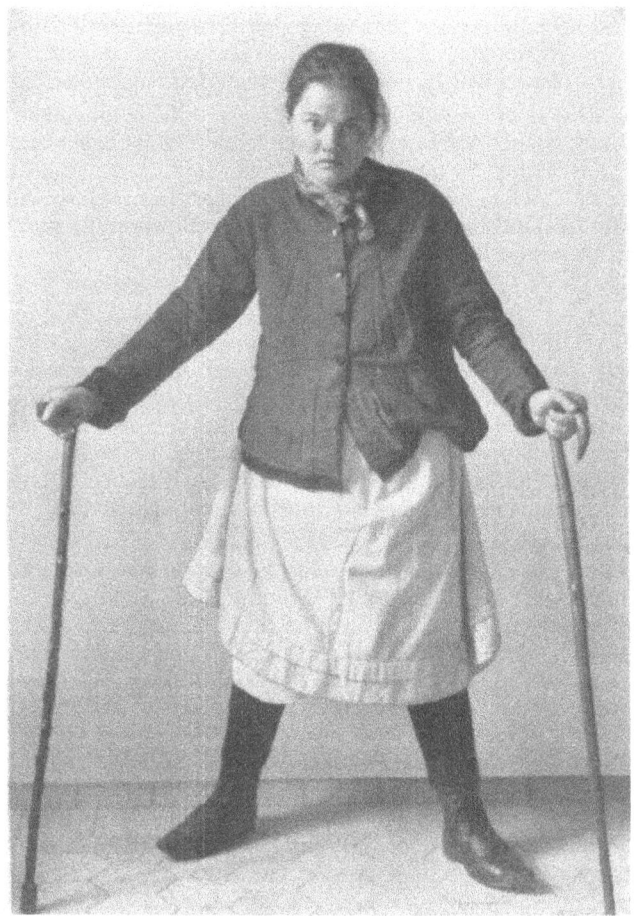

Abb. 32. Cerebellarer Gang.

Erscheinungen des Zickzackganges, des Torkelns, des mehr oder weniger ausgesprochenen Schwankens zustande kommen (s. Abb. 32), als Folge einer Unterbrechung von Synergien, die zur Immobilisierung und Stabilisierung unseres Körpers oder seiner Teile beim Gehen und im Ruhezustande notwendig sind.

Es versteht sich von selbst, daß Gleichgewichtsstörungen beim Menschen nur in praktisch belanglosem Ausmaße einer Inkoordination der Obergliedmaßen zur Last fallen können (während bei der cerebellaren Gangstörung des Vierfüßlers vordere und hintere Extremitäten ungefähr gleichmäßig betroffen sind). Und doch hat A. THOMAS mit Recht darauf hingewiesen, daß beim Kleinhirnkranken die Armbewegungen sich während der Lokomotion nicht ebenso harmonisch reflexe hin; THOMAS betont gewisse Zusammenhänge mit der „cerebellaren Dysmetrie", auf die wir nun einzugehen haben.

4. *Die „cerebellare Dysmetrie".* Wie wir schon andeuteten, betrifft die Kleinhirnataxie beim Menschen die oberen Gliedmaßen in viel geringerem Grade, als die unteren. Man muß eben annehmen, daß hier die Arme dem koordinierenden Einfluß des Kleinhirns in viel geringerem Maße unterworfen sind, als beim Versuchstier, offenbar infolge ihrer zurücktretenden Bedeutung für die Gleichgewichtserhaltung. Immerhin stellt man bei den Greifbewegungen der Hand beinahe immer gewisse „dysmetrische" Störungen fest: Wenn auch verlangsamt, schießt die Bewegung ungebremst über das Ziel hinaus, die Hand, die ein Glas ergreifen soll, öffnet sich zuerst unnötig, ja zweckwidrig weit. Selbstverständlich kann Analoges auch bei Zielbewegungen der Füße zur Demonstration gebracht werden (THOMAS, JUMENTIÉ). BING hat darauf hingewiesen, daß diese Dysmetrie stets als Hypermetrie, als übermäßige Ausgiebigkeit der intendierten Bewegungen, auftritt und daß sie der Handschrift den Charakter der Megalographie aufprägen kann, einer Störung, die das Gegenstück zur bereits besprochenen parkinsonistischen Mikrographie repräsentiert.

Niemals habe ich bei einem Kleinhirnkranken, dagegen unzählige Male bei PARKINSON-Patienten, die „Bradyteleokinese" von SCHILDER beobachten können, d. h. den vorzeitigen Stillstand einer Zielbewegung vor Erreichung des zu ergreifenden Objekts.

Es gibt auch noch andere Gegensätze zwischen cerebellarem und pallidalem Syndrom; darunter ist wohl am augenfälligsten die Antithese zwischen der extrapyramidalen Rigidität und der, nunmehr von uns näher zu betrachtenden, **cerebellaren Hypotonie.**

Diese Hypotonie ist eben das Resultat der Unterbrechung des spino-cerebello-rubro-spinalen Reflexbogens, d. h. gerade desjenigen, auf den sich die vom Paläostriatum auswirkende Hemmung auswirkt. Die anatomischen Grundlagen dieses Apparates sollen Abb. 34 und 35 veranschaulichen. Sie zeigen einerseits die spino-cerebellaren Bahnen, andererseits den Tractus cerebello-rubro-spinalis.

Wir wollen auch bezüglich der cerebellaren Hypotonie[1], die sich aus der Störung, bzw. Aufhebung einer fundamentalen Kleinhirnfunktion, des sog. „Statotonus" von EDINGER ableitet, eine Gruppierung der daraus resultierenden Symptome anstreben.

1. Die Spannungsabnahme in der Muskulatur ist, ebenso wie bei der sog. „spinalen Hypotonie", teils durch die palpatorische Feststellung einer mehr oder weniger schlaffen Beschaffenheit nachweisbar, teils durch die Möglichkeit, den Extremitäten abnorme Stellungen aufzuerlegen, z. B. Überstreckungen oder Überbeugungen. Erwähnung verdient auch die Prüfung des sog. „rebound phenomenon" von STEWART und HOLMES: Verhindert man zuerst eine Flexionsbewegung, die der Kranke auszuführen trachtet, und hört man dann plötzlich mit dem Widerstand auf, so erfolgt die Flexion in ganz maßloser Weise, und der Rückschlag, der normalerweise stets stattfindet, fehlt entweder gänzlich oder ist nur angedeutet; es handelt sich also um ein Symptom, das uns die Hypotonie der Streckmuskulatur zu demonstrieren vermag[2]. — Nachdrücklich muß hervorgehoben werden das differente Verhalten der Reflexe bei der spinalen und bei der cerebellaren Hypotonie. Erstere geht mit Areflexie oder Hyporeflexie einher, letztere ist von der Intensität der Sehnenphänomene durchaus unabhängig. STEWART und HOLMES haben gezeigt, daß nach halbseitiger Kleinhirnabtragung beim Menschen (infolge Tumorbildung) die Kniescheiben- und Achillesreflexe

---

[1] Bei gewissen cerebellaren *Reizzuständen* (Meningitis serosa der hinteren Schädelgrube, Blutung über der Kleinhirnoberfläche usw.) soll es auch zu einer cerebellaren Hypertonie kommen können (R. BRUN, GOLDSTEIN, REICHMANN).

[2] Nach LOTMAR, ISSERLIN, GOLDSTEIN und REICHMANN soll freilich auch hierbei die „sukzessive Innervation" von SHERRINGTON im Spiele sein (s. oben S. 82).

selbst dann wiederkehren, wenn sie unmittelbar nach dem Eingriff fehlten —
und zwar trotz fortbestehender Hypotonie!

Derartige operative Kleinhirnläsionen kommen, was die Reinheit des Symptomenkomplexes anbelangt, den Tierversuchen recht nahe, während die Semiologie der raumbeengenden cerebellaren Affektion durch mechanische Fernwirkungen verschleiert wird (radikuläre Läsionen infolge Fortpflanzung des vermehrten Hirndruckes auf die Hinterwurzeln, klinisch in Hypo- oder Areflexie zur Geltung kommend — HOCHE, PICK, WOLLENBERG, DINKLER). Die Unabhängigkeit der Kleinhirnhypotonie vom Zustande der Sehnenreflexe ist auch durch graphische Analyse von PATRIZI nachgewiesen worden.

Eine sehr hochgradige cerebellare Hypotonie kann einer richtigen Parese gleichkommen (BING, BRUNS, OPPENHEIM, PROBST). Wo diese nur einseitig ausgesprochen, kann das Bild der sog. „cerebellaren Hemiplegie" von MANN resultieren. Diese ist von der cerebralen bzw. kapsulären Halbseitenlähmung nicht nur durch die schlaffe Beschaffenheit, sondern auch durch das Fehlen von „Pyramidenzeichen" (pathologischen Reflexen, Kloni, Mitbewegungen usw.) unterschieden; doch muß man nicht vergessen, daß eine gleichzeitige Affektion der Tractus cortico-spinales (häufigste Nachbarschaftswirkung der Kleinhirnläsionen!) die Kleinhirnhypotonie maskieren kann — im Gegensatz zur Kleinhirnataxie, die darum das cerebellare Symptom $\kappa\alpha\tau'\,\dot{\epsilon}\zeta o\chi\acute{\eta}\nu$ darstellt.

Bei gewissen Kleinhirnkranken kann die rasche und wiederholte Ausführung passiver Bewegungen die Hypotonie vorübergehend in Hypertonie verwandeln. Dieses Phänomen stellt die „cerebellare paradoxe Dystonie" von AUSTREGESILO dar; seine Erklärung stößt auf große Schwierigkeiten.

2. Die Verlangsamung der Muskelkontraktion ist von AMALDI, KIRCHHOFF, LALLEMENT, ERICH ZIMMERLI u. a. als eine (zuweilen sich geradezu in den Vordergrund des klinischen Bildes drängende) Äußerung der Kleinhirnhypotonie nachgewiesen worden. Hierher gehört auch die von GORDON HOLMES festgestellte Tatsache, daß (bei myographischer Registrierung gleichzeitig ausgeführter Bewegungen beider Hände) die willkürliche Kontraktion auf der dem Kleinhirneinfluß entzogenen Körperseite bis zu etwa $^1/_5$ Sekunde später einsetzt als auf der normalen. Auch die von uns mit der Adiadochokinese in Zusammenhang gebrachte Bradylalie der Kleinhirnpatienten wird von KURT GOLDSTEIN auf die Hypotonie der Sprachmuskulatur bezogen.

3. Die „Anisosthenie" (THOMAS und DURUPT) ist eine Störung des cerebellaren Tonusgleichgewichtes unter antagonistisch wirkenden Muskelgruppen, die sich in demonstrativster Weise durch den sog. „BÁRÁNYschen Zeigeversuch nachweisen läßt. Gestützt auf Beobachtungen an Kleinhirnpatienten, die von EISELSBERG, HORSLEY, MOSZKOWICZ u. a. operiert worden waren, hat BÁRÁNY den Nachweis erbracht, daß im menschlichen Cerebellum getrennte Tonusapparate für bestimmte Bewegungen der verschiedenen Gliedmaßen in Aktion treten. Jede Extremität, vielleicht sogar jedes Gelenk verfügt über cerebellare Zentren für den „Auswärtstonus", „Einwärtstonus", „Aufwärtstonus", „Abwärtstonus". Diese Zentren halten sich normalerweise gegenseitig die Waage; wird dieses Gleichgewicht aber gestört, so bekommen einzelne von ihnen das Übergewicht, was folgendermaßen klinisch festgestellt werden kann: Befiehlt man einer normalen Versuchsperson, den Finger des Untersuchers mit seinem eigenen Zeigefinger zu berühren — und zwar zunächst bei geöffneten, später bei geschlossenen Augen —, so gelingt dies in beiden Fällen glatt und ohne Abweichung nach außen, oder innen, oder oben, oder unten. Handelt es sich jedoch um einen Patienten mit linksseitiger Kleinhirnaffektion, so zeigt, sobald die Augen geschlossen werden, seine linke Hand am Ziele vorbei, und zwar bemerkenswerterweise in konstanter Richtung, d. h. stets nach außen, oder innen, oder oben, oder unten.

Wahrscheinlich liegen die Zentren für Auswärts- und Abwärtstonus des Armes so, wie auf Abb. 33 eingetragen. Zerstörung der betreffenden Partien des Vorbeizeigens an und für sich als eines integrierenden Bestandteils des cerebellaren Symptomenkomplexes nicht tangiert!

4. Die induzierten Tonusveränderungen scheinen in der Kleinhirnsymptomatologie eine viel größere Rolle zu spielen, als es noch vor kurzem angenommen wurde. MAGNUS und DE KLEIJN wollten ursprünglich jede Beziehung des Cerebellum zu den von ihnen (sowie von STONE, WOLFF, VAN LEEUWEN, WEILAND, BOEHME u. a.) studierten „Haltungs-", „Lage-" oder „Stellreflexen" in Abrede stellen. Bei diesen Phänomenen handelt es sich ja vor allem um Hals- und Labyrinthreflexe, durch welche eine Beinflussung des Tonus der Körpermuskulatur durch die Stellung des Kopfes und seine Lage im Raum zustande kommt, und deren afferente Bahnen in den obersten Halsnerven sowie den Vestibulares zu suchen sind, während deren Zentren im obersten Teile des Halsmarkes und in der Nähe der Vestibulariskerne vermutet werden. Doch hat der Begriff dieser Tonusreaktionen durch die Arbeiten von K. GOLDSTEIN, HOFF, ZINGERLE, SCHILDER, FOIX-THÉVENARD, DELMAS-MARSALET, SIMONS, PETTE u. a. eine wesentliche Erweiterung erfahren, die immer mehr in das Gebiet der Kleinhirnpathologie übergreift. GOLDSTEIN hat z. B. bei mehreren Fällen von Cerebellaraffektionen in den vom Patienten ausgestreckten Obergliedmaßen Pronationsbewegungen auftreten sehen, die jeweils bis zur Erreichung einer bestimmten (stets annähernd gleichen) Handstellung gediehen, und nimmt zu deren Erklärung die Enthemmung von Haltungsreflexen in Anspruch. Andere induzierte Tonusveränderungen kommen zwar auch unter physiologischen Bedingungen beim Menschen vor, erfahren aber, wie HOFF und SCHILDER gezeigt haben, bei halbseitigen Kleinhirnläsionen eine homolaterale Steigerung, z. B. die „spontane Steigereaktion" (langsames Ansteigen der bei geschlossenen Augen horizontal vorgestreckten Arme) und die „Divergenzreaktion" (allmähliches Auseinanderweichen der Obergliedmaßen bei derselben Versuchsanordnung).

Im Sinne des auch sonst vielfach zutage tretenden Antagonismus zwischen Kleinhirn und Corpus striatum ist GALLINEKs Feststellung, daß bei schwerem postencephalitischem Parkinsonismus die Steige- und Divergenzreaktion in eine Sink- und Konvergenzreaktion invertiert werden können, zu erwähnen.

In diesem Zusammenhange müssen auch die permanenten abnormen Kopfhaltungen Erwähnung finden, die bei vielen Kleinhirnkranken auffallen, und auf die besonders STEWART und HOLMES aufmerksam gemacht haben. Wenn es sich um eine vorgebeugte Kopfhaltung handelt (was den häufigsten Fall darstellt), so pflegt sich eine dorsolumbale Kyphose hinzuzugesellen; umgekehrt zieht die dauernde Fixation des Kopfes in Rückbeugung die Tendenz zu einer Lordose desselben Wirbelsäulenabschnittes nach sich.

Dagegen möchten wir uns der namentlich von A. THOMAS und von SOUQUES vertretenen Ansicht nicht anschließen, wonach der bei Kleinhirnkranken gelegentlich beobachtete Tremor als eine Tonusstörung (Diskontinuität der Muskelspannung) aufzufassen wäre. Mit HOLMES und MILLS (und gestützt auf experimentelle wie pathologisch-anatomische Befunde von KARPLUS-VON ECONOMO, GORDON HOLMES u. a). betrachten wir den etwa noch als „cerebellar" angesprochenen Tremor in Wirklichkeit als ein Lokalsymptom des roten Haubenkernes, der ja auf dem Wege der cerebello-rubro-spinalen Bahnen bei Kleinhirnaffektionen in Mitleidenschaft gezogen werden kann.

Anhangsweise sei schließlich noch erwähnt, daß bei Kleinhirnschädigungen wiederholt *Raumwahrnehmungsveränderungen* konstatiert worden sind, welche wohl die Auswirkung von *Tonusveränderungen im Bereiche der Augenmuskulatur* darstellen. Dabei erscheint dem Patienten die Richtung der gesehenen Gegenstände einseitig verschoben, die Umwelt infolgedessen „schief" oder „verzerrt" (PICK, v. WEIZSÄCKER, K. GOLDSTEIN, FEUCHTWANGER). Allerdings ist dieselbe Störung auch bei anderer Lokalisation der Läsion festgestellt worden, nämlich bei Vestibularisaffektionen (HALPERN, ALLERS, HOFF und SCHILDER) und auch bei Stirnhirnherden (MARIE, BOUTTIER und VAN BOGAERT).

Über die **Beziehungen des ataktisch-hypotonischen Syndroms zur Lokalisation der Kleinhirnläsionen** ist folgendes zu bemerken.

hat „Vorbeizeigen" nach innen bzw. nach oben zur Folge; Reizung derselben (z. B. durch Meningitis circumscripta) im Gegenteil „Vorbeizeigen" nach außen bzw. nach unten. Allerdings pflegen bald Großhirnapparate stellvertretend einzugreifen, so daß diese Phänomene bei längerem Bestande einer Kleinhirnaffektion fast immer wieder verschwinden. — Andere „Richtungszentren" als die in unserer Abbildung eingetragenen konnten noch nicht mit genügender Sicherheit lokalisiert werden, um allgemeine Anerkennung zu finden. So soll beispielsweise das Zentrum für den Einwärtstonus des Handgelenkes im vordersten Teile des Lobulus biventer liegen (und zwar dasjenige für die pronierte Hand etwas medialer als dasjenige für die supinierte!). Dieser Stelle würden sich dorsolateralwärts Richtungszentren für das Ellbogengelenk, weiter nach hinten solche für die Schulter, noch weiter nach hinten-außen solche für die Hüfte anreihen u. a. m.

Enge Beziehungen bestehen zwischen dem Problem der „cerebellaren Richtungszentren" und einer Kontroverse, die früher sehr lebhaft gewesen ist, neuerdings aber an Interesse

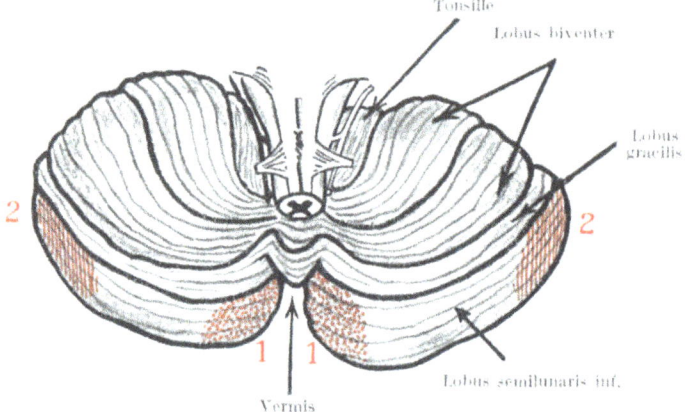

Abb. 33. Richtungszentren des Kleinhirns. 1 Zentrum für den „Abwärtstonus"; 2 für den „Auswärtstonus" des Armes.

verloren hat. Man hatte behauptet, daß bei einseitigen Kleinhirnläsionen die Gangstörungen eine Tendenz zum Schwanken oder Fallen nach der Seite der Läsion charakterisiert seien; man hatte aber auch das Gegenteil behauptet — und beide Ansichten stützten sich auf autoptische Bestätigungen! So stellte dann STARR den Satz auf, das Abweichen oder Fallen finde bei „einfachen" Läsionen nach der kranken, bei „irritativen" jedoch nach der gesunden Seite statt. BÁRÁNY nahm an, daß im Kleinhirnwurm Zentren für das Vorwärts-, Rückwärts-, Rechts- und Linksfallen vorhanden seien, die sich unter normalen Verhältnissen die Waage halten sollten. Das Fallen nach einer bestimmten Richtung könne aber sowohl durch den Ausfall eines solchen Zentrums hervorgerufen werden, als auch durch die Reizung der antagonistischen Stelle. Wie soll man aber im konkreten Falle „intra vitam" entscheiden, zu welcher jener beiden Kategorien die Läsion zu rechnen ist? Überdies habe ich oft genug denselben Kleinhirnkranken an gewissen Tagen nach rechts, an anderen nach links schwanken und abweichen sehen, um solchen Besonderheiten eine wesentliche diagnostische Bedeutung beimessen zu können.

Gegen die Lehre von den spezialisierten Tonuszentren im Kleinhirn, wie sie von BÁRÁNY ausgebaut wurde, hat übrigens K. GOLDSTEIN Einwände erhoben. Er zieht überhaupt die Eignung des Zeigeversuches für die genauere Lokalisation im Cerebellum stark in Frage. Bei ganz verschieden gelegenen Kleinhirnläsionen finde ein Vorbeizeigen in gleicher Weise statt, und zwar als Folge des gesteigerten Abduktions- und Strecktonus. Andererseits sei das Hauptergebnis einer experimentellen Reizung des Cerebellum ein Überwiegen der Adduktions und Beugeinnervation, so daß eine wesentliche Aufgabe des Kleinhirns eine Hemmung des Abduktions- und Strecktonus zu sein scheine. Jenes Organ würde nach GOLDSTEIN überhaupt einen allgemein hemmenden Regulator für cerebrale Mechanismen darstellen, die es außerdem auf die Bedürfnisse der Periphere abzustimmen hätte. — Auch wenn sich die Richtigkeit dieser Auffassung ergeben sollte, so würde dadurch die Bedeutung

Im allgemeinen sind cerebellare Ataxie und Hypotonie am stärksten ausgesprochen, wenn die Erkrankung den Wurm betrifft. Man kann sogar auf Grund dieser Symptome eine totale schlaffe Paraplegie zustande kommen sehen (JACOBSOHN und JAMANE, Osteosarkom des Vermis cerebelli). Doch darf man nicht stillschweigend an einigen Beobachtungen von Wurmtumoren ohne Ataxie noch Hypotonie vorübergehen, wie sie BRUCE, RAYMOND, PRESTON, BECKER u. a. mitgeteilt haben. Handelt es sich um Geschwülste von so langsamem Wachstum, daß dank dem Einspringen anderer Gehirnteile, eine kompensatorische Funktion sich etablieren konnte (P. L. LADAME, NOTHNAGEL)? oder um Individuen mit der Anomalie einer „ab ovo" sehr geringen physiologischen Dignität des Kleinhirns?

Die große Intensität der cerebellaren Ataxie und Hypotonie bei der überwiegenden Mehrzahl der Wurmerkrankungen ist im Hinblick auf die Tatsache, daß die graue Substanz des Vermis die Endstation der spino-cerebellaren Bahnen darstellt (s. oben S. 75) durchaus begreiflich. Ebenso vermag uns die mikroskopische Anatomie die Erklärung für die homolaterale Hemiataxie und Hemihypotonie zu liefern, die man zuweilen bei den halbseitigen Kleinhirnerkrankungen konstatiert. Häufiger freilich als die strikte Einseitigkeit ist das einseitige Überwiegen jener Symptome; die schädigende Wirkung geht eben bei der Mehrzahl der Kleinhirnaffektionen mehr oder weniger über die Mittellinie hinaus.

Wie Abb. 34 und 35 zeigen, ziehen die afferenten spino-cerebellaren Bahnen (die, mit Ausnahme weniger Neurone der GOWERSschen Trakte, im Rückenmarke nicht kreuzen) auch nach ihrem Eintritt ins Kleinhirn homolateral weiter, um im Wurm fast median zu endigen — und verbindet auch die efferente Cerebello-Rubro-Spinalbahn gleichseitige Hälfte von Cerebellum und Medulla spinalis (indem die zwei in diese Neuronenkette eingeschalteten Kreuzungen sich gegenseitig wettmachen). Die cerebello-vestibulo-spinale Bahn geht überhaupt in ihrem ganzen Verlaufe keine Dekussation ein.

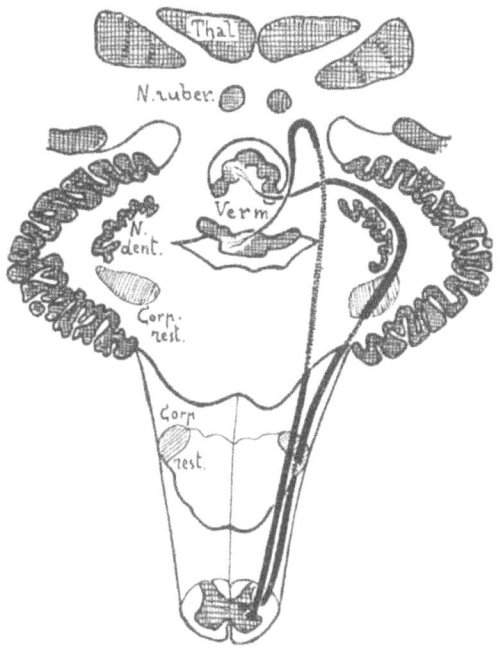

Abb. 34. Spino-cerebellare Bahnen. Verlauf und Endigung (Kleinhirnseitenstrang- und GOWERSsche Bahn.)

Wir gehen nun über zur Betrachtung der **Kleinhirnsymptome zweiter Ordnung.**

Von diesen Symptomen ist einerseits zu sagen, daß sie dem klinischen Bilde der sog. „reinen" (d. h. durch keinerlei pathologische Zustände anderer Teile des Nervensystems komplizierten) Aplasien und Atrophien des Cerebellum fremd sind; wenn nur einseitig, können diese Zustände völlig latent bleiben, wenn bilateral oder sogar total, äußern sie sich nur durch eine cerebellare Ataxie, ohne sonstige Begleiterscheinungen als vielleicht die Hypotonie. Andererseits aber können die Anomalien, die nunmehr aufgezählt werden sollen, samt und sonders auch von extracerebellaren Läsionen herrühren, dürfen somit nicht als wesentliche Komponenten des Kleinhirnsyndroms angesprochen werden.

1. Die „cerebellare Katalepsie", von BABINSKI zuerst beschrieben, wird folgendermaßen zur Darstellung gebracht. Man befiehlt dem Patienten, in

Rückenlage die Oberschenkel zu spreizen und zu flektieren, die Knie leicht zu beugen und die Füße nach außen zu drehen. Während unter diesen Bedingungen die Beine eines normalen Individuums beständige Schwankungen aufweisen, gibt es Kleinhirnkranke, die jene Stellung minutenlang einzuhalten vermögen, ohne jegliches Ermüdungssymptom und mit der Unbeweglichkeit einer Gliederpuppe. Die Untersuchungen von KLEIST lassen keinen Zweifel darüber aufkommen, daß BABINSKIs „cerebellare" Katalepsie mit derjenigen identisch ist, welche häufig die „ideokinetische" und „gliedkinetische" Apraxie (s. unten) begleitet. Höchstwahrscheinlich resultiert in beiden Fällen das Phänomen aus einer Läsion der Bahnen zwischen Stirnlappen und Kleinhirn (Fibrae cortico-ponto-cerebellares und cortico-thalamo-olivo-cerebellares). Überdies scheinen die kataleptiformen Erscheinungen bei extrapyramidaler Rigidität eine ähnliche, wo nicht identische Grundlage zu haben (ROB. BING).

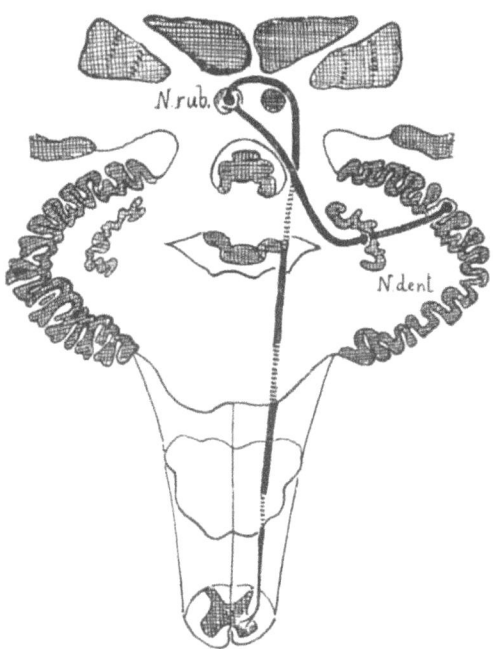

Abb. 35. Verbindung der Kleinhirnhemisphäre mit der gleichseitigen Rückenmarkhälfte durch den Tractus cerebello-rubrospinalis.

2. *Die Herabsetzung der Schwereempfindung* auf derjenigen Seite, die dem Sitze einer unilateralen Kleinhirnläsion entspricht, ist zuerst von LOTMAR als cerebellares Symptom beschrieben, und in der Folge von MAAS, GOLDSTEIN, REICHMANN, BLOHMKE u. a. (trotz des anfänglichen Widerspruches von ANDRÉ THOMAS) bestätigt worden. Gibt man solchen Kranken in jede Hand einen Gegenstand von genau demselben Gewichte, so bezeichnen sie bei geschlossenen Augen regelmäßig denjenigen auf der Seite des Kleinhirnherdes als den leichteren. Man darf allerdings nicht außer acht lassen, daß der Rechtshänder normalerweise die Tendenz hat, in seine rechte Hand gelegte Gewichte etwas zu unterschätzen, und daß für die linke Hand des Linkshänders dasselbe gilt; ferner, daß GOLDSTEIN und REICHMANN bei Kleinhirnkranken ausnahmsweise auch eine herdgleichseitige Gewichtsüberschätzung konstatiert haben. Gelegentlich (nach BING sogar häufiger!) wird man sich nur von einer Herabsetzung des Unterscheidungsvermögens für Gewichte überzeugen können, so daß etwa auf der „gesunden" Seite Differenzen von 15—20 g regelmäßig, auf der „kranken" dagegen solche von 50 oder gar 100 g nicht wahrgenommen werden. Ähnliches kommt übrigens auch bei parkinsonoiden Syndromen vor. Eine befriedigende physiopathologische Erklärung dieser ziemlich seltenen Störungen, die bald auf eine Beeinträchtigung des Muskelsinnes bezogen, bald von den Anomalien des Muskeltonus abgeleitet werden, steht noch aus.

3. *Die vertiginösen Erscheinungen* sind für die häufigste Kleinhirnerkrankung, den Tumor cerebelli, schon in den Anfangsstadien so charakteristisch, daß man sie vielfach schlankweg als „cerebellaren Schwindel" kennzeichnet. Doch habe ich stets darauf hingewiesen, daß es sich hierbei um ein Symptom handelt, das

den „reinen" chirurgischen Abtragungen des Kleinhirns fremd ist (H. MUNK, ROTHMANN, HORSLEY, OPPENHEIM, BORCHARD, STEWART, HOLMES u. a.) und auch bei „reinen", sei es totalen, sei es partiellen Agenesien des Organs vermißt wird (ANDRAL, NEUBÜRGER, EDINGER, ANTON, NONNE, SAENGER, SHUTTLEWORTH, OTTO, FERRIER, SPILLER, ROBERTSON, WADSWORTH, SOMMER u. a.). Es handelt sich eben nicht um ein Kleinhirnphänomen im strengen Sinne des Wortes, sondern um eine vestibulare Reizerscheinung. Was wir „cerebellaren Schwindel" nennen, steht mit dem Labyrinthschwindel in den engsten Beziehungen, ist sogar als mit diesem identisch zu bezeichnen; selbst dann, wenn er durch einen Herd im Innern des Kleinhirns erzeugt wird, kommt er durch Irritation vestibulo-cerebellarer Bahnen (entweder auf ihrem Verlauf durch das Cerebellum oder im Bereiche ihrer Endausbreitung in dessen Rinde) zustande. Ebenso wie der labyrinthäre Schwindel ist der sog. cerebellare ein „Drehschwindel", ein „systematischer Schwindel". Als solcher unterscheidet er sich scharf von den generellen Störungen des Raumsinns, die bei vielen Neuropathien

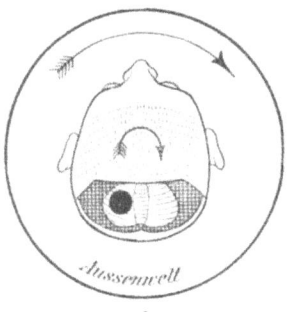 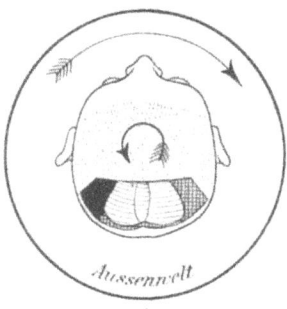

Abb. 36 a und b. Vertiginöse Scheinbewegungen. a bei intracerebellaren; b bei extracerebellaren Tumoren.

vorkommen, von Anomalien der Gehirnzirkulation abhängen, für die Seekrankheit charakteristisch sind usw. In der Tat haben die Patienten mit Kleinhirnerkrankungen, ebenso wie diejenigen mit Labyrinthläsionen, das deutliche Gefühl einer, nach einer bestimmten Richtung verlaufenden Rotation sowohl ihres eigenen Körpers als auch ihrer Umgebung. Auf reflektorischem Wege und durch Irradiation lösen diese Gefühle Nausea und Übelsein aus, oft begleitet von Blässe, Schweißausbruch, Erbrechen usw. Die höchsten Intensitätsgrade erreicht der vestibulo-cerebellare Schwindel bei gewissen vertiginösen Paroxysmen, die von ZIEHEN, DANA, HUNT, FRAENKEL u. a. als „cerebellare oder vestibulare Anfälle", „cerebellar fits", „cerebello-pontile seizures" beschrieben worden sind, und die sich mit höchstgradigen ataktischen Störungen, Kopfschmerzen, Ohrensausen, Nystagmus, gelegentlich sogar mit Bewußtseinsverlust vergesellschaften.

Die plausibelste Erklärung des Drehschwindels ist folgende: Das Labyrinth wird seinen Funktionen im Dienste des Raumsinns dadurch gerecht, daß die hydrostatischen Verhältnisse innerhalb seiner drei, nach den verschiedenen Ebenen des Raumes angeordneten Bogengänge zu nervösen Erregungen im Bereiche des Vestibularis, des DEITERSschen Kernes und des Kleinhirns führen. Stehen nun jene Erregungen des vestibulo-cerebellaren Apparates mit der tatsächlichen Körperstellung im Raume in Widerspruch (so daß sie die okulären, artikulären und muskulären Rezeptionen gewissermaßen desavonieren), so gibt sich die aus dieser Inkongruenz entspringende Verwirrung beim Kranken als rotatorische Scheinbewegung kund und verschuldet überdies die, oben aufgezählten, sekundären subjektiven und objektiven Störungen.

Die Entscheidung, wo die Läsion zu suchen sein mag, die sich durch vestibulo-cerebellaren Schwindel kundgibt, wird in der Regel bei sorgfältiger Berücksichtigung der Nebenumstände keine Schwierigkeiten darbieten. Für Anomalien im Bereiche des Labyrinths, des Vestibularisstamms, der Vestibulariskerne sprechen die kaum je fehlenden Begleitsymptome (Übelhörigkeit, Taubheit, subjektive Ohrgeräusche, multiple Paresen oder Lähmungen von

Hirnnerven, alternierende Hemiplegien usw.). Ferner ist zu beachten, daß ein Einfluß der Kopfhaltung auf das Auftreten und die Richtung der vertiginösen Scheinbewegungen bei den Labyrinthläsionen sehr oft in deutlichster Weise konstatiert wird, was bei Kleinhirnherden fast nie der Fall ist. Dagegen kann einer von STEWART und HOLMES aufgestellten Regel keine generelle Bedeutung beigemessen werden. Nach diesen Autoren wäre zwar sowohl bei extra- als auch bei intracerebellaren Krankheitsherden die scheinbare Bewegung der Außenwelt von der Kranken nach der gesunden Seite hin gerichtet; überdies habe aber der Patient mit einer außerhalb des Kleinhirns sitzenden Geschwulst das Gefühl, als wirble er selbst in entgegengesetzter Richtung, der Kranke mit einem intracerebellaren Tumor dagegen habe die Illusion eines gleichsinnigen Rotierens seines Körpers. Es muß schon ein Patient besonders intelligent und mit ungewöhnlicher Beobachtungsgabe ausgestattet

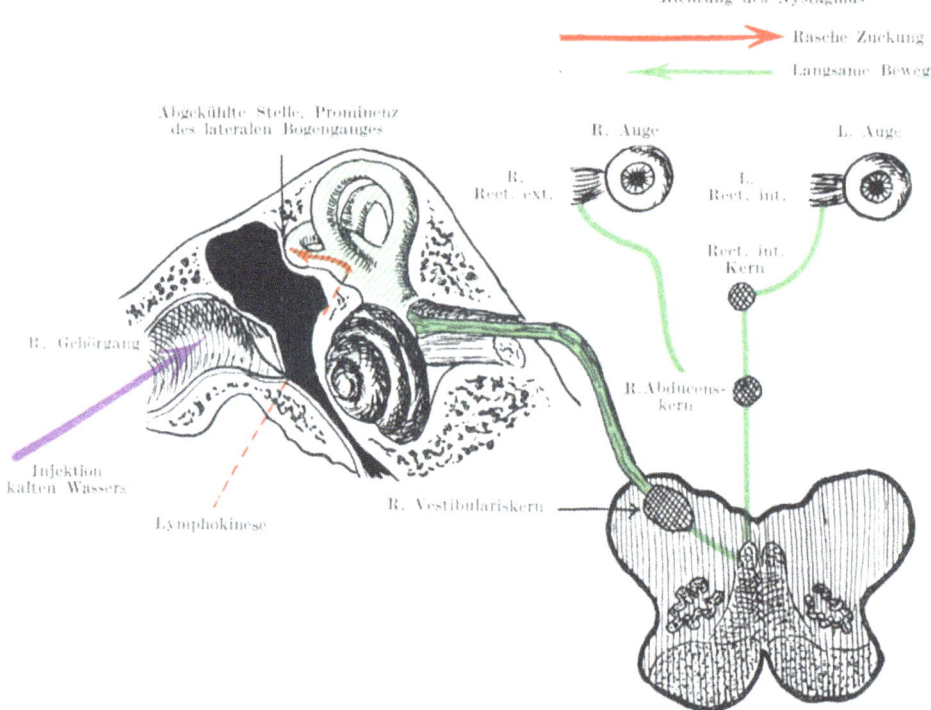

Abb. 37. Schema zum calorischen Nystagmus (Kältereiz).

sein, um seine subjektiven Störungen einer so subtilen Analyse zu unterziehen! Überdies aber liegen viele Mitteilungen vor, die zu der STEWART-HOLMESschen Regel in direktem Widerspruch stehen (SOUQUES, BRUNS, OPPENHEIM, HOMBURGER und BRODNITZ, BERGMANN und KRUKOWSKI u. a.).

Sehr schwierig kann sich die Differentialdiagnose zwischen extra- und intracerebellarem Sitz der zu Schwindelanfällen führenden Läsion in Fällen raumbeengender Prozesse in der hinteren Schädelgrube gestalten. Die topographischen Verhältnisse dieser letzteren (relativ kleiner Raum zwischen den unnachgiebigen Gebilden des Tentorium und der Schädelbasis!) bringen es mit sich, daß expansive Herde eine besonders markante Tendenz zu Fernwirkungen entfalten. Daher schädigen Kleinhirntumoren die pontinen und basalen Gebilde ebenso, wie umgekehrt Geschwülste am Acusticusstamm und in der Brücke das Cerebellum beeinträchtigen. Neoplasmen letzterwähnter Art, die sog. „Kleinhirnbrückenwinkeltumoren" sind aber relativ häufig und haben daher das Interesse zahlreicher Autoren auf sich gelenkt (HENNEBERG und KOCH, OPPENHEIM, WOLLENBERG, WEISENBURG, JUMENTIÉ, BATTEN, WIMMER, CHRISTIANSEN, S. E. HENSCHEN u. a.).

4. *Der Nystagmus* ist ebensowenig wie der Schwindel ein essentiell cerebellares Symptom; auch er wird bei ein- oder beidseitigen Agenesien des Kleinhirns vermißt, falls sich der Defekt nicht auf weitere Gebilde ausdehnt, und die

Versuche von HERMANN MUNK haben gezeigt, daß „reine" Abtragungen einer oder beider Kleinhirnhälften keineswegs das Auftreten jenes Symptoms bedingen, dessen Beziehungen zum Labyrinthnerven von ROBERT BÁRÁNY aufgeklärt worden sind, dessen grundlegende Untersuchungen durch die Arbeiten von WITTMAACK, ROSENFELD, KOBRAK, RUTTIN, GRADENIGO, CLAOUÉ, SENG u. a. teils Bestätigung, teils auch gewisse Korrekturen erfahren haben.

Wir wissen heute, daß ein vorübergehender Nystagmus nicht nur die Folge entzündlicher Reizung der halbzirkelförmigen Kanäle bei Labyrintherkrankungen sein kann, sondern daß man ihn auch durch Einspritzen kalten oder warmen Wassers in den Gehörgang verursachen kann („calorischer Nystagmus"). Beim gesunden Menschen wird durch kaltes Wasser ein Nystagmus nach der Gegenseite erzielt, durch heißes jedoch ein solcher nach der Seite der Injektion. Man muß annehmen, daß diese plötzlichen Temperaturschwankungen innerhalb der Endolymphe Strömungen hervorrufen, die auf die nervösen Gebilde des Labyrinths und (durch Vermittlung des DEITERSschen Kernes und des hinteren Längsbündels) auch auf die Augenmuskeln einen Reiz ausüben.

Eine andere Methode, durch Provozieren einer Lymphokinese experimentellen Nystagmus zu erzielen, stellen die Drehstuhlversuche dar, bei denen die zu untersuchende Person etwa zehnmal um ihre Längsachse gewirbelt und dann plötzlich angehalten wird; dieser „Drehnystagmus" kann bei Läsionen des Vestibularapparates ausbleiben. — Ein weiteres Verfahren ist der sog. „galvanische Nystagmus", besonders von BABINSKI, MANN, HITZIG, EWALD, BRÜNINGS studiert, und von letzterem auf galvanische Kataphorese der Endolymphe zurückgeführt (während man vor ihm irrtümlich eine elektrische Reizung der nervösen Elemente der halbzirkelförmigen Kanäle angenommen hatte); Reizung am linken Ohr mit 10—25 MA erzeugt einen Nystagmus nach links, falls man sich des negativen, einen solchen nach rechts, falls man sich des positiven Poles bedient — und vice versa. — Als vierte am Menschen anwendbare Methode zur experimentellen Erzeugung von Nystagmus sei noch die pneumatische erwähnt, die allerdings in praxi nur vom Otologen angewandt wird, weil für deren Vornahme gewisse Ohrläsionen Vorbedingung sind (Perforation des Trommelfells und Klaffen der Labyrinthwand trotz erhaltenen Labyrinths): Komprimiert man die Luft im äußeren Gehörgang mittels einer Gummibirne, so tritt ein Nystagmus nach der Seite des Reizes, verdünnt man sie dagegen, ein solcher nach der Gegenseite auf. Dieses Verfahren entspricht den Tierversuchen, die zur Aufstellung des „EWALDschen Gesetzes" geführt haben („die Richtung der reaktiven Augenbewegungen, d. h. die langsame Komponente des Nystagmus, entspricht derjenigen — ampullofugalen bzw. ampullopetalen — Strömung, die in der Endolymphe der Bogengänge provoziert wird").

Gewisse regelmäßige Begleiterscheinungen des experimentellen Nystagmus sind aus den Verbindungen des DEITERSschen Kernes mit den motorischen Rückenmarkkernen (Tractus vestibulo-spinalis) zu erklären. Wird nämlich der BÁRÁNYsche Versuch am stehenden Patienten vorgenommen, während er beide Arme parallel vorwärtsstreckt, so sieht man mit dem Auftreten des Nystagmus seinen Rumpf sich nach der Seite von dessen langsamer Komponente unter Falltendenz hinneigen, und zweitens seine Obergliedmaßen nach derselben Richtung seitwärts abweichen („lateralisiert" werden).

Während nun Kleinhirnherde — im Gegensatz zu Labyrinth- und Vestibularisläsionen — den experimentellen Nystagmus kaum beeinflussen, haben sie auf dessen Begleitphänomene eine sehr deutliche Einwirkung: Wird doch bei einseitiger Affektion des Cerebellum meistens nur der Arm der Gegenseite lateralisiert.

Daher ist auch der spontane „cerebellare" Nystagmus sicherlich als Fernwirkung aufzufassen. In denjenigen Fällen, wo er (wie z. B. in Beobachtungen von COLUCCI) infolge von Kleinhirnblutungen od. dgl. plötzlich auftritt und in der Folge wieder verschwindet, scheint es sich um ein sog. Diaschisisphänomen zu handeln (temporäre Betriebsstörung der konjugierten Augenbewegungen, infolge plötzlicher Aufhebung des cerebellaren Einflusses auf den DEITERSschen Kern und seine Verbindungen, mit nachheriger Neuanpassung an die modifizierten Verhältnisse). Wenn spontaner Nystagmus andererseits bei Kleinhirngeschwülsten als Dauersymptom vorkommt, so handelt es sich hier um Druckwirkung auf den DEITERSschen Kern oder das (infolge seiner dorsalen Lage in der Haube, dicht unter dem Vermis cerebelli, besonders exponierte) hintere Längsbündel. Daß Läsionen des DEITERSschen Kernes einen Nystagmus nach sich ziehen können, haben die Tierversuche von BAUER und LEIDLER nachgewiesen, während diejenigen von ROTHMANN umgekehrt feststellen konnten, daß die Schonung jenes Kernes und seiner Verbindungen dafür Gewähr bietet, daß bei Kleinhirnabtragungen Nystagmus nicht eintritt!

Den spontanen Nystagmus der Kleinhirnkranken wird man nur selten beim Blick geradeaus bewerten können, und meistens muß er dadurch provoziert werden, daß man den Patienten nach rechts oder links blicken läßt. Dabei wird man in der Regel ein stärkeres Augenzittern konstatieren, wenn der Kranke nach der Richtung seiner Kleinhirnläsionen schaut; diesem Punkt lege ich große Wichtigkeit bei. Dagegen habe ich noch nie ein anderes, von verschiedenen Autoren angeführtes Phänomen feststellen können, nämlich die größere Ausgiebigkeit der Zuckungen an demjenigen Auge, das der kranken Kleinhirnhemisphäre entspricht. Wie OPPENHEIM es betont hat, kann ein Nystagmus, der am stehenden Patienten fehlt, zuweilen dadurch ausgelöst werden, daß man den Kranken in Seitenlage bringt und ist dabei in der Regel dann am deutlichsten, wenn der Patient auf die dem Herde (in der Regel handelt es sich um Tumoren) entgegengesetzte Seite zu liegen kommt.

Differentialdiagnostisch wichtig sind noch folgende Erfahrungstatsachen. Nystagmus bei Labyrinthaffektionen (Felsenbeinfraktur, Labyrinthitis acuta usw.) pflegt nach und nach an Intensität abzunehmen und relativ bald zu verschwinden; bei Kleinhirnläsionen dagegen hält er länger an, ja er nimmt meistens an Heftigkeit zu. Die den Nystagmus begleitende Fallneigung nach der Richtung seiner langsamen Komponente wird beim Labyrinthkranken oft dadurch etwas modifiziert (z. B. mit Fallneigung nach hinten oder nach vorn vergesellschaftet), daß man seinen Kopf in verschiedene Lagen, etwa Rechtswendung oder Linkswendung bringt; beim Kleinhirnpatienten üben derartige Änderungen der Kopfhaltung jedoch keinen Einfluß aus.

Anhangsweise seien noch erwähnt der vertikale Nystagmus, den Tumoren der vorderen Abschnitte des Vermis cerebelli durch Druck auf die Gegend der Corpora quadrigemina hervorrufen, und der sog. ,,Nystagmus veli palatini", eine rhythmisch-kontinuierliche Myoklonie des weichen Gaumens und des Pharynx, die mehrfach bei Läsionen des Nucleus dentatus cerebelli beobachtet wurde.

Dagegen besteht noch Unklarheit über die Pathogenese des sog. ,,Nystagmus palpebralis", der meistens als Begleiterscheinung des okulären Nystagmus, gelegentlich aber auch als eine von letzterem unabhängige Störung auftritt. Es handelt sich dabei um eine rhythmisch unterbrochene Kontraktion des Musculus levator palpebrae superioris (MAGNUS, RAUDNITZ, PICK, WILBRAND und SÄNGER, ORZECHOWSKI und JAKIMOWICZ, POPPER, SITTIG u. a.).

5. Gewisse Zwangshaltungen und Zwangsbewegungen sind besonders dann verzeichnet worden, wenn Neubildungen auf die vorderen oder mittleren Kleinhirnstiele einwirkten. Es handelte sich um Rollungen um die Längsachse oder um Verkrümmungen von Hals und Rumpf nach einer bestimmten Seite, wie z. B. in Beobachtungen von RUSSELL und BRUNS. Doch ist es unmöglich, allgemein gültige Regeln aufzustellen, hinsichtlich der Richtung, nach der diese Zwangshaltungen und -bewegungen erfolgen (gesunde oder lädierte Seite?) und ihr physiopathologisches Substrat ist noch recht dunkel und kontrovers.

Nicht besser steht es um unsere Kenntnisse von der Pathogenese der choreatisch-athetotischen Bewegungen, die nach BONHÖFFER, PINELES u. a. bei Zerstörung eines Bindearmes sich homolateral einstellen sollen. Auch die Bedingungen, welchen die MAGENDIEsche Schielstellung (d. h. Vertikaldivergenz der Bulbi), die man nebst einer konjugierten Deviation der Augen bei Affektionen des mittleren Kleinhirnarmes finden soll, ihre Entstehung verdankt, sind uns noch unbekannt.

III. Großhirn.
A. Anatomisch-physiologische Vorbemerkungen.
1. Morphologie.

Die Furchen und Windungen der Großhirnrinde, die derselben nicht nur ihr charakteristisches morphologisches Gepräge geben, sondern auch ihre physiologische Gliederung beherrschen, vergegenwärtigt man sich am besten, wenn man sich mit dem relativ einfachen Relief der Großhirnoberfläche eines älteren Fetus gut vertraut macht, an dem nur die *Hauptfurchen* und *Hauptwindungen* ausgebildet sind (s. Abb. 38). Unter den erst später auftretenden *Nebenfurchen* unterscheidet man die typischen, die zwar nur wenig in die Hirnwindungen einschneiden, aber in jedem normalen Gehirn anzutreffen sind, und die atypischen, die vielfach variieren und dem menschlichen Gehirn sein individuelles Gepräge verleihen (Abb. 39 und 40).

Unter den Hauptfurchen steht, ihrer höheren Anlage und ihrer Mächtigkeit nach, obenan die *Fissura Sylvii*, die den im Wachstum zurückbleibenden, in der Tiefe verborgenen Windungen der Insel ihre Entstehung verdankt und an der lateralen Hemisphärenfläche annähernd horizontal nach hinten zieht. Sie bildet die Grenze zwischen Schläfenlappen einerseits und Stirn- und Scheitellappen andererseits. Ihr am nächsten an Bedeutung steht der *Sulcus centralis*, die ROLANDOsche Furche, die von der Mitte des medialen Hemisphärenrandes an der lateralen Oberfläche nach abwärts und etwas nach vorn verläuft, sich dabei zweimal leicht krümmend (oberes und unteres Knie des Sulcus centralis). Sie reicht nach abwärts bis dicht an den horizontalen Ast der Fissura Sylvii heran. Eine dritte Hauptfurche ist die *Fissura calcarina*, die an der medialen Fläche des Hinterhauptlappens tief einschneidend, annähernd horizontal verläuft und nach vorn dicht unter dem Splenium des Balkens endigt. Mit ihr vereinigt sich in der Regel, sie von oben und hinten in spitzem Winkel treffend, die *Fissura parieto-occipitalis*, die etwas auf die laterale Fläche herübergreift.

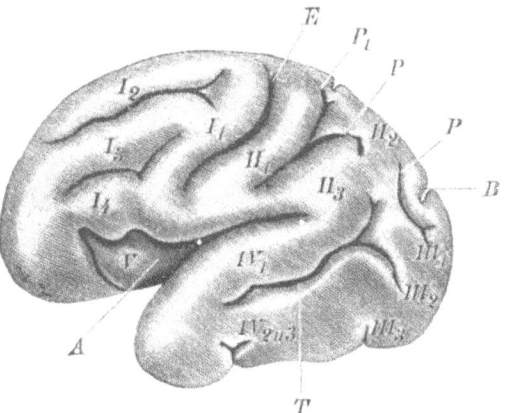

Abb. 38. Gehirn eines 7 monatigen menschlichen Fetus.
A Foss. Sylvii; I_1 Gyr. central. ant.; I_2 Gyr. front. sup.; I_3 Gyr. front. med.; I_4 Gyr. front. inf.; II_1 Gyr. central. post.; II_2 Lob. parietal. sup.; II_3 Lob. parietal. inf.; III_1 Gyr. occip. sup.; III_2 Gyr. occip. med.; III_3 Gyr. occip. inf.; IV_1 Gyr. temp. sup.; IV_2 u. $_3$ Gyr. temp. med. und inf.; *V* Insula; *B* Fiss. pariet.-occipit., lateraler Teil; *E* Sulc. centralis; *P* Sulc. interparietalis; P_1 Sulc. postcentralis; *T* Sulc. temp. sup.

Zwei andere, embryonal als Hauptfurchen angelegte Sulci erfahren bei der weiteren Hirnentwicklung eine Rückbildung, der *Sulcus corporis callosi*, dem die *Fissura hippocampi* angehört, und die *Fissura chorioidea*. An die Hauptfurchen schließt sich, soweit als möglich, die geläufige Einteilung der Großhirnhemisphären in die einzelnen *Hirnlappen* an. Der *Stirnlappen* ist nach unten von der Fissura Sylvii, nach hinten von der Zentralfurche begrenzt, der *Scheitellappen* reicht nach vorn bis zum Sulcus centralis, nach unten bis zur Fissura Sylvii, während er nach hinten durch die vordere Occipitalfurche nicht scharf begrenzt ist. Der *Hinterhauptslappen* ist dann am medialen Hemisphärenrand durch die Fissura parieto-occipitalis vom Scheitellappen abgetrennt. Dagegen ist die Abgrenzung des Hinterhauptlappens vom *Schläfenlappen*, dem unterhalb der Fissura Sylvii gelegenen Abschnitt der Hemisphären, keine ganz scharfe. Die im Grunde der Fossa Sylvii gelegene *Insel* ist als besonderer Hirnteil aufzufassen.

Der *Stirnlappen*, der beim Menschen eine besonders starke Entwicklung erfahren hat, zeigt an seiner lateralen Fläche drei konstante Furchen, den, dem Sulcus centralis parallelen, *Sulcus praecentralis* und die beiden horizontal verlaufenden *Sulci frontales superior* et *inferior*. Es werden dadurch vier Windungen abgegrenzt; 1. der *Gyrus centralis anterior* zwischen Zentralfurche, Sulcus praecentralis und Fissura Sylvii; 2. der *Gyrus frontalis superior* (erste Stirnwindung) zwischen dem medianen Hemisphärenrand und dem Sulcus frontalis superior, auch auf die mediale Hemisphärenfläche übergreifend; 3. der *Gyrus frontalis medius* (zweite Stirnwindung) zwischen Sulcus frontalis superior und inferior; 4. der *Gyrus frontalis inferior* (dritte Stirnwindung) nach abwärts vom Sulcus frontalis inferior, zum Teil die untere

Hemisphärenfläche einnehmend. Durch den Ramus anterior verticalis und horizontalis der Fissura Sylvii kommt es im unteren Teil dieser Windung zu einer Teilung in eine *Pars opercularis, Pars triangularis* und *Pars orbitalis* der dritten Stirnwindung. Vor allem in der Pars opercularis, die nach hinten ohne scharfe Grenzen in das Gebiet der vorderen

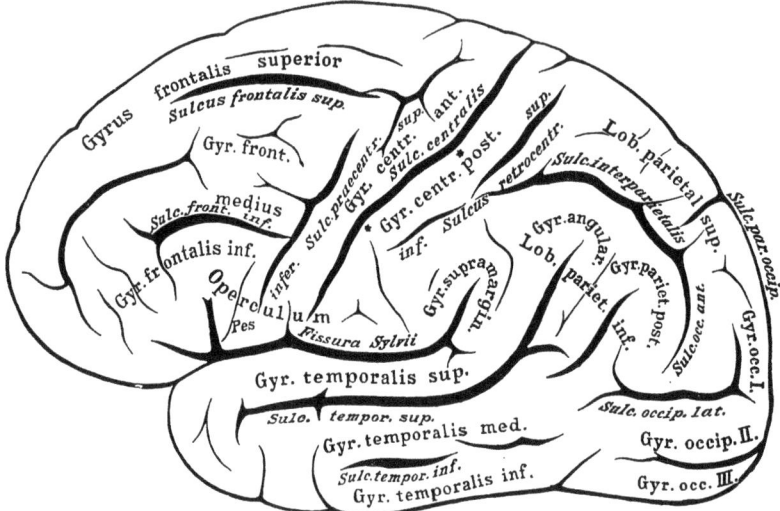

Abb. 39. Seitenansicht des menschlichen Gehirns. (Nach EDINGER.)

Zentralwindung übergeht, dem *Fuß* der unteren Stirnwindung (BROCAsche Windung) finden sich sehr mannigfaltige Varietäten in der Ausbildung der Windung. An der basalen oder Orbitalfläche des Stirnhirns werden die ziemlich inkonstanten Furchen als *Sulcus*

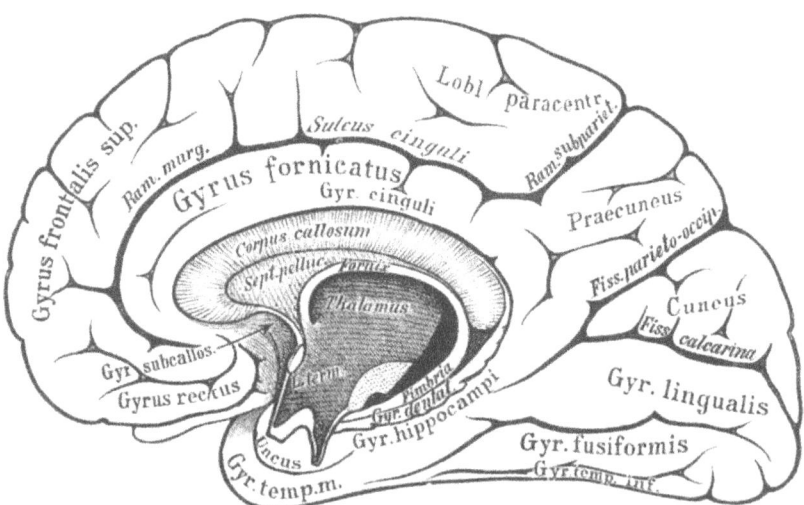

Abb. 40. Längsschnitt durch die Mitte eines menschlichen Gehirns. (Nach EDINGER.)

cruciatus orbitalis zusammengefaßt. Medial von ihnen liegt der zur Aufnahme des Bulbus olfactorius bestimmte Sulcus olfactorius, der lateral den *Gyrus rectus* abgrenzt.

Im *Scheitellappen* verläuft als konstanteste Furche der *Sulcus interparietalis*, der dicht hinter dem unteren Drittel des Sulcus centralis beginnt, zuerst mit letzterem parallel nach aufwärts zieht, um dann in einem Bogen nach hinten abzubiegen und bis in den Hinterhauptslappen zu gelangen. Sein vorderer horizontaler Teil grenzt nach hinten den *Gyrus centralis posterior* ab. Dieser fließt oberhalb der Zentralfurche am medialen Hemisphärenrand mit dem Gyrus centralis anterior zum *Lobulus paracentralis* zusammen, ebenso unterhalb der Zentralfurche an der Fossa Sylvii zum *Operculum*. Oberhalb des Sulcus interparietalis liegt dann der *Gyrus parietalis superior*, mit dem *Praecuneus* an der medialen Fläche, nach hinten im wesentlichen durch die Fissura parieto-occipitalis begrenzt. Unterhalb des Sulcus interparietalis zerfällt der *Gyrus parietalis inferior* in den *Gyrus supramarginalis*, der das hintere Ende der Sylvischen Furche umgibt, und den weiter nach hinten gelegenen *Gyrus angularis*, Pli courbe, der den hinteren Teil des noch zu besprechenden Sulcus temporalis superior umgibt und nach hinten nicht scharf abgrenzbar ist.

Der *Hinterhauptslappen* liegt in Dreiecksform, mit der Basis an Scheitel- und Schläfenlappen, am hinteren Abschnitt der Hirnhemisphäre; seine nach hinten sehende Spitze wird *Occipitalpol* genannt. An seiner lateralen Fläche findet sich ein an den Sulcus interparietalis sich anschließender *Sulcus occipitalis anterior*, der, in rudimentärer Form, der tief einschneidenden *Affenspalte* der Affen entspricht. Außerdem finden sich einige sehr variable, horizontal verlaufende Furchen an der lateralen Fläche, deren bedeutendste der *Sulcus occipitalis lateralis* darstellt. Entsprechend der starken Variabilität der Furchen sind auch die *drei lateralen Occipitalwindungen*, die von vorn nach hinten verlaufen, in ihrer Ausbildung sehr wechselnd. Die *obere Occipitalwindung* geht nach vorn in den Gyrus parietalis superior, die *mittlere* in den Gyrus angularis, die *untere* in die mittlere Schläfenwindung über. Am medialen Hemisphärenrand finden sich scharf umgrenzte Occipitalwindungen; am meisten nach vorn liegt zwischen Fissura parieto-occipitalis und Fissura calcarina der *Cuneus*, dessen vordere Spitze bis an den Gyrus fornicatus heranläuft; ihm folgt der *Gyrus lingualis* unterhalb der Fissura calcarina, und am meisten nach abwärts der *Gyrus fusiformis*, der schon an die Windungen des Schläfenlappens grenzt.

Der *Schläfenlappen* bekommt seine Einteilung durch die der Fossa Sylvii parallel laufenden *Sulci temporales superior* und *inferior* an der Konvexität und den *Sulcus occipitotemporalis inferior* an der medialen Hemisphärenfläche. So findet man von oben nach unten den *Gyrus temporalis superior, medius* und *inferior*, von denen der letztere bereits auf die untere Hemisphärenfläche übergreift und hier an den Gyrus fusiformis grenzt. In der Fossa Sylvii verborgen liegen, von der oberen Temporalwindung ausgehend, 1—2 Querwindungen hinter der Insel, die *Gyri temporales profundi* (HESCHLsche Windungen).

An der medialen Hemisphärenfläche legt sich um den Längsschnitt des Balkens der *Gyrus fornicatus* mit seinem oberen Teil, dem *Gyrus cinguli*, der am hinteren Rand des Balkens im Isthmus gyri fornicati in den dem Schläfenlappen angrenzenden *Gyrus hippocampi* übergeht. An seinem vordersten Ende liegt eine starke, noch dem Schläfenlappen zuzurechnende Verdickung, der *Uncus*, der in das Innere des Seitenventrikels einen Vorsprung, das *Cornu Ammonis*, vortreibt. Der Gyrus fornicatus wird nach unten vom Sulcus corporis callosi, nach oben von dem Sulcus calloso-marginalis oder Sulcus cinguli begrenzt; der letztere entsendet am hinteren Ende einen senkrecht nach oben verlaufenden Ast, der hinter der Zentralfurche noch etwas auf die Konvexität übergreift. Oberhalb des Gyrus hippocampi verläuft die *Fissura hippocampi* mit den beim Menschen offenbar verkümmerten Windungen der *Fascia dentata* und der *Nervi Lancisii*, die bereits in das Unterhorn des Seitenventrikels übergreifen.

Die *Insula Reilii* endlich, auch Stammlappen genannt, liegt, von den umgebenden Hemisphärenseiten völlig bedeckt, den Großhirnganglien außen unmittelbar an. Sie wird begrenzt vom *Sulcus circularis Reilii*, während sie nach der Hirnbasis zu in die *Lamina perforata anterior* übergeht. Der *Sulcus centralis insulae* teilt sie in zwei Läppchen. Das größere, die *Pars frontalis*, zeigt 3—4 Gyri breves, das kleinere, dahinter gelegene, *Pars parieto-occipitalis*, zeigt 1—2 Gyri longi. Die Insel findet sich bereits bei den Anthropoiden nach dem menschlichen Grundplan aufgebaut, ohne bei denselben zu gleicher Entwicklung zu gelangen.

Betrachten wir noch einmal das Gehirn von der Basis aus, so sehen wir an den medialen Teilen des Stirnhirns die *Bulbi olfactorii*, die sich nach hinten zu den Tractus olfactorii verschmälern, dahinter die Substantia perforata anterior, über welche hin die dünnen weißen Körper der Olfactoriuswurzeln verlaufen. Es folgt nach hinten das *Chiasma nervorum opticorum*, aus dem austretend die Tractus optici nach hinten außen ziehen, um, die Hirnschenkel umgreifend, in das Innere des Gehirns einzudringen. Hinter dem Chiasma liegt das den Boden des dritten Ventrikels bildende *Tuber cinereum* mit dem *Infundibulum*, an dessen Spitze sich die *Hypophysis* findet. Es folgen die *Corpora mamillaria*, ein paariges ganglioses Organ, hinter dem die *Substantia perforata posterior* liegt. Sie wird nach außen von den *Pedunculi cerebri*, kurz vor ihrem Eindringen in den Pons, begrenzt (s. Abb. 41).

Die beiden Großhirnhemisphären stehen miteinander durch Commissurensysteme in Verbindung. Das Wichtigste derselben ist der am Boden der medianen Mantelspalte sichtbare *Balken, Corpus callosum*. Außer dem freiliegenden Mittelteil desselben, dem *Truncus*, unterscheidet man das hintere Ende, *Splenium*, das, über den Vierhügeln wulstartig verdickt, nach unten und vorn umbiegt, und die vordere Partie, *Genu corporis callosi*, das einen

Fortsatz, das *Rostrum*, nach hinten und unten herabsendet. Zwischen Rostrum und Balken-
körper ist das *Septum pellucidum* in Form zweier dünner Platten ausgespannt. Ist der
Balken die Commissur des Neopalliums, so daß er bis zu den niedrigsten Säugern herauf
fehlt, so findet sich unter ihm eine zweite Verbindung der Hemisphären, die zu einem
weißen Markstreifen verdickte Hemisphärenwand, der *Fornix*. Er entspringt als schmales
Band *(Fimbria)* am Unterhorn des Seitenventrikels in der Gegend des Cornu Ammonis,
vereinigt sich aus den beiderseitigen Crura fornicis und zieht unter dem Balken entlang,
um sich vorn über dem Septum in die Columnae fornicis zu spalten. Diese enden an der

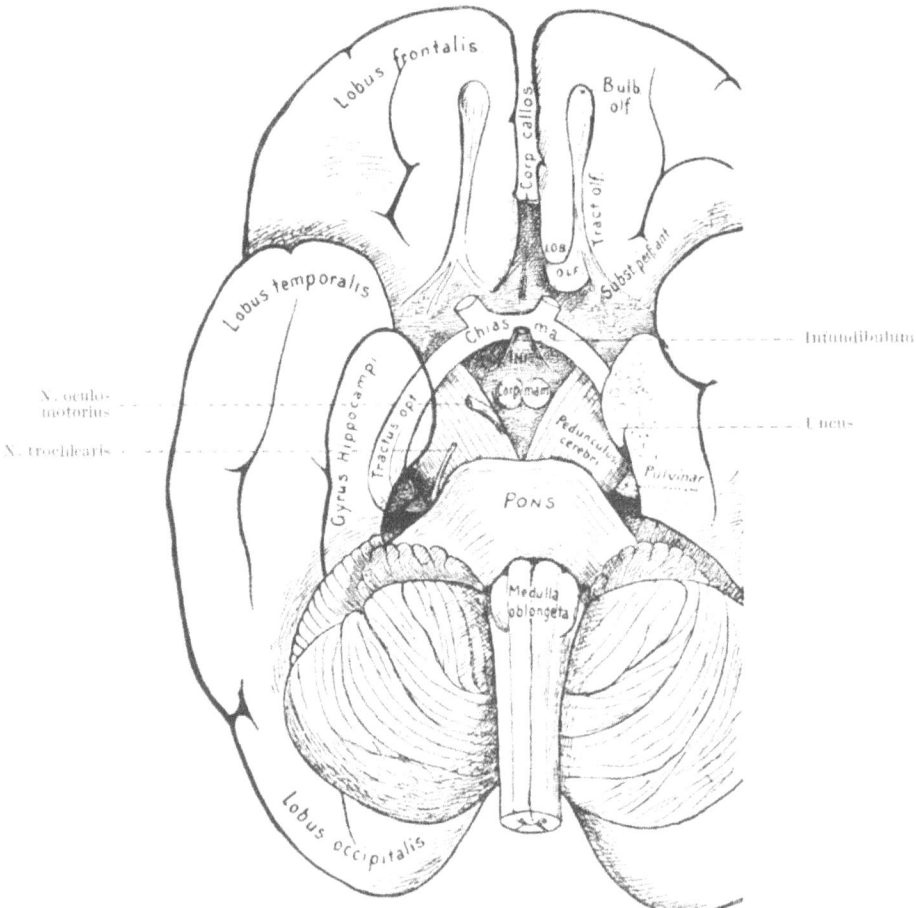

Abb. 41. Die Basis des menschlichen Gehirns. (Nach EDINGER.)

Gehirnbasis in den Corpora mamillaria. Zwischen den Crura fornicis liegt dann eine weitere
Commissur, die beim Menschen nur aus einem dünnen Markblatt besteht, das Psalterium
(= *Commissura hippocampi*), das die Ammonsformationen beider Seiten verbindet. Es
ist vor allem bei den Tieren mit Balkenmangel mächtig entwickelt. Endlich verbindet
ein vor den Columnae fornicis gelegenes weißes Band, die *Commissura anterior*, beide Hemisphären, vor allem die basalen Teile des Schläfen- und Stirnlappens.

Die im Innern der Großhirnhemisphären gelegenen *Seitenventrikel*, bogenförmig von
vorn oben nach unten hinten ziehende Hohlräume, lassen einen mittleren Teil (die *Cella
media*) und das Vorder-, Hinter- und Unterhorn unterscheiden. Das *Vorderhorn*, im hinteren
Teil des Stirnlappens, zieht um den Nucleus caudatus herum. Das *Hinterhorn* reicht bis
dicht an den Occipitalpol heran, läßt an seiner Basis die durch die starke Einsenkung der
Fissura calcarina hervorgerufene Prominenz des *Calcar avis (Pes hippocampi minor)* erkennen.
Von oben her ist es von der (vom hinteren Teile des Balkens kommenden) Fasermasse
des *Tapetum* bedeckt. Das Unterhorn zieht nach unten und vorn bis dicht an die Spitze

des Schläfenlappens heran. An seinem Boden liegen: der Gyrus hippocampi, die Fascia dentata, die Fimbria, vor allem aber der starke Wulst des *Cornu Ammonis (Pes hippocampi major)*. Beide Seitenventrikel hängen durch die zwischen Thalamus opticus und Fornix jederseits freibleibende Lücke, das *Foramen Monroi* zusammen, aus dem man in den dritten Ventrikel gelangt. Alle diese Ventrikel werden durch die von einer Epithelschicht bedeckten Gefäßschlingen der *Plexus chorioidei* erfüllt, die den eingestülpten Resten der medialen Hemisphärenwand und des Daches des Zwischenhirns entstammen. Man unterscheidet hier eine *Tela chorioidea ventriculi tertii* und die *Plexus chorioidei laterales*.

Die mächtigen, unter der Großhirnrinde gelegenen weißen Markmassen werden als *Centrum semiovale* bezeichnet. Die corticopetalen und corticofugalen Faserzüge, die hier als *Stabkranz* (Corona radiata) vereinigt sind, müssen, um zu den tieferen Abschnitten des Zentralnervensystems zu gelangen, den Engpaß passieren, der durch den Nucleus

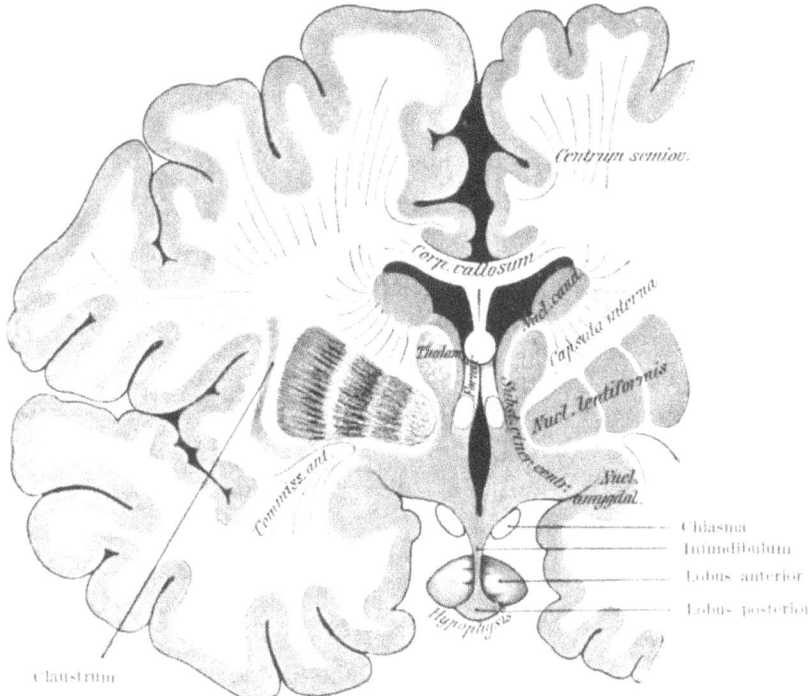

Abb. 42. Frontalschnitt durch das Gehirn des Erwachsenen. (Nach EDINGER.)

lentiformis von außen her, den Nucleus caudatus und den Thalamus opticus von innen her gebildet wird. In diesem als *Capsula interna* bekannten Raume drängen sich daher die mit den verschiedensten Gebieten der Großhirnrinde in Beziehung stehenden Bahnen eng zusammen, so daß ein verhältnismäßig kleiner Herd in der inneren Kapsel große Ausfallserscheinungen nach sich ziehen kann. Die innere Kapsel setzt sich aus zwei in einem stumpfen Winkel, dem Knie, zusammentreffenden Schenkeln zusammen. Der kleinere vordere, die *Pars frontalis*, liegt zwischen Nucleus caudatus und Linsenkern, der hintere, die *Pars occipitalis*, zwischen Thalamus opticus und Linsenkern, über letzteren noch occipitalwärts etwas hinausreichend. Die ganze innere Kapsel läßt sich danach in vier Abschnitte zerlegen, den *lentikulostriären*, den *Knieanteil*, den *lentikulooptischen* und den *retrolentikulären* Teil.

Was die *Blutversorgung* des Gehirns betrifft, so findet die *arterielle Blutversorgung* von zwei Seiten her statt, die im vorderen Hirngebiet von der *A. carotis int.*, die im hinteren von der aus der A. subclavia entspringenden *A. vertebralis*. Die *Carotis interna* teilt sich am äußeren Rand des Chiasma n. opticorum in die nach vorn und medialwärts verlaufende *A. cerebri anterior* und in die mächtige, in die Fossa Sylvii ziehende *A. fossae Sylvii* oder *cerebri media*. Von derselben Stelle aus ziehen aus der Carotis interna nach hinten die *A. communicans posterior* und die *A. chorioidea*. Andererseits vereinigen sich die beiden

Aa. vertebrales nach Abgabe der *A. cerebelli inferior posterior* an der Grenze von Pons und Medulla zur *A. basilaris*; aus dieser entspringen neben einem Ast für den Pons die *A. auditiva interna*, die *A. cerebelli inferior anterior* und die *A. cerebelli superior*. Dicht am vorderen

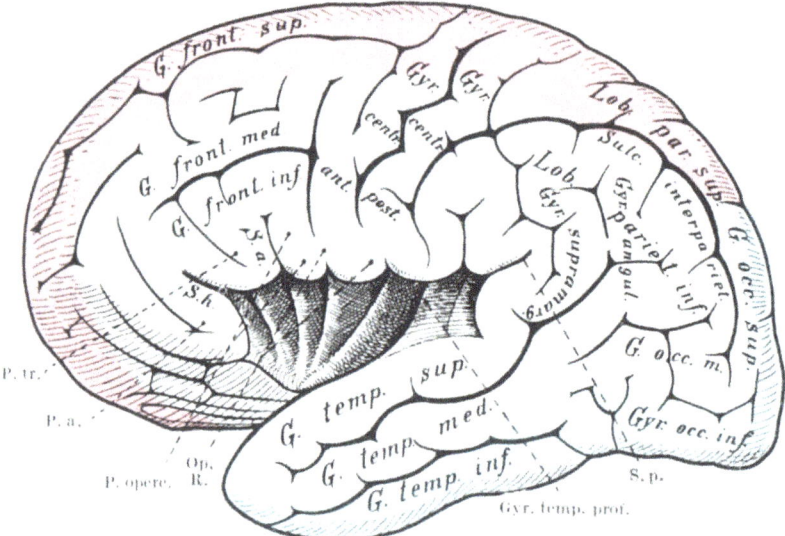

Abb. 43. Ernährungsbezirke der Hirnarterien an der Konvexität. Weiß: Art. foss. Sylvii; rot: Art. cer. ant.; blau: Art. cer. post.

Rande des Pons teilt sich die A. basilaris wiederum in die beiden, in einem nach hinten offenen Bogen zur Seite ziehenden *A. cerebri posteriores*. Durch die Verbindung beider Aa. cerebri ant. vor dem Chiasma n. optic. durch die *A. communicans ant.* und die

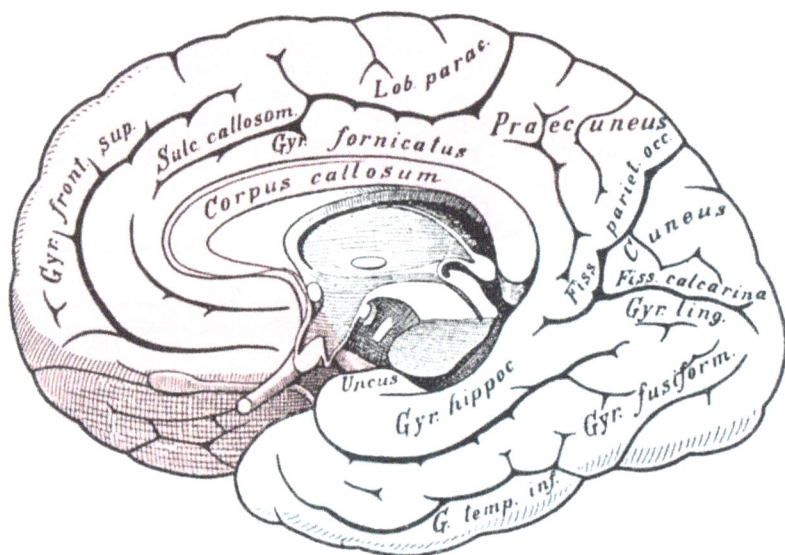

Abb. 44. Ernährungsbezirke der Hirnarterien an der Medianfläche. Bedeutung der Farben wie in Abb. 43.

Einmündung der A. communicans post. jeder Seite in die A. carotis post. entsteht der *Circulus arteriosus Willisii*, der die Gebiete der Carotis und Vertebralis vereinigt (Abb. 45). Allerdings kommen hier zahlreiche Varietäten des Gefäßverlaufes vor. Übersieht man die

Großhirn.

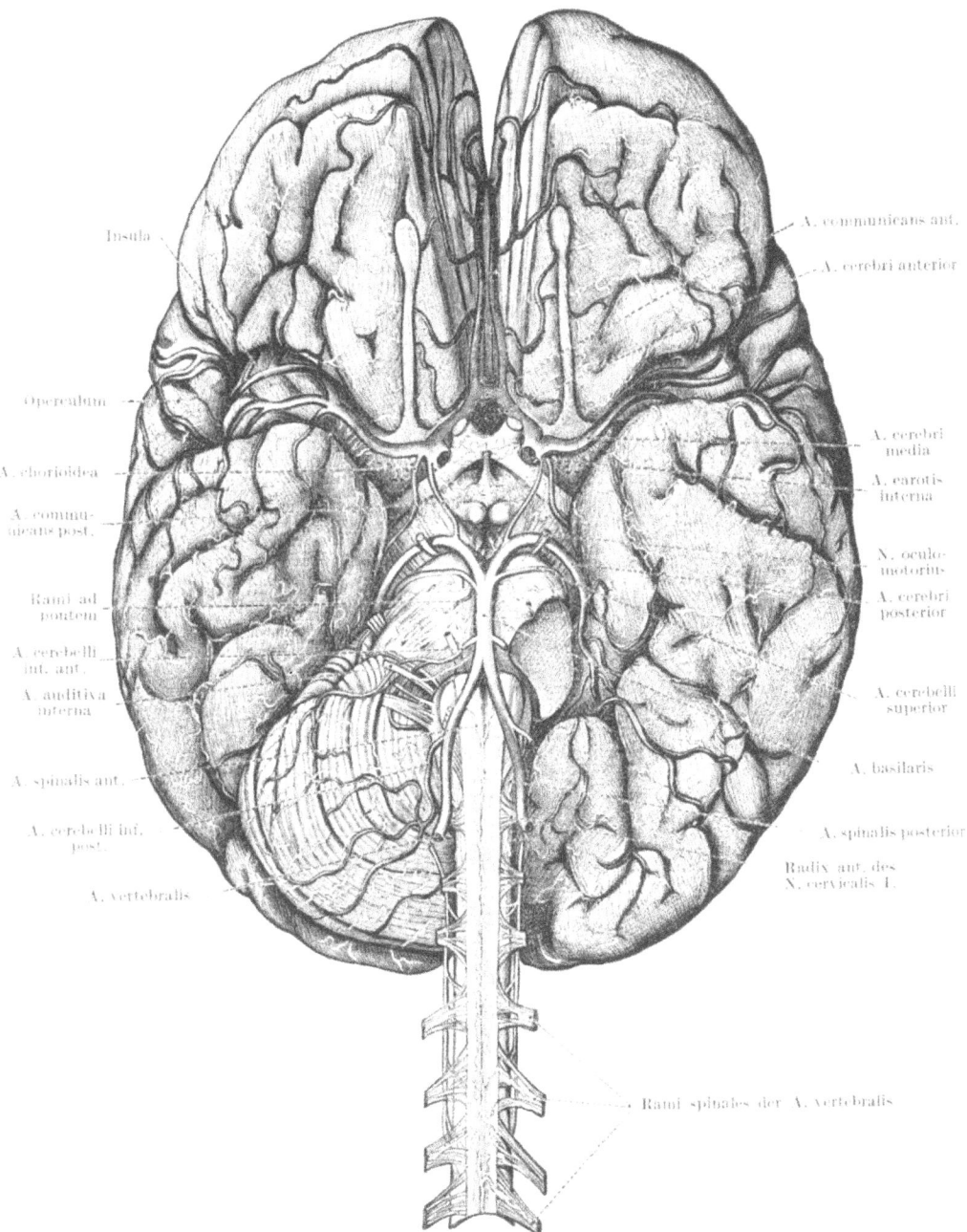

Abb. 45. Verteilung der Arterien an der Hirnbasis. Circulus arteriosus Willisii. L. Kleinhirnhemisphäre abgetragen zur Darstellung der Verteilung der A. cerebri post.

Gefäßversorgung der einzelnen subcorticalen Hirnabschnitte, so wird vielfach ein Abschnitt grauer Substanz von Ästen ganz verschiedener Hauptarterien gemeinschaftlich versorgt. Im einzelnen ist die Blutverteilung folgende (nach MERKEL):

Corpus callosum. Äste der A. cerebri anterior.
Nucleus caudatus. Kopf, Äste der A. cerebri ant.; Mitte, Äste des zweiten Zentimeters der A. cerebri media; Schwanz, Äste aus der A. communicans post.
Nucleus lentiformis. A. cerebri med.
Capsula int. Vorderer Teil vom Ursprungsteil der A. cerebri media oder ant., hinterer Teil von der A. chorioidea oder der A. communicans post.
Capsula externa. Von Ästen des zweiten Zentimeters der A. cerebri media.
Thalamus opticus. Die vordere Hälfte von Ästen der A. communicans post., die hintere Hälfte aus der A. cerebri post.
Tractus opticus. Ästchen von der A. chorioidea, Communicans post. und vom Carotis-stamm.
Chiasma und *N. opticus.* Äste vom Carotisstamm, aus A. cerebri ant. und Communicans ant. und post.
Corpora quadrigemina. Äste der A. cerebri post. und cerebelli sup.
Medulla oblongata. Mediane Äste aus den Aa. spinales und vertebrales, ferner Äste aus benachbarten Arterien zu den Kernen am Boden des IV. Ventrikels. In die Seitengebiete gelangen Äste der A. cerebelli inf. post. Der Funiculus gracilis und die Ränder des Calamus scriptorius werden von Zweigen der A. spinalis post. versorgt.

Das *System der Corticalarterien (Rindenbezirk,* HEUBNER) versorgt die Hirnrinde und das daruntergelegene Mark mit Blut und ist von dem Basalbezirk völlig unabhängig. Man trennt am besten die langen medullären und die kurzen corticalen Äste. Die Rindenarterien spalten sich in der Rinde in feinste, die verschiedenen Rindenschichten einnehmende Capillarnetze. Die einzelnen Ernährungsbezirke der Großhirnrinde fallen im wesentlichen mit den Sinnesfeldern zusammen.

Allen Hirnarterien eigentümlich ist weites Kaliber mit sehr dünnen Wänden, die außer der Elastica interna arm an elastischen Elementen sind, so daß sie bei pathologischen Verhältnissen besonders zur Zerreißung prädisponiert sind. Wie neuere Versuche O. MÜLLERs gezeigt haben, besitzen die Gehirngefäße eine die Blutverteilung regulierende nervöse Selbststeuerung, wobei die gefäßerweiternde Wirkung die gefäßverengernde überwiegt. Früher wurde angenommen, daß darüber hinaus für die cerebralen Arterien keine vasomotorischen Einflüsse in Betracht kämen, doch läßt sich diese „klassische" Lehre nach neueren Untersuchungen nicht mehr (oder jedenfalls nur mit Einschränkungen!) aufrechterhalten — FAY, STOHR, HASSIN, PENFIELD, COBB u. a.

Die ältere Ansicht, z. B. durch HEUBNER vertreten, wollte die in das Innere des Gehirns eindringenden Arterien des sog. „Basalbezirkes" als *Endarterien* (also als durch keinerlei Anastomosen verbundene Schlagadern) ansprechen. Nach den ausgedehnten Untersuchungen R. A. PFEIFERs trifft dies nun nicht zu, vielmehr besteht überall ein anatomisch nachweisbarer durchgehender Gefäßzusammenhang; ebenso gibt es keine Arterien, die entweder *nur* die weiße, oder nur die graue Substanz des Gehirns versorgen würden. Trotzdem verhalten sich bei Obliteration ihres Lumens diejenigen Arterien, welche die Zentralganglien und die Hauptmasse des Hemisphärenmarkes mit Blut versorgen — insbesondere aber die Arteria fossae Sylvii, wie die kleinen Äste zu verschiedenen Teilen des Hirnstamms! — tatsächlich so, *als ob sie Endarterien wären,* d. h. ihr Verschluß hat ischämische Nekrosen zur Folge. Auch besteht die von S. E. HENSCHEN hervorgehobene Tatsache zurecht, daß kleine Erweichungen der Rinde unter Verschonung der Marksubstanz zustande kommen können.

Auch die *Venen* des Gehirns, die durch Dünnwandigkeit und Klappenmangel ausgezeichnet sind, sind in oberflächliche und zentrale Venen einzuteilen. Die ein reich anastomosierendes Venennetz bildenden oberflächlichen Hirnnerven ziehen über die Hirnoberfläche zu dem *Sinus longitudinalis,* nur die aus dem Hinterhauptslappen stammenden Venen in den *Sinus lateralis.* Beide sind durch die im Gebiet des Sulcus centralis gelegenen großen anastomotischen Venen von TROLARD miteinander verbunden. Die zentralen Venen, die das venöse Blut aus den basalen Ganglien, aus den Seitenventrikeln, den Plexus chorioidei usw. sammeln, vereinigen sich am vorderen Rande der Tela chorioidea zu der *Vena magna Galeni.* Beide Venae magnae vereinigen sich an der Basis der Tela chorioidea zu einem mächtigen Venenstrom, der sich in den *Sinus rectus* ergießt. Die zwischen den beiden Blättern der Dura mater gelegenen venösen *Sinus durae matris* sind gleichfalls frei von Klappen; sie führen sämtlich das Blut der *Vena jugularis interna* zu. Von ihnen die wichtigsten sind 1. der *Sinus longitudinalis superior* am oberen Rand des Proc. falciformis der Dura mater, nach vorn durch das Foramen coecum mit den Nasenvenen zusammenhängend, nach hinten und unten in den vor der Protuberantia occipitalis interna gelegenen *Confluens sinuum* (Torcular Herophili) übergehend; 2. der *Sinus transversus,* der paarig vom Confluens aus am hinteren Rande des Tentorium cerebelli entlang zum Foramen jugulare herabzieht, um hier in die Vena jugularis überzugehen; 3. der *Sinus rectus,* der am Übergang der Falx in das Tentorium liegt und sich in den Confluens sinuum entleert; 4. der *Sinus cavernosus,* der, an der Seite der Sella turcica gelegen, die Carotis interna und den N. abducens einschließt; 5. der *Sinus occipitalis,* der aus mehreren, das Foramen occipitale magnum umgebenden Venenkanälen besteht (Abb. 46).

Was nun die *Beziehungen der Gehirnoberfläche zu dem umgebenden Schädel* betrifft, die ja in neuester Zeit durch die Entwicklung der Hirnchirurgie besondere Bedeutung erlangt haben, so ist es zunächst wichtig, die Lage der wichtigsten Furchen, vor allem des Sulcus centralis und der Fissura Sylvii, am Schädel festzulegen. Man bestimmt das untere Ende

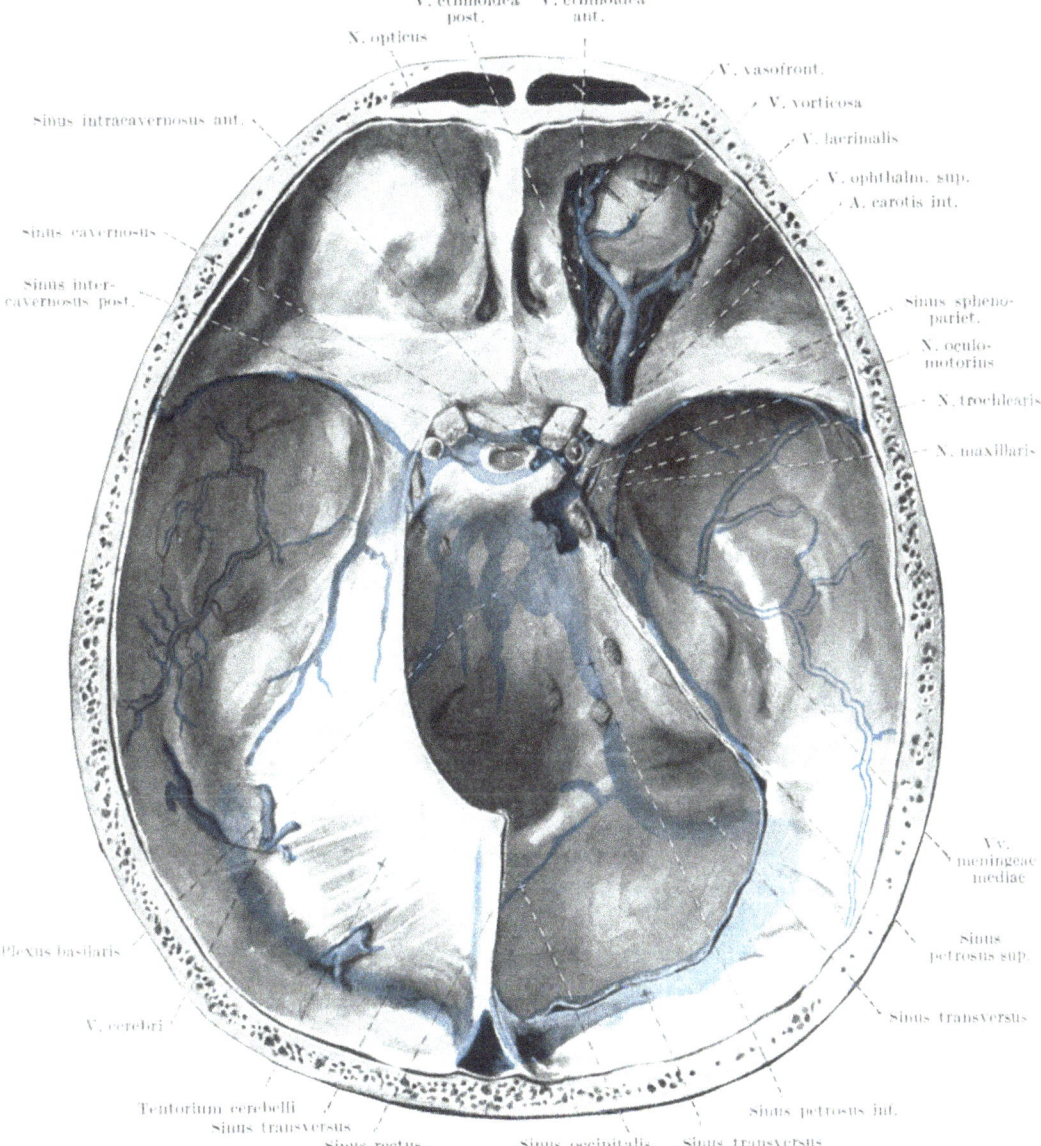

Abb. 46. Sinus durae matris. (Nach SPALTEHOLZ.) Rechts sind die Augenhöhle und der Sinus cavernosus eröffnet, das Tentorium cerebelli abgetragen.

der Zentralfurche beim Lebenden, indem man auf der „deutschen Horizontalen", der *Linea auriculoorbitalis*, rechtwinklig zu ihr, vor dem Tragus, dicht hinter dem Kiefergelenk eine Linie errichtet und auf dieser 5—6 cm nach aufwärts geht. Das obere Ende des Sulcus centralis findet man da, wo eine, am hinteren Umfange der Basis des Proc. mastoideus errichtete Senkrechte den Mantelrand der Hemisphäre trifft. Die Teilungsstelle der Fossa

Sylvii, das *Punctum Sylvii*, findet man senkrecht über der Mitte des Jochbogens in einer Höhe von 4—4,5 cm. Das obere Ende der Fissura Sylvii entspricht der Mitte des unteren Randes des Tuber parietale. Die Fissura parieto-occipitalis findet man am Lambda, dem von BROCA so bezeichneten Treffpunkt der Lambda- und Sagittalnaht. Zur Aufsuchung der verschiedenen Punkte am Schädel sind nun eine Reihe von Konstruktionen angegeben worden, von denen sich die KRÖNLEINsche Konstruktion zur Aufsuchung der Hauptfurchen vor einer Operation besonders bewährt hat. Außer der *„deutschen Horizontalen"* (oder „Ohr-Orbitallinie"), die durch den unteren Orbitalrand und den höchsten Punkt des oberen Randes des äußeren Gehörganges gelegt wird, wird eine *obere Horizontale* parallel zu derselben durch den Supraorbitalrand gelegt. Eine *vordere Vertikale* steht vor der Mitte des Jochbogens senkrecht auf beiden Horizontalen, eine *mittlere Vertikale* ebenso vom Unterkieferköpfchen aus, eine *hintere Vertikale* vom hintersten Umfange der Basis des Warzenfortsatzes. Die *Linea Rolandi* verbindet dann den Kreuzungspunkt der vorderen Vertikalen und der oberen Horizontalen mit dem Punkte, an dem die hintere Vertikale auf die Medianlinie des Scheitels trifft. Die *Linea Sylvii* halbiert den von der Linea Rolandi und der oberen Horizontalen gebildeten Winkel und wird bis zur hinteren Vertikalen verlängert. Die so gefundenen Linien kann man auf den rasierten Schädel mit dem Höllensteinstift aufzeichnen (Abb. 47).

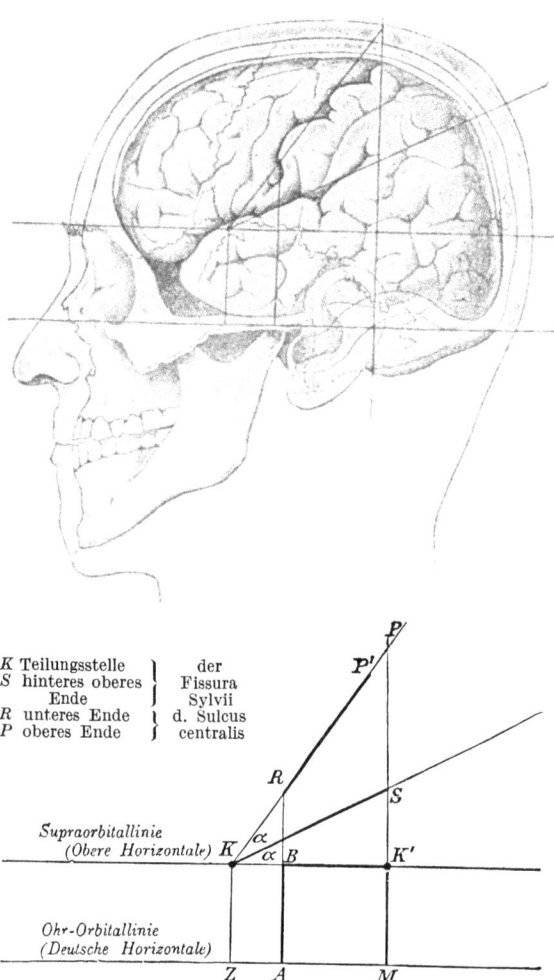

Abb. 47. KRÖNLEINsche Konstruktion zur Bestimmung des Sulcus centralis und der Fissura Sylvii an der Schädeloberfläche.

K Teilungsstelle
S hinteres oberes Ende } der Fissura Sylvii
R unteres Ende
P oberes Ende } d. Sulcus centralis

Dieser Methode gegenüber legt die KOCHERsche Methode besonderen Wert auf die Bestimmung der Präzentralfurche. Bei dem von ihm konstruierten *Kyrtometer* liegt eine Stahlspange um die Schädelbasis vom unteren Rand der Glabella bis zur Protuberantia occipitalis externa. Auf dieser *Äquatoriallinie* senkrecht steht der *Sagittalmeridian*. Auf diesem verschieblich wird eine dritte Spange zunächst genau in der Mitte desselben unter einem nach vorn offenen Winkel von 60° eingestellt und deckt so die Präzentralfurche. An dem oberen und unteren Mittelpunkt dieser Präzentrallinie findet man das hintere Ende des Sulcus frontalis superior und inferior. Wird die Spange in einem nach hinten offenen Winkel von 60° eingestellt, *Linea limitans*, und legt man eine weitere Linie von der Glabella zur Spitze der Lambdanaht, *Linea naso-lambdoidea*, so ist oberhalb des Kreuzungspunktes dieser beiden Linien der Gyrus supramarginalis und angularis von der Linea limitans geschieden, unterhalb derselben Temporal- und Occipitallappen. Kreuzung von Linea nasolambdoidea und Präzentrallinie zeigt das vordere Ende der SYLVIschen Furche an.

Es ist endlich die wichtige, von SCHWALBE vor allem betonte Tatsache zu erwähnen, daß sich am Schädel gewisse Vorwölbungen finden, die der Lage bestimmter Hirnwindungen entsprechen. So finden sich bestimmte Erhabenheiten am Stirnbein, die der III. Stirnwindung entsprechen, andere am Schläfenbein, die mit Schläfenwindungen in Beziehung zu bringen sind. Dagegen haben sich alle Versuche, die von GALL bis auf MOEBIUS gemacht worden sind, um aus besonderen Ausbildungen bestimmter Gebiete des Schädels auf besondere geistige Eigenschaften, so z. B. bei Heraustreten des oberen äußeren Orbitalrandes auf Begabung zur Mathematik zu schließen, als nicht beweiskräftig erwiesen.

2. Mikroskopische Anatomie.

Nicht nur die Hirnphysiologie, wie wir bald sehen werden, sondern auch die Histologie der Gehirnrinde zeigt, daß dieselbe in *ungleichwertige Felder* eingeteilt werden muß. Auf zwei Wegen ist man hier vorwärts gekommen, mit dem Einteilungsprinzip der *Cytoarchitektonik* (CAMPBELL, BRODMANN) und mit der *myelogenetischen* Methode (FLECHSIG).

Was zunächst die *Cytoarchitektonik* betrifft, so besteht für die ganze Großhirnrinde ein einheitlicher Typus des schichtenförmigen Aufbaues in anatomisch differenten Zellgruppen. Doch gehen die Anschauungen der Untersucher über die Zahl der zu trennenden Schichten auseinander. v. MONAKOW unterscheidet fünf, BRODMANN sechs, CAMPBELL sieben Schichten. CAMPBELL trennt 1. plexiforme Schicht, 2. Schicht der kleinen Pyramidenzellen, 3. Schicht der mittelgroßen Pyramidenzellen, 4. äußere Schicht der großen Pyramidenzellen, 5. Schicht der sternförmigen Zellen, 6. innere Schicht der großen Pyramidenzellen, 7. Spindelzellenschicht. Indem nun an den verschiedenen Abschnitten der Großhirnrinde die einzelnen Schichten der Hirnrinde sehr verschiedene Entwicklung genommen haben, kann man die Großhirnrinde in zahlreiche cytoarchitektonische Rindenfelder einteilen. Das erste Rindengebiet, das auf diesem Wege genau festgelegt wurde, ist das des *Calcarinatypus* im Hinterhauptslappen, bei dem die äußere Schicht der großen Pyramidenzellen durch eine Schicht großer sternförmiger Zellen ersetzt ist, während in der Tiefe der Rinde eigenartige Riesenpyramidenzellen (Solitärzellen MEYNERTS) gelagert sind *(Area striata)* (Abb. 48). Der zweite besonders hervortretende Rindentypus ist der *Riesenpyramidentypus* in dem dem Sulcus centralis angrenzenden Teil der vorderen Zentralwindung. Hier erreichen die Zellen im inneren Lager der großen Pyramidenzellen eine, alle anderen Rindenzellen übertreffende Größe (BETZsche Riesenzellen), während die Schicht der sternförmigen Zellen fast vollkommen fehlt *(Area gigantopyramidalis)* (Abb. 49). Die „receptiven Felder" (diejenigen, in denen die primären Sinnesempfindungen vertreten sind) sind durch eine ihnen gemeinsame Besonderheit des Baues ausgezeichnet, nämlich durch die Anhäufung kleinster, als Granula erscheinender Zellelemente (ECONOMOS „Koniocortex" = Staubrinde). Derart kann die Großhirnrinde des Menschen und der Säuger in zahlreiche Felder geteilt werden (s. unten).

Auch die *Markfaserung* der entwickelten Großhirnrinde zeigt eine typische Anordnung mit zahlreichen lokalen Differenzen, die gleichfalls eine Gliederung der Rinde gestatten *(Myeloarchitektonik)*. Zunächst finden sich Faserzüge, die die Rinde von unten nach oben vertikal durchsetzen (lange Assoziations-, Projektions- und Balkenfasern) und horizontal verlaufende Faserbündel. Von letzteren kann man eine dicht an der Oberfläche liegende Tangentialfaserschicht, die KAES-BECHTEREWsche Schicht, in dem Gebiet der kleinen Pyramidenzellen und vor allem den BAILLARGERschen oder VICQ D'AZYRschen Streifen im Gebiet der sternförmigen Zellen unterscheiden. Der letztere erreicht seine mächtigste Entwicklung als GENNARIscher Streifen im Gebiet der Calcarinarinde; hier ist er besonders breit und in der Regel auch verdoppelt.

Die *cytoarchitektonische Gliederung* der Großhirnrinde bedeutet zweifellos einen großen Fortschritt in unserer Kenntnis vom Bau der Großhirnrinde. Sie läßt ohne weiteres keinen Schluß auf die physiologische Funktion der einzelnen Rindengebiete zu, gibt aber der experimentellen Forschung wertvolle Fingerzeige für die genauere Erforschung der corticalen Funktionen (Abb. 50). Während BRODMANN, von dem unsere Abbildung stammt, etwa 50 cytoarchitektonische Rindenfelder unterscheidet, sind es nach ECONOMO und KOSKINAS rund 100, nach VOGT sogar etwa 200!

Auf *entwicklungsgeschichtlicher* Grundlage hat dann FLECHSIG eine Einteilung der Großhirnrinde nach *myelogenetischer* Methode geschaffen. Als *myelogenetisches Grundgesetz* stellt er die konstante gesetzmäßige Umhüllung der einzelnen corticopetalen und corticofugalen Fasersysteme mit Mark auf, derart, daß sich die Fasern desselben Systems annähernd zur gleichen Zeit der Entwicklung ummarken. So ergibt sich eine chronologische Gliederung der myelogenetischen Rindenfelder, wie deren FLECHSIG nach Untersuchungen an einem ausgedehnten Material **36** unterscheidet. Dieselben lassen sich in drei Gruppen teilen:
1. Erste Gruppe mit Ummarkung vom siebenten Fetalmonat bis zur rechtzeitigen Geburt, *12 Primordialgebiete*. 2. *Zweite Gruppe* mit Ummarkung von der Geburt bis zum Ende des ersten Lebensmonates, *16 Intermediärgebiete* (Nr. 13—28). 3. *Dritte Gruppe* mit Ummarkung nach Ablauf des ersten Lebensmonats, *8 Terminalgebiete* (Nr. 29—36).

Den Primordialgebieten entsprechen im wesentlichen die *Projektions-* oder *Stabkranzfelder*, die eine reichliche ein- oder doppelsinnige Verbindung mit den tieferen Zentren des

Zentralnervensystems besitzen (Feld 1—12, 15 und 15a). Von ihnen sind die etwa *22 Binnenfelder* (Assoziationsfelder) zu trennen, deren Projektionsfasern sehr spärlich sind oder ganz fehlen, während ihre Balkenfasern und Assoziationssysteme früh entwickelt sind. Hier kann man nach FLECHSIG weiterhin etwa *16 Randzonen* (Nr. 14, 16—30) unterscheiden,

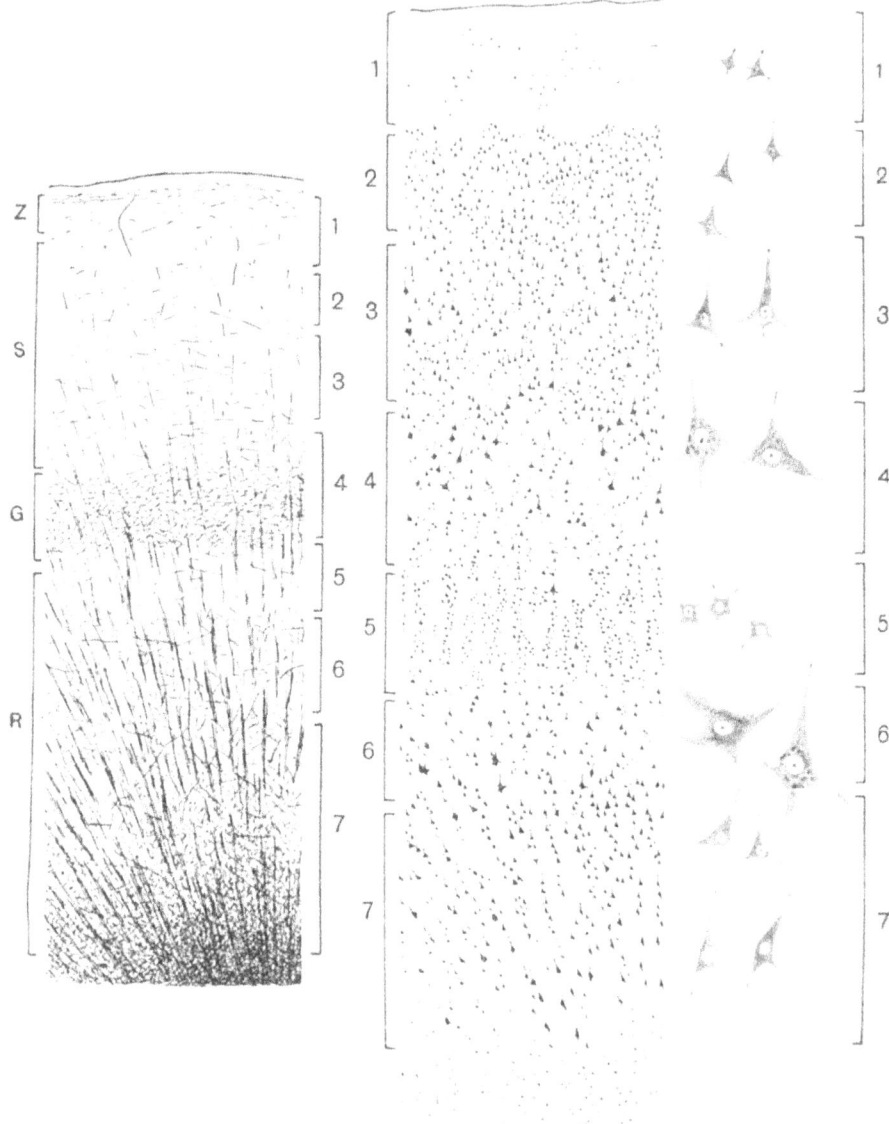

Abb. 48. Faserverteilung und Cytoarchitektonik in der Area striata (Calcarinagebiet). (Nach CAMPBELL.)

die eng mit den Primordialgebieten verbunden sind, und *6 Zentralgebiete* (31—36), die inmitten der Randzonen liegen und besonders reich an Assoziationssystemen sind. Funktionell entsprechen die Projektionsfelder vorwiegend den *primären Sinnessphären*. Die Randzonen werden weitgehend von den klinisch erschlossenen *höheren sensorischen und motorischen Zentren* eingenommen, während die Zentralgebiete als *mnestische Zentren* eine besondere Beziehung zu den höheren geistigen Leistungen vermuten lassen (Abb. 51 und 52).

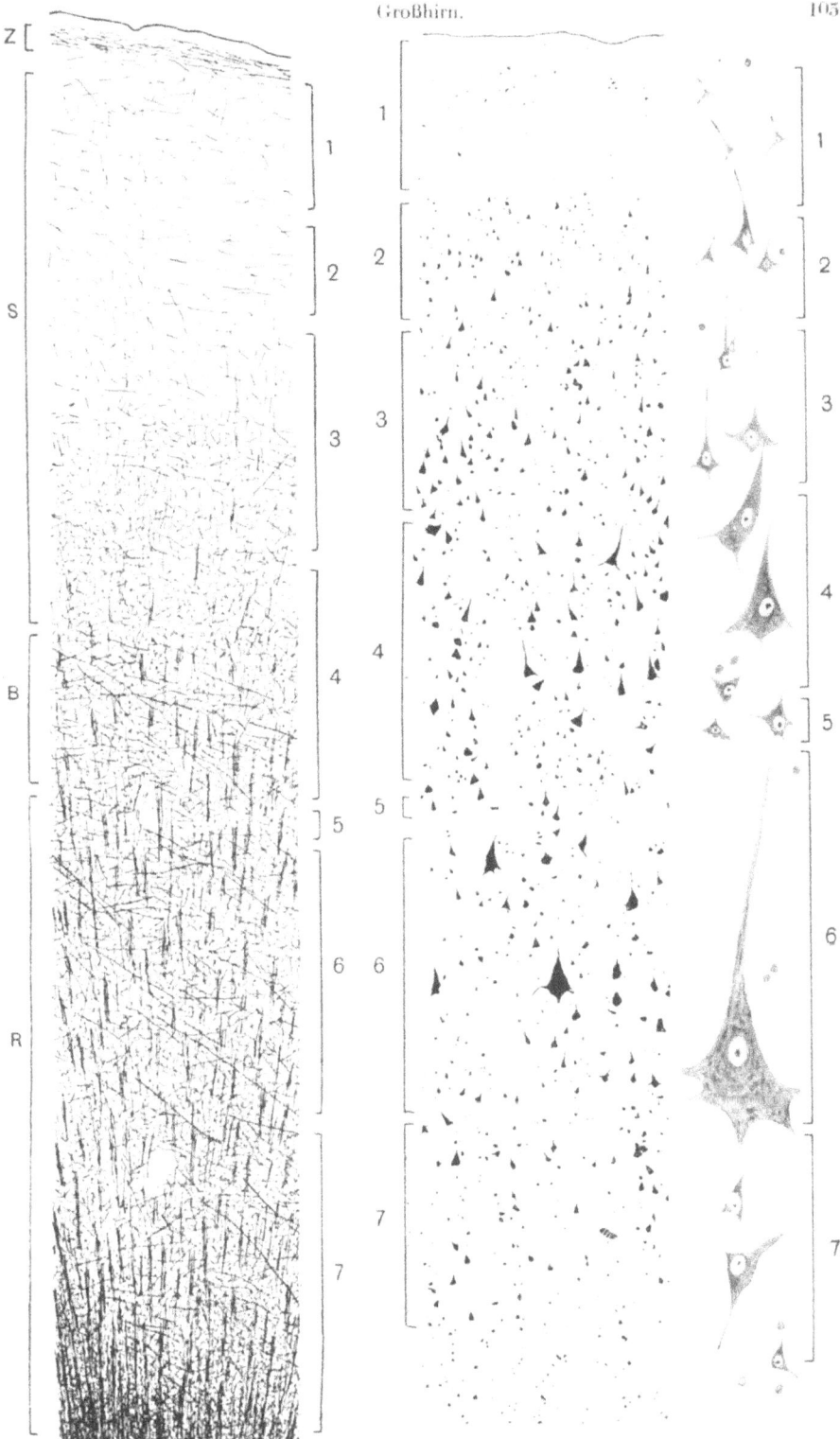

Abb. 49. Faserverteilung und Cytoarchitektonik in der Area gigantopyramidalis. (Vordere Zentralwindung.) (Nach CAMPBELL.)

Bei den höheren Säugetieren scheint die Zahl der Binnenfelder weit geringer zu sein als beim Menschen, während im Prinzip die gleiche Einteilung vorhanden ist.

Gegen die FLECHSIGsche Lehre sind viele Einwände erhoben worden. Vor allem ist das Vorhandensein stabkranzloser Rindengebiete scharf bestritten worden (v. MONAKOW, SIEMERLING, O. VOGT). Doch scheint eine Differenz in der Reichhaltigkeit der Projektionsfaserung allseitig zugegeben zu werden. Mit den Ergebnissen der physiologischen Forschung, vor allem mit der von MUNK gegebenen Einteilung der Großhirnrinde in scharf begrenzte Sinnessphären ist die FLECHSIGsche Lehre bisher noch nicht völlig zu vereinbaren.

Von den absteigenden *Projektionsbahnen* der Großhirnrinde ist die *Pyramidenbahn* die wichtigste. Nach den neuesten Untersuchungen, vor allem auch nach der Feststellung ihres Degenerationsverlaufes bei der amyotrophischen Lateralsklerose, scheint dieselbe fast ausschließlich von der *vorderen Zentralwindung* ihren Ursprung zu nehmen. Doch

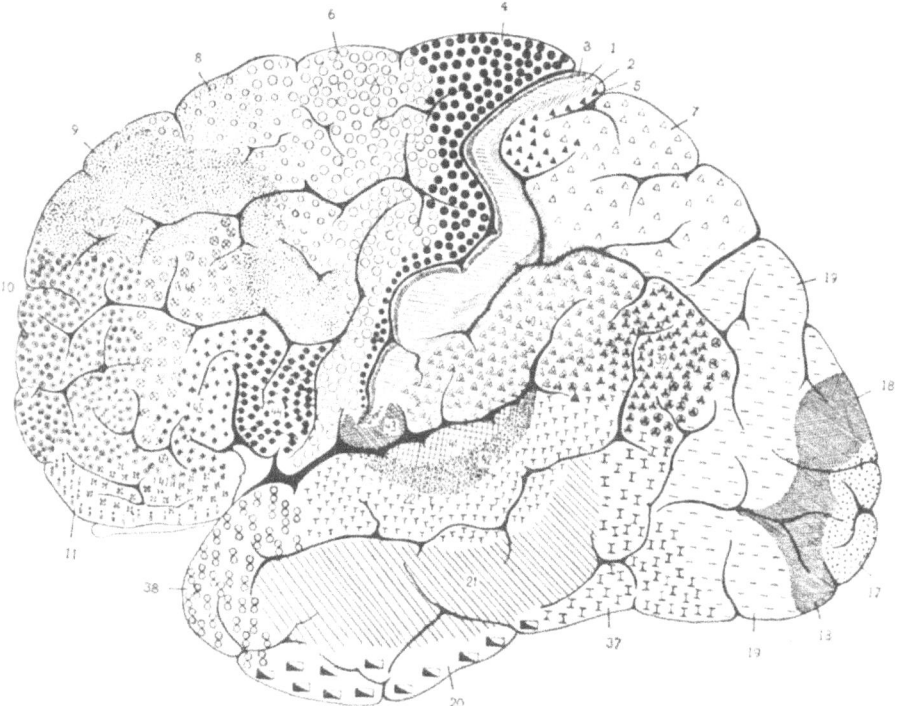

Abb. 50. Die cytoarchitektonischen Rindenfelder der Konvexität. (Nach BRODMANN.)

ist es nicht ganz sicher, ob sie nur aus den Riesenpyramidenzellen entspringt (HOLMES und MAY). Mit den Pyramidenfasern zusammen gelangen von beiden Zentralwindungen corticothalamische Fasern zum Thalamus herab. Vom Operculum ziehen die Leitungsbahnen zu den bulbären Kernen der motorischen Hirnnerven; sie gelangen durch das Knie der inneren Kapsel in den Hirnschenkelfuß medial von der Pyramidenbahn und in die sog. motorische Fußschleife. Aus dem Gebiet des Hinterhauptlappens und des Gyrus angularis läßt sich eine corticofugale Bahn zum Pulvinar und zum vorderen Vierhügel verfolgen, aus dem Schläfenlappengebiet das TÜRKsche *Bündel* durch den lateralen Teil des Hirnschenkelfußes zum Brückengrau.

Von den *corticopetalen* Projektionsbahnen gelangt die in den Kernen des Thalamus opticus unterbrochene Bahn der *medialen Schleife* in das Gebiet der Zentralwindungen. Hierzu kommt dann die corticopetale *Verbindung der Großhirnrinde mit dem Kleinhirn* durch das Brachium conjunctivum unter Vermittlung des Thalamus opticus. Von besonderer Bedeutung ist die *Sehbahn*, die aus dem Corpus geniculatum ext. und dem Pulvinar des Thalamus um den Außenrand des Hinterhorns herum zum Hinterhauptslappen, vor allem zu den um die *Fissura calcarina* gelegenen Abschnitten an der medialen Fläche desselben zieht. Ebenso gelangt eine *akustische Bahn* aus dem Corpus geniculatum internum zu den Gebieten der *ersten Schläfenwindung*, vor allem zu der in der Tiefe der Fissura Sylvii verborgenen *Querwindung* (HESCHLsche Windung).

Betrachten wir noch kurz die Beziehungen des *Geruchsapparates* zur Großhirnrinde.
Aus dem Bulbus olfactorius an der Basis des Stirnhirns sieht man eine *laterale Riechstrahlung*

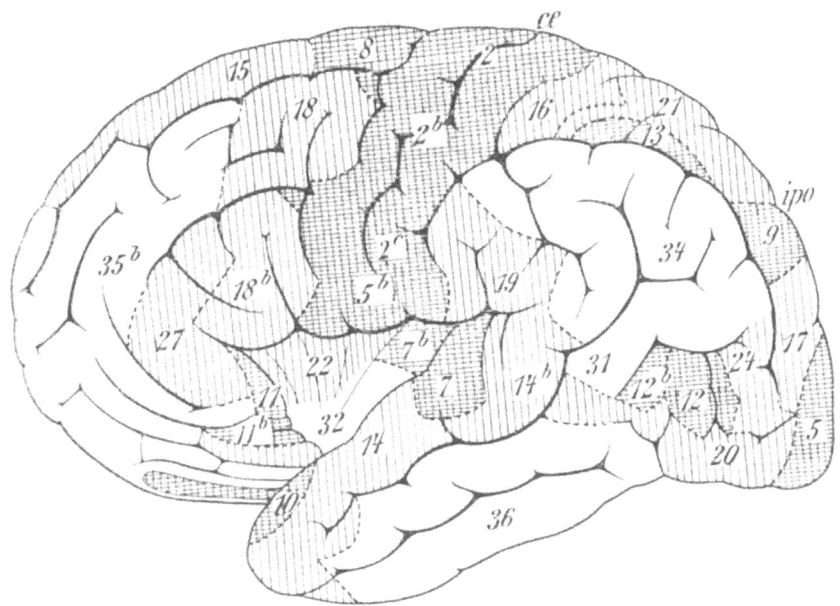

Abb. 51. Myelogenetische Gliederung der menschlichen Großhirnrinde. Außenfläche. (Nach FLECHSIG.)

zum Ende des Lobus olfactorius ziehen, während eine mediale Abteilung im Gebiet der *Lamina perforata anterior* endet. Endlich läßt sich eine uralte Verbindung des Riechlappens

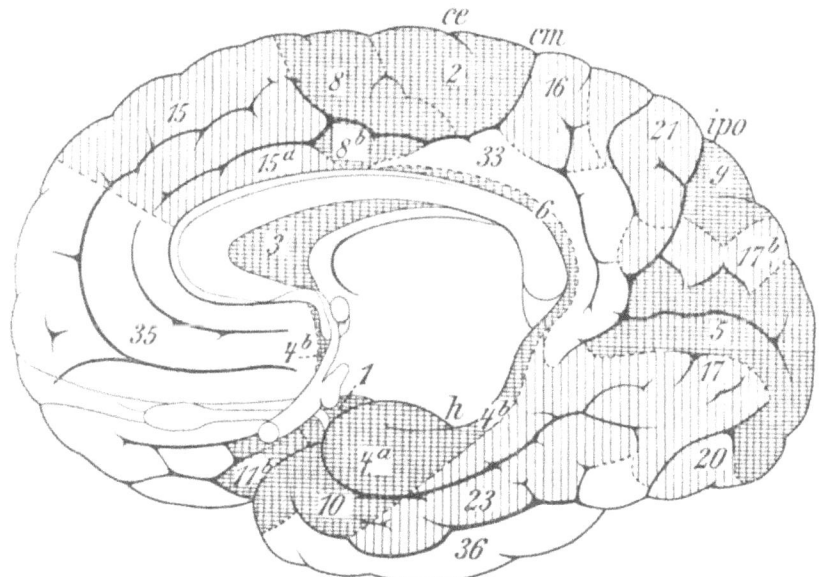

Abb. 52. Myelogenetische Gliederung der menschlichen Großhirnrinde. Innenfläche. (Nach FLECHSIG.)

mit dem *Ammonshorn* nachweisen. Andererseits ziehen aus dem Ammonshorn Faserbündel auf dem Wege des Fornix in das *Corpus mamillare*.

Von den im Großhirn verlaufenden *langen Assoziationsbahnen* sind die am besten gekannten: *1.* Der *Fasciculus longitudinalis inferior*, in dem neben den Verbindungen zwischen Hinterhaupts- und Schläfenlappen zweifellos auch Projektionsfasern aus der Radiatio occipito-thalamica verlaufen. Er kommt in seinem Verlauf als Stratum externum in die laterale Wand des Unterhorns zu liegen. *2.* Der *Fasciculus arcuatus*, der aus dem Schläfenlappen, zum Teil auch dem Parieto-occipitallappen, den dorsalen Inselpartien anliegend, in die Frontalwindungen zieht. *3.* Der *Fasciculus uncinatus*, der aus dem Schläfenlappen am ventralen Inselrande entlang zu den basalen Stirnwindungen gelangt. *4.* Das *Cingulum*, das im Mark des Gyrus fornicatus dicht über dem Balken aus der Rinde des Ammonshorns in das Frontalmark bis zum Riechlappen nach vorn zieht. *5.* Der *Fasciculus longitudinalis superior*, Fronto-occipitalbündel, der in sehr komplizierter Zusammensetzung sicher Fasern aus dem Frontalmark zum Hinterhauptslappen, daneben aber auch zahlreiche Projektionsfasern enthält. Er verläuft längs des Schweifes des Nucleus caudatus (Abb. 53).

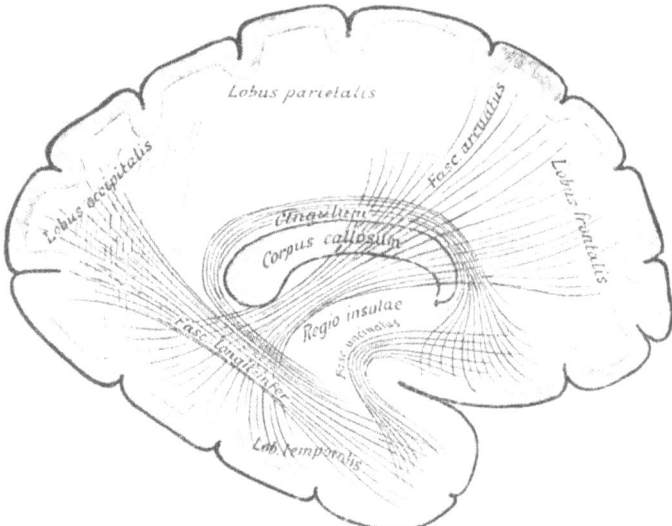

Abb. 53. Schema des Verlaufs der langen Assoziationsbahnen. (Nach EDINGER.)

Auch im *Balken* muß man neben den Commissurenfasern, die identische Punkte beider Hemisphären miteinander verbinden, Assoziationsfasern unterscheiden, die verschiedenartige Punkte beider Hemisphären in Verbindung setzen.

Das zum Großhirn im *anatomischen* Sinne gehörige Corpus striatum haben wir, dem neurologischen Gebrauch entsprechend, bei den „Stammganglien" behandelt (s. oben S. 33, 47); somit deckt sich das „Großhirn" der klinischen Terminologie mit dem „*Pallium*" der Anatomen. Mit Ausnahme des Riechlappens und der Ammonsformation (als „Archipallium" zusammengefaßt) ist das Pallium phylogenetisch erst ein Acquisit der Säugetiere. Bei den Vögeln ist die Ausbildung eines Großhirns auf ganz anderem Wege als bei den Mammaliern, zu hoher Vollendung gelangt, nämlich durch gewaltige Entwicklung des Striatum, das in eine Reihe mächtiger Körper (Hyperstriatum, Mesostriatum, Epistriatum, Ektostriatum) zerfällt (EDINGER, WOLLENBERG, KALISCHER). Es hat sich also von den Amphibien aus eine doppelte Reihe der Hirnentwicklung angelegt, die man als die *Striatum*- und die *Palliumreihe* einander gegenüberstellen kann.

3. Experimentalphysiologie.
a) Das Großhirn als Ganzes.

Um die Funktion des *Großhirns als eines einheitlichen Organs* festzustellen, sind in allen Reihen der Wirbeltiere bis zum Affen herauf Versuche angestellt worden, bei denen das *gesamte Großhirn* entfernt wurde. Naturgemäß fallen die Ergebnisse je nach der Entwicklung des Großhirns in den betreffenden Tierspezies sehr verschieden aus. Wir übergehen hier die Resultate der Großhirnexstirpationen bei den Fischen, Amphibien, Reptilien und Vögeln.

Bei den *niederen Säugetieren*, Kaninchen, Meerschweinchen, Ratten, ist es bisher nicht gelungen, sie nach Großhirnexstirpation über das akute Stadium hinaus (höchstens vier Tage) am Leben zu erhalten (MUNK). Wir wissen daher kaum mehr, als daß die Tiere die Lokomotion nicht verlieren.

Dagegen ist uns das Verhalten des *großhirnlosen Hundes* durch zwei Hunde, von denen der eine $1^1/_2$ Jahre (GOLTZ), der andere drei Jahre (ROTHMANN) nach der Totalexstirpation des Großhirns gelebt hat, vorzüglich bekannt. Die Lehre von der völligen Aufhebung der Spontaneität der Bewegung nach Großhirnverlust ist demnach nicht aufrechtzuhalten. Der großhirnlose Hund bewegt sich in Schritt und Trab, ja selbst im Galopp geradeaus und in Kreisen nach beiden Seiten, annähernd wie ein normales Tier. Auch die anfänglich verlorengegangene spontane Nahrungsaufnahme gewinnt er allmählich durch Übung wieder, nur daß er die Nahrung nicht aufsuchen kann. Das Sehen ist dauernd absolut geschwunden; wenn der Hund bisweilen Hindernissen ausweicht, so geschieht das lediglich mit Hilfe von Hautgefühlen. Pupillen- und Blinzelreflexe sind dabei erhalten. Auch der Geruch ist völlig aufgehoben, ebenso die feinere Geschmacksempfindung. Auf akustische Reize kommt es zu Ohr- und Kopfbewegungen, ohne daß ein eigentliches Hören zu konstatieren ist. So stimmt der Hund niemals in das Bellen anderer Hunde ein, obwohl sein Bellvermögen völlig erhalten ist. Störungen des Lagegefühls und der lokalisierten Haut- und Muskelempfindungen sind vorhanden; doch werden die Pfoten richtig aufgesetzt, die Gleichgewichtshaltung ist eine normale. Selbst kleine Hürden werden überstiegen. Das Schmerzgefühl ist lebhaft. Im allgemeinen besteht in starker Bewegungsdrang, der sich bei langer Nahrungsentziehung, vor dem Koten, Harnen usw., steigert. Der Schlaf findet in normaler Haltung statt. Sind die großhirnlosen Hunde anfangs einfache Bewegungsautomaten, so neigen sie weiterhin im Verlauf des ersten halben Jahres zu außerordentlich starken Wutanfällen bei dem geringsten äußeren Anlaß. Diese nehmen in der späteren Zeit ab, und es gelingt, durch Krauen des Kopfes anscheinend angenehme Stimmungen mit leisem Knurren zu erzeugen. Doch fehlt jede Äußerung der Freude oder des Furcht. Es bestehen keinerlei Beziehungen zu anderen Hunden, auch keine geschlechtlichen Regungen. Die Freßlust ist eine außerordentlich große; dabei gelingt es nur bei reichlicher Nahrungszufuhr das Körpergewicht konstant zu erhalten.

Im ganzen ist es erstaunlich, wie vollkommen sich ein solcher großhirnloser Hund im Raume zu bewegen vermag trotz des Ausfalles der Gesichts-, Gehörs-, Geruchs- und Geschmacksempfindungen und der lokalisierten Sensibilität. Besonders bemerkenswert sind auch die niedersten psychischen Regungen bei fehlendem Großhirn und die Erlernung bestimmter Funktionen durch Übung (Fressen, Überwinden von Hindernissen).

Beim *Affen*, der bisher ohne Großhirn höchstens zwei Wochen am Leben erhalten werden konnte, ist gleichfalls weitgehendes Erhaltensein der Bewegungen, ja selbst aufrechtes Sitzen beobachtet worden (KARPLUS und KREIDL). Auch beim *Menschen* sind eine Reihe von *angeborenen Mißbildungen des Zentralnervensystems* bekannt, bei denen trotz *totalen Fehlens des Großhirns* und zum Teil noch tiefergelegener Hirnabschnitte die Kinder mehrere Tage am Leben blieben (STERNBERG und LATZKO, HEUBNER). In einem der bestbeobachteten derartigen Fälle, in dem alle zum Vorder- und Zwischenhirn gehörenden Abschnitte fehlten, blieb das Kind in der Couveuse 16 Tage am Leben. Wenn auch das Saugen erst am 9. Tage auftrat, lautes Schreien erst am 13. Tage, so verhielt sich die Mißgeburt im ganzen, vor allem in Bewegungs- und Reflexreaktionen wie ein normaler Säugling. Bemerkenswert war vor allem der prompte Blinzelreflex bei grellem Lichteinfall in die Augen.

Bei allen diesen Experimenten und den Beobachtungen an menschlichen Hemmungsbildungen ist es aber zu betonen, daß sie uns nicht über den normalen Anteil des Großhirns an den verschiedenen Funktionen unterrichten, sondern uns nur zeigen, bis zu welcher Höhe die Leistung der subcortical gelegenen Hirnabschnitte sich bei Fortfall der Großhirnfunktion steigern kann (weshalb denn auch von diesen Versuchen schon im Abschnitt über den Hirnstamm bzw. die Stammganglien die Rede war [s. oben S. 49f.]).

b) Die Lokalisation im Großhirn.

α) Elektrische Reizversuche.

Hinsichtlich der Funktion des Großhirns selbst war allerdings bereits seit Beginn des 19. Jahrhunderts hier und da die Anschauung von einer Lokalisation bestimmter Funktionen in räumlich getrennten Teilen der Hirnrinde vertreten (GALL). Aber die Autorität FLOURENS, der auf Grund ausgedehnter, zum Teil grundlegender Hirnexperimente die Annahme spezieller Zentren für besondere Funktionen bekämpfte, hielt die Entwicklung einer Lokalisationslehre zurück. Selbst die Beobachtungen der JACKSONschen *Epilepsie* und die Aufdeckung der Beziehungen der Sprache zur III. Stirnwindung durch BROCA vermochten hier nicht Wandel zu schaffen. Erst die Entdeckung von FRITSCH und HITZIG (1870), daß man von ganz bestimmten Stellen der Großhirnrinde durch den elektrischen Strom Bewegungen erzielen kann, die nur diesen Stellen eigentümlich sind, schuf, trotz des heftigen Widerstandes von GOLTZ, dem Lokalisationsprinzip freie Bahn. Lange Zeit ehe die Anatomie hier zu sicheren Ergebnissen gelangte, wurde durch die experimentelle Physiologie, der sich nun rasch die menschliche Pathologie anschloß, die Lehre von der Lokalisation in der Großhirnrinde fest begründet. Den Ergebnissen der elektrischen Reizung wurden bald die Exstirpationen bestimmter Hirnabschnitte angereiht, die, vor allem nach Einführung der Asepsis in die Operationstechnik, außerordentlich feine und sichere Lokalisationen festzustellen gestatteten (H. MUNK). Als Versuchstiere wurden neben vereinzelten Versuchen an Vögeln und niederen Säugern, vor allem Katzen und Hunde, dann auch Affen, in neuester Zeit sogar die Menschenaffen benutzt. Für den Menschen wurde dann die Entwicklung der Hirnchirurgie zur Übertragung der Ergebnisse des Experiments auf die menschlichen Verhältnisse von besonderer Bedeutung.

Abb. 54 soll die Topographie der *elektrisch erregbaren Foci* veranschaulichen, wie sie durch HITZIG beim *Hunde* festgestellt wurden; beim *Affen* sind sie wesentlich feiner ausgebildet, auch sind die einzelnen Reizeffekte viel konstanter. Hier liegen die Foci für hintere und vordere Extremität im Gebiet der Zentralwindungen, im speziellen der vorderen Zentralwindung, so angeordnet, daß im oberen Abschnitt, übergreifend auf den Lobus paracentralis, die *hintere Extremität* derart ihre Vertretung hat, daß von vorn nach hinten die Foci für die Hüfte, das Kniegelenk, das Fußgelenk und die Zehen einander folgen. In ihrer Mitte liegt auch eine Reizstelle für den Schwanz. Dann folgen nach abwärts längs des Sulcus centralis die Foci des *Arms*, oben beginnend mit der Schulter, der Foci für Ellbogengelenk, Handgelenk, Finger und den Daumen folgen. Die Reizeffekte an den Extremitäten sind beim Affen fast ausschließlich gekreuzte (HITZIG, BEEVOR, HORSLEY u. a.) im Gegensatze zum Hunde, bei dem bilaterale Verbindungen der Hirnrinde mit den motorischen Rückenmarkzentren häufig sind.

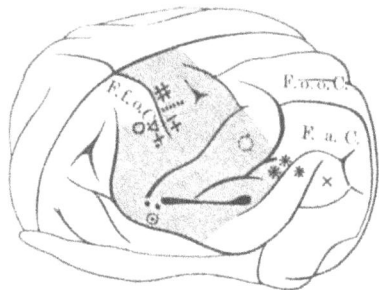

Abb. 54. Motorische Lokalisation in der Großhirnrinde des Hundes. (Nach HITZIG.)

≡ Ausdehnung der erregbaren oder motorischen Zone schraffiert.
△ Hals-, Nacken- und Rumpfmuskulatur.
○ Hebung der Lider und Pupillendilatation (zugleich frontales Blickzentrum).
+ Extension und Adduktion des Vorderbeines.
± Beugung und Rotation des Vorderbeines.
— Bewegung von Vorder- und Hinterbein.
··· Bewegung des Schwanzes.
Bewegungen des Hinterbeines.
() Kontraktion des *Orbicularis oculi* (Lidschluß und Hebung von Mundwinkel und Backe gegen das Auge) und Hebung oder Seitenwendung des Auges auf der Gegenseite, evtl. in Form von zwei entgegengesetzten Ausschlägen — sog. Herd für Bewegung und Schutz des Auges, einseitig wirksames zentrales oculomotorisches Zentrum.
⊙ Vorstrecken der Zunge.
•• Kieferöffnung.
⋈ Schluß der Kiefer, Retraktion der Mundwinkel und der Zunge.
∗∗ sowie × Ohrbewegungen.
F. f. o. C. FERRIERs frontales oculomotorisches Zentrum oder präzentrales Blickzentrum (teilweise mit () zusammenfallend).
F. o. o. C. FERRIERs occipitales oculomotorisches Zentrum oder Blickzentrum.
F. a. C. FERRIERs auriculares Zentrum (Ohrbewegungen).

Um den menschlichen Verhältnissen näher zu kommen, sind auch an den *Anthropoiden* (Gorilla, Orang, Schimpanse) Reizungen vorgenommen worden (SEMON, FERRIER, H. KRAUSE, KATZENSTEIN, BEEVOR, HORSLEY, GRÜNBAUM und SHERRINGTON (s. Abb. 55). Hier sind die Foci für die einzelnen Bewegungskombinationen der Extremitäten noch schärfer voneinander geschieden, durch Gebiete unerregbarer Substanz deutlicher getrennt als beim niederen Affen. Im übrigen ist die Anordnung der Foci im Prinzip die gleiche geblieben; die Wirkung der Reizung ist eine streng gekreuzte. Innerhalb der Beinregion wurden noch Zentren für Anus und Vagina und an ihrer unteren Grenze Zentren für die Stammuskulatur festgestellt; unterhalb der Foci für die Extremitätenmuskulatur solche für die Kehlkopfmuskeln, den Facialis inferior, die Zunge, die Masseteren; vor den Extremitätenzentren solche für die Augenbewegungen, die Nackenmuskeln, Ohrmuskeln usw.

Viel diskutiert ist die Frage nach den Beziehungen der *vorderen und hinteren Zentralwindung zu den Reizeffekten*. Herrscht allgemeine Übereinstimmung darüber, daß die vordere Zentralwindung viel reicher mit Foci ausgestattet ist, so haben doch die Mehrzahl der Forscher bei niederen Affen auch die hintere Zentralwindung mit Foci besetzt gefunden, die zum Teil bis an die hintere Begrenzung derselben heranreichen (ROTHMANN). Dagegen wird von anderen die Erregbarkeit der hinteren Zentralwindung beim niederen Affen, vor allem aber bei den Anthropoiden vollkommen bestritten. Vielfach wird dies in Zusammenhang mit der Verteilung der Riesenpyramidenzellen gebracht, die der hinteren Zentralwindung fehlen. Doch muß nach den vorliegenden Erfahrungen die direkte Beziehung der elektrischen Reizeffekte zu dem Vorkommen der Riesenpyramidenzellen bestritten werden. Zum Teil dürften bei den verschiedenen Resultaten Differenzen der unipolaren und bipolaren Reizung eine Rolle spielen. Jedenfalls scheint beim niederen Affen totale Exstirpation der vorderen Zentralwindung die Erregbarkeit der hinteren Zentralwindung (LEWANDOWSKY und SIMONS) zunächst zu beseitigen; dadurch wird aber die Reizbarkeit derselben unter normalen Verhältnissen nicht widerlegt. Auch kehrt bei langer Lebensdauer des Affen nach Totalausschaltung der vorderen Zentralwindung eine schwache Erregbarkeit der hinteren wieder. Von praktischer Wichtigkeit ist jedenfalls die Feststellung, daß beim Anthropoiden und, wie wir später sehen werden, auch beim Menschen die vordere Zentralwindung durch die Besetzung mit zahlreichen leicht erregbaren Foci von der hinteren differenziert werden kann.

Was die *Bahnen* betrifft, auf denen die elektrischen Reize von der Hirnrinde den Zentren der Medulla oblongata und des Rückenmarkes zugeführt werden, so kommt hier vor allem die Großhirnrinde und Rückenmark direkt verbindende *Pyramidenbahn* in Betracht. Völlige Zerstörung derselben hebt aber bei Hund und Katze die Erregbarkeit der Großhirnrinde

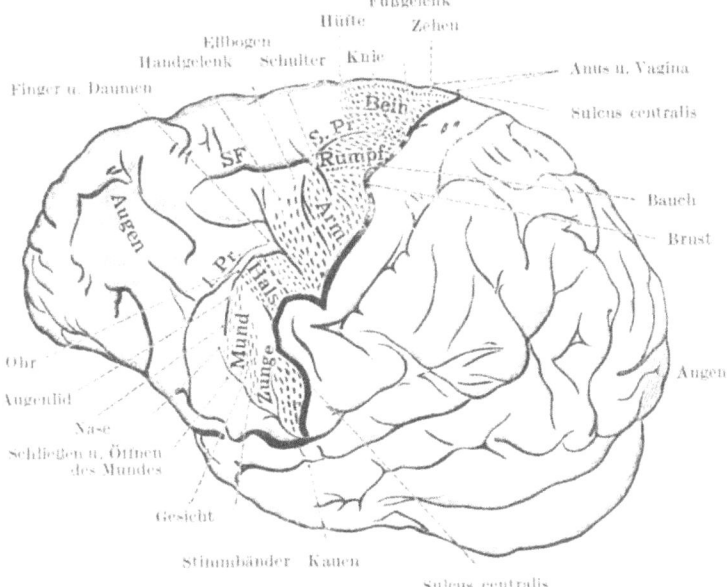

Abb. 55. Linke Großhirnrinde eines Schimpanseweibchens (Troglodytes niger) mit den Ergebnissen der elektrischen Reizung. (Nach GRÜNBAUM und SHERRINGTON.)

in keiner Weise auf, ebensowenig allerdings die Durchschneidung einer der anderen motorischen cerebrospinalen Bahnen (STARLINGER, PROBST, ROTHMANN). Erst nach Durchschneidung von Pyramidenbahn und *rubro-spinaler Bahn* zusammen (am besten im Hinterseitenstrang des obersten Rückenmarkes) ist, selbst bei stärksten Strömen, keine elektrische Reizwirkung an den Extremitäten zu erzielen. Beim Affen ist nach Ausschaltung der Pyramidenbahnen die elektrische Erregbarkeit im Gebiet der sog. „motorischen" Region der Großhirnrinde schwer geschädigt. Nur von den Foci für Zehen- und Fingerbewegung aus sind noch sichere Reizresultate an den Extremitäten zu erzielen. Diese werden aber auch durch Mitausschaltung des rubro-spinalen Bündels nicht vernichtet, so daß beim Affen also auch die *Vorderstrangsleitung* an der Übertragung der Reize von der Großhirnrinde zum Rückenmark beteiligt ist.

Die lokalisierten Reizeffekte an der Hirnrinde werden im allgemeinen nur bei Anwendung schwacher elektrischer Ströme erzielt, wenn auch das Minimum der hierfür notwendigen Stromstärke in den verschiedenen Hirnpartien große Unterschiede aufweist. Bei Anwendung starker Ströme bekommt man von den verschiedensten Rindenstellen aus mannigfaltige Bewegungseffekte. Von besonderer Bedeutung, auch für die menschliche Pathologie, sind aber die bei Reizung mit stärkeren Strömen, vor allem im Gebiet der Extremitätenregion auftretenden *epileptiformen Krämpfe*. Diese Krämpfe von *klonischer* Natur beginnen stets in dem der gereizten Rindenstelle entsprechenden Muskelgebiet der gekreuzten Seite, um sich von hier auf die benachbarten Foci nach oben und unten auszubreiten, so daß z. B. ein Krampf der hinteren Extremität stets zuerst auf das Gebiet der vorderen Extremität und dann erst auf das Facialisgebiet übergreift, während bei primärem Krampf im Gebiet der vorderen Extremität hintere Extremität und Gesicht gleichzeitig in den Krampfzustand eintreten können. Bei stärkerer und länger dauernder Krampfattacke springt der Krampf dann auf die andere Körperhälfte über und hält auch bei Fortfall des Rindenreizes an, um erst allmählich abzuklingen (LUCIANI und TAMBURINI, UNVERRICHT). Dabei ist nicht nur die Disposition der verschiedenen Tierspezies zu Krampfattacken eine sehr verschiedene, sondern auch innerhalb derselben Tierspezies, z. B. beim Hunde ist die Neigung zu denselben eine individuell wechselnde, so daß häufig bereits bei schwächsten Strömen Krampfanfälle auftreten, während in seltenen Fällen gar keine Krämpfe, selbst bei stärksten Strömen, zu erzielen sind.

Für die klonischen Muskelzuckungen des Krampfanfalls sind die Elemente der Großhirnrinde der auslösende Faktor. Dagegen sind für die zweifellos vorhandene tonische Komponente des Anfalls die subcorticalen Zentren, vor allem des Mittelhirns, von größter Bedeutung (ZIEHEN). Hierfür ist vor allem die rein tonische Natur des Krampfanfalls bei dem des Großhirns beraubten Hunde beweisend. Auch nach Fortnahme der Extremitätenregionen und des Kleinhirns treten noch tonische Krampfanfälle auf (ROTHMANN). Der Krampfanfall ist nicht nur durch den elektrischen Reiz, sondern ebenso durch mechanische und chemische Einwirkung auf die Hirnrinde, durch Entzündungsvorgänge, durch Druck der Operationsnarbe usw. zu erzielen. Sicher setzt sein Ablauf für längere Zeit die Erregbarkeit der Hirnrinde herab. Der Krampfanfall benutzt für seinen Ablauf die gleichen Leitungsbahnen, wie der Bewegungseffekt auf einfachen elektrischen Reiz. Auch hier kann, selbst beim Affen, nach Zerstörung der Pyramidenleitung von der Hirnrinde aus noch ein typischer Krampfanfall zustande kommen (HERING, ROTHMANN).

β) *Exstirpationsversuche.*

Haben die Ergebnisse der elektrischen Reizung der Großhirnrinde zum ersten Male mit Sicherheit bewiesen, daß den verschiedenen Abschnitten der Hirnrinde verschiedene Funktion zukommt, so ist doch die genaue Lokalisation der Hirnrindenzentren und ihre Abgrenzung voneinander erst durch *Exstirpationsversuche* an der Hirnrinde ermöglicht worden.

Selbstverständlich ist es nicht möglich, solche Exstirpationen absolut genau auf die Hirnrinde zu lokalisieren; stets wird ein Teil des subcorticalen Markes mitzerstört werden. Auch dringt die Wirkung der Operation an den Rändern der Exstirpationsstelle stets etwas über das zerstörte Rindengebiet heraus. Ist dadurch bereits eine gewisse Mitschädigung von Assoziations- und Projektionsfasern, die mit anderen Rindenstellen in Verbindung stehen, unvermeidlich, so ist Vorbedingung jedes verwertbaren Versuches die möglichst strenge Durchführung der Asepsis, da jeder Entzündungsreiz durch Einwirkung auf oft weit entfernte Rindenpartien die Resultate unrein erscheinen läßt. Zur möglichsten Begrenzung des Exstirpationserfolges empfiehlt es sich auch, von allen nicht gut in ihrer Einwirkung zu begrenzenden Methoden der Operation, wie Auslöffeln, Saugen, Brennen, Zerstörung mit chemischen Mitteln, möglichst Abstand zu nehmen. Der glatte Messerschnitt ist hier die beste Exstirpationsmethode.

Ein *theoretischer* Einwand gegen die Verwertbarkeit der Exstirpationsversuche zur Eruierung fest umschriebener Rindenzentren ging von dem komplizierten Bau der Hirnrinde aus, in der die verschiedenen Abschnitte derart innig durch Assoziationsbahnen miteinander verknüpft wären, daß es überhaupt unmöglich wäre, einen Abschnitt isoliert zu schädigen. Diese „Fernwirkungen" bei einer lokalen Läsion des Gehirns, die vielfach als Shock beschrieben worden sind, sind von v. MONAKOW unter den Begriff der *Diaschisis* zusammengefaßt und als wesentlichstes Moment der unmittelbar nach dem Eingriff auftretenden Ausfallserscheinungen betrachtet worden. Indem ein für die Funktion wesentlicher Hirnabschnitt zum Ausfall gebracht wird, stellen andere mit demselben zum Teil gemeinschaftlich arbeitende Nervenkomplexe gleichfalls ihre Funktion ein. Der Rückgang der Ausfallserscheinungen bis zu einem residuären (Dauer-) Stadium wäre dann auf die allmähliche Rückbildung dieser Diaschisis zu beziehen. So würde z. B. die Unterbrechung des cerebralen Pyramidenabschnittes zu einer akuten indirekten Beeinträchtigung der Erregbarkeit der Vorderhornzellen des Rückenmarks führen, und durch diese Diaschisis käme die schlaffe Lähmung der Extremitäten zustande, die dem Residuärtypus der Hemiplegie erst bei allmählichem Schwinden der Diaschisis Platz macht. Wären derartige ausgedehnte Diaschisiswirkungen tatsächlich von jedem Eingriff in das Gehirn abhängig, so würde eine strenge Lokalisation der Funktionen im Gehirn auf die größten Schwierigkeiten stoßen, ja experimentell kaum zu erweisen sein. Demgegenüber lehrt aber die *praktische* Erfahrung, daß der Anteil aller dieser Fernwirkungen an den Ausfallserscheinungen nach Hirnläsionen bei im übrigen intaktem Nervensystem ein minimaler und rasch vorübergehender ist. Jedenfalls ist bei Tierexperimenten, die an jungen, gesunden Exemplaren vorgenommen werden, von einer länger dauernden Funktionsausschaltung entfernter, operativ gar nicht geschädigter Abschnitte nichts zu bemerken. Andererseits setzen die *Restitutions- und Kompensationsphänomene* in den erhaltengebliebenen Hirnabschnitten so rasch ein, daß bei zu spätem Beginn der Beobachtung die Bedeutung des entfernten Teiles für die Funktion leicht zu niedrig eingeschätzt wird. Wir sind daher wohl berechtigt, aus dem Ergebnis der aseptisch ausgeführten Operationen an der Hirnrinde weitgehende Schlüsse auf die funktionellen Beziehungen der einzelnen Hirnteile zu machen.

Erst die Exstirpationsversuche haben die feinere Umgrenzung der durch elektrische Reizung „grosso modo" festgestellten *motorischen* Rindenzentren gestattet; sie haben auch gezeigt, daß die dabei zustande kommenden Ausfälle auch *sensible* Funktionen betreffen, weshalb man den Ausdruck „motorische Sphäre" als Bezeichnung der betreffenden Region vielfach durch „*sensomotorische Sphäre*" ersetzte.

Entfernung des ganzen für die Extremitäten bestimmten Rindengebietes hat beim *Hunde* keine eigentliche Lähmung zur Folge, sondern vor allem eine ausgeprägte *Lagegefühlsstörung*, am besten demonstrierbar durch den sog. Versenkungsversuch, bei dem die herabgesunkene Extremität nicht wieder heraufgezogen wird, sondern in spastischer Streckstellung herabhängen bleibt. Der Hund kann aber laufen, wobei freilich die geschädigten (der Exstirpationsseite kontralateralen) Gliedmaßen ungeschickt, z. B. auf den Fußrücken, aufgesetzt werden. Im Gegensatz zu diesen bloß beeinträchtigten „Gemeinschaftsbewegungen" (s. oben S. 78) sind die „isolierten" Bewegungen (Scharren, Pfotegeben usw.) erloschen. Die Hautsensibilität ist im Bereiche der motorisch affizierten Teile schwer gestört; nirgends läßt sich in der Extremitätenregion des Hundes eine Trennung der motorischen von den sensiblen Ausfallserscheinungen durchführen. Bei Wegnahme kleinerer Gebiete in der Vorderbein- bzw. Hinterbeinregion (s. Abb. 60) beschränken sich die Störungen auf bestimmte Abschnitte der betreffenden Extremität. DELMAS-MARSALET hat durch einseitige Stirnhirnzerstörungen beim Hunde ein Syndrom erzielt, das großenteils demjenigen Symptomenkomplex identisch ist, welches nach Zerstörung der kontralateralen Kleinhirnhälfte auftritt (Ataxie, Hypotonie und Adduktionsstellung der dem frontalen Herde gegenüberliegenden Gliedmaßen); überdies stellte er einzelne an gleichseitigen Labyrinthausfall anklingende Phänomene fest (Manègebewegungen nach der Richtung des lädierten Stirnhirns).

Weit schwerer als beim Hunde sind die Ausfallserscheinungen beim *Affen*. Auf die Exstirpation der ganzen Extremitätenregion folgt hier schlaffe Lähmung und beim späteren Wiederauftreten von Bewegungen sind die „Gemeinschaftsbewegungen" nur schwach und sehr ungeschickt, feines Zugreifen mit Arm und Hand bleibt erloschen (MUNK). Auch Haut- und Muskelsinn sind schwer gestört.

Arm- und Beinregion, auch die Regionen für die einzelnen Gliedmaßenabschnitte lassen sich viel deutlicher als beim Hunde abgrenzen; ihre Lage ist aus Abb. 57 ersichtlich, deren Bezeichnung denjenigen von Abb. 56 korrespondieren.

Auf die motorischen Ausfälle (die nach Exstirpationen in der vorderen Zentralwindung stärker sind und länger dauern, als nach solchen in der hinteren) folgen, im Gegensatze zu den niedrigeren Versuchstieren, beim Affen Beugekontrakturen in den gelähmten Gliedmaßen — aber nur, wenn er nach Entfernung der Rindenfelder in völliger Ruhe gehalten wird.

Während beim Hunde die bloße Ausschaltung der Pyramiden- oder der Rubrospinalbahn (selbst wenn bilateral vorgenommen!) keine wesentliche Störung und selbst die kombinierten Vernichtungen dieser beiden Systeme keine vollständige Aufhebung der Motilität zur Folge haben, sind die Ausfälle nach derartigen Operationen beim Affen schon viel deutlicher, aber doch relativ weitgehender Restitution fähig, so daß auch hier noch ein relativ kleiner Anteil der Leitungswege (wohl vor allem die Vestibulospinalbahn) genügt, um Rindenimpulse auf Umwegen leidlich gut den Rückenmarkzentren zu übermitteln (PROBST, ROTHMANN, VAN GEHUCHTEN, LEWANDOWSKY).

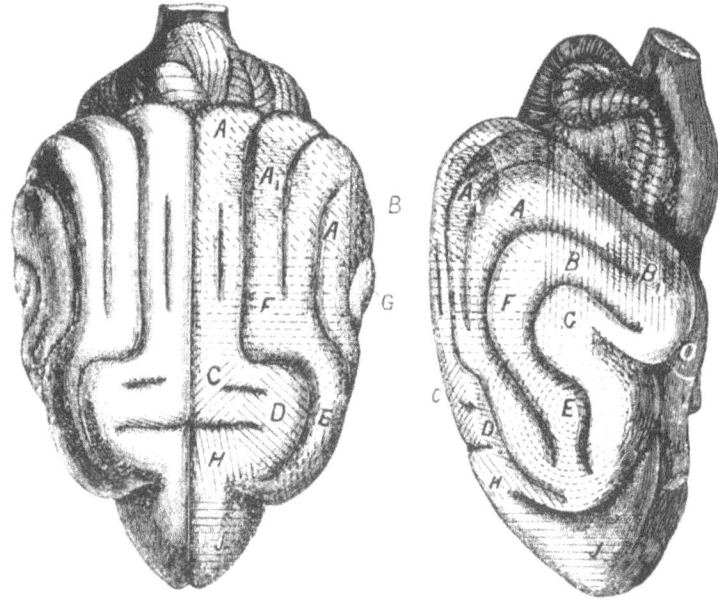

Abb. 56. Großhirnrinde des Hundes. (Nach H. MUNK.) *A* Sehsphäre; *B* Hörsphäre; *C—J* Fühlsphäre; *C* Hinterbeinregion; *D* Vorderbeinregion; *E* Kopfregion; *F* Augenregion; *G* Ohrenregion; *H* Nackenregion; *J* Rumpfregion.

Über die Zentren für die Gesichts-, Kiefer-, Zungen-, Kehlkopf-, Hals-, Rumpfmuskulatur bei Hund und Affe liegen Untersuchungen mit der Exstirpationsmethode von MUNK, BECHTEREW, POLIMANTI, KATZENSTEIN u. a. vor.

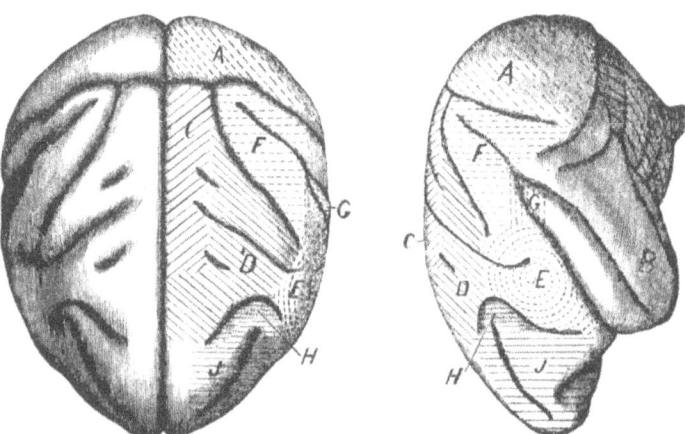

Abb. 57. Großhirnrinde des Affen. (Nach H. MUNK.)

Deutliche Störungen treten hier im allgemeinen nur nach bilateralen Operationen zutage; doch haben GRÜNBAUM und SHERRINGTON beim Anthropoiden nachgewiesen, daß bei einseitiger Exstirpation der gekreuzte untere Facialisast und der Hypoglossus Paresen zeigen, während der obere Facialis intakt bleibt.

Augenmuskelzentren liegen nach MUNK an den Stellen F der Abb. 57 (beim Affen ist dies der Gyrus angularis), nach MINKOWSKI auch im Hinterhauptslappen.

Über *psychische Störungen* nach Exstirpation beider Stirnlappen bei Hunden und Affen liegen nur lückenhafte, ziemlich vage Angaben der Experimentatoren (FRANZ, KALISCHER, ROTHMANN u. a.) vor: Verlust des durch Dressur Erlernten, „imbeziller Eindruck" usw

Allgemein anerkannt sind die Beziehungen des *Hinterhauptslappens* höherer Säugetiere zum *Gesichtssinn*; bilaterale Exstirpation führt zu „Rindenblindheit" (PANIZZA, MUNK, HITZIG). Vielleicht ist außerhalb dieser Rindenzone noch eine geringe Unterscheidung von Hell und Dunkel in Gebieten möglich, die vor dem Occipitallappen liegen (Dressurexperimente von KALISCHER). Der großhirnlose höhere Säuger sieht nicht; nur ein Reflex, der Blinzelreflex, kommt durch die optischen Zentren des Zwischen- und Mittelhirns beim Hunde zustande (ROTHMANN).

Einseitige Exstirpation des Hinterhauptlappens hat beim Affen, dessen Sehnervenkreuzung derjenigen des Menschen entspricht, eine *gekreuzte homonyme laterale Hemianopsie* zur Folge (s. unten). Beim Hunde, wo nur das laterale Viertel der Opticusfasern ungekreuzt zur gleichnamigen Hemisphäre zieht, fällt natürlich auf dem der Exstirpation homolateralen Auge nur ein kleiner nasaler Teil des Gesichtsfeldes weg, das kontralaterale Auge erblindet dagegen bis auf einen kleinen nasalen Rest (MUNK). Eine *genaue* Projektion der Netzhautelemente auf die Sehsphäre, wie sie MUNK annahm, konnte im Tierversuche nicht bewiesen werden; immerhin aber eine topographische Repräsentation gewisser Netzhautelemente in bestimmten Teilen der „Area striata", deren Übereinstimmung mit der physiologischen Sehsphäre experimentell bewiesen ist (MINKOWSKI).

H. MUNK konnte durch doppelseitige Abtragung einer Stelle in der Mitte der Konvexität des Hinterhauptlappens beim Hunde „Seelenblindheit" hervorrufen. Das Tier, das in allen übrigen Sinnen normale Reaktionen zeigt, und auch Hindernissen prompt ausweicht, vermag die Peitsche, den Futternapf usw. nicht mehr zu erkennen, wie ehedem.

Die Beziehungen des *Schläfenlappens* zum Hörakt sind bereits frühzeitig, zuerst beim Affen erkannt worden (FERRIER). Vom eigentlichen Hören muß man natürlich die akustischen Reflexe trennen, die beim großhirnlosen Hunde oder Affen erhalten bleiben (Aufrichten des Kopfes, Spitzen der Ohren usw. auf starke Geräusche) und durch Vermittlung des hinteren Vierhügels vor sich gehen (GOLTZ, ROTHMANN, KARPLUS und KREIDL). Bilaterale Abtragung der Rindenstelle B (Abb. 56) beim Hunde hat völligen Hörverlust zur Folge, in der Regel auch noch Verlust der Stimme (MUNK). Entfernung eines einzigen Schläfenlappens zieht nur vorübergehende Ertaubung des gekreuzten Ohres nach sich, da, dank bilateraler Verbindungen, die andere Hirnsphäre allmählich stellvertretend einzuspringen vermag (LUCIANI, KALISCHER). Nach bilateralen *partiellen* Rindenläsionen der Hörsphäre kommt es zuweilen zu sog. „*Seelentaubheit*", wobei die Kenntnis von der *Bedeutung* der Zurufe, Signale usw. verloren ging, aber durch Neudressur wieder erworben werden kann. Nach MUNK würden beim Hunde in den hinteren Abschnitten der Hörsphäre mehr die tieferen, in den vorderen mehr die höheren Töne wahrgenommen. Beim Affen sind die Ergebnisse der Exstirpationsversuche weit unsicherer als beim Hunde (FERRIER, SCHÄFER, HORSLEY).

Über die Lokalisation des *Geruchs* und *Geschmackes* haben die Exstirpationsversuche (OSSIPOW, LUCIANI, SEPILLI, HATSCHEK, BECHTEREW) bisher nichts Sicheres festzustellen vermocht.

Auch die anatomisch postulierten *Assoziationszentren*, deren Zerstörung etwa nur die Verknüpfung mehrerer Sinneszentren zu gemeinsamer Leistung zum Fortfall brächte (bei Intaktsein der Sinneszentren selbst!), konnten bis jetzt experimentell nicht nachgewiesen werden.

B. Symptomatologie und Physiopathologie.
1. Allgemeinsymptome.

Neben den, auf lokaler Schädigung bestimmter Hirnabschnitte beruhenden Erscheinungen spielen bei der Diagnose eines Hirnleidens eine Reihe von Symptomen eine Rolle, die von dem Sitz der Erkrankung unabhängig sind. Sie seien in folgendem aufgezählt und in großen Zügen skizziert, wobei wir auf die an anderer Stelle dieses Handbuches behandelte *Liquordiagnostik* nicht eingehen.

a) Kopfschmerzen.

Der Kopfschmerz der Gehirnkranken kann vollkommen *diffus* sein; in diesem Falle tritt er bald nur intermittierend auf, bald besteht er dauernd, gewöhnlich aber mit Exacerbationen zu bestimmten Zeiten. Er stellt häufig das quälendste Symptom der Hirnkrankheiten dar. Allerdings kann ein solcher allgemeiner Kopfschmerz ohne Verbindung mit anderen Symptomen nur mit größter Vorsicht für ein organisches Hirnleiden verwertet werden, selbst wenn er noch so heftig und andauernd in die Erscheinung tritt. Denn bei funktionellen Nervenleiden können die gleichen Kopfschmerzen auftreten, so heftig und so konstant, daß mancher operative Eingriff irrtümlich bei Hysterischen auf dieses Symptom hin ausgeführt worden ist. Auch der *lokalisierte* Kopfschmerz darf nur mit äußerster Vorsicht für eine lokale Diagnose unter sorgfältigster Berücksichtigung aller anderen Symptome verwertet werden, einmal wegen der hysterischen, an bestimmten Partien des Kopfes lokalisierten Hyperalgesien, dann aber auch, weil bei tatsächlich bestehender organischer Erkrankung des Gehirns die Lokalisation des Kopfschmerzes völlig irre leiten kann (Stirnkopfschmerz bei Kleinhirnaffektionen). So kommt auch bei *jeder* Lokalisation eines Hirntumors (und zwar schon als Frühsymptom!) eine homolaterale tiefe Druckdolenz in der Gegend des Nervus occipitalis major („KEHRERsches Zeichen") vor. Es sei hier bereits betont, daß die Hirnsubstanz selbst völlig schmerzfrei ist, so daß alle Cephalalgien auf Affektionen der Hirnhäute, des Periosts oder der umgebenden Weichteile zu beziehen sind. Auch ist stets daran zu denken, daß der Kopfschmerz die Folge einer Erkrankung der benachbarten Höhlen (Stirn-, Nasenhöhlen usw.) oder der Zähne sein kann. Es ist auf die verschiedenen toxischen und autotoxischen Prozesse (Alkohol-, Nicotinvergiftung, Diabetes, Urämie usw.) zu achten.

b) Schwindel.

Als vestibulo-cerebellares Symptom haben wir des Schwindels bereits ausführlich Erwähnung getan (s. oben S. 88f.). Aber auch bei Affektionen des *Großhirns*, vor allem des *Stirnhirns*, werden derartige Störungen beobachtet. Stets ist aber bei der Verwertung des Schwindels und der Gleichgewichtsstörungen als diagnostisches Moment für Hirnaffektionen zu beachten, daß bei *funktionellen* Nervenkrankheiten, vor allem bei der Hysterie, schwerste Schwindelattacken mit brüskem Hinstürzen nach hinten oder nach einer Seite häufig auftreten und zu Irrtümern Veranlassung geben können. Von praktischer Bedeutung ist auch der *galvanische Schwindel* bei Durchleitung des galvanischen Stromes quer durch den Kopf, bei Stromschluß nach der Seite der Anode, häufig mit Kopfneigung nach dieser Seite, bei Stromöffnung nach der Kathode zu (PURKINJE, HITZIG, BABINSKI). Der vom *Magen* aus ausgelöste Schwindel dürfte auf Beziehungen des N. vagus zum Vestibularapparat beruhen. Wichtig sind auch die Zungenhänge vertiginöser Zustände mit *Innervationsstörungen der Augenmuskulatur:* Bei Lähmungen einzelner Augenmuskeln mit Doppelsehen kommt es häufig zu starkem Schwindelgefühl. Manchmal tritt der durch Gehirnläsionen verursachte Schwindel *nur bei bestimmten Körperhaltungen oder -bewegungen* auf (Liegen auf einer Seite, Sichaufrichten aus Horizontallage, plötzliches Drehen usw.). Häufig sind Schwindelerscheinungen ein Symptom *gesteigerten Hirndruckes;* ferner finden sie sich fast immer im Beginne *akuter Zirkulationsstörungen im Gehirne*, wie sie bei Arteriosklerose höheren Grades häufig sind und vor allem den Gehirnblutungen vorauszugehen pflegen.

c) Respirationsstörungen.

Durch cerebrale Leiden wird die Atmung vielfach beeinflußt. Beobachtet man bei gesteigertem Hirndruck in der Regel eigenartig verlangsamte und tiefe Atemzüge, so findet man andererseits oft beschleunigte, mühsame und unregelmäßige Respiration. Von besonderer diagnostischer und prognostischer Bedeutung ist das CHEYNE-STOKES*sche Atmen*, bei dem die anfangs oberflächlichen, etwas beschleunigten Atemzüge sich immer mehr vertiefen und verlangsamen, bis plötzlich ein vollkommener Atemstillstand, der von einigen Sekunden bis über eine Minute währen kann, bei regelmäßiger Herzaktion eintritt. Ganz leise, fast unmerkbar, setzen dann die Atemzüge wieder ein; mit ihrer Vertiefung beginnt der Zirkel von neuem. Findet sich das Symptom bisweilen im Endstadium schwerer Herzleiden, so ist seine „Causa proxima" doch sicher die Schädigung der Medulla oblongata (bei deren direkten Erkrankungen und experimentellen Verletzungen es in typischer Weise beobachtet werden kann). Es gilt mit Recht als prognostisch infaust; doch beobachtet man monatelanges Bestehen der Erscheinung und auch bisweilen Übergang in normale Atmung. Auch dieses Symptom ist vereinzelt bei Hysterie beobachtet worden. Sicher wird die Atmung von der Großhirnrinde beeinflußt; vor allem bei Stirnhirnherden kommen Veränderungen des normalen Atemtypus vor. Auch einfacher Stillstand der Atmung auf längere Zeit (sog. BIOTsches Atmen), evtl. nur während des Schlafens, wurde gelegentlich beobachtet (OPPENHEIM, HOFFER).

d) Zirkulationsstörungen.

Andere Alterationen der Vagusinnervation, die bei den cerebralen Leiden zu den wichtigsten Allgemeinsymptomen zu rechnen sind, geben sich als Pulsanomalien kund. Weitaus in den häufigsten Fällen handelt es sich dabei um indirekte Läsionen der Oblongata infolge intrakranieller Hypertension. Das wichtigste Symptom bei Drucksteigerungen in der Schädelkapsel ist die auf Vagusreizung beruhende *Pulsverlangsamung*, die in extremen Fällen bis auf einige 20 Schläge heruntergehen kann, in der Regel aber 40—50 in der Minute beträgt und mit starker Pulsspannung einhergeht (sog. „Druckpuls"). Besonders charakteristisch ist ferner der verlangsamte Puls bei beschleunigter Atmung und gesteigerter Temperatur. Andererseits kommen bei Hirnleiden auch starke *Pulsbeschleunigungen* (180—200 in der Minute) vor, die auf Lähmung der kardialen Vaguszentren zu beziehen sind (sog. „Lähmungspuls"). Auch Unregelmäßigkeiten der Herzaktion werden häufig bei Hirnleiden beobachtet; dabei braucht es sich durchaus nicht immer um Beeinträchtigung der medullären Zentren zu handeln, da zweifellos die Herzaktion auch von der Großhirnrinde aus beeinflußt wird. Bei allen Störungen der Herzaktion ist aber zu beachten, daß sie durch rein funktionelle Einflüsse ausgelöst werden können, daher vor allem bei schweren Hysterien und Neurasthenien zur Beobachtung gelangen und dann leicht zu differentialdiagnostischen Irrtümern führen. Auch ist zu betonen, daß die starken Pulsverlangsamungen, wie sie, als Krankheit sui generis, als ADAM-STOKESscher Symptomenkomplex, beschrieben werden, nach neueren Feststellungen sehr oft auf einer Unterbrechung des HISschen Bündels zwischen Vorhof und Kammer des Herzens durch Schwielenbildungen beruhen, durch die eine Dissoziation des Vorhof- und Kammerrhythmus herbeigeführt wird.

e) Störungen der Wärmeregulierung.

Die Körpertemperatur ist bei den entzündlichen Prozessen im Gehirn und an den Hirnhäuten in der Regel *gesteigert*. Starke Temperatursteigerungen sind aber auch bei infektiösen Gehirnerkrankungen beobachtet worden, denen wohl die Einwirkung auf die wärmeregulierenden Zentren des verlängerten Markes, des Corpus striatum (s. oben S. 56), vielleicht auch auf solche der Gehirnrinde (Experimente von BÓKAI, WHITE, GIRARD, OTT) zugrunde liegt. Zuweilen handelt es sich um eigentliche Hyperthermien (über 43°). Auch nach Hirnoperationen kommen solche Temperatursteigerungen ohne die geringsten infektiösen Prozesse vor (F. KRAUSE). — Andererseits werden sehr *niedrige* Temperaturen bei lange anhaltenden komatösen Prozessen, bei schweren Hirnblutungen, bei malignen Tumoren mit schweren Kachexien nicht allzu selten beobachtet. Zu beachten ist auch hier, daß auf funktioneller Basis bei Hysterien echte Temperatursteigerungen bis über 41° festgestellt worden sind („hysterisches Fieber"); aber auch der Täuschungsversuch schwerer Hysteriker durch künstliche Erzeugung eines hohen Thermometerstandes, durch Reiben in der Achsel, muß in Zweifelsfällen stets beachtet werden (Messung per anum!). Mancher Hirnabsceß ist auf diesem Wege falsch diagnostiziert worden!

f) Cerebrales Erbrechen.

Das Erbrechen findet sich als ein Allgemeinsymptom cerebraler Erkrankungen sehr häufig vor, besonders bei gesteigertem Hirndruck. Es tritt entweder urplötzlich auf, ohne irgendwelche Vorboten, oder es geht ihm eine kurzdauernde Übelkeit oder ein Anfall von Schwindel voraus; jedenfalls aber ist es von der Nahrungsaufnahme unabhängig, wird dagegen oft durch Lagewechsel provoziert. Die Vergesellschaftung mit Kopfweh ist sehr häufig.

g) Stauungspapille.

Bei raumbeengenden Affektionen im Schädelinneren ist die, direkter Betrachtung durch den Augenspiegel zugängliche, sog. „Stauungspapille" oft das erste sicher nachweisbare „Hirndrucksymptom". Das Charakteristicum dieser Veränderung ist die Vortreibung des Sehnervenkopfes, unter Verwaschung ihrer Umgrenzung und Abknickung der den Papillenrand überschreitenden Blutgefäße. Die Stauungspapille entsteht in der Mehrzahl der Fälle durch ein Eindringen des im Schädel unter erhöhtem Druck stehenden Liquor cerebrospinalis in die Opticusscheiden, so daß durch Stauung von seiten der komprimierten Venen das Ödem der Papille sich entwickelt (SCHMIDT-RIMPLER, MANZ, SAENGER, UHTHOFF). Auch kann durch Hineinpressen des im Stadium der Schwellung befindlichen Gehirns in die cerebrale Öffnung des Canalis opticus die Lymphstauung in dem gegen die knöcherne Unterlage gepreßten Sehnerven hervorgerufen werden (BEHR). Daneben mag in einzelnen Fällen eine direkte Neuritis optica durch infektiöse und toxische Einflüsse zustande kommen (GOWERS, LEBER, DEUTSCHMANN). Ist das Sehvermögen manchmal bei ausgebildeter

Stauungspapille erhalten, so droht doch in derartigen Fällen bei längerem Bestehen der Stauung immer die Erblindung durch Opticusatrophie. Auch starke Schwankungen des Sehvermögens können vorkommen. Ist die Stauungspapille in der Regel eine doppelseitige, so entwickelt sich dieselbe doch häufig auf beiden Augen nicht gleichzeitig. Ja, bei Stirnhirnherden kann einseitige Stauungspapille längere Zeit bestehen und so differentialdiagnostische Bedeutung gewinnen. Bei rechtzeitiger Beseitigung des Hirndruckes durch Spontanheilung oder durch Operation kann die Stauungspapille sich ganz zurückbilden (Abb. 58).

Die Differentialdiagnose *incipienter* Stauungspapille gegenüber neurotischer Schwellung des Sehnervenkopfes ist durch die Auswertung gewisser Funktionsstörungen bedeutend gefördert worden (BEHR, VON HIPPEL, ROELOFS, GASTEIGER, HERMANN KNAPP, LOYAL DAVIS, A. v. SZILY, VELHAGEN, KAMPHERSTEIN, LEBER, HARMS u. a.). Wir wissen jetzt, daß einerseits die frühzeitige Beeinträchtigung von zentraler Sehschärfe, Farbensinn und namentlich Dunkeladaptation zugunsten der Neuritis in die Waagschale fällt, und daß andererseits die Vergrößerung des blinden Fleckes ein Charakteristicum der Stauungspapille darstellt. Für letztere sind überdies kennzeichnend paroxysmale oder jedenfalls transitorische Amaurosen und Obskurationen, die HUGHLINGS JACKSON wegen ihres anfallsweisen Auftretens geradezu als „epileptiform" bezeichnet hat.

Die *Messung der Blutdruckverhältnisse innerhalb der Arteria centralis retinae* vermag (und zwar gerade in zweifelhaften Fällen) die Differentialdiagnose zwischen Stauungspapille und „Entzündungspapille" gleichfalls bedeutend zu erleichtern. Die dynamometrische Untersuchung der Bulbi nach BAILLIART besteht darin, daß man auf den Augapfel einen meßbaren Druck mit einem stempelartigen Instrument ausübt und durch Ophthalmoskopie den Druckwert fest-

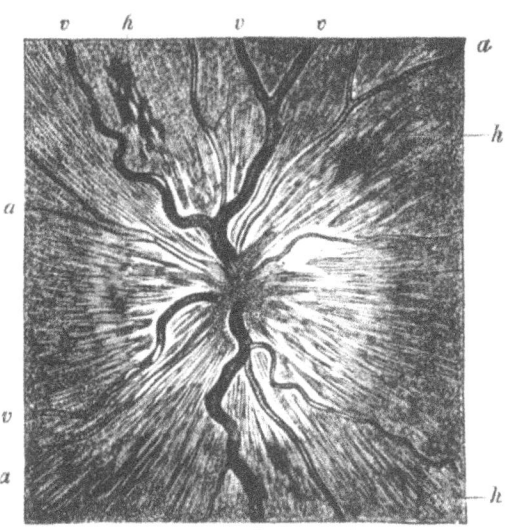

Abb. 58. Stauungspapille.

stellt, bis zu welchem die Pulsation der Arterien noch stattfindet. Daraus ergeben sich Schlüsse auf die Höhe des Innendruckes sowohl in den Augengefäßen als auch in den zentralwärts davon gelegenen Arterien. Die bis jetzt durchgeführten Untersuchungen haben gelehrt, daß bei einer Erhöhung des Dynamometerwertes (dessen normaler Durchschnitt 40—50 beträgt) mit Wahrscheinlichkeit eine intrakranielle Hypertension vorliegt. Es gibt aber Fälle, in welchen es bei der bloßen Drucksteigerung bleibt, ohne daß es zur Ausbildung einer Stauungspapille (oder auch nur eines Papillarödems) käme, während wiederum gar nicht selten die hohe dynamometrische Ablesung, als Frühsymptom des Hirndrucksyndroms, den Veränderungen des Sehnervenkopfes vorausgeht (CLAUDE, LAMACHE, DUBAR, DE MARTEL, DUVERGER, BARRÉ, MAGITOT, WINTHER, BAUWEN u. a.).

h) Veränderungen am Schädel.

Lokale *Klopf-* oder *Druckempfindlichkeit* des Schädeldaches entspricht bei Großhirntumoren, -abscessen usw. nicht selten dem Krankheitsherde in der Tiefe sehr genau. Doch darf man sich nie auf das Ergebnis einer einzigen Untersuchung verlassen, sondern nur solche Verhältnisse diagnostisch verwerten, die sich bei längerer Beobachtungsdauer als konstant erweisen. Ein keineswegs häufiges, aber sehr wichtiges Symptom ist ferner ein bei der Schädelperkussion über einer bestimmten Schädelpartie wahrzunehmendes *Scheppern* („bruit de pot fêlé"), das auf Undichtwerden der Schädelnähte zu beruhen scheint, und bei mit intrakranieller Hypertension verlaufenden Gehirnaffektionen jugendlicher Patienten am ehesten zu konstatieren ist.

Große Exaktheit bei der Schädelperkussion nebst weitgehender Ausschaltung des subjektiven Momentes gestattet die Anwendung des BENEDEKschen automatischen Perkussionsapparates; dieser arbeitet unter genauer Einstellung von Schlagstärke und -geschwindigkeit, wobei die Klopftöne entweder durch ein Phonendoskop oder (mittels eines sog. ,,Pick-up" und Lautverstärkers) durch Kopfhörer abgehorcht werden. Leider ist diese Apparatur recht kostspielig.

Durch *Röntgenuntersuchung* läßt sich bei Patienten mit *abnormer Vergrößerung des Kopfumfanges* nachweisen, ob eine pathologische Knochenverdickung oder exzessive Verdünnung durch Hydrocephalus ihr zugrunde liegt. Beim Turmschädel läßt sich die prämature Synostose der Schädelnähte, evtl. auch eine *Vertiefung der Impressiones digitatae* nachweisen. Von besonderer Bedeutung ist der Nachweis der *Erweiterung der Sella turcica* mit lokalen Zerstörungen der umgebenden Knochenteile bei den verschiedenen Formen der Hypophysistumoren geworden, weil durch ihn ein operatives Vorgehen hier ermöglicht wird.

Veränderungen der Sella kommen aber auch bei verschiedenen sonstigen intrakraniellen Geschwulstlokalisationen (als Ausdruck einer durch den Tumor hervorgerufenen allgemeinen Hirndrucksteigerung) zur Beobachtung, sog. ,,*Drucksella*" (ERDÉLYI, MAYER, SCHÜLLER, STENVERS, LÜDIN u. a.). Es handelt sich dabei um eine Erweiterung des Türkensattels mit Abbau der Processus clinoidei, Reklination, Usur und Destruktion des Dorsum sellae. Dabei braucht nicht einmal eine Erweiterung des III. Ventrikels zu bestehen! Ferner kommen allgemeine *Druckatrophien der Schädelinnenfläche* mit starker Ausprägung der Impressiones digitatae bei Steigerung des Hirndruckes durch intrakranielle Neubildungen vor. Andererseits kommen auch *Verdickungen der Schädelwand* vor, namentlich im Bereiche solcher Geschwülste, die von der Dura ausgehen. Vor allem aber lassen sich *Hyperostosen* und *Geschwülste des knöchernen Schädels* durch das Röntgenverfahren nachweisen und dadurch unklare Neuralgien und Hirnsymptome aufklären. Auch *Schädelverletzungen* bei Epileptikern sind wiederholt nachgewiesen worden. Ein besonders interessantes Hirndrucksymptom ist die *Erweiterung der Venae diploëtica* (SCHÜLLER): Auf normalen Röntgenbildern kaum erkennbar, dehnen sie sich bei Hirntumoren zuweilen derartig aus, daß sie als breiter Streifen auf der Platte erscheinen. Diese Anomalie ist manchmal gerade in der Gegend, wo die Geschwulst sitzt, am stärksten ausgesprochen.

i) Psychische Störungen.

Außerordentlich häufig kommt es bei den mannigfaltigsten Hirnaffektionen zu *Bewußtseinsstörungen*. Bei den Veränderungen des Bewußtseins unterscheidet man die *Somnolenz*, den *Sopor* und das *Koma*. Unter *Somnolenz* versteht man einen leicht benommenen Zustand, in dem der Kranke an den Vorgängen um ihn herum nicht teilnimmt; doch reagiert er auf Reize, beantwortet direkt an ihn gerichtete Fragen und kommt zeitweise auch zu klarem Bewußtsein. Hohe Grade von Somnolenz bezeichnet man als *Lethargie*. Dagegen stellt der *Sopor* bereits einen hohen Grad von Bewußtlosigkeit dar, in dem der Kranke nur auf kurze Zeit durch starke Reize noch zu Reaktionen zu veranlassen ist. Auch die Nahrungsaufnahme macht im Sopor Schwierigkeiten, indem das Esssen ohne jede Kaubewegung im Munde gehalten wird. Das *Koma* endlich stellt den Zustand völliger Bewußtlosigkeit dar; der Kranke ist durch keinen Reiz aus der Bewußtlosigkeit herauszubringen. Selbst die Sehnen- und Hautreflexe sind häufig völlig erloschen; bisweilen ist nur der BABINSKIsche Zehenreflex auslösbar. Urin und Kot werden unter sich gelassen. Nahrung wird nicht mehr spontan genommen; nur selten gelingt es noch, von der hinteren Rachenwand aus Schluckreflexe auszulösen.

Die Bewußtlosigkeit kann bei Hirnaffektionen plötzlich eintreten (Hirnerschütterung, Blutung, Gefäßverstopfung, epileptischer Anfall); sie kann sich bei wachsendem Hirndruck, dann bei allmählicher Ausdehnung des Krankheitsprozesses, aus geringeren Graden von Bewußtseinsstörung langsam entwickeln.

Mit den leichteren Formen der Bewußtseinsstörung verknüpfen sich häufig *Delirien*, Zustände von großer motorischer Unruhe, die durch Sinnestäuschungen und Wahnvorstellungen veranlaßt werden und in der Regel einen Intoxikationszustand der Hirnrinde durch Fieber, toxische und infektiöse Prozesse darstellen.

Natürlich können die verschiedensten *intellektuellen Ausfallserscheinungen* von leichter *Gedächtnisschwäche* bis zu den Erscheinungen der völligen *Demenz* und des *Stupors* bei diffusen, chronischen Hirnaffektionen auftreten. Doch gehören diese Erscheinungen in das Bereich der Psychiatrie. Als eine charakteristische Störung, die besonders häufig bei Tumoren des Stirnlappens, aber auch bei anderen Gehirnkrankheiten, z. B. Encephalitis lethargica, zur Entwicklung gelangt, wollen wir hier nur der sog. ,,*Moria*" (,,Witzelsucht") gedenken, die durch Verlust der ethischen Gefühle, Freude an anstößigem Benehmen, Neigung zu läppischen Scherzen usw. gekennzeichnet ist, sowie der *Störungen des Persönlichkeitsbewußtseins*, die nach NIESSL v. MAYENDORF für Erkrankungen der medialen Hemisphärenfläche in der Gegend des hinteren Stirnhirns und der Zentralwindungen charakteristisch sein sollen (während es wohl nicht richtig ist, mit KLEIST den Gyrus cinguli als ein eigentliches ,,Rindenzentrum für das Eigenleben" aufzufassen).

2. Herdsymptome.

a) Allgemeines.

Die Würdigung von *Herdsymptomen* stößt in der topischen Diagnostik der Großhirnläsionen auf viel größere Schwierigkeiten, als bei der Lokalisation von Erkrankungen und Verletzungen anderer Teile des Zentralnervensystems.

Schon die äußerst weitgehende Gliederung der Großhirnrinde in Bezirke von verschiedenen *cytoarchitektonischer* Struktur (BRODMANN, v. ECONOMO und KOSKINAS, VOGT) — Bezirke, die sich zum Teil auch in embryologischer Hinsicht durch die Reihenfolge der ,,Markreifung" unterscheiden (,,*myelogenetische Felder*" von FLECHSIG) — zwingt uns, auch in *physiologischer* und *physiopathologischer* Beziehung eine unvergleichbar kompliziertere Apparatur anzunehmen, als es unseren sonstigen (am Patienten und am Sektionstisch gewonnenen) Erfahrungen zu ahnen gestatten würden. Man bedenke, daß bis zu rund 200 differente cytoarchitektonische Rindenfelder unterschieden worden sind!

Dazu kommt noch die *Tiefengliederung* dieser Areale in übereinandergelagerte Schichten, für die mit guten Gründen verschiedenartige Funktionen postuliert worden sind (akkumulative, assoziative, receptorische, effektorische usw.) und deren histologischer Aspekt zur Annahme einer *weitgehenden anatomisch-physiologischen Solidarität ausgedehnter Abschnitte der Großhirnrinde* drängt.

Andererseits sind die zum Teil paradox anmutenden Restitutions- und Substitutionsvorgänge im Gebiete der Großhirnpathologie von manchen Forschern als Argumente für das Vorhandensein einer ,,diffusen" corticalen Lokalisation angesprochen worden, worin wir Anklänge an alte Lehren von FLOURENS und von GOLTZ erblicken können. Für NIESSL v. MAYENDORF z. B. kann nicht nur von den kontralateral-symmetrischen, intakt gebliebenen Rindenbezirken aus eine Restitution solcher Verrichtungen erfolgen, die durch einseitige und circumscripte corticale Läsionen zustande gekommen sind, sondern auch durch das Eingreifen von homolateralen Rindenteilen, *die sonst anderen Funktionen vorstehen.* So meint er, daß etwa Zellen des motorischen Beinzentrums, unter Inanspruchnahme sonst brachliegender Verbindungen, für zerstörte Zellen des gleichseitigen Armzentrums einzuspringen vermögen.

Ähnlichen, wenn auch verschieden abgewandelten Anschauungen begegnet man auch bei FRIEDRICH, FOERSTER, GOLDSTEIN, HORSLEY, v. MONAKOW, MINKOWSKI, POPPELREUTER, SHERRINGTON u. a. Doch ist diesem Faktor von einzelnen Autoren eine so offenkundig übertriebene Bedeutung beigemessen worden, daß sich eine entschiedene Reaktion gegen deren Einstellung geltend machte. Ich weiß mich mit der sehr großen Mehrzahl der maßgebenden Neurologen einig, wenn ich einem eigentlichen „Umlernen" corticaler Zellkomplexe (wie es als Grundlage cerebraler Funktionsersatzes postuliert wurde) nur eine sehr untergeordnete Rolle im Rahmen der Hirnpathologie zuerkennen kann.

Wenn trotzdem sich beispielsweise in der Klinik der Hirntumoren der genauen Lokalisierung eines Krankheitsherdes die größten Schwierigkeiten entgegenstellen können, pflegt eine kritische Würdigung der Verhältnisse ganz andere — und näher liegende — Erklärungsmöglichkeiten zu ergeben. So kommt es nicht ganz selten dadurch zu diagnostischer Irreführung, daß besonders aufdringliche Fernsymptome die viel weniger auffälligen Lokalzeichen überdecken und geradezu maskieren. Ferner können auch sehr voluminöse Tumoren im Verlaufe ihrer ganzen Entwicklung deshalb nur äußerst spärliche Herdsymptome in Erscheinung rufen (gelegentlich sogar sich lediglich durch die allgemeinen Auswirkungen der intrakraniellen Raumbeengung kundgeben), weil sie im Bereiche einer sog. „stummen Zone", etwa des rechten Schläfenlappens, zur Ausbildung gelangen. Ein Gliom kann ferner so rein „infiltrativ" wachsen, daß es in den durchwucherten Gehirnteilen zu keiner nennenswerten Zerstörung des eigentlichen Parenchyms kommt. Auch das Tempo des Geschwulstwachstums spielt eine sehr große Rolle, namentlich wo es sich um die sehr langsame (über viele Jahre sich erstreckende) Kompression selbst funktionell hochdifferenzierter Rindenbezirke — motorische Region, Sprachregion, Area striata! — durch Tumoren meningealen Ursprunges handelt; in solchen Fällen vermag sich das mehr und mehr zurückgedrängte Hirnparenchym dem ihm auferlegten Druck und der oft exzessiven Deformierung seiner Strukturen gelegentlich in verblüffender Weise zu adaptieren.

Aus diesen kurzen Vorbemerkungen dürften sich ungezwungen die *Vorbehalte* ergeben, mit denen die praktische Anwendung der nun folgenden topisch-diagnostischen Ausführungen zu rechnen haben wird.

b) Corticale und subcorticale Motilitätsstörungen.

Die Einrichtung der der *Motilität dienenden Zentren* und Leitungsbahnen ist beim Menschen in weitgehendem Maße der der höheren Säugetiere angenähert. Von den Rückenmarkvorderhörnern an bis zur Großhirnrinde herauf finden sich in den verschiedenen Hirnabschnitten höhere Bewegungszentren, die auf bestimmte Bewegungskombinationen Einfluß besitzen, derart, daß die im Hirnaufbau höhergelegenen, phylogenetisch jüngeren Zentren umfassendere und feiner abgestufte Bewegungskombinationen auslösen können. Aber in noch viel höherem Maße als bei den höheren Säugern bis zum Affen herauf hat beim Menschen die Großhirnrinde die Herrschaft über die Auslösung der Bewegungen an sich gerissen und damit die Selbständigkeit vieler tieferer Hirnzentren vernichtet oder auf ein Minimum herabgesetzt. Weiterhin hat sich für den Menschen wie für die Tiere der Satz bewährt, daß in allen Zentren eine innige Verknüpfung der Zentren der Motilität mit den sensorischen Aufnahmestätten vorhanden ist, daß diese zentripetale Regulierung eine unerläßliche Vorbedingung für den normalen Ablauf der motorischen Funktion darstellt.

Was zunächst die *Erregbarkeit der Großhirnrinde* anbetrifft, so sind wir für die elektrischen Reizpunkte jetzt nicht mehr ausschließlich auf die Ergebnisse des Tierexperiments bis zum anthropomorphen Affen herauf angewiesen. Die Entwicklung der Hirnchirurgie hat uns eine unübersehbare Zahl von elektrischen Rindenreizungen am Menschen selbst beschert (HORSLEY, KEEN, MILLS, F. KRAUSE u. a.). Hier hat sich nun eine weitgehende Übereinstimmung der Resultate mit den Ergebnissen am anthropomorphen Affen herausgestellt. Auch beim Menschen liegen die Foci für die Bewegungen von *Kopf*, *Arm* und *Bein* derart in der *vorderen Zentralwindung* angeordnet, daß im unteren Drittel

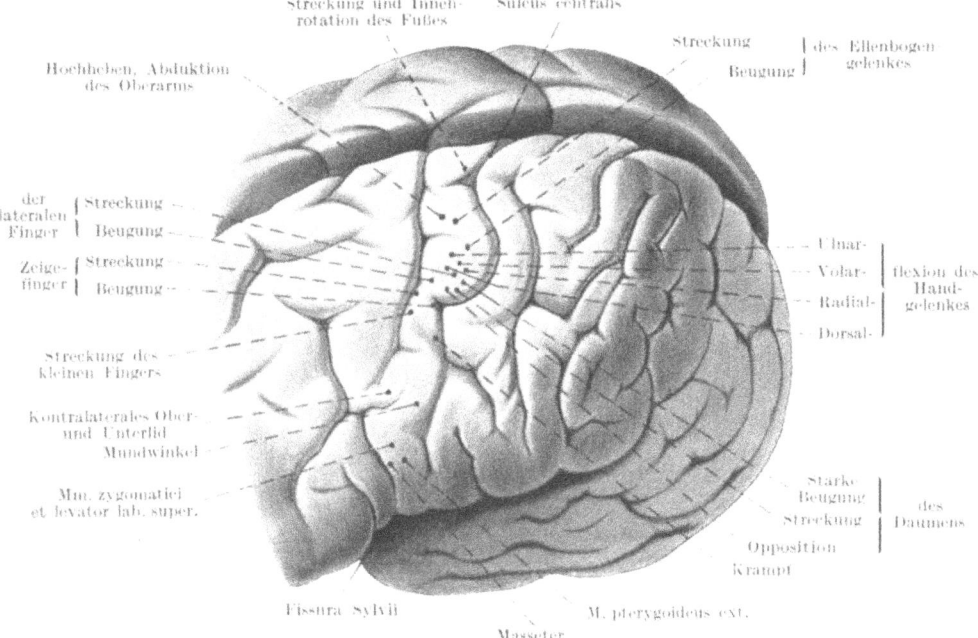

Abb. 59. Linke Großhirnhemisphäre des Menschen. (Nach F. KRAUSE.) Ergebnisse der durch faradische Reizung bei Operationen gewonnenen Ergebnisse.

bis in das Operculum hinein die *Kopfregion* mit den Foci für Gesichts-, Mund-, Zungen- und Kehlkopfmuskulatur gelegen ist, während die *Armregion* die mittleren Abschnitte, die Beinregion das *oberste Gebiet* der Konvexität, auf den Lobus paracentralis übergreifend, einnimmt. Auch beim Menschen sind die Stellen leichter elektrischer Erregbarkeit, die Foci, durch schwer erregbare Rindengebiete voneinander getrennt. Ganz entsprechend der funktionellen Entwicklung ist die Armregion am reichsten mit Foci ausgestattet. Die Reizung der letzteren ist stets von einer funktionellen Bewegung von Muskelsynergien des entsprechenden Körperteils gefolgt, niemals von der Bewegung eines einzelnen Muskels. In Arm- und Beinregion bekommt man beim Menschen ausschließlich Bewegungseffekte in den *gekreuzten Extremitäten*, während für einzelne Foci der Kopfregion, Stirnfacialis, Kehlkopf auch eine Beeinflussung der Muskulatur der gleichen Seite zweifellos besteht (Abb. 59).

Was die Ausdehnung des elektrisch erregbaren Gebietes betrifft, so reichen die Foci der Armregion nach vorn anscheinend nicht über den Sulcus praecentralis hinaus. Auch die Foci der Kopfregion dringen nach vorn nicht weiter vor, so daß der *Fuß der III. Stirnwindung*, der Sitz des motorischen Sprachzentrums, keinen dieser Foci enthält. Nur die Beinregion scheint mit ihren ventralsten Foci etwas auf die erste Frontalwindung herüberzugreifen. Was die hintere Grenze des elektrisch erregbaren Gebietes betrifft, so steht jedenfalls die hintere Zentralwindung hier weit hinter der vorderen zurück; ja die Mehrzahl der Beobachter hält daran fest, daß überhaupt nur die vordere Zentralwindung bei schwächsten Strömen erregbar sei (HORSLEY, F. KRAUSE). Jedenfalls gilt der praktisch wichtige Satz, daß ein mit zahlreichen, mit schwächstem Strom erregbaren Foci der Bein-, Arm- oder Kopfregion besetztes Rindengebiet als vordere Zentralwindung anzusprechen ist, so daß man hierdurch bei den Operationen ein außerordentlich brauchbares Orientierungsmittel an der Hand hat. Nur für Daumen und Finger, ebenso für die Zehen sind wiederholt Foci in der hinteren Zentralwindung beschrieben worden.

Vor der Armregion im Gebiet des *hinteren Abschnittes der zweiten Stirnwindung* liegt ein Reizzentrum für *Bewegung der Augen* nach der entgegen-

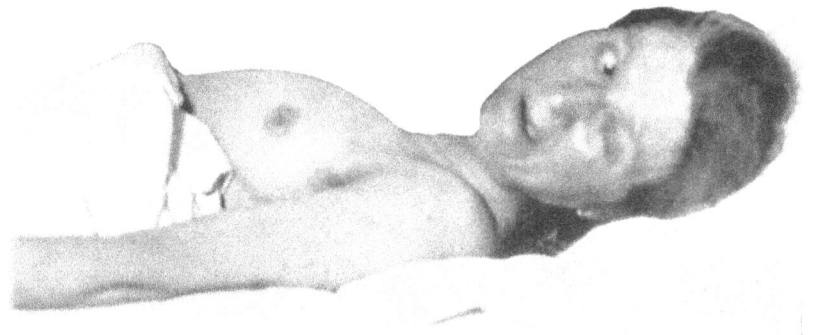

Abb. 60. Linksseitiger Facialiskrampf nebst „Déviation conjuguée" von Kopf und Augen im Beginn eines JACKSONschen Anfalles bei rechtsseitigem Hirntumor. (Momentaufnahme.)

gesetzten Seite mit Kopfdrehung. Inwieweit beim Menschen derartige Zentren für die Augenbewegung auch im Gyrus angularis und im Occipitallappen gelegen sind, ist noch nicht sicher festgestellt.

Werden die elektrischen Reize verstärkt, so kommt es auch beim Menschen an Stelle der Einzelreizung der von dem Focus abhängigen Muskelsynergien zu einem *Krampfanfall*, der stets von dem Muskelgebiet des gereizten Focus auf der gekreuzten Körperhälfte seinen Ausgang nimmt, von hier aus zuerst auf das ganze Gebiet des betreffenden Gliedes, z. B. des Arms übergreift, um dann auch die anderen Körperteile der gekreuzten Körperhälfte zu beteiligen. Erst nach einiger Zeit beginnen auch die Muskeln der gleichseitigen Körperhälfte an dem Krampf teilzunehmen. Es handelt sich stets um *klonische* Zuckungen, die längere Zeit im ganzen Körper anhalten können, um langsam abzuklingen, gewöhnlich gefolgt von einer großen allgemeinen Erschöpfung. Zur Vermeidung dieser Krämpfe sind daher bei den zur Orientierung an der Großhirnrinde bei Operationen angewandten Reizungen nur die schwächsten, gerade noch einen motorischen Effekt auslösenden Ströme anzuwenden.

Ganz die gleichen Anfälle werden nun auch beim Menschen spontan beobachtet und als JACKSON*sche Epilepsie* bezeichnet (s. Abb. 60). Bereits 1864, vor der Entdeckung der Großhirnlokalisation, hat JACKSON in klassischer Weise Krämpfe in bestimmten Muskelgruppen, die sich allmählich auf die benachbarten Glieder ausdehnen, vor allem bei Erkrankungen im Gebiet der Zentralwindungen, beschrieben. Solche Anfälle können in bereits paretischen

Gliedern, aber auch ohne jede bestehende Lähmung auftreten. Ihnen geht in der Regel eine Aura voraus, die in Parästhesien in den dann zuerst vom Krampf befallenen Gliedern besteht. Häufig kommt es dann nur zu schwachen klonischen Zuckungen in einem bestimmten Gliedabschnitt von wenigen Sekunden Dauer, die sich nach kürzeren oder längeren Intervallen wiederholen. Bei schweren Anfällen wird zuerst die ganze eine Körperhälfte von den Krämpfen ergriffen, die dann auch auf die andere Seite übergehen. Das Bewußtsein ist bei den leichteren Anfällen völlig erhalten, bei schweren oft ganz aufgehoben. Die Anfälle beginnen in der Regel stets in denselben Muskelgruppen eines bestimmten Gliedes und weisen dann mit Bestimmtheit auf das mit den entsprechenden Foci besetzte Gebiet der Zentralwindungen als den Ausgangspunkt dieser Krämpfe hin. Häufig wird dann die operative Freilegung dieses Gebietes eine Narbe, eine Geschwulst, einen Abszeß im Bereich der Großhirnrinde aufdecken. Doch kommen auch derartige Anfälle vor, ohne daß sich eine Erkrankung des betreffenden Hirngebietes nachweisen ließe.

Nach Ablauf der JACKSONschen Anfälle sind in der Regel die vorher vorhandenen Paresen vorübergehend schwerere geworden; aber auch bei sonst nicht gelähmten Gliedern bleibt auf kürzere oder längere Zeit eine Parese in den zuerst krampfenden Muskelgruppen zurück. Auch Störungen der *Sensibilität* sowie der Stereognose (Erkennen der Körper durch das Gefühl), kommen häufig als Nacherscheinung der JACKSONschen Epilepsie vor. Ja es scheint das Überwiegen der motorischen bzw. der sensiblen Störungen einen Schluß auf das stärkere Befallensein der vorderen bzw. der hinteren Zentralwindung zuzulassen. Bei der Verwertung der JACKSONschen Anfälle zur topischen Hirndiagnose ist jedoch zu beachten, daß dieselben oft auch durch Herde in der Nachbarschaft der krampfenden Zentren ausgelöst werden können.

Zweifellos können sich bei jahrelangem Bestehen einer JACKSONschen Epilepsie allmählich Anfälle *echter Epilepsie* entwickeln, so daß eine absolut strenge Scheidung beider Formen der epileptischen Krämpfe nicht möglich ist. Doch läßt sich mit Bestimmtheit sagen, daß (wenn wir von der BROWN-SÉQUARDschen „Spinalepilepsie", d. h. den *spontanen*, bei Rückenmarkkompression z. B. gelegentlich auftretenden Fußklonus, absehen) *klonische* Krämpfe stets auf eine Mitbeteiligung der *Großhirnrinde* hinweisen, während *tonische* Krämpfe anscheinend von den *verschiedensten Stellen des Zentralnervensystems* ausgelöst werden können (ZIEHEN). In seltenen Fällen kommt es zu halbseitigen Anfällen von Parästhesien, nur von geringen Zuckungen begleitet, oder auch von halbseitigen anfallsweise auftretenden vasomotorischen Störungen, die den JACKSONschen Anfällen nahezustehen scheinen (OPPENHEIM). Rindenkrämpfe, die durch Drehbewegungen um die Körperachse (oft mit „Déviation conjuguée des yeux et de la tête" und in der Regel mit nachherigem Hinstürzen) charakterisiert sind, werden als „*frontalepileptische*" aufgefaßt und vornehmlich auf Reizung der ersten und dritten Stirnwindung zurückgeführt (COHN, GOLDSTEIN, HALPERN).

So sehr sich in den letzten Jahren unsere Kenntnisse von der Erregbarkeit der Großhirnrinde vervollkommnet haben, so wenig wissen wir bisher über die genaue *Ausdehnung der motorischen Zentren* in der Großhirnrinde des Menschen. Denn, wenn auch die elektrischen Reizeffekte fast ausschließlich an die vordere Zentralwindung gebunden sind, wenn die Pyramidenbahn vorwiegend von dieser ihren Ursprung zu nehmen scheint, so ist es doch zweifellos, daß die Lähmungen nach Erkrankungen der vorderen Zentralwindung oder nach ausgedehnten operativen Eingriffen in dieselbe sich weitgehend zurückbilden können (HORSLEY). Andererseits können Affektionen der hinteren Zentralwindung bei Intaktsein der vorderen in seltenen Fällen ohne jede dauernde

Lähmung verlaufen. Jedenfalls ist die Annahme einer strengen Scheidung von Motilität und Sensibilität in der menschlichen Hirnrinde derart, daß die motorischen Zentren im Gyrus centralis anterior, die sensiblen Zentren im Gyrus centralis posterior und den angrenzenden Gebieten des Parietallappens lokalisiert sind (BERGMARK), bisher nicht erwiesen. Ob nun die Ausdehnung der die motorische Funktion beeinflussenden Rindengebiete beim Menschen eine ebenso große ist, wie sie von H. MUNK für die Fühlsphäre beim niederen Affen festgestellt worden ist, das läßt sich aus dem bisher vorliegenden anatomischen Material von Rindenherden mit intra vitam beobachteten Monoplegien oder Hemiplegien nicht mit Sicherheit erschließen. Ganz abgesehen davon, daß hier Fälle mit genau durchgeführter mikroskopischer Untersuchung der Erkrankungsherde nur in spärlicher Zahl vorliegen, ist es bei der Natur der Erkrankungen, ob es sich nun um Tumoren oder Abscesse, um Residuen von Blutungen oder Erweichungen handelt, natürlich, daß bereits Herde, die nur einen kleineren Bezirk der motorischen Region einnehmen, durch Einwirkung auf die oft selbst nicht ganz intakte Umgebung die ganze Region außer Funktion setzen.

Jede etwas ausgedehntere Erkrankung im Gebiet der Zentralwindungen ist jedenfalls von einer *motorischen Ausfallserscheinung in der gekreuzten Körperhälfte* gefolgt, die weit schwerer und dauernder ist, als bei irgendeiner Tierspezies. Auch bei den Ausfallserscheinungen folgen von oben nach unten die Beinregion, die Armregion und die Kopfregion, so daß ein oberflächlich in einem dieser Gebiete allein gelegener Herd eine reine *Monoplegie* verursachen kann. Es sind in der Literatur eine Reihe von Beobachtungen niedergelegt, bei denen solche Monoplegien des Armes oder des Beines durch einen in der entsprechenden Region des Gebietes der Zentralwindungen gelegenen Herd hervorgerufen wurden. *Umschriebene* Läsionen des Lobulus paracentralis können sogar ein Bild hervorrufen, das auf den ersten Blick eine periphere Peroneuslähmung zu sein scheint, und sich erst bei näherer Untersuchung als Resultat eines corticalen Herdes erweist (CROUZON und CHRISTOPHE). — Bei der Anordnung der Zentren ist es andererseits verständlich, daß gegebenenfalls *ein Herd*, z. B. eine von den Hirnhäuten ausgehende Neubildung, eine *Paraparese beider Beine* durch Schädigung beider Lobi paracentrales hervorruft, während niemals eine derartige isolierte Affektion *beider* Arme durch *einen* Herd zustande kommen kann. Natürlich sind diese Rindenlähmungen bei reizenden Prozessen in der Rinde häufig mit Anfällen von JACKSONscher Epilepsie verbunden, die die Bestimmung und das Aufsuchen des Krankheitsherdes erleichtern.

Auch in der *Kopfregion* sind sog. Monoplegien dieses Gebietes, lediglich durch umschriebene Rindenherde, beobachtet worden. Doch führt es das nahe Zusammenliegen funktionell getrennter Gebiete in dieser Region mit sich, daß z. B. eine *Monoplegie des Gesichtes* in der Regel von einer *Zungenparese* begleitet ist (facio-linguale Monoplegie). Die Gesichtslähmung nach Rindenherden betrifft in der Regel nur die untere Gesichtshälfte, während das *obere Facialisgebiet* fast immer intakt bleibt. Dies beruht einerseits darauf, daß die Mundmuskulatur überhaupt eine reichere Vertretung in der Hirnrinde besitzt als die Stirnmuskulatur, andererseits auf einer doppelseitigen Vertretung der letzteren, so daß hier das Zentrum der gleichseitigen Großhirnrinde sofort zum Ersatz eintreten kann. Auch die Beziehungen des *Kehlkopfes* zur Großhirnrinde, dessen Zentrum beim Menschen gleichfalls in den untersten Abschnitten des Operculum zu suchen ist, scheinen im wesentlichen bilaterale zu sein, so daß eine einseitige Operculumläsion nicht notwendig eine Innervationsstörung der Stimmbänder nach sich zieht. Doch sind auch vereinzelt sichere Lähmungen des gekreuzten Stimmbandes beobachtet worden (GERHARDT, REICH). Die

Kaumuskulatur wird ebenfalls durch einseitige Rindenherde nur wenig und nur vorübergehend geschädigt. Zwischen Stirn- und Hinterhauptslappen gelegene Herde, welche die Verbindungen zwischen diesen Teilen unterbrechen, können zu einer Aufhebung des sog. „optomotorischen" oder „optokinetischen" Nystagmus führen, der z. B. auftritt, wenn man aus einem fahrenden Eisenbahnzug oder auf eine rotierende Drehtrommel blickt (BORRIES, CORDS, NOLZEN, STENVERS, STRAUSS, OHM, FOX, PORTA-VEDOVA, WERNOE u. a.).

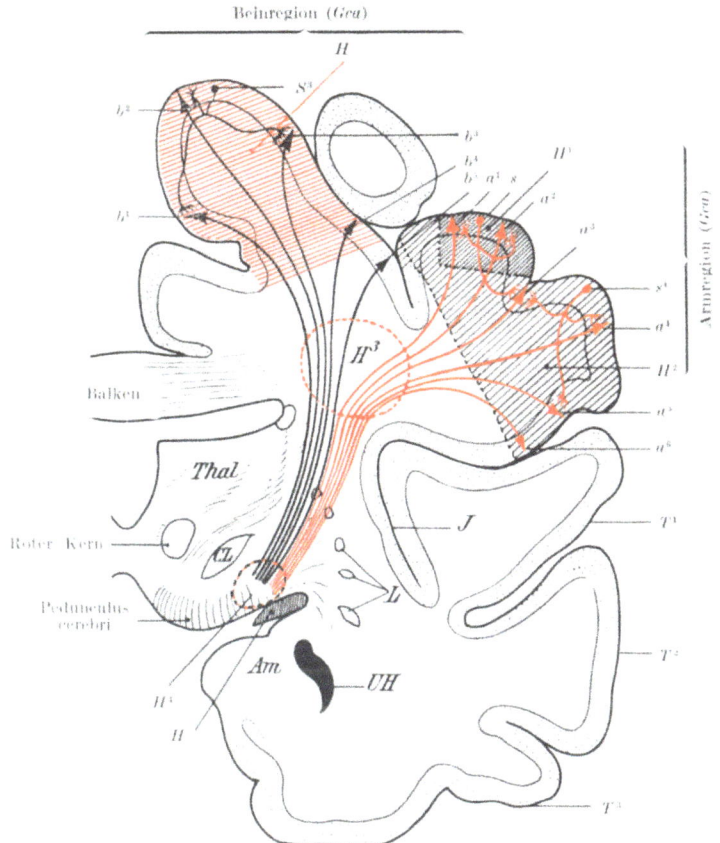

Abb. 61. Schema für das Zustandekommen der verschiedenen Formen corticaler Lähmungen. (Nach v. MONAKOW.) *H* Herd in der Beinregion; H^1 Herd in der Armregion; H^2 Herd der ganzen Armregion; H^3 Herd im Centrum semiovale; H^4 Herd im Pedunculus; *Gca* Gyrus centralis arterior; *L* Linsenkern; *J* Insel; T^1—T^3 Temporalwindungen; *CL* LUYsscher Körper; *s* Sammelzelle für die Erregung der Pyramidenneurone; a^1, a^2, a^3, a^4—a^6 andere Pyramidenneurone der Armregion; b^1—b^5 Pyramidenneurone aus der Beinregion; s^3 Sammelzelle für die Erregung der Neurone b^1—b^3; *UH* Unterhorn.

Auch im Gebiet der *Extremitätenregionen* sind die Herde in der Regel nicht scharf auf das Gebiet einer Extremität beschränkt. Am häufigsten finden sich Herde, die Arm und Bein der gekreuzten Körperhälfte gemeinsam, wenn auch oft in verschiedener Intensität, zur Lähmung bringen, oder bei denen der Arm und die untere Gesichtshälfte gemeinsam befallen sind. Endlich kommt es bei ausgedehnteren Rindenherden zu einer völligen Halbseitenlähmung mit Lähmung von Arm, Bein, unterer Gesichtshälfte und entsprechender Zungenhälfte *(Hemiplegie)*. Diese kommt allerdings weit häufiger durch subcorticale Herde zustande, und zwar findet sich bei dem von der Hirnrinde bis zur inneren Kapsel konvergierenden Verlauf der von der Rinde herabziehenden motorischen

Bahnen die schwerste Hemiplegie bei kleinstem Herd bei Läsionen im *hinteren Schenkel der Capsula interna* selbst (Abb. 61).

Bei Affektionen des *vorderen* Teiles dieses hinteren Schenkels werden Facialis-, Hypoglossus-, Arm- und Beinfasern nacheinander betroffen, während bei Mitbeteiligung des *hintersten* Abschnittes zunächst die sensible Bahn, dann aber auch die Sehstrahlung mitbefallen wird, so daß Hemianästhesie und Hemianopsie auf der Gegenseite zur Beobachtung gelangen. Greift der Herd in den *vorderen Schenkel der inneren Kapsel* über, so macht sich die Mitläsion der frontalen Brückenbahn (auf Abb. 62 mit *1* bezeichnet) oft durch Gleichgewichtsstörungen geltend (Blockierung der Beziehungen zwischen Groß- und Kleinhirn via Pons).

Bei einer akut einsetzenden *kompletten Hemiplegie* mit weitgehender Zerstörung der Rindenzentren oder der Leitungsbahnen der motorischen Funktion handelt es sich beim Menschen stets zunächst um eine schlaffe Lähmung, die den Arm, das Bein, die untere Gesichtshälfte und die Zunge der gekreutzen Körperhälfte betrifft. Diese Lähmung ist in der ersten Zeit eine absolute, die die isolierten und die Gemeinschaftsbewegungen in gleichem Maße befällt. Auch die *Hautreflexe* (Plantar-, Cremaster-, Bauchdeckenreflex) sind auf der Seite der Lähmung *erloschen* und gestatten so, bei einem bewußtlosen Menschen sofort die Seite der Lähmung festzustellen. Die *Sehnenreflexe* dagegen sind höchstens in den ersten 24 Stunden aufgehoben, um dann rasch über das normale Maß hinaus anzusteigen. Als *pathologischer* Reflex ist der BABINSKIsche Zehenreflex (träge Dorsalflexion des Hallux beim Streichen des äußeren Fußrandes) vom Eintreten des Schlaganfalles an nachweisbar. Es besteht eine deutliche Neigung, nach der Seite der Lähmung herüberzufallen, die vielleicht auf einer schwächeren Innervation der Stammuskulatur dieser Seite beruht. Die Lähmung der unteren Gesichtshälfte macht sich, vor allem bei benommenen Menschen, durch ein Aufblasen der Wange beim Ausatmen bemerkbar (sog. ,,Tabakblasen"), ferner durch Speichelfluß aus dem herabhängenden Mundwinkel. Auch das Schlucken pflegt auf der Seite der Lähmung erschwert zu sein. Die Zunge liegt im Munde etwas nach hinten gesunken und nach der Seite des Hirnherdes abgelenkt, während sie herausgestreckt nach der Seite der Lähmung abweicht. Die Beteiligung der Sensibilität und der Augen bei dem schweren Schlaganfall wird später besprochen werden.

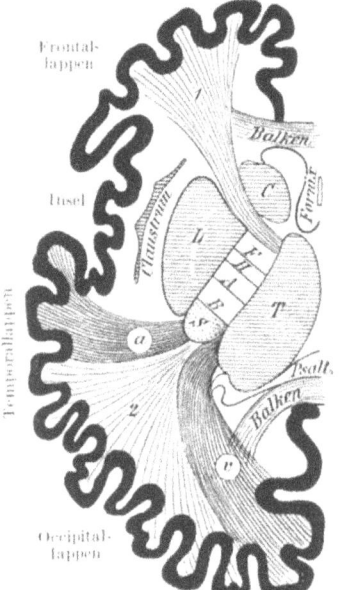

Abb. 62. Innere Kapsel und Corona radiata. *F* Supranukleäre Bahn für den Facialis; *H* supranukleäre Bahn für den Hypoglossus; *A* supranukleäre Bahn für den Arm; *B* supranukleäre Bahn für das Bein; *S* sensible, *a* akustische, *v* visuelle Bahn

Die vollständige Schlaffheit der gelähmten Glieder bei der initialen Hemiplegie tritt beim Hochheben derselben sofort hervor; sie fallen ,,wie tot" herab. Aber auch beim Liegen macht sich das völlige Fehlen des normalen Muskeltonus an dem Auseinanderfallen der Muskeln sehr bemerkbar (,,*breites Bein*", HEILBRONNER).

Diese außerordentlich schweren, lange anhaltenden Lähmungserscheinungen beim Menschen stehen in einem auffallenden Gegensatz zu den weit schwächeren, rascher vorübergehenden Paresen nach den gleichen Läsionen bei den höheren Säugetieren. Nur zum kleinen Teil kann diese Differenz darauf bezogen werden, daß bei einer großen Zahl der menschlichen Apoplexien die gesamten Zirkulationsverhältnisse des Gehirns keine normalen sind. Im ganzen sind die schweren motorischen Ausfallserscheinungen bei den Hirnherden des Menschen ein Beweis dafür, daß die gesamte Motilität weit über die „isolierten" Bewegungen hinaus unter die Herrschaft der Großhirnrinde geraten ist. Aber auch beim Menschen ist diese Herrschaft noch keine absolute, und so sehen wir denn, daß kürzere oder längere Zeit nach dem Anfall *Restitutionsvorgänge* sich bemerkbar machen, die allmählich eine gewisse Kompensation der Ausfallserscheinungen herbeiführen. Hier sind es vor allem die *subcorticalen motorischen Zentren*, die, wenn auch mühsam und unvollkommen, wieder zu einer selbständigen motorischen Funktion befähigt werden; erst in zweiter Reihe kommt die gesunde Großhirnhemisphäre, vor allem für die Ausbildung der isolierten Bewegungen des Armes, in Betracht.

Zuerst kehren die Sehnenreflexe wieder, die ja im wesentlichen eine spinale Funktion darstellen. Ihr Ansteigen über die Norm, das bereits in der Regel in den ersten Tagen erfolgt, ist von dem Auftreten klonusartiger Reflexe im Bein (Fuß- und Patellarklonus) begleitet. Schon vor ihnen ist der BABINSKIsche Zehenreflex nachweisbar. In der weiteren Restitution weichen die einzelnen Körperabschnitte sehr wesentlich voneinander ab. Die Lähmungserscheinungen im Gebiete der Stammuskulatur gehen in der Regel rasch vorüber. Auch die Neigung der von schwerer Hemiplegie befallenen Menschen, nach der Seite der Lähmung herüberzufallen (in liegender Stellung), ist in wenigen Tagen geschwunden. Die an Zunge und Gesicht nachweisbaren Lähmungen nehmen gleichfalls rasch an Intensität ab; doch bleibt fast immer eine deutliche Parese der vom unteren Facialisast versorgten Muskeln zurück, die sich schon in der Ruhe bemerkbar macht, bei allen Willkürbewegungen aber besonders deutlich in die Erscheinung tritt. Mit ihr bleibt häufig eine Schwäche der rechten Zungenhälfte mit Abweichen derselben beim Herausstrecken nach der gelähmten Seite bestehen.

Weit langwieriger und einer Restitution nur schwer zugänglich sind nun die *Lähmungen der Extremitäten*. Ja, lange Zeit war die Anschauung die herrschende, daß beim Menschen die totale Unterbrechung der Pyramidenbahn eine dauernde totale Lähmung der Extremitäten bewirke, nur daß sich in den gelähmten Gliedern allmählich ein Kontrakturzustand entwickele. In der Tat dauert die völlig schlaffe Lähmung der Extremitäten zunächst viele Wochen an. Der gesamte subcorticale sensomotorische Apparat ist nach Fortfall der Impulse der Großhirnrinde zunächst absolut unfähig, eine aktive Bewegung auszulösen. Ja selbst der normale Tonus der Muskulatur ist beim Menschen weitgehend von der Großhirnrinde abhängig. Entsprechend der ungleichen physiologischen Wertigkeit der Extremitäten hält dieser Zustand der totalen schlaffen Lähmung im Gebiet des Armes weit länger an, als in dem des Beines (v. MONAKOW).

Einige Wochen nach Eintreten der Lähmung zeigt das *Bein* bei passiven Bewegungen einen leichten Widerstand der Muskulatur. Dieses Auftreten eines Muskeltonus, der rasch über die normalen Grenzen hinaus ansteigt, ist das erste Zeichen, daß zentrale Innervationen wieder das Bein erreichen. Wenige Tage später machen sich schwache aktive Bewegungen im Bein bemerkbar, die zunächst in einer geringen Bewegung im Hüftgelenk bestehen, der sich bald eine leichte Adduktionsbewegung anschließt. Es sind zuerst nur Bewegungen in den großen Gelenken, die sich wiederherstellen, anfangs noch dem Willen nur sehr unvollkommen unterworfen, so daß die Bewegungen bei darauf gerichteter Aufmerksamkeit häufig versagen, dagegen oft „von selbst" auftreten; Fußgelenk und Zehen bleiben zunächst unbeweglich. Es zeigt sich nun bald, daß die verschiedenen Muskeln nicht gleichmäßige Restitution zeigen, sondern daß die Muskelgruppen, die der *Streckung* des Beines dienen, die „Verlängerer" des Beines, sich *rascher* und *kräftiger* in ihrer Funktion restituieren, als die *Beugemuskulatur* (WERNICKE und MANN). Diese ungleiche Restitution, die sich bereits beim Liegen bemerkbar macht, so daß das Bein sich fast immer in gestreckter Stellung mit leichter Spitzfußstellung befindet, tritt nun besonders verstärkt hervor, sowie der Kranke beginnt, Gehversuche zu machen. Es entwickelt sich eine immer ausgesprochenere *Kontraktur* der Quadricepsmuskulatur des Oberschenkels, der Wadenmuskulatur des Unterschenkels, in der Regel mit mäßiger Kontraktur der Adduktoren. Da die Beugung des Beines beinahe ganz fehlt, so geht der Hemiplegiker, anfangs sehr unsicher und häufig umknickend, allmählich immer sicherer werdend, indem er, unter kräftigster Innervierung der Rumpf- und Beckenmuskulatur der normalen Seite, das paretische verlängerte Bein in fast vollkommener Streckstellung seitlich im Bogen um das gesunde Bein herum nach vorn schleudert, was man als „*Circumduktion*" oder „*Helikopodie*" bezeichnet (s. Abb. 64). Beim Abwickeln des Beines vom Boden kommt es zu einer mäßigen Dorsalflexion des Fußes als Mitbewegung der Innervation der Oberschenkelmuskulatur. Beim Auftreten berührt der Fuß den Boden mit der Außenseite.

Dieser *Gang des Hemiplegikers* ist äußerst charakteristisch und scheint bei schweren Großhirnläsionen, wenigstens beim Erwachsenen, trotz sorgfältigster Übung nicht vollkommen restituierbar. Immerhin wäre es ein Irrtum, hier bestimmte feste anatomische Verbindungen der Hirnrinde mit dem Rückenmark anzunehmen, die entweder durch den Krankheitsherd nicht zerstört wären oder erst neu ausgeschliffen würden und die nun ganz bestimmte Muskelgruppen, die Verlängerer des Beines, der aktiven Innervation wieder zugänglich machten, während die Bahnen für die anderen Muskelgruppen, vor allem die Flexoren, für immer vernichtet wären. Es handelt sich hier nur um *funktionelle* Bevorzugung der beim Menschen besonders gut eingeübten Muskelgruppen. Infolge der Annahme des aufrechten Ganges hat der Mensch die Strecker und Verlängerer des Beines mehr, die Flexoren weniger ausgebildet als die vierfüßigen Tiere bis zu den Primaten herauf (ROTHMANN). Unter besonderen Verhältnissen können aber Abweichungen von dem Haupttypus der Restitution im hemiplegischen Bein vorkommen; ja in seltenen Fällen entwickelt sich sogar eine Beugekontraktur.

Es ist nun zweifellos, daß die permanente Haltung des Beines im Bett einen Einfluß auf die Entwicklung der Kontrakturstellung des paretischen Beines hat (FOERSTER). Keineswegs aber ist es die Stellung allein, die die Form der Kontraktur bestimmt.

Macht die schlaffe Lähmung des Beines nach Wochen der Restitution Platz, so hält die schlaffe Lähmung des *Armes* oft mehrere Monate an. Auch dann geht die Restitution des Armes viel langsamer und unvollkommener vor sich, als die des Beines und bleibt in den schweren Fällen dauernd in engen Grenzen. Allerdings kann man bisweilen schon frühzeitig reflexartige Bewegungen des gelähmten Armes beobachten, so z. B. eine Hebung desselben beim Gähnen. Auch beim Arm geht das erste Auftreten leichter Spasmen der aktiven Innervation um einige Tage voraus. Dann ist es in der Regel eine leichte Adduktion des Oberarmes, die, anfangs dem Willen kaum unterworfen, zuerst auftritt. Indem nun auch hier nach und nach eine Reihe von Bewegungen wieder auftauchen, sind es vor allem solche der großen Gelenke, die sich restituieren, während die Innervation der Fingermuskulatur am spätesten und am schlechtesten sich entwickelt.

Nach Beendigung der Restitution steht die Schulter des gelähmten Armes tiefer; Abwärtsbewegung und Adduktion des Oberarmes sind weitgehend möglich bei schwerer Schädigung der Aufwärtsbewegung und der Abduktion. Der Arm steht proniert, im Ellbogen leicht flektiert, indem auch hier die

Kontrakturstellung sich im Gebiet der am besten restituierten Muskeln einstellt. Die Hand ist in der Regel in Streckstellung, die Finger sind zur Faust eingeschlagen. Nach gewaltsamer Streckung derselben läßt sich fast immer auch in ihnen eine aktive Beugung konstatieren bei ganz oder nahezu aufgehobener Extension (Abb. 63 und 64).

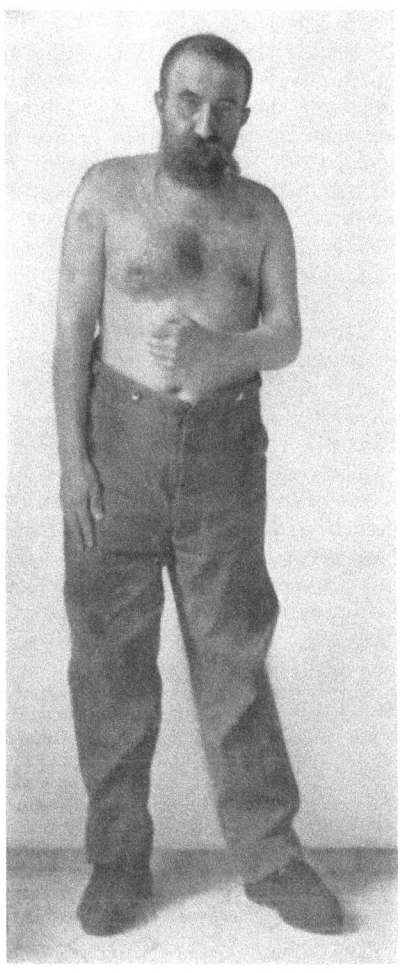
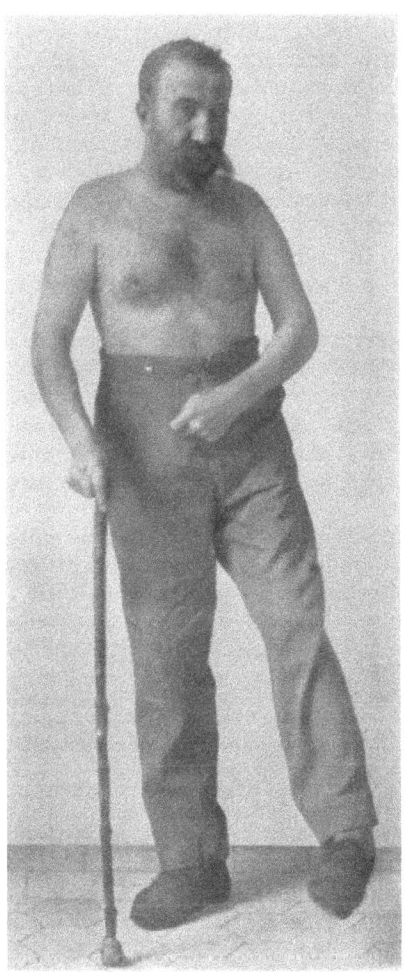

Abb. 63. Residuäre linksseitige Hemiplegie. Flexionskontraktur des linken Armes.

Abb. 64. Residuäre l. Hemiplegie. Haltung beim Gehen (Circumduktion, Helikopodie).

Allerdings kommen beim Arm noch mehr als beim Bein zahlreiche Abweichungen von diesem Typus vor. Aber das Überwiegen der Restitution der Beuger über die der Strecker ist doch bei dem hemiplegischen Arm ganz unverkennbar. Auch hier handelt es sich nicht etwa um eine Wiedergangbarmachung bestimmter, zu den spinalen Zentren der Flexoren des Armes ziehender corticofugaler Leitungsbahnen. Vielmehr sind bei der Restitution die besonderen funktionellen Verhältnisse ausschlaggebend, in die die vordere Extremität durch die Annahme des aufrechten Ganges beim Menschen geraten ist (ROTHMANN). Die Funktion der Streckmuskeln ist durch den Fortfall der Mitarbeit der vorderen Extremitäten bei der Fortbewegung weitgehend verkümmert, während schon in der Ruhestellung die Beugemuskeln leicht innerviert sind und an Kraft und Entwicklung die Strecker weit überragen. Doch kommen hier im einzelnen zahlreiche Abweichungen von der Norm vor, wie sie durch Lage des Armes, Übung und zufällige funktionelle Ausbildung besonderer Muskelkombinationen bedingt sind. Auch kann die Kontrakturstellung des gelähmten Armes durch besondere künstliche Lagerung desselben sicher beeinflußt werden; so kann z. B. die Beugestellung im Ellbogengelenk durch andauernd schwere Belastung des Unterarmes in eine Streckstellung verwandelt werden. Aber die eigentliche Ursache der besonderen Stellungsanomalien des im Residuärstadium befindlichen hemiplegischen Armes ist nicht die Lagerung des anfänglich schlaff gelähmten Armes. Wenn auch der Arm dauernd in Streckstellung gelagert wird, tritt bei Wiederkehr der Funktion sofort die Neigung zur Beugekontraktur hervor.

Daß auch hier nicht etwa die funktionelle Unmöglichkeit zur Innervation der in der Regel in Lähmung verharrenden Muskelgruppen besteht, das zeigt das Auftreten von Funktion in denselben bei plötzlichem, besonders starkem Innervationsreiz. So kann man z. B. beim Fallen hemiplegischer Individuen mitunter eine Streckung des Armes und der Finger als Schutzbewegung beobachten, die unter normalen Verhältnissen nicht möglich ist.

Anatomisch handelt es sich hier in den Fällen schwerer Hemiplegie mit derart langsamer und unvollkommener Restitution stets entweder um eine ausgedehnte Zerstörung der Hirnrinde im Gebiet der Zentralwindungen oder auch um eine Totalunterbrechung der corticofugalen motorischen Bahnen einschließlich der Pyramidenbahn. Auch scheint beim Menschen *plötzliche* Unterbrechung der Pyramidenbahn allein eine Hemiplegie herbeizuführen, die aber weitgehender Rückbildung fähig ist, während *langsame* Erkrankung oder Kompression dieser Bahn einen spastischen Symptomenkomplex ohne schwerere Lähmung herbeiführt (v. STRÜMPELL, ROTHMANN).

Neben der ungeheuren Zahl von Fällen, bei denen der Hirnherd eine gekreuzte Lähmung verursacht, finden sich auch in der Literatur eine Reihe von Fällen, bei denen die Lähmung dem Hirnherd *gleichseitig* gewesen sein soll. In der Regel ist diesen Angaben gegenüber große Skepsis berechtigt. Es handelt sich hier bald um einen Druck eines großen Hirnherdes einer Seite auf die motorischen Bahnen der anderen, bald um einen versteckten und (infolge einer augenfälligeren, aber motorisch belanglosen kontralateralen Läsion) übersehenen Herd in den motorischen Bahnen der anscheinend gesunden Hemisphäre. Auch können, namentlich nach Embolie kurz nach dem Insult Zuckungen in den gelähmten Extremitäten auftreten; man kann diese fälschlich als Zeichen willkürlicher Tätigkeit auffassen, während die gegenseitigen Gliedmaßen infolge des Komas bewegungslos daliegen und für gelähmt gehalten werden. Nur ganz vereinzelt finden sich Fälle mit *fehlender Pyramidenkreuzung* (CHARCOT und PITRES), bei denen daher tatsächlich eine physiologische Erklärung für die gleichseitige Lähmung zu geben ist.

Ist die Lähmung der Extremitäten keine vollständige und schlaffe, beginnt die Restitution der aktiven Bewegung wesentlich früher und erreicht, zumal ohne besondere Übung, höhere Grade der Vollkommenheit, so ist mit Sicherheit zu sagen, daß keine völlige Unterbrechung der corticofugalen motorischen Bahnen vorhanden war. Zweifellos genügt das Erhaltensein eines verhältnismäßig kleinen Teiles der Fasern, um eine sehr weitgehende Restitution der Bewegungen, selbst von Hand und Fingern, zu ermöglichen. Gar nicht so selten sind auch die Fälle, besonders bei alten Leuten, bei denen eine schwere Hemiplegie auftritt, ohne daß überhaupt eine direkte Läsion der motorischen Hirnrindenzentren oder der motorischen Bahnen nachweisbar ist. Endlich ist es für die Diagnostik von Wichtigkeit zu wissen, daß derartige Hemiplegien nicht allzu selten auch von *ferner gelegenen Herden* aus durch *Druck, Zirkulationsstörungen, toxische Einflüsse* usw. auf die motorischen Bahnen hervorgerufen werden, ohne daß es immer gelingt, sie von den direkten Herdsymptomen zu unterscheiden.

Ganz vereinzelt sind die Fälle, bei denen die anfängliche schlaffe Lähmung überhaupt keiner Restitution zugänglich ist, sondern ohne Auftreten von aktiven Bewegungen, Spasmen oder Kontrakturen jahrelang unverändert verharrt. In diesen Fällen scheint stets eine außerordentlich ausgedehnte Zerstörung über das Gebiet der Capsula interna und des Centrum semiovale hinaus auf die großen Ganglien des Vorder- und Zwischenhirns, vor allem den Thalamus opticus Platz gegriffen zu haben (PROBST).

Unter den im Gefolge der Hemiplegie sich entwickelnden abnormen Zuständen stehen die *Kontrakturen* obenan. Hier sind vor allem die schon im Anfang des apoplektischen Insults auftretenden *Reiz- oder Frühkontrakturen* von den im Verlauf der Restitution in die Erscheinung tretenden *Spätkontrakturen* zu unterscheiden (H. MUNK). Die *Reizkontrakturen* treten bereits bald nach dem Eintreten einer Hemiplegie bei entzündlichen Vorgängen im Gehirn auf als Ausdruck der direkten Reizwirkung auf corticale oder subcorticale motorische Zentren oder Leitungsbahnen und pflegen mit Abklingen der Entzündung wieder zu verschwinden. Vollständig anderen Charakter haben die *Spätkontrakturen*, deren Entstehung auf das Innigste mit der Wiederkehr aktiver Bewegung in den gelähmten Gliedern verknüpft ist. Ihre Grundlage ist eine Steigerung des Muskeltonus über die Norm hinaus, wie sie uns als *spastischer Zustand* der Muskeln bekannt ist. Der normale Muskeltonus ist ein Produkt der zahlreichen motorischen und sensiblen Einflüsse, die auf die motorischen Vorderhornzellen einwirken. Jede Änderung der normalen Innervation führt zu einer Veränderung dieses Tonus, und zwar scheint der Fortfall des Einflusses der hinteren Wurzeln oder der Kleinhirnbahnen ein dauerndes Sinken des Tonus herbeizuführen, während der Ausfall oder die Schädigung der die Großhirnimpulse leitenden Bahnen, vor allem der Pyramidenbahn, den Muskeltonus ansteigen läßt (spastische Spinalparalyse). Fällt jedoch die gesamte Großhirninnervation auf einmal aus (schwerste Hemiplegien), so kommt es zunächst zu völligem Schwinden des Muskeltonus, da beim Menschen alle subcorticalen Impulse unter der Herrschaft des Großhirns stehen. Erst wenn unter dem andauernden Reiz der von der Peripherie heraufkommenden sensiblen Reize die subcorticalen Zentren wieder beginnen, cerebrifugale Impulse den Rückenmarkzellen zuzusenden, beginnt der Muskeltonus wieder in die Erscheinung zu treten (v. MONAKOW, FOERSTER, ROTHMANN). Nun steigt aber unter den völlig veränderten innervatorischen Verhältnissen die Erregbarkeit der Vorderhornzellen außerordentlich rasch an („Isolierungsveränderungen", H. MUNK). Da, wie wir oben gesehen haben, dieser Anstieg der Erregbarkeit aber nicht den gesamten Zentralapparat gleichmäßig betrifft, sondern die Zellkomplexe bestimmter Muskelgruppen sich rascher und besser restituieren, da sie auch in der Norm eine bessere Ausbildung erfahren haben („Verlängerer" des Beines, „Verkürzer" des Armes), so kommt es zu stärkeren Spasmen dieser Muskelgruppen und damit auch zu einer Kontrakturstellung im Sinne der Funktion derselben (Streckkontraktur des Beines, Beugekontraktur des Armes) (WERNICKE und MANN). Keineswegs aber sind die Antagonisten völlig gelähmt und atonisch. Verhindert man künstlich die typische Kontrakturstellung, so kann man auch eine Kontraktur im Antagonistengebiet erzeugen. Die Spätkontraktur ist aber auf das Innigste mit der aktiven Innervation verknüpft. Daher fehlt sie im tiefen Schlaf, läßt sich durch künstliche Blutleere beseitigen und schwindet, sowie das gelähmte Glied passiv durch kräftige Schüttelbewegungen bewegt wird. Sowie aber der aktive Innervationsreiz aufs neue in das Glied hineinfährt, tritt die fehlerhafte Muskelsynergie und damit auch die Kontraktur wieder hervor.

In diesem Verhalten der Spätkontrakturen liegt es begründet, daß es zweifellos gelingt, durch methodische Muskelübungen, die sich die Ausbildung der ungünstiger gestellten Muskelsynergien zum Ziel setzen, die Entstehung der Spätkontrakturen abzuschwächen und auch die vorhandenen Kontrakturen, wenn sie nicht zu lange bestehen, zu bessern. Erst bei jahrelangem Bestehen cerebral bedingter Kontrakturen entwickeln sich Muskelatrophien und Verkürzungen, sowie Gelenkveränderungen, die dann rein mechanisch die Ausgleichung der Kontraktur verhindern.

In innigster Beziehung zu den Spasmen und Kontrakturen steht die *Steigerung der Sehnenreflexe*, vor allem am Bein. Doch können beide Symptome auch unabhängig voneinander bestehen. Auch bei den Sehnenreflexen scheint ein gewisser Antagonismus zwischen Großhirn- und Kleinhirneinfluß zu bestehen, indem der Fortfall des Großhirnimpulses rasch zur Steigerung der Reflexe führt, der des Kleinhirnimpulses dieselben abschwächt bis zum völligen Schwinden. Mit der Erhöhung der Sehnenreflexe ist in der Regel das Auftreten klonischer Zuckungen im Gebiet der Quadriceps- bzw. Achillessehne bei starker passiver Dehnung derselben verbunden (*Patellarklonus, Fußklonus*). Auch ein Glutäalklonus kann gelegentlich durch einen das Gesäß heraufzerrenden Handgriff hervorgerufen werden (PFISTER). Bei sehr gesteigertem Patellarreflex kommt es auch mitunter zu einem *gekreuzten Adduktorenreflex*, d. h. bei Beklopfen der Patellarsehne des geschädigten Beines tritt eine Adduktionsbewegung des anderen Beines auf. Die Sehnenreflexe an den Armen haben nur in geringerem Maße diagnostische Bedeutung erlangen können. Doch ist der *Tricepsreflex* (Streckung des Armes bei Beklopfen der Tricepssehne) am hemiplegischen Arm in der Regel gesteigert; auch an der Handmuskulatur macht sich die Reflexsteigerung bemerkbar, wenn es auch zweifelhaft ist, ob es sich hier um echte Sehnenreflexe handelt (JACOBSOHN). Während ferner das Beklopfen des distalen Radiusendes normalerweise eine Flexionszuckung des Vorderarmes im Ellbogengelenk hervorruft, erfolgt bei organischer spastischer Hemiplegie statt dessen vielfach eine Beugung der Finger (BABINSKIs ,,*Inversion du réflexe radial*'').

Unter den vielfachen *Hautreflexen* haben drei vor allem praktische Bedeutung erlangt, der *Plantarreflex*, der *Cremasterreflex* und der *Abdominalreflex*. Bei schweren Hemiplegien sind dieselben zuerst auf der Seite der Lähmung völlig erloschen und pflegen auch im weiteren Verlauf abgeschwächt zu bleiben. Es weist dieses Verhalten darauf hin, daß der Reflexbogen der normalen Hautreflexe beim Menschen, übereinstimmend mit den Ergebnissen des Tierversuches, über die Großhirnrinde geht. Bei Hemiplegikern ist in der Regel der ,,*pilomotorische Reflex*'' (d. h. die durch verschiedene Reize, z. B. Kitzeln, Kneifen oder Kneten der Nackengegend provozierbare ,,Gänsehaut'') auf der gelähmten Seite von Rumpf und Gliedmaßen abgeschwächt oder gar aufgehoben (KOENIGSFELD-ZIERL, A. THOMAS). Besondere diagnostische Bedeutung hat der Plantarreflex durch den Nachweis BABINSKIs erlangt, daß der normale Hautreflex mit einer Plantarflexion der Zehen einhergeht; bei Fortfall des normalen Reflexes infolge von Unterbrechung oder Schädigung der cerebrospinalen motorischen Leitung, vor allem der Pyramidenbahn, kommt es dagegen bei Reizung des äußeren Fußrandes zu einer *Dorsalflexion der Zehen*, vor allem des Hallux, oft von einer fächerförmigen Spreizung der Zehen begleitet. Gegenüber dem normalen ,,Abtastungsreflex'' der Zehen, der die Sicherheit des Ganges gewährleistet, stellt dieser ,,BABINSKIsche *Zehenreflex*'' das Wiederauftreten des uralten, bei *Säuglingen normalerweise* vorkommenden, subcorticalen Zehenreflexes dar. Da dieser Reflex bei schweren Hemiplegien am gelähmten Bein, auch in der Bewußtlosigkeit, fast konstant nachweisbar ist, bei funktionellen Nervenerkrankungen aber nicht zur Beobachtung gelangt, so stellt er das *sicherste* differentialdiagnostische Zeichen zwischen einer *organischen* und einer *hysterischen* Hemiplegie dar. Fehlen des BABINSKI-Reflexes bei Hemiplegien weist stets auf Vergesellschaftung der pyramidalen mit extrapyramidalen Läsionen hin (V. DIMITRI).

OPPENHEIM konnte das gleiche Phänomen bei kräftigem Streichen über die Innenfläche des Unterschenkels nachweisen, GORDON bei kräftigem Kneten der Wadenmuskulatur, THROCKMORTON bei wiederholtem Beklopfen des Fußrückens, dicht medial von den Sehnen des Extensor hallucis longus. Auch hier kommt es bei spastischen Zuständen zu einer Dorsalflexion des Fußes und der Zehen gegenüber der normalen Plantarflexion (OPPENHEIMsches bzw. GORDONsches oder THROCKMORTONsches Zeichen). Auch der BECHTEREW-MENDELsche *Reflex* (bei Beklopfen des lateralen Teiles des Fußrückens normalerweise Dorsalflexion, bei spastischen Zuständen Plantarflexion der Zehen) ist hier zu beachten. Beide Reflexe stehen aber hinter dem BABINSKIschen Reflex an Konstanz wesentlich zurück.

Weitere abnorme Reflexe, die auf der hemiplegischen Körperseite mehr oder weniger oft gefunden werden, sind der „*tiefe Zehenreflex*" von ROSSOLIMO (rascher, kurzer Schlag auf die Zehenpulpa löst nach kurzer Latenzzeit eine Flexions- und Abduktionsbewegung der Zehen aus); das „*Unterschenkelphänomen*" von PIOTROWSKI (kräftige Plantarflexion des Fußes bei Perkussion des Muskelbauches des Tibialis anticus); der „*paradoxe Fußgelenkreflex*" von BING (starke Zuckung im Gastrocnemius bei Hammerschlag auf irgendeine Stelle der Sprunggelenklinie zwischen der Spitze des inneren und derjenigen des äußeren Malleolus); der „*Fersenschlagreflex*" („heel tap") von WEINGROW (nach Beklopfen der Ferse werden die Zehen gespreizt oder plantarflektiert); der „*Fingerbeugereflex*" von TRÖMNER (Schlag gegen die Unterseite des Mittelfingerendgliedes ruft eine Kontraktion aller Fingerbeuger hervor) u. a. m.

Dagegen *vermißt* man auf der gelähmten Seite zwei sonst ziemlich konstante Gelenkreflexe, das „Vorderarmzeichen" von LÉRI und der „Fingergrundreflex" von C. MAYER. Ersteres Phänomen besteht darin, daß sich eine Ellenbogenflexion einstellt, wenn man die Finger der Versuchsperson passiv in die Hohlhand einrollt und zugleich das Handgelenk in starke Beugestellung bringt; letzteres besteht in einer intensiven Oppositionsbewegung des Daumens, die durch passive Beugung der Grundphalanx des Mittelfingers ausgelöst wird.

In diesem Zusammenhang sei auch das STRÜMPELLsche *Tibialisphänomen* erwähnt. Bei dem Versuch, das geschädigte Bein in Hüfte und Knie zu beugen, kommt es bei den spastischen Zuständen zu einer Kontraktur des M. tibialis anticus. Dieses Phänomen gehört zu der Gruppe der *Mitbewegungen*, die bei der Hemiplegie in vielen Variationen vorkommen, wovon wir nur das BABINSKIsche *Platysmaphänomen* („signe du peaucier") erwähnen wollen: Wenn der Patient den Mund öffnet, kontrahiert sich das Platysma der gesunden Seite energisch mit.

Bereits im Stadium völliger schlaffer Lähmung beobachtet man ein Erheben des gelähmten Armes beim tiefen Gähnen, seltener auch bei starkem Niesen, Stuhlpressen usw. Vor allem aber finden sich Mitbewegungen der entsprechenden Glieder der gesunden Seite bei aktiven Bewegungsversuchen der paretischen Glieder. Andererseits treten auch häufig Bewegungen in den gelähmten Gliedern bei Innervation der normalen Körperhälfte auf. Diese Mitbewegungen der einen Körperhälfte bei Innervation der anderen beruhen auf der bereits normalerweise zweifellos vorhandenen schwachen Beeinflussung der Extremitäten der gleichen Körperhälfte von der Großhirnhemisphäre, die bei intakter Hirnfunktion von den überragenden gekreuzten Impulsen überdeckt wird. Ist nun aber der gekreuzte Weg für die Innervation der Extremitäten fortgefallen, so bildet sich allmählich ein Einfluß der gleichseitigen Hemisphären auf die paretischen Glieder aus, der aber naturgemäß nicht scharf von dem normalen gekreuzten Impuls auf die intakten Extremitäten getrennt ist; bei starken Willensimpulsen kommt es daher zu den oben geschilderten Mitbewegungen. Bei den Mitbewegungen des völlig gelähmten Armes beim Gähnen usw. handelt es sich dagegen um ein Auftreten uralter Innervationsverbindungen in den tieferen Hirnzentren nach Fortfall des normalerweise sie unterdrückenden Großhirneinflusses. Auf dem Einfluß jeder Hemisphäre auf beide Körperhälften beruht es auch, daß bei jeder schweren Hemiplegie an den Extremitäten der anscheinend gesunden Seite bei genauerer Prüfung eine Herabsetzung der motorischen Kraft und eine Steigerung der Sehnenreflexe nachweisbar ist. Das Vorhandensein ungekreuzter, im Vorderstrang und Seitenstrang verlaufender Pyramidenfasern hängt mit diesen Erscheinungen zweifellos zusammen.

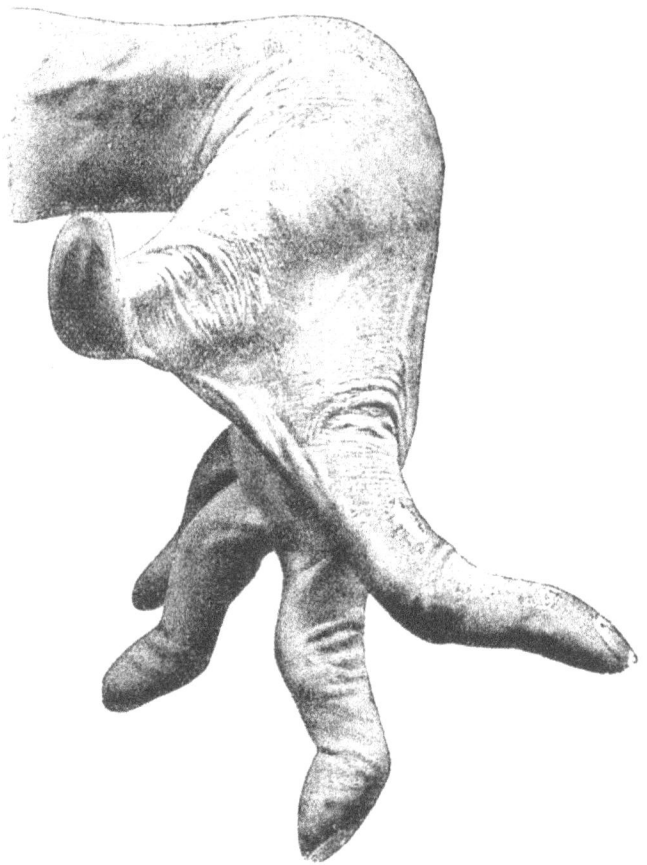

Abb. 65. Momentaufnahme der Hand bei posthemiplegischer Hemiathetose. (Nach v. MONAKOW.)

Im Verlauf der Restitution einer Hemiplegie können nun eine Reihe von hyperkinetischen Phänomenen in den gelähmten Gliedern auftreten, die als *posthemiplegische* Bewegungsstörungen bekannt sind. Es sind dies Zuckungen in den paretischen Gliedern, die veitstanzartig Arm bzw. Bein im ganzen befallen und die richtige Ausführung willkürlicher Bewegungen fast unmöglich machen, *posthemiplegische Chorea*. Die choreatischen Bewegungen sind häufig von Schmerzen in den befallenen Gliedern begleitet. Die bereits in der Ruhe vorhandenen Bewegungen werden durch jede aktive Innervation beträchtlich gesteigert. Von dieser Form der Bewegungsstörung finden sich alle Übergänge zu der als *Athetose* (HAMOND) bezeichneten Form dieser Zwangsbewegungen, bei der eigenartige, langsam ablaufende, an diejenigen der Fangarme eines Tintenfisches erinnernde Bewegungen der verschiedensten Art, die vor allem in Hand und Fingern des paretischen Armes im Stadium der Restitution auftreten, zur Beobachtung gelangen. Das Bein ist in der Regel weniger affiziert als der Arm. Während die choreatischen Bewegungen im Schlaf in der Regel sistieren, kann die Athetose auch den Schlaf überdauern. Am häufigsten findet sich die Hemiathetose bei den in frühester Kindheit erworbenen Hemiplegien und Tetraplegien (Abb. 66), kommt aber auch im späteren Alter vor (Abb. 65). Eigenartige, mehr oder weniger rhythmische Hyperkinesen, die an Wurfbewegungen erinnern, bezeichnen wir als *Hemiballismus posthemiplegicus.*

Was die Ursachen der choreoathetotischen Bewegungen betrifft, so sind bei Sektionen in der Regel neben Läsionen des hinteren Schenkels der Capsula interna auch solche der Stammganglien (v. Monakow, Anton, Steck, A. Jakob usw.), ferner solche des roten Haubenkerns und seiner Verbindungen (Bonhöffer, Halban-Infeld) beobachtet worden. Wir haben die Beziehungen des Nucleus ruber und des Corpus striatum zu den athetotischen Phänomenen bereits gewürdigt, desgleichen diejenigen der Ballismen zum Corpus subthalamicum oder Luysschem Körper (Economo, Fischer, Jakob, Kashida, Purdon Martin, Pelnař, Sántha, Sikl, Moniz, Spatz, Lhermitte, Rakonitz, Potet u. a.). — Es ist anzunehmen, daß es sich bei allen diesen, früher fälschlich als ,,Reizsymptome" angesprochenen Hyperkinesen um ,,Enthemmungssymptome" (release phenomena, phénomènes de relâchement, de libération) handelt, um den Ausdruck des Freiwerdens von Automatismen, die in den subcorticalen Ganglien ihren Sitz haben.

Haben wir bisher die motorischen Erscheinungsformen bei der einfachen Hemiplegie betrachtet, so müssen wir nun noch die

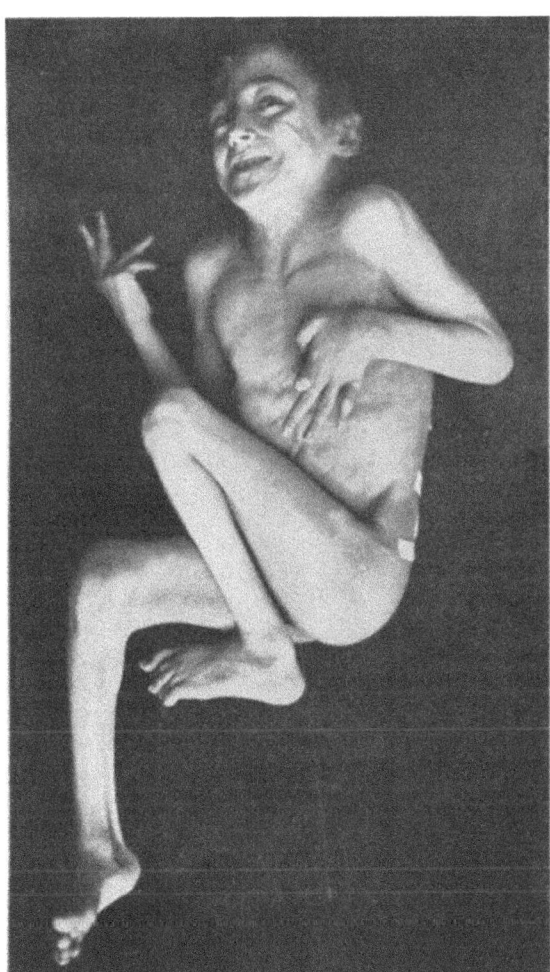

Abb. 66. Allgemeine Athetose bei sog. ,,bilateralhemiplegischem Typus" der infantilen Cerebrallähmung.

eigenartigen Störungen besprechen, die beim Auftreten *doppelseitiger Hirnherde* im motorischen Gebiet in die Erscheinung treten.

Da jetzt die Zentren beider Hemisphären in Fortfall gekommen sind, ist nicht nur eine residuäre Hemiplegie mit ihrem charakteristischen Bewegungstypus auf jeder Seite vorhanden, sondern die Restitution vermag überhaupt nicht soweit vorzuschreiten, wie dies bei der einseitigen Hemiplegie unter dauernder Unterstützung der Extremitäten der normalen Seite möglich ist. Daher können derartige Patienten entweder gar nicht gehen, oder doch nur mit größter Kraftanstrengung die stockartig steifen Beine in kleinsten Schritten vorwärts bewegen (LITTLEsche Krankheit) (Abb. 67). Die Arme stehen in stärkster Flexionskontraktur, ohne daß auch nur die Armbewegungen des einfachen Hemiplegikers selbst durch andauernde Übung zu erzielen wären. Vor allem treten aber eine große Reihe von Lähmungserscheinungen stark hervor, die bei einseitigen Herden infolge der bilateralen Vertretung der betreffenden Bewegungskombinationen in der Großhirnrinde überhaupt nicht beobachtet werden. Es sind das vor allem Ausfallserscheinungen im Gebiet der in der Rinde des Operculum lokalisierten Zentren für die Bewegungen im Gebiet des Facialis, Trigeminus, Vagus, Hypoglossus. Bei der Hemiplegie kommt es in der Regel nur zu einer leichten Parese im unteren Facialis- und Hypoglossusgebiet, die sich in der Folge mehr oder weniger zurückbildet. Bilden sich aber doppelseitige Herde im Rindengebiet selbst oder in dem subcorticalen Marklager, selbst bei Intaktsein der Extremitätenzentren und ihrer Leitungsbahnen, aus, so treten schwere Störungen im Gebiet der Lippen-, Zungen-, Gaumen- und Kehlkopfmuskulatur auf. Die Sprache ist dadurch beträchtlich gestört und kann in den schwersten Fällen infolge der mangelnden Artikulation vollkommen unverständlich werden. Aber auch bei den gewöhnlichen Innervationen aller dieser Muskelgruppen treten die Paresen stark hervor, so daß Kauen, Schlucken, Phonation auf das Schwerste behindert sind, und durch Atmungsbeschwerden das Leben bedroht wird. Die Erscheinungen gleichen weitgehend den bei den *Bulbärparalysen* mit fortschreitender Atrophie der Hirnnervenkerne selbst auftretenden Störungen, so daß der Symptomenkomplex mit Recht als *Pseudobulbär-*

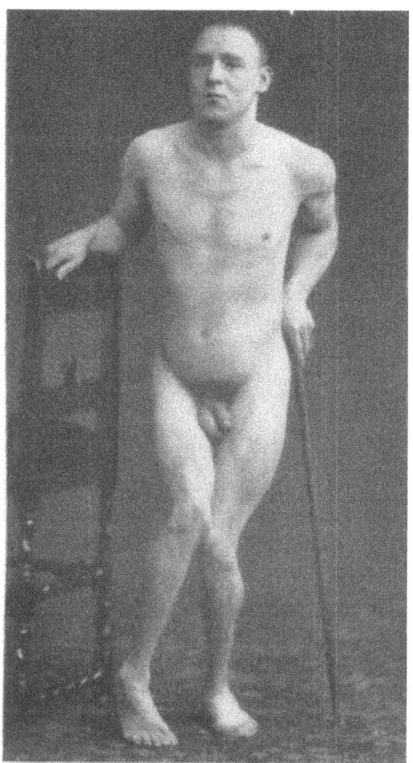

Abb. 67. Gang bei LITTLEscher Krankheit. (Nach KNOBLAUCH.)

paralyse bezeichnet wird (CHARCOT-JOFFROY, OPPENHEIM-SIEMERLING, F. HARTMANN, PERITZ). Fehlt hierbei manchmal jede Extremitätenlähmung, so kommt es bei größerer Ausdehnung der Herde natürlich zu einseitiger oder doppelseitiger Hemiplegie von schwankender Intensität (Abb. 68). Auch Blasen- und Mastdarmstörungen sind bei doppelseitigen Herden nicht allzu selten beobachtet worden.

Da diese doppelseitigen Hirnherde am häufigsten bei alten Arteriosklerotikern auftreten, so finden sich häufig genug psychische Störungen, von den plötzlichen Anfällen von Lachen und Weinen bis zu den schwersten Erscheinungen der Demenz und der Verwirrtheit. Handelt es sich um Zerstörungen oder Defekte der Großhirnhemisphären, die angeboren sind oder im jugendlichen Alter entstehen, so lassen sich eine Reihe *eigenartiger Reflexe* im Bereich der Lippen-, Gaumen-, Kaumuskulatur dauernd nachweisen, wie sie der Säugling normalerweise besitzt, und wie sie auch beim großhirnlosen Hund zu beobachten sind. Hierher gehört der *Freßreflex* (OPPENHEIM), bei dem Kaubewegungen durch das Streichen über Lippen oder Zunge ausgelöst werden; hierher der *Reflex des harten Gaumens* (LÄHR und HENNEBERG), bei dem Bestreichen des harten Gaumens eine Kontraktion des Orbicularis oris mit Herabziehen der Oberlippen herbeiführt, der *buccale Reflex* (TOULOUSE und VURPAS), bei dem Beklopfen der Oberlippe von einer schnäuzchenförmigen Vorwölbung der Lippen gefolgt ist, sowie der JANISCHEWSKYsche „*Bulldoggreflex*", ein zwangsweises Zubeißen. Alle diese Reflexe treten beim Erwachsenen erst nach weitgehender Ausschaltung der Großhirnfunktion aufs neue hervor und kommen in den tiefen Zentren von Pons und Medulla oblongata zustande.

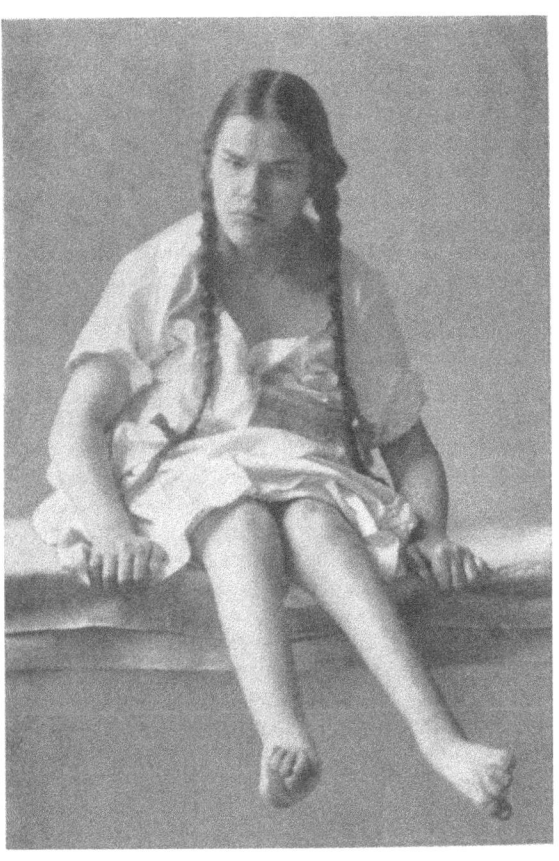

Abb. 68. Cerebrale Diplegie.

Kontralaterale Steigerung der *Hautreflexe* — speziell des Plantarreflexes — wird relativ oft bei Stirnhirnherden konstatiert (S. GOLDFLAM). Es dürfte sich dabei, ebenso wie beim „Zwangsgreifen" und „Nachgreifen", von welchem bei den extrapyramidalen Syndromen die Rede war (s. oben S. 69), um ein Enthemmungsphänomen handeln.

c) **Corticale und subcorticale Sensibilitätsstörungen.**

Sind wir über die Störungen der Motilität und die Lokalisation der sie bedingenden Läsionen im allgemeinen gut unterrichtet, so sind unsere Kenntnisse von den *sensiblen Störungen* noch nicht ebensoweit gediehen. Die allgemeine Vorstellung geht (wie wir schon S. 113 betonten) dahin, daß wir es in der Hirnrinde kaum jemals mit rein motorischen Störungen zu tun haben, sondern daß es sich hier fast immer um *sensomotorische* Störungen handelt, d. h. um eigenartige Kombinationen zentrifugaler und zentripetaler Ausfallserscheinungen. Wenn es demnach zweifellos zu den größten Seltenheiten gehört, daß ein Rindenherd Lähmungen ohne nachweisbare Sensibilitätsstörungen bewirkt, so haben doch die neueren Beobachtungen immer mehr darauf hingewiesen, daß bei Herden im Bereich der vorderen Zentralwindung die sensiblen Störungen weit hinter den motorischen zurückstehen.

Demgegenüber hat es sich schon seit langem gezeigt, daß die *hintere Zentralwindung* engste Beziehungen zur Sensibilität haben muß. Bei Anfällen JACKSONscher Epilepsie mit den Anfällen vorausgehender rein sensibler Aura findet sich in der Regel eine Ausdehnung des Krankheitsprozesses auf die hintere Zentralwindung vor. Elektrische Reizung dieser letzteren, wie sie CUSHING am nicht narkotisierten trepanierten Patienten vorgenommen, vermag gleichfalls eine solche „sensible Aura" hervorzurufen. Es handelt sich hier wie dort um Parästhesien, Empfindungen von Wärme und Kälte, vor allem aber auch um Schmerzempfindungen in den betreffenden Körperabschnitten, die freilich die Intensität der bereits besprochenen „zentralen Schmerzen" bei Thalamusherden (EDINGER, DEJERINE, ROUSSY) wohl niemals erreichen (s. oben S. 64).

Was nun die *Lokalisation der verschiedenen Empfindungsqualitäten in der Hirnrinde* betrifft, so wird zunächst eine *vollkommene Hemianästhesie* einer Körperhälfte von längerer Dauer bei Rindenherden nicht beobachtet (v. MONAKOW, F. MÜLLER). Bei den Fällen organischer Hemiplegie mit totaler Hemianästhesie handelt es sich vielmehr in der Regel um Herde, die in der *inneren Kapsel* liegen und zugleich ausgedehnte Zerstörungen des *Thalamus opticus* gesetzt haben. In den seltenen Fällen, in denen eine totale Hemianästhesie bei geringer Parese der Extremitäten und evtl. auch athetotischen oder choreatischen Bewegungen der letzteren vorhanden ist, scheint es sich stets um Herde im Thalamus opticus zu handeln (s. oben S. 63 f.). Ob ein Herd, der nur die thalamocorticalen sensiblen Fasern in ihrer Totalität im Marklager der Hemisphäre unterbricht, eine totale Hemianästhesie hervorrufen kann, erscheint mindestens fraglich.

Wenn wir nunmehr die *corticalen Empfindungsstörungen* ins Auge fassen, wie sie die Erfahrungen des Weltkrieges und ganz besonders deren grundlegende Analyse durch HENRY HEAD zu unserer Kenntnis gebracht haben, so ist zunächst festzustellen, daß dieselben bei Läsionen innerhalb eines Rindenbezirkes sich einstellen können, welcher die *beiden Zentralwindungen*, den *vorderen Teil des Lobulus parietalis superior*, den *Gyrus angularis* und den *supramarginalis* umfaßt. Bemerkenswerterweise gehen sie zuweilen, auch bei Mangel irgendwelcher komplizierender Läsionen, mit einer deutlichen Hypotonie einher! Ihre Topographie zeigt die Eigentümlichkeit, daß sie weder durch axiale, noch durch radikuläre Linien begrenzt sind. An der oberen Extremität hat z. B. jeder Finger als Ganzes seine corticale Repräsentation; auch für die Handfläche existiert ein Rindenzentrum, desgleichen für Ellbogen und Schulter; jedes dieser Gelenke stellt offenbar einen wichtigen Apparat im Dienste des „Lagesinnes" dar. Die Anordnung der sensiblen Rindenzentren ist eben nach funktionellen und nicht nach anatomischen Einheiten orientiert; Beispiele solcher funktioneller Einheiten an der unteren Gliedmaße sind die Fußsohle und das Kniegelenk.

Die *drei fundamentalen Funktionen* der sensiblen Rindenzone, deren Berücksichtigung (neben derjenigen der elementaren Empfindungsqualitäten, wie Berührungs-, Schmerz-, Temperatursinn) HEAD als äußerst wichtig und unumgänglich notwendig dargetan hat, sind nun sog. „*epikritischer*" Natur; nämlich: 1. die *räumliche Wahrnehmung*, 2. das *Unterscheidungsvermögen für die Intensität angewandter Reize*, und 3. das *Unterscheidungsvermögen für die Beschaffenheit von Objekten*, die mit der Körperoberfläche in Berührung gebracht werden.

Die räumliche Wahrnehmung wird geprüft mittels *passiver Gelenkbewegungen*, der *Bestimmung von Tastkreisen* und der *Lokalisierung applizierter Reize;* die Abstufung der Intensität angewandter Stimuli berücksichtigt den Berührungssinn („*Tasthaare*"), den Schmerzsinn *(Algesimeter)* und den Temperatursinn *(Kälte-* und *Wärmeröhrchen* mit thermometrisch kontrolliertem Temperaturunterschied); als Testeigenschaften für die Vergleichung von Gegenständen gelten deren *Größe, Gestalt, Gewicht* und *Oberflächenbeschaffenheit* (letztere an Geweben, z. B. Seide, Samt, Flanell und Leinen festzustellen). — Die bei Rindenläsionen brauchbarsten Proben (weil sowohl einfach in der klinischen Anwendung, als auch zuverlässig in den Ergebnissen) sind nach HEADs Erfahrungen das *Taxieren von Gelenkexkursionen*, die „*Reizhaar*"*-Methode* und die Prüfung auf das Erkennen von *Größe* und *Gewicht*. Sie geben einen Überblick über die drei obenerwähnten Abarten der epikritischen Rindensensibilität und haben dabei den Vorzug sich zahlenmäßig registrieren zu lassen. — Für eingehendere Studien empfiehlt aber der Autor auch die Anwendung *kombinierter Teste*, so z. B. die Kombination der Tastkreisprüfung mit Algesimetrie, oder die *Prüfung komplizierter Empfindungsmodalitäten*, wie des sog. ,,Vibrationsgefühls" beim Aufsetzen einer angeschlagenen Stimmgabel.

Als äußerst wertvoll muß nun die Erkenntnis betrachtet werden, daß jene drei epikritischen Sensibilitäten der empfindenden Rindenzone nicht gleichmäßig über deren ganzes Areal verteilt sind: Ein Verlust des *Wahrnehmungsvermögens für räumliche Beziehungen* (an der Hand oder am Fuße) kann bei Verletzungen irgendeines Teiles jenes Bezirkes zur Beobachtung gelangen, um so intensiver jedoch, je weiter nach vorne die Läsion sitzt. Die Fähigkeit, *Unterschiede der Form oder des Gewichtes* zu erkennen, wird am schwersten beeinträchtigt durch Läsionen der hinteren Zentralwindung. Dagegen ist die *Abschätzung der Intensität sensibler Einzelreize* am augenfälligsten gestört, wenn die Läsion die hintersten und untersten Bezirke der sensiblen Rindenzone betraf. Jede Läsion im Bereiche des Fußes der beiden Zentralwindungen, des Gyrus angularis und supramarginalis, sowie des Lobulus parietalis superior kann zu derartigen Störungen auf Kosten des *taktilen* Empfindens führen, während es *schwerer* und *ausgedehnter* Veränderungen bedarf, um auch das Unterscheidungsvermögen für verschiedene Wärmegrade aufzuheben.

Diese neuesten Feststellungen stellen nicht nur einen verfeinerten Ausbau, sondern auch eine Bestätigung der zahlreichen früheren Erfahrungen der Pathologie und der Hirnchirurgie dar, aus welchen hervorging, daß bei Läsionen der Zentralwindungen die genau lokalisierte Berührungsempfindung und die Tiefenempfindung *(Bathyästhesie)* es vor allem sind, die einen dauernden Ausfall erleiden (OPPENHEIM, F. KRAUSE). Der Kranke zeigt neben den hemiplegischen Störungen vor allem eine Störung des Muskelsinnes, die in *Lagegefühlsstörungen* schwerster Art hervortritt. Bei völliger Aufhebung dieser sensiblen Impulse kann es zu schwerer Störung der Motilität kommen, da der wichtigste zentripetale Faktor der Bewegungsanregung ausgefallen ist und nur unvollkommen durch die anderen Sinne, vor allem den Gesichtssinn, ersetzt werden kann. Es ist auch zweifellos, daß die corticale Empfindungsstörung insoweit der Lokalisation der Motilität parallel verläuft, als bei Monoplegien des Armes bzw. des Beines auch die Anästhesie auf die betreffende Extremität lokalisiert ist. Häufig kommt es bei den Hemiplegien auch zu Störungen der *Schmerzempfindung* und des *Temperatursinns, ohne daß es bisher gelungen wäre, für alle diese verschiedenen elementaren Empfindungsqualitäten in der menschlichen Hirnrinde besondere Zentren nachzuweisen.* Das Fehlen dieser letzteren, sowie die von HEAD hervorgehobenen Charakteristika der *typisch corticalen Sensibilitätsstörung* (die weder als Hypästhesie, noch als Parästhesie bezeichnet werden kann, und sich als mehr oder weniger ausgesprochene Beeinträchtigung mindestens einer der obenerwähnten epikritischen Funktionen dokumentiert), scheint die *Rückkehr zu einer primitiveren Stufe des Empfindungsvermögens* darzustellen, die im Thalamus opticus in ziemlicher Reinheit sich lokalisiert findet.

Da für die normale Bewegung eine außerordentlich feine Zusammenarbeit der in Aktion tretenden Muskelgruppen erforderlich ist, so führt die schwere Störung des Muskelsinnes durch Herde in den Großhirnhemisphären häufig zu einer *Ataxie*. Die *Rindenataxie*, die fast immer mit leichter Parese der entsprechenden Extremitäten verbunden ist, zeigt eine starke Unsicherheit der intendierten Bewegungen mit ausfahrenden unzweckmäßigen Bewegungskombinationen; fast immer ist sie mit objektiven Störungen des Muskelsinnes verbunden (Abb. 69). Ergreift die Ataxie statt der Extremitäten die Rumpfmuskulatur, so daß es zu Schwanken nach einer Seite, Fallneigung usw. kommt, so handelt es sich in der Regel um Herde im *Stirnhirn*. Diese „frontale Ataxie" tritt in zweierlei Form auf: Bei doppelseitigen (bzw. medial gelegenen und auf die Gegenseite übergreifenden) Herden lassen sich die Koordinationsstörungen von der cerebellaren Ataxie an und für sich meistens nicht unterscheiden (BRUNS, OPPENHEIM, ELSBERG, HARE). Bei rein einseitigem Sitze hat dagegen RUD. BRUN einen anderen Typus der Koordinationsstörung beschrieben, der schon als Frühsymptom auftreten kann, und zwar stets einseitig: Läßt man solche Patienten auf einer geraden Linie gehen, so beobachtet man, daß zwar der herdgleichseitige Fuß mit großer Präzision, der kontralaterale dagegen ungeschickt nach vorne bewegt und namentlich zu weit nach außen aufgesetzt wird. BRUN erblickt hierin ein topisch-diagnostisches Symptom der Stirnpolläsion bzw. der aus jener Zone entspringenden „frontalen Brückenbahn". — Daß bei den Affektionen des *Kleinhirns* ataktische Störungen der Extremitäten und des Rumpfes häufig kombiniert sind (vor allem bei Affektionen des Wurms, s. oben S. 80 f.), ist *differentialdiagnostisch* von großer Bedeutung.

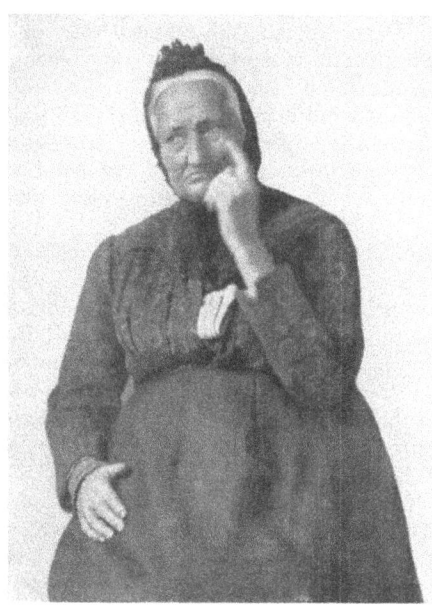

Abb. 69. Cerebrale Ataxie und Lagegefühlsstörung des linken Armes (Vorbeifahren beim Finger-Nasenversuch).

Bei den Aufnahmestätten der Sensibilität scheint jede Körperhälfte nicht ausschließlich mit der gekreuzten Großhirnhemisphäre in Verbindung zu stehen, so daß unter pathologischen Verhältnissen die zentripetalen Impulse bis zu einem gewissen Grade die gleichseitige Hirnrinde in Erregung versetzen können. Es kommt dann bisweilen zu dem Symptom der *Allocheirie* (OBERSTEINER); die Empfindung wird nicht an der Stelle des Hautreizes, sondern an der entsprechenden Stelle der anderen Körperhälfte wahrgenommen. Der sensible Reiz gelangt bei Verlegung des normalen gekreuzten Weges in die Zentren der gleichseitigen Hirnrinde und wird von diesen in gewohnter Weise in die gekreuzte Körperhälfte projiziert. Doch ist es zu beachten, daß ähnliche Erscheinungen auch auf dem Boden der Hysterie konstatiert werden.

d) Corticale und subcorticale Störungen der Trophik und Vasomotilität.

Bei kapsulären Hemiplegien tritt an den gelähmten Gliedern häufig in der ersten Zeit eine *Temperaturerhöhung* auf, die im weiteren Verlauf einem abnormen *Sinken* der Temperatur Platz macht. Zugleich nehmen die peripheren Teile der gelähmten Glieder eine eigenartig cyanotische Färbung an und sind leicht geschwollen. Auch abnorme *Schweißsekretionen* der gelähmten Seite kommen zur Beobachtung (PARHON und GOLDSTEIN). Diese vasomotorischen Störungen werden durch besondere Leitungsbahnen, die von der Hirnrinde im Bereiche der sensomotorischen Region ausgehen, übermittelt, über deren Lage im Verhältnis zu den motorischen und sensiblen Leitungsbahnen aber bisher nichts Sicheres bekannt ist.

Auf *trophische* Störungen sind zweifellos die oft schon in den ersten Stadien der Hemiplegie auftretenden *Gelenkaffektionen* zurückzuführen, die, vor allem im Schultergelenk, mit starken Schmerzen einhergehen und die Wiederkehr der aktiven Bewegungen beträchtlich hintanhalten können. Daneben ist hier allerdings die Inaktivität der Gelenke von Bedeutung. Auch Ernährungsstörungen der Haut bis zur Geschwürsbildung kommen in seltenen Fällen vor. Bei Herden im unteren Teile der Zentralwindungen kann es zu trophischen Störungen der Zungenschleimhaut in Form eines einseitigen kontralateralen Belages kommen (BÖRNSTEIN, WARTENBERG).

Wenn auch im allgemeinen die Muskulatur bei cerebralen Lähmungen ihr Volumen bewahrt und nur entsprechend dem Nichtgebrauch langsam abmagert, im scharfen Gegensatz zu den poliomyelitischen Lähmungen, so sind doch Hemiplegien, vor allem bei Entstehung in den ersten Lebensjahren, beobachtet worden, bei denen ausgedehnte Muskelatrophien im Bereich der gelähmten Glieder verhältnismäßig rasch sich entwickelten. Diese *cerebrale Muskelatrophie* (QUINCKE, STEINERT), die wahrscheinlich auch auf Ausfall vasomotorischer Impulse der Hirnrinde zu beziehen ist, kann aber bisher nicht befriedigend erklärt werden, zumal die vorliegenden Sektionsbefunde Herde in den verschiedensten Hirngebieten aufgedeckt haben; nur scheinen stets sehr ausgedehnte Schädigungen der Hirnsubstanz vorhanden zu sein. Es kommt dann auch im Gegensatz zu den gewöhnlichen cerebralen Lähmungen zu Herabsetzungen der elektrischen Erregbarkeit, in seltenen Fällen auch zu qualitativen Störungen derselben.

e) Zentrale Sehstörungen.

Unter „zentralen Sehstörungen" verstehen wir diejenigen *intrakranialen, retroorbitalen* Sitzes. Es handelt sich also um eine rein topographisch-anatomische Terminologie, denn der Sehapparat ist bekanntlich dadurch ausgezeichnet, daß (infolge der embryonalen Ausstülpung der „Augenblasen") gleichsam *das Gehirn selbst in der Retina weit nach außen vorgedrungen* ist. In der aus 9 Schichten aufgebauten Retina nimmt der Sehnerv aus den großen Zellen der *Ganglienzellenschicht* (7. Schicht) seinen Ursprung. Neben diesen *zentripetalen Opticusfasern* spielen die *zentrifugalen*, aus dem vorderen Vierhügel zur Retina ziehenden Fasern beim Menschen praktisch kaum eine Rolle. Als Endigungsstätten der Opticusfasern, *primäre optische Zentren*, kommen im wesentlichen zwei dorsal gelegene Kerne des Thalamus opticus, das *Corpus geniculatum externum* und das *Pulvinar*, in Betracht. Daneben ist die *phylogenetisch alte* Endigungsstätte im *vorderen Vierhügel* beim Menschen ganz rudimentär, im wesentlichen auf das Stratum zonale beschränkt und ist für den eigentlichen Sehakt ohne Bedeutung. Keine Sehnervenfaser dringt über diese primären Zentren corticalwärts hinaus.

Die Sehnervenfasern gehen im *Chiasma* nervorum opticorum eine partielle Kreuzung ein, so daß jeder Tractus opticus *ungekreuzte* Fasern aus der *temporalen* Hälfte der *gleichseitigen* Netzhaut und *gekreuzte* Fasern aus der *nasalen* Hälfte der Netzhaut der *anderen* Seite enthält. Infolgedessen liegen jenseits des Chiasmas im *linken* Tractus opticus diejenigen Fasern zusammen, die aus den *linken* Hälften *beider* Netzhäute stammen, während der *rechte* Tractus die Neurone aus den beiden *rechten* Retinahälften führt. Ebenso wie im Tractus liegen natürlich auch in den Thalamusganglien die Fasern aus den gleichnamigen, „homonymen" Netzhauthälften der beiden Augen dicht beieinander. Sie finden dann vor allem im Corpus geniculatum externum ihr Ende, soweit es sich um dem *Sehakt* dienende Achsenzylinder handelt, während die die *Pupillenreaktion* vermittelnden zum größten Teile die alte Sehbahn über den vorderen Vierhügel zu benützen scheinen. Aber auch sie folgen denselben Gesetzen wie die visuellen Fasern. Nach MINKOWSKI sollen im Corpus geniculatum externum nicht nur die medialen und lateralen, sondern auch die oberen und unteren Retinapartien eine getrennte Repräsentation besitzen.

Von den primären optischen Zentren des Thalamus opticus, in deren Kernen die von dem peripheren Sehorgan kommenden Impulse mittels Schaltzellen eine Umlagerung erfahren können, zieht nun die *sekundäre Sehbahn* in der sog. GRATIOLETschen Sehstrahlung zu der Rinde des Hinterhauptlappens. Diese corticopetale Sehbahn verläuft längs des Hinterhorns unterhalb des Gyrus angularis. Ihre Hauptmasse liegt in der mittleren der drei hier zusammen verlaufenden Schichten, innen von der Tapete, außen von dem Fasciculus longitudinalis inferior begrenzt. Doch sind auch in diesen Schichten zweifellos optische Bahnen enthalten (v. MONAKOW, PROBST). Die Hauptmasse der Sehbahn gelangt nun in den medialen, um die Fissura calcarina gelegenen Abschnitt der Occipitalrinde, der auch cytoarchitektonisch als *Area striata* abgegrenzt werden kann (CAMPBELL, BRODMANN). Doch dringen spärlichere Anteile der Sehbahn auch in die übrigen Abschnitte des Hinterhauptlappens. Immerhin ist die Area striata mit dem besonderen ,,Calcarinatypus" der Rinde als das *wesentliche corticale Sehzentrum* zu betrachten. Diese *Area striata*, die beim niederen Affen noch weit auf die Konvexität des Hinterhauptlappens übergreift, erreicht beim Menschenaffen und vor allem beim Menschen nur noch am Occipitalpol die Konvexität, scheint jedoch bei gewissen Menschenrassen (Malayen, Ägyptern) ausgedehnter als beim Europäer zu sein (Abb. 70). Den Namen Area striata verdankt diese Rindenzone dem sie kennzeichnenden ,,VICQ D'AZYRschen" oder ,,GENNARIschen Streifen".

Von der Hinterhauptsrinde aus ziehen *corticofugale Fasermassen* vor allem zum vorderen Vierhügel, in dem sie durch mehrfache Umschaltung mit den Kernen der Augenmuskelnerven in Verbindung treten, dann aber auch zum Pulvinar und Corpus geniculatum ext., ohne daß die Bedeutung dieser Fasern völlig aufgeklärt ist.

Die Art und Weise der Symptome, die bei Läsionen der Sehbahnen zustande kommen, ist nun durch die soeben skizzierten anatomischen Eigentümlichkeiten bedingt.

Eine *totale* Zerstörung des *Opticus* vor seinem Eintritt ins Chiasma hat natürlich *Amaurose* des betreffenden Auges zur Folge. Dabei kann der Pupillenreflex nicht mehr vom betreffenden Auge aus, sondern nur von demjenigen der Gegenseite (also konsensuell) provoziert werden. Bloß *partielle* Vernichtung des Sehnerven wird aber selbstverständlich, statt der Amaurose, *Skotome* oder *Gesichtsfeldausfälle* nach sich ziehen.

Bei Läsionen im Bereiche des *Chiasmas* selbst finden sich zwei seltenere Formen von *Hemianopsie*, die *bitemporale* und die *nasale* Hemianopsie, so benannt, weil dabei die *Defekte einer Gesichtsfeldhälfte an den Gesichtsfeldern der beiden Augen* entweder *gegen die zwei Schläfen hin* gelegen sind, oder *nasalwärts* ineinander übergehen. Die *bitemporale* Hemianopsie ist die Folge einer Funktionsaufhebung der medialen Abschnitte des Chiasmas; sie kommt in der Regel durch den Druck der durch Hypertrophie oder Tumorbildung vergrößerten, dicht unter der Mitte des Chiasma gelegenen Hypophyse, wie sie z. B. bei der Akromegalie zur Beobachtung gelangt, zustande, ferner durch Hydrops des dritten Ventrikels mit Dilatation des Infundibulums und durch Empyeme der Keilbein- oder Siebbeinzellen. Es sind eben die *kreuzenden* Opticusneurone, die durch die mediale Chiasmapartie verlaufen, und darum fallen bei dieser Form der Halbseitenblindheit ungleichnamige Hälften der Retina funktionell aus, ist also die bitemporale Hemianopsie eine „*heteronyme*". Heteronym ist auch ihr Gegenstück: Die durch Zerstörung der lateralen Chiasmapartien entstehende *nasale* Hemianopsie, bei der nur die *nichtkreuzenden* Chiasmafasern vernichtet werden (infolge Umwachsung durch Tumormassen, symmetrische luische

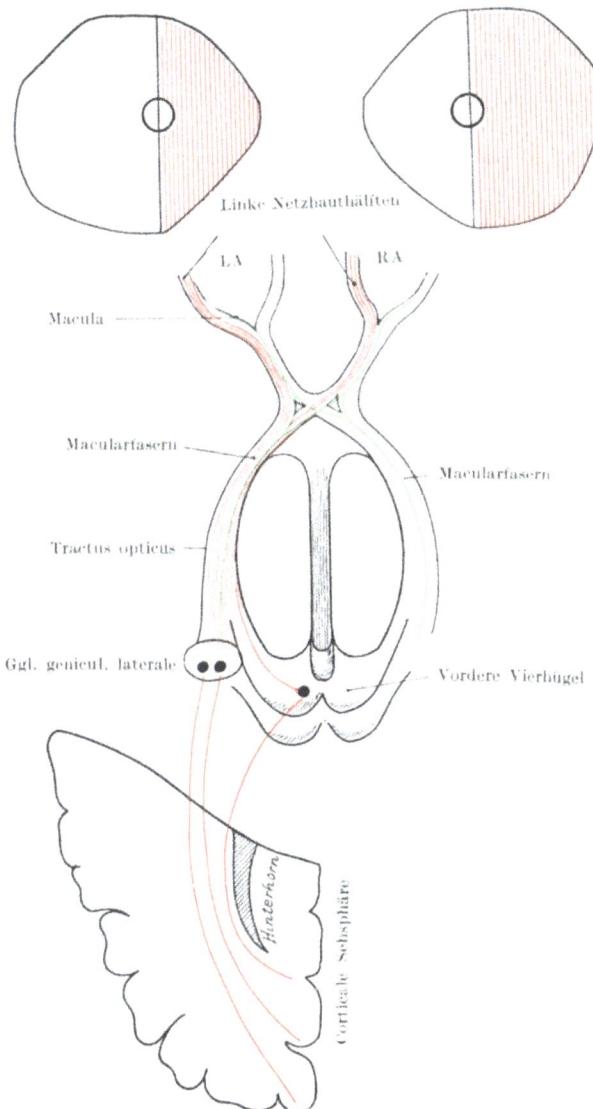

Abb. 70. Schema der optischen Bahnen. Den linken Netzhauthälften entsprechen die rechten Gesichtsfeldhälften.

Infiltrate, bilaterale Aneurysmen der Carotiden laterale, Ausbuchtung des Infundibulums bei sekundärem Hydrocephalus usw.).

Demgegenüber erzeugen die Unterbrechungen der *Sehbahn jenseits vom Chiasma* die bei weitem häufigeren *homonymen lateralen Hemianopsien*. Dabei fallen gleichnamige (die beiden rechten bei einem linksseitigen Herde, und umgekehrt) Gesichtsfeldhälften an beiden Augen aus; und zwar ist der Ausfall auf dem kontralateralen Auge etwas größer als auf dem homolateralen. Am häufigsten sind solche Hemianopsien „*unvollständige*", indem das Sehfeld über die Mittellinie mehr oder weniger übergreift („überschüssiges Gesichtsfeld" von WILBRAND). Dabei kommen eigenartige Gesichtsfelder vor, bei denen nur ein Quadrant oder unregelmäßige Felder in der einen Hälfte des Gesichtsfeldes beider Augen ausgefallen sind. Doch fallen im allgemeinen die peripheren Abschnitte des Gesichtsfeldes leichter aus als die zentralen (Abb. 75). Sog. „*kompletteHemianopsien*" (bei denen die Trennungslinie zwischen sehendem Gesichtsfeld und ausgelöschter Partie senkrecht durch den Fixierpunkt geht und das „zentrale Sehen" nicht ausspart) kommen fast nur bei *Tractusläsionen* vor.

Die vier Abb. 71—74 mögen zur schematischen Einprägung der für die verschiedenen Lokalisationen von Zerstörungen der Sehbahn charakteristischen Gesichtsfeldausfälle dienen.

Der Hemianopische ist sich häufig seines Defektes nicht bewußt, der dann rein zufällig entdeckt wird. Diese (der Nichtwahrnehmung seines „blinden Fleckes" durch den Gesunden analoge) Eigentümlichkeit ist bei den Hemianopsien, deren Ursache jenseits (corticalwärts) vom Tractus opticus zu suchen ist, die Regel, während der Tractushemianopiker seinen Gesichtsfelddefekt manchmal als „positives Skotom" als schwarzen Vorhang wahrnimmt (DU-FOUR). Mit der Hemianopsie geht stets eine Bewegungsstörung der Augen einher, die eine Unsicherheit in der Abschätzung des Raumes bedingt. So halbiert z. B. ein Hemianopischer eine waagerechte Linie stets zu weit nach der Seite des Gesichtsausfalles, weil er infolge zu großer Muskelanstrengung bei Einstellung der Augen nach dieser Seite die entsprechende Hälfte der Linie überschätzt (LIEPMANN).

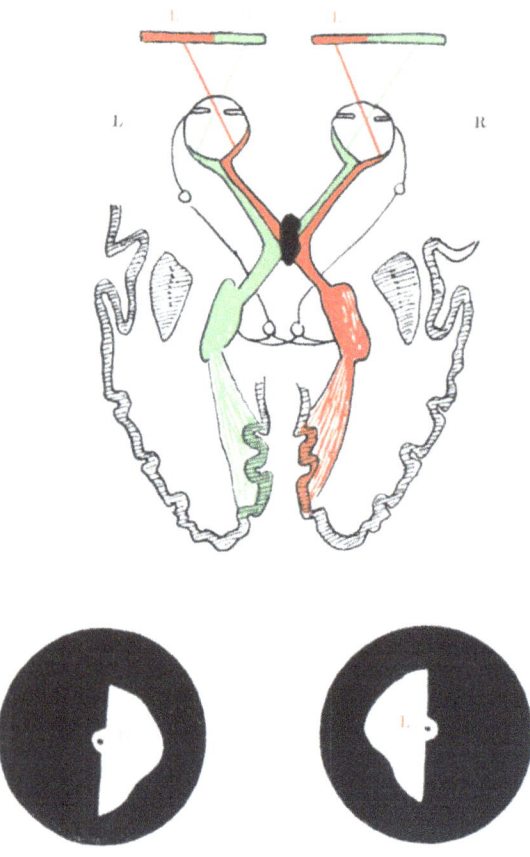

Abb. 71. Zustandekommen bitemporaler heteronymer Hemianopsie bei Zerstörung der medialen Chiasmapartie.

Das Auftreten von eng umschriebenen Ausfällen des Gesichtsfeldes bei beschränkten Herden im Hinterhauptslappen weist darauf hin, daß auch beim Menschen eine Projektion bestimmter Netzhautabschnitte auf bestimmte Gebiete der Sehrinde besteht (HENSCHEN, INOUYÉ u. a.). Nach dem vorliegenden Material scheinen Herde mit Läsion der oberen Partien der Sehstrahlung Ausfall der oberen Netzhautquadranten zu bewirken, während Herde mit Zerstörung des unteren Teiles der Sehstrahlung (Calcarinagebiet) die unteren Netzhautquadranten funktionsunfähig machen. Die Kriegserfahrungen haben gezeigt, daß Querschüsse durch das Hinterhaupt eine *Hemianopsia horizontalis inferior* erzeugen können, wenn sie die oberen Partien der beiden Areae striatae vernichten, eine *Hemianopsia horizontalis superior*, wenn die unteren. Dagegen ist es zweifellos, daß die durch kleinere Herde bedingten Ausfallserscheinungen des Gesichtsfeldes sich allmählich vollständig ausgleichen können; es muß daher eine Kompensation des Rindenausfalls in gewissen Grenzen möglich sein.

Besondere Schwierigkeit macht dabei die Vertretung der Stelle des deutlichsten Sehens, der *Macula*, in der Rinde. Bei ausgedehnten Zerstörungen beider Hinterhauptslappen kommt es durch das Auftreten *doppelseitiger bilateraler Hemianposie* zu der Erscheinung der *Rindenblindheit*. In den meisten derartigen Fällen, die zum Teil anatomisch genau untersucht sind, hat es sich aber gezeigt, daß die Stelle des deutlichen Sehens einen Sehrest behält, trotz ausgedehnter Zerstörung des Calcarinagebietes (FÖRSTER-SACHS, LAQUEUR-SCHMIDT, REDLICH). Diese Tatsachen scheinen darauf hinzuweisen, daß die Macula nicht an einer circumscripten Stelle der Hinterhauptsrinde ihre Lokalisation hat, sondern entsprechend der besonders guten Einübung ihrer Verbindungsbahnen mit der Hirnrinde in einem ausgedehnten Bezirke der Sehrinde Vertretung findet (v. MONAKOW, BERNHEIMER). Vielfach wird auch angenommen, daß der gesamte Bezirk der Macula in beiden Hemisphären zur Perzeption gelangt, so daß auch dadurch

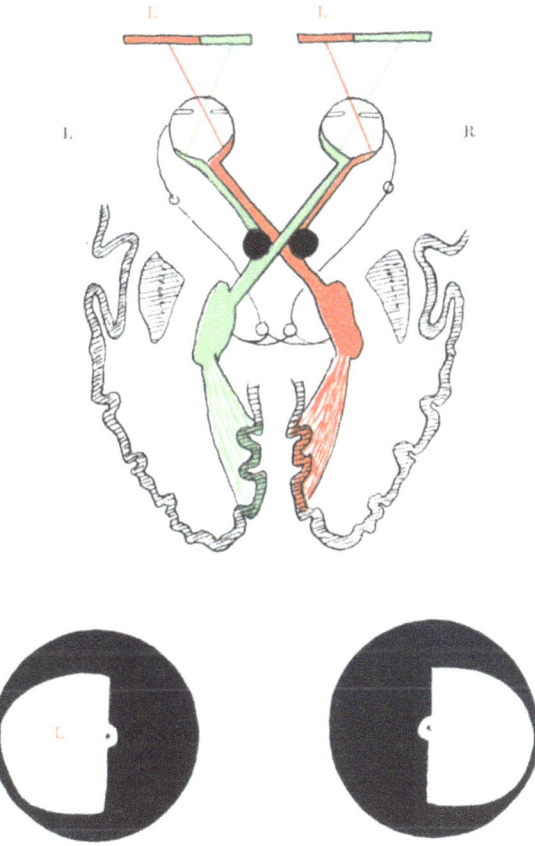

Abb. 72. Zustandekommen nasaler heteronymer Hemianopsie bei Zerstörung der lateralen Chiasmapartie.

die Ausschaltung der Maculafunktion besonders erschwert sei (WILBRAND, KNIES, GOWERS). Diese Annahme kommt auch in unserer Abb. 70 durch die grünen Linien zum Ausdruck; andererseits darf aber nicht verschwiegen werden, daß mehrfach, z. B. von HEGNER, kleine, zentral gelegene, homonyme hemianopische Skotome gefunden wurden, was beweist, daß (zumindest bei gewissen Menschen) ein circumscriptes Maculazentrum existiert und eine bilaterale Macularepräsentation in der Sehrinde fehlt.

Was nun die *Ausdehnung des für die Sehfunktion in Betracht kommenden Gebietes im Hinterhauptslappen* betrifft, so ist es bei der Kompliziertheit der einschlägigen zur Autopsie gelangenden Fälle aus der menschlichen Pathologie nicht wunderbar, daß hier noch keine sicheren Ergebnisse vorliegen. Da der größte Teil der Läsionen durch Zirkulationsstörungen im Gebiet der *Arteria occipitalis* hervorgerufen wird, so ist es leicht verständlich, daß reine Rindenherde zu den größten Seltenheiten gehören und fast immer die in der Tiefe gelegenen optischen Leitungsbahnen mitgeschädigt sind. Wenn daher auch zuzugeben ist, daß Läsion des Calcarinagebietes zu den schwersten Sehstörungen führt, so muß doch daran festgehalten werden, daß auch andere Gebiete des Hinterhauptlappens, vor allem auch ein Teil der Konvexität, der Sehsphäre im weiteren Sinne zuzurechnen sind.

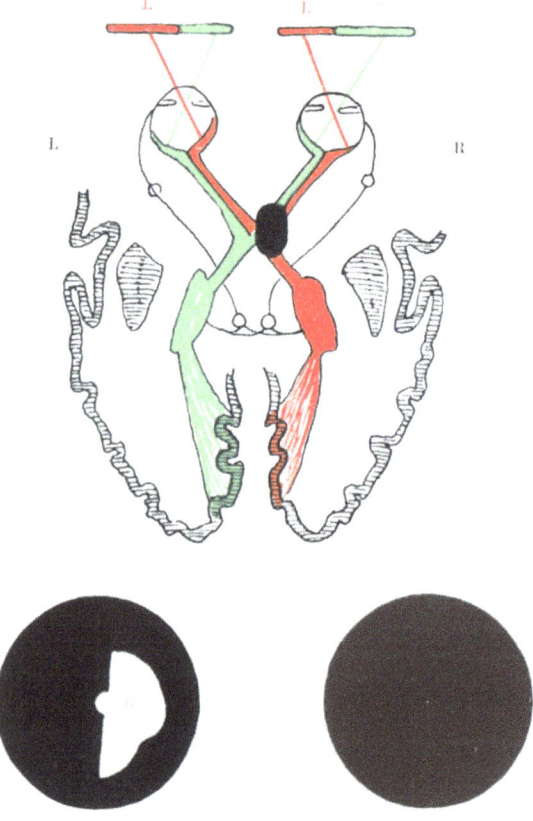

Abb. 73. Zustandekommen von Amaurose des gleichseitigen und temporaler Hemianopsie des gegenüberliegenden Auges durch Zerstörung einer Chiasmahälfte.

Bei geringerer Schädigung der optischen Bahnen kommt statt der vollständigen Hemianopsie häufig eine *Hemiachromatopsie* zustande, bei der alle Farben oder nur bestimmte Farben in dem hemiopischen Gesichtsfeld nicht erkannt werden (HENSCHEN, DEJERINE, EPERON); der Zustand geht in der Regel mit einer Hemiamblyopie einher. Auch kann es bei sonst intakten optischen Vorstellungen zu einer Störung in der Verbindung des Farbensinnes und des übrigen Gesichtssinnes kommen, so daß lediglich die Farbe bekannter Objekte nicht reproduziert werden kann (LEWANDOWSKY); doch gehört letztere Störung bereits nicht mehr zu den Anomalien der optischen Wahrnehmung, sondern des visuellen Erkennens, und ist der „*Seelenblindheit*" verwandt, deren Besprechung wir auf den Abschnitt versparen, der den *Agnosien* gewidmet sein soll (s. unten).

Die eigenartige Verlaufsrichtung der optischen Bahnen und der Assoziationsbahnen des Occipitallappens bringt es mit sich, daß Herde in den unmittelbar vorgelagerten Hirnpartien, vor allem dem Gyrus angularis, die tief in das Mark eindringen, durch Unterbrechung der Sehstrahlung eine Hemianopsie zur Folge haben können. Hierauf beruht es auch, daß im Beginn der Lokalisationslehre vielfach der Gyrus angularis als das Sehzentrum angesprochen worden ist (FERRIER).

Bei der Prüfung des *Gesichtsfeldes* genügt zur Feststellung grober Störungen bereits die Fixierung eines Fingers und das Heranbringen der anderen Hand von verschiedenen Seiten bei Verschluß eines Auges. Zu genauen Untersuchungen ist dagegen die Untersuchung mittels des Perimeters erforderlich, bei dem das Gesichtsfeld für Weiß und dann die etwas kleineren für Blau, Rot und Grün festgestellt werden. Bei Defekten des Gesichtsfeldes ist es notwendig, stets an die Störungen bei Hysterie (konzentrische Einengung bis zur Amaurose) und bei Neurasthenie („Ermüdungsspiralen") zu denken.

Viel schwieriger als die Gesichtsfeldaufnahme gestaltet sich die Prüfung des *Verhaltens des Pupillenreflexes bei Belichtung der erblindeten Gesichtsfeldhälften* des Hemianopikers. Es bedarf dazu besonderer Apparate (FRAGSTEIN-KEMPNER, HESS, VOGT), weil andernfalls die nicht vollkommen durchsichtigen Augenmedien als Reflektor wirken und auch dann, wenn nur die eine Retinahälfte *direkt* bestrahlt wird, der anderen *indirektes* Licht zukommen lassen. Bei derartigen subtilen Untersuchungen kann man aber einen wichtigen *Unterschied* zwischen den homonymen lateralen Hemianopsien, deren Ursachen *diesseits* oder *jenseits* vom Abgang der Reflexbahnen zum Sphincter pupillae-Kern sitzen, zur Darstellung bringen. Im ersteren Falle (Beispiel: ,,Tractushemianopsie") ist für einen Lichtreiz, der auf die erblindeten Netzhauthälften fällt, der Zugang zum Oculomotoriuskern (bzw. dessen WESTPHAL-EDINGERschen Anteil) blockiert; er ruft also keine Pupillenkontraktion hervor und wir sprechen von ,,*hemianopischer Pupillenstarre*". Im letzteren Falle aber (Beispiel: ,,occipitale Hemianopsie") gelangt der auf die unempfindlichen Netzhautteile fallende Lichtreiz zwar nicht mehr in die corticalen Sehzentren, wohl aber nach wie vor in die Zentren der Irissphincteren; so kommt es zu sog. ,,*hemianopischer Pupillenreaktion*", dem ,,WERNICKEschen *Phänomen*".

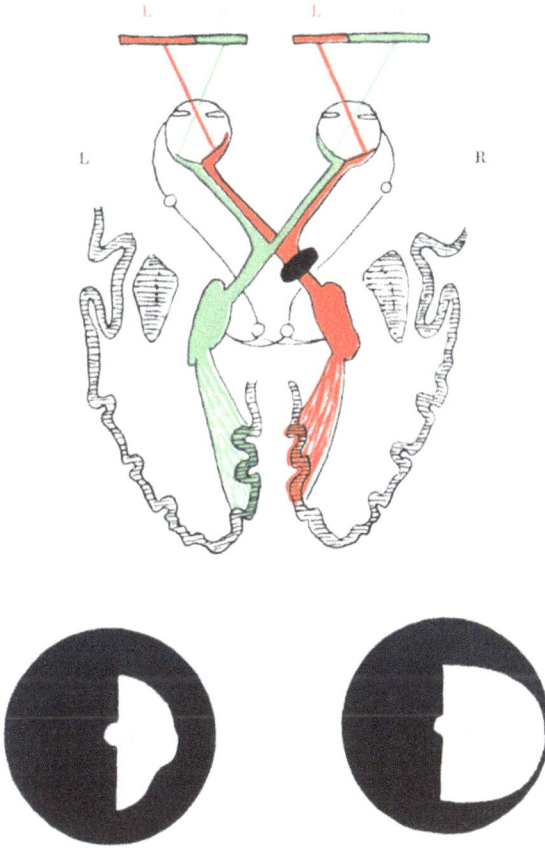

Abb. 74. Zustandekommen lateraler homonymer Hemianopsie durch Zerstörung eines Tractus opticus.

Im Anschluß an die Betrachtung der optischen Ausfallserscheinungen bei Läsionen der zentralen Sehapparate seien noch einige Bemerkungen über die Lokalisationsfrage in der Lehre von den *Gesichtshalluzinationen* gestattet, ein Problem, mit dem sich ESKUCHEN, HAUPTMANN, HENSCHEN, HOFF, LOEWENSTEIN und BORCHARD, MAYER-GROSS, NIESSL v. MAYENDORF, A. PICK, PÖTZL und HERRMANN, SCHILDER, SCHRÖDER, UTHOFF, WERNICKE u. v. a. beschäftigt haben.

Sind wir auch nicht berechtigt, die *optischen Sinnestäuschungen* ganz allgemein als cerebrale Lokalsymptome zu deuten, so sind doch gewisse visuelle Halluzinationen *elementaren* Charakters, d. h. einfache Licht- und Farbenerscheinungen *(Photopsien)* als einwandfreie Auswirkungen irritativer Läsionen der Sehrinde beobachtet worden. Darüber hinaus sind aber auch komplexere, gegenständliche (,,gestaltete") optische Trugwahrnehmungen als Ausdruck cerebraler Herderkrankungen nicht unbedingt abzulehnen.

Wissen wir doch, daß *elektrische* Reizversuche an den corticalen Sehzentren von in bloßer Lokalanästhesie Trepanierten nicht nur Photopsien und etwas differenziertere sog. ,,Photome" (Wahrnehmung von Wolkengebilden, Wellenbewegungen, Nebelfetzen, Schattenfiguren usw.) hervorrufen können, sondern auch eigentliche optische Halluzinationen. Und daß letztere gelegentlich durch irritative *pathologische* Prozesse umschriebener visueller Rindenbezirke (und wohl auch der zentralen Sehbahnen) gleichfalls provoziert werden können, ist nicht zu bestreiten[1]. Besonderes Interesse beanspruchen die sog. ,,*hemianopischen Halluzinationen*" bei umschriebenen Läsionen der Area striata. Es handelt sich in typischen Fällen um eine ausschließliche Lokalisation der Sinnestäuschungen in die *ausgefallene* Gesichtsfeldhälfte, während freilich auch eine Ausfüllung des *ganzen* Gesichtsfeldes vorkommt und ausnahmsweise ein auf die *erhaltene* Gesichtsfeldhälfte beschränktes Halluzinieren. — Wo hemianopische Gesichtshalluzinationen durch occipitale Läsionen zustande kommen, können sie mit Gehörs-, Geruchs- und Geschmackshalluzinationen einhergehen, was durch die Beziehungen der Sehrinde zu den anderen sensorischen Rindenfeldern erklärt wird (DE MORSIER u. a.).

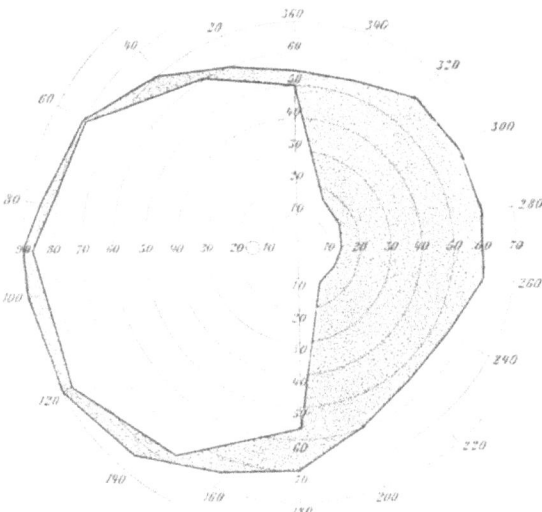

Abb. 75. Gesichtsfeld des linken Auges bei rechtsseitiger Hemianopsie mit überschüssigem Gesichtsfeld.

Die Erklärung dieser Phänomene ist über das Stadium der sich bekämpfenden (und zum Teil sehr komplizierten) Theorien nicht herausgekommen, weshalb hier nicht darauf eingegangen sei.

Daß in seltenen Fällen Halluzinationen als *Fernsymptome* auftreten können, sei zum Schluß noch erwähnt, z. B. bei Schläfenlappengeschwülsten. Bei solchen tragen die Trugwahrnehmungen zuweilen den Charakter der ,,*Metamorphopsie*", indem (vielleicht unter Mitwirkung von Vestibularreizen) alle Konturen der erscheinenden Figuren, wie in einem ,,expressionistischen" Gemälde, grotesk verzerrt sind.

f) Zentrale Störungen des Gehörs, Geruchs, Geschmackes.

Die Verbindung des *Nervus cochlearis*, des *Hörnerven*, von seiner Einstrahlung in die Acusticuskerne der Medulla oblongata bis zur Rinde der Schläfenlappen, baut sich auch beim Menschen in mehreren Etappen auf. Erst vom *Corpus geniculatum mediale* gelangen die zentralen Hörfasern zur Hirnrinde, und zwar im wesentlichen in die *Gyri transversi* (HESCHLsche Windungen), die am hinteren Ende der ersten Schläfenwindung vollkommen verdeckt liegen, und in den angrenzenden Teil der ersten Schläfenwindung selbst (FLECHSIG) (Abb. 76). Auch beim Menschen besteht sicher eine Verbindung beider Ohren mit jeder Hirnhemisphäre, so daß einseitige Zerstörung der Schläfenlappenrinde oder der zentralen Hörbahnen an keiner Stelle eine völlige Taubheit eines Ohres herbei-

---

[1] Über ,,pedunkuläre Halluzinose" und PICKsche Visionen bei Hirnstammerkrankungen s. oben S. 61 f.

führt, wenn auch das Gehör des gekreuzten Ohres in der Regel stärker herabgesetzt ist. Dagegen scheint es, daß ausgedehnte Herde in beiden Schläfenlappen, bei Mitergriffensein der ersten Schläfenwindung schwere doppelseitige Gehörsstörungen bis zur völligen Ertaubung *(Rindentaubheit)* herbeiführen

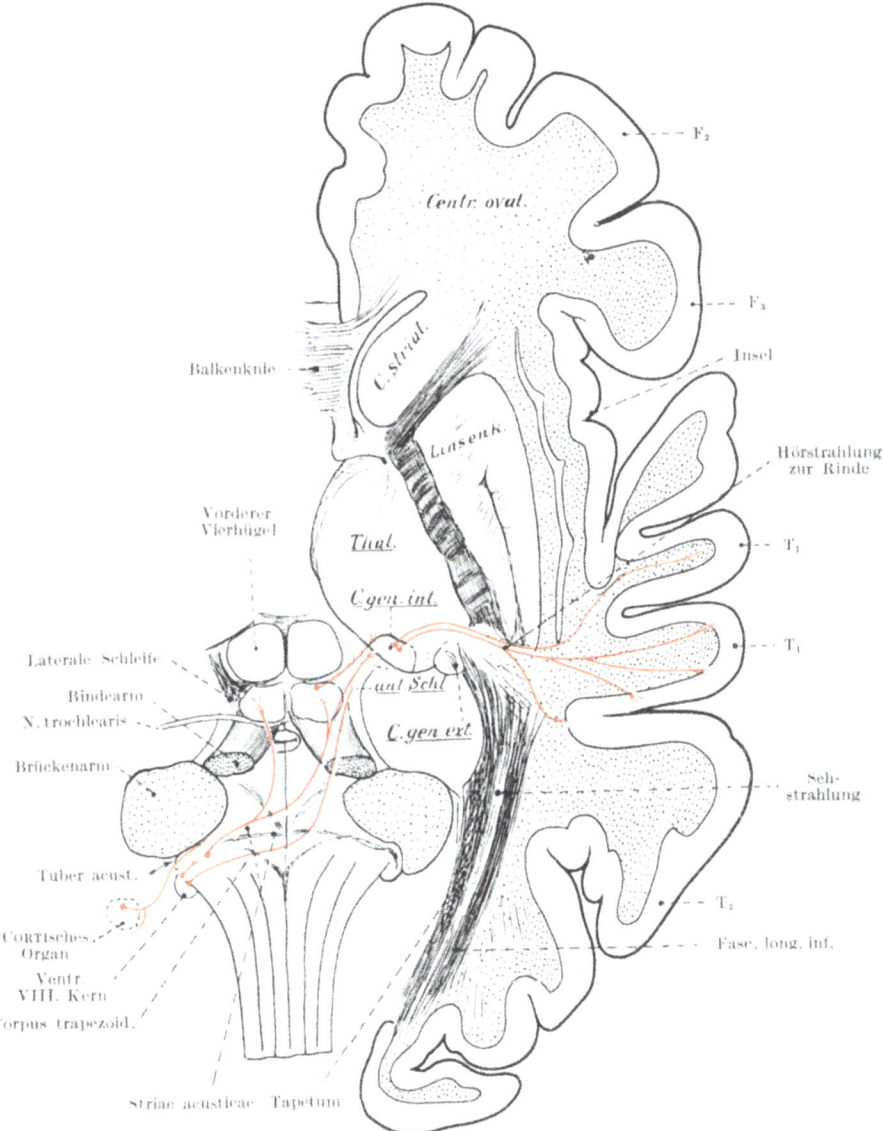

Abb. 76. Topographie der Hörbahnen. (Nach v. MONAKOW.)

(WERNICKE-FRIEDLÄNDER, MOTT). Fälle, in denen allein durch Zerstörung des Einstrahlungsgebietes der zentralen Hörfaserung in die Hirnrinde eine solche Rindentaubheit herbeigeführt worden ist, fehlen bisher, so daß man die „Hörrinde" weit ausgedehnter in der Rinde des Schläfenlappens annehmen muß. Über Hörstörungen durch Schädigung der zentralen Hörbahnen ist nur bekannt, daß sowohl Herde im Gebiet des hinteren Vierhügels, als auch in der Haubenregion starke Gehörstörungen des gekreuzten Ohres herbeiführen, die sich aber wieder ausgleichen können (SIEBENMANN). Mit einer Reizung der akustischen Region wird die anfallsweise Wahrnehmung eines Rauschens im Schädelinneren in Zusammenhang gebracht, welche, zugleich mit kurz dauernder Aphasie, als Herdsymptom des linken Schläfenlappens beschrieben worden ist (MONIZ, PINTO, PACHECO und LIMA).

Inwieweit beim Menschen eine corticale Lokalisation der verschiedenen Tonhöhen in der Schläfenlappenrinde vorhanden ist, derart, daß kleinere Herde zum Ausfall bestimmter Tonreihen führen, darüber ist bisher, auch bei Untersuchungen mit der kontinuierlichen Tonreihe, nichts Sicheres festgestellt worden. Jedenfalls scheint im Bereich der Hörzentren eine weitgehende Kompensation möglich zu sein. Auch die Vorstellung, daß die corticalen Endigungen für die Tonreihe von b' bis g'', die für die Sprache von besonderer Bedeutung ist, in einem bestimmten, mit dem sensorischen Sprachzentrum zusammenfallenden Bezirk ihre Vertretung haben (BEZOLD, WERNICKE), ist in keiner Weise durch positive Befunde gestützt worden.

Wir sind imstande, die *Ausfallserscheinungen des schalleitenden Apparates* von den Affektionen der Schnecke oder der Acusticusbahnen durch eine Reihe von Prüfungen zu unterscheiden (RINNEscher *Versuch* [Verhältnis der Ohrleitung und der Kopfknochenleitung bei Prüfung mit der Stimmgabel], WEBERscher *Versuch* [Wahrnehmung der auf die Mitte des Kopfes aufgesetzten Stimmgabel mit beiden oder einem Ohr], SCHWABACHscher *Versuch* [Dauer der Perzeption der Kopfknochenleitung]). Dagegen fehlen uns bisher sichere Methoden zur Differentialdiagnose zwischen einer Gehörsherabsetzung durch Acusticusläsion und durch Schädigung der zentralen Hörleitung, soweit sie nicht durch Nachbarschaftssymptome möglich ist. Auch die Untersuchung mit der BEZOLDschen kontinuierlichen Tonreihe, welche die Hörstrecke von C_2 (16 Schwingungen) bis zu g^8 (50 000 Schwingungen) umfaßt, hat hier keine sicheren Ergebnisse gebracht.

Dagegen ist in neuester Zeit die Diagnostik der Störungen des *Vestibularapparates* erfolgreich ausgebaut worden (WANNER, BÁRÁNY), welche *Rückschlüsse auf den Zustand des Cochlearisapparates* zu geben gestattet, und deshalb hier kurz angeführt sei. Bei rascher, mehrfacher Drehung um die Körperachse tritt beim Sehen nach der anderen Seite ein deutlicher *Nystagmus* auf infolge der Bewegungen der Endolymphe im Labyrinth; nach Zerstörung des Labyrinths ist er nicht mehr auslösbar. Auch kann der pathologische Nystagmus nach einer Seite durch Drehung in entgegengesetzter Richtung aufgehoben werden. Der *vestibuläre Nystagmus*, der unwillkürlich und unbewußt aufzutreten pflegt, ist in der Regel mit Drehempfindungen nach derselben Seite und objektiver Gleichgewichtsstörung nach der anderen Seite verbunden. Von besonderer Bedeutung ist der *calorische Nystagmus* (BÁRÁNY), der bereits genauer im Kleinhirnabschnitt (S. 91) behandelt worden ist. Mit dieser Untersuchungsmethode, vor allem in Verbindung mit der Prüfung des „Vorbeizeigens" scheint die Differentialdiagnose zwischen Störungen des Vestibularapparates selbst und denen seiner zentralen Verbindungen meistens möglich zu sein.

Über die Vertretung von *Geruch* und *Geschmack* in der Großhirnrinde des Menschen ist bisher noch wenig bekannt. Bei Affektionen im Gebiet des Gyrus uncinatus und Gyrus hippocampi sind in einzelnen Fällen Störungen des Geruchs, seltener auch des Geschmackes beobachtet worden. Bei sog. „Uncinatusanfällen", die durch derartig lokalisierte Erkrankungen hervorgerufen wurden, konnten Geschmacks- und Geruchshalluzinationen neben Lippen- und Nasenbewegungen festgestellt werden (MILLS, VAN BOGAERT, OPPENHEIM, MINGAZZINI, KENNEDY, SINGELMANN, MASSION-VERNIORY, R. BRUN u. a.). Nach WARTENBERG soll der Pruritus nasi, den manche Patienten mit Tumor cerebri empfinden, ein mit zentralbedingten Geruchsparästhesien im Zusammenhang stehendes Schläfenlappensymptom sein; vom Patienten würden jene Mißempfindungen in die Nasenöffnungen lokalisiert, weshalb er sich durch Kratzen Erleichterung zu schaffen suche. Dagegen haben die direkten Schädigungen des N. olfactorius durch Neubildungen, die von der vorderen Schädelgrube aus in die Nase hineinwuchern oder den Riechnerven komprimieren, oft eine beträchtliche diagnostische Wichtigkeit.

Bei der schlechten Ausbildung des *Geruchsinns* bei den meisten Menschen und dem fast völligen Versagen der sprachlichen Bezeichnungen ist die Prüfung außerordentlich erschwert; sie hat auch durch die Anwendung besonders konstruierter *Olfactometer* (ZWARDEMAKER) keine wesentlichen Fortschritte gemacht. Zu beachten ist stets die große Häufigkeit von *hysterischen* Anosmien, die in der Regel mit anästhetischen Zonen der Nasenschleimhaut verbunden sind. Auch die *Geschmacksprüfung*, die sich auf die vier Qualitäten Süß, Sauer, Salzig und Bitter beschränkt, ist bei vielen Menschen außerordentlich schwierig. Zu beachten ist die Beeinträchtigung des Geschmackes durch die Störungen des Geruchsinns, dann aber auch die *hysterische* Störung des Geschmackssinns.

g) Die Aphasien.

Während bei den bisher besprochenen Funktionen die menschliche Pathologie auf den Ergebnissen des Tierexperiments fußt, sind bei der *Sprache* des Menschen diese Stützen nicht gegeben. Beim Hunde ist allerdings ein den ganzen Lautgebungskomplex zusammenfassendes Zentrum an einer Stelle im Gyrus centralis ant. nachzuweisen, dessen doppelseitige Exstirpation die Bellfähigkeit für einige Monate aufhebt (KATZENSTEIN). Beim Papagei, der ja von allen Tieren die menschliche Sprache am vollkommensten nachahmt, gelingt es durch doppelseitige Exstirpationen im Stirnteil und dem angrenzenden Mesostriatum eine motorische Aphasie für die erlernten menschlichen Worte zu erzielen (KALISCHER). Dagegen fehlen bisher alle Beobachtungen über „aphasie"-artige Zustände der Tiere bis herauf zu den Affen hinsichtlich der ihnen eigentümlichen Lautgebung. Ja, es ist noch nicht sichergestellt, inwieweit man selbst bei den Affen von den Anfängen einer Sprache reden darf. Doppelseitige Ausschaltung der unteren Teile des Stirnhirns hebt jedenfalls die Lautgebung bei den besonders lautreichen Kapuzineraffen nicht auf (ROTHMANN).

Die menschliche Sprache, aus Lauten aufgebaut, hat sich wahrscheinlich in ihren Anfängen aus der Nachahmung der Laute und Geräusche der umgebenden Natur entwickelt, stets unterstützt von einer lebhaften Mimik und Gebärdensprache. Bei den Kindern geht das Wortverständnis zweifellos der motorischen Sprachkomponente voraus. Beginnen die Kinder zu sprechen, so bilden sie vielfach zunächst eine eigene lallende Sprache, aus der sich erst sehr allmählich die Sprache der Umgebung entwickelt. Handelt es sich hier zuerst um reine Nachahmung, so kommt es erst sehr viel später zu den festen Verbindungen von Wort und Begriff.

Im ganzen ist die Sprache als ein verhältnismäßig *junger Besitz des Menschengeschlechtes* zu bezeichnen, der noch immer sich in der Vervollkommnung befindet und nicht in eine Linie mit den uralten Funktionen von Bewegung, Gefühl, Gesicht usw. zu setzen ist. Noch viel mehr gilt das für die *Schriftsprache*, Lesen und Schreiben, deren Ausbildung das Heranziehen weiterer Sinneszentren zu den sprachlichen Funktionen bedeutet, und die selbst in der Gegenwart noch nicht fester Besitz des Menschengeschlechts geworden sind. Wenn weiterhin von „Sprachzentren" die Rede ist, so muß von vornherein daran festgehalten werden, daß diese noch nicht so fest lokalisiert sind, eine größere Variationsbreite besitzen, als die uralten Zentren, z. B. der Bewegung.

Zum Zustandekommen der Sprache ist zunächst eine besondere Zusammenarbeit der im Gebiet des *Operculum* ihre Rindenzentren besitzenden Lippen-, Zungen-, Gaumen-, Kehlkopf- und Atemmuskulatur notwendig. Da alle diese Muskelgruppen bei der Atmung, der Nahrungsaufnahme usw. gleichfalls benutzt werden, so ist die synergische Zusammenfassung für die sprachliche Funktion in einem besonderen Rindengebiet ein physiologisches Postulat. Sind die opercularen Zentren selbst, ihre Verbindungen mit den entsprechenden Kernen der Medulla oblongata oder die letzteren Kerne selbst auf beiden Seiten erkrankt, so ist die sprachliche Funktion schwer gestört, aber in Verbindung mit den übrigen Funktionen dieser Muskelgruppen, Kauen, Schlucken, Atmen usw. Es besteht dann eine *Dysarthrie* (falsche Artikulation der Buchstaben), die sich bis zum völligen Versagen der Sprache — *Anarthrie* — steigern kann. In Verbindung mit den übrigen Störungen spricht man von einer *Bulbärparalyse*

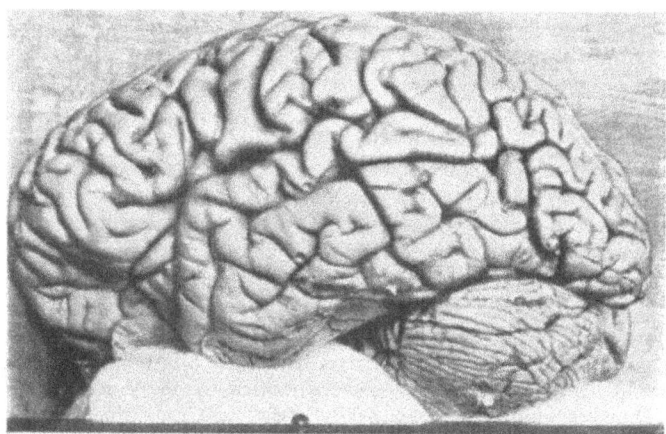

Abb. 77. Verschmälerung der beiden ersten Schläfenwindungen mit Cisternenbildung und Furchungsanomalie (pathologische Transversalfurche) bei angeborener Taubstummheit.

bei einem Herd in der Medulla oblongata, von *Pseudobulbärparalyse* bei doppelseitigem Herd in der Rinde oder im Mark des Großhirns.

Der wesentlichste *Aufnahmeapparat der Sprache* ist das *Gehör*. Auch hier muß man die *allgemeinen Aufnahmestätten* im Schläfenlappen (Acusticusprojektion) von den *besonderen Empfangsstätten* für die ausgearbeiteten sprachlichen Eindrücke unterscheiden. Auch hier führt schwere Schädigung des allgemeinen Aufnahmeapparates neben allgemeiner Schwerhörigkeit zu starker Störung der sprachlichen Perzeption; ja, bei jugendlichen Individuen, deren Sprachfunktion noch nicht gefestigt ist, kann Verlust des Gehörs z. B. infolge von Infektionskrankheiten völligen Sprachverlust nach sich ziehen *(erworbene Taubstummheit)*. *Angeborene Taubstummheit* kann mit Mißbildungen der akustischen Rindenzone verbunden sein (s. Abb. 77). Ob es Fälle gibt, bei denen die Aufhebung des Sprachverständnisses nur durch Ausfall der Perzeption der Tonstrecke von $b'—g''$, deren Erhaltensein für die menschliche Sprache absolut notwendig zu sein scheint (BEZOLD), zustande kommt, dürfte mindestens fraglich sein.

Neben diesen Sprachstörungen, die durch Ausfall in der akustischen Sphäre oder im Bereich der für die Sprache in Betracht kommenden sensomotorischen Zentren zustande kommen, gibt es nun aber Ausfallserscheinungen im Gebiet der Sprache trotz Intaktseins dieses „Handwerkzeuges" der Sprache. Diese Störungen der „*inneren Sprache*", die von uns im Laufe des Lebens erlernt worden ist, sind nun gleichfalls wieder teils *rezeptiver*, teils *expressiver* Natur.

Hier steht an erster Stelle der *Wortklang*. Zweifellos wird der Wortbesitz des Menschen fast total auf dem Wege der Aufnahme der Wortklänge gewonnen. Ist doch der Weg vom Wortklang zum Begriff beim Kinde vielfach wesentlich früher ausgebildet, als das Sprechen der Worte. Die Wortklangbilder, die der normale Mensch bei der inneren Sprache stets in seinem Innern erwecken kann, sind dann für den normalen Ablauf der Sprache unbedingt notwendig. Sie stellen bereits das Produkt einer komplizierten Assoziationsarbeit des Gehirns dar, die aber in einem umschriebenen Gebiet des Schläfenlappens lokalisiert ist — *sensorisches Sprachzentrum* (WERNICKE).

Indem sich diese *akustische, rezeptive* Sphäre der Sprache mit der *motorischen, expressiven* Sphäre verknüpft, bildet sich die *innere Sprache* heraus. Unabhängig von den einfachen motorischen Zentren im Operculum entsteht beim Menschen allmählich eine „*motorische*", kinästhetische Sprachregion, in der einerseits eine für die Zwecke der Sprache notwendige Zusammenfassung der verschiedenen motorischen Rindenzentren zu einer höheren Einheit stattfindet, andererseits wiederum kompliziertere Assoziationen Platz greifen müssen, die uns die Lautbilder der Worte im Gedächtnis wachrufen — *motorisches Sprachzentrum* (BROCA). Zwischen akustischem und kinästhetischem Sprachzentrum bildet sich eine feste Verbindung, die z. B. beim Nachsprechen auf Anhieb ohne jede Mitarbeit des übrigen Gehirns benutzt werden kann. Außerdem steht aber jedes dieser Zentren in einer innigen Verbindung mit dem *begrifflichen* Denken, zu dessen richtigem Funktionieren wir eine weitgehende Zusammenarbeit der

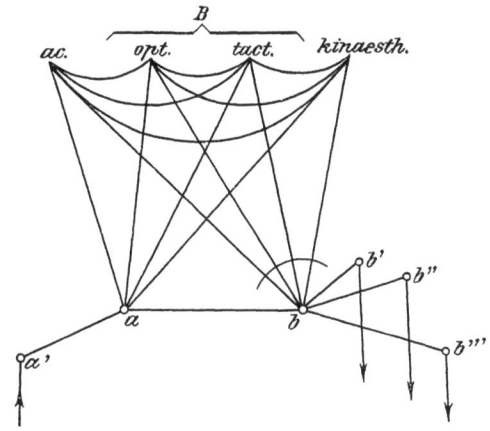

Abb. 78. Schema der Sprachfunktion.

höchstentwickelten Cortexelemente über die ganze Rinde hin annehmen müssen. Es ist jedoch die Verbindung der akustischen Sprachkomponente zum Begriff eine weitaus innigere als die der kinästhetischen Sprachkomponente. Ja, die letztere kann nur dann richtig funktionieren, wenn die Verbindungen des Wortklangzentrums zum Begriff und zum motorischen Zentrum leidlich erhalten sind.

Diese Verhältnisse werden am besten durch das etwas modifizierte LICHTHEIM-WERNICKEsche Schema wiedergegeben. a' ist die Endstätte der akustischen Projektion, die mit dem eng benachbarten sensorischen Sprachzentrum a in innigster Beziehung steht. a—b ist die direkte Verbindung des sensorischen und motorischen Sprachzentrums. Das letztere b ist wiederum mit den operkularen Zentren der der Sprache dienenden Muskelgruppen b', b'', b''' eng verbunden. Über a und b erhebt sich die mit a inniger als mit b verbundene Gesamtrinde mit ihrer Zusammenfassung der akustischen, optischen, taktilen, kinästhetischen usw. Zentren zum begrifflichen Denken B (Abb. 78).

Das Spontansprechen nimmt in der Regel den Weg B—a—$b\genfrac{}{}{0pt}{}{b'}{\genfrac{}{}{0pt}{}{b''}{b'''}}$; bei den meisten Menschen ist der direkte Weg B—$b\genfrac{}{}{0pt}{}{b'}{\genfrac{}{}{0pt}{}{b''}{b'''}}$ nur dann möglich, wenn ein leichter Innervationsstrom a—b daneben vorhanden ist.

Komplizierter gestaltet sich das Bild, wenn mit dem Erlernen von *Lesen* und *Schreiben* die *optische Komponente*, die schon vorher bei der Sprache eine gewisse Rolle spielte, von größerer Bedeutung wird, und auch die *Armregion* mit der inneren Sprache beim Schreiben in Beziehung tritt. Die *Buchstaben* unserer Schrift sind Zeichen für Laute. Es besteht daher eine besonders innige Verbindung zwischen dem im Sehzentrum des Hinterhauptlappens zur Perzeption gelangenden *Buchstabenbild* und dem *sprachlich-akustischen* Zentrum. Genügt diese Verbindung im wesentlichen für das Lesen, so muß beim Schreiben auch die motorische Komponente der inneren Sprache erweckt werden. Es kann dann sowohl von dem optischen Buchstabenzentrum aus als auch vom motorischen Sprachzentrum aus das dem Schreiben dienende Handzentrum erweckt werden. Vollkommen eingeübte Worte (z. B. der eigene Namen) können wahrscheinlich auch noch nach Zerstörung der optischen Komponente lediglich durch Erwecken der cheirokinästhetischen Empfindungen geschrieben werden. Das *Schema für die Lese- und Schreibstörungen*, bei dem der Einfachheit halber das begriffliche Denken als ein Punkt B angenommen ist, und die akustischen und motorischen Projektionsbahnen direkt aus a und b entspringend gedacht werden, α die Sehsphäre und β das motorische Handzentrum darstellt, läßt dann das Lesen auf dem Wege $\alpha\,a\,B$ unter Miterregung von b, das mechanische laute Lesen auf dem Wege $\alpha\,a\,b$ zustande kommen. Das spontane Schreiben vollzieht sich auf dem Wege $B\,a\,\alpha\,\beta$ unter Miterregung von b, eventuell auf dem Wege $B\,a\,b\,\beta$ unter Miterregung von α, das Diktatschreiben auf dem Wege $a\,\alpha\,\beta$ unter Miterregung von b, das Kopieren auf dem Wege $\alpha\,\beta$ (Abb. 79).

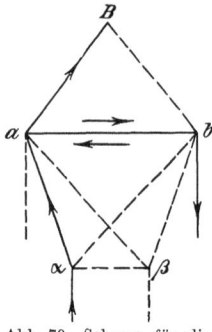

Abb. 79. Schema für die Funktion des Lesens und Schreibens.

Bei allen diesen Betrachtungen ist daran festzuhalten, daß in der Ausbildung der gesamten Sprachfunktion bei den verschiedenen Menschen der Anteil der akustischen, visuellen und motorischen Komponente für die einzelnen sprachlichen Funktionen verschieden stark ist. Gibt es doch Individuen, die bereits beim Zuhören die Lippen bewegen. Je nachdem es sich demnach mehr um Hör-, Seh- oder Bewegungsmenschen handelt, werden die Schädigungen der sprachlichen Funktionen nach Läsion der einzelnen Gebiete verschieden stark ausfallen, so daß z. B. der Ausfall der motorischen Komponente bei dem einen das Lesevermögen nicht schädigt, bei dem anderen fast ganz aufhebt.

Anatomische Grundlage der aphatischen Störungen.

Sind die hier aufgestellten Schemata nur berufen, im allgemeinen den komplizierten Sprachmechanismus auf einfache Grundlinien zurückzuführen und dem weiteren Verständnis zu erschließen, ohne irgendwie anatomische Aufklärungen zu geben, so fragt es sich nun, *welche Gebiete des Gehirns bei der Sprachfunktion in Betracht kommen* und durch ihre Erkrankung aphatische Störungen verursachen. Es ist hier besonders interessant, daß Beobachtungen über die Lokalisation der Sprache in bestimmten Abschnitten des Stirnhirns bis in den Anfang des 19. Jahrhunderts zurückreichen (GALL, BOUILLAUD, DAX), ja daß selbst die von BROCA zuerst sichergestellte Beziehung des Fußes der dritten linken Stirnwindung zur Sprachfunktion bereits 1860, also lange vor Begründung der experimentellen Rindenlokalisation, veröffentlicht ist. Vervollständigt wurden diese Beobachtungen erst durch die fundamentale Feststellung JACKSONs, BASTIANs und WERNICKEs, daß es *zwei* Formen der Aphasie gäbe, von denen nur die *motorische* im Stirnhirn ihren Ursprung nähme, die *sensorische* aber durch Herde im hinteren Teil des Schläfenlappens zustande käme. Von besonderer Bedeutung war dann die Feststellung, daß die Sprachfunktion im wesentlichen an die *linke Großhirnhemisphäre* gebunden ist, entsprechend der *Rechtshändigkeit* der meisten Menschen, während die rechte Hemisphäre im wesentlichen nur an der mechanischen Ausgestaltung der Sprache beteiligt ist. Nur bei den *Linkshändern*, etwa 5% der Menschen, dreht sich das Verhältnis um, und die rechte Hirnhemisphäre übernimmt die wesentliche Sprachfunktion. Endlich gibt es eine Reihe von Menschen, die mit beiden Händen annähernd gleich geschickt sind, wahrscheinlich durch das praktische Leben mit der rechten Hand besonders eingeübte Linkshänder, bei denen beide Hirnhemisphären etwa gleichmäßig am Sprechakt beteiligt sind. Aber selbst bei einer Reihe der strikten Rechtshänder ist die rechte Hemisphäre imstande, nach Ausschaltung der linksseitigen Sprachzentren nach kürzerer oder längerer Zeit die Sprachfunktion zu übernehmen. Beobachtungen von Zerstörung der linksseitigen BROCAschen Wirkung bei Rechtshändern ohne Zustandekommen von Aphasie veröffentlichten unter anderen MOUTIER, FOULIS, GOWERS, HENSCHEN, MOTT, SIMON, NOTHNAGEL, ORD-CHATTOCK, LIEPMANN, BALLET-BOIX, DEJERINE, BRINK, VICTORIA; andererseits wurde durch K. MENDEL, HERRMANN und PÖTZL, G. VLAVIANOS, RIESE u. a. der Nachweis erbracht, daß ausnahmsweise auch bei Rechtshändern rechtsseitige Läsionen zu Aphasie führen können.

Wenn diese Verhältnisse schon die Feststellung der Lokalisation der Sprachregion in der Hirnrinde sehr erschweren, so ist weiterhin zu betonen, daß reine Ausfälle bestimmter Rindengebiete zu den größten Zufällen in der Pathologie gehören, daß daher bei dem Fehlen jedes Wegweisers aus der experimentellen Physiologie nur außerordentlich wenige klinisch und pathologisch-anatomisch gut beobachtete Fälle übrigbleiben, die hier einigermaßen sichere Schlüsse gestatten. Immerhin hat es sich herausgestellt, daß es bestimmte Gebiete der linken Hirnhemisphäre gibt, deren Ausfall zu schweren und in vielen Fällen dauernden Sprachstörungen führt. Diese *Sprachregion* umfaßt bei Rechtshändern einen großen Teil der um die linke Fossa Sylvii gelagerten Windungen. Es gehören hierher die Pars triangularis und opercularis der dritten Stirnwindung (BROCAsche Windung), nach hinten an das Operculum mit seinen Rindenfoci für Lippen, Zunge, Kehlkopf angrenzend, dann die ganze Inselrinde in der Tiefe der Fossa Sylvii und die Rinde der ersten Schläfenwindung, vor allem ihr hinterster Teil, übergreifend auf die HESCHLsche Querwindung und den untersten Abschnitt des Gyrus supramarginalis (Abb. 80). Im weiteren Sinne sind dann noch das Handzentrum der linken Armregion (Gyrus centralis anterior) und die Rinde des Occipitallappens mit ihren mannigfaltigen Assoziationen (Schreiben und Lesen) hierher zu rechnen. Von besonderer Wichtigkeit bei dem Zustandekommen der aphatischen Störungen sind ferner die Unterbrechungen der wichtigen Assoziationsbahnen durch Markherde, so des Fasciculus arcuatus im Marklager unter der dritten Stirnwindung, des Fasciculus longitudinalis inferior und anderer occipito-temporaler Verbindungen im tiefen Marklager des Gyrus angularis. MINGAZZINI und andere Autoren hatten behauptet, daß auch dem Linsenkern eine hohe Bedeutung für die Sprache zukäme; doch konnte SCHWERSENZ nachweisen, daß bei den sog. „Linsenkernaphasien" nicht der Nucleus lenticularis das Maßgebende ist, sondern Fasern, die von der Opercularrinde herkommend, in der inneren und auch äußeren Kapsel an jenem vorbeiziehen.

Man hat nun versucht, die verschiedenen Einstrahlungspunkte des obenbesprochenen Aphasieschemas mit bestimmten Abschnitten der Sprachregion zu identifizieren. *a*, das *sensorische Sprachzentrum*, liegt demnach im hinteren Teil der ersten Schläfenwindung und in der HESCHLschen Querwindung (WERNICKE, FLECHSIG), *b*, das *motorische Sprachzentrum* in der Pars opercularis der dritten Stirnwindung (BROCAsche Stelle) und den angrenzenden Abschnitten der dritten Stirnwindung und der Insel, vielleicht auch noch etwas im hinteren Teil der zweiten Stirnwindung. α, das *optische Buchstabenzentrum*, liegt an der Konvexität beider Hinterhauptslappen, β, das *Handzentrum*, im Gyrus centralis anterior. Die Verbindung a—b verläuft in der Inselregion.

Gegenüber der Behauptung PÖTZLS, wonach auch ein sensorisches Sprachzentrum im linken *Scheitel*lappen vorhanden sein soll, dessen Läsion (z. B. bei otogenen Hirnabscessen) zu einer ,,parietalen Aphasie" führe, hat NIESSL V. MAYENDORF festgestellt, daß es sich bei den betreffenden Beobachtungen nur um Fernwirkungen auf das *temporale* Sprachzentrum handeln kann.

Auf der Grundlage dieser Feststellungen versuchte man früher drei Hauptkategorien von Aphasien zu unterscheiden: *corticale, subcorticale* und

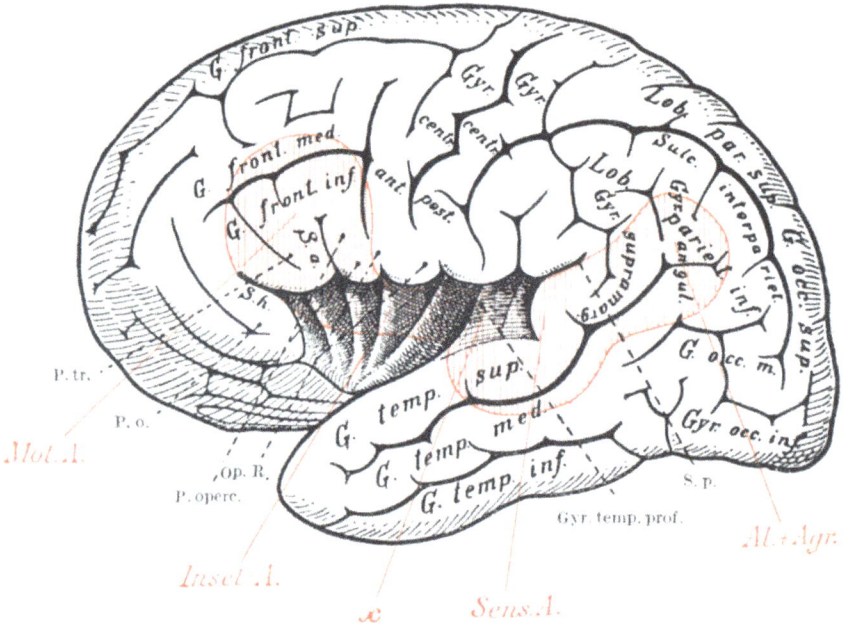

Abb. 80. Die Sprachregion. (Nach LIEPMANN.) *Mot. A.* Motor. Aphasie; *Insel A.* Inselaphasie; *Sens. A.* Sensor. Aphasie; *x* (temporale Querwindung) reine Worttaubheit (?); *Al. + Agr.* Alexie und Agraphie; P. tr. Pars triangularis; P. o. Pars orbitalis; P. operc. Pars opercularis; Op. R. Operculum Rolandi; S.h., S.a., S.p. Ramus horizontalis, ascendens, posterior, fossae Sylvii.

transcorticale (WERNICKE, LICHTHEIM, DEJERINE, ROSS, KUSSMAUL, CHARCOT u. a.). Da sich aber herausgestellt hat, daß Rinden- und Markherde in vielen Fällen von Aphasie kombiniert vorkommen, daß ferner ,,transcorticale" Herde, die also die Zentren von der Gesamtheit des Großhirns abtrennen sollen, in der Regel subcorticale Markherde darstellen, so ist es besser, statt obigen Einteilungsprinzips folgende Unterscheidung zu wählen:

1. *Reine motorische Aphasie* (frühere subcorticale motorische Aphasie).

2. *Totale motorische Aphasie*, BROCAsche *Aphasie* (früher corticale motorische Aphasie).

3. LICHTHEIMsche *motorische Aphasie* (früher transcorticale motorische Aphasie).

4. *Reine sensorische Aphasie* (früher subcorticale sensorische Aphasie).

5. *Totale sensorische Aphasie*, WERNICKEsche *Aphasie* (früher corticale sensorische Aphasie).

6. LICHTHEIMsche *sensorische Aphasie* (früher transcorticale sensorische Aphasie).

7. *Totale Aphasie.*
8. *Leitungsaphasien* (Inselaphasien).
9. *Alexie und Agraphie.*

Reine motorische Aphasie. Bei dieser Form der Aphasie ist der expressive Teil der eigentlichen Sprache, also Spontansprache und Nachsprechen, ganz oder doch in beträchtlichem Maße aufgehoben. Dagegen ist das Schreiben in allen seinen Formen ganz oder annähernd intakt, ebenso das Lesen. Das Wortverständnis ist vollkommen erhalten. Das Syndrom kann auch als *„reine Wortstummheit"* bezeichnet werden. Der Patient vermag oft mit den Fingern die Silbenzahl des Wortes anzugeben, das er vergebens auszusprechen trachtet (DEJERINE-LICHTHEIMsches Phänomen), hat also motorische Erinnerungsbilder behalten. In diesen Fällen muß die motorische Komponente der inneren Sprache

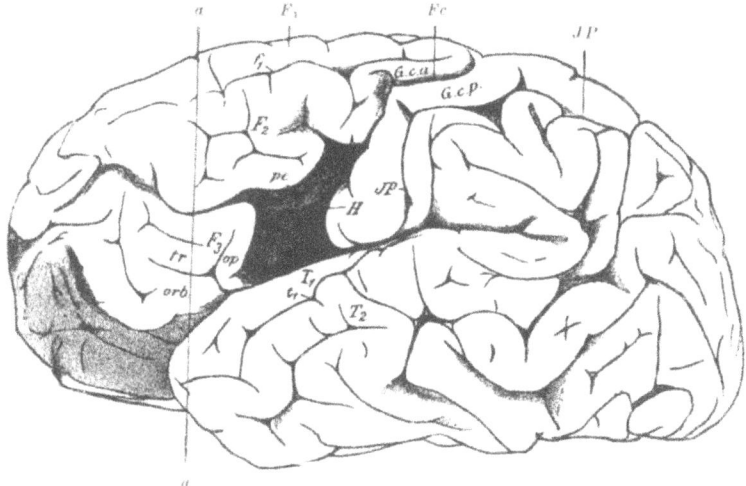

Abb. 81. Laterale Ansicht der linken Großhirnhemisphäre eines Falles von reiner „subcorticaler" motorischer Aphasie (LADAME-V. MONAKOW). Alter Herd (*H*) in der hinteren Hälfte der dritten Stirnwindung und im unteren Drittel der vorderen Zentralwindung.

selbst weitgehend intakt sein und ihre Erregungen auf das motorische Handzentrum abgeben können, während die Verbindungen dieses motorischen Sprachzentrums sowohl mit den gleichseitigen unmittelbar benachbarten Rindenfoci des linken Operculum als auch mit denen des rechten durch den Balken weitgehend beschädigt sein müssen. Auch kann das operculare Zentrum der gleichen Seite zerstört und die Verbindung zum gekreuzten unterbrochen sein. Solche Fälle, bei denen die Sprache viele Jahre hindurch bis zum Tode bis auf ganz vereinzelte Worttrümmer aufgehoben war, sind mehrfach beobachtet worden bei nur geringen oder ganz fehlenden Lähmungen und gutem schriftlichem Ausdrucksvermögen. Mehrere genau untersuchte Sektionsbefunde haben gezeigt, daß hier in der Regel ausgedehnte Herde im Marklager im Bereich des hintersten Teiles der dritten Stirnwindung und des Operculum bei geringeren Läsionen der Rinde vorhanden sind. Da in einer Reihe dieser Fälle der operculare Teil der dritten Stirnwindung mitzerstört war, so muß man annehmen, daß der vordere Abschnitt (Pars triangularis) der dritten Stirnwindung genügen kann, um die innere Sprache auf dem Wege der Schrift intakt bleiben zu lassen, und daß jedenfalls in vielen Fällen die rechte Hemisphäre nicht imstande ist, selbst nach Jahren die Sprachfunktion zu übernehmen (PITRES, BERNHEIM, MONAKOW und LADAME) (Abb. 81).

Totale motorische Aphasie, BROCAsche Aphasie. Diese Aphasieform ist, allerdings nicht in ganz reinen Fällen, wesentlich häufiger als die reine motorische Aphasie. In den schwersten Fällen ist gleichfalls die Sprache vollständig vernichtet; zugleich ist aber auch das Spontan- und Diktatschreiben aufgehoben, das Lesevermögen in der Regel sehr erschwert. Dabei bleibt das Wortverständnis vollkommen erhalten und das Kopieren gelingt ohne Schwierigkeiten. Solche Aphatiker brauchen in der allgemeinen Intelligenz gar nicht gestört zu sein. Neben der Unfähigkeit, die Wortlaute in die Bewegungen der opercularen Sprachmuskulatur umzusetzen (*Apraxie* der Sprachmuskulatur) handelt es sich hier stets um eine *amnestische* Komponente, weshalb hier das DEJERINE-LICHTHEIMsche Phänomen vermißt wird; die Lautkomponente des inneren Wortes kann nicht geweckt werden. Selbst bei den schwersten derartigen Aphasiefällen stehen den Kranken einige Worttrümmer zu Gebote, die bei den eifrigen Sprechversuchen des Patienten immer wieder zum Vorschein kommen. Bemerkenswert als ein Zeichen, daß die Sprachfunktion häufig nicht völlig erloschen, sondern nur in ihrer Erregbarkeit zu tief abgesunken ist, erscheint dann die Beobachtung, daß die schwersten Aphatiker in großer Erregung mitunter längere Sätze herausbringen, während sie in der Ruhe selbst die kleinsten Worte nicht nachsprechen können. Auch die Fähigkeit, in Reihen zu zählen, die Tage, Monate aufzusagen, besonders bei Unterstützung durch Taktschlagen, obwohl die einzelnen Worte außer der Reihe nicht gesprochen werden können, beweist das Bestehen von nicht überwindbaren Hemmungen bei der Spontansprache ohne völlige Vernichtung ihres cerebralen Mechanismus.

Die total motorisch Aphatischen können vielfach *vollkommen rein singen* (OPPENHEIM); sie haben beim Singen oft auch den Text der Lieder bewahrt, den sie absolut nicht sprechen können. Ja es gelingt bisweilen, einen untergelegten Text singen zu lassen und auf diese Weise die Restitution der Sprache zu fördern. So sang z. B. ein Aphatiker ROTHMANNs „Ich möcht' ein Taschentuch" ganz deutlich nach der Melodie von „Heil Dir im Siegerkranz". Allerdings kommt der Verlust des Singvermögens („*motorische Amusie*") ebenfalls vor. Auch die allerdings seltene Beobachtung, daß motorisch Aphatische bei im weiteren Verlauf der Erkrankung auftretenden Herden im Schläfenlappen plötzlich wieder anfangen, unaufhaltsam, allerdings im Kauderwelsch, zu reden (Jargonaphasie) (ROTHMANN), weist auf die nicht völlige Zerstörung der Zentren für die motorischen Sprachelemente hin.

Die *Schriftsprache* ist bei den BROCAschen Aphatikern häufig bereits durch die Lähmung des rechten Armes sehr erschwert. Aber auch bei fehlender Extremitätenlähmung zeigt es sich, daß die Agraphie der Aphasie in der Regel völlig parallel verläuft. Auch hier können mit der Hand, die die Feder richtig faßt, nur undeutliche Zeichen, selten einige Buchstaben und Wortreste geschrieben werden. Nur besonders geläufige Worte (Namen, Wohnort) werden infolge der sehr entwickelten kinästhetischen Innervationen der Hand für dieselben noch richtig geschrieben. Genau ebenso versagt die Hand beim Diktatschreiben, während das Kopieren richtig vor sich geht. Doch wird dabei in der Regel nur nachgemalt, so daß z. B. Druckschrift bisweilen als solche reproduziert wird.

Natürlich kommen hier in der Praxis die mannigfaltigsten Varietäten vor, indem bald die Aphasie, bald die Agraphie stärkere Ausfälle zeigt. Aber selbst in den meisten der Fälle, bei denen Wochen und Monate lang vollständige BROCAsche Aphasie bestand, kommt es im weiteren Verlauf zu einer gewissen Restitution. Es tauchen allmählich wieder bekanntere Worte auf, und zwar sind es gerade die Substantive und in geringerem Grade die Infinitive der Verben, die zuerst erlernt werden, so daß solche Patienten im Depeschenstil mit Auslassung der Partikel und ohne Konjugation und Deklination sprechen, z. B.

Doktor — kommen, Schmerzen *(Agrammatismus)*. Dabei gelingt es häufig nicht, die richtigen Worte im Augenblick zu finden, obwohl sie sonst dem Kranken zu Gebote stehen *(amnestische Aphasie)*. Auch ein Haftenbleiben an dem einmal gesprochenen Wort *(Perseveration)* macht sich bisweilen bemerkbar, sowohl im mündlichen wie im schriftlichen Ausdruck. Dagegen sind *Paraphasien*, d. h. Verwechslungen von Worten, Silben und Buchstaben bei den motorischen Aphasien selten und gehören nicht zum reinen Symptomenkomplex. In der Regel besteht auch eine direkte *Apraxie* der Mundmuskulatur, so daß die einzelnen für die Herausbringung der Vokale und Konsonanten notwendigen Mund- und Zungenstellungen nicht ausgeführt werden können, selbst bei direktem Vormachen. Auch hier führt sorgfältige Übungstherapie häufig zu weitgehender Besserung, die den Rückgang der aphatischen Störung beschleunigt.

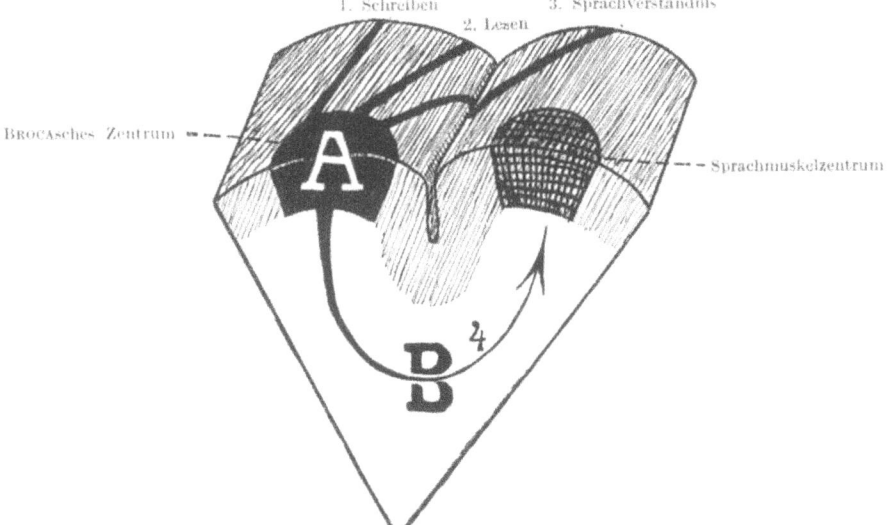

Abb. 82. Sitz einer corticalen motorischen Aphasie (A, sperrt 1, 2, 3 und 4) und einer subcorticalen motorischen Aphasie (B, sperrt nur 4).

Das Wortverständnis ist in den typischen Fällen von BROCAscher Aphasie im großen ganzen ungestört; wenn man aber sehr rasch mit dem Patienten spricht oder in der Konversation komplizierte Sätze anwendet, so kann man doch fast immer die Erschwerung des Wortverständnisses nachweisen. Auch die Erschwerung des Schriftverständnisses muß meistens durch besondere Prüfungsmethoden evident gemacht werden; so können z. B. gedruckte Worte verstanden werden, geschriebene dagegen nicht, oder das Schriftverständnis wird aufgehoben, wenn man die Silben voneinander abtrennt und mit horizontalen oder vertikalen Intervallen anordnet. Die Komplexität dieser Störungen im Gegensatze zu den „reinen" motorischen Aphasien, die durch Herde im Marklager hervorgerufen werden, erklärt sich daraus, daß die corticale Läsion der BROCAschen Aphasie, wie die Abb. 82 schematisch zeigt, einen Knotenpunkt des Assoziationsnetzes der „inneren Sprache" lädiert, was ein subcorticaler Herd nicht tut. Die Intelligenz kann trotz totaler motorischer Aphasie ohne jede Störung sein. Solche Patienten, Handwerker z. B., gehen oft ihrem Berufe nach.

Was nun den *Sitz der* BROCAschen *Aphasie* betrifft, so zeigen eine Reihe gut beobachteter, anatomisch genau untersuchter Fälle, daß bei reinen Fällen dieser Art die Zerstörung des Fußes der dritten Stirnwindung in der Regel im Zentrum des Hirnherdes sitzt (v. MONAKOW, LIEPMANN) (Abb. 83). Ist derselbe häufig auf dieses Gebiet beschränkt, wobei allerdings die Pars triangularis mit der eigentlichen BROCAschen Stelle der Pars opercularis der dritten Stirnwindung gemeinsam zerstört sein muß, so greift in vielen Fällen die Zerstörung über dieses Gebiet auf Inselpartien, Operculum, weitere Abschnitte des Stirnhirns über. In der Mehrzahl der Fälle, bei denen BROCAsche Aphasie in mehr oder weniger reiner Form beobachtet wird, betreffen die Hirnherde allerdings auch das tiefe Mark in der Umgebung der dritten Stirnwindung und die vorderen Abschnitte des Linsenkerns (MINGAZZINI). Andererseits sind auch Fälle mit völliger Zerstörung des Fußes der dritten Stirnwindung bekanntgeworden, bei denen nach anfänglicher BROCAscher Aphasie weitgehende Restitution, ja selbst völlige Wiederherstellung der Sprachfunktion beobachtet werden konnte.

Kann man die letztgenannten Fälle bei jüngeren Individuen durch Eintreten der entsprechenden Zentren der rechten Hemisphäre erklären — und solche Fälle, bei denen das Überwandern der Sprachzentren auf die rechte Seite durch einen rechtsseitigen Hirnherd mit Aphasie im höheren Lebensalter erwiesen wurde, sind sicher beobachtet worden —, so muß man doch bei den Restitutionen im höheren Lebensalter auch mit der Möglichkeit rechnen, daß das zur motorischen Sprachfunktion im Notfall heranzuziehende Hirngebiet noch weit über den Fuß der dritten Stirnwindung hinausreicht.

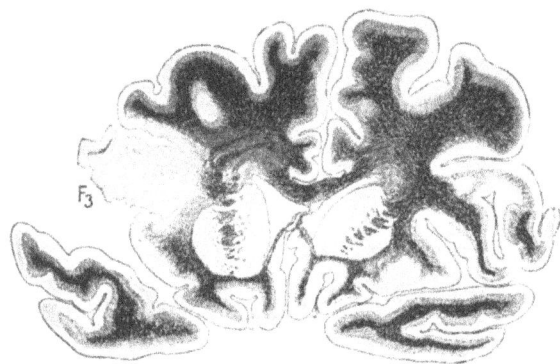

Abb. 83. BROCAsche totale motorische Aphasie. Zerstörung der linken dritten Stirnwindung. (Nach LIEPMANN.)

Dagegen muß daran festgehalten werden, daß unter normalen Verhältnissen dieses Hirngebiet der Auslösung der motorischen Sprachkomponente tatsächlich vorsteht (LIEPMANN). Ob man es dabei mit *einem* motorischen Sprachzentrum zu tun hat, *ob mehrere* einander *übergeordnete* Zentren hier ihren Sitz haben, ob man nur von einem *Knotenpunkt* der Assoziationsbahnen sprechen darf, läßt sich bisher nicht entscheiden. Auch die Beobachtungen bei operativen Eingriffen im Gebiet des Fußes der dritten Stirnwindung haben gezeigt, daß schon ein Druck auf dieses Gebiet durch Tamponade genügt, um eine vorübergehende, rein motorische Aphasie zu erzeugen (KRAUSE, OPPENHEIM). Der in neuerer Zeit unternommene Versuch, der alten BROCAschen Stelle jede Bedeutung für die motorische Komponente der Sprache abzusprechen (MARIE), muß als gescheitert gelten. Auch die Vorstellung, daß zwar gewisse Beziehungen dieses Hirngebietes zur Sprache bestehen, daß aber die schweren dauernden aphatischen Störungen nur durch ein Außerfunktionsetzen weiter anderer für die Sprache bedeutungsvoller Gebiete durch ,,Diaschisis" (Auseinanderfallen der Hirngebiete) zustande kommen (v. MONAKOW), läßt sich gegenüber den Fällen von schwerster Jahre hindurch bestehender motorischer Aphasie mit ziemlich reiner Lokalisation im Fuß der dritten Stirnwindung nicht aufrechterhalten. Wohl aber sei hier nochmals darauf hingewiesen, daß bei der phylogenetisch verhältnismäßig jungen Existenz der Sprache eine große Variationsbreite in den Sprachzentren die größte Wahrscheinlichkeit für sich hat.

Bei Linkshändern hat es sich wiederholt nachweisen lassen, daß die motorische Sprachregion die gleichen Gebiete der rechten Hemisphäre einnimmt. Dagegen findet sich bei Rechtshändern mit Herden im Fuß der rechten dritten Stirnwindung in der Regel eine Dysarthrie ohne Störung der inneren Sprache, wie sie ähnlich auch nach gut restituierten Aphasien bei linksseitigen Herden zurückbleibt.

LICHTHEIMsche motorische Aphasie (transcorticale motorische Aphasie). Die von LICHTHEIM zuerst beschriebene „transcorticale" motorische Aphasie ging von der theoretischen Vorstellung des Sprachschemas aus, daß hier der Weg vom Begriff zu den motorischen Sprachzentren abgetrennt sei, so daß bei intaktem Wortverständnis und absolut erhaltenem Nachsprechen die motorische Sprachkomponente vom Begriff aus nicht mehr zu erwecken sei, also die Spontansprache aufgehoben sei; ebenso muß dann auch das willkürliche Schreiben annähernd aufgehoben sein bei erhaltenem Kopieren und Diktatschreiben. Dieses Postulat kann einmal durch sehr diffuse Rindenprozesse, die die Übertragung des begrifflichen Denkens auf die motorischen Sprachzentren aufs äußerste erschweren, annähernd erfüllt werden; es kann aber auch ein Herd im Marklager des Fußes der dritten Stirnwindung, der die Assoziationsfaserung weitgehend zerstört, während er eine ausreichende Verbindung mit Schläfenlappen und Operculum offenläßt, in seltenen Fällen diesen Symptomenkomplex herbeiführen. Jedenfalls empfiehlt es sich, den Namen „transcortical" fallen zu lassen und von LICHTHEIMscher motorischer Aphasie zu sprechen.

Leichte Grade dieser Aphasieform stellt die *amnestische Aphasie* dar, die sich als selbständige Erscheinung vielfach bei alten Leuten findet, und von LIEPMANN als „verdünnte Form der transcorticalen motorischen Aphasie" bezeichnet wird, nachdem sie schon früher PITRES als „amnésie verbale" studiert hatte. Es werden einzelne Worte nicht von selbst gefunden, obwohl sie ohne Schwierigkeit nachgesprochen werden können; hier ist die Amnesie eine Folge diffuser seniler Rindenveränderungen. Dann aber findet sich amnestische Aphasie im Restitutionsstadium der meisten schweren Aphasieformen. Ob sie als selbständige anatomisch abgrenzbare Aphasieform überhaupt vorkommt, erscheint zweifelhaft. GOLDSTEIN, der die amnestische Aphasie als klinisch scharf umschriebene Form auffaßt, läßt sie durch diffuse feinste Rindenveränderungen oder durch einen Herd im Marke des Schläfenlappens zustande kommen. Eine Unterform derselben stellt die *optische Aphasie* dar, bei der die Wortbezeichnung nur von der optischen Sphäre aus, seltener auch von der taktilen Sphäre aus, nicht gefunden werden kann (FREUD, OPPENHEIM), während sie von der akustischen Komponente aus sofort ausgelöst zu werden vermag. Hier handelt es sich in der Regel um Herde am Übergang von Schläfen- und Hinterhauptslappen, welche die zur Begriffsbildung notwendigen Assoziationsbahnen der Sehzentren schädigen oder vernichten. G. WOLFF hält jedoch die Existenz der „optischen Aphasie" ebensowenig für bewiesen, wie diejenige anderer „einzelsinnlicher" Aphasien (akustisch, taktil) und in der Tat sind viele dieser Beobachtungen den strikten Beweis schuldig geblieben, daß die Patienten die Gegenstände, deren Wortbenennung ausblieb, wirklich *erkannten*.

Aber auch der ausgebildete Symptomenkomplex der LICHTHEIMschen motorischen Aphasie, bei der die gesamte motorische Komponente der Sprache vom Begriff aus nicht erweckt werden kann, während das Nachsprechen auf Anhieb, aber auch nur dieses, völlig erhalten geblieben ist, gelangt in reinen Fällen, allerdings nur selten zur Beobachtung (HEILBRONNER, ROTHMANN). Einem solchen Patienten wird ein Messer vorgehalten. „Was ist das?" Er bringt nichts heraus, trotz größter Anstrengung. Sagen Sie „Messer". „Messer". Sagen Sie „das ist ein Messer". „Das ist ein Messer". Was ist das? Keine

Antwort möglich! Auch beim Singen, das spontan erhalten ist, kann der Text spontan nicht gesungen, wohl aber in Bruchstücken nachgesungen werden.

Es können zunächst derartige Fälle in der Rückbildung totaler motorischer Aphasien vorkommen, indem die Leitung für das Nachsprechen die in ihrer Erregbarkeit schwer herabgesetzte motorische Sprachregion leichter zur Funktion bringt, als der Reiz vom Begriff her; doch handelt es sich hier stets nur um Übergangsstadien zu weitgehender Restitution der Sprache (BONHÖFFER, V. MONAKOW). Dann aber sind annähernd reine Fälle mit jahrelangem Bestehen dieses eigenartigen aphatischen Symptomenkomplexes beobachtet worden. Es ist auch einmal tatsächlich ein kleiner Herd im Mark des Fußes der dritten Stirnwindung als Ursache der 6 Jahre stationären LICHTHEIMschen motorischen Aphasie festgestellt worden (ROTHMANN), während in anderen, nicht ganz reinen Fällen eine diffuse Atrophie der linksseitigen Hirnwindungen gefunden wurde (PICK) (Abb. 84). Diese ganze Aphasieform weist darauf hin, daß der Hauptstrom zur Erweckung der motorischen Sprachkomponente von der Begriffsbildung aus tatsächlich direkt zur motorischen Sprachregion ohne den Umweg über das sensorische Sprachzentrum fließt. Auch hier bleibt bei lokalem Herd die Intelligenz vollkommen erhalten.

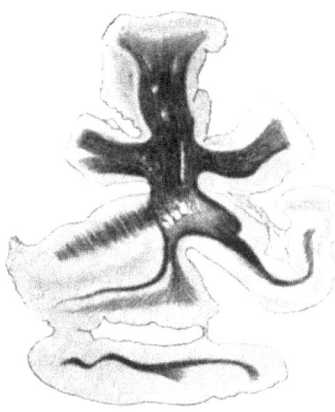

Abb. 84. Fall von LICHTHEIMscher (transcorticaler) motorischer Aphasie. Herd im Mark der l. dritten Stirnwindung.

Reine sensorische Aphasie. Da die akustische Bahn von jedem Ohr in beide Schläfenlappen einstrahlt, so kann ein einseitiger, diese Projektionsfaserung unterbrechender Herd im Mark des Schläfenlappens niemals eine völlige Taubheit, auch nur eines Ohres, herbeiführen. Sitzt aber der Herd beim Rechtshänder im linken Schläfenlappen und läßt die für die Wortklangerinnerungen bestimmte Rindenregion im hinteren Teil der ersten Schläfenwindung selbst intakt („Unterminierung" des tiefen Markes der queren Temporalwindungen durch einen Herd in der zweiten Schläfenwindung), so kommt es zur reinen *Worttaubheit*, einem sehr seltenen Krankheitsbilde, dessen Kenntnis wir den Beobachtungen von PICK, SÉRIEUX, LICHTHEIM, SACHS, BASTIAN, ZIEL, WERNICKE, BARETT, SCHUSTER, HENNEBERG, S. E. HENSCHEN, NIESSL V. MAYENDORF u. a. verdanken. Obwohl der Patient alle Geräusche, Klänge als solche, ja die ganze Tonreihe oft mit großer Feinheit perzipiert (BONVICINI), so ist das Verständnis für die Wortlaute vollkommen aufgehoben, das Sprachverständnis absolut erloschen. Dabei ist aber die innere Sprache infolge des Erhaltenseins der Region für die Wortklangerinnerungen und ihrer Verbindungen mit der Begriffsbildung erhalten. Solche Patienten können daher vollkommen richtig spontan sprechen, schreiben und lesen, während das *Nachsprechen* und das *Diktatschreiben* aufgehoben sind.

Nicht nur die von WERNICKE postulierten Markherde (die in Fällen von LIEPMANN, DEJERINE, VAN GEHUCHTEN und GORIS autoptisch vorgefunden wurden,) sondern auch unvollständige Zerstörungen des sensorischen Sprachzentrums können nach SÉRIEUX und DEJERINE gelegentlich reine Worttaubheit hervorrufen (nach BING infolge intracorticaler Unterbrechung der Assoziationsfasern zwischen den Rindenfeldern des Cochlearis und dem WERNICKEschen Zentrum).

Es müßte wohl auch ein geeignet lokalisierter Rindenherd der Hörzone (vor allem in den HESCHLschen Querwindungen) das Bild der reinen sensorischen Aphasie hervorrufen können. Doch fehlen bisher beweisende Fälle dieser Art. Die Annahme, daß es sich in derartigen Fällen um eine Labyrintherkrankung handeln könne (FREUD), ist nicht aufrechtzuhalten.

In einer Reihe von Fällen reiner sensorischer Aphasie sind weitgehende Restitutionen trotz ausgedehnter linksseitiger Schläfenlappenherde beobachtet worden, die durch Eintreten der rechten Hemisphäre für die linke sensorische Sprachregion zu erklären sind. Doch sind auch derartige Fälle bekannt, bei denen trotz reinen linksseitigen Herdes keine Restitution zustande kam (LIEPMANN).

Totale sensorische Aphasie, WERNICKEsche Aphasie. Ist der Herd im linken Schläfenlappen derart gelegen, daß er das *ganze hintere Gebiet der ersten Schläfenwindung* mit der angrenzenden Region des Gyrus supramarginalis zerstört, so bleibt zwar das Hörvermögen erhalten, aber infolge des Fortfalles der Wortklangerinnerungen kann das Gehörte nicht in richtiger Weise für die Sprache verwertet werden. Allerdings wird die Sprache nicht aufgehoben, da ja die Begriffsbildung in ihrer Verbindung mit der motorischen Sprachregion erhalten ist und auch von den erhaltenen Partien der Schläfenlappenrinde noch direkte Erregungen der letzteren zufließen dürften. Aber, da die gewohnte Kontrolle der Sprache durch die Wortklangerinnerungen fehlt, so kommen die Worte falsch heraus; vor allem werden die einzelnen Buchstaben verwechselt. Es besteht *Paraphasie*. Verwechselt der Patient ganze Worte, so spricht man von *verbaler*, verwechselt er Buchstaben, von *literaler Paraphasie*. Diese Paraphasie kann so hochgradig werden, daß die ganze Sprache absolut unverständlich wird *(Jargonaphasie)*. Im Gegensatz zum motorisch Aphatischen, der selbst die erhaltenen Wortreste nur selten gebraucht, besteht bei einer großen Zahl der sensorisch Aphatischen ein außerordentlich großer *Rededrang* (PICK), so daß sie ohne jede Pause minutenlang hintereinander in völlig unverständlichen Worttrümmern schwatzen *(Logorrhöe)*. Dieses Fortfallen der Sprechhemmungen ist so stark, daß selbst früher total motorisch Aphatische eine derartige Logorrhöe bekommen können. Die Patienten machen dann auf den Unerfahrenen häufig einen verworrenen Eindruck.

Bei leichteren Graden von sensorischer Aphasie tritt nun auch in scharfem Gegensatz zur motorischen Aphasie, bei der die Hauptworte und Infinitive am frühesten Restitution zeigen, ein Fehlen der Hauptworte bei reicher Anwendung der Füllworte hervor.

Aber nicht nur die *spontane* Sprache zeigt so schwere Störungen. Das *Nachsprechen* ist oft aufgehoben; bei Erhaltensein zeigt es gleichfalls schwere Paraphasien. Auch die Fähigkeit, eine Melodie aufzunehmen, kann verschwinden *(„sensorische Amusie")*, doch fand S. E. HENSCHEN diese Störung nur bei etwa 30% seiner Patienten mit sensorischer Aphasie. Doch auch die *Schriftsprache* ist in gleicher Weise gestört. Nur das direkt vom optischen Zentrum zur Hand gehende *Kopieren* ist erhalten. Das *Leseverständnis* ist bald ganz aufgehoben, bald schwer gestört. Dasselbe gilt bei Musikern vom *Notenverständnis* („musikalische Alexie"). Andererseits vermögen manche Patienten andere Symbole als die Buchstabenzeichen zu verstehen, z. B. sehr oft die Zahlenbezeichnungen, können ferner oft Karten und Domino spielen. Ein Patient DEJERINEs, der die Buchstaben R.F. nicht verstehen konnte, sagte augenblicklich „République française", sobald man um die beiden Buchstaben ein Wappenschild zeichnete. Beim Lautlesen, beim Spontan- und Diktatschreiben treten die gleichen Fehler wie bei der Spontansprache hervor, von einer Paralexie und Paragraphie bis zu einem vollkommen sinnlosen Hinkritzeln eben noch angedeuteter Buchstabenzeichen. Dabei macht sich sowohl bei der Sprache als auch bei der Schrift ein eigenartiges Haftenbleiben an dem einmal Gesprochenen bzw. Geschriebenen bemerkbar, so daß die Sprachinnervation gleichsam immer wieder in die einmal in Erregung versetzte Leitung hineinfährt *(Perseveration)*. Man kann mit LIEPMANN bei der sensorischen Aphasie eine Störung des *Wortlautverständnisses*, eine Störung des *Wortsinnverständnisses* und die Störung der höheren Funktionen, welche aus einer Vielheit von Wörtern den *Satzsinn* ergeben, unterscheiden.

Sensorische Aphasie geht bei Patienten, die des Zeichnens mächtig waren, oft mit Störungen dieser Fertigkeit einher (TROUSSEAU, BONVICINI, V. ENGERTH, PEDERSON, V. ANGYAL und LORÁND u. a.).

Was die *anatomischen* Befunde betrifft, so ist zweifellos, daß ausgedehnte Herde im hinteren Gebiet der ersten Schläfenwindung, vor allem mit Zerstörung

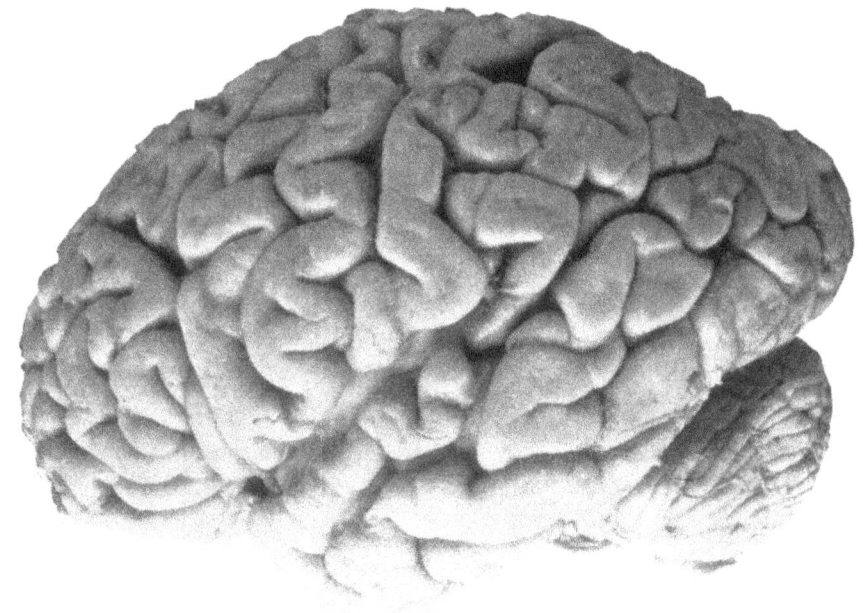

Abb. 85. Linke Großhirnhemisphäre. Atrophie der ersten Schläfenwindung bei WERNICKEscher (totaler sensorischer) Aphasie.

oder Atrophie der Rinde selbst, das allerdings sehr variationsreiche Bild der totalensensorischen Aphasie hervorrufen (V. MONAKOW). Auch traumatische Läsionen dieses Gebietes oder operative Eingriffe in dasselbe führen zu wenigstens transitorischen derartigen Sprachstörungen. Eine genauere Lokalisation ist aber nach den bisher vorliegenden anatomischen Befunden noch nicht möglich (Abb. 85).

Die *totale sensorische Aphasie* ist in der Mehrzahl der Fälle nicht annähernd so stabil wie die totale motorische Aphasie. In der Regel tritt selbst in den schwersten Fällen, bei denen der Krankheitsprozeß abgelaufen ist (alte Erweichung), ein Rückgang der Erscheinungen ein, so daß man bei sehr alten Herden oft erst durch genauere Untersuchung noch Störungen des Wortverständnisses auffinden kann bei geringer Paraphasie und Paragraphie. Ja es sind Sektionsbefunde bei Rechtshändern mit ausgedehnten linksseitigen Schläfenlappen, herden bekannt, ohne daß intra vitam eine nennenswerte Sprachstörung festgestellt werden konnte (SPILLER, WESTPHAL). Man muß daher annehmen, daß bei der sensorischen Sprachkomponente die *rechte Hemisphäre* leichter und schneller zum Ersatz eintreten kann, als bei der motorischen. Selbstverständlich liegen auch hier die Verhältnisse für die Linkshänder gerade umgekehrt, indem nur Herde im rechten Schläfenlappen derartige Ausfallserscheinungen bewirken. Dagegen gehört bei den Rechtshändern der rechte Schläfenlappen zu den sog. „stummen" Rindengebieten; d. h. seine Erkrankungen verlaufen beinahe symptomlos.

Es ist vielfach behauptet worden, daß der sensorisch Aphatische eine schwere Intelligenzstörung aufweise. Ja, in neuerer Zeit ist die Lehre aufgestellt worden (MARIE), es gäbe überhaupt nur eine auf dieser Intelligenzstörung beruhende Aphasie, die sog. WERNICKEsche Aphasie, neben der nur noch eine *Anarthrie* durch Zerstörung einer den Linsenkern einschließenden Zone (Linsenkernzone) bestände; Kombination dieser Anarthrie mit der WERNICKEschen Aphasie bewirke die BROCAsche Aphasie, während die dritte Stirnwindung keine Rolle für die Sprache spiele.

Haben wir bereits oben gesehen, daß diese letztere Annahme falsch ist, so muß auch der Satz, daß die WERNICKEsche Aphasie auf einer allgemeinen Intelligenzstörung beruhe, zurückgewiesen werden. Es gibt eine totale sensorische Aphasie ohne jeden Intelligenzdefekt, soweit nicht die Aufhebung des Wortgedächtnisses in Frage kommt (LIEPMANN). Auch die Annahme, daß Herde in einer hypothetischen Linsenkernzone stets Anarthrie bewirken (MARIE, MINGAZZINI), ist nicht bewiesen. *Es ist demnach unbedingt geboten, an der scharfen Trennung der sensorischen und motorischen Aphasie* und ihrer getrennten Lokalisation in der Großhirnrinde festzuhalten.

LICHTHEIMsche sensorische Aphasie (früher transcorticale sensorische Aphasie). Auch in der sensorischen Sphäre der Sprache gibt es nun eine Aphasieform, bei der nur die assoziativen Verbindungen des sensorischen Sprachgebietes mit der allgemeinen Begriffsbildung unterbrochen oder schwer geschädigt sind, während der niedere Sprachapparat richtig funktioniert. Der Wortlaut wird gehört und absolut richtig nachgesprochen; aber es kommt nicht zum Verständnis des Gesprochenen, das Erfassen des Wortsinnes ist aufgehoben. In diesen Fällen ist die *Spontansprache* stets erschwert und paraphatisch; die nachgesprochenen oder laut gelesenen Sätze dringen nicht in das begriffliche Denken des Patienten ein. Ebenso wird *ohne jedes Verständnis*, aber *richtig* auf *Diktat* geschrieben. Das *spontane Schreiben* ist schwer gestört und paragraphisch. Häufig besteht ein zwangsmäßiges Nachsprechen der gehörten Worte *(Echolalie)*, oft mit Perseveration verbunden (LICHTHEIM, GOLDSTEIN).

Derartige Fälle sind, allerdings nie vollkommen rein, mehrfach beobachtet worden. Sie kommen zustande bei Herden, die im Mark des linken Schläfenlappens und seiner nächsten Umgebung sitzen, ohne die Rinde zu zerstören und ohne die Projektionsfaserung ganz zu unterbrechen. Sie sind aber auch, vor allem als Übergangsstadien zu schwereren aphatischen Störungen, bei Geschwülsten beobachtet worden, die von der Nachbarschaft her auf den Schläfenlappen komprimierend einwirken. Endlich kann diese Form auch bei der Restitution einer totalen sensorischen Aphasie vorübergehend in die Erscheinung treten (DEJERINE, V. MONAKOW, BING, SACHS).

Ebenso wie bei der motorischen Aphasie das musikalische Ausdrucksvermögen häufig erhalten ist und nur bei ausgedehnteren Herden aufgehoben wird, so verhält sich auch die *sensorische Amusie* nicht der sensorischen Aphasie vollkommen gleich. *Dauernde Tontaubheit* kann schon durch einseitigen Schläfenlappenherd hervorgerufen werden. Doch sind in der Regel doppelseitige Schläfenlappenherde hierzu erforderlich (EDGREN, PROBST). Dabei läßt sich feststellen, daß es schwerste Fälle sensorischer Aphasie bei gut erhaltenem musikalischem Aufnahmevermögen und Fälle von totaler sensorischer Amusie ohne stärkere dauernde aphatische Störungen gibt. Einige Sektionsbefunde weisen darauf hin, daß die vorderen Abschnitte der Schläfenlappen mit dem musikalischen Verständnis in Beziehung stehen müssen.

Totale Aphasie. Da die Affektionen, die in der Regel die aphatischen Störungen herbeiführen (Blutungen, Erweichungen), ziemlich unregelmäßige Herde bilden und oft mit diffusen Ernährungsstörungen des ganzen Großhirns verbunden sind, so ist es leicht verständlich, daß in der Mehrzahl der Fälle sich die einzelnen Aphasieformen nicht rein beobachten lassen, sondern daß die *motorische und sensorische Sprachkomponente gemeinsam* geschädigt sind. In den schwersten Fällen dieser Art, wie sie bei Erweichungen, die von der Inselgegend auf die Markfaserung von Stirn- und Schläfenlappen übergreifen, vorkommen, ist das Sprachverständnis und Sprachvermögen völlig aufgehoben, ebenso Lesen und Schreiben. Derartige Kranke zeigen fast immer schwerere Intelligenzstörungen; auch sind in der Regel noch andere Erscheinungen, vor allem Zeichen von Apraxie, vorhanden. Da die sensorisch-aphatischen Störungen im Laufe der Jahre besser kompensiert werden als die motorischen, so tritt allmählich das Bild der motorischen Aphasie immer stärker hervor, so daß bei alten Fällen hier Verwechslungen vorkommen können.

Leitungsaphasien (Inselaphasien). Als Leitungsaphasie (WERNICKE) hatte man nach dem Sprachschema derartige Sprachstörungen bezeichnen wollen, bei denen nur die direkte Verbindung von a und b, also die für das Nachsprechen in Anspruch genommene Bahn geschädigt wäre. Reine Fälle dieser Art sind kaum zur Beobachtung gelangt. Es müßte dann die willkürliche Sprache, vor allem aber das Nachsprechen und das Lautlesen, Paraphasie zeigen, ebenso das Spontan- und Diktatschreiben Paragraphie, bei im übrigen erhaltenen Sprachfunktionen. Anatomisch kämen am ehesten Herde in der Inselgegend, bei denen stets eine Reihe der vom Schläfenlappen zum unteren Stirnhirn ziehenden Verbindungen unterbrochen sein müssen, in Betracht. Bei oberflächlichen Herden dieser Art mit Zerstörung der Capsula extrema, bisweilen auch der Capsula externa, findet sich allerdings Paraphasie in Verbindung mit leichter amnestischer Aphasie; doch ist die willkürliche Sprache in der Regel stärker geschädigt als das Nachsprechen. In einer großen Reihe der Inselherde, vor allem der im vorderen Abschnitt der Insel gelegenen, bei denen eine Reihe wichtiger Assoziationsbahnen, so z. B. der Fasciculus arcuatus, mitgeschädigt werden, kommt es dagegen zu annähernd reinen motorischen Aphasien, während das Sprachverständnis nur selten bei auf die Schläfenlappen einwirkenden Inselherden Schädigung zeigt. Die Leitungsaphasie ist daher als besondere Form der Aphasie noch keineswegs sichergestellt (WERNICKE, ZIEHEN, PERSHING, NIESSL V. MAYENDORF, V. MONAKOW).

Alexie und Agraphie. Bei den verschiedenen Aphasieformen ist wiederholt von *Lesestörungen* die Rede gewesen. Eine Alexie muß bei totalem Fortfall der Wortklangerinnerungen stets eintreten, und auch die motorische Sprachkomponente scheint bei der Mehrzahl der Menschen für den richtigen Ablauf des Lesens von Bedeutung zu sein. Es gibt aber auch eine *reine Alexie* (reine *Wortblindheit*), die, unabhängig von den Affektionen der „Sprachregion" auftritt, lediglich infolge des Ausfalles der *optischen* Komponente. Bei der reinen Alexie können trotz hinreichender Sehschärfe und richtiger Bezeichnung der Gegenstände die Buchstaben überhaupt nicht als solche erkannt werden *(literale Alexie)*, oder wenn sie erkannt werden, nicht zu Worten zusammengefügt werden (*verbale Alexie*, DEJERINE). Die Alexie ist in der Regel mit einer Hemianopsie nach rechts verbunden, ohne daß diese aber in einer ursächlichen Beziehung zur Alexie steht. Man hat mehrfach die Annahme machen wollen, daß die Alexie durch die Schädigung eines im Gyrus angularis gelegenen Zentrums für die Buchstabenbilder, eines „Lesezentrums" zustande käme. Schon das phylogenetisch so kurze Bestehen des Lesevermögens, das heute noch nicht Gesamtbesitz der Menschheit ist, ja vielen Naturvölkern vollkommen fehlt, spricht gegen das Bestehen eines solchen „Zentrums".

Die Störung der Erkenntnis der Buchstaben allein bei im übrigen fehlender Seelenblindheit erklärt sich durch die besonders innige Assoziation des Buchstabenbildes mit dem entsprechenden Klangbilde, so daß bereits eine wesentliche Schädigung der entsprechenden Assoziationsbahnen genügt, um die geistige Verwertung des Buchstabenbildes nicht zuzulassen. Bei geringerer Schädigung taucht das Klangbild des entsprechenden Einzelbuchstabens zwar auf, aber die Assoziationstätigkeit ist eine so langsame geworden und haftet so wenig, daß der erste Buchstabe vergessen ist, wenn der zweite gelesen wird, und so der Wortklang niemals vom Buchstabenbild aus geweckt werden kann (GOLDSCHEIDER). Dem entspricht es auch, daß besonders eingeübte Worte (der eigene Name usw.) und Zahlen bisweilen noch gelesen werden bei sonst totaler Alexie. Auch das Finden der Buchstaben durch entsprechende Schreibbewegungen zeigt, daß das Erwecken des Klangbildes auf dem Umwege über andere Assoziationen bisweilen möglich ist. Der an einer Alexie Leidende schreibt dabei geläufig, kann aber das Selbstgeschriebene nicht lesen.

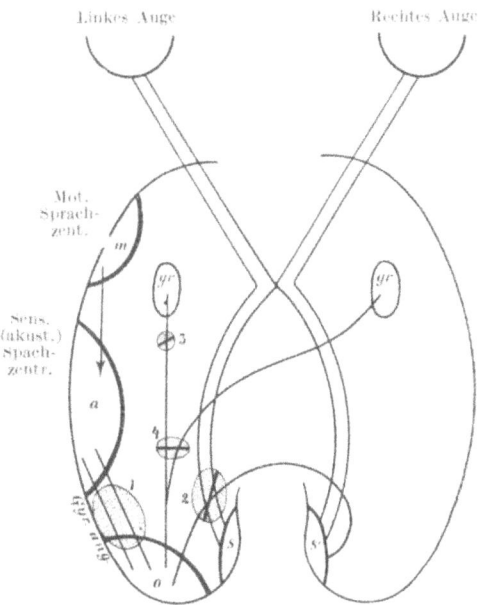

Abb. 86. Schema für Alexie und Agraphie. (Nach LIEPMANN.) Herd *1* Alexie und Agraphie; Herd *2* reine Alexie mit Hemianopsie; Herd *3* reine Agraphie nur der rechten Hand; Herd *4* reine Agraphie beiderseits.

BERINGER und STEIN haben die Tatsache, daß bei Alektischen mitten in einer Untersuchungsreihe zuweilen ein Wort richtig gelesen werden kann, hervorgehoben und die komplizierten psychologischen Bedingungen klarzulegen versucht, unter welchen solche „Plusleistungen" (vorübergehender Übergang von Alexie zu Eulexie) zustande kommen.

Was die *anatomische* Grundlage der Alexie betrifft, so sind in einer Reihe von Fällen Läsionen im Mark des *linken Gyrus angularis* und der lateralen Occipitalwindungen gefunden worden, durch die die Assoziationsbahnen zum linken Temporallappen, vor allem im Gebiet des Fasciculus longitudinalis inferior, schwer geschädigt waren. In anderen Fällen saß der die Alexie bedingende Herd derart im medialen Teil des *linken Hinterhauptslappens*, daß neben der linksseitigen Sehstrahlung (Hemianopsie nach rechts) die vom rechten Hinterhauptslappen durch das Balkensplenium zum linken Hinterhauptslappen ziehenden Assoziationsbahnen unterbrochen waren[1] (s. Abb. 86). Es handelt sich hier in der Regel um Schädigungen im Gebiet der linken A. cerebri posterior. Da dieses Gefäß fast alle Wände der Hirnhöhlen, mit Ausnahme der Seitenventrikelvorderhörner, versorgt, pflegen sich als weitere Symptome sensorische Aphasie und

---

[1] Nach neueren Arbeiten (NIESSL V. MAYENDORF, PÖTZL, KLEIST) wäre bei gewissen Fällen von Alexie auch eine Beeinträchtigung von Teilen der Calcarinarinde, speziell des Gyrus lingualis, im Spiele.

Thalamussyndrom (s. oben S. 63f) hinzuzugesellen (DURET, v. MONAKOW, v. STOCKERT u. a.).

Die Unterscheidung dieser beiden Alexieformen (der „parietalen" und der „occipitalen") wird durch die Kriterien erleichtert, die PÖTZL[1] aufgestellt hat, und die sich, wie folgt, einander gegenüberstellen lassen:

1. Parietale Alexie.	2. Occipitale Alexie.
a) Überblick gewahrt, daher Wort- und Satzlesen, literale Störungen sekundär.	a) Störung des Überblickes über das Wortbild, die Zeilenentwicklung, den Satz. Fehlen des „Vorscheins", vorwiegend literale, aber auch verbale Alexie.
b) Fehler und Eindringen sprachlicher Bestandteile, gehörter Worte aus der Umgebung, gedachter aus der inneren Sprache; verbale und literale Paraphasien; Veränderung des Satzsinns.	b) Form der Fehler: Verschwinden von Buchstaben und Teilen solcher, Eindringen der Umgebung aus dem Sehfeld in das fixierte Buchstaben- und Wortbild; Formauffassung gestört, Verlagerung und Verdrehung.
c) Korrekturversuche durch minutiöse optische Auffassung oder durch sinngemäße Ergänzung.	c) Neigung, durch Schreiben das Lesen zu unterstützen, also schreibende Handbewegungen usw. Optische Eindrücke stören und verwirren.
d) Kopieren erhalten, Vorlage verbessert. Spontan- und Diktatschreiben unmöglich; in leichteren Fällen paragraphische Schreibstörungen.	d) Schreibstörung: Kopieren am meisten gestört, Vorlage auch hier verwirrend, Richtungsfehler. Spontan- und Diktatschreiben intakt oder jedenfalls besser.

Wie man sieht, deckt sich der Begriff der occipitalen Alexie mit demjenigen der „reinen Wortblindheit" (WERNICKE), während für die parietale Alexie auch die Bezeichnung „Agraphie-Alexie" („alexie avec agraphie" von DEJERINE) gebräuchlich ist.

Von der Alexie im engeren Sinne wird man mit DEJERINE, ENGLER, RIEGER u. a. gewisse Fälle unterscheiden, für die GUSTAV WOLFF den Ausdruck „*partieller Analphabetismus*" geprägt hat. Es handelt sich dabei um geistig rückständige Patienten, die zwar einigermaßen zu schreiben, nicht aber zu lesen lernen. Dies beruht offenbar darauf, daß letzteres eben das Schwierigere ist (wie es z. B. jedem zum Bewußtsein kommt, der die Stenographie erlernt!). Solche Fälle sind also von der echten sog. „kongenitalen Wortblindheit" zu trennen, einem (gelegentlich familiär auftretenden) Syndrom, das HINSHELWOOD, KERR, MORGAN u. a. als das Resultat einer Aplasie des „Lesezentrums" ansprachen.

Auch die *Agraphie* kann zweifellos rein, losgelöst von aphatischen Störungen, zustande kommen. Zunächst gibt es eine Agraphie, die durch apraktische Störungen des Armes selbst zustande kommt (HEILBRONNER, MAAS). Kann bisweilen mit der linken Hand dann noch richtig geschrieben werden, so gibt es andere Fälle mit Zerstörung des linksseitigen Armzentrums für die rechte Hand, bei denen nun auch die linke Hand agraphisch geworden ist. Der Versuch, ein vom motorischen Sprachzentrum unabhängiges „Schreibzentrum" im hinteren Teil der zweiten Stirnwindung, direkt der Armregion vorgelagert, anzunehmen, muß als vollkommen gescheitert gelten. Immerhin ist zuzugeben, daß in einzelnen Fällen die motorische Agraphie fast total ist bei nur angedeuteter motorischer Aphasie, so daß hier die Assoziationen des BROCAschen Zentrums mit den kinästhetischen Zentren der Hand besonders stark geschädigt sein müssen. Auch durch Abtrennung der optischen Zentren von der Armregion (Herde im Mark des Gyrus supramarginalis) kann vielleicht einmal eine reine Agraphie hervorgerufen werden (DEJERINE). Häufiger ist jedenfalls das Vorkommen der Agraphie in Verbindung mit Alexie bei rechtsseitiger Hemianopsie

---
[1] Von weiteren Autoren, die sich um unsere Kenntnisse von der Alexie verdient gemacht haben, auf deren Arbeiten aber hier nicht im einzelnen eingegangen werden kann, seien genannt: BONHÖFFER, BOUMAN und GRÜNBAUM, MIRALLIÉ, NIESSL v. MAYENDORF, SCHUSTER, WOLPERT.

infolge ausgedehnter Herde im Mark des linken Gyrus angularis und der lateralen Occipitalwindungen (Abb. 86).

Dieser Form der Agraphie stehen dann die bei den aphatischen Störungen wiederholt berührten agraphischen Störungen gegenüber, bei denen die Agraphie mehr oder weniger dem aphatischen Prozeß parallel verläuft und daher auch in den meisten Fällen einer weitgehenden Restitution zugänglich ist.

Da in vielen Fällen der rechte Arm gelähmt ist und daher mit dem linken Arm das Schreiben eingeübt werden muß, so ist zu betonen, daß eine Reihe von Patienten mit demselben *Spiegelschrift* schreiben. Die Spiegelschrift (Abduktionsschrift) ist die naturgemäße Schreibart des linken Armes, entsprechend

Tabelle der verschiedenen Aphasieformen.

	Willkürliche Sprache	Nachsprechen	Lautlesen	Willkürliches Schreiben	Kopieren	Diktatschreiben	Sprachverständnis	Lesen
1. Reine motorische Aphasie	erloschen	erloschen	erloschen	erhalten	erhalten	erhalten	erhalten	erhalten
2. Totale motorische Aphasie	erloschen	erloschen	erloschen	aufgehoben	erhalten	aufgehoben	erhalten	schwer gestört
3. LICHTHEIMsche motorische Aphasie	erloschen	erhalten	erhalten	schwer gestört	erhalten	erhalten	erhalten	erhalten
4. Reine sensorische Aphasie	erhalten	erloschen	erhalten	erhalten	erhalten	aufgehoben	aufgehoben	erhalten
5. Totale sensorische Aphasie	schwer gestört mit Paraphasie und Logorrhöe	aufgehoben	aufgehoben	schwer gestört mit Paragraphie	erhalten	aufgehoben	aufgehoben	aufgehoben
6. LICHTHEIMsche sensorische Aphasie	Sprache erhalten mit Paraphasie	erhalten	erhalten (ohne Verständnis)	erhalten mit Paragraphie	erhalten	erhalten	aufgehoben	aufgehoben
7. Totale Aphasie	erloschen	erloschen	erloschen	erloschen	erhalten	erloschen	erloschen	erloschen
8. Leitungsaphasie	erhalten mit Paraphasie	erhalten mit Paraphasie	erhalten mit Paraphasie	erhalten mit Paragraphie	erhalten	erhalten mit Paragraphie	erhalten	erhalten
9. Alexie (reine)	erhalten	erhalten	aufgehoben	erhalten	erhalten	erhalten	erhalten	aufgehoben

der gewohnten Schrift des Rechtshänders. „Orthodoxe" Linkshänder schreiben bisweilen normalerweise alles mit der linken Hand in Spiegelschrift (LEONARDO DA VINCI z. B.). Es ist daher nicht auffallend, daß eine Reihe schwerer Agraphiker in der Restitution mit der linken Hand in Spiegelschrift schreiben. Bei den anscheinend sinnlosen Schnörkeln des in der ersten Restitution befindlichen Agraphikers muß man stets an diese Möglichkeit denken. Bisweilen wird auch in Senkschrift geschrieben, d. h. statt von links nach rechts von oben nach unten, so daß die Schrift, um 90° gedreht, der gewohnten Form entspricht. Bei schweren Aphasien mit Agraphie ist die *Einübung des linken Armes* deshalb von besonderer Bedeutung, weil dadurch die Ausbildung des rechtsseitigen Sprachgebietes zur vollen Funktion beträchtlich gefördert wird.

Gegenüber den seit BROCA fortgesetzten Bemühungen, in der Aphasielehre die einzelnen scharf umgrenzten Krankheitsbilder herauszuheben und mit der Schädigung bestimmter Hirnabschnitte, denen besondere Funktionen im Sprachmechanismus zukommen, in Verbindung zu setzen, hat es niemals an Gegnern dieser strengen Lokalisation der einzelnen Sprachfunktionen gefehlt. Vielfach wird die ganze Sprachregion als eine Einheit aufgefaßt, bei deren mehr oder weniger schweren Ausfallserscheinungen dynamische Störungen von wesentlicher Bedeutung sind (FREUD, BERNHEIM). Demgegenüber erkennt v. MONAKOW nur eine Lokalisation der einfachsten motorischen und sensorischen Komponenten der Sprache an, während er für den dauernden Ausfall der komplizierteren Sprachfunktionen neben der Herderkrankung eine Fernwirkung auf andere nicht direkt betroffene nervöse Apparate *(Diaschisis)* annimmt, die in Einzelfällen jahrelang bestehen könne. Die nach Abklingen der Diaschisis noch vorhandenen Sprachstörungen seien als die Residuärerscheinungen bei bestimmten Herden zu betrachten. Durch die verschiedenen Formen der intercorticalen Diaschisis kommen nach MONAKOW die einzelnen Aphasieformen zustande. Endlich waren MARIE und sein Schüler MOUTIER bemüht, eine Lokalisation der Sprachfunktionen zu entwickeln, die von der klassischen Aphasielehre nur wenig übrig ließ. Danach sollte das BROCAsche Zentrum nichts mit der Aphasie zu tun haben. BROCAsche und WERNICKEsche Aphasie gingen beide mit einem Intelligenzdefekt einher. Die BROCAsche Aphasie sei eine WERNICKEsche Aphasie + Anarthrie. Beruhe die WERNICKEsche Aphasie auf einer Schädigung des Temporallappens, so käme die Anarthrie durch eine Läsion einer „Linsenkernzone" zustande.

Wenn auch einige Autoren diesen Anschauungen gegenüber einen vermittelnden Standpunkt einnehmen (GOLDSTEIN, DERCUM), so ist doch im allgemeinen der Nachweis gelungen, daß vor allem die MARIEsche Lehre von der Anarthrie und der Versuch, die Bilder der motorischen und sensorischen Aphasie zu verwischen, nicht berechtigt sind (DEJERINE, LIEPMANN, DIMITRI). Die Annahme eines zentralen Sprachfeldes mit Lokalisation in der Inselrinde (GOLDSTEIN) wird dem vorliegenden Tatsachenmaterial nicht völlig gerecht. Auch die Vorstellung, daß die motorische Sprachregion mit den opercularen Rindenfeldern zusammenfällt (NISSEL V. MAYENDORF) ist nicht festzuhalten. Vor allem weist auch die cytoarchitektonische Forschung (BRODMANN) auf die spezifisch menschliche Bildung der dritten Stirnwindung hin. Zuzugeben ist dagegen, daß das vorliegende Sektionsmaterial nur wenige eindeutige Fälle enthält. Das erscheint aber bei der Natur des pathologischen Materials und dem Fehlen jeder experimentellen Prüfung der Frage nicht erstaunlich. Zunächst müssen wir an den oben geschilderten Aphasieformen festhalten, ohne erwarten zu dürfen, in jedem Fall eine völlig befriedigende Herdlokalisation nachweisen zu können.

Dem von mir vertretenen und meine Darstellung zugrunde gelegten Standpunkt stellen sich die sog. „noetischen" Auffassungen der Aphasie entgegen, worunter man diejenigen Theorien zusammenfaßt, welche die Schmälerung oder Aufhebung eines mnestisch-sprachlichen Erwerbes als Grundlage der aphatischen Störungen ablehnen und letztere von allgemeinen höheren Ausfallserscheinungen abhängig machen wollen. So faßt VAN WOERKOM die BROCAsche Aphasie als Teilerscheinung eines Verlustes der „darstellenden Tätigkeit des Geistes" auf, während sie für BOUMAN und GRÜNBAUM sich als „Schädigung der allgemeinen psychischen Aktivität", für HEAD als „Störung des symbolischen Ausdruckes" dokumentiert und ähnliches mehr. Aber LOTMAR hat neuerdings an all diesen Theorien (an Hand einer eingehenden Analyse der ihnen zugrunde gelegten konkreten Beobachtungsfälle) eine Kritik von zwingender Überzeugungskraft geübt und zur Evidenz dargetan, daß weder geistige Allgemeindefekte die Aphasien erklären können, noch auch die Eigenschaft der Sprachmittel als Symbole die spezifischen Formen ihrer Beeinträchtigung bei den Einzeltypen der Aphasie bedingt — vielmehr einzig und allein ihre Natur als *akustisch-kinetische Gebilde höherer Stufe!*

Untersuchung auf aphatische Störungen.

Es muß zunächst der *psychische Zustand* festgestellt werden, da leichte Grade von Benommenheit, Störungen des Gedächtnisses, der Aufmerksamkeit usw. geeignet sind, aphatische Störungen vorzutäuschen. Ferner muß das *Intaktsein der elementaren Sinnesempfindungen*, vor allem im Gebiet des Hörens und Sehens, konstatiert werden. Auch auf *agnostische* und *apraktische* Störungen ist zu achten, da sowohl das ungenügende Erkennen der Objekte durch die sinnliche Wahrnehmung als auch die Entgleisung bei der Ausführung von Zweckbewegungen die Prüfung der Sprach- und Schreibfähigkeit illusorisch machen kann.

Es wird nun zunächst das *Wortverständnis* geprüft, indem vorerst einfache, später kompliziertere Befehle unter Vermeidung aller Ausdrucksbewegungen gegeben werden. Dann kommt die Prüfung der *mündlichen Ausdrucksfähigkeit*. Zuerst wird das Nachsprechen geübt, dann die willkürliche Sprache. Hier wird auf Aussprache der einzelnen Buchstaben, Worte, Sätze, auf die Betonung usw. geachtet. Die Wortfindung bei Sehen bzw. Betasten der Gegenstände wird geprüft, dann das Aufsagen von Reihen (Zahlen, Wochentage, Monate). Der Sprache parallel wird das *musikalische* Aufnahme- und Ausdrucksvermögen festgestellt.

Es folgt die Prüfung auf *Schreiben* und *Lesen*. Zunächst wird laut gelesen. Versagt der Patient hierbei, so versteht er oft doch noch das Geschriebene. Das Erkennen der einzelnen Buchstaben, der einfachen und komplizierten Worte, ganzer Satzgefüge, wird geprüft. Auch das Zusammensetzen von Worten aus Patentbuchstaben ist von Wichtigkeit. Beim Schreiben wird zunächst das einfache Kopieren und Abzeichnen, dann das Schreiben auf Diktat und das Spontanschreiben, eventuell auch das freie Zeichnen geprüft. Beim Versagen der rechten Hand muß die Schreibfähigkeit der linken festgestellt werden.

Stets ist es bei der Prüfung aphatischer Individuen notwendig, die Untersuchung nicht zu lange auszudehnen, da die *rasche Ermüdbarkeit* derartiger Patienten sonst zu falschen Resultaten führt.

Als *Untersuchungsschema* kann dasjenige von STEWART-BING Verwendung finden, das wir hier folgen lassen; dabei ist bei polyglotten Patienten womöglich das Verhalten bei den verschiedenen Sprachen getrennt zu prüfen; dasselbe gilt für Dialekt und Schriftsprache.

1. Kann der Patient spontan verständliche Worte äußern? Wie groß ist sein Wörterschatz? Kann er alle Wörter aussprechen oder nur einige?

Man lasse den Patienten spontan reden und achte darauf, ob er geläufig spricht, oder ob er Worte oder Silben versetzt, ob er in zusammenhängenden Sätzen spricht oder unverständliches Zeug redet.

2. Versteht er Worte, die er hört?

Man fordere ihn auf, abwechselnd seine Nase, Ohr, Auge, Kinn usw. zu berühren, um so sein Verständnis für Substantive zu prüfen. Dann bitte man ihn, zu pfeifen, zu lächeln, seine Augen zu schließen usw., wodurch man sein Verständnis für Verba feststellt. Man achte darauf, ob er etwa das erste Kommando zwar richtig ausführt, dann aber dieselbe Handlung immer wieder vollführt, selbst wenn man etwas anderes verlangt.

Ergibt sich bei diesen einfachen Kommandos keine Störung, so wende man komplizierte Satzgefüge an, z. B. „Ich bitte Sie, wenn ich auf die andere Seite des Bettes getreten sein werde, mit Ihrer linken Hand zweimal meinen Arm zu berühren."

3. Versteht er geschriebene Fragen oder Kommandos, die man ihm vorlegt?

Dabei bediene man sich ebenfalls zunächst einfacher Sätze (wie z. B. „Wie alt sind Sie?" — „Zeigen Sie Ihre Zunge!" — „Geben Sie mir die linke Hand!") und erst nachher komplizierterer Konstruktionen.

Ferner wende man nicht nur Kursiv-, sondern auch Druckschrift an, und beachte, ob räumliche Trennung oder ungewöhnliche Anordnung der einzelnen Silben das Verständnis beeinträchtigt (s. oben S. 161).

4. Kann er spontan schreiben?

Wenn seine rechte Hand gelähmt ist, mag er es mit der linken versuchen. Man achte darauf, ob er sinnlose Zeichen kritzelt, Spiegelschrift oder Senkschrift schreibt.

5. Kann er gedruckte Buchstaben in geschriebene übertragen und umgekehrt?
Man bediene sich zu dieser Prüfung eines sog. Buchstabenspiels, mit dem man kurze Worte, wie ,,Montag", oder kurze Sätze, wie ,,Wo ist der Baum?" zusammensetzt bzw. zusammensetzen läßt.

6. Kann er nach Diktat schreiben?

7. Kann er Gegenstände, deren Namen er hört, finden?
Man lege einen Haufen von Gegenständen, etwa einen Schlüssel, ein Geldstück, einen Bleistift, ein Streichholz usw. vor ihn hin und fordere ihn auf, sie abwechselnd aufzuheben.

8. Kann er Worte, die er hört, wiederholen?
Man versuche es zuerst mit einfachen Worten und Sätzen, z. B. ,,Katze", ,,Hund", ,,Schwester", ,,Guten Morgen" usw. Ist die Fähigkeit verlorengegangen, vorgesprochene Worte zu wiederholen, so stelle man fest, ob der Patient Vorgesungenes nachsingen kann, was zuweilen der Fall ist.

9. Kann er Gegenstände, die er sieht, benennen?
Man weise auf verschiedene Gegenstände (s. oben sub 7) und frage ihn, was es ist.

10. Kann er laut lesen?

11. Kann der Patient, falls es ihm unmöglich ist, ein Wort auszusprechen, mit den Fingern dessen Silbenzahl angeben?

12. Versteht er Gesten und mimische Bewegungen?
Ohne zu ihm zu sprechen, veranlasse man ihn, es nachzuahmen, wenn man die Nase berührt, die Finger spreizt, die Zunge hervorstreckt usw.

h) Die Apraxien.

Wie bei vielen der aphatischen Störungen die Muskulatur von Lippen, Zunge, Kehlkopf usw. zu allen Verrichtungen benutzt werden kann, aber für die sprachlichen Funktionen gar nicht oder falsch gebraucht wird, so werden ähnliche Störungen auch im Bereich der Extremitätenmuskulatur, vor allem der Arme, beobachtet. Diese Unfähigkeit der Glieder zu bestimmten Bewegungskombinationen ohne eigentliche Lähmungen nennt man *Apraxie* (LIEPMANN).

Durch die Arbeiten dieses Autors sowie diejenigen von HEILBRONNER, PICK, VAN VLEUTEN, GOLDSTEIN, HARTMANN, KLEIST, MARGULIES, ROSE, BONNHÖFFER, BRUN u. a. hat die Apraxielehre einen Ausbau erfahren, der noch nicht beendet ist; manche Autoren verwenden übrigens für apraktische Phänomene im LIEPMANNschen Sinne andere Ausdrücke, die sich jedoch keineswegs eingebürgert haben, wie z. B. motorische Asymbolie (HEILBRONNER, MEYNERT), Parakinesie (DE BUCK), Parektropie (DUPRÉ).

Die *Apraxie* kommt zustande, obwohl die sensible und motorische Komponente der Extremitätenbewegungen völlig intakt ist. Es können daher alle Bewegungen, die der Apraktische ausführt, einen vollkommen geordneten Eindruck machen, nur daß sie nicht in der beabsichtigten Weise zum Ausdruck kommen. Dabei ist natürlich zunächst festzustellen, daß das Erkennen der Gegenstände nicht gestört ist. Alsdann kann die Apraxie dadurch entstehen, daß der richtig zustande gekommene Bewegungsentwurf in fehlerhafter Weise auf die Zentren der Muskelbewegung des betreffenden Gliedes übertragen wird *(motorische Apraxie);* es kann aber auch der Ideenentwurf der Bewegung selbst nicht in richtiger Weise zustande kommen *(ideatorische Apraxie)* (LIEPMANN, PICK).

Bei der *motorischen Apraxie* (auch *ideokinetische, transcorticale* oder *ideomotorische* Apraxie genannt) können verschiedene Grade der Störung unterschieden werden. Bei den leichtesten Formen werden die gewöhnlichen Bewegungen des täglichen Lebens noch richtig ausgeführt; der Kranke ist aber nicht imstande, derartige Bewegungen aus dem Gedächtnis ohne Benutzung der betreffenden Gegenstände anzuzeigen (z. B. Leierkastenspielen, Hutabnehmen). Vor allem aber ist er unfähig, die *Ausdrucksbewegungen* richtig zustande zu bringen (Winken, Drohen usw.). Selbst wenn die ersten Abschnitte einer solchen Bewegung noch herausgebracht werden, verläuft dieselbe im Sande oder geht in eine andere Ausdrucksbewegung über. Hierbei spielt die *Perseveration* eine große Rolle, indem die zuerst versuchte Bewegung (Drohen) nun auch die zweite geforderte Ausdrucksbewegung (Winken) deutlich beeinflußt. Aber selbst wenn die Bewegungen vorgemacht werden, versagt der Patient bei Nachahmung derselben. Trotzdem sind solche Apraktiker häufig imstande, wenn man sie die einzelnen Komponenten einer Ausdrucksbewegung (z. B. Erheben der Hand, Faustschluß, Hin- und Herbewegen der Faust) ausführen läßt, dieselbe (Drohen) zu erkennen, ohne sie gleich darauf im ganzen zustande zu bringen (Abb. 87).

Bei schwereren Formen der Apraxie kann der geschädigte Arm überhaupt nicht richtig manipulieren. Der Kranke fährt mit dem Arm ratlos in der Luft herum, ohne daß die beabsichtigte Bewegung zu erkennen wäre; kommt es aber zur Ausführung von Zweckhandlungen, so fährt die Hand in falsche Bewegungen hinein, an denen sie dann längere Zeit haftet. Die Apraktiker machen derart oft einen vollkommen ratlosen, ja selbst verwirrten Eindruck. Die Prüfung mit dem anderen normalen Arm zeigt sofort, daß es sich um einen intelligenten, normale Bewegungen ausführenden Menschen handelt, bei dem nur die Rindenzentren des einen Armes von den Werkstätten des Bewegungsentwurfes abgetrennt sind.

Solche Erscheinungen von motorischer Apraxie finden sich nun auch kombiniert mit Parese des betreffenden Armes, so daß die Bewegungen desselben einen noch weit unbeholfeneren Eindruck machen, als es durch die Schädigung der corticalen Bewegungszentren der Armregion selbst bedingt ist.

Wie nun bei der Sprachfunktion die linke Hemisphäre beim normalen

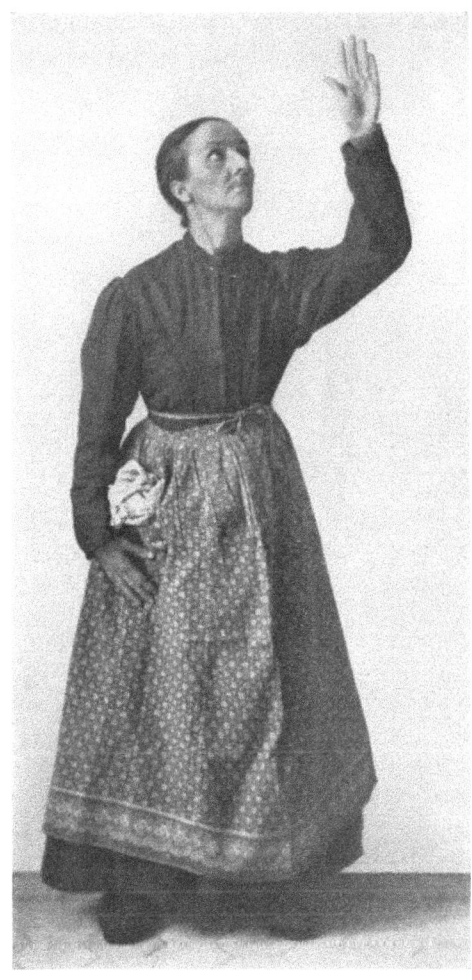

Abb. 87. Motorische Apraxie des linken Armes. Unmöglichkeit des Winkens.

Rechtshänder fast ausschließlich die höheren Leistungen übernommen hat, so zeigt sich auch bei dem Bewegungsentwurf eine *höhere Ausbildung der linken Hemisphäre*. Während bei ausgedehnten Läsionen in der rechten Hirnhemisphäre mit schwerer Lähmung oder Apraxie des linken Armes die Funktion des rechten Armes absolut intakt bleibt, zeigt sich bei entsprechenden Herden in der linken Hemisphäre das überraschende Ergebnis, daß nicht nur der rechte Arm schwer gelähmt und apraktisch ist, sondern daß auch der linke Arm trotz völligen Intaktseins seiner rechtshirnigen Zentren eine deutliche *Dyspraxie* zeigt (LIEPMANN). In vielen Fällen beschränkt sich diese Dyspraxie auf eine schwere

Schädigung der Ausdrucksbewegungen; in einigen Fällen besteht aber eine schwerere Apraxie, bei der auch die Objekte falsch gehandhabt werden. Offenbar bestehen in dem Grade, in dem die linksseitige Großhirnrinde die rechtsseitige im Handeln beeinflußt, *individuelle* Verschiedenheiten (Abb. 88).

Diese Beobachtung führt nun aber zu zwei weiteren wichtigen hirnlokalisatorischen Feststellungen. Zunächst weist das Bestehen einer Dyspraxie der linken Hand bei rechtsseitiger Hemiplegie mit Sicherheit darauf hin, daß der

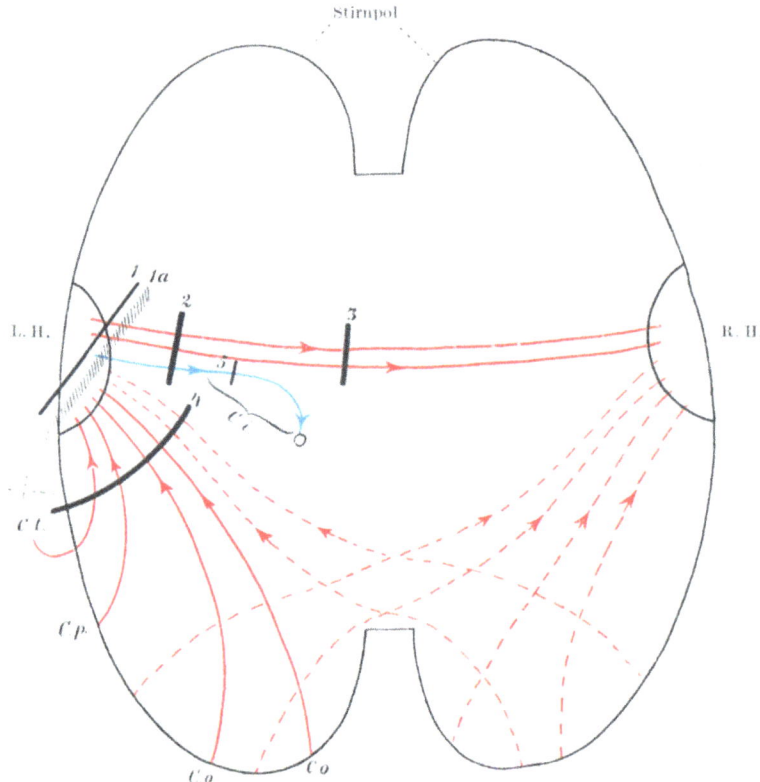

Abb. 88. Horizontales Schema der apraktischen Störungen. (Nach LIEPMANN.) L. H. Linkshirniges Zentrum der rechten Hand; R. H. Rechtshirniges Zentrum der linken Hand; *C.o.*, *C.p.*, *C.t.* occipitale, parietale und temporale Assoziationsfasern zum linkshirnigen Handzentrum; *1* Herd mit totaler Zerstörung von L. H.; Lähmung der rechten, Dyspraxie der linken Hand; *2* Lähmung der rechten, Dyspraxie der linken Hand; *3* (Balkenherd) Dyspraxie der linken Hand; *4* (Herd hinter dem Handzentrum im Scheitellappen) ideokinetische Apraxie der rechten, Dyspraxie der linken Hand; *5* (Kapselherd) Lähmung der rechten Hand ohne Dyspraxie der linken Hand.

Herd in der *Rinde der Extremitätenregion* oder im subcorticalen Mark, vor Abgang der Balkenfasern sitzt, während bei rechtsseitiger Hemiplegie mit intaktem linkem Arm der Herd tiefer nach der inneren Kapsel zu gelegen sein muß. Sitzt der Herd aber im vorderen Teil des Balkens selbst, so tritt zwar keine Lähmung der Extremitäten ein; da aber die Leitung von der linken Hirnrinde zur rechten unterbrochen ist, so kommt es zur Dyspraxie der linken Hand (LIEPMANN). Damit ist also ein Zeichen gegeben, um *Balkenherde* zu erkennen, und tatsächlich sind auf Grund dieser isolierten Dyspraxie des linken Armes schon wiederholt Balkentumoren intra vitam richtig diagnostiziert worden (Abb. 89).

Endlich ist aber für die motorische Apraxie, ebenso wie für die Aphasie der beste Beweis für die *Präponderanz der linken Hemisphäre* beim Rechtshänder durch die Beobachtung einiger Fälle von Schädigung der *rechtsseitigen Großhirnrinde mit linksseitiger Hemiplegie* beim *Linkshänder* gegeben worden, bei denen nun der rechte Arm ausgesprochen Apraxie und Agraphie zeigte (ROTHMANN). Beim Linkshänder beeinflußt also die rechte Hemisphäre in gewissen Grenzen auch die Praxie des rechten Armes!

Die *ideatorische Apraxie* zeigt, bei richtiger Ausführung einfacher Bewegungen, in der Regel bei komplizierten Bewegungen schwere Entgleisungen von dem normalen Bewegungsentwurf, das Bild einer ,,exzessiven Zerstreutheit". Ein solcher Patient steckt z. B. das Streichholz in den Mund, statt die bereitgehaltene Zigarre anzustecken; er bringt es nicht fertig, einen Brief zu kuvertieren, weil er das Petschaft in die Flamme steckt und auf den Siegellack drückt u. a. m. Bei der ideatorischen Apraxie finden sich häufig Komplikationen mit Gedächtnisstörungen, Agnosie, die das ganze Erscheinungsbild verwirren.

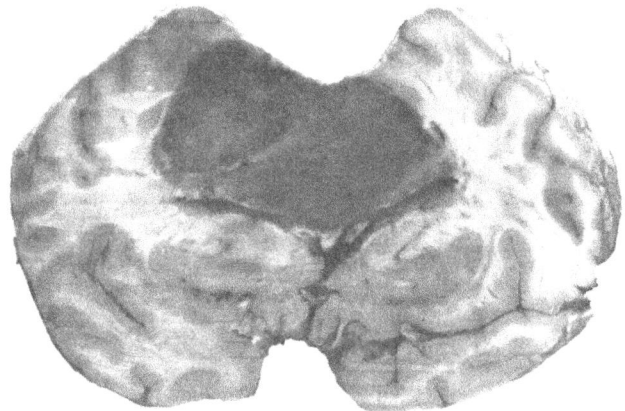

Abb. 89. Hämorrhagisches Gliosarkom des Corpus callosum und der medialen Fläche beider Hemisphären, das eine isolierte Dyspraxie des linken Armes verursacht hatte.

Was die *anatomische Grundlage* der Apraxie betrifft, so sind es vor allem ausgedehnte Scheitellappenherde, bei denen sie vorkommt (LIEPMANN). Doch sind auch Fälle von Stirnhirnaffektionen mit schwerer Apraxie zur Beobachtung gelangt (HARTMANN). Im allgemeinen kann man sagen: Je vollkommener die Armregion bei erhaltener Projektionsfaserung (Pyramidenbahn) von den übrigen Abschnitten der Großhirnrinde durch Herde in ihrer Nachbarschaft abgetrennt ist, um so schwerere Formen der Apraxie treten auf. Dem *Scheitellappen* scheint dabei die *wichtigste* Rolle zuzukommen. Zu beachten ist aber auch, daß Apraxien auf hysterischer Grundlage zur Beobachtung gelangen.

Es gibt freilich auch eine Art von Apraxie (,,gliedkinetische", ,,corticale" oder ,,Innervationsapraxie"), die durch *Schädigung der Gliedmaßenregion* der sensomotorischen Rindenzone zustande kommt, eine Schädigung freilich, die nicht zur Lähmung, sondern nur zur Auslöschung der kinästhetischen Erinnerungsbilder ausreicht. Bei diesem Zustand vollführt der Patient alle Bewegungen so, als ob er sie zum ersten Male versuchte, und es fallen infolgedessen grobe Bewegungen sehr ungelenk aus, feine Verrichtungen aber (Schreiben, Einfädeln, Nähen usw.) kommen gar nicht zustande.

Neben den großen apraktischen Symptomenkomplexen kommen auch noch speziellere apraktische Störungen vor, wie die Apraxie des Lidschlusses (LEWANDOWSKY), die ,,Apraxie des muscles céphaliques" (ROSE), die (schon erwähnte) apraktische Agraphie (HEILBRONNER, MAAS, SEMI MEYER, KLEIST, LIEPMANN), welche im Gegensatze zu der aphatischen Agraphie isoliert auftreten kann. Hierher gehören sicher auch die Störungen der Fingersprache, die GRASSET bei einem Taubstummen auftreten sah, ferner die „instrumentale Amusie" CHARCOTs, der bei einem Bläser einen ausschließlichen Verlust der für die Handhabung seiner Posaune notwendigen kinästhetischen Erinnerungen feststellte. Auch die „Amimie", der Verlust der Mienen- und Gebärdensprache (gelegentliche Komplikation schwerster Aphasien) ist eine apraktische Störung spezieller Art. Dabei kommt am häufigsten Apraxie der Gesichtsmuskulatur und der oberen Extremitäten vor, seltener der Untergliedmaßen, noch seltener des Rumpfes. Bei Apraxie des ganzen Körpers ist die Störung am stärksten im Gesicht und in den Armen, schwächer in den Beinen, am schwächsten oder fehlend am Rumpf; schreitet ein Krankheitsprozeß allmählich fort, so ist die Reihenfolge: Gesicht und Arme — Beine — Rumpf. Rumpfapraxie (in Beobachtungen von SITTIG, ZINGERLE, HEILBRONNER, HARTMANN, KROLL, BONHOEFFER, ROBERT KLEIN u. a. beschrieben), äußert sich beispielsweise folgendermaßen: Soll sich der Patient aus Seitenlage auf den Rücken legen, so wird er ratlos; statt anbefohlener seitlicher Neigung des Rumpfes dreht er sich mit dem ganzen Körper nach der Seite usw.

Die von mir dargestellte Auffassung entspricht im wesentlichen der sog. klassischen Lehre von LIEPMANN, die durch die Arbeiten von KLEIST, HEILBRONNER und PICK gewisse Modifikationen erfahren hat. Andere Autoren entfernen sich freilich von dieser Betrachtung des Apraxieproblems dadurch, daß sie im linken Stirnhirn ein spezielles „Praxiezentrum" annehmen (HARTMANN) bzw. ein „stereopsychisches", den räumlichen Vorstellungen dienendes Feld, das zwischen der sensiblen und der motorischen Komponente einer Bewegung eingeschaltet sei (GOLDSTEIN), und dessen Läsionen Dyspraxie oder Apraxie zur Folge hätten. Wiederum eine andere Auffassung vom Wesen der Apraxie hat v. MONAKOW zu vertreten versucht, für welchen die Störung gewissermaßen eine Antwort des gesamten Zentralnervensystems auf einen rohen örtlichen oder allgemeinen Insult des Gehirns darstellt.

Um Apraxie zu diagnostizieren, ist es natürlich notwendig, Worttaubheit auszuschließen, d. h. festzustellen, daß der Patient die Befehle richtig versteht, ebenso Agnosie (s. nächsten Abschnitt), d. h. nachzuweisen, daß er die Gegenstände richtig erkennt und nicht etwa die Zahnbürste nur deshalb verkehrt in den Mund steckt, weil er sie für eine Zigarre hält.

Als Untersuchungsschema ist dasjenige von DROMARD und PASCAL empfehlenswert, das wir hier mitteilen. Dabei fordere man den Patienten jeweils zuerst durch einfachen mündlichen Befehl, dann eventuell durch Vormachen der betreffenden Gesten, zur Ausführung folgender Kategorien von Bewegungen auf:

1. Autokinetische Bewegungen. Gehen, Aufstehen, sich setzen, sich anziehen, sich ausziehen.

2. Einfache Bewegungen. Augen schließen, Mund öffnen, Zunge zeigen, Arme kreuzen, rechte Hand emporheben, linke Hand ausstrecken, Finger spreizen, rechtes Bein heben usw.

3. Überlegte Bewegungen. Das rechte Auge zeigen, das linke Ohr berühren, an seinem Barte zupfen, den Kopf kratzen usw.

4. Ausdrucksbewegungen. Kußhand werfen, „lange Nase" machen, militärisch salutieren, sich bekreuzen usw.

5. Deskriptive Bewegungen. Tun, wie wenn man Klavier spielen, Orgel drehen, Kaffee mahlen, eine Fliege fangen wollte usw.

6. Komplizierte Bewegungen. Ein Glas Wasser einschenken, einen Knoten schlingen, eine Kerze anzünden, ein Kuvert versiegeln.

Gewisse, wenn auch entfernte Beziehungen zu den Apraxien hat ein Zustand, dessen wir anhangsweise noch gedenken wollen:

Bei hemiplegieartigen Krankheitsbildern wird bisweilen die eigentümliche Beobachtung gemacht, daß die Patienten spontan die betreffenden Glieder nicht bewegen, ja oft dieselben auch gar nicht beachten, während sie auf Aufforderung dieselben vollkommen normal, ohne die geringste Störung bewegen können. Derartige Zustände werden als „*Seelenlähmung*" bezeichnet (BRUNS), indem man annimmt, daß das selbst intakte motorische Zentrum nicht mehr die ausreichenden Anregungen durch die Assoziationsbahnen, vor allem vom Scheitellappen aus, empfängt. Dieser Zustand der „Seelenlähmung" kann aber auch der Vorläufer einer ausgesprochenen Hemiplegie sein. Ja, ein gewisser Grad von Seelenlähmung ist in einer großen Zahl von Hemiplegien verborgen, so daß die Patienten mit dem anscheinend völlig gelähmten Arm bei energischer Aufforderung eine Reihe von aktiven Bewegungen ausführen, zu denen sie spontan nicht imstande sind.

i) Die Agnosien.

Als *Agnosien* im weiteren Sinne bezeichnen wir die Störungen im *Erkennen*, trotz unbeeinträchtigter *Wahrnehmung*. Bezieht sich das Nichterkennen auf die Objekte der Außenwelt, so spricht man mit LIEPMANN von „*Objektagnosien*"; betrifft es lediglich konventionelle phonetische, mimische oder graphische Laut- oder Sprachsymbole, von „*Symbolagnosie*".

Solche Symbolagnosien, die wir größtenteils schon zu besprechen Gelegenheit fanden:

Als *akustische* Symbolagnosien: die *Worttaubheit* (s. oben S. 164) und die *Tontaubheit* (= sensorische Amusie). Letztere kommt auch außerhalb der aphatischen Symptomenkomplexe bei Schläfenlappenherden vor. Am stärksten tritt die Erschwerung in der Auffassung der Töne bei doppelseitigen Schläfenlappenherden auf, sie kommt aber auch bei reinen linksseitigen Temporalerkrankungen vor. DEJERINES Auffassung, daß die dafür verantwortlich zu machende Rindenpartie mit der WERNICKEschen Zone zwar nicht zusammenfällt, aber ihr sehr benachbart ist, hat vieles für sich. Nur selten ist übrigens die Tontaubheit eine dauernde Erscheinung.

Als *optische* Symbolagnosien: die *Alexie* (s. oben S. 168 f.), die *Notenblindheit* (= musikalische Alexie, eine gelegentliche Begleiterscheinung der sensorischen Amusie) und die *sensorische Amimie*, bei der das Verständnis für die Gebärdensprache verlorengegangen ist. Letztere kommt nicht selten bei der durch Zerstörung der gesamten Sprachregion entstehenden „Totalaphasie" zustande, wobei dann jede Möglichkeit der Verständigung mit den Nebenmenschen ausgeschlossen ist, was man als „*Asymbolie*" oder „*Asemie*" bezeichnet.

Wenn man aber von *Agnosien im engeren Sinne* spricht, so faßt man nur die „Objektagnosien" ins Auge. Davon gibt es drei Abarten, die *akustische*, die *optische* und die *taktile*, deren Kombination („*Totalagnosie*") bei sehr ausgedehnten Zerstörungen der Hemisphären, vor allem im Bereich der Occipital-, Temporal- und Parietallappen zur Beobachtung gelangt.

α) Akustische Agnosie, Seelentaubheit.

Hierbei ist, infolge gestörter Assoziationen zwischen den Stätten der Begriffsbildung und denjenigen der akustischen Sinnesempfindungen, die Identifizierung von Gehörseindrücken aufgehoben. Ein Wasserstrahl kann nicht mehr am Plätschern, ein Schlüsselbund am Rasseln, ein Hund am Bellen, eine Glocke am Klingeln, eine Uhr am Ticken erkannt werden, wenn dem Patienten die Augen verbunden sind. Dieser Zustand, der Seelentaubheit des Tierversuches (s. oben S. 115) durchaus analog, kommt einerseits bei doppelseitigen Schläfenlappenherden vor, ist andererseits bei großen Herden im linken Lobus temporalis eine Begleiterscheinung der sensorischen Aphasie.

β) Optische Agnosie, Seelenblindheit.

Mit der bereits besprochenen Rindenblindheit (s. oben S. 147) nicht zu verwechseln ist die bei Occipitalerkrankungen beobachtete *Seelenblindheit*, deren

Symptome bei corticaler Affektion übrigens häufig mit ersterer kombiniert erscheinen. — In der reinen Form steht die Seelenblindheit des Menschen der beim Tier beschriebenen sehr nahe. Bei ganz oder beinahe intaktem Sehvermögen können die Menschen dann das Gesehene mit den früher erworbenen Gesichtsvorstellungen nicht identifizieren (WILBRAND). Die täglichen Gebrauchsgegenstände, die ihn umgebenden Räume und Personen werden mit dem Gesichtssinn nicht erkannt, obwohl mit Hilfe der anderen Sinne (Tastsinn, Gehör usw.) das Erkennen sofort möglich ist, und obwohl die Patienten die Form, Größe, Farbe usw. der nichterkannten Gegenstände genau sehen, so daß sie gleichartige Objekte rein visuell zu *sortieren* vermögen. In den schwersten Fällen von Seelenblindheit bewirkt dieser vollkommene Ausfall der geistigen Verwertung des Gesehenen schwere psychische Depressionen. Es finden sich aber alle Übergänge von der vollkommenen Seelenblindheit bis zu den normalen Verhältnissen, so daß man in vielen Fällen nur von einer *optischen Gedächtnisschwäche* sprechen kann, bei der einzelne Gesichtseindrücke richtig identifiziert werden, während andere in den bekannten Vorstellungskreis nicht eingereiht werden. Auch kommen große Schwankungen in diesem Krankheitsbild vor.

Es ist zweifellos, daß die Seelenblindheit am häufigsten durch doppelseitige Affektionen des Hinterhauptlappens oder der von hier zu den anderen Hirnteilen ziehenden Assoziationen zustande kommt. Wo einseitige Erkrankung des Hinterhauptlappens optische Agnosie erzeugt hat, handelte es sich um Tumoren, die auch den kontralateralen Lobus occipitalis durch Druck schädigen mußten. Dabei besteht oft durch Mitläsion der Sehstrahlungen eine Hemianopsie oder auch eine Sehstörung in beiden Gesichtsfeldern (LISSAUER, CLAPARÈDE, LIEPMANN).

Man hat sich vielfach bemüht, im Gebiet des Hinterhauptlappens ein *visusensorisches* Feld und ein *visupsychisches* Feld zu unterscheiden, von denen das letztere vorwiegend die Konvexität des Hinterhauptlappens einnehmen sollte (LISSAUER). Die bisherigen Sektionsbefunde gestatten aber nicht, die Seelenblindheit derart in ein „Zentrum" zu lokalisieren. Vielmehr handelt es sich hier um eine assoziative Störung, indem die Verbindungen der Sehzentrums mit den übrigen Sinnessphären geschädigt oder unterbrochen sind, so daß vom Sehen aus die psychische Funktion nicht geweckt werden kann.

Wie es bei sensorischer Aphasie zu pathologischem „Sichversprechen" (Paraphasie) kommt, so kann der Seelenblindheit eine visuelle „Paragnosie" eigentümlich sein, indem ein Schlüssel als Messer, eine Haselnuß als Stecknadel, ein Reibeisen als Schleifstein, eine Taschenlampe als Schlüsselbund „verkannt" wird (NIESSL v. MAYENDORF). An solchen Fehlreaktionen bleibt der Patient vielfach haften analog der „Perseveration" der sensorischen Aphatiker.

Hervorgehoben zu werden verdient, daß bei der pathologisch-anatomischen Untersuchung von Fällen klinisch typischer Seelenblindheit nicht selten *diffuse* corticale Krankheitsprozesse nachgewiesen worden sind, die freilich in der Regel die Occipitalrinde besonders intensiv betrafen. Man hat infolgedessen gegen eine Überschätzung des lokalisatorischen Momentes Stellung genommen, und in der Seelenblindheit den Ausdruck eines allgemeinen psychischen Funktionsausfalles, einer „Primitivierung des seelischen Geschehens" (F. QUENSEL) erblicken wollen. Im Sinne eines „*Abbaues der Funktionen*", dem, nach HUGHLINGS JACKSON, H. HEAD und CH. SHERRINGTON, namentlich C. v. MONAKOW große hirnpathologische Bedeutung beimaß, könnte die optische Agnosie durch verschiedenartige Ausschaltung bestimmter Komponenten aus dem Gesamtmechanismus des psychischen Geschehens zustande kommen. NIESSL VON MAYENDORF hält das Vorhandensein eines räumlich getrennten Substrates für optische Wahrnehmungs- und Erinnerungsbilder nicht für bewiesen, und weist für das Zustandekommen der optischen Objektagnosie der Ausschaltung linksseitiger corticaler Apparate eine überragende Rolle zu. Für ihn ist zwar der optische Sinneseindruck in die Area striata zu verlegen, *dessen geistige Verarbeitung jedoch in die ganze linke Hemisphäre*.

Auf eine große Anzahl von Arbeiten, die sich mit dem Problem der Seelenblindheit von der erkenntnistheoretischen, psychologischen, phänomenologischen, psychophysiologischen Seite aus befassen, kann hier nicht eingegangen werden. Bei aller Verschiedenheit der Auffassungen ist den Verfassern (GELB und GOLDSTEIN, POPPELREUTER, PÖTZL, SACHS und STORCH, v. STAUFFENBERG, STEIN und HOFFMANN u. a.) mit den im vorhergehenden Alinea genannten Autoren die *Ablehnung der klassischen Lehre vom Verluste cortical deponierter optischer „Erinnerungsbilder"* gemeinsam.

γ) Taktile Agnosie, Stereoagnosie.

Diese Form der Agnosie, auch *Astereognosie* oder (in irreführender Weise) *„Tastlähmung"* genannt, darf mit einer anderen Störung nicht verwechselt werden, wie es sehr oft geschieht, nämlich mit der *Stereoanästhesie* (CLAPARÈDE, BING), bei der das Nicht*er*kennen der Gegenstandsformen durch Palpation lediglich eine Folge des Nicht*wahrnehmens* ist und einer Läsion von sensiblen Aufnahme- oder Leitungsorganen seinen Ursprung verdankt.

Innerhalb des Begriffes der *echten taktilen Agnosie* lassen sich aber *zwei Gruppen von Möglichkeiten* unterscheiden. Neben denjenigen Kranken, die (trotz der mehr oder weniger vollständigen Integrität der Elementarempfindungen) sich nicht darüber Rechenschaft geben können, ob der bei geschlossenen Augen abgetastete Gegenstand rund oder eckig, hart oder weich, rauh oder glatt ist — gibt es solche, welche alle diese Charakteristika palpatorisch zu konstatieren vermögen, trotzdem aber das betreffende Objekt nicht erkennen, seinen Namen, seinen Zweck, seinen Gebrauch nicht angeben können. Letztere Fälle stellen übrigens Seltenheiten dar (Beobachtungen von MONAKOW, BURR, KATO, LÉPINE, POGGIO, RHEIN, ROSE und MAX EGGER). Der Patient der beiden letztgenannten Autoren beschrieb z. B. einen Schlüssel wie folgt: „Es ist kalt, es ist jedenfalls Metall, es ist lang und auf der einen Seite sitzt etwas daran", erkannte ihn aber nicht, ebensowenig ein Stück Zucker, von dem er sagte: „Es ist etwas viereckiges, rauhes, mit Kanten."

Mit WERNICKE kann man die erste dieser Varietäten taktiler Agnosie als eine *Störung der primären taktilen Identifikation*, die zweite als eine Störung der *sekundären taktilen Identifikation* definieren. VERGER nennt die beiden Formen „*Stéréoagnosie de réception*" bzw. „*de conductibilité ou d'association*", LISSAUER: „*corticale*" bzw. „*transcorticale Stereoagnosie*", BING: „*primäre*" und „*sekundäre Stereoagnosie*", welch letztere Terminologie wir beibehalten wollen, weil sie am einfachsten ist und am wenigsten präjudiziert.

Beiden Formen ist nun der Umstand gemeinsam, daß dabei die Glieder der zum Erkennen erforderlichen Ideenreihe durch die Vernichtung eines „einzelsinnlichen" Bestandteiles, nämlich des taktilen, gespalten sind. Beide Typen gehören daher zu den *„dissolutorischen Agnosien"* LIEPMANNS. Dieser Autor hat nämlich auch noch auf Agnosien aufmerksam gemacht, die die Bezeichnung „*ideatorisch*" oder „*disjunktiv*" verdienen, weil dabei die in ihren sensuellen Elementen ungeschädigten Ideen verkehrt aneinander gereiht werden, so daß der Zusammenfügung von Teilvorstellungen zur Gesamtvorstellung, die richtige Zusammenfügung von Ursache oder Zweck und Merkmalen an ein Ding unterbleibt. Beispiel: Ein Patient nimmt an einer Kindertrompete die Röhrenform, die runde Öffnung und die Klappen wahr, hält aber letztere für einen Hahn und das Instrument so lange für eine Pistole, bis man ihn auffordert, hineinzublasen. Es kommt dabei, trotz ungetrübter visueller und taktiler Einzelvorstellungen durch deren fehlerhafte psychische Synthese zu einer pathologischen „Verwechslung".

In bezug auf das *anatomische Substrat* der Tastagnosien finden wir einerseits *diffuse* corticale Krankheitsprozesse (z. B. Encephalitis corticalis, diffuse Hirnsklerose, Hirnsyphilis, progressive Paralyse); hierher gehört (neben der Gesamtheit der ideatorischen) die *Mehrzahl der sekundären Stereoagnosien*. Anderseits aber kann es sich um *circumscripte* Rindenläsionen handeln (Verletzungen, Geschwülste, Abscesse usw.); diese dokumentieren sich klinisch fast ausnahmslos als *primäre Stereoagnosien*.

Eine möglichst genaue Registrierung der in solchen Fällen erhobenen anatomischen Befunde würde nun dazu führen, als dasjenige Gebiet, dessen Zerstörung die taktile Identifikation der Gegenstandsformen verunmöglicht, eine Zone zu umgrenzen, welche den Gyrus supramarginalis des Scheitellappens und die daran anschließende mittlere Partie der hinteren Zentralwindung in sich begreift. Im allgemeinen herrschte früher die Tendenz vor, dem *Gyrus supramarginalis* eine Hauptrolle in der Pathogenese der taktilen Agnosie zuzuweisen. Es spielten dabei theoretische Überlegungen mit; es schien bestechend, die Stätte der Tasterkennung in dichter Nähe des Gyrus angularis zu lokalisieren, gemäß der Ansicht, daß die in Frage stehende psychische Partialstörung durch das Unterbleiben der Assoziationen zwischen den taktilen und den visuellen Erinnerungen zustande komme (LIEPMANN). Neuere Untersuchung (BING und SCHWARTZ) haben aber erwiesen, daß die Miterkrankung des Gyrus supramarginalis für das Zustandekommen der Stereoagnosie belanglos ist, und daß die typische Störung *bei völliger Intaktheit* des *Gyrus supramarginalis* durch die Zerstörung des *mittleren Drittels der hinteren Zentralwindung* entstehen kann. Diese Feststellung läßt sich insofern mit den neuesten Forschungen von HEAD (s. oben S. 140f.) in Einklang bringen, als er gezeigt hat, daß gerade diejenigen epikritischen Sensibilitäten, die den Unterbau der Formerkennung liefern, in der hinteren Zentralwindung lokalisiert sind, während der Gyrus supramarginalis eine ganz andere perzeptorische Funktion hat, nämlich die Wahrnehmung der Reizintensität.

Eine bei Läsionen des Gyrus angularis auftretende, mit Agraphie, Orientierungsstörungen und Unfähigkeit zu rechnen vergesellschaftete Stereoagnosie stellt das GERSTMANNsche Syndrom dar, zu dessen selteneren Symptomen auch noch Apraxie, amnestische oder sensorische Alexie und Hemianopsie gehören.

Andere, als die von mir vertretene, sich an die Anschauungen WERNICKES, LIEPMANNS usw. anlehnende Auffassung von der Stereoagnosie findet man bei v. MONAKOW und GOLDSTEIN. Nach ersterem ist die Störung der Stereognose eine Antwort des Gehirns auf einen örtlichen oder auch allgemeinen Insult im Sinne seiner „Diaschisistheorie" (s. oben S. 172); für letzteren ist bei der Stereoagnosie die Leistungsfähigkeit des Gesamtgehirns durch den Krankheitsherd beeinträchtigt, indem es eine Grundfunktion eingebüßt hat, und zwar die Fähigkeit, Gegebenheiten als Gesamtbilder zu erfassen. Die Theorien v. MONAKOWs und GOLDSTEINs haben aber nur wenig Anhänger gefunden.

Literatur-Auswahl.

Es sind nur *neuere* Arbeiten — seit 1920 erschienen — angeführt worden; die älteren Publikationen finden sich im Literaturverzeichnis des Kapitels „Allgemeine Symptomatologie der Gehirnkrankheiten" in der zweiten Auflage dieses Handbuches.

1. Anatomisches.

A. Zusammenfassende Arbeiten.

FLECHSIG, P.: Meine myelogenetische Hirnlehre. Berlin: Julius Springer 1927. — FOIX, CH. et J. NICOLESCO: Les noyaux gris centraux et la région mésencéphalo-sousoptique. Paris: Masson & Cie. 1925.
GAGEL, O.: Anatomie des Kleinhirns. Handbuch der Neurologie, Bd. 1, S. 425. Berlin: Julius Springer 1935.
MARBURG, O.: Mikroskopisch-topographischer Atlas des menschlichen Zentralnervensystems. Wien: Franz Deuticke 1920.
PFEIFER, A.: (1) Das menschliche Gehirn. Leipzig: Wilhelm Engelmann 1925. — (2) Myelogenetisch-anatomische Untersuchungen über den zentralen Abschnitt der Sehleitung. Berlin: Julius Springer 1925. — (3) Die Angioarchitektonik der Großhirnrinde. Berlin: Julius Springer 1929.
ROSE, M.: Anatomie des Großhirns. Handbuch der Neurologie, Bd. 1, S. 541. Berlin: Julius Springer 1935.
SPATZ, H.: Anatomie des Mittelhirns. Handbuch der Neurologie, Bd. 1, S. 474. Berlin: Julius Springer 1935.
VILLIGER, E.: Gehirn und Rückenmark, 5. Aufl. Leipzig: Wilhelm Engelmann 1920.
WINKLER, C.: Anatomie de systéme nerveux. Haarlem: de Ewen F. Bohn 1918—1921.

B. Einzelarbeiten.

D'ABUNDO, E.: Arb. neur. Inst. Wien **33** (1931). — ADLER, A.: Z. Neur. **145**, 185.
BALADO, M. y E. FRANKE: Rev. Soc. argent. Biol. **5** (1929). — BENDA, L.: Arch. of Neur. **28**, 1 (1932). — BESTA, C.: Riv. Neur. **5**, 1 (1932). — BIEMOND, A.: Proc. roy. Acad. Amsterd. **34**, 1196 (1937). — BÜTTNER, W.: Z. Anat. **89**, 534 (1927).
CASTALDI, L.: Arch. ital. Anat. **23**, 1 (1926). — COBB, ST.: Amer. J. Psychiatry **13**, 947 (1934). — CRITCHLEY, M. u. P. SCHUSTER: Z. Neur. **144**, 681 (1932).

Demole, V.: Schweiz. Arch. Neur. **20**, 271; **21**, 73 (1927). — Dresel, K. u. P. Rothmann: Z. Neur. **94**, 781 (1925).
Economo, C. v.: (1) Anat. Anz. **60**, (1925/26). — (2) Klin. Wschr. **1926 I**.
Fazzari, I.: Anat. Anz. **67**, 497 (1929). — Filimonoff, I. N.: J. Psychol. u. Neur. **1929**; **1931**; **1932**; **1933**. — Foix, Ch. et J. Nicolesco: Encéphale **18**, 553 (1923). — Frazer, J. E.: J. of Anat. **63**, 7 (1928). — Freeman, W.: Arch. of Neur. **14**, 111 (1925). — Fuse, G. u. C. Ogawa: Arb. anat. Inst. Sendai **16**, 361 (1934).
Gagel, O.: Z. Anat. **87** (1928. — Greving, R.: (1) Z. Neur. **99** (1925). — (2) Klin. Wschr. **1928 I**.
Henschen, S. E.: Graefes Arch. **117**, H. 3 (1926). — d'Hollander, F. et C. Rubbens: Revue neur. **1926**, 289.
Jakob, A.: Dtsch. Z. Nervenheilk. **105**, 217 (1928). — Jansen, J.: Norsk Mag. Laegevidensk. **92**, 789 (1931). — Jelgersma, G.: J. Psychol. u. Neur. **44**, 105 (1932).
Kawata: Arb. neur. Inst. Wien **29**, 265 (1927). — Kodoma, S.: Schweiz. Arch. Neur. **23**, 38, 179 (1928/29). — Környey, St.: Arch. f. Psychiatr. **72**, 755 (1925).
Landau, E.: Anat. Anz. **65**, 89 (1928).
Mills, Ch. K.: Arch. of Neur. **20**, 235 (1928). — Minkowski, M.: Schweiz. Arch. Neur. **6**, 201; **7**, 268 (1920). — Monakow, C. v.: Schweiz. Arch. Neur. **1925**. — Morgan, L. O.: Arch. of Neur. **18**, 493 (1927). — Muskens, L. J. J.: Nederl. Tijdschr. Geneesk. **1930**. — Mussen, A. C.: Arch. of Neur. **23**, 411 (1930).
Niessl v. Mayendorf: Mschr. Psychiatr. **61**, H. 6 (1926).
Pötzl, O.: Psychiatr.-neur. Wschr. **1928 I**, 375.
Riley, H. A.: Arch. of Neur. **20**, 895 (1928). — Rose, M.: J. Psychol. u. Neur. **1926**; **1928**.
Sano, T.: Mschr. Psychiatr. **1920**, Nr 27/28. — Schaffer, K.: Arch. f. Psychiatr. **97**, 318 (1932). — Spatz, H. u. G. J. Stroescu: Nervenarzt **1934**, H. 9, 425, H. 10, 481. — Strong, O.: Arch. of Neur. **19**, 1 (1928).
Tilney, F.: Bull. neur. Inst. New York **7**, 1 (1938).
Vogt, E.: J. Psychol. u. Neur. **1924**.
Wodak, E. u. B. Fischer: Dtsch. med. Wschr. **1925 II**, 2022.
Yamamoto, T.: Fol. anat. jap. **7**, 223 (1929).

2. Physiologisches.
A. Zusammenfassende Arbeiten.

Bremer, F.: Le cervelet. Traité de Physiologie, Tome 10, p. 39. Paris 1935. — Brown, G. T.: Die Großhirnhemisphären. Handbuch der normalen und pathologischen Physiologie, Bd. 10, Teil 2, S. 418. Berlin: Julius Springer 1927.
Cossa, P.: Physiopathologie du système nerveux. Paris: Masson & Cie. 1936.
Delmas-Marsalet, P.: Contribution expérimentale à l'étude des fonctions du noyau caudé. Thèse de Bordeaux **1925**. — Dusser de Barenne, J. G.: (1) Die Funktion des Kleinhirns. Handbuch der Neurologie des Ohrs, Bd. 1. Berlin u. Wien: Urban & Schwarzenberg 1923. — (2) Experimentelle Physiologie des Kleinhirns. Handbuch der Neurologie, Bd. 2, S. 235. Berlin: Julius Springer 1937. — (3) Physiologie der Großhirnrinde. Handbuch der Neurologie, Bd. 2, S. 268. Berlin: Julius Springer 1937.
Goldstein, K.: (1) Das Kleinhirn. Handbuch der normalen und pathologischen Physiologie, Bd. 10. Berlin: Julius Springer 1927. — (2) Die Lokalisation in der Großhirnrinde. Handbuch der normalen und pathologischen Physiologie, Bd. 10, S. 60. Berlin: Julius Springer 1927.
Hess, W. R.: Das Zwischenhirn und die Regulation von Kreislauf und Atmung. Leipzig: G. Thieme 1938.
Rademaker, G. G. J.: Experimentelle Physiologie des Hirnstamms. Handbuch der Neurologie, Bd. 2, S. 87. Berlin: Julius Springer 1937.

B. Einzelarbeiten.

Adrian, E. D.: J. of Physiol. **83**, 32 (1935). — Aring, Ch. and J. F. Fulton: Arch. of Neur. **35**, 439 (1936). — Armitage, G. u. R. Meagher: Z. Neur. **146**, 454 (1933).
Bagley, Ch. and O. R. Langworthy: Arch. of Neur. **16**, 154 (1926). — Bender, L.: Arch. of Neur. **19**, 796 (1928). — Bernis, A. u. E. Spiegel: Arb. neur. Inst. Wien **27**, 199 (1925). — Bremer, F. et R. Ley: Arch. internat. Physiol. **28**, 58 (1927).
Cate, J. ten: (1) Arch. néerl. Physiol. **10**, 24 (1925). — (2) Arch. néerl. Physiol. **11**, 1, 223 (1926). — (3) Arch. néerl. Physiol. **14**, 234 (1929). — (4) Arch. néerl. Physiol. **15**, 479 (1930). — Clarke, R. H.: Brain **49**, 557 (1926).
Delmas-Marsalet, P.: Revue neur., Dez. **1923**, 617.
Edwards, D. J. and H. J. Bagg: Amer. J. Physiol. **65**, 162 (1933).
Girndt, O.: Pflügers Arch. **213**, 427 (1921). — Griffin, A. M. and F. W. William: Amer. J. Physiol. **97**, 397 (1931). — Groebbels, F.: Pflügers Arch. **221**, 15, 41 (1928).

HINES, M.: Physiologic. Rev. **9**, 462 (1929).
INGRAM, W. R. and S. W. RANSON: (1) Arch. of Neur. **28**, 483 (1932). — (2) Amer. J. Physiol. **102**, 466 (1932). — INGRAM, W. R., S. W. RANSON and F. J. HANNETT: Amer. J. Physiol. **98**, Nr 4 (1931). — ISENSCHMID, R.: Mitt. Naturforsch.-Ges. Bern **1920**, H. 5.
KENNARD, M. A. and J. W. WATTS: J. nerv. Dis. **79**, 159 (1934).
LAUGHTON, N. B.: Amer. J. Physiol. **75**, 339 (1926). — LISI, F.: Pflügers Arch. **212**, 455 (1926).
MAGNUS, R.: Pflügers Arch. **193**, 396 (1922). — MILLER, F. R.: Physiologic. Rev. **6**, 124 (1926).
NOICA, D. et M. BALS: Encéphale **1935**, No 3, 554.
RIJNBERK, VAN: Erg. Physiol. **31**, 591 (1931).
SCHALTENBRAND, G. u. S. COBB: Pflügers Arch. **222**, 889 (1929). — SCHALTENBRAND, G. u. O. GIRNDT: Pflügers Arch. **209**, 333 (1925). — SHINOSAKI, T.: Z. exper. Med. **66**, 171 (1929). — SIMONELLI, G. e A. DI GIORGIA: Arch. di Fisiol. **24**, 461 (1926).
TÖNNIES, J. F.: J. Psychol. u. Neur. **45**, 154 (1933). — TRAVIS, L. E. and R. Y. HERREN: Amer. J. Physiol. **93**, 693 (1930).
WALSHE, F. M. R.: (1) Encéphale **73** (1925). — (2) Brain **58**, 49 (1935) — WINDLE, F. W.: J. comp. Neur. **48**, 227 (1929). — WOOLSEY, C. N.: Brain **56**, 353 (1933).

3. Cerebrale Störungen der Motilität, Sensibilität, Trophik und Vasomotilität.

A. Zusammenfassende Arbeiten.

BING, R.: (1) Topische Hirndiagnostik. Spezielle Pathologie und Therapie, Bd. 10, Teil 1. Berlin u. Wien: Urban & Schwarzenberg 1925. — (2) Kompendium der topischen Gehirn- und Rückenmarksdiagnostik, 11. Aufl. Berlin u. Wien: Urban & Schwarzenberg 1939. — (3) Lehrbuch der Nervenkrankheiten, 5. Aufl. Berlin u. Wien: Urban & Schwarzenberg 1937. — BOSTROEM, A.: Der amyostatische Symptomenkomplex. Berlin: Julius Springer 1921. — BRICKNER, R. M.: Localization of function in the cerebral cortex. Baltimore: Williams and Wilkins 1934.
DEJERINE, MME J. et E. GAUCKLER: Troubles de la sensibilité. Traité de Médecine. Paris 1928.
FOERSTER, O.: Schlaffe und spastische Lähmung. Handbuch der normalen und pathologischen Physiologie, Bd. 10, S. 893. Berlin: Julius Springer 1927.
GEHUCHTEN, A. VAN: Maladies nerveuses. Louvain 1920. — GRÜNEBERG, R.: Zur Frage der gestörten Raumauffassung. Inaug.-Diss. Basel 1936.
HALL, H. C.: Dégénérescence hépatolenticulaire. Paris 1921. — HOFF, H. u. P. SCHILDER: Die Lagereflexe des Menschen. Wien 1927.
JAKOB, A.: Die extrapyramidalen Erkrankungen. Berlin: Julius Springer 1923.
KATZ, J.: Die posthemiplegische Kontraktur. Inaug.-Diss. Basel 1936. — KEHRER, F.: Die Allgemeinerscheinungen der Hirngeschwülste. Leipzig: Georg Thieme 1931. — KLEIST, K.: Gehirnpathologie. Leipzig: J. A. Barth 1934.
LANGERON, F.: Leçons cliniques sur les affections hypophysaires. Paris: Masson & Cie. 1937. — LEIGHTON, B.: Über die Bedeutung der sog. Gelenkreflexe. Inaug.-Diss. Basel 1936. — LOTMAR, F.: (1) Die Stammganglien und die extrapyramidalen motorischen Syndrome. Berlin: Julius Springer 1926. — (2) Allgemeine Symptomatologie der Stammganglien. Handbuch der Neurologie, Bd. 5, S. 404. 1936.
MARBURG, O.: Symptomatologie der Erkrankungen des Kleinhirns. Handbuch der Neurologie, Bd. 5, S. 555 (1936). — MINKOWSKI, M.: L'état actuel de l'étude des réflexes. Paris: Masson & Cie. 1922.
OPPENHEIM, H.: Lehrbuch der Nervenkrankheiten, 7. Aufl. Berlin: S. Karger 1922.
PURVES-STEWART, J.: The diagnosis of nervous diseases, 7. Aufl. London: Arnold 1931.
SPIEGEL, E. A. u. I. SOMMER: Ophthalmo- und Oto-Neurologie. Wien u. Berlin: Julius Springer 1931. — STEIN u. v. WEIZSÄCKER: Zur Pathologie der Sensibilität. Erg. Physiol. **27** (1928). — STERTZ: Extrapyramidaler Symptomenkomplex. Berlin: S. Karger 1921.
THOMAS, A.: Le réflexe pilomoteur. Paris: Masson & Cie. 1921.

B. Einzelarbeiten.

ADIE, W. J. and M. CRITCHLEY: Brain **50**, 142 (1937). — ADLER, A.: Z. Neur. **152**, H. 1 (1935). — ALAJOUANINE, TH., R. THUREL et A. BRUNELLI: Revue neur. **1935**, 828. — ALTENBURGER, H.: Z. Neur. **142**, 373 (1932). — AUSTREGESILO, A.: Revue neur. **1933**, No 5, 637.
BALTHASAR, K.: Z. Neur. **128**, 702 (1930). — BÁRÁNY, R.: Arch. Augenheilk. **88**, 139 (1921). — BERGER, H.: Arch. f. Psychiatr. **77** (1926). — BING, R.: (1) Schweiz. Arch. Neur. **13**, 77 (1923). — (2) Schweiz. Arch. Neur. **16**, H. 1 (1925). — (3) Schweiz. Arch. Neur. **18**, H. 2 (1926). — (4) Nervenarzt **1928**, H. 11. — (5) Schweiz. Arch. Neur. **32**, 177 (1934). —

BOGAERT, L. VAN et MARTIN: Encéphale **24** (1929). — BOSTROEM, A.: Der amyostatische Symptomenkomplex. Berlin: Julius Springer 1921. — BRAUN, F.: Schweiz. med. Wschr. **1938** II, 1069. — BREMER, F. W.: Arch. f. Psychiatr. **96**, 68 (1932). — BRENNSCHEIDT, R.: Dtsch. med. Wschr. **1932** II, 1124. — BRUN, R.: Z. Neur. **138**, 122 (1932).
    CRITCHLEY, M.: Verh. I. internat. neur. Kongreß Bern **1931**, 165.
    DIMITRI, V.: Semana méd. **1931**, No 33.
    FERRARO, A. and SHERWOOD, W. D.: Psychiatr. Quart. **11**, 19 (1937). — FOERSTER, O.: Z. Neur. **73**, H. 1/3 (1921). — FOIX, CH., J. A. CHAVANY et P. HILLEMAND: Revue neur. **1926**, 942.
    GALLINEK, A.: Z. Neur. **127**, 143 (1932). — GAMPER: Z. Neur. **102**, 154, 192. — GERSTMANN, J.: (1) Verh. I. internat. neur. Kongreß. Bern **1931**, 213. — (2) Arch. f. Psychiatr. **76**, 635 (1936). — GOLDFLAM, S.: Schweiz. Arch. Neur. **30**, 299 (1933). — GOLDSTEIN, K.: Zbl. Neur. **33**, 485 (1923). — GOLDSTEIN, M.: Z. Neur. **61**, 1 (1920). — GRÜNTHAL, E.: Mschr. Psychiatr. **85**, 113 (1933).
    HALPERN, L.: (1) Schweiz. med. Wschr. **1934** I, 555. — (2) Wien. klin. Wschr. **1935** I. — (3) Fol. otolaryng. orient. **2**, 66 (1935). — (4) Wien. klin. Wschr. **1937** I. — HARE, C. C.: Bull. neur. Inst. New York **1**, 532 (1931).
    JAKOB, A.: Dtsch. Z. Nervenheilk. **124**, 148 (1932).
    KEHRER, F.: Dtsch. Z. Nervenheilk. **135**, 46 (1934). — KONOWALOFF, N. W.: Arch. f. Psychiatr. **34**, 280 (1934). — KREINDLER, A.: Schweiz. Arch. Neur. **43**, 79 (1939).
    LHERMITTE, J.: Schweiz. Arch. Neur. **32**, 315 (1933). — LISI, L. DE: Arch. gen. di Neur. **14** (1933). — LOMTADSÉ, G. L.: J. nerv. Dis. **75**, 149 (1931).
    MOLITCH, M.: J. nerv. Dis. **76**, 25 (1932). — MONIZ, E.: Lisboa méd. **8**, 481 (1931). — MONIZ, E., A. PINTO e A. LIMA: Lisboa méd. **8**, 403 (1931). — MUSSIO-FOURNIER et RAWAK: Revue neur., Nov. **1934**.
    NIESSL V. MAYENDORF: (1) Allg. Z. Psychiatr. **95**, 193 (1932). — (2) Mschr. Psychiatr. **90**, 241 (1935).
    ORZECHOWSKI, K.: Jb. Psychiatr. **51**, H. 1/3 (1933).
    RAKONITZ, E.: Z. Neur. **144**, 255 (1933). — ROTHFELD, J.: Nervenarzt **5**, 528 (1932). — ROUSSY, G. et G. LÉVY: Revue neur. Okt. **1934**, 454. — ROUSSY, G. et M. MOSINGER: Ann. Méd. **33**, 301 (1933).
    SÁNTHA, K. V.: Z. Neur. **141**, 321 (1932). — SCHUSTER, P.: Z. Neur. **108**, 715 (1927). — STECK, H.: (1) Schweiz. Arch. Neur. **8** (1921). — (2) Schweiz. Arch. Neur. **19**, 195. — (3) Schweiz. Arch. Neur. **20**, 92 (1927).
    TANFANI, G.: Giorn. Psichiatr. clin. **59**, 25 (1931). — TENCONI, P.: Giorn. Psichiatr. clin. **65**, 321 (1937). — THOMAS, J. M.: Arch. of Neur. **28**, 1091 (1932).
    VIETS, H. R.: New England J. Med. **210**, 675, 708 (1934).
    WALSHE, F. M. R.: Brain **44**, 539 (1921). — WALTHARD, K. M.: Schweiz. med. Wschr. **1930** II. — WARTENBERG, R.: Klin. Wschr. **1932** I, 461. — WEIZSÄCKER, V. V.: Dtsch. Z. Nervenheilk. **101** (1920). — WILSON, S. A. K.: Brain **43** (1920).
    ZÁDOR: Zbl. Neur. **64**, 727 (1932). — ZINGERLE, H.: Z. Neur. **105**, 548 (1920).

4. Cerebrale Sehstörungen.

A. Zusammenfassende Arbeiten.

ALBESSAR, R. G.: L'hallucinose pédonculaire. Paris: Doin 1934.
BEHR, C.: Die Erkrankungen der Sehbahn. Kurzes Handbuch der Ophthalmologie, Bd. 6, S. 245. Berlin: Julius Springer 1931. — BING, R.: Gehirn und Auge, 2. Aufl. München u. Wiesbaden: J. F. Bergmann 1922. — BING, R. u. A. FRANCESCHETTI: Die Pupille. Kurzes Handbuch der Ophthalmologie, Bd. 6, S. 80. Berlin: Julius Springer 1931.

B. Einzelarbeiten.

ADROGUÉ, E. y TETTAMANTI: Arch. argent. Neur. **20**, 36 (1939).
    BALADO, M., E. ADROGUÉ y E. FRANKE: Bol. Inst. Clín. quir. Univ. Buenos Aires **4**, 520 (1928). — BAURMANN, M.: Klin. Mbl. Augenheilk. **83**, 115 (1929). — BEHR, C.: Z. Augenheilk. **58**, 388 (1926). — BING, R.: Schweiz. Arch. Neur. **39**, 49 (1937). — BROUWER, B. and W. P. C. ZEEMAN: Brain **49**, 1 (1926). — BUNGE, E.: Abh. Augenheilk. **8**, 1 (1928).
    CORDS, R.: Klin. Mbl. Augenheilk. **76**, 174 (1926).
    DIETER, W.: Z. Augenheilk. **66**, 300 (1928).
    FOERSTER, O.: J. Psychol. u. Neur. **39**, 463 (1929).
    GEHUCHTEN, P. VAN et CH. STROOBANTS: J. de Neur. **27**, 748 (1927). — GOURFEIN-WELT et REDAILLÉ: Rev. gén. Ophtalm. **35**, 340 (1931).
    HESSBERG, R.: Z. Augenheilk. **55**, 51 (1925). — HEUVEN, G. J. VAN: Nederl. Tijdschr. Geneesk. **1929**, 1654. — HILL, E.: Amer. J. Ophthalm. **6**, 257 (1923). — HOFE, K. VOM: Klin. Mbl. Augenheilk. **81**, 107 (1929).
    JUNG, J.: Klin. Mbl. Augenheilk. **81**, 577 (1928).

LENZ, G.: (1) Z. Neur. **71**, 135 (1921). — (2) Klin. Mbl. Augenheilk. **80**, 398 (1928). —
LEY, A.: J. de Neur. **20**, 41 (1920). — LOHMANN, W.: Arch. Augenheilk. **89**, 165 (1921). —
LUTZ, A.: Graefes Arch. **119**, 423 (1928).

MORSIER, G. DE: Rev. d'Otol. etc. **16**, 244 (1938).

OLOFF, H.: Münch. med. Wschr. **1922** I, 462.

SCHRÖDER, A. H.: Z. Neur. **121**, 508 (1929). — SEGI, MOTOO: Z. Neur. **85**, 467 (1923).

UHTHOFF, W.: (1) Klin. Mbl. Augenheilk. **70**, 138 (1923). — (2) Klin. Mbl. Augenheilk. **78**, 305 (1927).

WILBRAND, H.: (1) Z. Augenheilk. **54**, 1 (1924). — (2) Z. Augenheilk. **58**, 197 (1926).

5. Cerebrale Störungen des Gehörs, Geruchs und Geschmacks.

A. Zusammenfassende Arbeiten.

BÖRNSTEIN, W.: Der Aufbau der Funktionen in der Hörsphäre. Berlin: S. Karger 1930.

RHESE, H.: Pathologische Physiologie des Labyrinths und Cochlearbahn. Handbuch der normalen und pathologischen Physiologie. Berlin: Julius Springer 1926.

SPIEGEL, E. A. u. I. SOMMER: Ophthalmo- und Oto-Neurologie. Wien u. Berlin: Julius Springer 1931.

B. Einzelarbeiten.

BALL, E.: Zbl. Neur. **53**, 853 (1929). — BERBERICH, J.: Arch. Ohr- usw. Heilk. **116**, 241 (1927). — BRÜGGEMANN, R.: Arch. Ohr- usw. Heilk. **122**, 41 (1929). — BRUN, R.: J. belge Neur. **1937**, 262. — BRUNZLOW, O. u. O. LÖWENSTEIN: Z. Ohrenheilk. **81**, 145 (1921).

CERNYSEV: Zbl. Neur. **53**, 17 (1929).

HEERMANN, H.: Passow-Schaefers Beitr. **27**, 158 (1928). — HERZOG, F.: Dtsch. Z. Nervenheilk. **102** (1928). — HILPERT, P.: Z. Hals- usw. Heilk. **36**, 3 (1934). — HOFF, H. u. M. SILBERMANN: Z. Neur. **144**, 657 (1933).

KUTZINSKI: Mschr. Psychiatr. **57**, H. 5/6 (1925).

POLJAK, S.: Z. Neur. **110**, 1 (1927).

RAUCH, M.: Mschr. Ohrenheilk. **56**, 292 (1922). — RUF, C.: Z. Hals- usw. Heilk. **36**, 240 (1934).

SPILLER, G. W.: Arch. of Neur. **16** (1926).

6. Aphasie, Apraxie, Agnosie.

A. Zusammenfassende Arbeiten.

BONVICINI, G.: Die Störungen der Lautsprache bei Temporalläsionen. Handbuch der Neurologie des Ohres, Bd. 2, Teil 2, S. 157. Berlin u. Wien: Urban & Schwarzenberg 1929. — BRUN, R.: Klinische und anatomische Studien über Apraxie. Zürich: Orell Füssli 1922.

DELAY, J. P. L.: Les astéréognosies. Paris: Masson & Cie. 1935.

EWING, A.: Aphasia in children. Oxford a. London 1932.

FORSTER, E.: Sprachstörungen. Neue deutsche Klinik, Bd. 10, S. 135. 1932.

HEAD, H.: Aphasia and kindred disorders of speech. Cambridge 1926.

ISSERLIN, M.: Aphasie. Handbuch der Neurologie, Bd. 6, S. 627. Berlin: Julius Springer 1936.

LIEPMANN, H.: Apraxie. Erg. inn. Med. **1920**.

MINGAZZINI, G.: Le afasie. Roma: Collezione Bardi 1923.

PÖTZL, O.: Die Aphasielehre vom Standpunkt der klinischen Psychiatrie. Leipzig u. Wien 1928.

QUENSEL, F.: Erkrankungen der höheren optischen Zentren. Kurzes Handbuch der Ophthalmologie, Bd. 6, S. 324. Berlin: Julius Springer 1931.

SCHWERSENZ, A.: Über Linsenkernaphasien. Inaug.-Diss. Basel 1937. — SITTIG, O.: Über Apraxie. Berlin: S. Karger 1931. — SOLMS, A.: Zur Frage der Alexie und ihrer anatomischen Lokalisation. Inaug.-Diss. Basel 1936.

WEIDENFELD, E.: Das Problem der Stereognose und ihrer Störungen. Inaug.-Diss. Basel 1934.

ZIMMERMANN, W.: Versuch einer systematischen Gruppierung der heute herrschenden Aphasielehren. Inaug.-Diss. Basel 1932.

B. Einzelarbeiten.

ADIE, W. J. and M. CRITCHLEY: Brain **50**, 142 (1927). — ANGYAL, L. VON und B. LORÁND: Arch. f. Psychiatr. **108**, 493 (1938). — ARNDT: Zbl. Neur. **50**, 324 (1928).

BALLASSA: Dtsch. Z. Nervenheilk. **77** (1923). — BÁRÁNY, R.: J. Psychol. u. Neur. **40**, 282 (1931). — BERGER, H.: Arch. f. Psychiatr. **78**, H. 1/2 (1926). — BERINGER, K. u. J. STEIN: Z. Neur. **123**, 472 (1930). — BETLHEIM: Jb. Psychiatr. **43**, 226 (1934). — BOJE,

P. R.: Revue neur. **1932**, 502. — BOGAERT, L. VAN: Encéphale **24**, 11 (1929). — BONHOEFFER, K.: Mschr. Psychiatr. **54** (1924).

CAMPORA, G.: Brain **48**, 65 (1925). — CONRAD: Mschr. Psychiatr. **84**, 28 (1933). — CRITCHLEY, M.: Brain **53**, 120 (1930).

DIMITRI, V.: Afasias. Buenos Aires, El Ateneo **1933**. — DOELLKEN: Z. Neur. **153**, 573 (1935).

EHRENWALD: (1) Z. Neur. **123**, 204 (1930). — (2) Z. Neur. **132**, 159 (1931).

FISCHER, S.: (1) Klin. Wschr. **1923 I**. — (2) Arch. f. Psychiatr. **78**, (1926). — FOIX, CH.: Presse méd. **33**, No 88 (1925). — FOX, CH.: Brit. J. Psychol. **21**, 242 (1931).

GERSTMANN, J.: Wien. med. Wschr. **1927 I**, 133. — GOLDSTEIN, K.: (1) Mschr. Psychiatr. **54**, 141 (1923). — (2) Zbl. Neur. **61**, 267 (1932). — GROS, W.: Dtsch. Z. Nervenheilk. **128**, 79 (1932). — GRUBEL: Arch. f. Psychiatr. **76**, 410 (1926).

HANKE, W.: Arch. f. Psychiatr. **63**, 167 (1921). — HAUPTMANN, A.: Mschr. Psychiatr. **79**, 302 (1931). — HEIDENHAIN, A.: Mschr. Psychiatr. **66**, 61 (1929). — HENNEBERG, R.: Zbl. Neur. **43**, 352 (1926). — HERSCHMANN u. PÖTZL: Neur. Zbl. **39**, 114 (1920). — HILPERT, P.: J. Psychol. u. Neur. **40**, 225 (1930). — HOFF, H. u. O. PÖTZL: (1) Z. Neur. **137**, 722 (1931). — (2) Wien. med. Wschr. **1932 I**, 369.

ISSERLIN, M.: Z. Neur. **75**, 332 (1922).

JOSSMANN, P.: Zbl. Neur. **53**, 671 (1929).

KLEIN, R.: (1) Mschr. Psychiatr. **80**, 188 (1931). — (2) Mschr. Psychiatr. **81**, 210 (1931). — KROLL u. STOLBUN: Z. Neur. **148**, 142 (1933).

LANGE, J.: Mschr. Psychiatr. **76**, 129 (1930). — LAST, S. L.: Nervenarzt **3**, 222 (1930). — LHERMITTE, J. et J. A. TRELLES: Encéphale **28**, 413 (1933). — LIEPMANN, H.: Mschr. Psychiatr. **71**, 169 (1929). — LOTMAR, F.: (1) Schweiz. Arch. Neur. **5**, 206. — (2) Schweiz. Arch. Neur. **6**, 3 (1919/20). — (4) Schweiz. Arch. Neur. **42**, 299 (1938).

MINKOWSKI, M.: Schweiz. Arch. Neur. **21**, 43 (1927). — MISCH u. FRANKL: Mschr. Psychiatr. **71**, 1 (1929). — MOREL, F.: Encéphale **30**, 533 (1935).

NIESSL V. MAYENDORF: (1) Z. Neur. **110** (1927). — (2) Zbl. Neur. **61**, 855 (1931). — (3) Z. Neur. **138**, 758 (1932). — (4) Z. Neur. **147**, 1 (1933). — (5) Z. Neur. **149**, 68 (1934). — (6) Z. Neur. **150**, 643 (1934). — (7) Z. Neur. **159**, 226 (1937).

PICK, A.: Schweiz. Arch. Neur. **12**, 105, 179 (1923). — PÖTZL, O.: Wien. med. Wschr. **1932 I**, 783.

RAUSCHBURG u. KULL: Z. Neur. **139**, 192 (1932). — RÉVÉSZ, G.: Z. Neur. **115**, 586 (1928).

SCHELLER, H. u. H. SEIDEMANN: Mschr. Psychiatr. **81**, 97 (1931). — SITTIG, O.: Mschr. Psychiatr. **49**, 63, 159 (1921). — STEIN, H. u. V. v. WEIZSÄCKER: Dtsch. Z. Nervenheilk. **99**, 1 (1927). — STOCKERT, F. G. v.: Arb. neur. Inst. Wien **34**, 23 (1932).

VLAVIANOS, G.: Wien. med. Wschr. **1933 I**. — VICTORIA, M.: Encéphale **32**, 85 (1937).

WAGNER, W. u. K. MAYER: Mschr. Psychiatr. **87**, 108 (1933). — WOERKOM, VAN: Mschr. Psychiatr. **59**, 256 (1925).

ZUCKER, K.: Mschr. Psychiatr. **87**, 65 (1933). — ZUTT: Mschr. Psychiatr. **82**, 253, 355 (1932).

Rückenmark.

Von

Friedrich Hiller-München.

Mit 30 Abbildungen.

Anatomisch-physiologischer Teil.
A. Die topographische Anatomie des Rückenmarks und die Funktion seiner Teile.
1. Makroskopische Übersicht.

Die äußerliche Betrachtung des Rückenmarks (R.) zeigt ein in den Wirbelkanal eingebettetes strangförmiges Organ, das den Krümmungen der Wirbelsäule annähernd folgt und mit einer konischen Zuspitzung beim Erwachsenen in der Höhe des 1.—2., beim Neugeborenen des 3. Lendenwirbels endigt. Das R. liegt in einem Sack, der aus der bindegewebig-elastischen *Dura mater* gebildet wird. Diese Nerven und Gefäße enthaltende Dura besteht aus 2 Blättern, von denen das äußere — als Periost des Wirbelkanals — durch ein Polster aus lockerem fettreichen Bindegewebe mit reichlichen plexusartigen venösen Gefäßen und Lymphspalten vom inneren Blatt — der eigentlichen Dura — getrennt ist. Der Duralsack reicht bis zum 2.—3. Sacralwirbel. Eröffnet man den Duralsack an seiner dorsalen Oberfläche, so gelangt man durch einen schmalen, von feinen Bindegewebsfäden durchzogenen Spalt — den *Subduralraum* — an die zarte *Arachnoidea*, die an das innere Durablatt angeheftet dieser folgt. Innerhalb dieser Arachnoidea findet sich — im *Subarachnoidealraum* — der *Liquor cerebrospinalis*. Der spinale Liquorraum bildet ein vom Occiput bis in das Os sacrum (1.—2. Sacralwirbel) reichendes Cavum, in welchem der Liquor, wenig behindert von den feinen Septen und dorsal gelegenen bindegewebigen Häutchen und Brücken, die das äußere Arachnoidealblatt mit dem inneren verbinden, frei zirkuliert. Das innere Arachnoidealblatt liegt fest der *Pia mater* an, die ihrerseits — ganz wie im Gehirnbereich — mit den Gefäßen der R.-Oberfläche in Gestalt sog. *Piatrichter* sich in die oberflächliche R.-Substanz einsenkt und im übrigen von dem spärlichen Gliakammerraum umgeben, unmittelbar dem nervösen Parenchym aufliegt. Das im eröffneten Subarachnoidealraum freiliegende R. — vgl. Abb. 1 — zeigt zwei charakteristische Anschwellungen — die *Intumescentiae cervicalis* und *lumbalis* —, welche der segmentalen Repräsentation der oberen und unteren Extremitäten entsprechen. Das Ende des R. ist der *Conus medullaris*. Der Entwicklung dieses wichtige Zentren enthaltenden untersten R.-Abschnitts hat G. C. Streeter eine aufschlußreiche Arbeit gewidmet. Der Conus terminalis enthält in seinem untersten Ende schon am Übergang zum *Filum terminale* einen von Ependym ausgekleideten Hohlraum — den *Ventriculus terminalis* — eine Bildung, welche für die Entstehung der meisten im Bereich der Cauda equina sich entwickelnden Tumoren

Die topographische Anatomie des Rückenmarks und die Funktion seiner Teile. 189

von erheblicher Bedeutung zu sein scheint (J. W. KERNOHAN).

Aus dem R. ziehen in seitlicher Richtung zu den Zwischenwirbellöchern hin die *R.-Wurzelnerven*, symmetrisch angeordnet — 8 Cervical-, 12 Thorakal-, 5 Lumbal-, 5 Sacral- und 1—2 Coccygealnerven. Der Umstand, daß das R. sein Längenwachstum früher als die Wirbelsäule abgeschlossen hat, bedingt, daß die Nerven das R. in einem caudalwärts zunehmend spitzen Winkel verlassen. Es werden diese Wurzelnerven aber benannt nach den Wirbeln, in deren Höhe sie austreten, so daß, wie Abb. 2 zeigt, z. B. der 12. Dorsalnerv seinen spinalen Ursprung in Höhe des 9. bis 10. Thorakalwirbels hat. Je weiter zum Conus, um so mehr legen sich die Wurzelnerven übereinander, um schließlich distal vom Conus die sog. *Cauda equina* — Abb. 1 und 2 — zu bilden. Die Wurzelnervenpaare sind zusammengesetzt aus Wurzelfäden, welche in das R. dorsolateral — im Sulc. lat. post. — eintreten und solchen, die das R. aus dem Sulc. lat. ant. verlassen; *hintere* bzw. *vordere R.-Nervenwurzeln*. Insgesamt ist die Zahl der hinteren Wurzelfäden erheblich größer als die der vorderen — gemäß dem Ursprung der Spinalnerven wird das R. in *Segmente* unterteilt, die wiederum zusammen mit den Wurzelnerven *Neurotome* benannt werden. Über die Topographie dieser Neurotome im Querschnitt unterrichtet Abb. 3, aus der auch zu ersehen ist, daß hintere und vordere Wurzeln bis distal vom *Spinalganglion* getrennt verlaufen. Dieses ist seinerseits entwicklungsgeschichtlich als ein der Medullarplatte des R. entstammendes, erst sekundär vom R. getrenntes Grau anzusehen. Die R.-Wurzelnerven sind bis zum Spinalganglion von der Pia, Arachnoidea und Dura überzogen. Letztere geht in das Perineurium der *Spinalnerven*

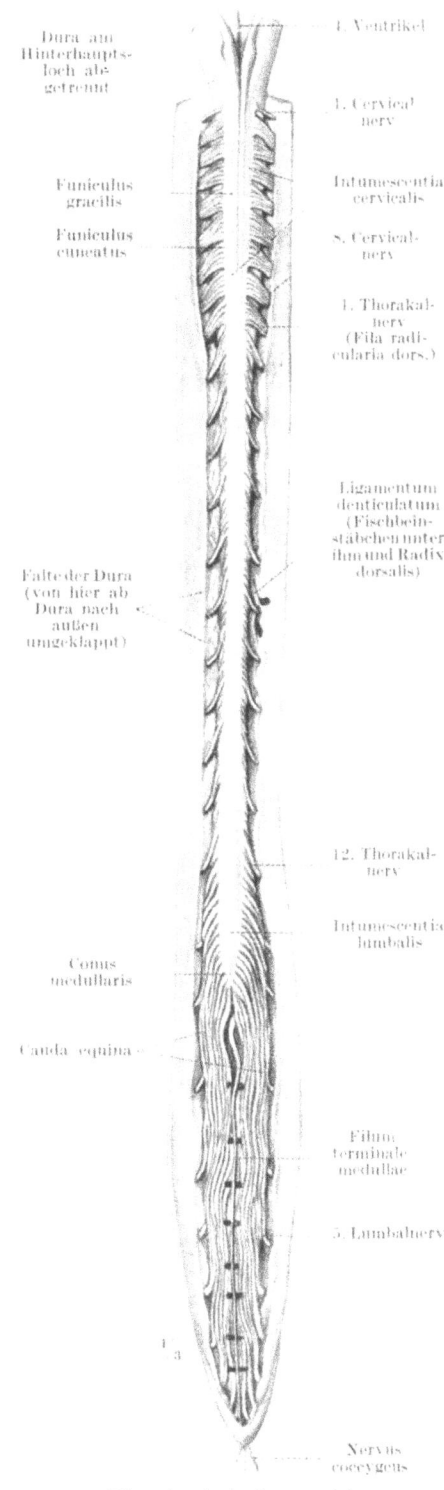

Abb. 1. Rückenmark und Dura mater von dorsal. Arachnoidea weggenommen. Ligamentum denticulatum an verschiedenen Stellen sichtbar (an einer Stelle unterlegt). Filum terminale durch Unterlagen herausgehoben, liegt sonst verborgen in der Cauda equina. Nur die *dorsalen* Wurzeln der Spinalnerven sind sichtbar, die untersten zur Seite gedrängt, um den Conus medullaris freizumachen. — Br.

Filum terminale durae matris

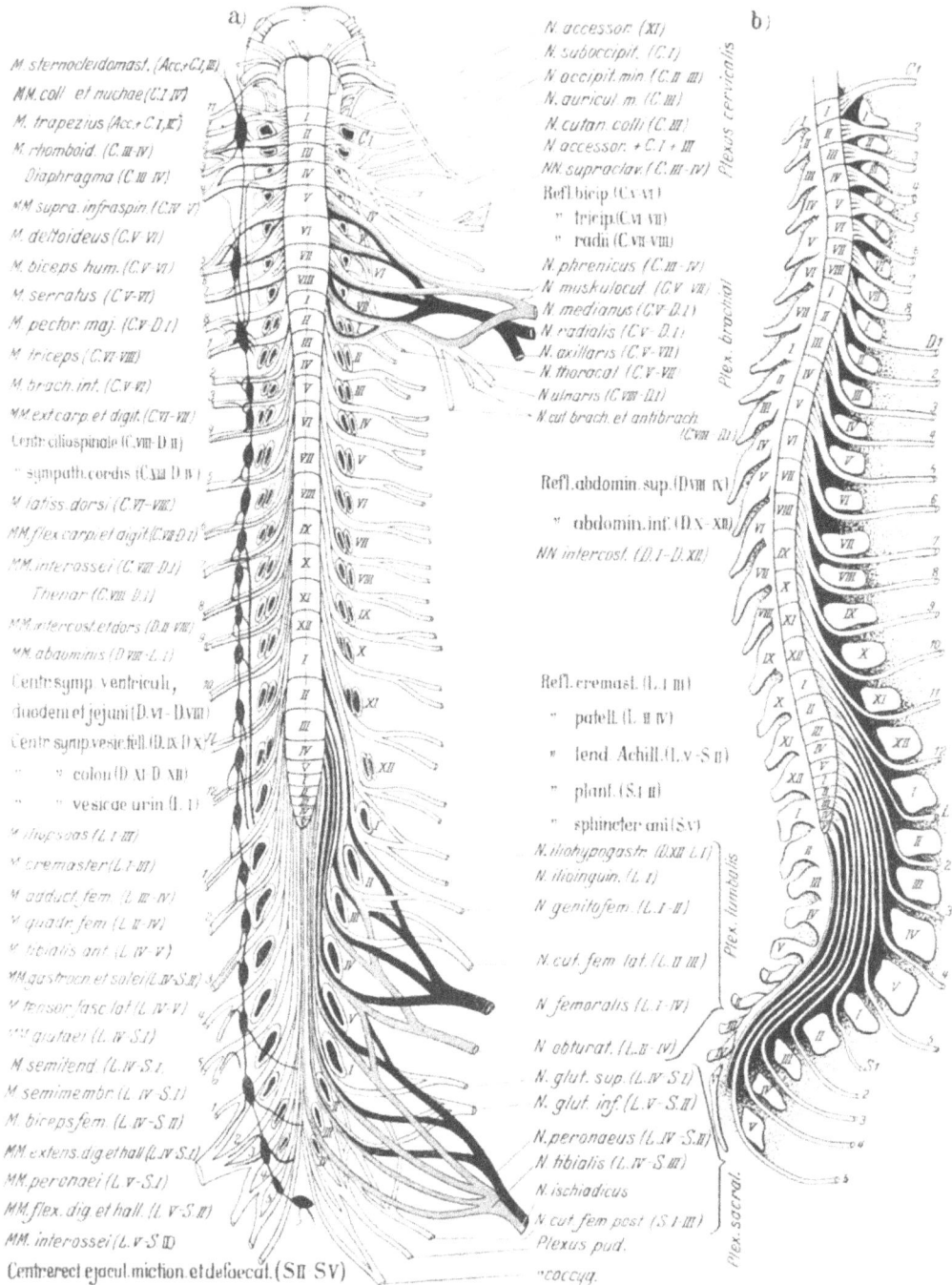

Abb. 2 a und b. a Die topographischen Verhältnisse des Rückenmarks mit den austretenden Nerven mit dem sympathischen Grenzstrang in schematischer Darstellung; Ansicht von vorn. Die segmentale Zuordnung der wichtigsten Muskeln und Reflexe. b Die topographischen Beziehungen der Rückenmarkssegmente und Rückenmarkswurzeln zu den Wirbelkörpern und den Dornfortsätzen.
(Nach den neurologischen Wandtafeln von MÜLLER-HILLER-SPATZ.)

über, die distal von den Spinalganglien vordere und hintere R.-Wurzeln zu einem gemeinsamen Stamm zusammenfassen. Das Perineurium ist eigentlich die Fortsetzung der Pia.

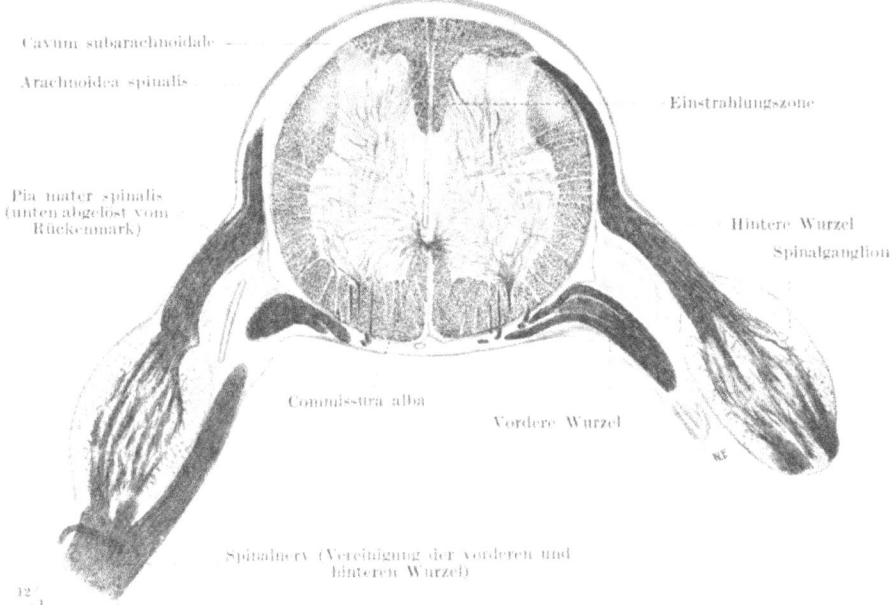

Abb. 3. Querschnitt durch Rückenmark, vordere und hintere Wurzeln, Spinalganglien. Sacralmark, Hund. WEIGERTS Markscheidenfärbung. — Br.

2. Die Blutversorgung des Rückenmarks.

Die Blutversorgung des R. erfolgt einmal aus den *Aa. vertebrales*, aus denen zwei vordere Äste auf der Vorderfläche des R. caudalwärts ziehen, um in Höhe von C_{2-3} sich zur *A. spin. ant.* zu vereinen, während zwei hintere Äste, deren Zweige medial wie auch lateral von den hinteren Wurzeln auf der Hinterfläche des R. hinabziehen, sich an der Bildung der meist paarigen *Aa. spin. post.* beteiligen. Wichtiger ist der arterielle Zustrom aus den *Wurzelarterien*. Nach ELZE entspricht im embryonalen Zustand jeder Wurzel eine segmentale Arterie und Vene. Im Laufe der Entwicklung erreicht die Mehrzahl dieser Gefäße nicht mehr das R., sondern versorgt nur noch die Spinalnerven und -ganglien. Schon KADYI, dessen Untersuchungen der Blutversorgung des R. noch immer vorbildlich sind, fand, daß beim Erwachsenen nur ein Viertel der spinalen Wurzeln von für das R. wesentlichen Arterien begleitet sind. Im Durchschnitt hat man, wie SUH und ALEXANDER zeigen, mit 6—8 vorderen und 5—8 hinteren Wurzelarterien zu rechnen. Die stärkste dieser Arterien findet sich im oberen Lumbalmark. Die vorderen Wurzelarterien bilden von C_3 abwärts die A. spin. ant., welche eigentlich als eine Kette anastomosierender auf- und absteigender Äste aus den vorderen Wurzelarterien aufzufassen ist. Sie ist immer am schmälsten in der Mitte zwischen zwei Wurzelarterien, so z. B. am dürftigsten in D_7, da die nächst orale Wurzelarterie in D_5 und die nächst caudale in D_{10} an das R. gelangt. Dies ist ein wichtiger Befund zur Erklärung vasculärer spinaler Störungen entfernt vom Ort, z. B. einer R.-Kompression. — Eine kontinuierliche A. spin. post. existiert nicht; vielmehr haben wir es mit einer paarigen anastomosierenden Verbindung — und zwar recht unregelmäßiger Natur — jener 5—8 hinteren

Wurzelarterien zu tun. — Aus der A. spin. ant. entspringen die *Aa. sulci ant.* — vgl. Abb. 4a — meist als zwei getrennte Äste, einer für die linke, der andere für die rechte R.-Hälfte. Nur im Lumbal- und Sacralmark finden wir gelegentlich

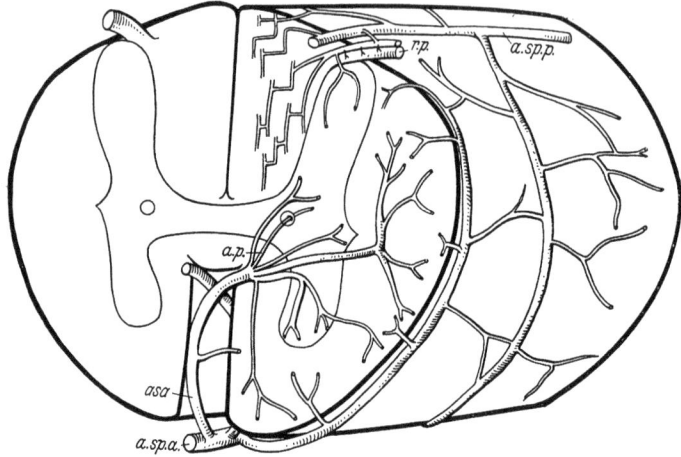

Abb. 4a. Diagramm der arteriellen Versorgung des R. nach HERREN und ALEXANDER. (*a.p.* A. paracentralis, *a.s.a.* A. sulci ant., *a.sp.a.* A. spin. ant., *a.sp.p.* A. spin. post., *r.p.* Radix post.)

einen gemeinsamen Stamm einer A. sulci ant., die sich erst in der Tiefe in einen linken und rechten Zweig aufgabelt. Im ganzen gibt es etwa 200 vordere Sulcusarterien, wovon relativ die meisten sich in der Lumbalregion finden.

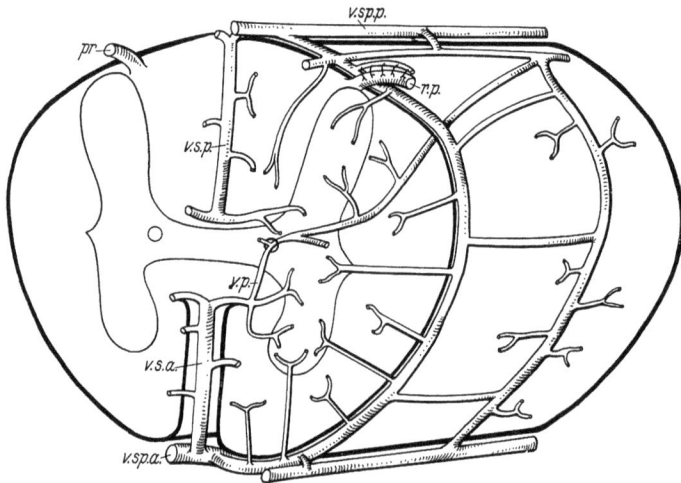

Abb. 4b. Diagramm der Verteilung der R.-Venen nach HERREN und ALEXANDER. (*r.p.* Radix post., *v.p.* V. paracentralis, *v.s.a.* V. sulci ant., *v.s.p.* V. septi post., *v.sp.a.* V. spin. ant., *v.sp.p.* V. spin. post.)

In der Cervicalregion findet man für jedes Segment zwei Sulcusarterien jederseits, während im Dorsalmarkbereich die Sulcusarterien schräg oral- bzw. caudalwärts verlaufen und oft nur eine Arterie auf ein R.-Segment kommt. Hier ist nach SUH und ALEXANDER die segmentale Blutversorgung am schlechtesten gewahrt. — Von den lumbalen Wurzelarterien her wird offenbar ein großer

Teil des R. mit Blut versorgt; denn es gelingt ohne Schwierigkeiten von hieraus das gesamte arterielle, capilläre und venöse R.-Gefäßsystem zu füllen. BOLTON weist auf starke anastomosierende Äste der A. spin. ant. caudal von S_5 mit den Aa. spin. post. hin. Nach diesem Autor soll das Blut in den Aa. spin. post. oralwärts strömen. — Die auf der R.-Oberfläche zwischen den Aa. spin. ant. und post. sich verzweigenden und anastomierenden feinen arteriellen Gefäße bilden die sog. Vasocorona.

Über die arterielle Binnenversorgung des R. gibt Abb. 4a genügende Aufklärung. Wie überall im ZNS. ist auch im R. die graue Substanz viel stärker capillarisiert als die weiße.

Die Verteilung der R.-*Venen* entspricht im wesentlichen jener der R.-Arterien. Der Blutabfluß erfolgt nach SUH und ALEXANDER über 6—11 Vv. spin. ant. und 5—10 Vv. spin. post. Eine sog. V. radicularis magna findet sich meist linksseitig zwischen D_{12} und L_3. Die Venen auf der Rückseite des R. sind stärker als jene auf der Vorderfläche und bilden mehr oder minder über die ganze Länge des R. einen Truncus ven. post. HERREN und ALEXANDER haben den venösen Blutabfluß mittels Injektionsversuchen erneut untersucht und fanden eine Verteilung des venösen Systems im R.-Querschnitt, welche Abb. 4b sehr klar widergibt. — Der venöse Abfluß geschieht zum Teil über die großen venösen Plexus im Subduralraum.

3. Das Rückenmarksgrau.

Die R.-Substanz besteht aus dem zentral gelegenen *Grau* und dem sie umgebenden *Mark*. Der Unterschied in Farbe und Konsistenz ist, abgesehen von dem überwiegenden Gehalt an Ganglienzellen bzw. von Markscheiden umgebenen Nervenfasern, vor allem bedingt durch die viel reichere Capillarisierung der grauen Substanz. Das Grau des R. hat im Querschnitt die Gestalt eines X, dessen ventrale Schenkel zu kolbigen Verdickungen, den *Vorderhörnern* — im Längsschnitt: *Vordersäulen* — geworden sind, während die dorsalen Schenkel die schlankeren *Hinterhörner* bzw. *Hintersäulen* darstellen. Vorwiegend im Bereich des Brustmarks — von C_8—L_3 — findet sich etwa in Höhe der Basis der Vordersäulen eine weitere leistenförmig vorspringende graue Masse, welche man als *Seitensäulen* — im Querschnitt *Seitenhörner* — bezeichnet. Dieser *sympathischen Seitensäule* entspricht an gleicher Stelle zwischen S_2—S_5 der *Nucl. parasympathicus sacralis*. Die Masse und Form der grauen Substanz weist in den verschiedenen Höhen des R. sehr charakteristische Verschiedenheiten auf. Dies gilt vor allem für die Vordersäulen, welche man sich körperlich gewissermaßen als eine Perlschnur motorischer Kerne vorstellen muß. Bestimmend ist da die Menge innervierter Organe in bestimmten Höhen — vor allem der Muskulatur der oberen und unteren Extremitäten — und damit das Mehr oder Minder motorischer und sensibler Ganglienzellen, so wie es Abb. 5 anschaulich wiedergibt.

Die weitere Betrachtung des nervösen Parenchyms in bezug auf seine wichtigsten morphologischen Details und funktionellen Bestimmungen ergibt folgendes: Die *Vordersäulen* enthalten *motorische Ganglienzellen*, aus denen *efferente Fasern* sich in den Vorderwurzeln zur Skeletmuskulatur begeben, während in den Hinterwurzeln *afferente Fasern* zentripetale d. h. sensible Impulse aus der Haut und dem Bewegungsapparat leiten. Diese Gesetzmäßigkeit wurde zuerst von BELL und MAGENDIE entdeckt und trägt seitdem ihren Namen. Auf S. 210 wird auf die bisher bekannten Ausnahmen von diesem Gesetz, welche es geboten erscheinen lassen, hier besser von einer *Regel* zu sprechen, ausführlich eingegangen werden. Hier sei nur die von F. ARNOLD stammende, zwar ziemlich allgemein abgelehnte, von ELZE jedoch geteilte Anschauung erwähnt, daß die

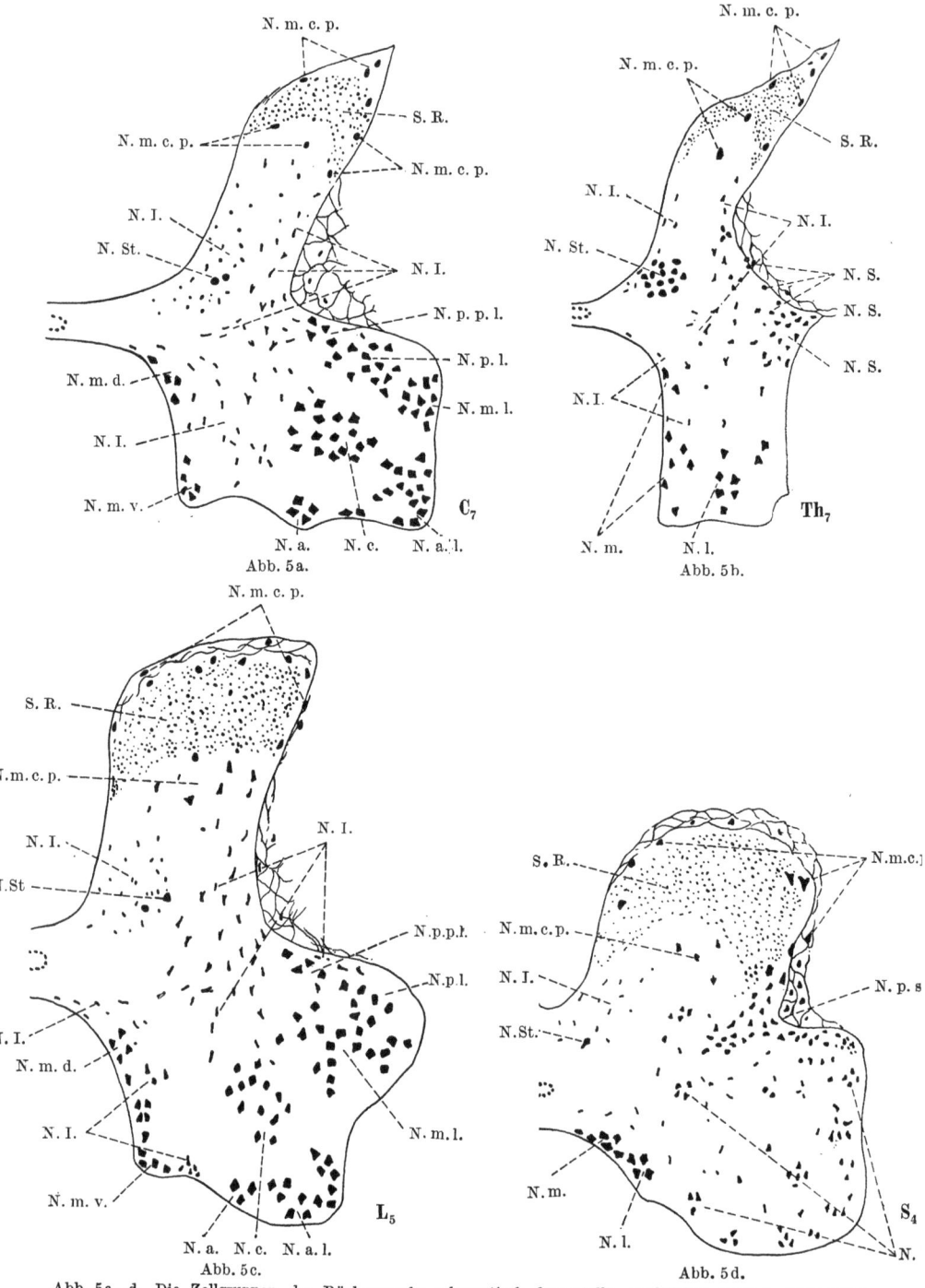

Abb. 5a—d. Die Zellgruppen des Rückenmarks schematisch dargestellt, modifiziert nach L. JACOBSOHN. 1. Nucleus magnocellularis cornu anterioris: N. m. Nucl. medialis; N. m. v. Nucl. medialis ventralis; N. m. d. Nucl. medialis dorsalis; N. l. Nucl. lateralis; N. a. Nucl. anterior; N. c. Nucl. centralis; N. a. l. Nucl. anterolateralis; N. m. l. Nucl. mediolateralis; N. p. l. Nucl. postero-lateralis; N. p. p. l. Nucl. postpostero-lateralis seu retrodorsalis. 2. N. S. Sympathische Seitenhornkette; Nucl. intermedio-lateralis thoraco-lumbalis. 3. N. p. s. Nucl. parasympathicus sacralis; Nucl. intermedio-lateralis sacralis. 4. N. I. Intermediärzellen. 5. N. St. STILLING-CLARKEsche Kernsäule. 6. S. R. Substantia gelatinosa (ROLANDO). 7. N. m. c. p. Nucl. magnocellularis cornu posterioris.

vorderen R.-Wurzeln auch zentripetale Impulse, und zwar proprioceptiver Qualität leiten. v. BRÜCKE betont gegenüber ELZE die Befunde SHERRINGTONs, der fand, daß die sensiblen Muskelnerven, d. h. die Hälfte bis ein Drittel aller Fasern eines Muskelnerven aus den *Spinalganglien* stammen und mit den hinteren Wurzeln ins R. ziehen. Somatische, motorische Fasern in den Hinterwurzeln sind offenbar lediglich Abnormitäten.

Die *topographische Anordnung der motorischen Ganglienzellen in der grauen Vordersäule* (vgl. Abb. 5) verrät die allgemeine Unterteilung in eine ventrale und laterale Zellgruppe, mit einer besonders deutlichen Zellvermehrung und -differenzierung in den beiden R.-Anschwellungen. Eine somatotopische horizontale Gliederung der Vorderhornzellen in größere Gruppen scheint — wie unter anderem auch retrograde Degenerationen im Vorderhorn nach Gliederamputationen gezeigt haben — derart, wie sie Abb. 6 wiedergibt, wohl begründet zu sein. Nach dieser Auffassung wären die distalen Extremitätenmuskeln am weitesten dorsolateral repräsentiert und im allgemeinen die Ganglienzellen für die ventrale Muskelgruppe der Extremitäten, getrennt von der dorsalen, angeordnet. Man muß sich aber dessen bewußt sein, daß die anatomischen Untersuchungen der segmentalen Muskelinnervation — man vgl.

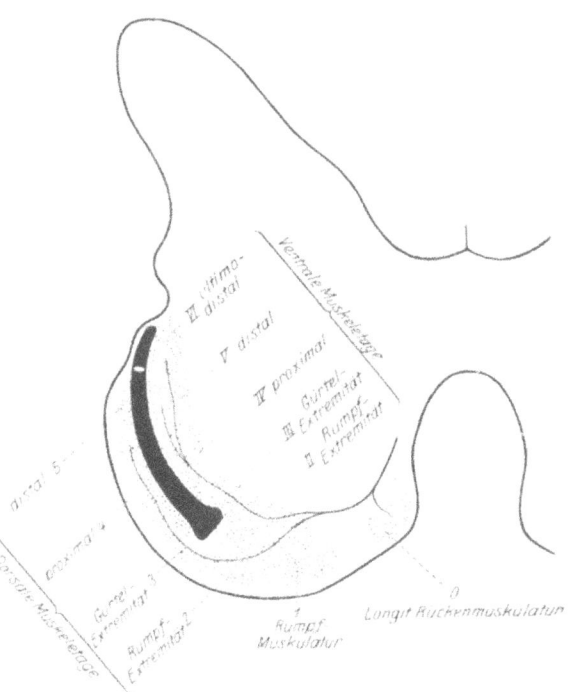

Abb. 6. Querschnittstopographie des Vorderhorns nach S. T. BOK.

die eingehende Darstellung bei O. FISCHER — dieses schwierige Problem noch nicht eindeutig gelöst haben.

Die Gesamtzahl der motorischen Vorderhornzellen gibt ELZE mit schätzungsweise 100 000 an. Ihrem *morphologischen Bau* nach sind es multipolare Zellen mit einem sehr charakteristischen sich zuspitzenden Neuriten und einer Anzahl von Dendriten, welche sich bis an die Basis des Hinterhorns, vor allem aber in der Längsrichtung des R. im Grau der Vordersäulen aufweisen. Die segmentale Innervation der Muskulatur wird im klinischen Teil auf S. 243f. besprochen werden.

Die *topographischen Verhältnisse der grauen Hinterhörner und der sog. Wurzeleintrittszone* illustrieren die Abb. 5 und 7. Die als hintere R.-Wurzeln eintretenden Fasern sind Neuriten somatischer oder vegetativer *Spinalganglienzellen*, soweit sie nicht wie die Minderzahl vegetativer Fasern ihre Ganglienzellen im Grenzstrang oder weiter in der Peripherie haben. (Daß die letzteren *sensible* vegetative Fasern sind, ist durch viele experimentelle und therapeutische Versuche klar gestellt, vgl. FOERSTER.) Aus den charakteristischen Spinalganglienzellen verzweigen sich die Neuriten T-förmig, indem der zentripetale Ast zur

Hinterwurzelfaser, der zentrifugale zur peripheren Nervenfaser wird. Die Zahl der in einem Spinalganglion enthaltenen Ganglienzellen überwiegt erheblich die Menge der in das Ganglion ein- und austretenden markscheidenhaltigen Nervenfasern. RANSON fand im 2. Cervicalsegment 7721 Spinalganglienzellen bei nur 2472 markhaltigen Hinterwurzelfasern. Nun haben aber bereits DOGIEL und CAJAL nachgewiesen, daß aus den kleineren Spinalganglienzellen markscheidenlose — in Wirklichkeit meist markscheidenarme! — Fasern, welche den gleichen Verlauf wie die groben markscheidenreichen Fasern nehmen, entspringen. RANSON hat diese Verhältnisse einer erneuten Prüfung unterzogen und gefunden, daß die kleinen Spinalganglienzellen und ihre „markscheidenlosen" Axone die großen

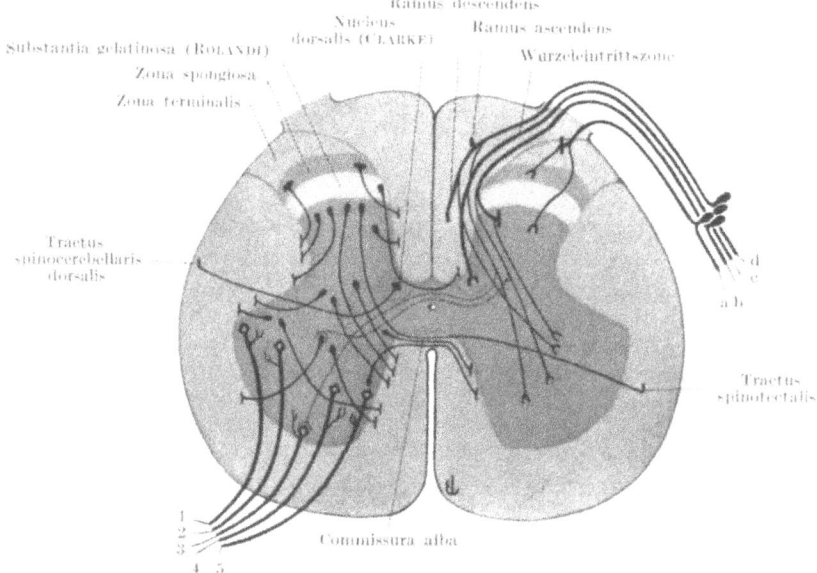

Abb. 7. Schema der Verteilung der eintretenden Hinterwurzelfasern mit ihren Kollateralen und der Ganglienzellen der grauen Substanz in der Gegend der Lendenanschwellung. Hinterwurzelfasern: a zum Bündel der Zona terminalis; b zum Längsbündel der Hintersäule; c zum Nucl. dorsalis (CLARKE); d zum Hinterstrang (GOLLschen Strang). Mit Ausnahme von c teilen sich die Fasern in einen auf- und einen absteigenden Ast und geben Kollateralen ab. Vorderwurzelzellen: 1 ventrolaterale, 2 dorsolaterale, 3 ventromediale, 4 zentrale, 5 ventromediale Gruppe (ELZE).

Zellen und ihre Fasern übertreffen. Die markarmen Fasern bilden beim Eintritt ins R. ein abgrenzbares Bündelchen, das nach RANSON in die LISSAUERsche Zone eintritt, wo die Fasern 1—2 Segmente aufsteigen, um dann an Zellen der Subst. gelatinosa zu enden. SVEN INGVAR bestätigte dies an menschlichem Material. RANSON hält diese Fasern für Schmerz- und Temperaturfasern, wofür außer dem histologischen Befunden auch experimentelle Reizungen sprechen. (Auf die abweichenden Anschauungen KEN KURÉS wird auf S. 210 eingegangen werden.)

Die Projektion der segmentalen Sensibilität auf die Körperoberfläche wird im klinischen Teil, S. 259 f., behandelt werden.

In der grauen R.-Substanz findet sich nun außer den genannten eine Menge von Ganglienzellen, wovon uns zunächst jene in der *Zona spongiosa*, sowie jene in dem und um das Hinterhorn gelegenen interessieren sollen. Eine große Zahl dieser Zellen findet sich ventral von der Subst. gelatinosa ROLANDI und in der Zone zwischen Hinter- und Vorderhorn. Hiervon gehört ein Teil zu der Masse sympathischer und parasympathischer Zellen vor allem im sog. *Seitenhorn*, d. h. der grauen Substanz zwischen Vorder- und Hinterhörnern; sie werden uns später beschäftigen. Die nichtvegetativen Ganglienzellen bilden medial an der Basis der Hinterhörner die sog. CLARKEsche Säule des Brust- und Lendenmarks (bis L$_3$), der im Halsmark der STILLINGsche Kern entspricht. All diese im Grau zu Gruppen zusammengefaßten oder verstreut liegenden Zellen sind *Strangzellen* oder *Schaltzellen*, d. h. *Korrelations-* bzw. *Commissurenzellen*. (Die Nomenklatur dieser verschiedenen Zellen und ihrer Neuriten schwankt bedauerlicherweise so, daß Mißverständnisse kaum vermeidbar sind. *Strangzellen* sind die Ursprungszellen der Neuriten, welche die Stränge, d. h. die langen R.-Bahnen formieren. *Schaltzellen* sind die Ganglienzellen der intraspinalen Reflexneurone. Unter diesen bezeichne ich als *Korrelationszellen* diejenigen Ganglienzellen der spinalen Binnensysteme, welche der *Korrelation* der *afferenten* Erregungen in dem auf S. 219 definierten Sinn dienen. Die Bezeichnung Assoziationszellen, wie sie SCHMAUS und SACKI anwenden, sollte man auf die Assoziationssysteme im Gehirn beschränken. Hingegen kann man gut die Ganglienzellen zur Gegenseite kreuzender Neurone als eine Untergruppe der Korrelationszellen *Commissurenzellen* benennen. Strenggenommen müßte man die Neurone, welche der anatomischen Verbindung funktionell zusammenarbeitender letzter motorischer Neurone dienen, als *Koordinationsneurone* bezeichnen; doch ist die anatomische Grenzziehung zwischen dem Korrelations- und Koordinationsabschnitt der spinalen Reflexbögen in vielen Fällen unmöglich.) Die hier in Frage stehenden Ganglienzellen gehören, soweit ihre Neuriten Nervenfasern langer Bahnen werden, zum GOLGI-Typ I, wohingegen die Ganglienzellen mit kurzen im Grau endenden Axonen Zellen vom GOLGI-Typ II sind.

4. Die Binnensysteme des Rückenmarks.

Alle die letztgenannten Ganglienzellen sind ihrer generellen Funktion nach *Schaltzellen*, d. h. sie schalten Erregungen, welche das R. durch die Hinterwurzeln erreichen, auf neue Neurone um, welche teils als lange Bahnen zu supraspinalen Strukturen ziehen, teils aber als sog. *Binnensysteme* im wesentlichen *der spinalen Reflextätigkeit dienen*. Ein kräftiges Bündel der ins R. eingetretenen Hinterwurzelfasern zieht in Gestalt von Kollateralen, welche von allen Fasern der Hinterwurzeleintrittszone — vorwiegend wohl von den markscheidenreichen, den Hintersträngen zuströmenden, *proprioceptive* Impulse leitenden Nervenfasern — abzweigen, in Richtung auf die Vorderhörner (vgl. b, c, d in Abb. 7). In der Menge dieser sog. *Reflexkollateralen* treten *direkte* Kollateralverbindungen zu den Vorderhörnern zurück, gegenüber einem komplizierteren *(indirekten)* Verlauf der Reflexfasern unter Zwischenschaltung von Schaltzellen — in diesem Fall Koordinationszellen — in der Formatio reticularis und in der medial davon gelegenen grauen R.-Substanz (ARIËNS KAPPERS). Die direkten Hinter-Vorderhornverbindungen sind in erster Linie das anatomische Substrat der propriozeptiven Sehnenreflexe. Diesen dienen sicherlich aber auch eine Menge jener indirekten, d. h. durch Schaltzellen im Vorderhorn und die sog. Mittelzellen im mittleren Bereich der grauen Substanz unterbrochenen Reflexverbindungen. Ein Teil der Neuriten dieser Schaltzellen kreuzt — vorwiegend in der hinteren Commissur (vgl. Abb. 7) — hinüber zum kontralateralen Vorderhorn, wo die Erregungen auf die motorischen Vorderhornzellen bestimmter Zellgruppen in der gleichen Segmenthöhe, wahrscheinlich aber auch darüber und darunter übergehen. Weitere Einzelheiten sind da noch zu erforschen.

Die bedeutendere Gruppe von Binnenfasern entstammen jenen in der Wurzeleintrittszone mehr lateral gelegenen Hinterwurzelfasern, welche vorwiegend *exteroceptive* (Haut-) Reize leiten (a und b in Abb. 7). Diese Reflexfasern durchqueren nun nicht einfach mehr oder minder horizontal-dorsoventral die graue Substanz in Richtung aufs Vorderhorn, wie jene zuvor genannten Reflexkollateralen. Sie entstehen in recht komplizierter Weise aus den auf- und absteigenden Ästen dieser Fasern, so wie es Abb. 8 schematisch wiedergibt. Diese T-förmigen Aufzweigungen afferenter Fasern verlaufen etwa 2 Segmente kranialwärts und 1 Segment caudalwärts im Bereich der *Zona terminalis* bzw. der LISSAUERschen Randzone(RANSON). Als Bündel markarmer Fasern (vgl. Abb. 9) sind sie in Querschnittspräparaten des R. gut erkennbar. Ihre

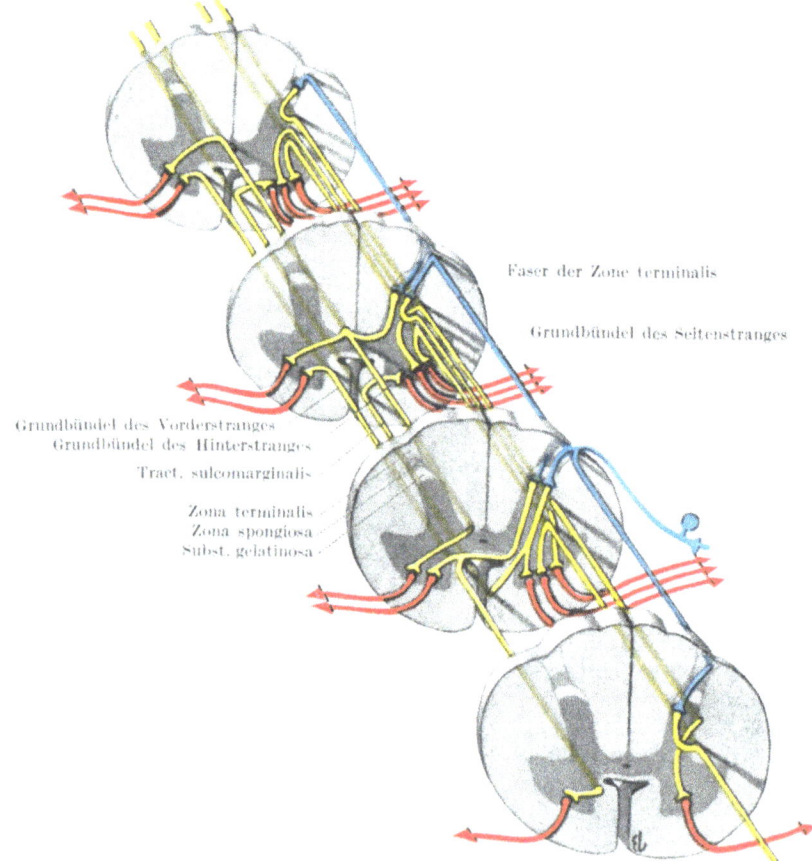

Abb. 8. Schema des Elementarapparates des Rückenmarks für exteroceptive (Haut-) Reize. Blau: Hinterwurzelneuron der Zona terminalis mit Kollateralen; gelb: zweite Neuren ("Strangzellen") der Leitungsbögen; rot: Vorderwurzelneuren [dritte Neuren der Leitungsbögen (ELZE)].

ontogenetisch frühe Myelinisation spricht für ihre primitive und wahrscheinlich auch phylogenetisch alte Funktion. Die T-förmigen Aufzweigungen anderer afferenter Fasern liegen im *Längsbündel der Hintersäule*. Vielleicht sind dies Fasern, welche der protopathischen Berührungs- und Tiefensensibilität dienen. (Kollateralen aus all diesen aufzweigenden Fasern begeben sich zumeist noch im Segment ihres Eintritts ins R. zu bestimmten Strangzellen in der grauen Substanz, deren Neuriten — wie später dargestellt wird — die gleichseitigen bzw. gekreuzten aufsteigenden sensiblen Bahnen bilden.) Die Reflexkollateralen aus den Faserbündeln der Zona terminalis bzw. des LISSAUERschen Bündels enden an Korrelations- und Commissurenzellen der Zona spongiosa bzw. der

Hintersäulen (vgl. Abb. 7), wohingegen die Reflexkollateralen aus dem Längsbündel sich vorwiegend zu Schaltzellen im gleich- und gegenseitigen Vorderhorn begeben. Die Neuriten dieser im wesentlichen der Koordination dienenden Zellen zweigen sich nun zum Teil an bestimmten motorischen Vorderhornzellen im jeweiligen R.-Segment auf, oder aber sie ziehen zunächst an die Peripherie der grauen Substanz, teilen sich da wieder T-förmig auf (wobei die Äste 3 Segmente kranial- bzw. 1—2 Segmente caudalwärts ziehen) und bilden als deutlich erkennbare Faserschicht die das R.-Grau umgebende erste Lage weißer Substanz, die sog. *Grundbündel* des R. (vgl. Abb. 9). Je nachdem die Fasern dieses Binnensystems mehrere homolaterale Segmente koordinieren oder sei es durch die vordere

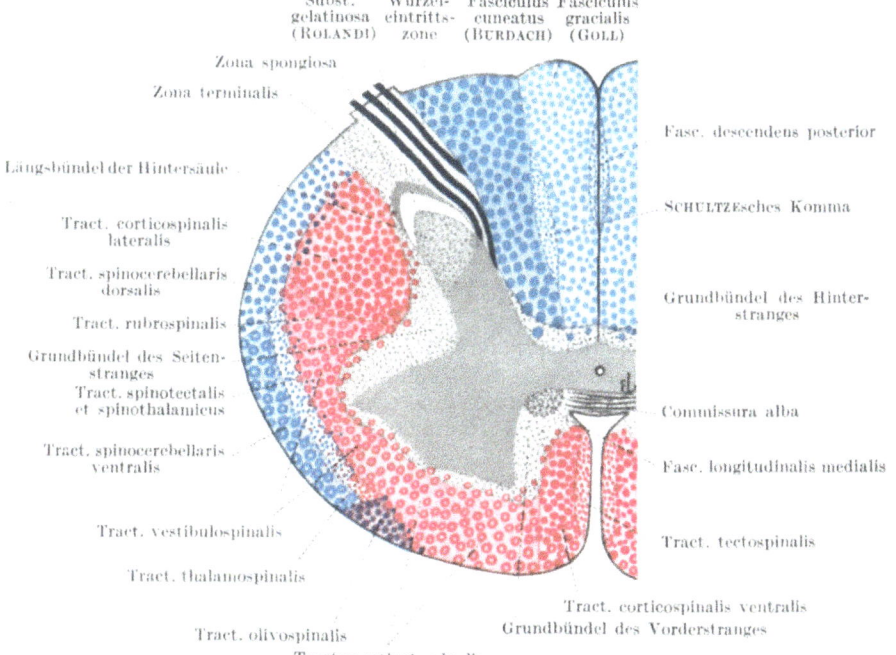

Abb. 9. Anordnung der Fasersysteme in der weißen Substanz. Halsmark. Halbschematisch. Grau: Anteile des Elementarapparates; blau: cerebropetale (aufsteigende); rot: cerebrofugale (absteigende) Systeme. — Die Größe der Punkte besagt nichts über die Dicke der Fasern! (ELZE.)

oder hintere Commissur zur Gegenseite kreuzen, kann man hier Koordinationsfasern von Commissurenfasern unterscheiden.

Zum Binnensystem gehört wenigstens teilweise auch das sog. SCHULTZEsche *Komma*, ein Bündel (vgl. Abb. 9), das sich zusammensetzt aus absteigenden Hinterstrangfasern, welche wieder an Schaltzellen im Hinterhornbereich enden. Die längsten absteigenden Äste stammen aus den cervicalen afferenten Fasern; sie reichen bis 10 Segmente caudalwärts. Der *Fasc. descendens post.* (vgl. Abb. 9), das *ovale Hinterstrangfeld* FLECHSIGs, das vom unteren Halsmark bis zum Sacralmark nachweisbar ist, enthält gleichfalls absteigende Kollateralen. Im Sacralmark liegen die Binnenfasern mit langen absteigenden Hinterstrangfasern in dem zwischen dem Septum und der R.-Peripherie befindlichen PHILIPPE-GOMBAULTschen *Triangel*, das bis in den Conus verfolgbar ist. Schließlich erweist das Studium der sekundären Degeneration noch das Vorhandensein von Binnenfasern im sog. EDINGERschen *Feld*, der Zona cornu commissuralis, besonders deutlich sichtbar im unteren Lenden- und Sacralmark wie auch in dem der hinteren Randzone anliegenden HOCHEschen *Feld*.

Mit größter Wahrscheinlichkeit reichen diese „spinalen Binnensysteme", welche der Ausbreitung und zweckentsprechenden Verteilung afferenter Impulse von der Körperoberfläche und dem Bewegungsapparat (wohl auch aus den vegetativ innervierten Organen) auf die Motorik dienen, als ein Kontinuum hinauf bis zu den im Mittelhirn gelegenen Augenmuskelkernen. Für die reflektorischen Faserverbindungen aus dem Halsmark ist dies sicherlich der Fall. Andererseits werden nun aber auch die von den sensorischen und sensiblen Hirnnerven dem Zentralnervensystem zugeleiteten Impulse auf die Motorik (animalische wie vegetative) übertragen. Obschon hier unsere Kenntnisse noch lückenhaft sind, könnte man doch das *hintere Längsbündel*, das vom Anfang des Mittelhirns bis zum unteren Dorsalmark reicht (vgl. Abb. 9) und Fasern bzw. Kollateralen über den Nucl. reticularis aus allen sensiblen Hirnnerven, auch aus den Kernen der Nn. acusticus und vestibularis erhält, zu diesem weitverzweigten Binnensystem rechnen. Will man aber ein nützliches anatomisches Einteilungsprinzip nicht einer weit gefaßten Definition funktioneller Aufgaben opfern, so wird es sich wohl empfehlen, die Bezeichnung „Binnensysteme" auf kurze durch Schaltneurone unterbrochene intraspinale Faserverbindungen zu beschränken. Denn sonst müßte man Bahnen wie die Tr. vestibulo- und tectospinalis auch hier einbeziehen. ELZE stellt einen *Elementarapparat* mit elementaren Leitungsbögen erster und zweiter Ordnung samt den geschilderten Binnensystemen dem *Integrationsapparat* gegenüber. Die Scheitel der Leitungsbögen dieses Apparats werden von ELZE in bestimmte Teile des Gehirns lokalisiert, „in denen die anlangenden Erregungsvorgänge einer qualitativen und quantitativen Änderung, einer Zusammenordnung unterworfen werden, so daß die efferenten Schenkel der Peripherie Impulse zuführen, welche die harmonische Gesamtwirkung der Muskulatur bedingen". Eine solche Funktion üben nun aber sicher nicht nur Strukturen wie das Dach des Mittelhirns, die Kleinhirn- und Großhirnrinde (ELZE) aus, sondern eine große Zahl cerebraler und — in gewissem Sinn — doch auch spinaler Kerne. Wir erkennen hier die ja verständlichen großen Schwierigkeiten die Funktion des R. als eines Teiles eines großen Gesamtsystems gesondert zu behandeln. Die unterschiedliche Wertung der Bestimmung der anatomischen Strukturen von Hirn und R. geht meines Erachtens eindeutig aus der auf S. 219 wiedergegebenen HERRICKschen Definition hervor.

5. Die auf- und absteigenden langen Bahnen des Rückenmarks.

Sämtliche lange R.-Bahnen weisen in bezug auf ihre segmentale Herkunft bzw. ihre segmentale Bestimmung innerhalb der ihnen im R.-Querschnitt zukommenden Areals eine gesetzmäßige Lagerung ihrer Fasern in Lamellenform auf. Diese besteht, wie es das FOERSTERsche Schema aus dem oberen Halsmark (Abb. 10) zeigt, darin, daß in *allen* Bahnen die den oralsten Segmenten zugehörigen Fasern nahe der grauen Substanz, die den caudalsten Segmenten entsprechenden Fasern der R.-Peripherie am nächsten — und zwar schalenförmig — angeordnet sind.

Aufsteigende Bahnen. Die mediale Gruppe der afferenten Fasern in der Wurzeleintrittszone bildet (Abb. 7) den **Hinterstrang,** dessen Fasern — nach Abgabe von Kollateralen für das zuvor beschriebene Binnensystem — einen longitudinalen Verlauf nehmen, indem sie sich T-förmig in auf- und absteigende Äste aufzweigen. Die *aufsteigenden Neuriten* ziehen ununterbrochen bis zur Medulla oblongata. Nach dem von KAHLER gefundenen Gesetz ordnen die sich zum Hinterstrang formenden Faserbündel segmentaler Zusammengehörigkeit in gesetzmäßiger Weise, indem immer das Bündel des nächsthöheren

Segments sich lateral dem caudal hiervon eingetretenen anlagert. Die aus den Segmenten D_6—S_5 stammenden Fasern bilden einen großen Strang — den GOLLschen *Fasc. gracilis* —, dem sich von D_5 beginnend lateral ein alle Fasern aus den oberhalb D_6 gelegenen Segmenten enthaltender zweiter Strang — der BURDACHsche *Fasc. cuneatus* — anlegt. Diese beiden Stränge enden in den beiden gleichnamigen Kernen der Medulla oblongata. — Die *absteigenden Neuriten* vereinigen sich in den bereits auf S. 199 beschriebenen, in Degenerationsfällen gut abgrenzbaren Bündeln — SCHULTZEsches Komma, ovales Feld FLECHSIGs, PHILIPPE-GOMBAULTsches Triangel — wobei auch hier wieder die gleiche segmental bestimmte Lagerung der Faserlamellen obwaltet.

Die *Funktion der Hinterstränge*, die eine phylogenetisch *junge Bahn* (BROUWER) darstellen, dient im wesentlichen der *epikritischen Sensibilität*. Nach

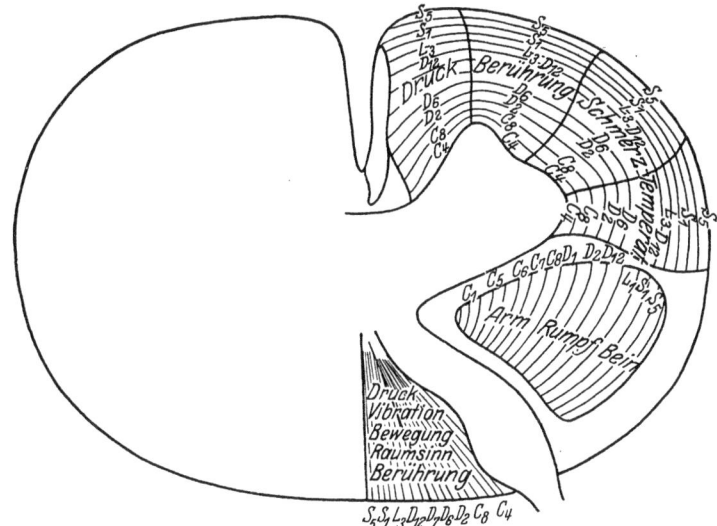

Abb. 10. Schematische Darstellung der segmentalen Gliederung der Pyramidenbahn, der Vorderseitenstrangbahn und der Hinterstränge (O. FOERSTER).

J. STEIN ist es die besondere Fähigkeit, Erregungen außerordentlich schnell abklingen zu lassen, welche dem Hinterstrangsystem seine Bedeutung für das Zustandekommen komplexer Leistungen gibt. So wird die Berührungs- und Druckempfindung nach PETRÉN zwar sowohl in den Hinter- als auch in den gekreuzten Vorderseitensträngen geleitet; doch dienen die in den Hintersträngen geleiteten Impulse einer besonderen an die Tätigkeit der Großhirnrinde gebundenen Funktion, welche für die Berührungsempfindung in einer *örtlichen* und *zeitlichen Diskrimination von Hautreizen* zu sehen ist. Diese gleiche Aufgabe erfüllen die Hinterstränge auch für die Tiefenempfindung, indem sie mittels der Bewegungsempfindung und des Lagegefühls zu einer *Differenzierung des Muskelspannungsgefühls* verhelfen. Auch die *epikritische und differenzierende Schmerzbeurteilung* ist an die Intaktheit der Hinterstränge gebunden. Die Hinterstränge üben — obschon selbst sehr schmerzempfindlich (O. FOERSTER) — an sich eine hemmende oder dämpfende Wirkung auf die schmerzleitende Funktion des Hinterhorn-Vorderseitenstrangsystems aus. (Nähere Einzelheiten finden sich im klinischen Teil auf S. 297f.)

Die von den Hinterstrangfasern in der Wurzeleintrittszone lateral gelegenen Fasern (c in Abb. 7) wenden sich durch ein oder mehrere Segmente oralwärts steigend zur CLARKE-STILLINGschen Kernsäule, welche von C_8 bis ins obere

Lendenmark hinab verfolgbar ist. Aus den Ganglienzellen dieser Kerngruppe, die wie alle spinalen Ganglienzellen mit langen Neuriten erheblich größer sind als die Strangzellen des Binnensystems, ziehen die Neuriten in Bündelform (*horizontales Kleinhirnbündel* FLECHSIGS) zum **Tr. spinocerebellaris dorsalis** (FOVILLE-FLECHSIG). Beim Menschen beginnt diese Bahn offenbar oral von L_3; manche — TOOTH, KAHLER und PICK — lassen sie erst in D_{8-9} beginnen. Impulse aus tieferen Segmenten scheinen also zunächst intraspinal — in der grauen Substanz ? — zu verlaufen. Im mittleren Lendenmark nimmt, wie O. FOERSTER und GAGEL gezeigt haben, von den großen Hinterhornzellen des homolateralen, nach OBERSTEINER u. a. aber auch des kontralateralen Graus eine *zweite Kleinhirnbahn* — der **Tr. spinocerebellaris ventralis** (GOWERS) — ihren Ursprung, der auf dem Querschnitt sich ventral an die FLECHSIGsche Bahn anschließt (Abb. 9). Die beiden Bündel ziehen gemeinsam bis zum Beginn der Medulla oblongata, wobei sich ein geringer Teil der Fasern aus der ventralen Bahn der dorsalen anschließt. Von dort nehmen die beiden Bahnen einen getrennten Verlauf zum Palaeocerebellum; die dorsale Bahn im Corpus restiforme, die ventrale Bahn an der oralen Grenze des Mesencephalons des Brach. conjunctivum umschlingend in das Velum medullare und von dort gleichfalls ins Cerebellum. Die Zusammenfassung dieser spinocerebellaren Fasern zu Bahnen, wie in Abb. 9 entspricht insofern nicht ganz der Wirklichkeit, als namentlich die Fasern der ventralen Bahn mit den sensiblen Fasern des Hinterhorn-Vorderseitenstrangsystems so innig gemischt verlaufen, daß eine aus klinischen und experimentellen Befunden erschließbare Abgrenzung ihrer Funktion kaum zu gewinnen ist. Die *Funktion der spinocerebellaren Bahnen* dient wohl sicher der Vermittlung von proprioceptiven Erregungen aus der Muskulatur, auch dem Kraftsinn. Klinische Beobachtungen sprechen dafür, daß der Muskeltonus in erheblichem Ausmaß an die Funktion der spinocerebellaren Bahnen gebunden ist (vgl. S. 307f.).

Eine andere Gruppe von Fasern treten aus der Wurzeleintrittszone an die sog. *großen Hinterhornzellen* (vgl. Abb. 5) heran. Dies hat bereits KOHNSTAMM festgestellt und neuerdings GAGEL und SHEHAN bewiesen. Die Neuriten dieser Zellen begeben sich zum überwiegenden Teil im Bereich einer Segmenthöhe durch die *Commissura alba ventralis* in den *kontralateralen Vorderseitenstrang*; die Minderzahl in jenen der gleichen Seite. Hier bilden diese Fasern den **Tr. spinotectalis und spinothalamicus** (Abb. 9). Die Lagerung der Faserbündel im Vorderseitenstrang entspricht dem S. 200 angegeben Gesetz von der exzentrischen Anordnung der langen R.-Bahnen (vgl. Abb. 10). Die Fasern dieser Bahnen enden zum Teil in der Formatio reticularis der Oblongata und Brücke, zum anderen in den vorderen Vierhügeln und im Nucl. lateralis des Thalamus. Einzelne Fasern zweigen — wie FOERSTER angibt — aus dem Vorderseitenstrang ab und ziehen in der Randzone des Hinterseitenstrangs oralwärts. Die *Funktion* dieser Bahn ist die *Leitung von Schmerz-, Temperatur- und auch Berührungsreizen.* Abb. 10 zeigt — nach O. FOERSTER — die getrennte Lagerung der diesen drei Sinnesqualitäten dienenden Faserbündel im R.-Querschnitt. Schmerz- und offenbar noch mehr Temperaturreize werden — wenn auch nur zum geringeren Teil — auch im homolateralen Vorderseitenstrang geleitet. Eine mehr oder minder vollkommen bilaterale Leitung gilt für die Reize aus der Anogenitalregion (vgl. S. 217) und vor allem für die Eingeweide. Alle *lust-* und *unlustbetonten Sensationen* — auch Libido und Orgasmus — nehmen gleichfalls ihren Weg über diese Bahnen. Die *Berührungsempfindungen* sind *nur im protopathischen Sinn* an die Funktion des Vorderseitenstrangs geknüpft. Reize der Tiefensensibilität werden im Vorderseitenstrang nur von den spinocerebellaren Bahnen geleitet.

Ob diese Lokalisation der Leitung bestimmter Sinnesqualitäten in dem Tr. spinothalamicus, wie sie in der klinischen Neurologie — u. a. auch von

GOLDSCHEIDER — meist angenommen wird, wirklich den Tatsachen entspricht, wird von manchen angezweifelt. J. STEIN sagt, daß eine Reihe von Tatsachen dafür spräche, daß das sensible System in der Gesamtheit seines Querschnitts zu leiten imstande ist, was vom Receptorenapparat aufgenommen wird. Die Differenzierung der Leistungen würde dann durch spezifische Erregungsprozesse für jede weitere nicht zu reduzierende Qualität gewährleistet werden. Die Leitungsfähigkeit für die verschiedenen Erregungsvorgänge könne in verschiedenem Maß erfolgen, und zwar zufolge einer verschiedenen Lädierbarkeit der differenten Erregungsvorgänge (Literaturangaben, welche frühere Arbeiten und Theorien über die Schmerzleitung betreffen, finden sich in dem Handbuchbeitrag A. GOLDSCHEIDERs).

Für die Leitung von Schmerzreizen kommt auch die *paramedulläre Leitung* über den sympathischen Grenzstrang in Betracht!

Von den **absteigenden Bahnen** nehmen der *Tr. corticospinalis lat.* und *ventr.* — wenigstens soweit gut abgegrenzte einheitliche Faserbündel in Frage kommen — das ausgedehnteste Areal ein (vgl. Abb. 9). Nach ELZE beträgt der Anteil der **Pyramidenbahnen** am Gesamtquerschnitt der weißen R.-Substanz beim Menschen 30%. Die beiden Pyramidenbahnen sind — den Hintersträngen entsprechend — zusammengesetzt aus langen, ununterbrochenen Neuriten, deren Ganglienzellen in der motorischen Großhirnrinde liegen. Mit den langen Bahnen der Hinterstränge bildet die Pyramidenbahn den höchsten „cerebralen Reflexbogen", der erst beim Menschen mit der Differenzierung der Großhirnrinde und vor allem des Stirnhirns seine letzte Ausbildung erfahren hat. Alle anderen Säugetiere haben eine weit schwächer entwickelte Pyramidenbahn. Als phylogenetisch junge Bahn werden die Pyramidenfasern beim Menschen auch erst ziemlich spät — 10. intrauteriner Monat bis zum 4. Lebensjahr — mit Markscheiden umgeben. Bei den Säugetieren — zumal jenen, die bei der Geburt noch nicht lokomotionsfähig sind — beginnt die Markreifung nach der Geburt.

Nach Abgabe von Fasern an die gleich- bzw. gegenseitigen Hirnnervenkerne kreuzt der überwiegende Teil der Pyramidenfasern (80—90%) in der *Pyramidenkreuzung* der Medulla oblongata zur Gegenseite: *Tr. pyramidalis lateralis,* während eine erheblich geringere Anzahl ungekreuzter Fasern den *Tr. pyramidalis ventralis* bilden. Die Neuriten der ungekreuzten Pyramidenbahn enden in einzelnen Fasern vorwiegend im Vorderhorn der gleichen Seite; nur ein geringerer Teil der Fasern zieht der Commissura alba folgend zum kontralateralen Vorderhorn. (DEJERINE hat nachgewiesen, daß auch im Pyramidenseitenstrang eine Minderzahl homolateraler, d. h. ungekreuzter Fasern verlaufen.) Mit Abgabe der Fasern an die Vorderhörner wird die Pyramidenbahn caudalwärts immer schmäler. Die Vorderstrangbahn erschöpft sich bereits in der Höhe der Lendenanschwellung; die Seitenstrangbahn ist bis ans R.-Ende sichtbar.

Die Frage, an welchen Zellen die Pyramidenbahnfasern endigen, hat die besten Forscher seit langer Zeit beschäftigt.

Während DEITERS (1865) überhaupt keine kontinuierliche Pyramidenbahn zugunsten eines Systems in der Formatio reticularis unterbrochener Fasern annahm, konnte FLECHSIG (1876) auf Grund entwicklungsgeschichtlicher Studien und mit Hilfe einer histologischen Kontrolle der Markreifung nachweisen, daß die Pyramidenbahnfasern ununterbrochen bis an das R.-Grau aller Segmente heranziehen. Er nahm an, daß die Fasern an den großen motorischen Zellen im ventralen Vorderhornbereich endigen. C. v. MONAKOW (1884) konnte diese letztere Angabe nicht bestätigen und SHARPEY-SCHAFER meinten 1899 den Nachweis erbracht zu haben, daß die Fasern an den Zellen der CLARKESchen Säulen endigen. LEWANDOWSKY und ROTHMANN berichtigten diese Feststellung (1903) und zeigten mittels der MARCHI-Methode degenerierende Pyramidenbahnfasern, welche im Winkel zwischen Vorder- und Hinterhorn in Richtung auf das mittlere Grau — d. h. also in der Formatio reticularis des R. — verlaufen. LEYTON und SHERRINGTON meinten am Schimpansen direkte Endigungen experimentell degenerierter Pyramidenbahnfasern an den Vorderhornzellen gefunden zu haben. Am Menschen konnten COLLIER und BUZZARD diesen Befund nicht bestätigen. DEJERINE fand in einem besonders geeigneten menschlichen Fall einseitiger Pyramidenbahnläsion degenerierte Fasern in beiden Vorderhörnern.

Die zahlreichen Widersprüche so namhafter Untersucher waren offenbar die Folge unzureichender Methoden. E. C. HOFF empfahl 1932 die mittels einer modifizierten CAJAL-Silber-Methode ausgeführte Kontrolle der frühzeitigen Degeneration eines Neuriten an seinen HELDschen *Endfüßchen* bzw. *Endösen,* den sog. *„boutons terminaux"*. FOERSTER, GAGEL und SHEEHAN konnten die charakteristischen Degenerationsfolgen 3 Tage nach Durchschneidung des Neuriten bestätigen. Mit Hilfe dieser Methode haben nun E. C. und H. E. HOFF nachweisen können, daß *die Pyramidenfasern hauptsächlich an Zwischenzellen im mittleren Grau, interessanterweise an gleich situierten Zellen wie jene S. 197 besprochenen Reflexkollateralen endigen.* Ein geringerer Teil der Fasern — und dies besonders bei ausgereiften Affen — begibt sich direkt zu den motorischen Vorderhornzellen. Dabei scheint es aber immer noch zweifelhaft zu sein, inwieweit nicht die corticale Läsion extrapyramidalmotorischer Neurone (Area 6 nach BRODMANN) gerade für diese Degenerationsmerkmale im Bereich der ventralen Vorderhornzellen verantwortlich gemacht werden muß.

Ist also damit zu rechnen, daß auch extrapyramidalmotorische lange Neuriten aus dem Stirnhirn in der Pyramidenbahn — vor allem wohl des Seitenstrangs — verlaufen, so sprechen die bekannten Experimente von MÜNZER und WIENER (1895) (vgl. v. MONAKOW) dafür, daß auch absteigende lange Neuriten aus caudaleren Hirnpartien den Pyramidenfasern beigemischt sind. Schon BOUCHARD (1866) hat festgestellt, daß R.-Läsionen eine massivere Degeneration der Pyramidenbahn machen als cerebrale Läsionen (vgl. Abb. 11). Weitere Einzelheiten findet der Leser bei v. MONAKOW und LINOWICKI, bei letzterem Autor vor allem Besonderheiten des Verlaufs der Pyramidenfasern bei den verschiedenen Säugetieren. Die Lagerung, welche die einzelnen für die jeweiligen R.-Segmente bestimmten Pyramidenfasern in der Bahn finden, wird auf S. 288 besprochen (vgl. Abb. 10). O. FOERSTER meint, daß „die jedem einzelnen quergestreiften Muskel zugeordneten Pyramidenbahnfasern auch eine mehr oder weniger distinkte Lage innerhalb des Querschnitts einnehmen".

Die *Funktion der Pyramidenbahn* findet sich bereits im Kapitel von BING beschrieben. Zusammenfassend sei hier nur festgestellt, daß diese Bahn der Innervation einzelner Muskelgruppen, Muskeln und Muskelteile dient, wie sie *in den feinst abgestuften, dem Willen untergeordneten motorischen Leistungen* enthalten ist. Wir denken da vor allem an *im Lauf des Lebens erlernte zielgerichtete Bewegungen* oft sehr komplizierter Zusammensetzung, welche wie der motorische Akt des Sprechens und die mit den oberen Extremitäten, vor allem den Händen ausgeführten Bewegungen (Fingerfertigkeit) dem Menschen (nur in beschränkter Weise den Affen) eigen sind. Die Opposition des Daumens bzw. des Hallux beim Affen und die Suppination der Hand spielen in diesen Bewegungskombinationen eine erhebliche Rolle. Jede aus primitiven, starren Bewegungssynergien herausgelöste zweckhafte motorische Leistung ist an die Funktion der Pyramidenbahn gebunden.

FULTON und McCOUCH konnten die aus der menschlichen Pathologie bekannte Erfahrung, daß nach corticalen Läsionen der Pyramidenbahn die distalen Extremitätenteile viel schwerer und nachhaltiger gelähmt sind als die proximalen, auch bei niederen und höheren Affen bestätigen.

Auf S. 287 wird bei Besprechung der klinischen Folgen der spinalen Unterbrechung der Pyramidenbahn noch näher auch auf ihre normale Funktion eingegangen werden. Die so oft gestellte Frage danach, ob die Pyramidenbahn einen hemmenden oder erregenden Einfluß auf das letzte motorische Neuron ausübe, findet in der Darstellung der reflektorischen Leistungen des R. ihre

Beantwortung, welche ich hier kurz dahin zusammenfasse, daß *es in der Natur jedes da oder dort geleiteten Impulses im Zentralnervensystem liegt, daß er mit erregenden und hemmenden Eigenschaften einhergeht.*

Die übrigen von supraspinalen Stätten des Zentralnervensystems zum R. absteigenden Bahnen faßt O. FOERSTER alle als *extrapyramidale Bahnen* zusammen. Unter ihnen sind zu nennen zunächst der **Tr. vestibulospinalis** DEITERs (vgl. Abb. 9), dessen Eigenschaft einer „langen Bahn" v. MONAKOW im Experiment und O. FOERSTER an Beobachtungen an menschlichem Material mit Hilfe der retrograden Degeneration erwiesen haben. Diese Bahn, welche auch HELDsches Bündel genannt wird, ist eine phylogenetisch sehr alte Faserverbindung, die offenbar der elementarwichtigen Übertragung von Erregungen aus dem Gleichgewichtsorgan auf die gesamte Körpermuskulatur dient. Ihre ungekreuzt verlaufenden Fasern sind bis ins unterste R. zu verfolgen. Daß diese Bahn wahrscheinlich auch beim Menschen, und zwar in Verbindung mit anderen extrapyramidalmotorischen Faserverbindungen einen eindeutigen Einfluß auf die Vorderhornzellen ausübt — vgl. hierüber auch E. A. SPIEGEL — ist u. a. auch aus den Experimenten von FULTON, LIDDELL und RIOCH an der Katze zu schließen. Diese Forscher erbrachten den Beweis, daß die Enthirnungsstarre durch die Läsion dieser Bahn in das einer völligen R.-Unterbrechung eigene klinische Syndrom verwandelt wird, daß im besonderen nach einiger Zeit die stark erhöhten proprioceptiven Reflexe (vor allem im Quadriceps) auf der Seite der Bahndurchschneidung wesentlich abgeschwächt werden. Im akuten Experiment hatte die Durchtrennung des *Tr. vestibulospinalis* die gleiche Einwirkung auf den Patellarreflex wie die totale Querdurchtrennung des R.

Die andere extrapyramidalmotorische Bahn ist der **Tr. tectospinalis** (LÖWENTHALsches Bündel). Er stammt aus der Vierhügelregion und zieht nach Kreuzung seiner Fasern (MEYNERTsche Kreuzung) im Vorderstrang des R. bis in die caudalen Abschnitte des R. Diese Bahn überträgt analog dem *Tr. vestibulospinalis* optische und wahrscheinlich auch akustische Erregungen auf die Körpermuskulatur.

Diejenigen Fasern, welche wir als *die eigentlichen* **extrapyramidalmotorischen Verbindungen** anzusehen haben, gelangen von ihren verschiedenen Ursprungsstätten der gleichen und Gegenseite unter vielfachen Schaltungen bis in die Höhe des Mittelhirns und der Medulla oblongata, wo sie im roten Kern, der Substantia nigra, den Oliven und vor allem der Substantia reticularis Unterbrechungen und uns noch sehr wenig bekannte Verknüpfungen mit anderen Neuronen erfahren. Die extrapyramidalmotorischen Fasern dürften auch intraspinal — sowohl in der Subst. reticularis des R. als auch im Bereich der weißen Substanz — erneut umgeschaltet werden. Jedenfalls sah O. FOERSTER niemals retrograde Degeneration im Nucl. ruber oder der Subst. reticularis der Medulla oblong. nach R.-Durchtrennung. Die Art der Endigung der extrapyramidalmotorischen Fasern an den Vorderhornzellen ist noch nicht sichergestellt; doch werden wohl auch hier wieder — vgl. S. 203 — die Binnenzellen der grauen Substanz die Verteilung der Impulse übernehmen. Unter diesen absteigenden Neuronenverbänden spielt die sog. **zentrale Haubenbahn** — wie H. SPATZ und E. WEISSCHEDEL gezeigt haben — eine viel wichtigere Rolle als ihr bisher zugemessen worden ist. Der *Tr. rubrospinalis* (v. MONAKOW) tritt beim Menschen an Bedeutung weit zurück hinter jenem *Tr. reticulospinalis*, welcher der Fortleitung von Impulsen dient, die der Subst. reticularis vor allem aus dem Globus pallidus und dem Nucl. ruber zufließen. Ein Teil dieser extrapyramidalmotorischen Fasern zieht — vom Pallidum, dem roten Kern und der Subst. reticularis — zunächst zur unteren Olive, um von dort als sog. HELWEGsche *Dreikantenbahn (Tr. olivospinalis)* in der seitlichen Randzone des R. zu verlaufen.

Die Hauptmasse der Fasern bildet wohl kein so gut abgrenzbares Bündel, wie es Abb. 9 schematisch darstellt, sondern verteilt sich ventral von der Pyramidenseitenstrangbahn über die ganze das Vorderhorn umgebende weiße Substanz bis an die Grenze des Vorderstrangs. Die Gegenüberstellung einer durch einen Kapselherd verursachten Degeneration der in der Pyramidenbahn verlaufenden corticospinalen Fasern (Abb. 11) und eines entsprechenden R.-Querschnitts von einem Fall einer Querdurchtrennung des R., welche *alle* langen efferenten pyramidalen und extrapyramidalen Fasern degenerieren läßt (Abb. 12), zeigt die massivere Degeneration der Pyramidenbahn und daneben einen ziemlich diffusen Markscheidenausfall im ganzen Vorder- und Seitenstrang. Bezüglich aller Einzelheiten, welche die *Funktion der extrapyramidalen Bahnen* betreffen, wird auf das Kap. von BING verwiesen. Die Fasern verschiedensten Ursprungs, welche den efferenten Teil des extrapyramidalen Systems bilden, dienen unter

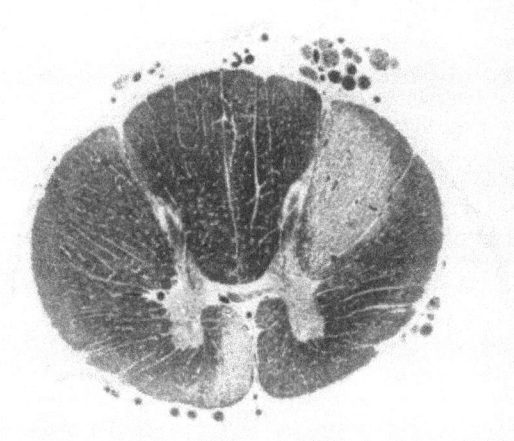

Abb. 11. Sekundäre Pyramidenseitenstrang- und -vorderstrangdegeneration nach Unterbrechung in der inneren Kapsel (O. FOERSTER).

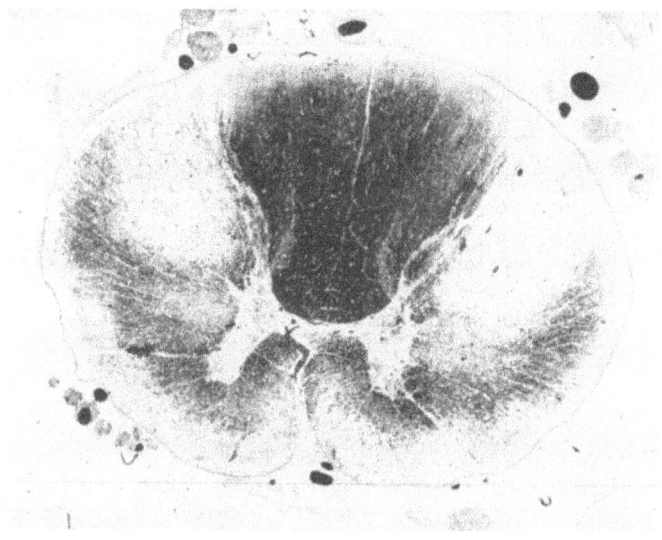

Abb. 12. Sekundäre Degeneration der absteigenden Bahnen nach Querdurchtrennung des R. (O. FOERSTER).

physiologischen Verhältnissen der *primitiven Motorik,* auch der Innervation der der Schwerkraft entgegenwirkenden Muskulatur, d. h. phylogenetisch alten komplexen Synergien, zu denen auch die in *reflektorisch ablaufenden Bewegungen enthaltenen Beuge- und Strecksynergien* gehören (vgl. S. 230 f).

Diese Synergien treten natürlich nur bei Ausfall der Pyramidenbahn in Erscheinung, wobei sie dann, je nach Ausdehnung der Pyramidenbahnläsion, auf die eine und andere Extremität, verschiedenartige Kombinationen bilden können, auf die später näher eingegangen werden wird.

Weitere Einzelheiten, besonders anatomischer Art, findet der Leser bei OBERSTEINER und in den Lehr- und Handbüchern der Anatomie.

6. Die vegetativen Rückenmarksapparate und ihre Faserverbindungen.

Die Anatomie und Physiologie des vegetativen Systems wird hier nur in soweit besprochen, als der *spinale Sympathicus und Parasympathicus* in Frage kommen. Andere Abschnitte dieses Handbuches müssen zur Ergänzung dieses Kapitels herangezogen werden.

a) Der spinale Sympathicus.

Die Ganglienzellen der *sympathischen Seitensäule* (vgl. S. 196), deren morphologische Gestalt in Abb. 5 erkennbar ist, senden ihre Neuriten als markhaltige aber dünnkalibrige Fasern mit den Neuriten der Vorderwurzelzellen in die vorderen R.-Wurzeln, wo sie als *präganglionäre Rami communicantes albi* zum sympathischen Grenzstrang inkl. Ggl. coeliacum und mesenter. inf. ziehen. GAGEL hat gezeigt, daß die Exstirpation des Ggl. cervicale supremum von einer retrograden Degeneration der Seitenhornzellen in C_8, D_1 und D_2 gefolgt ist. O. FOERSTER hat durch Reizung der diese präganglionären Fasern enthaltenden vorderen Wurzeln typische sympathische Reizungsfolgen erzielt und die Beschränkung spinaler sympathischer Apparate beim Menschen auf das von JACOBSOHN bereits festgestellte Areal, d. h. die Segmente C_8—L_3 erwiesen. Abb. 13 veranschaulicht die topographische Lage sympathischer und parasympathischer zentraler Apparate im Zentralnervensystem sowie die wichtigsten lokalisierbaren Funktionen dieser Kerne und ihrer efferenten Wurzeln. O. FOERSTER fand bei Reizungen der vorderen Wurzeln am Menschen die stärkste *Pupillendilatation* bei Reizung von D_1. Daß die motorischen Wurzelfasern aus D_1 die Hauptmasse der pupillodilatatorischen Fasern enthalten, ergab sich auch bei der Durchschneidung dieser Wurzel. Stärkste *Vasokonstriktion* im Gesicht und am Hals fand sich bei Reizung von D_1 und D_2; der oberen bzw. unteren Extremitäten bei Reizung von D_3—D_6 evtl. D_7 bzw. D_{10}—L_2. Die *piloarrektorischen* Fasern verteilen sich nach O. FOERSTER (unter Bestätigung der LANGLEYschen Lehre, daß auch beim Menschen jede vordere Wurzel präganglionäre Fasern für zahlreiche sympathische Grenzstrangganglien enthält), wie folgt: Piloarrektion in den Dermatomen C_5—D_6 bei Reizung von D_4, in den Dermatomen D_7—L_5 bei Reizung von D_{10}, in den Dermatomen D_{10}—S_5 bei Reizung von D_{12}, in den Dermatomen D_{12}—S_5 bei Reizung von L_2, in den Dermatomen S_2—S_5 bei Reizung von L_3 (dies jedoch inkonstant!). — Die somatotopische Gliederung der Seitenhornkette in bezug auf den Ursprung *schweißsekretorischer* Fasern verhält sich nach den Untersuchungen von A. THOMAS, die von O. FOERSTER im wesentlichen bestätigt wurden, folgendermaßen: Schweißzentren für das Trigeminusgebiet C_1—C_4 in C_8—D_3, für C_5—D_3 in D_4—D_8, für D_7—S_5 in D_{10}—L_2. (Bezüglich näherer Einzelheiten wird auf die Darstellung O. FOERSTERs im Handbuch der Neurologie Bd. V verwiesen.)

Die Repräsentation der *inneren Organe* — von Blase, Mastdarm und Genitalorganen abgesehen (vgl. S. 212 f.) — in bestimmten R.-Segmenten ist uns noch nicht genügend bekannt. Im besonderen wissen wir noch nicht, mit welchen Vorderwurzeln präganglionäre Fasern für die einzelnen Organe das R. verlassen; denn all unsere Kenntnisse von der sympathischen Innervation der Viscera

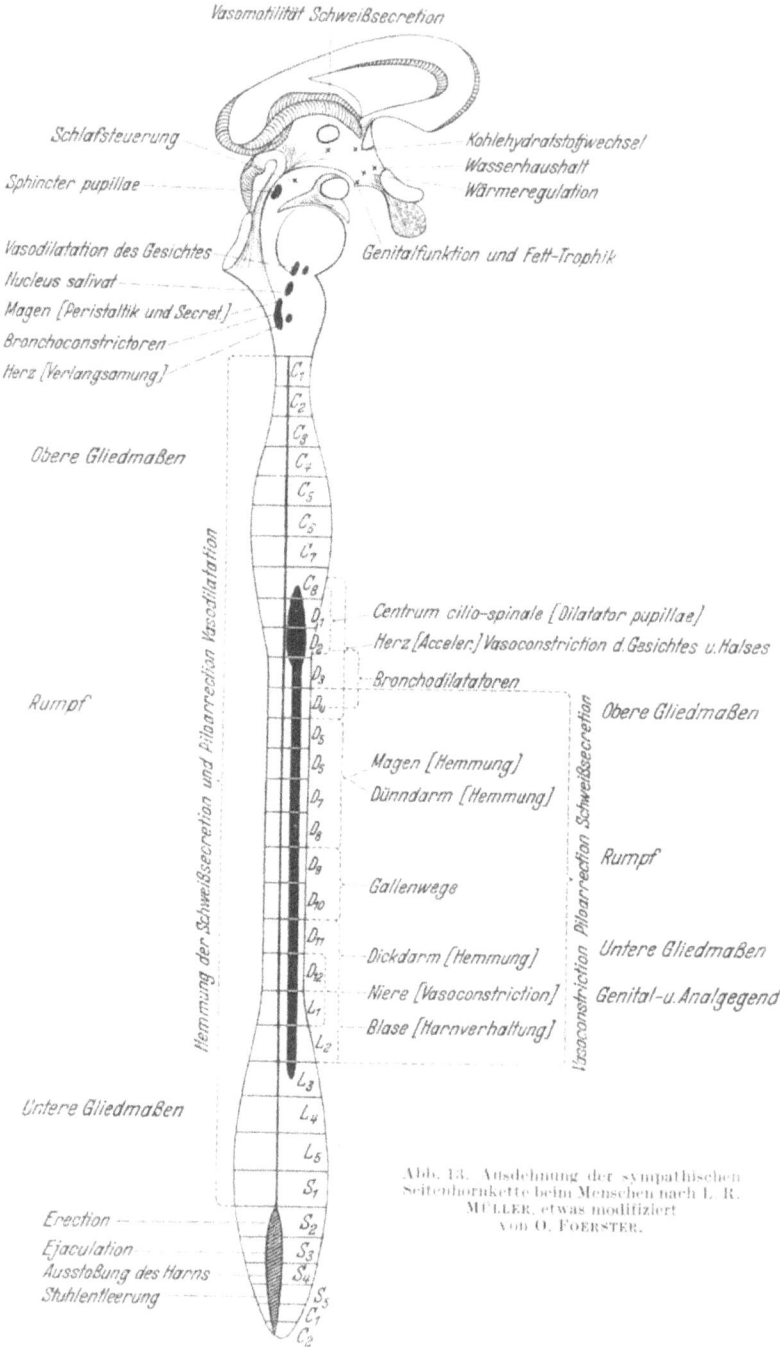

Abb. 13. Ausdehnung der sympathischen Seitenhornkette beim Menschen nach L. R. MÜLLER, etwas modifiziert von O. FOERSTER.

gehen zurück auf Reiz- und Unterbrechungsversuche an den sympathischen Ganglien und den postganglionären Nerven. Der Leser findet darüber Näheres unter anderem bei L. R. MÜLLER und E. A. SPIEGEL.

Die *sympathische Innervation des Muskeltonus* (vgl. Abb. 14) wurde besonders von der KEN KURÉschen Schule (KAI und NITTA) bearbeitet, die in experimentellen Untersuchungen den Ursprung der mit den Vorderwurzeln das R. verlassenden sympathischen Fasern in sympathischen Zellen im mittleren R.-Grau bestätigten. Die meisten dieser in der Regel bipolaren, sich stark färbbaren Zellen finden die Japaner im oberen Halsmark und in den beiden Anschwellungen. Der Nachweis der tonischen Funktion dieser Fasern wurde einmal durch teilweise Exstirpation des sympathischen Grenzstrangs, in dem die präganglionären Fasern ja umgeschaltet werden, außerdem aber auch durch elektrische Reizung des R. nach einseitiger Grenzstrangexstirpation erbracht. Im letzteren Experiment fand sich auf der operierten Seite eine rasche aber schwache Muskelkontraktion im Gegensatz zu der etwas langsameren aber stärkeren auf der intakten Seite. Adrenalin verstärkt, Ergotin vermindert den sympathischen Tonus. KEN KURÉ nimmt an, daß dem spinalen Sympathicus Impulse einmal direkt spinal über die Hinterwurzeln, außerdem aber vermittels cerebrospinaler Fasern aus dem DEITERSchen Kern zuströmen. Im Muskel sollen die sympathischen Fasern in den BOEKEschen akzessorischen Endplättchen enden. Die Diskussion über die sympathische Muskelinnervation dauert an. Gegenüber den vielfachen negativen Versuchsergebnissen mancher Forscher sind vor allem die von FULTON bestätigten Befunde ORBELIS und seiner Schule zu buchen, die besagen, daß die Sympathicuswirkung sich am *ermüdeten* Muskel im Sinn einer Kontraktionsförderung sicher nachweisen läßt. E. TH. v. BRÜCKE betont die Spannungssteigerung eines in isometrischem Tetanus befindlichen Muskels durch Sympathicusreizung, weist auf die Hypotonie beim Addison hin und bringt die oft erstaunlichen motorischen Leistungen in Erregungszuständen mit dem sympathischen Einfluß auf die Muskulatur in Beziehung. (Die Literatur über diese Fragen findet sich bei KEN KURÉ.)

b) Der spinale Parasympathicus.

Dem spinalen Parasympathicus gehört eine Kategorie von Ganglienzellen und efferenten Fasern zu, über deren Lokalisation bzw. Verlauf die Meinungen zwar noch auseinandergehen, deren Vorhandensein und erhebliche Bedeutung für die *Vasomotilität*, *Schweißdrüseninnervation* und *Trophik* aber wohl feststehen dürfte. Wahrscheinlich sind es die zwischen der Basis des Vorderhorns bis ins Hinterhorn reichenden *Intermediärzellen*, die sich in größerer Menge gerade in jenen R.-Segmenten finden, wo die sympathische Seitenhornkette fehlt, deren Neuriten das R. durch die *vorderen vor allem aber auch hinteren Wurzeln* verlassen.

Als *parasympathische Vorderwurzelfasern* sollen nach der vorherrschenden Meinung diese den oben beschriebenen sympathischen präganglionären Fasern gleichenden Wurzelfasern nur dort zu identifizieren sein, wo sie — wie im oberen Halsmark und caudal von L_3 — nicht gut sympathischer Natur sein können. (KEN KURÉ und Mitarbeiter fanden jedoch gerade im oberen Halsmark besonders zahlreiche sympathische Vorderwurzelfasern!) Das Erhaltenbleiben einer gewissen Schweißsekretion — z. B. des Pilocarpinschweißes — nach Exstirpation des sympathischen Grenzstrangs *und* Durchschneidung der hinteren Wurzeln macht es nach den Untersuchungen GUTTMANNS zum mindesten sehr wahrscheinlich, daß wir es hier mit *parasympathischen Schweißfasern* zu tun haben.

Mit den *parasympathischen efferenten Hinterwurzelfasern* — die wahrscheinlich auch aus den Intermediärzellen stammen — müssen wir uns etwas eingehender beschäftigen, weil ihr Nachweis die bereits auf S. 193 angedeutete Ausnahme für das BELL-MAGENDIEsche Gesetz in sich schließt.

Seitdem JOH. MÜLLER die Angaben BELLs und MAGENDIES am R. des Frosches bewiesen hat, sind immer wieder Zweifel an der Richtigkeit dieses Gesetzes aufgetaucht. W. H. GASKELL stellte die Lehre auf, daß alle *sympathischen* präganglionären, also efferenten Fasern das R. durch die *ventralen* Wurzeln des Thorakal- und Lumbalmarks verlassen, ein Gesetz, das in entsprechender Modifikation auch für die *parasympathischen* Fasern gilt. Diese Gesetzmäßigkeit stieß sich aber schon immer an dem von STRICKER 1876 erhobenen Befund einer Vasodilatation nach Reizung der hinteren Wurzeln (Experimente am Hund). BAYLISS meinte die Identität dieser Vasodilatatoren mit sensiblen Nervenfasern nachgewiesen zu haben. MORAT verlegte ihr trophisches Zentrum in die Spinalganglien; er glaubte auch *trophische, zentrifugale Fasern in den Hinterwurzeln* gefunden zu haben. Andere viscerale Fasern in den Hinterwurzeln sollen nach den Experimenten von LANGLEY und ORBELI nur ausnahmsweise vorkommen. Die Bedeutung dieser Befunde gegen die Allgemeingültigkeit des BELL-MAGENDIEschen Gesetzes wurde wieder eingeschränkt durch die Feststellung BAYLISS', der die u. a. von FRANK, LANGLEY und RANSON geteilte Ansicht von der *antidromen Leitung* vertritt. Danach sollen die Hinterwurzelfasern Impulse zentrifugal *und* zentripetal leiten. Andererseits wies v. BRÜCKE auf die Mitwirkung von *Axonreflexen* bei dem Vorgang der Dilatation hin.

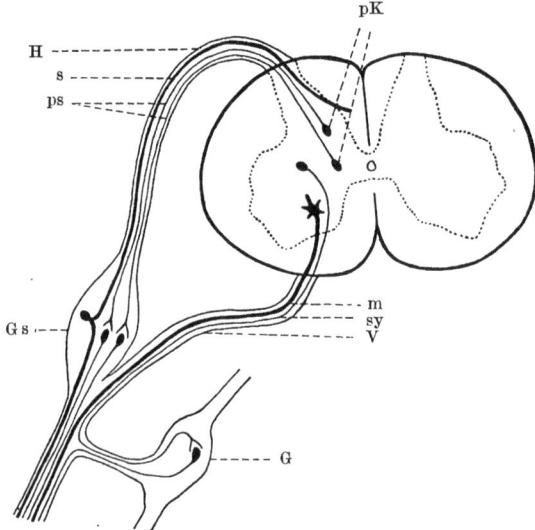

Die an übergroßem Material (Hunden) ausgeführten experimentellen Untersuchungen KEN KURÉS und seiner Schule und die an klinischem Material erhobenen Befunde O. FOERSTERs haben nun das tatsächliche Vorhandensein *efferenter parasympathischer Hinterwurzelfasern*, die wahrscheinlich in den Spinalganglien unterbrochen werden, außer Zweifel gestellt. *Diese Fasern dienen der Vasodilatation, der Hemmung der Schweißsekretion, der Trophik* und nach KEN KURÉ vielleicht

Abb. 14. m motor. Faser, sy sympathische Faser, s sensible Faser, ps parasympathische Faser, pK parasympathischer Kern, V vordere Wurzel, H hintere Wurzel, G Grenzstrang, Gs Ganglion spinale.

auch der *Tonisierung der quergestreiften Muskulatur sowie der motorischen Innervation von Magen und Darm und der Sekretionssteigerung der Nebennieren.*

Ich füge hier die von KEN KURÉ stammende schematische Darstellung der parasympathischen Fasern im Lumbalsegment bei; vgl. Abb. 14.

FOERSTER konnte durch Hinterwurzelreizung am Menschen feststellen, daß „die *vasodilatatorischen Dermatome in bezug auf ihren Umfang den Schmerzdermatomen sehr nahe kommen*". Die von L. A. MÜLLER und DIEDEN bereits behauptete, von LANGLEY aber abgelehnte *schweißhemmende Wirkung gewisser efferenter Hinterwurzelfasern* wurde von O. FOERSTER gleichfalls am Menschen bewiesen, wobei FOERSTER feststellen konnte, daß, entgegen der somatotopischen Zuordnung der sympathischen schweißfördernden Elemente (vgl. S. 207) die schweißhemmende Wirkung der parasympathischen Hinterwurzelfasern auf das zugehörige Dermatom beschränkt bleibt. — Das Vorhandensein *der Trophik dienender Hinterwurzelfasern*, das ja bereits von CHARCOT angenommen wurde, ist Gegenstand einer großen Anzahl von Arbeiten KEN KURÉS und seiner Schüler gewesen. Die Beurteilung der Ergebnisse dieser KEN KURÉschen Experimente ist schwierig und uneinheitlich, aber auch O. FOERSTER muß anerkennen, daß in der Annahme einer kausalen Beziehung von trophischen Störungen zu den Intermediärzellen und efferenten Hinterwurzelfasern „ein gesunder und richtiger Kern steckt". Gewisse eigene Erfahrungen FOERSTERS sprechen sogar im Sinne der KEN KURÉschen Anschauungen. FOERSTER vertritt überhaupt den von vielen Seiten geteilten Standpunkt, daß die Trophik überhaupt — d. h. die der Haut, Haare, Nägel, Schleimhäute, Zähne, Fascien, Bänder, Knochen und Gelenke — unter dem Einfluß dieser parasympathischen Innervation steht.

Der *parasympathischen Innervation der Muskulatur* dienen die meisten Arbeiten der KEN KURÉschen Schule. Die Durchschneidungsversuche der hinteren Wurzeln und die Beobachtung der verschiedenartigen Degeneration der afferenten dicken Nervenfasern und der vorwiegend efferenten markarmen parasympathischen Fasern — 40% der Hinterwurzelfasern! — im zentralen bzw. peripheren Stumpf können nicht verfehlen, auch den Kenner von dem Vorhandensein efferenter Hinterwurzelfasern zu überzeugen. Die KEN KURÉsche Zuordnung der Mehrzahl der feinen markhaltigen Fasern und ihrer kleinen Spinalganglienzellen zum Parasympathicus dürfte wohl allerdings nicht den Tatsachen entsprechen. RANSON hat sie alle als afferente, Schmerzimpulse leitende Fasern angesprochen; was wiederum wohl auch über das Ziel hinausschießt. Im übrigen nimmt auch KEN KURÉ an, daß zum mindesten im Sacralmark nicht alle feinen markhaltigen Fasern efferent sind, sondern hier — in S_2 —, wo diese Faserkategorie 70—80% der Gesamthinterwurzelfasern ausmacht, ein Teil afferent ist und sensible Impulse aus der Blase, vom Penis und Klitoris leitet. Afferente Fasern dieser Art in anderen R.-Höhen leiten wohl sicher Schmerzimpulse bzw. afferente auch reflektorische Erregungen aus den inneren Organen. Letztere gehen im N. splanchnicus, welcher auch die vasodilatatorischen efferenten Hinterwurzelfasern für den Darm enthält, zum R. Die meisten Ursprungszellen der efferenten Fasern sind nach KAWAGUCHI im unteren Halsmark, oberen Dorsalmark und unteren Lumbalmark, vor allem im Bereich der der Extremitäteninnervation dienenden beiden R.-Anschwellungen enthalten. Nach KEN KURÉ sind es Zellen, welche zwischen dem Vorderhorn und der Substantia gelatinosa liegen. Daß der „Spinalparasympathicus" auch die Muskulatur tonisch innerviert, schließen KEN KURÉ und MATSUURA daraus, daß sie nach Exstirpation der Spinalganglien eine Muskeldystrophie des betreffenden Gebiets hervorrufen konnten. Die zugleich vasodilatatorische und trophische Funktion dieser Fasern macht natürlich den Beweis ihrer tonischen Funktion schwierig. Pilocarpin erhöht, Atropin und Scopolamin vermindern diesen parasympathischen Tonus. Cerebrospinale Impulse sollen dem Spinalparasympathicus von der subthalamischen Region, dem Corpus LUYS und dem vegetativen Oblongatakern (LEWY, DRESEL) zuströmen. Diese eine vegetative Muskelinnervation durchaus bejahenden Anschauungen KEN KURÉS werden von der SHERRINGTONSCHEN Schule — ich verweise auf die Monographie von R. S. CREED und Mitarbeitern — nicht geteilt. Diese Forscher berufen sich in erster Linie auf die Experimente S. S. TOWERS und S. NEVINS, welche das Vorhandensein efferenter Fasern in den Hinterwurzeln in Abrede stellen.

Die **afferenten visceralen Impulse** erreichen das R. auf verschiedenen Wegen. Nach LANGLEY werden Erregungen aus den vegetativen Elementen der Haut durch sensible Fasern aus Spinalganglienzellen ohne Zwischenschaltung des sympathischen Grenzstrangs zum R. geleitet. Aber auch die mit dem Vagus, den Nn. pelvici, den thorakalautonomen, vor allem den Nn. splanchnici und hypogastrici ziehenden sensiblen Fasern scheinen *somatischer* Natur zu sein. Sie werden in den sympathischen Ganglien demnach nicht unterbrochen und haben ihr nutritives Zentrum in den kleinen Spinalganglienzellen. Weitere Einzelheiten findet der Leser bei Besprechung der segmentalen Sensibilität auf S. 259 f.

c) **Das sacralautonome System und die spinale Innervation der Beckenorgane.**

Zu dem *spinalen Parasympathicus* gehört eine ununterbrochene Säule grauer Substanz, welche im Winkel zwischen Vorder- und Hinterhorn gelegen (Abb. 5d), sich von S_2 bis in das Conusende erstreckt und in S_{3-4} ihre stärkste Ausbildung zeigt (vgl. Abb. 13). Dieser große parasympathische Kern dient der Innervation der Beckenorgane. Die parasympathischen Vorderwurzelfasern dieses Kerns entspringen aus Ganglienzellen, welche den sympathischen Zellen im Seitenhorn gleichen, in Höhe von S_{2-4}. Mit Hinterwurzelfasern, die in die gleichen R.-Segmente eintreten, vereinigen sie sich als die *Nn. pelvici* (seuerigentes). Diese Nn. pelvici bilden zusammen mit den aus dem spinalen *Sympathicus* (L_{1-3}) stammenden und über das Ggl. mesent. inf. zur Peripherie ziehenden *Nn. hypogastrici* und schließlich den aus den unteren Sacralsegmenten stammenden *somatischen Nn. pudendi* jenes unentwirrbare Nervengeflecht, das sich als Plexus vesicalis, haemorrhoidalis, deferentialis, seminalis, prostaticus, uterovaginalis und cavernosus auf der Oberfläche und in der Wand der zu innervierenden Organe findet. Hier tritt es auch in Verbindung zu den *autochthonen Ganglien* und nervösen Strukturen, welche der Mehrzahl der Viscera eine Eigentätigkeit losgelöst vom Zentralnervensystem ermöglichen.

Im folgenden wird die spinale Innervation der Blase eingehender besprochen werden, weil die besseren Untersuchungsmöglichkeiten hier unsere Kenntnisse weiter gefördert haben als jene der übrigen Beckenorgane.

α) Die Innervation der Harnblase.

Die Frage der Zusammenarbeit der drei zuvor genannten Nervenpaare, zu denen noch das *autochthone Gangliensystem in der Blasenwand* hinzukommt, ist beim Menschen noch durchaus nicht bis in alle Einzelheiten geklärt. Es scheint, daß die Ergebnisse der Tierversuche nur mit Vorsicht auf den Menschen übertragen werden können.

Die beiden im wesentlichen antagonistischen Muskelgruppen der Blase sind die *Sphinctermuskulatur* und der *M. detrusor*. Die Sphinctermuskulatur dient dem Blasenschluß und ist zu unterteilen in den *glatten Sphincter internus*, der vom Blasenausgang von der Prostata unterbrochen bis zur Harnröhrenmitte reicht, und den *quergestreiften Sphincter externus*, der proximal von der Prostata beginnt und die Harnröhre bis an ihre Pars membranacea umschließt. Bei der Frau umgreift das distale Ende des Sphincter ext. Urethra *und* Vagina. Der *M. detrusor* ist die in 3 Lagen angeordnete Blasenwandmuskulatur, deren Kontraktion die aktive Entleerung der Blase zur Folge hat. Eine Schlinge der longitudinalen Faserschicht des Detrusor legt sich, wie HEISS (zit. nach DENNIG) gezeigt hat, von hinten seitlich das Orificium ext. umschließend um den Blasenausgang und bildet gemeinsam mit der an der Hinterwand des Orificium gelegenen Uvula vesicae eine Art von ventilartigem Blasenverschluß, der von einem gewissen Füllungszustand der Blase an wirksam wird. Schließlich beteiligt sich an der Harnentleerung auch noch der M. bulbocavernosus, welcher am Ende der Miktion den in der Harnröhre befindlichen Urinrest aktiv entleert.

Zur Illustration der Blaseninnervation diene Abb. 15, welche der Monographie von H. DENNIG über die Innervation der Harnblase entstammt. Dort findet der Leser auch das umfangreiche Schrifttum über diesen recht komplizierten Mechanismus erörtert. Das schematische der Abbildung möge nicht darüber hinwegtäuschen, daß in Wirklichkeit die Innervation der Beckenorgane durch die *plexusartige Verflechtung aller beteiligten Nerven* der anatomischen und experimentellen Untersuchung große Schwierigkeiten entgegenstellt.

Der **Blasenverschluß** wird geleistet vermittels der *Nn. hypogastrici*, welche den glatten Sphincter innervieren, und der *Nn. pudendi*, die auf den quergestreiften Sphincter ext. wirken. Die Tätigkeit der *Nn. pelvici* besteht in der tonischen Anspannung der Heissschen Detrusorschlinge im Zustand der Detrusordehnung bei gefüllter Blase und einem Nachlassen dieser Verschlußwirkung bei Kontraktion des Detrusors, d. h. bei Entleerung der Blase. Der Sphincter kann, wie Dennig ausführt, in seinen zwei Abschnitten — dem Sphincter int. trigonalis oberhalb der Prostata und dem Sphincter ext. mitsamt dem die Urethra umschließenden distalen Anteil des glatten Sphincter int. — gesondert funktionieren. So genügt der proximale Verschluß zur Zurückhaltung des Urins bei der Ejaculation und der distale, dessen Widerstand zunächst beim Katheterisieren gefühlt wird, in Fällen, wo — wie z. B. nach einer Prostatektomie — der proximale Sphincter durchschnitten ist. Die vom *lumbalen sympathischen Zentrum*

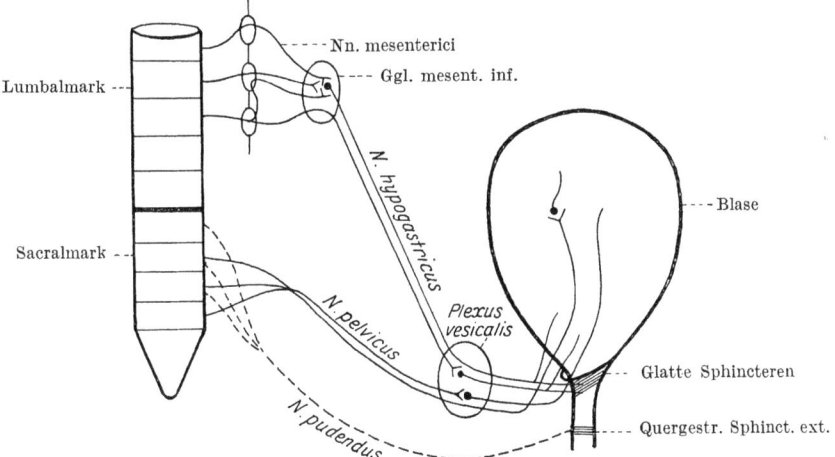

Abb. 15. Schema der Blaseninnervation (H. Dennig).

über die Nn. hypogastrici geleisteten Verschlußimpulse sind nicht stark genug, um allein einen genügenden Blasenverschluß zu gewährleisten. Die durch die *Nn. pudendi* erfolgende Innervation des Sphincter ext. ist für den Blasenverschluß schon bedeutsamer: denn experimentelle Untersuchungen machen einen ungenügenden Verschluß nach doppelseitiger Unterbrechung dieser Impulse auch beim Menschen wahrscheinlich, zumal wenn auch die Nn. hypogastrici ausgeschaltet sind. In der menschlichen Pathologie kommt dies aber praktisch nicht vor. Die Wirkung der *sacralautonomen Nn. pelvici* auf den Blasenverschluß ist erheblich aber nur verständlich aus der gleichzeitigen Wirkung dieser Nerven auf den Detrusor.

Die *normale* **Blasenentleerung** ist an die Funktion des Detrusor gebunden. Der Detrusor zeigt wie die Muskulatur aller Hohlorgane einen typischen adaptierenden Dehnungsreflex, welcher die Blasenwandmuskulatur sich den verschiedenen Blaseninhalten in der Weise anpassen läßt, daß der Binnendruck stets ungefähr gleichbleibt, daß mit anderen Worten mit zunehmender Blasenfüllung die Wandspannung zunimmt *(Harndrang)*. Andererseits kontrahiert sich der Detrusor reflektorisch auf verschiedenartige Reize, sowohl proprioceptive Reize aus seiner Muskulatur bei Erreichung eines gewissen Füllungszustands der Blase, als auch exteroceptive Reize verschiedener Art, wie sie zumal unter pathologischen Bedingungen (vgl. S. 277) sich leicht einstellen. Dennig sagt über den tonischen Zustand des Depressor: „Die menschliche Blase ist nie in einem Ruhezustand, sondern alle Stimmungsschwankungen des Menschen spiegeln sich in leichten Schwankungen der Spannung in der Blasenwand wieder." Die für diese Detrusorfunktion in erster Linie dienende Innervation bedient sich der *Nn. pelvici*. FOERSTER sah bei Reizung von S_3 und S_4 wiederholt Blasenentleerung. Die Unterbrechung dieser Leitung, wie sie am ausgesprochensten bei Conusläsionen auftritt (vgl. S. 283), stört sowohl den Tonus als auch die Kontraktionsfähigkeit des Detrusor aufs schwerste. Vom Lumbalmark gehen zum Detrusor über die *Hypogastrici* bei vielen Tieren — wie ELLIOTT (zit. nach DENNIG) nachgewiesen hat — *hemmende Impulse*, deren Vorhandensein beim Menschen jedoch bezweifelt wird.

Das Zusammenwirken von Detrusor und Sphincteren ist nach alledem nicht so leicht verständlich; jedenfalls besteht die an die Auffassung einer generell antagonistischen Funktion des Sympathicus und Parasympathicus anknüpfende Theorie v. ZEISSLs, die besagt, daß Nn. hypogastrici und pelvici am Detrusor wie Sphincter antagonistisch wirken, in dieser allgemeinen Fassung nicht zurecht. DENNIG verweist mit Recht auf die Experimente CARLSONs, der an der Kardia den Erfolg einer Sympathicus- bzw. Vagusreizung nach dem jeweiligen Tonus der Muskulatur variieren sah. Die Nn. pelvici leiten zwar im wesentlichen Impulse zum Detrusor, zugleich aber hemmen sie auch die Sphinctermuskulatur, welche bei der Blasenentleerung durch einen reflektorischen Tonusnachlaß erschlafft, jedenfalls nicht etwa durch die Detrusorkontraktion überwunden wird (REHFISCH). Möglicherweise können über die Nn. pelvici unter gewissen Umständen aber auch konstriktorische Impulse zum Sphincter und hemmende zum Detrusor gehen. Daß auf der anderen Seite die Nn. hypogastrici nicht *die* Verschlußnerven sind, wurde bereits oben erwähnt. — Das Eingreifen der *willkürlichen Innervation* — über die Nn. pudendi — ist bezüglich des Blasenverschlusses (Sphincter ext.) leicht zu verstehen. Der Urin kann willkürlich zurückgehalten und die Entleerung willkürlich unterbrochen werden. Auch die Auspressung des Harnrestes aus der Harnröhre durch die Mm. bulbo- und ischiocavernosi ist klar. Komplizierter liegen die Dinge beim willkürlichen *Beginn der Miktion*, also *der aktiven Entleerung* der Blase. Ein aktiver Druck auf die Blase kann dabei nur über einen Druckanstieg in der Bauchhöhle, also durch Kontraktion der Bauchmuskeln, ausgeübt werden. Nach STARLING (zit. nach FEARNSIDES) wirke dabei die willkürliche Kontraktion des M. levator ani mit, welcher Prostata und Blase aufwärts zieht. Diese Erklärung der willkürlichen Eröffnung des Orificium gewinnt um so mehr, wenn man sie in Verbindung bringt mit einer simultanen Lösung der HEISSschen Detrusorschlinge. (Meines Wissens ist diese kombinierte Innervation bisher noch nicht experimentell und klinisch überprüft worden.) Andererseits tritt natürlich im Moment eines erhöhten Druckes auf die mehr oder minder gefüllte Blase ein *unwillkürlicher Detrusorreflex* mit reziproker Sphinctererschlaffung auf, welcher die Miktion einleitet, die dann durch die Bauchpresse „unter Druck gesetzt" wird. Das Moment der unwillkürlichen reflektorischen Eröffnung des Blasenverschlusses zu Beginn der Miktion ist unter anderem ja auch aus den bekannten Kunstgriffen für Einleitung der Miktion — Berieselung der Unterarme mit lauem Wasser, Erwärmung und sonstige milde Reize der Urogenitalregion, durch das Gehör vermittelte Vorstellung laufenden Wassers usw. — ersichtlich.

Alle diese mit dem Blasenverschluß und der Entleerung verknüpften motorischen Funktionen hängen ab von der normalen Funktion der **Sensibilität der Blase**. Die willkürliche Innervation der Blase bedarf der aus der Blase stammenden Meldungen von dem Füllungszustand der Blase. Wir empfinden an der Blase — entsprechend anderen Hohlorganen — Veränderungen der Wandspannung, d. h. also die Veränderungen im Spannungs- bzw. Dehnungs- und Kontraktionszustand des Detrusor. Die Empfindungen vom Füllungszustand der Blase gehen über in das für die Blase typische Gefühl des *Harndrangs*. DENNIG gibt eine lesenswerte Analyse der Bedingungen, unter denen es zum Harndrang kommt, wonach letzten Endes immer die Muskelspannung entscheidend ist; Kontraktion des Detrusors macht Harndrang nur, wenn sie gegen Widerstand erfolgt! Die offenbar leichte Ermüdbarkeit des Detrusors bedingt das Wiederverschwinden des Harndrangs bei gefüllter Blase und sein Auftreten in Wellen. Die *Schmerzhaftigkeit* der *Blasenschleimhaut* ist zum mindesten ungewiß.

Die Vermittlung dieser Sensationen geschieht über die *Nn. pelvici* und in allerdings erheblich geringerem Maß über die *hypogastrici*; während die Beendigung der Miktion von der Harnröhre her über die *Nn. pudendi* gemeldet wird (BARRINGTON, DENNIG). Auch für die Sensibilität überwiegt die Funktion der Nn. pelvici. Die schwächsten Impulse gehen über die Nn. hypogastrici; doch genügen diese, um, wie auf S. 283 gezeigt wird, bei Querläsionen des R. unterhalb des lumbalen Blasenzentrums recht unangenehme Empfindungen aus der Blase bzw. hinteren Harnröhre zu vermitteln.

Die sensiblen Fasern der 3 Blasennerven, die nach den Untersuchungen von LANGLEY und ANDERSON (zit. nach FEARNSIDES) zahlenmäßig weit hinter den motorischen Fasern zurückbleiben, ziehen — *ohne* Unterbrechung in den sympathischen Ganglien — wie andere somatische sensible Fasern über ihre Spinalganglien durch die hinteren Wurzeln zum R.

β) Die Innervation des Mastdarms.

Im Prinzip sind die für die Blaseninnervation gefundenen Tatsachen auf die Innervation des Rectums übertragbar. Wieder beteiligen sich die Nn. hypogastrici (über den Pl. haemorrhoidalis med.), die Nn. pelvici und die Nn. pudendi sowie die autochthonen Ganglien in der Wand des Rectums an der Innervation. Dabei scheinen — wenigstens was die Nn. pelvici und pudendi anbetrifft — die für das Rectum bestimmten Fasern denjenigen R.-Segmenten anzugehören, welche caudal von den entsprechenden Blasensegmenten gelegen sind. Sicherlich ist dies der Fall für die somatischen *Nn. pudendi*, welche den Levator ani, die Mm. transversi peronei und Sphincter ext. innervieren und sensible Impulse aus dem Rectum der Analgegend und vom Scrotum zum R. leiten. Das zugehörige spinale Zentrum reicht bis S_5. Schädigungen der Wurzeln und des Segments S_5 heben den Analreflex auf. Die vegetative Innervation wird wieder in erster Linie durch die Nn. pelvici geleistet, welche die Peristaltik des Darmausgangs und wie bei der Blase auch teilweise den glatten Sphincter int. innervieren. Die Nn. hypogastrici innervieren vorwiegend den Sphincter int. Dabei muß wohl auch bei dieser untereinander verkoppelten Innervation antagonistischer Muskeln des Rectums das Gesetz der reziproken Hemmung — Erschlaffung der Sphincteren bei Innervation der Defäkationsmuskulatur und umgekehrt — Anwendung finden.

Der *Rectumverschluß* wird durch die beiden Sphincteren, die *Defäkation* durch die der Willkür unterworfene Beckenbodenmuskulatur — Mm. levator ani und transversi peronei — geleistet. Der Unterschied gegenüber der Blaseninnervation besteht meines Erachtens einmal in der größeren Bedeutung der somatischen Innervation sowohl für den Verschluß — Sphincter ext. — als auch für den Beginn der Defäkation — M. levator ani — (wenn nicht der letztere ähnlich dem Bulbocavernosus überhaupt mehr zur Hinausbeförderung der Faecesreste dient!). Zum anderen in der Vis a tergo, welche die Rectumperistaltik durch die peristaltischen Wellen darüberliegender Darmabschnitte erhält.

γ) Die Innervation der Genitalorgane.

Die Fragen der sehr komplizierten Innervation der Genitalorgane, vor allem der weiblichen sind noch bei weitem nicht alle geklärt. An dieser Stelle sollen auch nur die wichtigsten Tatsachen mit Beschränkung auf die Verhältnisse beim Mann angeführt werden. Einzelheiten und die einschlägige Literatur findet der Leser bei L. R. MÜLLER.

Auch hier wieder arbeiten die *Nn. hypogastrici, pelvici und pudendi* zusammen. Wenn es den Anschein hat, als geschähe dies — wenigstens bezüglich der sympathischen Nn. hypogastrici aus dem oberen Lendenmark und der parasympathischen Nn. pelvici seu erigentes aus S_{2-4} — in antagonistischer Weise, so sei auf die Ausführungen auf S. 214 verwiesen, welche vor dieser zu schematischen Betrachtung warnen.

Dem *Sacralmark* kommt der wesentlichste Teil der Innervation zu. *Dilatatorische Fasern des Pelvicus (Hinterwurzelfasern, die zum Teil auch im N. pudendus verlaufen?)* vermitteln die Füllung der Schwellkörper des Penis und damit die *Erektion*, wie es ECKHARD schon 1863 festgestellt hat, und wie es O. FOERSTER durch Reizung von S_2 beim Menschen bestätigen konnte. Simultan wird der M. retractor penis gehemmt. Die Mitwirkung des somatischen Systems besteht in der *reflektorischen rhythmischen Kontraktion der Mm. ischio- und bulbocavernosi*, teilweise ausgelöst durch proprioceptive Impulse aus den durch die Erektion bzw. Hyperämie gereizten Muskeln selbst. Dieser als *Ejaculation* bekannte, an das Sacralmark gebundene Vorgang ist gekoppelt einerseits an die Empfindung des *Orgasmus* (LEARMOUTH, FOERSTER) und zum anderen an die über die *Nn. hypogastrici* erfolgende *Emissio seminis*. Erfahrungen an R.-Läsionen lassen wohl keinen Zweifel an der notwendigen Zusammenarbeit des lumbalen (Emissions-) und sacralen (Erektions- und Ejaculations-) Zentrums am Geschlechtsakt. Eigenartigerweise enthält der gleiche Hypogastricus, welcher vermittels Innervation der Vesica seminalis und des Ductus deferens (LEARMOUTH zit. nach O. FOERSTER) den Sameneinfluß in die hintere Harnröhre ermöglicht, ein Vorgang, der mit dazu beiträgt die rhythmischen Cavernosuskontraktionen auszulösen — auch andere Fasern, welche die Konstriktion der Schwellkörper vermitteln und den M. retractor penis innervieren (LANGLEY und ANDERSON, zit. nach FOERSTER).

Die Innervation des *Uterus* scheint nach Experimenten an der Katze (LANGLEY und ANDERSON, DALE; zit. nach E. A. SPIEGEL) auch vom Lumbalmark über die Nn. hypogastrici zu erfolgen. Andererseits haben, wie unter anderem E. KEHRER gezeigt hat, Pharmaca wie Pilocarpin bzw. Atropin eine deutliche Einwirkung auf die Uterusbewegungen.

d) Die vegetativen Leitungsbahnen im Rückenmark.

Die Verbindungsbahnen der spinalen vegetativen Zentren mit supraspinalen, in der Medulla oblongata und vorwiegend im Hypothalamus gelegenen übergeordneten Zentren bilden keine streng abgrenzbaren Faserbündel. Sie sind wohl zum Teil überhaupt keine ununterbrochenen Neurone, sondern bestehen wie unter anderem KARPLUS (zit. nach E. A. SPIEGEL) es auch für die Schweißsekretion angenommen hat, in einer immer wieder im R.-Grau unterbrochenen Kette von Neuronen.

Die *motorischen Bahnen für die Blase* und wahrscheinlich auch für den *Mastdarm* verlaufen beim Tier im hinteren Teil der Seitenstränge (MOSSO und PELLACANI und STEWART; zit. nach DENNIG), und auch beim Menschen muß man wohl — wie DENNIG mit Recht aus der Literatur und klinischen Beobachtungen folgert — annehmen, daß diese Bahnen in der Nähe der Pyramidenbahnen zu suchen sind. BARRINGTON hat an der Katze die für die Miktion notwendigen efferenten und afferenten cerebrospinalen Bahnen in der dorsalen Hälfte der Seitenstränge nachgewiesen. Die Kreuzung dieser Bahnen — für die Nn. pelvici zwischen Medulla oblongata und C_1, teilweise auch in L_{2-5} von STEWART und für die Nn. hypogastrici außerdem peripher vom Ggl. mesent. inf. von LANGLEY und

ANDERSON aufgezeigt (zit. nach DENNIG) — verhindert dauernde Blasenstörung nach Halbseitenläsionen des R.

Die *sensiblen Bahnen* für *Blase und Mastdarm* scheinen gekreuzt und ungekreuzt hauptsächlich mit den Seitensträngen hinaufzuziehen (DENNIG). FOERSTER meint, daß die afferente Leitung der Blasen-Mastdarmsensibilität — analog der Empfindungsleitung aus der Haut der Regio anogenitalis — „eine besonders breit angelegte Vertretung innerhalb der afferenten Leitungsbahnen bis zum Cortex cerebri aufwärts" habe.

Der *Eingeweide- und Gefäßschmerz* wird nach E. A. SPIEGEL in offenbar kettenförmigen, immer wieder unterbrochenen Neuronen im Vorderseitenstrang geleitet. Es ist eine noch ungeklärte Frage, inwieweit der *sympathische Grenzstrang* für die Leitung afferenter visceraler Impulse zum Cervicalmark in Betracht kommt. FOERSTER bejaht dies für die afferenten der *Vasokonstriktion* dienenden sympathischen Impulse, welchen nicht nur der Seitenstrang, sondern gewissermaßen noch eine paraspinale afferente Bahn offenstünde.

Die meisten *efferenten vegetativen Bahnen* bzw. Fasern scheinen im Seitenstrang zu liegen. LANGLEY zeigte dies für die Pilomotoren, DITTMAR und KOCHER für die Vasomotoren und SCHLESINGER für die Schweißbahnen. Die der *sympathischen Pupilleninnervation* dienenden zentrifugalen Impulse werden gleichfalls vorwiegend im homolateralen, aber auch nach Kreuzung auf die Gegenseite im kontralateralen Seitenstrang geleitet (Literatur bei E. A. SPIEGEL). Die für die *Vasokonstriktion* bestimmten efferenten sympathischen Fasern verlaufen dementgegen nach den schönen Beobachtungen O. FOERSTERs am Menschen in einem umschriebenen Bereich im homolateralen Vorderseitenstrang ventral von der Pyramidenseitenstrangbahn, und zwar die Fasern für die obere und untere Extremität deutlich getrennt. Auch für diese in Bündelform angelegte Bahn gilt das Gesetz von der exzentrischen Lagerung der langen Bahnen! In ihrer Nachbarschaft — aber wohl auch in anderen Strängen — liegen die aus dem Zwischenhirn absteigenden und im Pons und der Medulla oblongata partiell kreuzenden, vorwiegend jedoch homolateral verlaufenden Bahnen für die *Schweißsekretion* (FOERSTER hat diese von SCHLESINGER und FILIMONOW stammende Beobachtung am Menschen bestätigt). Die *vitalen Funktionen dienenden cerebrospinalen Faserverbindungen* wie z. B. jene zur *Atmungsmuskulatur* müssen wir uns diffus, mehr oder minder über den gesamten R.-Querschnitt verteilt denken.

Endlich sei noch einer im Vorderseitenstrang (wohl auch im Hinterstrang) absteigenden Kategorie sympathisch-parasympathischer Fasern gedacht, die nach den Untersuchungen von FOERSTER und LOEWI sowie ALTENBURGER bahnende Impulse zu den Intermediärstationen des afferenten Systems und durch die sensiblen Nerven bis an die Receptoren leiten. Chronaxiemetrische Prüfungen an den Receptoren (unter der Mitwirkung sympathisch und parasympathisch wirkender Pharmaca) haben ergeben, daß eine Ausschaltung des Vorderseitenstrangs einen der Exstirpation des sympathischen Grenzstrangs gleichartigen Effekt hat.

B. Die reflektorische Eigentätigkeit des Rückenmarks.

Die Darstellung der Physiologie des R. ist bei dem heutigen Stand unserer Kenntnisse eine Aufgabe, welche man nur mit vielerlei Kompromissen lösen kann. Jedem, der sich speziell für diese Dinge interessiert, kann nur dringend das Studium des von E. TH. v. BRÜCKE stammenden Beitrags des Handbuches der Neurologie Bd. 2 „Die Leistungen des normalen Rückenmarks" sowie die zusammenfassende Darstellung von WACHHOLDER in den Fortschritten der Neurologie und Psychiatrie, empfohlen werden. Die folgenden speziell physiologischen Ausführungen enthalten nur das Wesentlichste, wofür man sich als innerer

Mediziner und Neurologe interessieren muß. An sich ist ja dieser ganze Handbuchabschnitt eine Darstellung der normalen und pathologischen Physiologie des Zentralnervensystems; und das vorliegende Kapitel greift nur die „reflektorische Eigentätigkeit des R." als die *physiologische Basis*, auf der nun alle weiteren physiologischen und pathophysiologischen Erkenntnisse entwickelt werden könnten, heraus. Der Übelstand, dem leider keiner im Augenblick abhelfen kann, ist freilich der, daß diese Basis zwar eine sehr große Menge solides Material enthält, aber keinen klaren Grundriß ersehen läßt, auf den in jeder höheren Etage immer Bezug genommen werden könnte. Ich werde am Ende dieses Abschnitts noch einmal auf diese Frage zurückkommen. Fast in jedem Organ unseres Körpers können wir — auch die kompliziertesten Funktionen und ihre Störungen — auf ein, auf das individuelle Prinzip seiner Grundfunktion zurückführen. Hier im Zentralnervensystem ist alles noch im Fluß, und wir müssen damit rechnen, daß eine neue Beobachtungsweise auch den scheinbar objektiven Feststellungen und wohlbegründeten Erkenntnissen einen anderen Sinn geben kann. Woran es uns fehlt, ist das allgemeinverständliche ordnende Prinzip, nach dem jeder der vielfältigen Vorgänge seinen Platz finden und beurteilt werden könnte. Aber vergessen wir nicht, die Physiologie des Zentralnervensystems ist mehr als die irgendeines anderen organischen Systems die Wissenschaft vom Leben und darum sowohl um so viel näher dem großen Geheimnis wie um so viel mehr der veränderlichen Betrachtungsweise des im Zeitenablauf sich immer wandelnden menschlichen Geistes unterworfen.

Eine „Eigentätigkeit des R." entspricht nicht den natürlichen und physiologischen Verhältnissen. Normalerweise ist das Zentralnervensystem ein Ganzes, das R. ein Teil hiervon, und dieses Ganze arbeitet in jeder Situation zusammen. Die Funktion eines Teiles ist — in seiner physiologischen Ordnung und Norm — abhängig davon, daß das Ganze im natürlichen Zusammenhang steht, anatomisch wie physiologisch. Dabei braucht man nicht so weit wie v. WEIZSÄCKER zu gehen und vorauszusetzen, daß jede Erregung stets das ganze Zentralnervensystem durchläuft und daß das Zentralnervensystem bezüglich seiner Reaktionen durch jeden Reiz gewissermaßen umgestimmt wird für die folgenden Reaktionen. Im Kern hat freilich eine solche Anschauungsweise schon ihre Berechtigung; nur ist sie mehr relativ zu nehmen. Auch SHERRINGTON, dessen Experimentalforschung die Grundlage unserer modernen Nervenphysiologie bildet, lehnt die Existenz völlig isolierter lokaler Reflexe ab. Es gibt eine natürliche Verbundenheit der einzelnen Reaktionen des Zentralnervensystems untereinander; aber die Irradiation der Reflexe auf das übrige Zentralnervensystem ist beschränkt und — wie WACHHOLDER in seiner kritischen Würdigung dieser verschiedenen Auffassungen von der zentralnervösen Tätigkeit in Anerkennung der SHERRINGTONSCHEN Auffassung sagt — bestimmt durch segmentale Beziehungen wie durch die Synergie, in welcher die betreffende Erregung biologisch eine Rolle zu spielen pflegt. „Jeder Reflex hat einen Focus größter Erregbarkeit." Die Aufgabe, welche dem R. im Reflexgeschehen zufällt, ist natürlich außerordentlich groß, insofern, als ja der größte Teil aller Erregungen von der Körperoberfläche und aus dem Bewegungsapparat in das R. einströmt und die reflektorischen Reaktionen des Zentralnervensystems zum größten Teil konvergierend in die Vorderhörner münden, aus denen ständig wechselnde, den Umständen angepaßte, aufs feinste abgestimmte Impulse das motorische Verhalten des Körpers dirigieren. E. C. HOFF hat bei der Katze nachgewiesen, daß der Zellkörper einer einzigen motorischen R.-Ganglienzelle in synaptischer Verbindung mit 300 bis 350 Endösen steht. Dies zeigt, in welch unübersehbarer Abhängigkeit von da und dorther zuströmenden verschiedenen Impulsen jede Vorderhornzelle tätig ist.

Was hier als gesetzmäßiges reflektorisches Verhalten des R. geschildert wird, betrifft im wesentlichen das gesamte Zentralnervensystem. Auf die primitiven mit den Hirnnerven in direkter Beziehung stehenden Funktionen sind die am R. gefundenen Gesetze ohne weiteres anwendbar; hinsichtlich der eigentlichen cerebralen, zumal corticalen assoziativen und integrativen Funktionen hüte man sich vor übereilten Schlußfolgerungen. Das R. ist für das Studium der zentralnervösen Funktionen ein sehr gut geeignetes Organ. Aber wir sind heute noch nicht soweit, seine funktionellen Gesetze zu durchschauen; um wieviel weniger dürfen wir die gefundenen Tatsachen dann verallgemeinern.

Die physiologische Betrachtung des R. als eines *segmental geordneten Organs* tut den tatsächlichen Verhältnissen am meisten Gewalt an. Tatsächlich ist ,,das Segment vom Standpunkte einer Physiologie des Gesamtorganismus überhaupt nur eine Fiktion". ,,Nur wenn man sich dieser Fiktion bewußt bleibt, ist eine Ordnung der Funktion nach ihrer segmentalen Lokalisation, die VAN RIJNBERK als Ziel einer Segmentalphysiologie fordert, berechtigt"; so R. MATTHAEI in seiner ,,topographischen Physiologie des Rückenmarks". Für die Klinik freilich brauchen wir diese Segmentalphysiologie, und sie wird uns bei der Besprechung der segmentalen Innervation der Muskulatur (S. 243 f.), der Haut (S. 259 f.) und vegetativer Organe (S. 263 f.) noch eingehend beschäftigen. In der Gesamtheit reflektorischer Vorgänge spielen segmental begrenzte Reaktionen eine verhältnismäßig beschränkte Rolle. Dies geht ja schon aus der anatomischen Betrachtung hervor, welche erkennen läßt, daß intrasegmentale direkte Verbindungen zwischen Hinterhorn und Vorderhorn zurücktreten, hinter den die Segmentgrenze überschreitenden, die verschiedenen Teile des Zentralnervensystems untereinander verbindenden Binnen- und Bahnensystemen.

Ich möchte diesem physiologischen Kapitel noch einige Bemerkungen bezüglich der Nomenklatur vorausschicken. Es empfiehlt sich dringend die von den meisten Autoren recht unterschiedslos gebrauchten Ausdrücke: *Korrelation*, *Koordination*, *Assoziation* und *Integration* klar zu definieren und nur nach ihrer physiologischen Bedeutung zu gebrauchen. Nach F. L. LANDACRE und HERRICK wäre folgende Definition und Wortgebrauch angemessen und scheint durchaus empfehlenswert.

Unter ,,*Korrelation*" versteht man jene Kombination afferenter Impulse in niederen sensiblen Zentren, welche der Verwendung dieser Impulse zu entsprechenden und angemessenen mehr oder minder stereotypen Reaktionen dient. Ein Korrelationszentrum entscheidet also über die Form der Reaktion auf eine gegebene Kombination von Reizen. Dabei ist diese Reaktion die Resultante aus einer gegenseitigen Beeinflussung afferenter Impulse verschiedener Provenienz und Qualität einerseits und physiologischer Spuren vorausgegangener ähnlicher Reaktionen andererseits. (Es ist dieser Vorgang der Korrelation, der bei komplexen Reaktionen die ,,Latenz" bedingt.)

Die Bezeichnung ,,*Koordination*" sei beschränkt auf solche Vorgänge, welche anatomisch festgelegte Anordnungen motorischer Apparate, die der Zusammenarbeit von Muskelgruppen bei zweckdienlichen motorischen Reaktionen dienen, in Tätigkeit setzen. Eine Koordination ist auch im einfachsten Reflex enthalten, bei dem verschiedene Muskeln synergisch tätig sind. Die Koordination spielt sich also im effektorischen Reflexbogenanteil ab. Nach der SHERRINGTONschen Definition ist auch die simultane Antagonistenhemmung ein Koordinationsvorgang.

Dem Vorgang der ,,*Assoziation*" begegnet man bei den sehr wandelbaren und nicht in dem Maß festgelegten nervösen Reaktionen, wie sie vor allem die Tätigkeit der Großhirnrinde kennzeichnen.

Unter *„Integration"* versteht man die als höchste Leistung des Nervensystems anzusehende Kombination verschiedener nervöser Vorgänge oder Reflexe zum Zweck einer ausgedehnteren Kooperation und Vereinheitlichung der Körperfunktionen. Im Nervensystem der Wirbeltiere sind die Integrationszentren im Großhirn kondensiert, und zwar zunehmend je nach der Stellung des Tieres in der phylogenetischen Reihe. Die höchste *individuelle* Verarbeitung der afferenten Impulse wandert — um mit B. BROUWER zu sprechen — in der Tierentwicklung zu den oralen Anteilen des Zentralnervensystems. Diese cerebrale, die Ganzheit des Organismus ergreifende Funktion, welche sich in dem individuellen Verhalten zur Umwelt ausdrückt, ist Integration.

Zur Unterteilung des an sich sehr komplizierten Stoffes und zur Ordnung des überwältigenden experimentellen Materials empfiehlt es sich, das reflektorische R.-Geschehen an zwei Arten von Reflexen zu betrachten, welche wir seit den P. HOFFMANNschen Arbeiten als *Eigenreflexe* und *Fremdreflexe* unterscheiden. Diese Bezeichnungen decken sich ungefähr mit denjenigen von *proprioceptiven* und *exteroceptiven Reflexen*.

1. Die Eigenreflexe (myotatische Reflexe).

Eine Gruppe der *Eigenreflexe* dient offenbar der reaktiven Anpassung der Muskelspannung auf eine plötzlich veränderte Gliedstellung, also einem adaptiven Vorgang (v. WEIZSÄCKER). Diese Reflexe sind die **Muskel-Sehnen-Reflexe.** Primitiv gesehen wäre dies ein Reflex, der einen rasch gedehnten Muskel sich reflektorisch kontrahieren läßt. Doch ist in Wirklichkeit eine solche Reaktion nicht isoliert, sondern Bestandteil einer reaktiven Gliedbewegung, welche sich auf eine ganze Anzahl anderer Muskeln ausdehnt. Im Rahmen des geordneten motorischen Verhaltens des Gesamtorganismus wachen koordinierende spinale und übergeordnete integrative Apparate — wie wir sie unter anderem im extrapyramidalen System, dem Vestibularapparat und im Cerebellum zu sehen haben — darüber, daß diese einzelnen reflektorischen Reaktionen nach einem sinnvollen Plan, welcher in der Natur des betreffenden Lebewesens wurzelt, dirigiert und in einer unerhört fein abgestimmten Bewegung, an welcher mehr oder minder der ganze Bewegungsapparat des Körpers teilnimmt, zusammengefaßt werden. Das Gleichgewicht — im weitesten Sinn — muß gewahrt bleiben, wenn die Kontraktion einer Muskelgruppe die Ausgangssituation verändert.

Die *klinische* Untersuchung dieser Muskelsehnenreflexe bedient sich einer Reflexauslösung, welche das natürliche Geschehen analytisch zergliedert. In diesem Sinn, in dieser Herauslösung eines einzelnen Reflexes aus einem natürlicherweise zusammengesetzten Vorgang, ist dieser Reflex eine „Abstraktion". Wenn wir durch einen Schlag am besten auf die Ansatzsehne eines Muskels diesen zur Kontraktion bringen, so vollführen wir ein physiologisches Experiment. Dabei wird der übrige Körper durch Ruhelage mehr oder minder ausgeschaltet. Allerdings entspricht die angewandte Reizform im Wesen der physiologischen Beanspruchung eines Muskels bei einer brüsken Zerrung, wir arbeiten also mit einem *adäquaten* Reiz, welcher für die Erkennung reflektorischer Mechanismen immer die ideale Lösung ist, wenn auch die Benützung inadäquater Reize — z. B. elektrischer Muskel- oder Nervenreizung — ihrer Übersichtlichkeit wegen oft vorgezogen wird und tatsächlich unsere Kenntnisse außerordentlich vermehrt haben. Das ist nur ein Beispiel dieser zweifellos subjektiven Methode, mit der wir die Geheimnisse der zentralnervösen Funktionen zu ergründen trachten. Wir sind auf den Eigenreflex als *eine* zentralnervöse Äußerung gestoßen. Er schien uns — „primitiver spinaler Reflexbogen"! — etwas Elementares zu sein. Und nun reproduzieren wir ihn künstlich und suchen nach den verschiedenen Konstellationen, unter denen er modifiziert wird und welche er wieder modifiziert.

Die Eigenreflexe (myotatische Reflexe).

So gelangen wir allmählich zur Kenntnis *vieler Einzelelemente* im zentralnervösen Geschehen.

Die eigentliche *physiologisch-experimentelle* Untersuchung der Reflexe zerstört oft bewußt den großen Plan, in welchen das einzelne Reflexgeschehen eingeordnet ist, durch *Verstümmelung* eines Tieres. So befragt sie das *decerebrierte Tier* oder das sog. *spinale Präparat* nach dem, was das R. für sich leistet. Diese Untersuchungsmethode geht auf die vorbildlichen Forschungen von GOLTZ zurück. Der Vorteil dieser Methodik liegt darin, daß sie uns die primitiven Elemente des Reflexgeschehens, seine Lokalisation in bestimmten Teilen des Zentralnervensystems, seine stufenweise Vervollkommnung, die Gesetze seines Ablaufs, die Arten seiner Beeinflussung und vieles andere mehr besser erkennen läßt als dies in dem verwirrenden Zusammenspiel der Funktionen des intakten Zentralnervensystems möglich wäre. Der Nachteil eines solchen Verfahrens ist freilich der jeder analytischen Zergliederung. Die Tätigkeit eines spinalen Präparats ist — wie wir sehen werden — aller supraspinalen erregenden wie hemmenden Impulse beraubt und dies modifiziert natürlich sein Verhalten. So beantwortet das Experiment am spinalen Tier eigentlich nur die Frage, was das R. auf sich gestellt leistet — eine Frage, die uns auch in der menschlichen Pathophysiologie sehr beschäftigt —, aber es gibt uns höchstens indirekten Aufschluß darüber, in welcher Weise das R. die für das normale Verhalten des Organismus genau so wichtigen und entscheidenden Impulse von höher gelegenen Abschnitten des Zentralnervensystems verarbeitet. Um zu einem möglichst vollkommenen Verständnis der R.-Funktionen zu gelangen, kombiniert man daher am besten klinische und experimentelle Untersuchungsergebnisse am verschiedenartig verstümmelten Tier wie auch am intakten Organismus.

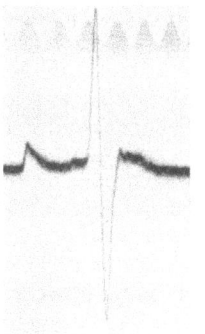

Abb. 16. Biphasischer Aktionsstrom bei Auslösung des Sehnenphänomens. (Nach DESCHKA.)

Bei den *Muskel-Sehnen-Reflexen* steht der *proprioceptive Receptor* im Muskel bzw. der Sehne in inniger anatomischer Verbindung mit dem *Effektor*, d. h. wieder dem gleichen Muskel. Ein solcher Eigenreflex verläuft in seiner elementaren Form über den „direkten segmentalen Reflexbogen". Eine kurze Zerrung des Muskels, welche seine Länge nur um 0,8% zu verkürzen braucht, bildet den Impuls, der über einen afferenten Muskelnerven (30—50% der Fasern eines Muskelnerven sind sensibel) zum R. geleitet wird. Unter streng experimentellen Bedingungen — z. B. bei elektrischer Reizung des sensiblen Muskelnerven oder meßbarem Schlag auf die Ansatzsehne — spiegelt der Reizerfolg den Reiz wieder. Auf einen einzigen Impuls reagiert der Muskel mit einer Zuckung und gibt elektrographisch untersucht eine typische biphasische Aktionsstromkurve (Abb. 16). Dabei besteht kein Unterschied zwischen einer solchen reflektorisch ausgelösten und einer entsprechenden durch direkte Reizung des motorischen Nerven ausgelösten Zuckung. Beträgt die Frequenz einer Reizserie unter 50 pro Sekunde, so ist die rhythmische Form der Muskelzuckung noch im Myogramm erkennbar. Bei höherer Frequenz gehen die an sich im Elektromyogramm noch distinkten Kontraktionen in eine gleichmäßige Dauerkontraktion über, der Muskel bietet eine reflektorische *tetanische Kontraktion*. Das *Kontraktionsausmaß* eines reflektorisch gereizten Muskels geht parallel mit der *Frequenz der erregenden Impulse*, die ihrerseits wieder von der *Intensität der Reizung* abhängen. Die Aktionsstromkurve des Muskelsehnenreflexes kann Frequenzen bis zu 250 pro Sekunde zeigen; doch verrät das nähere Studium, daß hierbei die Gesamtheit der einzelnen Muskelfasern *asynchron* tätig ist und daß die einzelne Faser sich in einem Rhythmus von etwa 7—40 pro Sekunde kontrahiert. Diese gleiche Beobachtung gilt bezeichnenderweise auch für die willkürliche Muskelkontraktion, bei welcher eine Aktionsstromkurve vom Gesamtmuskel wieder bei asynchroner Kontraktion der Fibrillen bis zu 120 Ausschläge pro Sekunde aufweisen kann (COOPER und DENNY-BROWN). G. HOFFMANN weist darauf hin, daß PIPER (1910) für den *willkürlichen Muskeltetanus* eine Innervationsfrequenz von 50 pro Sekunde festgestellt und andererseits RIJLANT gefunden hat, daß die asynchronen Kontraktionen der einzelnen Neurone sich gewissermaßen statistisch einem übergeordneten Rhythmus unterordnen. Dieser scheint um 50 bzw. um 100 zu betragen und wird — wie das für den 50er Rhythmus durch elektrische Reizversuche an der Großhirnrinde nachgewiesen worden ist — von übergeordneten Zentren bestimmt. Solche dominierende Rhythmen spiegeln sich jedoch im Takt der Vorderhornzellen nur bei völliger Ausschaltung anderweitiger Erregungen wieder; und jede z. B. reflektorische Reizung der Vorderhörner verändert sofort die Entladungsfrequenz, macht den Erregungsrhythmus des Muskels unregelmäßig und frequenter.

Die *Kontraktionsstärke* eines Muskels wird zum anderen *reguliert durch die Anzahl der zur Kontraktion gebrachten Muskelfibrillen*. (Ein Axon innerviert zwischen 30 und 150 Muskelfibrillen, je nach der Dicke eines Muskels.) Bei der willkürlichen Innervation wird fast immer nur ein Teil der Fibrillen kontrahiert. Arbeitet man mit unnatürlichen Reizen — wozu in diesem Fall auch die Auslösung eines Muskelsehnenreflexes gehört — so zwingt man alle Muskelfasern auf einmal zur Kontraktion. Bei dieser Art von Reizauslösung fanden frühere Untersucher ein sehr bedeutendes *Refraktärstadium* des Sehnenreflexes (0,1 bis 1 Sekunde) und P. HOFFMANN mit vervollkommneter Apparatur eine Auslösbarkeit von etwa 25 Reflexen pro Sekunde. Die Dauer der absoluten Unerregbarkeit des Reflexbogens für die individuelle Muskelfaser beträgt 16 σ, wovon auf Kosten des letzten motorischen Neurons nicht mehr als etwa 2,5 σ zu rechnen ist. Die *relative* Refraktärperiode, welche auf gleichstarke Kontraktionen hintereinander ausgelöster Reflexe Bezug hat, ist länger und wird von WACHHOLDER auf Grund der ALTENBURGER- und PERAITAschen und anderer Untersuchungen auf etwa $1/10$ Sekunde geschätzt. Die relative Refraktärperiode gibt uns das Maß für die *Ermüdung* des Reflexes. Nun ist der Muskelsehnenreflex, offenbar weil er mit seinem überwiegend direkten Reflexbogen nur wenig zentrale graue Substanz in Tätigkeit versetzt, auch nur sehr gering ermüdbar. Die anscheinend enorm lange relative Refraktärperiode, die STRUGHOLD am Patellarreflex festgestellt hat, muß man angesichts der MATTHEWSschen und P. HOFFMANNschen Experimente wohl zum großen Teil auf die leichte Ermüdbarkeit der sensiblen Endorgane in den Muskeln beziehen (WACHHOLDER). Man behalte aber die Bedeutung der asynchronen bzw. synchronen Muskelfaserkontraktion im Auge. Es ist klar, daß die physiologische asynchrone Kontraktion — wie sie auch dem Tonus zugrunde liegt (vgl. weiter unten) — unvergleichlich weniger zur Ermüdung neigt wie die synchrone, z. B. experimentell reflektorische und in relativem Sinn auch die willkürliche. Eine *Latenz* oder *Verzögerung* zwischen Reizung und Reizerfolg sowie eine meßbare Abhängigkeit der Reflexzeit von der Reizstärke treten bei den Eigenreflexen ganz zurück.

Unter jenen Bedingungen, welche wir als *spastisches Muskelverhalten* bezeichnen, dem beim Versuchstier ungefähr die sog. *Enthirnungsstarre* entspricht, finden wir *gesteigerte Muskelsehnenreflexe*. Dabei ist die Frequenz der die Vorderhörner verlassenden Impulse erhöht (ADRIAN und BRONK). Der spastische Muskel bietet zwar ein tetanisches Myogramm, doch kontrahieren sich die einzelnen Fibrillen wieder asynchron. Zwingt man nun diese asynchronen Kontraktionen durch eine brüske Muskelzerrung gewissermaßen in Reih und Glied, "to get into step" (H. VIETS), so wird aus der tetanischen, spastischen Muskelkontraktion ein *Klonus* (vgl. S. 290). Unter diesen pathologischen Bedingungen kann man also 60 und mehr gleichstarke, synchrone Muskelkontraktionen pro Sekunde erzielen. Dies kommt auf das gleiche heraus, wie der beim decerebrierten Tier durch faradische Nervenreizung erzielte Muskeltremor von 90—95 pro Sekunde, wie ihn LIDDELL und SHERRINGTON demonstrieren konnten.

Die Frage, ob mehrere proprioceptive Erregungen sich in ihrer Wirkung auf die Eigenreflexe *summieren* können, wird von den verschiedenen Schulen verschieden beantwortet. P. HOFFMANN, STERNBERG und auch WACHHOLDER lehnen dies ab; während sich in der zusammenfassenden Darstellung von CREED, DENNY-BROWN, ECCLES, LIDDELL und SHERRINGTON, also der besten englischen Neurophysiologen, sich folgender Satz findet: "When the tendon of a muscle is drawn upon very suddenly ...., a number of tension receptors are subjected to a sudden brief stretch, so that they send to the cord an almost synchronous volley of nerve-impulses, which, by summation of central effect — central excitatory state —, excite a number of moto neurones to discharge".

Die „*Summation*" ist wie die erhöhte Refraktärzeit und eine Reihe anderer noch zu besprechender Eigenheiten eine der *zentralen grauen Substanz* zugehörige Eigenschaft, und müßte demnach auch bei den Sehnenreflexen als Untergruppe der Eigenreflexe nachweisbar sein. Freilich, je weniger graue Substanz in einen reflektorischen Vorgang eingeschaltet ist, um so geringer dürften die funktionellen Merkmale spezifisch zentralnervöser Tätigkeit hervortreten. Es ist klar, daß man eine Summation beim isolierten Sehnenreflex — zumal bei Auslösung einer Muskelzuckung durch einen einzigen Reiz — nicht feststellen kann. Andererseits bleiben die Eigenreflexe — eingeschaltet in den Ablauf der natürlichen Motorik — nicht auf den spinalen Reflexbogen beschränkt, sondern werden von einer Menge interferierender auf das gleiche motorische Neuron konvergierender Impulse beeinflußt.

Die Grundidee der Summation (vgl. auch S. 234) ist bei SHERRINGTON und seiner Schule gebunden an die Annahme eines *zentralen Erregungszustandes* — des "*central excitatory state*" —, der an sich der Ausdruck eines für die individuelle Erregung nur 10—20 σ anhaltenden aber immer wieder neu sich bildenden *Erregungsrückstandes aus unterschwelligen Reizen* ist. Nach dieser Definition ist zu erwarten, daß sich eine Summation in der Verstärkung und womöglich auch weiteren Ausbreitung des reflektorischen Vorgangs verrät, wie es tatsächlich bei den Fremdreflexen leicht nachweisbar ist. Bei den Eigenreflexen äußert sich die Mitwirkung der zentralen Substanz sowohl im Sinn der Reflexverstärkung wie der leichteren Auslösbarkeit in Gestalt der sog. *Bahnung*. Die englische Schule macht keinen Unterschied zwischen Summation und Bahnung. Das wesentliche in beiden Fällen wäre, daß der Erregungszustand der motorischen Ganglienzelle erhöht, ihre Reizschwelle herabgesetzt wird. Dies könnte durch einen reversiblen physikalischen Vorgang geschehen, den man sich nach J. BERNSTEIN und R. S. LILLIE als eine Depolarisation der Oberflächenmembran im Bereich der letzten und bedeutendsten Synapsen vorstellt. Es könnte aber vielleicht auch ein chemischer Prozeß — man denke an den LOEWISchen Vagusstoff oder das CANNONSche Sympathin — hier eingeschaltet sein.

Der Vorgang der Reflexbahnung läßt sich ohne Schwierigkeiten in mannigfacher Form an allen Eigenreflexen nachweisen. Wir wollen daher in die folgenden Ausführungen auch jene andere Kategorie von Eigenreflexen einbeziehen, die nicht die brüske Zerrung eines Muskels beantworten, sondern die jeden Muskel auf eine langsame Dehnung sich kontrahieren lassen. Man nennt diesen Reflex, den SHERRINGTON an der decerebrierten Katze eingehend untersucht hat, den **Dehnungsreflex**. Physiologischerweise ist der Dehnungsreflex, also die reflektorische Anpassung eines Muskels auf seinen ständig wechselnden Dehnungszustand, ein jeder normalen Muskelaktion innewohnender reflektorischer Vorgang, ohne den eine zielsichere, abgerundete Bewegung nicht möglich wäre. MANN und SCHLEIER haben an normalen Personen im Moment einer passiven Bewegung an den Antagonisten den Dehnungsreflex elektrographisch festhalten können. G. SCHALTENBRAND hat mit einer sorgsam ausgebauten myographischen Apparatur den Dehnungswiederstand des passiv gedehnten Muskels am normalen Menschen gemessen und hat unter anderem interessante Unterschiede des Dehnungsreflexes bei muskelkräftigen und leptosomen Menschen feststellen können. Die englische Schule stellt den *Muskel-Sehnen-Reflex* als *„phasische Reaktion"* dem *Dehnungsreflex* als *„statischer Reaktion"* gegenüber und bezeichnet beide als **„myotatische Reflexe"**. Der Dehnungsreflex, der wie die Sehnenreflexe an die normale Funktion der segmentalen R.-Reflexbögen gebunden ist (BRONDGEEST), ist, wie wohl jetzt allgemein angenommen wird, das eigentliche Substrat des **Muskeltonus**. SHERRINGTON hat auf dem ersten internationalen neurologischen Kongreß in Bern (1931) sich darüber sehr klar geäußert. Der Tonus ist statische Kontraktion. Statische und kinetische Kontraktion beruhen beide auf der gleichen rhythmischen Tätigkeit von Muskel, Nerv und Zentralorgan, wobei die auslösenden Erregungen und Kontraktionswellen einander ähnlich sind. Und doch muß zwischen der phasischen Reaktion und der statischen ein Unterschied bestehen. Daß der hohe Energieverbrauch und die entsprechende Ermüdung bei phasischen Reaktionen — wozu schließlich auch die willkürlichen Muskelaktionen gehören — sich nur quantitativ von dem minimalen Energieverbrauch der tonischen Innervation unterscheide, vereinfacht wohl das Problem etwas zu sehr. Der qualitative Unterschied dürfte wohl in der ganz anderen Reizfrequenz aus der Muskulatur zu suchen sein, die ihrerseits eine von der phasischen Kontraktion abweichende Spannungsregulation im Muskel zur Folge hat, welche sich auch im Aktionsstrom durch lange Wellen und nicht kurze phasische Stromschwankungen verrät. Die tonische Funktion ist vorzugsweise eine Eigenschaft der sog. roten Muskeln, denen nach DENNY-BROWN an sich eine langsamere Kontraktionsfrequenz zukommt. Sehnenreflexverhalten und Tonus gehen weder unter physiologischen Bedingungen streng parallel (vgl. S. 251), noch verhalten sie sich unter pathologischen Bedingungen gleich. Dafür scheinen beim Menschen — wie wir noch sehen werden — Einflüsse übergeordneter Apparate — der Hirnrinde auf die Sehnenreflexe und des extrapyramidalen Systems auf den Tonus — in erheblichem Grad verantwortlich zu sein. Die besonders große Anfälligkeit des Muskeltonus unter verschiedenen Bedingungen — Narkose, Kollaps wie auch R.-Läsionen — hat nach der Meinung der SHERRINGTONschen Schule vielleicht seinen Grund in der weniger intensiven weit mehr asynchronen Summation am Ort der Synapsen für statische Reflexe.

Betrachten wir nun das Problem der Bahnung in Hinsicht auf alle Eigenreflexe, so sei zunächst festgestellt, daß Beispiele für die Bahnung dieser Reflexe durch alle möglichen Impulse, willkürliche wie reflektorische in großer Anzahl vorliegen, wobei das Experiment am verstümmelten Organismus wieder die deutlichsten Beeinflussungen zeigt. So konnte COLLIER, später LEWANDOWSKY und NEUHOF bei Menschen mit Querdurchtrennung des R. die erloschenen Sehnenreflexe durch längeres Faradisieren der Muskulatur — im SHERRINGTONschen Sinn also durch eine Wiederbildung des vernichteten zentralen Erregungszustandes — für einige Zeit wieder auslösbar machen. Wirken gewöhnlich alle Erregungen, die der Aufrechterhaltung des Körpers gegen die Schwerkraft dienen, bahnend auf die Eigenreflexe der Strecker (den Patellarreflex wie auch den Streckertonus), so sieht man andererseits, daß Reize, welche die Beugergruppe des Beines innervieren (vgl. Fremdreflexe), den Dehnungsreflex der Beuger verstärken. Die Zunahme spastischer Muskelkontraktion unter dem Einfluß mannigfacher Erregungen von der Körperoberfläche wie auch aus der vegetativen Sphäre ist dem Kliniker eine bekannte Erfahrung (vgl. S. 289). Auch willkürliche Innervationen bahnen die Eigenreflexe. Am Sehnenreflex ist dies bereits unter normalen Bedingungen nachweisbar; nur darf die willkürliche Innervation ein gewisses Optimum nicht überschreiten. WACHHOLDER erwähnt in seiner Übersicht diese willkürliche Bahnung unter der Bezeichnung „*Versteifungsinnervation*" (WACHHOLDER und ALTENBURGER) und verweist auf die Bahnungen der Eigenreflexe vom Kleinhirn (HANSEN und RECH) wie auch vom Labyrinth aus (FLICK und HANSEN). DENNY-BROWN fand am decerebrierten Tier — gewissermaßen eine Reduktion der Stellreflexe auf die kleinste motorische Einheit — eine Zunahme bzw. Abnahme der Aktionsströme einer einzelnen Muskelfaser je nach Stellung des Kopfes im Raum und zum Rumpf.

Was nun Forscher wie HANSEN, P. HOFFMANN und WACHHOLDER veranlaßt, die Identität der Bahnung und Summation bei den Eigenreflexen abzulehnen, ist unter anderem die auffällig gute Bahnung der Sehnenreflexe durch die willkürliche Innervation auch von Muskelgruppen, welche mit dem reflektorisch innervierten Muskel offenbar in keiner funktionellen Beziehung stehen. Hier wäre als gutes Beispiel jene Innervation der Armmuskulatur, die wir beim JENDRASSIKSCHEN Handgriff anwenden, zu nennen, die als *solche* — nicht wie die Ärzte vielfach meinen mittels Ablenkung des Patienten! — die Auslösung z. B. des Patellarreflexes erleichtert. Auch die Bahnung der Reflexe durch tiefes Atmen oder Atemanhalten usw. soll gegen eine echte Summation sprechen. Die Beispiele solcher „Fernwirkungen" mahnen an den von v. WEIZSÄCKER immer wieder betonten Ganzheitscharakter auch einzelner spinaler Funktionen. Schließlich konnten ja auch ALTENBURGER und PERAITA feststellen, daß Eigenreflexe an einer Extremität in positivem wie negativem Sinn die Eigenreflexerregbarkeit von Muskeln der gleichen, der Gegenseite, ja sogar der anderer Extremitäten verändern können. Sieht das nicht so aus, als ob das Zentralnervensystem von da und dort durchströmende Erregungen eine Erniedrigung — bzw. Erhöhung — der Erregbarkeitsschwellen gewisser funktionell verbundener Neuronenverbände und zwar unter Anpassung an die Erfordernisse einer gegebenen Situation herbeiführen? Gewisse durch unsere Sinnesorgane vermittelte extreme Beeinflussungen des Muskeltonus — in positivem wie negativem Sinn — sind hierfür eine weitere Illustration.

Wir können hier nicht im einzelnen auf die Einwände gegen die Summationswirkung bei Eigenreflexen eingehen. WACHHOLDER verweist da auf die gelegentliche Diskrepanz von Rigor und Sehnenreflexen, auch auf das verschiedenartige Muskelverhalten unter Strychninwirkung, das übrigens zum erheblichen Teil an die Besonderheiten „roter" und „weißer" Muskeln geknüpft ist. Solange man überhaupt die SHERRINGTONSche Idee der Summation teilt, sehe ich nicht recht, warum man einen solchen Vorgang bei den Eigenreflexen ablehnen soll. Aber das rührt an die prinzipielle Seite der Frage. P. HOFFMANN fand, daß bei der Bahnung nicht nur die Reizschwelle sinkt und der einzelne Reflex stärker ausfällt, sondern daß auch die pro Sekunde auslösbaren Reflexe zunehmen. E. TH. v. BRÜCKE diskutiert an Hand der v. AUERSPERGschen Experimente die Möglichkeit, daß bei der Summation überhaupt nicht quantitative, sondern unmeßbare qualitative Vorgänge im Spiele sind. Danach würden frequentere Reize infolge ihrer ihnen zukommenden besonderen biologischen Wirkung einen qualitativ besonderen Reflexerfolg haben. Aber das sind Gedankengänge, welche uns so weit von der zur Zeit noch allgemein geteilten Betrachtungsweise der zentralnervösen Vorgänge entfernen würden, daß ich mich mit ihrer Erwähnung begnügen will. Nehmen wir den Begriff des zentralen Erregungszustandes und der Summation als nützliche Arbeitshypothese an, so ermöglicht uns dies weiter in den Gedankengängen SHERRINGTONs fortzufahren.

Der geltenden Ansicht zufolge entsprechen im Zentralnervensystem den erregenden Vorgängen *hemmende*. Die SHERRINGTONsche Schule nimmt an, daß hemmende Impulse in besonderen hemmenden Fasern afferenter Nerven verlaufen, eine Ansicht, welche nach WACHHOLDERs Darstellung durch die letzten experimentellen Arbeiten von v. BRÜCKE, HOU und KRANNICH sowie KATO und Mitarbeitern bestätigt worden sei. Von H. E. HERING (1902) stammt die Hypothese, daß die afferenten Wurzelfasern sich intraspinal in eine erregende und eine hemmende Kollaterale aufteilen sollen. Konsequenterweise stellt man nun einen Vorgang *zentraler Hemmung* gewissermaßen als das Spiegelbild dem zentralen Erregungszustand gegenüber. Man denkt auch hier wieder — ganz entsprechend — an einen physikalischen Prozeß — einen Polarisationsvorgang an den Oberflächen der Synapsen — oder einen chemischen Vorgang in dem S. 223 erwähnten Sinn.

Nach der SHERRINGTONschen Schule kann ein und derselbe Nerv zwei Arten von Fasern enthalten, deren Reizung eine entgegengesetzte Wirkung auf die Muskulatur ausübt. So soll z. B. ein Streckmuskel proprioceptive Receptoren besitzen, deren mechanische Reizung eine Kontraktion und andere, deren Reizung eine reflektorische Hemmung verursacht. Dieses Experiment ist leicht am spastischen Quadriceps oder irgendeinem Strecker in der Enthirnungsstarre auszuführen. Solch ein Muskel reagiert auf leichte Massage mit reflektorischer Kontraktion; man nennt dies „*autogene Erregung*". Auf einen schmerzhaften Reiz hingegen antwortet er mit reflektorischer Erschlaffung, d. h. er zeigt eine „*autogene Hemmung*". Auch unter physiologischen Verhältnissen ist dieses reflektorische Verhalten des Muskeltonus eine bekannte Erscheinung. Wohl jeder hat schon den reflektorischen Tonusverlust im Quadriceps bei einem plötzlichen Schmerz im Kniegelenk empfunden. Die ganz gleiche Umkehr von erregender und hemmender Wirkung der Proprioceptoren sieht man auch, wenn man einen spastischen Muskel gegen seinen eigenen Widerstand dehnt, d. h. wenn man seiner autogenen Erregung noch eine exogene aufsetzt. Bis zu einem gewissen Zeitpunkt wächst die reflektorische Kontraktion und damit der fühlbare Widerstand gegen die passive Dehnung — zumal wenn diese Dehnung brüsk wie bei Auslösung eines Sehnenreflexes vorgenommen wird —, um dann mit einem Mal in völlige Muskelerschlaffung, also Hemmung umzuschlagen. Dieser Zeitpunkt tritt ein, wenn die Dehnung gefährlich zu werden droht und man könnte dieses sog. „*Taschenmesserphänomen*" als Schutzreaktion bezeichnen. War es im ersten Fall ein schmerzhafter Reiz, der die Hemmung herbeiführte, so ist es im zweiten Fall die übermäßige und zu lange durchgeführte Dehnung, die den Umschlag von Kontraktion in Erschlaffung verursachte. Soll man wirklich annehmen, daß die gefahrvolle Muskeldehnung eine andere Art von Receptoren und andere Nervenfasern erregt als sie im spastischen Zustand der autogenen Erregung und der ersten Dehnungsphase erregt wurden? Sind es „Schmerzfasern" des Muskels, die die hemmenden Impulse leiten? Wir kennen solche Fasern nicht. Man sieht, wie innig das Problem der Leitung hemmender Impulse mit dem physiologischen Problem des Schmerzsinus verbunden ist. Soweit ich diese ja sehr umstrittene Frage (vgl. v. FREY, GOLDSCHEIDER, RANSON, v. WEIZSÄCKER u. a.) beurteilen kann, scheinen mir die Beobachtungen afferenter hemmender Impulse gegen einen spezifischen Schmerzsinn zu sprechen. Und damit wird natürlich die Annahme spezifischer hemmender Fasern auch fraglich. Zugunsten eines überwiegend *zentralen* Hemmungsvorganges spricht dabei auch der Umstand, daß im Moment der inhibitorischen Streckererschlaffung eine kontralaterale Streckerkontraktion im Quadriceps festzustellen ist; PHILIPPSONscher *Reflex*. Wie dem auch sei, ob es tatsächlich in der Peripherie entstandene spezifisch hemmende Impulse gibt oder ob eine bestimmte Qualität von Erregungen sei es schon in der Peripherie oder erst im R. den Charakter hemmender Impulse annimmt, *in jedem Fall fließen unter physiologischen Bedingungen dem sich reflektorisch kontrahierenden Muskel hemmende wie erregende Impulse zu.* Dies trifft z. B. für Muskelkontraktionen bei koordinierten Reflexen (vgl. S. 231 f.) zu; es gilt aber auch für zweigelenkige Muskeln und vor allem für den Antagonisten beim einfachen Eigenreflex. Dieser empfängt einerseits hemmende Impulse — *reziproke Hemmung* (vgl. S. 228) bei Kontraktion des Agonisten — andererseits proprioceptiv ausgelöste positive Erregungen aus seinen gedehnten Muskelfasern. Erregung und Hemmung wirken sich dann so aus, daß der Kontraktionseffekt die algebraische Summe der einander entgegengesetzten Impulse ist. Es ergibt sich weiter, daß eine reflektorische Muskelaktion nicht nur mittels erregender, sondern auch hemmender Impulse abgestuft werden kann. Wo ein hemmender Impuls die reflektorische Kontraktion abschwächt, geschieht dies in Form der Herabsetzung der Frequenz der Kontraktionen wie auch der Verminderung der Anzahl sich kontrahierender Muskelfasern.

Die *zentrale Hemmung* ist ein sehr komplexer Vorgang und gedanklich nicht zu trennen von dem außerordentlich wichtigen Prinzip der *reziproken Innervation* (SHERRINGTON). Dieses Axiom der Neurophysiologie besagt, daß die Antagonisten im gleichen Maß gehemmt wie die Agonisten innerviert werden. Der letzte Sinn dieses bei allen Reflexen und bei den willkürlichen Bewegungen am Tonus wirksamen Prinzip muß in der zweckhaften, der Funktion eines motorischen Aktes untergeordneten zentralnervösen Verteilung vielfacher Erregungen gesehen werden, wobei eine harmonische Aktion nur damit erreicht werden kann, daß eine Anzahl Erregungen in eine Agonistenkontraktion zusammenfließen, während antagonistisch wirkende Impulse im quantitativen Verhältnis gehemmt werden. Überall im Körper stehen Strecker und Beuger in antagonistischem Verhältnis. Reize ich die Oberschenkelbeuger während der Auslösung des Patellarreflexes — sei es durch mechanische oder elektrische Reizung der Muskulatur selbst oder durch Reizung eines der Beugemuskulatur dienenden Nerven —, so wird der Streckreflex gehemmt unter Umständen bis zur völligen Unauslösbarkeit. SHERRINGTON hat diesen Befund erstmalig an der spinalen Katze erhoben. Mäßige Reizung des N. tibialis hemmt den Tonus der Quadricepsmuskulatur und den Patellarreflex (SHERRINGTON), wie auch die Innervation der Wadenmuskulatur eine entsprechend hemmende Wirkung zeigt. Untersucht man die Aktionsströme der in den Patellarreflex aktiv und passiv einbezogenen Muskeln, so entspricht der äußerst kräftigen initialen Kontraktion der Strecker eine fast völlige Erschlaffung der Beuger; doch ist dieser erste Ausschlag im Elektrogramm sogleich gefolgt von einer stillen Periode [bedingt durch den vorübergehenden völligen Nachlaß der Streckerdehnung (MATHEWS)], der nun ein nachweislicher Aktionsstrom für die gleiche Dauer im antagonistischen Beuger entspricht.

Die *tonische Innervation* besteht in einer auf die Strecker und Beuger reziprok verteilten Innervation. Abb. 16 gibt die simultan in den Antagonisten abgenommenen Aktionsströme wieder. Wir sehen bei der passiven Gliedbewegung einen Aktionsstrom nicht nur im gedehnten Strecker — *Verlängerungsreaktion* —, sondern gar nicht selten auch im sich der Verkürzung anpassenden Beuger — *Verkürzungsreaktion*. O. FOERSTER nennt diesen letzteren Vorgang ,,*Adaptationsreflex*". Er unterscheidet diesen Adaptationsreflex vom sog. *Fixationsreflex*, der auch dort auftritt, ,,wo keine Kraft den verkürzten Muskel auszudehnen trachtet", und der den Zustand statischer Beharrung in der Verkürzung verkörpert, wohingegen der Adaptationsreflex vorwiegend ein kinetischer Vorgang des sich unter zunehmender Kontraktion verkürzenden Muskels sei. Man sieht, die Unterschiede sind doch wohl offenbar nur quantitativer Natur. Die den ,,Fixationsreflex" auszeichnende Aktionsstromverstärkung des in seinen Ansatzpunkten genäherten Muskels ist wohl nichts anderes als eine Bahnung des Adaptationsreflexes durch eine je nach der zentralnervösen Läsion bald den Strecker- bald den Beugertonus bevorzugenden generellen Verteilung der Erregungen. Es ist ja wohl überhaupt so, daß die ,,algebraische Summe'' der reziproken Innervation insofern variabel ist, als zentrale, spinale wie supraspinale Einflüsse die Erregungen starken Schwankungen unterwerfen. Das sieht man ja auch bei der willkürlichen Muskelaktion, wo Protagonisten und Antagonisten gleichzeitig innerviert werden und wo dem Antagonisten eben nur das Maß an Erregung weniger zufließt, was der Protagonist für die erforderliche Haltungs- bzw. Bewegungskontraktion benötigt. Der Adaptations- bzw. Fixationsreflex ist einer der entscheidenden Faktoren für *Kontrakturen in Streck- bzw. Beugestellung*. Während man bei der gleichmäßigen Tonusverstärkung in Streckern und Beugern — ein Zustand, den wir als *Rigor* bezeichnen — Aktionsströme von den Beugern wie den Streckern abnehmen kann, verhält sich der in der Kontraktur verkürzte Muskel wie der Antagonist, dem nach brüsker Überwindung des Dehnungswiderstandes des

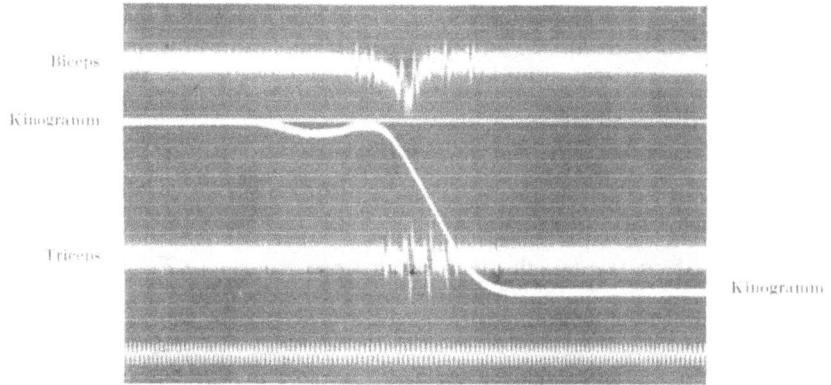

Abb. 17. Dehnungsreflex s. str. und Adaptationsreflex. Passive Beugung des Vorderarms (O. FOERSTER).

Agonisten (Taschenmesserphänomen; vgl. S. 226) und bei mehr oder minder völliger Atonie dieses Muskels nun alle Erregungen zufließen.

In der Norm sind alle einer funktionell zusammengehörigen Muskelgruppe zufließenden Erregungen ,,ausbalanciert'' in der Weise, daß ihren Antagonisten in der gleichen Zeit dieselbe Quantität von Hemmung zufließt. GRAHAM BROWN hat diesen zentralen Mechanismus der reziproken Innervation mit Hilfe einer sehr intelligenten plastischen Vorstellung dieses Vorgangs dem Verständnis näher gebracht. Er zerlegt die eine funktionelle Einheit bildenden, aber antagonistische Muskelgruppen innervierenden spinalen Zentren in *zwei Halbzentren*. Diese stehen beide dauernd unter dem Einfluß von Erregungen und Hemmungen aus der Körperperipherie einerseits sowie von übergeordneten, meist cerebrospinalen Erregungen andererseits. Wir dürfen annehmen, daß die Extensoren-Halbzentren — besonders die proximalen — erregt werden über Bahnen, welche beim Tier distal von den vorderen Vierhügeln, beim Menschen weiter oral entspringen, also über die vestibulo-, rubro-, reticulospinalen Anteile der extrapyramidalmotorischen Bahnen. Dementgegen scheinen die Flexorenhalbzentren unter dem Einfluß erregender corticospinaler Bahnen zu stehen. Daß auch Erregungen über ascendierende spinale Bahnen auf die spinalen Halbzentren in erregender bzw. hemmender Weise einwirken, müssen wir aus dem bekannten Experiment SCHIFFS (1858) am Frosch schließen. SHERRINGTONs Experimente am Säugetier haben 1898 die SCHIFFschen Befunde auf eine breitere Basis gestellt. Seitdem bezeichnet man dieses reflektorische Verhalten als das SCHIFF-SHERRINGTONsche *Phänomen*. Seine Bedeutung erhellt klar aus den neuerlichen

Experimenten, welche FULTON, LIDDELL und RIOCH, sowie RUCH und WATTS an der Katze angestellt haben.

Diese Forscher fanden, daß wenn sie einer völligen oder halbseitigen Durchschneidung des Dorsalmarks nach kurzem Intervall eine zweite R.-Durchtrennung unter L_{5-6} folgen ließen, ein Wiedererscheinen des aufgehobenen Quadricepsreflexes. RUCH und WATTS klärten dieses Phänomen weiter auf, indem sie die Wirkung der R.-Durchtrennung im Bereich des Dorsalmarks auf die Reflexe an den Vorderbeinen der decerebrierten Katze untersuchten. Sie fanden, daß dieser Eingriff die Streckreflexe erheblich verstärkt, die Beugereflexe jedoch hemmt.

Aus diesen Experimenten ergibt sich das Vorhandensein einer ascendierenden R.-Bahn, welche die Innervation der Beuger begünstigt, während sie die der Strecker hemmt. Daß es sich hierbei um eine Leistung der grauen R.-Substanz vom Charakter einer reziproken Innervation handelt, wird bewiesen dadurch, daß eine Deafferentierung der caudalen R.-Partien den Tonus und die Eigenreflexe an den vorderen Extremitäten nicht verändert. Es liegt nahe diese reziproke Begünstigung der spinalen Innervation der Beuger mit der bevorzugten Beugekontraktur nach hoher R.-Durchtrennung in Beziehung zu bringen. Besonders gut demonstrierbar ist die supraspinale Beeinflussung der reziproken, vor allem tonischen Innervation der Extremitätenmuskulatur unter der Wirkung der Hals- und Labyrinthreflexe.

Die zentrale Hemmung läßt bei weiterer Prüfung der zentralen Erregung durchaus analoge Eigenschaften erkennen. Es gibt vor allem eine *Summierung des zentralen Hemmungszustandes*, an deren Zustandekommen sich unterschwellige Erregungen aus den verschiedensten Quellen beteiligen, wobei alliierte, interferierende und sich aufhebende Impulse den zentralen Hemmungs- wie den Erregungszustand ständigen Schwankungen unterwerfen. Eine Eigenart der zentralen Hemmung ist ihre lange Dauer von 100 σ und erheblich mehr. Auf die weiteren Einzelheiten sowie auch die interessanten Unterschiede zwischen zentraler Hemmung und Erregung einzugehen, ist hier nicht der Ort. Der Leser findet mehr in dem Handbuchkapitel von v. BRÜCKE und den Arbeiten von ECCLES und SHERRINGTON.

Wir haben auf S. 222 bei Erwähnung des Klonus uns damit begnügt, die sich in regelmäßigen Zeitabständen wiederholenden Muskelkontraktionen bei anhaltender kräftiger Muskeldehnung als Ausdruck subtetanischer synchroner Kontraktion aller Muskelfibrillen zu kennzeichnen. Abb. 17 zeigt nun sehr deutlich, wie beim Klonus im Moment der Agonistenkontraktion sein Antagonist gehemmt ist, um aber alsbald sich selbst zu kontrahieren und den zuvor kontrahierten Gegenspieler sich reziprok erschlaffen zu lassen. Wir sehen hier, wie sowohl erregende als hemmende Vorgänge in *rhythmischer* Weise aufeinander folgen. Nun könnte man an sich den Klonus — vom Muskel aus betrachtet — als einen alternierend sich selbst erregenden und hemmenden Mechanismus bezeichnen (DENNY-BROWN); doch erweist die genauere Analyse eines einfachen Sehnenreflexes bzw. eines auf afferente Nervenreizung erfolgenden Streckmuskelkontraktion, daß auch auf einen *einmaligen* Reiz hin — und zwar *vermöge einer der zentralnervösen Substanz innewohnenden Neigung zu rhythmischer Tätigkeit* — zentral die Voraussetzung zu einer erneuten Muskelkontraktion geschaffen werden kann. Man bezeichnet diese an eine Hemmung sich anschließende neue motorische Entladung als „rebound" oder *Rückprallkontraktion*. Die rein zentrale Komponente für das Zustandekommen wiederholter rhythmischer Entladungen in einem Muskel wird vollends bewiesen durch das Auftreten des rebound auch am deafferentierten Muskel des decerebrierten Tieres. Normalerweise wirken natürlich Zentrum und Peripherie zusammen. Nach dem Gesetz der reziproken Innervation hat die Antagonisteninnervation einerseits einen kompensierenden Effekt (zurück in die Ruhelage!), andererseits aber die

Wirkung eine Hin- und Herbewegung — also einen Rhythmus zu begünstigen oder in Gang zu setzen. Diesem peripheren Vorgang entspricht — wird von ihm durch proprioceptive Impulse immer wieder eingeschaltet oder wirkt von sich aus auf die Peripherie — die *zentrale, simultane* und *sukzessive Induktion*. Unter simultaner Induktion versteht man nach SHERRINGTON die im Moment der Protagonisten einsetzende zentrale Hemmung in der weiteren Umgebung des erregten Reflexfeldes, welcher mit der Hemmung des eben tätigen Reflexfeldes die Steigerung der Erregbarkeit in dem zuvor gehemmten Grau (die sukzessive Induktion) folgt. Die folgende Besprechung der Fremdreflexe wird uns noch eindrucksvollere Beispiele von dieser sukzessiven Induktion geben.

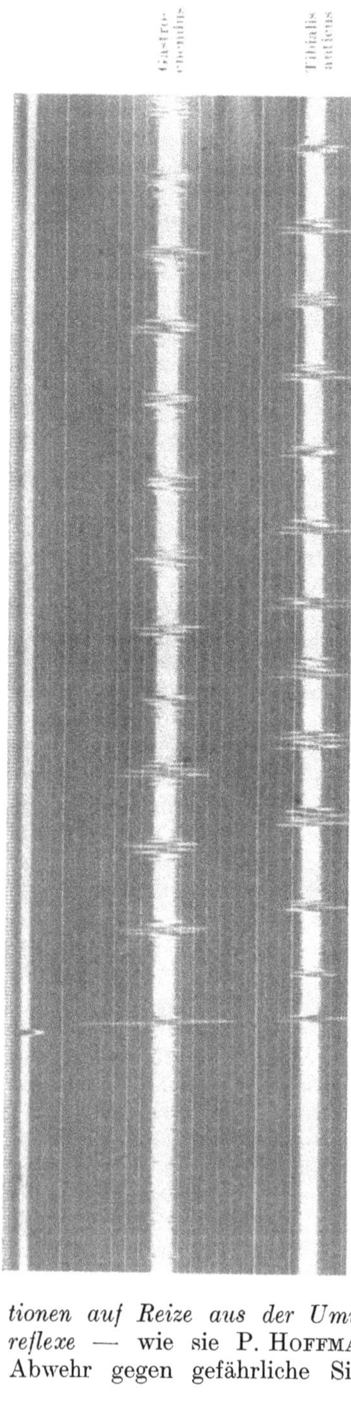

Wir sind gewohnt, die Muskel- (myotatischen) Reflexe an den Extremitäten nachzuweisen. Daß sie tatsächlich der Tätigkeit der gesamten quergestreiften Muskulatur eigen sind, geht u. a. aus den A. FLEISCHschen Untersuchungen an der *Atemmuskulatur* hervor. FLEISCH konnte die Identität der propioceptiven Atmungsreflexe mit den gleichartigen Extremitätenreflexen nachweisen. In den motorischen Vorgang der Respiration greifen sowohl Eigen- wie Dehnungsreflexe ein; so wenigtens kann man die Ergebnisse der FLEISCHschen Untersuchungen deuten. An der Inspirations- wie Exspirationsmuskulatur erzeugt Spannungszunahme der Muskulatur einen aktivierenden, Spannungsabnahme einen hemmenden Reflex. Beide reflektorischen Reaktionen faßt FLEISCH als *kompensierender Natur* auf. Andererseits fand FLEISCH unter bestimmten Bedingungen auch die umgekehrte Reaktion, Reflexe, welche er als *adaptierende* bezeichnet. — Einschaltung eines Extrawiderstands, welcher an der Inspirationsmuskulatur zu einem aktivierenden Reflex führt, kann von einem inspirationshemmenden *rebound* (und vice versa) gefolgt sein.

Abb. 18. Fußklonus, rhythmisch interrupte reziprok-alternierende Innervation des Gastrocnemius und Tibialis anticus (O. FOERSTER).

2. Die exteroceptiven (Fremd-) Reflexe.

Die exteroceptiven Reflexe sind Muskelkontraktionen und ganze komplizierte Bewegungen auf einen die Körperoberfläche treffenden Reiz. Der diesen Reflexen innewohnende biologische Sinn ist von dem der proprioceptiven Reflexe im Wesen verschieden. Hier handelt es sich nicht um die reflektorische Anpassung an eine motorische Situation, sondern um reflektorisch, d. h. unbewußt sich vollziehende *Reaktionen auf Reize aus der Umwelt*. Eine wesentliche Kategorie dieser *Fremdreflexe* — wie sie P. HOFFMANN bezeichnet hat — dient der instinktiven Abwehr gegen gefährliche Situationen bzw. schmerzhafte sog. nociceptive

Reize. Zum anderen stehen Fremdreflexe aber auch im Dienst der Fortbewegung, des aufrechten Stehens und Gehens wie allen möglichen lebenswichtigen Funktionen. Die hiermit verbundenen sehr komplizierten reflektorischen Vorgänge sind bezüglich ihrer *vollkommenen* Ausbildung alle an die Intaktheit der integrativen Apparate des Zentralnervensystems, bei höher entwickelten Organismen im Groß- und zum Teil auch des Kleinhirns gebunden. Was uns hier beschäftigt, sind nur die mehr oder minder subalternen, aber für den Vollzug der Gesamtbewegungen unentbehrlichen rein spinalen Funktionen im Rahmen dieser Reflexe. Das Verständnis für die Eigenarten sowohl der hier wirksamen Reizart als auch der spinalen Reaktionsform wird erleichtert, wenn man bei der Analyse dieser Reflexe ihren Sinn für den Organismus im Auge behält.

Zu den exteroceptiven Reizen gehören die *Bauchdeckenreflexe* und der *Cremasterreflex,* bei denen ein kontinuierlicher Reiz, aber auch ein schmerzhafter Einzelreiz zunächst zu einer umschriebenen mehr oder minder langsam ablaufenden Muskelkontraktion führt, wobei aber stärkere Reize eine ausgedehntere Muskelaktion, Krümmung des Rückens, Anziehen der Beine usw. zur Folge haben, die den Schutzcharakter, die Flucht vor dem Reiz zum Ausdruck bringen. Bei spinaler Eigentätigkeit — vgl. S. 274 f. — reicht die Reaktion auf die genannten Reize weit über die Bauchmuskulatur hinaus, ein Verhalten, welches diese Reflexe mit den übrigen Fremdreflexen teilen. Es scheint also, als sei der Bauchdeckenreflex beim Normalen ein Differenzierungsprodukt aus einer ursprünglich viel ausgedehnteren *Bewegungssynergie,* die wie viele andere ursprüngliche Reflexe sich im Lauf der Entwicklung verliert. In der Reaktion auf Kitzelreize kommt sie — namentlich beim kleinen Kind — noch deutlich zum Ausdruck, und vor allem erscheint sie wieder, sowie die Differenzierung des Zentralnervensystems durch bestimmte Läsionen — besonders Unterbrechung der Pyramidenbahn — abgebaut wird. Die *Fremdreflexe an den Extremitäten* lassen — was schon am Cremasterreflex sichtbar ist — alle eine charakteristische Eigenschaft erkennen, daß nämlich die Receptoren und Effektoren örtlich voneinander getrennt sind; an sich eine Selbstverständlichkeit bei einem Reflex, der von der Haut auf die Muskulatur wirkt.

Nehmen wir als Beispiel den typischsten Fremdreflex an der unteren Extremität, den *Beugereflex.* Er ist am Tier, z. B. dem Hund, mit durchschnittenem R. aber auch am Menschen mit einer Querläsion des R. gut auslösbar und zum Verständnis der hier waltenden Gesetzmäßigkeiten besonders geeignet. Auf einen *schmerzhaften Reiz* am Fuß kontrahiert sich die gesamte Beugergruppe des Beines — Plantar-, Knie- und Hüftbeuger. Man nennt diesen Reflex *Verkürzungsreaktion* oder *Fluchtreflex.* Diese Beugung ist eine kombinierte Muskelaktion — eine *Beugesynergie.* Die *Beugesynergie des Beines* besteht in Flexion, Abduktion und Außenrotation des Oberschenkels, Beugung des Unterschenkels, Dorsalflexion des Fußes und der Zehen mit Supination des Fußes infolge Überwiegen des M. tibialis ant. Die *Strecksynergie* in Streckung, Adduktion und Innenrotation des Oberschenkels, Streckung des Unterschenkels, Plantarflexion mit Supination des Fußes und einer Dorsalflexion, seltener Plantarflexion der Zehen. Die Beugung verläuft langsam, mit einer deutlichen *Latenz* zwischen Reizung und Reizeffekt. Dieser Gesamteffekt findet keine Parallele bei den zuvor beschriebenen Eigenreflexen. Die nähere Untersuchung dieses den Fremdreflexen eigenen Vorgangs erwies sich bezüglich adäquater Reize deswegen als schwierig, weil ein schmerzhafter Reiz ähnlich einem kontinuierlichen Reiz — z. B. einem Bestreichen der Fußsohle — mit einer gewissen Dauerentladung von Impulsen im afferenten Nerven einhergeht. Die elektrische Reizung von einem Hautnerven aus ergab auf Einzelreize Einzelzuckungen der Muskeln — wie bei den proprioceptiven Reflexen. Die außerordentliche Frequenz, mit der solche Zuckungen beim decerebrierten Tier ausgelöst werden können — über 250 pro Sekunde —, spricht schon dafür, daß auch bei diesen Reflexen *direkte* Verbindungen zwischen Hinterwurzel und Vorderhorn mit tätig sind. Dies wurde auch tatsächlich von Eccles und Sherrington nachgewiesen. Unter Schmerz- oder entsprechenden ,,nociceptiven" Reizen spricht also beim Beugereflex zunächst und unmittelbar gemäß der jeweiligen Reflexsituation ein bestimmter Beugemuskel an, womit der Reflex eingeleitet wird. Reizt man nun den afferenten Nerven stärker — so wie es etwa einem Schmerzreiz entspräche —, so beantwortet der Muskel dies mit einer Serie von Kontraktionen; d. h. auf die erste motorische Entladung folgt eine neue, eine sog. *Nachentladung.* Die Nachentladung ist eine der typischen Eigenschaften des Fremdreflexes. Sherrington hat gezeigt, daß die Nachentladung auf die wiederholte Impulsaussendung einiger motorischer Neurone zurückzuführen ist, die ihrerseits auf die von Forbes erstmalig erwiesene ungleichmäßige Verzögerung der Reizleitung von der Peripherie bis zum Reflexfeld im Vorderhorn zurückzuführen ist. Schon einzelne periphere Nervenfasern leiten die Erregungen langsamer als andere; vor allem aber ist die Reizleitung im R. — sowohl an den Synapsen der Schaltpeurone wie in den Bahnen — verschieden. Dabei sind die die absolute Refraktärneriode des motorischen Neurons weit überdauernden Intervalle zwischen den Entladungen bedingt durch die Wiederbildung des zentralen reflektorischen Erregungszustandes (vgl. die folgenden Ausführungen) und die ganze Kompliziertheit der Reizübertragung unter Zwischenschaltung von Schaltneuronen verschiedener Binnensysteme. Matthes und Ruch meinen, daß die auf zentralnervöse Vorgänge zurückzuführende Verzögerung und Latenz auch bedingt sei durch die zuerst unentschiedene Konkurrenz stimulierender und inhibierender Impulse aus ein und derselben Reizung.

Vergleicht man die maximale Flexorkontraktion, welche von *einem* afferenten Nerven zu erhalten ist, mit der Kontraktion des gleichen Beugers bei direkter elektrischer Reizung seines motorischen Nerven, so zeigt sich, daß der reflektorische Tetanus trotz fortdauernder Reizung sehr rasch ermüdet. Des weiteren ergibt die Messung, daß die direkte Kontraktion der reflektorischen an Stärke weit überlegen ist. Dies besagt, daß diese reflektorische Reizung nicht alle dem Reflex zugehörigen Vorderhornzellen erregt. Dies gilt für alle Beugemuskeln am spinalen Präparat. Cooper, Denny-Brown und Sherrington haben den Beugereflex weiter analysiert und folgendes festgestellt: Sie fanden, daß die elektrische Reizung verschiedener sensibler Nerven der unteren Extremität zu einer individuell verschiedenen reflektorischen Kontraktion immer des einen untersuchten Beugers (hier des M. tibialis ant.) führt, und daß die Summe dieser reflektorischen Kontraktionen nun bei weitem den direkten motorischen Reizeffekt übertrifft. Dies aber setzt voraus, daß die individuellen motorischen Einheiten eines Beugerkernes — seines ,,*motoneurone pool*" — von mehr als einem afferenten Nerven erregt werden. Die zentralen Endigungen verschiedener afferenter Nerven *konvergieren* auf ein und das gleiche motorische Neuron. Wo immer nun mehrere afferente sensible Nerven zu einem exteroceptiven Reflex beitragen, werden eine gewisse Anzahl sich überlagernde Erregungen — welche die gleichen Neuronen treffen — ausgelöscht. Anders ausgedrückt: Jeder der Nerven, von dem aus die Beugesynergie ausgelöst werden kann, hat sein *Reflexfeld* in einem Beugerkern, das in seiner Größe mit der Stärke der peripheren Reizung schwankt und das er zu einem Teil mit einem anderen afferenten Nerven teilt. Abb. 19 stellt diese recht plausible Vorstellung der Sherringtonschen Schule schematisch dar. In Hinsicht auf einen bestimmten Reflex *alliierte* Nerven haben mehr oder minder übereinstimmende Reflexfelder, wodurch ihre individuellen afferenten Erregungen sich gegenseitig zum

Teil auslöschen. Dabei geht der schwächere Reflex unter Umständen fast ganz in dem stärkeren auf. Auch reflektorische Erregungen weit voneinander getrennter Nerven anderer Segmentzugehörigkeit und anderer Funktion erfahren — hinsichtlich der dem Beugereflex dienenden Erregungen — eine Erregungsüberlagerung im Reflexfeld. Bei Erregungen, die einzeln genommen zu schwach sind, um einen motorischen Effekt zu erzielen, ermöglicht nun die gleiche Überlagerung der Erregungen im Reflexfeld den wirksamen Impuls in den gemeinsam innervierten motorischen Neuronen. Darin haben wir — wie die Aktionsströme von den einzelnen Muskelfasern ergeben — das der *Bahnung* (vgl. S. 223) zugrunde liegende Geschehen zu sehen.

Dies sind die wichtigsten Vorgänge, welche *der Koordination von Erregungen aus verschiedenen afferenten Nerven zum Zweck einer reflektorischen Beugung eines Muskels* dienen. Nun dehnt sich die gleiche Wirkung aber auf alle an einer Beugesynergie teilnehmenden Muskeln aus. CREED und SHERRINGTON haben festgestellt, daß ein und derselbe afferente Nerv einen bestimmten Anteil des Reflexfeldes aller in der Beugesynergie zusammenarbeitenden Muskeln erregt. So kontrahiert z. B. der N. saphenus den M. tensor fasciae zu 100%, den M. semitendinosus zu 56% und den M. tibialis ant. zu 87% ihrer maximalen Kontraktionsstärke. Wenn auch die einzelnen Beugemuskeln prozentual verschieden durch einen Impuls in einem der afferenten Nerven erregt werden, so ist doch die Reizschwelle in den verschiedenen Beugern die gleiche. Spricht der eine Beuger an, so tun es auch die anderen. Auch die Latenzperioden für die reflektorische Kontraktion sind fast identisch. Den Ausschlag für diese auf *die ganze Extremität erweiterte Koordination beim Beugereflex* gibt offenbar die

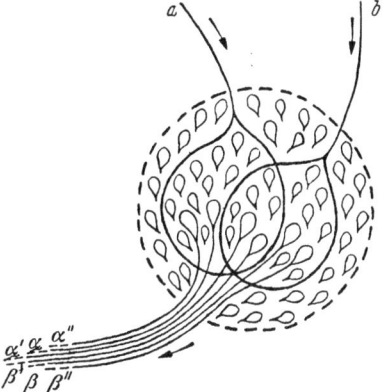

Abb. 19. Zwei erregende afferente Impulse a und b, mit den von ihnen in Aktion versetzten Reflexfeldern im „Motoneurone pool" eines Muskels. Am Beispiel von vier Axonen aktiviert durch Impuls a: α, α', α'' und β' sowie b: β, β', β'' und α' wird gezeigt, daß die simultane Erregung durch a und b sich nur an 6 Axonen auswirkt; in α' und β' ein „Auslöschungsdefizit" entsteht (R. S. CREED und Mitarbeiter).

funktionelle Verbundenheit der Teilvorgänge zu einer bestimmten reflektorischen Bewegung. Unterschiede ergeben sich nur daraus, daß jeder Nerv sein ihm eigenes charakteristisches Reflexfeld mit optimaler Kontraktion des oder jenes Muskels hat.

Diese hier wiedergegebene, didaktisch verführerische Lehre anatomisch starr festgelegter reflektorischer Zentren steht allerdings in gewissem Widerspruch zu der moderneren Auffassung BETHEs von der Plastizität des Nervensystems; vgl. S. 238.

Hier sei auch die von BOURGUIGNON stammende Anschauung erwähnt, wonach die gemeinsame gleiche Chronaxie der PACCINIschen Tastkörperchen und bestimmter Muskeln über ihre reflektorische Zuordnung entscheide. (Gegen die Richtigkeit dieser Deutung spricht doch wohl der Umstand, daß je nach dem biologischen Sinn eines Reflexes ganz verschiedene Muskeln in eine reflektorische Synergie zusammengefaßt sein können; es sei denn, daß die Chronaxie selbst eine *variable* Funktion ist!)

Von nicht zu unterschätzender Bedeutung ist für die gemeinsame Aktion verschiedener Muskeln die reflektorische Wirkung, welche von den *Proprioceptoren* eines Muskels auf funktionell verwandte Muskeln ausgeübt wird. Dabei treten sowohl gegenseitig erregende wie hemmende Einflüsse nach dem Gesetz der reziproken Innervation in Funktion. Solche Vorgänge spielen eine große Rolle auch bei aktiven Bewegungen (COOPER und CREED). Dehnungs- und

Adaptationsreflexe sind beim Zustandekommen von Reflexsynergien auch insofern wirksam, als mehrgelenkige Muskeln proprioceptive Eigenreflexe auf die ganze Extremität übergreifen lassen. Das ist aber nur *ein* Faktor bei diesem letzthin an die Funktion des zentralen Graus gebundenen Fremdreflex, nicht, wie BABINSKI und FROMENT meinten, die ganze Erklärung des Vorgangs. In diesem Sinn spricht auch, daß schon *vor* einer reflektorischen Gliedbewegung in den einer Synergie zugehörigen Muskeln auf einen geeigneten Reiz hin Aktionsströme abgeleitet werden können.

Die Einbeziehung so vielfältiger synaptischer Zwischenstationen des R. — von Binnensystemen, wie sie auf S. 197f. geschildert wurden — macht die außerordentlich leichte *Ermüdbarkeit* der Fremdreflexe verständlich. Der mit jeder ausgedehnten reflektorischen Reaktion verbundene O_2-Verbrauch übersteigt wegen dieser Zwischenschaltung grauer Substanz das Vielfache der für einen direkten spinalen Reflex erforderlichen Menge. GERARD und FORBES (zit. nach WACHHOLDER) fanden, daß die Aktionsströme in einem Muskel beim Beugereflex schon bei reflektorischen Reizen in 0,8 Sek. Intervall abnahmen, dies bei einem Muskel, den sie direkt über 150mal pro Sekunde ohne Ermüdung erregen konnten. Bezüglich der Ermüdung verhalten sich die Fremdreflexe auf die Strecker — also z. B. bei dem reflektorischen Streckstoß des Beines oder der sog. Stützreaktion (vgl. S. 295) — etwas anders. Bei ihnen spielen proprioceptive Reflexe offenbar eine erhebliche Rolle, und daher ermüden sie weit weniger als die Beugereflexe. Die unterschiedliche Ermüdbarkeit ist ein wichtiger Grund für die sog. *Reflexumkehr*, d. h. die Überleitung eines ermüdeten Reflexes, z. B. einer Beugesynergie in die Streckmuskulatur.

Der Vorgang der *Summation* ist bei den Fremdreflexen angesichts der Zwischenschaltung vielfacher synaptischer Verbindungen im R.-Grau sehr ausgeprägt. Die hierbei wie bei der *Bahnung* obwaltenden Vorgänge im zentralen Grau wurden bereits S. 223 erwähnt und sollen nun hier etwas eingehender besprochen werden.

In kurzem Intervall erfolgende Erregungen aus zwei verschiedenen Nerven, welche an sich unterschwellig sind, können einen Reflex in der Beugemuskulatur auslösen. Wie auf S. 223 bereits ausgeführt, ist die Voraussetzung der Summation die Bildung eines *Erregungsrückstandes* im zentralen Grau. Die Annahme solch eines Erregungsrückstandes teilen die Neurophysiologen aller Nationen — BREMER, FULTON, LAPICQUE, MATTHAEI, SHERRINGTON u. a. Die SHERRINGTONsche Vorstellung von dem Wesen der Summation geht aus von der zuvor geschilderten jeder individuellen Erregung zukommenden teilweisen Inanspruchnahme des Reflexfeldes eines Muskels (vgl. Abb. 19), im vorliegenden Fall der in der Beugesynergie zusammengefaßten Muskeln. Unter den obwaltenden Umständen — am spinalen Tier wie auch bei der Eigentätigkeit des R. beim Menschen mit einer Querschnittsläsion und im Grunde auch unter physiologischen Bedingungen — strömen dem Reflexfeld eine Menge Erregungen zu, welche alle zusammen den jeweiligen Erregungszustand der grauen Substanz bilden. Die Größe des jeweilig reflektorisch tätigen Fokus des gesamten Reflexfeldes wird bestimmt durch die Stärke der peripheren Reizung wie die zentrale Erregbarkeit. Der Fokus wird umgeben gedacht von einem Saum des Reflexfeldes wechselnder Größe, in welchem die Erregungen unterschwellig geblieben sind, und in dem nun der Zustand einer — für jeden unterschwelligen Reiz 10—20 σ dauernden — *unterschwelligen zentralen Erregung* herrscht. Die Summation besteht in nichts anderem als der Aktivierung dieser latenten Erregung, bei der Bahnung durch gleichzeitige, alliierte oder zumindest konvergierende Erregungen, bei der Summation sensu strictiori durch einander folgende, gleich- oder verschiedenartige Reize, welche entweder im gleichen afferenten Nerven oder funktionell zusammenarbeitenden Nerven verlaufen. Hierdurch wird der wirksame Fokus des Reflexfeldes vergrößert. Oder es wird bei nur an sich unterschwelligen Erregungen überhaupt erst ein wirksamer Fokus des Reflexfeldes geschaffen.

Praktisch gesehen wird die Lebhaftigkeit, Stärke und Ausbreitung der Reflexsynergie von der Reizintensität wie der Reizkombination taktiler, algophorer, thermophorer, aber auch proprioceptiver Reize (O. FOERSTER), der Reizausbreitung und Reizdauer eindeutig beeinflußt. Obschon jedem Fremdreflex ein mehr oder minder umschriebenes optimales Reizfeld zugehört, können doch mehr oder minder homologe Synergien — zumal am spinalen Präparat und dem Kranken mit hoher Querläsion des R. — auch von anderen Feldern und auf verschiedene Weise ausgelöst werden. An der Bahnung bzw. Summation beteiligen sich die verschiedensten, unter physiologischen Bedingungen auch willkürliche Erregungen. Im Experiment überwiegen die Schmerzreize.

Bezüglich der *Hemmung* der exteroceptiven Reflexe gelten die Ausführungen auf S. 226 f. Die Allgemeingültigkeit des *Gesetzes der reziproken Innervation* (vgl. S. 227) zeigt sich hierbei in der Hemmung des exteroceptiven Streckreflexes durch die Beugesynergie und umgekehrt; wie überhaupt in der Hemmung aller dem Ablauf einer funktionell einheitlichen Synergie antagonistischen Reflexe.

Dem positiven Reflexfeld der Beugesynergie entspricht ein „negatives Feld", d. h. die reziproke Hemmung der in der Streckersynergie zusammengefaßten Muskeln. Immer gilt das auf S. 228 dargestellte quantitative Verhältnis von Erregung und Hemmung gemäß der von G. BROWN formulierten Konzeption.

Der Antagonismus bzw. die reziproke Innervation der Strecker gegenüber den Beugern ist offenbar auch in der physiologischen Bedeutung der Reflexe begründet; denn es ist auffallend, daß gerade die schmerzhaften seu nociceptiven Reize eine Hemmung der Sehnenreflexe — wie des Patellar- und Achillessehnenreflexes — verursachen. Diese Gruppe von Sehnenreflexen spielen sich ab in einer Muskelgruppe, welche der Schwerkraft des Körpers entgegenwirken und die daher durch proprioceptive Erregungen aus den Muskeln selbst ausgelöst werden. Sie werden gehemmt durch Erregungen, welche ganz anderen Zwecken dienen und welche sich an der Beugemuskulatur auswirken. Soweit auch exteroceptive Reize auf die Streckmuskulatur wirken, handelt es sich entweder um Mechanismen, welche wieder gegen die Schwerkraft wirken — gleichseitiger Streckerreflex bzw. Stützreaktion — oder aber um eine reziproke Innervation der kontralateralen Strecker bei primärer Beugereaktion auf homolaterale Reize.

Gerade in der Reziprozität der spinalen Reflexmechanismen in Hinsicht auf koordinierte synergische Muskelaktionen verrät sich die große Plastizität des Zentralnervensystems, wie wir sie immer wieder, zumal bei Untersuchungen am Menschen, feststellen. So fanden ALTENBURGER und FOERSTER bei Untersuchungen des Beugereflexes, daß an den Antagonisten elektromyographisch „alle denkbaren möglichen Variationen vorkommen, die vollkomme Ausschaltung der Streckerkerne und damit die völlige Untätigkeit der Strecker während des Ablaufs des Beugereflexes, die partielle Sperrung der Streckerkerne, bei welcher sich der Dehnungsreflex der Strecker während des Ablaufs des Beugereflexes einschiebt und das fast völlige Fehlen der Inhibition der Streckerkerne, so daß schon durch den ersten Beginn der Beugeexkursion des Beines ein lebhafter Dehnungsreflex von tetanischem Charakter in den Streckern ausgelöst wird und daß daran der weitere Ablauf der Beugebewegung vollkommen scheitert". Das ganze Problem der reziproken Hemmung bzw. Innervation der Antagonisten ist nach v. WEIZSÄCKER nur quantitativ lösbar. Das Verhalten der Antagonisten wird, wie E. v. BRÜCKE schon 1878 sagte, vor allem von den äußeren Widerständen, die eine Bewegung erfährt, beeinflußt.

Die Antagonisten der in der Beugesynergie zusammen tätigen Muskeln sind die Strecker des Beines und Fußes. Druck der Planta pedis, seltener leichtes Streichen am Innenrand des Fußes oder der Tibia, oft aber Hautreize in der Inguinalgegend können eine *Plantarflexion des Fußes und Streckung des ganzen Beines, die Strecksynergie, den sog. Verlängerungsreflex* (vgl. S. 234) hervorrufen. Im Experiment sieht man diesen Reflex beim decerebrierten Tier oder am spinalen Präparat; beim Menschen beobachtet man ihn viel seltener als den Verkürzungsreflex und dann meist bei Zuständen spastischer Kontraktion der Streckmuskulatur, so gut wie niemals also bei der völligen Querschnittsunterbrechung des R., häufiger bei unvollkommenen R.-Läsionen (RIDDOCH). BÖHME (hier auch die Literatur) glaubt, daß das R. allein auch zur Bildung der reflektorischen Strecksynergie befähigt ist. Auch O. FOERSTER fand diese Strecksynergie, welche man nach MAGNUS auch als *Stützreaktion* bezeichnet, beim Menschen mit totaler Querschnittsläsion. Man löst sie da am besten durch passive Dorsalflexion des Fußes und der Zehen aus. Sie ist als *positive Stützreaktion* das Spiegelbild der *negativen Stützreaktion* (MAGNUS), die — ausgelöst durch eine, im Wesen wohl schmerzhafte, passive Plantarflexion des Fußes und der Zehen — die oben beschriebene Beugesynergie prompt auslöst. Die Strecksynergie ist biologisch gesehen ein Standreflex, was schon daraus hervorgeht, daß sie auf Druck der Fußsohle, nicht auf einen schmerzhaften Reiz erfolgt. (Auf Reize aus der Inguinalgegend entwickelt sie sich öfters — meist bilateral! — als Teilvorgang eines Sexualreflexes.) Es ist auch bezeichnend, daß bei Kindern die Plantarflexion des Fußes — als Bestandteil der Strecksynergie — erst dann regelmäßig auslösbar ist, wenn das Kind stehen lernt (WERTHEIM-SALOMONSEN, zit. nach A. BÖHME), während zuvor auf Fußsohlenreizung oft eine Dorsalflexion der Zehen — als Bestandteil der Beugesynergie und des ontogenetisch älteren Fluchtreflexes — erfolgt (vgl. auch die Ausführungen über den BABINSKIschen Reflex auf S. 290). Die entsprechenden Synergien sind am geeigneten Objekt auch an den oberen Extremitäten auslösbar.

Nach O. FOERSTER besteht die *Beugesynergie des Armes* in Hebung der Schulter, Abduktion eventuell Außenrotation des Oberarmes, Flexion des Vorderarms, Pronation und Flexion (auch Extension) der Hand sowie Flexion oder Extension der Finger. Die *Strecksynergie* in Senkung und Vorführung der Schulter, Adduktion und Innenrotation des Oberarms, Streckung des Vorderarms, Pronation und Streckung (oder Beugung) der Hand sowie Streckung oder Beugung der Finger.

Die Strecksynergie erfolgt nach prinzipiell gleichen Gesetzen wie die Beugesynergie. Ihre *Latenz* ist noch größer. Bis zur vollen Ausbildung der Streckerkontraktion vergeht 10—20mal mehr Zeit als für eine direkte, vom motorischen Nerven ausgelöste Streckerkontraktion erforderlich ist. *Erregungssummation* und *Hemmung* spielen eine ausschlaggebende Rolle und die *Nachentladung* ist leicht nachweisbar.

Das sog. *Rebound*- oder *Rückprallphänomen* (vgl. S. 229), welches besagt, daß nach Aufhören der Reizung eine neue reflektorische Reaktion, und zwar entweder in der gleichen oder aber — nach dem Gesetz der reziproken Innervation — in der entgegengesetzten Richtung stattfindet, spielt für die koordinativen Leistungen der Fremdreflexe an den unteren Extremitäten eine große Rolle. Für die Auslösung eines Rebound ist die Art des Reizes von Bedeutung; doch kann auf diese Details (vgl. CREED und Mitarbeiter) hier nicht näher eingegangen werden. GRAHAM BROWN hat durch Deafferentierung der antagonistischen Muskeln zeigen können, daß der Rückschlag, welcher sich in der *sukzessiven Kontraktion der Antagonisten* zeigt, eine zentrale Leistung ist.

Es ist fraglich, inwieweit „*Rebound*" das ausschlaggebende Moment für die *alternierenden Reflexe*, welche nun schon eine hohe Stufe spinaler Eigentätigkeit darstellen, ist. Wir sehen die alternierenden Reflexe bei allen *rhythmischen* Bewegungen, wie sie sowohl das spinale Präparat auszeichnen als auch bei Kranken mit völligen, mehr mit teilweisen Querläsionen des R. zu finden sind. Bei alternierenden Reflexen ist immer eine reflektorische Aktion von der ihr antagonistischen gefolgt. Alternierende Reflexe können auf eine Körperseite beschränkt bleiben, ich erwähnte den häufigen Extensorreflex *nach* einem Beugereflex, oder aber auf die Gegenseite übergreifen, wie es der noch häufigere *gekreuzte Extensorreflex* tut. Zur Erklärung dieser spinalen Leistungen verweise ich auf die S. 228 dargestellte GRAHAM BROWNsche Theorie von den „*Halbzentren*". Wir ergänzen jetzt jene Ausführungen dahin, daß der zu beiden Halbzentren fließende Erregungsstrom eine Ausbalancierung der Innervation nicht nur zwischen den antagonistischen Muskeln einer Extremität oder Körperseite, sondern zugleich der einen gegen die andere Seite ermöglicht.

Im einzelnen spielen nun bei den rhythmischen Reflexen vielerlei verschiedene Faktoren hinein. So scheinen bei den sog. *Kettenreflexen*, wie z. B. dem bekannten *Kratzreflex* proprioceptiv entstehende, immer erneute zentripetale Erregungen von Bedeutung zu sein. In anderen Fällen, wo SHERRINGTON von einer *positiven Induktion* spricht, muß man eine durch den ersten Reflex ausgelöste, den zweiten gleichartigen vorbereitende Erniedrigung seiner zentralen Reizschwelle annehmen; während im anderen Fall — *negative Induktion* — der vorausgehende, z. B. Beugereflex den folgenden Streckreflex begünstigt. — Wie es freilich möglich ist, daß ein und derselbe Reiz einen rhythmischen spinalen Reflexmechanismus, wie z. B. *Gangbewegungen* in Gang setzen kann, ahnen wir mehr als daß wir es wissen. Das Erstaunlichste ist, daß beim Tier solche Rhythmen an den völlig deafferentierten Beinen auszulösen sind (GRAHAM BROWN). Wenn wir dann sehen — ROAF und SHERRINGTON —, daß auch Faradisation des durchschnittenen Halsmarks den Kratzreflex wie Gangbewegungen an den deafferentierten Beinen auslöst, so müssen wir schon daraus schließen, daß das Prinzip dieser Leistungen *spinal* ist. Ich wiederhole, daß ja auch die auf S. 222 erwähnten überwertigen Rhythmen, welche in automatisch ablaufenden Muskelkontraktionen — z. B. im Zwerchfell (DITTLER und GARTEN) — wie auch im willkürlichen Muskeltetanus nachweisbar sind, zentralen, wahrscheinlich medullären Ursprungs (DITTLER) sind.

Wir haben also festgestellt: 1. Im spinalen Organismus ist mit einer ständig überwiegenden Innervation der Beuger zu rechnen; 2. die Beugesynergie findet ihre natürliche Verwirklichung in dem *phasischen* Fluchtreflex. — Solange keine statisch-tonischen (spastischen) Einflüsse in der Beugemuskulatur Platz greifen, resultieren die unter 1 und 2 genannten Gegebenheiten in der Neigung zu rhythmischen Beugebewegungen so, daß diese vor den primären wie reziproken Innervationen der Strecker immer die Führung behalten. (GRAHAM BROWN hat darauf hingewiesen, daß bisweilen die Gangbewegungen der spinalen, natürlich hängenden Katze, *nur* von der Beugemuskulatur geleistet werden!) Anders beim *decerebrierten Tier*, wo die Neigung zu reflektorisch-*tonischer* (statischer), jedenfalls proprioceptiv dirigierter Innervationsverstärkung im Vordergrund steht und wo — wie meist auch bei der *cerebral spastischen Lähmung des Menschen* — *der Hypertonus der Strecker*, als der der Schwerkraft entgegenwirkenden Muskulatur überwiegt. Hier schließt sich an den gekreuzten Extensorreflex der Verkürzungsreflex (FOERSTERs Fixationsreflex) an. Das Überwiegen der Innervationstendenz der Strecker geht Hand in Hand mit der der biologischen Funktion der Strecker eigenen Stützreaktion — dem Stand- = Antigravitätsreflex —, was in sich jeder möglichen Tendenz zu alternierenden Bewegungen entgegenwirkt. Die

SHERRINGTONsche Schule hat in diesem Fall auch deutlich höhere Reizschwellen für den Beugereflex gefunden. Nimmt der Beugertonus schließlich auch zu, dann in statischer und nicht phasischer Qualität.

Wir haben bereits auf S. 233 der starren anatomischen Betrachtungsweise der englischen Schule die BETHESCHE Lehre von der Plastizität des Nervensystems — also eine funktionelle, physiologische Auffassung entgegengesetzt. Die *Verschiedenheit* und *Variabilität,* der viele reflektorische Leistungen höherer Art unterworfen sind, ist eine auffällige Erscheinung. MAGNUS hat für diese Einstellung des R. auf veränderte Bedingungen, wie sie sich z. B. aus einer abweichenden Ausgangsstellung eines Gliedes im Moment der Reflexauslösung ergibt und die bei der Darstellung der Reflexsynergien im Rahmen der unvollständigen Querschnittsläsion (vgl. S. 286 f.) noch näher besprochen wird, den Ausdruck *Schaltung* eingeführt. Im Prinzip wird damit gesagt, daß das R. in den Reizschwellen des Graus den funktionellen peripheren Zustand wiederspiegelt. Nach v. WEIZSÄCKER führe jeder Reiz zu einer Neuordnung der reflektorischen Mechanismen im R. Daß eine solche Betonung der Ganzheitsfunktion wohl zu absolut ist, wurde bereits im Beginn dieses Abschnitts gesagt. Der Sinn einer reflektorischen Bewegung setzt sich doch oft gegen alle möglichen proprio- und exteroceptiven „Sonderreize" durch; er dominiert — z. B. beim Kratz- und Wischreflex, aber auch der Beugesynergie — über die Variationen der Reizgestalt. Andererseits werden wohl die meisten, wenn nicht alle reflektorischen Leistungen ihrer Form nach in dem Sinn entscheidend beeinflußt, daß der so oder so verstümmelte Organismus ein neues Ganze bildet, in dem die Verstümmelung insofern eine als Reiz wirksame Situation abgibt, als daß der Ausfall erregender wie hemmender Impulse ein neues Gleichgewicht mit veränderter Reaktionsweise zur Folge hat. Gewisse Bewegungsformen entsprechen eben *der* integrativen Leistung gerade des oder jenes normalen oder verstümmelten Organismus (H. HEAD). Im speziellen Fall erweist sich auch die besondere Organisation eines Lebewesens, je nachdem der oder jener Sinn seine Beziehungen zur Umwelt dirigiert, für das Ausmaß und die Qualität selbst rein spinaler Leistungen als entscheidend (TRENDELENBURG). So verrät sich ja auch die Grundform der Fortbewegung eines Tieres, d. h. die physiologisch zusammenarbeitenden Muskelgruppen in den spinalen reflektorischen Synergien. Dabei ist zu berücksichtigen, daß das spinale Tier — wie MATTHAEI ausführt — mehr zu leisten vermag als das R. im Gesamtverband des Zentralnervensystems. Die isolierte spinale „integrative" Leistung führt nach H. HEAD zu anders gestalteten Bewegungen.

Bezüglich der reflektorischen spinalen Leistungen verhalten sich die verschiedenen Lebewesen je nach ihrer Stellung in der phylogenetischen Reihe, d. h. je nachdem in welchem Maße koordinative und integrative Funktionen cerebralwärts „gewandert" sind, recht verschieden. Fassen wir summarisch die spinalen Leistungen verschiedener Spezies nach hoher Querschnittsdurchtrennung des R., wie sie eingehend von R. MATTHAEI besprochen werden, zusammen, so sehen wir:

Fische zeigen zwar Störung des Gleichgewichts, können aber ungehindert schwimmen. *Schlangen* bewegen sich anscheinend normal, selbst bei Halbdurchtrennung des ganzen Körpers. Der *Frosch* zeigt alsbald nach der Dekapitation allerhand seine Lage korrigierende Reaktionen, den sog. Wischreflex, Abwehrreaktionen und Springbewegungen; weniger gut und langsamer geht es mit dem Kriechen und Schwimmen. Die Laufbewegungen spinaler *Vögel* sind allbekannt; dabei treten auch normale Flügelbewegungen auf. TARCHANOFF demonstrierte normal schwimmende spinale Enten. Während spinale *Katzen* sich nach SHERRINGTON nicht auf den Beinen halten und daher auch nicht laufen können, jedoch an den Vorderbeinen aufgehängt, Gangbewegungen mit den

Hinterbeinen ausführen, vermögen junge *Hunde* mit durchschnittenem Brustmark auch vierbeinig zu gehen (FREUSBERG und PHILIPPSON). Der ausgewachsene Hund ist zwar in aufgehängter Lage zu typischen Gangbewegungen und anderen koordinierten Leistungen der Hinterbeine imstande, kann sich aber nicht aufrecht auf seinen Beinen halten. Der *Affe* schließlich zeigt nur unvollkommene Gangbewegungen in Form alternierender Synergien in den Beinen und nach SHERRINGTON eine Art von Greifreflex an den Händen. Stehen kann er nicht. — Was schließlich der *Mensch* nach hoher R.-Durchtrennung an reflektorischen spinalen Mechanismen zeigt, wird auf S. 274 f. eingehend beschrieben.

Die Betrachtung der Leistungen eines spinalen Organismus, angefangen schon bei der Katze lehrt etwas, was die analytische Physiologie doch offensichtlich nicht genügend gewürdigt hat. Mit der höheren Differenzierung eines Lebewesens lassen sich die einzelnen Komponenten der zentralnervösen Tätigkeit auch besser nach dem Ort, welchen sie in der Gesamtheit der Organleistung einnehmen, klassifizieren. Am Säugetier und gar am Menschen zeigen Verstümmelungen besser als den niederen Lebewesen, was von diesen Leistungen eigentlich primitiv — elementar und was zusammengesetzt — kompliziert ist. Um die „Radikale" der zentralnervösen Tätigkeit zu erkennen, nützt die Beobachtung am spinalen Hund mehr als am dekapitierten Frosch, der schon viel zu viel kann.

Eine solche Betrachtung erweckt nun doch erhebliche Zweifel, ob die proprioceptiven Reflexe, von denen wir ausgingen, wirklich die elementare zentralnervöse Leistung sind, als die sie in der Regel angesprochen werden. Besteht die isolierte reflektorische Kontraktion eines Muskels auf Reizung eines Nerven — sei es des eigenen Muskelnerven oder eines sensiblen afferenten Nerven — wirklich unabhängig und vor oder gesondert von der komplizierteren, koordinierten reflektorischen Bewegung? Am höheren spinalen Tier und Menschen fehlen die Eigenreflexe — sowohl die Muskelsehnenreflexe wie der Dehnungsreflex —, wenn die Beugesynergie bereits gut auslösbar ist. Und diese selbst wieder ist von einem so weiten Reizfeld auslösbar und entbehrt so sehr jener reizspezifischen örtlichen Merkmale — wie sie der intakte Organismus zeigt! —, daß man sehr daran zweifeln muß, ob hierbei ein begrenzter direkter spinaler Reflex (von der gereizten Hautstelle auf einen „führenden" Muskel) im Sinn einer spezifischen Reizbeantwortung tätig ist.

Im Nervensystem ist es wie in der menschlichen Gesellschaft. Bis zu einem gewissen Punkt ihrer Entwicklung und der Erkenntnis ihrer Gesetze meint man, das Individuum sei das Primäre und Nation und Staat eine Funktion der Individuen, bis der Zeitpunkt kommt — und ist es nicht auch hier das Schicksal der „Verstümmelung"? —, in dem als die primäre und elementare Funktion die auf den ersten Blick komplizierteren Gesetze sozialer Bindungen und Abhängigkeiten erkannt werden.

Das fundamentale Prinzip der zentralnervösen Tätigkeit ist auf der untersten Stufe, als die wir das „spinale Präparat" bezeichnen dürfen, offenbar die Korrelation bzw. Koordination in dem S. 219 definierten Sinn; je nachdem man dieses elementare zentralnervöse Verhalten von der afferenten oder efferenten Seite aus betrachtet. Die primitivste Reaktion ist einerseits die „Abwendung", die Schutzreaktion vor der Gefahr, wie sie ja auch an den niedersten tierischen Organismen und auch an den Pflanzen sichtbar ist und eben auch da an ein korrelativ-koordinierend wirkendes System — ein Nervensystem oder sein Äquivalent — gebunden ist. Oder — was im Sinne des Bewegungsaktes auf das gleiche hinauskommt — es ist andererseits die „Zuwendung", zur gebotenen Nahrung in erster Linie. (Hier rächt sich die Betrachtung des R., losgelöst von den pontinen und bulbären Zentren der Hirnnerven; denn die Mund-, Rachen- und Schlundreflexe gehören genau so in den Rahmen dieser Betrachtung wie die Greif- und Umklammerungsreflexe der Arme.) Es gibt doch auch zu denken, daß die direkten spinalen Reflexbögen als Träger der Sehnenreflexe besonders vulnerabel sind, wohingegen die in den spinalen Binnensystemen verlaufenden kompliziert angeordneten Reflexkollateralen zu den am frühesten markreifen Fasern gehören (vgl. S. 198). Die sichtbare auf eine äußere bzw. innere Situation reagierende koordinierende Ordnung dieser Vorgänge *ist* eben die elementare zentralnervöse Tätigkeit, welche die Forschung als solche in ihren verschiedenen Bedingungen und Variationsmöglichkeiten studiert und künstlich zergliedert hat. — Auf der Suche nach der ,,fundamentalen Einheit der zentralnervösen Tätigkeit" weist GRAHAM BROWN sie in der rhythmischen Tätigkeit sehen zu können. Aber wie soll der Rhythmus die spezifische Eigentümlichkeit gerade der zentralnervösen Tätigkeit sein? Schließlich muß sich die spezifische Funktion eines individuellen Organsystems doch in einem ihm, nur ihm eigenen Verhalten erweisen. Da wäre doch als charakteristischer Bestandteil der Koordination die SHERRINGTONsche reziproke Innervation eher als ,,fundamentale Einheit" anzusehen; sie, die sich von der Peripherie wie vom zentralen Grau her gesehen in jedem reflektorischen Akt als gestaltendes Prinzip dartut! Sie ermöglicht im Zentralnervensystem ja erst den Rhythmus. Auch im einfachen Sehnenreflex ist es ja die vorausgehende Dehnung eines Muskels — gleichbedeutend mit der Kontraktion seines Antagonisten —, welche die folgende Kontraktion verursacht. — Um noch einmal auf die angeblich primitiven Eigenschaften zurückzukommen: Das Experiment am Tier zeigt, daß gewisse zentralnervöse Funktionen, vor allem die, welche dem reflektorischen Widerstand gegen die Schwerkraft und dem aufrechten Stehen dienen, an übergeordnete, supraspinale Apparate geknüpft sind. Hier erst, auf dieser nächsten Stufe zentralnervöser Tätigkeit begegnen wir den proprioceptiven Reflexen. Sie existieren, verschwinden, werden krankhaft gesteigert — alles in Abhängigkeit von bereits höher differenzierten zentralnervösen Mechanismen.

Den Zweck dieser notgedrungen sehr aphoristischen Schlußbemerkungen sehe ich in der hiermit begründeten Warnung das Zentralnervensystem als eine ,,Reflexmaschine" anzusehen. Das Verständnis für das kranke, verstümmelte Nervensystem kann nur gefördert werden, wenn man die Funktion des normalen Organs richtig erfaßt. Manche rätselhafte Krankheitserscheinungen werden begreifbar, wenn man erst einmal die elementaren Funktionen eines Organsystems, auf die sich der verstümmelte Organismus zuletzt ,,zurückzieht", kennt.

3. Der spinale Shock und der Einfluß cerebrospinaler Impulse auf die Rückenmarksfunktion.

Die vorhergehenden Ausführungen haben der Darstellung jener reflektorischen Vorgänge und ihrer physiologischen Mechanismen gegolten, wie sie zum Verständnis reflektorischen Geschehens beim Menschen notwendig sind und wie sie sich am *chronischen* spinalen Präparat aufzeigen lassen. Nicht weniger wichtig ist aber das Studium auch des *frischen spinalen Präparats*, der *akuten Abtrennung des R. vom Gehirn* beim Tier, vermittelt doch diese vergleichende Betrachtung in hohem Maße das Verständnis für jenen Zustand, der sich beim Menschen an eine spinale Querschnittsunterbrechung in Höhe der untersten Cervical- oder des Dorsalmarks anschließt und die man als *spinalen Shock* bezeichnet.

LIDDELL, dem wir eine sehr gründliche Studie über den spinalen Shock bei der Katze verdanken, weist darauf hin, daß schon 1843 MARSHALL HALL die Bezeichnung ,,Shock" auf den sehr kurzen *Zustand von Reflexlosigkeit und Muskelerschlaffung* nach Dekapitation beim *Frosch* angewendet hat. HALL und später (1862) SETSCHENOV haben aber gezeigt, daß beim Frosch schon nach wenigen Minuten von dieser „Reflexdepression" nichts mehr zu sehen ist. Nach den Experimenten von MCCOUCH dauert der Shock nach Durchschneidung des unteren Hals- oder des Brustmarks bei der *Katze* meist über eine Stunde. Die längere Dauer des Shocks beim spinalen *Hund* hat schon W. CRUIKSHANK 1795 in Gestalt der Muskelerschlaffung an den Beinen beobachtet. Spätere Untersucher fanden, daß vor allem die Streckmuskulatur sich schlaff gelähmt erwies. SHERRINGTON hat die unmittelbaren Folgen der Dorsalmarkdurchtrennung am Affen untersucht und vergleicht in seiner berühmten Monographie "the integrative action of the nervous system" den spinalen Shock beim Affen mit jenen beim Menschen, so wie ihn 1890 BASTIAN beschrieben hatte. SHERRINGTON vermißte nach Brustmarkdurchschneidung den Patellarreflex noch nach einem Monat. An den verschiedenen *Affenspezies* haben auch FULTON und MCCOUCH das zeitliche Wiederauftreten der Reflexe studiert und erheblich längere Intervalle als bei den anderen Säugetieren gefunden. F. M. R. WALSHE hat auf den erheblichen Unterschied des spinalen Shocks beim höheren Affen und Menschen gegenüber den niederen Tierspezies hingewiesen aber betont, daß es sich doch nur um *quantitative* Differenzen des gleichen Zustands handle. Ganz allgemein gilt, daß der spinale Shock seiner Intensität nach zunimmt mit der höheren Entwicklung des Großhirns, bis er schließlich beim Menschen (vgl. S. 273) sein höchstes Ausmaß erfährt.

Die Querschnittsdurchtrennung hat nicht allein die Folge, daß mit einem Schlag alle caudal vom Ort der R.-Durchtrennung erkennbaren cerebrospinalen Einflüsse auf die somatischen wie vegetativen Apparate des R. ausfallen, sondern — und das ist das, was man unter spinalem Shock eigentlich versteht —, daß das *auf sich selbst gestellte R. in einem Zustand verschieden langdauernder Lähmung gerät*, daß die Reflexe nicht auslösbar sind, was unter anderem auch am *Fehlen der Sehnenreflexe* und *der Hypotonie der Muskulatur* sowie allerhand *vegetativen Störungen* — unter anderem auch *der Blasen- und Mastdarmlähmung* — erkennbar ist. Die auf GOLTZ zurückgehende Anschauung, die auch GERHARDT noch teilte, daß der spinale Shock als „Hemmung" anzusehen sei, wird heute allgemein abgelehnt. BRAUERs Hypothese, daß eine über den Liquor erfolgende Schädigung der R.-Wurzeln für den Shock verantwortlich sei, ist vergessen. Auch die v. MONAKOWsche Formulierung des Shocks als *Diaschisis* befriedigt in der subjektiven Definition dieses Begriffs nicht mehr. Der Gedanke lag nahe, daß die Unterbrechung cerebrospinaler Impulse als solche den Shock verursacht, eine Ansicht, welche um so begründeter erscheinen mußte, als auch die sorgsamst ausgeführten Querschnittsläsionen beim Tier einen „Shock" zur Folge haben; dieser also offenbar nicht — wie es STRÜMPELL noch vertrat — auf einer Läsion des R. unterhalb der Durchschneidung selbst beruht. Das besagt natürlich nicht, daß abnorm lang anhaltende schwere Funktionsstörungen des R., wie sie in der Klinik häufig sind, durch Schädigungen der R.-Substanz (vgl. S. 271) zum mindesten mitverursacht werden. Es ist keine Frage, daß in besonderen Fällen funktionelle aber auch organische zirkulatorische Störungen, wie sie durch Unterbrechung der A. spin. ant. bzw. einer der starken Wurzelarterien oder eine spinale Venenthrombose entstehen können, sowie sekundäre infektiöse Schädigungen des abgetrennten R. den spinalen Shock in einen Zustand mehr oder minder bleibender Funktionsunfähigkeit des R. verwandeln können. Zu Zeiten ERBs hat man diese akzidentellen Faktoren hinsichtlich des Prinzips der dem spinalen Shock eigenen Störung sicherlich weit überschätzt. SHERRINGTON hat den Begriff des Shocks als "deficient excitability" geprägt, nachdem bereits BASTIAN die Unterbrechung der Verbindungen mit dem Gehirn als das wesentlichste Moment beim Shock angesprochen hatte.

Es erhebt sich nun die wichtige Frage, *welche cerebrospinale Bahnen wohl diese die spinalen Zentren tonisierenden Impulse leiten*: FULTON, LIDDELL und RIOCH haben 1930 an der Katze zeigen können, daß die *Durchschneidung des Tr. vestibulo-spinalis* die sog. decerebrate rigidity in den „spinalen Zustand" verwandelt, eine Bestätigung der MAGNUSschen Beobachtung, daß die Enthirnungsstarre mit der Verletzung der vestibularen Kerne verschwindet. Nach diesen Autoren wäre die im Initialstadium nach R.-Durchtrennung beobachtete Abschwächung der Extensor-Reflexe und die endgültige Erleichterung der Beugerreflexe (LIDDELL, MATTHES, OLDBERG und RUCH) sowie auch die für die Unterbrechung extrapyramidalmotorischer Impulse typische Tonus und Reflexwiederkehr zunächst in den distalen Extremitätenabschnitten beim Affen die Folge der Unterbrechung der vestibulospinalen Bahn. Diese schönen Experimente sagen für die Deutung des spinalen Shocks nur so viel aus, daß solange der Tr. vestibulospinalis — bei der decerebrierten Katze und wohl auch beim Affen — erhalten ist, extrapyramidalmotorische Impulse das Syndrom der Enthirnungsstarre aufrechterhalten. Für die höheren Affen und den Menschen kann man dabei wohl den Tr. vestibulospinalis der Summe aller extrapyramidalmotorischen Bahnen (vgl. S. 205) gleichsetzen. Die Durchschneidung dieser Bahnen allein verursacht den spinalen Shock jedenfalls nicht. Die Experimente FULTONS (vgl. dort auch die Literatur!) über die Folgen der Ausschaltung des Feldes 4 nach BRODMANN, d. h. des Ursprungs der Pyramidenfasern, wie auch der Durchschneidung der Pyramiden in der Medulla oblongata, welche MARSHALL und TOWER bei Katzen, TOWER, HINES sowie BOTTERELL bei Affen vornahmen, beweisen, daß die *reine Pyramidenbahnläsion von einer schlaffen Lähmung gefolgt ist* und die und jene Reflexe spinalen Charakters erst mit der Zeit in der gelähmten Extremität erscheinen. Das spricht zum mindesten für eine *erhebliche Bedeutung des Ausfalls der Pyramidenbahn für das Zustandekommen des spinalen Shocks. Wahrscheinlich wirken aber wohl alle cerebrospinalen und wohl auch die afferenten Bahnen zusammen an der für die Reflexauslösung, vor allem auch den Muskeltonus notwendigen Energieladung der Vordersäulen.* Es gilt dies meines Erachtens besonders auch für die spinocerebellaren Bahnen, über deren Funktion wir aus verständlichen Gründen leider nicht genügend informiert sind. DENNY-BROWN und LIDDELL haben aber experimentell gewichtige Anhaltspunkte dafür gewonnen, daß der Extensorentonus mit der Durchschneidung der direkten Kleinhirnbahn fällt, wodurch dann offenbar rein spinale, über die afferenten Wurzeln zuströmende Erregungen auf die Beuger die Oberhand gewinnen. Die bei cerebellaren Läsionen so oft gefundene Hypotonie der Muskulatur und bisweilen beobachtete Verlust der Sehnenreflexe spricht auch in diesem Sinn. Ich greife da die ursprünglich von BASTIAN geäußerte natürlich zu einseitige Mutmaßung wieder auf, der bereits — gestützt auf HUGHLINGS JACKSON — die Unterbrechung tonisierender cerebellarer Impulse als die Ursache von schlaffer Lähmung im spinalen Shock angesehen hat.

LIDDELL hat in sehr anschaulicher Weise versucht, den biologischen Vorgang des Shocks an der Veränderung des Erregungszustandes der "functional aggregations of motoneurones which comprise the motor centre (motoneurone pool)" zu erläutern. LIDDELL meint, daß die bei der jeweiligen Reizübertragung auf das letzte Neuron tätige Anzahl der Endösen (vgl. S. 204) und die Frequenz der in ihnen ablaufenden Impulse für die Erzielung eines motorischen Effekts ausschlaggebend sind. Dabei ermöglicht der unter physiologischen Verhältnissen obwaltende dauernde unterschwellige Erregungszustand der Neurone durch Impulse auch cerebraler Herkunft das Ansprechen des motorischen Neurons auch auf an sich neue unterschwellige Reize. "The neurone at rest is kept on the qui vive". Und gerade dieser für den Muskeltonus und die anderen Reflexe entscheidende Erregungszustand wird durch die Durchtrennung der cerebrospinalen Bahnen bis zum Zustand der Unerregbarkeit der motorischen Neurone vernichtet.

Nach individuell verschieden langer Dauer des Shocks ändert sich dann die Situation insofern, als die spinalen Zentren eine *erhöhte Empfindlichkeit* für gewisse afferente Reize erwerben, ein Vorgang, den man wohl mit der durch die R.-Durchtrennung verursachten Konzentration der afferenten Impulse auf das R. allein in Zusammenhang bringen muß. In den ersten Stadien dieses *Wiedererwachens der spinalen Tätigkeit*, welche H. MUNK als *Isolierungsphänomen* (Isolierungsänderung) geschildert hat, ist noch keine Balance in der spinalen Tätigkeit erreicht.

BALLIF, FULTON und LIDDELL haben die erhebliche Erhöhung der refraktären Phase — bis zum 20fachen — auf elektrische Nervenreizung aufgezeigt. Am Patellarreflex und gekreuzten Extensorreflex der Katze erweist sich die *Empfindlichkeit gegenüber hemmenden exteroceptiven Impulsen im Zustand des spinalen Shocks in charakteristischer Weise erhöht* (FULTON und Mitarbeiter). Im weiteren Verlauf entwickelt sich eine *progressive Resistenz gegenüber proprioceptiven inhibitorischen Impulsen*. So wirken die während des Sehnenreflexes aus der gedehnten Muskulatur zufließenden hemmenden Impulse zunehmend geringer. Der Muskel braucht auch nur weniger gedehnt zu werden, um sich reflektorisch zu kontrahieren. In zunehmender Weise erhöht die Dehnung und Spannungszunahme des Muskels den zentralen Erregungszustand und den Widerstand gegenüber hemmenden Impulsen. LIDDELL hat an der Katze nachgewiesen, daß sich allmählich der spinale Erregungszustand wieder fast bis zur Norm wiederherstellt. Am Menschenaffen können freilich die Sehnenreflexe noch lange fehlen, der Muskeltonus noch stark vermindert sein, wenn Hautreize bereits die ersten Anzeichen des Beugereflexes an den Beinen auslösen. In welcher Weise und bis zu welchem Grade sich eine spinale Eigentätigkeit beim Menschen entwickeln kann, wird auf S. 274 f. dargelegt werden.

Die Wirkung der R.-Durchschneidung auf die Funktion der *Blase* wurde u. a. von FREUSBERG, MOSSO und PELLACANI (zit. nach DENNIG) studiert. Ich kann mich hier darauf beschränken auf die prinzipielle Gleichartigkeit der Lähmungsart mit den Folgen der Querschnittsläsion beim Menschen hinzuweisen. Wieder ist allerdings beim Tier das Stadium einer völligen Lähmung erheblich kürzer. Am Hund sah FREUSBERG schon am Tag nach der R.-Durchschneidung eine reflektorische Blasenentleerung.

Klinischer Teil.
A. Das Vorderhorn-Vorderwurzelsyndrom.
1. Die segmentale Innervation der Muskulatur.

Durchschneidet man einen motorischen Nerven (möglichst nahe am R.), so sieht man während 1—20 Tagen nach der Läsion in einer bestimmten Gruppe von Vorderhornganglienzellen die von NISSL beschriebene sog. ,,*primäre Reizung*" der zugehörigen Vorderhornzellen, kenntlich an ihrer Aufblähung, zentral beginnenden Tigrolyse und Kernverdrängung (vgl. W. SPIELMEYER), auftreten. Auf diese Weise (viel weniger mittels Feststellung der sekundären Degeneration im peripheren Nerven) oder aber — wie es vor allem O. FOERSTER an einem großen klinischen Material getan hat — durch Reizung einzelner Vorderwurzeln hat man schließlich *die segmentale Innervation der quergestreiften Muskeln* einigermaßen klargestellt. Die Tabellen 1, 2 und 3 nach O. FOERSTER (vgl. auch Abb. 2) lassen für jeden einzelnen Muskel erkennen, aus welchen R.-Segmenten bzw. durch welche Vorderwurzeln er seine motorischen Impulse erhält.

Im embryonalen Zustand innerviert eine bestimmte motorische Kernsäule eines R.-Segments oder Metamers (vgl. Abb. 6) ein sog. Myotom. In der Entwicklung verschmelzen die Myotome zu einzelnen Muskeln. Außer den kurzen Muskeln der Wirbelsäule sind nur einige wenige Muskeln — wie aus Tab. 1, 2 und 3 ersichtlich — monosegmental innerviert, d. h. in ihrem embryonalen Zustand des Myotoms verblieben; so z. B. der M. abductor pollicis. Die Verschmelzung der Myotome zu individuellen Muskeln geschieht nun offenbar, wie noch nachträglich aus den Innervationsverhältnissen abzulesen ist, in ganz verschiedener Weise. Bald formen die Myotome klargetrennte Etagen eines

Tabelle 1. Motorische Vorderhornkernsäulen der Muskeln des Halses und der oberen Extremität.

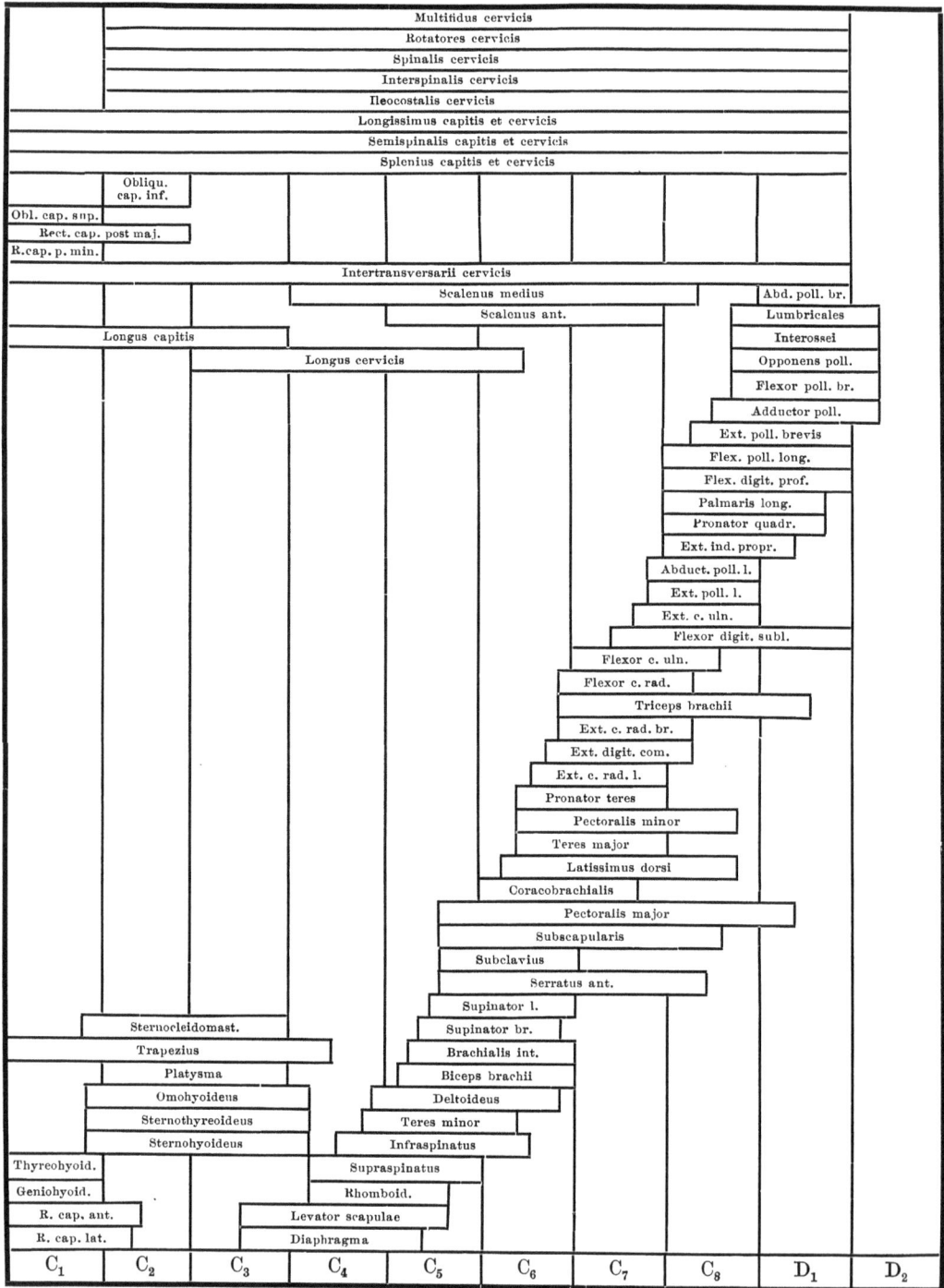

Muskels, wie es van Rijnbeck (zit. nach O. Foerster) für die Rumpfmuskulatur gezeigt hat; oder die Myotome bleiben auch später noch als gut abtrennbare

Tabelle 2. Motorische Vorderhornkernsäulen der Muskeln des Rumpfes.

	Intercostales	Intertransversarii dorsales	Rectus supraumbil. I	Rect. supraumbil. II	Rect. sup. III	Seitl. Bauchmuskeln pars supraumbilical.	Rectus infraumbilic.	Seitl. Bauchmuskeln pars infraumbilic.	Quadratus lumborum	Semispinalis dorsi	Longissimus dorsi	Ileocostalis dorsi	Interspinalis dorsi	Spinalis dorsi	Rotatores dorsi	Multifidus dorsi
D_1																
D_2																
D_3																
D_4																
D_5																
D_6																
D_7																
D_8																
D_9																
D_{10}																
D_{11}																
D_{12}																
L_1																

Portionen eines Muskels — z. B. die Portio clavicularis pectoralis maj. — erkennbar. In solchen Fällen wird durch die Läsion *einer* Vorderwurzel auch nur *eine* Etage des Muskels bzw. *eine* Portion gelähmt, ohne daß der restliche

Tabelle 3. Motorische Vorderhornkernsäulen der Muskeln der unteren Extremität und Regio-Vescio-Ano-Genitalis.

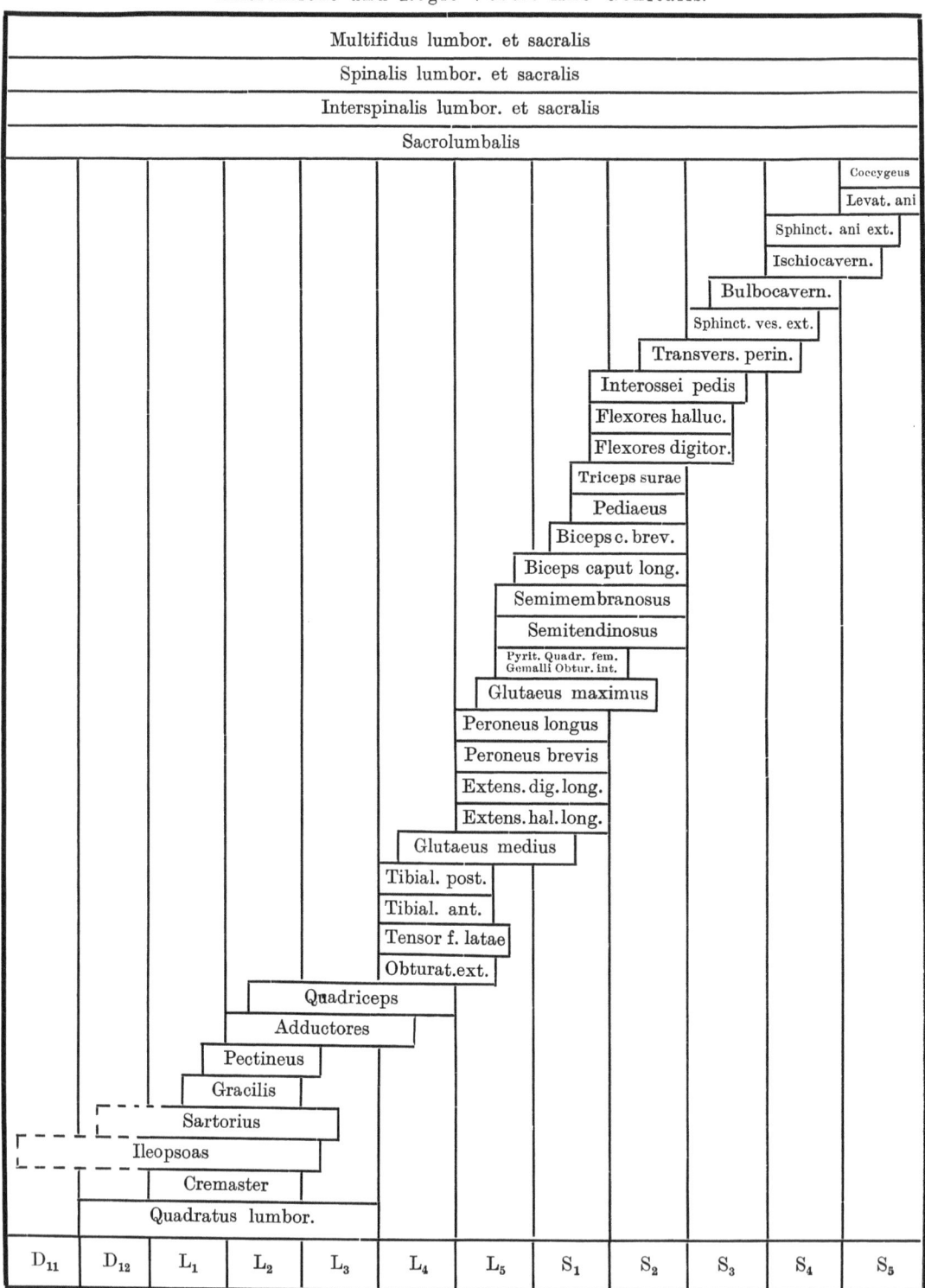

Muskel in seiner Innervation Schaden litte; ebenso wie bei Reizung einer Vorderwurzel auch nur ein Teil des Muskels sich kontrahiert. Meist aber gehen mehrere Myotome zur Formung eines Muskels eine so vollständige Mischung ein, daß selbst die einzelne Muskelfaser plurisegmental innerviert sein kann. Hier hat dann die Läsion *einer* Vorderwurzel nur den Effekt einer Schwächung der Gesamtinnervation des Muskels, nicht aber eines auf einen Muskelteil beschränkten totalen Innervationsausfalls. Die Reizung einer Vorderwurzel läßt in diesem Fall den gesamten Muskel sich kontrahieren, ohne daß freilich alle Muskelfasern oder die individuellen Fasern völlig in Betrieb genommen würden. ALTENBURGER hat bei nucleären und radikulären Lähmungen nachgewiesen, daß die durch die Läsion nicht betroffenen Muskelfasern den Innervationsausfall unter Umständen fast völlig kompensieren können.

Vergleicht man die Projektion der Myotome auf die Körperoberfläche mit den Dermatomen (vgl. S. 259f.), so stimmen die beiden so ziemlich überein, wenn auch — wie SHERRINGTON nachgewiesen hat — die Myotome etwas caudalwärts über die Dermatome hinausreichen.

2. Die segmentale Lokalisation der physiologischen Reflexe.

Die segmentale Innervation der Muskulatur schließt implicite auch die segmentale Lokalisation der Reflexe in sich ein. Es gilt dies in erster Linie für die auf S. 220f. besprochenen *myotatischen (Eigen-) Reflexe*, deren Reflexbogen — wenigstens vorwiegend — in den dem jeweiligen reflektorisch sich kontrahierenden Muskel entsprechenden R.-Segmenten verläuft. Die analoge Unterbrechung des Reflexablaufs, welche wir hier bei Läsionen im Bereich der Vorderhörner und Vorderwurzeln zu erwarten haben, begegnet uns (vgl. S. 267f.) auch bei den Läsionen der Hinterwurzeln und ihrer Eintrittszone in den gleichen R.-Segmenten. In bezug auf die Innervierbarkeit eines Muskels ist natürlich die Lokalisation einer Unterbrechung des Reflexbogens in seinem efferenten *oder* afferenten Abschnitt etwas ganz anderes. Die efferente Läsion erledigt den Muskel für jede Art von Innervation, läßt aber — solange seine Fasern nicht degeneriert sind — die proprioceptiven Impulse aus ihm noch intakt. Die afferente Läsion blockiert nur eben jene auf diesem Weg erfolgende Reizung, läßt aber die verschiedenen anderen Möglichkeiten einer reflektorischen — und natürlich auch willkürlichen — Innervation des betreffenden deafferentierten Muskels offen.

a) Das klinische Verhalten der Eigenreflexe.

Unter normalen Bedingungen, vor allem aber unter den krankhaften Verhältnissen einer Reflexsteigerung — sowohl bei Reizungen der hinteren Wurzeln wie Unterbrechung corticospinaler Bahnen — können an den verschiedensten Muskeln sowohl der Glieder als auch des Rumpfes, auch am Diaphragma *Eigenreflexe*, gegebenenfalls abnorm lebhafte, mitunter durch bloße Muskelerschütterung ausgelöst werden. Soweit es sich um pathologische Reflexe handelt, werden sie bei den jeweiligen Syndromen besprochen werden; bezüglich der noch *physiologischen Arreflexie* vgl. S. 251. Normalerweise werden die Muskeleigenreflexe durch einen kurzen Schlag auf den Muskel bzw. seine Ansatzsehne ausgelöst. Eine Reihe dieser Reflexe erhält man auch durch Beklopfen des Periosts bzw. Knochens, wobei nach P. HOFFMANN auch hier die Muskelerschütterung bzw. Zerrung entscheidet. FOERSTER und ALTENBURGER neigen zu der Annahme, daß man mit selbständigen *ossalen Reflexen* neben den Muskelsehnenreflexen rechnen müsse. Tabelle 4 vermittelt die rasche Orientierung bezüglich der segmentalen Lokalisation der wichtigsten Eigen- und Fremdreflexe; verwiesen sei auch auf Abb. 2. Bei der Auslösung der Muskelsehnenreflexe bringe man die Glieder in eine Stellung, in welcher der zu untersuchende Muskel leicht gedehnt wird!

An der *oberen Extremität* werden am häufigsten der *Biceps*- (C_5—C_6) und *Tricepsreflex* (C_6—C_7) ausgelöst, welche nach TRÖMNER bei praktisch allen Nervengesunden positiv sind. Den Eigenreflex des Biceps zusammen mit jenem des *M. brachioradialis* prüft man als sog. ,,*Radiusperiostreflex*", wobei ein Schlag auf das distale Radiusende bei leicht gebeugtem Unterarm, und zwar am besten in mittlerer Pronations-Supinationsstellung ausgeführt wird. Desgleichen kann man — wenn auch nicht regelmäßig — den Tricepsreflex als ,,*Ulnarperiostreflex*" auslösen, indem man bei stärker gebeugtem Arm und pronierter Hand das distale Ulnaende beklopft. Reflexe an den *Fingerbeugern* löst man entweder durch Beklopfen ihrer Sehnen an der dorsalflektierten Hand (v. BECHTEREW) aus, oder erhält sie als Begleiterscheinung des ,,*Radiusperiostreflexes*". Hierbei wie auch bei Schlag auf die Dorsalseite des distalen Ulnaendes, am besten bei mäßig gebeugtem Unterarm, kann man auch eine reflektorische Kontraktion der Pronatoren (C_6—D_1) erzielen. Den *Adductorenreflex* (C_6—C_8) am Oberarm erhält man durch Beklopfen des Epicondylus int. humeri. Dabei kommt es zu einer Kontraktion der Mm. pectoralis major, Latissimus und Teres major.

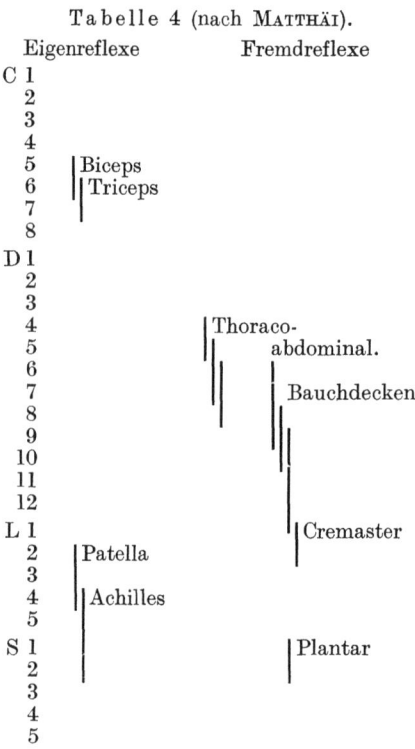

Tabelle 4 (nach MATTHÄI).

Am *Schultergürtel* kann man durch Beklopfen des medialen Randes der Scapula gleichfalls einen Adductorenreflex auslösen, der sich mit reflektorischer Kontraktion der *Außenrotatoren* — Mm. infraspinatus und Teres minor (C_4—C_6) — zu dem v. BECHTEREWschen *Scapulohumeralreflex* (C_4—C_8) kombiniert. Beklopfen der Clavicula aber auch des Akromions und Proc. coracoideus läßt vorzugsweise den *M. deltoideus* (C_5—C_6) aber auch andere gedehnte Muskeln der oberen Extremität sich kontrahieren (A. BÖHME). An der oberen Extremität und dem Schultergürtel wurden noch eine Menge weiterer Reflexe beschrieben, welche K. TIEFENSEE einer sehr gründlichen klinischen Nachprüfung unterzogen hat. Hier findet sich auch die sehr reichhaltige Literatur über dieses Gebiet.

Am *Rumpf* werden deutliche Eigenreflexe fast nur bei Reflexsteigerung durch Hinterwurzelreizung bzw. Unterbrechung corticospinaler Bahnen gesehen. Sie betreffen dann die Rückenstrecker, z. B. v. BECHTEREWs *Erector trunci-Reflex* bei Beklopfen des Sacrum bzw. Coccyx. Das gleiche gilt von den sog. *tiefen Bauchreflexen*, welche als Muskeleigenreflexe gleichfalls vorwiegend unter pathologischen Bedingungen einer Reflexsteigerung zu sehen sind und ausgelöst werden können durch Beklopfen der vorderen und seitlichen Thoraxwand, des Beckenkammes oder des oberen Symphysenrandes. Physiologischerweise kann man durch Beklopfen eines auf die unterste Rectuspartie gelegten Plessimeters recht häufig den Eigenreflex des M. rectus abdom. (D_8—D_{10}) erzielen.

An den *unteren Extremitäten* nehmen von allen Eigenreflexen zwei eine überragende Stellung ein. Der *Patellarreflex* (L_2—L_4) ist fast zu 100% bei normalen Individuen durch Schlag auf die Patellarsehne des im Knie gebeugten Beines in Form der Kontraktion des M. quadriceps femoris auslösbar. REDLICH hat das seltene Fehlen des Patellarreflexes ohne nachweisbare Erkrankung des Zentralnervensystems als angeborene oder erworbene Schädigung des Reflexbogens angesprochen; O. FOERSTER weist auf den Ausfall des Reflexes als einziges Symptom bei traumatischen Läsionen des Lumbalmarks und der Cauda equina sowie als Frühsymptom eines Caudatumors hin (vgl. auch S. 285). Andererseits ist die abnorme Steigerung des Patellarreflexes bis zum *Pseudoklonus* eine bekannte Erscheinung bei Nervösen und Neurasthenikern. Das Fehlen des Patellarreflexes, wie es durch Unterbrechung des Reflexbogens in der Hinterwurzeleintrittszone verursacht wird (Tabes dorsalis), nennt man WESTPHALsches *Zeichen*. Der zweite gleichwichtige Reflex ist der *Achillessehnenreflex* (L_5—S_2), welchen man durch einen Schlag auf die durch passive Dorsalflexion des Fußes mäßig angespannte Ansatzsehne des M. gastrocnemius — bisweilen mit Vorteil in Bauchlage bei im Knie gebeugten Unterschenkel — auslöst. Ein Schlag auf die Planta pedis hat im Prinzip den gleichen Effekt. Für den Achillessehnenreflex gelten m. m. die Ausführungen über den Patellarreflex. Abgesehen von seinem nicht *so* selten „unerklärlichen" Fehlen kann dieser Reflexverlust das einzige Residuum einer Sacralmark oder Caudaläsion oder das erste Frühsymptom verschiedenartiger spinaler Erkrankungen in seinem Segmentbereich bzw. der Cauda sein. Der *Adductorenreflex* (L_2—L_4) kann durch Beklopfen des Epicondylus femoris des mäßig abduzierten gestreckten Beines bei den meisten Gesunden ausgelöst werden. Ein *Abductorenreflex* — d. h. Kontraktion des Mm. glutaeus med. et minim. (L_4—S_1) sowie des Tensor fasciae latae (L_4—$_5$) — kann gelegentlich durch Beklopfen des Epicondylus fem. lat. nach O. FOERSTER am sitzenden Patienten erzielt werden. Den v. BECHTEREWschen *Glutäalreflex* sieht man nicht selten auf Beklopfen des Trochanter major. Die Eigenreflexe der *Flexorengruppe des Kniegelenks* — Mm. semitendinosus, semimembranosus et biceps (L_5—S_2) — können durch Schlag auf die Ansatzsehnen dieser Muskeln wie auch der Kondylen des Femur und der Tibia ausgelöst werden. Sehr inkonstant ist der Eigenreflex der *Dorsalflektoren des Fußes* durch einen Schlag auf den Fußrücken bzw. eine *Dorsalflexion der Zehen* auf Beklopfen des Os cuboid. Zur weiteren Ergänzung verweise ich auf die Ausführungen über gesteigerte Eigenreflexe auf S. 289.

Die Beurteilung des *Dehnungsreflexes* erfolgt normaliter als Schätzung des Widerstands passiv bewegter Glieder mittels des Kraftsinns des Untersuchers. Feinere Bestimmungen sind nur durch Hilfsmittel — elektromyographisch oder z. B. unter Benützung eines Myographen (G. SCHALTENBRAND) — ausführbar. Bei nucleären und radikulären Lähmungen wie aber auch bei sonstigen Unterbrechungen des segmentalen Eigenreflexbogens ist der Dehnungsreflex in dem betreffenden Muskel aufgehoben, der Muskel ist *hypotonisch*, und zwar — entsprechend dem Verhalten auch der Sehnenreflexe — dies nicht selten bereits bei einer Reflexbogenschädigung —, sei sie nucleärer, radikulärer oder peripherer Natur —, die noch keinerlei andere Lähmungssymptome erkennen läßt.

b) Das klinische Verhalten der Fremdreflexe.

Für den normalen Ablauf der Fremdreflexe, entscheidet, soweit sie von verschiedenen Stellen der Körperoberfläche auslösbar sind und insofern ihre motorischer Reizeffekt vom Reizort distanziert ist, vorwiegend der efferente Reflexbogenanteil; obschon auch hier natürlich mitunter die Unterbrechung afferenter Reflexfasern — z. B. beim Plantarreflex die Läsion des N. plantaris bzw. der hinteren Wurzeln von L_4—S_2 — den Reflex genau so vernichten kann wie die motorische Läsion. Die *Auslösung* der Fremdreflexe erfolgt vorwiegend durch *Dauerreize*, bald ein leichtes, bald auch kräftiges Bestreichen der Haut, gelegentlich auch durch schmerzhafte oder protrahierte proprioceptive Reize.

An der *oberen Extremität* steht seiner Bedeutung nach der MAYERsche *Fingergrundgelenkreflex* an erster Stelle. Kräftige Beugung des Zeige- oder Mittelfingers, nicht so konstant des vierten und fünften Fingers in ihren Grundgelenken verursacht eine reflektorische Adduktion, Opposition, auch Extension des Daumens im Karpometakarpalgelenk (C_7—D_1). C. MAYER fand seinen Reflex bilateral positiv in fast 90%, während GOLDSTEIN einen beiderseits *gleichen* Reflex nur in 60% erzielen konnte. Positiv fand auch er ihn in 90% der Fälle. E. C. HOFFMANN kam zu weniger günstigen Resultaten (normaler Fingergrundreflex in 78%). Die Nachuntersuchungen von TIEFENSEE — auf die bezüglich aller Reflexe an der oberen Extremität hier verwiesen sei — ergaben an 367 Nervengesunden einen beiderseits positiven Reflex in 88,6%. Über die besonderen Verhältnisse dieses Reflexes bei Kindern hat GOLDSTEIN interessante Untersuchungen angestellt. Der MAYERsche Reflex ist ein sog. corticaler Reflex und damit auch an die Intaktheit der Pyramidenbahn gebunden (vgl. S. 291). Der zweite Handreflex ist das LÉRIsche *Phänomen*, bei dem die passive Einrollung der Finger mit Beugung des Handgelenks die Kontraktion der Unterarmbeuger zur Folge hat. Obschon die von GOLDSTEIN, E. C. HOFFMANN und TIEFENSEE angestellten systematischen Kontrollen dieses LÉRIschen Phänomens einen normalerweise bilateral positiven Reflex in 95—98% ergaben, verdient doch die ALFRED MEYERsche Feststellung, daß es sich hier um eine Schmerzreaktion und keinen Reflex handelt, ernste Beachtung. An den *Greifreflex* des Säuglings erinnert die bisweilen durch Bestreichen der Vola manus auslösbare Fingerbeugung.

An der *unteren Extremität* ist der wichtigste und konstanteste exteroceptive Reflex, der *Plantarreflex*, bei dem durch Bestreichen der Fußsohle (L_4—S_2) die Plantarflexoren der Zehen aus S_1—S_3 zur Kontraktion gebracht werden. Auf stärkere, unter Umständen schmerzhafte Fußsohlenreize kann man nicht selten eine *Dorsalflexion* des Fußes (Tibialis ant. aus L_4—L_5) erzielen. Von der Fußsohle kann durch starke schmerzhafte Reize auch der *Tensor fasciae-Reflex* (L_4—L_5), an dem bisweilen auch die übrigen *Hüftbeuger* (Ileopsoas, Sartorius und Gracilis aus L_1—L_3) teilnehmen, ausgelöst werden.

Die *Bauchdeckenreflexe* werden durch strichförmige Reize auf der Bauchhaut im Bereich der Dermatome D_5—D_{12} ausgelöst, wobei normalerweise je nach dem Ort der Reizung der M. rectus (D_5—D_{10}), transversus obliquus ext. oder int. (D_6—L_1) sich kontrahieren. Man unterscheidet nach SÖDERBERGH einen *epigastralen Reflex* (D_5—D_6), bei dem ein senkrechter Strich über das Epigastrium zu einer Baucheinziehung führt; den *oberen Bauchdeckenreflex* (D_7—D_9) auf einen Hautstrich längs des Rippenbogens, den *mittleren Bauchdeckenreflex* (D_8—D_{10}) auf einen horizontalen Strich seitlich vom Nabel und den *unteren Bauchdeckenreflex* (D_{10}—D_{12}), welcher in einer Einziehung der Bauchwand auf einen Strich parallel zum Leistenband besteht. Die Unterteilung der Bauchdeckenreflexe findet ihre Berechtigung in der S. 245 erwähnten etagenförmigen segmentalen Innervation der Bauchmuskeln, die sich bei umschriebenen segmentalen Läsionen auch an den Bauchdeckenreflexen entsprechend auswirkt. Übermäßige Fettablagerung und Schlaffheit der Bauchdecken verhindert nicht selten die Auslösung des Reflexes. Auch sind einzelne Bauchdeckenreflexe nicht selten aufgehoben bei intraabdominalen Erkrankungen, z. B. der rechte untere Reflex bei der Appendicitis. Auch lokale Kälteapplikation kann den Reflex unterdrücken. Die Bauchdecken- und Cremasterreflexe gehören zu den partiell *corticalen*

Reflexen, die bei Läsionen cerebrospinaler Bahnen stark abgeschwächt oder aufgehoben werden; man vergleiche jedoch die Ausführungen auf S. 276. Die cutanen, exteroceptiven Bauchdeckenreflexe dürfen nicht mit den tiefen Bauchreflexen (vgl. S. 292), von denen sie in ihrem Wesen völlig verschieden sind, verwechselt werden. — Der *Cremasterreflex* (L_1—L_2) wird meist durch cutane Reize an der Innenseite des proximalen Oberschenkels ausgelöst, wodurch sich der unterste Teil des M. obliquus int. — Cremaster genannt — kontrahiert. Bei Normalen ist der Reflex fast stets auslösbar. Unter krankhaften Bedingungen verhält er sich wie die Bauchdeckenreflexe, zu denen er ja im Wesen gehört. Er ist nicht zu verwechseln mit dem ganz unabhängigen Tunica dartos-Reflex.

Rückenreflexe, wie sie beim Neugeborenen als Rückenstreckreflex auf Bestreichen der Rückenhaut oft zu finden sind, können auch bei Erwachsenen, zumal kitzeligen Menschen, leicht ausgelöst werden. Sie spielen eine Rolle bei Reizzuständen der hinteren Wurzeln.

c) Physiologische Schwankungen der Reflexe beim Menschen.

Die Verschiedenheiten des Muskeltonus als Ausdruck der Stärke des *Dehnungsreflexes* bei dem jeweiligen Individuum sind eine altbekannte Tatsache, die SCHALTENBRAND (vgl. S. 223) auch durch objektive Messungen belegt hat. Es gibt Menschen mit auffällig stark entwickeltem und solche mit erstaunlich gering entwickeltem Muskeltonus, „Hyper- und Hypotoniker"; auch eine Gruppe sog. Schlangenmenschen gehören zu den letzteren. Vom plastischen Muskeltonus unabhängig (vgl. S. 224) schwankt die Lebhaftigkeit der Muskelsehnenreflexe bei verschiedenen Individuen erheblich. Dabei ist weder die *Reflexübererregbarkeit* noch die *Hypo-* bzw. *Arreflexie* an sich eine notwendige Folge einer organischen zentralnervösen Erkrankung. Entscheidend in beiden Fällen ist das gesamte klinische Syndrom. Soweit physiologische Anomalien vorliegen, muß man erwarten, daß *alle* Muskelsehnenreflexe gesteigert bzw. abgeschwächt oder aufgehoben sind. Verschiedenes Verhalten auf beiden Seiten oder an dem oder jenem bestimmten Reflex weist auf eine Erkrankung hin. Bezüglich der *Arreflexie* hat H. CURSCHMANN mit Recht diese Feststellung gemacht und auch auf das hierbei zu beobachtende Fehlen des Massetterreflexes neben den Sehnenreflexen an den Extremitäten hingewiesen. Er bemerkt auch zutreffend, daß die exteroceptiven Reflexe bei physiologischem Fehlen der Sehnenreflexe erhalten, bei ihrer krankhaften Steigerung jedoch abgeschwächt oder aufgehoben sind. Andererseits ist das Fehlen der Schleimhautreflexe an Auge und Rachen bei Neuropathen mit oft gesteigerten Sehnenreflexen bekannt genug. TREMMEL (zit. nach CURSCHMANN) hat die bei Sehnenreflexsteigerung gelegentlich gefundene Abschwächung des Plantarreflexes näher untersucht. Ich finde eine gewisse — bisher nicht erklärte — Gesetzmäßigkeit nur in dem gegensätzlichen Verhalten von Sehnen- und Schleimhautreflexen, während meines Erachtens die eigentlichen Fremdreflexe bei Hyperreflexie der Sehnenreflexe doch auch meist gesteigert sind. Sie sind wohl stets auslösbar bei physiologischem Fehlen der Sehnenreflexe, was eben doch wieder auf ihren „fundamentaleren" Charakter (vgl. S. 240) hinweist.

Die Ursache der „physiologischen Arreflexie" ist unbekannt. Bei den in der Literatur von LEWANDOWSKY, WEIMERSHEIMER, SOMMER, GOLDFLAM, SCHMIDT und NELKI (zit. nach H. CURSCHMANN) beschriebenen Fällen konnte — auch bei viele Jahre dauernden Beobachtungen — kein Nervenleiden nachgewiesen werden. Die LEWANDOWSKYsche Annahme einer ursächlichen Entwicklungsstörung im Verlauf des Reflexbogens hat für sich, daß der sog. direkte

Reflexbogen tatsächlich einen besonders vulnerablen Mechanismus darstellt, was er ja mit anderen spät markreifen Strukturen des Zentralnervensystems teilt. H. CURSCHMANN denkt an vegetative Einflüsse, besonders ,,sympathicohypotonisierende", die teils in der Konstitution, teils aber auch in manifesten endokrinen Abwegigkeiten begründet sein könnten. [Adrenalin steigert die Sehnenreflexe; Hyperthyreosen gehen mit einer Hyperreflexie, Hypothyreosen (Myxödem) mit einer Hyporeflexie einher; Hypoparathyreoidismus macht tetanische Symptome). In Wirklichkeit liegen aber die Dinge wohl viel komplizierter. Es ist wahrscheinlich, daß vegetative Störungen sich an den Sehnenreflexen auswirken können, doch sei in diesem Zusammenhang nochmals bemerkt, daß nach den KEN KURÉschen Forschungen Sympathicus wie Parasympathicus reflexsteigernd wirken; daß man also jedenfalls besser von der Gegenüberstellung ,,vagotonischer" oder ,,sympathicotonischer" Typen absieht. Normalerweise wirken rein spinal-reflektorische, cerebrospinal somatische und vegetative Impulse gemeinsam auf Muskeltonus und Reflexe; Abb. 14, S. 210 möge dies schematisch hinsichtlich der gemischten segmentalen Muskelinnervation erläutern. Tonuserschlaffung und Reflexverlust in tiefem Schlaf und Narkose dürfte die Folge einer allgemeinen Schwellenerhöhung für jegliche Art von zentralnervösen Impulsen sein. Sehnenreflexabschwächung, wie sie NONNE bei hysterischen Lähmungen beobachtete, weisen auf einen Ausfall der cerebrospinalen Bahnung hin, wie ja auch die übermäßige Beanspruchung der cerebrospinalen Tätigkeit im Verlauf eines epileptischen Anfalls, aber auch durch körperliche Überanstrengung öfters gefolgt ist von einem Sehnenreflex- und Tonusverlust als Symptom der Erschöpfung des pyramidal- und extrapyramidalmotorischen Systems (OEKONOMAKIS). Viel schwieriger zu deuten sind die Fälle diskordanten Verhaltens von Tonus und Sehnenreflexen, der Reflexsteigerung und mehr oder minder deutlicher Hypotonie, wie sie oft der typische Neurastheniker zeigt und der Hypo- bzw. Arreflexie bei muskelkräftigen Individuen. Die Balancestörung scheint hier viel mehr zwischen dem somatischen und vegetativen als innerhalb des vegetativen (vgl. oben) zu liegen (wobei man statt vegetativ vielleicht besser hypothalamisch oder diencephal einsetzen sollte). Hier ist noch viel unklar. Die Pathologie — Rigor und Spastizität — lehrt uns ja gleichfalls, daß Tonus und Reflexverhalten oft auseinandergehen. Sagt die günstige Beeinflussung des extrapyramidalen Rigor durch Atropin irgendetwas für die parasympathische Komponente dieser Tonusstörung aus? Ist die cerebellare Hypotonie — der Verlust der tonischen Komponente der Eigenreflexe — und bisweilen auch die Arreflexie tatsächlich, wie KEN KURÉ meint, die Folge einer Störung des sympathischen und parasympathischen Tonus?

Auch die im täglichen Leben ständig beobachteten *Schwankungen im Muskeltonus* können verschiedenartig bedingt sein. Auf S. 209 wurde bereits v. BRÜCKEs Auffassung von der Wirkung der sympathischen Innervation für emotionelle motorische Zusatzleistungen erwähnt, die ja an die CANNONsche ,,emergency"-Funktion des Sympathicus erinnert. Auch die Blockierung der Motorik im starken Affekt — das vom Schreck gebannt sein — sei hier erwähnt. Andererseits fehlt es nicht an Beispielen, die bezeugen, in wie vielfacher Weise der Muskeltonus auch durch sensible und sensorische Reize, durch Aufmerksamkeit und Konzentration, kurz durch die reflektorische Korrelation und Assoziation verschiedenster Erregungen wie durch willkürliche Impulse, welche alle zu koordinierter Leistung zum letzten motorischen Neuron konvergieren, beeinflußt wird (vgl. auch die Ausführungen über Bahnung und Hemmung der Eigenreflexe). Über das Reflexverhalten bei diesen Tonusschwankungen fehlen genaue Untersuchungen.

3. Paralysen und Paresen bei Läsionen des letzten motorischen Neurons im allgemeinen.

Die Unterbrechung des letzten motorischen Neurons durch Läsion der Vorderhörner wie der Vorderwurzeln verursacht die *schlaffe Lähmung — Paralyse — der Muskulatur im jeweiligen Segmentbereich*. Im extremen Fall ist der Muskel weder willkürlich noch reflektorisch erregbar. Die peripheren motorischen Nerven, welche aller efferenten Impulse beraubt sind, verfallen im Verlauf von 1 bis 2 Wochen der *sekundären Degeneration*. Der zugehörige Muskel ist dann vom Nerven her elektrisch nicht mehr erregbar, während er bei direkter galvanischer Reizung im Beginn eine erhöhte Reizbarkeit, schließlich aber keine Reaktion mehr bietet. Im Verlauf dieser sich allmählich wandelnden elektrischen Erregbarkeit durchläuft der Muskel die Phasen der *partiellen* und *totalen Entartungsreaktion*; vgl. das Kapitel über die peripheren Nerven von Lüthy. Das Charakteristikum der Entartungsreaktion ist die bei galvanischer Muskelreizung erfolgende langsame, wurmförmige, den ganzen Muskel erfassende, bei sehr starken Strömen bisweilen anhaltend tetanische Muskelkontraktion. Bei chronaxiemetrischer Untersuchung finden sich charakteristische Veränderungen. Auch bei mechanischer Reizung reagiert der gelähmte Muskel oft in dieser abnorm trägen Weise, wie ja auch im Zustand der galvanischen Übererregbarkeit der Muskel mechanisch übermäßig stark ansprechen kann. Schließlich hört mit Einsetzen der *Atrophie des Muskels* jede Erregbarkeit auf. Der Muskel wird weich, schlaff, verliert jeden Rest von Tonus, schwindet. Die *Atonie* ist der Ausdruck des Verlustes des Dehnungsreflexes. Der mangelhafte Widerstand gegen die Schwerkraft oder die Dehnung führt zu Störungen der Körperhaltung, gegebenenfalls zu Verbiegungen der Wirbelsäule wie auch zu einer abnormen Beweglichkeit in den Gelenken; ähnlich wie wir es bei der Hinterwurzel- bzw. spinocerebellaren Hypotonie (vgl. S. 308) sehen, aber doch in den Begleitsymptomen wieder ganz verschieden von jenen sensiblen Störungen. Die Tonisierung des Muskels durch parasympathische Fasern, der Ken Kuré eine erhebliche Bedeutung beimißt und deren Störung er für die Entstehung der progressiven Muskeldystrophie verantwortlich macht, ist jedenfalls nicht erheblich genug, um sich, sei es bei nucleären oder radikulären Lähmungen so auszuwirken, daß man bezüglich der Atrophie einen Unterschied gegenüber Muskellähmungen durch Läsion der peripheren Nerven feststellen könnte. O. Foerster betont diesen Umstand gegenüber Ken Kuré.

O. Foerster erwähnt in diesem Zusammenhang auch die auf die Vulpianschen (1873) und Heidenhainschen Experimente an der Zunge (1883) zurückgehende sog. *pseudomotorische Reaktion*, die von Erlacher bei der Poliomyelitis studiert wurde und die nach Hinsey und Cutter auf der Funktion der sympathischen Grenzstrangganglien beruhen soll. Direkte faradische Nervenreizung — möglichst am freigelegten Nerven — ergibt am atrophischen Muskel noch eine der Entartungsreaktion ähnliche, nach J. A. van Dijk an den Muskelspindeln sich auswirkende langsame Kontraktion. Man nimmt an, daß die Impulse in in vegetativen Fasern geleitet werden.

Besteht also wohl eine trophische sympathische (bzw. parasympathische) Muskelinnervation, so genügt diese doch nicht um den deefferentierten Muskel nach Vorderhorn- oder Vorderwurzelläsionen vor der völligen Atrophie zu bewahren. Der in der Muskelfunktion beruhende „trophische Reiz" (Ernst), welcher an die Intaktheit des letzten Neurons gebunden ist, entscheidet offenbar über die mehr akzessorischen vegetativen trophischen Impulse.

Die akzessorische parasympathische Muskelinnervation dürfte nun aber von gewisser Bedeutung sein für die vor allem den nucleären Lähmungen oft eigenen *fibrillären Zuckungen*. Fast allgemein werden diese Zuckungen ja als Reizsymptom der geschädigten Vorderhornganglienzellen aufgefaßt; doch ist die

Beobachtung der Fortdauer dieser Zuckungen auch am gänzlich gelähmten Muskel sowie ihr Vorkommen bei gewissen chronischen Erkrankungen (vor allem der spinalen Muskelatrophie), ihr Fehlen jedoch bei der Syringomyelie, multiplen Sklerose usw., schließlich ihre Steigerung durch sympathico- und parasympathicomimetische und ihre Beseitigung durch (vor allem parasympathicuslähmende Mittel (KEN KURÉ) sehr wohl vereinbar mit der Annahme, daß wir es hier mit einer Funktionsäußerung der erhalten gebliebenen Intermediärzellen zu tun haben (O. FOERSTER).

Auf S. 243 f. wurde bereits auseinandergesetzt, in welch verschiedener Weise die quergestreiften Muskeln segmental innerviert sind. Die Folge hiervon ist, daß nicht allein weniger intensive, sondern oft auch schwere, aber umschriebene nucleäre und radikuläre Läsionen zu *inkompletten Lähmungen — Paresen —* führen. So sehen wir bei den nucleären bzw. radikulären Lähmungen plurisegmental etagenförmig innervierten Bauchmuskeln partielle auf die jeweiligen Muskelsegmente beschränkte Lähmungen mit lokaler Vorwölbung des Leibes. Im Gegensatz zur Reflexlosigkeit der gelähmten Partien sind die Reflexe in den noch segmental innervierten Muskeletagen nicht nur erhalten, sondern oft besonders lebhaft (eine Art von *spinaler Isolierungsveränderung!*). So kommt es bei Reizung der Bauchhaut, und zwar auch von Orten über den gelähmten Muskelpartien, zu einer sehr charakteristischen Verziehung der Bauchwand, die besonders deutlich am

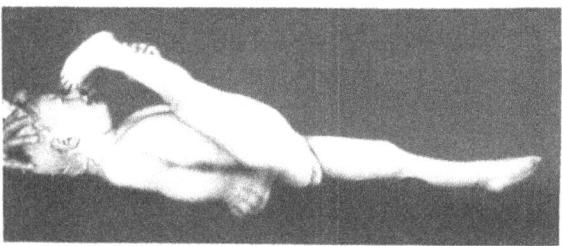

Abb. 20. Fehlen des Dehnungsreflexes der langen Kniebeuger bei Poliomyelitis, keine Atrophie, keine Parese, keine Störungen der elektrischen Erregbarkeit. (O. FOERSTER.)

Nabel erkennbar ist. Bei der großen Mehrzahl plurisegmental innervierter Muskeln führt der Ausfall eines oder mehrerer motorischer Segmente zu verschieden starken *Paresen* der Muskeln, die sich bei leichten Paresen lediglich in einer eben nachweisbaren Verminderung der groben Kraft, vor allem aber gern in einer *Abschwächung bis Aufhebung des Sehnen-Muskelreflexes wie auch des Dehnungsreflexes bei noch genügender Funktion* verrät. Auch diese unvollkommen gelähmten Muskeln sind oft erstaunlich *hypotonisch* und setzen (wie Abb. 20 zeigt), passiven Bewegungen einen stark verminderten Widerstand entgegen. Von dem kompensatorischen Eintreten nichtgelähmter Muskelfibrillen war bereits S. 247 die Rede. Die *elektrische Erregbarkeit* ist in diesen Muskeln entsprechend weniger gestört und bietet oft die sog. *partielle Entartungsreaktion,* bei welcher der Muskel sowohl direkt als auch vom Nerven her noch faradisch erregbar ist. Die Muskelreaktion auf galvanischen Strom kann dabei anfangs krankhaft gesteigert, später wurmförmig und schließlich auch von der prompten Zuckung normal innervierter Muskelfasern überdeckt sein. Auch die *Atrophie* nur paretischer Muskeln entspricht dem Grad der noch vorhandenen Innervation.

Werden solche partielle Lähmungen des letzten Neurons durch eine Unterbrechung corticospinaler Bahnen kompliziert, so können bereits erloschene Eigenreflexe wiedererscheinen, womöglich auch krankhaft gesteigert sein. Dies weist — wie der Reflexverlust bei Hinterwurzelläsionen (vgl. S. 267) — darauf hin, daß bei solchen Paresen der Sehnenreflex *latent* noch erhalten ist.

Die im physiologischen Teil mehrfach erwähnten Eigenheiten der auch für die proprioceptiven Eigenreflexe geltenden intraspinalen Reflexausbreitung können bei Störungen der motorischen Innervation eines Muskels und zum mindesten teilweise funktionierendem afferenten Reflexbogenanteil zu einem *paradoxen Reflex,* z. B. einer Beinbeugung bei Beklopfen der Sehne des deeferntierten M. quadriceps führen. Die klinische Bedeutung solcher paradoxer Reflexe, welche sich mit Vorliebe an den *Antagonisten* zeigen, liegt — wie O. FOERSTER in Erweiterung der BABINSKIschen Beobachtungen gezeigt hat — darin, daß infolge der besonderen Empfindlichkeit der Muskelreflexe bei den verschiedenartigen Schädigungen des Reflexbogens vor jeder anderweitigen Störung am Muskel, die reflektorische Kontraktion anderer als der gereizten Muskeln die frühzeitige Diagnose, z. B. einer Vorderhorn- oder Vorderwurzelläsion ermöglichen kann. Der paradoxe Reflex bietet u. a. auch die Erklärung für den sog. „*peripheren Babinski*". Hierbei erfolgt infolge Unterbrechung der efferenten Wurzeln S_1—S_3 (Lähmung der Zehenbeuger) auf Bestreichen der Fußsohle über die afferenten Wurzeln L_4—S_2 eine paradoxe Dorsalflexion der Zehen, über die efferenten Wurzeln L_5—S_1. O. FOERSTER fand dieses Phänomen geradezu typisch für verschiedenartige Läsionen von S_2.

Vegetative Störungen infolge Unterbrechung von vorderen Wurzeln müßten angesichts der auf S. 207 geschilderten vorwiegend sympathischen Innervation der Körperoberfläche und der Organe, wie sie über die vorderen Wurzeln erfolgt, deutlich sein. Verschiedene Faktoren wirken aber der Manifestation solcher Störungen entgegen. Die von LANGLEY festgestellte Tatsache, daß jede vordere Wurzel präganglionäre Fasern zu zahlreichen sympathischen Grenzstrangganglien entsendet, ermöglicht eine weitgehende gegenseitige Kompensation einzelner R.-Segmente. Die Verbindung der sympathischen Ganglien untereinander ist ein weiteres Element, das dem Auftreten radikulärer bzw. segmentaler vegetativer Störung entgegenwirkt. Dazu kommt ferner die Leitung efferenter vegetativer Impulse durch die hinteren Wurzeln (vgl. S. 209 f.) und schließlich das Auftreten von rein peripheren vegetativen Reflexen, oft von abnormer Stärke in deefferentierten Körpergebieten. So sieht man, daß die Unterbrechung der mit den Vorderwurzeln verlaufenden *vasokonstriktorischen sympathischen Fasern* — wie es u. a. FOERSTER bei der Durchschneidung der Vorderwurzeln beobachtet hat — wohl anfänglich zu einer ziemlich segmental begrenzten Vasodilatation führt, daß diese jedoch in kurzer Zeit von einer rein peripheren, und zwar überschießenden Vasokonstriktion abgelöst wird. Bei krankhaften Veränderungen im Vorderhorn-Seitenhornbereich, so z. B. bei der Poliomyelitis, kann man einen ähnlichen Wechsel des vasomotorischen Verhaltens feststellen. Natürlich spielt in diese peripheren vasomotorischen Störungen die eigentliche Muskellähmung mit ihrem Einfluß auf die lokale Durchblutung der Gewebe hinein. Auch die bei Läsionen im thorakalen und lumbalen Bereich auftretenden *Störungen der Schweißsekretion,* wie sie u. a. GUTTMANN mit der MINORschen Methode — Jodstärkereaktion an der schwitzenden Haut nach Einnahme von Jod und Bepuderung der Haut mit Stärkepuder — bei der Poliomyelitis, auch der Syringomyelie nachgewiesen hat, sind inkonstant. Im Anfang sieht man wohl eine An- bzw. Hypohydrosis, doch schwindet dies Phänomen bald. O. FOERSTER konnte bei Vorderwurzeldurchschneidungen nachweisen, daß diese vorübergehende Lähmung der Schweißsekretion nicht streng segmental begrenzt ist. *Lähmungen der Piloarrektoren* sind noch zweifelhafter. A. THOMAS hat sie bei der Poliomyelitis vermißt, vorhanden sind sie bei der Syringomyelie, bei der aber die Läsion große Partien der grauen Substanz und im Querschnitt vor allem das Hinterhorn befällt. Bezüglich der Störung der *Pupilleninnervation* vgl. S. 257. Die Störungen der Innervation von Blase, Mastdarm und Genitalfunktion finden sich auf S. 283 f. beschrieben.

Reizerscheinungen bei Läsionen des letzten motorischen Neurons spielen eine untergeordnete Rolle. Von den fibrillären Zuckungen, die wohl nur zum Teil durch eine Irritation der geschädigten Vorderhornganglienzellen verursacht sein dürften, war bereits auf S. 253 die Rede. Zur Beobachtung gelangen bisweilen *tetanische Krampfzustände* und *Reizkontrakturen*. Wo man ihnen begegnet, wie z. B. in den Frühstadien der Poliomyelitis (O. FOERSTER), bei extramedullären tumorösen und traumatischen R.-Läsionen (OPPENHEIM, CASSIERER u. a.) muß man sich immer fragen, ob nicht eine begleitende meningitische oder andersartige Reizung der *hinteren* Wurzeln Ursache des abnormen Muskelverhaltens ist (vgl. S. 265).

4. Atrophische Lähmungen in verschiedenen Rückenmarkshöhen. Segmentdiagnose.

Nachdem atrophische Lähmungen sowohl durch Läsionen der vorderen Wurzeln als auch der Vorderhörner verursacht werden können, muß man sich bei der Höhendiagnose einer schlaffen radikulären bzw. spinalen Lähmung stets jener bereits auf S. 189 dargestellten und durch Abb. 2 illustrierten Verschiebung bewußt sein, welche der Wurzelaustritt aus dem R.-Kanal zu dem zugehörigen R.-Segment infolge des caudalwärts gerichteten Wachstums der Wirbelsäule erfahren hat. Für die Lokaldiagnose segmentaler Motilitäts- (wie natürlich auch Sensibilitäts-) Störungen ist die Tatsache dieser bereits in der oberen Brustwirbelsäule beginnenden, nach caudal ständig zunehmenden Höhendifferenz natürlich von größter Bedeutung. Am stärksten fällt dieses diagnostisch bedeutsame Moment ins Gewicht bei der Differentialdiagnose der sog. Conus- und Cauda equina-Läsionen.

Aus den Tabellen 1, 2 und 3 ist nach genauer Feststellung der Ausbreitung einer atrophischen Paralyse bzw. Parese auf die oder jene Muskeln die segmentale Höhe der Läsion der Vordersäulen des R. feststellbar. Ich beschränke mich hier auf die typischen und klinisch wichtigen Höhensyndrome seitens des letzten motorischen Neurons und verweise zur Ergänzung auch auf das Kapitel der peripheren motorischen Nerven- und vor allem der *Plexuslähmungen*, mit denen Vorderwurzellähmungen eine große Ähnlichkeit haben können. Weitere Einzelheiten findet der Leser auch bei O. FOERSTER.

Läsionen im Bereich von C_3—C_5 gefährden die Zwerchfellatmung infolge *Lähmung des N. phrenicus*. Solange die vom Dorsalmark innervierte costale Atmung funktioniert, ist diese Lähmung mit dem Leben vereinbar. Unterbrechen aber spinale Läsionen — wie beim kompletten Transversalsyndrom (vgl. S. 279) — auch die absteigenden R.-Bahnen, so erfolgt der Tod an Atemlähmung.

Läsionen in C_5 machen nach O. FOERSTER infolge erhaltener Funktion des Trapezius (C_{2-4}) und relativer Unversehrtheit der Mm. rhomboideus und Levator scapulae einen *Schulterhochstand* infolge Lähmung der Schultersenker (Mm. pectoralis und latissimus). Die Außenrotation des Oberarms ist noch eben möglich, weil die Mm. supra- und infraspinatus nur teilweise gelähmt sind. Die Hebung des Arms — M. deltoideus — sowie die Beugung und Supination des Vorderarms (Mm. biceps, brach. int., supinator l.) erfolgt nur mit geringer Kraft.

Läsionen in C_7 schwächen eine große Anzahl Muskeln, die vor allem der Adduktion (M. pectoralis) und Innenrotation (Mm. subscapularis, latissimus dorsi, teres maj.), der Pronation (M. pronator teres) sowie der Streckung und Beugung der Hand (vgl. Tabelle 1) dienen. Völlig unmöglich ist meist die Streckung des Unterarms infolge Lähmung des M. triceps. Die Arme werden in der Regel in Beugestellung gehalten, wobei die Hand in Supinationsstellung geht. Der M. extensor carpi radialis zeigt nach O. FOERSTER wechselndes Verhalten, je nachdem inwieweit C_6 *mitbetroffen* ist, wodurch auch die erstgenannten geschwächten Muskeln mehr oder minder völlig gelähmt werden. Von den

Atrophische Lähmungen in verschiedenen Rückenmarkshöhen. Segmentdiagnose. 257

Reflexen *fehlt der Tricepsreflex*. Beim Beklopfen seiner Sehne sieht man mitunter einen paradoxen Biceps- und Brachialisreflex. An den Vorderarmbeugern sind die Reflexe meist gut auslösbar. FOERSTER hebt die deutliche reflektorische Kontraktion des Extensor carpi rad. longus beim Beklopfen des distalen Radiusendes oder des Handrückens hervor.

Läsionen in C_8 lassen die Bewegungen des Oberarms intakt und verursachen nur eine leichte Parese des Triceps, wenn auch sein Reflex meist fehlt. Die Pronation der Hand ist unbehindert. Die Hand kann, obwohl der Extensor carpi ulnaris gelähmt ist, durch die Mm. ext. carpi rad. long. et brevis gut gestreckt werden und wird durch den erhaltenen Flexor carpi radialis — weniger durch den meist leicht paretischen Flexor carpi uln. — gebeugt. Der M. palmaris ist jedoch gelähmt. *Die Fingerbeuger und der Daumen sind gelähmt*; nur der M. flexor sublimis ermöglicht noch eine leichte Beugung in den Mittelphalangen. Die völlige Lähmung nicht nur der kleinen Fingermuskeln, sondern auch der langen Fingerflexoren verhindert charakteristischerweise das Auftreten einer

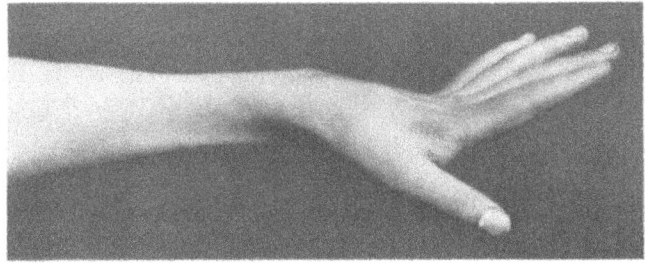

Abb. 21. Totaltrennung des Markes im 8. Cervicalsegment. Aktive Fingerstreckung. Dabei fehlt die Krallenstellung der Finger. Daumenstreckung gelähmt. Bei der Fingerstreckung kräftige Mitkontraktion des Flexor carpi radialis. (O. FOERSTER.)

Krallenstellung der Finger bei Fingerstreckung (Abb. 21). Eine Beugung der Finger im Grundgelenk kann vorgetäuscht werden durch passiven Zug in Beugestellung bei kräftiger Dorsalflexion der Hand.

Bei Läsionen im untersten Abschnitt von C_8 kommt nach O. FOERSTER ein besonderes Syndrom zustande, bei welchem u. a. die langen Fingerbeuger nur paretisch und von den Beugern lediglich die kleinen Fingermuskeln völlig gelähmt sind. In diesem Fall tritt bei Streckung der Finger im Grundgelenk Krallenstellung der Finger in den Mittelphalangen auf. Von den Daumenmuskeln funktionieren hierbei der Extensor longus und Abductor, während der M. extensor poll. brevis und damit die Streckung des Daumengrundgelenks gelähmt ist.

Läsionen in D_1 machen eine mehr oder minder völlige Lähmung aller kleinen Handmuskeln und des Ext. poll. brevis. Die Flexoren und Extensoren des Handgelenks funktionieren. Der Abductor poll. brevis bleibt, auch wenn die Funktion der anderen Muskeln sich wieder einstellt, nach FOERSTER völlig gelähmt. Die völlige Lähmung des M. abductor poll. brevis verbindet sich — als *typisches Syndrom D_1* — mit einer Lähmung der sympathischen Innervation des Auges, dem sog. HORNERschen *Symptomenkomplex*. Verengerung der Pupille (Miosis) und der Lidspalte (Lähmung des HORNERschen und MÜLLERschen Muskels) sowie Enophthalmie treten bei Läsion von D_1 in stärkster Form auf, obschon auch radikuläre Lähmungen von C_8 und D_2 bereits zu einer Parese dieser sympathischen Innervation führen können. Im Fall der Lähmung, die den Dilatator pupillae betrifft, erweitert sich die Pupille weder auf Schmerzreize noch psychische Erregung. Geringe reflektorische Erweiterungen — wo sie überhaupt auslösbar sind — werden verursacht durch ein Nachlassen des Sphinctertonus. Der am

Handbuch der inneren Medizin. 3. Aufl. Bd. V.   17

Sympathicus angreifende dilatierende Effekt des Cocains fehlt, während Atropin die Pupille noch erweitert. Das Adrenalin, das bekanntlich bei postganglionären Läsionen stark mydriatisch wirkt, ist bei diesen präganglionären Läsionen wirkungslos. Diesem positiven Horner entspricht bei Reizungen von D_1 ein sog. „negativer Horner" mit erweiterter Lidspalte und Pupille sowie Protrusio bulbi.

Läsionen innerhalb D_{2-12} sind erkennbar am Verhalten der ober- bzw. unterhalb des Nabels gelegenen Abschnitte der Mm. recti und der seitlichen Bauchmuskulatur. Die Ausbreitung einer Lähmung auf den oder jenen Rectusteil bzw. die Mm. obliqui, welche sich aus einer der Funktion der nichtgelähmten Muskeln entsprechenden *Verziehung der Bauchwand* (vgl. S. 250) bei aktiver Bewegung wie bei der elektrischen Prüfung verrät, kann leicht aus Tabelle 2 erschlossen werden.

Läsionen von L_1 sind charakterisiert durch die Lähmung des M. cremaster, des Ileopsoas und Quadratus lumborum, wodurch die Beugung des Beins in der Hüfte unmöglich wird (zumal wenn L_2 mitbetroffen ist).

Läsionen von L_2 allein bedingen eine Parese der Hüftbeuger und Adductoren des Oberschenkels.

Läsionen von L_3 sind gekennzeichnet durch eine ungestörte Beugung des Oberschenkels in der Hüfte und leidlich gute Adduktion, wobei jedoch der Adductorenreflex noch aufgehoben ist. Der Quadriceps ist paretisch, der Patellarreflex aufgehoben. Die Kranken knicken auf dem kranken Bein ein.

Läsionen in L_4 kennzeichnet die Lähmung des M. tensor fasciae latae sowie des Obturator ext., wodurch vor allem die Innen- aber auch Außenrotation des Oberschenkels schwer beeinträchtigt werden. Die Behinderung der Innenrotation und Auswärtsrollung des Beins bei Beugung in der Hüfte wird verstärkt durch die starke Parese des abduzierenden und innenrotierenden M. glutaeus medius. Hierdurch leidet auch die Fixation des Beckens beim Stehen auf dem gelähmten Bein. Die Adductoren- und Quadricepsfunktion ist befriedigend, die entsprechenden Reflexe fehlen aber oft noch, oder sind wenigstens inkonstant. Typisch ist weiterhin die Lähmung der Dorsalflexion des Fußes (M. tibialis ant.) und seine Adduktion (M. tibialis post.).

Läsionen in L_5 und S_1 machen das von MINOR als *Epiconussyndrom* (vgl. S. 281) bezeichnete klinische Bild; sie gehen mit normaler Funktion des M. quadriceps und erhaltenem Patellarreflex einher. Gelähmt sind die der Außenrotation dienenden Mm. pyriformis, quadratus fem., gemelli und obturator int., wodurch die Außenrotation durch den intakten M. obturator ext. sich nicht durchsetzen kann. Die Dorsalflexion und Adduktion des Fußes (Mm. tibialis ant. et post.) funktionieren zwar; doch ist die Dorsalflexion, welche mit einer Supinationsdrehung des Fußes erfolgt, geschwächt durch die Lähmung der Mm. peroneus longus et brevis, welche den Fuß dorsalwärts beugen und pronieren. Der M. glutaeus maximus und damit die Streckung des Oberschenkels ist gelähmt; die Abduktion des Oberschenkels und Fixation des Beckens durch die Mm. glutaeus med. et minimus sind stark geschwächt. Die Beugung des Unterschenkels ist infolge hochgradiger Parese der Mm. semitendinosus, semimembranosus, weniger der Mm. biceps long. et brev. kaum möglich. Die Wadenmuskulatur ist mehr oder minder gelähmt, der *Achillessehnenreflex aufgehoben*. Es findet sich nach FOERSTER hier öfters ein paradoxer Achillesreflex.

Das Syndrom der Vorderwurzel- bzw. Vorderhornläsionen von S_{2-5} wird uns bei Besprechung der *Cauda- und Conusläsionen* (S. 282f.) beschäftigen. Die innige Nachbarschaft dieser untersten R.-Segmente einerseits wie ihre Umhüllung von den Wurzeln L_1—S_1 andererseits verursachen die sehr komplexen Krankheitsbilder dieser Region.

5. Die Pathogenese und der Verlauf nucleärer und radikulärer Lähmungen.

Die Ursachen der hier besprochenen Lähmungen sind außerordentlich vielfältig. Sie und der Umstand, ob nucleäre oder radikuläre Lähmung bestimmen in erster Hinsicht auch den Verlauf der Lähmung.

Die *nucleäre Lähmung* ist schon an sich prognostisch viel ungünstiger. Hoffnungslos sind natürlich angeborene Mißbildungen wie Kernaplasien und schwere Entwicklungsstörungen des R. und seiner Hüllen. Nicht viel anders steht es um progrediente, heutzutage meist als hereditär erkannte Leiden wie die progressive spinale Muskelatrophie, amyotrophische Lateralsklerose und andere Erbleiden, bei denen auch die Vorderhörner miterkranken können. Traumatische R.-Schädigungen können erst nach genügender Zeit, bis rückbildungsfähige Komplikationen wie Blutung und Ödem abgeklungen sind, beurteilt werden. Dies gilt auch für die Hämatomyelie. Vasculäre Schädigungen der Vordersäulen können auf der sehr seltenen Embolie der A. spinalis ant., häufiger schon auf arteriosklerotischen und endarteriitischen Prozessen beruhen. Einen Rückgang der Lähmungssymptome kann man dabei nur dort erwarten, wo — wie noch am ehesten bei luischen Gefäßerkrankungen — eine Therapie möglich ist. Ungünstig pflegen in der Regel auch schwere toxische Schädigungen — mit und ohne Neuritiden — wie z. B. schwere Bleischädigungen zu sein. Die Syringomyelie bietet bekanntlich gelegentlich gute therapeutische Chancen für die Röntgenbehandlung. Echte intramedulläre Tumoren wie Abscesse sind meist infaust. Eine bessere Prognose bieten die zahlreichen akut- und chronisch-entzündlichen Erkrankungen, welche zum Teil prädilektiv die Vorderhörner zu befallen pflegen. Die weitgehende Restitution der Funktion bei der akuten Poliomyelitis ist bekannt. Dabei ist meines Wissens die Frage, ob die bis auf 2 Jahre bemessene Erholungszeit primär gelähmter Ganglienzellen nicht die Regenerationszeit des im akuten Zustand geschädigten Neuriten und Achsenzylinders bedeutet, keineswegs geklärt. Die syphilitische Vorderhornerkrankung, wie wir sie sowohl bei der cerebrospinalen Lues als auch der Metalues sehen, bietet jedenfalls bessere Behandlungsaussichten als die vasculären oder gar hereditären Erkrankungen

Die *radikuläre Lähmung* ist schon im Prinzip deswegen günstiger zu beurteilen, weil die einmal leitunfähig gewordene Wurzelfaser — im Gegensatz zur Ganglienzelle — sich wieder regenerieren kann. Dabei wachsen die neuen Neuriten bis in die distalste Peripherie aus. O. FOERSTER hat einige solcher Fälle beschrieben und gezeigt, daß die Funktion stets zunächst in dem proximalen Innervationsgebiet wieder erwacht und bis zu $3^1/_2$ Jahre vergehen können, bis auch die distalen Muskeln wieder funktionieren. Dazu kommt, daß von traumatischen Kontinuitätstrennungen und dgl. abgesehen die auf die Vorderwurzeln wirkenden Schädlichkeiten: extramedulläre Tumoren, verschiedenartige Erkrankungen der Wirbelsäule, akut- und chronisch-entzündliche meningitische Prozesse viel bessere Behandlungs- und Heilungsmöglichkeiten bieten als die Erkrankungen der Medulla spinalis. Weitere Einzelheiten findet der Leser im speziellen Teil der R.-Erkrankungen.

B. Das Hinterwurzel- und Hinterhornsyndrom.
1. Die segmentale Anordnung der Sensibilität.

Die in den gebräuchlichen Schemata der segmentalen Zuordnung der Sensibilität dargestellten Hautareale — *Dermatome* — entsprechen den sensiblen segmentalen Einheiten sowohl der jedem R.-Segment zugehörigen hinteren Wurzeln samt Spinalganglien — den *Rhizomeren* — als auch ihrer Eintrittszone im R. selbst — den *Myelomeren*. Nachdem jede R.-Wurzel die Höhenbezeichnung desjenigen Wirbels trägt, durch dessen For. intervertebrale sie den Wirbelkanal verläßt (vgl. S. 189 und Abb. 2), nachdem aber andererseits das aborale Wachstum der Wirbelsäule eine distal zunehmende Höhendifferenz von R.-Segment und Wurzelaustritt samt Spinalganglion verursacht hat — können gleiche segmentale Symptome (wenigstens in den unteren R.-Abschnitten!) durch Läsionen der Wurzeln in verschiedenen Höhen der Wirbelsäule entstehen.

Segmentale Wurzelsymptome können durch krankhafte Prozesse in der Nachbarschaft der Spinalganglien oder in ihnen selbst verursacht werden; dies gilt vom Herpes zoster und vielen primär von der Wirbelsäule ausgehenden Erkrankungen. Sie können aber auch — wie z. B. bei umschriebenen meningitischen und gewissen extramedullär tumorösen Prozessen — ihren Sitz nahe am R.-Segment haben. Dementgegen weisen die Eigenheiten von Hinterhornschädigungen natürlich stets auf einen Prozeß im jeweiligen R.-Segment hin.

Abb. 22 gibt die *Dermatome,* d. h. die Eintragung der sog. *Körpermetamere,* wovon *theoretisch* jedes einzelne seiner gleichbenannten hinteren R.-Wurzel entspricht, wieder. Vergleicht man diese schematischen Abbildungen, wie sie sich in fast allen Lehrbüchern der Neurologie finden und die Unterrichtstafeln — ich erwähne nur die Schemata von BING, DEJERINE, EDINGER, FLATAU, GOLDSCHEIDER, HEAD, KOCHER, SEIFFER und die Tafeln von v. MÜLLER-HILLER-SPATZ — untereinander, so findet man mehr oder minder auffällige Verschiedenheiten, die an sich nur der Ausdruck dafür sind, daß von einer sicheren Begrenzung der Dermatome in dem Sinn keine Rede sein kann, daß scharfe Grenzen benachbarte R.-Segmente auf der Haut trennen. O. FISCHER hat diese Differenzen der Segmentbegrenzung, wie sie die Literatur dieses Gebiets durchzieht, eingehend besprochen. Die Feststellung der Dermatome beim Tier und Menschen ist in langer mühevoller Arbeit gewonnen worden.

Von BOLK stammen jene Untersuchungen, welche mittels *anatomischer* Methoden am Menschen den Verlauf der hinteren R.-Wurzeln in die Hautäste der peripheren Nerven verfolgten. Diese Methode zeigt einwandfrei die Kombination der peripheren Nerven aus Fasern verschiedener Hinterwurzeln; sie begegnet aber verständlicherweise großen Schwierigkeiten bei der Identifizierung der segmentalen Herkunft der feinsten Hautästchen. Angesichts dessen ist es erstaunlich, wie genau schon die Ergebnisse der BOLKschen Untersuchungen waren. — SHERRINGTON hat das Problem *physiologisch* experimentell zu lösen versucht, indem er mittels der sog. *Isolationsmethode* (jeweilige „Isolierung" einer einzigen Hinterwurzel durch Resektion der darüber und darunter gelegenen) die „remaining sensibility" und somit die tatsächliche Ausdehnung jedes zugehörigen Hautsegments festzustellen versuchte. Die am Tier so gewonnenen Resultate waren mit den Fehlerquellen jeder Sensibilitätsprüfung am Tier behaftet und an sich noch nicht ohne weiteres auf den Menschen übertragbar. Als das Spiegelbild der SHERRINGTONschen Isolierungsmethode kann man die auf DUSSER DE BARENNE, KLESSONS und DE BOER zurückgehenden experimentellen *Reizungen* je einer Hinterwurzel mit Strychnin auffassen. — Die *klinische* Methode wurde von H. HEAD erstmalig systematisch angewandt, welcher vor allem die beim *Herpes zoster* — als einer Erkrankung der Spinalganglien — auftretenden Sensibilitätsstörungen, vasomotorischen und trophischen Hautstörungen zur Feststellung der Dermatomgrenzen heranzog. Die andere von HEAD angewandte Methode, die Empfindungssteigerung bestimmter Hautbezirke bei Erkrankungen innerer Organe, der sog. HEADschen *Zonen,* zur Identifizierung der Hautsegmente zu benutzen, wird sowohl durch die plurisegmentale Innervation der Organe wie die mangelhafte Genauigkeit der Zonen eingeschränkt. Weiter führte das Studium von *traumatischen* und *sonstigen Hinterwurzelschädigungen,* wie es von HEAD und dann vor allem von KOCHER herangezogen wurde. Die letzte und bedeutendste Vervollkommnung unserer Kenntnisse stammt schließlich von O. FOERSTER, welcher die SHERRINGTONsche Methode der Feststellung der „remaining sensibility" am Menschen anwandte und ihre Ergebnisse noch durch genaue Registrierung von Wurzelreizungen beim Herpes und Wurzelschädigungen bei Tumoren usw. ergänzte.

Das Ergebnis dieser auf verschiedene Weise am Mensch und Tier gewonnenen Aufschlüsse ist, daß eine *Metamerie der Dermatome* beim Menschen nur am Hals und dann wieder am Rumpf vorliegt. Hier folgt von oral nach caudal ein Hautsegment dem anderen. Die Tatsache, daß auf der Brust in Axillarhöhe das 4. Hals- an das 2. Dorsalsegment, am Rücken das 6. Hals- an das 2. Dorsal-

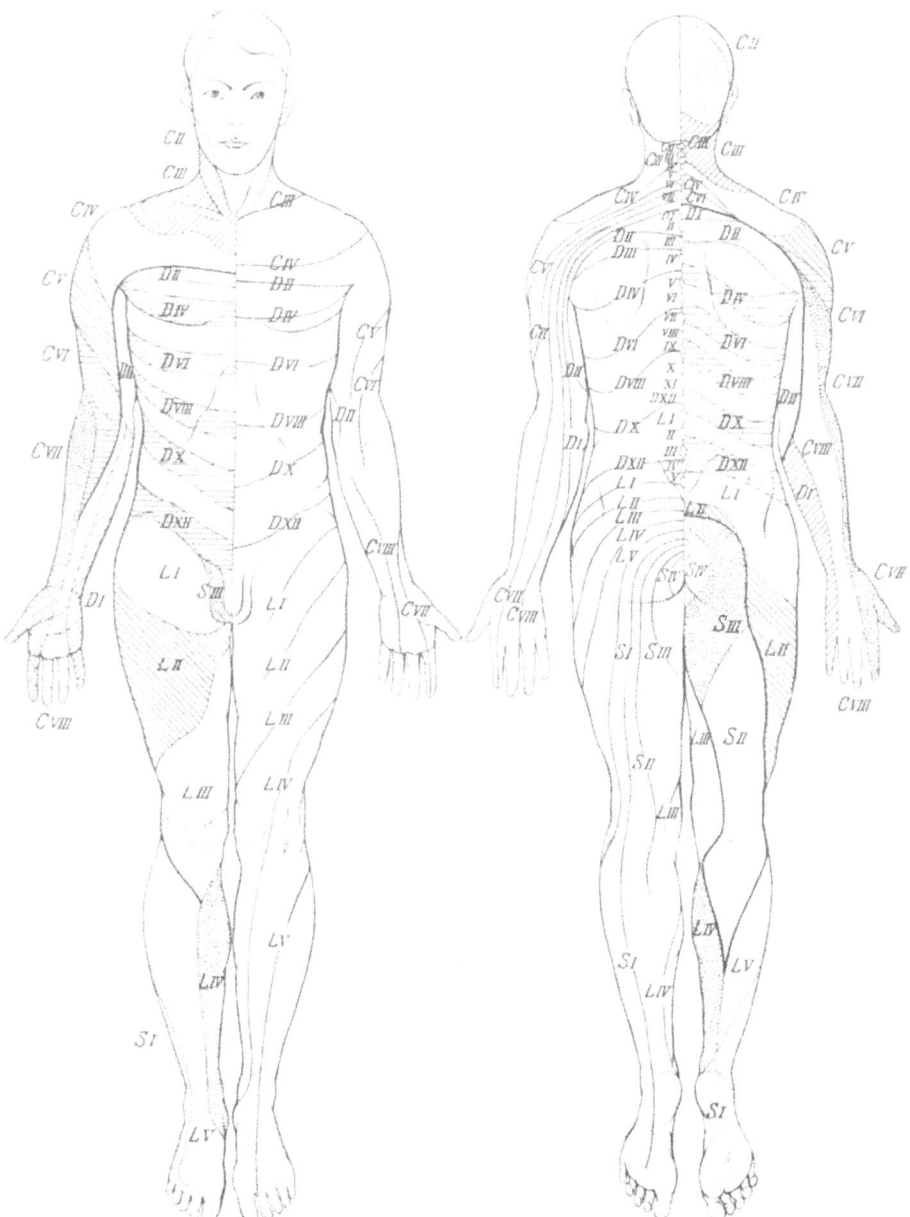

Abb. 22. Segmentales Sensibilitätsschema, in welchem auf der rechten Körperseite die sensiblen Segmentgrenzen — (die starken Axiallinien bezeichnen die Grenzen nicht benachbarter Segmente) — und auf der linken Körperseite die sog. Mittellinien der Segmentgebiete (EDINGER) eingezeichnet sind. (Nach den neurologischen Wandtafeln von MÜLLER-HILLER-SPATZ.)

segment und am Gesäß das 2. Lumbal- an das 3. Sacralsegment grenzt, entspricht nicht der beim Embryo und bei niederen Tieren durchgängigen Metamerie aller Segmente. Das gleiche gilt von der Fortsetzung dieser *zwei nicht benachbarten R.-Segmente trennenden sog. Axiallinien* auf die oberen und unteren Extremitäten (vgl. Abb. 22). Die Deutung dieser „Verwirrung der Metameren" ist in der Verschiebung, welche die Segmente beim Auswachsen der Extremitätenknospen erfahren haben, zu suchen. Diese nehmen — wie BOLK gezeigt hat — die ursprünglich den metameren, d. h. aufeinander folgenden Teilstücken oder Somiten des Embryokörpers zugehörigen Dermatome hinaus in die Peripherie. Das Schema der Abb. 23 gibt diesen noch am ausgewachsenen Individuum erkennbaren Vorgang durch eine der embryonalen ähnelnden Gliedstellung gut

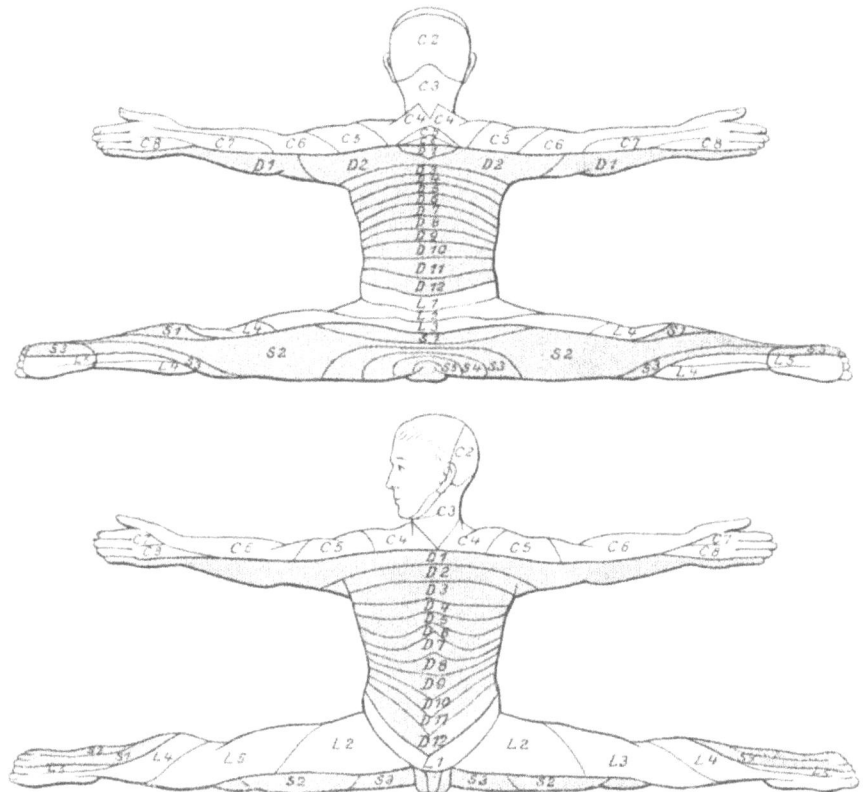

Abb. 23. Zuordnung der Hautoberfläche zu den verschiedenen Rückenmarksegmenten. Die Extremitäten sind in der Lage ihrer embryonalen Wachstumsrichtung gezeichnet. Die Linien bedeuten jeweils die obere Grenze der Dermatome. (Im Anschluß an LUCIANI.)

wieder. Eine Supination der Füße würde den Vorgang der Segmentverlagerung noch anschaulicher machen.

Die Tierversuche, noch überzeugender die FOERSTERschen Beobachtungen am Menschen haben erwiesen, daß am Rumpf — ventralwärts zunehmend — jedes sog. Dermatom von 2 und an den Extremitäten sogar von 3—4 Hinterwurzeln versorgt wird. Abb. 24 zeigt in besonders anschaulicher Weise diese Überlagerung der benachbarten Dermatome. So kommt es auch, daß die Durchschneidung *einer* Wurzel — außer C_2 (O. FOERSTER) — nirgends am Körper einen deutlichen Sensibilitätsausfall macht. Dementgegen schneiden die Dermatome in der Mittellinie — ausgenommen die letzten Sacraldermatome — recht genau ab. EDINGER hat diese Tatsache der Dermatomüberlagerung dadurch zum Ausdruck gebracht, daß er in seinem Schema nur die ungefähre Situation jeder Dermatom-Mitte durch Linien kennzeichnete. Diese „Mittellinien" sind in unserem Schema (Abb. 22) auf der linken Körperseite eingetragen.

Wenn auch die Hautsegmente alle in einer Hinterwurzel geleiteten Impulse repräsentieren, so übertrifft doch — wie HEAD schon feststellte — die Ausdehnung der Tast- jene der thermästhetischen und Schmerz-Dermatome (bei Hinterwurzelunterbrechung kann nach FOERSTER die Thermanästhesie über die Analgesie hinausreichen). Die Überlagerung betrifft also vor allem die Berührungsempfindung, weniger die an sich schmäleren Schmerzdermatome.

Die durch efferente Hinterwurzelfasern vermittelte Vasodilatation verhält sich bezüglich ihrer dermatomeren Verteilung im wesentlichen wie der Schmerzsinn.

Die *proprioceptive Sensibilität* gelangt ja mit den Muskelnerven bis an die Spinalganglien. So entspricht denn auch die segmentale Zuordnung der Tiefensensibilität — die der Knochen und Gelenke und Bänder inbegriffen — jener der Myotome und ihnen zugeordneten Muskeln (vgl. S. 243 f.).

Die *Sensibilität* der *inneren Organe* wird dem R. durch sensible somatische Fasern, welche mit efferenten autonomen Fasern zum Grenzstrang und den Spinalganglien ziehen, vor allem durch die Nn. splanchnici, hypogastrici und die Nn. pelvici zugeleitet (vgl. S. 211).

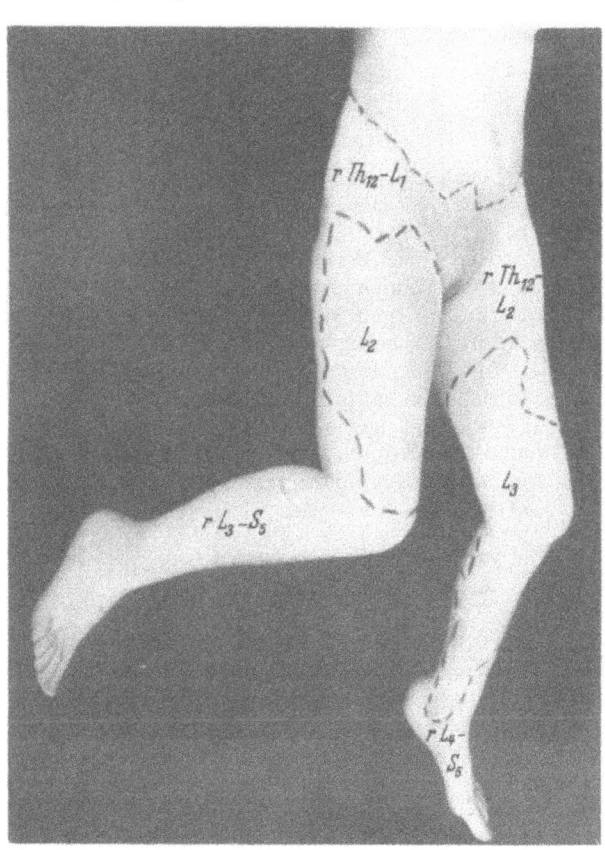

Abb. 24. Lage und Ausdehnung des *2. Lumbaldermatoms* rechts, des *3. Lumbaldermatoms* links, bestimmt durch die remaining sensibility nach Resektion von Th_{12}, L_1, L_3—S_5 rechts, von Th_{12}, L_1, L_2, L_4—S_5 links. Der Vergleich der beiden Seiten lehrt die breite Überlagerung von L_2 und L_3. (O. FOERSTER.)

Der Vagus vermittelt keinen Organschmerz, wohl aber dient er der Empfindung von Nausea und dem Brechakt (vgl. auch S. 265). Die *segmentale sensible Innervation* verhält sich etwa folgendermaßen (bei O. FOERSTER finden sich die entsprechenden Einzelangaben!).

Herz und Aorta ascend. D_{1-5}; *Oesophagus* D_{4-5}; *Mamma* D_{4-6}; *Magen* D_{5-9}; *Leber und Gallenblase* D_{8-10} *rechts*; *Pankreas* D_8 *links*; *Dünn- und Dickdarm bis zum Colon transversum* D_{10}—L_1; *Niere* D_8—L_1; *Ureter* L_{2-3}; *Blase* D_{11}—L_3; *Hoden und Nebenhoden* D_{11}—L_3; *Ovarium und Adnexe* D_{12}—L_3; *Uterus* D_{12}—L_3 (S_{2-5}?); *Urethra (Harndrang)* S_{2-5}. S_{2-5}, welche die Wurzelfasern des N. pudendus und pelvicus enthalten, leiten auch die der Libido und dem Orgasmus dienenden Impulse. Bei Unterbrechungen der die Blasensensibilität leitendend Wurzeln

D_{11}—L_3 fehlt das Gefühl für den Füllungszustand der Blase sowie jeder Schmerz durch Überdehnung der Blase (vgl. auch S. 214). (Bezüglich der im N. splanchnicus maj. geleiteten Sensibilität aus den Baucheingeweiden sei auf die späteren Ausführungen auf S. 278 verwiesen!).

Bei Erkrankungen dieser Organe findet sich oft eine hypersensible Zone an der Haut, und zwar im Bereich der gleichen Hautsegmente. Seit H. HEADs Untersuchungen dieses Phänomens, welches man sich als eine Sensibilisierung sei es der Spinalganglien sei es der Hinterhörner vorstellt, spricht man von HEADschen *Zonen*.

GOLDSCHEIDER hat die gleiche Empfindlichkeitssteigerung eines Segments — der Spinalganglien oder des Hinterhorns? — unter dem Einfluß anhaltender schmerzhafter Hautreize in dem gleichen Dermatom entstehen sehen. Man könnte daher die HEADschen Zonen gewissermaßen nur als einen Sonderfall dieser durch afferente Impulse vermittelten „Aufladung" eines R.-Segments auffassen. Im Grunde handelt es sich dabei ja um nichts anderes als um ein Beispiel jener für das R.-Grau so typischen Erniedrigung der Reizschwellen durch vorausgehende Reize bzw. die Wirkung von Reizrückständen für den Effekt folgender, an sich unter Umständen unterschwelliger Reize.

Abgesehen von der allerdings begrenzten *diagnostischen* Brauchbarkeit der HEADschen Zonen verwenden wir unsere Kenntnisse von der segmentalen Innervation der Organe auch therapeutisch und indirekt diagnostisch in Gestalt der von Chirurgen gelegentlich mit Erfolg verwandten *paravertebralen Anästhesie* mittels Novocainisierung der Rr. communc. grisei. (Näheres s. bei KAPPIS, LÄWEN u. a.) Man hat auch mit Erfolg schwerste gastrische Krisen (H. KÜTTNER und O. FOERSTER) sowie die hochgradigen Schmerzen bei der Angina pectoris (DAVIS und CONE) durch Resektion der betreffenden hinteren Wurzeln beseitigen oder zum mindesten mildern können. Die paraspinale Leitung der Schmerzimpulse, zumal des visceralen Tiefenschmerzes (vgl. S. 203) läßt freilich nur zu oft die Schmerzen wieder aufleben.

2. Segmentale radikuläre Sensibilitätsstörungen.
a) Die Reizung der hinteren Wurzeln und Spinalganglien.

Alle die verschiedenen krankhaften Einwirkungen, welche die Hinterwurzeln in ihrem verschieden langen Verlauf zwischen den im For. intervertebrale gelegenen Spinalganglien bis zu ihrem Eintritt ins Hinterhorn treffen können, machen mit Vorliebe *Schmerzen*. Dieser Hinterwurzelschmerz, von dessen oft auffallend langer Latenz und Dauer sowie Unerträglichkeit bei faradischer Hinterwurzelreizung O. FOERSTER berichtet, strahlt in das zugehörige Hautsegment aus und hat infolgedessen am Rumpf — wie der Herpes- und anginöse Schmerz — den Charakter eines *gürtelförmigen Schmerzes*. Hier und an den Extremitäten können Wurzelreizungen peripheren Neuralgien sehr ähnlich sein. Oft werden die Schmerzen auch für „rheumatisch" gehalten. Die sog. *lanzinierenden Schmerzen* (vgl. das Kapitel über *Tabes dorsalis!*) können wohl auch radikulärer Natur sein; häufiger freilich muß man sie wohl auf *intramedulläre* Prozesse (vgl. S. 303) zurückführen. Warum in den und jenen Fällen z. B. von Druck auf die Hinterwurzeln der Schmerz fehlt, kann nur die Untersuchung am konkreten Objekt erklären. Die Wurzelreizung äußert sich oft auch in Form von *Parästhesien* — Kribbeln, Pelzigsein, Ameisenlaufen, Elektrisiertsein, Jucken, Taubheitsgefühl, Kitzel und abnormen Temperaturempfindungen. Sind die Spinalganglien der Sitz der Erkrankung, so begegnen wir den für den *Herpes zoster* charakteristischen Sensibilitäts- und trophischen Störungen.

Die *objektive Untersuchung* deckt die Reizzuständen des sensiblen Neurons eigene *Hyperästhesie* für verschiedene Reize auf. Die *Wirbelsäule* ist — entsprechend der Ausdehnung des Prozesses — oft klopf- und vor allem bewegungsempfindlich; die *Haut* für alle Reize — besonders Schmerz- und Kältereize — hypersensibel. Die Beteiligung der visceralen Fasern zeigt sich oft in einer erhöhten lokalen Reaktion seitens der Schweiß-, Piloarektoren- und vor allem vasodilatatorischen Hinterwurzelfasern. *Radiculitiden* im Bereich des Ursprungs des Plexus brachialis (C_5—D_2) wie des Plexus sacralis (L_5—S_5) machen oft ganz ähnliche Erscheinungen wie die Plexusveränderungen selbst. So kann bei einer Radiculitis im Bereich des Sacralmarks (wie auch bei Reizzuständen an der Cauda equina) das LASÈGUEsche *Phänomen* positiv sein. Im Gegensatz zur eigentlichen Ischias (bei der sich der neuralgische Reizzustand auch bis auf die Wurzeln fortsetzen kann!) ist hier dies Phänomen entweder doppelseitig vorhanden, oder aber es findet sich zum mindesten ein Ausstrahlen des auf der einen Seite ausgelösten Schmerzes im Kreuz, Gesäß und Ischiadicusverlauf auch auf die andere Seite. Ganz entsprechend sieht man in Fällen von Radiculitis im unteren Halsmarkbereich bei dem Versuch einer Dorsalflexion der Hand bei gestreckt horizontal erhobenen, abduzierten Arm und zur Gegenseite abgewandten Kopf einen Schmerz in der Schulter auftreten. Jede plötzliche Erhöhung des venösen und Liquordrucks, wie sie durch Husten, Nießen, Lachen, die Bauchpresse usw. verursacht wird, verstärkt den Hinterwurzelschmerz. Die *Muskulatur* ist bei Hinterwurzelreizung oft deutlich kontrahiert, der *Muskeltonus erhöht*. Wir kennen diese Erscheinungen vor allem bei den mehr oder minder generalisierten Reizzuständen der Wurzeln wie bei der Subarachnoidalblutung und den verschiedenen Meningitiden, wo wir abnorme Muskelspannungen — Opistotonus, KERNIGsches Phänomen, Kahnbauch, auch den als *Camptocormie* bezeichneten Krampf der Bauchmuskulatur usw. — als Reizphänomen seitens der hinteren, daneben auch vorderen Wurzeln (vgl. S. 255) ansprechen. Bei umschriebenen Hinterwurzelreizungen — Wirbelsäulenerkrankungen, extramedullären Tumoren usw. —, kann eine lokale Muskelspannung ein wichtiges Verdachtsmoment für solch einen lokalisierbaren Krankheitsprozeß bedeuten. Die Hinterwurzelreizung geht als Affektion des afferenten Schenkels des spinalen Reflexbogens auch mit einer *Steigerung der Muskelsehnenreflexe* einher.

Schließlich können auch die *inneren Organe* auf Reizzustände an den Hinterwurzeln und Spinalganglien reagieren. Wir kennen solche Zustände unter dem Bilde der sog. **Organkrisen,** wie sie vor allem die *Tabes dorsalis* auszeichnen. Ich möchte diese vegetativen Hyperästhesien hier kurz erwähnen, weil sie sicher bei Hinterwurzelschädigungen vorkommen; zugleich aber hinzufügen, daß gerade die tabischen Krisen nicht so sicher radikulären als vielmehr medullären Ursprungs sein dürften. Als sichere Hinterwurzelschädigung dürften z. B. Magenkrämpfe, wie sie RAMOUD und JACQUELIN (zit. nach OPPENHEIM) in Verbindung mit Herpes zoster bei *tuberkulöser Caries* beschrieben haben, anzusprechen sein. Krisenartige Schmerzen sieht man bei den verschiedensten Hinterwurzelschädigungen, entzündlichen, tumorösen, traumatischen usw. Am Magen sind es die *Sympathicuskrisen*, welche mit den kennzeichnenden furchtbaren Schmerzen, Erbrechen, Hypersekretion und Hyperästhesien in D_{5-9}, ausstrahlenden Schmerzen in den benachbarten Segmenten sowie motorischen Reizerscheinungen einhergehen. (*Vagale* Magenkrisen sind dementgegen durch *Übelkeit* und *Brechreiz* und erst sekundäre Schmerzen; *Phrenicuskrisen* durch Brechreiz, Singultus und Hyperästhesien in C_{3-5} — Schulterschmerz — gekennzeichnet.) Den sympathischen Magenkrisen entsprechen an anderen Organen die *Larynxkrisen* mit Kitzelgefühl, Hustenanfällen und gelegentlich auch Glottiskrampf, die *Oesophaguskrisen* mit Würggefühl, Schluckschwierigkeiten, Hypersekretion und Brechreiz, *Herzkrisen* mit Angina pectoris-ähnlichem Syndrom, *Mammakrisen* mit Schmerzen, Milch- oder Collostrumsekretion, *Rectalkrisen* mit kolikartigem Schmerz und Krampf des inneren Sphincters, die wie Nierensteinanfälle imponierenden *Ureterkrisen*, die sympathischen *Blasenkrisen* mit Sphincterkrampf, Schmerz und Völlegefühl der Blase und die seltenen *Vulvovaginal-* und *Klitoriskrisen*, welche durch Vaginalsekretion, Libido eventuell auch Orgasmus und oft auch einen starken Pruritus vulvae ausgezeichnet sind. Krankhafte Prozesse im Bereich der Sacralwurzeln, Radiculitiden usw. aber auch Reizerscheinungen bei der Tabes können beim Mann einen *Priapismus*, solche im Bereich der Lumbalregion gehäufte Pollutionen und *Störungen der Ejaculation* machen. Die *parasympathischen Blasenkrisen*, wie sie durch Reizzustände an den Hinterwurzeln S_{2-5} (N. pelvicus) — man vergleiche das Kapitel Tabes! — hervorgerufen werden, sind gekennzeichnet durch krampfartige Detrusorkontraktionen mit dauerndem, oft ungeheuer schmerzhaftem Harndrang und Überempfindlichkeit der Urethra. Diesen bei vielerlei Affektionen im Conus- und Cauda-Bereich gar nicht seltenen *Pelvicuskrisen* entspricht am *Rectum* gleichfalls ein Defäkationszwang und abnorme Schleimsekretion der schmerzhaften Rectalschleimhaut. Bei all diesen Krisen findet man in der Regel die für die HEADschen Zonen (vgl. S. 264) typischen dermatomeren Hyperästhesien.

b) Die Unterbrechung der hinteren Wurzeln.

Es müssen, wie bereits auf S. 262 ausgeführt wurde, mehrere — am Rumpf zwei, an den Extremitäten wenigstens zwei bis drei — Hinterwurzeln lädiert sein, damit ein deutlicher segmental begrenzter Sensibilitätsausfall, eine *Hypästhesie* oder *Anästhesie* nachweisbar wird. *Die völlige Kontinuitätstrennung hinterer Wurzeln* — wie sie am Menschen vor allem von O. FOERSTER studiert worden ist — hat infolge der verschieden ausgedehnten Überlagerung der Dermatome für die einzelnen Sinnesqualitäten (vgl. S. 260) auch Hyp- und Anästhesien zur Folge, die Kalt-, Warm-, Schmerz- und Berührungsempfindung in abnehmender Stärke und Ausdehnung betreffen. Eine besondere Vulnerabilität der die jeweiligen Sinnesqualitäten leitenden Fasern (vgl. S. 196) kann ja, was man doch gegenüber O. FOERSTER betonen muß, nicht zur Erklärung dieses ganz gesetzmäßigen Befundes beitragen, wenn man, wie gerade O. FOERSTER es beschrieben hat, nach operativen Hinterwurzeldurchschneidungen die gleichen Befunde erhebt wie bei Erkrankungen im Hinterwurzelbereich. Es ist wohl wahrscheinlicher, daß die physiologische Funktion der Hautsinnesorgane in Verbindung mit der plurisegmentalen Innervation eines jeweiligen Hautbezirks den Ausschlag für das unterschiedliche Verhalten der einzelnen Sinnesqualitäten gibt. Die weiteste Ausdehnung einer segmentalen Sensibilitätsstörung erhält man, wenn man die Schmerzempfindung oder womöglich die Kaltempfindung prüft. Läsionen der hinteren Wurzeln verhalten sich bezüglich der *Qualität der Sensibilitätsstörungen* wie periphere Nervenlähmungen. Es werden bei gleichmäßiger Schädigungen des Wurzelquerschnitts alle Sinnesqualitäten betroffen. Bestimmt man mittels feiner Untersuchungsmittel — Reizhaare, Borsten usw. wie sie die Arbeiten der v. FREYschen und v. WEIZSÄCKERschen Schule in die klinische Medizin eingeführt haben — die Sinnespunkte der Haut, so findet man eine *Rarefizierung* für alle Qualitäten und bei totalen Läsionen einen Ausfall der Sinnespunkte in demjenigen Hautbereich, das von der oder den betroffenen Wurzeln ausschließlich innerviert wird. — Wo bei Hinterwurzelläsionen die Störung der Schmerz- und Temperaturempfindung überwiegt, muß man wohl daran denken, daß die markärmeren Fasern, welche diese Sinnesqualitäten nach RANSON und SVEN INGVAR leiten und die in der Wurzeleintrittszone eine gesonderte Lage einnehmen, von der jeweiligen Noxe besonders stark betroffen worden sind. Ob dies die Folge der anatomischen Exponiertheit dieser Fasern oder ihrer stärkeren Vulnerabilität gegenüber gewissen Schädlichkeiten ist, wird schwer zu entscheiden sein. Das wichtigste Unterscheidungsmoment aller anscheinend dissoziierter Sensibilitätsstörungen bei Hinterwurzelläsionen gegenüber den echten zentralen dissoziierten Störungen der verschiedenen Empfindungsqualitäten ist wohl, daß bei diesen peripheren Störungen Sensibilitätsausfälle immer quantitativ sind, d. h. daß die jeweilige Minderung der Empfindung einer bestimmten Sinnesqualität an den Ausfall von spezifischen Rezeptionsorganen in der Haut wie auch den tiefen Geweben geknüpft ist. (Man vergleiche dementgegen den andersartigen, vorwiegend qualitativen Charakter der Sensibilitätsstörungen bei zentralen, speziell Hinterstrangsläsionen.) Wo, wie z. B. im Verlauf der Tabes dorsalis ein umgekehrtes Verhalten der sensiblen Ausfälle nachweisbar ist, Schmerz- und Temperatursinnsstörungen überhaupt ganz in den Hintergrund treten gegenüber Ausfällen der epikritischen taktilen und Tiefensensibilität, dort möchte ich entgegen O. Foerster eine Läsion im Hinterhorn-Hinterstrangbereich annehmen.

Unterbrechungen einer größeren Zahl hinterer Wurzeln führt auch zu einer besonderen motorischen Störung, welche man als *Ataxie* bezeichnet. Wir werden das Syndrom der Ataxie bei den Hinterstrangsläsionen besprechen; denn reine Hinterwurzelataxien können sich praktisch nur dort entwickeln, wo — wie es O. Foerster z. B. getan hat — eine so beträchtliche Anzahl hinterer Wurzeln unterbrochen wurden, daß damit eine Deafferentierung einer mehr oder minder ganzen Extremität erreicht wurde. Erkrankungen der Hinterwurzeln befallen selten in genügender Intensität so viele Segmente, daß eine Ataxie sich einstellt. Wo dies der Fall ist, gleicht diese Ataxie im wesentlichen der bei peripheren Nervenläsionen sich einstellenden Störung der Tiefensensibilität (ich verweise auf die Ausführungen über Ataxie bei peripheren Sensibilitätsstörungen).

Wohl aber führen Hinterwurzelschädigungen oft zu einer Aufhebung der Sehnenreflexe einer **Arreflexie**. Ich habe ja bereits auf S. 254 darauf hingewiesen, daß der direkte spinale Reflexbogen besonders leicht geschädigt wird, und dies ist auch im Bereich der hinteren Wurzeln der Fall. Die Arreflexie braucht aber durchaus nicht mit einer Ataxie einherzugehen. Die Leitung von Tiefensensibilitätsimpulsen über die Hinterstränge und die spinocerebellaren Bahnen ist trotz Schädigung der Reflexfasern meist intakt. Dem Stadium der Arreflexie geht nicht selten eine *Steigerung der Reflexe als Reizerscheinung* voraus. Dann kann für einige Zeit eine Abschwächung der Reflexe mit abnormer Ermüdbarkeit (Mann, Stein) bemerkbar sein, bis schließlich die Reflexe überhaupt nicht mehr auslösbar sind. Aber auch dann soll nach den Untersuchungen von Eismeyer und Kurella sowie Dalma und Tuchlan (Lit. bei L. Mann) im Moment der Reflexauslösung noch ein Aktionsstrom von den Muskeln zu erhalten sein. Das würde eine potentielle Auslösbarkeit der Sehnenreflexe bedeuten, wenn es gelänge, den zentralen Erregungszustand (vgl. S. 223) des R. entsprechend zu steigern. Die Natur vollführt dies Experiment, wenn sie zu einer Hinterwurzelschädigung mit Reflexverlust eine Pyramidenbahnläsion hinzufügt, wenn also z. B. ein Tabiker eine Hemiplegie erleidet. In solchen Fällen sieht man tatsächlich häufig die *Rückkehr der bereits aufgehobenen Sehnenreflexe*.

Westphal, nach dessen Untersuchungen ja bekanntlich das Fehlen des Patellarreflexes bei der Tabes als Westphalsches *Zeichen* benannt wird, meinte, daß zwischen der *Arreflexie* und dem *Muskeltonus* kausale Beziehungen bestünden. Daß dies im physiologischen Experiment der Fall ist, wird auf S. 224f. eingehend erörtert. Andererseits ist im intakten Organismus der Muskeltonus nicht allein abhängig von der Funktion der direkten spinalen, sondern in viel erheblicherem Maße auch von supraspinalen Reflexbögen, vor allem auch der Intaktheit der *spinocerebellaren Bahnen*. Die komplette Deafferentierung einer Extremität hat — wie O. Foerster oft zeigen konnte — auch ihre *Hypotonie* zur Folge. Die klinische Hypotonie beruht aber nur selten auf einer Hinterwurzelschädigung, sondern auf einer intraspinalen Schädigung der Fasern zu den CLARKEschen Säulen bzw. dem STILLINGschen Kern, dieser beiden Kerne selbst oder schließlich der aus ihnen entspringenden ascendierenden Bahnen. (Ich verweise auf den Abschnitt über cerebellare Erkrankungen!)

Den visceralen Reizerscheinungen (vgl. S. 265) entsprechen bei schwereren Hinterwurzelläsionen **Sensibilitätsstörungen an inneren Organen.**

Läsionen der Hinterwurzeln zwischen D_{11} und L_3 schädigen die sensiblen Bahnen aus der *Harnblase*. Der Kranke verliert das Gefühl für den *Füllungszustand* der Blase, wie auch den *Blasenschmerz*. Der *Harndrang* hingegen wird erst dann nicht mehr empfunden, wenn die mit S_{2-5} das R. erreichenden afferenten Fasern der Nn. pelvici leitunfähig geworden sind. Auch der Durchtritt des Harns durch die Harnröhre wird bei Hinterwurzelläsionen im Sacralbereich (Nn. pudendi) nicht mehr gespürt. So erklären sich unter anderem die Blasenstörungen bei der Tabes, welche ja mit Vorliebe die hinteren Wurzeln des Lumbal- und Sacralmarks ergreift. Die Folgen dieser *sensiblen Blasenlähmung* ist die Harnretention, die Störung der Blasenentleerung (*Dysuria tabica*), sogar Ischuria paradoxa — alles Folgen der Sensibilitäts- und reflektorischen Detrusorstörung. Die Hinterwurzelläsion kann aber auch in erster Linie den Sphincterreflex unterbrechen, wodurch es dann zu Sphincterschwäche und Inkontinenz — z. B. Abträufeln des Harns bei Erhöhung des Bauchdrucks — kommt. Die Inkontinenz ist oft mit *Stuhlverhaltung* (selten Incontinentia alvi) mit *Potenzstörungen* und Sensibilitätsstörungen im Bereich der Genitalorgane verbunden.

Von *Sensibilitätsstörungen* der *Eingeweide* bei Hinterwurzelläsionen, welche sich in einer Schmerzlosigkeit der Hoden, Ovarien, des Peritoneums, unter Umständen auch der Organe der Brusthöhle, der Bronchien und des Larynx verraten kann, wird bei Besprechung der Tabes dorsalis Näheres mitgeteilt werden. Eigenartigerweise kann dabei auch das Ermüdungsgefühl aus den Muskeln fehlen, was FRENKEL und O. FOERSTER nachgewiesen haben.

Die *Läsion anderer vegetativer Fasern in den Hinterwurzeln*, worunter besonders die *Vasodilatatoren* und *parasympathischen trophischen Nerven* (vgl. S. 210f.) zu nennen sind, hat **trophische Störungen** zur Folge. Im anästhetischen oder wenigstens hypästhetischen Hautgebiet sieht man Pigmentstörungen, Verdickung und Verlust der Nägel, Haarausfall und vor allem schwere Hauterkrankungen, zu denen auch das sog. Malum perforans gehört. Auch bezüglich dieser Störungen sei auf das Tabeskapitel verwiesen. Die *vasomotorischen Störungen* sind nach FROMENT und EXALTIER sowie MARINESCO auch der wesentliche pathogenetische Faktor beim Zustandekommen der *Osteoarthropathien*. HUGO RICHTER bespricht in kritischer Weise die Literatur dieser ja noch recht umstrittenen Frage. Er meint abschließend, daß es heute noch als unentschieden gelten muß, ob der „innervatorische Effekt, durch dessen Ausfall die ersten Knochen- und Knorpelveränderungen im arthropathischen Gelenk bedingt sind, an sensible, vasomotorische oder direkte trophische Nervenbahnen gebunden ist".

c) Pathogenese der Hinterwurzelläsionen.

Das Hinterwurzelsyndrom kann — wie wir sahen — sich in so verschiedener Weise zeigen, daß wir noch mit einigen Worten auf die für die Symptomatologie entscheidende *Pathogenese* dieses Syndroms eingehen müssen. Hier kommen eine große Anzahl von Erkrankungen in Betracht, von denen nur die typischsten herausgegriffen seien. Beginnen wir mit den *Erkrankungen der Wirbelsäule*. Diese führen mit Vorliebe zu neuralgiformen Reizerscheinungen, auch dem sog. „Hartspann" der Muskulatur (A. MÜLLER), wie er sich z. B. bei Kranken mit *Spondylosis deformans* vor allem am Rücken, der Gesäß- und Oberschenkelgegend findet. Wir kennen ernstere Hinter- (gelegentlich auch Vorderwurzel-) Symptome bei der *Arthropathia deformans* der Wirbelsäule mit ihrer gefährlichen Lokalisation an den *kleinen* Wirbelgelenken in der Nachbarschaft der Foramina intervertebralia. Schwere „Neuralgien" und auch segmentale Sensibilitätsstörungen sind hier keine Seltenheit. In seltenen Fällen sieht man ein ähnliches Syndrom auch bei der *tabischen* Arthropathie der Wirbelsäule, worauf PÄSSLER aufmerksam gemacht hat. Die chronisch entzündliche Wirbelsäulenversteifung — die *Spondylarthritis ancylopoetica* (E. FRAENKEL) in ihren STRÜMPELL-PIERRE MARIE und BECHTEREWSCHEN Unterformen — macht nur in ihren entzündlich-progressiven Stadien Reizerscheinungen der Hinterwurzeln. Rein posttraumatische Wirbelerkrankungen wie die sog. KÜMMELsche Wirbelerkrankung machen nur bei tatsächlichem *Wirbeleinbruch* (Wirbelnekrose) Wurzelsymptome. Auch bei den einfachen *Skoliosen* treten neurologische Symptome dann auf, wenn der Prozeß fortschreitet, die Wirbelsäule weiter einsinkt oder aber arthrotische Veränderungen an den kleinen Wirbelgelenken hinzukommen. *Luxationen* und *Frakturen* der Wirbel machen außer den klinisch im Vordergrund stehenden Schädigungen der R.-Substanz oft auch schwere segmentale Hyperästhesien wie Anästhesien mit und ohne parallele Reiz- und Lähmungssymptome seitens der vorderen Wurzeln. Die reinsten Formen traumatischer Wurzelschädigungen sehen wir bei *Verletzungen der Cauda equina*, auf deren Symptomatologie bei Besprechung des *Caudasyndroms* (S. 285) eingegangen werden wird. Unter den entzündlichen Wirbelkörpererkrankungen steht die *tuberkulöse Wirbelerkrankung* als Ursache von Wurzel- wie R.-Schädigungen an erster Stelle. Hier ist es die *tuberkulöse Pachymeningitis*, nicht so sehr der Einbruch des kranken Wirbels, welche die Schmerzen, Steifhaltung der Wirbelsäule, Sensibilitätsstörungen, unter Umständen auch umschriebene Atrophien zur Folge hat, wie sie bereits von OPPENHEIM ausführlich geschildert worden sind; vgl. auch den Abschnitt über das *Kompressionssyndrom*. Auch bei der syphilitischen Spondylitis der Halswirbelsäule kommen gerade Hinterwurzelsymptome öfter zur Beobachtung. Ein wichtiges klinisches Symptom ist der Wurzelschmerz bei allen *akut entzündlichen Erkrankungen der Wirbelkörper*, wie sie beim Typhus und einer Menge anderer Infektionskrankheiten, auch bei der *Aktinomykose* und der *Lymphogranulomatose* entstehen können. (Ich verweise auf die zusammenfassende Darstellung von MAX LANGE in Band X des Handbuches der Neurologie, Berlin: Julius Springer 1936, wo der Leser auch die einschlägige Literatur findet.) Schließlich ist auch der Verlauf der *Tumoren* der *Wirbelsäule*, vor allem des metastatischen *Carcinoms* geradezu durch die begleitenden R.-Wurzelerscheinungen vor allem wieder die schwersten neuralgiformen Zustände — z. B. doppelseitige „Ischias", auch Herpes zoster und Intercostalneuralgien — bisweilen begleitet von umschriebenen Muskelkrämpfen und weiterhin von R.-Symptomen gekennzeichnet.

Erkrankungen der Meningen, seien es mehr *lokalisierte* Prozesse wie die verschiedenen *Pachymeningitiden* oder auch *generalisierte*, akute wie chronische *Leptomeningitiden* verschiedener Ätiologie, gehen alle mit Zeichen von Wurzelläsionen einher, worunter immer die Reizsymptome, namentlich im Beginn der Erkrankung, einen wichtigen Platz einnehmen. Auch das bei akuten Meningitiden so häufige Schwanken der Reflexe, die bald krankhaft gesteigert, bald abgeschwächt oder aufgehoben sein können, muß bei Fehlen von eigentlichen R.-Symptomen wohl auf die Wurzelschädigung zurückgeführt werden. *Subarachnoideale* Blutungen im R.-Bereich machen ganz ähnliche Reizsymptome.

Bei *extramedullären Tumoren können* radikuläre Erscheinungen, besonders Hinterwurzelreizungen ein typisches initiales Symptom sein — ich erinnere an die höchst verdächtigen doppelseitigen Ischias. Beschwerden bei Tumoren der Cauda equina! — obligat sind sie freilich nicht!

Die *Tabes dorsalis* wurde bereits mehrmals bei der allgemeinen Besprechung des Syndroms zitiert. Ich verweise auf ihre spezielle Darstellung. Als Krankheit sui generis schließlich begegnet uns dies Hinterwurzelsyndrom unter der als *Radikulitis* bezeichneten Krankheit; auch hier verweise ich auf die spezielle Besprechung.

3. Das Hinterhornsyndrom.

Die isolierte Schädigung der Hinterhörner ist meistens die Folge einer *Syringomyelie*, und daher nennt man auch die charakteristischen klinischen Erscheinungen bei Hinterhornläsionen „Störungen vom Syringomyelie-Typ". Hämatomyelien wie intramedulläre Tumoren können bisweilen sehr ähnliche Syndrome machen. So erklären sich die Schmerzen im Beginn mancher intramedullärer Tumoren nach O. FOERSTER viel häufiger durch Beteiligung der Hinterhörner als der Hinterwurzeln am Krankheitsprozeß. Auch manche tabische Reizsymptome wird man in die Hinterhörner lokalisieren dürfen.

Der Unterschied der Hinterhorn- gegenüber den Hinterwurzelsymptomen ist begründet in der S. 195 beschriebenen Umgruppierung der Wurzelfasern in der Hinterwurzeleintrittszone (Abb. 7). Im Hinterhorn haben sich die Hinterstrangfasern bereits abgesondert. Wir treffen da die der protopathischen Sensibilität und vegetativen Funktionen dienenden Fasern, welche hier ihre Umschaltung auf das nächste Neuron erfahren. Wir finden da des weiteren die den direkten und indirekten intraspinalen Reflexen dienenden Fasern und Zellen (vgl. S. 197 f. und Abb. 8). Daraus folgt, daß segmentale Hinterhornläsionen eine Neigung zu **dissoziierten Sensibilitätsstörungen** haben, welche der Hinterwurzelschädigung kaum zukommen. Die *epikritische Sensibilität*, also besonders alle an die Tast- und Tiefempfindungen geknüpften diskriminatorischen Leistungen sind — von geringfügigen Störungen abgesehen — bei Hinterhornläsionen *nicht gestört*. Hingegen ist *typisch für die Hinterhornläsion die Störung der Schmerz- und Temperaturempfindung in der Regel von segmentaler Begrenzung*, wobei die Temperaturempfindungsstörung wieder nicht so selten die Analgesie übertrifft. Das hat unter anderem F. SCHULTZE nachgewiesen.

Reizerscheinungen äußern sich dementsprechend in *Schmerzen* und *Parästhesien* oft sehr qualvoller Art, indem schon leichte Berührungen der Haut schmerzhaft empfunden werden. Auch *paradoxe Temperaturempfindungen* — offenbar mitbedingt durch verschiedenes Betroffensein der Kalt- bzw. Warmempfindung sind nicht selten. Die Schmerzen brauchen nicht auf die Oberfläche beschränkt zu sein, sondern können auch die tiefen Gewebe, Muskeln, Gelenke, Knochen mit einbegreifen. Die *Muskeleigenreflexe* sind im segmentalen Bereich der Hinterhornläsion meist, und zwar schon frühzeitig aufgehoben. Der *Muskeltonus* ist im Erkrankungsbereich herabgesetzt, ein Umstand, der für die Deutung der bei diesen Erkrankungen häufigen *Störungen der Statik* (Wirbelsäulenverkrümmung usw.) nicht genügend berücksichtigt wird. Hierfür dürfte vor allem die Läsion der zu den CLARKEschen Säulen und STILLINGschem Kern ziehenden Hinterhornfasern verantwortlich sein.

Ein weiteres Symptom der Hinterhornläsion sind **trophische Störungen**. Die Frage inwieweit die der Tabes gelegentlich eigenen trophischen Störungen ein Hinterhornsymptom sind, wird an anderer Stelle zu erörtern sein; an sich können ja auch Hinterwurzelläsionen trophische Störungen machen. Bei Läsionen der Hinterhörner, die ja, wenn sie bis gegen die Basis des Hinterhorns reichen, nicht nur die *parasympathischen Ursprungszellen efferenter Hinterwurzelfasern*, sondern dafür auch die *sympathischen Zellen efferenter Vorderwurzelfasern* im Seitenhorn zerstören, stehen *trophische Störungen oft* ganz im Vordergrund. Die segmentale

Lokalisation dieser Störungen ergibt sich aus den Sensibilitätsstörungen dermatommäßiger Begrenzung wie aus den S. 255 u. 263 dargestellten, auf bestimmte R.-Segmente zu beziehenden vegetativen Störungen. Auf das HORNERsche Syndrom bei Läsionen in C_8—D_2 sei besonders hingewiesen. Über weitere Einzelheiten des Hinterhornsyndroms unterrichtet den Leser das Kapitel über die Syringomyelie.

In seltenen Fällen sieht man bei anscheinenden Hinterhornläsionen *dissoziierte Sensibilitätsstörungen* nicht vom segmentalen, sondern vom *distalen, zirkulär abschneidenden Typ*. SCHLESINGER hat in seinen Arbeiten über die Syringomyelie in Übereinstimmung mit BRISSAUD und LEWANDOWSKY auf diese Verteilung der Sensibilitätsstörungen, bei denen *Handschuh-, Manschetten- und Strumpfanalgesien* beobachtet werden, hingewiesen. BRISSAUD hat die Abweichung vom segmentalen Verteilungstyp damit erklärt, daß im R.-Grau der beiden Anschwellungen eine gliedabschnittweise Anordnung der Schmerz- und Temperaturfasern besteht, in denen die für Hand und Fuß bestimmten Fasern am weitesten medial gelagert seien. BROUWER hat unter Heranziehung der DUSSER DE BARENNESSchen Experimente der lokalen Strychninvergiftung der Hinterhornsegmente (zit. nach O. FOERSTER) diese durchaus nicht allgemein anerkannte BRISSAUDSche Lehre gestützt.

Der Übergang des Hinterhornsyndroms in jenes der *zentralen R.-Substanz* (S. 308 f.) ist fließend.

C. Die komplette Querschnittsläsion des Cervical- und Dorsalmarks.

Auf S. 240 f. wurde die Wirkung der Querdurchtrennung des R. — wobei für den Menschen implicite immer eine *Läsion im untersten Hals- oder im Brustmark* gemeint ist — bei den verschiedenen Tierspezies vom physiologischen Standpunkt aus erörtert und dabei auf das Wesen des *spinalen Shocks*, seine mit der Großhirnentwicklung zunehmende Schwere in der Tierreihe und schließlich beim Menschen hingewiesen und in Kürze auch gezeigt, wie sich aus dem Shock beim Tier allmählich der Zustand der R.-Eigentätigkeit entwickelt.

Die klinische Feststellung einer kompletten Querschnittsläsion kann *anatomisch* — durch den bioptischen Nachweis einer traumatischen völligen Kontinuitätsunterbrechung des R. — oder *physiologisch* — Aufhebung jeder cerebrospinalen wie spinocerebralen Leitung — erfolgen. In beiden Fällen erlaubt das Syndrom des *spinalen Shocks* die Diagnose einer für ein erstes Stadium geltenden totalen Unterbrechung zwischen R. und übrigem Zentralnervensystem. Erst die weitere Entwicklung kann zeigen, ob die jeweilige Läsion eine *irreparable anatomische Unterbrechung der R.-Substanz* mit oder ohne seinen Hüllen — oder eine mehr oder minder *rückbildungsfähige funktionelle Außerbetriebsetzung eines umschriebenen R.-Abschnitts* verursacht hat.

Eine *Regeneration* anatomisch unterbrochener Leitungsbahnen müssen wir — trotz einiger bestechend günstigen Erfahrungen O. FOERSTERs — verneinen. Etwas anderes ist es um die Beseitigung mancherlei akzessorischer Störungen im R., die für eine Zeit eine Funktionsunterbrechung verursachen, deren Rückbildung aber um so günstiger ist, je kürzer diese Störung bestanden hat. Hier spielen *Zirkulationsstörungen* eine vorherrschende Rolle; sei es daß ein umschriebener entzündlicher Prozeß ein Ödem oder eine Schwellung der R.-Substanz oder ein Trauma eine Blutung oder Erweichung verursacht hat, welche für einige Zeit eine ausgedehntere Schädigung anzeigen als sie der tatsächlichen Zerstörung der nervösen Substanz entspricht. Tatsache ist, daß manche im Anbeginn totale Querschnittsläsion in relativ kurzer Zeit sich weitgehend zurückbilden kann.

Am auffälligsten sind hier Fälle von *Commotio spinalis*, bei denen eine Schußverletzung der Wirbelsäule ohne R.-Verletzung ein Transversalsyndrom mit folgender Restitutio ad integrum zur Folge hat. (Ähnliche Bilder nach Granatexplosionen in unmittelbarer Umgebung ohne R.-Verletzung lassen daran denken, ob in solchen Fällen nicht das R. als Ganzes außer Funktion gesetzt werden kann. KINO hat auf den vorübergehenden Reflexverlust bei leichten R.-Erschütterungen hingewiesen.)

Die uns zunächst beschäftigenden **Folgen einer totalen, möglichst anatomischen R.-Unterbrechung,** wie sie vor allem durch Schuß-Stichverletzungen, Wirbelbrüche und Luxationen verursacht wird, hängen ab von der *Höhe der R.-Läsion* wie *akzidentellen Momenten,* die jedoch auf die Entwicklung einer spinalen Eigenleistung caudal von der Läsion von großem Einfluß sein können. Hier wären zu nennen *Zirkulationsstörungen,* wie sie in der auf S. 241 bereits erwähnten Weise arteriell und venös entstehen können. In kausalem Zusammenhang mit ihnen oder selbständig können *Schädigungen der R.-Substanz* entstehen, welche unter Umständen weit über den primär betroffenen Querschnitt hinausreichen. Schließlich wären *infektiöse Momente* zu nennen, die in verschiedener Art und Weise große R.-Partien ergreifen können.

Ein Wort noch über das zeitliche Moment. Der „*spinale Shock*" ist das Syndrom der *akuten* Querschnittsläsion des R. *Allmählich auftretende Leitungsunterbrechungen,* wie sie z. B. bei *extramedullären Tumoren* und *Wirbelsäulenerkrankungen* vorkommen, lassen dem R. Zeit sich auf sich selbst zu stellen und den Eintritt einer „deficient excitability" (SHERRINGTON) im Entstehen zu kompensieren. *Im endgültigen Verlauf freilich sind alle kompletten Querschnittsunterbrechungen, seien sie traumatischer, tumoröser oder auch myelitischer Natur, gleich.*

Die Folgen einer totalen Transversalläsion des R. beim Menschen wurden erstmalig von GOWERS (1886) unter dem Bilde der „*acute transverse myelitis*" beschrieben. GEORGE RIDDOCH, dessen vorbildlicher Untersuchung traumatischer R.-Schädigungen im Kriege wir eine sehr große Bereicherung unserer Kenntnisse verdanken, zitiert die klassische GOWERSsche Beschreibung und sieht in ihr die Vorausnahme späterer Beobachtungen bei R.-Durchtrennungen. GOWERS beschrieb bereits den initialen Tonus- und Reflexverlust und das allmähliche Wiederauftreten zunächst der Haut- und später der Sehnenreflexe bei R.-Läsionen *oberhalb der Lumbalregion.* 1890 veröffentlichte dann BASTIAN seine bekannten Untersuchungen über die Symptomatologie der totalen Querdurchtrennung des R., wonach *Kontinuitätstrennung im Bereich des unteren Hals- bzw. oberen Dorsalmarks folgende Symptome verursacht:*

1. Völlige Lähmung der Bein- und Rumpfmuskulatur, 2. Anästhesie unterhalb des Verletzungsniveau, 3. Atonie der Muskulatur, 4. für lange Zeit eine nur geringe Muskelatrophie, 5. Verlust der Bauch-, Cremaster- und Sehnenreflexe in den Beinen und Auslösbarkeit lediglich einer geringfügigen reflektorischen Zehenbewegung durch energischen Kitzelreiz der Fußsohle, 6. trockene, abschilfernde Haut, 7. Harnverhaltung für die ersten 10—14 Tage, welche von reflektorischen, unvollkommenen Blasenentleerungen mit Residualharn gefolgt ist. Reflektorische Darmentleerung mit Inkontinenz.

Dieses sog. BASTIANsche *Gesetz,* dessen Gültigkeit unter anderem von BRUNS und KOCHER bestätigt wurde, hat eigentlich von Anbeginn da und dort bezüglich seiner Allgemeingültigkeit Widerspruch erregt, bis schließlich die vielen einschlägigen Beobachtungen, welche im Verlauf des Krieges auf beiden Seiten (MARBURG und RANZI, HEAD und RIDDOCH) gemacht worden sind, unser Wissen auf eine solide Basis gestellt haben. (Weitere einschlägige Literaturangaben wollen bei O. FOERSTER, dessen persönliche Erfahrungen an Kriegsverletzten womöglich jene RIDDOCHs noch übertreffen, nachgeschlagen werden!) Es wird heute nicht mehr bezweifelt, daß nach einer kompletten R.-Durchtrennung unter günstigen Umständen — wie RIDDOCH sich ausdrückt — drei klinische

Stadien beobachtet werden: *1. Stadium der schlaffen Lähmung; 2. Stadium der Reflexaktivität; 3. Stadium des allmählichen Versagens der reflektorischen Leistungen des isolierten R.*

Beobachtungen über die *unmittelbare* Folge einer R.-Durchtrennung beim Menschen dürften nur in den allerseltensten Fällen gemacht worden sein. PURVES STEWART berichtet über eine Untersuchung, die BASIL HUGHES bei einem Soldaten einige Minuten nach einer völligen R.-Querläsion in Höhe von D_3 vorgenommen hat. Da fanden sich prompte Patellarreflexe und eine Beugesynergie des Beins auf Kneifen an der Innenseite des Oberschenkels. (Man muß sich fragen, ob eine solche Einzelbeobachtung unter wahrscheinlich sehr ungewöhnlichen Umständen weitere Schlüsse zuläßt.)

1. Das Initialstadium.

Dieses Stadium ist gekennzeichnet durch das S. 240f. geschilderte Bild des *spinalen Shocks* mit der ihm kennzeichnenden schlaffen Lähmung, Reflexlosigkeit und natürlich auch dem Fehlen jeglicher Empfindung aus den Körperpartien distal zur Läsion. Es besteht *Retentio urinae et alvi.*

In diesem ersten Stadium einer Blasenlähmung — welches übrigens bei allen Querschnittsläsionen des R. gleich ist, seien sie thorakal, lumbal oder sacral! — ist die Blasenwandmuskulatur schlaff gelähmt, d. h. ihr Tonus paßt sich nicht mehr, wie SHERRINGTON dies an der normalen Blase gezeigt hat, ihrem Inhalt an. Die Blase folgt passiv der Menge sich in ihr ansammelnden Urins, der seinerseits infolge dieses fehlenden *Dehnungsreflexes* der Blase unter keinem nennenswerten Druck steht, und wird leicht überdehnt, rupturiert unter Umständen, falls für Entleerung nicht rechtzeitig gesorgt wird. Die Gefahr der *Überdehnung und Ruptur* wird erheblich erhöht durch die in diesem ersten Stadium bestehende Verschließung des Blasenhalses und der Urethra, welche FEARNSIDES, DENNY-BROWN und ROBERTSON u. a. auf einen Krampf der Blasenhalsmuskulatur beziehen, die jedoch DENNIG als „*mechanische Verstärkung des Verschlusses* durch Anziehen der HEISSschen Detrusorschlinge, schiefe Einmündung der Harnröhre in die Blase, vielleicht auch vermehrte Blutfüllung der Uvula" deutet (vgl. S. 213). Von alledem merkt der Kranke nichts. Die Blase füllt sich bis zu einer Kapazität von etwa 2000 ccm. Bei ungeeigneter Behandlung und unter schließlichem Eintreten einer *reflektorischen Detrusorkontraktion* kommt es in einigen Tagen zu einem *Überlaufen der gefüllten Blase*, einer *Ischuria paradoxa.* Jetzt kann man, was im Beginn meist unmöglich ist, auch mittels manuellen Drucks und reflektorischer Einwirkung auf den Detrusor die Blase teilweise entleeren. Wird die Blase in diesem Stadium in regelmäßigen Intervallen entleert und nicht infiziert, so hält sie in der Zwischenzeit dicht.

Die Haut ist trocken und neigt zur Geschwürsbildung. Prüft man die Muskeln elektrisch, so finden sich normale Verhältnisse, und auch späterhin stellt sich kaum mehr als eine quantitative Herabsetzung der Erregbarkeit ein; abgesehen natürlich von jenen Muskeln, deren schlaffe Lähmung auf einer Läsion des letzten motorischen Neurons beruht.

Gefährliche *Komplikationen* sind in diesem Stadium — von akzidentellen Momenten abgesehen — vor allem schwere vegetative Störungen, wie sie sich besonders bei Halsmarkläsionen in Form von Störungen der Körpertemperatur, verbunden mit einer meist tödlichen *Hyperthermie* äußern. *Hohe und mittlere Halsmarkdurchtrennungen sind sofort tödlich*, aber auch die Halsmarkquerläsionen unterhalb C_5 gehen meist innerhalb weniger Tage zugrunde (vgl. S. 256). Gefährlich können auch die selbst bei günstigeren Läsionen des Dorsalmarks häufigen ileusbereiten Zustände schweren *Meteorismus* infolge Fehlens der normalen Peristaltik werden.

Nicht immer besteht im Zustand des „spinalen Shockes" bzw. Initialstadium diese völlige Reflexlosigkeit. RIDDOCH wie auch FOERSTER haben bisweilen feststellen können, daß der Sphincter ani et vesicae ext. desgleichen der Cremaster und Bulbocavernosus auf Kneifen der Gesäßhaut und der Glans penis bereits mit einer Kontraktion reagiert. Erektionen treten kaum, Pollutionen überhaupt nicht auf. Auf Hautreize bildet sich öfters eine erythematöse Rötung als *vasodilatatorischer* Effekt. *Ödeme* sind der Ausdruck gestörter venöser Zirkulation und fehlender Vasokonstriktion. Die Glieder sind kühl. *Dekubitalgeschwüre* bilden sich rasch.

Oberhalb der Anästhesie stellt sich schon bald eine meist fleckweise ein bis zwei Dermatome einnehmende *Hyperalgesie* der Haut und ein *Gürtelgefühl* ein, welches als Reizsymptom des oder der oberhalb der Läsion gelegenen R.-Segmente und damit als *diagnostisches Kriterium der Höhe der R.-Läsion* angesehen werden kann.

In unkomplizierten Fällen beträgt die *Dauer des Initialstadiums* 1—3 Wochen. In der Mehrzahl der Fälle verhindern freilich *septische Infektionen*, welche nur zu leicht durch die gefürchtete *Cystopyelitis* und die bisweilen enormen *Dekubitalgeschwüre* entstehen und welche das R. wie die peripheren Nerven schädigen, andererseits die bereits genannten akzidentellen posttraumatischen Markschädigungen das Wiedererwachen der R.-Tätigkeit. MARINESCO (zit. nach O. FOERSTER) hat diese das BASTIANsche Gesetz bestätigenden Fälle eingehend geprüft und stets schwere Veränderungen am R. und den peripheren Nerven gefunden. O. FOERSTER u. a. haben in solchen Fällen supralumbaler Markdurchtrennung häufig Atrophie der Muskeln und auch schwere Veränderungen der elektrischen Erregbarkeit gefunden. Daß dies auch beim funktionellen totalen Transversalsyndrom, z. B. bei Wirbelcaries und infolge extraduraler Tumoren vorkommt, wurde schon 1878 von LEYDEN, später von anderen und neuerdings wieder von O. FOERSTER festgestellt. FOERSTER weist auf die *konkomitierende Arachnitis* als ursächlichen Faktor hin und teilt Fälle mit, bei denen die Entleerung des eiweißreichen Liquorüberschusses die Funktionsrückkehr des R. ermöglichte.

Eine relativ günstigere Prognose — sei es dafür, daß doch nur ein funktionelles Querschnittssyndrom vorliegt oder wenigstens trotz anatomischer R.-Durchtrennung dieses hoffnungslose erste Stadium überwunden werden kann — ergibt erst das Auftreten von Reflexen der quergestreiften Muskulatur.

2. Das Stadium der Reorganisation.

Dies zweite Stadium beginnt mit den ersten Merkmalen **erwachender Reflextätigkeit,** meist mit einer *Plantarflexion der Zehen* auf Bestreichen der Planta pedis. Dieser Reflex, welchen man in diesem Stadium wohl in Parallele setzen darf mit der primitiven Plantarflexion der Zehen, wie ihn MINKOWSKI bei Feten und MARBURG bei Säuglingen beschrieben haben, wird allmählich abgelöst durch das Erscheinen der *Beugesynergie* des ganzen Beines. Diese geht (vgl. S. 291) einher mit *Dorsalflexion* des Fußes und der Zehen, vor allem der großen Zehe, also einem typischen *Babinski,* der nach P. MARIE und FOIX ja nur ein Bestandteil des bei Pyramidenbahnläsion auftretenden Verkürzungsreflexes des Beines ist. Im Beginn ist die Beugesynergie am besten durch nociceptive Reize, vor allem auch durch faradischen Strom von der Fußsohle her auslösbar. Mit zunehmender Reflexaktivität wandert das Reizfeld hinauf über die Innenseite des Oberschenkels bis zur Leiste und dem Damm, obschon auch später die Fußsohle noch am leichtesten den Reflex vermittelt. Mit dieser Ausbreitung der reflexogenen Zone für die Beugesynergie ist zugleich auch die Erklärung für die vielfachen in der klinischen Medizin bekannten „*Äquivalente des Babinski*" gegeben. So bezeichnet man als OPPENHEIMschen Reflex Dorsalflexion, besonders der großen Zehe auf kräftiges Bestreichen der distalen inneren Tibiafläche, als

GORDONschen Reflex den gleichen Reflex auf starkes Kneten der Wadenmuskulatur, als CHADDOKsches Phänomen das Einsetzen der Beugesynergie auf kräftigen Reiz hinter dem Malleolus externus. Das alles sind keine neuen Reflexe, sondern verschiedene, von Fall zu Fall wechselnde günstige Methoden zur Auslösung ein und desselben Reflexes. Die sich im Rahmen der Beugesynergie kontrahierenden Muskeln wurden auf S. 231 genannt. Die vorwiegende Aktion des oder jenes Muskels hängt in gewissem Sinn vom Reiz ab (vgl. S. 233). Im Anfang freilich wird ein Bewegungseffekt meist nur am Fuß erzielt, und nur die Palpation verrät die Kontraktion der übrigen genannten Muskeln. Die Dauer dieses Beugereflexes ist in der Regel kurz, obschon länger als die Reizung und kann auch durch anhaltende Reizung nur unbedeutend verlängert werden. Dann gleitet das Bein in seine ursprüngliche Lage zurück.

Schon zu einem Zeitpunkt, in welchem diese Beugesynergie gut auslösbar ist, pflegen die *Eigenreflexe*, insbesonders die *Muskelsehnenreflexe,* noch erloschen zu sein und die *Streckmuskulatur* auch auf exteroceptive Reize *noch nicht anzusprechen*. Der Muskeltonus ist noch deutlich vermindert; der *Dehnungsreflex* funktioniert also noch nicht. Der *Patellarreflex* kann jedoch in günstigen Fällen meist bald ausgelöst werden, wobei — wie ich aus RIDDOCHs Aufzeichnungen schließe — die größere Höhe der R.-Läsion ihr Wiedererscheinen begünstigt. Im Anfang erhält man dabei freilich nur eine schwache Kontraktion des hypotonischen Muskels; der Bewegungseffekt stellt sich erst mit der Zeit ein. Die *Achillessehnenreflexe* kommen erst später wieder und ein echter *Klonus* — meist nur kurz anhaltend — wird beim totalen Querschnitt, wann überhaupt, erst nach geraumer Zeit gefunden. Den Sehnenreflexen fehlen die dem normalen wie auch gesteigerten Reflex zukommende tonische Phase — "tonic prolongation of the contraction" (RIDDOCH); auch werden sie leicht durch die Beugesynergie inhibiert. FOERSTER hat allerdings im Gegensatz zu RIDDOCH nicht nur die Rückkehr des Dehnungsreflexes, sondern sogar seine Steigerung bis zur *spastischen Kontraktur der Beuger des Oberschenkels, Unterschenkels und Fußes* gelegentlich beobachtet. Selbst in der Streckmuskulatur wurden von ihm und KAUSCH (zit. nach FOERSTER) beginnende Spasmen, jedenfalls *Kloni* des Quadriceps und Triceps surae festgestellt. Eine wirkliche *Streckkontraktur* soll nur bei künstlicher Fixierung der Beine in Strecklagerung zustande kommen.

Mit der Wiederkehr der Eigenreflexe der Strecker sieht man meist auch die *ersten Anzeichen* des Erwachens der *Strecksynergie* der Beine. An ihr beteiligen sich die Strecker der Hüfte, des Knies und die Plantarflexoren des Fußes und der Zehen. Die Synergie kann man durch einen kurzen Schlag auf das vordere Drittel der Planta pedis, bisweilen auch auf die Innenfläche der Tibia auslösen. Am besten bringt man das Bein in Beugestellung und löst den Streckreflex durch einen stärkeren Druck auf die Zehenballen aus. Bei der totalen R.-Unterbrechung ist diese Synergie direkt fast niemals auslösbar (O. FOERSTER fand sie in 2 ungewöhnlichen Fällen). Wohl aber begegnet sie uns nicht so selten als auf der *Gegenseite* auftretender *gekreuzter Reflexe* bei Auslösung der Beugesynergie; wenn auch häufig nur in Form einer Kontraktion der Strecker ohne Bewegungseffekt. Kurz nach diesem gekreuzten Streckreflex, oft auch ohne daß eine sicht- oder fühlbare Streckerkontraktion zu bemerken ist, sieht man in vielen Fällen einen *gekreuzten Beugereflex,* also die Beugesynergie auf der kontralateralen Seite auftreten. — Die *simultane doppelseitige Beugesynergie beider Beine* ist am besten vom Perineum, manchmal auch vom Bauch her auszulösen, wie überhaupt Hautreize in der Medianlinie am leichtesten bilaterale Reflexe produzieren. In diesen optimalen Fällen rein spinaler Reflextätigkeit treten die geschilderten Synergien auch in Form der sog. *pseudospontanen Beugebewegungen der Beine* auf, zu deren Auslösung irgendwelche durch die Umstände gegebener Umgebungsreize — Druck oder Kitzel der Bettdecke, ein kalter Luftzug usw. — wie auch proprio- und enteroceptiver Reize — Veränderung der Körperlage, Husten, Miktion usw. — vollauf genügen. Diese über Stunden sich immer wiederholenden, kaum beeinflußbaren reflektorischen Bewegungen belästigen den Kranken oft in hohem Maße.

Um dieselbe Zeit, d. h. also schon in den ersten Wochen bis zu 2 Monaten nach der Querläsion können bei R.-Läsionen oberhalb des mittleren Dorsalmarks Reflexe der *Bauchmuskulatur* ausgelöst werden. Dabei scheint mir die Formulierung FOERSTERs, der sagt, daß „sowohl die Bauchreflexe als auch die Cremasterreflexe zunächst nur durch Tiefenreize ausgelöst werden können und daß die cutanen Bauch- und Cremasterreflexe erst viel später wieder erscheinen", den Tatsachen nicht ganz zu entsprechen. Die Bauchreflexe sind hier — wie auch RIDDOCH an eindrucksvollen Beispielen gezeigt hat — offensichtlich ein Teil der Beugesynergie und können als ihr Bestandteil *allein* ausgelöst werden, wenn der Reiz — ein im Wesen nociceptives Kratzen — an der Bauchhaut appliziert wird, wohingegen sie die Beugesynergie eines oder beider Beine begleiten, wenn der Hautreiz die Beine oder die Genitalregion mit dem Perineum betrifft. Ist die Reizschwelle für exteroceptive Reize niedrig genug, so breitet sich auf einen Fußsohlenreiz die Muskelkontraktion über die Beinbeuger bis auf den M. rectus abdominis aus; "the flexor muscle of the abdominal wall is 'called in' to help and it acts as an adjuvant in the protective movement" (RIDDOCH). Ein Kratzreiz in der Mittellinie des Bauches verursacht eine doppelseitige Rectuskontraktion. Gleichermaßen kontrahiert sich auch der M. obliquus abdominis auf einen nociceptiven Reiz an der lateralen Bauchhaut, wobei bei starker Reizung — zumal vom Perineum — die Muskelkontraktion auf den ganzen Leib und die Beinbeuger übergehen kann. In geeigneten Fällen kann ein Fußsohlenreiz einen so vehementen Effekt auf die Beinbeuger samt die Bauchmuskulatur haben, daß der Kranke vornüber geworfen wird.

Sind die exteroceptiven Beugereflexe einmal vorhanden, so lassen sich auch vom *Penis* (der Glans und dem Praeputium), dem Perineum und in abnehmender Stärke von der Haut um die Genitalien eine Reihe von Reflexen auslösen, vor allem eine *Erektion,* unter Umständen selbst gefolgt von einem Samenerguß — natürlich ohne jegliche Libido oder Orgasmus. RIDDOCH hat als *Coitusreflex* einen Massenreflex beschrieben, bei welchem sich diese genitalen Reflexe eindrucksvoll verbinden mit einem *Cremaster- und Bauchdeckenreflex* und der Beugesynergie beider Beine, welcher bisweilen eine kurze Strecksynergie vorausgeht. Wir sehen in der reflektorischen Erektion das Erwachen der spinalreflektorischen *Vasodilatation,* welche sich auch in einer allgemein besseren Hautdurchblutung (zunehmende Wärme), größeren Resistenz gegen trophische Schädigungen (Erwachen der spinalen parasympathischen Innervation der Gewebe) und Schwinden der Ödemneigung verrät. Um die gleiche Zeit meldet sich auch die spinale Schweißdrüseninnervation in Gestalt einer immer stärker werdenden Hyperhidrosis, zunächst nur auf besondere exteroceptive Reize, später auf mannigfache, keineswegs nociceptive Umgebungsreize (HEAD und RIDDOCH). Dabei kann offenbar als Symptom einer Reizung des Sympathicus eine Hyperhidrosis in den oberhalb der Läsion gelegenen Körperpartien und im Gesicht der eigentlichen spinalen Hyperhidrosis vorausgehen. Die segmentale Ausbreitung dieser Hyperhidrose folgt der S. 207 dargestellten Lokalisation der sympathischen Schweißzentren im R. Daraus geht hervor, daß z. B. eine R.-Läsion in D_3 mit einer bis zu C_5 hinaufreichenden Hyperhidrosis einhergehen kann. Die Störungen der Schweißsekretion lassen sich bekanntlich mit der

Minorschen Methode sehr gut lokalisieren (vgl. S. 255). Foerster hat mit seinen Mitarbeitern das Verhalten der Schweißsekretion, vor allem auch hinsichtlich der später gesteigerten peripher — spinal — reflektorischen und der aufgehobenen diencephal-spinalen sehr genau untersucht, wobei auch den Beziehungen der Schweißsekretionsstörungen zur *Temperaturregulation* alle Aufmerksamkeit geschenkt wurde. O. Foerster verfügt auch über ein großes Material operativer Strangdurchtrennungen, welche wichtige Rückschlüsse auf die Leitung der vegetativen Impulse im R. gestattet haben. Bezüglich aller weiterer Einzelheiten sei auf die Foerstersche Darstellung verwiesen.

Trophische Störungen machen sich im späteren Stadium vor allem immer wieder in den ständig drohenden *Dekubitalgeschwüren* bemerkbar. Aber auch die generelle Neigung zu schweren *Infektionen* verschiedenster Art kann man wohl als „trophische Störung" auffassen. Man wird in jedem Fall sich fragen müssen, inwieweit die Störungen der Funktion in motorischem Sinn — also der Darmperistaltik, Blasenentleerung, Atmung usw. — allein imstande sind, die mangelhafte Gewebsresistenz zu erklären. Die *Entkalkungen* am Skelet und *Atrophien des Knochens,* wie sie Sudeck beschrieben hat, wie auch die „paraosteopathischen" Knochenwucherungen Dejerines und Ceilliers (zit. nach Foerster), trophische Störungen an *Nägeln* und *Behaarung* und schließlich die manchmal beobachtete abnorm starke Pigmentation im Lähmungsbereich sprechen alle für echte trophische Störungen bei der Querdurchtrennung des R.

Blase und *Rectum* gewinnen allmählich einen gewissen Grad von *Automatie,* die allerdings nur zu leicht durch urinäre Infektionen verhindert oder auch wieder gestört wird (Head und Riddoch). Die ersten Anfänge dieses Automatismus kann man bereits im Initialstadium an der künstlich gefüllten Blase beobachten. Head und Riddoch konnten hier manometrisch den ersten Beginn der Detrusorkontraktionen nachweisen. Die Ausbildung einer automatischen Blasenentleerung an Stelle der Retentio urinae kann freilich bei aller Art R.-Verletzungen in beliebigen Höhen und bei verschiedener Schwere (Dennig) lange auf sich warten lassen und aus unbekannten Gründen auch ganz ausbleiben. Marburg und Ranzi fanden jedenfalls keine notwendige Übereinstimmung zwischen dem Erwachen der spinalen Eigentätigkeit seitens der Körpermuskulatur und der Blasen-Mastdarmfunktion.

Diese Automatie kündigt sich meist dadurch an, daß die Intervalle zwischen den Blasenentleerungen immer kürzer werden und daß infolge der allmählich zunehmenden reflektorischen Tätigkeit des Detrusor und zunächst nach ungenügender Sphinctertätigkeit *häufige Entleerungen in kurzen Zwischenräumen* auftreten, welche die dauernde Benützung der Bettflasche erfordern. Der Detrusor zeigt in diesem Stadium einen zunehmenden Tonus bzw. Dehnungsreflex, welcher der passiven Dehnung der Harnblase durch größere Harnmengen einen abnorm gesteigerten Widerstand entgegensetzt und andererseits eine steigende Bereitschaft auf alle möglichen Reize — proprioceptive, d. h. der Blasenfüllung, wie exteroceptive, d. h. von der Körperoberfläche aus — mit lebhafteren, wenn auch noch nicht normalen Kontraktionen zu reagieren. Die Blase entleert sich zunächst oft, aber unvollkommen! Bei allen Läsionen oberhalb der Lumbalregion können die verschiedenen afferenten Impulse die Blasen- und Darmentleerung auslösen. Als stärkster Stimulus hat sich aber die tiefe Atmung erwiesen (Head und Riddoch). Erfolgen die Entleerungen im Beginn noch in sehr ungleichen Intervallen und Quantitäten, so bildet sich doch mit der Zeit eine gewisse Ordnung heraus und Restharn und -faeces werden immer weniger. In dieser Zeit, häufig der dritten Woche nach der Läsion, aber auch später, muß jede künstliche Überdehnung der Blase streng vermieden werden, wenn man nicht diese zunächst sehr labile Automatie wieder vernichten will. Die automatischen Entleerungen erfolgen in günstigen Fällen bei Urinmengen von 250—500 ccm und werden bei optimaler Automatie nahezu komplett. Zusätzliche periphere Reize ermöglichen vermittels Förderung des Detrusor und Inhibierung des Sphinctertonus die reflektorische Blasenentleerung bereits bei erheblich geringerem Füllungszustand. Der *Sphinctertonus* steigt oft mit dem Detrusortonus; und bis diese Art von reziproker Innervation spinal reflektorischer Art sich einstellt, deren Sinn die Sphinctererschlaffung bei Detrusorinnervation und umgekehrt ist, kann ein abnorm gesteigerter Sphinctertonus — ein *Sphincterspasmus* — die Neigung zu Harnretention erheblich begünstigen. Dennig beschreibt verstärkte Sphincterspasmen unter dem Einfluß der ja in jeder Beziehung schädlichen Cystitis.

Das Verhalten des *Rectums* entspricht im wesentlichen dem der Harnblase. Schon Head und Riddoch beschreiben klassische Fälle mit einem erstaunlich guten *Automatismus des Rectums*, einer *reflektorisch intermittierenden Defäkation* (Bing). Gelegentlich bleibt allerdings auch hier die *Stuhlverhaltung* — *Retentio alvi* —, wie sie meist in dem Frühstadium nach der Verletzung gefunden wird, abnorm lange, bisweilen auch mit einem *Sphincterspasmus* kombiniert, zurück. Eine völlige Incontinentia alvi gehört nicht zum unkomplizierten Syndrom einer R.-Unterbrechung oberhalb des Lendenmarks.

Die **Sensibilität** bleibt für die Formen der *somatischen* Sensibilität unterhalb der R.-Läsion erloschen. Die *viscerale* Sensibilität erschöpft sich bei Läsionen im *oberen* Dorsalmark in einem nahe an der hyperalgetischen Gürtelzone gelegenen unangenehmen Völle- oder Druckgefühl. Anders ist es, wenn die Querschnittsdurchtrennung im *unteren* Dorsalmark erfolgt. Riddoch beschreibt solch einen Fall mit der Läsion in D_9, bei dem die *viscerale Sensibilität* aus der Urethra, den Genitalien, dem Dickdarm für die Dauer nicht nur intakt, sondern schmerzhaft gesteigert war.

"The patient complained of severe cramp-like pains in the lower abdomen, in the groins and testicles, and in the upper parts of the thighs. He had the feeling as if an iron band was griping him round the buttocks and was being screwed up tighter and tighter . . . He declared that the pain could be brought on or intensified by passing the catheter . . ."

O. Foerster hat 4 derartige Fälle beobachtet, desgleichen haben wie er sagt, auch O. B. Meyer, Nicolesco u. a. analoge Beobachtungen gemacht. Foerster meint (vgl. S. 203), daß in derartigen Fällen einer kompletten Unterbrechung der schmerzleitenden Bahnen und Fasern der *sympathische Grenzstrang* eine paraspinale Schmerzleitung zu höheren R.-Segmenten, also eine kollaterale Impulsübermittlung übernehme. Gegen die Foerstersche Annahme spricht aber meines Erachtens, daß nach den Untersuchungen von Langley und Schilf (zit. nach E. A. Spiegel) die afferenten, der Sensibilität dienenden Fasern aus den Eingeweiden *somatische* Fasern sind, welche im Grenzstrang überhaupt nicht unterbrochen werden und demnach wohl auch alsbald den Grenzstrang in Richtung auf die Spinalganglien verlassen dürften. Auch die von Riddoch beobachtete Tatsache, daß R.-Läsionen oberhalb der Brustmarkmitte nie mit visceralen Schmerzen einhergehen, macht Foersters Deutung nicht wahrscheinlicher. Viel plausibler erscheint mir, daß diese Sensationen durch die *oralsten Splanchnicusfasern,* welche das R. doch bis D_4 hinauf erreichen können, vermittelt werden. Es wäre zu erwägen, ob nicht die Urogenitalzone — analog der breit angelegten Vertretung ihrer Oberflächensensibilität in den afferenten Leitungsbahnen (O. Foerster) — auch in der großen Masse der sensiblen Fasern beider Splanchnici in ähnlicher Weise „diffus" repräsentiert ist.

Die **Höhenlokalisation einer totalen Querschnittsläsion** erfolgt in dieser Periode der Etablierung der spinalen Eigentätigkeit. Hierzu verhilft einmal jene im Initialstadium so lästige, vorwiegend auf einer Reizung des supraläsionellen R.-Segments beruhende *Hyperalgesie,* welche, sich allmählich vermindernd, die Analgesie häufig nach oben abgrenzt. Wenn man auch allgemein gefaßt sagen kann, daß die *obere Begrenzung der Anästhesie,* welche wieder ausgedehnter für die Schmerz- und Temperatur- als die Berührungsempfindung zu sein pflegt, dem letzten, noch intakten, oberhalb der Läsion gelegenen R.-Segment entspricht, so bringt es doch die Natur der Läsion mit sich, daß das R. oberhalb der eigentlichen Querschnittsläsion nicht so ungeschädigt ist, als daß man das Läsionsniveau genau auf das Segment angeben könnte. Dies gilt für traumatische wie auch für das R. komprimierende und sonstige extra- und intramedulläre Läsionen und steht sicherlich oft in Beziehung zu den Eigenarten der spinalen Blutversorgung (vgl. S. 191). Solange die obere Grenze schwankt, was besonders im Beginn eines traumatischen Querschnitts häufig ist, muß man an akzidentelle Schädlichkeiten — Blutungen, Ödem, Nekrosen, Liquorstauung und Arachnitis — denken. Aber auch im weiteren Verlauf verursachen unregelmäßige R.-Schädigungen oberhalb der Querschnittsläsion nur zu leicht Symptome seitens der grauen Substanz oder der langen Bahnen, deren unrichtige Beurteilung zu einer *zu hohen Lokalisation der Läsion* führen kann. (Dies im Gegensatz zu der *zu niedrigen Lokalisation* komprimierender Schädlichkeiten, infolge ihrer Einwirkung vorwiegend auf die Peripherie des R. mit ihrer Repräsentation der caudalen Körperabschnitte!) Auf alle Fälle empfiehlt es sich — von röntgenologischen Hilfsuntersuchungen abgesehen — in Zweifelsfällen eine Lumbalpunktion vorzunehmen, um Stauungs- und Druckerscheinungen, welche das R.-Verhalten beeinflussen können, nach Möglichkeit zu vermindern. — Neben den Störungen der Sensibilität ermöglichen besonders die der segmentalen R.-Läsion zukommenden *segmentalen, schlaffen, motorischen Lähmungen* die Höhendiagnose. Ich verweise auf die hierfür dienenden Ausführungen auf S. 256 f. *Halsmarkquerläsionen* sind deswegen mit dem Leben nicht verträglich, weil Zerstörung der Phrenicuskerne (C_{3-5}) zu der durch die Transversalläsion ohnehin erfolgten Lähmung der Thoraxmuskulatur die Atmung völlig zum Stillstand bringt. Auch Läsionen im unteren Halsmark, die den Phrenicus noch funktionsfähig lassen, erschweren die rein diaphragmatische Atmung, welche lediglich noch von der Hals- und Kopfmuskulatur unterstützt wird, vor allem durch die Bauchmuskellähmung und den somit aufgehobenen notwendigen Widerstand für das sich kontrahierende Zwerchfell derart, daß die Kranken nur kurz am Leben bleiben. Von D_2 an abwärts nimmt die Interkostalmuskulatur immer mehr an der Atmung teil. Die Grenze, bis zu der dies geschieht, verrät sich durch die *charakteristische inspiratorische intercostale Einziehung* im Bereich der gelähmten Brustmuskulatur. Querschnittslähmungen bis mit D_5 gehen mit einer völligen Bauchmuskellähmung einher. Läsionen in den folgenden Dorsalsegmenten lassen sich oft gut nach dem jeweiligen Erhaltensein der oder jener Abschnitte der Bauchmuskulatur — am besten mit Hilfe der elektrischen Prüfung — lokalisieren (vgl. Tabelle 2). Zur Höhenlokalisation kann nach BABINSKIs Vorschlag auch die *Ausbreitung der reflexogenen Zone für die Beugesynergie* nach oben herangezogen werden. Diese Zone kann bei optimaler Ausbildung dieses Reflexes bis an das der Läsion nach unten folgende Dermatom hinaufreichen. Eine andere Methode gibt PURVES STEWART an, der einen Assistenten einen Klonus auslösen läßt (sofern ein solcher überhaupt auslösbar ist!) und während des Klonus sieht, bis zu welchem Segment dieser Klonus durch einen die Beugesynergie auslösenden exteroceptiven Reiz unterbrochen werden kann. (Diese Höhenbestimmung scheint mir besonders empfehlenswert zu sein für inkomplette Querschnittsläsionen.) *Querläsionen des*

Lendenmark lassen schon — von vegetativen Funktionen abgesehen — kaum mehr Möglichkeiten zur Restitution der spinalen Eigenreflextätigkeit. Diese und zumal die unterhalb L_4 gelegenen Läsionen, bei denen der Kranke sogar stehen und gehen kann, bieten ganz andere klinische Syndrome und natürlich auch einen anderen Verlauf. Wir werden uns mit ihnen als mit den *Conus-* und *Caudasyndromen* noch zu beschäftigen haben.

Schließlich sei als diagnostisches Kriterium für die Höhe einer Querschnittsläsion noch auf das HORNERsche Syndrom bei Läsionen in D_1 (vgl. S. 257) und auf die *Störungen der diencephalen Schweiß- bzw. Piloarrektion* bei Läsionen oberhalb D_3 hingewiesen. Aus Abb. 14 geht hervor, daß vom Diencephalon ausgelöstes Schwitzen — also nicht das oben besprochene spinal-reflektorische Schwitzen! —, welches man am leichtesten durch eine Schwitzprozedur erzielt, fehlen muß bei Halsmark- und obersten Brustmarkläsionen und andererseits in allen Dermatomen erhalten ist bei Läsionen abwärts von L_1. Das gleiche gilt für die auf Abkühlung erfolgende Piloarrektion. Die segmentale Lokalisation mit Hilfe der Feststellung der unteren Grenze des diencephalen Schwitzens kann zur Höhendiagnose mit herangezogen werden. Daß sie nicht sehr zuverlässig ist, bedarf keiner besonderen Begründung.

3. Das Terminalstadium.

Die Dauer optimaler Funktionsfähigkeit des völlig isolierten R. ist begrenzt. Nach Monaten, im besten Fall wenigen Jahren führen schließlich immer wieder rekurrierende Infektionen der Harnwege oder andere Infekte zu einer *septischen Allgemeininfektion* mit ihren deletären Folgen für den ganzen Organismus und des R. im besonderen. So gleitet der Kranke allmählich in das Terminalstadium, wobei oft vorübergehende Besserungen die Verschlechterung des Gesamtzustandes wie die Abnahme der reflektorischen Leistungen unterbrechen. In diesem letzten Stadium erfolgt ein allmählicher Verlust der in Monaten aufgebauten R.-Funktion, indem die einzelnen Leistungen in der umgekehrten Reihenfolge wieder verschwinden, in der sie sich eingestellt haben. Kontrakturen und Spasmen, alle Merkmale eines gesteigerten Dehnungsreflexes, verschwinden zuerst; die Glieder bieten wieder das Bild einer schlaffen Lähmung. Die elektrischen Reaktionen sinken, bis zuletzt auch auf starke Ströme keine Zuckungen mehr erfolgen. Die pseudospontanen Bewegungen hören auf. Die Muskelsehnenreflexe erlöschen. Das Reizfeld der exteroceptiven Reflexe wird immer kleiner; die Beugesynergie kann — wenn überhaupt — nur noch durch sehr starke nociceptive Reize von der Fußsohle ausgelöst werden, ohne daß die Reaktion auf die andere Seite übergeht. Auch echte Atrophien, welche zum Teil der auf SHERRINGTONs am Affen beobachteten "isolation dystrophy" der Vorderhornzellen, wahrscheinlicher aber auf degenerativen Vorgängen in den peripheren Nerven beruhen, treten auf. Die Blasen- und Rectumentleerung wird unregelmäßig. Die Blase entleert sich immer unvollkommener, was die Infektion der Harnwege begünstigt. In fortgeschrittenen Stadien kommt es auch zur Sphincterschwäche und schließlich zu völliger Incontinentia urinae et alvi. Die Erektionen des Penis schwinden immer mehr. Infolge Sphincterlähmung der Vesiculae seminalis tritt Spermatorrhöe auf (FOERSTER). Das Darniederliegen der Darmfunktion kündigt sich an durch Wiederauftreten des Meteorismus. Am längsten erhalten bleibt die gesteigerte Funktion der Piloarrektoren und vor allem der Schweißdrüsen. Die Haut wird blaß und nußfarben, die Gefahr der Dekubitalgeschwüre nimmt ständig zu; Ödeme im ganzen Lähmungsbereich treten auf und schließlich sterben die Kranken unter dem Bild der Sepsis.

D. Querschnittsläsionen des Lumbosacralmarks und ihre Bedeutung für die Funktion von Blase und Mastdarm sowie der Geschlechtsorgane.

Wie bereits an mehreren Stellen zum Ausdruck gebracht, bietet sich das Bild des Transversalsyndroms als Reaktion auf eine totale Querschnittsläsion des R. nur bei Läsionen, welche noch im Bereich des Dorsalmarks liegen. *Tiefer gelegene Läsionen machen weder das Bild des spinalen Shocks noch führen sie zu der auf S. 274 f. beschriebenen reflektorischen Eigentätigkeit des R.* Andererseits kommt diesen Läsionen der caudalen R.-Abschnitte infolge der besonderen anatomischen Verhältnisse — Zusammendrängung wichtiger Zentren auf einen kleinen Raum wie die besondere Anordnung der Vorder- und Hinterwurzeln zur sog. Cauda equina (Abb. 1 und 2) — eine eigenartige Symptomatologie zu, die besonders besprochen werden muß.

Pathogenetisch kommen die verschiedensten Läsionen hier in Betracht; Mißbildungen und Entwicklungsstörungen (Spina bifida, Meningocelen usw.), Syringomyelie, traumatische Schädigungen, Tumoren, Wirbelcaries und entzündliche Prozesse. Die multiple Sklerose — CREUTZFELD erwähnt diesbezügliche Beobachtungen von OPPENHEIM und NONNE — ist im Conusbereich selten. Die Erkrankungen, welche den Conus von innen heraus, also ohne notwendige Schädigung der Cauda befallen, ist in der Minderzahl. Wir sehen dies z. B. bei der *Syringomyelie,* welche dann im Conusbereich zu jenen bei den Hinterhornläsionen beschriebenen charakteristischen dissoziierten Sensibilitätsstörungen, unter Umständen mit vegetativen und motorischen Störungen kombiniert führen kann und sehr reine Bilder von Epiconus- und Conussyndromen oft ohne Unterkrechung der R.-Bahnen macht. Ähnliche „Syndrome der grauen Substanz" kann auch eine *Hämatomyelie* verursachen. *Myelitiden* sind in Conus selten. Die meisten traumatischen und tumorösen Prozesse, natürlich vor allem alle von der Wirbelsäule ausgehenden Schädigungen des R. wirken von *außen* und führen daher fast immer zu einer *kombinierten Schädigung der Cauda und des Conus. Sind bei den eigentlichen Conusschädigungen die Störungen in der Regel symmetrisch, so überwiegen bei den Caudaläsionen asymmetrische, schwankende und oft schwer zu deutende Krankheitsbilder.*

1. Epiconusläsionen.

Unter der Bezeichnung *Epiconus* faßt man nach MINOR die Segmente $L_{4,5}$, S_{1-2} zusammen. Schon von L_4 an beginnt diese Verschmälerung des R., welche die Bezeichnung *Conus* für das R.-Ende — S_{3-5} mit den 2 Coccygealsegmenten — veranlaßt hat.

Querschnittsläsionen vom Beginn des Lumbalmarks abwärts führen meist zu einer völligen Aufhebung der Motilität und Sensibilität sowohl für den Bereich des lädierten Segments wie der folgenden Segmente. Dabei ist und bleibt die motorische Lähmung auch jener Muskeln, zugehörig zu Segmenten caudal vom Läsionsniveau schlaff; die somatischen Reflexe sind erloschen. Oberhalb der Läsion begrenzt wie bei Querschnittsläsionen in höheren R.-Abschnitten oft eine *hyperalgetische Zone* den Beginn der Anästhesie. Auf S. 258 wurden bereits die *Motilitätsstörungen segmentaler Natur* bei Läsionen des Lumbalmarks bis in das obere Sacralmark besprochen. Diese, gemeinsam mit der *Anästhesie* caudal zur Läsion, welche der segmentalen Zuordnung der Dermatome (vgl. Abb. 22) entsprechen, sind die zuverlässigsten Hinweise für die Höhendiagnose. Doch ist eines hierbei stets zu bedenken: Alle vom Lumbalmark abwärts erfolgenden schweren R.-Läsionen führen nur allzu leicht zu einer *Mitschädigung der am R. entlang ziehenden R.-Wurzeln der Cauda equina. Reine Epiconusläsionen sind daher recht selten und die Mitschädigung der aus höheren R.-Segmenten stammenden Wurzeln täuscht oft eine höhere und ausgedehntere R.-Läsion vor als es dem Befund entspricht.*

Die Läsionen des Lumbosacralmarks unterscheiden sich von höhergelegenen Läsionen auch dadurch, daß hier *die in den verschiedenen Segmenten gelegenen vegetativen Zentren für die Blase, den Mastdarm und die Genitalorgane direkt geschädigt* werden, während bei supralumbalen Läsionen nur die zu diesen Zentren fließenden Impulse und die von ihnen corticalwärts geleiteten Sensationen unterbrochen werden. Auf S. 212 war bereits davon die Rede, daß man annehmen könne, daß die über das Ganglion mesent. inf. und den N. hypogastricus zum Sphincter int. der Blase und des Rectums ziehenden sympathischen Fasern aus dem Seitenhorn durch die 3 oberen Lumbalwurzeln das R. verlassen. An der Blase verursacht die Unterbrechung dieser Leitung allein nur eine unbedeutende Sphincterschwäche, am Rectum überhaupt keine merklichen Symptome. Dies hat seinen Grund darin, daß die sacralautonomen vegetativen Zentren für Blase und Mastdarm sowie die über den Conus und Nn. pudendi funktionierende willkürliche Beeinflussung von Blase und Darm ohne Schwierigkeit den Ausfall der lumbalen Innervation des Sphincter int. kompensieren können. Dies gilt natürlich nur für den Fall einer *partiellen* Epiconusläsion, welche die Faserverbindungen zum und vom Conus sowie diesen selbst intakt gelassen hat. *Totale Querschnittsläsionen des Epiconus* vernichten nicht nur die erwähnte lumbale Innervation der inneren Sphincter, sondern jede willkürliche Beeinflussung von Blase und Mastdarm. Sie lassen hingegen intakt die durch verschiedenartige afferente Reize über die hinteren Sacralwurzeln vermittelte reflektorische Beeinflussung der Conusfunktion für Blase, Mastdarm und Genitale. Wie ich es schon bei Besprechung der das Lumbalmark betreffenden Querschnittsläsionen ausgeführt habe, können gewisse *Empfindungen* aus der Blase bei all diesen tiefen, auch kompletten R.-Läsionen erhalten sein. Auf S. 278 wurde auf diesen eigenartigen Befund bereits eingegangen. Nach KOCHER und L. R. MÜLLER (zit. nach DENNIG) haben solche Kranke unangenehme Sensationen und (vgl. den erwähnten RIDDOCHschen Fall) auch unter Umständen Schmerzen von der Blase her. Im übrigen gleicht das Verhalten von Blase und Rectum im Beginn wie im Stadium der Reorganisation ganz dem bei Querschnittsläsionen im Dorsalmark (vgl. S. 277).

Die Zerstörung des lumbalen Zentrums für die Innervation des Ductus deferens und die Vesica seminalis unterbricht die Emissio seminis, wobei — natürlich nur bei erhaltenem Conus und seiner Faserverbindungen mit übergeordneten Zentren — Erektion und auch Orgasmus ungeschädigt sein können; unter Umständen auch eine reflektorische Dauerdilatation der Corpora cavernosa und Mm. erigentes penis zu einem mehr oder minder deutlichen *Priapismus* führen kann. Bei der völligen Querläsion im Epiconus gleichen die Störungen der männlichen Genitalfunktionen jenen bei höheren Transversalsyndromen mit dem Unterschied, daß Ejaculationen trotz Kontraktionen des M. bulbocavernosus nicht erfolgen. Über Störungen des Uterusverhaltens, an die angesichts der Bedeutung der Nn. hypogastrici für den Uterus (LANGLEY und ANDERSON, DALE, zit. nach E. A. SPIEGEL) zu denken wäre, fehlen uns sichere Kenntnisse.

2. Conusläsionen.

a) Eine **völlige Querschnittsläsion** *in Höhe von S_2*, welche an der Grenze von Epiconus und Conus gelegen ist, führt zu *schlaffer Lähmung* der Plantarbeuger des Fußes und der Zehen (Mm. triceps surae, Pediaeus, Flexores digitorum et hallucis und interossei). In Fällen, wo sich mit der Zeit ein Reflex von der Fußsohle auslösen läßt, sieht man einen typisch *paradoxen* Effekt, nämlich nicht die übliche Plantarflexion von Fuß und Zehen, sondern eine Dorsalflexion womöglich auch der großen Zehe, einen *„peripheren Babinski"* (vgl. S. 290). Die Streckung des Oberschenkels (Parese der Glutaeus max.), wie auch die Beugung im Knie (Parese des M. biceps, weniger der Mm. semitendinosus und membranosus) sind schwächlich. Der *Achillessehnenreflex fehlt.* Die *Sensibilitätsstörungen* entsprechen den Dermatomen S_{2-5} (vgl. Abb. 22).

Läsionen in S_3 und caudal hiervon unterscheiden sich von denen, welche S_2 betreffen, durch das *Erhaltensein der motorischen Innervation der gesamten unteren Extremität.* Die *Sensibilitätsstörungen* betreffen die Dermatome S_{3-5} und führen zu jener typischen regionalen Aufhebung aller Gefühlsqualitäten, welche man als *Reithosenanästhesie* bezeichnet. Wie bei allen Querschnittsläsionen sind *trophische Störungen,* vor allem Neigung zu Dekubitalgeschwüren im Bereich der anästhetischen Partien eine häufige und gefürchtete Begleiterscheinung.

Alle Zerstörungen des Conus gehen einher mit den schwersten Störungen der Blasen-, Mastdarm- und Genitalfunktion, deren wichtigste Zentren (vgl. S. 284 f.) *ja im Conus gelegen sind.*

Die *Blasenlähmung beim Conussyndrom* ähnelt jener beim totalen Transversalsyndrom des Epiconus insofern, als auch hier wieder ein Rest von Empfindungen — Völlegefühl, Schmerz — von manchen Kranken empfunden wird. Besonders bemerkt sei, daß trotz Unempfindlichkeit der Scrotalhaut die Hoden doch druckempfindlich sind und der Cremasterreflex (mit seinem Zentrum in L_{1-2}) funktioniert. Conuszerstörungen unterscheiden sich von über dem Conus gelegenen R.-Zerstörungen dadurch, daß infolge der *Unterbrechung aller afferenten Impulse* sowohl exteroceptiver Art, die von irgendeiner Stelle des Körpers die sacralen Zentren erreichen könnten, wie auch proprioceptiver Natur, welche normalerweise über die sensiblen Fasern der Nn. pudendi bzw. pelvici den motorischen bzw. sacralautonomen Kernen dieser Nerven zugeleitet werden, jede reflektorische Einwirkung auf die Funktion der Blase, des Mastdarms, der Erektion und Ejaculation unmöglich ist. Eigenartigerweise ist nun die Blase auch bei Totalläsionen des Conus nur selten im Sinne einer völligen Sphincterlähmung geschädigt. Dies erstmalig, vor allem im Experiment nachgewiesen zu haben, ist das Verdienst L. R. MÜLLERs. Untersuchungen, wie sie von SCHWARZ und WALKER an einem größeren Material vorgenommen worden sind, bestätigen die *Seltenheit einer völligen Inkontinenz der Blase mit dauerndem Harnträufeln.* Andererseits beweisen einzelne Fälle dieser Autoren, wie vor allem die Beobachtungen von O. FOERSTER, daß entgegen H. HEAD, ROUSSY und LHERMITTE (zit. nach FOERSTER) gelegentlich eine primäre Inkontinenz, also eine initiale völlige Sphincterlähmung vorkommt. FOERSTER erklärt sich diese initiale Inkontinenz damit, daß in diesen selteneren Fällen die Funktion des lumbalen sympathischen Zentrums und der autochthonen Ganglien des intramuralen Systems in der Blasenwand nicht auslange, um den Ausfall der sacralen Innervation zu kompensieren. Die wohl nicht seltene Mitschädigung der Hypogastricuszentren im Lumbalmark bei schweren Läsionen der caudalen R.-Anteile macht solch eine Deutung schon möglich. Andererseits sei noch einmal verwiesen auf jene S. 273 von DENNIG stammende Erklärung für die gewöhnliche initiale *Retentio urinae mit Überdehnung der Blase,* welche ja im Grunde nur besagt, daß die allseitig anerkannte *initiale Detrusorlähmung* die funktionell-mechanischen Bedingungen zu einem Blasenverschluß in sich trägt. Danach würde ja eher ein gewisser Rest von Detrusortonus in Verbindung mit einer Sphincterlähmung die besten Voraussetzungen zu einer völligen Inkontinenz geben. Ob an solch einem hypothetischen Zustand eine Mitschädigung der Innervation seitens des Hypogastricus — der nach ELLIOTT bei den meisten Tieren hemmend auf den Detrusor einwirkt — mitbeteiligt ist, können wohl nur darauf gerichtete spezielle Untersuchungen entscheiden. In der Mehrzahl der Fälle verhält sich die Blase bei Conuszerstörungen bezüglich ihrer Motilität wie bei höhersitzenden Querläsionen: Zunächst *Retentio urinae*, unter Umständen mit Ischuria paradoxa (seltener beschränkte Retention mit ,,Auslaufen" statt ,,Überlaufen" der halbgefüllten Blase), später in günstigen Fällen Herstellung einer *Automatie* (vgl. S. 277).

Das *Rectum* zeigt von Anbeginn eine *völlige Lähmung der Defäkation* wie auch *des Sphincters*, eine *Incontinentia alvi*, wobei natürlich auch der *Analreflex fehlt*. Die anderen mechanischen Verhältnisse im Rectum wirken im akuten Lähmungsstadium einer Retention entgegen. Diese betrifft nur feste Kotmassen, welche infolge der Lähmung der austreibenden Darmmuskulatur im Rectum liegen bleiben und entfernt werden müssen. Auch später, wenn sich eine gewisse *Automatie des Rectums* eingestellt hat, gewinnt die Peristaltik kaum je so viel Kraft um harten Stuhl zu entleeren, ebensowenig wie der Sphincter so gut schließt, um dünnbreiigen oder gar flüssigen Stuhl länger zurückzuhalten. Die willkürliche wie reflektorische Beeinflußbarkeit der Funktion des Rectums ist genau so aufgehoben wie die der Blase.

Störungen der Genitalfunktionen sind bei Conusläsionen sehr ausgesprochen. Sie bestehen in völliger *Aufhebung der Erektion* und der an die Kontraktion des Bulbocavernosus gebundenen *Ejaculation*. Die *Emissio seminis*, welche nach LEARMOUTH (zit. nach O. FOERSTER) an die Funktion des Lumbalmarks gebunden ist — Innervation des Ductus deferens und der Samenblasen durch die Nn. hypogastrici! —, erfolgt weiter und kann, wie O. FOERSTER sah, gelegentlich auch durch Reize an der Bauchhaut oder der Innenseite des Oberschenkels reflektorisch ausgelöst werden. Ein *Orgasmus* kommt bei Conuszerstörung nicht mehr zustande. Die *Wehentätigkeit des Uterus* bleibt hingegen unter diesen Bedingungen erhalten; nur verläuft sie schmerzlos.

b) **Unvollständige Zerstörungen des Conus**, wie sie gar nicht selten vorkommen, können in Anbetracht der bei aller räumlichen Zusammengedrängtheit doch getrennten Anordnung der einzelnen vegetativen Zentren sog. *dissoziierte Conussyndrome* machen. In den von S_2 caudalwärts aufeinander folgenden Segmenten können wir — nach den Ergebnissen vielseitiger Beobachtungen — folgende Repräsentation der verschiedenen an den Conus gebundenen Funktionen annehmen.

S_{2-3}. *Erektion* [afferente (und efferente?) Impulse über den N. pudendus, efferente über die Nn. pelvici zu den Corp. cavernosa].

S_{3-4}. *Blasenentleerung* und *-verschluß* (afferente und efferente Impulse über die Nn. pelvici zum Detrusor und Sphincter int.).

Rectumentleerung und *-verschluß* (afferente und efferente Impulse über die Nn. pelvici zur peristaltischen Muskulatur und glatten Sphincter int. des Rectums).

Willkürlicher Blasenschluß und *Sphincterreflex* (afferente und efferente Impulse über die Nn. pudendi zum Sphincter ext.).

S_{4-5}. *Ejaculation* und *Orgasmus* (afferente und efferente Impulse über die Nn. pudendi zu den Mm. ischio- und bulbocavernosus).

S_5-Cocc.$_1$. *Willkürliche Rectumentleerung* (efferente Impulse über die Nn. pudendi zum M. levator ani).

S_5. *Willkürlicher Rectumverschluß* und *Analreflex* (afferente und efferente Impulse über die Nn. pudendi zum Sphincter ani ext.).

Namentlich die mannigfaltigen Läsionen des Conus, wie sie bei Kriegsverletzungen vorgekommen sind, haben ein reiches Material solcher partieller Funktionsstörungen ergeben. Die auffälligsten Störungen betreffen die Genitalfunktionen, was nicht wundernimmt, wenn man sich vergegenwärtigt, daß hier das obere Lumbalmark (Emissio seminis), das obere Sacralmark (Erektion) und das untere Sacralmark (Oberflächensensibilität, Ejaculation und Orgasmus) zur Vollständigkeit des Geschlechtsakts zusammenwirken müssen. Der Leser findet alles Nähere in dem FOERSTERschen Erg.-Bd. zum LEWANDOWSKYschen Handbuch der Neurologie, 1930.

3. Caudaläsionen.

Unter Läsionen der Cauda equina versteht man die Schädigung der im untersten R.-Bereich und darunter liegenden vorderen und hinteren Wurzeln aus den Segmenten D_{12} bis zum Coccygealsegment (Abb. 1 und 2). Reine Caudaläsionen sind also *Wurzelläsionen* und bieten als solche die bei Besprechung der vorderen bzw. hinteren Wurzelläsionen besprochenen Erscheinungen der *Reizung* und *Lähmung*. Die die Cauda equina formenden Wurzeln sind so angeordnet, daß die aus den höheren R.-Segmenten stammenden Wurzeln, welche früher aus dem Wirbelkanal austreten, nach außen von den caudal zu ihnen entspringenden Wurzeln liegen. *Hohe Caudaläsionen* müßten demgemäß also vorwiegende radikuläre Symptome an den *Beinen* machen, während die Folgen *tiefer Caudaläsionen* mehr oder minder den den Conusläsionen zukommenden Syndromen, welche auf Schädigung der Innervation von Blase, Mastdarm und Genitalorganen beruhen, ähneln sollten. In Wirklichkeit ist die Wahrscheinlichkeit einer *Mitschädigung* des Conus bei hohen Caudaläsionen so groß, daß — verallgemeinernd gesagt — sich *die höhere Läsion von der tieferen im wesentlichen durch die Ausbreitung der Lähmung auf die Beine auszeichnet*. Da auch bei schweren Lumbalmark- und Epiconusläsionen die caudal folgenden R.-Segmente meist funktionsuntüchtig werden und da andererseits Caudaschädigungen bei fast allen von außen wirkenden Epiconus- und Conusschädigungen mit erfolgen, ist die Diagnose einer reinen hohen Caudaläsion immer eine heikle Sache. Diese hohen Caudaläsionen oberhalb des 2. Lendenwirbels machen Sensibilitäts- und Motilitätsstörungen, deren Ausbreitung ohne Schwierigkeiten aus den Schemata für die Dermatome (Abb. 22) und den Tafeln der segmentalen Muskelinnervation (Tabelle 3) abgeleitet werden kann (vgl. auch S. 258); Cremaster- und Patellarreflexe sind dabei aufgehoben. Diese Reflexe sind bei tieferen Läsionen unterhalb des 3. Lendenwirbels erhalten. Die *Schädigung der Blasen-, Mastdarm- und Genitalfunktionen* kann bei hohen wie tiefen Caudaläsionen vorkommen; nur ist sie im ersten Fall das Zeichen einer Mitschädigung des Conus, während im zweiten Fall diese Funktionen leiden, weil die afferenten oder efferenten Wurzeln der Nn. pelvici und pudendi geschädigt sind. DENNIG hat in schönen Experimenten nachgewiesen, daß die Blasenlähmung, welche der Unterbrechung der sensiblen Wurzeln folgt, im Prinzip, d. h. was die Leistung der Blase anbetrifft, die gleiche ist wie nach Läsion der vorderen Wurzeln. Klinisch ist natürlich im ersteren Fall jede Empfindung aus den Beckenorganen und den den Hinterwurzeln zugehörigen Dermatomen aufgehoben. Die Reflexe der Sphincteren fehlen in beiden Fällen. Die Blasen-Mastdarmlähmung infolge Mitschädigung des Conus setzt meist mehr oder minder rasch ein, wohingegen die gleichen Störungen durch reine Caudaläsionen nach ALLEN allmählich aufzutreten pflegen.

Jede *Höhenlokalisation* einer Caudaläsion ist deswegen schon so schwierig, weil ja ein und dieselbe Wurzel in ihrem ganzen langen Verlauf geschädigt und diese Läsion von gleichen Symptomen gefolgt sein kann. Daher ergibt sich die Diagnose meist erst durch den gesamten Verlauf und unter Hinzuziehung von

Hilfsuntersuchungen wie Lumbalpunktionen in verschiedenen Höhen und Kontrastfüllung des Liquorraums. ROUSSY und LHERMITTE u. a. haben die Eigenarten des Caudasyndroms eingehend beschrieben. Im speziellen Teil dieses Handbuches findet der Leser weitere Einzelheiten. Hier sei lediglich auf die erhebliche diagnostische Bedeutung, welche — wie an größerem Material u. a. KERNOHAN, WOLTMAN und ADSON zeigen konnten — Wurzelschmerzen haben, hingewiesen. Bald sind es Kreuzschmerzen (vor allem im Liegen und bei Erschütterungen), bald ischiadische — oft doppelseitige! — Beschwerden, die gesteigert durch plötzliche Erhöhung des Liquordrucks (Husten, Nießen, Bauchpresse usw.) die ersten Merkmale einer Caudaerkrankung darstellen.

E. Läsionen einzelner Rückenmarksbahnen und kombinierte Syndrome.

1. Motilitätsstörungen durch Läsionen absteigender Bahnen.

a) Pyramidenbahn- (und atrophisch-spastische) Syndrome.

Inkomplette Transversalsyndrome des R. sind viel häufiger als totale. Sie entstehen im Lauf der Entwicklung krankhafter Prozesse, die von außen auf das R. einwirken — wie Tumoren und Wirbelsäulenerkrankungen — und bilden somit einen Teil des sog. **Kompressionssyndroms** (man vergleiche die einschlägigen Ausführungen im speziellen Teil). Sie finden sich aber auch gleich häufig bei intramedullären Prozessen (Tumoren, Myelitiden usw.) wie bei traumatischen R.-Schädigungen. Rasch eintretende inkomplette Querschnittsunterbrechungen gehen — bei größerer Ausdehnung der Läsion — gleichfalls mit einem „spinalen Shock" einher; nur dauert hier dieses Initialstadium meist nur kurze Zeit. Die im Lauf der weiteren Entwicklung *verschiedene Symptomatologie der unvollkommenen Querschnittsläsion gegenüber der totalen erklärt sich aus dem partiellen Erhaltenbleiben von Bahnenverbindungen des caudal zur Läsion gelegenen R.-Abschnitts mit supraspinalen Zentren.* Wir müssen hier vor allem an absteigende Systeme im Hinterstrang (vgl. S. 199), wie zentrifugale Bahnen im Vorderseitenstrang denken. Daß die Pyramidenbahn nicht der Träger solcher Funktionen ist, geht schon daraus hervor, daß die Mehrzahl der bei der partiellen Querschnittsläsion beobachteten Erscheinungen charakteristisch ist für eine *Unterbrechung der Pyramidenbahn.* In der Tat sieht man immer wieder, daß diese phylogenetisch junge Bahn durch allerlei Schädigungen leichter geschädigt wird als andere R.-Bahnen. Das inkomplette Transversalsyndrom erinnert sehr an die *„decerebrate rigidity"* SHERRINGTONS, welche sich beim Tier nach Abtragung des Großhirns entwickelt. Der Ursprung der mit den Pyramidenbahnen hinabsteigenden Fasern, deren Unterbrechung beim Menschen ein ähnliches Syndrom macht, ist — wie FULTON gezeigt hat — im Rindenfeld 6 (nach BRODMANN) zu suchen. (Nur zur Ergänzung sei hier bemerkt, daß die Läsion des eigentlichen Pyramidenzellareals in der motorischen Großhirnrinde zunächst eine schlaffe Lähmung macht, die erst im Lauf der Zeit bzw. bei allmählicher Entstehung — wie z. B. bei der spastischen Spinalparalyse — zu einem spastischen Reflexverhalten führt.) Möglicherweise ist mit der Unterbrechung pyramidaler Fasern auch eine solche *extrapyramidaler* Natur verbunden, worauf hervortretende Merkmale wie die Zunahme des Dehnungsreflexes namentlich in den proximalen Gliedabschnitten hinzuweisen scheinen. Spinale Läsionen erlauben da keine feinere Differenzierung. FULTON und MCCOUCH konnten jedenfalls in Experimenten am Affen zeigen, daß die Rigidität zum erheblichen Teil auf dem Ausfall corticaler Impulse beruht. So wird es wohl in erster Linie die Unterbrechung der corticospinalen Faserverbindungen (welche ja durchaus nicht nur „pyramidaler" Natur zu sein brauchen!)

sein, welche die „Enthirnungsstarre" beim inkompletten Transversalsyndrom macht, wohingegen gerade der Rest von „extrapyramidalen" Faserverbindungen den Unterschied gegenüber der totalen Querschnittsunterbrechung ausmacht. Beim Tier ist — wie LIDDELL und RIOCH zeigen konnten — das Erhaltensein des Tr. vestibulospinalis für den Zustand der decerebrate rigidity unentbehrlich. Es liegt nahe, beim Menschen stattdessen an die zentrale Haubenbahn und verwandte Faserverbindungen zu denken (vgl. S. 205). Das klinische Syndrom der inkompletten Querschnittsläsion des R. enthält somit zu seinem wesentlichsten Teil das **spinale Pyramidenbahnsyndrom.**

Die *proprioceptiven Reflexe* sind gesteigert, wobei die Steigerung der *Muskelsehnen-* und *Periostreflexe* bis zum Auftreten eines *Klonus* (vgl. S. 289) erhöht sein kann und jene des *Dehnungsreflexes* sich in *Spasmen* und im weiteren Verlauf in *Kontrakturen* verrät. Diese Reflexsteigerung betrifft alle unterhalb des lädierten R.-Segments gelegenen Muskeln. Die spinalen spastischen Lähmungen unterbrechen die Beeinflussung der jeweiligen Muskelgruppen durch den Willen; sie verstärken aber die reflektorischen Muskelreaktionen. Die elektrischen Reaktionen bleiben unverändert; Atrophien treten nicht auf.

Eine spastische Lähmung aller vier Extremitäten nennt man *Tetraplegie*, während Unterbrechungen der Pyramidenbahnen (P. B.) unterhalb der spinalen Armzentren zum Bild der *Paraplegie* der Beine mit oder ohne spastische Lähmung der Rumpfmuskulatur führen. Ist nur ein Bein spastisch gelähmt, so spricht man von einer *Hemiparaplegie*, sofern Arm und Bein einer Seite gelähmt sind, von einer spinalen *Hemiplegie*. Auch bei spinalen Hemiplegien pflegt die *initiale* Lähmung zunächst schlaff zu sein, wie es FOERSTER in Bestätigung der Beobachtungen von KOCHER, LHERMITTE u. a. beschrieben hat; doch stellt sich schon bald die typische Reflexsteigerung ein. Die willkürliche Innervation ist bei spinalen Hemiplegien auch auf der Seite der Lähmung nicht völlig aufgehoben, sondern wird in beschränktem Maß durch die Pyramidenvorderstrangbahn wie mittels der im R. aus dem erhaltenen Pyramidenseitenstrang zu den Vorderhörnern der gelähmten Seite hinüberkreuzenden supranucleären Fasern ermöglicht. Vor allem wird die Rumpfmuskulatur in dieser Weise bilateral innerviert, obschon bei genauer Prüfung sich mindere willkürliche Innervation und spastisches Muskelverhalten auf der Lähmungsseite nachweisen lassen. Die besonders empfindlichen Bauchdecken- und Cremasterreflexe fehlen dann auf der gelähmten Seite. *Inkomplette P. B.-Läsionen*, bei denen willkürliche Innervationen noch teilweise möglich sind, nennt man *spastische Paresen*. — Die Tetraplegie ist angesichts der schlechten Prognose von schweren R.-Läsionen im oberen C.-Mark bei traumatischen Schädigungen selten; sie findet sich häufiger bei andersartigen R.-Erkrankungen.

Läsionen des R.-Querschnitts führen häufig zu *Kombinationen atrophischspastischer Lähmungen*, wobei die atrophische Lähmung (vgl. S. 256 f.) die aus dem lädierten R.-Segment innervierte Muskulatur betrifft. Der Umstand, daß die für ein motorisches R.-Segment bestimmten supranucleären Fasern aus dem medialen Bereich der P. B. in die Vorderhörner treten, hilft zu einer recht genauen *oralen Begrenzung einer spastischen Lähmung*. O. FOERSTER hat diese lokalisatorischen Eigenheiten spastischer R.-Lähmungen besonders eingehend erforscht. Er sagt, es sei erstaunlich zu sehen, wie die Leitungsunterbrechung fast in jedem Falle an dem oberen Pol einer ganz bestimmten Kernsäule abschneidet. An den Extremitäten ergeben sich aus dieser naturgemäß oft partiellen spastischen Lähmung, welche an einem bestimmten Segment beginnt und die darüber liegenden frei läßt — sofern sich nicht eine Vorderhornläsion mit der P. B.-Läsion kombiniert —, sehr typische Disfigurationen. Ich entnehme der FOERSTERschen Abhandlung im Handbuch der Neurologie, Bd. V die Abb. 25, die die Folgen einer *spastischen* Lähmung der im wesentlichen aus D_1 entspringenden Handmuskeln zeigt. FOERSTER fand, daß der Gegensatz zwischen gelähmten und nichtgelähmten Muskeln ganz scharf ist (bezüglich der Literatur lese man bei FOERSTER nach). Der Arzt kann unter Hinzuziehung der in Tabelle 1, 2 und 3 S. 243 f. erläuterten spinalen Muskelinnervation also eine recht genaue Höhendiagnose einer spinalen P. B.-Läsion erreichen, wenigstens soweit die Läsion den Segmentbereich der Extremitäten betrifft. Diese sog. *dissoziierten Extremitätenlähmungen* sind an der Rumpfmuskulatur wenn überhaupt, so doch viel schwerer nachweisbar.

Die auf S. 200 erwähnte von GAD und FLATAU im R.-Bereich klargestellte regelmäßige Anordnung der den jeweiligen Körperabschnitten zugehörigen Fasern in den langen R.-Bahnen, welche dem Gesetz der exzentrischen Lagerung entspricht und in der P. B. die für die Beine bestimmten Fasern in der äußeren Peripherie des Pyramidenseitenstrangs verlaufen läßt, bringt es mit sich, daß umschriebene Läsionen, die entweder die inneren seltener die äußeren Anteile der P. B. betreffen, *spinale spastische Monoplegien* machen können. FABRITIUS hat Monoplegien der Arme, die häufiger sind als solche der Beine, erstmalig beschrieben und O. SITTIG hat unter dem Namen *Monoplegia spinalis spastica superior* eine Reihe solcher Fälle veröffentlicht. O. FOERSTER hat einige Fälle von *Monoplegie* bzw. *Diplegia spinalis spastica brachialis* gesehen und bestätigt die Beobachtung von ROUSSY und LHERMITTE, daß zentralgelegene intramedulläre Läsionen — sei es von Anbeginn oder sich rückbildend aus spinalen Hemi- bzw. Tetraplegien —

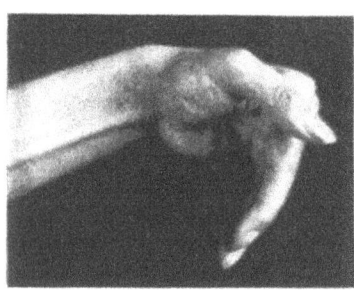

Abb. 25. Supranucleare Lähmung der Interossei lumbricales und Daumenballenmuskeln. Spastische Kontraktur derselben, Finger im Grundgelenk gebeugt, in den Interphalangealgelenken gestreckt, Daumen im Grundgelenk gebeugt, im Endgelenk gestreckt. (O. FOERSTER.)

ohne jede Lähmung der Beine vorkommen. Der FABRITIUSsche Fall und einzelne von SITTIG zusammengestellte Beobachtungen machen es wahrscheinlich, daß im Extremitätenareal der P. B. eine Unterteilung auch nach Gliedabschnitten vorliegt, wobei die für die distalen Extremitätenteile bestimmten Fasern weiter auswärts liegen als die für die proximalen. So könnte man sich — wie O. FOERSTER meint — die in den erwähnten Fällen beobachtete anormale Rückbildung der Lähmung nach Halsmarkverletzung erklären, wobei die Funktionsrückkehr distal einsetzte um proximal zu enden.

Wie das Syndrom der zentralen grauen Substanz (vgl. S. 308) werden auch diese sehr eigenartigen dissoziierten Mono- und Diplegien in der Regel durch intramedulläre Tumoren, Hämatomyelien und — der schöne FOERSTERsche Fall — eine Hydromyelie verursacht. Die *Monoplegia spastica cruralis* durch Läsionen des Halsmarks, welche die *äußeren* Lagen der P. B. außer Funktion setzen, ist wohl viel seltener. FOERSTER beschreibt einige Fälle. Wir kennen das Syndrom in frühen Stadien der Halsmarkkompression durch Tumoren. Es bietet da gewisse differentialdiagnostische Möglichkeiten gegenüber intramedullären Tumoren mit ihrer Neigung zur Schädigung der inneren P. B.-Anteile. Es sei schließlich noch hingewiesen auf die von FOERSTER beobachteten isolierten, spastischen Muskellähmungen durch eng umschriebene Läsionen in der P. B.

Eine *spastische Lähmung der Atemmuskulatur* kann bei cervicalen P. B.-Läsionen gelegentlich beobachtet werden. FOERSTER beschreibt als typisch hierbei die Schwächung der willkürlichen Erweiterung des Thorax infolge Parese der Intercostalmuskulatur bei gleichzeitig verstärkten, spinal reflektorischen, automatisch durch die Blutgase regulierten Atemexkursionen.

b) Die Eigen- und Fremdreflexe bei spinal-spastischen Lähmungen.

Der klinische Reflexbefund zeigt charakteristische Veränderungen sowohl an den proprioceptiven wie exteroceptiven Reflexen. Die **Muskelsehnenreflexe** sind gesteigert; d. h. ihre Kraft und Kontraktionsgeschwindigkeit ist über die Norm erhöht. Der Reflex bleibt auch nicht immer auf den gereizten Muskel beschränkt, sondern springt auf andere Muskeln über. Drei Erklärungen sind hier möglich: eine Miterschütterung oder andersartig vermittelte plötzliche Dehnung naher aber auch ferner gelegener Muskeln, wie man es vor allem bei den gesteigerten Reflexen des Schulter- und Beckengürtels sieht; ein Übergreifen des Reflexes auf einen größeren Gliedabschnitt oder die ganze Extremität bei der reflektorischen Kontraktion eines mehrgelenkigen Muskels. Hier werden in rascher Abfolge durch die Mitteilung der reflektorischen Bewegung auf ein zweites oder sogar drittes Gelenk immer neue Muskeln gedehnt und infolge ihrer spastischen Reflexbereitschaft zur Kontraktion gebracht. So führt z. B. der vom Trochanter maj., dem Sacrum oder dem Beckenkamm ausgelöste Reflex — eventuell Klonus — des Glutaeus max. gar nicht selten auch zu einer Unterschenkelbeugung im Knie. Schließlich wird von mancher Seite die Ansicht vertreten, daß diese multimuskulären proprioceptiven Reflexe in Wirklichkeit identisch sind mit der Auslösung bestimmter präformierter Synergien, die normalerweise auf exteroceptive Reize hin erfolgen, von denen O. FOERSTER aber schon immer behauptet hat, daß sie auch durch proprioceptive Erregungen in Gang gesetzt werden können, also der auf S. 236 besprochenen Verkürzungs- bzw. Verlängerungsreaktionen vor allem der Beine. So sieht man bei dem spastisch gesteigerten Achillessehnenreflex bisweilen eine Mitkontraktion der Zehenbeuger, anderer Unterschenkelmuskeln wie auch am Oberschenkel besonders der stets leicht ansprechenden Adductoren. Das Überspringen eines Sehnenreflexes auf die Gegenseite, wie man es vor allem beim Adductorenreflex häufig sieht, wobei besonders die spastische Extremität den kontralateralen Reflex aufweist, kann wohl auf einer Übertragung der Muskelzerrung mittels des Beckens auf die Gegenseite beruhen. Andererseits könnte dabei vielleicht die intraspinale Zusammenfassung der beiden Adductorenkerne zu einer gemeinsam funktionierenden Einheit ausschlaggebend sein. Besonders häufig sieht man das Auftreten eines gekreuzten Adductorenreflexes bei der spastischen spinalen Paraplegien so oft eigenen Adductorenkontraktur mit überkreuzter Beinhaltung und zugleich starken Spasmen in den Streckern oder Beugern. Bei P. B.-Läsionen sind kontralaterale Reflexe am Schultergürtel z. B. des Scapulohumoral-, Infraspinatus- und Clavicularreflexes nicht ungewöhnlich, doch spricht die große Ausdehnung des Reizfeldes bei diesen Reflexen mehr dafür, daß es sich hier um Reflexe auf Erschütterungen des Skelets handelt. Das immerhin seltene Auftreten eines kontralateralen Patellar- oder Achillessehnenreflexes könnte als der Auftakt der erwachenden kontralateralen Strecksynergie gedeutet werden; doch müßte in diesem Fall sowohl die hierbei übliche lange Latenz wie Dauer des gekreuzten Reflexes bemerkbar sein. Wenn O. FOERSTER einen kontralateralen Patellarreflex — besser eine Kontraktion des Quadriceps! — auch am deafferentierten Bein beobachtete, so spricht dies mit Sicherheit für eine spinal entstandene Streckersynergie.

Der pathologisch gesteigerte Sehnenreflex löst rasch eine sukzessive Kontraktion des brüsk gedehnten Antagonisten aus; damit wird die Amplitude des gesteigerten Sehnenreflexes begrenzt — im Gegensatz zu dem weit ausschlagenden, nur funktionell gesteigerten Sehnenreflex des Neurasthenikers. Die

Antagonistenkontraktion schafft zusammen mit den auf S. 222 erklärten Bedingungen die Voraussetzung zum Auftreten des charakteristischen *Klonus*, der bei anhaltender Reizung „unerschöpflich ist". — Die Reizintensität kann angesichts der Erniedrigung der Reizschwelle spastischer Reflexe sehr gering gewählt werden. Dieses Ansprechen der Muskulatur schon auf geringste Erschütterungen und Zerrungen erklärt auch die typische Ausdehnung des Reizfeldes bei spastischen Sehnenreflexen. So kann man mitunter den Achillessehnenreflex durch einen Perkussionshammerschlag bis hinauf zu den Femurkondylen auslösen. Auch gestattet das spastische Verhalten der Muskulatur eine Reflexauslösung auch in Regionen, die normalerweise diese Reflexe kaum zeigen. So beschrieb schon v. BECHTEREW einen Erector trunci-Reflex bei Beklopfen des Os sacrum. Ein Schlag auf die Crista iliaca kann zu einer reflektorischen Kontraktion des spastischen M. quadratus lumb. führen. Auch der normaliter schwer auslösbare Abduktorreflex durch Beklopfen des Epicondylus ext. fem. ist bei spastischen Lähmungen leicht zu erzielen. Ein Beklopfen des Fußrückens kann die spastischen Dorsalflexoren des Fußes zur Kontraktion bringen. MENDEL und v. BECHTEREW beschrieben bei spastischen Lähmungen den nach ihnen benannten Plantarflexorenreflex auf Beklopfen des Fußrückens im Bereich des Os cuboid. ROSSOLIMO fand jenen Dehnungsreflex der spastischen Zehenbeuger bei leichtem Schlag auf die Zehenbeeren. Am Arm beschrieb v. BECHTEREW den Pronatorenreflex auf einen Schlag gegen die Volarseite des distalen Radiusendes oder die Dorsalseite des distalen Ulnaendes bei Mittelstellung des Unterarms. An der dorsalflektierten Hand zeigten v. BECHTEREW und GOLDSCHEIDER einen Hand- und Fingerbeugereflex durch einen Schlag auf die Sehnen der Beugemuskeln. TRÖMNER beobachtete, daß ein Schlag gegen die Unterseite des Mittelfinger-Endgliedes eine Kontraktion der spastischen Fingerbeuger hervorruft. Alle diese Reflexe, für die sich nähere Literaturangaben bei A. BÖHME finden, können für die Diagnose von P. B.-Schädigungen wie auch für die Höhenlokalisation von inkompletten Querschnittsläsionen (vgl. S. 256f.) bedeutungsvoll sein.

Bei Kombinationen mit peripheren Lähmungen bestimmter Muskeln kann man — wie auf S. 255 bereits ausgeführt wurde — auch bei spastischen Lähmungen leicht *paradoxe Reflexe* auslösen, so z. B. einen Oberschenkelbeugerreflex bei Schlag auf die Patellarsehne eines motorisch geschwächten Quadriceps usw.

Von besonderer Bedeutung für die Diagnose spastischer Lähmungen ist das Verhalten der routinemäßig ausgelösten **exteroceptiven Hautreflexe**. Das Bestreichen der Fußsohle löst bekanntlich den *Plantarreflex* aus. Wir sehen (vgl. S. 274), daß kurz nach einer kompletten oder inkompletten Querschnittsläsion dieser Plantarreflex mit einer Zehenbeugung verläuft. FOERSTER bezeichnet diesen Abwehrreflex mit Recht als das Ultimum moriens aller Reflexe. Der Plantarreflex bei P. B.-Läsionen ist der *positive Babinski*, der unter Umständen neben dem Zehenbeugerreflex jedoch auf einen etwas stärkeren, also mehr nociceptiven Reiz von der Fußsohle her zu erhalten ist. Das Vorhandensein eines *Babinski* beweist — wenn nicht abnorme periphere Bedingungen einen *Pseudobabinski* (vgl. S. 283) verursachen oder eine allgemeine Hirnschädigung wie in den verschiedenen Formen des Komas aber auch bei schweren Infekten das Gesamtbild trübt — mit größter Wahrscheinlichkeit das Vorliegen einer P. B.-Schädigung. Nach dem an anderer Stelle über diesen Reflex Gesagten begnügen wir uns hier mit der Feststellung, daß der *Babinski* ein Bestandteil der Verkürzungsreaktion, der Beugersynergie des Beines ist. Wir sehen ihn daher auch gar nicht selten bei Paraplegien als gekreuzten Beugereflex auf der kontralateralen Seite erscheinen, wie andererseits auch seine homolaterale Auslösung mit einer kontralateralen Zehenbeugung als Bestandteil eines gekreuzten Streckreflexes einhergehen kann. Das entscheidende Kriterium eines positiven *Babinski* ist die *langsame Dorsalflexion der großen Zehe*, welche häufig begleitet ist mit einer Beugung auch Spreizung der anderen Zehen. Mit der nötigen Vorsicht darf das sog. *Fächerphänomen*, die Spreizung der Zehen allein als ein Äquivalent des typischen Babinski angesprochen werden. Ausgelöst wird der *Babinski* am besten durch ein Bestreichen der lateralen Fläche der Fußsohle. Auch andere Reize wie Schmerz, Hitze, Kälte und faradische Reizung erzielen den gleichen Effekt. Im übrigen gelten bezüglich der Erweiterung der reflexogenen Zone, Schaltung, Bahnung usw. die bei Besprechung der Fremdreflexe mitgeteilten Beobachtungen. Auf S. 274 wurde auch bereits darauf hingewiesen, daß die bald als neuartige, bald als BABINSKI-Ersatz angesehenen Reflexe wie der GORDONsche, OPPENHEIMsche, TRÖMNERsche u. a. Reflexe, bei denen immer der BABINSKIsche Effekt durch Reize an anderen Orten und anderer Qualität erzielt wird — wie Streichen der Tibiakante, Kneten der Wadenmuskulatur usw. — im Grunde alle nur verschiedene Auslösungsmodi der Beugesynergie darstellen und alle mehr oder minder die gleiche diagnostische Bedeutung haben.

Einen wirklich dem *Babinski* entsprechenden Reflex an der *oberen Extremität* kennen wir nicht. Er könnte wohl am ehesten in einem Hautreflex auf Reize in der Axillargegend gesucht werden; denn von dieser Stelle spricht der Arm bei P. B.-Läsionen am leichtesten auf exteroceptive Erregungen an. Die Handreflexe verlangen alle eine zurückhaltende Beurteilung. Es sind eine große Anzahl solcher Reflexe beschrieben worden, welche GOLDSTEIN ausführlich besprochen hat. R. WARTENBERG teilte eine zwangsweise erfolgende Mitbewegung des Daumens bei Fingerbeugung gegen passiven Widerstand als P. B.-Symptom mit. Das Zeichen ähnelt dem KLIPPEL-WEILschen Phänomen, welches in einer Verstärkung der Beugerspasmen im Daumen bei passiver Streckung der kontrahierten übrigen Finger besteht. Das sog. GORDONsche Fingerphänomen, das in einer Fingerstreckung und Spreizung am senkrecht gehaltenen, aufgestützten Unterarm auf Druck des Os pisiforme besteht, und das SOUQUES schon bei der Hemiplegie beschrieben hatte, findet sich nach OPPENHEIM und GOLDSTEIN auch bei Gesunden. Schon verläßlicher ist das Fehlen des C. MAYERschen Fingergrundgelenkreflexes (vgl. S. 250), wohingegen das Aufgehobensein des LÉRIschen Phänomens aus den ebendort dargestellten Gründen sehr vorsichtig zu bewerten ist (man vergleiche auch die Untersuchungen von TIEFENSEE). Vollends inkonstant sind BABINSKI-ähnliche Hautreflexe von der Vola manus aus, wie sie unter anderem von BECK (zit. nach A. BÖHME) beschrieben wurden. Einen typischen Greifreflex, wie er beim Neugeborenen physiologisch ist, sieht man bei P. B.-Läsionen meines Wissens nicht häufiger als unter normalen Bedingungen.

Nächst dem *Babinski* ist das abnorme Verhalten der *Bauchdecken-* und *Cremasterreflexe* (vgl. S. 250) eines der wichtigsten klinischen Merkmale bei P. B.-Läsionen. Man nimmt fast allgemein an, daß bei Läsionen der P. B. diese Reflexe auf der Seite der Läsion fehlen oder wenigstens herabgesetzt sind. Und doch sind diese zusammengehörigen Reflexe sicher nicht allein an die Funktion der P. B. gebunden. Daß sie auch bei cerebellaren Läsionen fehlen können, ist eine Eigentümlichkeit, die sie ja mit den proprioceptiven Reflexen teilen und die letzthin wohl nur als ein Symptom meist vorübergehender ungenügender Tonisierung der Vorderhörner anzusprechen ist. Wie aber ist ihr ungestörtes Vorhandensein bei der spastischen Spinalparalyse, der reinsten Form der P. B.-Läsion zu er klären? Sie stellen sich ja auch bei der kompletten Transversalläsion des R. wieder ein! (vgl. S. 276). Aus alledem muß man wohl folgern, daß die P. B.-Bahn sensu strictiori, d. h. die aus den großen Pyramidenzellen der motorischen Hirnrinde entspringenden Fasern auf diese Reflexe nicht bahnend wirken, wohl aber andere Fasern, vielleicht solche aus dem Feld 6 (nach

BRODMANN). Hierüber müßten noch weitere Untersuchungen Aufklärung geben. Bei Unterbrechung dieses fraglichen mit der eigentlichen P. B. hinabziehenden Fasern werden die Bauchdecken- und Cremasterreflexe zunächst schlecht oder nicht auslösbar, um nach einiger Zeit als Bestandteile der Beugesynergie wiederzukehren und dies öfters unter starker Herabsetzung ihrer Reizschwelle und Ausbreitung des Reizfeldes. Man sieht, die Bauchdeckenreflexe verhalten sich im Grunde doch wie der Plantarreflex. Der *Tunica dartos*-Reflex stellt sich öfters unabhängig vom Cremasterreflex bei inkompletten Querläsionen des R. wieder her (KOCHER, GUILLAIN und BARRÉ, LHERMITTE, zit. nach FOERSTER). Nicht zu verwechseln mit den exteroceptiven Bauchreflexen ist die bei spastischen Lähmungen sich einstellende reflektorische Übererregbarkeit der *Bauchmuskulatur auf proprioceptive Reize*. Nicht selten sieht man spastische Paresen mit fehlenden Bauchdecken- aber gesteigerten Bauchmuskelreflexen. MONRAD KROHN und GUILLAIN haben darauf erstmalig hingewiesen. Hochgradige Spasmen in der Bauchmuskulatur können je nachdem zu einer kyphotischen oder seitlichen Verbiegung des Rumpfes führen.

c) Die spastischen Kontrakturen bei spinalen Pyramidenbahnläsionen.

Die Spastizität der gelähmten Muskulatur ist eine Mischung der Reflexsteigerung aller proprioceptiven Reflexe. Die Neigung spastischer Muskeln, ihre Kontraktion in Verkürzung beizubehalten und zu verstärken — *Fixationsreflex* —, wobei dem gedehnten Antagonisten praktisch keine Erregungen mehr zufließen, dieser Vorgang liegt der Entwicklung der *Kontrakturen* zugrunde. Diese entwickeln sich früher oder später bei allen spastischen Lähmungen aus dem Überwiegen der reflektorischen Innervation einer Muskelgruppe gegenüber ihren Antagonisten. Der *Prädilektionstyp der spinalen spastischen Lähmungs-Kontrakturen ist die Streckstellung der Beine und vorwiegend die Beugestellung der Arme*; und darin zeigt sich die eingangs erwähnte Ähnlichkeit inkompletter R.-Querschnittsläsionen mit der Enthirnungsstarre. Hierin liegt aber auch ein Unterschied zum kompletten Transversalsyndrom. Stehen bei der völligen R.-Unterbrechung reflektorische Beugebewegungen und auch eine gewisse Neigung zur Beugehaltung im Vordergrund, so bewirkt hier die erhaltene cerebrospinale Innervation meist ein Überwiegen der Innervation der Strecker als der der Schwere entgegenwirkenden Muskulatur und damit auch ein Überwiegen der proprioceptiven, vor allem auf die Strecker wirkenden Reflexe gegenüber den exteroceptiven vorwiegend an den Beugern angreifenden exteroceptiven Reflexen. Die proprioceptiven Reflexe sind an sich auch in den Beugern gesteigert; nur setzen sie sich für die Ausbildung der Kontrakturen in der Regel nicht durch. Hiervon gibt es jedoch zahllose Ausnahmen. Die ständige Neigung des Kranken auf die geringsten Reize, einen kühlen Luftzug, irgendeine Irritation der Haut unterhalb dem lädierten Segment, auch auf Verletzungen der Haut, Dekubitalgeschwüre usw. wie schließlich auf jede Art visceraler Reize mit einer Beugesynergie zu antworten, die gelegentlich in denkbar unangenehmer ja unerträglicher Weise sich stundenlang immer wiederholt und erneuert und dabei zu maximaler Flexion der Beine führt —, all dies begünstigt in solchen Fällen das Entstehen einer *Beugekontraktur*, wovon Abb. 26 eine gute Vorstellung gibt. Lagert man die Beine künstlich in Beugestellung, so bahnt man den Fixationsreflex in den Beugern, und das Resultat ist wieder die Beugekontraktur. Daß — wie FOERSTER meint — der Beugereflex des Beines (die Beugesynergie) für die Umwandlung der üblichen Streckkontraktur in die Beugekontraktur unmittelbar verantwortlich sei, entspricht wohl nicht ganz den Tatsachen. Diese allein ist — wie es ja gerade die fehlenden Kontrakturen beim totalen Transversalsyndrom zeigen — nicht imstande, zu einer spastischen Fixation in Beugestellung zu führen. Die

Steigerung des Dehnungsreflexes ist entscheidend für das Zustandekommen von Kontrakturen. Wo wie beim Erwachsenen die cerebrospinale Bahnung die der Schwere entgegenwirkenden Muskeln begünstigt, setzt sich immer, wenn nicht die ebengenannten Umstände besondere Voraussetzungen schaffen, die Streckkontraktur durch; und je mehr von den supraspinalen Verbindungen erhalten ist, um so mehr überwiegen die Strecker. Anders bei *kindlichen Lähmungen*, die sich entwickelt haben, bevor das Kind noch stehen gelernt hat. Da sehen wir oft *natürliche Beugekontrakturen*, weil der gesteigerte Dehnungsreflex hier natürlicherweise in die Beuger als die von Haus aus stärker innervierten Muskeln mit genäherten Insertionspunkten fließt. — Das Vorhandensein eines erhöhten Dehnungsreflexes auch in den Beugern wird sofort offenbar, wenn die Streckermuskulatur geschädigt ist; sei es, daß eine peripher atrophische Lähmung oder eine Störung im betreffenden spinalen Reflexbogen komplizierenderweise einen Strecker befällt oder ein chirurgischer Eingriff, z. B. eine Tenotomie die Kontraktur beseitigt. Dann sieht man — vergleiche die GRAHAM BROWNsche Vorstellung von den beiden spinalen Halbzentren! —, wie der ganze

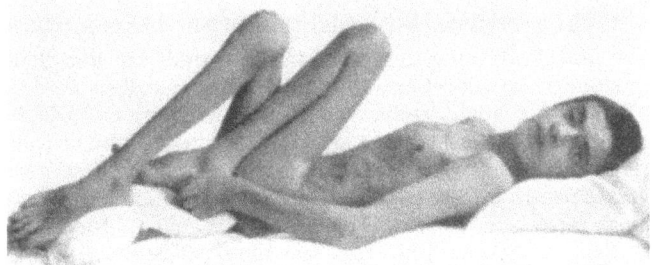

Abb. 26. Flexionskontraktur der Hüfte bei Läsion des unteren Lumbalmarkes. (R. BING.)

Erregungstrom in die Antagonisten fließt, die nunmehr in Kontraktur geraten. Immer gilt das Gesetz der reziproken Innervation. Auch der Chirurg muß darum wissen und stets den Antagonisten mitschwächen, wenn er den kontrahierten Agonisten angeht. FOERSTER hat mehrfach darauf hingewiesen und darauf aufmerksam gemacht, daß der M. quadriceps in dem hier vorgetragenen Sinn der stärkste Antagonist der ganzen Beugergruppe ist. SIMONS und WALSHE untersuchten den Einfluß der *Halsreflexe*, also den Vorgang der *Bahnung* auf die Verteilung der Spasmen. Bei gedrehtem Kopf fließt ein Erregungsüberschuß in die Strecker auf der Seite des „Kieferbeins", in die Beuger auf der des „Hinterhauptbeins" (in den Armen wie in den Beinen). *Labyrinthreflexe* beeinflussen die Spasmen in der Weise, daß die Streckerspasmen zunehmen bei Rückwärtsbeugung und abnehmen bei Vorwärtsbeugung des Kopfes. Näheres findet der Leser bei R. MAGNUS und RADEMAKER. All diese Beeinflussungen zeigen immer wieder die entscheidende Rolle cerebrospinaler Impulse für Spasmen und Kontrakturen. An der *Streckkontraktur der Beine* nehmen meist die *Adductoren* einen erheblichen und für spinale spastische Lähmungen charakteristischen Anteil. Der Fuß wird plantar flektiert gehalten; die große Zehe steht meist in Dorsalextension, was vorwiegend als die Folge der tonischen Resistenz des Extensor hallucis gegen die Plantarflexion durch die Wadenmuskulatur zu deuten ist.

Die *Kontraktur der Arme* fixiert diese meist in *Beugestellung*. Man sieht eine Kontraktion der Flexoren der Finger, der Hand und des Unterarms mit Pronationsstellung der Hand; der Oberarm ist adduziert und innenrotiert. Der

Arm nimmt dabei also die Stellung ein, welche ihm die schon normalerweise überwiegende cerebrospinale Innervation zuweist; der erhöhte Dehnungsreflex fließt wieder in die verkürzten Muskeln. In diesem Fall deckt sich ungefähr die Beugesynergie mit jener überwiegenden übergeordneten Innervation. Wo bei hochsitzenden Tetraplegien, wie sie RIDDOCH und BUZZARD beschrieben haben, auch in den Armen zu exteroceptiven Beuge- und Strecksynergien eine Steigerung der proprioceptiven Reflexe vor allem in den Streckern sich gesellt, treten wieder — wie in den Beinen — *Kontrakturen in Streckstellung auf*.

Der **spastische Gang** bei spinalen P. B.-Schädigungen hat seine Besonderheiten bei den diplegischen Formen; denn Haltung wie Gang der monoplegischen bzw. hemiplegischen Lähmungen entspricht den bei den cerebralen P. B.-Läsionen beschriebenen Eigentümlichkeiten. Die diplegische Gangstörung ist besonders durch die Adductorenspasmen, d. h. durch die Neigung der Beine sich in spastischer Streckstellung zu überkreuzen, gekennzeichnet. Man bezeichnet diesen Gang, bei dem der Kranke sich mit seinem ganzen Körper um das Standbein herumdrehen muß, um — in schweren Fällen gestützt auf zwei Stöcke — einen kurzen Schritt vorwärts zu tun, auch als „*Scherengang*".

d) Massenreflexe bei spinal-spastischen Lähmungen.

Die Stärke und Verteilung der Kontrakturen muß bei der Beurteilung der Reflexsynergien oder Massenreflexe stets in Betracht gezogen werden, verdecken die Kontrakturen doch nicht selten die phasischen Reflexe. Die *Beugesynergie* an sich ist genau so gut auslösbar wie beim totalen Querschnitt, nur begegnet sie einem oft erheblichen Widerstand in den spastischen Streckern. Zu ihrer Auslösung sind oft stärkere nociceptive Reize notwendig, auch pflegt ihre reflexogene Zone nicht mehr weit über das Knie hinauszugehen. RIDDOCH hat auf die zunehmende Bedeutung des Reizortes für die Auslösung von Fremdreflexen bei partiellen Querläsionen hingewiesen. Die Bauchwandmuskulatur spricht auf exteroceptive Reize schwerer an. Bei stärksten Extensorspasmen kann man bisweilen die Beugesynergie doch noch in Gang bringen unter Anwendung des MARIE-FOIXschen Handgriffs — kräftige Querkompression des Metatarsus oder Plantarflexion der Zehen. Dabei beobachtet man in den meisten Fällen, auch bei erheblichen Spasmen die typische *reziproke Hemmung* der Antagonisten, d. h. hier Unterbrechung der tonischen Kontraktion der Strecker und zeitweise Aufhebung des Patellarreflexes. Nur in Fällen hochgradigster Spasmen gibt unter dem Beugereiz die Quadricepskontraktion nicht nach, und statt einer kompletten Beugesynergie erfolgt dann eine Beugung des im Knie gestreckten Beines in der Hüfte, das sog. *Proximatorenphänomen*. Gibt der Quadricepsspasmus unter dem Einfluß der Beugersynergie nach, aber doch nicht bis zu wirklicher Erschlaffung, so kann — wie ALTENBURGER und FOERSTER gezeigt haben — die Beugesynergie durch klonische Zuckungen, d. h. alternierende Beuger- und Streckerkontraktionen unterbrochen werden. Bei allgemeiner Spastizität, wo auch der Dehnungsreflex der Beuger krankhaft gesteigert ist, geht die phasische Beugesynergie bisweilen in eine den Fremdreflex überdauernde tonische Kontraktion der in ihren Ansatzpunkten genäherten Muskeln über, den *Fixationsreflex* (O. FOERSTER). Etwas Ähnliches geschieht beim sog. *Tibialisphänomen* von STRÜMPELL, wo eine Beugesynergie durch passive Knie- und Hüftbeugung ausgelöst wird und dabei der Fuß in Dorsalflexion — mit Nachdauer der Tibialiskontraktion — geht. Die Beugesynergien können ähnlich wie beim totalen Querschnittssyndrom nur noch mit größerer Heftigkeit in Form sog. *pseudospontaner Beugebewegungen der Beine* unerträglich stark und häufig auftreten. Dabei ist zu bedenken, daß auch die unauffälligsten Reize, vor allem Erregungen aus der visceralen Sphäre die Reflexe auslösen.

Auf S. 276 war bereits von der Ausdehnung und Gewalt, den diese qualvollen Beugerreflexe annehmen können, die Rede. Während beim totalen Querschnitt die *Strecksynergie* kaum oder nur reaktiv zu einem primären Beugereflex auszulösen ist, spricht sie hier auf Druck auf die Fußsohle oder Tibia wie auch auf Hautreize von der Inguinalgegend her ohne weiteres an. Vor allem sieht man bei teilweisem Erhaltensein cerebrospinaler Verbindungen jene kurze und kräftige Strecksynergie, die SHERRINGTON "*extensor thrust*" genannt hat. Auch an die Strecksynergie schließt sich bisweilen ein postkinetischer Fixationsreflex an. Beuge- wie Strecksynergien sind oft von einer Reflexwiederholung oder der antagonistischen Synergie, wie sie auf S. 237 als *Rebound-* und „*Induktions*"-*Phänomen* beschrieben wurden, gefolgt. Sieht man beim totalen Querschnitt eigentlich nie eine kraftvolle Rückschlagstreckung auf einen Beugereflex, so ist sie bei spinalen P.B.-Läsionen ein gewohnter Anblick. Häufig ist auch das Übergreifen der Reflexsynergie auf die kontralaterale Seite, sei es in Form mehr oder minder *simultaner Beuge-* wie *Strecksynergien*, sei es auch in Gestalt *reziproker Innervation*. Dabei ist der reflektorische Ausschlag auf der Gegenseite öfters nur angedeutet, z. B. nur in Form eines *kontralateralen Babinski* an Stelle einer Verkürzungsreaktion. Bei *spinalen Hemiplegien*, bei den auf der kranken Seite im Prinzip die gleichen reflektorischen Phänomene auftreten, sieht man kontralaterale Reflexe immer nur auf der kranken Seite bei Reizung der gesunden Körperhälfte.

Alternierende, rhythmische Pseudospontanbewegungen vom Charakter gangartiger Bewegungen sind beim Menschen auch unter den günstigen Bedingungen einer inkompletten Querschnitts- bzw. P.B.-Läsion eine ziemliche Seltenheit. Durch anhaltende faradische Reizung kann man solche Rhythmen in Gang setzen. A. BÖHME hat diese höchste Qualität fast rein spinaler reflektorischer Leistungen dann gesehen, wenn die Kranken „sowohl kräftige Verkürzungs- wie Verlängerungsreflexe und Reflexrückschlag aufweisen"; d. h. wenn die Beuger- und Streckersynergie gleich gut und auch spontan sukzessiv ansprachen. BÖHME fand bei seinen Fällen auf schwache faradische Reizung an der Mitte der vorderen Tibiafläche einen Verlängerungsreflex, auf stärkere einen Verkürzungsreflex. „Bei weiterer Steigerung der Reizstärke trat dann ein rhythmischer Wechsel von ergiebigen Beuge- und Streckreflexen ein."

Bei der Auslösung der verschiedenen homo- und kontralateralen Reflexsynergien zeigt sich immer wieder, wie entscheidend die sog. *Schaltung* (vgl. S. 238) den Reizerfolg bestimmt. Es gilt da die ÜXKÜLLsche Regel, daß die Erregungen dem gedehnten Muskel zufließen. Der gleiche Reiz kann bei anderer Gliedstellung den konträren Reflex auslösen. Besonders auffällig ist dies bei allen *gekreuzten Reflexen*. So erhält man z. B. bei Auslösung der homolateralen Beugesynergie am gestreckten kontralateralen Bein gleichfalls eine Beugereflex, wohingegen sich am gebeugt gehaltenen kontralateralen Bein prompt ein Streckreflex einstellt. Bezüglich der *Bahnung* der Fremdreflexe im besonderen durch die Halsreflexe gelten die auf S. 234 f. gemachten Ausführungen. Noch eine wichtige Feststellung zur Auslösung der Fremdreflexe bei inkompletten R.-Läsionen. Solange in diesen Fällen die Vorderseitenstränge leitfähig sind, können Hautreize aus supraläsionellen Gegenden die Fremdreflexe auslösen. Diese von SHERRINGTON stammende, ursprünglich am Kratzreflex des Hundes gemachte Feststellung hat O. FOERSTER auch bei operativen Eingriffen am Menschen bestätigen können.

Massenreflexe an den Armen, wie sie bei cervicalen Tetraplegien gelegentlich beobachtet werden, haben RIDDOCH und BUZZARD sowie MARINESCO und RADOVICI (zit. nach BÖHME) beschrieben. Danach würden die Extensorenreflexe, welche am leichtesten von der Achsel oder oberen Brust ausgelöst werden, vor den Beugereflexen, welche man am besten von der Handfläche aus erhält, überwiegen. Dabei treten auf schwache Reize zuerst die dem Reiz nahen Muskeln und erst bei stärkeren Reizen die gesamte Synergie in Aktion. An dem Streckerreflex nehmen die Oberarmadductoren, die Unterarmstrecker sowie die Beuger und Pronatoren der Hand teil, am Beugerreflex — bei Reizung am Handrücken nach O. FOERSTER — die Flexoren und Pronatoren der Hand, die Unterarmbeuger und Abductoren des Oberarms. (Nach PURVES STEWART gehen beim Extensorreflex die Finger und der Daumen in Hyperextensions- und Adduktionsstellung.) Die Beteiligung der reflektorischen Armsynergien an den am Bein ausgelösten Synergien ist bei Tetraplegien nicht ungewöhnlich. Bei einer Kranken mit Hämatomyelie des mittleren Halsmarks konnte ich durch Hautreize von der Fußsohle aus, je nach Drehung des Kopfes bald am homolateralen bald kontralateralen (immer dem ,,Kieferarm") eine Strecksynergie bahnen und gelegentlich auch auslösen. Andererseits wird in der Literatur (vgl. BÖHME) auch ein Übergreifen der Strecksynergie des Armes auf weite Körperpartien beschrieben. Ein Überspringen von einem Arm auf den anderen kommt vor; doch wurden alternierende und gar rhythmische Reflexe an den Armen nie beobachtet.

e) Das Verhalten von Blase und Mastdarm.

Das Verhalten der Harnblase bei partiellen Läsionen im R.-Querschnitt, d. h. vorzugsweise spastischen Diplegien ist sehr wechselnd. Es ähnelt im Prinzip — zumal bei schwereren Lähmungen — dem auf S. 277 beschriebenen Verhalten beim totalen Querschnitt. Halbseitige Läsionen machen überhaupt keine Störungen der Blasenmastdarmtätigkeit. In milderen Fällen sehen wir eine *Schwäche der willkürlichen Blaseninnervation*, die sich einerseits in einer Erschwerung der Urinentleerung — *Detrusorschwäche* — äußert. Dies zeigt sich besonders in einer Verzögerung der Einleitung der Miktion. Andererseits sieht man dabei auch die mangelhafte Fähigkeit, die Harnentleerung willkürlich zu unterbrechen, also eine *Sphincterschwäche*. Das *spastische Verhalten des Detrusors* kann sich in einem sog. *imperatorischen Harndrang* und jenes des *Sphincters* in *Harnretention* mit Neigung für Überfüllung der Blase und zu Restharnbildung verraten.

Auch die Funktion des *Mastdarms* kann in verschiedener Weise geschädigt sein. Auf der einen Seite sieht man eine gestörte Einleitung des Defäkationsaktes, andererseits mangelhafte Beherrschung des Rectumverschlusses. Die *Retentio alvi* ist die häufigste Störung. Die *Genitalfunktionen* leiden am deutlichsten bei Läsionen der afferenten Bahnen.

2. Sensibilitätsstörungen durch Läsionen aufsteigender Bahnen.

Die totale Querschnittsläsion des R. hebt — wie auf S. 278 im einzelnen ausgeführt wird — die gesamte Sensibilität, d. h. die Empfindung für jegliche Art von Reizen der Körperoberfläche und der tiefen Gewebe auf. (Gewisse sehr begrenzte Ausnahmen finden sich ebendort erwähnt.) Wir sprechen da von einer *Anästhesie, Analgesie, Thermanästhesie*. Die obere Begrenzung dieser Anästhesie bildet die segmental begrenzte Sensibilitätsstörung am oralen Ende der spinalen Läsion. *Partielle R.-Läsionen* machen Sensibilitätsstörung maßgeblich ihrer spinalen Ausdehnung. Klar begrenzt sind spinale Sensibilitätsstörungen von dem einen oder anderen Strangtyp nur bei den wenigen Erkrankungen, welche man — mit Recht oder Unrecht — als Systemerkrankungen bezeichnet; so bei der Tabes, funikulären Myelose und gewissen Erbkrankheiten wie der FRIEDREICHschen Heredoataxie.

Nichtsystematische R.-Schädigungen können die afferenten Bahnen in sehr verschiedener Weise lädieren. Dies gilt von extramedullären wie intramedullären Prozessen. Daher weisen die Sensibilitätsstörungen in jedem konkreten Fall immer individuelle Besonderheiten auf. Hier wird infolgedessen nur von einigen wichtigen und prinzipiellen Gesetzmäßigkeiten die Rede sein können; die vielfachen quantitativen und qualitativen Kombinationen zentraler Sensibilitätsstörungen, zu denen sich auch noch gemischte Syndrome mit segmentalen Empfindungsstörungen gesellen, müssen im speziellen Teil nachgelesen werden. Ich verzichte auch darauf, in eine allgemein gehaltene Besprechung von *gemischt sensibel-motorischen Syndromen* einzugehen, wie wir sie vor allem als *Hinterstrang-Pyramidenseitenstrang-Kombination* kennen. Der Leser findet dieses Syndrom mit seiner eigenartigen Mischung *spastisch-ataktischer Erscheinungen* im speziellen Teil bei der „*funikulären Spinalerkrankung*" beschrieben.

Eine **subtotale Querschnittsläsion** des R. mag fast die gesamte Sensibilität unterhalb der Läsion vernichten; sie wird doch häufig die Haut in der dichten Nachbarschaft von Anus und Genitalorganen sowie die Schleimhaut dieser Organe ungeschädigt oder wenigstens nur hypästhetisch lassen. BABINSKI und JARKOWSKI glaubten ursprünglich in dieser charakteristisch *anogenitalen Aussparung* ein Symptom für die R.-Schädigung durch intramedulläre Tumoren sehen zu können; doch hat O. FOERSTER schon vor längerer Zeit die gleiche Erscheinung auch bei extramedullären Geschwülsten nachweisen können. Dieser klinische Befund bestätigt die auf S. 217 erwähnte Tatsache der über einen größeren R.-Querschnitt ausgedehnten, wohl auch im R.-Grau erfolgenden aszendierenden Leitung der Sensibilität aus dieser Region. *Blase* und *Mastdarm* nehmen häufig teil an dieser Aussparung inmitten einer sonst allgemeinen Anästhesie. Im übrigen verweise ich auf die Ausführungen auf S. 304.

Setzt man eine mehr oder minder diffuse R.-Schädigung von außen oder von innen voraus, so leiden die verschiedenen Sinnesqualitäten bzw. R.-Bahnen in verschiedener Reihenfolge und Stärke. Am frühesten pflegten die Hinterstränge Ausfallssymptome zu bieten, dann folgt die in den spinothalamischen Bahnen geleitete Temperatur-, dann die Schmerz- und schließlich erst die Berührungsempfindung. Zuletzt erst erlischt die Empfindung aus Blase, Mastdarm und Anogenitalregion. Im folgenden seien die individuellen Strangläsionen der Reihenfolge nach behandelt.

a) Das Hinterstrangsyndrom.

Die Läsion der Hinterstränge ist unter allen Erkrankungen afferenter Bahnen die häufigste. Diese Eigenschaft von allerhand Schädlichkeiten besonders frühzeitig und intensiv betroffen zu werden teilen die Hinterstränge mit den P. B. Beide sind ja phylogenetisch junge und ontogenetisch spät markreife Bahnen.

Gemäß der auf S. 201 gegebenen Erklärung der Funktion der Hinterstränge dürfen wir bei ihrer Läsion *Störungen der epikritischen Sensibilität* nach H. HEAD erwarten. Betrachten wir die Störungen der Reihenfolge nach, in der sie sich in der Regel — sei es bei Druck auf das R. oder bei einer Erkrankung des Parenchyms selbst — entwickeln. Untersucht man einen Kranken in den Anfängen einer Hinterstrangerkrankung, so finden sich bei Anwendung grober Untersuchungsmethoden — Wattebausch, Nadel bzw. Pinzette, Kälte und Wärme — unter Umständen keine Störungen der Oberflächensensibilität. Die Störung wird aber sogleich offenbar, wenn der Kranke vor etwas kompliziertere Aufgaben gestellt wird. Die *Lokalisation* irgendeines Reizes erfolgt ungenau (H. HEAD sah früher in diesem Merkmal den Ausdruck einer peripheren Störung; doch hat FOERSTER schon von jeher auf den zentralen Charakter dieses Phänomens hingewiesen). Das, was sich hier gestört erweist, ist ein komplizierter Vorgang, bei welchem ein an sich wohl normal empfundener Sinneseindruck in Beziehung gebracht werden muß mit dem Körperempfinden. Bei prompter Reizempfindung ist der Ortseindruck des Reizes unscharf. Wiederholt man nun den gleichen Reiz in rhythmischer Weise eine Zeitlang, so vergröbern sich die Fehler in der Beurteilung des Reizes. Dieser behält für den Kranken weder den gleichen Ort noch die gleiche Qualität, die gleich gewählten Intervalle erscheinen verschieden, bis schließlich der Kranke sich gar nicht mehr auskennt. ,,Gleichen Reizen sind also nicht mehr gleiche Empfindungen zugeordnet und bei Fortdauer oder Wiederholung eines gleichen Reizvorgangs wandelt sich die Empfindung und damit der Wahrnehmungsinhalt" (J. STEIN). In diesem einfachen Versuch ist im Grund schon jenes Störungsprinzip sichtbar enthalten, das sich — nur in wechselnder Form — immer wieder offenbart, wenn man den Kranken vor verschiedene kompliziertere Aufgaben stellt. Man fordere ihn auf zwei räumlich voneinander getrennte Reize zu unterscheiden, d. h. man bestimme die Größe der E. H. WEBERschen *Tastkreise*. Es zeigt sich, daß die räumliche Differenzierung zweier Reize meist nur bei Reizdistanzen gelingt, welche bis zu einem mehrfachen der Norm betragen. Man sehe, wie kurz Einzelreize aufeinander folgen dürfen, damit sie noch als solche empfunden werden. Dazu benützt man den elektrischen Strom oder am einfachsten eine Stimmgabel. Der Normale empfindet die 440 Schwingungen einer a'-Stimmgabel, natürlich auch die 132 Schwingungen der zu Untersuchungen meist verwandten c-Stimmgabel, als *Vibration*. Dieses *Vibrationsgefühl,* wie es GOLDSCHEIDER in richtiger Beurteilung der von EGGER gemutmaßten Knochensensibilität benannt hat, ist bei Hinterstrangaffektionen frühzeitig und im weiteren Verlauf schwer gestört. Der Ausdruck *Pallästhesie,* d. h. die Empfindung von Erschütterungen, ist weniger angemessen, denn worauf es hier ankommt, ist, daß die zeitliche Differenzierung zweier sukzessiver Reize geschädigt ist. Es ist leicht verständlich, daß bei einer derartigen Störung kompliziertere Leistungen noch schwerer gestört sind. Kombiniert man die räumliche und zeitliche Differenzierung, indem man den Kranken auffordert auf die Haut gezogene Striche von punktförmigen Reizen zu unterscheiden oder gar Figuren, Zahlen und Buchstaben auf der Haut zu erkennen, so ergeben sich oft schon im Beginn einer Hinterstrangaffektion deutliche Störungen. O. FOERSTER und WERNICKE haben diesen Umstand auch zur Höhendiagnose bzw. Bestimmung der Ausdehnung von Hinterstrangaffektionen herangezogen. Nach den Erfahrungen dieser Forscher reicht die *Störung des Zahlerkennens* bis zu dem Dermatom, welches der oberen segmentalen Begrenzung der Hinterstrangaffektion entspricht.

Der Unterschied zwischen der anscheinend fast normalen Berührungsempfindung und der Hochgradigkeit der Störung komplizierter Leistungen, legt schon an sich die Vermutung nahe, daß die Hinterstrangerkrankung eine bestimmte Qualität sensibler Erregungen auf ihrem Wege zum Hirn behindert, deren ungestörte Leitung erst das Großhirn zu höheren sensiblen Leistungen befähigt. Man vgl. die Ausführungen auf S. 201. v. FREY und seine Schule ist geneigt für jede verschiedene Sinnesqualität eigene Receptoren und Fasern — periphere wie zentrale — anzunehmen, während v. WEIZSÄCKER und seine Mitarbeiter den Unterschied in den verschiedenen Erregungsvorgängen suchen. Die Anhänger dieser letzteren Auffassung gewinnen ständig mehr an Boden. Es ist wahrscheinlich, daß die gleiche Erregung, welche einerseits den Hinterstrang-, andererseits den Seitenstrang-Thalamusweg benützt, qualitative Verschiedenheiten bei ihrer Passage durch verschieden gebaute Nervenfasern und unterschiedliche zentrale Schaltstätten erwerben muß, selbst wenn sie von der Peripherie bis zum Spinalganglion als ein und die gleiche Erregung geleitet wurde.

Untersucht man die Druckpunkte der Haut mit feinen Methoden, auch chronaxiemetrisch, so findet man bei Hinterstrangaffektionen eine Schwellenerhöhung sowohl für die Reizzeit wie Reizintensität. STEIN kommt auf Grund solcher systematischer Sensibilitätsuntersuchungen zu dem Schluß, „daß mit Verzögerung geleitet wird. Der Restitutionsprozeß erfolgt langsamer und im Fall des unveränderten Intensitätsbedarfs wird von dem gebotenen Reiz mehr genützt. Schon aus diesem einfachen Tatbestand lassen sich eine Reihe von Veränderungen der sinnlichen Eindrücke erklären. Empfindungen können länger anhalten, d. h. sie überdauern mehr oder weniger lang den Reizvorgang, verhindern entsprechend der Größe der Zeitänderung die Perzeption sukzessiver Reize". „Reizt man ein und denselben Ort eines durch Hinterstrangstörung in seiner Sensibilität veränderten Hautfeldes längere Zeit hintereinander, so findet man die Zeitwerte mit dem Wachsen der Reizzahl steigend"; .... „es führt in schweren Fällen diese Erregbarkeitsänderung bis zur Unerregbarkeit des bei Beginn der Reizung scheinbar regelrecht reagierenden Feldes. Nicht anders ist es, wenn man die Fähigkeit sukzessive Reize zu perzipieren prüft. Bei Fortdauer der Reizung müssen die Zwischenzeiten immer mehr vergrößert werden, damit die einzelnen Reize noch getrennt wahrgenommen werden können. Diese Phänomene, die den *Funktionswandel* (v. WEIZSÄCKER) am deutlichsten kennzeichnen, haben wir als *Schwellenlabilität* bezeichnet. Je schwerer die Störung, um so mehr zeigt sich diese Veränderlichkeit der Erregbarkeit auch im Bereich der anderen Reizqualitäten. So konnte COHEN eine Schwellenlabilität auch für Temperaturreize nachweisen. Dasselbe gilt für Schmerzreize."

Diese Störungen der Berührungsempfindung verursachen schon an sich eine erhebliche Beeinträchtigung des *Tasterkennens*. Die *Astereognosie* bei Hinterstrangläsion — es gibt ja auch anders lokalisierte! — ist die Störung eines noch viel komplizierteren Vorgangs; denn hier addiert sich zur Unfähigkeit des Kranken die Oberfläche eines Gegenstandes richtig zu empfinden — wie man es z. B. bei Betastung verschiedener Materialien leicht nachweisen kann — noch eine *Störung* der *Innervationsempfindung* und des *Lagegefühls der Glieder*. Auch die *Störung der Tiefensensibilität* bei Hinterstrangläsion beruht, wie schon auf S. 201 erwähnt wurde, offenbar auf ganz den gleichen prinzipiellen Störungen der Leitung qualitativ besonderer Erregungen. Die unbewußt ablaufenden Reaktionen der Tiefensensibilität, wie sie ja die normale Motorik voraussetzt, sind in frühen Stadien der Hinterstrangerkrankung noch ungestört, wenn die bewußte Tiefensensibilität, d. h. die Beurteilung des jeweiligen Spannungszustandes der Muskulatur sich bereits geschädigt erweist. Das *Innervationsgefühl* — man bezeichnet es auch als *Kraftsinn* — ist sicher keine besondere Gefühlsqualität, sondern vielmehr die bewußte Abschätzung einer willkürlichen Innervation, die an sich von dem normalen Erregungszustrom aus den Muskeln genau so abhängig ist wie von der ungeschädigten motorischen Innervation. Man ist gewöhnt als *Muskelspannungsempfindung* die sensible Komponente dieses Vorgangs zu bezeichnen, obschon diese Trennung willkürlich erscheinen muß. LOTMAR, BAUER, v. FREY haben vor allem den Kraftsinn mit Hilfe des *Gewichtschätzens* untersucht (auf die Arbeiten v. FREYs sei besonders verwiesen). Bei Hinterstrangerkrankungen ist das Schätzen der Gewichte oft schwer gestört. Der Kranke kann das Ausmaß der aufgewandten Innervation nicht richtig beurteilen (was sich ja auch bei der Ataxie zeigt), noch ist er imstande, den Grad der passiven Dehnung der Muskeln und Sehnen richtig einzuschätzen. Hand in Hand gehen damit Störungen für das *Lagegefühl* der Glieder. Die *falsche Beurteilung einer passiv veränderten Gliedstellung* gibt dabei die rein sensible Komponente des Lagegefühls wieder. In vorgeschrittenen Stadien der Hinterstrangerkrankung ist der Kranke aber auch nicht mehr imstande, *aktiv* Bewegungen im richtigen Ausmaß auszuführen. Man nennt dies dann *Hinterstrangataxie*.

Diese Form der Ataxie hat ihre Ursache nur zum Teil in dem Unvermögen des Kranken, sich Rechenschaft über das Ausmaß einer aktiven Bewegung zu geben. Es geht jedoch die bewußte Störung der Lage- und Bewegungsempfindung fast stets mit einer Ataxie einher. FRIEDLÄNDER (zit. nach L. MANN) fand diese Parallelität fast durchgängig in einer größeren Serie von Fällen. Andererseits werden durch Hinterstrangläsionen eine Menge der unbewußt bleibenden, reflektorisch regulierenden Impulse zu der Muskulatur unterbrochen, so daß die willkürliche Innervation solcher Muskeln nicht mehr die feine Koordination von Bewegungen gestattet, welche nur dort möglich ist, wo auch die proprioceptiven Erregungen aus der Muskulatur den Erregungszustand der Vorderhörner gemäß der jeweiligen Lage der Glieder regulieren.

H. ALTENBURGER fand bei ataktischen Tabikern in den Agonisten sehr viel heftigere Aktionsströme als bei normalen Menschen bei Durchführung der gleichen Bewegungsaufgabe, und WACHHOLDER sieht im „Fortfall der normalen autogenen Hemmung der Agonistentätigkeit nicht nur einen von vielen Gründen für das Auftreten einer Ataxie nach Desensibilisierung eines Gliedes, sondern sogar den Hauptgrund". H. ALTENBURGER konnte nachweisen, daß bei der Ataxie der Fortfall der bremsenden Antagonistentätigkeit nicht die immer angenommene Bedeutung hat.

Daß die reflektorische Antagonisteninnervation — die reziproke Innervation — bei der Ataxie aber auch gestört ist, dürfte wohl keinem Zweifel unterliegen. Die der Ataxie eigene Störung der Motilität hat der Hinterstrangerkrankung, als die wir die Tabes dorsalis vor allem ansehen müssen, die Bezeichnung *„Ataxie locomotrice"* gegeben. Die Ataxie verrät sich sowohl in der Statik wie in der Kinetik. Das gebräuchlichste und wohl auch verläßlichste Hilfsmittel zur Feststellung einer statischen Ataxie ist der ROMBERGsche Versuch. Eine Ataxie in den unteren Extremitäten verrät sich fast stets durch das ROMBERGsche *Phänomen* bekannte Schwanken des aufrecht stehenden Körpers (am besten mit geschlossenen Füßen) bei geschlossenen Augen. Der Kranke ist aber genau so wenig imstande, das erhobene Bein oder den Arm ruhig zu halten. In der Rückenlage folgen die Glieder der Schwere; das Bein rotiert sich nach außen, der Fuß fällt in Equinusstellung. Das gleiche gilt für die Ataxie der Arme. Auch da entscheidet, ob der Kranke steht oder liegt, das Gesetz der Schwere, das Schultern und Arme hinunterzieht. All diese Haltungsanomalien verraten, daß dem gedehnten Muskel nicht der normale korrigierende Kontraktionsimpuls zufließt, der die Voraussetzung zur ungestörten Körper- und Gliederhaltung ist. In schwersten Fällen kann der Kranke — auch mit offenen Augen — nicht mehr aufrecht stehen, weil, selbst wenn er, der ja nicht motorisch gelähmt ist, ein Gelenk für die stehende Stellung fixiert, die übrigen Gelenke sich nicht automatisch und jeder Schwankung der Schwerpunktlage entsprechend von selbst in der jeweilig notwendigen Haltung fixieren. Gelingt dem Kranken mit Mühe und Not gerade noch die aufrechte Stellung, so macht ihn die geringste Körperverschiebung ratlos, er verliert das Gleichgewicht und muß gehalten werden. Man spricht in diesem Fall von einer *Astasie*. — Die *kinetische* Ataxie verrät sich in der *mangelhaften Koordination* willkürlicher Bewegungen. Es kommt zu überschießenden Innervationen, welche auch über die jeweilig zu innervierende Muskelgruppe hinausgreifen (falsche Mitbewegungen), einer Überkompensation von als falsch erkannten Bewegungen, kurz zu dem ganzen Syndrom, das uns bei der schweren ataktischen Tabes (vgl. das einschlägige Kapitel im speziellen Teil) so geläufig ist. Besonders stark gestört erweisen sich die durch die Pyramidenbahnen innervierten feinen Bewegungen der Hände und Finger — dies natürlich nur in dem Fall, wenn die Hinterstrangläsion auf den BURDACHschen Strang, d. h. das Halsmark übergegriffen hat. Man erkennt die Ataxie der Hand an dem Ausbleiben charakteristischer Mitbewegungen, wie z. B. der Dorsalflexion im Handgelenk beim Faustschluß, vor allem aber bei den feinen Einzelbewegungen des Daumens und der Finger. Dies macht sich natürlich bei allen Arten von Geschicklichkeitsprüfungen bemerkbar. Die Bewegungen werden unstetig, fahren über das Ziel hinaus. Dabei werden auch mehr Muskeln als nötig innerviert; vor allem werden auch zur Bremsung der überschießenden Agonisteninnervation die Antagonisten gelegentlich mitinnerviert, wodurch die ganze Bewegung unnatürlich steif, hölzern, abgehackt wird. Aber auch die rumpfnahen Muskeln werden von der Ataxie ergriffen.

Zur *Prüfung auf Bewegungsataxie* bedient man sich einiger Standardteste. Hierher gehören an der unteren Extremität der sog. *Kniehackenversuch*, bei dem der Kranke das Bein in Hüfte und Knie zu beugen und mit der Ferse die Kniescheibe zu berühren und auf dem Schienbein hinabzuführen hat; an der oberen Extremität der *Fingernasenversuch*, d. h. Berührung der Nasenspitze mit dem ausgestreckten Zeigefinger, oder *Fingerspitzenversuch*, wobei weit ausholend die beiden Arme in der Horizontalen aufeinander zugeführt werden, bis die beiden Zeigefingerspitzen sich berühren. All diese Versuche müssen langsam ausgeführt werden, und zwar bei *geschlossenen Augen*. Die Hinterstrangataxie kann nämlich bis zu einem gewissen Grad durch die Augenkontrolle der Bewegungen kompensiert werden und geringgradige ataktische Störungen — statischer wie Bewegungsataxie — offenbaren sich nur, wenn die Bewegungen allein unter der Kontrolle der proprioceptiven Impulse aus der Muskulatur ausgeführt werden. Bei der Hinterstrangataxie in den Händen kann man auch den üblicherweise für cerebellare Störungen empfohlenen *Adiadochokineseversuch* anwenden. Die Fähigkeit eine schnelle Bewegung — hier die Handrotation — unmittelbar auf die entgegengesetzte Bewegung umzuschalten, wozu in der normalen Muskulatur die sukzessive Induktion — der Rebound — verhilft, versagt bei der Ataxie. Aus diesem Versuch geht deutlich die fehlerhafte Innervation der Antagonisten hervor. Eine gute Methode die *Störung des Muskelspannungsgefühls* bei der Ataxie sichtbar zu machen, ist die Kombination von Gewichts- oder Widerstandsschätzen mit dem Auftrag die Extremität bei verändertem Gewicht bzw. Widerstand in der gleichen Lage zu halten. Der schwere Ataktiker ist dazu nicht imstande. Hingewiesen sei schließlich noch auf die dem Ataktiker eigene *Gangstörung*, ist sie doch — zumal als Unsicherheit des Treppensteigens im Dunkeln — oft eines der ersten Symptome der Hinterstrangerkrankung (nicht natürlich unbedingt der Tabes dorsalis!). In ausgeprägten Fällen überträgt der Kranke die breite Basis, welche er beim Stehen notgedrungen einnehmen muß, auch auf den Gang. Geraten die Füße zu eng aneinander — und dies womöglich bei fehlender Augenkontrolle — so droht der Kranke zu fallen. In leichteren Fällen sieht man — ähnlich wie beim ROMBERGschen Versuch — unsichere hin- und herspringende Muskelkontraktionen in den Beinen und womöglich im ganzen Körper, dazu ein eigenartiges, tastendes „Fingern" der Zehenmuskulatur. Der Gang geschieht mit überschießender Innervation, d. h. ausfahrenden und schleudernden, viel zu brüsken Bewegungen, wobei das Knie zu hoch gehoben und der Fuß zu rasch, ungeschickt, bald auf die flache Sohle, bald mit Wucht auf die Ferse niedergesetzt wird. Der ataktische Gang ist durch systematische Kompensation der gestörten Lageempfindung und intraspinalen Reflextätigkeit mittels der Augen einer oft sehr erfolgreichen Übungsbehandlung zugänglich.

Der Verlust der Sehnenreflexe ist an sich kein Hinterstrangsymptom. Wenn wir bei der Tabes in der Mehrzahl der Fälle bei nennenswerter Ataxie auch einen Reflexverlust feststellen können, so kennen wir eben doch tabische Ataxien mit noch erhaltenen Reflexen und sehen vor allem sehr oft völligen Reflexverlust ohne Spur von Ataxie. Hinterstrangataxien anderer Genese, z. B. bei der funikulären Spinalerkrankung, der FRIEDREICHschen Ataxie aber vor allem auch traumatischen R.-Schädigungen (Hinterstrangdurchschneidungen inbegriffen) gehen mit den genannten Sensibilitätsstörungen und Ataxie einher, ohne daß die Sehnenreflexe dabei aufgehoben wären. — *Das gleiche gilt von Veränderungen des Muskeltonus.* Bei der Tabes kommen schwere *Ataxie und Hypotonie* meist zusammen vor. Es gibt aber schwere tabische Hypotonien ohne Ataxie, seltener das Umgekehrte. Die funikuläre Spinalerkrankung bietet nicht die Spur von Hypotonie (wozu natürlich die meist begleitende P. B.-Läsion beiträgt). In erster Linie aber zeigt die Durchtrennung der Hinterstränge keinen Einfluß auf den Tonus. Mit dieser wertvollen Beobachtung am Menschen hat O. FOERSTER die von BING, SHERRINGTON und SPIEGEL stammende Vermutung, daß die afferenten Bahnen des Dehnungsreflexes, d. h. des Muskeltonus, im Vorderseitenstrang verlaufen, bewiesen.

Wenn immer man die von der Tabes dorsalis her bekannten Störungen zur Illustrierung einer Hinterstrangläsion heranzieht, so bedenke man, daß bei der Tabes außer den Hintersträngen auch die hinteren Wurzeln, die Wurzeleintrittszone und die CLARKEschen Säulen bzw. ihre Faserung betroffen sind. Das Syndrom der Tabes ist also reichhaltiger als das der einfachen Hinterstrangataxie.

Die Ausschaltung des Hinterstrangsystems hat nun aber auch indirekte Folgen für die Qualität jener Empfindungen, welche vermittels der spinothalamischen Bahn ins Bewußtsein gelangen. Bei schweren und namentlich plötzlich auftretenden Hinterstrangläsionen leidet der Kranke auf der kontralateralen Seite unter einer *Hyperpathie,* d. h. an sich schmerzlose Reize werden als Schmerz oder schmerzhafte Reize in bisweilen unerträglicher Stärke empfunden. Die Literatur dieser schon 1823 von FODÉRA am Tier beobachteten Erscheinung findet der Leser bei A. GOLDSCHEIDER. FOERSTER hat anläßlich von Hinterstrangdurchschneidungen beim Menschen die kausale Beziehung der Hyperpathie zur Unterbrechung der epikritischen Sensibilität einwandfrei nachgewiesen. Er fand auch, daß die hyperpathische Region von gleicher Ausdehnung ist wie jene, in der sich typische Hinterstrangsymptome, vor allem auch Störungen der Vibrationsempfindung und des Zahlerkennens finden. Der Schmerz hat in diesen Fällen jenen besonderen Charakter, wie er allen *zentralen Schmerzen* zukommt; er ist nicht streng lokalisiert, strahlt abnorm aus, hat eine ungewöhnliche Dauer und vor allem auch eine unangenehme affektive Komponente. Prüft man bei diesen Kranken die Schmerzempfindung unter Aufsuchen der Schmerzpunkte der Haut, so sieht man eigenartigerweise eine Erhöhung der Reizschwelle und die bereits erwähnten Störungen genauer Lokalisierbarkeit und mangelhafter Beurteilung der Schmerzqualität. STEIN erklärt die Hyperpathie damit, daß ,,das System unter den genannten Bedingungen nur mit solchen Erregungen antwortet, die wir als Grundlage für die Auslösung von Schmerzempfindungen kennen lernten . . . . Wir nehmen an, daß das spinothalamische System träger reagiert als das spinocorticale und daß bei Erkankung des letzteren, sofern es überhaupt noch leitfähig ist, dieses mit der Schwere der Störung zunehmend träger reagiert". Wenn STEIN meint, daß wir die Vorstellung hemmender Prozesse mit entsprechenden Bahnen entbehren können, so sprechen doch klinische Beobachtungen dafür, daß wir es bei der Hyperpathie mit einer ,,ungehemmten" Funktion der Erregungsleitung im Tr. spinothalamicus zu tun haben. O. FOERSTER beobachtete einen Fall, bei dem die Hyperpathie nach doppelseitiger Hinterstrang- und einseitiger Seitenstrangdurchschneidung eindeutig auf den erhaltenen Seitenstrang — kontralaterale Hyperpathie — zu beziehen war. Er schließt wohl mit Recht aus dieser und ähnlichen Beobachtungen, ,,daß das Hinterstrangsytem einen moderierenden Einfluß auf das

Hinterhorn-Vorderseitenstrangsystem ausübt". Nach FOERSTER garantiert erst die Mitwirkung des Hinterstrangs die *reizadäquate* Empfindung.

Gewisse schmerzhafte Zustände bei chronischen Hinterstrangerkrankungen — vgl. das Kapitel über Tabes — könnten auch einmal die Folge einer *Reizung* der Hinterstränge sein. FOERSTER hat bei Operationen sicher nachgewiesen, daß die Berührung und Durchschneidung des Hinterstrangs schmerzhaft ist!

b) Das sensible Vorderseitenstrangsyndrom.

Der Vorderseitenstrang, der den **Tr. spinothalamicus** (vgl. S. 202) enthält, kann in verschiedener Weise lädiert werden; von außen, da vor allem von extramedullären Tumoren sowie Prozessen, welche von der Wirbelsäule oder den Meningen ihren Ausgang nehmen und nicht zuletzt von Traumen — Stich- und Schußverletzungen. Die zur Beseitigung unerträglicher Schmerzen, vor allem von O. FOERSTER oft und mit gutem Erfolg vorgenommene operative Durchschneidung eines oder beider Vorderseitenstränge hat unsere Kenntnisse über die Folgen der von außen wirkenden Läsionen ganz außerordentlich gefördert. Ein oder auch beide Vorderseitenstränge können aber auch von *innen* heraus geschädigt werden. Dies ist der Fall bei intramedullären Tumoren, bei der Syringomyelie und Hämatomyelie sowie bei zentral gelegenen myelitischen Prozessen. Diese letztere Art der Vorderseitenstrangläsion ist ein Faktor im klinischen *Syndrom zentraler spinaler Läsionen*, wie andererseits die die äußeren Lagen des Vorderseitenstrangs befallenden Schädigungen sehr oft Teilerscheinungen einer *spinalen Halbseitenläsion* — eines sog. *Brown-Séquard* — sind. Betrachten wir zunächst *die allgemeinen Gesetzmäßigkeiten einer Vorderseitenstrangläsion*.

Auf S. 200 wurde bereits ausgeführt, daß, wie FLATAU bereits richtig erkannt hatte, die Fasern aus den caudalsten Dermatomen sich nahe der R.-Peripherie, also in der äußersten Strangschicht befinden, denen sich oralwärts in zunehmender Masse die Fasern aus den nach oben folgenden Segmenten als neue Schichten innen anfügen (vgl. Abb. 10). Diese Abbildung zeigt auch die von FOERSTER angenommene verschiedene Vertretung der einzelnen Gefühlsqualitäten im Querschnitt des Vorderseitenstrangs. Diese Ansicht wird von verschiedenen Seiten — vor allem der v. WEIZSÄCKERschen Schule — nicht geteilt, welche meinen, daß offenbar verschiedene Schädigungen eine und die gleiche Erregungsleitung in qualitativ verschiedener Weise schädigen und auf diese Weise einzelne Empfindungsarten mehr geschädigt erscheinen als andere. Ist auch hierüber noch keine Einigkeit erzielt, so steht doch so viel fest, daß Vorderseitenstrangläsionen in vielfacher Weise *dissoziierte Sensibilitätsausfälle* machen.

Obschon auch Berührungsempfindungen durch den Vorderseitenstrang vermittelt werden, tritt doch die *Anästhesie für Schmerz- und Temperaturreize* so in den Vordergrund, daß jene S. 270 bei Läsionen des Hinterhorns beschriebene dissoziierte Sensibilitätsstörung sich auch hier wiederfindet, nur daß *die Sensibilitätsstörungen sich auf der der Läsion entgegengesetzten Körperseite finden!* Die schichtenförmige Lagerung der sensiblen Fasern im Strang erklärt das Auftreten *partieller dissoziierter Sensibilitätsstörungen*, welche je nach dem Sitz der Läsion bald mehr die unteren, bald mehr die oberen Extremitäten und entsprechende Anteile des Rumpfes betreffen. Schließlich können diese dissoziierten und partiellen Sensibilitätsstörungen wieder *in sich selbst bezüglich der vor allem geschädigten Sinnesqualitäten, also besonders der Schmerz-, Kälte- und Wärmeempfindung dissoziiert sein*.

Reizsymptome bei Schädigungen des Vorderseitenstrangs in Form sehr unangenehmer, affektiv stark betonter *Schmerzen* sind oft für lange das einzige oder am deutlichsten hervortretende Symptom der Strangläsion. HOLMES und FOERSTER fanden den Strangschmerz auch bei den Kriegsverletzungen dieses Gebiets. Die bekannten schmerzhaften Stadien der Syringomyelie werden außer durch die Hinterhornläsion auch durch Vorderseitenstrangerkrankungen mit verursacht.

Über die Folgen einer *totalen doppelseitigen Vorderseitenstrangläsion* haben uns, wie gesagt, die operativen Eingriffe O. FOERSTERs sehr gut unterrichtet. Sie bestehen in einer völligen *Analgesie* und *Thermanästhesie*. Die Berührungsempfindung ist herabgesetzt; doch ist in vielen Fällen, zumal bei *leichteren Schädigungen* dieser Ausfall nur bei genauesten Sensibilitätsprüfungen mittels Reizhaaren oder der Chonaxiemetrie sicher feststellbar. Dann sieht man u. a. (vgl. STEIN) die für die Läsion des Tr. spinothalamicus typische Rarefizierung der Schmerz- und Temperaturpunkte ohne entsprechenden Befund an den Druckpunkten (gleichmäßige Ausfälle aller drei Sinnesqualitäten sprechen für periphere Störungen). Die Reizschwellen sind aber auch an den erhaltenen Druckpunkten erhöht. — Der Ausfall der Vorderseitenstränge läßt die Funktion der ungeschädigten Hinterstränge erkennen. Diese verrät sich in der völlig *normalen Tiefenempfindung* und in der ungeminderten Fähigkeit zu *diskriminatorischen* und *differenzierenden* Leistungen hinsichtlich aller sensibler Reize. Auch Schmerz- und Temperaturreize, welche als solche nicht mehr empfunden werden, werden richtig lokalisiert, mehrere gleichzeitige sowie sukzessive Reize als solche erkannt. Kitzel- oder Juckreize werden als Einzel-, Strich- oder sukzessive Berührungen empfunden, jedoch ohne die offenbar an den Schmerzsinn gebundene spezifische Komponente. Ein Pruritus wird durch Vorderseitenstrangdurchschneidung beseitigt (FOERSTER). In Fällen mit gleichzeitiger Ausschaltung des kontralateralen Hinterstrangs fällt die Berührungsempfindung völlig aus. Der Ausfall einer Bahn allein führt also immer zu einer mehr oder minder vollständigen Störung nur einer Qualität der Berührungsempfindung. Die Schmerz- und Temperaturempfindungsstörung und vor allem Störungen der Berührungsempfindungen machen, wie schon BABINSKI, HEAD und THOMPSEN zeigten, fast immer Halt an der den Anus und die Genitalien umgebenden Hautpartie (vgl. Abb. 27). Diese auf S. 297 bereits erwähnte und im R.-Querschnitt diffuse, wohl auch die graue Substanz beanspruchende Leitung der Empfindungen aus der Blasen-Darm-Region wird nur sehr selten von Seitenstrangläsionen schwer geschädigt. Finden sich einmal anfänglich stärkere Hypästhesien selbst in S_5, so bilden sie sich meist bald zurück. *Orgasmus* und *Libido* fehlen bei doppelseitigen Vorderseitenstrangläsionen, obschon *Erektion* und *Ejaculation* in Anbetracht der ungeschädigten Funktion des Lumbal- und Sacralmarks (vgl. S. 216) reflektorisch ungestört funktionieren können. Wie die Lustempfindungen fehlen auch unlustbetonte Empfindungen und sogar das Ermüdungsgefühl aus der Muskulatur (O. FOERSTER). Der *Eingeweideschmerz* ist nur bei doppelseitigen schweren Strangläsionen aufgehoben; bei einseitigen *kann* der Schmerz aus vegetativ einseitig innervierten Organen, wie z. B. aus dem Herzen, herabgesetzt sein.

Die obere *Begrenzung* einer doppelseitigen totalen Vorderseitenstrangläsion findet sich an der caudalen Dermatombegrenzung desjenigen Segments, an dessen oraler Begrenzung die R.-Läsion gelegen ist. Dieser Befund, welcher beweist, daß die Kreuzung der spinothalamischen Faserung aus dem Hinterhorn in den Vorderseitenstrang innerhalb eines R.-Segments stattfindet, ist besonders überzeugend bei totalen einseitigen Strangläsionen zu erheben. Bei nichtoperativen Strangläsionen, z. B. bei Druck aufs R. von außen ist die Strangläsion fast niemals total, sondern betrifft vorzugsweise die äußeren Schichten. Die Folge ist, daß in diesen klinisch ja viel wichtigeren Fällen die obere Grenze der Anästhesie über die segmentale Höhe der Läsion meist erheblich täuscht. Läsionen im oberen

Dorsalmark machen z. B. eine Analgesie und Thermanästhesie, welche nur bis zu den oberen Lumbaldermatomen zu reichen braucht. Mit zunehmender R.-Schädigung steigt dann die Begrenzung der Sensibilitätsstörung in die Höhe. Die ersten Symptome extramedullärer Vorderseitenstrangläsionen sind meist Störungen der Schmerz- und Temperaturempfindung in den sacralen Dermatomen S_{1-3}.

Die *Dissoziation des Vorderseitenstrangsyndroms* in Ausfälle, wo die Störung einer sensiblen Qualität die anderen überwiegt, kann die verschiedensten Formen annehmen. Es betrifft dies vor allem *einseitige* Strangläsionen Abb. 27 gibt einen der HEADschen Fälle wieder. Er sei hier abgebildet, weil er in a und b die für die Temperaturempfindung und in c und d für die Schmerzempfindung geltende anogenitale Aussparung und zugleich die dissoziierte Ausbreitung der beiden Arten von Sensibilitätsstörung veranschaulicht. Daß auch die Kalt- und Warmempfindungen unter sich dissoziiert sein können — wie es u. a. DEJERINE schon vor langer Zeit gezeigt hat —, möge Abb. 28 zeigen. Bei diesen dissoziierten Thermanästhesien kommen öfters *paradoxe Temperaturempfindungen* vor, indem z. B. bei völlig aufgehobener Kaltempfindung und nur partieller Störung der Warmempfindung ein Kältereiz als Wärme empfunden wird. Bei diesen Temperatursinnstörungen leidet die feinere Unterscheidung von Temperaturdifferenzen mittlerer Grade zuerst, während in fortgeschrittenen Fällen auch extreme Temperaturen nicht mehr richtig empfunden werden. In solchen Fällen werden Temperaturreize unter Umständen als Berührungen empfunden. Der in Abb. 28 wiedergegebene Fall H. HEADs zeigte am Rumpf eine weite Region,

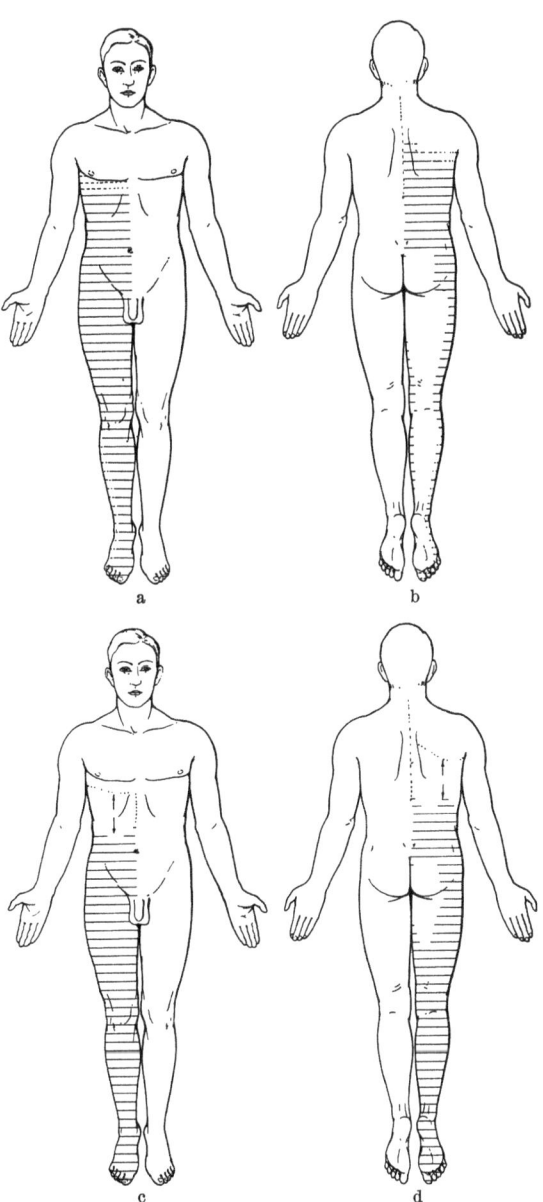

Abb. 27a—d. Fall Nr. 6 der HEADschen Sammlung. a und b die Ausdehnung der Anästhesie für Temperatur, c und d für Schmerzreize. [Dieser Fall bot im übrigen das Bild eines posttraumatischen *Brown-Sequard* mit homolateralen Atrophien der Interossei (C_8—D_1) und einer spastischen Parese des Beins].

in welcher der Kranke für Kälte, aber nicht für Wärme empfindlich war. Temperaturen von 40⁰ oder darunter lösten hier nur eine Berührungsempfindung aus. Wählte man jedoch Temperaturen von über 45⁰, so empfand der Kranke ein

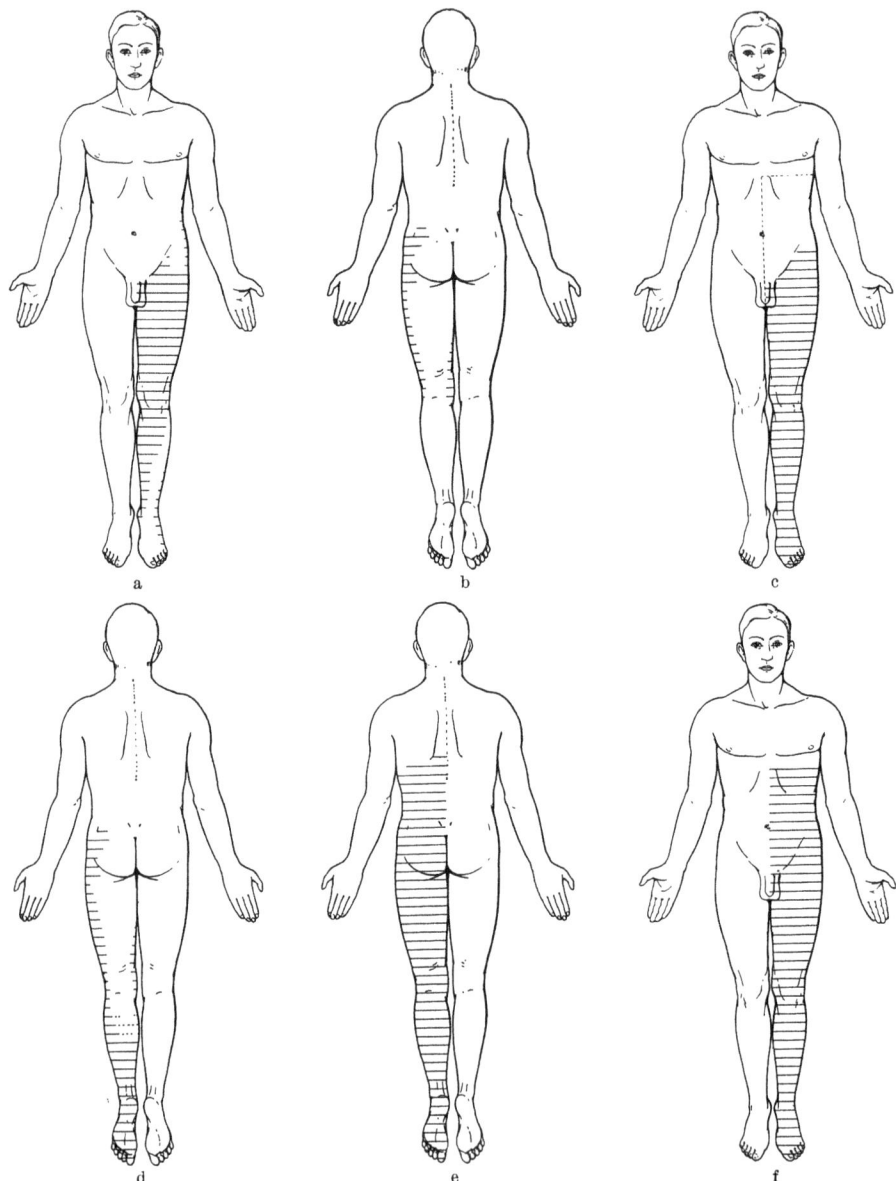

Abb. 28a—f. Fall Nr. 7 der HEADschen Sammlung. a und b die Ausdehnung der Anästhesie für Schmerz, c und d für Kälte, e und f für Hitze. (Auch dieser Fall war ein posttraumatischer *Brown-Sequard* mit spastischen Reflexen auf der Seite der Läsion; Wirbelfraktur in C_6).

Kältegefühl und bei weiterer Steigerung bis zu 55⁰ einen Kälteschmerz. Während H. HEAD Fälle von fast isolierter Hitzeanästhesie beschreibt, berichtete O. FISCHER über einen Fall isolierter halbseitiger Kälteanästhesie. O. FOERSTER sah Vorderseitenstrangläsionen, bei denen die Thermanästhesie so ganz vor der Analgesie zurücktrat, daß FOERSTER die auch homolateral erfolgende Leitung des Temperatursinns erwägt. In solchen Fällen mit z. B. gut erhaltener Wärmeempfindung können Schmerzreize als Wärme empfunden werden. Bei doppelseitigen extra- wie intramedullären Strangläsionen mit überwiegender Thermanästhesie pflegt die anogenitale Aussparung kleiner als bei überwiegenden Analgesien zu sein.

Weiter oben war von der segmentalen Begrenzung dieser Strangläsionen die Rede. Nun hat O. FISCHER, bei dem auch die einschlägige Literatur FÜRSTNER, HENSCHEN und LENANDER, FLATAU, GERHARDT usw. einzusehen ist, größten Nachdruck auf die *gliedsegmentale* Begrenzung dieser Strangläsionen — so wie sie bereits bei der Besprechung des Hinterhornsyndroms beschrieben wurde — gelegt. Wenn FISCHER sagt, daß er bei „Querschnittsläsionen geeigneter Art keine andere Form von Sensibilitätsgrenzen als die gliedsegmentale gesehen habe", so deckt sich dies schlecht mit den vielfachen, den Dermatomen folgenden Begrenzungen solcher Läsion der Literatur — man vergleiche vor allem H. HEAD und so vieler Fälle, die jeder erfahrene Neurologe gesehen hat. Zweifellos sind angesichts der mehrfach erwähnten Lagerung der Strangfasern nach einem Gesetz, welches nur zu leicht die völlige wie teilweise Einbeziehung von Fasern aus mehreren Segmenten ermöglicht, Begrenzungen der Sensibilitätsstörungen möglich, welche mehr oder minder von segmentalen abweichen. Berechtigt dies von einer gliedsegmentalen Anordnung der Fasern im Vorderseitenstrang zu sprechen? Die sich an die Dermatomgrenzen haltende Begrenzung in einer beträchtlichen Zahl der Fälle darf gegenüber strumpfartigen und bandförmigen Sensibilitätsausfällen nicht unterschätzt werden. Es ist da immer wieder auf O. FOERSTERs klinische Erfahrungen als Neurochirurg zu verweisen, welche tatsächlich in bisher unbekanntem Ausmaß und Genauigkeit einem Experiment am Menschen gleichkommen. Die Belege FOERSTERs zeigen fast durchwegs typische segmentale Begrenzungen der Sensibilitätsstörungen. Es erscheint mir aber notwendig darauf hinzuweisen, daß Fehldeutungen der Anästhesiebegrenzung nur zu leicht dadurch entstehen können, daß — namentlich bei intramedullären Prozessen! — die Sensibilitätsausfälle sowohl proximal wie distal oft von Zonen mehr oder minder ungestörter Sensibilität begrenzt sind. Das liegt im Wesen der Faseranordnung im Strang. Auf diese Weise können leicht strumpf- oder bandförmige Ausfälle entstehen. Das sprungweise Fortschreiten wie Regression der Störungen — worauf O. FISCHER besonders hinweist — sieht man häufig.

Die *Restitution* der Sensibilität bei doppelseitigen Strangläsionen ist immer nur relativ. Von der fast gesetzmäßigen Wiederherstellung der Sensibilität in der Anogenitalzone war bereits die Rede. Im übrigen Lähmungsbereich sieht man nach Wochen bis Monaten eine gewisse Empfindung in den tiefen Geweben wieder erscheinen, wohingegen die oberflächliche Schmerz- und Temperaturempfindung oft für immer gestört bleibt. Es wird natürlich stets von der Besonderheit der jeweiligen Läsion abhängen, ob die eine oder andere Gefühlsart in dem oder jenem Bereich eine gewisse Wiederherstellung erfährt. Man untersuche die Schmerzempfindung nicht mit der so weitverbreiteten „Spitz- und Stumpf"-Methode. Kranke mit totalem Ausfall der Schmerzempfindung können den Unterschied zwischen Nadelkopf und Spitze oft ausgezeichnet angeben, ohne daß man daraus etwas anderes schließen darf, als daß die Größe des Objekts richtig beurteilt wird. In späteren Stadien ist die Diskrepanz zwischen der schwergestörten Schmerz- und Temperaturempfindung und den bisweilen ausgezeichneten Leistungen der „epikritischen" Sensibilität ein typischer aber doch immer wieder überraschender Befund.

Eine systematische, isolierte Erkrankung der **Tr. spinocerebellares** kommt nicht vor. Die Folgen ihres Funktionsausfalls sind also entweder aus Kleinhirnläsionen (vgl. Kleinhirnkapitel) oder aus kombinierten bzw. mehr oder minder diffusen Läsionen im R.-Querschnitt bzw. der verschiedenen langen Bahnen zu erschließen. Dabei besteht noch die Schwierigkeit, daß eine Läsion der spinocerebellaren Bahnen vorgetäuscht werden kann durch Läsionen im Hinterhornbereich, welche die für den CLARKEschen Säulen bzw. dem STILLINGschen Kern ziehenden Fasern unterbrechen, oder schließlich durch eine Schädigung dieser grauen Kerne selbst. Dies dürfte z. B. bei der Tabes der Fall sein. So wenig wir also über den isolierten Ausfall dieser Bahnen aussagen können, so wahrscheinlich ist es doch, daß Störungen in diesem ganzen System ein bestimmtes klinisches Symptom machen, welches in andere, anschließend zu besprechende Syndrome afferenter Strangläsionen eingeht. Es ist dies die **Hypotonie** der Muskulatur.

Entgegen einer weitverbreiteten Ansicht muß betont werden, daß die Unterbrechung der Hinterstränge den Dehnungsreflex der Muskeln nicht herabsetzt und somit auch keine Hypotonie macht. Man sieht dies z. B. bei kombinierten Strangerkrankungen wie bei der funikulären Spinalerkrankung der perniziösen Anämie, wo das Hinzutreten von Hinterstrangsymptomen zu einer P.B.-Läsion die Spasmen durchaus nicht aufhebt. Das entspricht ja auch ganz den experimentellen Erfahrungen, nach denen die Enthirnungsstarre durch eine Durchschneidung der Hinterstränge nicht vermindert wird, wohingegen dies die Durchschneidung des Vorderseitenstranges tut. Wo man also in einem klinischen Syndrom einer Hypotonie begegnet, muß man mit der Unterbrechung dieser Faserung — irgendwo zwischen Spinalganglien bis in den FLEHSIGschen oder GoWERSschen Strang — rechnen. Dies gilt z. B. für die FRIEDREICHsche Krankheit, vor allem aber auch für die Tabes dorsalis. Hier kann eine erhebliche Hypotonie vorhanden sein, ohne daß nur eine Spur von Ataxie besteht; haben FOERSTER und auch andere klargestellt. Daß eine Hypotonie bei auslösbaren Sehnenreflexen vorkommt, wurde schon von JENDRASSIK gesehen. L. MANN fand maximale Hypotonie bei erhaltenen, ja sogar gesteigerten Sehnenreflexen. Man glaube also nicht, daß bereits die Störung des direkten spinalen Reflexbogens eine Hypotonie macht.

Die *Erscheinungen* der *Hypotonie* verraten sich in der schlaffen, weichen, mangelhaft elastischen Beschaffenheit der Muskulatur, welche von LEVY und KINDERMANN sowie JAKOBI (zit. nach L. MANN) auch objektiv mit besonderen Apparaten gemessen wurde. Im allgemeinen beurteilt man die Qualität des Muskeltonus nach dem Gliedverhalten bei Bewegungen. Die *abnorme Bewegungsexkursion*, wie man sie z. B. an der Hüfte durch übermäßige Bewegung des gestreckten Beines bis zur Berührung von Fuß und Schulter oder Beinspreizung bis in eine Ebene oder Kreuzung beider Beine im Nacken usw. demonstrieren kann, kennzeichnet die Hypotonie genau so wie die Überstreckbarkeit der Gelenke, wofür das Genu recurvatum des Tabikers eines der besten Beispiele ist. Objektive Methoden für die genaue Messung einer Hypotonie wurden zwar beschrieben — z. B. von v. CSIKY (zit. nach L. MANN) —; doch sind sie von zweifelhaftem Wert.

3. Kombinierte Syndrome.
a) Das Syndrom zentraler Rückenmarksläsionen.

Zentral gelegene Erkrankungsprozesse, wie sie die Syringomyelie, Hämatomyelie, intramedulläre Tumoren und manche Myelitiden bieten, schädigen die Hinterhörner, Seitenhörner, Vorderhörner und die inneren Schichten des Vorderseitenstrangs wie Pyramidenseitenstrangs (vgl. Abb. 10). Hieraus ergibt sich ein klinisches Syndrom, das zwar in vollkommener Weise nur selten anzutreffen ist, das aber teilweise bei den genannten Krankheiten keinen ungewöhnlichen Befund darstellt. Bezüglich der Vorder-, Seiten- und Hinterhornläsion sei auf die diesbezüglicher Ausführungen verwiesen. *Die Kombination von atrophischen Lähmungen, trophischen Störungen und dissoziierten Sensibilitätsstörungen im Segmentbereich der R.-Läsion* ist leicht verständlich und als *Syndrom der zentralen grauen Substanz* ein- wie doppelseitig nicht so selten. Man findet es z. B. auch bei der Hydromyelie. Kompliziert wird das Syndrom durch des Übergreifen der Schädigung auf die genannten langen Bahnen. Sowohl bei Besprechung der P. B.- wie Vorderseitenstrangläsionen habe ich auf die exzentrische Lagerung der Fasern für bzw. aus den distalen Körperabschnitten hingewiesen. Dieser Umstand erklärt, warum bei dem zentralen Syndrom die Lumbal- und vor allem Sacralsegmente von Sensibilitätsstörungen meist verschont sind und spastische Lähmungen an den Beinen in Form von Reflexsteigerung, positivem *Babinski* usw. nur *gering* angedeutet sind oder überhaupt fehlen. Abb. 29 zeigt eine solche jackenförmige dissoziierte Sensibilitätsstörung, (bei der eine segmental eng beschränkte aber sehr deutliche atrophisch-motorische Lähmung zugunsten des Übergreifens der syringomyelitischen Schädigung auf den Vorderseitenstrang sprach). Bei doppelseitigen Läsionen ist die Unterscheidung zwischen einer longitudinal ausgedehnten Hinterhornläsion und einer medialen Vorderseitenstrangläsion gelegentlich unmöglich.

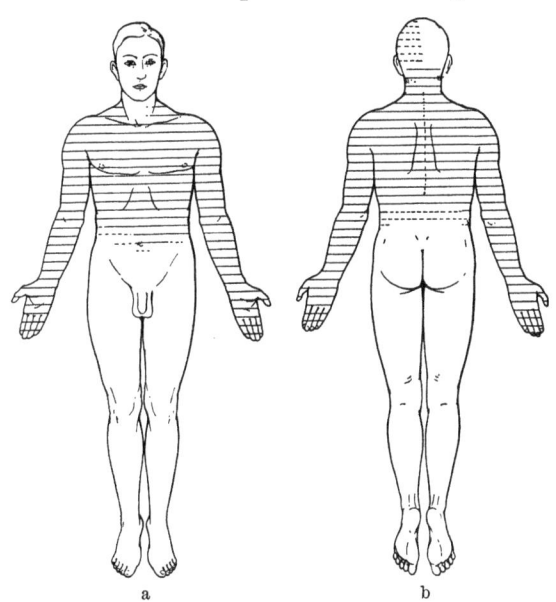

Abb. 29a und b. Fall Nr. 13 der HEADschen Sammlung. a und b zeigen die Anästhesie für Schmerz und Hitzegefühl. Das Gefühl für Temperaturen zwischen 0—27° (kalt) war an der Außenseite der Arme erhalten. (Der Fall betraf eine Syrongomyelie mit Atrophien in beiden Händen aber ohne Pyramiden- und Hinterstrangsymptome.)

Anders bei einer Halbseitenläsion, bei der die dissoziierte Sensibilitätsstörung durch die Strangläsion sich kontralateral zu jener durch die Hinterhornläsion findet.

b) Das Syndrom der spinalen Halbseitenläsion (Brown-Séquard).

Bei der Besprechung der Läsionen des Vorderseitenstrangs habe ich bereits darauf hingewiesen, daß dieses klinische Syndrom nicht selten Teilerscheinung einer spinalen Halbseitenläsion, des als BROWN-SÉQUARDschen Symptomenkomplex bekannten Syndroms ist. Wohl immer noch die beste Studie über dieses oft beschriebene Syndrom ist die von H. HEAD stammende Serie von Fällen in seinen "Studies in neurology". Diese Arbeit zeigt nicht nur die Symptomatologie und den Verlauf dieser Fälle, sondern auch die sehr verschiedenartige Ätiologie im einzelnen Fall. Es ist ja nur zu verständlich, daß Habseitenläsionen auf die verschiedenste Weise am R. — von außen wie innen — zustande kommen können. Traumen — innere Blutungen wie äußere Verletzungen — führen nicht selten zu diesem Syndrom. Es ist weiterhin klar, daß das vollständige und reine Syndrom, d. h. eine in der Medianlinie abschneidende und eine ganze R.-Hälfte befallende Läsion zu den Ausnahmen gehört, wohingegen partielle bzw. überwiegende Halbseitensyndrome gar nicht selten sind. Die minimale Läsion, die man für die Zuordnung eines Falles in diese Gruppe voraussetzen muß, ist die gleichseitige Schädigung der P. B. und des Vorderseitenstranges womöglich mit einer Vorder- und Hinterhornschädigung. Komplett wird das Bild, wenn dazu noch eine gleichseitige Hinterstrangläsion kommt. Das besondere Interesse hat die spinale Halbseitenlähmung wegen der eigenartigen Kreuzungsverhältnisse der langen Bahnen gefunden, wodurch in der Tat immer wieder diagnostisch interessante Symptomkombinationen verursacht werden. Bezüglich der Literatur verweise ich auf das OPPENHEIMsche Lehrbuch der Nervenkrankheiten.

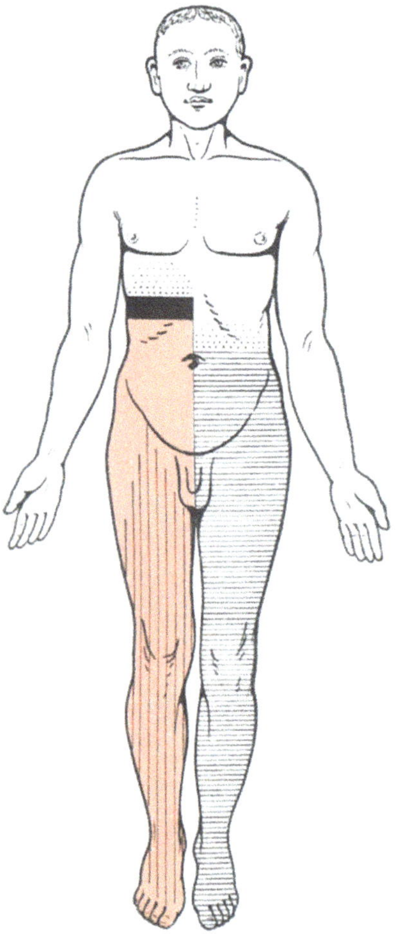

Abb. 30 gibt in schematischer Weise die Verteilung der verschiedenartigen Symptome beim *Brown-Séquard* des Dorsalmarks projiziert auf die Körperoberfläche wieder. Danach finden sich die *Motilitätsstörungen* auf der Seite der R.-Läsion; dies gilt sowohl für die *atrophischen Vorderhornlähmungen* wie die durch die P.B.-Läsion verursachten *spastischen Lähmungen*. Ich verweise bezüglich der atrophischen Lähmungen auf die Ausführungen auf S. 253f., wo der Leser alle nähere Angaben über die Qualität dieser Lähmungen, auch die hiermit verbundenen *trophischen* Störungen durch Übergreifen des Prozesses auf das Seitenhorn bzw. Schädigung der efferenten vegetativen Vorderwurzeln findet. Die *spastischen Lähmungen* weisen durchaus die auf S. 286f. beschriebenen Merkmale einer P. B.-Läsion auf, wobei ganz nach der Ausdehnung des Prozesses dissoziierte Störungen der oder jener Art (vgl. S. 288) häufig sind. Im Anfang fühlt sich die motorisch gelähmte Extremität infolge *Vasoconstrictorenlähmung* öfters wärmer an; doch gleicht sich dies mit dem Einsetzen spinaler reflektorischer Regulationen mit der Zeit aus, wandelt sich sogar ins Gegenteil um.

Abb. 30. Schema der sog. BROWN-SÉQUARDschen Halbseitenlähmung des Rückenmarks (rechtsseitige Brustmarkverletzung). (Nach E. MÜLLER: Aus Handbuch der inneren Medizin, Bd. V/1). ▨ Motorische und vasomotorische Lähmung. ≡ Oberflächenempfindungsstörung (Analgesie und Thermanästhesie). ||·|| Tiefenempfindungsstörung (Verlust der Lage- und Bewegungsempfindungen). ▬ Radikuläre oder segmentale Anästhesie für alle Empfindungsqualitäten am Rumpf. ⋮⋮⋮ Hyperästhetische Zonen am Rumpf.

Die *Sensibilitätsstörungen* sind es, die schon früh die Aufmerksamkeit auf das Syndrom gelenkt haben, betreffen sie doch als spinothatamische dissoziierte Sensibilitätsstörungen die gekreuzte Körperseite; in typischen Fällen — nun aber als epikritische Sensibilitätsstörung — auch die homolaterale Seite. Schon 1896 wurden von MANN die verschiedenen Formen oder Typen dieser Sensibilitätsstörungen herausgearbeitet. Beginnen wir mit der Sensibilitätsstörung eines der üblichen Fälle von *dorsalem Brown-Séquard* im Niveau der Läsion. Hat die Läsion Hinterhorn- und Hinterstrangbereich (womöglich auch den Vorderseitenstrang) betroffen, so sieht man eine *völlige Anästhesie* im entsprechenden Dermatom der Läsionsseite. An diese anästhetische Zone grenzt als Reizerscheinung oralwärts oft eine schmale *hyperästhetische* Zone, welcher auf der *kontralateralen* Seite gelegentlich eine etwas tiefer gelegene hyperästhetische obere Begrenzung der *Analgesie* und *Thermanästhesie* entspricht. Diese reicht in schwersten Fällen von der unteren Grenze des der Läsion entsprechenden Dermatoms bis ins Sacralmark, wobei (vgl. S. 304) die Anogenitalregion meist nicht oder nur leicht geschädigt wird. (Auch die Blasen-Mastdarmfunktion ist ja in der Regel — abgesehen von der ersten Zeit nach Eintreten der Lähmung — erhalten.) Bezüglich der Dissoziation dieser kontralateralen Sensibilitätsstörung und ihres verschiedenartigen Verhaltens bei Läsionen, welche bald von außen bald von innen den Vorderseitenstrang lädiert haben, gelten die auf S. 303 f. gemachten Ausführungen. Auf der *herdgleichen* Seite findet sich das typische *Hinterstrangsyndrom*, inbegriffen jene auf S. 302 beschriebene *Hyperalgesie*. Wie schon gesagt, stellt diese Hyperalgesie sich gern bei *plötzlich* entstehenden Habseitenlähmungen ein und ist im weiteren Verlauf inkonstant. Schwere, besonders auch die R.-Peripherie mit den *Tr. spinocerebellares* schädigende Halbseitenläsionen gehen mit besonders starken homoateralen Störungen der *Tiefensensibilität* einher. Sofern die gleichzeitig vorhandenen Pyramidenspasmen nicht jede aktive Bewegung unmöglich machen, kann man in diesen Fällen eine *Ataxie* sehen, welche jene bei reinen Hinterstrangläsionen erheblich übertrifft. Diese schweren Koordinationsstörungen bei von außen wirkenden Halbseitenläsionen des R. sind eigentlich das einzige klinische Syndrom, das uns die Schädigung der spinocerebellaren Verbindungen anzeigt; denn die theoretisch zu erwartende *Hypotonie* (vgl. S. 308 f.) wird gewöhnlich durch die Pyramidenspasmen überdeckt. Fälle, welche mit der Störung der Schmerz- und Temperaturempfindung auch eine *Anästhesie für Berührung* gegenseitig zur spastischen Lähmung zeigen, haben in der Regel eine doppelseitige, seltener eine nur zur Anästhesie homolaterale Hinterstrangläsion.

Ein *Brown-Séquard* des *Halsmarks* bietet im Prinzip die gleichen klinischen Erscheinungen, nur im Rahmen einer spinalen Hemiplegie; bei einer Läsion im unteren Halsmark kombiniert mit einem homolateralen HORNERschen Syndrom. Eine Halbseitenläsion in unter *Lumbal- und Sacralmark* trifft kaum mehr gekreuzte Fasern für die Schmerz- und Temperaturempfindung. Die Läsion der sich eben zum Vorderseitenstrang zusammenlegenden Fasern der protopathischen Sensibilität aus den untersten R.-Segmenten macht nach WERNICKE und MANN (zit. nach OPPENHEIM) eine kontralaterale Analgesie von Scrotum, Perineum und Penis.

BING weist darauf hin, daß es in seltenen Fällen statt zu einer halbseitigen R.-Zerstörung zu einer *halbseitigen Reizung* durch einen pathologischen Prozeß kommen könne, wobei dann auf der Läsionsseite Krampferscheinungen, auf der gegenüberliegenden Seite Schmerzphänomene auftreten; „*Spasmodynia cruciata*".

Literatur.

A. Zusammenfassende Arbeiten.

BERNSTEIN, J.: Elektrobiologie. Braunschweig 1912. — BOCK, S. T.: Handbuch der mikroskopischen Anatomie, herausgeg. v. MÖLLENDORFF, Bd. IV. — BÖHME, A.: Klinisch wichtige Reflexe. Handbuch der normalen und pathologischen Physiologie, Bd. X, S. 973. Berlin: Julius Springer 1927. —BROWN, F. GRAHAM: Die Reflexfunktion des Zentralnervensystems. Erg. Physiol. 13, 279 (1913); 15, 480 (1916). — v. BRÜCKE, E. TH.: Dorsale und ventrale Wurzeln (BELLsches Gesetz) im Handbuch der normalen und pathologischen Physiologie, Bd. X. Berlin: Julius Springer 1927.
CREED, R. S., DENNY-BROWN, ECCLES, LIDDELL and SHERRINGTON: „Reflex activity of the spinal cord". Oxford, at the Clarendon Press 1932.

Deiters, O. F. C.: Untersuchungen über Gehirn und Rückenmark des Menschen und der Säugetiere. Braunschweig: F. Vieweg & Sohn 1865. — Dogiel, A. S.: Der Bau der Spinalganglien des Menschen und der Säugetiere. Jena: Gustav Fischer 1908.
Edinger, L.: Vorlesungen über den Bau der nervösen Zentralorgane. Leipzig 1900. — Elze, C.: Anatomie des Menschen von H. Braus, Bd. III. Berlin: Julius Springer 1932.
Fischer, O.: Topische Diagnostik des Rückenmarks. Handbuch der speziellen Pathologie und Therapie innerer Krankheiten, Bd. X, S. 731. Berlin: Urban & Schwarzenberg 1924. — Flechsig, P. E.: Die Leitungsbahnen im Gehirn und Rückenmark des Menschen auf Grund entwicklungsgeschichtlicher Untersuchungen. Leipzig: Wilhelm Engelmann 1876. — Foerster, O.: (1) Ergänzungsband des Handbuches der Neurologie, Bd. 2. Berlin: Julius Springer. — (2) Schlaffe und spastische Lähmung. Handbuch der normalen und pathologischen Physiologie, Bd. 10. Berlin: Julius Springer 1927. — (3) Über die traumatischen Läsionen des Rückenmarks auf Grund der Kriegserfahrungen. Handbuch der Neurologie von Lewandowsky, Erg.-Bd. II, Teil 2. Berlin: Julius Springer 1930. — Fulton, J. F.: Muscular contraction and the reflex control of movement. Baltimore: Williams & Wilkins 1926.
Gagel: Lit. bei O. Foerster im Handbuch der Neurologie, Bd. V. Berlin: Julius Springer 1936. — Gaskell, W. H.: The involuntary nervous system. London 1920. — Goldscheider, A.: Schmerz. Handbuch der normalen und pathologischen Physiologie, Bd. XI, S. 181. Berlin: Julius Springer 1926. — Goltz: Beiträge zur Lehre von den Funktionen der Nervenzentren des Frosches. Berlin 1869. — Guttmann, L.: Lit. bei O. Foerster im Handbuch der Neurologie Bd. V. Berlin 1936.
Hall, M.: Synopsis of the diastaltic nervous system; or the system of the spinal marrow and its reflex arcs. London: Jos. Mallet 1850. — Head, H.: Studies in Neurology. Oxford Press London 1920. — Herrick, C. J.: An introduction to neurology. Philadelphia and London: W. B. Saunders & Co. 1927. — Hoffmann, P.: Untersuchungen über die Eigenreflexe (Sehnenreflexe) menschlicher Muskeln. Berlin: Julius Springer 1922.
Kady, H.: Über die Blutgefäße des menschlichen Rückenmarks. Lemberg 1889. — Kappis: Beiträge zur Sensibilität der Bauchhöhle. Habilitationsschrift Jena 1913. — Ken Kuré: (1) Über den Spinalparasympathikus. Basel: B. Schwabe & Co. 1931. — (2) Die vierfache Innervation der quergestreiften Muskeln. Berlin: Urban & Schwarzenberg 1931. — (3) Der spinale Parasympathicus. Basel 1931.
Langley, J. N.: Das autonome Nervensystem, Bd. I. Berlin: Julius Springer 1922.
Magnus, R.: Körperstellung. Berlin: Julius Springer 1924. — Mann, L.: Klinik der Tabes. Handbuch der Neurologie, Bd. XII. Berlin: Julius Springer 1935. — Matthaei, R.: Topographische Physiologie des Rückenmarks. Handbuch der normalen und pathologischen Physiologie, Bd. 10. Berlin: Julius Springer 1927. — Mayer, C.: Zur Kenntnis der Gelenkreflexe der oberen Gliedmaßen. Rektoratsschrift Innsbruck 1918. — Minkowski, M.: L'état actuel de l'étude des réflexes. Paris: Masson & Cie. 1927. — Monakow, C. v.: (1) Theoretische Betrachtungen über die Lokalisation im Zentralnervensystem. Erg. Physiol. **13**, 206 (1913). — (2) Die Lokalisation im Großhirn. Wiesbaden 1914. — Müller, A.: Lehrbuch der Massage. Bonn: Markus u. Weber 1926. — Müller, L. R.: Die Lebensnerven. Berlin: Julius Springer 1924.
Obersteiner, H.: Anleitung beim Studium des Baues der nervösen Zentralorgane. Leipzig und Wien: Franz Deuticke 1912.
Philippson: L'automatie et la centralisation dans le système nerveux des animaux. Brüssel 1905.
Rademaker, G. G. J.: Die Bedeutung der roten Kerne und des übrigen Mittelhirns für Muskeltonus, Körperstellung und Labyrinthreflexe. Berlin: Julius Springer 1926. — Richter, H.: Pathologische Anatomie und Pathogenese der Tabes dorsalis. Handbuch der Neurologie, Bd. XII. Berlin: Julius Springer 1935.
Schiff, J. M.: Muskel- und Nervenphysiologie. Lahr: M. Schauenberg 1858. — Schmaus u. Saki: Anatomie des Rückenmarks, 1901. — Setchenow, J.: Physiologische Studien über die Hemmungsmechanismen für die Reflexthätigkeit des Rückenmarks im Gehirn des Frosches. Berlin: August Hirschwald 1862. — Sherrington, C. S.: Integrative action of the nervous system. London 1915. — Spatz, H.: (1) Physiologie und Pathophysiologie der Stammganglien. Handbuch der normalen und pathologischen Physiologie, Bd. 11. Berlin: Julius Springer 1927. — (2) Das Mittelhirn. Handbuch der Neurologie, Bd. 1. Berlin: Julius Springer 1935. — Spiegel, E. A.: (1) Zur Physiologie und Pathologie des Skeletmuskeltonus. Berlin: Julius Springer 1923. — (2) Tonus der Skeletmuskulatur, 2. Aufl. Berlin: Julius Springer 1927. — (3) Autonomes Nervensystem im Handbuch der normalen und pathologischen Physiologie, Bd. X, S. 1048. Berlin: Julius Springer 1927. — Spielmeyer, W.: Histopathologie des Nervensystems. Berlin: Julius Springer 1922. — Stewart, Purves: The diagnosis of nervous diseases, 7. Aufl. London: E. Arnold 1931.
Thomas, A.: Le réflexe pilomoteur. Paris 1921. Vgl. auch O. Foerster: Handbuch der Neurologie, Bd. V. Berlin: Julius Springer 1936.

VERAGUTH, O.: Die Leitungsbahnen im Rückenmark. Handbuch der normalen und pathologischen Physiologie, Bd. X, S. 843. Berlin: Julius Springer 1927.

WEIZSÄCKER, V. v.: „Reflexgesetze. Handbuch der normalen und pathologischen Physiologie, Bd. X, S. 35. Berlin: Julius Springer 1927.

B. Einzelarbeiten.

ADRIAN, E. D. and BRONK: The discharge of impulses in motor-nerve-fibres, frequency of discharge in reflex and voluntary contractions. J. of Physiol. **67**, 119 (1929). — ALLEN, J. M.: Tumours involving the cauda equina. J. of Neur. **11**, 111 (1930). — ALTENBURGER, H.: Untersuchungen zur Physiologie und Pathophysiologie der Koordination. Z. Neur. **116**, 471 (1928). — ALTENBURGER, H. u. PERAITA: Zur Physiologie und Pathologie der Reflexe. Verh. Ges. dtsch. Nervenärzte **22**, 114 (1934). — BALLIF, FULTON and LIDDELL: Zit. bei FULTON, LIDDELL and RIOCH. — BARRINGTON, F. J. F.: The localisation of the pathes subserving micturition in the spinal cord of the cat. Brain **56**, 126 (1933). — BASTIAN, H. C.: On the symptomatology of total transverse lesions of the spinal cord. Med. Chir. Transact. **73**, 151 (1890). — BAYLISS, W. M.: (1) On the origin in the spinal cord of the vasodilatator fibres. J. of Physiol. **26**, 173 (1900). — (2) Further researches on antidromic nerve impulses. J. of Physiol. **28**, 276 (1902). — BECHTEREW, v.: Zit. nach A. BÖHME. — BING, R.: Beiträge zur Kenntnis der endogenen Rückenmarksfasern beim Menschen. Arch. f. Psychiatr. **39**, H. 1 (1904). — DE BOER, S.: Zit. nach R. MATTHAEI. — BÖHME, A.: Untersuchungen über die koordinierten Reflexe, besonders die rhythmischen Reflexe. Dtsch. Z. Nervenheilk. **56**, 217 (1917). — BOLK, L.: Die Segmentaldifferenzierung des menschlichen Rumpfes und seiner Extremitäten. Morph. Jb. **28**, (1889—1900). — BOURGUIGNON, P.: Interpretierung der physiologischen Bedeutung normaler und pathologischer Sehnenreflexe an Hand der Chronaxie. Verh. Ges. dtsch. Nervenärzte **22**, 135 (1934). — BOLTON, B.: The blood supply of the human spinal cord. J. of Neur. **2**, 137 (1939). — BROUWER, B.: Certain aspects of the anatomical basis of the phylogeny of encephalization. Proc. Assoc. Res. Nerv. and Ment. Dis. **13**, 3 (1932). — BROWN, F. GRAHAM,: (1) Some experiments on the influence exercised by the higher centers upon the scratch reflex.. Quart. J. exper. Physiol. **3**, 319 (1910). — (2) The intrinsic factors in the act of progression in the mammal. Proc. roy. Soc. Lond. **84**, 308 (1911). — (3) On the nature of the fundamental activity of the nervous centres; together with an analysis of rhythmic activity. J. of Physiol. **48**, 18 (1914). — (4) On the relation between maintained contraction and rhythmic discontinuous inhibition. Quart J. exper. Physiol. **4**, 19). — BRUCE, A. N.: Über die Beziehungen der sensiblen Nervenendigungen zum Entzündungsvorgang. Arch. exper. Path. **63**, 424 (1910).

CAJAL, RAMON Y: Die Struktur der sensiblen Ganglien des Menschen und der Tiere. Anat. H. **16**, 177 (1906). — COLLIER, F.: Lit. bei GEORGE RIDDOCH. — COLLIER, J. and E. F. BUZZARD The degeneration resulting from lesions of posterior nerve roots and from transverse lesions of the spinal cord in man ... Brain **26**, 559 (1903). — COOPER, S. and CREED: More reflex effects of active muscular contraction. J. of Physiol. **64**, 199 (1928). — COOPER, S. and DENNY-BROWN: „Responses to stimulation of the motor arae of the cerebral cortex. Proc. roy. Soc. Lond. **102**, 222 (1927). — COOPER, S. DENNY-BROWN and SHERRINGTON: Reflex fractionation of a muscle. Proc. roy. Soc. Lond. **100**, 448 (1926). — CREED, R. S. and SHERRINGTON: Observations on concurrent contraction of flexor muscles in the flexion reflex. Proc. roy. Soc. Lond. **100**, 258 (1926). — CRUIKSHANK, W.: Lit. bei E. G. T. LIDDELL. — CURSCHMANN, H.: Über konstitutionelle Hypo- und Areflexie. Dtsch. Z. Nervenheilk. **83**, 51 (1924).

DEJERINE, J. et O.: Le faisceau pyramidal direct. Rev. Neur. **12**, 253 (1904). — DENNIG, H.: Die Innervation der Harnblase. Monographien Neur. **1926**, H. 45. — DENNY-BROWN, D.: The histological features of striped muscle in relation to its functional activity. Proc. roy. Soc. Lond. **104**, 371 (1928). — DENNY-BROWN, D. and ROBERTSON: The state of the bladder and the sphincters in complete transverse lesions of the spinal cord and cauda equina. Brain **56**, 397 (1933). — DUSSER DE BARENNE: Zit. nach R. MATTHAEI.

ECCLES, J. C. u. SHERRINGTON: Studies on the flexor reflex I—VI. Proc. roy. Soc. Lond. **106**, 107, 109 (1931). — ELLIOT, F. R.: The innervation of the bladder and urethra. J. of Physiol. **35**, 396 (1907). — ELZE, C.: Betrachtungen über Boekes „Studien zur Nervenregeneration". Naturwiss. **9**, 487 (1921).

FEARNSIDES, E. G.: The innervation of the bladder and urethra. Brain **40**, 149 (1917). — FLATAU, E.: Das Gesetz der exzentrischen Lagerung der langen Bahnen im Rückenmark. Z. klin. Med. **33**, 55 (1897). — FOERSTER, O., GAGEL u. SHEEHAN: Veränderungen an den Endösen im Rückenmark des Affen nach Hinterwurzeldurchschneidung. Z. Anat. **101**, 553 (1933). — FORBES, A.: Lit. bei T. C. RUCH. — FREUSBERG: Reflexbewegungen beim Hunde. Pflügers Arch. **9**, 358 (1874). — FREY, v.: Studien über den Kraftsinn. Z. Biol. **63**, H. 3/4 (1913). — FROMENT et EXALTIER: Lit. bei H. RICHTER. — FULTON, J. F.: Spastizität nnd Stirnlappen. Nervenarzt **11**, H. 9, 448 (1938). — FULTON, J. F., LIDDELL and RIOCH:

The influence of unilateral destruction of the vestibular nuclei upon posture and the knee-jerk. Proc. Physiol. Soc., 5. Juli **1930**; J. of Physiol. **70**. — FULTON, J. F. and G. P. McCOUCH: The relation of the motor area of primates to the hyporeflexia (spinal shock) of spinal transection. J. nerv. Dis. **86**, 125 (1937).

GOLDSTEIN, M.: Die Gelenkreflexe der Hand und ihre klinische Bedeutung. Z. Neur. **61**, 1 (1920). — GOLGI, C.: Feinerer Bau des Rückenmarks. Anat. Anz. **1890**. — GROLL, H.: Die Entzündung in ihren Beziehungen zum nervösen Apparat. Beitr. path. Anat. **70**, 20 (1922).

HEAD, H. and G. RIDDOCH: The automatic bladder, excessive sweating and some other reflex conditions, in gross injuries of the spinal cord. Brain **40**, 188 (1917). — HERREN, R. Y. and ALEXANDER, L.: Sulcal and in trinsic blood vessels of human spinal cord. Arch. of Neur. **41**, 678 (1939). — HOFF, E. C.: Degeneration of the boutons terminaux in the spinal cord. J. of Physiol. **74**, 4 (1932). — HOFF, E. C. and H. E. HOFF: Spinal terminations of the projection fibres from the motor cortex of primates. Brain **57**, 454 (1934). — HOFFMANN, E. C.: Das LÉRISCHE Phänomen und der Grundgelenkreflex von C. MAYER. Arch. f. Psychiatr. **68**, 40 (1923). — HOFFMANN, P.: Die Leistungen des Nervensystems bei der Motorik. Klin. Wschr. **1939 I**, 73.

INGVAR, SVEN: Zur Morphogenese der Tabes. Acta med. scand. (Stockh.) **65**, 645 (1926/27).

KAPPERS, C. N. ARIËNS: Weitere Mitteilungen über Neurobiotaxis ..... Verlauf und Endigung der zentralen sogenannten motorischen Bahnen. Folia neurobiol **1**, 507 (1908). — KERNOHAN, J. W.: The ventriculus terminalis; its growth and development. J. comp. Neur. **38**, 107 (1924). — KERNOHAN, J. W., WOLTMAN and ADSON: Gliomas arising from the region of the cauda equina. Arch. of Neur. **29**, 287 (1933). — KINO, F.: Reflexstörungen bei Erschütterungen des Zentralnervensystems. Verh. Ges. dtsch. Nervenärzte **1930**, 217. — KLESSENS: Zit. nach R. MATTHAEI.

LANGLEY, J. N. and L. A. ORBELI: Observations on the sympathic and sacral autonomic system of the frog. J. of Physiol. **41**, 450 (1910). — LEWANDOWSKY, M.: Über die Endigung des Pyramidenseitenstranges im Rückenmark. Arch. f. Anat. **1903**, 501. — LEWANDOWSKY u. NEUHOF: Über Wiederbelebung der Reflexe nach Rückenmarksverletzung. Z. Neur. **13**, (1912). — LEYTON, A. S. F. and C. S. SHERRINGTON: Observations on the excitable cortex of the chimpanzee, orang-utan and gorilla. Quart. J. exper. Physiol. **11**, 135 (1917). — LIDDELL, E. G. T.: Spinal shock and some features in isolation-alteration of the spinal cord in cats. Brain **57**, 386 (1934). — LIDDELL, E. G. T., MATTHES, OLDBERG and RUCH: Reflex release of flexor muscles by spinal section. Brain **55**, 239 (1932). — LIDDELL and SHERRINGTON: Reflexes in response to stretch (myotatic reflexes). Proc. roy. Soc. Lond. **96** (1924). — LIDDELL, E. G. T. and SHERRINGTON: Stimulus rhythm in reflex tetanic contraction. Proc. roy. Soc. Lond. **95**, 142 (1923). — LILLIE, R. S.: Transmission of physiological influence in protoplasmic systems, especially nerve. Physiologic. Rev. **2**, 1 (1922). — LINOWICKI, A. J.: The comparative anatomy of the pyramidal tract. J. comp. Neur. **24**, 509 (1914). —

MARBURG: Reflexautomatismen des Rückenmarks. Jb. Psychiatr. **40** (1920). — MARBURG, O. u. RANZI: Die Kriegsbeschädigungen des Rückenmarks und ihre operative Behandlung. Arch. klin. Chir. **111**, 71 (1919). — MARIE, P. et CH. FOIX: Les réflexes d'automatisme dits de défense. Revue Neur. **16**, 225 (1915). — MARINESCO-SAGER: Lit. bei H. RICHTER. — MATHEWS, B. H. C.: The response of a muscle-spindle during active contraction of a muscle. J. of Physiol. **72**, 153 (1931). — MATTHAEI, R.: Der Begriff der Gestalt und seine biologische Bedeutung. Natur. u. Mus. **1927**, 27. — MATTHES, K. u. RUCH: Extensor reflexes of the chronic spinal cat. Quart. J. exper. Physiol. **22**, 221 (1932). — MEYER, ALFRED: Über das LÉRISCHE Handvorderarmzeichen. Z. Neur. **74**, 218 (1922). — MINKOWSKI: Entwicklungsgeschichte, Lokalisation und Klinik des Fußsohlenreflexes. Schweiz. Arch. Neur. **13**, 475 (1923). — MONAKOW, C. v.: (1) Experimentelle Beiträge zur Kenntnis der Pyramiden- und Schleifenbahn. Korrespbl. Schweiz. Ärzte **14**, 129, 157 (1884). — (2) Zur Pathologie und Anatomie der Regio centralis und der Pyramidenbahn. Arch. f. Psychiatr. **55**, 321 (1914). — MORAT, J. P.: Troubles trophiques. C. r. Acad. Sci. Paris **1924**, 1173. — MÜLLER, L. R.: Die Blaseninnervation. Dtsch. Arch. klin. Med. **128**, 81 (1918).

NEVIN, S.: Degeneration change after unilateral lumbar sympathectomy, with general observations on the nerve-fibre constitution of peripheral nerves and nerve-roots. Quart. J. exper. Physiol. **20**, 281 (1930). — NONNE, M.: Zwei durch zeitweiliges Fehlen der Patellarreflexe ausgezeichnete Fälle von Hysterie. Dtsch. Z. Nervenheilk. **24** (1903).

OEKONOMAKIS: Wirkung der Ermüdung auf die Reflexe. (Zit. nach A. BÖHME.)

PÄSSLER, H.: Tabische Wirbelsäulenveränderung. Zbl. Neur. **1904**, 425. —

RANSON, S. W.: (1) The tract of Lissauer and the substantia gelatinosa Rolandi. Amer. J. Anat. **16**, H. 1 (1914). — (2) Cutaneous sensory fibers and sensory conduction. Arch. of Neur. **26**, 1122 (1931). — RANSON, S. W. and HINSEY: The contralateral flexor reflex, rebound phenomena, co-contraction and reciprocal innervation in spinal and in decerebrate cats. Arch. of Neur. **26**, 247 (1931). — RIDDOCH, P.: The reflex functions of the spinal cord in man. Brain **40**, 264 (1917). — RIDDOCH and BUZZARD: Reflex movements in quadruplegia. Brain **44**, No 4 (1921). — RUCH, T. C.: Evidence of the non-segmental character of spinal reflexes. Amer. J. Physiol. **114**, 457 (1936). — RUCH, T. C. and J. W. WATTS: Reciprocal changes in reflex activity. Amer. J. Physiol. **110**, 362 (1934).

SCHALTENBRAND, P,: Verhalten der myotatischen Reflexe bei verschiedenen Tonusstörungen. Verh. Ges. dtsch. Nervenärzte **22**, 121 (1934). — SHARPEY-SCHAFER, E. A.: Some results of partial transverse section of the spinal cord. J. of Physiol. **24**, 22 (1899). — SHERRINGTON, C. S.: (1) Note on the knee jerk and the correlation of action of antagonistic muscles. Proc. roy. Soc. Lond. **52**, 556 (1893). — (2) On the spinal animal. Med. Chir. transact. **82**, 1 (1899). — (3) Flexion reflex of the limb, crossed extension reflex, and reflex stepping and standing. Z. Physiol. **40**, 28 (1910). — SIMONS: Kopfhaltung und Muskeltonus. Z. Neur. **80**, 499 (1923). — SÖDERBERGH: Neurologie der Bauchwand. Z. Neur. **81**, 206. — STEIN, J.: Physiologie und Pathologie der Sensibilität. Fortschr. Neur. **2**, 408 (1930). — STEIN, J. u. v. WEIZSÄCKER: Über klinische Sensibilitätsprüfungen. Dtsch. Arch. klin. Med. **151**, 230. — STRECKER, G. L.: Factors involved in the formation of the filum terminale. Amer. J. Anat. **25**, 1 (1919). — STRICKER, S.: Untersuchungen über die Gefäßnervenwurzeln. Sitzsber. Akad. Wiss. Wien., Math.-naturwiss. Kl. **74**, 3. Abt., 173 (1876). — STRÜMPELL: Dtsch. Z. Nervenheilk. **15**, 259 (1899). — SUH, T. H. and L. ALEXANDER: Vascular system of the human spinal cord. Arch. of Neur. **41**, 659 (1939).

TARCHANOFF: Über automatische Bewegungen enthaupteter Enten. Pflügers Arch. **33**, 619 (1884). — TIEFENSEE, K.: Die Reflexe an den oberen Extremitäten. Arch. f. Psychiatr. **74**, 4 (1925). — TOWER, S. S.: A search for trophic influence of posterior spinal roots on sceletal muscle. Brain **54**, 99 (1931).

VERWORN: Die allgemein-physiologischen Grundlagen der reziproken Innervation. Z. allg. Physiol. **15**, 413 (1913). — VIETS, H.: Relation of the form of the knee-jerk and patellar clonus to muscle tonus. Brain **43**, 269 (1920).

WACHHOLDER, K.: Die allgemeinen physiologischen Grundlagen der Neurologie. Fortschr. Neur. **4**, 425 (1932); **5**, 43, 53 (1933); **7**, 57 (1935). — WALSHE, F. M. R.: (1) Reflex phenomena in spastic paralysis of the lower limbs. Brain **37**, 269 (1915). — (2) Variations in the form of reflex movements. Brain **46**, Nr 3 (1923). — (3) On certain tonic or postular reflexes. Brain **46**, 1 (1923). — WARTENBERG, R.: Ein Pyramidenzeichen an der Hand. Dtsch. Z. Nervenheilk. **102**, 81 (1928). — WEISSCHEDEL, E.: Die zentrale Haubenbahn und ihre Bedeutung für das extrapyramidalmotorische System. Arch. f. Psychiatr. **107**, 443 (1937).

Periphere Nerven.
(Allgemeiner Teil).

Von

F. Lüthy-Zürich.

Mit 43 Abbildungen.

Anatomisch-physiologische Vorbemerkungen.
A. Anatomisches.
1. Das animale System.

Mikroskopische Anatomie. Die peripheren Nerven, Verbindungswege des nervösen Zentralorganes mit der Peripherie, ohne welche jede zielgerichtete Funktion des Organismus unmöglich wäre, bestehen aus leitender Substanz, aus Stützgewebe und aus einer Reihe von Hüllen.

Die leitende Substanz bildet der Achsenzylinder. Er ist selbst differenziert in eine Anzahl feinster parallel verlaufender Fibrillen [mit den gebräuchlichen Silberimprägnationsmethoden (BIELSCHOWSKY, CAJAL, SCHULTZE) tingiert sich allerdings der Achsenzylinder in den peripheren Nerven homogen schwarz]. Zwischen den Fibrillen liegt eine homogene plasmatische Substanz, das Axoplasma.

Ob die Neurofibrillen, die ja besonders im Zentralorgan und in den Ganglienzellen selbst eine in unzähligen Arbeiten beschriebene äußerst vielfältige Morphologie besitzen, im lebenden Gewebe als solche vorkommen oder nur ein Artefakt darstellen, hervorgerufen durch Fixierungs- und Färbemanipulationen, ist eine alte Streitfrage, deren Lösung noch in weiter Ferne liegt (s. S. 327).

Es ist anzunehmen, daß jeder Achsenzylinder aus einer Ganglienzelle entspringt und umgekehrt. Der Achsenzylinder begibt sich im peripheren Nerven an die Endplatten des Erfolgsorganes, wo er (als motorischer Nerv) in den protoplasmatischen Muskelsohlen oder (als sensibler) in den mannigfachen Aufnahmekörperchen endet. In welcher Weise die Reizübertragung im Zentralnervensystem geschieht, ob per contiguitatem (Neuronenlehre) oder per continuitatem, ist hier nicht darzustellen.

Der Achsenzylinder steht in inniger Verbindung mit der *Markscheide* und diese wieder mit der SCHWANNschen *Scheide*. Noch im Zentralnervensystem umgibt sich das Axon, in der Nähe der Ganglienzelle, mit einem erst sehr dünnen, dann dickeren Markmantel, der es nun bis auf eine kurze Strecke vor der Endausbreitung begleitet. Eine von KAPLAN und STRÄHUBER entdeckte Substanz, das *Myeloaxostroma* dringt sowohl in den Achsenzylinder als auch in die Markscheide ein und kommt nur in den markhaltigen Nervenfasern vor. Es handelt sich um eine perifibrilläre Kittsubstanz.

Die *Markscheide*, ein dickes Rohr, das den Achsenzylinder einhüllt, besteht aus Myelin, einer doppelbrechenden fettartigen Substanz, die aus Cholesterin, Lecithin, Protagon und Cerebrin zusammengesetzt ist. Die Färbbarkeit durch die WEIGERTsche Methode (und ihre Abwandlungen) ist hauptsächlich ans Lecithin gebunden. In der Markscheide sieht man bei den gebräuchlichen Färbeverfahren sehr häufig gitterartige Gerüste, das *Neurokeratin* von EWALD und KÜHNE. Es handelt sich nach neueren Untersuchungen (PASTORI, CHRISTINI) um Kunstprodukte; das ursprüngliche Mark soll homogen sein. In regelmäßigen Abständen ist die Markscheide unterbrochen durch die sog. RANVIERschen Schnürringe, kurze Strecken, denen das Mark völlig fehlt. Der Abschnitt zwischen zwei Schnürringen, das Marksegment, steht unter der Dominanz einer SCHWANNschen Zelle.

Die *Schwannsche Scheide*, eine zarte protoplasmatische Membran, begleitet die Nervenfasern von ihrem Austritt aus dem Zentralnervensystem an und bildet ihre spezifische Hülle. Sie ist aus Zellen zusammengesetzt, deren je eine auf ein Marksegment fällt. Das Protoplasma enthält in seinen wabigen Hohlräumen Marksubstanz; in der Nähe des Kernes ist es homogen und enthält dort die sog. π-Granula REICHS. Der Kern ist blaß, länglich-platt und buchtet oft das Mark etwas ein. An den RANVIERschen Ringen liegt die SCHWANNsche Scheide dem Achsenzylinder direkt an. Die SCHWANNsche Scheide stellt ein sehr weitgehendes Analogon zur Glia im Zentralnervensystem dar; diese Anschauung ist besonders durch die Entdeckung bestärkt worden, daß die SCHWANNschen Zellen nicht, wie man früher meinte, aus dem Mesoderm, sondern aus dem Ektoderm stammen — also eigentlich „nervöse" Bestandteile sind. Die überragende Bedeutung der SCHWANNschen Scheide bei der Regeneration wird weiter unten dargestellt.

Außer den RANVIERschen Schnürringen kommen noch andere Einkerbungen an den peripheren Nervenfasern vor, die SCHMIDT-LANTERMANNschen Spalten. Sie entsprechen den bekannten Trichter- bzw. Fischreusenstrukturen der gefärbten Markscheiden und sind nicht eigentliche Kerben, sondern Substanzbrücken. Ob sie Kunstprodukte sind oder native Bildungen, ist ungewiß.

An die SCHWANNsche Scheide schließt sich eine feine mesodermale Faser, die KEY-RETZIUSsche Fibrillenscheide. Dann folgt das Endoneurium, ein feinfaseriges Bindegewebe, welches die einzelnen Nervenfasern verbindet. Das Perineurium gruppiert die Fasern zu Bündeln, und das Epineurium, eine straffaserige dichte Hülle, umschließt das Ganze.

Nicht weniger wichtig als die markhaltigen Nerven sind die marklosen, welche das autonome Nervensystem charakterisieren. Diese Nerven sind von vornherein bedeutend dünner als die cerebrospinalen; ihr Bau, im übrigen gleichartig, unterscheidet sich durch das Fehlen der Markscheide; die SCHWANNschen Zellen liegen dem Achsenzylinder direkt auf. Die marklosen Fasern zeigen eine sehr wechselnde Dicke. Sie kommen außer im peripheren Anteil des sympathischen und parasympathischen Systems auch noch überall in den cerebrospinalen als integrierender Bestandteil vor.

Endigungen in der Peripherie. Als gemeinsame Charakteristika sind hervorzuheben die Tatsachen, daß erstens alle Fasern vor der Erreichung des Endapparates ihr Mark verlieren, zweitens, daß die Endaufzweigung bedeutend voluminöser erscheint als die zugehörige Faser durch Vergrößerung ihrer Oberfläche mit Hilfe von Aufsplitterung in eine große Anzahl Ästchen, Schlingen, Ösen, Netzen, drittens, daß auch die feinsten Endapparate innerhalb von protoplasmatischen Bildungen aufhören, also immer intracellulär.

a) Am Skeletmuskel. Die Faser spaltet sich in ihre Fibrillen auf, die sich untereinander netzartig verzweigen, und endigt in der sogenannten Sohlenplatte, einem plasmatischen Syncytium mit einer Reihe von Kernen (Sohlenkerne). Zwischen den gröberen Fibrillennetzen und dem Protoplasma ist das „periterminale Netzwerk" BOEKES eingeschaltet, das sich in einem schwächeren Farbton imprägniert. Die ganze motorische Platte mißt in Länge und Breite etwa 40 μ, in der Tiefe etwa 6—10 μ. Die Sohlenplatte liegt im Sarkoplasma und bildet wohl nur einen besonders differenzierten Anteil desselben.

Die akzessorischen Endplättchen (BOEKE), welche von marklosen Nervenfasern bedient werden, die unabhängig von den obengenannten in die Muskelfasern eindringen und nicht degenerieren, wenn man den zuführenden cerebrospinalen Nerven durchschneidet, dienen wahrscheinlich der Reizübertragung aus dem autonomen Nervensystem.

b) An der glatten Muskulatur. Hier bilden die REMAKschen Fasern ein Geflecht, indem sie sich untereinander verbinden, den sogenannten Plexus terminalis. Häufig sind Ganglienzellen eingemischt. Von da aus dringen die Nervenfasern in die Muskelzellen ein unter Schlingen- und Zweigbildungen, aber nicht jede Muskelfaser wird neurotisiert.

c) An den sensiblen Aufnahmeapparaten. Die Endkörperchen, welche nach einem einheitlichen Schema gebaut sind, aber sich untereinander mannigfach differenzieren lassen (MEISSNERsche, VATER-PACCINIsche, DOGIELsche Endkörperchen), enthalten neben den aufgesplitterten Nervenfibrillen Tastzellen, welche von einer bindegewebigen Kapsel umhüllt sind. Daneben existieren in Haut und Schleimhäuten eine Masse einfacherer Endformationen, die meist ein feines Fibrillennetzchen darstellen.

An den *Sehnen,* gewöhnlich am Übergang in das Muskelfleisch, nehmen die *Sehnenspindeln* die Tasteindrücke auf, baum- oder strauchartig verzweigte spindelförmige nervöse Endorgane.

An der *Muskulatur* bestehen die *Muskelspindeln,* Gruppen feiner von einer eigenen Hülle umgebener Muskelfasern, welche eine besondere Innervation in der Art von Endformationen aufweisen. Oft hängt eine Sehnen- und eine Muskelspindel von derselben markhaltigen Faser ab. Diese Gebilde dienen zweifellos der Perzeption proprioceptiver Reize.

Ursprung der peripheren Nerven aus dem Rückenmark. Die Beschreibung des Entspringens der Gehirnnerven aus dem Gehirn gehört in die spezielle Nervenanatomie. Dagegen soll hier die Entsendung der Rückenmarksnerven kurz geschildert werden.

Bekanntlich verlassen die motorischen Leitbahnen das Rückenmark durch die Vorderwurzeln, die sensiblen durch die Hinterwurzeln. Durch die Vorderwurzeln laufen auch die efferenten Bahnen des autonomen Systems. Aber auch die Hinterwurzeln enthalten wahrscheinlich efferente (vasodilatatorische) Fasern (FOERSTER). Die Wurzeln sind von Pia eingehüllt und von Liquor umspült. Sie durchbohren die Durascheide gemeinsam; das kurze Stück von der Arachnoidea bis zum Spinalganglion heißt nach NAGEOTTE *Wurzelnerv*. Das Spinalganglion ist in den Verlauf der sensiblen dorsalen Wurzel eingeschaltet, deren Bündel in Gruppen vereint es durchziehen, während dazwischen die Ganglienzellen liegen; der motorische Anteil legt sich ventral geschlossen an. Bald aber mischen sich die beiden Anteile. Nach dem Austritt aus dem Foramen intervertebrale teilt sich der Nerv (Nervus spinalis) in den schwächeren Ramus posterior und stärkeren Ramus anterior. Der letztere vereinigt sich in Hals und Lendenbereich mit seinen Nachbarelementen zum Plexus cervico-brachialis bzw. lumbo-sacralis.

Außer den Rami post. und ant. entsendet der Spinalnerv noch den Ramus meningeus, ein feines Fädchen zur Versorgung der Rückenmarkshäute und den Ramus communicans zum Grenzstrang des Sympathicus. Zuweilen besteht ein Ramus comm. albus, markscheidenführend, von der Vorderwurzel zum sympathischen Ganglion, und ein Ramus comm. griseus, ohne Markscheiden, vom sympathischen Ganglion zum Ramus ant. Zuweilen sind auch beide Anteile in einem Strang vereinigt.

Das *Spinalganglion* enthält die Ursprungszellen des sensiblen peripheren Systems. Der Neurit der Spinalganglienzelle teilt sich T- oder Y-förmig; den einen Ast entsendet er in den peripheren Nerven, den anderen auf dem Weg der Hinterwurzel ins Rückenmark.

Sehr enge Beziehungen bestehen zwischen dem Spinalganglion und den Elementen des vegetativen Systems. Es sind sehr viele marklose Fasern im Ganglion enthalten, welche im Gegensatz zu den Markbündeln sich regellos durchflechten; es werden aber nicht alle dem vegetativen System angehören. Endnetze der marklosen Fasern um die Ganglienzellen sind recht häufig.

Über die vielfachen Beziehungen der Spinalganglions zum vegetativen System orientiert Abb. 1.

Bekanntlich bilden die Ganglien der sensiblen Hirnnerven: Ganglion Gasseri (N. V), Ganglion petrosum (N. IX), Ganglion nodosum (N. X) das Analogon zu den Spinalganglien.

Die Plexus (s. auch S. 395). Beinahe jeder Muskel holt sich seine Innervation aus einer „Kernsäule" des Rückenmarks, d. h. aus mehreren Segmenten, ebenso gibt jedes Segment Fasern an eine ganze Reihe von Muskeln ab. Durchschneidung einer einzelnen Wurzel bedingt fast niemals die Lähmung eines Muskels, sondern nur eine vorübergehende Schwächung desselben. Elektrische Reizung einer Wurzel bringt den gesamten Muskel in Kontraktion, der von dieser Wurzel mitversorgt wird, von der einen Wurzel aus kräftiger, von der andern schwächer. Diese Regel erleidet einzelne Ausnahmen, besonders bei Muskeln, die entwicklungsgeschichtlich aus verschiedenen Territorien stammen.

Die Sensibilität eines Hautbezirkes ist ebensowenig nur in einem einzigen Segment des Rückenmarks repräsentiert; es überdecken sich jeweilen mindestens 3 Segmente in der Haut. Dagegen kommt jedem Muskel ein bestimmter Nerv oder Nervenast zu, ebenso jedem Hautbezirk. Daraus folgt, daß die Wurzeln sich vereinigen und mischen müssen, bevor die endgültige Verzweigung gemäß der Peripherie erfolgen kann. Diese Mischung geschieht in den Plexus. Es münden aber nur die Rami anteriores der Spinalnerven in die Plexus ein. Der innere Bau der Plexus ist recht genau bekannt und man kann die Bündel, die zu den einzelnen Muskeln gehören, durch den Plexus bis ins Rückenmark verfolgen. Den speziellen Bau des Plexus zu beschreiben kann hier unterlassen werden. Es ist nur darauf aufmerksam zu machen, daß erhebliche anatomische Variationen vorkommen, besonders für den Plexus brachialis, während der Plexus

Das animale System.

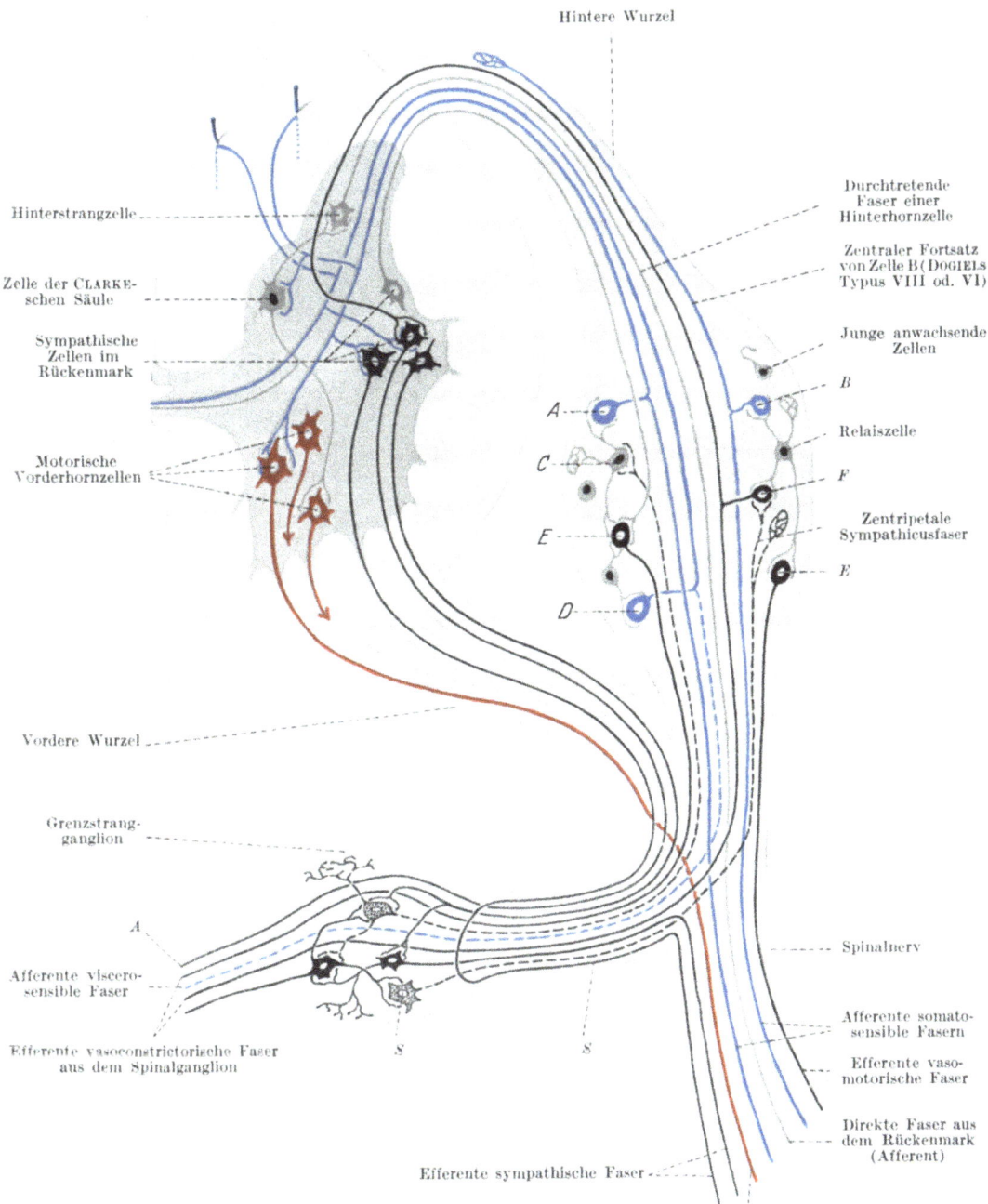

Abb. 1. Schematische Darstellung vom Aufbau des Spinalnerven und des Sympathicus, mit besonderer Berücksichtigung des Spinalganglions. Bedeutung der verschiedenen Farben: A. *Im Spinalganglion.* *Blau:* afferent leitende Zellen und deren Fortsätze; die afferente viscero-sensible Faser gestrichelt. *Schwarz:* efferent leitende Zellen und deren Fortsätze zum Spinalnerven oder zum Sympathicus. *Grau:* die intraganglionären Zellen, deren Fortsatz nicht aus dem Spinalganglion austritt. — B. *Im Rückenmark.* *Schwarz:* die efferent leitenden Zellen und deren Fortsatz zum Sympathicus. *Rot:* die efferent leitenden motorischen Zellen des Vorderhornes. *Grau:* die intraspinalen Zellen und die efferent (?) leitenden Zellen des Hinterhornes. — C. *Im Grenzstrangganglion.* *Schwarz:* die zentrifugal (efferent) leitenden Zellen, deren Fortsätze eingezeichnet. *Punktiert:* die zentripetal (afferent) leitenden Zellen, deren Fortsätze gestrichelt. (Nach HIRT aus POLLAK, Handbuch der Neurologie I 1935.)

lumbo-sacralis eher fixiert zu sein scheint. Allgemein akzeptiert sind die beiden Typen von HARRIS: prä- und postfixierter Typ des Plexus brachialis; im präfixierten nimmt auch C_4 an der Plexusbildung teil, nicht dagegen D_2; im postfixierten ist es umgekehrt. Dazwischen gibt es zahlreiche Zwischenstufen.

Damit ist die Faserdurchmischung allerdings noch nicht erschöpft; die distal vom eigentlichen Plexus häufig vorkommenden Anastomosen zwischen den Nerven sowie der lebhafte Faseraustausch innerhalb der großen Nervenstämme sind nichts anderes als periphere Erscheinungen des Plexusprinzips.

Innerer Bau der Nervenstämme. Seitdem STOFFEL sich dafür eingesetzt hat, daß die Muskeläste innerhalb des Nervenstammes bis weit hinauf in den Plexus ihren festen, bei jedem Individuum wiederzufindenden Platz einnehmen, sind dieser Frage viele Arbeiten, teils zustimmenden, teils ablehnenden Charakters, gewidmet worden. Wenn diese Anschauung richtig ist, so erklären sich die sog. dissoziierten Lähmungen, diejenigen nämlich, bei denen nur ein Teil der vom befallenen Nervenstamm abhängigen Muskeln gelähmt sind, daraus, daß das Trauma eben nur die betreffenden Kabel getroffen, die übrigen intakt gelassen hat. Ferner folgt aus dieser Annahme, daß man bei Nervennähten genau die zueinander gehörenden Kabel aufeinander passen muß, eine Folgerung, die P. MARIE erhoben hat.

Die durchaus zwingenden Untersuchungen FOERSTERs haben (neben anderen Forschern) die Nichtigkeit dieser Lehre erwiesen. Wohl gelingt es, den einem Muskel zugehörigen Nervenast auch noch im Stamm eine kurze Strecke weiter proximal zu verfolgen *(Ästbahn)* und seine Einheit auch durch elektrische Reizung zu zeigen, dann aber stellen sich eine große Zahl Durchflechtungen und innere Anastomosen ein und die Astbahn löst sich auf. Natürlich kann die Astbahn länger oder kürzer sein, manche ist recht lang, z. B. diejenige des Peronaeus im N. ischiadicus, schließlich kommt es aber immer zur Durchflechtung im Stamm.

Im Plexus ist die Trennung viel ausgesprochener als in den Nervenstämmen; zuweilen gelingt es hier Bündel für bestimmte Muskeln mit einiger Regelmäßigkeit abzugrenzen. Auch in der Trigeminuswurzel ist eine Abgrenzung der drei Äste schon möglich.

Die dissoziierten Lähmungen müssen also anders erklärt werden. Sie hängen von der verschiedenen Vulnerabilität der Fasern ab (s. S. 371).

Die Forderung, die Kabel bei der Nervennaht so exakt aufeinander zu passen wie sie ursprünglich waren, läßt sich auch nicht aufrechterhalten; abgesehen von der technischen Unmöglichkeit ist sie obsolet, da die Regeneration infolge der Exzeßbildung (s. u.) ohnehin zustande kommt.

2. Das vegetative System.

Das vegetative oder autonome Nervensystem hat eine zentrale und eine periphere Vertretung. Es soll hier nur ein kurzer Abriß der Peripherie dieses Systems gegeben werden.

Bekanntlich lassen sich zwei Typen unterscheiden, das sympathische und das parasympathische System. Sie sind zu trennen durch ihre Reaktionsweise auf pharmakologische Einwirkungen und durch ihre physiologischen und pathologischen Funktionen. Anatomisch gelingt ihre Unterscheidung makroskopisch mit Leichtigkeit, da sie grosso modo aus verschiedenen Abschnitten des Zentralorganes entspringen, nämlich der Parasympathicus aus dem Mittelhirn und der Medulla oblongata und aus den Sacralsegmenten, der Sympathicus aus dem Hals- und Dorsalteil des Rückenmarks. Allerdings wurde neuerlich behauptet (KEN KURÉ, GUTTMANN), daß auch aus dem Dorsalmark parasympathische Fasern entspringen, welche der Vasodilatation, der Schweiß- und Pilomotorenhemmung dienen (Antagonisten zu den sympathischen Bahnen aus dem Rückenmark). Diese Fasern auch anatomisch scharf zu erfassen, ist nicht gelungen, da man histologisch weder einer Ganglienzelle noch einer Nervenfaser ansieht, ob sie dem Sympathicus oder dem Parasympathicus angehört. Diese Fasern sollen das Rückenmark durch die hinteren Wurzeln verlassen („Spinalparasympathicus"). Ihre Existenz wird von anderer Seite bestritten. In der äußersten Peripherie, wo häufig die beiden Systeme zusammenlaufen, ist eine Trennung ebensowenig möglich.

Seit LANGLEYs berühmtem Nicotinversuch (s. u. S. 336) weiß man, daß alle aus dem Rückenmark austretenden *sympathischen Fasern* in einem Ganglion unterbrochen werden, und zwar entweder in einem Ganglion des Grenzstranges oder einem weiter peripher gelegenen. Die Leitungsbahn besteht also aus zwei Neuronen, dem präganglionären, das von der im Zentralnervensystem gelegenen Ganglienzelle zum Ganglion zieht, und dem postganglionären, das von der Ganglienzelle des Ganglions ohne weitere Unterbrechung zum Erfolgsorgan in die Peripherie gelangt. Das präganglionäre Neuron des Sympathicus entspringt im Seitenhorn des Rückenmarks und verläßt das letztere durch die vorderen Wurzeln. Es gelangt mit den motorischen Wurzeln am sensiblen Spinalganglion vorbei bis in den spinalen Nerven. Von da an zweigt es meist im Ramus communicans albus ab und läuft in den Grenzstrang des Sympathicus ein bis zu einem eingeschalteten Ganglion.

In diesen Gebilden sind massenhaft Endnetze um die Ganglienzellen nachzuweisen, welche zum Teil in kokonartiger Form die Ganglienzellen umhüllen. GREVING hält es für wahrscheinlich, daß diese Endgeflechte die Enden der präganglionären Fasern darstellen. Aus den Grenzstrangganglien entspringen zwei Faserarten; die eine verläuft im Ramus communicans griseus zum spinalen Nerven zurück und gelangt mit ihm als Begleiter der sensiblen Hautnerven in die Piloarrektoren, Schweißdrüsen und Blutgefäße der Haut und, den motorischen Nerven folgend, zu den quergestreiften Muskelfasern; die andere schlägt eine selbständige Bahn ein und geht zu den Eingeweiden oder ebenfalls zu Blutgefäßen. Der Typus dieser zweiten Bahn ist der Nervus splanchnicus major und minor.

Die Rami communicantes lassen sich aber häufig nicht scharf in albi und grisei unterscheiden; meist führen beide Zweige markhaltige und marklose Nervenfasern; gelegentlich sind sie auch zu einem Strang vereinigt oder trennen sich Y-förmig.

Seit REMAK (1838) gilt die autonome Nervenfaser als marklos. Diese Regel ist nur angenähert richtig. Soeben wurde gesagt, daß die Rami communicantes zum Teil markhaltige Fasern enthalten. Die peripheren Nerven sowohl wie die Nervengeflechte in den Organen enthalten Markscheiden in ziemlich großer Zahl und in allen Größenabstufungen. Die markhaltigen Fasern zeigen den gleichen Aufbau wie in den cerebrospinalen Nerven. Die marklosen Fasern werden überall von den SCHWANNschen Kernen begleitet. In den Organen, Schleimhäuten, Gefäßen teilen sich die marklosen Fasern und bilden häufig charakteristische Plexusformen. Die letzte Aufteilung des Nervenplexus, das sog. Terminalnetz, ist sehr fein.

Die autonomen Ganglienzellen finden sich vereinigt an vielen Stellen des Systems, sei es als makroskopische Ganglien des Grenzstranges, des Vagus, der Eingeweide (Plexus coeliacus), sei es als mikroskopische Gruppen oder Einzelindividuen, eingelagert in die submukösen Plexus oder in die vegetativ innervierten Organe. Die Ganglienzelle stellt ein ziemlich charakteristisches Gebilde dar. Sie ist multipolar. Ob unter den Fortsätzen ein Neurit und Dendriten unterschieden werden können (GREVING) oder nicht (STÖHR jr.) ist strittig. STÖHR bestreitet auch die Existenz von Endnetzen an den Fortsätzen der Ganglienzellen und kommt so zur Anschauung, das periphere autonome System sei nach dem Muster des Syncytiums gebaut, während GREVING, ausgehend von seinen Beobachtungen von Neuriten in den Ganglien des intermuskulären Plexus der menschlichen Speiseröhre und den früher erwähnten Endapparaten eine streng neuronale Bauart mit „Synapsen" postuliert. Diese letztere Anschauung läßt sich eher mit den neuesten Ergebnissen der Physiologie, nämlich der Entdeckung des Acetylcholins als Reizübertrager in den Synapsen vereinigen (s. S. 333).

Jede Ganglienzelle steckt in einer Kapsel aus Kapselzellen. Ihr Neurofibrillengerüst ist äußerst fein. Im Alter enthält sie viele Pigmentkörnchen.

Das *parasympathische System* erweist sich nach GREVING analog dem sympathischen nach dem Schema der prä- und postganglionären Faser gebaut. Die periphere Vagusfaser z. B. zieht aus dem vegetativen Vaguskern durch den Vagusstamm zum Erfolgsorgan, z. B. der Speiseröhre. Der intermuskuläre Plexus mit seinen zahlreichen Nervenzellen funktioniert als Ganglion; die daraus entspringenden kurzen Neuriten innervieren die Oesophagusmuskulatur. An anderen Organen (für die Speiseröhre nicht nachgewiesen) mischt sich zur parasympathischen eine nicht minder reichliche sympathische Innervation und bildet ein untrennbares Fasergerüst; der AUERBACHsche und MEISSNERsche Plexus ist aus beiden Anteilen aufgebaut.

B. Physiologisches.
1. Das animale System.

Die Tätigkeit des peripheren Nerven besteht, gemäß seiner Bestimmung im Organismus, in *Reizleitung*. Er hat also einen Reiz, komme er von der Außenwelt durch Vermittlung von Receptoren der Sinnesorgane oder vom Zentralnervensystem, zum Erfolgsorgan zu leiten. Man sieht, daß dazu zwei Eigenschaften notwendig sind: er muß *erregbar* und er muß *leitfähig* sein. Die Physiologie beschäftigt sich seit von HALLER mit diesen beiden Funktionen, die zwar eng zusammengehören, aber unter bestimmten Umständen doch trennbar sind. Seit GALVANI bis heute ist die *Elektrizität* das bevorzugte Mittel gewesen, um die Erkenntnis in der Nervenphysiologie zu fördern.

a) Der Reiz.

Ein *Nervenreiz* bedeutet jede mehr oder weniger plötzliche äußere Veränderung, die im Nerven Energieumwandlungen hervorzurufen vermag (WINTERSTEIN). Die *Erregbarkeit* definiert sich als die Eigenschaft, solche Veränderungen zu erleiden. Die Erregbarkeit kann gemessen werden; indessen hat man sich nicht vorzustellen, daß ein absolutes Maß derselben gefunden werden kann, sondern — auch bei gegebenen äußeren Bedingungen — es bezieht sich das Maß derselben immer nur auf den bestimmten angewendeten Reiz; z. B. kann die Erregbarkeit hinsichtlich der geringsten Stromstärke bei Schluß eines Gleichstroms (Rheobase), welche zur Erregung genügt, angegeben werden; ein weiteres, davon unabhängiges Maß ist die Chronaxie, d. h. diejenige geringste Zeitdauer des Stromes, welche bei verdoppelter Rheobase den Nerven eben noch erregt.

Es gibt natürliche und künstliche Nervenreize bzw. adäquate und inadäquate. Zur Analyse der ersteren hat man die letzteren mit Vorteil verwendet. Der hauptsächlich angewandte inadäquate Reiz ist der elektrische, der allerdings mit dem adäquaten nahe verwandt ist.

Elektrische Reize. Damit eine Potentialänderung, die an den Nerven angelegt wird, einen Reizeffekt erzielt, müssen drei Größen erreicht sein:

1. Die Elektrizitätsmenge auf den Querschnitt bezogen (Stromdichte) darf einen gewissen Minimalwert nicht unterschreiten.

2. Die Schwankung der Stromdichte muß sich mit einer gewissen Geschwindigkeit vollziehen (DU BOIS-REYMOND). Der Reizeffekt ist innerhalb gewisser Grenzen diesen zwei Größen proportional.

3. Der Strom muß eine bestimmte, allerdings sehr kurze Zeit (Größenordnung: 1000stels Sekunden) einwirken. Die *Nutzzeit* (GILDEMEISTER) als Maß für die Erregbarkeit bedeutet für eine bestimmte Stromstärke diejenige Zeit, deren Verlängerung keinen Erregungszuwachs mehr bringt, während die *Chronaxie* (LAPICQUE), ein noch bequemeres und viel angewandtes Maß, die Minimalzeit bezeichnet, bei welcher die verdoppelte Rheobase eben noch wirksam ist (s. S. 361).

Unter welchen Modalitäten sich die Erregung vollzieht, wenn ein Gleichstrom geschlossen oder geöffnet wird, hat PFLÜGER 1859 festgestellt. Die klinische Anwendung seines Zuckungsgesetzes und die Abwandlung unter pathologischen Bedingungen werden S. 351 dargestellt.

PFLÜGER hat ferner nachgewiesen, daß ein den Nerven durchfließender konstanter (Gleich-) Strom, obwohl er denselben nicht reizt, doch eine Veränderung seiner Erregbarkeit bedingt: an der Kathode ist sie erhöht, an der Anode verringert (Elektrotonus). Beim Aufhören der Durchströmung tritt für kurze Zeit und in kleinerem Ausmaß das Gegenteil ein. Diese Tatsachen werden seit langem in der Therapie benutzt. Die Kathode wirkt günstig bei Lähmungs- und insbesondere die Anode bei Reizzuständen (Neuralgien). BETHE (zit. nach WACHHOLDER) hat 1920 diesen Verhältnissen auch optischen Ausdruck gegeben: bei geeigneter Fixierung und Färbung eines so durchströmten Nerven erscheinen die Neurofibrillen unter der Kathode dunkler, unter der Anode heller oder gar nicht gefärbt. Es findet somit eine Auflockerung an der Kathode, eine Abdichtung an der Anode statt. Damit in Übereinstimmung stehen Versuche von SCHWARTZ, SCHREIBER, MAKUTH, welche durch K- und OH-Ionen strukturell dasselbe Bild wie die Kathode, durch Ca- und H-Ionen dasselbe wie die Anode erhielten. Die auflockernde Wirkung des K und die dichtende des Ca konnten also direkt sichtbar gemacht werden. Hier ergeben sich Parallelen zur Tetanie, wo Ca-Mangel und Alkalose Übererregbarkeit hervorrufen.

Elektrische Reize höherer Frequenz, wie sie der Induktionsapparat liefert, werden alle beantwortet. Es kommt im Muskel zum Tetanus. Die Wirkung hochfrequenter Ströme ist zunächst eine Funktion der Reizintensität, gemäß der NERNSTschen Formel: die Stromstärke muß proportional mit der Quadratwurzel aus der Reizfrequenz wachsen, damit der Schwellenwert erreicht wird. Wenn aber die Frequenz über 100 000 Reize pro Sekunde beträgt, wird der (Warmblüter-) Nerv nicht mehr erregt (D'ARSONVAL, ZEYNEK 1908) und die elektrische Energie setzt sich im Körper in Wärme um. Darauf beruht die Anwendung der *Diathermie*.

Bei mittleren Reizfrequenzen, die aber schon nicht mehr alle beantwortet werden können, wird die Frequenz transformiert, d. h. ein Teil der Reize fällt aus. Diese Erscheinung erklärt wahrscheinlich die Fähigkeit der akustischen und optischen Receptoren, bestimmte hochfrequente Reize aufzunehmen und dem Zentralnervensystem zuzuleiten.

Chemische, thermische und *osmotische* Milieuänderungen wirken auch erregend, sollen aber hier nicht behandelt werden. Dagegen soll die Genese des bekannten „Schwirrens" (Gefühl des Eingeschlafenseins bei Druck auf den Nerven) also ein *mechanischer* Reiz noch erörtert werden. Es handelt sich entweder um die tetanisierende Wirkung des mechanischen Reizes oder um Heruntertransformierung von Tastreizen in der beeinflußten Nervenstrecke, so daß keine adäquate Erregung mehr im Zentralorgan eintritt.

b) Erregung und Leitung.

Die zwei Vorgänge sind meist miteinander verbunden. Es gibt aber, besonders am geschädigten Nerven, Erregungen, welche nicht geleitet werden (s. u.). Vorläufig sollen beide Vorgänge gemeinsam betrachtet werden.

Zur Analyse eignet sich am besten der *Aktionsstrom*. Bekanntlich erzeugt die Tätigkeit des lebenden Gewebes, besonders aber die Nerven- und Muskeltätigkeit, meßbare Elektrizitätsmengen. Der Aktionsstrom im Nerven beruht auf dem Auftreten einer Potentialdifferenz an der erregten Stelle gegenüber dem ruhenden Gewebe, und zwar wird die erstere *negativ* aufgeladen. Es beruht dies auf einer erhöhten Durchlässigkeit der unter der Reizwirkung stehenden Stelle der Grenzmembran für negative Ionen, welche sie sogleich durchwandern. [Eine solche Negativität tritt übrigens auch am Querschnitt des frischen Nerven auf, gegenüber der Ableitung der Oberfläche, auch wenn er nicht gereizt wird (Ruhestrom); dagegen ist der unverletzte ruhende Nerv stromlos]. Die negative Schwankung wandert nun gemeinsam mit der Erregung als ihr getreues Abbild hinsichtlich Form, Größe, Geschwindigkeit, Dauer über die ganze Länge des Nerven. Ja, es läßt sich zeigen, daß es der Aktionsstrom ist, welcher direkt für die Leitung verantwortlich ist, indem die der erregten Stelle benachbarten Teilchen eben durch ihn in Erregung versetzt werden.

Die Analyse des Aktionsstromes stieß lange Zeit auf große Schwierigkeiten, da die Instrumente weder genügend empfindlich noch genügend trägheitsfrei waren. Mit dem EINTHOVENschen Saitengalvanometer waren allerdings schon bedeutende Ergebnisse erzielt worden. 1922 führten ERLANGER und GASSER (zit. nach WACHHOLDER) die BRAUNsche Elektronenröhre ein, welche die Schwankungen mit dem Kathodenstrahl registriert (Kathodenstrahloscillograph). Dieses unübertreffliche Instrument hat eine Reihe wichtiger Erkenntnisse gebracht. Im folgenden werden ältere und neuere Tatsachen gemeinsam dargestellt.

A. Ein Einzelreiz hat in der einzelnen Faser eine Einzelschwankung zur Folge (monophasischer Aktionsstrom). Die Erregungswelle, welche über den Nerven hinläuft, ist nur wenige Zentimeter lang, d. h. wenn die Erregung von einer bestimmten Stelle A aus 1 cm weit gewandert ist, beginnt sie bei A wieder zu erlöschen (Zentimeterregel von BRÜCKE).

B. Die unversehrte Faser antwortet auf den Reiz maximal *(Alles- oder Nichtsgesetz)*. Dieses Gesetz gilt für den peripheren Nerv in vollem Umfang. (Dagegen erhebt, soviel ich sehe, nur VERZAR Einwände.)

Der abgestufte Erregungserfolg starker und schwacher Reize beruht also nicht darauf, daß die Einzelfaser stärker oder schwächer antwortet, sondern darauf, daß eine größere oder geringere *Anzahl Fasern* in einem Nerven erregt werden; dementsprechend antwortet der Muskel mit Kontraktion eines größeren oder geringeren Anteils seiner Substanz.

C. Nach Abklingen der Erregung bleibt die erregte Stelle eine gewisse kurze, aber meßbare Zeit *refraktär*, und zwar zuerst absolut, dann noch relativ; in der relativen Refraktärperiode ist er erst auf stärkere Reize wieder erregbar. Die absolute Refraktärperiode wurde von ERLANGER, GASSER, BISHOP (zit. nach BROEMSER) zu 1,2—3,1 σ ($\sigma = {}^1/_{1000}$ Sek.) ermittelt, je nach Dicke der Nervenfaser. Marklose Fasern oder solche bei niederen Tieren zeigen bedeutend längere Refraktärperioden.

Die Analogien mit der Herzaktion der unter A, B, C genannten Tatsachen sind frappant!

D. Ein länger dauernder Reiz ruft eine Reihe von Erregungswellen hervor, die hintereinander über die Faser laufen; dies geht schon aus der Existenz der Refraktärperiode hervor. Auch die natürliche (adäquate) Reizung bringt denselben Effekt hervor. Diese Regel gilt sowohl für die animale als auch für die vegetative Faser.

E. Die *Geschwindigkeit* der Leitung ist nun allerdings je nach der Art der Einzelfaser verschieden. Die vegetativen Fasern leiten langsam; die langsamsten mit etwa 1,3—0,7 m in der Sekunde. Für die markhaltigen Nerven lauteten die früheren Angaben recht widerspruchsvoll. Durch ERLANGER, GASSER und Schüler sind nun die Widersprüche weitgehend aufgeklärt worden. Die Aktionsströme auf Einzelreiz zeigten nämlich, sofern sie am ganzen Nerven (und nicht an der Einzelfaser) abgeleitet wurden, hinter der Hauptwelle einherlaufend eine Reihe kleinerer Erhebungen; die letzteren gewannen um so größeren Abstand von der Hauptwelle, je weiter der Ableitungspunkt von der Reizstelle entfernt war (Abb. 2). Durch Auszählung der dicken und dünnen Fasern im Nervenquerschnitt und Vergleich mit der Aktionsstromkurve gelangten die genannten Forscher zu dem später allseitig anerkannten Ergebnis, daß die verschiedenen Faserkategorien, welche den Nerv zusammensetzen, geordnet nach ihrer Dicke, eine verschiedene Leitungsgeschwindigkeit aufweisen: je dicker die Faser, um so schneller fließt die Erregung; auch die Erregbarkeit, die Dauer des Aktionsstromanstieges, die Refraktärphase verhalten sich entsprechend. Die Geschwindigkeit der schnellsten (dicksten) Fasern beträgt 80—30 m in der Sekunde am Warmblüterpräparat.

Die Autoren haben folgende Kategorien von Fasern aufgestellt:

Die rein motorischen Nerven, z. B. der Phrenicus, enthalten nur α-Fasern. Solche Fasern leiten einerseits die motorischen Impulse der Vorderhornzellen zum Muskel, andererseits die sensiblen Erregungen der Muskelspindeln zum Rückenmark. Die β-, γ- und δ-Fasern leiten die Sensibilität der Hautzweige, wobei die δ-Fasern, die bei weitem am langsamsten leiten, dem Schmerzsinn zugeordnet sind; sie besitzen kein Mark.

Die Faserdicke ist nicht gleichbedeutend mit dem Volumen der Markscheide; bei gleicher Faserdicke leiten markhaltige Fasern bedeutend schneller als marklose (BISHOP). Der Autor erblickt die Bedeutung der Markscheide geradezu in der Beschleunigung der Leitungsgeschwindigkeit.

Leitungsgeschwindigkeiten in Meter/Sekunden der verschiedenen Arten von Nervenfasern nach ERLANGER und GASSER.

Benennung der Fasern	Warmblüter Hund, Katze	Kaltblüter, Frosch bei etwa 22° C
A	80—30	42—10
davon α	gegen 80	gegen 42
,, β	,, 46	,, 23
,, γ	,, 30	,, 14
B	14—10	4,5—1,5
C	1,3—0,7	0,6—0,3

LAPICQUE und seine Schule haben festgestellt, daß die dicken Fasern (innerhalb der α-Gruppe) die stammnahen, dünnere die stammfernen Muskeln versorgen. Also ist auch die Leitungsgeschwindigkeit für die stammnahen Muskeln größer. Dies erklärt den älteren

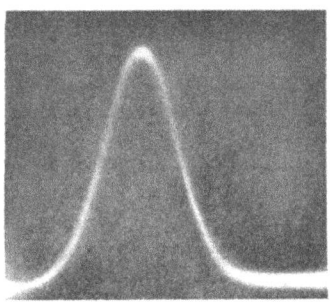 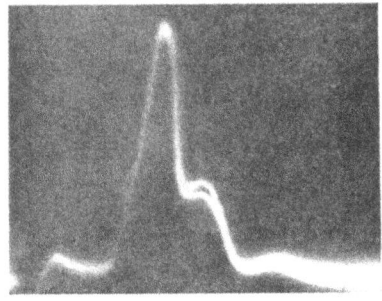

a b

Abb. 2 a u. b. a Monophasischer Aktionsstrom eines „homogenen" Nerven, registriert mit Kathodenstrahloszillograph. b Monophasischer Aktionsstrom des Froschischiadicus. α-, β-, γ-Wellen auf dem absteigenden Schenkel der Kurve. Sonst wie a. (Nach GASSER, entnommen FULTON: Muscular contraction usw. aus ALTENBURGER, Handbuch d. Neurologie 3, 1937.)

Befund von P. HOFFMANN und FELIX (zit. nach WACHHOLDER), daß die Reflexe mit den kürzesten Leitungsbögen die relativ schnellste Leitung haben.

Die Faserdicken-Regel öffnet auch die Türe zum Verständnis der bekannten Tatsache, daß beim Passieren des Zentralnervensystems eine starke Verzögerung der Leitung eintritt; das Durchlaufen der feinsten Dendritenäste und der marklosen Verbindungswege im Grau muß dämpfend auf die Geschwindigkeit wirken.

F. *Interferenzwirkungen.* Es ist oben schon gesagt worden, daß die natürliche Erregung des Nerven sich im Aktionsstrombild als eine Reihe hintereinanderlaufender Wellen abzeichnet. Jedoch sind die einzelnen Erhebungen in Abstand und Amplitude ziemlich unregelmäßig; von der Ordnung, die im Elektrokardiogramm herrscht, ist nicht die Rede. Jedoch läßt sich eine Folge von Wellen erkennen, deren Amplitude ziemlich gleich hoch ist; die Frequenz beträgt je nach Intensität der Innervation 20—80—120/Sekunde. Dazwischen schalten sich Wellen kleinerer, unregelmäßiger Amplitude und wechselnder aber höherer Frequenz ein (120—180/Sekunde). Diese Kurven erklären sich daraus, daß die Hauptwellen den mehr oder weniger synchronen Entladungen in einer größeren Anzahl Fasern entsprechen, die Nebenwellen solchen, die nicht synchron, aber in derselben Frequenz erregt sind. Es arbeiten also nicht alle Fasern des Nerven gleichzeitig. Man hat die physiologische Tätigkeit des Nerven mit einem

Pelotonfeuer von Maschinengewehren verglichen. Bei stärkerer Erregung nehmen die Frequenzen (innerhalb mäßiger Grenzen), nicht aber die Amplituden zu (Alles- oder Nichtsgesetz). Der Muskelaktionsstrom liefert bei gleichzeitiger Ableitung von Nerv und Muskel ein im wesentlichen identisches Bild, so daß der Muskel die ihm vom Nerven zufließenden Impulse getreu beantwortet.

Auch die Erregung im Zentralnervensystem (und in den Sinnesreceptoren) ist wahrscheinlich rhythmischer Natur. Da das Refraktärstadium des Nerven jedenfalls kürzer ist als dasjenige des Zentralnervensystems, so gibt der Nerv die Erregung, welche ihm zufließt, unverzerrt wieder.

VERZAR konnte histologisch am Lebendpräparat der Kopfganglien des Krebses Leptodora Kindtii die queren Erregungswellen direkt beobachten.

c) Schädigung des Nerven.

Wenn der Nerv durch äußere Einwirkungen, wie Narkose, Erstickung, Kompression geschädigt wird, so treten charakteristische Veränderungen der Erregung und Leitung auf. In erster Linie wird die Leitfähigkeit insofern geschädigt, als sie innerhalb der narkotisierten Strecke abnimmt; die Erregung wird mit *Dekrement* geleitet. Sie beruht darauf, daß die refraktäre Phase bis zu außerordentlich hohen Werten zunimmt, ferner auf Abnahme der Erregungsgröße, so daß das Alles- oder Nichtsgesetz nicht mehr gilt, auf Abnahme der Leitungsgeschwindigkeit und der Steilheit des Anstieges des Aktionsstromes. Jenseits der geschädigten Strecke aber erreicht die Erregung, falls sie überhaupt durchgekommen und überschwellig geblieben ist, wieder die volle Höhe. Bei beginnenden Schädigungen kann sich die Verlängerung der refraktären Periode insofern geltend machen, als der Nerv auf Einzelreiz zwar noch voll oder besser als normal reagiert, aber auf frequente, auch physiologische Reize stumm bleibt (WEDENSKISCHE Parabiose). Dies erklärt, daß bei gewissen Formen von Polyneuritis trotz kompletten Lähmungen und allgemein bei Einsetzen der Lähmung die elektrische Reizbarkeit nur geringgradig oder gar nicht verändert ist.

Die *Ermüdung* stellt einen speziellen Fall der obigen Verhältnisse dar. Man glaubte lange Zeit, der normale Nerv sei überhaupt nicht ermüdbar; neuerdings ist bei landauernder frequenter Reizung mit den feinsten Meßmethoden Ermüdung nachgewiesen. Da aber auf alle Fälle sowohl das Erfolgsorgan, besonders der Muskel, als auch das Zentralnervensystem viel rascher ermüdet, so spielt die Ermüdbarkeit des normalen Nerven praktisch keine Rolle. Ganz anders bei experimentellen oder pathologischen Schädigungen, wo die Ermüdbarkeit sehr ausgesprochen werden kann, am deutlichsten wohl bei der *myasthenischen Reaktion* bei der Myasthenia gravis pseudoparalytica und im Verlaufe von postdiphtherischen Lähmungen und anderen Neuritiden.

Auch die Ermüdung der vegetativen Nerven ist sehr gering, sowohl der markhaltigen als auch der marklosen.

Die Stelle der künstlichen elektrischen Reizung ist allerdings stärker ermüdbar, da der Stoffwechsel dort bedeutend höher ist als derjenige der natürlich gereizten Nervensubstanz. Besonders deutlich zeigt dieses Verhalten der marklose Nerv, der nach kurzer Zeit völlig unerregbar wird.

Gegenüber einer Kompression ist der Nerv sehr widerstandsfähig; er kann nach BETHE bis auf $1/200$ des ursprünglichen Volumens komprimiert werden, ohne die Leitfähigkeit einzubüßen.

GASSER und ERLANGER (zit. nach WACHHOLDER) stellten fest, daß die Fasern je nach ihrer Dicke verschiedene Widerstandskraft gegen Kompression aufbringen; die dicken werden zuerst gelähmt, die dünnen zuletzt; die dünnen erholen sich entsprechend besser als die dicken. Falls die dünnen Fasern, die δ-Fasern, wirklich die Schmerzempfindung leiten, so versteht man jetzt, warum bei partiellen Lähmungen die Schmerzqualität am spätesten leidet und sich am frühesten wieder regeneriert (FOERSTER). Ungeklärt ist vorläufig noch der Widerspruch, daß nach den amerikanischen Physiologen gegenüber Narkose und chemischen Mitteln (z. B. Cocain) die dünnsten Fasern die geringste Widerstandsfähigkeit aufweisen, während klinisch auch unter diesen Bedingungen der Schmerz am längsten persistiert.

d) Stoffwechsel.

Die Existenz des Stoffwechsels geht schon daraus hervor, daß Blutversorgung nötig und wichtig ist; nach $1/2$ Stunde völligen Abdrosselns verliert der Nerv seine Erregbarkeit. Er erhält sie schon nach $1/2$—1 Minute wieder, wenn die Blutzufuhr wiederhergestellt wird. Nach einer Abdrosselung, die einige Stunden dauert (ESMARCHsche Blutleere!) stellt sich die Erregbarkeit wieder vollständig her. Die Fasern sind gegen Blutleere um so widerstandsfähiger je dicker sie sind.

Es gibt einen Ruhe- und einen Erregungsstoffwechsel. Der *Ruhestoffwechsel* ist sehr gering. Ein ausgeschnittener Kaltblüternerv benötigt 16—150 cmm O_2 und produziert 12—168 cmm CO_2 pro Gramm Nerv und Stunde, d. h. soviel wie der ruhende Muskel und sehr viel weniger als die meisten übrigen Gewebe; das Gehirn beispielsweise setzt 20mal so viel um. Bei Reizung muß zwischen künstlichem und natürlichem Reiz unterschieden werden. Bei natürlicher Erregung ist ein Mehrverbrauch von O_2 nicht festzustellen. Bei künstlichem Reiz ist der Verbrauch am Reizungsort viel größer.

Dies gilt allerdings nur für den oxydativen Stoffwechsel. Wahrscheinlich liegen die Verhältnisse analog wie im Zentralnervensystem, wo ein anoxydativer (Zucker-) Stoffwechsel nachgewiesen ist, der sowohl bei künstlicher als auch natürlicher Erregung eine starke Steigerung erfährt; der periphere Nerv setzt mindestens bei künstlicher Reizung ebenfalls Zucker um (WINTERSTEIN). Auch *Wärme* wird im Nerv erzeugt (HILL). Sie beträgt 2×10^{-5} kleine Cal. pro Gramm und Sekunde (GERARD); bei Erregung findet eine geringe Zunahme statt, welche $1/8000$ der im Muskel durch denselben Reiz ausgelösten Wärmemenge entspricht.

Die Folgen dieser geringen Umsetzungen bestehen 1. in der relativen Unabhängigkeit von der temporären Unterbrechung der Blutzufuhr (s. o.) und 2. in der geringen Ermüdbarkeit des Nerven.

e) Das leitende Element.

Eine Einigung über diejenige Struktur in der Nervenfaser, welche den Leitungsvorgang besorgt, ist noch nicht zustande gekommen. Man hat früher die Neurofibrillen (innerhalb des Achsenzylinders) dafür in Anspruch genommen. Es hat sich aber gezeigt, daß sie in frischem, völlig unberührtem Zustande nicht gesehen werden können, und daß auch am Mikromanipulator die mikrurgische Nadel innerhalb des Achsenzylinders wie auch innerhalb der Ganglienzelle auf keinen irgendwie gearteten Widerstand stößt. PETERFI hat nun allerdings die Vorstellung entwickelt, der Achsenzylinder bzw. das Neuroplasma stelle ein kolloidales System, nämlich ein Stäbchensol dar, in dem die Micellen ungeordnet herum liegen. Trifft ein wirksamer Reiz darauf, so ordnen sich die Micellen sofort mit ihrer Längsachse parallel zum Längsverlauf der Faser, und jetzt wird das System zum *Kernleiter* (s. u.); an seiner Oberfläche treten die elektrodynamischen Kräfte auf, welche den Mechanismus der Erregung und Leitung erklären können. Die Verdichtung des Neuroplasmas zu Fädchenreihen ist reversibel; sie wird maximal irreversibel bei der Fixierung. Ihre starke Oberflächenaktivität zeigt sich auch dann noch durch ihre Affinität zu Metallsalzen (BIELSCHOWSKY-Färbung!). Andere Forscher betrachten die Fibrillen als reine Kunstprodukte und schreiben nur der Oberfläche des ganzen Achsenzylinders die aktive Rolle der Grenzmembran zu.

Die *Kernleitertheorie*, neuerdings von LILLIE modifiziert, sucht den Erregungsvorgang am Nerven physikalisch-chemisch zu veranschaulichen. Taucht man einen Eisendraht in 70%ige Salpetersäure, so überzieht er sich mit einer dünnen Oxydschicht und wird nicht weiter angegriffen. Verletzt man die Schicht mechanisch, elektrisch oder chemisch an irgendeiner Stelle, so wird das Eisen einen Moment lang aufgelöst, die Oxydschicht regeneriert sich aber sogleich wieder. Der Zersetzungs- und Regenerationsprozeß pflanzt sich aber am Draht weiter bis zum Ende fort. Diese Aktivitätswelle imitiert nun in frappierender Weise den Leitungsvorgang am Nerven. Es läßt sich ein Aktionsstrom ableiten, und LILLIE zeigte, daß er, wie es die Theorie der Erregungsleitung im Nerven für den Aktionsstrom postuliert, die unmittelbare Ursache für das Fortschreiten der Aktivität darstellt. Absolute und refraktäre Phase sind vorhanden und auch das Alles- oder Nichtsgesetz ist gültig. Die Fortpflanzungsgeschwindigkeit wird von verschiedenen Faktoren, wie z. B. der Temperatur, gleichsinnig beeinflußt.

Damit ist noch nicht gesagt, daß der Leitungsvorgang mit allen seinen Besonderheiten im lebenden Gebilde, das der Nerv darstellt, rein physikalisch-chemisch zu erklären ist (s. die Einwände von VERZAR); wohl aber sind uns die physikalisch-chemischen Prozesse, welche dabei eine überragende Rolle spielen, veranschaulicht und dem Verständnis näher gerückt worden.

f) Der Muskel.

Die Erregung. Die natürliche Erregung fließt der Muskulatur vom Nerv her über die Endplatte zu. Künstlich kann der Muskel allerdings mechanisch, chemisch, thermisch direkt gereizt werden. Die natürliche Erregung hat einen Aktionsstrom zur Folge, der, wie beim Nerv, ein genaues Abbild der Größe, Frequenz, des Anstiegs und Erlöschens der Erregung darstellt. Der Zuckung einer Einzelfaser entspricht eine einfache monophasische Schwankung.

Die künstliche elektrische Reizung hat, wie beim Nerv, ebenfalls einen Aktionsstrom zur Folge. Reizt man den normalen Muskel durch die unverletzte Haut, so muß man sich allerdings darüber klar sein, daß nicht die Fasern direkt gereizt werden, sondern auf dem Umweg über die Nerven, sei es daß man den Nerv an der Prädilektionsstelle, dem motorischen Punkt (= Eintritt des Nerven in den Muskel) erregt, seien es an den intramuskulären Verzweigungen oder an den Sohlenplatten. Die Muskelfaser hat ohnehin eine viel höhere Schwelle als die Nerven. Die direkte Faserreizung gelingt nur unter pathologischen Verhältnissen, nämlich bei Nervendegeneration oder bei erhöhter Erregbarkeit der Muskulatur, z. B. der Myotonie.

Im embryonalen Zustande besteht eine ausgedehnte autonome Erregungsbildung im Muskel selbst. Nach dem Eindringen der Nerven in die Muskeln bedienen sich aber die letzteren dieser Fähigkeiten nicht mehr, mit Ausnahme des Herzens. Dagegen reagiert die Muskulatur auch des älteren Fetus noch verlangsamt, träge, nach Art der Entartungsreaktion. Auch die glatte Muskulatur ist entsprechend ihrem großen Reizzeitbedarf galvanisch gut und faradisch schlecht erregbar.

Eine Nervenfaser versorgt eine ganze Reihe von Muskelfasern; da die letzteren also von einer einzigen Vorderhornganglienzelle abhängig sind, kann man sie als eine funktionelle Einheit betrachten (SHERRINGTON). Die Zahl der in der Einheit zusammengefaßten Fasern wechselt je nach den Muskeln, bei der Katze von 120 (Soleus) bis 300—400 (Gastrocnemius) (ECCLES und SHERRINGTON, CLARK).

Dagegen wird ein Muskelindividuum nicht nur von einem einzigen Rückenmarkssegment aus versorgt; je weiter der Muskel vom Stamm entfernt ist, desto mehr Segmente nehmen an ihm teil (SHERRINGTON). Der Rectus abdominis ist streng segmental, an den Fingermuskeln findet weitgehende Durchmischung statt.

Über den Modus der Reizübertragung vom Nerven auf den Muskel herrschen immer noch divergente Ansichten. Indessen gewinnt die Meinung von der humoralen Übertragung vermittels Acetylcholin immer mehr Boden (s. S. 334).

Der Tetanus. Die Einzelerregung verursacht nach einer kurzen Latenzzeit (in Millisekunden) eine Zuckung der innervierten Fasern. Sie folgt dem Alles- oder Nichtsgesetz, d. h. die Faser zuckt jenseits der Schwelle maximal. Unmittelbar nach der Spannungs- bzw. Verkürzungsentwicklung folgt die Wiedererschlaffung bzw. Wiederverlängerung.

Die quergestreiften Muskeln kontrahieren sich im allgemeinen erheblich schneller als die glatten. Indessen ist der Unterschied nicht durchgreifend, und es gibt glatte Muskeln, welche wesentlich schneller zucken als viele quergestreifte. Die Zuckungsdauer des Biceps brachii beträgt $1/10$ Sekunde. Verglichen mit der hohen Frequenz der zufließenden Nervenerregungen (s. S. 325) bleibt also die Eigenfrequenz des Muskels erheblich hinter derjenigen des Nerven zurück.

Dies hat zur Folge, daß die einzelnen Zuckungen bei höherer Erregungsfrequenz rein mechanisch zu einer gemeinsamen anhaltenden Kontraktion verschmelzen, dem *Tetanus*. Der Tetanus wird erst vollkommen, wenn die Abstände der Einzelerregungen kürzer sind als die Dauer des aufsteigenden Schenkels der Zuckungen. Hierzu ist bei den zweigelenkigen Bewegungsmuskeln, z. B. dem Gastrocnemius, eine Erregungsfrequenz von etwa 100/sec., bei den eingelenkigen Haltemuskeln von etwa 30/sec. erforderlich. Bei dem Schließungsmuskel der Muscheln genügt ein Erregungsabstand von vielen Sekunden zum Tetanus.

Zum echten Tetanus gehört noch eine Superposition der einzelnen Verkürzungen bzw. Spannungen, deren Mechanismus noch nicht ganz geklärt ist.

Die *Abstufung* der Muskelleistung wird in Abhängigkeit vom Nerven erreicht einmal durch Zunahme der Frequenz bis zu einem Maximum, welches dem vollkommenen Tetanus entspricht (Abstufung durch zeitliche Summation), zweitens durch Inbetriebsetzung einer immer größeren Menge von motorischen Einheiten (örtliche Summation).

Die Übertragung der Spannung auf die Sehne geschieht nicht nur dadurch, daß das Ende der Faser direkt an die Sehne ansetzt, sondern auch vermittels der Fascie. Das jede Faser umspinnende Bindegewebe (Endomysium) hält nämlich die Faser nach Art eines Trikotextensionsverbandes fest, das Endomysium seinerseits steht durch das Perimysium mit der Fascie in Verbindung, so daß sich die letztere, die ja ebenfalls in die Sehne übergeht, teilweise an der Spannungsübertragung beteiligt. Daraus erklärt sich die starke Funktionsstörung bei Fascienrissen (PETERSEN und HAEGGQUIST).

Nun hängt aber der Wirkungsgrad der Muskulatur noch von wesentlichen mechanischen Bedingungen ab. Denn der völlig unbelastete ungedehnte Muskel entwickelt auf einen gegebenen Reiz hin weniger Spannung oder Verkürzung als der mäßig gedehnte. Die Zunahme an Verkürzungsfähigkeit ist zwar gering, das Optimum wird bei ganz kleinen Anfangsspannungen erreicht; das Optimum der Spannung dagegen liegt bei größerer Dehnung. Es bestehen allerdings Unterschiede zwischen ausgesprochenen Haltungs- und Bewegungsmuskeln (s. u.). Aus diesen Verhältnissen erklärt sich das Ausholen bei kräftigen Bewegungen und die synergetische Dorsalflexion im Handgelenk beim Faustschluß. Die Gefahr, daß die Ansatzpunkte passiv bei Beginn der Arbeitsleistung schon so stark genähert sind, daß eine weitere Spannungsentwicklung nicht mehr möglich ist, kommt nur bei den zweigelenkigen Muskeln vor.

Ankurbelung, Training, Ermüdung. Zu Beginn einer Arbeitsleistung ist der Muskel noch nicht voll leistungsfähig. Bei künstlicher Reizung mit gleichbleibendem Reiz steigt die Kontraktionshöhe zunächst an (Treppe). Die Erscheinung beruht zum Teil auf Abnahme der Viscosität, wobei die inneren Widerstände im Muskel verringert werden (FULTON) — der Muskel wird weicher. Ferner bewirken die Stoffwechselendprodukte, solange sie in mäßiger Menge vorhanden sind, eine Zunahme der Erregbarkeit.

Am wesentlichsten ist allerdings die bessere Durchblutung. Nach KROGH ist im ruhenden Muskel nur der zehnte Teil der Capillaren offen und von Blut durchströmt. Bei höherer Beanspruchung öffnet sich schließlich das ganze riesige Strombett von 3000 Capillaren pro Kubikmillimeter. Auch Massage und Diathermie fördern die Durchblutung.

Das Training beruht auf einer Zunahme des Dickenwachstums der einzelnen Muskelfasern; eine Vermehrung derselben findet nicht statt, ebensowenig wie beim Herzmuskel. Eine solche Volumenzunahme wird nur durch große Arbeitsleistung in der Zeiteinheit erreicht. Das Training auf Geschicklichkeit dagegen geschieht im Zentralnervensystem.

Bei länger dauernder intensiver Beanspruchung des Muskels kommt es zur *Ermüdung*. Am ausgeschnittenen Muskel werden beobachtet: Kleinerwerden der Hubhöhe bzw. Spannungsentwicklung, Trägerwerden des Zuckungsverlaufes, Dehnung insbesondere der Dekontraktionsphase bis zum Verbleiben eines Kontraktionsrückstandes und schließlich die Entstehung einer besonderen Art von Dauerzusammenziehung, der sog. Ermüdungskontraktur. Letztere tritt allerdings nur bei hochgradiger Ermüdung auf.

Bei der natürlichen Beanspruchung am Säugetier spielt praktisch nur die Verkleinerung der Hubhöhe eine Rolle.

Der Hauptfaktor der Ermüdung ist die Frequenz der Beanspruchung. Der anhaltende glatte Tetanus ermüdet am stärksten (statische Beanspruchung), eine wenn auch länger dauernde Reihe von kurzen Tetani viel weniger (dynamische Beanspruchung). Sind die Pausen lang genug, so kommt es (nach anfänglichem mäßigen Absinken) zur praktischen Unermüdbarkeit, genau wie beim Herzmuskel und bei der Atemtätigkeit.

Die Ermüdung ist eine Folge der Ansammlung der Stoffwechselschlacken. Eine Ausspülung derselben macht den Muskel wieder leistungsfähig und ein ausgeruhter Muskel wird schon dadurch ermüdet, daß man ihm die Ermüdungsstoffe eines anderen Muskels injiziert (MOSSO). Es sind saure Produkte, zum Teil Milchsäure. Sie werden zunächst vom Muskel, dann auch im Blut abgepuffert oder ausgeschieden. Am wesentlichsten ist aber die Wiederoxydation im Muskel selbst in der Erholungsphase, bei starker Beanspruchung unter Eingehung einer „Sauerstoffschuld" die maximal bis 15 l betragen kann; in der Erholung wird diese Schuld wieder abgetragen (HILL). Die relative Unermüdbarkeit wird dann erreicht, wenn Bildung und Zerstörung der Ermüdungsstoffe sich die Waage halten. Bei der Abhängigkeit von der Blutversorgung erklärt sich so die rasche Ermüdbarkeit der Kreislaufkranken und Fettsüchtigen.

Erschöpfung des Brennmaterials und Erniedrigung bis Verlust der Reizbarkeit durch physikalisch-chemische Veränderungen, z. B. erhöhte Durchlässigkeit, spielen auch eine, aber nur unwesentliche Rolle.

Während der periphere Nerv praktisch nicht ermüdet, so hat man mit der Ermüdung des Zentralnervensystems zu rechnen; der Einfluß ist aber nicht so groß wie man früher angenommen hat, schon deswegen, weil in bezug auf die automatischen und Dauerleistungen eine ausgezeichnete Übereinstimmung herrscht zwischen der Ermüdbarkeit der Zentren und der Muskulatur.

Dagegen wirkt in gleichem Sinne wie die Ermüdung und quasi als ihr Indicator der *Ermüdungsschmerz*, der von den Muskelreceptoren ausgeht.

Energetik und Chemie. Bei der Muskeltätigkeit vollziehen sich zwei getrennte Mechanismen: der Kontraktions- und der Restitutionsvorgang (von WEIZSÄCKER). Sie sind chemisch vollkommen different. Man kann die Muskulatur nicht wie früher FICK mit einer thermodynamischen Dampfmaschine vergleichen, sondern mit einem Akkumulator. Bei der Kontraktion gibt der Muskel seine Energie ab, bei der Wiedererschlaffung lädt er sich wieder auf. Die erste Phase geschieht unter anaerober fermentativer Spaltung, während der zweiten vollziehen sich sicher auch solche Vorgänge, daneben aber auch die oxydativen; ferner werden die in der ersten Phase anfallenden Spaltungsprodukte resynthetisiert. Daraus erklärt sich die enorme Leistungsfähigkeit des Muskels, der bei kurzdauernden Belastungen nicht auf maximale Sauerstoffzufuhr angewiesen ist (siehe auch oben die Sauerstoffschuld). Der ganze Mensch kann bei kurzdauernden Belastungen über 1 PS entwickeln (1 PS = 75 Meterkilogramm pro Sekunde), bei länger dauernden nur etwa $^1/_{10}$ PS.

Chemisch handelt es sich nicht nur um die Umsetzung von Kohlehydraten (Glykogen) in Milchsäure, sondern auch vom Phosphorkreatin und Adenosinphosphorsäure (HILL, MEYERHOF, EMBDEN, PARNAS). Bei der Muskelarbeit wird *Wärme* frei, die bekanntlich nicht wie bei der Dampfmaschine und dem Explosionsmotor eine unerwünschte Zugabe darstellt, sondern zum Teil nutzbringend anderweitig verwendet wird. Die Muskulatur stellt die wichtigste Wärmequelle im Organismus dar.

Tonische Kontraktionen. Halte- und Bewegungsmuskeln. Die Frage des Muskeltonus ist von jeher der Gegenstand lebhafter Kontroversen gewesen. In neuerer Zeit hat sich wenigstens über die Grundlagen dieses Begriffes einiges sicherstellen lassen. Man muß sich vor allem vor Augen halten, daß die Neurologie und die Physiologie sich etwas ganz verschiedenes darunter vorstellen: der Tonus des Neurologen ist in erster Linie ein Zustand der Muskulatur, der durch reflektorische oder vom Zentralnervensystem ausgehende Erregungen zustande kommt und geprüft wird durch den Widerstand gegen passive Gliedbewegungen und die Härte der Muskulatur gegenüber der palpierenden Hand; der Physiologe versteht darunter eine besondere nichttetanische Kontraktionsform der Muskulatur. Es soll hier nur die letztere erörtert werden.

Seit RANVIER (1874) hat man sich gefragt, ob es besondere Haltungs- und besondere Bewegungsmuskeln gebe. Die ersteren würden dazu dienen, eine einmal eingenommene Haltung des Körpers oder der Gliedmaßen gegenüber der Umwelt aufrechtzuerhalten, die letzteren, diese Haltung zu verändern. Diese Frage wird heute positiv beantwortet. DENNY BROWN zeigte 1929, daß die Wirbeltiere bei allen Haltungsreaktionen ganz vorzugsweise und bei schwächerer Beanspruchung des Körpers oder geringerer Erregbarkeit des Zentralnervensystems ausschließlich gewisse Muskeln heranziehen. Bei der Katze und dem Kaninchen sind es die eingelenkigen meist rotgefärbten Köpfe der Strecker, welcher der Schwerkraft entgegenwirken, beim Frosch gewisse Muskeln oder Muskelköpfe der Beuger, welche die Haltung bewirken. Beim Menschen hat WACHHOLDER die Differenzierung beider Muskelarten präzisiert.

Es gibt bekanntlich bei den Tieren zwei Arten von Muskeln, welche durch ihre Farbe unterschieden sind: die roten und die weißen. Im allgemeinen werden die roten eher zu den Haltefunktionen benutzt. Die Farbe ist allerdings kein verläßliches Kriterium zur Unterscheidung der beiden Funktionen; beim Menschen sind ohnehin alle Muskeln rot. Auch sonstige morphologische Unterschiede, die man früher etwa heranzog, halten der Kritik nicht Stand. Dagegen gibt es *physiologische* Verschiedenheiten: gewisse tonische Muskeln haben eine 2—3mal längere Zuckungsdauer als die nichttonischen, z. B. genügen beim Soleus 30 Erregungen pro Sekunde zum glatten Tetanus, beim Gastrocnemius erst 100 pro Sekunde. Dadurch wird dem Zentralnervensystem ermüdende Arbeit abgenommen. Es gibt aber Haltemuskeln, welche im Gegenteil besonders schnell zucken, nämlich die äußeren Augenmuskeln; bei ihnen verläuft dagegen die Wiedererschlaffung stärker gedehnt. Ferner ist die Ermüdbarkeit der Haltemuskeln geringer, wahrscheinlich wegen der größeren Zahl von Capillaren und der besonders prompten und hochgradigen Erweiterung derselben bei der

Arbeit. Auch *chemische* Unterschiede lassen sich auffinden: aus den tonischen Muskeln läßt sich mehr Acetylcholin gewinnen als aus nichttonischen, und Stoffwechselkatalysatoren, wie Glutathion und Vitamin B_2 und C sind in größerer Menge vorhanden.

Es scheint, daß der tonische Muskel einer früheren Entwicklungsstufe entspricht als der nichttonische.

Nun sind die tonischen Muskeln auch zu den physiologischen, d. h. vollkommen reversiblen Kontrakturen zu bringen, nämlich zur Acetylcholinkontraktur, zur Kontraktur während des Durchflusses von Gleichstrom und zur „tonischen Nachdauer" nach einer einfachen Zuckung oder nach einem Tetanus (TIEGELsche Kontraktur).

Diese kontrakturähnlichen Zusammenziehungen haben einige Besonderheiten, die sie vom Tetanus unterscheiden: sie sind mehr lokalisiert, sie folgen nicht dem Alles- oder Nichtgesetz und sie zeigen keine rhythmischen Aktionsströme, sondern nur arrhythmische Potentialänderungen.

Ein „Tonus" dieser Art hat nach WACHHOLDER folgende biologische Bedeutung: Die glatte Muskulatur ist imstande, sich spannungslos zu verkürzen. Sie braucht sich, wenn der Inhalt eines Hohlorganes, z. B. der Blase, kleiner wird, nicht anzuspannen; diese Fähigkeit ist zur Kräfteersparnis natürlich sehr wesentlich. Ganz analog kann sich nun ein Haltemuskel dem Abstand seiner Insertionspunkte anpassen, ohne unter Spannung zu geraten. Es handelt sich also strenggenommen gar nicht um Tonus, sondern um *Plastizität*. Die Spannungsentwicklung ist dabei so gering, daß keine äußeren, sondern nur die inneren Widerstände im Muskel selbst überwunden werden können. Es erfolgt dadurch die Schaffung einer Vorbedingung für zu leistende äußere Arbeit, die dann vom gleichen Haltemuskel in der Form des superponierten Tetanus geleistet wird.

Die neuere Physiologie hat somit, im gesamten betrachtet, eine Reihe von Mechanismen aufgedeckt, durch welche einerseits die strengste Ökonomie der Kräfte, andererseits als ihr Korrelat, die gewaltige Energieausgabe der Muskulatur besser verstanden werden können. Sie läßt auch erkennen, daß im Dienste dieser Ziele die Einzelsysteme des Organismus noch viel inniger und feiner aufeinander abgestimmt sind als man es früher ahnen konnte.

2. Das vegetative System.

Allgemeines. Das vegetative (oder nach LANGLEY autonome) Nervensystem ist schlecht zu definieren. Die Bezeichnungen vegetativ oder autonom beziehen sich offenbar auf die Unabhängigkeit von Willensvorgängen, ein Kriterium, das als Gegensatz zum animalen System wohl zu brauchen wäre, wenn nicht ein großer Teil der Vorgänge im animalen System selbst dem Willen entzogen wäre. Man denke an die Reflexe oder an die Tätigkeit des extrapyramidal-motorischen Systems. Das Wichtigste ist etwas negatives: Die Opposition zum animalen, sog. cerebrospinalen System. Dazu kommen gewisse physiologische Verhaltungsweisen und Reaktionen auf körpereigene und körperfremde Stoffe.

Die Bezeichnung „Lebensnerven" (L. R. MÜLLER) ist in Mißkredit geraten, als es CANNON gelang, den ganzen Grenzstrang des Sympathicus bei Katzen zu exstirpieren und die Tiere trotzdem im Laboratorium ohne wesentliche Beeinträchtigungen über 1 Jahr am Leben zu erhalten.

Die Physiologie der zentralen Abschnitte des vegetativen Nervensystems steht hier nicht zur Diskussion. Es läßt sich aber, abgelöst davon, eine Übersicht über die wichtigsten Ergebnisse der Forschung in bezug auf die peripheren Bestandteile geben.

Das vegetative System ist ein Anpassungs- und Regulationsapparat. Es ist deshalb außerordentlich modulationsfähig. Seine Reaktionen sind von äußerst vielfältigen Bedingungen abhängig, im Gegensatz zum cerebrospinalen System, das eine viel größere Konstanz und Unabhängigkeit aufweist. Aus diesem Grunde sind die experimentellen Ergebnisse oft so schwer zu deuten, in sich widerspruchsvoll und mit der Klinik schwer vereinbar.

Eine ganz wesentliche Eigenschaft des vegetativen Systems ist seine innige Verbundenheit und Abhängigkeit vom humoralen Milieu. Daher stammt einerseits die tiefgreifende Beeinflußbarkeit durch Pharmaca, andererseits die Wechselwirkungen mit den körpereigenen Wirkstoffen, den Hormonen und schließlich die Tatsache, daß die Überträger der Reizwirkungen selbst chemisch differente Körper darstellen (LOEWI-DALE).

Die Zweiheit des vegetativen Systems wirkt komplizierend für die Erkenntnis. An sich eine unbestreitbare, vorab anatomisch gestützte Tatsache, hat es sich als unmöglich herausgestellt, die Trennung zwischen sympathischem und parasympathischem System auf ein einziges Kriterium, und sei es auch noch so weit gefaßt, aufzubauen. Die Anatomie versagt in den feineren Verzweigungen (s. S. 320). Der groß angelegte Versuch von EPPINGER und HESS, die Menschen in Vagotoniker und Sympathikotoniker einzuteilen gemäß ihren Reaktionen auf gewisse Pharmaca, ist wegen Nichtbeachtung der übrigen Bedingungen vorwiegend humoraler Natur gescheitert. So sicher ein Antagonismus zwischen den beiden Systemen für gewisse Innervationsgebiete besteht, wenigstens in den letzten Auswirkungen (Pupille: Sympathicus erweitert, Vagus verengert; Herz: Sympathicus beschleunigt, Vagus verlangsamt), so wenig läßt er sich für andere nachweisen (Piloarrektoren).

Ein rein chemisches Einteilungsprinzip hat DALE eingeführt (cholinergisch-adrenergisch), das sich in seinem Rahmen bewährt. Die Einteilung von W. R. HESS benutzt ein finales Kriterium: Der Sympathicus beeinflußt die Bereitstellung des animalen Nervensystems zu aktuellen Leistungen (ergotropes Prinzip), teilweise vermittels des Entlastungsreflexes, wobei gewisse Körpergebiete in ihrer Funktion eingeschränkt werden zugunsten anderer, welche eine momentane Leistung zu vollbringen haben (Beispiel: pressorischer Effekt des Sympathicus bei körperlicher Arbeit), während der Parasympathicus durch den Nutritionsreflex die Erholung und Ökonomisierung der Kräfte fördert (z. B. durch den depressorischen Effekt auf Herz und Blutgefäße; nach demselben Prinzip fördert er die Verdauung). Nach diesen Anschauungen, welche von HESS auf alle Funktionen des vegetativen Systems ausgedehnt werden und sich auch für die Pathologie fruchtbar erweisen (man denke an die Schilddrüsen-Sympathicuspathologie, wobei die krankhaft gesteigerte Sympathicustätigkeit eine übermäßige Kräfteverausgabung, ein „Schuldenmachen bis zum Bankrott" bewirkt), besteht normalerweise ein Synergismus und kein Gegensatz zwischen den beiden vegetativen Systemen.

Humorale Beziehungen. Fast alle Hormone beeinflussen die Tätigkeit der autonom innervierten Organe. Es genügt hier das Adrenalin anzuführen, das außerordentlich ähnlich wirkt wie der Sympathicus; insbesonders verengert es die Blutgefäße und erhöht dadurch den Blutdruck. Es gibt aber auch Substanzen, welche am Ort ihrer Entstehung wirksam sind, so das Histamin (s. S. 336).

In dieses Kapitel gehörten auch die sehr wichtigen Entdeckungen von LOEWI (Graz) sowie DALE (London). LOEWI wies 1921 als erster nach, daß die Erregung des Vagus im Herzen nicht etwa direkt auf die Herzmuskelfasern oder das Reizleitungssystem wirkt, sondern daß der Mechanismus ein ganz anderer ist: es entsteht an den Vagusendigungen *Acetylcholin*, das seinerseits die Herzmuskulatur beeinflußt. Das Acetylcholin wird allerdings sogleich durch eine Esterase in Cholin und Essigsäure gespalten, und nur die Gegenwart von Physostigmin oder Eserin verhindert die Esterase in Wirksamkeit zu treten.

DALE und seine Mitarbeiter, ferner SCHILF und FELDBERG haben diese Entdeckung erweitert. Es steht heute fest, daß fast jede *Parasympathicus*erregung Acetylcholin freimacht. Auch bei rein physiologischen Versuchsbedingungen wurde dieses Gesetz bestätigt, z. B. fand sich Acetylcholin im Kammerwasser des Auges nach Belichtung. Aber auch die Reizübertragung von prä- auf postganglionäre Fasern innerhalb des vegetativen Nervensystems geschieht durch Vermittlung von Acetylcholin. Ob die Perspektiven, die sich dadurch für die Reizübertragung in den Synapsen des Zentralnervensystems eröffnen, auf festen Boden zu stehen kommen werden, steht noch dahin.

Der Stoff der in Analogie zu den eben beschriebenen Vorgängen bei Reizung *sympathischer* Nervenendigungen zu postulieren ist, hat sich bis jetzt dem überzeugenden Nachweis entzogen. Natürlich denkt man an *Adrenalin*.

Immerhin genügten die vorliegenden Tatsachen, um HENRY DALE zu veranlassen, das autonome Nervensystem einzuteilen in „*cholinergische*" und „*adrenergische*" Fasern. Dadurch werden Schwierigkeiten umgangen von denen nur die folgende genannt sei: Die Reizung des *Sympathicus* bei der Katze führt zu Schweißsekretion an den Pfotenballen. Die *parasympathisch* wirkenden Gifte Atropin (Lähmung) und Pilocarpin (Erregung) wirken aber exquisit auf die Schweißdrüsen in obigem Sinne. Man hat deshalb früher auf eine Nebeninnervation durch den Parasympathicus geschlossen. Nachdem aber DALE und FELDBERG die „cholinergische" Natur der Schweißfasern nachgewiesen haben, ist die Annahme einer Doppelinnervation hinfällig. Beim Menschen, der sich pharmakologisch gleich verhält wie die Katze, sind die Schweißfasern wahrscheinlich auch cholinergisch. Sie verlaufen bekanntlich in den sensiblen Hautnerven.

CANNON nennt den adrenalin-ähnlichen Stoff, der bei Sympathicusreizung frei wird, *Sympathin*.

Sehr bemerkenswert ist ferner, daß die Sekretion von Adrenalin im Nebennierenmark, die auf Reizung des Sympathicus hin stattfindet (ASHER, 1912), ebenfalls durch Vermittlung von Acetylcholin erfolgt (FELDBERG). Der Splanchnicus ist nämlich, obwohl dem sympathischen System zugehörig, ein präganglionärer Nerv.

Anhang: Humorale Übertragung von Nervenerregungen im animalen System.

1. Die Übertragung der Erregung vom cerebrospinalen Nerven auf den quergestreiften Muskel geschieht wahrscheinlich ebenfalls unter Vermittlung von Acetylcholin (BROWN). Dafür sprechen folgende experimentelle Ergebnisse: Acetylcholin wird zweifellos, wenn auch in sehr geringen Mengen bei der Muskelreizung frei, und zwar in der Sohlenplatte (DALE und FELDBERG 1936, zit. nach ECCLES). Acetylcholin, an den Muskel auf dem Weg der Muskelarterie herangebracht, verursacht eine kurze tetanische Kontraktion, welche der natürlichen völlig gleicht. Eserin (das, wie oben gezeigt wurde, die Wirkung der acetylcholinzerstörenden Esterase aufhebt) verwandelt einerseits die auf elektrischen Reiz erfolgende Zuckung in einen kurzen Tetanus, mildert andererseits die Curarewirkung und verhilft dem myasthenischen Muskel wieder zur vollen Funktion. Diese letztere Eigenschaft des Eserins wird bekanntlich seit WALKER (1934) in der Therapie verwendet: Das dem Eserin verwandte Prostigmin, dem Myastheniker injiziert, verwandelt ihn für 6—8 Stunden in einen völlig normalen Menschen.

Immerhin ist an dieser Auffassung auch Kritik geübt worden, und ECCLES diskutiert auch die bisherige Auffassung, wonach die Übertragung des Impulses von Nerv auf Muskel durch den Nervenaktionsstrom zustande kommen soll.

2. Auch im Zentralnervensystem kommt eine humorale Übertragung nervöser Wirkungen vor. KROLL wies nach, daß bei elektrischer oder physiologischer

Reizung des Rückenmarks Stoffe entstehen, welche, anderen Tieren injiziert, das Rückenmark erregen. Der gleiche Autor konnte aus der Hirnrinde während epileptischen Anfällen ein Extrakt gewinnen, das bei anderen Tieren epileptogen wirkte. NACHMANSOHN fand im Zentralnervensystem Cholesterasen, also Encyme, welche Acetylcholin zerstören, deren Konzentration in synapsenreichen Gebieten besonders groß ist; ein Befund, der indirekt für eine humorale Übertragung des Reizes auch im Zentralnervensystem spricht.

Ferner legen histologische Bilder im Zwischenhirn die Auffassung nahe, daß sich in einer Reihe von Hypothalamuskernen echte Sekretionsphänomene abspielen (SCHARRER, GAUPP, ROUSSY und MOSINGER). Ob sich auf diese Weise schließlich ein allgemeines Prinzip der humoralen Übertragung nervöser Erregungen von einem Neuron auf das andere auch innerhalb des Zentralnervensystems enthüllt (ein Gedanke SHERRINGTONS) ist noch nicht zu übersehen.

Pharmakologisches. SCHILF macht darauf aufmerksam, daß die frühere Betrachtungsweise des vegetativen Systems, die ganz vorwiegend von Reaktionen auf körperfremde Pharmaca ausging, sich überlebt hat. Man weiß jetzt, daß fast alle „autonomen" Gifte je nach dem Zustand des Erfolgsorganes und der Dosis des Giftes auch umgekehrt wirken können; auch halten sie sich nicht streng an Sympathicus bzw. Parasympathicus. Einige Tatsachen seien hier immerhin vermerkt. *Atropin* lähmt im allgemeinen den Vagus. Genauer formuliert muß es allerdings heißen: Es hebt die Vaguswirkungen auf; denn LOEWI und NAVRATIL fanden, daß es ausschließlich die Wirkung des bei der Vagusreizung produzierten Stoffes hindert, den Vagus selbst aber intakt läßt. Dies gilt für das Herz; aber auch am Auge ist ein ähnlicher Mechanismus wahrscheinlich, da Atropin hier der pupillenverengenden Wirkung von Pilocarpin noch dann entgegenwirkt, wenn alle postganglionären Ciliaräste durchschnitten sind. Die sympathisch innervierten (aber „cholinergischen" s. S. 334) Schweißdrüsen lähmt Atropin. Im allgemeinen wird durch Atropin der Tonus fast aller autonom innervierten Organe herabgesetzt, sei er nun durch Nerven bedingt oder von ihnen unabhängig. Seine dämpfende Wirkung auf extrapyramidal hypertonisierte Muskulatur (bulgarische Kur!) läßt an parasympathische Nebeninnervationen der quergestreiften Muskeln denken (s. u.).

Pilocarpin, Physostigmin und *Eserin* wirken erregend, wo Atropin lähmend wirkt. Indessen handelt es sich nicht um einen Antagonismus rein chemischer Natur, denn sonst müßte ein Mischungsverhältnis beider Substanzen existieren, das sich in seiner Wirkung aufhebt, was nicht der Fall ist. Das dem Physostigmin verwandte Prostigmin hat sich außer seiner die Peristaltik anregenden Wirkung in der Klinik durch den zauberhaften Effekt bei Myastenie Eingang verschafft; wir sahen oben (s. S. 333), daß Physostigmin die Esterase hemmt, welche Acetylcholin zerstört; nun haben DALE und FELDBERG wahrscheinlich gemacht, daß im cerebrospinal innervierten Muskel acetylcholinähnliche Stoffe entstehen, selbst wenn der Muskel durch Curare gelähmt ist. Auch hier ergeben sich wieder Beziehungen der quergestreiften Muskulatur zur autonomen Innervation.

Muscarin, der genaue Antagonist des Atropins, hat keine klinische Bedeutung.

Cholin und besonders sein Essigsäureester *Acetylcholin* dagegen sind, wie schon ausgeführt, hochwichtige, im Organismus selbst produzierte Substanzen. Klinisch interessiert noch besonders die *blutgefäßerweiternde* Wirkung des Acetylcholins. Es handelt sich wahrscheinlich im wesentlichen um Einflüsse auf die Capillaren. Der Therapeut bedient sich der Substanz zur Herabsetzung des Blutdruckes oder zur örtlichen Erweiterung pathologisch verengter Gefäßgebiete (RAYNAUD).

Das ebenfalls gegen angiospastische Zustände gebrauchte Kreislaufhormon *Padutin* (FREY-Kraut) wird aus dem Harn gewonnen; es stammt anscheinend aus dem Pankreas.

Histamin, ein Amin der Aminosäure Histidin wird bei Eiweißzerfall frei. Es wird also im Organismus gebildet und gehört zu den „Gewebspharmaca". Seine Wirkung besteht im wesentlichen aus intensiver Capillarerweiterung und ferner Anregung der Magensaftsekretion. Diese letztere Eigenschaft wird in der klinischen Diagnostik bei der Magenfunktionsprüfung (subc. Injektion von 1 mg Histamin bedeutet die stärkste Provokation der Sekretion) verwendet.

Die Capillarerweiterung wird benutzt bei der Histaminjontophorese nach DEUTSCH zur therapeutischen Beeinflussung des Rheumatismus.

Die vielfältigen Wirkungen des Histamins können noch nicht annähernd überblickt werden. Am besten studiert ist seine Intervention bei gewissen Reaktionen der Haut auf Schädigungen. Wird Histamin in geringer Menge intradermal injiziert, so entsteht eine Quaddel mit tiefrotem vasoparalytischem Zentrum. In der Umgebung derselben bildet sich nach einiger Zeit eine breite Zone mit flammender Rötung aus. Sie unterbleibt, wenn die sensiblen Nerven dieses Territoriums degeneriert sind, nicht aber in der ersten Zeit nach der Durchschneidung. Daraus schloß LANGLEY, daß die Axone, welche in einiger Entfernung vom sensiblen Hautstamm abgehen, die Erregung antidrom wieder in die Haut zurückleiten *(Axonreflex)*. LEWIS zeigte ferner, daß die Capillarerweiterung durch Freiwerden von Histamin an den Enden der Axone zustande kommt. Dieser Reflex kommt auch bei mechanischer (Dermographismus) oder chemischer Hautläsion zustande.

Wahrscheinlich beruht auch die Gefäßerweiterung auf Reizung des peripheren Endes eines durchschnittenen sensiblen Nerven (auch des Splanchnicus) oder der hinteren Wurzel auf demselben Mechanismus.

Vielleicht spielt Histamin auch beim *anaphylaktischen Shock* eine wesentliche Rolle; in der Latenzperiode nimmt der Histamingehalt gewisser Organe (Leber, Lunge) beträchtlich zu, um nach dem Shock auf unternormale Werte abzusinken. Weitere Beziehungen beschreibt TINEL.

Der Extrakt des *Hypophysenhinterlappens* wirkt erregungssteigernd auf die glatte Muskulatur, wodurch es sich dem Adrenalin nähert. Es erhöht den Blutdruck und verstärkt die Herzsystole, außerdem verstärkt es die Wehen des graviden Uterus.

Adrenalin oder eine nahe verwandte Substanz bildet den eigentlichen Sympathicuswirkstoff; die Übereinstimmung zwischen Sympathicusreizeffekt und Adenalinausschüttung ist sehr eng (BACQ).

Ergotamin hebt eine Sympathicusreizwirkung auf; gelegentlich kehrt es sie sogar um; ein durch Sympathicusreiz verengtes Gefäßgebiet wird durch Ergotamin erweitert. Diese „Umkehrwirkung" wird therapeutisch in fruchtbarer Weise bei der Hemicranie verwendet (Gynergen). Dagegen kann dieses Gift auch qualitativ gleichartigen Erfolg wie der Sympathicus aufweisen: In hohen Dosen werden die Extremitätengefäße langdauernd kontrahiert, so daß es zu Gangrän kommen kann (Ergotismus); außerdem bewirkt es bekanntlich die in der Geburtshilfe ausgiebig benützte Dauerkontraktion des puerperalen Uterus (der rein sympathisch innerviert ist).

Das *Nicotin* hat sich in der Physiologie des vegetativen Systems einen besonderen Namen gemacht. LANGLEY entdeckte, daß es elektiv auf die Ganglienzelle des zweiten Neurons des Sympathicus lähmend wirkt, wenn dasselbe mit Nicotinlösung bestrichen wird; der Neurit dagegen ist unempfindlich. Auf diese Weise konnte LANGLEY jede sympathische Faser als prä- oder postganglionär bestimmen. Das zum Dilatator pupillae gehörige Ganglion z. B. ist das Ganglion cervicale superius. Daß das Nicotin ein exquisites Sympathicusgift darstellt, geht nebenbei aus den Versuchen hervor.

Das vegetative System.

Afferente (zentralwärtsleitende) Fasern des autonomen Systems. So sehr auch diese Gebilde den Kliniker interessieren, ist man sich nicht einmal über deren Existenz einig. Zweifellos besteht eine reiche und differenzierte Sensibilität der inneren Organe; ihre afferente Leitung kann nur durch die autonomen Nerven gehen. SCHILF glaubt auf Grund der Vergleichung der Leitungsgeschwindigkeit und der Chronaxie, daß die Organsensibilität durch Fasern geleitet werden, welche dem animalen System angehören und nur grobanatomisch mit den autonomen Nerven verlaufen. Die allgemeine Ansicht geht aber dahin, daß die viscerale Sensibilität sympathisch geleitet wird. Nach FOERSTER passieren die afferenten sympathischen Bahnen vorwiegend die *vorderen* Wurzeln, woraus sich die Erfolglosigkeit der Hinterwurzeldurchschneidung bei visceralen und auch gewissen Gliedmaßenschmerzen erklärt.

Reflektorische Vorgänge. Auch im autonomen Nervensystem, das vom Rückenmark abgetrennt ist, laufen reflektorische Vorgänge ab. Es handelt sich im wesentlichen um die schon erwähnten Axonreflexe. Die Erregung kann sich auch, wenn sie in die präganglionären Fasern überspringt, in weit entfernte Gebiete fortpflanzen.

Die *übertragenen Schmerzen* (referred pain), welche HENRY HEAD studierte, gehören in diese Kategorie von Vorgängen. In einem Organ entstehender und zentralwärts geleiteter Schmerz

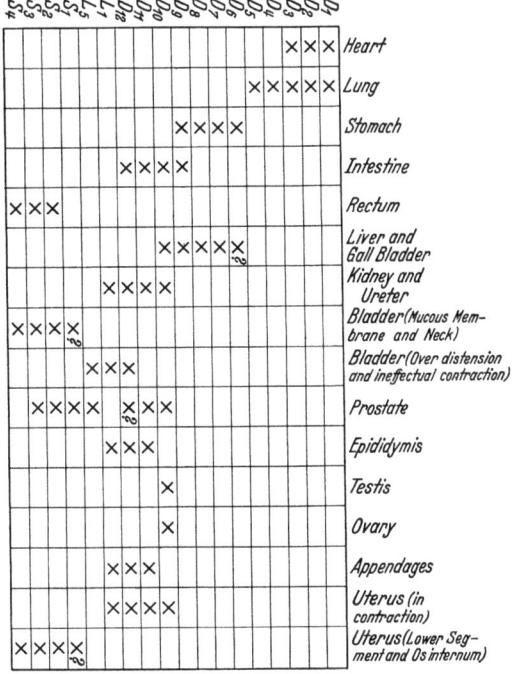

Abb. 3. Die sensorischen Fasern aus den Eingeweiden in ihrer Beziehung zu den einzelnen Rückenmarkssegmenten. [Nach HEAD aus Handbuch der Neurologie 2.]

springt dabei auf die zugehörigen Segmente im Rückenmark über, die die Hautsensibilität beherrschen, so daß der Schmerz oder häufig nur eine gewisse Hyperästhesie in der Haut empfunden wird. Die HEADschen *Zonen* haben große diagnostische Bedeutung. Sie sollen hier tabellarisch wiedergegeben werden. Beachtenswert ist die Lücke zwischen L_1 und L_5; in diese Segmente hinein findet keine Irradiation statt (Abb. 3, s. auch HANSEN und v. STAA).

Psychische Erregungen äußern sich bekanntlich mit Vorliebe am vegetativen Apparat, sowohl kurzdauernde als auch anhaltende. GILDEMEISTER nennt die auftretenden Vorgänge nicht ganz präzis *autonome Reflexe*.

Beziehungen des cerebrospinalen zum autonomen System in den Endorganen. Es ist in den letzten Jahren sehr wahrscheinlich gemacht worden, daß die Endorgane des cerebrospinalen Systems — besonders die motorischen und sensiblen — unter vegetativer Innervation stehen, die sich von der bloßen Regulation der Gefäßweite und also von nutritiven Einflüssen unterscheidet. Für die *Motorik* wurden im wesentlichen folgende Argumente gewonnen:

a) Anatomisch. Es ist seit BOEKE (1910) bekannt, daß der quergestreifte Muskel außer den motorischen Endplatten noch besondere „akzessorische"

Endplättchen beherbergt, die von marklosen Fasern versorgt werden und die Degeneration bei Ausrottung des zuführenden motorischen Nerven nicht mitmachen.

b) Reizphysiologisch. Bei Reizung des Sympathicus tritt die (myographisch gemessene) *Ermüdung* des quergestreiften Muskels weniger rasch und weniger intensiv ein. Durchschneidung des Sympathicus bringt das Gegenteil zustande (ORBELI am Tier, Bestätigung durch ALTENBURGER am Menschen).

c) Humoral. Eine Stütze für die Aktivität des vegetativen Systems bietet die Hinausschiebung der Ermüdung durch Adrenalin.

Auf Grund dieser und anderer Kriterien kommt KEN KURÉ und seine Schule zur Annahme einer sehr weitgehenden Beeinflussung beider Systeme. Er glaubt auch an die Mitbeteiligung des Parasympathicus, der das Rückenmark auf dem Wege der hinteren Wurzeln verlassen soll. Diese letztere Innervation ist aber noch sehr fraglich. Auch die Abstempelung des Dystrophia musculorum progressiva als Sympathicuserkrankung durch KEN KURÉ hat Widerspruch erfahren.

Wenn wir also die Ansicht vom ermüdungsverringernden Einfluß des Sympathicus auf die Arbeit des quergestreiften Muskels als gesichert betrachten dürfen, so ist die Abhängigkeit des *Muskeltonus* vom Sympathicus, den MOSSO 1904 behauptete, recht fraglich geworden.

Auch die *sensible* Sphäre steht unter vegetativem Einfluß. Sympathicuslose Gebiete zeigen eine *erniedrigte* sensible Chronaxie (ALTENBURGER). Sie sind also empfindlicher als normal, was sich schon klinisch äußerst (PETTE, BING). Ist aber der Sympathicus gereizt, durch Narbenzug und ähnliches, so zeigt sich die Chronaxie erhöht. Auf die kuriosen Umkehrreaktionen (ACHELIS) kann hier nicht eingegangen werden, sie beweisen aber Plastizität und Anpassung des vegetativen Systems an den Gesamtzustand des Organismus in exquisiter Weise.

Innervation spezieller Systeme. *Kreislauf.* Die doppelte Innervation des *Herzens* ist schon besprochen worden.

Die *Gefäßinnervation* ist sympathisch; Reizung des Sympathicus führt zu Vasokonstriktion. Daneben wird die Gefäßweite noch von anderen Faktoren beeinflußt, so vom Hormonspiegel des Blutes und lokalen Stoffwechselprodukten. Da bis jetzt eine parasympathische der sympathischen gegensätzliche Innervation der Gefäße nicht nachgewiesen werden konnte (mit einziger Ausnahme der Corpora cavernosa des Penis, die durch den Nervus pelvicus erweitert werden)[1], so ist anzunehmen, daß die Gefäßerweiterung auf humoralem Weg zustande kommt und die neurogene Aktion hauptsächlich dazu dient, schnell ablaufende Veränderungen zu bewirken.

Bekannt ist die ungleiche Ansprechbarkeit der Gefäße je nach Organen (Herz, Gehirn, Nieren sind relativ unabhängig vom übrigen Kreislaufgeschehen) und die Gegensätzlichkeit in der Weite des Gefäßgebietes des Splanchnicus und der Extremitäten.

Die *Capillaren,* deren Innervation, wenn auch schwierig, doch anatomisch gesehen werden kann, sind bekanntlich enorm beweglich. Die Rolle des Sympathicus dabei ist recht vieldeutig, anscheinend wirkt er auch direkt, aber die Weite der Capillaren hängt wesentlich vom Zustand der zu- und abführenden Gefäße ab.

Paradoxe und *Umkehrreaktionen* kommen an den Gefäßen vor. Nach Apocodein, Gynergen oder größeren Adrenalmengen bewirkt Sympathicusreizung Erweiterung. Bei RAYNAUDscher Krankheit erweitern statt verengern sich die Gefäße auf Kältereiz. Die Umstimmung liegt im Erfolgsorgan.

---

[1] Siehe aber S. 339: antidrome Gefäßerweiterung.

Die periarterielle oder ganglionäre *Sympathectomie* (LERICHE) als therapeutischer Eingriff versucht den verengernden Tonus bei Vasoneurosen herabzusetzen, was nicht selten gelingt. LERICHE berichtet auch über große Erfolge bei Angina pectoris durch Ausrotten des Ganglion stellatum.

Die Physiologie hat zum Problem der *Trophoneurosen* noch nicht viel beigetragen.

Die *antidrome Gefäßerweiterung* hat die Physiologie schon oft beschäftigt. Reizt man den peripheren Stumpf eines durchschnittenen sensiblen Nerven oder auch einer Hinterwurzel, so kommt es im zugehörigen Gebiet zu Gefäßerweiterung. Während man früher annahm, es handle sich um eine gegenläufige Erregung im sensiblen Nerven selbst, wird jetzt von der FOERSTERschen Schule und von SCHILF an der Existenz autonomer (parasympathischer?) efferenter Fasern in den Hinterwurzeln festgehalten. Die lange Latenz (1—3 Sekunden) und das Überdauern der Erweiterung (3 Minuten) weist wieder auf die Interposition eines chemischen Reizstoffes hin, so daß von anderer Seite (TINEL) ein auch experimentell gestützter Histaminmechanismus verteidigt wird (s. S. 336).

Die *Innervation der Gefäße des Zentralnervensystems* barg lange Zeit das ungelöste Rätsel, daß zwar Pialarterien und -venen reichlich Gefäßnerven aufweisen, daß aber die Gefäße der Substanz des Gehirnes selbst anatomisch nervenlos sind. Neuerdings hat aber STÖHR an allen Gefäßen, auch an denjenigen der Hirnsubstanz ein „nervöses Terminalreticulum" nämlich wabige Maschennetze von syncytialem Charakter, die an der Grenze der Sichtbarkeit stehen, nachgewiesen, welche mit dem Plasma der Gefäßzellen in enge Beziehung treten. Hieraus ergibt sich auch die anatomische Möglichkeit der nervösen Beeinflussung der Gehirngefäße, welche klinisch gefordert werden muß. Außerdem können die Hirngefäße durch humorale Einflüsse reguliert werden.

Auge. Musculus tarsalis sup. und inf. und Musc. orbitalis sind sympathisch versorgt (Enophthalmus und Ptosis beim HORNERschen Symptomenkomplex).

Der Dilatator pupillae wird sympathisch bewegt, der Constrictor parasympathisch.

Bronchien. Der Sympathicus, Adrenalin und Hypophysenhinterlappenextrakt erweitern die Bronchien. Die beiden genannten Hormone lösen deshalb den Bronchialmuskelkrampf des Asthmatikers.

Speicheldrüsen. Die Submaxillaris ist seit C. LUDWIG (1851) ein beliebtes Objekt der Physiologie geworden. Die sie versorgenden Fasern stammen einerseits aus dem Halssympathicus, andererseits aus der Chorda tympani. Die ersteren sind adrenergisch, die letzteren cholinergisch, beide arbeiten aber nicht antagonistisch, sondern synergisch. Die Reizung des Halssympathicus führt zu ganz geringer Sekretion, der Chorda zu stärkerer; erst nach vorgängiger Erregung der Chorda bewirkt auch die Reizung des Sympathicus erhebliche Speichelabsonderung. Der Sympathicus scheint außerdem die Qualität des Speichels zu beeinflussen: Ausschaltung desselben bewirkt Rückgang der organischen Substanz im Speichel, Durchschneidung der Chorda dagegen hebt die reflektorische Absonderung des Speichels überhaupt auf (wie auch gelegentlich Facialislähmungen mit Sitz im Mittelohr).

Oesophagus, Magen, Darm. Der obere quergestreifte Anteil des Oesophagus wird vom Vagus versorgt, die Kardia vom Vagus und Sympathicus gemeinsam. Der Vagus hat ferner fördernden Einfluß auf die Motilität des Magens und Darmes, während der Sympathicus wahrscheinlich eine geringgradige Hemmung ausübt. Auch die Sekretion wird durch den Vagus gefördert. Indessen ist der Magen und Darm zufolge seiner reichen Versorgung mit Ganglienzellen weitgehend „autonom".

Hautgebilde. Die Schweißdrüsen sind sympathisch versorgt; die Fasern verlaufen gemeinsam mit den sensiblen Hautnerven und stammen aus dem Grenzstrang via rami communicantes. Im Gesicht begleiten sie sowohl den Trigeminus wie auch den Facialis. Die Schweißdrüsen sind cholinergisch (s. S. 334) und verhalten sich somit gegensätzlich zum übrigen Sympathicus. Acetylcholin führt zu Schweißsekretion, Adrenalin bleibt wirkungslos.

Nach sympathischer Denervation sind die Schweißdrüsen besonders empfindlich gegen Pharmaca, wie vegetativ denervierte Organe überhaupt.

Hemmungsfasern für Schweißdrüsen, welche in den hinteren Wurzeln verlaufen würden, werden von den einen behauptet (GUTTMANN), von anderen verneint (SCHILF).

Die Schweißdrüsen machen beim allgemeinen autonomen Reflex kräftig mit (GILDEMEISTER). Schreck, Angst versetzt sie in Tätigkeit.

VIKTOR MINOR hat eine elegante Methode zur Sichtbarmachung der Schweißsekretion ausgearbeitet; der Schweiß bläut weiße Jodstärkemischung, die auf die Haut aufgepudert wird. Bei Verletzung von Hautnerven ist manchmal ein solcherart erhaltenes Ausfallbild als objektives Dokument nützlich.

Das psychogalvanische Reflexphänomen, besser bezeichnet mit galvanischem Hautreflex, wird unter anderem S. 361 beschrieben.

Die *Piloarrektoren* sind sympathisch versorgt. Ein Reflex auf dieselben läßt sich in individuell verschiedener Stärke und Ausdehnung durch lokale Einwirkungen, aber auch als allgemeiner, allerdings meist nur halbseitiger Reflex besonders leicht von der Gegend des Trapeziuswulstes durch mechanische Hautreizung erhalten.

Die Fasern verlaufen wie diejenigen der Schweißdrüsen in den sensiblen Hautnerven. Der Reflex bleibt also bei Unterbrechung derselben aus, ebenso bei Zerstörung des zugehörigen Grenzstrangabschnittes oder der entsprechenden Rückenmarkssegmente. Infolge der Inkonstanz und weiten Irradiation des Reflexes hat er klinisch keine große Bedeutung erlangt.

Pigmentzellen. Bei Tieren, besonders bei Fischen, bringt Sympathicusreizung und Adrenalin die Pigmentzellen zur Kontraktion. Beim Menschen sprechen gewisse klinische Beobachtungen dafür, daß das Pigment sowohl unter hormonalem wie unter Nerveneinfluß steht.

Blase und Geschlechtsorgane. Reizung der Nervi pelvici (parasympathisch) bringt durch Kontraktion des Detrusor und Erschlaffung des glattmuskeligen Sphincter die *Blase* zur Entleerung. Acetylcholin ist dabei in der Blasenwand nachgewiesen. Der Sympathicus (N. hypogastricus) hat keinen besonders ausgesprochenen Einfluß. Die Trigonalregion kontrahiert sich anfänglich bei seiner Reizung, dann tritt Erschlaffung der Blase und Sphincterkontraktion ein.

Die Innervation des *Uterus* scheint rein sympathisch zu sein. An ihm zeigt sich wieder der Einfluß des Zustandes des Erfolgsorganes auf den Reizungseffekt des zugehörigen sympathischen Nerven: Am virginellen Uterus bewirkt Reizung desselben Erschlaffung, am graviden Kontraktionen. Der Uterus zeigt aber auch, wie beim Wegfall der von außen kommenden Innervation die „vegetativen" Vorgänge völlig ungestört ablaufen. Bei den durch CANNON sympathektomisierten Katzen verliefen Empfängnis und Geburt ohne jede Veränderung.

Die Nervi erigentes penis aus dem sacralen Parasympathicus bilden das klassische Beispiel von aktiven *Vasodilatatoren:* Ihre Reizung erweitert die Arterien des Penis, so daß sich die Corpora cavernosa, die an sich dem venösen System angehören, mit fast rein arteriellem Blut füllen und die Erektion bewirken.

Pathologische Anatomie der Nervenschädigungen.
A. Traumatische Degeneration. WALLERsche Degeneration. Retrograde Degeneration. Degeneration der Endorgane.

Die Unterbrechung der Kontinuität eines peripheren Nerven ruft eine Reihe sehr charakteristischer Erscheinungen hervor. Sie sind prinzipiell gleichartig, ob die Unterbrechung an einer umschriebenen Stelle, durch Trauma, Kompression, Infektion, physikalische oder chemische Einwirkungen verursacht wird. Die Degenerations- und Regenerationserscheinungen sind von hohem wissenschaftlichem und praktischem Interesse und ausgezeichnet studiert. Als Paradigma soll hier die traumatische Durchtrennung gelten.

Wird ein Nerv durchschnitten oder durchschlagen, so entsteht zunächst die *Trümmerzone*, in welcher die nervösen Gebilde vernichtet sind und Bluterguß, lympho- und leukocytäre Infiltrate, evtl. Fremdkörper liegen. Diese Stelle wird sogleich organisiert und später trifft man hier eine *Narbe*, in welcher der Nerv eingebettet ist. Das zentrale Ende des völlig durchtrennten Nerven ist meist spindelig aufgetrieben: zentrales Neurom. Es besteht aus gewuchertem Bindegewebe, das vom Endo- und Perineurium stammt, aus neugebildeten Gefäßen und der restierenden Nervensubstanz. Auf dem Durchschnitt durch ein typisches Neurom sind die zu größeren oder kleineren Bündeln zusammengefaßten Nervenfasern meist als Inseln inmitten glasig-durchscheinendem Bindegewebe gelegen. Zuweilen besteht aber das Neurom vorwiegend aus regenerierenden Nervenfasern, und das Bindegewebe ist spärlich.

Die zentrale Nervensubstanz selbst verfällt der primären traumatischen Degeneration. Sie reicht verschieden weit zentralwärts, meist nur eine kurze Strecke; wurde aber der Nerv bei Anlaß der Durchtrennung stark gezerrt, kann sie allerdings sehr weit proximal gehen. In ihrem Bereich tritt eine mäßige, meist nicht gleichmäßige Auflösung der Markscheiden auf; die Veränderung verschont aber im Gegensatz zur absteigenden Degeneration (s. u.) immer einzelne Fasern. Die Achsenzylinder erleiden eine Aufquellung, Verbreiterung, kolbige Anschwellung, Aufbündelung der Fibrillen, aber auch von ihnen wird nur ein Teil befallen. Die Achsenzylinderdegeneration ist reversibel; auch ohne daß Regeneration eintritt, verschwindet sie im Verlauf von 6 Wochen (SPIELMEYER). Bei schweren Zerrungen, hochsitzenden Läsionen (Wurzelabrissen, Carcinommetastasen in den Plexus) kann sie aber zum Dauerschaden der Axone führen, insbesondere auf dem Wege der „primären Reizung" (NISSL) der Vorderhornganglienzellen. Die primäre Reizung kommt zwar immer zustande; ihre Dauer und Intensität hängt aber vom Sitz und der Ausdehnung der primären traumatischen Degeneration im peripheren Nerven ab. Bleibt der Nerv von seinem Endapparat dauernd getrennt, so setzt schließlich die chronische, langsam verlaufende und spät einsetzende Atrophie der Axone ein, wobei auch die Markscheiden atrophisch werden.

Das Bindegewebe des Nerven wuchert und erzeugt auf diese Weise das spindelige Neurom.

In Fällen von unvollständiger Trennung kommen makroskopisch eine Reihe von Varianten vor; die dünne rein bindegewebige Brücke, das normale Kaliber mit schwereren oder leichteren endoneuralen Veränderungen mit erhöhter oder normaler Konsistenz, schließlich die spindeligtumorartige Auftreibung und unlösbare Verwachsung mit der Umgebung. FOERSTER betont, daß das makroskopische Aussehen und die Konsistenz des Nerven sowohl an der Läsionsstelle als auch weiter proximal zur Beurteilung der Funktionsfähigkeit oft im Stich läßt. Er empfiehlt bei der Operation die Reizung mit Elektroden am freigelegten Nerv proximal von der Läsionsstelle.

Am peripheren Stück kommt es neben den unmittelbaren traumatischen Veränderungen zur sekundären (WALLERschen) Degeneration. Sie besteht in einer vollkommenen Auflösung der Markscheiden und Axone und setzt schon in den ersten Tagen nach der Kontinuitätstrennung ein. Der Achsenzylinder quillt auf, wird zuerst abnorm gut färbbar, dann blaß, zerfällt in einzelne Stücke und verschwindet völlig. Die Markscheiden fragmentieren sich in aufgeblähte Schollen und Ballen, die anfänglich noch den Hämatoxylinlack annehmen, sich dann kräftig mit Chrom-Osmium schwärzen (MARCHI-Stadium) und schließlich unter tiefgreifender Änderung ihrer chemischen Zusammensetzung zu Fetttropfen werden, die sich mit Scharlach oder Sudanrot färben. Nach etwa 4 Wochen steht die fettige Umwandlung auf ihrem Höhepunkt (SPIELMEYER). Während diesem Abbau bleiben Achsenzylinder und Markscheide im Protoplasma der SCHWANNschen Zellen eingeschlossen. Die letzteren vermehren sich allerdings rasch. Ihre Tätigkeit entwickelt sich nun nach zwei Richtungen: einerseits dienen sie ausschließlich dem Fettabbau, indem sie die Fetttropfen weiter digerieren und in die Gefäßscheiden transportieren, wo sie von den Adventitial- und anderen Gefäßwandzellen übernommen und ins Gefäß selbst abgestoßen werden; ein Teil dieser peripheren Fettkörnchen geht dabei (wie im Zentralnervensystem) zugrunde. Aber auch die Bindegewebszellen bauen Fett ab. Eine andere Generationsreihe der SCHWANNschen Zellen bleibt nach Absolvierung der phagocytären Tätigkeit an Ort und Stelle liegen, wo sie das Syncytium der BÜNGNERschen Bänder bildet. Diese Gebilde, von größter Wichtigkeit für die kommende Regeneration, liegen direkt nebeneinander als schmale Protoplasmastreifen mit eingestreuten hellen scharf gezeichneten längsovalen Kernen versehen, jeder eingefaßt von der feinen KEY-RETZIUSschen (Bindegewebs-) Scheide im dünn gewordenen peripheren Stück.

Die sekundäre Degeneration ist beim Menschen in einigen Monaten beendet; aber noch nach 4—5 Monaten können Produkte der Markscheiden vereinzelt nachgewiesen werden. Die einzelnen Fasern degenerieren in sehr verschiedener Zeit. Es gibt resistente und wehrlose Fasern. Die dicken sind gewöhnlich widerstandsfähiger, ebenso die marklosen REMAKschen (CAJAL, TELLO, BOEKE).

Auch die Endapparate in der Peripherie gehen gleichzeitig mit den Nervenfasern zugrunde. Ihr Untergang ist besonders eingehend von BOEKE studiert worden. Schon 7 bis 12 Stunden nach der Durchschneidung ist das Fibrillengerüst der motorischen Endplatten weniger scharf färbbar; danach schwellen die blassen Fibrillen an und verklumpen miteinander; der Endapparat wird jetzt grob und intensiver imprägnierbar als vorher, während die zierlichen Endösen und Endnetzchen noch erhalten bleiben. Dann verschwindet die neurofibrilläre Substanz unter Zerfall in grobe Brocken völlig, so daß nur die leere Sohlenplatte mit den Kernen übrig bleibt. Auch das periterminale Netzwerk ist verschwunden. Schließlich teilen sich die Sohlenkerne und lagern sich konzentrisch um das leere körnig aussehende Protoplasma, das im Anschluß an die Sarkoplasmavermehrung der atrophischen Muskelfaser eine Vermehrung erfährt. Gleichzeitig geht die akzessorische autonome Innervation der Muskulatur, welche eigene Endnetzchen bildet (BOEKE, KEN KURÉ) zugrunde, dann wenigstens, wenn der zuführende Schenkel der letzteren mitdurchtrennt wurde.

Die sensiblen Endapparate verhalten sich analog.

B. Regeneration.

Das Nervensystem verhält sich in der Wiedergutmachung von Schäden eigenartig gegensätzlich. Während im Zentralnervensystem eine eigentliche Regeneration so gut wie nie stattfindet (prinzipiell sind zwar auch dort Regenerationsbilder beobachtet worden, zwar nicht der Ganglienzellen, aber der Axone und Markscheiden; am deutlichsten allerdings bei ganz besonderen Versuchsanordnungen) und die spärlichen Ansätze dazu für die Wiederherstellung der Funktion bedeutungslos sind, so ist das ganze periphere Nervensystem einer mächtigen Neubildung fähig. Aber die Regeneration eines peripheren Nerven ist an ganz bestimmte Bedingungen gebunden.

In den vom Endapparat abgetrennten Achsenzylindern steckt eine gewaltige Wucherungstendenz. Sogleich beginnen sie vorzusprossen. Jedoch ist ihr Vorwachsen an die Anwesenheit der zu den BÜNGNERschen Bändern umgewandelten SCHWANNschen Zellen geknüpft. Eine alte Streitfrage beherrscht diese Probleme: Entstehen die neugebildeten Axone als reine Verlängerung des zentralen Stückes, aus dem sie frei ins Narbengewebe vorsprießen und dort sich den BÜNGNERschen Bändern, die als Wegbereiter fungieren, anschließen (monogenistische Theorie, deren bedeutendster Vertreter CAJAL ist), oder werden sie von den SCHWANNschen Zellen an Ort und Stelle aus deren Plasma herausdifferenziert (polygenistische Theorie, BÜNGNER, BETHE, SPIELMEYER)? Diese Frage ist durch BOEKE zu einem gewissen Abschluß gebracht worden. Es steht heute fest, daß zur Wiederherstellung des funktionstüchtigen Nerven sowohl inniger Anschluß ans Zentrum wie auch Mitwirken peripherer Elemente notwendig ist; und besonders im Endgebiet kommt es zum harmonischen Ineinandergreifen aller beteiligten Gewebe, insbesondere auch der Muskulatur bzw. der Tastkörperchen.

Nach der Durchschneidung des Nerven wachsen also die Axone, wahrscheinlich innerhalb der ebenfalls wuchernden SCHWANNschen Zellen, vor. Die Axone teilen sich bald, so daß sich aus einem einzigen Achsenzylinder eine ganze Reihe neugebildeter Nervenfibrillen auf den Weg machen, und zwar in verschiedener Richtung. Eine Anzahl nimmt rückläufige Richtung; ein weiterer Teil, wahrscheinlich derjenige, der auf unüberwindliche Hindernisse im Narbengewebe stößt, bildet die PERRONCITOschen Spiralen, in denen sich feine Fibrillen rückläufig um den Achsenzylinder winden. Die Mehrzahl sprießt wirr, in allen möglichen Richtungen, je nach der Anordnung des Bindegewebes in der Narbe vor. Sie enden in Spitzen oder Kugeln (cônes de croissance). Je näher die Fibrillen dem zentralen Ende des peripheren Stückes kommen, desto genauer werden sie auf dieses ausgerichtet, und wachsen schließlich in die dort präformierten Bahnen ein, nicht ohne sich vorher wiederum geteilt zu haben. Die Tendenz zur Spaltung ist sogar in der Nähe des ,,Zieles" besonders lebhaft. In den bis dahin ruhenden SCHWANNschen Zellketten des peripheren Stückes geht nun das Wachstum der Neurofibrillen besonders lebhaft vor sich; oft enthalten die Bänder eine ganze Anzahl von Fibrillen, die aus verschiedenen Axonen des zentralen Stückes stammen. Auf diese Weise tritt eine innige Vermischung der aus dem zentralen Stück stammenden Leitbahnen ein, und jede peripher regenerierte Nervenfaser enthält Anteile, die mit einer ganzen Anzahl Kabel des zentralen Fragmentes in Verbindung stehen.

Daraus geht hervor, daß bei Nervennähten eine exakte Adaptierung der zusammengehörigen Kabel weder möglich, noch auch notwendig ist. Die Natur arbeitet hier wie anderswo mit dem Prinzip des Überschusses.

Nach den Bildern BOEKEs zu urteilen liegen wenigstens im peripheren Abschnitt die Nervenfibrillen innerhalb des Protoplasmas des SCHWANNschen Syncytiums.

Die Fähigkeit des peripheren, abgetrennten Stückes, von sich aus Neurofibrillen neu zu bilden, wie es die polygenistische Theorie behauptet, wird auch von BOEKE nicht bestritten. Einmal zeigen sich (im Tierexperiment) am zentralen Ende dieses Fragments sogleich nach der Durchtrennung Aussprossungserscheinungen; sie sind aber geringfügig und nach längstens 8 Tagen wieder verschwunden. Ferner hat SPIELMEYER auch in der noch nicht angeschlossenen peripheren Leitbahn noch nach Monaten Differenzierungsprodukte im Plasma der SCHWANNschen Zellen gesehen, die Axonstücken recht ähnlich sahen (,,Axialstrangrohre"). FOERSTER hält es für möglich, daß die sog. Schnellheilungen nach sekundärer Nervennaht (z. B. volle Funktion des Ischiadicus — THIEMANN — oder Radialis — FOERSTER — 6 Wochen nach der Naht) auf einer Präformierung der Axone im peripheren Stück beruhen. Allerdings nimmt FOERSTER an, daß einzelne Fasern schon vor der Naht durch die Narbe hindurch gewachsen waren, die zwar keine Übertragung des Willensimpulses oder des Reizes bei elektrischer Prüfung gestatteten, aber einen histodynamischen Einfluß auf die Regeneration ausübten..

Immerhin wird auch durch diese Auffassungen aufs neue die überragende Bedeutung des zentralen Anschlusses für die Regeneration verdeutlicht.

Nach EDINGER soll die SCHWANNsche Zelle wenigstens für das Weiterwachsen und Dickerwerden des Achsenzylinders das notwendige Baumaterial liefern. Unbestritten ist die Annahme, daß die Markscheide, die sich baldigst um die neugebildete Faser anlegt, autochthon entsteht.

Wenn das Endorgan erreicht ist, baut sich der regenerierte Abschnitt um. Die Überschußprodukte verschwinden, die Neurofibrillen werden spärlicher und kompakter, offenbar unter dem Einlfuß der wiedererwachten Funktion. Im Zentralnervensystem gehen die eigentümlichen Schaltungsumstellungen vor sich, die bewirken, daß die Ganglienzellen, die unter Umständen vorher mit einer anderen Muskelfaser (oder Gruppe von Fasern) verbunden waren, jetzt Anschluß an eine neue synergistisch vereinte Gruppe gewinnen, so daß die normale Funktion wiederhergestellt wird.

Daß eine solche veränderte Schaltung im Zentralnervensystem, wie sie bei niederen Tieren nach Verletzungen (z. B. Amputationen von Beinen bei Spinnen, BETHE) sofort stattfindet, auch beim Menschen, wenn auch erst nach längerer Übergangszeit, gesetzmäßig vorkommt, hat FOERSTER gezeigt. Er hat bei Facialislähmungen den Accessorius in den gleichseitigen gelähmten Facialis eingepflanzt. Nach erfolgter Regeneration kam es bei der Armhebung zur Senkrechten oder bei der Kopfdrehung zur Gegenseite zuerst regelmäßig zur Massenkontraktion des Facialis; dann umgekehrt zu einer unwillkürlichen Schulterhebung bzw. Kopfdrehung, wenn der Facialis innerviert wurde, und schließlich machten sich das frühere Accessoriusgebiet und die Gesichtsmuskulatur voneinander völlig unabhängig.

In welcher Weise das Endorgan am Wiederaufbau des Nerven mithilft, hat BOEKE gezeigt. Er durchschnitt Hypoglossus und Lingualis und verband den zentralen Stumpf des Lingualis mit dem peripheren des Hypoglossus. Die Lingualisfasern wuchsen nun im Hypoglossus vor bis zu den Muskeln, wenn auch etwas langsamer als bei der homonymen Verbindung motorischer Nerven und bildeten dort typische „motorische" Endplatten auf den Muskelfasern. Diese letzteren können nicht durch eine der sensiblen Faser völlig fremde „prospektive Tendenz" erklärt werden, sondern ihr Zustandekommen wird in erster Linie bedingt durch das Terrain, die Muskulatur. Elektrische Reizung eines derart mit der Zungenmuskulatur verbundenen Lingualis erzeugt blitzartige Zuckung derselben (BIDDER und MANDELSTAMM, HEIDENHAIN), dagegen kamen niemals willkürliche Kontraktionen vor; soweit geht die Umstellung im Zentralnervensystem doch nicht. Ganz analoge Erscheinungen treten bei der umgekehrten Versuchsanordnung ein: wird das zentrale Ende des durchschnittenen Hypoglossus in den peripheren Stumpf des ebenfalls durchtrennten Lingualis eingepflanzt, so regenerieren die Schmeckbecher in der Zungenschleimhaut unter dem Einfluß der in sie vorwachsenden (früher motorischen) Nervenfasern.

Die praktische Frage nach der Bedeutung der Degeneration für die folgende Regeneration ist durch KILVINGTONs Experimente beleuchtet worden. Er durchtrennte den Medianus und ließ das periphere Stück ein Jahr lang entarten; dann durchschnitt er den Ulnaris und nähte dessen zentrales Ende sofort auf den peripheren Medianusstumpf, gleichzeitig schloß er das zentrale Medianusende an den peripheren noch nicht entarteten Ulnaris an. Während die Regeneration im peripheren Medianusgebiet sofort zustande kam, hinkte sie im peripheren Ulnaristerritorium viele Monate hintennach. (Der Versuch ist allerdings anfechtbar wegen des verschiedenen Zustandes der beiden zentralen Stümpfe.) Jedenfalls ist eine Frühoperation, soweit histologische Gesichtspunkte in Betracht kommen, nicht notwendig. Dagegen ist zu berücksichtigen, ob nicht die Narben- und Callusbildung der Umgebung, die Retraktion der Stümpfe und Ähnliches eine Frühoperation wünschenswert machen. Schließlich kommt es auch auf die Atrophie der Muskulatur an. Denn obgleich der viele Jahre ruhende periphere Abschnitt des Nerven sogleich wieder in volle regenerative Aktivität gerät, sobald der zentrale Anschluß wiederhergestellt ist, so verhindert öfters (nicht in allen Fällen, es wurden noch nach 8—14 Jahren Erfolge erzielt) die schwere Muskelatrophie die Wiederherstellung der Funktion. Gegen die Frühoperation der Nervenschüsse (Kriegsverletzungen) führt FOERSTER eine Reihe zwingender Gründe ins Feld, wobei am wichtigsten die Tatsache der Spontanheilung bei unvollständigen Kontinuitätstrennungen erscheint, welche nicht vor 4—6 Monaten beurteilt werden kann. Auch den Friedensverletzungen sieht man es nicht immer an, ob eine Totaltrennung stattgefunden hat, und der Nerv also nicht spontan heilen wird. Eine Wartezeit von 4—6 Monaten ist in diesen Fällen angezeigt.

Bei der Regeneration eines oder mehrerer peripherer Nerven ist man ziemlich exakt darüber orientiert, welche Zeit verstreichen wird bis zur Heilung, natürlich nur im Falle der Totaltrennung, während die partielle Verletzung den Bedingungen folgt, welche vorwiegend in loco laesionis gelegen sind. Im ersteren Falle hängt die Zeitdauer der Restitution ab von der Länge der zu durchmessenden Wegstrecke von der Ganglienzelle bis zum Endorgan und von der Wachstumsgeschwindigkeit des Achsenzylinders. Die letztere ist meist konstant. Eine Ausnahme kommt in dem distalsten Abschnitt der Gliedmaßen vor, denn bei Verletzungen der peripherster Teile der Nerven (z. B. des Ulnaris oder Medianus am Handgelenk) läßt oft die Restitution auffallend lange auf sich warten; trotzdem verhalten sich diese Läsionen bezüglich der Heilung letzten Endes nicht schlechter als die proximal gelegenen (FOERSTER). Es scheint, daß die Aussprossungsenergie der Neurofibrillen mit zunehmender Entfernung vom Rückenmark abnimmt. Umgekehrt dürfte die bekannte schlechte Heilungstendenz der Plexusverletzungen davon abhängen, daß das schuldige Trauma durch Zerrung oder Dehnung die Vorderhornganglienzellen mitgeschädigt hat.

Wenn aber diese besonderen Bedingungen wegfallen, so kann man sich an folgende Beispiele aus FOERSTER halten:

Die zeitliche Folge des *Restitutionsbeginnes* in einem Fall von Naht des *N. radialis* in der Achselhöhle war folgender:

Triceps cap. longus	3 Monate	Extensor digit. communis	14 Monate
Triceps cap. med. et lat.	4 ,,	Abductor pollicis longus	15 ,,
Supinator longus	7 ,,	Extensor carpi ulnaris	16 ,,
Extensor carpi rad. longus	9 ,,	Extensor pollicis longus	17 ,,
Supinator brevis	13 ,,	Extensor pollicis brevis	19 ,,
Extensor carpi rad. brev.	13 ,,	Extensor indicis proprius	19 ,,

und in einem Fall von Naht des *N. ischiadicus* am Tuber ischii:

Kniebeuger	5 Monate	Peroneus longus	9 Monate
Gastrocnemius	8 ,,	Peroneus brevis	11 ,,
Soleus	8 ,,	Extensor dig. longus	12 ,,
Tibialis posticus	11 ,,	Tibialis anticus	16 ,,
Flexor dig. et halluc. longus	17 ,,	Extensor hallucis long.	22 ,,
Sohlenmuskeln	28 ,,	Pediaeus	? ,,

Die durchschnittliche *Heilungs*dauer variiert von 16 Monaten (Musculocutaneus) bis zu 25 Monaten (Radialis und Ischiadicus).

Diese Angaben sind mutatis mutandis auch in der inneren Medizin zu gebrauchen, wenn angenommen werden kann, daß die Schädigung zur totalen Unterbrechung der Axone geführt hat.

Wenn oben gesagt wurde, daß ein Nerv nur dann regenerieren kann, wenn er auf eine Leitbahn in Form des degenerierten bzw. „vorbereiteten" peripheren

Fragmentes stößt, so gilt das zwar für die motorischen Nerven und die großen Stämme der sensiblen; es kommt aber, und anscheinend ziemlich regelmäßig bei kleinen Hautästen, auch zu einem freien Auswachsen der neugebildeten Fasern. Sogar nach Exairese einzelner Trigeminusäste oder des Occipitalis major und minor oder eines N. digitalis communis hat FOERSTER totale Restitution der Sensibilität beobachtet.

C. Histopathologie der Neuritis.

Unter dem Begriff Neuritis faßt man heute immer noch (wie z. B. früher in analoger Weise unter Nephritis) sämtliche Nervenschäden mit Ausnahme der traumatischen und blastomatösen zusammen. Es werden also auch die Folgen von Kompression, Ischämie, Vergiftung unter die Neuritis gezählt. Eine begriffliche Trennung der rein entzündlichen Vorgänge von den andern wird sich jedoch schon deshalb nicht durchsetzen, als die pathologische Anatomie uns keine scharfen Kriterien liefert, um die rein degenerativen Schädigungen von den entzündlichen zu trennen und dem klinischen Bedürfnis genug getan ist, wenn die „Neuritis" mit der zugehörigen ätiologischen Angabe näher umschrieben wird.

Die neuritischen Veränderungen halten sich eng an das, was oben unter den traumatischen Folgen beschrieben wurde. Wie andere Organe, so hat der Nerv nur eng begrenzte Möglichkeiten der Reaktion. Untergang und Wiederaufbau vollziehen sich nach Gesetzen, die wesentlich durch den Bau des Gewebes und weniger nach der Art der schädigenden Einwirkung bestimmt sind. Immerhin lassen sich zwei Typen aufstellen, nämlich die *interstitielle* und die *parenchymatöse* Neuritis. Meist finden sich beide Prozesse gemischt vor, allerdings unter Vorwiegen der einen oder der anderen Komponente.

a) Interstitielle Neuritis. In den aktiven Stadien finden sich die bekannten Kriterien der Entzündung: Hyperämie, Exsudation albuminoider Flüssigkeit und einer mäßigen Anzahl von weißen Blutkörperchen; dazu je nach der Intensität der Schädigung mehr oder weniger ausgedehnter Zerfall der funktionstätigen Elemente. Solche Bilder zeigen sich bei Diphtherie, Typhus, Malaria.

In den chronischen Stadien kommt es zu umschriebeneren Reaktionen am Gefäßbindeapparat: Proliferation der fixen Bindegewebszellen am Peri- und Endoneurium, Vermehrung und Verdickung der kollagenen Fasern, Ausbildung perivasculärer Lymphocyten- und Plasmazellmäntel. Dies sieht man recht typisch beim Typhus exanthematicus. Stärkere Ausbildung dieser Vorgänge bis zur Knotenbildung kennzeichnet die Lepra maculo-anaesthetica, bei welcher bekanntlich der HANSENsche Bacillus gerade in den Nerven selbst oft massenhaft zu finden ist. Man hat angenommen, daß die Aufnahme und die Verbreitung des Leprabacillus im Körper auf dem Wege der peripheren Nerven erfolgt. Das Parenchym des Nerven widersteht lange. Die tertiäre Lues liefert das Beispiel einer erheblichen Gefäßbeteiligung durch Periarteriitis und Thrombosen. Daneben wuchert das Interstitium. Die Tabes führt gelegentlich zu Neuritis, welche unter dem Bilde von herdweisen perivasculären Lymphocyteninfiltraten auftritt; das Parenchym bleibt nicht verschont.

Besondere pathognomonische Reaktionen liefern nur zwei Krankheiten: die Periarteriitis nodosa mit ihren charakteristischen tuberkelähnlichen perivasculären Knötchen innerhalb der Nerven und die Polyneuritis interstitialis hypertrophica von DÉJÉRINE-SOTTAS. Die letztere Affektion läßt die Nerven schon makroskopisch verdickt erscheinen. Zugrunde liegt eine erhebliche Wucherung des Peri- und Endoneuriums und eine eigentümliche Vermehrung der SCHWANNschen Zellen, die sich oft zwiebelschalenförmig um die Achsenzylinder legen, so daß BIELSCHOWSKY an einen blastomatösen Prozeß, eine Abart der Neurofibromatose glaubt.

Die Arteriosklerose kann sich, obschon nicht sehr häufig, in die Nervengefäße lokalisieren und bringt das Parenchym durch Ernährungsschwierigkeiten zum Absterben. Die Arteriolen zeigen dabei die charakteristischen Intima- und Mediaschäden.

b) *Parenchymatöse Neuritis.* Als Beispiel soll hier die *Bleivergiftung* voranstehen, weil sie experimentell am besten studiert ist. Die Veränderungen sind ganz vorwiegend aufs Parenchym beschränkt. Zum Unterschied zur reinen absteigenden Degeneration bei Kontinuitätstrennung findet hier der Markscheidenabbau diskontinuierlich statt; d. h. im Verlauf einer einzigen Faser zerfallen nicht alle, sondern bald dies, bald jenes Segment [Abschnitt zwischen zwei RANVIERschen Schnürringen (Abb. 4)]. Dieses Verhalten entdeckte GOMBAULT 1880 und nannte den Prozeß Nevrite ségmentaire periaxile. Das Anfangsstadium verrät sich durch lokale Einziehungen und Ausbuchtungen der Markscheiden. Die SCHMIDT-LANTERMANNschen Einkerbungen werden verbreitert; die SCHWANNschen Zellen schwellen an und beladen sich mit Vakuolen; die Axone zeigen Längsstreifen in ziemlich breiten Bändern und im Innern Vakuolen. Im vorgeschrittenen Zustand tritt dann der Markzerfall ein. Sobald auch der Achsenzylinder unterbrochen ist, degeneriert die Faser absteigend als Ganzes. Regenerationserscheinungen bleiben auch bei Fortdauer der Giftwirkung nicht aus; allein sie sind verzögert, gehemmt und abortiv; insbesondere fehlt die sonst so imponierende Vermehrung der SCHWANNschen Elemente.

Daneben spielen sich diskrete interstitielle Prozesse ab. In ganz ähnlicher Weise leidet der Nerv unter *Alkohol* und den meisten andern exogenen Vergiftungen, ferner bei der *tuberkulösen* (Fern-) Polyneuritis. Zu beachten ist bei diesen letzteren Schädigungen die besondere Vorliebe derselben, sich an den feineren Verzweigungen und Enden der Nerven festzusetzen. Auch bei der polyneuritischen Form der LANDRYschen *Paralyse* hat man die Prozesse hauptsächlich in den kleinen Endverzweigungen zu suchen. Der *Diabetes* führt zu einfachem Zerfall, ebenso die *Porphyrie*.

Ein gut studiertes Objekt stellen schließlich die Avitaminosen dar; besonders die Polyneuritis gallinarum durch polierten Reis. Die Veränderungen sind gemischt interstitiell und parenchymatös und unterscheiden sich vom Saturnismus, dem sie im übrigen recht ähnlich sind, durch die mächtige Proliferation der SCHWANNschen Zellen, die zu makroskopischer Verdickung des Nerven führen kann. Auch hier beginnt der Schaden in den Endverzweigungen.

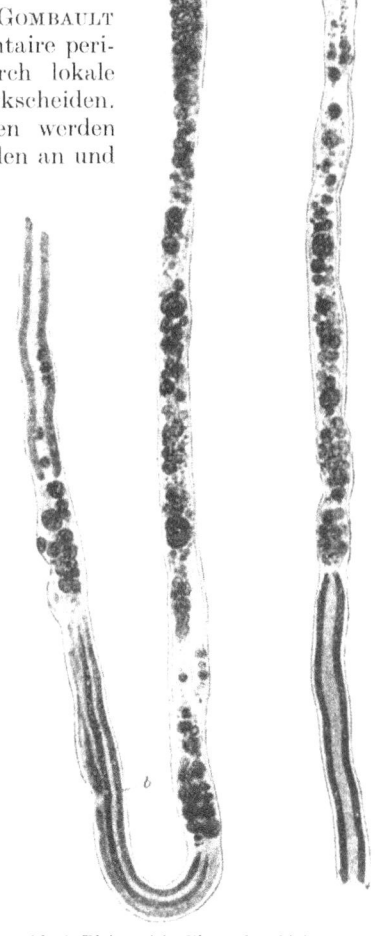

Abb. 4. Bleineuritis. Plexus brachialis. Marchimethode. Zupfpräparat. *b* die streckenweise noch unversehrte innerste Marklage. (Nach STRANSKY, aus Handbuch der Neurologie 9.)

Symptomatologie und Physiopathologie.
A. Periphere Motilitätstörungen.

Eine Leitungsunterbrechung von motorischen Fasern zieht die *Lähmung* des innervierten Muskels nach sich. Eine Willküraktion ist dann ausgeschlossen. Die bloße Behinderung oder partielle Unterbrechung führt zu Schwäche, zur *Parese*. Die Läsion des peripheren Neurons unterscheidet sich bekanntlich von derjenigen zentraler Bahnen dadurch, daß die Muskulatur ihren Tonus verliert, daß sie schlaff wird. Daß aber diese Regel nicht ohne wichtige Ausnahmen und Modifikationen richtig ist, wird teilweise beim Zentralnervensystem abgehandelt, teilweise weiter unten besprochen.

Die Analyse einer peripheren Lähmung verlangt natürlich eine genaue Kenntnis der Anatomie des betroffenen Gebietes. Man hat sich außerdem vor einer Anzahl Fehlerquellen zu schützen, welche die Diagnose zu Anfang der Lähmung erschweren oder eine beginnende Restitution vortäuschen können. Es sind zur Hauptsache folgende:

1. Eine Beweglichkeit kann vorgetäuscht sein rein dadurch, daß das Glied in eine Stellung gebracht wird, bei der die Schwerkraft die gelähmte Funktion übernimmt. Beispiel: Die Dorsalflexion des Handgelenkes bei Radialislähmung kann geschehen durch Pronation der ausgestreckten Hand: sie wird nach unten, also dorsal, sinken.

2. Wenn auch der Tonus der Muskulatur, welcher zur Hauptsache reflektorisch angeregt wird, fehlt, so bleibt doch ein gewisser Widerstand gegen passive Verlängerung übrig, der auf der Elastizität des Muskels beruht und bewirkt, daß er sich nach Aufhören der Dehnung wieder verkürzt. Außerdem bewirkt derselbe Dehnungswiderstand, daß ein deefferentierter mehrgelenkiger Muskel dann eine Winkelbewegung im einen Gelenk hervorruft, wenn er durch eine aktive Kontraktion eines anderen Muskels, welcher das andere Gelenk bewegt, gedehnt wird. Beispiel: Der gelähmte Gastrocnemius flektiert den Fuß plantarwärts, wenn der Quadriceps das Knie streckt.

3. Eine Muskel kann nach O. Fischer ein Gelenk bewegen, über das er gar nicht hinweg zieht.

4. Die Tätigkeit der Synergisten eines gelähmten Muskels ist genauestens zu prüfen; sie können ihn manchmal mehr oder weniger ersetzen. Beispiel: Sartorius und Gracilis können den Unterschenkel bei Läsion der hinteren Beugergruppe oft ausgiebig beugen.

5. Die Variationen in der Nervenversorgung eines einzelnen Muskels oder einer Muskelgruppe sind oft sehr beträchtlich. Beispiel: Die individuell wechselnde Versorgung des Thenars durch den Ulnaris, der in extremen Fällen den Thenar vollkommen innerviert.

Auf der anderen Seite kann eine Lähmung oft ausgedehnter erscheinen als sie wirklich ist. Die Läsion eines Muskels setzt oft auch die an sich intakten Synergisten außer Funktion; später greifen sie wieder ein. Ferner werden durch die Lähmung von Agonisten auch die Antagonisten beeinträchtigt; das fein abgestufte Spiel der Fingerbeuger z. B. kommt nicht ohne aktives Mitwirken der Strecker zustande, die Finger werden wie zwischen zwei Zügeln gehalten.

Häufig hemmt der Schmerz aktive Bewegungen.

Die *Untersuchungstechnik* hat in erster Linie die Dysfunktion bei aktiven Bewegungen zu berücksichtigen. Die Inspektion des vollständig ausgekleideten Körpers ist unumgänglich bei möglichster Variation der Innervationen. Dann geht man über zu Einzelprüfungen der in Frage stehenden Muskulatur, die meist im Überwinden eines durch den Untersucher gesetzten Widerstandes zu geschehen pflegt. Nützlich ist, sich hauptsächlich diejenigen Bewegungen auszusuchen, welche ohne Synergistentätigkeit geleistet werden; z. B. ist für die Prüfung der Interossei die Ab- und Adduktion der Finger oft aufschlußreicher als der Faustschluß. Dieselbe Kraftleistung muß der Expl. unter verschiedenen äußeren Bedingungen leisten, wenn psychogene Momente im Spiel sind.

Die direkte Palpation des Muskels zeigt oft seine Kontraktionsfähigkeit an, wenn sie noch nicht genügt, das Glied zu bewegen, oder auch wenn der Patient eine Bewegung durch die gleichzeitige Zusammenziehung des Antagonisten hemmt.

Vom Begutachter verlangt der Auftraggeber gerne zahlenmäßige Angaben und erhält eine Pseudogenauigkeit wie z. B. bei der Anwendung des Dynamometers.

Der Nerv ist, sowohl bei traumatischen wie neuritischen Schäden, häufig nur *partiell* oder *dissoziiert* gelähmt. Es ist dann nur ein Teil der im Nerv verlaufenden motorischen (oder sensiblen) Fasern betroffen. Dies wird in erster Linie bei der Neuritis anzutreffen sein, aber auch bei Verletzungen. Es braucht zu diesem Effekt die Verletzung nicht immer unterhalb eines Astabganges zu liegen, damit der Ast geschont bleibt, sie kann auch oberhalb sitzen; in diesem Falle ist die „Astbahn" geschont worden. Daß die Astbahnen nur eine ganz kurze Strecke weit im gemeinsamen Stamm verlaufen, und dann, entgegen der Ansicht von STOFFEL, eine Durchmischung der Fasern Platz greift, ist S. 320 schon besprochen worden. Auf S. 320 wurde schon gesagt, daß der Hauptgrund für die dissoziierten Lähmungen in der verschiedenen Vulnerabilität der Einzelfasern liegt. Einen weiteren Grund hat AUERBACH angegeben. Er fand, daß diejenigen Muskeln am empfindlichsten sind, deren Verhältnis des Volumens oder des Querschnittes zu der zu leistenden Arbeit unter Berücksichtigung des Hebelarmes am ungünstigsten liegt. SCHWAB (zit. nach FOERSTER) hat aber die Gültigkeit der AUERBACHschen Regel weitgehend eingeschränkt gefunden.

Atrophie. Der gelähmte Muskel verfällt der Atrophie, einerseits infolge der Inaktivität, anderseits durch Abtrennung des nutritiven Einflusses der Vorderhornganglienzellen. Sie setzt 2—4 Wochen nach der Unterbrechung ein und kann zu irreparablen Schädigungen führen. Sie wird besonders gefördert durch gleichzeitige Mitverletzung von Gefäßen oder der Muskelsubstanz, ferner durch völlige Ruhigstellung, wenn das Gelenk versteift, oder ein fixierender Verband zu lange liegen bleibt, oder wenn der lahme Muskel dauernd gedehnt bleibt, z. B. die Handgelenksextensoren durch die Fallhand. Passive Dehnung und Wiederverkürzung des Muskels bildet nach FOERSTER eine zweckmäßige therapeutische Maßnahme. Die Dauerdehnung muß durch geeignete Lagerung im Bett oder durch Apparate vermieden werden.

Atrophie und Lähmung gehen einander nicht immer parallel. Wenn trotz wiederhergestellter Leitung aktive Bewegungen unterbleiben, so bleibt die Atrophie bestehen. Hindernisse können sein: Gelenkversteifungen, irritative Noxen, welche zu Schmerzhemmung führen, Kontrakturen der Antagonisten oder der gelähmt gewesenen Muskeln selbst (s. unten). Außerdem kann die psychogene Fixierung einer früheren Lähmung (sog. Gewohnheitslähmung) die Atrophie fördern oder ihre Heilung verhindern. Im letzteren Falle wird die elektrische und mechanische Erregbarkeit wieder normal. Es bedeutet also nicht jede Muskelatrophie, nicht einmal jede echte Kontraktur (s. u.) den Ausschluß einer Psychogenie.

Das Zustandekommen der Atrophien wird beleuchtet durch den Muskelschwund arthritisch veränderter Gelenke, wobei die motorischen Nerven intakt sind und die Gelenke nicht versteift zu sein brauchen. Häufig beobachtet man diese Erscheinung in den kleinen Handmuskeln bei Arthritis deformans der Fingergelenke, jedoch auch an der Oberschenkelmuskulatur beim Malum coxae senile und anderswo. Man könnte sie einfach ins Gebiet der Inaktivitätsatrophien weisen. Dem widerspricht jedoch die Heilung oder Verhütung der Atrophie durch Durchneidung der zugehörigen Hinterwurzeln. Es handelt sich also ebenfalls um Schmerzhemmung, wozu noch in den Fällen, wo der Schmerz eine Kontraktur hervorruft, die mangelnde Dehnung und Wiederverkürzung der Muskeln kommt.

KEN KURÉ behauptet eine Abhängigkeit der Atrophie von der Läsion der sympathischen und (bestrittenen) parasympathischen Innervation des Muskels. Diese Fragen sind noch im Fluß. Die gelegentlich auftretende Muskelatrophie unterhalb einer sklerodermatischen Hautstelle, die auch ich gesehen habe, die Hemiatrophia facialis u. a. liefern positive Argumente.

Auch die Sehnen atrophieren besonders sinnfällig die Achillessehne.

Kontrakturen sind eine unangenehme Spätfolge der Lähmungen. Ihre Genese ist nicht einheitlich.

1. Die Hauptsache bildet die dauernde Annäherung der Insertionspunkte des *Antagonisten*. Da Tonus und aktive Verkürzung im Agonisten fehlen, so bekommen der oder die Antagonisten das Übergewicht. Dauerverkürzungen führen dann mehr oder weniger schnell (oft schon in einigen Wochen) zur zuerst noch überwindbaren, dann auch in Narkose nicht mehr reduzierbaren Kontraktur. Als Beispiel sei angeführt die Flexionskontraktur des Handgelenkes und der Finger bei Radialislähmung, die Adduktionskontraktur des Pectoralis, des Teres major und des Latissimus dorsi bei Deltoideuslähmung. Der Therapeut wird diese Kontraktur durch entsprechende Lagerung und passive Bewegungen verhindern können.

2. Eine weitere Ursache (indirekte Kontraktur) bildet die Verminderung der *Gelenk*funktion durch die Lähmung. Die Kapsel schrumpft, die Ligamente verkürzen sich. Auch diese Komponente wird gerade bei der Deltalähmung an dem so empfindlichen Schultergelenk älterer Leute beobachtet.

3. Bei traumatischen Läsionen führen direkte Muskelverletzungen, Zerreißungen, phlegmonöse Prozesse, Gelenkeröffnungen zu Kontrakturen.

4. Die *Ischämie*, sei es infolge Gefäßläsion oder infolge langdauernder Umschnürung eines Gliedes, bewirkt die VOLKMANNsche Kontraktur, gefürchtet wegen ihrer schlechten Prognose. Sie ist begleitet von völliger Lähmung und Verlust der elektrischen Erregbarkeit.

5. Irritative Noxen, welche ein Gelenk durch *Schmerzhemmung* immobilisieren, haben Kontrakturen zur Folge.

Das Gemeinsame aller dieser Einwirkungen liegt in der *Inaktivität*. Indessen kommt noch zur Beobachtung,

6. daß im Verlaufe der Heilung der vorher gelähmte Muskel ein Stadium der Kontraktur durchmacht, das bei unvollkommener Restitution endgültig werden kann. Das klassische Beispiel dafür ist die Facialisparese. Bei alten partiell geheilten Facialislähmungen ist das Gesicht nach der Seite der Lähmung zu verzogen, umgekehrt wie im frischen Stadium.

Auf einem ähnlichen (noch ungeklärten) Mechanismus beruht das Muskelwogen, die *Myokymie* unvollständig geheilter Muskulatur.

Da bei der Polyneuritis totale und langdauernde Lähmungen weniger häufig sind und außerdem falsche Gelenkstellungen durch die Läsion aller das Gelenk bewegenden Muskeln eher vermieden werden, so bekommt der Chirurg die Kontrakturen infolge peripheren traumatischen Läsionen eher zu Gesicht als der Internist. Dagegen hat sich der Internist häufiger mit den Kontrakturen aus *zentral-nervöser* Ursache auseinander zu setzen, wobei ein Teil der obengenannten Mechanismen ebenfalls eingreift.

Reflexe. Die Unterbrechung des afferenten sowie des efferenten Reflexbogens hat Areflexie zur Folge. Bei den unvollständigen Läsionen erweist sich häufig der Reflex als empfindlicher als die Willkürmotilität, so daß die Areflexie als erstes, prämonitorisches Zeichen einer beginnenden oder als Rest einer durchgemachten Neuritis zu werten ist. Z. B. kommt der Achillessehnenreflex nach durchgemachter Ischias gelegentlich nie wieder.

Bemerkenswert ist die *Steigerung* der Reflexe bei leichter oder beginnender Neuritis, welche durch vielfältige Beobachtungen sichergestellt ist. Ihre Entstehung ist begreiflich, wenn es sich um Hautreflexe handelt und gleichzeitig eine Hyperästhesie besteht (FOERSTER, HEZEL, zit. nach WEXBERG). In Analogie damit läßt sich die Steigerung der Sehnenreflexe vielleicht durch Hyperästhesie der reizaufnehmenden Apparate der Muskelsensibilität erklären. Nach meinen Erfahrungen halten sich die Reflexsteigerungen in bescheidenen Grenzen.

Diejenigen Reflexe, deren Endeffekt aus einer Kombination mehrerer Einzelbewegungen erwächst, können ihre Form bei Lähmung oder Parese einzelner Komponenten wesentlich verändern. Am bekanntesten ist der „periphere oder Pseudo-Babinski", der durch Parese der Sohlenmuskeln zustande kommt, wobei die schon normalerweise vorhandene aber übertönte Extensionskomponente des Extensor hallucis longus ungehindert in Erscheinung tritt.

Elektrodiagnostik.

Diese Untersuchungsmethode hat seit ERB (1872) noch nichts von ihrer Bedeutung eingebüßt und auch die Technik und die Bewertung der Resultate sind in den wesentlichen Zügen gleich geblieben. Sie gründet sich auf das von PFLÜGER entdeckte Zuckungsgesetz am physiologischen Nerv-Muskelpräparat. Da aber bei der Untersuchung durch die unverletzte Haut hindurch die Versuchsbedingungen wesentlich andere sind, läßt sich das PFLÜGERsche Zuckungsgesetz nur modifiziert auf den Menschen anwenden. Es genügt, wenn hier die Gesetzmäßigkeiten, die bei der klinischen Untersuchung in Betracht kommen, dargestellt werden.

Apparatur und Technik. Es kommen zwei Stromarten zur Verwendung, welche im gleichen Apparat kombiniert sein müssen: der Gleichstrom und der faradische Wechselstrom.

Der Gleichstrom kann von einer *Elementenbatterie* geliefert werden. Sie sind in Serie geschaltet und liefern 70—90 Volt. Leistungsfähige Trockenbatterien stellt die Radioindustrie her. Sie erschöpfen sich natürlich je nach Beanspruchung und Alter. Wenn man nur gelegentlich Elektrodiagnostik treibt, so ist die Anschaffung eines Batterieapparates unzweckmäßig, da die Batterie auch ohne Stromabgabe in ihrer Leistung zurückgeht. Die modernen *Anschluß*apparate, welche durch Elektronenröhren (Ventilröhren) den Wechselstrom des Straßennetzes in Gleichstrom verwandeln, liefern heute für die Zwecke der Diagnostik und Therapie völlig genügende Ströme. Kondensatoren sorgen für Glättung etwa eintretender Schwankungen. Die Abstufung der Ströme geschieht durch Potentiometer. Ein Stromwender erlaubt den negativen Pol in den positiven zu verwandeln und umgekehrt. Da heute immer noch die maßgebende Dimension des Stromes die Stromstärke ist (und nicht, trotz des Vorschlages von DUBOIS die Spannung), so gehört zum Apparat ein Ampèremeter. Die angewandten Stromstärken sind nur gering, mehr als etwa 30 Milliampère werden vom Körper nicht ertragen.

Der faradische Strom wird von einem Induktionsapparat geliefert; der induzierte Strom der Sekundärspule fließt durch den Körper. Die Frequenz des faradischen Stromes läßt sich meist durch den WAGNERschen Hammer regulieren, die Stromstärke durch Annäherung der Sekundär- an die Primärspule oder eine ähnliche Vorrichtung. Eine direkte Messung des faradischen Stroms ist bis jetzt nicht möglich; einen gewissen Anhaltspunkt gewährt der Abstand der Sekundär- von der Primärspule. Die Anwendung sinusoidaler Wechselströme ist unzweckmäßig und gelegentlich gefährlich.

Da man die Wirkung der von einem Pol zugeführten Elektrizität zu kennen wünscht, so trifft man die Anordnung, daß der eine Pol zur indifferenten Elektrode ausgebildet ist, d. h. mit großem Querschnitt versehen und an einer entfernten Körperstelle aufgesetzt wird, z. B. auf der Brust oder am Abdomen. Der Reizpol hat einen kleineren Querschnitt; meist wird die STINTZINGsche Normalelektrode von 3 cm² Querschnitt gebraucht. Die Elektroden aus Metall sind mit Stoff überzogen und werden vor der Anwendung angefeuchtet. Der Stiel der differenten Elektrode trägt eine Unterbrechervorrichtung. Die beiden Kabel sollen verschieden gefärbt sein zur leichteren Erkennung, welchen Pol man in der Hand hält. Funktioniert der Apparat nicht, so suche man den Defekt zuerst immer in den Kabeln oder deren Anschlüssen, dann im Unterbrechermechanismus der differenten Elektrode, dessen Kontaktflächen zur Oxydation neigen und dadurch die Leitfähigkeit verlieren, und erst dann im Apparat selbst.

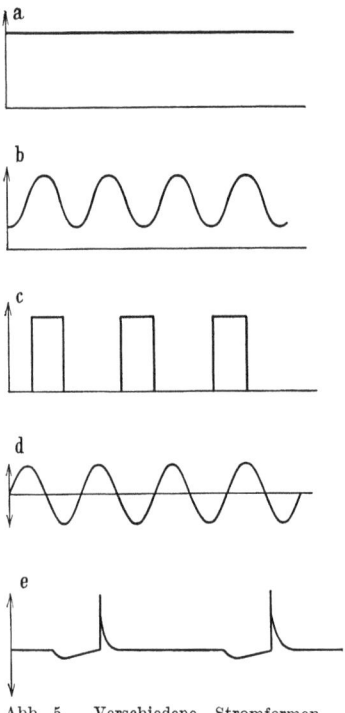

Abb. 5. Verschiedene Stromformen. a kontinuierlicher Gleichstrom. b pulsierender Gleichstrom. c unterbrochener Gleichstrom. d sinusförmiger Wechselstrom. e faradischer Strom. (Aus ALTENBURGER, Handbuch der Neurologie **3**, 1937.)

Die Benutzung eines Kondensators als Stromlieferant des Patientenkreises hat sich trotz gewisser Vorteile nicht eingebürgert mit Ausnahme der Chronaxieapparate, wo auch die Rheobase meist durch einen Kondensator größerer Kapazität gemessen wird (s. S. 362). Wird an derselben Stelle der Strom mehrmals oder über längere Zeit zugeleitet, so sinkt der Körperwiderstand allmählich bis zu einem Minimum, dann steigt er wieder langsam. Man erhält dann immer größere MA-Werte trotz unveränderter Stellung des Potentiometers. Der Körperwiderstand wechselt erheblich je nach dem durchströmten Gewebe. Sehr groß ist er an Handteller und an der Fußsohle; sehr groß auch bei Ödemen, die man infolgedessen vorher wegzudrücken versucht.

Bei therapeutischer Applikation stärkerer Ströme an derselben Stelle bilden sich rasch elektrolytische Strommarken, die bei größerer Tiefe lange nicht heilen wollen.

Die differente Elektrode wird also am Reizpunkt aufgesetzt. Soll ein Nervenstamm gereizt werden, so sucht man am besten solche Stellen auf, wo der Nerv ohne bedeckende Muskulatur der Oberfläche nahe liegt. Bei Untersuchung des Muskels entspricht der Reizpunkt („motorischer Punkt") dem Eintritt des Nerven in den Muskel; im Verlauf der Entartungsreaktion (Ea.R.) wandert allerdings der Reizpunkt nach distal (siehe unten).

Wie schon S. 328 ausgeführt, reizt man unter normalen Verhältnissen am motorischen Punkt ebenfalls den Muskelnerven und nicht die contractilen Muskelfasern selbst.

Periphere Motilitätsstörungen.

Physiologisches Verhalten. Bei der *galvanischen Prüfung* bildet nach dem DU BOIS-REYMONDschen Gesetz der Stromanstieg oder -abfall den Reiz. Infolgedessen zuckt der Muskel nur bei Stromschluß oder Stromöffnung. Nur ein starker Strom, der durch die Kathode einwirkt, hat auch einen Tetanus zur Folge. Die beiden Pole sind nicht gleichwertig, ebensowenig wie die Öffnung und Schließung des Stromes; der Bedarf an Stromstärke zur Erreichung der

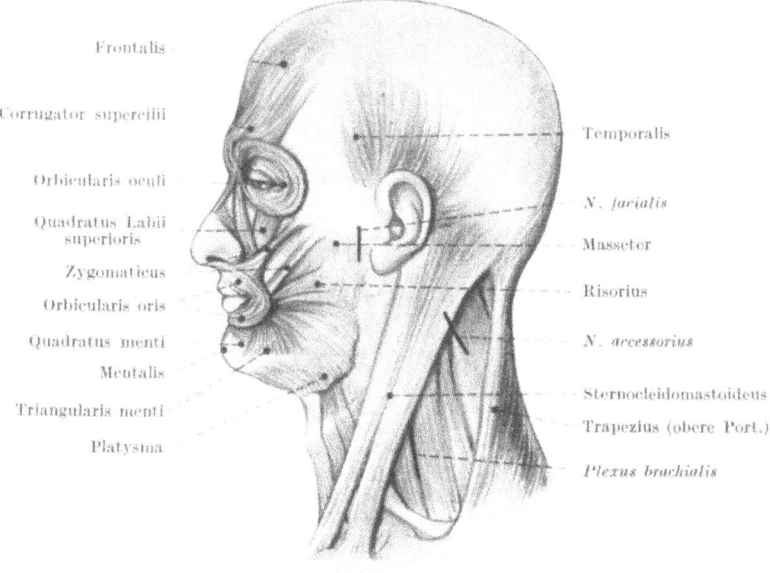

Abb. 6. Reizpunkte der Nerven und Muskeln. Kopf- und Halsgebiet. (Aus ALTENBURGER, Handbuch der Neurologie 3 1937.)

Schwelle variiert je nach Anwendung der Kathode und Anode, der Öffnung und Schließung. Die Gesetzmäßigkeiten sind folgende (BRENNER, zit. nach ALTENBURGER):

```
Schwache Ströme . . . KSZ
Mittelstarke Ströme . . KSZ, ASZ, AÖZ
Starke Ströme . . . . KSTe, ASZ, AÖZ, KÖZ
    KSZ  = Kathodenschließungszuckung
    KÖZ  = Kathodenöffnungszuckung
    ASZ  = Anodenschließungszuckung
    AÖZ  = Anodenöffnungszuckung
    KSTe = Kathodenschließungstetanus
```

Die Prüfung nimmt man in der Weise vor, daß die Schwelle bestimmt wird, d. h. diejenige Stromstärke, bei welcher der Muskel gerade noch reagiert. Oft genügt die Inspektion nicht, sondern man ist auf die palpatorisch wahrnehmbare Zuckung der Sehne angewiesen. Die Kenntnis der normalen Schwellenwerte, die in ziemlich weiten Grenzen variieren, ist zwar dann nicht nötig, wenn der entsprechende Muskel oder Nerv der Gegenseite zum Vergleich herangezogen werden kann; sind beide verändert, so benutzt man folgende STINTZINGsche Normaltabellen (S. 354).

Bei Applikation des *faradischen Stromes* entsteht bei Stromschluß ein Tetanus, der solange andauert, als der Strom fließt. Man bestimmt auch hier die Schwelle. Da, wie oben gesagt, eine Messung dieser Stromart nicht möglich ist, so vergleicht

Erregbarkeitswerte einzelner Nerven in mA. (Nach STINTZING.)

	Oberer Wert	Unterer Wert	Mittelwert
1. N. musculocut.	0,28	0,05	0,17
2. N. accessor.	0,44	0,10	0,27
3. N. ulnaris I	0,9	0,2	0,55
4. N. medianus	1,5	0,3	0,9
5. N. mentalis	1,4	0,5	0,95
6. N. cruralis	1,7	0,4	1,05
7. N. peronaeus	2,0	0,2	1,1
8. R. zygomaticus	2,0	0,8	1,4
9. R. frontalis	2,0	0,9	1,45
10. N. tibialis	2,5	0,4	1,45
11. N. ulnaris II	2,6	0,6	1,6
12. N. facialis	2,5	1,0	1,75
13. N. radialis	2,7	0,9	1,8

Erregbarkeitswerte einzelner Muskeln. (Nach STINTZING.)

Muskel	Galv. in mA	Größe der Elektrode in qcm	Muskel	Galv. in mA	Größe der Elektrode in qcm
M. cucullaris	1,6	12	M. extensor poll. brevis	1,5—3,5	3
M. deltoideus	1,2—2,0	12	M. pronator teres	2,5—2,8	3
M. pectoralis maior	0,4	6	M. flexor digitor. subl.	0,3—1,5	3
M. pectoralis minor	0,1—2,5	6	M. flexor carpi ulnaris	0,9—2,9	3
M. serratus anterior	1,0—8,5	12	M. abductor digiti quinti	2,5	3
M. brachioradialis	1,1—1,7	3	M. rectus femoris	1,6—6,0	20
M. extensor digit. comm.	0,6—3,0	3	M. vastus medialis	0,3—1,3	20
M. extensor carpi rad.	0,8	3	M. tibialis anterior	1,8—5,0	12

man mit der Gegenseite oder notiert sich den Rollenabstand für spätere Untersuchungen. Mehr als einen ganz groben Anhaltspunkt gibt aber der Rollenabstand nicht. Wirklich wertvoll ist daher nur der Nachweis, ob der Muskel überhaupt reagiert oder nicht.

Pathologisches Verhalten. Der entnervte Muskel zeigt ganz bestimmte, wohl charakterisierte Abweichungen von der normalen Reaktion. Bei Totalunterbrechung der Nerven kommt es zur *totalen Ea.R.*, bei unvollständiger Durchtrennung, bei weniger tiefgreifender Schädigung und im Restitutionsstadium zur *partiellen*.

Die totale Ea.R.

A. Bei indirekter Reizung vom Nerven aus: Die Erregbarkeit auf faradischen und galvanischen Strom ist erloschen.

B. Bei direkter Reizung des Muskels: Die Erregbarkeit auf faradischen Strom ist erloschen.

Die normale oben angeführte Reaktion auf galvanischen Strom erleidet eine Reihe von Veränderungen:

1. Die Zuckung verliert ihren blitzartigen Charakter und wird langsam, träge, in ausgesprochenen Fällen wurmförmig. Bei der myographischen Analyse zeigt es sich, daß die ganze Zuckung verlangsamt ist, am deutlichsten aber die Dekontraktion.

Der Grad der Trägheit ist sehr wechselnd; es bestehen im Beginn der Degeneration und in der Restitution fließende Übergänge zur blitzartigen Zuckung.

Der unter 30° abgekühlte Muskel reagiert ebenfalls verlangsamt, er kann die träge Zuckung der Ea.R. völlig kopieren (GRUNDsche Abkühlungsreaktion), und zwar auch am unverletzten Menschen. Galvanische und faradische Schwellen bleiben dabei unverändert, nur die Chronaxie steigt stark an.

2. Im Beginn der Degeneration steigt die Erregbarkeit des Muskels, es sinkt also die Schwelle. Dieses Stadium beginnt frühestens 8 Tage nach der Unterbrechung und dauert mehrere Wochen. Bleibt dann die Restitution aus, so fällt die Erregbarkeit unter die Norm.

Das früher allgemein angenommene völlige Erlöschen der galvanischen Erregbarkeit eines dauernd von seinem Nerven getrennten Muskels hat FOERSTER in seinem Riesenmaterial „äußerst selten" gesehen, während WEXBERG und KRAMER (letzterer nach 2—3 Jahren) damit rechnen. Praktisch dürfte letztere Beobachtung zutreffen; reizt man aber wie

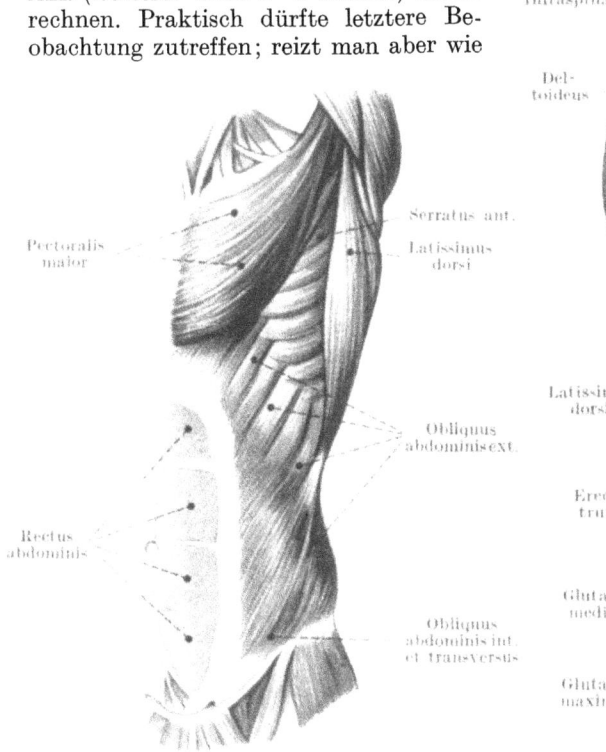
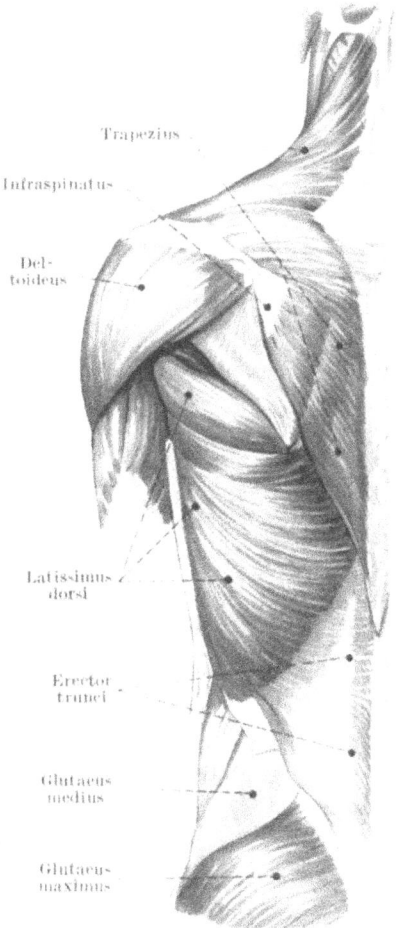

Abb. 7. Reizpunkte der Nerven und Muskeln. Rumpf. (Aus ALTENBURGER, Handbuch der Neurologie 3 1937.)

Abb. 8. Reizpunkte der Nerven und Muskeln. Rumpf. (Die oberste der drei Hinweislinien bei Latissimus dorsi entspricht nicht diesem, sondern dem Teres maior.)

FOERSTER mit sehr hohen Strömen (30 MA), die nicht immer ertragen werden, und unter optimalen Bedingungen, nämlich unter Zuhilfenahme der Longitudinalreaktion (s. u.), so wird noch sehr lange eine Zuckung zu beobachten sein. Auch ein Muskel, dessen Erregbarkeit abgesunken oder völlig aufgehoben ist, kann sich samt seinem Nerven wieder regenerieren.

3. Der motorische Punkt rückt distal nach der Sehne zu. Meist ist in späteren Stadien gerade die Übergangsstelle der Sehne in den Muskelbauch am besten erregbar.

Es handelt sich dabei um den Übergang in die Longitudinalreaktion. Man kann nämlich, wenn die Erregbarkeit schon stark gesunken ist, den Muskel besser reizen, wenn man zwei differente Elektroden verwendet, welche den Muskel der Länge nach zwischen sich fassen.

4. Der Kathodenschließungstetanus stellt sich schon bei erheblich kleineren Stromstärken als in der Norm ein.

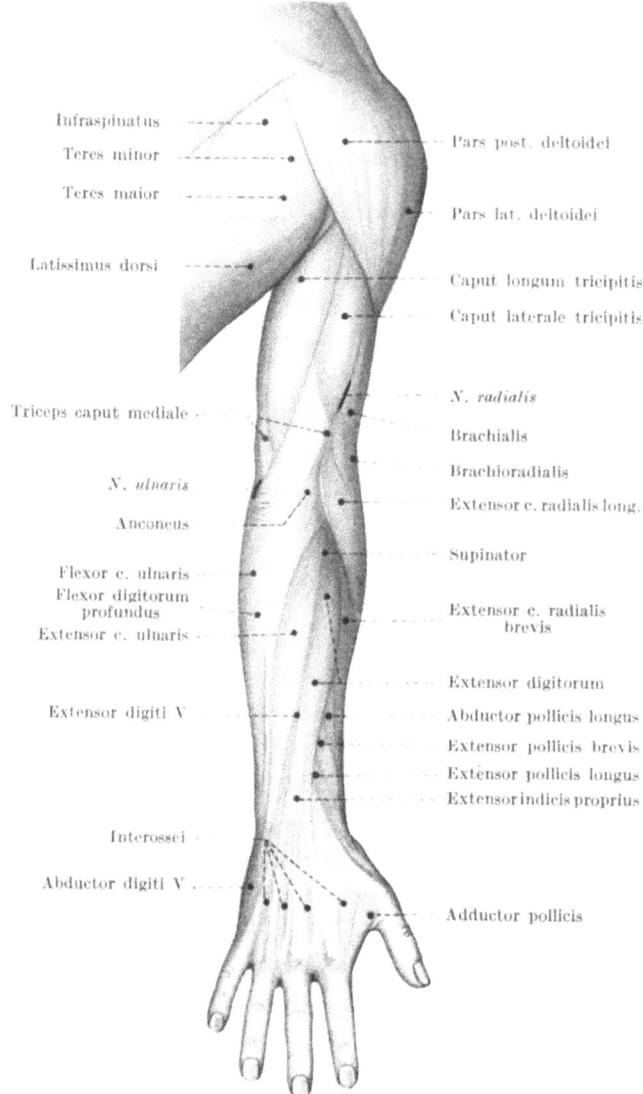

Abb. 9a. Reizpunkte der Nerven und Muskeln. Arm. (Aus ALTENBURGER, Handbuch der Neurologie 3 1937.)

5. Die Zuckungsformel kann sich umkehren, statt der KSZ. erhält man bei steigenden Strömen die ASZ. zuerst. Die Umkehr braucht aber auch bei schweren Entartungen nicht einzutreten; ihr diagnostischer Wert ist daher beschränkt.

Die partielle Ea.R. Ein festes Schema dafür läßt sich nicht aufstellen. Es kommen vielerlei Mischungen des physiologischen Verhaltens mit den Charakteristiken der totalen Ea.R. vor. Im allgemeinen spricht man von partieller

Ea.R., wenn galvanische und faradische Erregbarkeit vom Nerven und vom Muskel aus herabgesetzt sind und dazu eine mehr oder minder ausgesprochene Zuckungsträgheit tritt. Nicht selten ist dabei die Zuckung vom Nerv aus blitzartig, vom Muskel aus aber träg. Jedenfalls erlaubt eine, wie immer geartete Erregbarkeit vom Nerven aus, die Ea.R. als partiell anzusprechen.

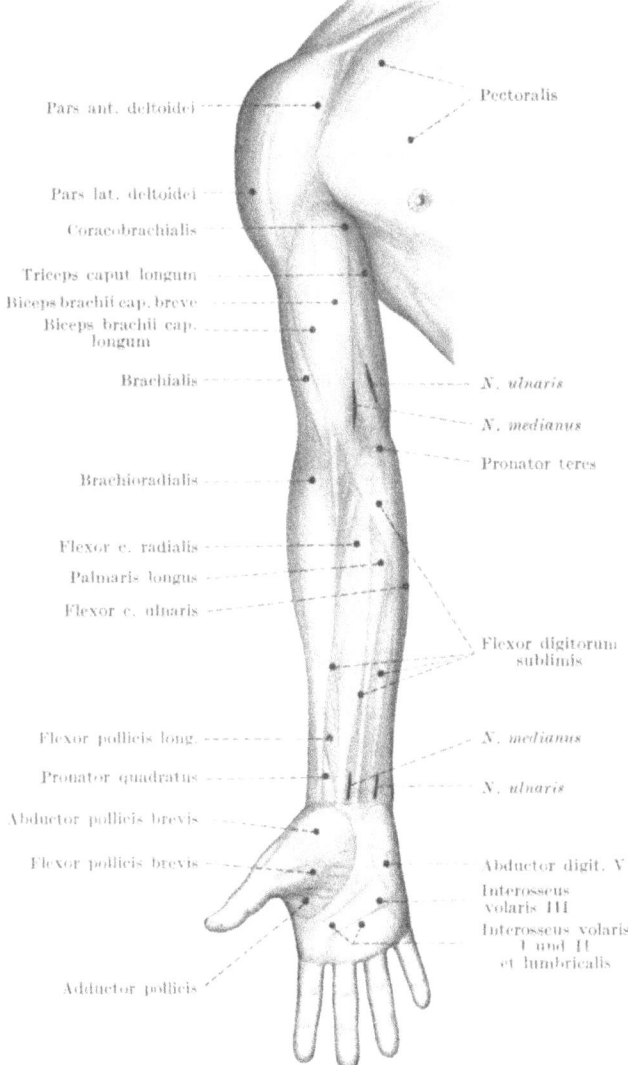

Abb. 9b. Reizpunkte der Nerven und Muskeln. Arm. (Aus ALTENBURGER, Handbuch der Neurologie 3 1937.)

Diagnostische und prognostische Bedeutung der Ea.R. Die überragende diagnostische Bedeutung der Ea.R. geht schon aus den vorstehenden Ausführungen hervor. Es ist noch nachzutragen, daß eine partielle Ea.R. immer anzeigt, daß die Kontinuität des Nerven nicht völlig unterbrochen sein kann. Der Sitz der Läsion läßt sich unter Umständen, besonders wenn die Schädigung nicht tiefgreifend ist, bestimmen, indem die Leitfähigkeit oberhalb derselben aufgehoben, unterhalb erhalten sein kann (KRAMER).

Es kommt zwar vor, daß leichte Nervenschäden, die den Nerven funktionell etwas beeinträchtigen (Kompression oder Neuritis), die elektrische Erregbarkeit

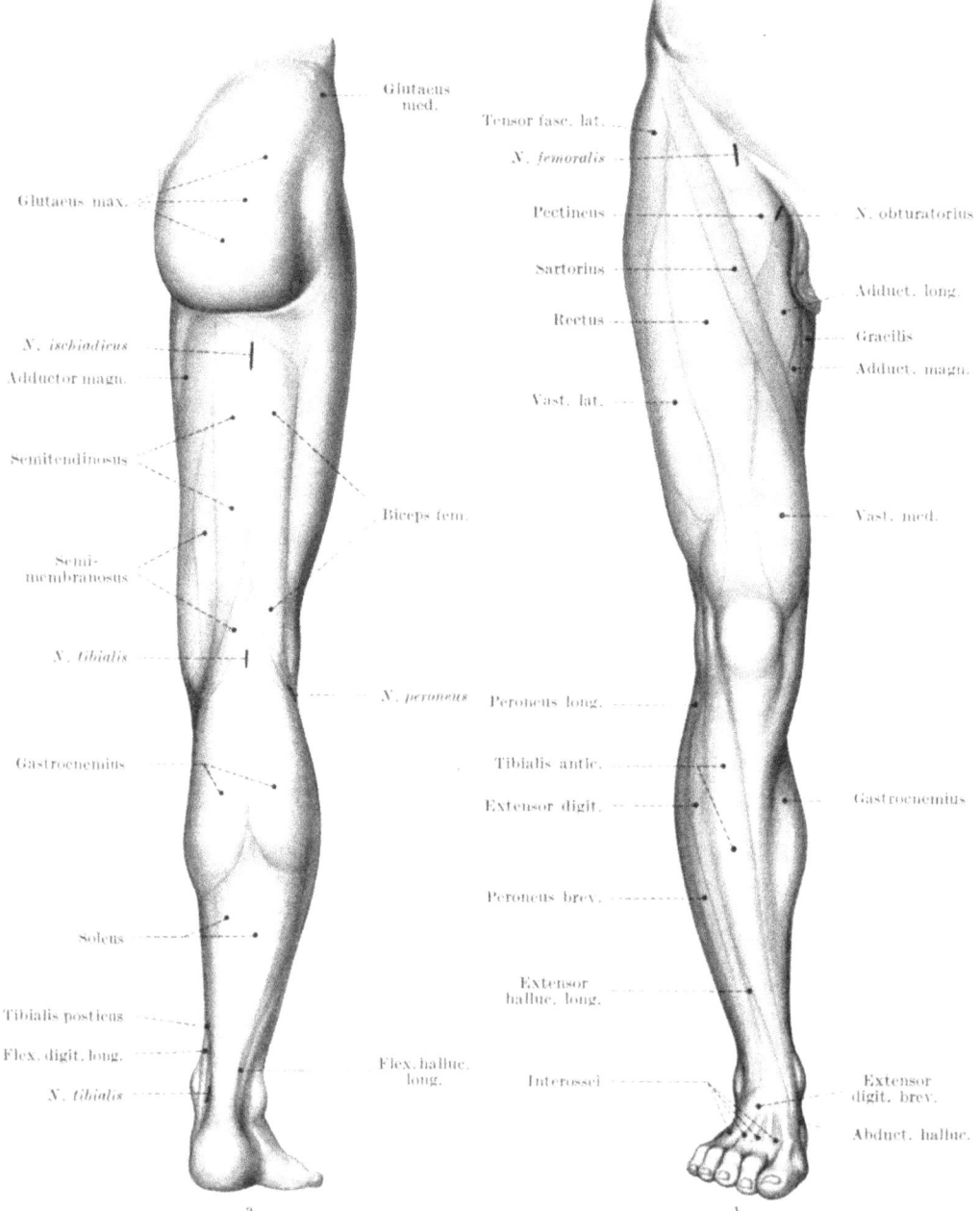

Abb. 10a u. b. Reizpunkte der Nerven und Muskeln. Bein. (Aus ALTENBURGER, Handbuch der Neurologie 3 1937.)

intakt lassen; jedoch wird eine länger dauernde Lähmung ohne Atrophie und ohne Veränderung der Reaktion auf den Strom den dringenden Verdacht auf

Psychogenese erwecken. Dieselbe Situation stellt sich ein, wenn nach einer erwiesenen Schädigung alle elektrischen Reaktionsformen wieder zur Norm zurückgekehrt sind und nur die Willküraktion ausbleibt.

Im allgemeinen eilt die Besserung der elektrischen Erregbarkeit, wenigstens bei direkter Reizung, dem Wiedererscheinen der willkürlichen Motilität voraus. Daraus ergibt sich der prognostische Wert von Serienuntersuchungen. Umgekehrt kann nicht gesagt werden, daß ein Sinken der Erregbarkeit, auch wenn es relativ spät stattfindet, immer eine schlechte Prognose erlaubt. Nach gelungenen Nervennähten hat FOERSTER zuweilen noch die Erregbarkeit zunächst absinken sehen.

Wesen der Ea.R. Die Ea.R. ist nicht einfach die Reaktion des entnervten Muskels, wie STRÜMPELL und JAMIN glaubten, denn die Unterbrechung der

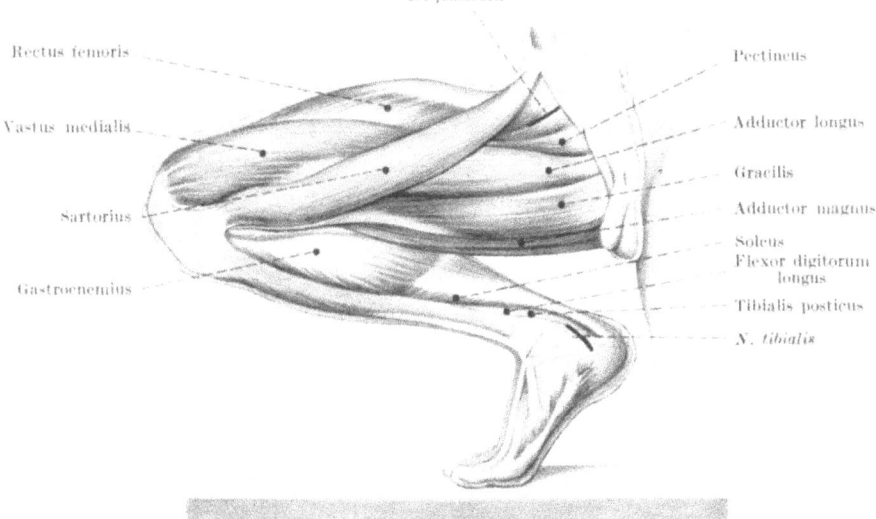

Abb. 11. Reizpunkte der Nerven und Muskeln. Bein, Innenseite. (Nach FROHSE und FRÄNKEL aus ALTENBURGER, Handbuch der Neurologie 3 1937.)

Verbindung Nerv-Muskel durch Curare bringt sie nicht hervor. Frappierend ist die Ähnlichkeit mit der Reaktionsweise der fetalen Muskulatur. Nicht nur, daß die letztere die träge Zuckung aufweist, auch die Fähigkeit zur Acetylcholinkontraktur haben beide gemeinsam. Ein tieferes Eindringen in das Wesen der Ea.R. ist allerdings bis jetzt nicht gelungen.

Andere elektrische Reaktionsformen.

a) Die *myotonische* Reaktion ist charakterisiert durch die lang dauernde tetanische Nachdauer der Kontraktion. Sie ist faradisch vom Nerv und vom Muskel aus zu erreichen. Galvanisch bleibt die Reizung vom Nerv aus unverändert; vom Muskel aus, und zwar am besten bei Längsdurchströmung, löst der galvanische Einzelschlag ebenfalls eine langsam abebbende Kontraktionsnachdauer aus.

Die Nachdauer findet sich wieder bei der mechanischen und der Willkürerregung der Muskulatur.

Dieses Verhalten tritt auf bei der THOMSENschen Krankheit und bei der Dystrophia myotonica STEINERT.

b) Die *myasthenische* Reaktion. Die abnorme Ermüdbarkeit der myasthenischen Muskulatur kommt auch bei elektrischer Reizung zum Vorschein. Bei faradischer Durchströmung sinkt der Tetanus nach kurzer Zeit ab oder löst sich in unregelmäßige Einzelzuckungen auf; auch ein langsamer Anstieg desselben wird oft beobachtet. Die galvanische Zuckung, anfänglich normal, verliert bei Wiederholung an Höhe und bleibt schließlich ganz aus. Nach kurzer Erholung sind die Reaktionen anfänglich wieder normal oder schon vermindert.

Außer bei der Myasthenia gravis pseudoparalytica (ERB-GOLDFLAM) kommt die myasthenische Reaktion noch bei Polyneuritis, insbesondere bei der diph-

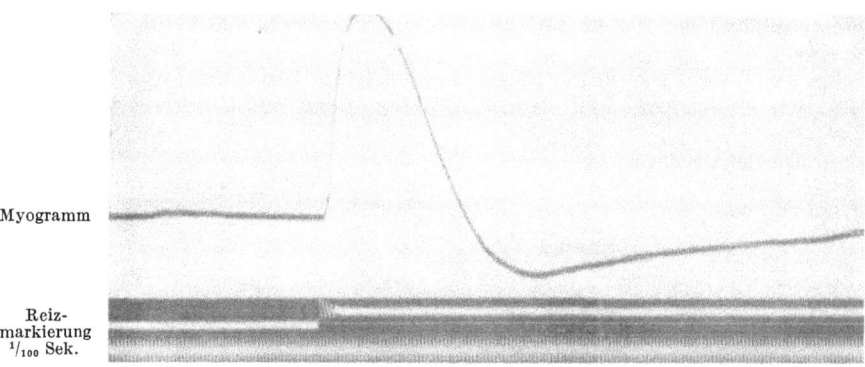

Abb. 12a. Tib. anticus. Verdickungskurve optisch registriert. Gesunde Seite.
(Aus ALTENBURGER, Handbuch der Neurologie 3 1937.)

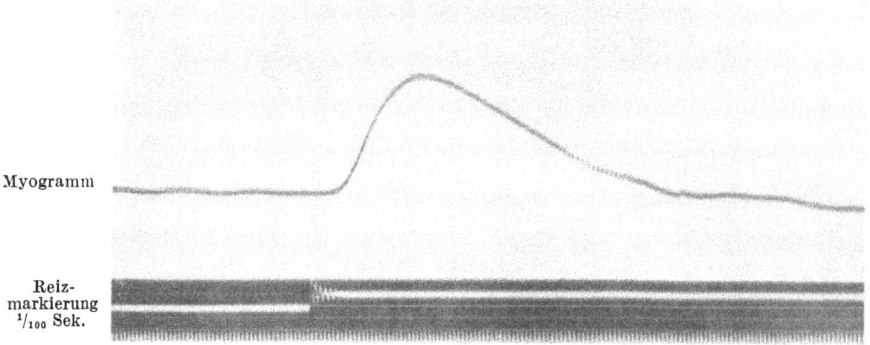

Abb. 12b. Wie a, kontralaterale Seite. Traumatische Ischiadicusunterbrechung mit totaler Ea.R.
(Aus ALTENBURGER, Handbuch der Neurologie 3 1937.)

therischen, bei Dystrophia musculorum progressiva und bei FRIEDREICHscher Ataxie vor.

c) Die Reaktion bei der *Tetanie*. Hier ist eine Steigerung der Erregbarkeit zu finden. Sie bezieht sich zwar auf alle Stromqualitäten, jedoch fanden MANN und THIEMICH, daß sich als Test am besten die KÖZ. am Medianusstamm eigne; sinkt sie unter 5 MA, so besteht eine Übererregbarkeit.

Anhang.

Die Elektromyographie. Man hat schon früher den Aktionsstrom der Muskulatur zu registrieren versucht, jedoch scheiterten wie am Nerven diese Versuche an der zu träg und zu schwach reagierenden Apparatur. Heute sind diese Hindernisse überwunden; man kann klinische Untersuchungen anstellen entweder mit dem Saitengalvanometer, wenn die Tätigkeit eines Muskels oder sein Zusammenarbeiten mit anderen Muskeln analysiert werden soll, oder mit der

BRAUNschen Elektronenröhre, kombiniert mit Verstärkeranlage, wenn man eine Einzelerregung, z. B. eine Reflexzuckung untersuchen will. Das Saitengalvanometer ist einfacher zu handhaben als die Elektronenröhre. Man gebraucht entweder Bindenelektroden oder eingestochene Nadeln. Für die gangbare klinische Diagnostik ist das Verfahren noch nicht ausgebaut. Die schon gewonnenen wertvollen Resultate beschreibt eingehend ALTENBURGER.

Das *psychogalvanische Reflexphänomen*. Man bezeichnet diese Erscheinung heute nach ihren zwei Abarten am besten mit: galvanischer Hautreflex ohne Hilfsstrom (TARCHANOFF) und galvanischer Hautreflex mit Hilfsstrom (VERAGUTH). Der erstere beruht darauf, daß bei Ableitung von einer drüsenreichen gegen eine drüsenärmere Hautstelle ein Strom auftritt, wenn bei der Versuchsperson ein sensibler Reiz gesetzt, ein Affekt ausgelöst oder diese geistig beschäftigt wird. Es handelt sich um Aktionsströme vorwiegend in Schweißdrüsen.

Der zweite, wichtigere benutzt eine in den Kreis: Patient-Elektroden-Meßinstrument eingeschaltete galvanische Stromquelle von 1 bis 2 Volt. Sensible Reize, Auftreten eines Affektes führen zu einem Zuwachs an Spannung. Heute benutzt man zur Registrierung am bequemsten ein Saitengalvanometer und unpolarisierbare Elektroden. Das VERAGUTHsche Phänomen beruht nach GILDEMEISTER nicht auf Aktionsströmen von Schweißdrüsen usw., sondern auf Veränderungen an Grenzflächen von Hautzellen, die unter

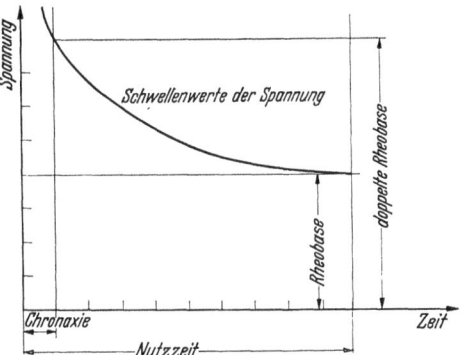

Abb. 13. Reizzeit-Intensitätskurve nach WEISS.

dem Einfluß der vegetativen Innervation zustande kommen. Klinisch kann eine hysterische von einer organischen Anästhesie durch Beobachtung des Phänomens unterschieden werden: Bei der ersteren tritt der Reflex auf, bei der letzteren bleibt es aus. Näheres bei ALTENBURGER.

Chronaxie. In neuerer Zeit ist in der Klinik ein weiteres elektrodiagnostisches Hilfsmittel aufgetaucht, die Chronaximetrie.

Prinzip und Technik. Schon FICK hatte 1863 gezeigt, daß die Zeit der Einwirkung eines konstanten elektrischen Stromes auf ein Nervenmuskelpräparat für die Erregung desselben nicht gleichgültig ist, sobald man unter ein gewisses Maximum heruntergeht. Es erwies sich später, insbesondere durch die Forschungen von WEISS und HOORWEG, daß von einer gewissen maximalen Zeit an abwärts der Bedarf des Muskels an elektrischer Intensität um so höher steigt, je kürzer die Zeit ist, während welcher der Strom einwirkt. Der Schwellenwert steigt mit zunehmender Verkürzung der Zeit in Hyperbelform an.

Diese Hyperbel (Reizzeit-Intensitätskurve) ist für jedes Gewebe verschieden. Um den Zeitbedarf eines Gewebes zu charakterisieren, könnte man den Punkt A bestimmen, d. h. diejenige Minimalzeit, bei welcher der Intensitätsbedarf am geringsten (Schwellenwert) ist. Man nennt sie Nutzzeit und die entsprechende Spannung Rheobase. Verlängerung der Nutzzeit setzt die Schwelle nicht weiter herunter, Verkürzung setzt sie weiter herauf. Die Rheobase ist nichts anderes als die bei den klassischen elektrischen Untersuchungen gesuchte Schwelle des galvanischen Stromes. Die Nutzzeit ist aber technisch schwer zu bestimmen, was beim Studium der Kurve ohne weiteres verständlich ist. LAPIQUE bestimmt statt ihrer diejenige Minimalzeit, bei welcher ein Strom vom doppelten Rheobasenwert eben eine Zuckung hervorruft und nennt sie Chronaxie. Die Chronaxie ist also eine Zeit, ausgedrückt in σ ($^1/_{1000}$ Sekunde). Sie ist verhältnismäßig einfach zu finden. Angenähert verhält sich die Chronaxie zur Nutzzeit wie 1: 10.

Es geht aus vorstehendem hervor, daß man zu Chronaxieuntersuchungen vor allem einen Apparat benötigt, der sehr kurzzeitige, aber sowohl in Dauer als Intensität abstufbare und genau meßbare Ströme liefert. Für die klinischen Untersuchungen eignet sich dazu hervorragend das Kondensatorprinzip.

Die Entladungszeit eines Kondensators ist nämlich proportional dem Produkt seines Fassungsvermögens (Kapazität, die in Mikrofarad ausgedrückt wird) mit dem Widerstand im Entladestromkreis. T = RC.

Schwierigkeiten in der Anwendung des Kondensators ergeben sich nur daraus, daß erstens die Stromstärke bei seiner Entladung nicht konstant ist; sie beträgt nur zu Anfang $I_0 = \frac{\text{Ladespannung}}{\text{Widerstand}}$ nach dem OHMschen Gesetz, sinkt dann aber rasch nach einem Exponentialgesetz ab. Rechnerisch und experimentell wurde festgestellt, daß die Kondensatorentladungen denjenigen rechteckiger Stromstöße nach Multiplikation der Kapazität mit 0,37 gleichzustellen sind. Zweitens mußte eine Widerstandsanordnung gesucht werden, welche den Körperwiderstand zu vernachlässigen erlaubt; der letztere ist ja nicht konstant, insbesondere sinkt er ab beim Verdoppeln der Rheobase. Dies erreichte LAPIQUE und nach ihm BOURGUIGNON mit Hilfe von Vorschaltwiderständen und der Verlegung des Untersuchungsobjektes in den Nebenschluß. Dadurch hat BOURGUIGNON erst die Anwendung der Chronaximetrie am lebenden Menschen ermöglicht.

Die Chronaxiebestimmung geht nach BOURGUIGNON nun so vor sich, daß zuerst die Rheobase bestimmt wird, in gewöhnlicher Weise mit einem konstanten galvanischen Strom oder mit einem Kondensator von großer Kapazität; jetzt wird aus einem Satz von Kondensatoren derjenige ausgewählt, welcher, aufgeladen mit der doppelten Rheobase, die minimalste Zuckung hervorruft. Nach Multiplikation der Kapazität des Kondensators mit 0,4—0,5 (je nach der Apparatur) ist die Chronaxie gefunden.

Ein anderes Prinzip (LOOSLI, v. NEERGAARD und WALTHARD) beruht darauf, daß nur ein Kondensator verwendet, dafür aber der Widerstand im Patientenstromkreis variiert wird. Es muß betont werden, daß die Chronaximetrie auch in den Händen von geübten Untersuchern eine sehr zeitraubende Methode darstellt.

Leistung der Chronaximetrie. Die Chronaxie bildet ein wesentliches Charakteristicum erregbarer Gewebe.

1. Motorische Chronaxie. Auf diesem Gebiet hat sich die Chronaxie auch für die Klinik als wichtige Untersuchungsmethode durchgesetzt.

Die normalen Chronaxien gesunder Muskeln und Nerven sind von BOURGUIGNON erforscht worden. Nach diesem Autor gibt es drei Grundchronaxien, in die sich alle Skeletmuskeln teilen.

Die Muskeln werden demnach in Regionen eingeteilt:

		σ
Proximale Regionen { vordere Muskeln	0,06—0,14
hintere Muskeln }	0,16—0,34
Distale Regionen . . { vordere Muskeln }	
hintere Muskeln	0,40—0,70

Die Regionen verteilen sich folgendermaßen:

Proximale Regionen { Hals
Rumpf
Schultern, Oberarme
Hüfte, Oberschenkel

Distale Regionen . . { Kopf und Gesicht
Unterarm und Hände
Unterschenkel und Füße

Es hat sich allerdings gezeigt, daß eine so schematische Trennung der Muskelchronaxien in praxi nicht stimmt; obige Werte sind als Durchschnittswerte zu betrachten. Im einzelnen sind die Abweichungen vom Schema recht beträchtlich. WALTHARD und JECKLIN geben als Grenzwerte 0,04—1,00 an, wobei aber Werte von 0,7—1,00 selten sind. Außerdem finden sie an den Streckern einen größeren Streuungsbereich als an den Beugern, und hier wieder den größten an den Hand- und Fußstreckern.

Bei *peripherer Leitungsstörung* tritt nun rasch eine ganz erhebliche Verlängerung der Chronaxie ein (nach initialer Verkürzung). Die *Entartungsreaktion* gewinnt durch die Chronaxie einen neuen Ausdruck, sie kann *früher* und *schärfer* und vor allem *zahlenmäßig* gefaßt werden.

Die Chronaxie kann schon das 10fache des normalen Wertes betragen, wenn die galvanische Zuckung noch blitzartig vor sich geht. Bei höhergradiger Ea.R. erreicht die Chronaxie Werte von 40—70 σ. Auch der Beginn der Heilung wird durch den Rückgang der Chronaxie früher angezeigt als durch die klassischen Methoden. Ein vollständiges Parallelgehen der Zuckungsträgheit mit dem Anstieg der Chronaxiewerte findet allerdings nicht statt.

Bei der partiellen Ea.R. ergibt die direkte Muskelreizung komplexe Verhältnisse, häufig zwei Chronaxien, eine große und eine kleine. Daraus ist wahrscheinlich gemacht (was schon WERNICKE angenommen hatte), daß bei der partiellen Ea.R. intakte und degenerierte Muskelfasern nebeneinander und gemischt vorkommen.

Auch die Myopathien geben bei Chronaxieuntersuchungen kräftige Ausschläge. Die Verlängerungen bei Dystrophia musculorum progressiva gehen hoch, allerdings lassen sich öfters 2 Chronaxien bestimmen, Ausdruck des Nebeneinanders von kranken und gesunden Fasern. Die THOMSENsche Krankheit geht bis 10—70 σ, die dystrophische Myotonie bis 40 σ (MÜLLER) unter starkem Schwanken der Werte. Bei Myasthenie erholt sich die Chronaxie rasch in den ermüdeten Muskeln.

Infolge der Feinheit der neuen Methode gelang der Nachweis der Erregbarkeitswandlung (-Umstimmung) durch Temperatureinflüsse, Ischämie, humorale Einwirkungen, Strahlen (ACHELIS, WALTHARD), Ermüdung.

Sensible Chronaxie. Auch die sensoriellen Funktionen haben ihre Chronaxie; die längste der Vestibularis (11—13 σ). Die Chronaxie der Hautsensibilität beträgt nach übereinstimmenden neueren Messungen 0,20—0,25 σ. Die Erregbarkeitswandlung (répercussion) läßt sich hauptsächlich an den sensiblen Qualitäten nachweisen.

Klinisch hat die sensible Chronaxie bis jetzt keine größere Anwendung gefunden, die mechanische (adäquate) Reizung ist der elektrischen bei weitem überlegen.

Die sensible Chronaxie ist keine rein objektive Methode zur Untersuchung der Sensibilität (der Expl. muß ja angeben, wann zuerst die Empfindung auftritt), deshalb kann sie auch zur Simulationsprüfung nicht verwendet werden.

Die Chronaxie des vegetativen Nervensystems hat wichtige theoretische Ergebnisse erzielt, auf die hier nicht eingegangen werden kann; klinisch ist sie kaum verwendbar.

B. Periphere Sensibilitätsstörungen.
a) Ausfallserscheinungen.

Die Sensibilität läßt sich nach dem Ort, wo der Reiz einsetzt und die adäquaten Receptoren liegen, in zwei Kategorien einteilen: in die Oberflächen- und die Tiefensensibilität.

α) **Oberflächensensibilität.** Schon eine flüchtige Betrachtung ergibt, daß an der Hautoberfläche offenbar, je nach Art des Reizes, nicht nur eine, sondern eine Anzahl scharf voneinander getrennter Empfindungen entstehen: Berührungs-, Temperatur- und Schmerzempfindungen. Die Prüfung dieser Sinnesqualitäten genügt auch im allgemeinen in der Klinik zur Feststellung und Lokalisation von Ausfällen peripherer sensibler Fasern führender Nerven. Dringt man aber etwas tiefer in die Phänomene ein, so komplizieren sich die Probleme — wie überall in der Medizin.

BLIX und GOLDSCHEIDER, später VON FREY haben festgestellt, daß die drei Empfindungen nicht wahllos von beliebigen Stellen der Haut erregt werden können, sondern daß jede von ihnen an bestimmte, dicht liegende Punkte gebunden sind. Zwischen den Punkten gelegene Hautpartien sind für den betreffenden Reiz völlig unempfindlich.

1. *Berührung = Druck.* Die Druckpunkte können durch die VON FREYschen Druckhaare aufgesucht werden. Sie sind an allen behaarten Stellen der Haut an die Haare gebunden, und zwar finden sie sich senkrecht über den (schiefstehenden) Haarbälgen in einem Abstand von 0,2—0,3 mm von der Austrittsstelle des Haares. Ihre Dichte schwankt analog derjenigen der Haare von 10 pro Quadratzentimeter (Wade) bis zu 300 pro Quadratzentimeter (Kopfhaut). An den unbehaarten Stellen beträgt sie etwa 120 pro Quadratzentimeter. Ihre Schwellen, die sehr tief liegen, gestattet der Satz von Druckhaaren zu messen; letztere sind in der Dicke so abgestuft, daß bei der Durchbiegung jedes Haar einem bestimmten Druck, gemessen in Gramm/Millimeter, entspricht. Berührungs- und Druckempfindung werden von VON FREY als quantitativ verschiedene Grade der Erregung derselben Receptoren aufgeführt. Allerdings setzt ein etwas intensiverer Druck schon die Organe der Tiefensensibilität (s. u.) in Bewegung. Für klinische Zwecke genügt der Strich mit feinem Pinsel oder lockerem Wattebausch.

Die eigentliche Haarsensibilität ist davon verschieden. Die Haarreceptoren sind sehr empfindlich und die Haare wirken als Hebelarme.

Die cutane Berührungsempfindung zeichnet sich durch hohe Leistungsfähigkeit in verschiedener Richtung aus. Sie gibt diskontinuierliche Reize (z. B. den faradischen Strom) auch diskontinuierlich (als Schwirren) wieder. Sie vermittelt die Lokalisation am eigenen Körper und gibt die zeitliche Folge von Reizen richtig wieder. Infolgedessen ist sie imstande, den Abstand der Spitzen des WEBERschen Tasterzirkels zu erkennen, Form und Größe von auf die Haut gelegten Objekten zu bestimmen und Zahlen und Figuren, die auf die Haut geschrieben werden, zu perzipieren. Auch die Stereognosie setzt intakte Berührungssensibilität voraus; allerdings wirkt bei ihr die Tiefensensibilität mit.

Dieses System ist sehr vulnerabel und regeneriert spät. Es scheint, daß sich das räumlich-perzeptorische Erkennen nicht ganz mit demjenigen des einfachen Berührungssinnes deckt, denn ersteres regeneriert meist noch später als letzteres (s. u.).

2. *Temperatur.* Auch die Temperaturwahrnehmung ist an Punkte gebunden, und zwar gibt es besondere Wärme- und Kältepunkte; durchschnittlich 13 Wärme- und 1,5 Kältepunkte pro Quadratzentimeter. Der Temperatursinn ist sehr adaptationsfähig; der Neutralpunkt wird durch vorherige Wärme- und Kälteeinwirkung erheblich verschoben: Eine Temperatur von 32^0 erscheint uns, wenn das Glied bei Zimmertemperatur gehalten war, warm, wenn es dagegen vorher einem Bad von 45° ausgesetzt war, kalt. Auch die Schwellen sind labil.

3. *Schmerz.* Die Schmerzpunkte sind erheblich zahlreicher als die Druck- und Temperaturpunkte, durchschnittlich 100—200 pro Quadratzentimeter. Sie vermitteln reinen Schmerz und keine Berührungsempfindung. Außer durch

Druck werden sie durch punktförmige thermische, chemische und elektrische Reize erregt. Die Schmerzpunkte werden am besten mit den Stachelhaaren von VON FREY aufgesucht[1].

In formaler Hinsicht unterscheidet sich der Schmerz von der Berührungs- und Temperatursensibilität durch eine Reihe von Eigenschaften: Der Schmerz bleibt zuerst etwa $^9/_{10}$ Sekunden *latent*. Die Empfindung überdauert die Erregung, oft mit periodischem An- und Abschwellen, oft auch in Jucken oder Kitzeln übergehend. Diskontinuierliche Reize werden kontinuierlich empfunden. Der Schmerz wird mangelhaft lokalisiert (sowohl auf der Haut, als auch noch in viel stärkerem Maß in den Eingeweiden). Er irradiert in Nachbarbezirke, wobei er sich oft an die Segmentgrenzen hält. Diese Eigenschaften werden wir später wiederfinden als allgemeine Charakteristiken des von HEAD protopathisch, von FOERSTER affektiv genannten Systems.

β) **Tiefensensibilität.** Daß die tiefen Gebilde sensibel sind, lehrt die einfache Selbstbeobachtung. Die physiologische Analyse erlaubt eine recht weitgehende Differenzierung der Tiefenempfindungen: Allerdings begegnet ihre Analyse schon größeren Schwierigkeiten als diejenige der oberflächlichen Gefühlsqualitäten, da die letzteren immer miterregt werden, wenn sie intakt sind. Normalerweise erhält also das Zentralnervensystem eine Synthese beider Empfindungen. Da die afferenten Bahnen aber verschiedene Wege einschlagen (s. u.), so können sie getrennt untersucht werden.

1. Tiefer Druck. STRÜMPELL unterschied als erster den Tiefen- vom Oberflächendrucksinn. v. FREY bestreitet seine Existenz, HEAD und FOERSTER dagegen folgen auf Grund der Pathologie STRÜMPELL.

2. Bewegungs- und Lagegefühl gehören der Tiefensensibilität an. Zu ihrem Zustandekommen gehören sämtliche tiefen Receptoren in den Muskeln (Muskelspindeln), in den Sehnen und den Gelenken. Sie vermitteln die Empfindung der Richtung und Schnelligkeit passiver (geführter) Bewegungen, der Intensität der Muskelspannung bei Kontraktion (Kraftsinn), die Stellungen der Gliedabschnitte zueinander. Daß der Hautsinn die Tiefensensibilität unter Umständen weitgehend ersetzen kann, zeigt die Beobachtung, daß auch bei Pseudoarthrosen eine Lage- und Bewegungsempfindung möglich ist.

Zur Erkennung dreidimensionaler Körper muß die Tiefensensibilität intakt sein.

3. Vibrationsempfindung. Das Schwirren einer durch die Haut auf den Knochen aufgesetzte angeschlagene Stimmgabel wird empfunden. WEIZSÄCKER bestreitet, daß der Tiefensinn dabei maßgebend beteiligt ist, FOERSTER findet dagegen, daß bei Unterbrechung der Hautnerven die Vibration ungestört empfunden wird und macht im wesentlichen die Knochen- und Periostreceptoren dafür verantwortlich.

Alle diese Empfindungen können *lokalisiert* werden, wenn auch weniger scharf als auf der Oberfläche.

Dagegen nimmt die Tiefe *keinerlei Temperaturen* wahr.

4. Schmerz. Er gehört wie an der Oberfläche zum protopathisch-affektiven System und trägt dieselben Merkmale wie dort. Die Tiefe, besonders Sehnen, Periost, Dura, Adventitia der Gefäße, ist stark schmerzempfindlich. Bei Unterbrechung der Oberfläche bleibt der Tiefenschmerz völlig erhalten. Seine Schwelle ist dabei regelmäßig erniedrigt.

Receptoren und Bahnen der Sensibilität. In Tiefe und Oberfläche liegen eine große Anzahl von Receptoren verschiedensten Baues, daneben noch, besonders in der Haut, eine Unmasse freier Nervenendigungen. Hervorzuheben

---

[1] Bezugsquelle für Druck- und Stachelhaare: Physiologisches Institut Würzburg.

ist die Tatsache, daß eine Reihe von Receptoren sowohl von markhaltigen als auch von marklosen Nerven gleichzeitig versorgt werden. Es ist bisher nicht gelungen, bestimmte taktile Qualitäten bestimmten Receptoren zuzuweisen. An den Gelenken ist der Knorpel nervenlos; Synovia, Kapsel, Bänder, Sehnen sind aber reichlichst nervös versorgt.

Die afferenten Bahnen der Tiefe verlaufen mit den Muskelnerven (SHERRINGTON und TOZER), letztere sind also genau genommen immer gemischt. Reizt man das zentrale Ende eines durchschnittenen Muskelnerven, so tritt lebhafter Schmerz ein.

Die Gefäße werden abschnittsweise von den großen Nervenstämmen aus bedient; in diesen Ästen läuft also die Gefäßsensibilität zentralwärts. FOERSTER hält aber auch eine Afferenz rein den Gefäßen entlang bis zum Grenzstrang und durch die Rami communicantes albi ins Rückenmark für erwiesen. In diesen Fällen kann die Extremität auch durch Unterbrechung aller peripherer spinaler Nerven nicht schmerzfrei gemacht werden. Im Gesicht verlaufen die Schmerzbahnen außer im Trigeminus auch im Facialis (Initialschmerz der Facialislähmung!) und außerdem periarteriell über den Sympathicus.

Die Hautsensibilität wird natürlich von den spinalen Hautnerven ins Zentrum geführt. FOERSTER hält aber auch eine sympathische Leitung des Schmerzes für möglich.

Das Syndrom der Totalunterbrechung. Die Verhältnisse, die bei der Totalunterbrechung, bei der Restitution und bei partiellen Schädigungen zur Beobachtung kommen, wurden besonders von HEAD und seinen Schülern GOLDSCHEIDER, VON FREY, FOERSTER u. v. a. studiert.

Wird ein Nerv unterbrochen, so treten (nach FOERSTER) drei Zonen auf, die sich in bezug auf die Sensibilität voneinander unterscheiden.

1. Die autonome Zone. Darin ist jede Sensibilität, auch der Schmerz erloschen. Sie ist kleiner als das anatomische Ausbreitungsgebiet des Nerven, weil die Nachbarnerven das Randgebiet mitinnervieren.

2. Die Mischzone (= Zone der protopathischen Sensibilität HEADS). In dieser Zone ist die taktile (perzeptorische) und die thermische Sensibilität unterbrochen; an ihrer äußeren Grenze besteht eine Hypästhesie für diese Qualitäten. Der Schmerz ist erhalten, aber in besonderer Weise verändert (s. u.). Die Schmerzpunkte sind verringert. Was in ihr an Sensibilität erhalten ist, beruht auf dem Übergreifen von Nachbarnerven.

3. Die Subsidiärzone, dasjenige Gebiet, das die Mischzone für den Nachbarnerven wird, falls der letztere unterbrochen ist und der gegenwärtig unterbrochene intakt bleibt.

Das *Gesamtgebiet* (= Maximalgebiet) eines Nerven stellt die Gesamteinflußzone eines Nerven dar, nämlich alle drei obengenannten Zonen zusammen und reicht oft weiter als die feinsten anatomisch präparierbaren Verzweigungen. Es kann nur dann bestimmt werden, wenn alle Nachbarnerven unterbrochen sind, da in den Subsidiärzonen die Nachbarnerven die Funktion in toto aufrechterhalten. HEAD und SHERRINGTON nennen es die Zone der residual sensibility. Manchmal beschlägt die Irritationshyperästhesie (= Irritationshyperpathie FOERSTER) das Gesamtgebiet, oft weicht sie aber auch davon ab. Die Kriegserfahrungen haben für beinahe alle Hautnerven die drei Zonen feststellen lassen.

In den folgenden Abb. 14a und b, 15a—d sind die durchschnittlichen autonomen Zonen und die durchschnittlichen Ausdehnungen der taktilen und thermischen Anästhesien dargestellt. Für die klinisch weniger wichtigen Maximalzonen sei auf FOERSTER, Handbuch der Neurologie von LEWANDOWSKY, Erg.-Bd., Teil 2, S. 816f., für die Darstellung des Ausfalles der einzelnen Nerven

Periphere Sensibilitätsstörungen.

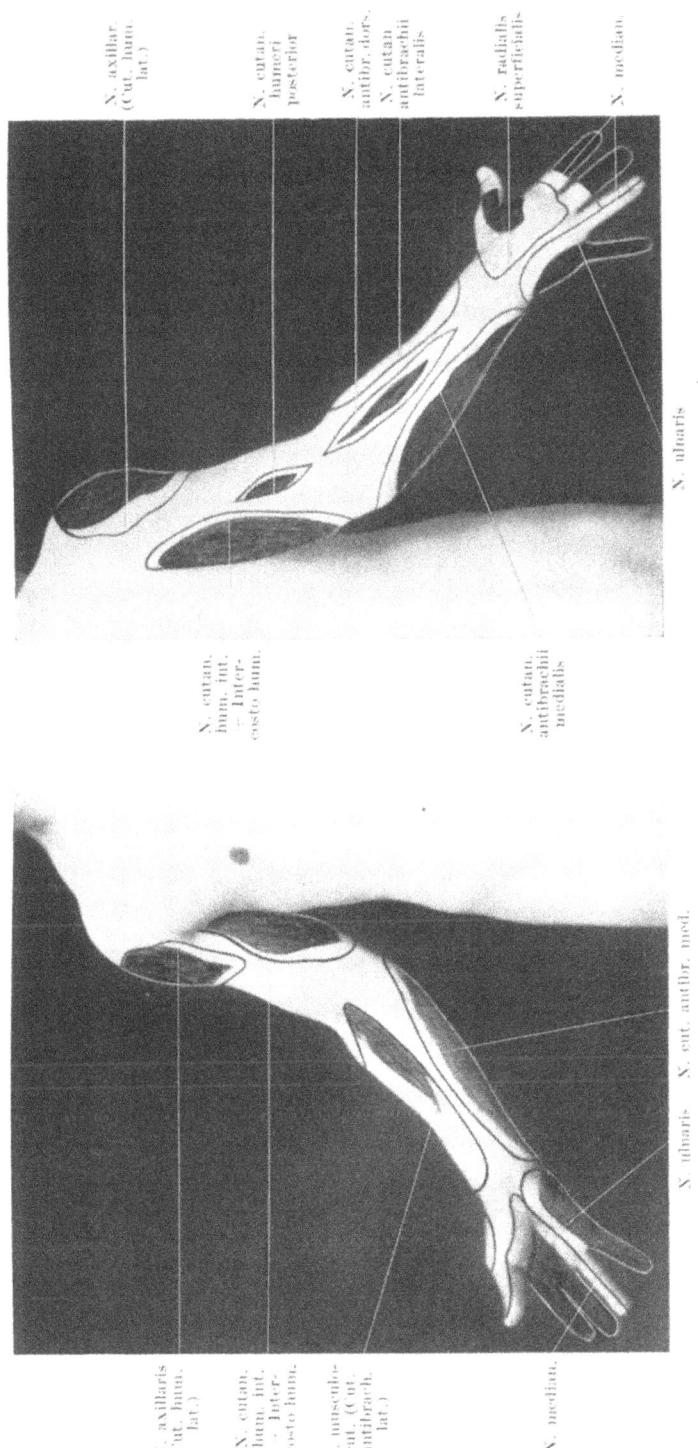

Abb. 14 a u. b. Durchschnittliche Ausdehnung des cutanen Sensibilitätsdefektes bei Unterbrechung der einzelnen Nervenstämme des Armes. Die schwarz gehaltenen Teile stellen die durchschnittlichen Autonomgebiete, die mittels fortlaufender Linie umrissenen Gebiete die durchschnittliche Ausdehnung der taktilen Anästhesie und Thermanästhesie dar. (Aus FOERSTER, Handbuch der Neurologie Erg. Bd. II, 1, 1928.)

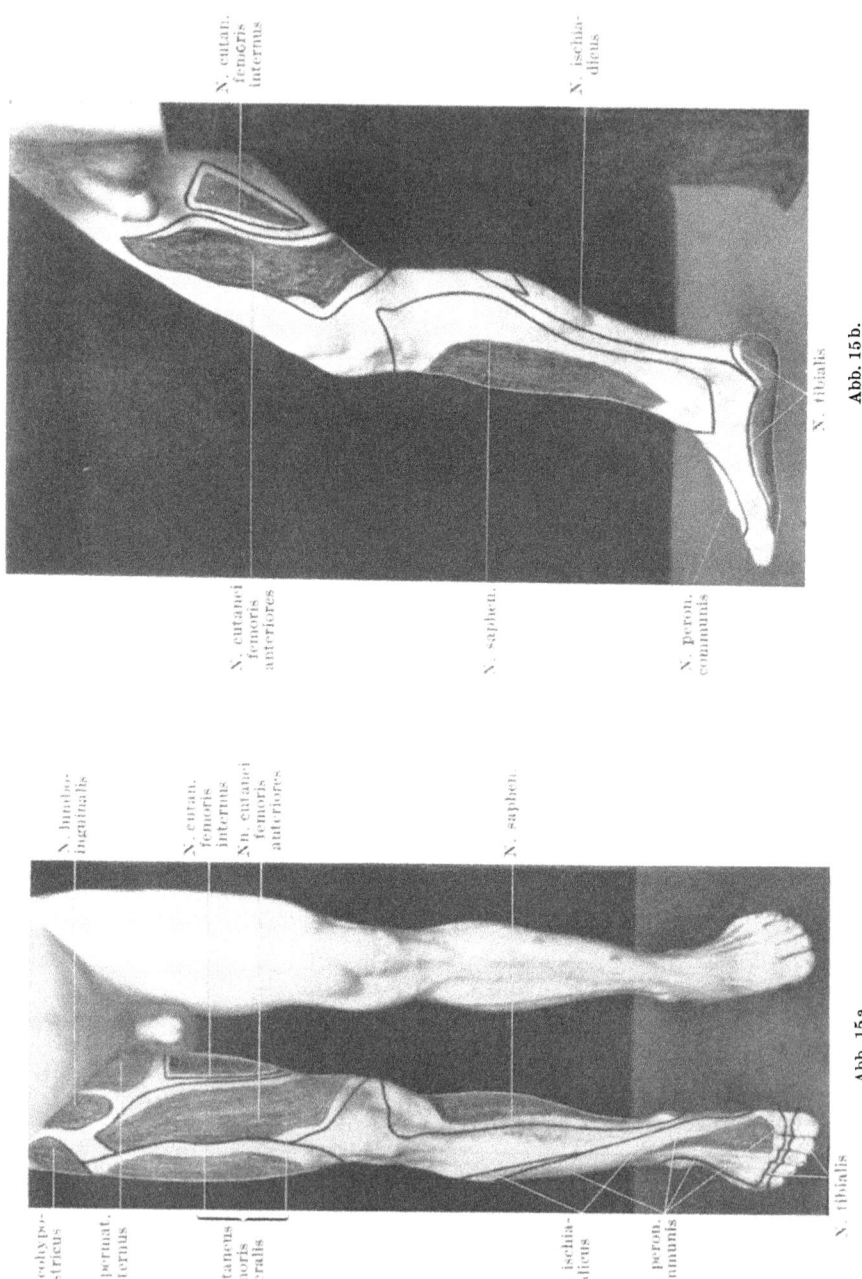

Abb. 15a.

Abb. 15b.

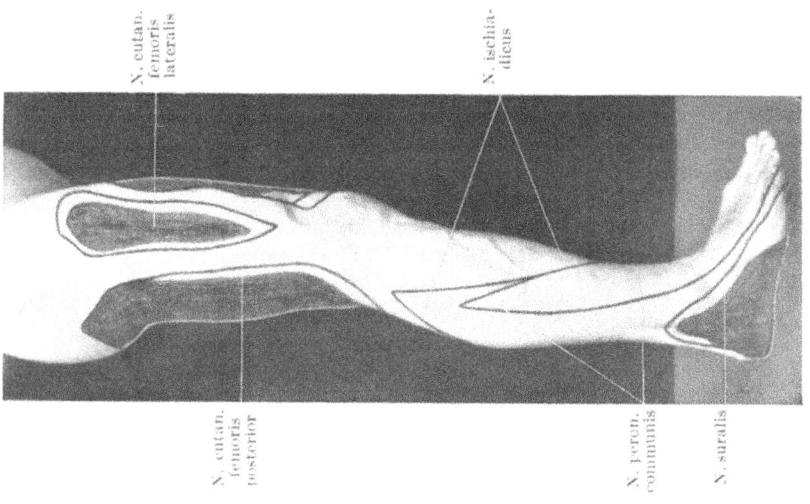

Periphere Sensibilitätsstörungen.

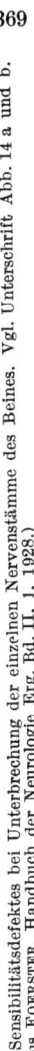

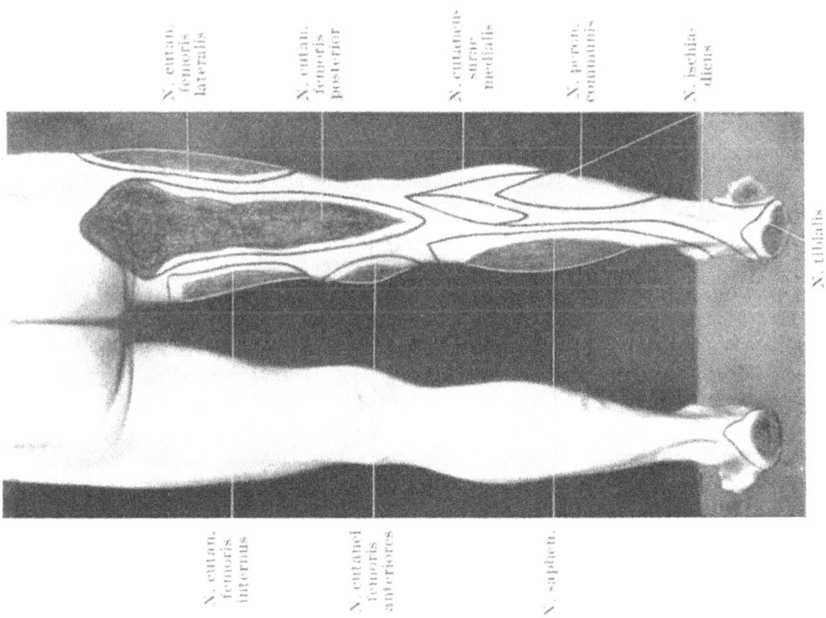

Abb. 15 a—d. Durchschnittliche Ausdehnung des cutanen Sensibilitätsdefektes bei Unterbrechung der einzelnen Nervenstämme des Beines. Vgl. Unterschrift Abb. 14 a und b. (Aus FOERSTER, Handbuch der Neurologie Erg. Bd. II, 1, 1928.)

Handbuch der inneren Medizin. 3. Aufl. Bd. V.

auf den speziellen Teil in diesem Handbuch und auf FOERSTER, Handbuch der Neurologie von LEWANDOWSKY, Erg.-Bd., Teil 2, S. 1322f. hingewiesen.

Aus den Abbildungen geht hervor, wie beträchtlich die Überlagerungen sind. Während aber die Zonen der taktilen Anästhesie für den Einzelnerven bei verschiedenen Individuen ziemlich konstant sind, schwanken die Ausdehnungen der autonomen Zonen individuell ganz erheblich. Die Überlagerungen sind eben recht verschieden. Gewisse Nerven zeichnen sich ferner durch starke topographische Variabilität, andere durch Konstanz aus. So kann die Überlagerung im Cutangebiet des Radialis so weit gehen, daß bei Unterbrechung des N. radialis superficialis ausschließlich das räumlich-perzeptorische Erkennen gestört ist (während *durchschnittlich* ein Autonom- und ein Anästhesiegebiet für Berührung und Temperatur in der Ausdehnung, wie sie Abb. 14b zeigt, vorkommt); umgekehrt weisen die Endglieder der Finger II und III dorsal und volar bei Medianusunterbrechung *immer* Totalanästhesie auf. Eine anatomische Grundlage für die Überlagerungen bilden die Anastomosen der Nervenstämme untereinander; ihre Variabilität ist bekannt. Sie können auch zu motorischen Vertretungen führen. Noch viel ausgedehnter sind die Überlagerungen der Tiefensensibilität. Vielfach bewirkt die Durchtrennung eines einzigen Nerven überhaupt keine Störung derselben, erst kombinierte Läsionen lassen sie erscheinen. So fehlt am Daumen jede Störung der Bewegungsempfindung, sowohl wenn Medianus als auch Radialis für sich durchtrennt sind; sie erscheint aber sofort maximal, sobald beide zusammen unterbrochen werden. Dasselbe Verhalten findet sich bezüglich Bewegungsempfindungen des Fußes und der Zehen bei Tibialis- bzw. Peronäusläsion. Oft fangen die Nachbarnerven in der Überlagerungszone erst einige Zeit nach der Unterbrechung zu spielen an, wodurch eine Regeneration vorgetäuscht werden kann; vor einer Verwechselung schützt dann die Beobachtung der autonomen Zone.

Affektive (protopathische) und perzeptorische (epikritische) Sensibilitäten nach FOERSTER (bzw. HEAD). In der Mischzone sowie besonders im autonomen Gebiet nach Einsetzen der Regeneration und bei unvollständigen Läsionen läßt sich eine eigenartige Veränderung der Sensibilität beobachten. Die Schwelle für taktile Reize ist erhöht, wird sie aber überschritten, so kommt es zu unangenehmen, diffusen Schmerzcharakter tragenden Empfindungen, die erst nach einer gewissen Latenz einsetzen, periodisch an- und abschwellen, wenn der Reiz schon aufgehört hat, und die meist zu lebhaften Abwehrreaktionen führen. Sie sind zeitlich und örtlich schlecht lokalisiert und lassen sich leicht summieren. Diskontinuierliche Reize werden kontinuierlich empfunden. HEAD nennt diese Sensibilität *protopathisch*, FOERSTER (nach BYRNE) *affektiv*. Hyperalgesie ist nach FOERSTER deswegen nicht vorhanden, weil die Schwelle erhöht ist; FOERSTER nennt den Zustand *Hyperpathie*. Man sieht, daß im wesentlichen schon die Schmerzempfindungen bei intakten Nerven den hyperpathischen Charakter tragen; indessen tritt er bei den obengenannten Läsionen reiner und intensiver zutage. Die thermische Sensibilität ist ebenfalls gleichsinnig verändert. Eine eigentliche Temperaturempfindung fehlt nach FOERSTER meist vollständig (während HEAD noch angab, Temperaturen unter 22° und über 40° würden als kalt oder warm wahrgenommen, wenn auch ohne Abstufung), stärkere Temperaturreize rufen meist Brennen, Beißen usw. hervor, mit allen obengenannten Kriterien. In einer Minderzahl der Fälle kommt auch bei extremen Temperaturgraden eine Perzeption von warm und kalt vor, aber immer verbunden mit den hyperpathischen Eigenschaften.

Im Gegensatz dazu steht die epikritische bzw. perzeptorische Sensibilität. Es ist die oben beschriebene taktile Sensibilität im engeren Sinn. Ihre Leistungen sind Lokalisation, feine taktile Diskrimination, Wahrnehmung zeitlicher Differenzen usw.

Normalerweise wirken beide Arten oder „Systeme" der Sensibilität zusammen, und nur im Experiment oder bei Läsionen am Menschen tritt die affektiv protopathische rein hervor, so daß die Scheidung möglich wird.

Es gibt allerdings zwei Territorien, wo schon normalerweise die perzeptorischen Fähigkeiten fehlen und nur die affektiven das Feld beherrschen: Dies sind die Cornea des Auges und die Glans penis. Nur ist, wenigstens an der Cornea, keine Erhöhung, eher eine Erniedrigung der Schwelle für Schmerzreize zu beobachten.

Auch bei der Tiefensensibilität läßt sich in analoger Weise eine Zweiteilung feststellen.

Die Hyperpathie tritt klinisch am imposantesten in Erscheinung bei der *Regeneration* oder den unvollständigen Läsionen. Das affektive System regeneriert nämlich bedeutend rascher als das perzeptorische, es stellt sich oft schon nach 6—8 Wochen wieder her. Dann wird das vorher vollkommen anästhetische Terrain hyperpathisch. Bei einem sich wieder herstellenden Ischiadicus nach Nervennaht kann dann jeder Schritt die unangenehmsten Sensationen auslösen, wodurch der Gang noch weiter verschlechtert wird. Bei einem Patienten meiner Beobachtung, einem Hämophilen, der in den N. femoralis geblutet hatte, engte sich das Gebiet, von dem aus der gelähmte Quadriceps ohne unerträgliche Schmerzen galvanisiert werden konnte, immer mehr ein.

Schließlich tritt die Hyperpathie zurück, wenn die epikritisch-perzeptorischen Fähigkeiten wieder erscheinen.

Die pathogenetische Erklärung dieser Phänomene ist über Hypothesen noch nicht herausgekommen. BYRNE ebenso FOERSTER nehmen an, daß das perzeptorische System das affektive hemmt. Mehr als eine Zusammenfassung der Erscheinungen ist damit allerdings nicht gewonnen. Sinnfällig kann diese „Hemmung" von jedermann beobachtet werden, der sich ein schmerzendes Glied reibt oder drückt. Umgekehrt übertönt eine starke affektive Erregung die perzeptorisch-epikritischen Empfindungen; deshalb kommt in einem bereits beinahe regenerierten Bezirk die Hyperpathie nach längerer Einwirkung von Kälte oder Wärme wieder zum Vorschein. Im Winter wird dann die taktile Sensibilität wieder schlechter und die Parästhesien setzen ein; ein warmes Bad stellt das Gleichgewicht wieder her.

Die Receptoren sind wohl dieselben für beide Systeme. FOERSTER glaubt zwar, daß die peripheren Schmerzbahnen von den übrigen verschieden sind. Welche Rolle der vegetative Anteil spielt, ist noch ungeklärt.

Vulnerabilität. Partielle Unterbrechung. Restitution. Bei Leitungsanästhesien und anderen langsam eintretenden Unterbrechungen leiden die Sensibilitäten in der Reihenfolge: 1. Raumsinn (WEBERscher Tastzirkel, Zahlenschreiben), ferner der Lage- und Bewegungssinn der tiefen Teile. 2. Cutane Berührung und Temperaturempfindung, gleichzeitig mit der Motorik. 3. Druck. 4. Schmerz.

Bei Drucklähmungen erweist sich außerdem die thermische Sensibilität als besonders verletzlich, und hier die Kaltempfindung noch mehr als die Warmempfindung.

Die sensiblen Fasern sind also im allgemeinen nicht resistenter als die motorischen, wie man früher meinte, nur der Schmerz fällt später aus als die Motorik. Nahezu bei jeder motorischen Schädigung leidet auch die Sensibilität in einem gemischten Nerven, nicht selten findet sich aber eine rein sensible Störung.

Bei partiellen Läsionen gilt die Regel, daß die distalen Partien meist vulnerabler sind als die proximalen.

Die *Restitution* zeigt eine ganz analoge Reihenfolge. Oben wurde schon gesagt, daß sich bei motorischen Lähmungen die proximalen Muskeln eher erholen als die distalen; dasselbe gilt für die Sensibilität. Ferner restituiert sich die Gesamtsensibilität langsamer als die Motilität. Im einzelnen macht die affektive Tiefensensibilität den Anfang, rasch folgt die affektive Oberflächensensibilität; zuerst werden die hohen Schwellen niedriger, dann wird die Hyperpathie immer deutlicher. Die Zeiten variieren stark, ceteris paribus je nach dem befallenen Nervenstamm. Die früheste Wiederkehr der Schmerzempfindung beobachtete FOERSTER $3^1/_2$ Wochen nach einer Medianusnaht. Dann stellt sich das perzeptorische Erkennen wieder ein, die taktile Anästhesie verliert ihre scharfen Grenzen und engt sich ein. Die thermische Sensibilität läßt länger auf sich warten. Schließlich, oft erst nach mehreren Jahren, erscheint das räumliche Sinneserlebnis wieder; am längsten bleibt die Stereognose defekt.

Wenn aber die Störung reversibel war, der Nerv also nicht anatomisch unterbrochen, so verläuft die Restitution ganz regellos. Nur zeigt sich auch hier die besonders lange Dauer der Thermhypästhesie und der Raumsinnstörung.

Begleitende Gefäßprozesse aggravieren häufig sowohl die initialen Läsionen, bewirken eine atypische, über die anatomischen Grenzen des Nerventerritoriums hinausgehende Gefühlsstörung und stemmen sich der Erholung entgegen.

„Ganzheitsbetrachtung" der Sensibilität. Unter der Führung WEIZSÄCKERs bestreitet eine neuere Schule die Trennung der Sensibilität in Systeme je nach den Leistungen. Auf diese Weise komme man in die Aufstellung einer beliebigen Zahl von Systemen hinein. Es sei im Gegenteil wahrscheinlich, daß immer dasselbe anatomische Substrat je nach der Erregungsform einer großen Zahl von Leistungen fähig ist. An der Sinnespunktlehre allerdings wird nicht gerüttelt.

Die scharfe Trennung von Oberflächen- und Tiefensensibilität wird dagegen unter anderem von v. FREY, ferner von WEIZSÄCKER abgelehnt. Bei der Wahrnehmung von Vibration, Gliedbewegung, Gliedstellung, tiefem Druck sind oberflächliche Receptoren ebenso oder sogar überwiegend beteiligt. Nur der Kraftsinn, die Empfindung der Muskelspannung hängt allein von den in den Muskeln selbst gelegenen Aufnahmeapparaten ab.

Bei Läsionen kommt es außer zum Ausfall bestimmter Qualitäten auch zum *Funktionswandel*. Unter diesen Begriff fällt z. B. die von STEIN besonders studierte Schwellenlabilität, nämlich die Erscheinung, daß wiederholte Reize, die an immer demselben Sinnespunkt oder auch vermittels flächenhaften Reizen an einer Mehrzahl von ihnen ansetzen, schließlich die Schwelle erhöhen; derselbe Druckreiz wird dann nicht mehr empfunden, seine Intensität muß immer mehr gesteigert werden, wenn er noch wahrgenommen werden soll (die Erscheinung findet sich vorwiegend bei *zentralen* Hypästhesien). Die Adaptationsstörungen, Empfindungsnachdauer, Verlangsamung des Erregungsablaufes, Verschmelzung von Sukzessivreizen (Prüfung: Zahlenschreiben auf der Haut), also ungefähr das, was oben unter Störungen des Raumsinns genannt wurde, bezieht WEIZSÄCKER auf einen Wandel der Funktion eines einheitlichen Sinnesapparates.

Zur Erklärung der Hyperpathie bzw. des Auftauchens einer protopathischen Sensibilität bei peripheren Läsionen lehnt WEIZSÄCKER die Unterscheidung zweier verschiedener Systeme gleichfalls ab und zieht dafür das Prinzip der Verminderung der *Menge* der funktionsfähigen Nervensubstanz heran, das beim Zentralnervensystem durch JACKSON, MONAKOW u. a. schon zu wesentlichen Ergebnissen geführt hat. Wenn diese Menge durch Läsionen verringert wird, so findet ein *Abbau der Leistungen* im gesamten statt; was bleibt, funktioniert wieder einheitlich, aber in einer undifferenzierten, primitiven Weise. Diese einfachere Funktion läßt sich nach verschiedenen Richtungen hin analysieren, worauf hier nicht eingegangen werden kann.

Die Ganzheitsbetrachtung verspricht in Zukunft auch für die Klinik des peripheren Nervensystems interessante Resultate zu liefern.

b) Reizerscheinungen.

Beinahe noch häufiger als den Ausfällen begegnet der Kliniker den Reizerscheinungen der peripheren Nerven, sind doch die *Schmerzen* das erste Warnungszeichen einer schwereren oder das einzige Symptom einer leichteren Affektion der Nerven. Daß besondere Schmerzfasern existieren, die bis ins Gehirn auf eigenen Bahnen laufen, wird wahrscheinlich gemacht durch die Existenz der Schmerzpunkte, der δ-Fasern GASSERs und ERLANGERs (s. S. 325), der Leitung des Schmerzes im Rückenmark in den Vorderseitensträngen.

Die qualitativ und quantitativ so vielfältigen Sensationen der Patienten sind für die topische und Artdiagnose des Schadens meist nicht brauchbar, schon wegen des Leitungsprinzips — die Schmerzen werden ins periphere Gebiet verlegt — und wegen der Irradiation. Dagegen ist nicht selten der direkte Nervendruckschmerz (der auf Beteiligung der Nervi nervorum beruhen soll (WEXBERG) zur Entscheidung der Frage, welcher Nervenstamm befallen sei, nützlich. Auch der zeitliche Ablauf — ob der Schmerz kontinuierlich, ob er anfallsweise, ob er mehr in der Nacht oder am Tage auftritt —, ferner die Umstände, welche ihn fördern oder hemmen, wollen beachtet sein. So wird die Trigeminusneuralgie durch Kältereize, Kauen, Sprechen ausgelöst, der rheumatische Schmerz meldet sich am stärksten in der Nacht, der Ischiadiker jammert bei Dehnung des Hüftnerven, der Kopfwehbehaftete, wenn das Wetter umschlägt, der Föhn erscheint.

Nervenschmerzen ohne anatomischen Befund nennen wir *Neuralgien*. Man hat sich aber nicht vorzustellen, daß ihnen kein materielles Substrat zugrunde liegt. Der Ausdruck Neuralgie bemäntelt die Unwissenheit, sei es des einzelnen Arztes, der den schmerzerregenden Prozeß nicht erkennt, sei es der Wissenschaft, welche die Pathogenese und Ätiologie einer mehr oder weniger typischen schmerzhaften Affektion noch nicht erkundet hat (WEXBERG). Einzelne Nervengebiete sind besonders zu „Neuralgien" disponiert, so der Trigeminus, der Ischiadicus, der Cutaneus femoris lat., der Occipitalis major und minor, seltener die Intercostalnerven. Oft ist der Angriffspunkt die Wurzeln, wie bei gewissen Ischiasformen, oft das Ganglion wie beim Herpes zoster oder beim Trigeminus, oft die peripheren Enden wie beim Muskelrheumatismus.

Die *Parästhesien*, wenig hervortretend bei den Unterbrechungen der Nerven, beherrschen häufig bei Drucklähmungen oder Neuritiden das Feld. Es sind kribbelnde, pelzige, bohrende, brennende Empfindungen, dem Ameisenlaufen oder dem Eingeschlafensein vergleichbar. Noch regelmäßiger als die Schmerzen werden sie ins Endgebiet der Nerven verlegt. Sie erscheinen spontan oder auf einen Reiz hin, der den Stamm oder die Endorgane angreift.

Neuritiden verschiedener Genese unterscheiden sich einigermaßen durch ihre Tendenz zur Verursachung peripherer Reizerscheinungen. Die Blei-, Apiol-, Porphyrie-, Diphtherie-Neuritiden lassen meist die Sensibilität in Ruhe, die Arsen-, Alkohol-, Kohlenoxyd-, die arteriosklerotische, die rheumatische Polyneuritis setzen gleichzeitig mit sensiblen Ausfalls-, auch Reizerscheinungen ein. Der Druck des Knochencallus, des Aneurysmas, der Halsrippe, der cartilaginären Exostose, einer benachbarten Geschwulst oder eines Senkungsabscesses verrät sich zuweilen nur durch jahrelange Schmerzen im Ausbreitungsgebiet des Nerven. Berüchtigte Qualen bereiten die Krebse, die in einen Nerven hineinwachsen.

Mit der *Kausalgie* betreten wir wieder chirurgischen Boden. Von WEIR-MITCHELL im amerikanischen Sezessionskrieg 1864 zum erstenmal beobachtet, ist sie im Weltkrieg wieder in großer Zahl aufgetreten, findet sich aber auch bei Friedensverletzungen, z. B. bei Maschinenverstümmelungen oder nach Amputationen. Aber auch geringfügige Traumen, die die Nerven treffen (ich beobachtete den Zustand nach einer unvollständigen Durchtrennung eines N. digit. proprius), können Kausalgie im Gefolge haben. Ganz gewöhnlich folgt sie nicht unmittelbar nach der Verwundung, sondern entwickelt sich erst allmählich im Verlaufe von Wochen und Monaten. Sie besteht in äußerst heftigen Schmerzen von vorwiegend brennendem, kochendem Charakter; seltener empfindet der Verletzte eisige, prickelnde, bohrende, stechende Sensationen, Wund- und Trockenheitsgefühle oder einfache Parästhesien. Gewöhnlich stellen sich die Schmerzen attackenweise ein, ausgelöst durch die verschiedensten Reize. Ist der Nerv nicht völlig durchtrennt, so erzeugen leichte Hautreize die unangenehmsten Sensationen (Hyperästhesie), ist die Tiefensensibilität wieder restituiert, so schmerzt der tiefe Druck (Irritationshyperpathie FOERSTERs, Hypaesthesia dolorosa). Bei Totaltrennungen wird dann oft ein Dauer- oder intermittierender Schmerz in das totalanästhetische Gebiet projiziert (Anaesthesia dolorosa).

Der Amputierte verlegt, wenn ein Amputationsneurom zur Kausalgie führt, seine spontan oder auf Druck auftretenden Schmerzen in das längst entfernte Glied (Phantomglied). Reize, welche an der Nervennaht ansetzen, sind naturgemäß besonders schmerzhaft, aber auch Berührung, Wärme, Kälte, die an weit entfernten Körpergegenden angreifen, ja sensorielle Empfindungen, Erschütterungen des Körpers oder bloße Emotionen können die Schmerzparoxysmen auslösen. Gerne wird das schmerzende Glied mit ständig feucht gehaltenen Tüchern umwickelt. Motorische Reizphänomene, Tremor, Tics, Kontrakturen können sich einstellen, dauernde Entlastungshaltungen der Glieder führen zu Muskelatrophien. So gänzlich refraktär gegen Medikamente, so entsetzlich sind diese Zustände in schweren Fällen, daß sich tiefgreifende psychische Alterationen einstellen und die Patienten durch Selbstmord enden. Ohne ersichtlichen Grund kann die Kausalgie aber auch nach jahrelangem Bestehen von selbst erlöschen.

Die Ursache der Kausalgie ist nicht völlig geklärt. Zweifellos liegt in der Narbe selbst ein Reizmoment. Schwere Zertrümmerungen des Gewebes und Infektionen mit erheblicher Bindegewebswucherung, Einsprengung von Fremdkörpern oder Knochensplittern, endoneurale Verwachsungen Amputationsneurome werden in einer Mehrzahl von Fällen gefunden. Die traumatische ascendierende Neuritis SCHLOESSMANNs dagegen ist unbewiesen. Der schlagartige Erfolg der chirurgischen Beseitigung des Reizes, sei es die Exstirpation von Fremdkörpern, die Lösung der narbigen Umklammerung, die endoneurale Neurolyse, die Einpflanzung des vom Amputationsneurom befreiten Nerven in einen benachbarten Muskel, die Alkoholinfiltration des Nerven proximal von der Reizstelle stützt die Irritationshypothese.

Indessen haben Beobachtungen insbesondere französischer Autoren (MEIGE, BÉNISTY, LERICHE u. a.) den *Sympathicus* in den Vordergrund gerückt. Nicht selten, allerdings nicht obligat, entwickeln sich nämlich vegetative Reizerscheinungen in den befallenen Bezirken: Vasodilatation, gesteigertes Haar- und Nagelwachstum, zarte, glatte, dünne Haut (glossy skin), profuse Schweißsekretion, Gelenkveränderungen. PIERRE MARIE sowie LERICHE schlossen, daß eine traumatisch bedingte Neuritis des periarteriellen Sympathicusgeflechtes der Kausalgie zugrunde liege. Die Exstirpation desselben nach LERICHE hat tatsächlich Erfolge gebracht — aber nicht in allen Fällen und nicht immer dauernd. Im übrigen spricht die Kausalgie bei ganz peripheren Hautnerven gegen die periarterielle sympathische Genese. Trotzdem kann der Sympathicus im Spiel sein, wenigstens wenn man unter den sympathischen Fasern, welche in den

Hautästen der spinalen Nerven verlaufen (s. S. 321) auch die Existenz, von Schmerzfasern annimmt (FOERSTER, ferner LERICHE und FONTAINE).

Die Tatsache aber, daß genau derselbe anatomische Befund lange nicht bei allen, nicht einmal bei der Mehrzahl der Verletzten zur Kausalgie führt, daß aber die davon betroffenen Patienten nicht selten psychopathische Züge aufweisen, veranlaßt FOERSTER eine besondere psychische Disposition anzunehmen; er nennt diese Leute *Schmerzhyperpathen*. Damit ist aber nicht gesagt, daß Psychotherapie etwas nützt; im Gegenteil, nur die Operation befreit die Patienten von ihrem Leiden.

c) Technik der Sensibilitätsprüfung.

Bei jeder Sensibilitätsuntersuchung hat man sich immer vor Augen zu halten, daß gleichzeitig eine psychische Leistung vom Patienten verlangt wird und daß also das Resultat mit einer unbekannten Größe belastet wird. Hier liegt eine erste Fehlerquelle. Eine zweite, nicht minder gefährliche, besteht in der Voreingenommenheit des Untersuchers. Falsche Resultate werden viel eher dadurch erzielt, daß man etwas finden will, was man erwartet, als durch mangelhafte Technik oder Unterlassung subtiler Methoden. Ausfälle, die von vornherein nicht erwartet werden oder zu schon gewonnenen nicht passen wollen, verdienen ebenso die volle Aufmerksamkeit des Untersuchers. Es liegt daher eine gewisse Gefahr in der Anwendung der bekannten Körperschemata, auf denen die Innervationsbezirke der Segmente oder der peripheren Nerven schon vorgedruckt sind. Immerhin sind sie zur Fixierung und späteren raschen Ekphorie unerläßlich[1]. Man markiert sich am besten zunächst die Sensibilitätsgrenzen auf der Haut des Patienten, ohne die Schemata beizuziehen und trägt sie erst nach vollendeter Prüfung ein. Eine Wiederholung der Untersuchung an einem anderen Tag belehrt oft überraschend über die Variabilität der Psyche des Untersuchten — und des Untersuchers.

Als erstes darf die genaue Aufnahme der Anamnese nicht versäumt werden. Parästhesien erfährt man oft erst durch Befragen.

Sehr wesentlich für die Beurteilung der Sensibilität ist schon die reine Beobachtung des Kranken, besonders bei Verrichtungen. Ein astereognostischer Patient tastet vollkommen anders als ein Gesunder. Meist gelingt es schon so psychogene Tastlähmungen von organischen abzugrenzen. Knöpfe schließen, oder gar das schwierige Experiment des Öffnens und Schließens einer Sicherheitsnadel bringt der Tastgelähmte nicht fertig. Bei diesen Tests wird allerdings, sofern sie Sensibilitätsprüfungen sein sollen, die Integrität der Muskulatur vorausgesetzt. Dies gilt auch für die Diagnostik der Tiefensensibilitätsstörungen aus ihren Wirkungen auf die Motilität. Da die klinische Untersuchung auf Tiefensensibilität, so wichtig sie auch ist, nur spärlich eindeutige Befunde ergibt (s. u.), so entscheidet oft die Aufdeckung von Ataxie, Inkoordination, Dys- und Hypermetrie die Frage nach solchen Läsionen.

Die Herstellung optimaler Bedingungen bei der objektiven Untersuchung ist selbstverständlich. Dazu gehört das Schließenlassen der Augen, die Hinwendung der Aufmerksamkeit des Untersuchten auf die Prüfung, die Erwärmung der Glieder an kalten Tagen.

Die *Oberflächensensibilität* verlangt die Untersuchung der Wahrnehmung taktiler, thermischer und Schmerzreize.

Die taktile Prüfung nehmen wir mit feinem Pinsel ohne Druck oder mit lockerem Wattebausch vor. Man läßt sich jedesmal sagen, wenn eine Empfindung

---

[1] KRAMER: Neurologische Untersuchungs-Schemata. Berlin: Julius Springer 1927. Auch die Buchdruckerei H. Laupp jr., Tübingen und Sachet Bd. Henri IV 27, Paris, geben Schemata heraus.

376 F. Lüthy: Periphere Nerven (allgemeiner Teil).

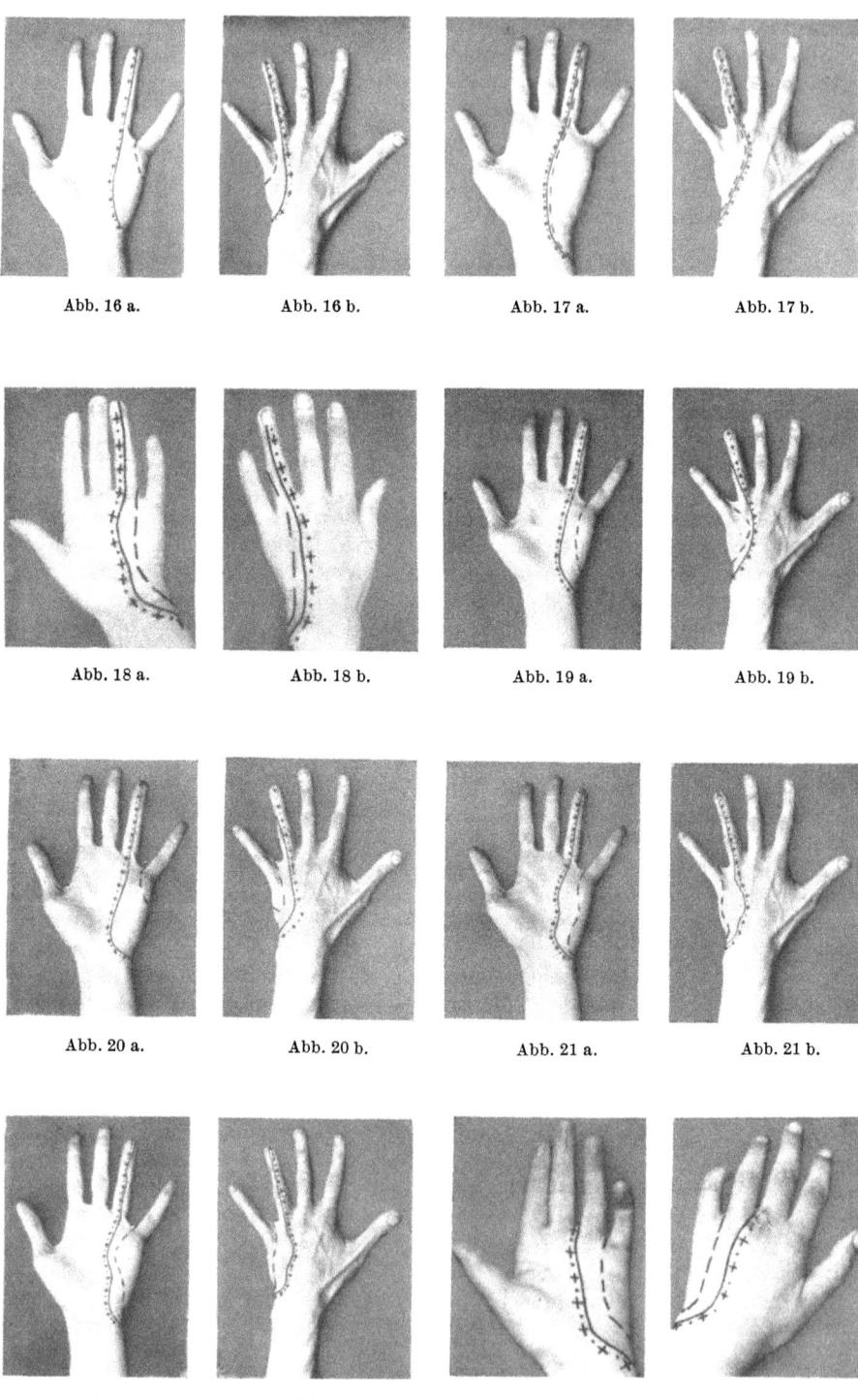

Abb. 16 a. Abb. 16 b. Abb. 17 a. Abb. 17 b.

Abb. 18 a. Abb. 18 b. Abb. 19 a. Abb. 19 b.

Abb. 20 a. Abb. 20 b. Abb. 21 a. Abb. 21 b.

Abb. 22 a. Abb. 22 b. Abb. 23 a. Abb. 23 b.

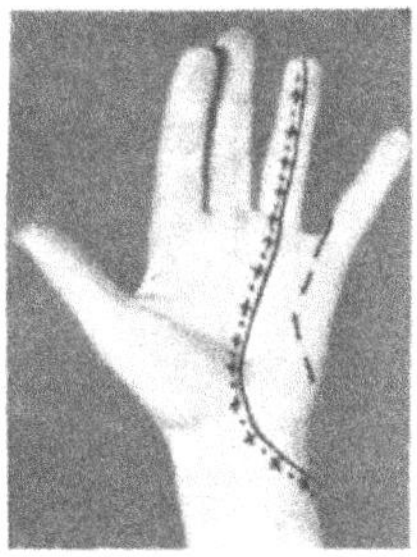

Periphere Sensibilitätsstörungen.

Abb. 24 a. 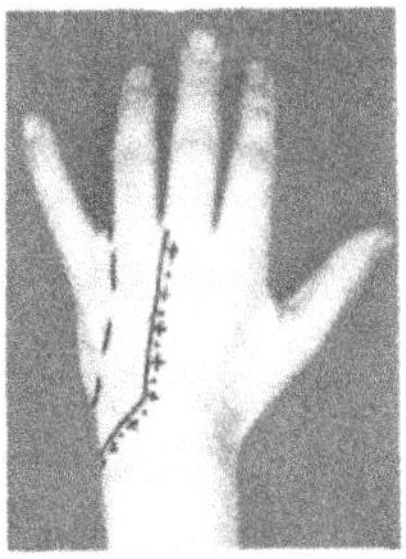   Abb. 24 b. 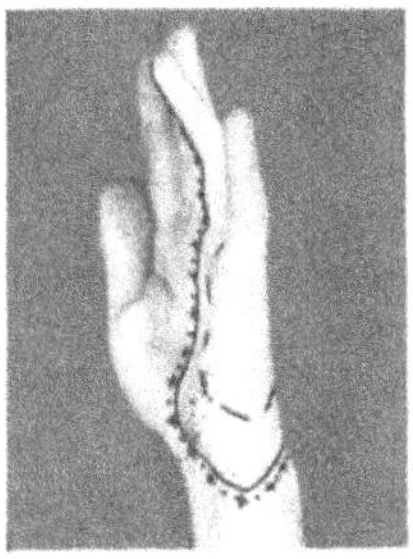   Abb. 24 c.

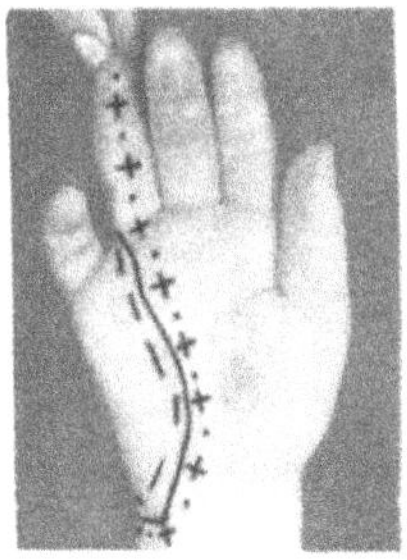

Abb. 25 a. 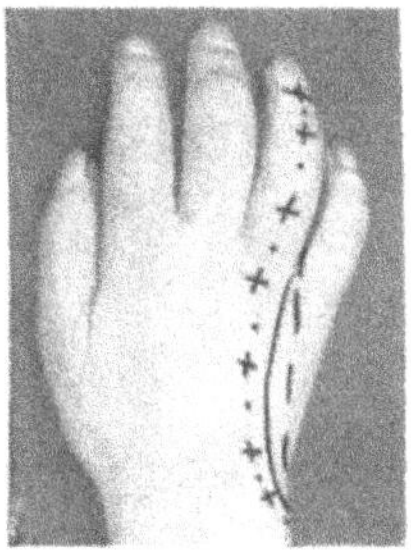   Abb. 25 b. 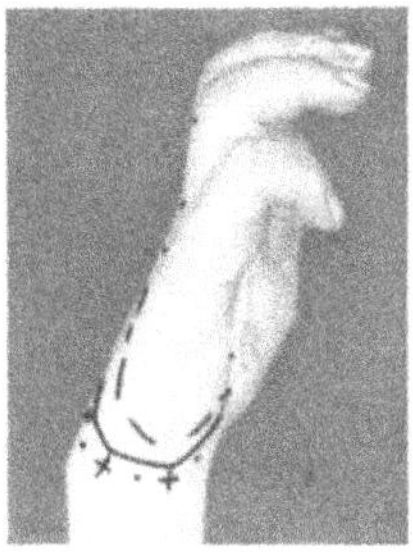   Abb. 25 c.

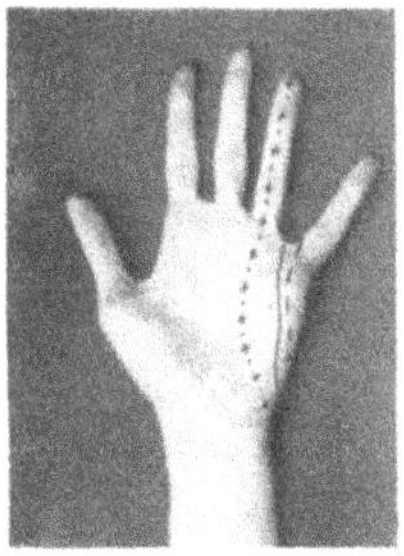

Abb. 26 a. 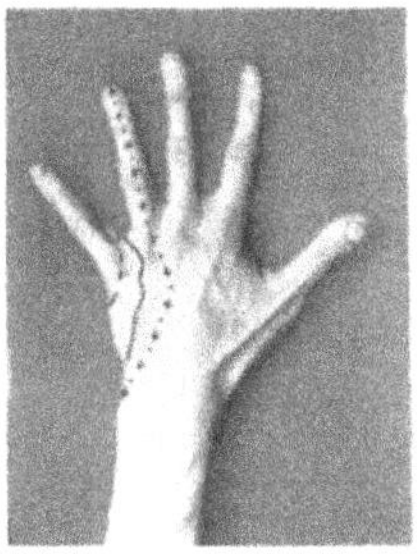   Abb. 26 b. 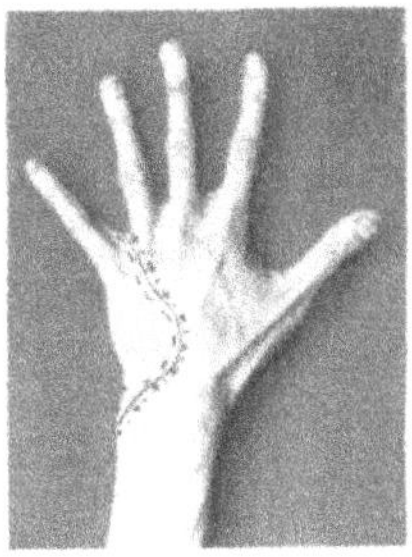   Abb. 27 a. 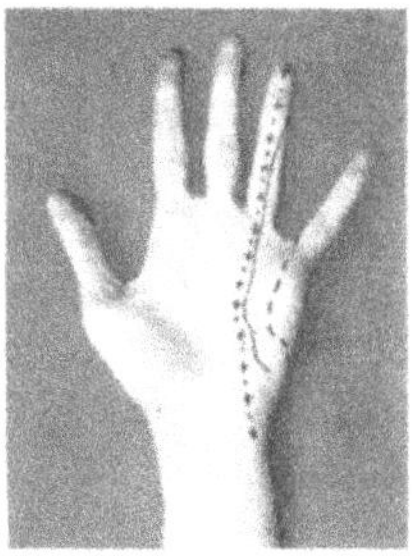   Abb. 27 b.

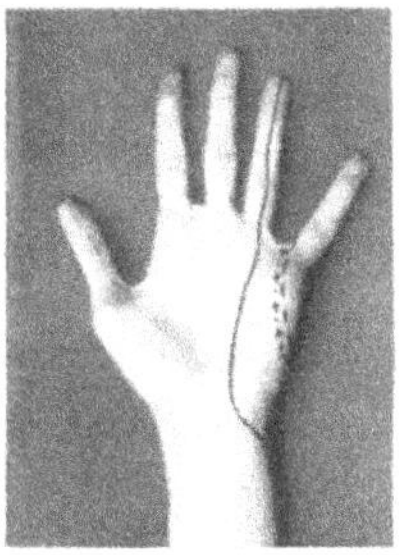

Abb. 28 a. 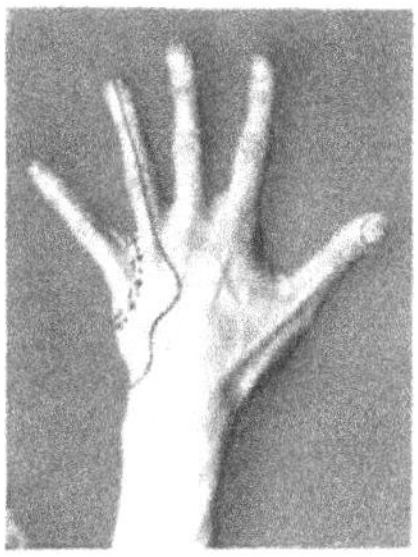   Abb. 28 b.

Abb. 16—28. Extensität der cutanen Sensibilitätsdefekte bei Totaltrennung des N. ulnaris. – – – – Grenzen der Analgesie und Totalanästhesie, ——— Grenzen der taktilen Anästhesie, +··+··+·· Grenzen der Thermanästhesie.
(Aus FOERSTER, Handbuch der Neurologie von LEWANDOWSKY, Erg. Bd. II, 1, 1928.)

erfolgt, außerdem die berührte Stelle mit dem Finger zeigen. Da die Haare eine eigene Sensibilität besitzen, müssen sie bei feinen Untersuchungen rasiert

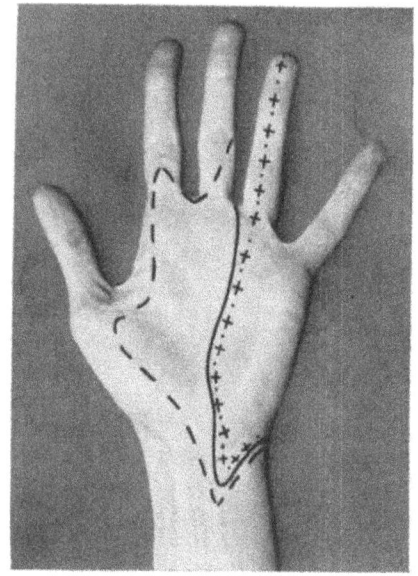

Abb. 29 a.

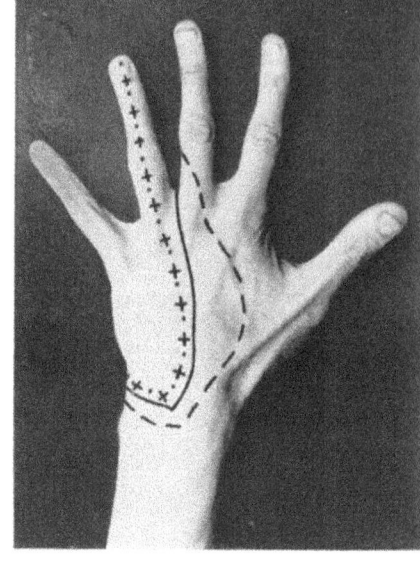

Abb. 29 b.

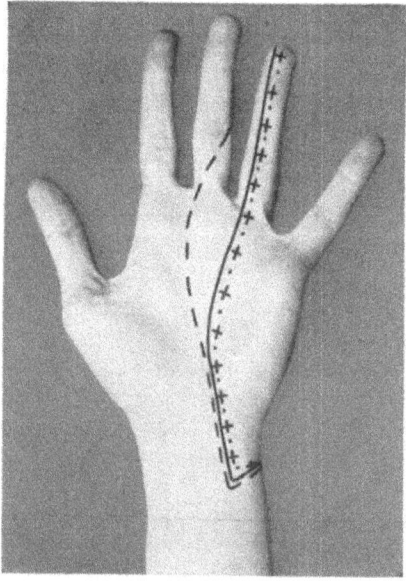

Abb. 30 a.

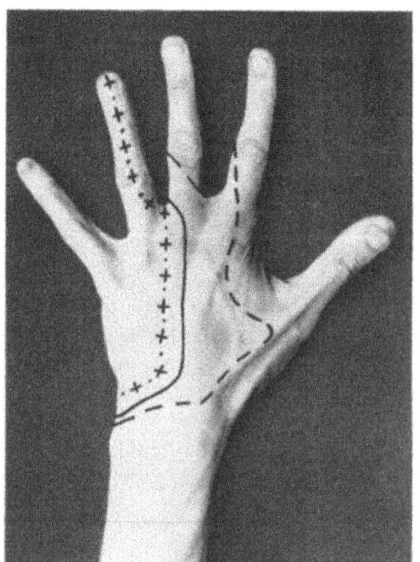

Abb. 30 b.

Abb. 29 u. 30. Gesamt- oder Maximalzone des N. ulnaris. Residual Sensibility bei Totaltrennung des Medianus Radialis, Musculocutaneus und Cutaneus antibrachii medialis. ----- Bereich des erhaltenen Schmerzgefühls, ——— Bereich der erhaltenen Berührungsempfindung, +·+·+· Bereich der erhaltenen Temperaturempfindung. (Aus FOERSTER, Handbuch der Neurologie von LEWANDOWSKY, Erg. Bd. II, 1, 1928.)

werden. Grobe Schwielen an Hand und Fuß setzen die Empfindlichkeit stark herab. Vergleiche symmetrischer Körperstellen sind nützlich. Wenn die größte

Ausdehnung eines hypästhetischen Areals bestimmt werden soll, so schreitet man mit den Reizen, senkrecht zur mutmaßlichen Grenze, vom gelähmten ins gesunde, hat man es aber mit Hyperästhesie zu tun, vom gesunden ins übererregbare Gebiet fort. Meist genügen gröbere Reize, wenn man sich dabei bewußt ist, daß die Tiefensensibilität durch den Druck erregt wird; man gebraucht dann Nadelstriche oder das WARTENBERGsche Nadelrad, das wie ein Spornrädchen gebaut ist und durch sein Gewicht einen einigermaßen konstanten Reiz gewährleistet. Die beliebte Prüfung auf Unterscheidung von Kopf und Spitze einer Nadel ist recht grob, da außer der Berührungsempfindung einerseits der tiefe Drucksinn, andererseits der Schmerzsinn erregt werden; dafür gewährleistet sie wenigstens eine suggestionsfreie Aussage des Expl.

Der WEBERsche Tasterzirkel (stumpfe Spitzen! Skala zur Abmessung der Entfernung der Spitzen) mißt den Raumsinn. Die Normalwerte verschafft man sich wieder an der symmetrischen Körperhälfte oder an einem Gesunden. Noch einfacher prüft man den Raumsinn durch Zahlen- oder Figurenschreiben auf die Haut. Dabei verrät sich die Schwellenlabilität durch Versager dann, wenn dieselbe Hautstelle mehrere Male hintereinander beansprucht wurde. Die ungestörte Stereognosie muß sich an einer ganzen Anzahl einfacher und komplizierterer Objekte beweisen. Münzen sind sehr geeignet.

Für die *thermische* Sensibilität ist das mit kaltem und warmem Wasser gefüllte Reagensglas das Testobjekt. Ein Gesunder wird wiederum das Kriterium dafür abgeben, welche Temperaturdifferenzen noch zugemutet werden können.

Der *Schmerz* wird besser durch Kneifen einer aufgehobenen Hautfalte als durch Nadelstiche geprüft.

Die *Tiefensensibilität* ist viel schlechter zugänglich als die oberflächliche und erst dann isoliert prüfbar, wenn die letztere ausgefallen ist. Die Lage der Glieder läßt man sich mit einem gesunden Glied imitieren oder wenigstens angeben. Die Bewegungsempfindungen versucht man zu erfassen, indem ein Glied (es kommen meist die Zehen oder Finger in Betracht) passiv bewegt wird; der Expl. hat erstens anzugeben, wann er eine Lageveränderung überhaupt wahrnimmt und zweitens in welcher Richtung sie geschieht. Der Empfindung der Muskelspannung kommt man durch Schätzenlassen von Gewichten bei; aber dabei interferiert der oberflächliche Drucksinn der Haut. Das Vibrieren der Stimmgabel, deren Fuß auf einem hautnahen Knochen aufgesetzt wird, taugt als Tiefenreiz auch nur bedingt. Der tiefe Schmerz beim Zusammenpressen von Muskulatur oder Sehnen (Achillessehne!) ist allerdings vom Oberflächenschmerz gänzlich verschieden, fällt aber nur bei recht massiven Läsionen aus. Die Steigerung der Schmerzempfindlichkeit von Nervenstämmen, Nervendurchtrittsstellen (VALLEIXsche Punkte) und Muskeln ist schon besprochen.

Es soll hier am Beispiel des Ulnaris noch gezeigt werden, wie eine typische Anästhesie, mit einfachen klinischen Mitteln geprüft, aussieht, welche Variationen vorkommen und welche Ausdehnung die Maximalzone einnimmt (Abb. 16—30).

C. Periphere vegetative Störungen.
a) Allgemeine Aspekte.

Die Pathologie der vegetativen Apparate und Bahnen der Peripherie zeichnet sich gegenüber den animalen Systemen durch eine Reihe von Besonderheiten aus, welche sich aus der Zweckbestimmung, dem Regulations- und Ökonomisierungsprinzip, verstehen lassen. Zum Teil sind sie im allgemeinen physiologisch-anatomischen Teil schon angedeutet worden. Sie sollen hier einleitend im Zusammenhang aufgeführt werden.

1. Es besteht eine enorme *Anpassungs- und Kompensationsfähigkeit* an Defekte aller Art. Bei Zerstörung zentral gelegener Strukturen greift die Peripherie ein und führt die Regulationen weiter, wenn auch natürlich nicht mehr im früheren Umfang.

2. Die *Reflexvorgänge* spielen eine überragende Rolle.

3. Lähmung eines oder mehrerer vegetativer Leitungsbahnen sind für den Organismus weit weniger einschneidend als das Umgekehrte, die *Reizphänomene*. Die letzteren bestimmen zum großen Teil die Pathologie des vegetativen Nervensystems. Einmal in Gang gesetzt, bekunden die Irritationseffekte oft die Tendenz, sich gemäß der großen Reflexbereitschaft sowohl örtlich weiter auszubreiten, sogar auf die andere Körperseite überzuspringen, als auch weitere vegetative Funktionen mit einzubeziehen.

4. Vegetativ entnervte Gebiete neigen zu *heftigeren Reaktionen auf äußere Einwirkungen,* auch den pharmazeutischen Stoffen gegenüber. Häufig kommt es auch zu umgekehrten Reaktionen (s. S. 338).

5. *Innersekretorische Drüsen,* ihre Produkte und vegetatives System hängen wechselseitig innigst voneinander ab; auch die *Allergie*-Phänomene spielen in diese Komplexe hinein.

6. Der Einfluß der *Psyche,* sowohl ihrer bewußten wie auch besonders ihrer unbewußten Dynamik, ist meistens häufig in bestimmender Stärke vorhanden.

b) Die einzelnen Systeme.

α) Das Vasomotorium.

Die Regulation der Gefäße bildet die wichtigste Tätigkeit des uns beschäftigenden Systems in der Peripherie; seine Störungen sind dementsprechend am häufigsten und am mannigfaltigsten. Infolge der *Ubiquität* der Gefäße begegnet die Abtrennung der gefäßregulatorischen von den anderen vegetativen Funktionen (z. B. von den trophischen) immer gewissen Schwierigkeiten.

a) Traumatische Veränderungen. Werden gewisse periphere Nerven durchtrennt (es reagieren nicht alle gleich intensiv; am deutlichsten treten die zu beschreibenden Erscheinungen am Medianus, Ulnaris, Ischiadicus oder den Plexus auf), so kommt es zu einer kurzdauernden Rötung und Wärme der Haut, die alsbald abgelöst wird von *Cyanose* und *Kälte*. Die Cyanose tritt als blauviolette Marmorierung auf; häufig wird sie durch weißgefärbte Partien unterbrochen. Sie mildert sich oder verschwindet völlig durch Hochheben des Gliedes.

FOERSTER nimmt an, daß in dem vegetativ entnervten Gebiet (die Fasern laufen ja großenteils gemeinsam mit den peripheren Nerven; ein Teil geht allerdings periarteriell) alsbald die Vasokonstriktoren die Oberhand gewinnen; durch das Engerwerden der Arteriolen wird die Blutzufuhr verringert, daher die Kühle und Blässe. Die Cyanose kommt durch Stauung in den Capillaren zustande, die ihrerseits ihren Tonus einbüßen; TINEL sieht mit KROGH die Hauptursache dafür im Umstand, daß das Blut einen den normalen Capillartonus aufrechterhaltenden *Hypophysenwirkstoff* führt, dessen Menge aber nicht mehr ausreicht, wenn die Arteriolen sich verengen; LEWIS dagegen im dauernden *Fehlen des Axonreflexes,* welcher bei Reizen aller Art, auch dem Kältereiz, für Capillar- und Arteriolenerweiterung sorgt. Durch den Wegfall tritt dauernde Kälte des betreffenden Gliedes ein, wodurch Nutrition und Erholung beeinträchtigt werden.

Die Überempfindlichkeit zeigt sich darin, daß Kälteeinwirkungen, mechanische und elektrische Reize die Erscheinungen erheblich verstärken; es kommt zu leichenartiger lang andauernder Blässe. Diese Reizwirkungen halten sich nicht immer an das Territorium des durchschnittenen Nerven, sondern greifen oft weit darüber hinaus: Ausbreitung auf reflektorischem Wege via periarterielles Geflecht, das, wie wir S. 337 gesehen haben, auch afferente Funktionen ausübt.

Aber die Vasodilatatoren sind ebenfalls noch aktionsfähig und häufig auch überempfindlich. Bei Ischiadicusstörung ruft Eintauchen des Gliedes in warmes Wasser eine lang andauernde Rötung hervor.

Dagegen fehlen im denervierten Abschnitt alle vasomotorischen Reflexe, die normalerweise von einem anderen Körperteil aus in Gang gesetzt werden: Kältereize, die am Sternum oder am gegenseitigen Glied ansetzen, erzeugen nicht mehr, wie am unversehrten Territorium, plethysmographisch und thermometrisch nachweisbare Vasokonstriktion; Erwärmung des Rumpfes läßt die Hauttemperatur des lädierten Gebietes unbeeinflußt.

Eine Durchschneidung oder Ausrottung der rein vegetativen Gebilde, nämlich des Grenzstranges oder der Rami communicantes oder der Ganglien führt zu einer ziemlich dauerhaften Vasodilatation, also zu Rosa- bis Rotfärbung des Integumentes mit Hyperthermie, ein Zustand, der besonders im Gesicht nach Resektion des Halssympathicus beobachtet werden kann; die Unterbrechung der vasokonstrictorischen Fasern bestimmt hier den Effekt. (Außerdem tritt der HORNERsche Symptomenkomplex und Anhidrose auf.) Aber auch hier springen nach längerer Zeit Kompensationsmechanismen ein, welche den Zustand abschwächen oder ganz aufheben können.

Ein ganz anderes Bild entsteht dann, wenn durch eine *irritative Noxe* sympathische Gebilde in Mitleidenschaft gezogen werden, sei es bei Gelegenheit unvollständiger Durchschneidungen peripherer Nerven, wobei Narben, Knochen, Fremdkörper reizend wirken oder bei vollständigen Kontinuitätstrennungen, z. B. Amputationen, wenn ein Neurom entsteht. Dabei steht die *Vasodilatation* im Vordergrund, die mit Hyperhidrosis verbunden sein kann. Der Sympathicus ist beim Zustandekommen der *Kausalgie* (s. S. 373) maßgebend beteiligt. Dabei macht sich die Störung nicht nur im peripheren Territorium der betroffenen Nerven geltend, sondern breitet sich reflektorisch weit darüber hinaus. Diese Vasodilatation ist bei Reizzuständen nicht immer spontan vorhanden, sondern kann durch alle möglichen Reize, die auch fernab vom lädierten Glied auf dem Körper auftreffen, ausgelöst werden.

Die Vasomotorenstörungen brauchen nach FOERSTER durchaus nicht auf Mitverletzung der Gefäße zu beruhen, wie man früher, besonders im französischen Schrifttum, annahm; allerdings treten sie in diesen Fällen mit ganz besonderer Heftigkeit auf.

b) Nichttraumatische Veränderungen. Es sind eine Reihe Krankheiten und Zustände bekannt, bei denen eine Dysfunktion des Vasomotoriums im Vordergrund steht; da eindeutige anatomische Befunde bis heute fehlen, so bezeichnet man sie mit *Vasoneurosen*.

Die *Vasokonstriktion* steht im Vordergrund bei der RAYNAUDschen *Krankheit*. Anfallsweise verengert sich das Stromgebiet einer, beider oder aller vier Extremitäten, wobei die gipfelnden Teile besonders betroffen sind. Die Verengung befällt in erster Linie die Arteriolen; die Haut wird weiß und kalt, im späteren Verlauf der Krankheit häufig auch cyanotisch durch Capillaratonie. Dazu kommen Parästhesien oder Hyp- bis Anästhesien, welche offenbar nur von der lokalen Anämie abhängen. Obschon der anfallsweise Verlauf die Krankheit charakterisiert, wobei im Intervall das Gewebe sich erholt, so können doch die lokalen Asphyxiezustände so intensiv oder langdauernd sein, daß die befallenen Akra gangräneszieren.

Diese „klassische" Auffassung vom Wesen des Raynaud als Vasoneurose wird von LEWIS bekämpft. Das vegetative Nervensystem sei organisch und funktionell unverändert; die letztlich erkennbare Ursache sei eine lokale Überempfindlichkeit der Art. digitales, die hauptsächlich unter dem Einfluß von Kältereizen sich abnorm stark zusammenschnüren. Operationen am Sympathicus seien meist auf die Länge unwirksam. Welche diametral entgegengesetzten Auffassungen geäußert werden, ist aus SUNDER-PLASSMANN zu ersehen, wo anscheinend gut gestützte pathologisch-anatomische Veränderungen in den sympathischen Ganglien als Ursache des Morbus RAYNAUD beschrieben werden.

Das Gegenstück, die *Erythromelalgie* (WEIR-MITCHELL) besteht in anfallsweiser *Erweiterung* der kleinen Gefäße. Auch diese Krankheit lokalisiert sich an den Gliedenden oder selten im Gesicht (Erythroprosopalgie BING).

Falls dabei die Capillaren zusammengezogen sind, resultiert eine weiße, warme Haut und ein schmerzhaftes Klopfgefühl des Pulses; der Zustand kann äußerst qualvoll sein. Öffnen sich die Capillaren, so wird die Haut gerötet, der Schmerz vermindert sich. Auch hier kommen daneben Parästhesien vor; gelegentlich treten die vasomotorischen Phänomene in den Hintergrund, dann benennt man den Zustand mit *Akroparästhesie;* leichtere Formen der Rötung ohne Schmerzen heißen *Akroerythrosen.*

So gegensätzlich die RAYNAUDsche und die WEIR-MITCHELLsche Krankheit in ihren typischen Ausprägungen erscheinen, so kommen doch Übergänge vor: les extrêmes se touchent. Eine RAYNAUD-Krise kann mit erythromelalgischen Symptomen enden; oder der eine Zustand findet sich an der einen, der andere gleichzeitig an der anderen Extremität.

Sekundäre Vasokonstriktionen sind jedem Kliniker geläufig. Extremitätenembolien führen meist nicht wegen völliger Ausfüllung des normal weiten Lumens einer Hauptarterie zur Ischämie, sondern wegen des Krampfes der Ringmuskulatur um den Pfropf, der noch dazu von einem Angiospasmus in den abhängigen Arteriolen gefolgt ist. Die überragende Rolle der Arterienmotilität für die Ausbildung der Ischämie haben LERICHE und FONTAINE (zit. nach TINEL) bewiesen, indem es ihnen gelang, durch sukzessiv in proximaler Richtung ansteigende Unterbindungen der Arterien beim Hunde sogar die Iliaca zu verschließen, ohne daß es zur Blutleere der unteren Extremitäten gekommen wäre, indem die Blutversorgung rein durch die sich maximal erweiternden Muskelarterien und deren Anastomosen erfolgte. Arteriosklerotische, luische, unter exo- oder endogenen Giftwirkungen stehenden Arterien besitzen überempfindliche Muskulatur, die sich auf Grund eines über das vegetative System laufenden Reflexes plötzlich katastrophal kontrahieren kann.

Ausgesprochene vasomotorische Zeichen aller Art treten hie und da bei ein- oder doppelseitiger *Halsrippe* auf. Da sowohl der Plexus brachialis wie die Art. subclavia durch die Halsrippe komprimiert werden können, so liegt es auf der Hand, daß die Folgezustände der Halsrippe an den Gefäßen einerseits durch Beeinträchtigung des Anteils an vegetativen Plexusfasern wie durch einfache grobe Ischämie entstehen können. Die ständige Reizung der Art. subclavia hat auch schon zu Intimaverdickungen, Thrombosen und Embolien in den Arm geführt (LEWIS). Daneben kann die Halsrippe bekanntlich auch sensible oder motorische Ausfalls- oder Reizerscheinungen verursachen.

Schließlich reizen oder lähmen alle möglichen anderen zu Druck auf die Nervenstämme führenden Prozesse auch die vegetativen Fasern. Dabei macht sich wiederum die Tatsache geltend, daß Medianus, Ulnaris, Ischiadicus verhältnismäßig reich daran sind, die vegetativen Störungen demgemäß bedeutend. Je peripherer die Läsion, desto geringer die vegetativen Lähmungserscheinungen, wegen des Abganges der autonomen Stränge an die Gefäße und der Überlagerung der Nerventerritorien. Chronisch-irritative Läsionen dagegen halten sich gemäß dem Grundsatz Nr. 3 S. 380 nicht an diese Regel.

Die *Diagnose* aller dieser gröberen vasomotorischen Störungen gründet sich naturgemäß in erster Linie auf die einfache ärztliche Untersuchung. Dabei wird man die *Palpation des Pulses* an allen in Betracht fallenden Arterien nicht vernachlässigen, ganz besonders der Art. dorsalis pedis und der Art. tibialis post. Nicht weniger wichtig ist die Schätzung der *Hauttemperatur* durch einfache Palpation; meist kommt es auf einen Vergleich zweier symmetrischer Hautpartien heraus, wobei man Sorge zu tragen hat, daß beide gleich lang abgedeckt waren. Feinere Untersuchungen lassen sich mit besonderen Instrumenten vornehmen (s. IPSEN).

Ein wesentliches Hilfsmittel bedeutet ferner die *Oszillometrie bzw. -graphie* der Arterienwandungen (Apparat von PACHON oder RECKLINGHAUSEN; man vergleicht die oszillometrischen Ausschläge symmetrischer Stellen) und endlich die *Arteriographie,* bei der eine röntgenstrahlenundurchlässige Lösung (Thorotrast) in den zu untersuchenden Gefäßbaum injiziert wird. Form und Sitz von Verengerungen der Arterien lassen sich durch diese Methode sehr elegant darstellen (DIMTZA und JAEGER, FONTAINE).

Für die feinere Beobachtung der noch zu besprechenden Capillarstörungen hat sich die *Capillaroskopie* als unentbehrlich erwiesen (OTFRIED MÜLLER).

Vorwiegende Capillarsyndrome. Ein relativ gut abgrenzbares Krankheitsbild bietet die *Akrocyanose.* In den leichten Fällen der überwiegenden Mehrzahl wird das Wohlbefinden der befallenen Individuen wenig gestört. Meist sind es jüngere Leute, die an den Extremitäten, zunehmend gegen die Enden, eine deutliche Cyanose aufweisen, die beim Hängenlassen stärker, beim Erheben des Gliedes sehr viel schwächer erscheint. Fingerdruck verjagt die Blaufärbung, die Haut wird momentan weiß. Kälte verstärkt die Erscheinungen. Dabei tritt manchmal eine ziegelrote Marmorierung auf — ein Zeichen dafür, daß das Blut wegen der langsamen Strömung und des verringerten Stoffaustausches arteriell bleibt. Schmerzen fehlen ganz. Dagegen können, wenn auch eher selten, Parästhesien und Hypästhesien, besonders für Kälte und Schmerz auftreten. Ferner werden die befallenen Hände und Füße oft etwas geschwollen, wie succulent, ohne eigentliche Ödeme (Akrocyanosis hypertrophica), aber auch das Gegenteil, Verdünnung der Weichteile, Zuspitzung der Finger kommt vor (Akrocyanosis atrophica). Eine unangenehme Zugabe sind die meist im Winter aufschießenden Pernionen und lästig wird auch die oft sehr reichliche Schweißentwicklung an Händen und Füßen empfunden. Das „Leiden" beginnt um die Pubertätszeit oder schon früher und dauert bis ins höhere Alter. Zugrunde liegt eine Capillaratonie; ob auch hier die Vasoneurose oder eine endokrine Dysfunktion im Hintergrund steht, ist strittig. Andere Anzeichen einer vegetativen Stigmatisation, einer Dysharmonie lassen sich aber in den meisten Fällen nachweisen, und oft auch neuro- oder psychopathische Züge. Gleichartige Vererbung kommt vor. LEWIS lehnt aber wiederum eine Beteiligung des vegetativen Systems ab.

Cyanose und Kälte der Extremitäten sind bei *schweren Neuritiden* zusammen mit anderen vegetativen Erscheinungen nicht selten, schon wegen der Inaktivität, aber auch wegen der Läsion der vegetativen Fasern. Die Pathogenese hat man sich nach dem Muster der traumatischen Unterbrechung vorzustellen. Die *Arsenpolyneuritis,* die sich durch besondere Affinität zum vegetativen System auszeichnet, zeigt oft in Frühstadien Parästhesien in den Fingerspitzen und lebhafte Schmerzen, die auf das Vasomotorium zu beziehen sind; es kommt sogar zu einem allerdings symptomatischen *Raynaud.* Der *Ergotismus,* die Vergiftung mit Mutterkorn, bringt bekanntlich die Extremitätenarterien zu lang dauernder Zusammenziehung. Die lebhaften Parästhesien (Kriebelkrankheit) sind Folgen der Ischämie (BUMKE und KRAPFF).

Die flüchtigen *Erytheme* aller Arten beruhen meist auf aktiven Capillarerweiterungen.

Eine besondere Erwähnung verdient noch der *Dermographismus*. Streicht man mit einem stumpfen Instrument leicht über die Haut, so erscheint ein weißer Streifen *(Dermographia alba)*. Wenn ein stärkerer Druck ausgeübt wird, so tritt nach etwa 15 Sekunden ein scharf begrenzter hellroter Strich auf, der in seiner Ausdehnung meist genau dem lokalen Reiz entspricht *(Dermographia rubra)*; er wird eventuell von der weißen Zone, der Dermographia alba, eingefaßt. Beide Phänomene sind reine lokale Reaktionen; die erstere beruht auf Vasokonstriktion, die zweite auf Vasodilatation. Sie finden sich bei fast allen Personen.

Nach 5—30 Sekunden erscheint, an die weiße Zone anschließend, eine breitere, nach außen zackig und unregelmäßig begrenzte, flammend rote Zone, welche mehrere Minuten andauern kann, nachdem die beiden mittleren verschwunden sind. Diese letztere rote Zone entsteht nur dann, wenn die sensiblen Hautnerven nicht degeneriert sind, d. h. entweder bei intakten Nerven oder noch innerhalb 8—10 Tagen nach ihrer Durchschneidung. Es handelt sich dabei um eine *reflektorische* Capillardilatation infolge des Axonreflexes und Freiwerdens von Histamin (s. S. 336). L. R. MÜLLER nennt das Phänomen *irritatives Reflexerythem*. Es bleibt aber nicht immer bei diesen Erscheinungen. Oft erhebt sich die Haut in einer schmalen, gleichmäßig breiten,

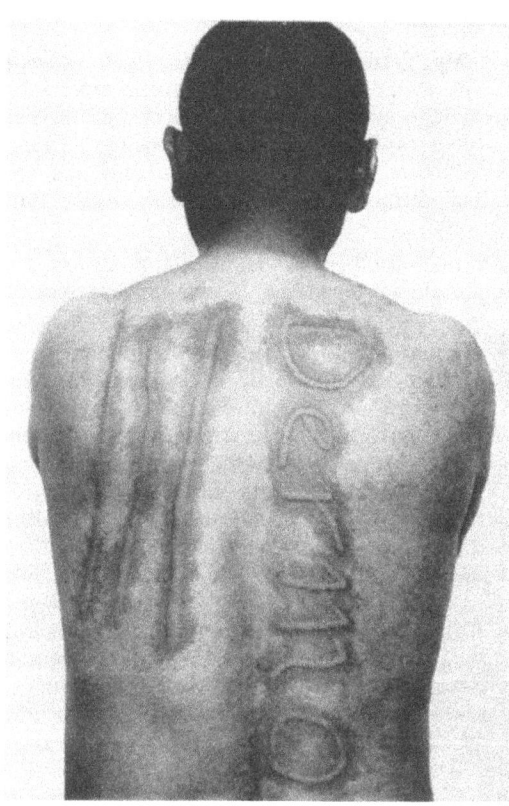

Abb. 31. Dermographia elevata mit irritativem Reflexerythem. Auf linker Rückenseite Abhängigkeit der Breite dieser Erscheinungen vom angewandten Druck bei gleichem Druckinstrument. Von links nach rechts: 30 g, 350 g, 800 g. (Nach HOFF: Z. exper. Med. 75, aus MÜLLER, Lebensnerven.)

blaßrosa gefärbten Zone um den initialen vasoparalytischen Strich, so daß letzterer auf die Höhe eines Wulstes zu liegen kommt. LEWIS nimmt an, daß durch lokale Histaminproduktion, welche auf den minimalen Proteinzerfall infolge des Traumas einsetzt, die Capillaren in einem kurzen Abschnitt dilatiert und ihre Wand durchlässig wird; jenseits sind sie wieder verengt und durch diese teils mechanischen, teils chemischen Bedingungen entsteht ein lokales Ödem *(Dermographia elevata seu Urticaria factitia)*. Der Wulst kann 3—4 mm hoch werden und stundenlang andauern. Höhere Grade des Dermographismus, besonders die Elevata sind gewöhnlich mit Überempfindlichkeit des ganzen vegetativen Apparates verbunden (von HOFF in MÜLLERs Lebensnerven S. 178 bestritten).

c) *Ödeme auf vegetativer Grundlage.* Das Vasomotorium ist bei der Entstehung solcher Ödeme oft überwiegend, oft aber nur in untergeordnetem Maße beteiligt, meist spielen noch andere Faktoren hinein.

Die Auflockerung und Hypertrophie der Weichteile bei der Akrocyanose ist schon nahe verwandt mit ödematösen Zuständen. Die reflektorischen Gefäßspasmen auf periphere Traumen (s. S. 380) sind oft mit chronischen Ödemen verbunden.

Beim *angioneurotischen Ödem* (QUINCKE), das mit seinem sprunghaften Auftreten, seiner wechselnden Lokalisation, seinem gelegentlichen Zusammenhang mit Allergiephänomenen und der erblichen homonymen und heteronymen Belastung vieler Kranker noch manches Rätsel aufgibt, ist mit einer auf vegetativem Weg vermittelten Permeabilitätsveränderung der Capillaren zu rechnen (über diese Probleme informieren CASSIRER und HIRSCHFELD), ohne daß heute wesentlich mehr gesagt werden könnte.

Auch das *Trophödem* (MEIGE), wo das chronische, weiße, harte, elastische, schmerzlose Ödem sich langsam an bestimmten Segmenten der Extremitäten, meist an deren Enden, entwickelt, gehört hierher; es ist entweder ausgesprochen erblich (MILROYsche Form) oder isoliert.

Auf das flüchtige *Ödem der Klimakterischen,* das sich symmetrisch an Händen und Unterarmen entwickelt, hat CURSCHMANN besonders aufmerksam gemacht.

Alle diese Ödemformen können gelegentlich mit anderen vasoneurotischen Phänomenen kombiniert vorkommen, so z. B. in einer Beobachtung von ASSMANN (zit. nach CASSIRER-HIRSCHFELD), wo außer dem QUINCKEschen Ödem und einem Hydrops articularum intermittens Migräne, multiple angiospastische Zustände und RAYNAUD-Symptome aufgetreten sind.

Die Polyneuritiden auf Grund von *Beri-Beri* und *Pellagra* sind öfters von Ödem begleitet, über dessen Pathogenese die Akten noch nicht geschlossen sind.

β) Übrige glatte Muskulatur.

Die Unterbrechung des Halssympathicus hat das HORNERsche *Syndrom* zur Folge: Miosis, Enophthalmus, Ptosis. Horner tritt aber auch bei periarterieller Sympathektomie der Carotis unterhalb des Ganglion cerv. suprem. auf; es wird also ein Teil der Sympathicusfasern von Anfang an längs den Gefäßen kranialwärts geleitet. Die normale Cocainmydriase fehlt beim Horner; oft wird sogar eine paradoxe Reaktion, nämlich Miosis, beobachtet. Dieses Verhalten kommt aber nur dann zustande, wenn die periphere Sympathicusbahn vom Rückenmark an (C_8, D_1 und D_2) bis zum Erfolgsorgan unterbrochen ist; bei zentralen Läsionen ist die Cocainmydriase erhalten (FOERSTER).

Die besondere Vorliebe des *Diphtheriegiftes* für den Vagus ist allbekannt.

Von vielen Autoren, so von ADIE selbst, wird das ADIEsche *Syndrom,* die Pupillotonie mit partieller Hypo- oder Areflexie der Gliedmaßen auf eine vegetative Anomalie zurückgeführt, und zwar nimmt ADIE für die Pupillotonie den Sitz der Störung im vegetativen Kerngebiet des Oculomotorius an (KYRIELEIS in den Schaltzellen) und für die Abschwächung oder das Fehlen der Sehnenreflexe an den Extremitäten im peripheren autonomen System. Diese letztere Ansicht begegnet allerdings Bedenken, wenn auch sonst ein gleichzeitiges Vorkommen mit mannigfachen vegetativen Dysfunktionen öfters beobachtet wurde (Literatur bei DRESSLER und WAGNER, KEHRER).

Die *Pilomotoren*fasern gehen mit dem Sympathicus in die peripheren Hautnerven. Der Pilomotorenreflex wird somit bei Unterbrechung der letzteren oder Verödung des Grenzstranges oder des Rückenmarks (C_8—L_2) aufgehoben. Da er schon normalerweise recht inkonstant, oft schwierig, oft sehr leicht und weit irradiierend auszulösen ist, so taugt er trotz den Bemühungen von ANDRÉ-

THOMAS wenig zur segmentalen oder peripheren Lokalisation. Bei der Restitution, während sich im autonomen Gebiet Hyperpathie einstellt, wird der Reflex abnorm stark und irradiiert weitgehend (HEAD, zit. nach FOERSTER).

γ) Schweißsekretion.

Die Schweißfasern verlaufen durch die vorderen Wurzeln in den Sympathicus und von da in die peripheren sensiblen Nervenstämme bis zur Haut. Im Gegensatz zu den Vasomotoren meiden die Schweißfasern die periarteriellen Bahnen (s. auch LIST und PEET).

Die Totalunterbrechung peripherer Nerven sowie des Sympathicus sowohl traumatisch wie bei schweren Neuritiden, bedingt Anhidrosis. Keine einzige der vegetativen Störungen zeigt eine so genaue räumliche Kongruenz mit den sensiblen Territorien wie die Anhidrosis; deshalb ist ihre Feststellung mit der MINOR-Methode oft recht aufschlußreich (s. S. 340).

Pilocarpin bleibt bei Totaltrennungen der sensiblen Nerven unwirksam; es greift also nicht an den Drüsen, sondern den Nerven an, aber merkwürdigerweise bewirkt es bei Durchtrennung des Halssympathicus oberhalb des Ganglion inf. und med. Hyperhidrosis im Gesicht, trotzdem auf andere Reize und reflektorisch dort nicht mehr geschwitzt werden kann.

Das schweißlose Gebiet deckt sich mit der analgetischen Zone; es findet Überlagerung statt, und im Mischgebiet ist, wenn auch geringere, Schweißabsonderung nachgewiesen. Bei der Restitution kehrt der Schweiß gemeinsam mit der affektiven Sensibilität wieder.

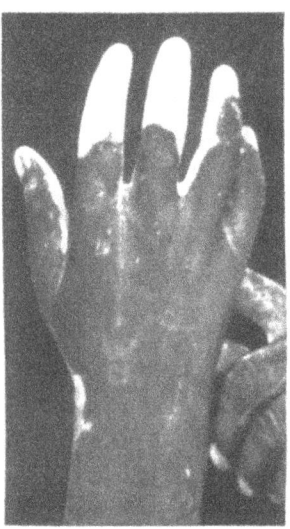

Abb. 32 zeigt Schweißbild bei gelähmtem N. medianus (aus SCHILL, Handbuch der Neurologie 2 1937).

Wie alle vegetativen Apparate, sind auch die Schweißdrüsen durch reflektorische Mechanismen leicht zur übermäßigen Funktion zu bringen. Bei leichteren Läsionen peripherer Nerven, bei Neuritis, bei der noch im Gange befindlichen Regeneration kommt es zur Hyperhidrosis.

Zum Reizsyndrom nach Verletzungen: Schmerzen, eventuell von kausalgischem Charakter, Hyperämie, Hyperthermie, glossy skin gehört auch die übermäßige Schweißentwicklung (s. S. 381). Häufig tritt sie auf Reize mannigfacher Art ein, z. B. Arbeit, Emotion, rasches Essen, peripher angreifende Irritationen. Die scharfe Begrenzung auf einen Nervenbezirk ist dabei nicht wiederzufinden, der Reflex strahlt weithin aus und besonders in diejenigen Hautzonen, die ohnehin leicht schwitzen, wie Gesicht, Achselhöhlen, Handteller und Fußsohlen (SPIELMEYER, OPPENHEIM, zit. nach FOERSTER). Sehr kurios ist der gustatorische Reflex auf die Schweißdrüsen, der spontan oder nach Verletzung des Facialis (dessen Äste im Gesicht die Schweißfasern beherbergen, GUTTMANN), des Trigeminus oder des Halssympathicus auftritt und in Schweißabsonderung der verletzten Gesichtshälfte auf Genuß von sauren oder gepfefferten Speisen besteht[1] (TINEL, FOERSTER).

---

[1] Analog kann es auch zur Tränensekretion unter denselben Bedingungen kommen: Krokodilstränen (weil das Krokodil beim Verzehren seiner Opfer weinen soll; s. BING).

δ) Trophik.

Die Existenz von trophischen Fasern ist schwer zu beweisen, da sie weder anatomisch noch experimentell-physiologisch isoliert werden können und pathologische Veränderungen der Trophik meist mit anderen vegetativen Störungen kombiniert sind. Besonders ist der Einfluß des Vasomotoriums kaum je eindeutig auszuschalten. Immerhin nehmen auf Grund von Analogieschlüssen die meisten Autoren heute einen eigentlichen trophischen Einfluß des vegetativen

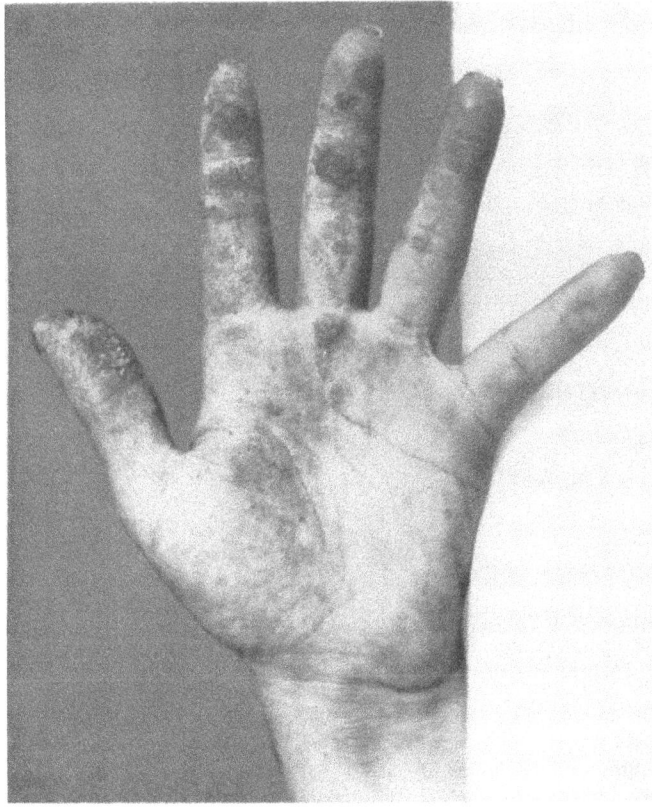

Abb. 33. Hyperkeratose der Haut bei Medianusverletzung, dem Versorgungsgebiet des verletzten Nerven entsprechend (aus WEXBERG, Handbuch der Neurologie 9 1935).

Nervensystems an. In den meisten Krankheitseinheiten und Syndromen nämlich, bei denen die Trophik gestört ist, finden sich Kombinationen mit echten sympathogenen Symptomen, sei es daß sich ein trophisches Geschwür als Folge einer Nervenverletzung ausbildet, mit welcher Vasomotorenreizung und Hyperhidrose vergesellschaftet ist, sei es daß manche Fälle von RAYNAUD auch sklerodermatische Hautpartien aufweisen usw. Damit ist allerdings noch nicht viel mehr als ein Klassifikationsprinzip gewonnen und vielleicht noch einige therapeutische Hinweise. Auf welchen Wegen sich aber der trophische Einfluß vollzieht, ist dunkel. Sind es die sensiblen Fasern selbst, welche nach Art der antidromen Leitung die von ihnen versorgten Gewebe auch zur regelrechten Ernährung anregen? Gibt es eigentliche trophische Fasern? Spielt (nach LEWIS) die Inaktivität die Hauptrolle? Oder haben, wie TINEL will, alle Nervenelemente außer ihrer spezifischen auch eine nutritive Funktion, die vielleicht über den chemischen Zwischenträger geht?

Bei *peripheren Nervenverletzungen* entwickeln sich nach einiger Zeit Hautveränderungen, die sich auf zwei Typen zurückführen lassen:

a) Die Haut wird dick, schuppig, unelastisch, von tiefen Rissen durchzogen; oft sind die Schuppen braun, gelegentlich auch perlmutterfarben. Das Unterhautfettgewebe verdickt sich gleichfalls.

b) Die Haut verdünnt sich, wird rosa, glatt, glänzend und zart: glossy skin.

FOERSTER glaubt, der erste Typus beruhe auf mangelnder Neubildung und verzögerter Abschilferung der Epidermis, während der zweite im Gegensatz dazu, einer verstärkten Regeneration der Haut entspreche, also ein Reizsymptom darstelle.

Diejenigen Polyneuritiden, welche solche trophischen Hautschäden im Gefolge führen, tragen zur Entscheidung dieser Frage nichts bei. Man sieht Hyperkeratosen, trockene, abschilfernde Haut in buntem Wechsel mit glossy skin, auch Blasenbildungen, trockenes Ekzem, Hyper- oder Hypotrichosis. Eine besonders reiche Fundgrube dafür bildet die Arsenvergiftung.

Die *Nägel* leiden sehr oft, sie sind bröckelig, brüchig, verdünnt; man hört oft die Angabe, Patient müsse die Nägel nicht mehr schneiden; oft sind auch die Längsrillen stärker ausgeprägt, der Nagel uhrglasartig gewölbt; man trifft diese Veränderungen sowohl bei peripheren Nervenverletzungen als auch bei Neuritiden.

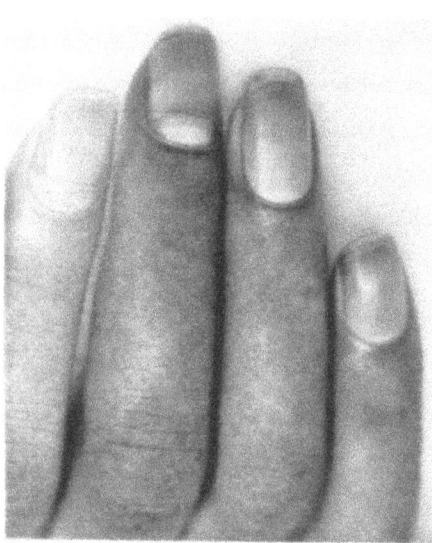

Abb. 34. Trophische Störung der Nägel bei Radialisverletzung (aus WEXBERG. Handbuch der Neurologie 9 1935).

Bei der Arsenpolyneuritis erscheinen charakteristische Querstreifen an den Nägeln (Abb. 34).

Die *Haare* können teils atrophisch werden und ausfallen, teils im Gegenteil abnorme Länge und Dichtigkeit erreichen (Abb. 35). Der Haarausfall bei der Thalliumpolyneuritis wird von BUSCHKE (zit. nach BUMKE und KRAPFF) auf trophischvegetative Schäden zurückgeführt.

Auf einer so geschädigten Haut entwickeln sich mit Vorliebe die *trophischen Geschwüre*. Meist geht eine leichte Verletzung, eine Kontusion oder ein Druckeffekt an einer exponierten Stelle, z. B. an der Fußsohle, voraus; plötzlich entsteht eine Blase, welche platzt und ein tiefgreifendes Geschwür enthüllt. Dasselbe hat auf der oben unter a) erwähnten Haut einen sehr torpiden Charakter; es will, so sorgsam es auch behandelt wird, nicht heilen; der Grund ist reizlos, die Ränder glatt, es verläuft vollkommen schmerzlos. Es kann zu tiefer Gangrän und Abstoßung der Finger oder Zehen führen. Sobald aber die affektive Sensibilität wiederkehrt, schließt es sich. Die Geschwüre, die auf der glossy skin [s. unter b)] entstehen, sind flächig, sehr schmerzhaft, mit entzündlicher Reaktion und heilen viel besser.

LERICHE nimmt an, die trophischen Ulcera entständen nur dann, wenn sich bei einer Verletzung ein Neurom am zentralen Stumpf ausbilde. Dieses sei der Ausgangspunkt eines Gefäßreflexes, der über den Sympathicus und das

Rückenmark laufe und an der Peripherie durch Störung des Vasomotorenspiels die Trophik behindere. Das Neurom brauche dabei nicht schmerzhaft zu sein. Unterbrechung dieses Reflexbogens an irgendeiner Stelle (Neuromexstirpation, Ramisektion, Ganglienausrottung, periarterielle Sympathektomie) bringe das Ulcus zur Heilung. Sicher sind mit dieser Methode Heilungen erzielt worden. Aber nach TINEL liegt trotzdem im Vasomotorium nicht der entscheidende Faktor. Dies zeigt sich u. a. an den tabischen Ulcera.

Das *Unterhautgewebe* beteiligt sich ebenfalls am dystrophischen Prozeß. Oft ist es aufgequollen, hart oder ödematös; oft im Gegenteil verdünnt. Bekannt sind die dünnen zugespitzten Finger und Zehen bei der Medianus- bzw. Ischiadicusläsion (doigts éffilés). Die Sehnen und Muskeln können sich retrahieren, die Gelenke infolge einer Art Arthritis deformans versteifen. Im Gefolge von Ulnarisläsionen taucht nicht selten die DUPUYTRENsche Kontraktur auf.

Die *Knochen* verfallen sehr rasch und recht regelmäßig der SUDECKschen Atrophie, die nicht allein auf Inaktivität beruht.

Sehr ähnlich wie die Geschwüre nach Nervenverletzungen verhalten sich die Ulcera bei der *Tabes*. Der torpide Verlauf, die reaktionslosen Ränder, die Schmerzlosigkeit sind hier wiederzufinden. Das zugehörige Gebiet, meist in radikulärer Anordnung, weist

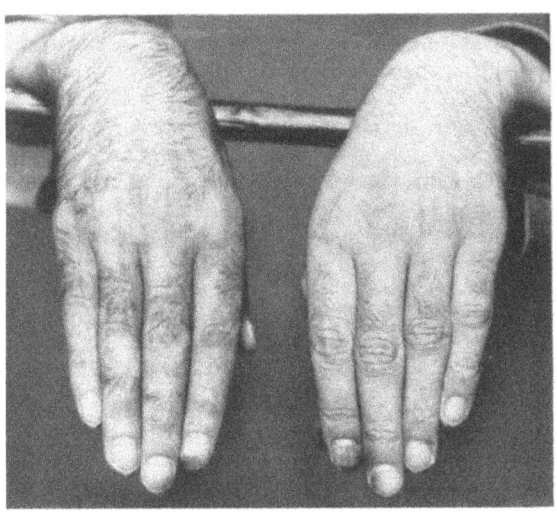

Abb. 35. Hypertrichose des rechten Handrückens (im Bilde links) bei Radialisverletzung (aus WEXBERG, Handbuch der Neurologie 9 1935).

immer Sensibilitätsschäden auf. Vasomotorische Prozesse spielen dabei nur insofern eine Rolle, als das Mal perforant im Gefolge akuter Dilatationskrisen auftreten kann; es bleibt jedoch auch dann bestehen, wenn die Krisen abgeklungen sind.

Auch die tabischen *Arthropathien* erscheinen oft rasch während Perioden lanzinierender Schmerzen und Zeichen von Vasodilatation an den Gelenken. Die Beteiligung sensibler Fasern verrät sich durch die Schmerzlosigkeit der befallenen Partien.

Die *Spontanfrakturen* und der *enorme Callus* erweisen ebenfalls die gestörte Trophik der tabischen Hinterwurzeln.

Die *Syringomyelie* führt auf ganz analogem Weg zu Geschwüren und Arthropathien, nur kann die Zerstörung des vegetativen Seitenhornes noch andere Ausfälle bewirken.

Unter den Polyneuritiden zeichnet sich ganz besonders die *Lepra* durch trophische Zerstörungen aus. Die Nervenlepra sitzt in den peripheren Nerven; sie hat es in erster Linie auf die sensiblen und vegetativen Fasern abgesehen. Deren kombinierter Untergang verursacht neben der Anästhesie die tiefgreifenden Geschwüre und die scheußlichen Mutilationen.

Die *Sklerodermie* stellt eine besonders reine Form trophischer Störungen dar. Die Ätiologie ist noch recht unklar. Pathogenetisch wird jetzt ziemlich allgemein eine Alteration des Komplexes vegetatives Nervensystem — endokrine

Drüsen angenommen (Literatur bei CASSIRER-HIRSCHFELD). Die atrophischen Phänomene beschränken sich nicht auf die Haut; Unterhautfettgewebe, Muskulatur, Knochen können mitmachen. Sehr nahe verwandt, schon wegen des häufigen Zusammentreffens am gleichen Fall, sind die Hemiatrophia und die sehr seltene Hemihypertrophia progressiva, die sich meist im Gesicht äußern.

c) Schmerzzustände.

Wenn auch der Schmerz bei manchen der schon beschriebenen Syndrome ein wesentliches Attribut darstellt, so gibt es doch Zustände, die sich sonst wegen ihrer Komplexität nicht richtig einordnen lassen, deren gemeinsamer Nenner aber der Schmerz ist. Es handelt sich naturgemäß um Irritationen und konsekutive Reflexerfolge, die praktisch recht wichtig sein können.

Sie sind charakterisiert durch ihre Unbeständigkeit, durch die Dysproportionalität zwischen Läsion und reflektorischem Effekt, durch die häufige Irradiation auf andere sympathische Apparate und progressive Ausdehnung des Erfolgsterritoriums, durch den besonderen Charakter der Schmerzen, die tief, bohrend, brennend, klopfend sein können, auch das Gefühl der Völle, des Ameisenlaufens oder des Einschlafens, der Vertaubung hervorrufen. Ferner fällt immer wieder auf, daß eine Disposition für solche Zustände vorhanden sein muß und daß der psychische Faktor ganz weitgehend hineinspielt.

Die schon besprochenen *Kausalgien* gehören hierher.

Sympathalgien. Es gibt aber auch Algien ohne direkte Verletzung eines Nerven. Nach peripheren, oft recht geringen Traumen, z. B. Distorsionen an Fuß und Hand, nach Entzündungen, Arthritiden können, nach Ablauf einer wochen- oder monatelang dauernden Latenzzeit, Sympathicusreizzustände einsetzen. Schmerz vom oben beschriebenen Charakter, häufig in Anfällen, Vasomotorenphänome mannigfacher Art, z. B. akute Vasodilatationen im Sinne der Pseudoerythromelalgie oder häufiger, Vasokonstriktionen mit Cyanose und Kühle des Gliedes, Ödeme, Hyperhidrosen, trophische Insuffizienzen, z. B. Hyperkeratosen, Glanzhaut und sehr schlecht heilende Geschwüre kommen vor. Wenn sich das Schmerzfeld proximal ausdehnt, so hat man früher etwa von ascendierender Neuritis gesprochen, ein Begriff, der sehr an Kredit verloren hat.

Die Inaktivität, in welche das kranke Glied regelmäßig gerät, schließt einen Circulus vitiosus. Gelenkankylosen, motorische Schwäche, Sehnenretraktionen, Muskelkontrakturen sind die Folge. Aber es tauchen im weiteren Verlauf eigentliche Muskelparesen und Muskelatrophien auf, die klarer als die ebenfalls zu beobachtenden Hyp- und Anästhesien über das „Funktionelle" hinweg den organischen Charakter betonen. Ihre Entstehung ist, obschon im einzelnen nicht geklärt, doch zu verstehen, wenn wir uns die gleichzeitigen Vasokonstriktionen vor Augen halten und uns an den Muskelschwund erinnern, der bei gewissen Sklerodermiefällen auftritt. BABINSKI und FROMENT haben während des Krieges auf diese Fälle aufmerksam gemacht, sie von der reinen Hysterie, als die sie zunächst imponieren, abgetrennt und unter den Namen troubles physiopathiques d'ordre reflexe in die Literatur eingeführt. Es waren Kriegsverwundete. Man hat später gesehen, daß auch geringfügige Störungen der Integrität den ganzen unheilvollen Mechanismus in Gang setzen können, der von selbst weiter rollt, auch wenn die ursprüngliche Schädigung längst verschwunden ist — aber eben doch nicht ohne seelische Disposition dazu.

Im Gesicht kommen die sympathischen Reflexschmerzzustände ebenfalls vor. Besonders französische Autoren (TINEL, ALAJOUANINE und THUREL) setzen sich für deren Abtrennung von der Trigeminusneuralgie ein: Sie zeichnen sich aus durch stundenlang dauernde Schmerzanfälle, durch das Hervortreten vasomotorischer und sekretorischer Phänomene wie Tränen-Schweißsekretion, Nasenfluß, Capillardilatationen, durch Übergreifen auf nicht vom Trigeminus versorgte Gebiete und durch anscheinend spontanes (nicht durch Kauen, Zugluft, Berührung ausgelöstes) Auftreten der Paroxysmen. Dabei ist aber recht häufig der Ausgangspunkt des ganzen Reflexmechanismus zu entdecken entweder in einem Folgezustand eines leichteren oder schwereren Traumas (Fraktur) oder in Form einer Sinusitis, einem schmerzenden Zahn, einer Nasen-, Augen- oder Ohrenerkrankung. Die enge Verwandtschaft mit der echten Trigeminusneuralgie leuchtet ein, denn auch bei ihr läßt sich ein reflektorisches und vegetatives Moment nicht von der Hand weisen; für die Abtrennung eigentlicher vegetativer Reflexneuralgien spricht dann wieder, daß gerade diese letzteren sich gegen Ganglionausrottungen, Wurzeldurchschneidungen usw. refraktär verhalten. FRAZIER nimmt gegen die sympathische Verursachung von Gesichtsschmerzen Stellung; PEET will wenigstens gewisse Formen, so auch die SLUDER-Neuralgie vegetativ erklärt wissen.

Das Schmerzproblem wird auch von der vegetativen Seite her behandelt im Bericht über die 16. Réunion neurologique internationale annuelle 1937 (La douleur en Neurologie) in Revue Neur. 68, H. 1 (1937).

D. Differentialdiagnose zwischen radikulären und peripheren Symptomen.

Im Prinzip ist eine periphere von einer radikulären Läsion leicht zu unterscheiden, da die Projektion der Wurzeln auf den von ihnen versorgten Körperabschnitt eine andere Gestalt aufweist als die Projektion der peripheren Nerven. Dies gilt sowohl für die Sensibilität als auch für die Motilität; die Segment- bzw. Wurzelabgrenzung ist allerdings leichter durch die Sensibilitäts- als durch die Motilitätsuntersuchung zu erkennen, obschon auch die letztere sehr brauchbar ist und oft entscheidende Resultate ergibt.

a) Sensibilität.

Das Rückenmark ist bekanntlich segmentär gegliedert. Die Peripherie folgt dieser Gliederung, jedem Neurotom entspricht ein Myotom und ein Dermatom. Diese Metameren besitzen am Rumpf die einfachste Gestalt: wie beim Wurm umgeben sie den Stamm angenähert kreisförmig. Dem oberen und unteren Körperende nähern sie sich in immer kleineren Kreisen, den Mittelpunkt bilden oben Nase und Oberlippe, unten die Steißbeinspitze.

An den Extremitäten komplizieren sich die Verhältnisse. Wie am nachfolgenden Schema (Abb. 36) gezeigt wird, lagern sich die Metameren an den Extremitäten angenähert parallel der Extremitätenachse und es entsteht eine Linie, und zwar eine vordere und eine hintere, längs welcher eine Anzahl Segmente aneinanderstoßen, die *Axiallinie*. Sie zeigt gewissermaßen die Richtung an, in welcher die distalen Dermatome abgerückt sind. An den unteren Extremitäten findet außerdem eine schraubenförmige Drehung der Dermatome um die Längsachse statt; stellt man sich die Füße um 90° nach außen gedreht vor, so sind die Dermatome gestreckt und die oberen lumbalen Segmente liegen nun vorn, die unteren sacralen hinten.

Es ist nützlich, sich gewisse besonders hervorstechende Grenzlinien einzuprägen, die auf dem folgenden Schema (Abb. 37) verzeichnet sind. Merkt man sich dazu noch, daß die Linie $D_4 D_5$ durch beide Brustwarzen (beim Manne, die Linie $D_6 D_7$ durch den Processus xyphoideus und die Linie $D_9 D_{10}$ durch den Nabel geht, so kann man sich meist am Kranken ganz gut zurechtfinden.

Die Segmentfelder liegen nun nicht etwa scharf abgegrenzt nebeneinander (so wenig wie die Verteilungsgebiete der peripheren Nerven), sondern es findet weitgehende „dachziegelähnliche" *Überdeckung* statt [SHERRINGTON (Abb. 38)].

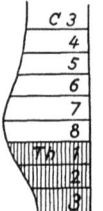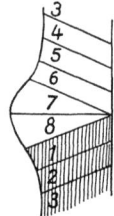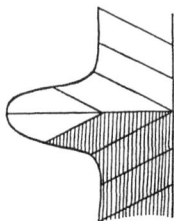

Abb. 36. Auswachsen der Dermatome (nach BING).

Jedes Segment ist vom nächstoberen und nächstunteren mitinnerviert. Der Ausfall einer einzigen Wurzel führt also nicht zu Sensibilitätsstörung, wenigstens nicht zu einer mit den heutigen Methoden faßbaren; erst wenn wenigstens zwei Wurzeln unterbrochen sind, kommt ein Ausfall zustande.

Daraus folgt, daß die Anästhesie im Gebiet eines bestimmten Wurzelareals die Läsion der betreffenden Wurzel *und* der nächsthöheren bzw. der nächsttieferen anzeigt und daß bei Rückenmarkskompressionen die uns interessierende obere Grenze des komprimierenden Prozesses nicht etwa in demjenigen Segment zu suchen ist, das dem oberen Rand des anästhetischen Hautbezirkes entspricht, sondern im nächsthöheren.

Die Eruption eines Herpes zoster beschränkt sich oft auf ein einziges Wurzelareal; es sind aber Fälle bekannt, wo der Herpes, trotzdem anatomisch die Erkrankung nur in einem Spinalganglion nachgewiesen wurde, sich über die angrenzenden Segmente ausbreitete (O. FISCHER).

Noch am reinsten kommt klinisch ein Wurzelterritorium zum Vorschein, wenn eine Wurzel durch einen pathologischen Prozeß (z. B. ein Carcinom) gereizt wird; die Hyperalgesiezone beschränkt sich dann auf das betreffende Wurzelfeld.

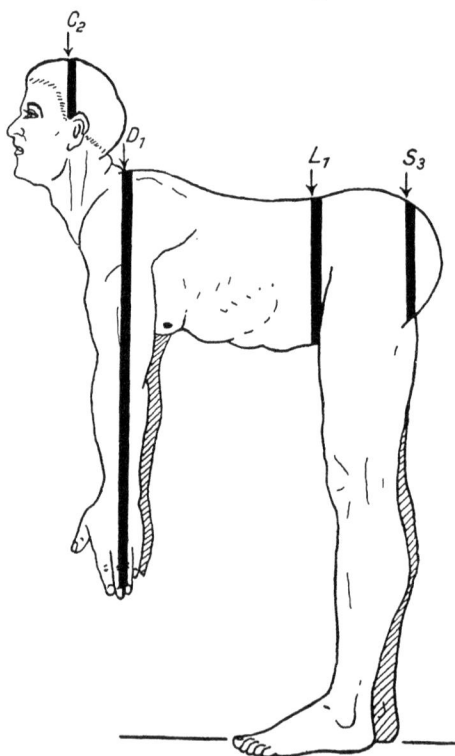

Abb. 37. Mnemotechnisches Schema zur Segmentlokalisation der Sensibilitätsstörungen (nach BING).

Die *periphere* Verteilung der Sensibilität ist durch die Anatomie der peripheren Nerven bestimmt und an Hand der anatomischen Atlasse leicht aufzufinden (Abb. 39 und 40). Gegenseitige Überdeckung, Anastomosenbildungen, die zahlreichen Varietäten des Verlaufs und der versorgten Felder sorgen dafür, daß in casu die Ausfälle nicht immer schematisch-lehrbuchmäßig aussehen (s. den Abschnitt über die spezielle Nervenpathologie).

b) Motilität.

Man hat sich vor allem klar zu machen, daß (mit ganz vereinzelten Ausnahmen, s. u.) kein Muskelindividuum seine Nervenfasern nur aus einem einzigen Rückenmarkssegment bezieht. Es führt also auch eine motorische Wurzel immer Axone, die einer ganzen Anzahl von Muskeln zugehören. Gebündelt und geordnet werden diese Fasern erst in den Plexus und den peripheren motorischen Nerven.

Die Vorderhornganglienzellen, die einen bestimmten Muskel innervieren, liegen im Vorderhorn in Form einer „Kernsäule" übereinander. In welcher Form der Austritt durch die Wurzeln erfolgt und der Weg zum Muskel gefunden wird, darüber orientiert schematisch die Abb. 40.

Der Muskel agiert als Ganzes. Die Unterbrechung einer einzigen Wurzel vermag je nach der Masse der Fasern, welche sie für den betreffenden Muskel führt, denselben mehr oder weniger zu schwächen, aber gewöhnlich nicht völlig zu lähmen; dagegen schützt das Faserkontingent aus den benachbarten Segmenten. Außerdem macht sich die Schwäche oft nur in den ersten Tagen geltend und verschwindet später völlig.

Es gibt aber eine Anzahl Ausnahmen (s. besonders FOERSTER, der die Folgen operativer Durchschneidung von motorischen Wurzeln, die oft nicht zu vermeiden sind, genau studiert hat). Als Beispiele seien aufgeführt: Isolierte Durchtrennung von D_1 führt zu totaler Lähmung und

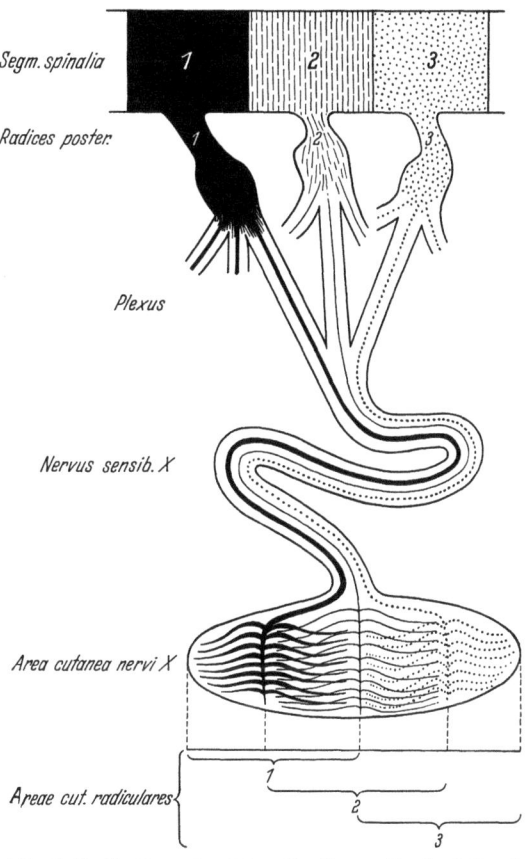

Abb. 38. Radikuläre und periphere Hautinnervation (nach BING).

Atrophie des Abductor pollicis brevis. Isolierte Durchschneidung von C_5 zog in einem Falle (neben anderen Läsionen) eine totale Atrophie und totale Ea.R. der claviculären Portion des Pectoralis major und eine hochgradige Parese und Atrophie der vorderen Portion des Deltoideus nach sich.

Sobald zwei oder mehr Wurzeln außer Funktion gesetzt sind, werden bestimmte Muskelgruppen, die sich nach den Segmentbezügen der Muskulatur richten, total gelähmt (sie sind aus den Tabellen S. 244—246 abzulesen), und wie bei der Sensibilität ergeben sich charakteristische Unterschiede in der *Verteilung* der Lähmungen, gegenüber den Läsionen der peripheren Nerven.

Zu diesen Tafeln ist noch zu bemerken, daß individuelle Variationen nicht selten vorkommen, die Werte also nur das Mittel aus einer Reihe von Fällen (und Methoden zur Gewinnung von Angaben!) darstellen. Einen Versuch zur Klassifikation der Variationen hat HARRIS unternommen (prä- und postfixierter Typus, s. S. 320).

Wenn ein Muskel dauernd stärker geschwächt und atrophisch wird, so ist auch *elektrisch* die *Ea.R.* nachzuweisen.

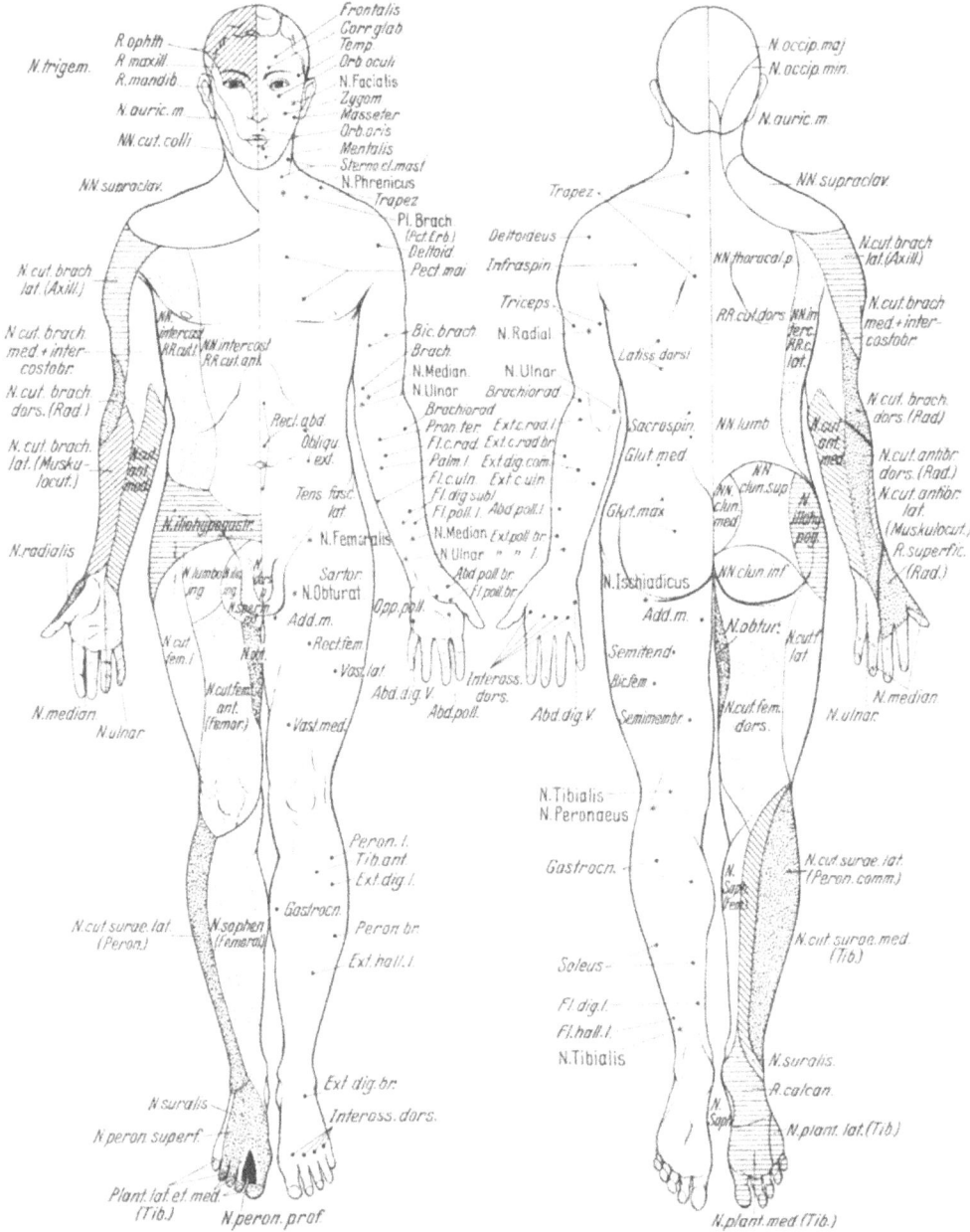

Abb. 39. Peripheres Sensibilitätsschema und die elektrischen Reizpunkte der Nerven und Muskeln. (Nach den neurologischen Wandtafeln von Müller-Hiller-Spatz). Vergl. Abb. 22 auf Seite 261.

Das Aufsuchen der *Reflexe* wird uns zwar für die Höhenlokalisation im Rückenmark, selten aber für die Unterscheidung einer peripheren von einer radikulären Lähmung entscheidende Aufschlüsse geben können.

Die Beobachtung *vegetativer* Symptome erweist sich besonders bei gewissen Formen der Plexuslähmungen als nützlich (s. S. 399).

Typen der Plexuslähmung.

Plexus brachialis. In den Plexus vollzieht sich die Mischung der aus den Wurzeln stammenden Fasern und ihre Neuordnung und Bündelung in die peripheren Nervenstämme. Läsionen des Plexus realisieren somit Lähmungstypen, welche weder den Wurzel- noch den peripheren Charakter tragen. Die Kenntnis der Plexusanatomie gewährleistet auch hier eine ausreichende Diagnostik (Abb. 41—43).

Der Plexus wird nur von den Rami anteriores der Spinalnerven gebildet, die Rami posteriores erhalten sich von den Plexus unabhängig.

Diese Rami anteriores werden auch Plexuswurzeln genannt. Sie vereinigen sich zu den Primärsträngen (oberer, mittlerer und unterer), welche sich noch

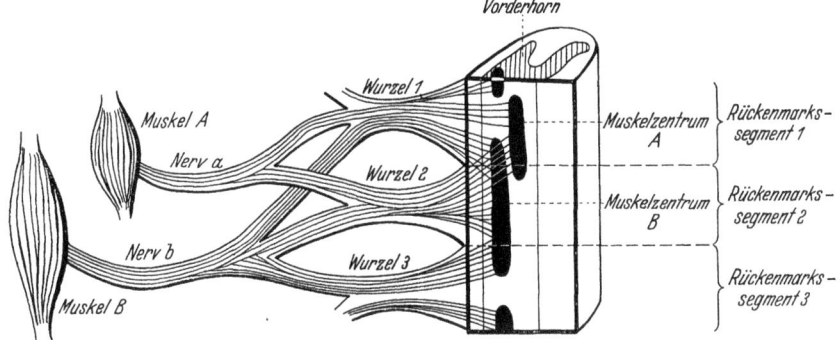

Abb. 40. Radikuläre und periphere Muskelinnervation (nach BING).

einmal neu gruppieren, so daß die Fasciculi posterior, lateralis und medialis entstehen. Aus ihnen gehen die eigentlichen peripheren Hauptnerven hervor. Ein Teil der peripheren Nerven verläßt den Plexus allerdings schon früher, vor der Bildung der drei Fasciculi; es sind die *direkten* Plexusnerven.

Entwicklungsgeschichtlich wird eine dorsale und eine ventrale Plexusplatte unterschieden, entsprechend der dorsalen und ventralen Muskelplatte der Extremitäten. Der Fasciculus posterior und die von ihm abgehenden Nerven, ferner der N. dorsalis scapulae und der N. suprascapularis sind Derivate der dorsalen Platte, die übrigen der ventralen.

Die Folgen der Unterbrechungen von Plexussträngen sind aus den Abbildungen zu entnehmen. Es soll nur noch auf einige Eigentümlichkeiten aufmerksam gemacht werden.

1. In den Plexussträngen verlaufen die oft zu einem bestimmten Muskel gehörigen Nervenbündel bereits gesammelt und vereint. Eine unvollständige Schädigung eines Stranges kann einen einzigen Muskel lähmen und infolgedessen zu topischen Irrtümern führen, d. h. eine mehr periphere, schon im isolierten Muskelnerv liegende Läsion vortäuschen. Einige Beispiele seien hier angeführt: Innerhalb des Fasciculus lateralis bilden die Bahnen für den Musculocutaneus nicht selten ein relativ geschlossenes laterales Bündel; das mediale verteilt sich auf den Pronator teres, Flexor carpi radialis und Flexor digitorum sublimis. Im Fasciculus medialis verlaufen die Ulnarisfasern oft auf der medialen, die Medianusfasern auf der lateralen Seite. Im Fasciculus posterior sind Axillaris-

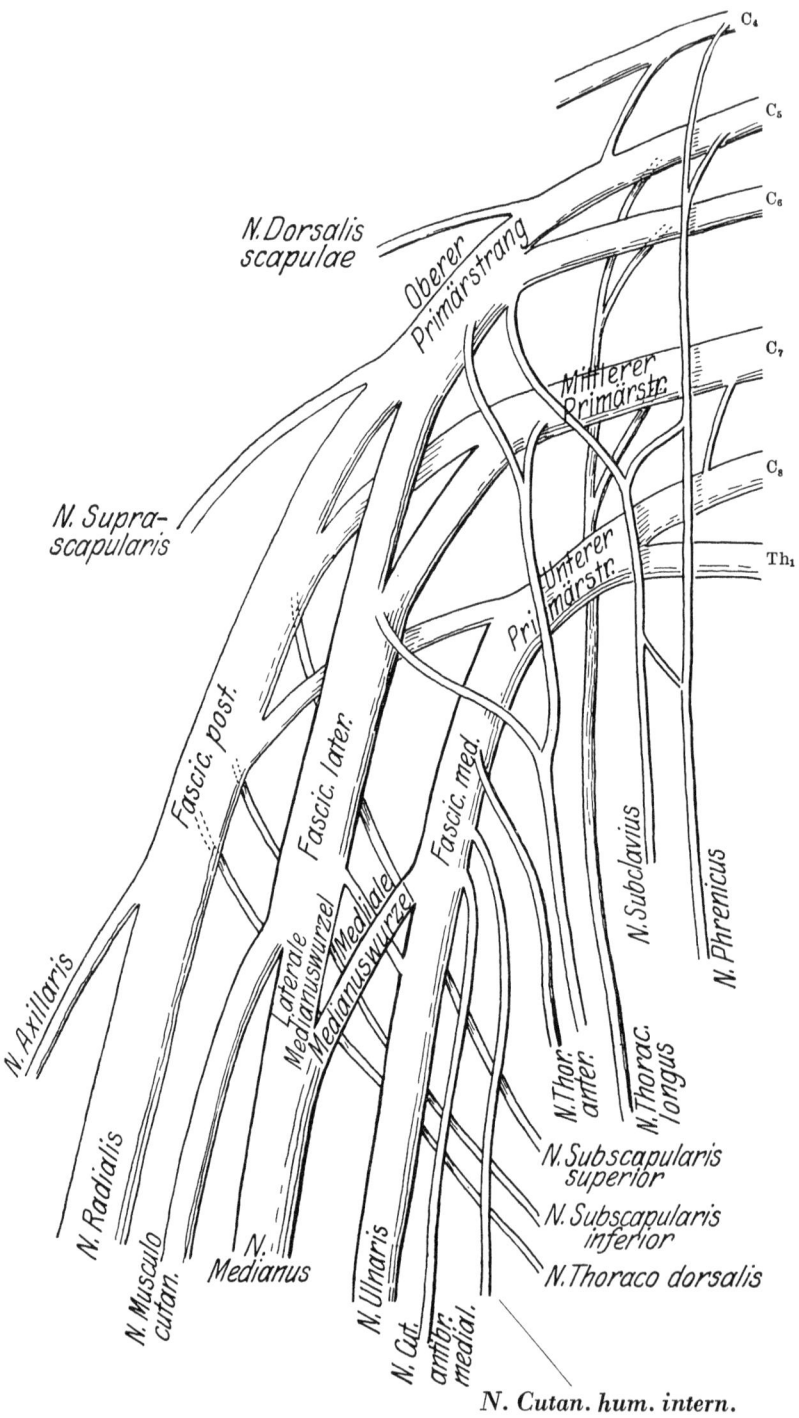

Abb. 41. Übersichtsbild des Plexus brachialis. (Aus FOERSTER, Ergänzungsband II, 1.)

Differentialdiagnose zwischen radikulären und peripheren Symptomen.

und Radialisbahn oft bis weit hinauf getrennt, sogar innerhalb des dem Radialis zugehörenden Areals können noch nach Muskelgruppen getrennte Bahnen festgestellt werden.

Eine weitere Irrtumsmöglichkeit der topischen Diagnostik liegt in der S. 371 besprochenen *verschiedenen*

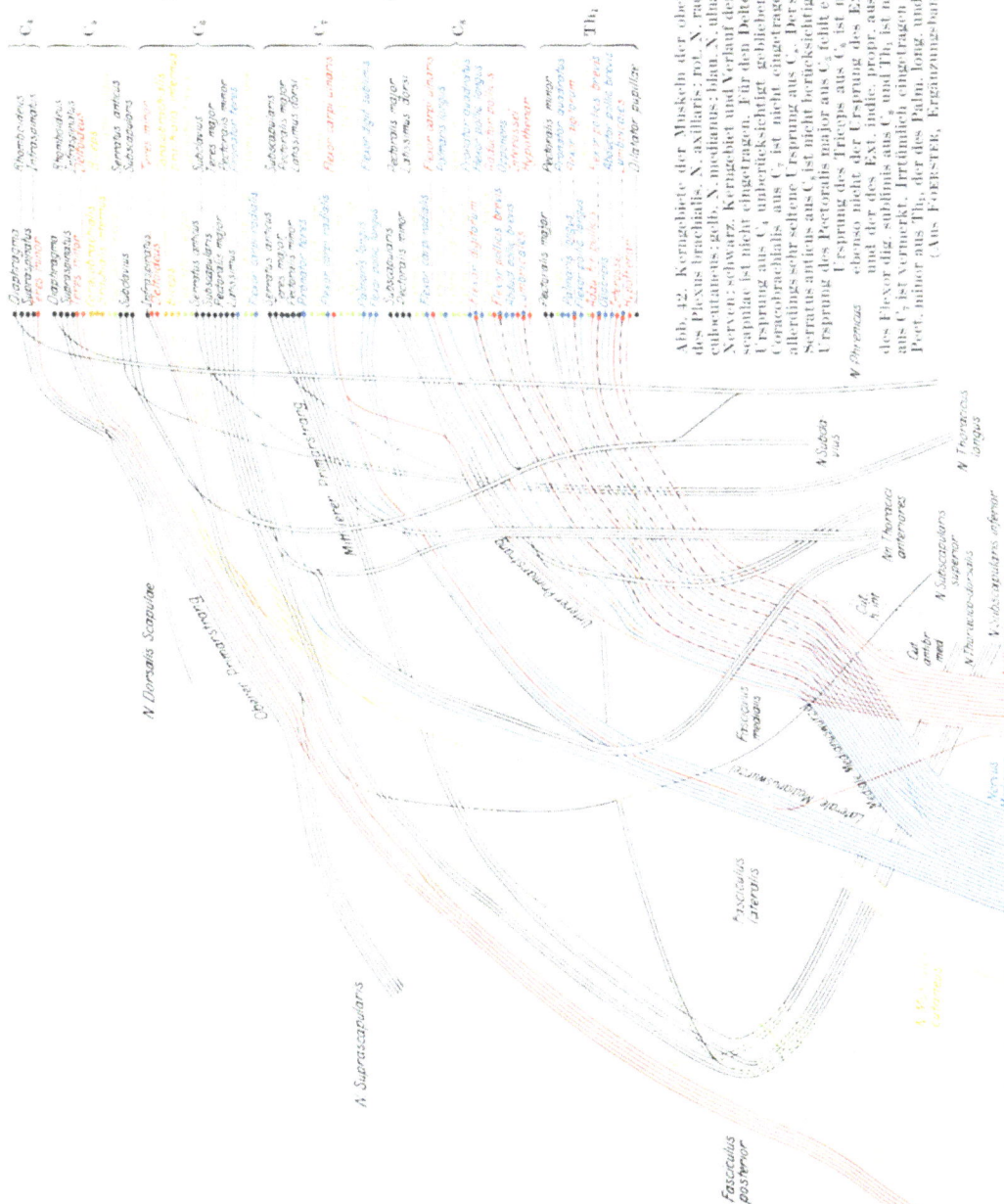

Vulnerabilität, welche die Lähmung der einen, das Erhaltenbleiben der anderen Fasern zur Folge hat, trotzdem der gemeinsame Strang gleichmäßig (z. B. durch Druck oder Zerrung) geschädigt wurde.

2. Die Plexusbildung unterliegt vielfachen *individuellen Varianten*. Einige derselben finden sich bei FOERSTER.

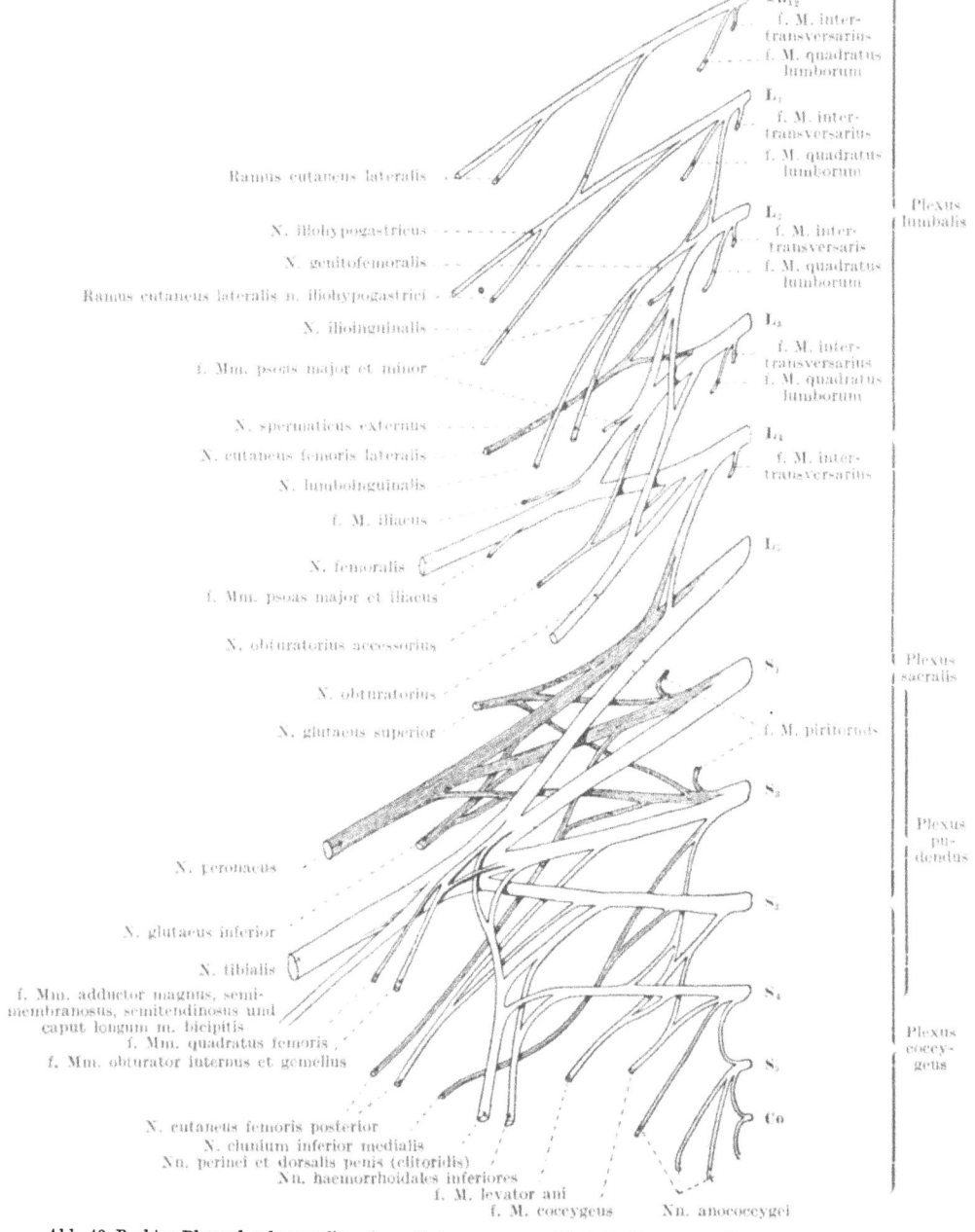

Abb. 43. Rechter Plexus lumbosacralis, schematisch, von vorne. (Nach P. EISLER, aus FOERSTER, Ergänzungsband II, 1.) (Die dunkel schraffierten Stämme sind Derivate der dorsalen Plexushälfte.)

3. Die Plexuslähmungen haben im allgemeinen eine *schlechtere Prognose* als die peripheren.

4. Von alters her werden am Plexus brachialis zwei Lähmungstypen besonders hervorgehoben, da sie häufiger vorkommen und besonders charakteristische Aspekte darbieten. Es sind die obere, DUCHENNE-ERBsche und die untere oder KLUMPKEsche Lähmung.

Die ERBsche *Lähmung* entsteht durch Läsion von C_5 und C_6 (Plexuswurzeln oder oberer Primärstrang) und befällt die Mm. deltoideus, teres minor, coracobrachialis, biceps, brachialis, brachioradialis, gewöhnlich auch supinator (brevis), häufig ferner supra- und infraspinatus. Es ist die „obere" Lähmung, die Lähmung der Schulter und Oberarmmuskulatur ohne den Triceps. Entsprechend kann der Arm nicht mehr gehoben und nicht mehr im Ellbogengelenk gebeugt werden. Die Sensibilität ist im Axillaris- und Musculocutaneusgebiet gestört, mitunter auch im Radialisareal.

Die KLUMPKEsche *Lähmung* befällt die Plexuswurzeln C_8 und D_1. Gelähmt sind sämtliche kleinen Handmuskeln, oft auch noch die Hand- und Fingerbeuger. Die Funktion der Hand wird dadurch weitgehend aufgehoben. Greift die schädigende Ursache proximal vom Abgang des Ramus communicans albus die Wurzeln an, oder trifft sie gleichzeitig den Grenzstrang oder das Ganglion stellatum, so gesellt sich der Sympathicusausfall am Gesicht dazu, wie in der ursprünglichen KLUMPKEschen Beschreibung, also das HORNERsche Syndrom (Miosis, Enophthalmus, Ptosis) und Anhidrosis samt Vasomotorenstörung (s. S. 385). Die Sensibilität ist stärker betroffen als bei der ERBschen Lähmung. Sie fällt aus im Ulnaris- und Cutaneus antebrachii medialis-Gebiet, gelegentlich auch im Medianusterritorium.

Die Muskellähmungen beider Typen gehen ohne weiteres aus der Abb. 42 hervor, wenn man berücksichtigt, daß die Muskeln, welche außer in C_5 und C_6 (ERB) bzw. in C_8 und D_1 (KLUMPKE) noch in einer dritten Wurzel repräsentiert sind, von der Lähmung verschont bleiben.

In praxi kommen natürlich vielfache Abweichungen und Übergänge vor. Die untere Plexuslähmung ist zufolge der geschützteren Lage der caudalen Wurzeln bedeutend seltener als die obere.

Plexus lumbosacralis. Die oben stehenden grundsätzlichen Bemerkungen über die Plexussyndrome gelten mutatis mutandis auch hier. Isolierte Plexusaffektionen sind allerdings sehr selten und sogar der Krieg hat nur vereinzelte derartige Beobachtungen gezeitigt (7 gegenüber 287 Verletzungen des Plexus brachialis im Kriegsmaterial von FOERSTER). Von bestimmten Lähmungstypen läßt sich nicht reden; an Hand des Plexusschemas (Abb. 43) und der Tabelle der Segmentbezüge (S. 244—246) können Lokalisationen vorgenommen werden. Viel häufiger als durch Verletzungen kommen Läsionen durch interne oder gynäkologisch-geburtshelferische Affektionen vor. Ein Initial- und Kardinalsymptom bildet der *Schmerz*.

Vegetative Störungen lassen sich, in Verbindung mit sensitivomotorischen, am ehesten im Ischiadicusgebiet auffinden, wegen seines Reichtums an vegetativen Fasern. Die Symptomatologie der Cauda equina und des sacralen Parasympathicus werden im Rückenmarkskapitel abgehandelt.

Literatur.
I. Anatomisch-physiologische Vorbemerkungen.
1. Anatomisches.
Zusammenfassende Arbeiten.

BIELSCHOWSKY: Allgemeine Histologie und Histopathologie des Nervensystems. Handbuch der Neurologie, Bd. 1, S. 35. 1935.

FOERSTER: Die Schußverletzungen der peripheren Nerven. LEWANDOWSKYs Handbuch der Neurologie, Erg.-Bd. II. 1928/29.

GREVING: Makroskopische Anatomie und Histologie des vegetativen Nervensystems. Handbuch der Neurologie, Bd. 1, S. 811, 843. 1935.
ROSENSTEIN: Anatomie der peripheren Nerven. Handbuch der Neurologie, Bd. 1, S. 227. 1935.
STÖHR: (1) Mikroskopische Anatomie des vegetativen Nervensystems. Berlin 1928. — (2) Die periphere Nervenfaser. Handbuch der mikroskopischen Anatomie des Menschen. Bd. 4.

2. Physiologisches.
A. Zusammenfassende Arbeiten.

BACQ: La Transmission chimique des Influx dans le Système nerveux autonome. Erg. Physiol. **37**, 82 (1935). — BROEMSER: Nervenleitungsgeschwindigkeit, Ermüdbarkeit usw. Handbuch der Physiologie, Bd. 9, S. 212. Berlin: Julius Springer 1929. — BRÜCKE: Allgemeines über Tatsachen und Probleme der Physiologie nervöser Systeme. Handbuch der Physiologie, Bd. 9, S. 25. Berlin: Julius Springer 1929.
CREMER: Erregungsgesetze der Nerven. Handbuch der Physiologie, Bd. 9, S. 244. Berlin: Julius Springer 1929.
DALE: Reizübertragung durch chemische Mittel im peripheren Nervensystem. Wien u. Berlin: Urban & Schwarzenberg 1935.
ECCLES: Synaptic and Neuro-muscular Transmission. Erg. Physiol. **38**, 339 (1936).
FELDBERG u. SCHILF: Histamin. Berlin: Julius Springer 1930. — FENG: The heat production of nerve. Erg. Physiol. **38**, 73 (1936). — FLEISCHHACKER: Die trophischen Einflüsse des Nervensystems. Handbuch der Physiologie, Bd. 10, S. 1149. — FOERSTER: Leitungsbahnen des Schmerzgefühls. Berlin 1927. — FRÖHLICH, A.: Pharmakologie des vegetativen (autonomen) Nervensystems. Handbuch der Physiologie, Bd. 10, S. 1095. — FRÖHLICH, F. W.: Nervenreize. Handbuch der Physiologie, Bd. 9, S. 177. Berlin: Julius Springer 1929.
HANSEN und v. STAA: Reflektorische und algetische Krankheitszeichen der inneren Organe. Leipzig: Georg Thieme 1938. — HESS, W. R.: Zusammenfassende Darstellung und Literatur im zitierten Artikel von VON WYSS. — HOFFMANN: Ruhe- und Aktionsströme der Muskeln und Nerven. Handbuch der Physiologie, Bd. 8, S. 2. Berlin: Julius Springer 1920.
KROETZ: Allgemeine Physiologie der autonomen nervösen Korrelationen. Handbuch der Physiologie, Bd. 16, II/2, S. 1729. — KUNTZ: The autonomic Nervous System. London: Baillière, Tyndall and Cox 1929.
LEHNARTZ: Die chemischen Vorgänge bei der Muskelkontraktion. Erg. Physiol. **35**, 874 (1933). — LERICHE: La chirurgie de la douleur. Paris: Masson & Co. 1937. — LEWIS: Das Verhalten der Gefäße der menschlichen Haut gegen Reize. Berlin: S. Karger 1930. — LILLIE: Amer. J. Psychiatry **9**, 461 (1929). — LINDHARD: Der Skeletmuskel und seine Funktionen. Erg. Physiol. **33**, 337 (1931).
MÜLLER, L. R.: Lebensnerven und Lebenstriebe. Berlin: Julius Springer 1931.
PETERFI: Das leitende Element. Handbuch der Physiologie, Bd. 9, S. 80. Berlin: Julius Springer 1929.
RIESSER: Vergleichende Muskelphysiologie. Erg. Physiol. **38**, 133 (1936).
SCHAEFER: Neuere Untersuchungen über den Nervenaktionsstrom. Erg. Physiol. **36**, 151 (1934). — SCHILF: Physiologie der peripheren Apparate (periphere Nerven und Wurzeln). Handbuch der Neurologie, Bd. 2, S. 359. 1937. — SPIEGEL: Autonomes Nervensystem. Handbuch der Physiologie, Bd. 10, S. 1048. — STÖHR: Mikroskopische Anatomie des vegetativen Nervensystems. Berlin 1928.
TINEL: Le Système Nerveux Végétatif. Paris: Masson & Co. 1937.
VERZAR: Der Erregungsvorgang im Nervensystem. Schweiz. med. Wschr. **1932 I**, 556.
WACHHOLDER: (1) Allgemeine Physiologie der peripheren Nerven. Fortschr. Neur. **3**, 167, 185 (1931). — (2) Allgemeine Physiologie der Muskeln. Fortschr. Neur. **2**, 56, 123, 161 (1930); **8**, 349 (1936). — (3) Allgemeine Muskelphysiologie. Handbuch der Neurologie, Bd. 2, S. 1. 1937. — WINTERSTEIN: (1) Der Stoffwechsel des peripheren Nervensystems. Handbuch der Physiologie, Bd. 9, S. 365. Berlin: Julius Springer 1929. — (2) Grundbegriffe der allgemeinen Nervenphysiologie. Handbuch der Neurologie, Bd. 2, S. 69. 1937. — WYSS, W. H. VON: Physiologie des vegetativen Nervensystems. Nervenarzt **6**, 393 (1933).

B. Einzelarbeiten.

BACQ: Nerfs cholinergiques, nerfs adrenergiques. Internat. Kongreß Physiol. 1938, Kongreßber. I, S. 11. — BROWN: Neuromuscular and Ganglionic Transmission. Internat. Kongreß Physiol. 1938, Kongreßber. I, S. 14.
FOERSTER: Münch. med. Wschr. **1933 I**, 83.
GAUPP: Klin. Wschr. **1934 I**, 1012.

KROLL: Fortschr. Neur. **8**, 93 (1936).
NACHMANSOHN: Internat. Kongreß Physiol. 1938, Ber. II, S. 52.
ROUSSY et MOSINGER: Revue neur. **41**, 848 (1934).
SCHARRER: Z. Neur. **145** (1933). — STÖHR: Dtsch. med. Wschr. **1933 II**, 1625.

II. Pathologische Anatomie der Nervenschädigungen.
Zusammenfassende Arbeiten.

BIELSCHOWSKY: Zit. im Abschnitt Anatomie. — BOEKE: Nervenregeneration. Handbuch der Neurologie, Bd. 1, S. 995. 1935.
FOERSTER: Zit. im Abschnitt Anatomie.
SPIELMEYER: Degeneration und Regeneration am peripherischen Nerven. Handbuch der Physiologie, Bd. 9, S. 285. Berlin: Julius Springer 1929.
VILLAVERDE, DE: Handbuch der Neurologie, Bd. 9, S. 145. 1935.
WEXBERG: Traumatische Erkrankungen der peripheren Nerven und des Plexus. Handbuch der Neurologie, Bd. 9, S. 23. 1935.

III. Symptomatologie und Physiopathologie.
Periphere Motilitätsstörungen.
Zusammenfassende Arbeiten.

ALTENBURGER: Elektrodiagnostik (einschließlich Chronaxie und Aktionsströme). Handbuch der Neurologie, Bd. 3, S. 747. 1937. — ALTENBURGER, BOURGUIGNON, LEWY u. STEIN: Die Chronaxie. 21. Jverslg Ges. dtsch. Nervenärzte, Wiesbaden 1933.
BOURGUIGNON: La chronaxie chez l'homme. Paris 1923.
COHN, TOBY: Die peripherischen Lähmungen. Wien u. Berlin: Urban & Schwarzenberg 1927.
FISCHER, O.: Medizinische Physik. Leipzig 1913. — FOERSTER: Die Symptomatologie der Schußverletzungen der peripheren Nerven. Handbuch der Neurologie von LEWANDOWSKY, Erg.-Bd. II/2, S. 975. 1929.
HOLZER: Kathodenstrahloszillographie in Biologie und Medizin. Wien 1936.
KRAMER: (1) Elektrodiagnostik und Elektrotherapie der Nerven. Handbuch der Physiologie, Bd. 9. 1929. — (2) Allgemeine Symptomatologie der Rückenmarksnerven und des Plexus. Handbuch der Neurologie, Bd. 3, S. 640. 1937. — KROLL: Die neuropathologischen Syndrome. Berlin: Julius Springer 1929. — KURÉ, KEN: Die vierfache Muskelinnervation. Berlin u. Wien 1931.
MÜLLER, H. R.: Über die klinische Bedeutung der Chronaxie. Habilitationsschr. Würzburg 1933.
QUINCKE u. STEIN: (1) Chronaxie. Erg. Physiol. **34** (1932). — (2) Chronaxie. Klin. Wschr. **1931 II**, 2377.
VERAGUTH: (1) Das psychogalvanische Reflexphänomen. Berlin 1909. — (2) Die Erkrankungen der peripheren Nerven. Handbuch der inneren Medizin, herausgeg. von BERGMANN und STAEHELIN, Bd. 5, Teil 1, S. 837. 1925.
WACHHOLDER: Willkürliche Haltung und Bewegung. Erg. Physiol. **26** (1928). — WEIZSÄCKER: Elektrodiagnostik und Elektrotherapie. Neue deutsche Klinik, Bd. 3. 1929. — WEXBERG: (1) Traumatische Erkrankungen der peripheren Nerven und des Plexus. Handbuch der Neurologie, Bd. 9, S. 23. 1935. — (2) Klinik der Neuritis und Polyneuritis. Handbuch der Neurologie, Bd. 9, S. 69. 1935.
ZIMMERN et CHAVANY: Diagnostic et thérapeutique électroradiologiques des maladies du système nerveux. Paris: Masson & Co. 1030.

Periphere Sensibilitätsstörungen.
A. Zusammenfassende Arbeiten.

BING: Lehrbuch der Nervenkrankheiten. Berlin u. Wien: Urban & Schwarzenberg 1937.
FOERSTER: Schußverletzungen der peripheren Nerven. Handbuch der Neurologie, herausgeg. von LEWANDOWSKY, Erg.-Bd., Teil 2. 1929. — FREY, V.: Die Tangoreceptoren des Menschen. Handbuch der Physiologie, Bd. 11, S. 94. 1926.
GOLDSCHEIDER: (1) Temperatursinn des Menschen. Handbuch der Physiologie, Bd. 11, S. 131. 1926. — (2) Schmerz. Handbuch der Physiologie, Bd. 11, S. 181. 1926.
KRAMER: Allgemeine Symptomatologie der Rückenmarksnerven und der Plexus. Handbuch der Neurologie, Bd. 3, S. 640. 1937.
SKRAMLIK, V.: Psychophysiologie der Tastsinne, 2 Teile. Leipzig: Akad. Verlagsges. m. b. H. 1937.
WEIZSÄCKER: Untersuchung der Sensibilität. Handbuch der Neurologie, Bd. 3, S. 701. 1937. — WEXBERG: (1) Traumatische Erkrankungen der peripheren Nerven und des Plexus.

Handbuch der Neurologie, Bd. 9, S. 23. 1935. — (2) Klinik der Neuritis und Polyneuritis. Handbuch der Neurologie, Bd. 9, S. 69. 1935. — (3) Neuralgien. Handbuch der Neurologie, Bd. 9, S. 192. 1935.

B. Einzelarbeiten.

BYRNE: J. nerv. Dis. 57 (1923).
LERICHE et FONTAINE: J. Chir. et Ann. Soc. belge Chir. 6, 276 (1937).
STEIN: Physiologie und Pathologie der Sensibilität. Fortschr. Neur. 2, 408 (1930).

Periphere vegetative Störungen.
A. Zusammenfassende Arbeiten.

BING: Lehrbuch, 5. Aufl., S. 45. — BUMKE, O. u. E. KRAPFF: Vergiftungen durch anorganische und organische, sowie durch pflanzliche, tierische und bakterielle Gifte. Handbuch der Neurologie, Bd. 13, S. 694. 1936.
CASSIRER, R. u. R. HIRSCHFELD: Vasomotorisch-trophische Erkrankungen. Handbuch der Neurologie, Bd. 17, S. 246. 1935.
FOERSTER: s. S. 401.
IPSEN: Hauttemperaturen. Leipzig: Georg Thieme 1936.
KEHRER: Die Kuppelungen von Pupillenstörungen und Aufhebung der Sehnenreflexe. Leipzig: Georg Thieme 1937. — KRAMER: s. S. 401. — KRAUS, F. u. TH. BRUGSCH: Spezielle Pathologie und Therapie innerer Krankheiten, Bd. 10, Teil I. Nervenkrankheiten. Berlin u. Wien: Urban & Schwarzenberg 1924. — KROLL, M.: (1) Die neuropathologischen Syndrome. Berlin: Julius Springer 1929. — (2) Lepra. Handbuch der Neurologie, Bd. 10, S. 229. 1935.
LERICHE: s. S. 400. — LEWIS, TH.: Gefäßstörungen der Gliedmaßen. Leipzig: Georg Thieme 1938.
MÜLLER, L. R.: s. S. 400. — MÜLLER, OTFRIED: Die feinsten Blutgefäße des Menschen in gesunden und kranken Tagen. Bd. I: Zur normalen Anatomie und Physiologie sowie allgemeine Pathologie des feinsten Gefäßabschnittes beim Menschen. Stuttgart: Ferdinand Enke 1937.
RATSCHOW: Die peripheren Durchblutungsstörungen. Dresden und Leipzig: Theodor Steinkopff 1939. — ROGER, WIDAL et TEISSIER: Nouveau traité de médecine. Vol. 21: Nerfs, Sympathique, Nevroses. Paris: Masson & Co. 1927.
TINEL: s. S. 400.
VERAGUTH: s. S. 401.
WEXBERG, s. S. 401.

B. Einzelarbeiten.

DIMTZA u. JAEGER: Über die Indikation der Arteriographie. Fortschr. Röntgenstr. 58, 40 (1938). — DRESSLER u. WAGNER: Schweiz. Arch. Neur. 39, H. 2 (1937); 40, H. 1 (1937).
FONTAINE: J. internat. Chir. (Belg.) 2, 559 (1937). — FRAZIER: Arch. of Neurol. 19, 650 (1928).
KURÉ, KEN: Spinalparasympathicus und Kreislauf. Cardiologia (Basel) 1, 95 (1937).
LIST and PEET: Sweat secretion in man. I. Sweat responses in normal persons. Arch. of Neur. 39, 1228 (1938).
PEET: Arch. of Neurol. 22, 313 (1929).
SUNDER-PLASSMANN: Dtsch. Z. Chir. 251, 125 (1938).
TINEL, ALAJOUANINE et THUREL: Revue neur. 1934 I, 404.

Differentialdiagnose zwischen radikulären und peripheren Symptomen.
Zusammenfassende Arbeiten.

BING: Kompendium der topischen Gehirn- und Rückenmarksdiagnostik. Berlin u. Wien: Urban & Schwarzenberg 1937.
COHN, T.: In KRAUS und BRUGSCH: Spezielle Pathologie und Therapie innerer Krankheiten, Bd. 10, Teil 1, S. 99. 1924.
FISCHER, O.: In KRAUS und BRUGSCH: Spezielle Pathologie und Therapie innerer Krankheiten, Bd. 10, Teil 1, S. 731. 1924. — FOERSTER, O.: Handbuch der Neurologie von LEWANDOWSKY, Erg.-Bd., Teil 2, 1. u. 2. Abschn.
VERAGUTH, O.: s. S. 401.

Liquor cerebrospinalis einschließlich Röntgendiagnostik der Liquorräume.

Von

F. LÜTHY-Zürich.

Mit 8 Abbildungen.

A. Liquor cerebrospinalis.

1. Historisches.

Im Jahre 1748 wies COTUGNO als erster den Liquor cerebrospinalis im Gehirn von Fischen und Reptilien nach; VALSALVA entdeckte ihn im Hundegehirn. Beim Menschen gab MAGENDIE 1822 die erste exakte Beschreibung.

Am lebenden Menschen nahmen die Lumbalpunktion zuerst vor W. ESSEX WYNBER (bei tuberkulöser Meningitis) und CORNING. QUINCKE aber gebührt das Verdienst ihrer Einführung in die Klinik (1891). Die Ära der systematischen Durchforschung des Liquors zu diagnostischen Zwecken eröffneten 1900 WIDAL, SICARD, RAVAUT. NONNE lehrte insbesondere den syphilitischen Liquor kennen. Die Kolloidreaktionen am Liquor erfand LANGE 1912.

2. Entstehung. Bewegung. Resorption.

Der Ort der Entstehung des Liquors ist ebensowenig wie derjenige des Blutes genau bekannt. Es ist selbstverständlich, daß der Liquor irgendwo in der Auskleidung seiner Begrenzungsräume entstehen muß. Jeden einzelnen Teil dieser Oberflächen hat man aber schon für die Ausarbeitung der Cerebrospinalflüssigkeit verantwortlich gemacht. Es kommen heute speziell in Betracht:

1. Der Plexus chorioideus.
2. Das Ventrikelependym.
3. Die Arachnoidea cerebralis et spinalis.

Ebenso wie beim Blut stammen die verschiedenen Bestandteile des Liquors aus verschiedenen Quellen, und hier wie da ändern sich letztere unter pathologischen Bedingungen.

Es steht heute fest, daß der Plexus Flüssigkeit in die Ventrikel abgibt. Dies geht aus der direkten Beobachtung hervor, die man bei Hirnoperationen oder am Tierexperiment machen kann; der Plexus erscheint dann wie übersät mit Tröpfchen. Ferner beobachtete WUSTMANN (1934), daß der Schatten, den eine Thorotrastfüllung der Ventrikel auf der Röntgenplatte erzeugt (bei Tieren) um den Plexus herum nach einiger Zeit aufgehellt wird, und daß Injektion von Pilocarpin die Aufhellung beschleunigt. Schließlich vermindert die Exstirpation des Plexus die Liquorproduktion beträchtlich [DANDY (1925)].

Auch die Entstehung eines Hydrocephalus internus bei Verschluß des Aquaeductus Sylvii oder des 4. Ventrikels spricht für die Produktion von Liquor zu mindesten aus einem System innerhalb der Ventrikel. Weniger beweisend sind die schon seit langem beobachteten *Einschlüsse* im Plexusepithel [LUSCHKA (1855) u. v. a.] die als Sekretions-, Resorptions-, ja als postmortale Kunstprodukte gedeutet wurden.

Umstrittener ist schon die Frage, ob auch oder vorwiegend die übrige Ependymauskleidung der Ventrikel Liquor liefert. Sie zu entscheiden besitzt man heute noch kaum brauchbare Verfahren.

Der Subarachnoidalraum ist höchstwahrscheinlich ebenfalls der Liquorproduktion fähig. Denn beim Abschluß des 4. Ventrikels caudal vom Pons oder bei den gar nicht seltenen Verschlüssen der Foramina MAGENDI und LUSCHKAE enthält der Subarachnoidalraum Liquor, dessen Zusammensetzung, soweit bekannt, nicht wesentlich vom normalen Liquor abweicht. Damit ist nicht gesagt, daß auch unter physiologischen Verhältnissen der Liquor in nennenswertem Maße dort gebildet wird. Offenbar kommt es aber, womit auch der Experimentator sehr zu rechnen hat, rasch und leicht zu Kompensationsmechanismen, sobald pathologische Verhältnisse geschaffen werden.

Sogar ein abgesperrter Teil des spinalen Subarachnoidealraumes [Experiment bei Hunden: BUNGART (1915), WEIGELT (1923)] kann Liquor produzieren, indessen ist seine Zusammensetzung so stark gegen die Norm verändert, daß man diesen Versuch nur zum Beweis des Übertrittes von Substanzen aus dem Blutserum in einen solchen abgeschlossenen Raum brauchen kann. Schließlich wird behauptet, der Liquor entstehe im Gehirn selbst, bzw. er filtriere aus dem Gehirn in die VIRCHOW-ROBINschen Räume und von da durch die zweifellos vorhandenen Öffnungen der perivasculären Räume (Pialtrichter) in den Subarachnoidalraum. In diesem Falle wäre der Liquor eine Art Organlymphe und beladen mit den Abfällen des Stoffwechsels des Zentralnervensystems. In dieser Ausschließlichkeit ist diese Theorie nicht richtig. Dagegen spricht vor allem der rapide Übergang gewisser Substanzen vom Blut in den Liquor und zwar sowohl normalerweise im Körper vorkommender (Zucker) als auch künstlich zugeführter [Farbstoffe, z. B. in den Versuchen von FRIEDEMANN und ELKELES (1931)].

Dagegen scheinen wohl Stoffe, welche aus der Gehirnsubstanz stammen, in den Liquor überzugehen [Cholesterinvermehrung bei Paralyse, Meningitis, Tumoren, Poliomyelitis, senile Erkrankungen. PLAUT und RUDY (1933)]. Methylstickstoff, ein Baustein des Lecithins oder Cephalins tritt bei destruktiven Prozessen in geringen Mengen im Liquor auf [HILLER (1927)].

Die *Strömung* des Liquors erfolgt somit vom Plexus durch die Foramina MAGENDI und LUSCHKAE in den Subarachnoidalraum des Gehirns und Rückenmarks. Dabei bestehen insbesondere in den cerebralen Subarachnoidalräumen stille Zonen, in denen sich die Liquorerneuerung nur ganz allmählich vollzieht.

Der *Abfluß* des Liquors aus dem Subarachnoidalraum geschieht vorwiegend durch die PACCHIONIschen Granulationen in die venösen Sinusse, ferner durch die perineuralen Spalten der Hirn- und Rückenmarksnerven [IWANOW, SARDEMAN und SPITZER (1932)] und durch die Perichorioidalspalten im Auge (WUSTMANN a. a. O.), den perilymphatischen Raum des Ohrlabyrinths und die Lymphgefäße der Nase (alle diese Wege: KEY und RETZIUS).

Die Ansicht, die Plexus seien auch Resorptionsorgane (ASKANAZY), ist heute nur noch vereinzelt anzutreffen. Adsorptionen von Fremdkörpern können allerdings stattfinden.

Zur Prüfung der Resorption eines Stoffes vom Liquor aus ins Blut hat FOERSTER die Jodprobe ersonnen. 2 ccm einer 10% NaJ-Lösung werden in die Ventrikel oder in den Lumbalsack eingeführt. Normalerweise erscheint das Jod $1-1^1/_2$ Stunden nachher im Urin. Die Resorption geschieht durch das Ventrikelependym, nicht durch den Plexus [JORNS (1932)].

Die *Funktion* des Liquors ist sehr vielfältig. Mechanisch dient die Flüssigkeit als weitgehender Schutz und wirkt wie ein Wasserkissen. Er ist ferner ein gutes Milieu für das Zentralnervensystem. Dagegen erweist sich die behauptete

Ernährung der Gehirnsubstanz durch den Liquor als unmöglich, schon deshalb, weil er zu wenig Eiweiß und namentlich viel zu wenig Fettsubstanzen enthält (WALTER). Da die Gewebslymphe durch die perivasculären Räume und die Piatrichter einen offenen Weg zum Liquor findet, so muß ihm auch die Rolle des Abfalleimers zugesprochen werden. Der Subarachnoidalraum enthält mehr Eiweiß, speziell Globuline, und mehr Zellen als der Ventrikelraum (BÉRIEL). Schließlich enthält der Liquor einen gewissen Antikörpervorrat, der für das Zentralnervensystem nicht bedeutungslos sein kann.

3. Eigenschaften.

a) Physikalische. *1. Aussehen.* Der normale Liquor ist vollkommen farblos und vollkommen klar.

2. Druck. Der normale Liquordruck auf der Höhe des Lumbalsackes beim liegenden Patienten kann bis über 220 mm Wasser gehen. Werte, die sich um diese Zahl bewegen, dürfen noch nicht als pathologisch angesehen werden. Sehr niedrige Drucke spielen in der Klinik kaum eine Rolle; man nimmt 70 mm als untere Grenze an.

Indessen gilt die Zahl von 220 mm als obere Grenze des normalen Druckes nur, wenn Patient ruhig liegt, nicht schreit, nicht preßt, wenn Hals und Leib nicht komprimiert sind.

Der Druck wird am besten mit einer graduierten Steigröhre gemessen, der mit der Punktionsnadel durch einen kurzen Schlauch mit Metallansatz verbunden ist. Bloßes Abschätzen der Tropfenfolge ist höchst ungenau; außer vom Druck hängt die Austrittsgeschwindigkeit natürlich noch von der Weite der Hohlnadel ab und davon, ob ihre innere Öffnung völlig frei oder teilweise durch Gewebspartikel, davor gelagerte Wurzeln u. a. verlegt ist. In diesen Fällen steigt der Druck im Meßröhrchen zwar langsam, aber doch zur vollen Höhe an.

3. Andere physikalische Konstanten. Spezifisches Gewicht: 1006—1009. Reaktion (p_H): 7,4—7,6 am frischen Liquor. Gefrierpunktserniedrigung: — 0,56°. Refraktometerindex: 1,33494—1,33510.

b) Chemische. Es sollen nur die klinisch wichtigen Stoffe angeführt werden. Einiges theoretisch interessante aus der Liquorchemie ist weiter unten bei der Permeabilitätslehre zu finden.

Chloride. Sie betragen, in NaCl ausgedrückt, normalerweise 720—750 mg-%, der Wert ist um etwa $1/3$ höher als im Serum [(590—620 mg-%) RUSZNIAK].

Die Chloride sinken parallel zum Blutchlor ab, ob auch allein, ist fraglich. Am häufigsten wird man die Chloridverminderung bei der Meningitis finden. Die tuberkulöse Meningitis erniedrigt den Liquorchlorspiegel am stärksten. Mittelwert von FREMONT-SMITH (1931): 613. Werte von 500 sind nicht selten. Es scheint, daß der Abfall gleichzeitig in Blut und Liquor erfolgt [Beispiel aus GOLD (1935): Blutchlor 470, Liquorchlor 502]. Auch die Meningitis idiopathica aseptica kann den Liquorchlorspiegel erheblich herabsetzen [GÜTTINGER (1936)]. Die eitrigen Meningitiden setzen das Chlor etwas weniger stark herab.

Herabsetzungen wurden ferner gesehen bei Hirntumoren, Encephalitis, Schädeltraumen, Chorea, Poliomyelitis; Erhöhungen bei Encephalitis, Myelitis, Hirntumor und bei hypochlorämischer Urämie.

Indessen ist damit zu rechnen, daß alle hypochlorämischen Zustände den Kochsalzgehalt des Liquors herabsetzen. Man kann sich also der Erniedrigung des Chlorspiegels im Liquor als diagnostischem Reagens auf Meningitis nur dann bedienen, wenn keine weitere Ursache für den Chlorverlust nachweisbar ist.

Zucker. Auch hier ist in erster Linie festzuhalten, daß der Zuckergehalt des Liquors und des Serums einander parallel laufen; allerdings ist der Zuckerspiegel im Liquor im ungefähren Verhältnis von 1:2 niedriger als im Serum. Dabei folgt der Liquor den Schwankungen des Serums mit 1—2 Stunden Verspätung. Daraus ergibt sich, daß die Entnahmen morgens nüchtern auszuführen sind, und zwar immer gleichzeitig von Serum und Liquor! Da ferner im Liquor glykolytische Mechanismen stattfinden, so hat die Zuckerbestimmung möglichst bald nach Entnahme, jedenfalls aber vor dem Ablauf von 24 Stunden zu geschehen.

Der normale Liquorzuckerwert bewegt sich zwischen 45 und 75 mg-%.

Das Parallelgehen von Serum und Liquor wird nun aber bei gewissen Zuständen im Zentralnervensystem durchbrochen.

Eine isolierte *Vermehrung der Zuckerwerte* im Liquor, und zwar infolge Erhöhung des Bruches auf 0,87—0,91 findet bei der Encephalitis epidemica statt. Auch bei ihren Folgezuständen kann der Zucker noch erhöht sein.

Wichtig ist ferner die Zuckervermehrung bei der Poliomyelitis ant. ac., und zwar deswegen, weil bei anderen Meningitiden, die gelegentlich differentialdiagnostisch eine Rolle spielen, der Zucker abfällt. Den Mittelwert für den 2. und 3. Tag gibt Demme an mit 80—82 mg-%. Umstrittener ist die Zuckererhöhung bei Hirntumoren und einer Reihe anderer Krankheiten wie Epilepsie, Urämie, Leberschädigungen. Man nimmt an, daß die Steigerung des Zuckers infolge Reizung der zuckerregulierenden Zentren im Gehirn zustande kommen.

Auch die isolierte *Zuckerverminderung* hat diagnostische Bedeutung erlangt, und zwar wie oben schon angedeutet, bei Meningitiden. Jede bakterielle Meningitis, auch die tuberkulöse, setzt den Liquorzucker herab. Der Grund dafür ist in der Glykolyse durch Bakterien und Liquorzellen zu suchen. Im allgemeinen liegen die Zuckerwerte bei den eitrigen Meningitiden noch tiefer als bei den tuberkulösen, indessen können sie bei beiden Erkrankungen bis auf 0 absinken.

Die aseptische Meningitis dagegen vermindert den Zuckergehalt nur dann, wenn die Zellen stark vermehrt sind.

Die Veränderungen bei Lues und Metalues des Zentralnervensystems sind zu schwankend, uneinheitlich und geringfügig, als daß sie den Kliniker interessieren könnten.

Andere organische Stoffe. Eiweiß. Der Eiweißgehalt des normalen Liquors ist ziemlich konstant und bewegt sich zwischen 18,2 und 28,8 mg-% (Methodik von Kafka).

Der Liquor ist also bedeutend weniger eiweißreich als das Serum mit seinen 7000 mg-% Eiweiß. Indessen bestehen Unterschiede je nach dem Ort der Liquorgewinnung. Der Ventrikelliquor (also der frisch aus dem Plexus sezernierte) enthält am wenigsten Eiweiß, 10—16 mg-%, der Subarachnoidalraum mehr, 16—20 mg-%, am meisten der Lumbalsack, 16—24 mg-%. Die Differenzen sind aber klein.

Über die *Herkunft* der Eiweißkörper kann man gegenwärtig nur Vermutungen hegen. Das Eiweiß der Meningitis stammt sicher teilweise aus dem Blute, ebenso dasjenige des Sperrliquors; ob das Eiweiß des normalen Liquors aus den Plexus, den meningealen Capillaren, dem Ventrikelependym oder aus der gesamten Substanz des Zentralnervensystems herkommt, ist unentschieden.

Die gebräuchlichste Methode zur Messung des Gesamteiweißes ist die Fällung des Liquors mit Esbachschem Reagens und Zentrifugieren im Nissl-Röhrchen. Die Höhe des Niederschlags gibt einen Anhaltspunkt für die Menge des Eiweißes.

Das Eiweiß läßt sich in gleicher Weise wie im Serum differenzieren. Dazu dienen einige ältere qualitative Methoden; neuerdings ist es dem klinischen Laboratorium möglich, die Komponenten auch quantitativ zu erfassen.

Die Nonne-Apelt-Schummsche Reaktion (meist nach Nonne Phase I benannt) salzt das Gesamtglobulin durch Halbsättigung mit Ammonsulfat aus

(Mischung gleicher Teile Liquor mit gesättigter Ammonsulfatlösung). Eine weißliche Trübung findet nur bei pathologischer Globulinvermehrung statt. Die PANDYsche Reaktion, Eintropfenlassen von Liquor in eine Carbolsäurelösung[1] zeigt durch weißliche Trübung des Reagens pathologisch vermehrte Mengen von Globulin an. Die Reaktion ist feiner als die NONNEsche, so daß Spuren von Opalescenz noch nicht als pathologisch gelten, ferner wird das Reagens auch gefällt nicht bloß durch vermehrte Globuline, sondern auch durch erheblich gesteigerte Albumine.

Die WEICHBRODTsche Reaktion benützt eine $1^0/_{00}$ Sublimatlösung (sehr reines Sublimat! nicht zu alte Lösung), die sich mit pathologischem Liquor trübt. Hierbei wird Globulin ausgeflockt, jedoch verhindern größere Albuminmengen die Globulinreaktion, so daß sie nur mit besonders globulinreichen Liquoren ohne wesentliche Gesamteiweißvermehrung positiv wird (Tabes, Paralyse).

Diese 3 sehr einfach auszuführenden Reaktionen gestatten eine rasche Orientierung schon am Krankenbett. Man verfügt aber heute über einige Verfahren, welche Albumin und Globulin quantitativ anzeigen. Durchgesetzt hat sich vor allem die KAFKAsche Eiweißrelation. Sie bestimmt das Gesamteiweiß, und zwar wesentlich genauer als die alte NISSL-Methode, die Globuline und die Albumine. Das Prinzip beruht auf Fällung und Ablesung der Höhe des auszentrifugierten Niederschlages in besonderen graduierten Mikroröhrchen (Technik siehe DEMME, die Liquordiagnostik). Das Gesamteiweiß wird durch ESBACHsche Lösung gefällt, die Globuline durch Halbsättigung mit Ammoniumsulfat.

Danach bestehen die in der mittleren Höhe von 24 mg-% vorhandenen Eiweißkörper aus 2,5—9 mg-% Globulin und 15—25 mg-% Albumin. Der Eiweißquotient $\frac{\text{Glob.}}{\text{Alb.}}$ beträgt somit 0,2—0,45.

Das Globulin im Liquor ist wie übrigens auch im Blut ein Sammelbegriff. Indessen kommt Fibringlobulin und Euglobulin im normalen Liquor nicht vor, wohl aber im pathologischen. Es gibt zwar Methoden, sie einzeln zu bestimmen, klinische Bedeutung haben sie nicht erlangt. Dagegen muß beim Vergleich der Kolloidreaktionen (s. u.) mit den quantitativ gemessenen Eiweißwerten auffallen, daß es verschiedene Globuline bei verschiedenen Krankheiten gibt; es ist zu postulieren ein Paralyseglobulin, ein Schizophrenieglobulin u. a.

Die Resultate der quantitativen Eiweißbestimmung sind sowohl für die Theorie als auch für die Klinik sehr interessant. In erster Linie ist dem Arzt mit der Eiweißrelation ein weiteres Mittel in die Hand gegeben worden, um zu entscheiden, ob ein Liquor überhaupt normal oder pathologisch ist. Dies gilt übrigens auch für die Kolloidreaktionen. Weiter kennt man jetzt schon einige typische Werte für gewisse Krankheiten. Sie sind im speziellen Teil nachzusehen; es sollen hier nur zwei Beispiele erwähnt werden: die Paralyse, wo bei mäßig vermehrtem Eiweißgehalt das Globulin stark, das Albumin kaum gesteigert ist und der Eiweißquotient über 1,0 liegt und die Meningitis, bei der der Gesamteiweißgehalt erheblich, der relative Globulingehalt weniger stark ansteigt, so daß der Globulin-Albuminquotient unter 1,0 bleibt.

Die *Kolloidreaktionen* auf Eiweißkörper gestatten weitere Differenzierungen und gehören heute zur gangbaren Liquordiagnostik. Ihr Begründer ist LANGE, der 1912 seine Goldsolreaktion veröffentlichte. Die Untersuchung auf kolloidale Stabilität des Liquors bzw. auf den Einfluß eines Liquorzusatzes zu einem

---

[1] Herstellung der Reagens: 80—100 g Acid. carbolic. liquefact. werden mit 1000 ccm Aq. dest. kräftig geschüttelt und für einige Stunden bei 37^0 in den Brutschrank gestellt. Die Schicht wäßriger Carbolsäurelösung, welche sich nach einigen Tagen bei Zimmertemperatur über einer konzentrierten öligen Carbolsäureschicht bildet, wird abgegossen und zur Reaktion benützt. Die Lösung soll klar sein und muß in dunkler Flasche aufbewahrt werden.

kolloiddispersen System ergeben ein Kurvenbild, das sowohl von quantitativen wie von qualitativen Änderungen der Eiweißkörper bestimmt wird. Die Kolloidkurven bedeuten ein äußerst feines Reagens auf krankhafte Veränderungen im Liquor.

Das Prinzip der Kolloidreaktionen besteht darin, daß man Liquorverdünnungen in geometrischer Progression darstellt, in welche eine gleichbleibende Menge eines Sols gegeben wird. Nach einer gewissen Zeit wird der Grad der Ausflockung bzw. der Farbänderung in jedem Röhrchen geschätzt und auf der Ordinate eines Koordinatensystemes aufgetragen, wobei die Abszissen die Reihe der Liquorverdünnungen bilden. Man gebraucht für die Goldsolreaktion 10 Verdünnungen und 7 Farbwerte, für die Normomastixreaktion 12 Verdünnungen und 12 Ausflockungsgrade.

Das Goldsol ist purpurrot. Der Liquor wird mit Kochsalzlösung verdünnt. Der Farbumschlag geschieht von rot über violett nach blau. Bei der Mastix-

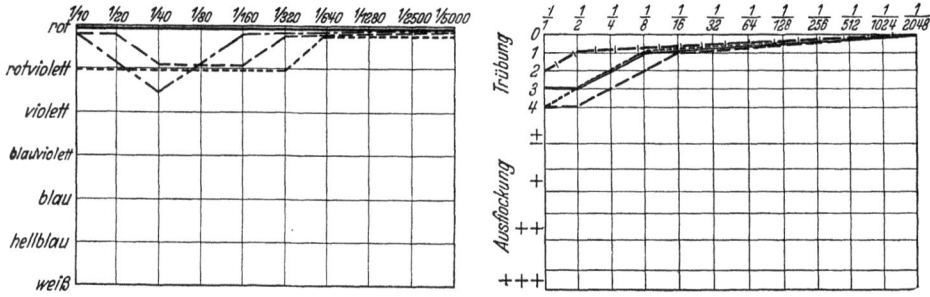

Abb. 1. Negativer Ausfall der Goldsolreaktion.   Abb. 2. Negativer Ausfall der Mastixreaktion.

reaktion wird der Liquor mit Kochsalz oder besser nach KAFKA (Normomastixreaktion) mit Normosal verdünnt. Die Mastixlösung flockt weißlich aus.

Normalerweise verläuft bei der Goldsolreaktion die Kurve völlig gerade (die Goldsollösung bleibt unverändert), höchstens erfolgt eine minime Farbänderung in den ersten Röhrchen. Bei der Mastixreaktion trüben sich meist die ersten Röhrchen schon normalerweise in mäßigem Grade (bis zum Wert V.), der Rest bleibt klar (Abb. 1—4).

Pathologische Liquores erzeugen den Umschlag des Sols zum Gel, und zwar entweder in den niederen Verdünnungen (linke Hälfte der Kurve) oder in den höheren (rechte Hälfte). Da die progressive Paralyse einen maximalen Umschlag in den ersten Röhrchen hervorzurufen pflegt, die Meningitis dagegen tiefe Zacken in den letzten, so spricht man auch von Paralyse- bzw. Meningitistypen. Mit Recht haben FISCHER und BUSCH diese Bezeichnungen beanstandet, da sie leicht zu einer Diagnose verführen, und dafür Parenchym- bzw. Meningealtyp vorgeschlagen. Aber auch damit werden Zustände präjudiziert, welche dem Einzelfall nicht gerecht werden, wie DEMME (Liquordiagnostik) auf Grund seiner umfassenden Erfahrung hervorhebt. Sollen die Kurven überhaupt mit Worten charakterisiert werden (die Franzosen, welche eine von GUILLAIN, LAROCHE und LECHELLE 1920 eingeführte Benzoeharzreaktion benützen, geben die Werte in Zahlen wieder), so spricht man am besten von Links- bzw. Rechtstyp oder ähnlichen Bezeichnungen.

Man weiß also heute, daß es spezifische Kurven, welche für eine bestimmte Krankheit oder Krankheitsgruppe pathognomonisch wäre, nicht gibt.

Bei der Bewertung der Kurven ist zu beachten, daß im allgemeinen die grobdispersen Globuline stark flockend wirken und daß die Albumine nicht nur keine

Flockung erzeugen, sondern sogar als Schutzkolloid fungieren. So erklärt sich das Zustandekommen der Paralysekurve: Hoher Gehalt der Globuline, wenig Albumine: Ausfall in den ersten Röhrchen. Bei der Meningitis dagegen mit ihrem hohen Gesamteiweißgehalt sind die ersten Röhrchen vor der Ausflockung geschützt und erst in den mittleren oder letzten Röhrchen ist die Albuminmenge nicht mehr genügend zur Verhinderung der Flockung, wohl aber sind die Globuline noch in genügender Menge vorhanden. Die Globuline sind aber, wie SAMSON (1931) gezeigt hat, bei den verschiedenen Krankheiten unter sich nicht gleichwertig. Am stärksten flockt der Paralyseliquor. Somit ergeben sich unendliche Variationen, welche eben die reizvolle Mannigfaltigkeit der Kolloidkurven bedingen. Die bloße quantitative Eiweißanalyse erreicht niemals die feinen Modulationen der Kolloidreaktionen, ist aber gerade in Verbindung mit ihnen wertvoll.

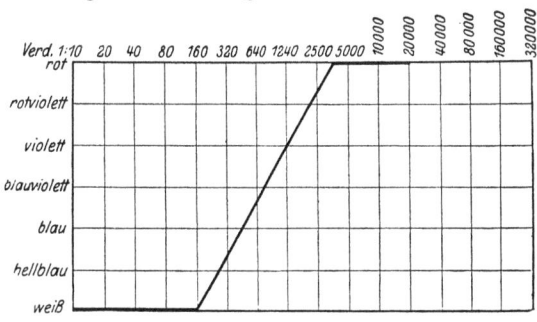

Abb. 3. Goldsolreaktion bei Paralyse. (Nach KAFKA.)

Übrige N-haltige Substanzen.

Eine lange Reihe Stickstoffkörper außer dem Eiweiß sind noch im Liquor zu finden. Ihre vollständige Aufzählung ist hier überflüssig, da sie klinisch bis jetzt keine Bedeutung erlangt haben. Immerhin seien einige davon erwähnt; es wird den Internisten interessieren, wie sich Stoffe, mit denen er im Blutserum täglich zu tun hat, im Liquor verhalten. Wir verweisen im übrigen auf die Arbeit von REICHE (1929).

Rest-N Normalwert 12—20 mg-%. Bei Vermehrungen im Blut macht der Liquor mit: bei Urämie fand REICHE bis 282 mg-%. Der Rest-N kann aber auch unabhängig vom Serum steigen, so bei Meningitis, Paralyse, Tabes.

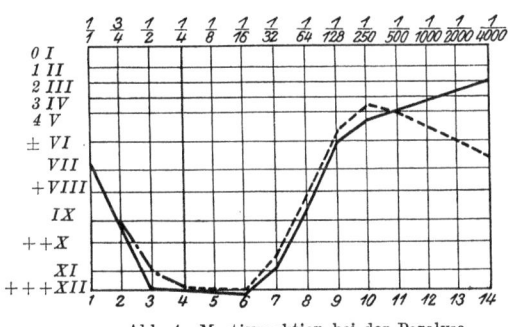

Abb. 4. Mastixreaktion bei der Paralyse. (Nach KAFKA.)
— Normomastixreaktion,
- - - ursprüngliche Reaktion.

Xanthoprotein [ESKUCHEN und LICKINT (1927)]. Normalerweise kommt Xanthoprotein in einer Menge von weniger als 10 mg-% im Liquor vor, bei Urämie steigt es erheblich. Das *Indican* verhält sich ähnlich.

Harnstoff (normal 6—15 mg-%) und *Harnsäure* (normal 0,3—1,3 mg-%) steigen entsprechend den Blutwerten, jedoch kommt auch eine davon unabhängige Steigerung vor, z. B. bei Paralyse, postparoxysmal bei Epilepsie. Im Gegensatz dazu sind Kreatin und Kreatinin niemals bei Nervenkrankheiten vermehrt, sondern nur bei Nieren- und Leberaffektionen, insbesondere bei der Urämie (Normalgehalt an Gesamtkreatin bis 4,3 mg-%, bei Urämie bis 7,2 mg-%).

Cholesterin kommt normalerweise im Liquor vor in einer Menge von 0,05 bis 0,22 mg-%. Zerfall des Zentralnervensystems erhöht den Cholesteringehalt, so Paralyse, Epilepsie im Anfall, Tumor (bis zu 5,92 mg-%) Arteriosclerosis cerebri, Hirnblutung [KNAUER und HEIDRICH (1931); PLAUT und RUDY (1933)].

Phosphatide sind ebenfalls bei Gewebszerfall im Zentralnervensystem gesteigert, ebenso die *Fettsäuren* (KNAUER und HEIDRICH).

Wenn aber die Permeabilität der Blut-Liquorschranke gesteigert ist (s. u.), z. B. bei Meningitis, so treten die Lipoide aus dem Blut in den Liquor über. Allerdings sollen nach PLAUT und RUDY zwischen Blut- und Liquorcholesterin keine Zusammenhänge bestehen.

Organische Säuren. Milchsäure. Normalwert 8—15 mg-%. Da die Milchsäure bei der Zuckerspaltung entsteht, so finden sich erhebliche Steigerungen bei der Meningitis, wo Bakterien und Eiterzellen den Liquorzucker ausspalten (s. S. 406). Bei Meningitis tbc. gibt MESTREZAT Werte von 46—161 mg-% an. Diagnostisch kann man allerdings auf die Milchsäurebestimmung bei Meningitis verzichten; Zuckerwerte und Zellzählungen erfassen die Determinanten der Milchsäurebildung scharf genug. Dagegen gewinnt der Milchsäurespiegel bei Tumoren diagnostische Bedeutung: die Tumorzellen spalten den Zucker ebenfalls, wenigstens wenn der Tumor an den Liquorraum grenzt. Außerdem kann die Milchsäure auch bei Geschwülsten aus anderen Quellen als dem Liquorzucker stammen.

Acetonkörper fehlen normalerweise im Liquor. Dagegen finden sie sich bei Diabetes, besonders im Koma; ferner bei verschiedenen organischen Nervenkrankheiten und auch bei Meningitis.

Hormone. Hypophysenhormone. TRENDELENBURG (1924) hat als erster gefunden, daß die Hypophyse Hinterlappensekret in den Liquor abgibt und zwar ist der Ventrikelliquor am reichsten, der Lumballiquor am ärmsten daran. Die vielfach bestätigten Untersuchungen fanden mit der Uterusmethode statt. Auch das Melanophorenhormon und das Vasopressin gehen in den Liquor über. Bei oder nach der Geburt ist das uterus-wirksame Inkret vermehrt.

Das gonadotrope Vorderlappenhormon ist normalerweise im Liquor nicht, wohl aber bei Schwangerschaft, Blasenmole und Chorioepitheliom im Liquor aufzufinden.

Fermente. Es kommen eine Reihe von Fermenten vor, von denen hier nur die Diastase erwähnt werden soll, welche normalerweise in geringen Mengen anzutreffen ist. Ein glykolytisches Ferment ließ sich dagegen nicht frei im Liquor auffinden; die Zuckerspaltung im Liquor ist an die Zellen und eventuelle Bakterien gebunden.

Immunbiologische Eigenschaften des Liquors.

WASSERMANNsche *Reaktion.* Sie bildet bekanntlich ein wichtiges Hilfsmittel zur Erkennung der Lues des Zentralnervensystems. Es sei daran erinnert, daß im Liquor stets die von HAUPTMANN und HÖSSLI eingeführte *Auswertung* auszuführen ist, d. h. die Reaktion ist mit 4 Verdünnungsgraden bis zum unverdünnten Liquor zu vollziehen.

Unspezifische Reaktion kommt vor, und zwar mit größerer Regelmäßigkeit bei Framboesie, Lepra, Trypanosomiasis, gelegentlich bei Tumor und Meningitis. Die WASSERMANN-Reagine entstehen wahrscheinlich autochthon im Liquor bzw. dessen Grenzflächen. Eine positive Wa.R. im Liquor bei negativem Blutwassermann deutet somit auf Neurolues hin. Sind aber Wa.R. im Blut und Liquor positiv, so bedeutet dies noch nicht unter allen Umständen Neurolues. Bei stark erhöhter Permeabilität, z. B. bei Meningitis oder im abgesperrten Liquorraum können nämlich die Reagine aus dem Blut in den Liquor übertreten. Solche Fälle sind allerdings sehr selten.

Noch eine Reihe anderer theoretisch wichtiger immunbiologischer Tatsachen über den Liquor können hier nicht einzeln ausgeführt werden. Erwähnung soll nur noch die Komplementablenkung bei Echinokokken- und Cysticercus-Antikörpern im Liquor finden.

Die Xanthochromie.

Die Gelbfärbung des Liquors kann verursacht sein:

1. Durch eine Blutung in die Liquorräume, wobei der Blutfarbstoff in Bilirubin umgewandelt wird. Wahrscheinlich ist aber der Farbstoff dabei nicht einheitlicher Natur. Diese Färbung blaßt nach 12—24 Stunden ab.

2. Durch die Abschnürung eines Teiles der Liquorräume infolge Rückenmarkskompression oder tumoröser Abschnürung eines Seitenventrikels. Die Xanthochromie bildet dabei eines der Hauptmerkmale des NONNE-FROINschen Syndroms. Dabei wird im abgeschnürten Sack der Liquor rasch resorbiert und durch Transsudation von Serum ersetzt, wobei der gelbe Serumfarbstoff mit übertritt.

3. Bei Meningitis sind schwächere Grade von Gelbfärbung nicht gerade selten.

4. Bei länger dauerndem schwerem Ikterus kann der Liquor Bilirubin enthalten. Die Frage, ob es bei starker Konzentration im Serum (15 mg-%) ohne weiteres übertritt oder ob eine Permeabilitätssteigerung die Bedingungen zum Durchtreten erst schafft, ist noch nicht entschieden (WALTER).

4. Schrankenfunktion und Permeabilitätsproblem.

Nachdem die Liquorgewinnung am Lebenden möglich geworden war, hatte man zunächst nur Interesse für die praktische Auswertung des neuen Verfahrens; in erster Linie suchte man die Lumbalpunktion für die Therapie, dann für die Diagnostik nutzbar zu machen. Erst später, als die Zusammensetzung der cerebrospinalen Flüssigkeit nach und nach bekannt wurde, als man ahnte, welch reiche Fülle der verschiedensten Stoffe in ihm steckt, versuchte man herauszubringen, woher der Liquor kommt und wie seine Bestandteile hineingelangen. Die Lösung dieser Fragen bereitete aber große Schwierigkeiten, die zum größten Teil noch nicht überwunden sind. Die Probleme in ihrer ganzen Breite aufzurollen, dazu ist hier nicht der Ort. Einige grundsätzliche wichtige Ergebnisse und Fragen dürfen aber nicht übergangen werden.

Daß der Liquor zum großen Teil aus dem Plexus stammt, ist oben schon dargetan worden. Dies gilt aber nur für das Wasser samt den notwendigen Ionen und wohl auch für eine Anzahl kolloidal- und molekulardisperser Stoffe; welche aber durch den Plexus gehen, das weiß man nicht. Der Ort des Übertrittes ist allerdings weniger beforscht als die Art und Weise. Wieso kommt es zur Bildung einer Flüssigkeit, welche so grundverschieden von den übrigen im Körper produzierten „humores" erscheint, und die doch mit dem lebenden Parenchym so vielfältige und räumlich ausgedehnte Beziehungen unterhält? Die Beantwortung der Frage spitzt sich heute im wesentlichen zu auf die Untersuchung, ob und welche „Schranke" (barrière) besteht zwischen Blut, Gewebe und Liquor, und für welche Stoffe diese Schranke durchgängig (permeabel) ist; auch die näheren Modalitäten des Überganges wollen berücksichtigt sein.

A priori ist klar, daß drei Schranken aufgerichtet sind: Die Blutliquorschranke, die Blutgehirnschranke und die Gehirnliquorschranke. Von diesen eignet sich die Blutliquorschranke naturgemäß noch am besten für die Untersuchung mit unseren gegenwärtigen Mitteln. Man ist heute davon abgekommen, die Blutgehirnschranke als praktisch unpassierbar zu betrachten und für die meisten körpereigenen und körperfremden Stoffe den Weg über den Liquor anzunehmen. WALTER erledigt diese Anschauung durch das schlagende Argument, daß der Liquor viel zu arm an Nährstoffen ist, als daß er als Nährflüssigkeit für das

Zentralnervensystem dienen könnte; insbesondere fehlen die für die Nervensubstanz so wichtigen Lipoide fast vollkommen. Es liegt kein Grund vor, sich den Stoffaustausch Capillaren-Gehirn weniger intensiv vorzustellen als in anderen Organen — im Gegenteil.

Die Blutliquorschranke, die man räumlich am besten an den Plexus und an die Capillaren der Meningen gebunden denkt, besitzt eine gewisse Durchlässigkeit für Stoffe, welche im Serum enthalten sind, und vice versa. Diese Durchlässigkeit — die Permeabilität — ist eine sehr komplexe Funktion. Da sie sich zweifellos infolge von pathologischen Zuständen ändern kann, so hat man sich um Methoden bemüht, welche sie messen können. Wir nennen hier als zuverlässigste die WALTERsche Brommethode. Es wird eine bestimmte Menge Bromnatrium per os (4 Tage lang 3 mg pro 1 cm Körperlänge) gegeben und dann das Brom im Serum und Liquor bestimmt. Der normale Permeabilitätsquotient Serum : Liquor beträgt 2,9—3,5, d. h. normalerweise ist am Ende der Versuchszeit Brom in 2,9—3,5facher größerer Menge im Serum als im Liquor enthalten. Der allgemeineren Verwertung der Permeabilitätsprüfung steht nun allerdings die Tatsache entgegen, daß die Permeabilität für verschiedene Stoffe ganz verschieden ist. Für eine Anzahl Zustände kann aber auch mit aller Kritik eine allgemeine Durchlässigkeitssteigerung angenommen werden. Die stärkste Permeabilität weist unbedingt die Meningitis auf. Auch die Paralyse, Arteriosklerose, Urämie zeigen erhöhte Durchlässigkeit. Die Malariabehandlung zeitigt oft eine Herabsetzung der Permeabilität isoliert von sonstigen Liquorveränderungen, während im Malariaanfall eine Erhöhung gefunden wurde. Schon die Lues cerebri erhöht die Durchlässigkeit, aber nicht so ausgesprochen wie die Paralyse. Die funikuläre Myelose der Perniciosa steigert die Durchlässigkeit in geringem Grade.

Wenn wir uns nun der Frage zuwenden, durch welchen Mechanismus überhaupt Stoffe in den Liquor hineingelangen und welche Gesetzmäßigkeiten im Austausch zwischen Blut und Liquor obwalten, so ist zuerst der Versuch zu besprechen, das Donnangleichgewicht dafür verantwortlich zu machen. Die Donnanregel geht bekanntlich von der Situation aus, daß zwei Flüssigkeiten, durch eine semipermeable Membran voneinander getrennt, sowohl Kolloide in ionisierter Form als ional-disperse Stoffe enthalten. Das Kolloid diffundiert nicht, wohl aber die Ionen. Das Kolloid verhindert nun den völligen ionalen Ausgleich, wenn seine Menge zu beiden Seiten der Membran verschieden groß ist. Es hält das elektrisch gleichgeladene Ion auf derjenigen Seite in größerem Maße zurück, auf der es selbst in geringerer Menge vorhanden ist. Diese Situation könnte sich an der Blutliquorschranke finden. Das Eiweiß, kolloidal gelöst und elektrisch negativ geladen, ist im Serum in bedeutend größerer Menge vorhanden als im Liquor. Besteht ein Donnangleichgewicht, dann müssen die negativ geladenen Anionen im Liquor zahlreicher sein als im Blut. Für die Kationen gilt dies nicht, da kein positives Kolloid da ist; ihre Verteilung hat sich also nach den Gesetzen des osmotischen Druckes zu richten. Und stimmt die Donnanregel, so ist der Liquor ein Dialysat und die Blutliquorschranke eine semipermeable Membran. Wie verhält es sich in Wirklichkeit?

Die Verteilung des Chlorions entspricht anscheinend der Donnanregel. Es kommt im Serum in der Menge von 680—720 mg-% (als NaCl ausgedrückt) vor, im Liquor in der Menge von 720—750 mg-%. Dagegen stimmt die Regel schon beim Brom nicht mehr, wie oben schon gesagt wurde, es ist, wenn es künstlich in den Organismus eingeführt wird, im Serum in 2,9—3,5facher Menge vorhanden. Das Rhodan ist in ungefähr gleicher Menge im Serum und Liquor anwesend.

Bei den Kationen ist die Beurteilung deswegen erschwert, weil eine Anzahl von ihnen im Serum in einen diffusiblen und einen nichtdiffusiblen Anteil gespalten sind. Die Na^+-Konzentration ist nicht genügend untersucht. Die Ka^+-Menge im Liquor beträgt 65% der Serummenge. Das Ca^{++} findet sich im Liquor in 50—60% der Serummenge. Nun entspricht dies ungefähr dem Anteil des dialysablen Serumcalciums. Da aber bei Hyperparathyreoidismus der Spiegel des diffusiblen Calciums im Serum höher als im Liquor steht [HERBERT (1933)], während bei der Tetanie das Umgekehrte stattfindet, so ist die normalerweise bestehende Übereinstimmung des Calciumgehaltes von Liquor und diffusiblem Anteil im Serum mehr zufällig [STARY (1932)]. Der Mg^{++}-Gehalt des Liquor übertrifft sogar denjenigen des Serums, er beträgt 120—130% der Menge im Serum.

Somit widerspricht die tatsächliche Verteilung der meisten Ionen dem Donnangleichgewicht, und wenn auch zugegeben werden muß, daß für einzelne Stoffe ein den osmotischen Gesetzen ähnlicher Übertrittsmodus besteht, so kommt man für andere nicht ohne komplizierende Hilfshypothesen aus, welche unbekannte Größen einzusetzen gezwungen sind. Der Terminus „physiologische Permeabilität", welchen WALTER (nach HOEBER) einführte, will heißen, daß die lebende Zelle der Grenzflächen aktiv sowohl die Qualität wie die Quantität der angebotenen Stoffe auswählt und bestimmt. Von Sekretion kann man dann nicht sprechen, wenn man unter Sekret ein spezifisches, sonst nicht im Organismus vorkommendes Produkt meint (Galle, Milch, Magensaft, Talg). Dann darf man auch den Schweiß, die Tränen und den Harn auch nicht als Sekret bezeichnen. Der Liquor ist zwar in seiner Zusammensetzung sehr ähnlich dem Kammerwasser des Auges, aber doch nicht identisch. Die Milchsäure ist im Kammerwasser gegenüber dem Blut und Liquor vermehrt [GAEDERTZ und WITTGENSTEIN (1927)], während der Mg-Spiegel im Kammerwasser gleich hoch wie im Blut, also niedriger als im Liquor steht. Der Liquor ist also auch ein spezifisches Produkt, wenn auch nur bezüglich der Mengenverhältnisse der in ihm enthaltenen Stoffe. Es dürfte nach dem heutigen Stande unserer Kenntnisse unmöglich sein, den Vorgang seiner Entstehung mit einem einzigen bekannten Begriff zu bezeichnen.

Ein klinisch wichtiges Verhalten des Liquors bei der Zuführung anisotonischer Lösungen ins Blut ist noch zu erwähnen. In diesem Falle benimmt sich der Liquor wieder wie ein Dialysat, wie WEED, MCKIBBEN (1919) und WEED und HUGHSON (1921) nachgewiesen haben. Bei der Infusion hypertonischer Lösungen sinkt der Liquordruck, das Gehirn verkleinert sich in toto, die Subarachnoidalräume und die VIRCHOW-ROBINschen Räume erweitern sich mächtig, die HELDschen Gliakammern sinken zusammen; bei der Injektion hypotonischer Lösungen findet genau das Gegenteil statt [siehe auch SCHALTENBRAND (1936)]. Dieses Verhalten wird klinisch-therapeutisch allgemein benützt zum Zwecke der Herabsetzung des intrakraniellen Druckes und Bekämpfung der Hirnschwellung. Man injiziert 40% Dextroselösung in Mengen von 40—60 ccm bei Bedarf mehrmals täglich.

5. Morphologie des Liquors.

Der Liquor enthält Zellen. Ihre Zählung ist zum unentbehrlichen Bestandteil der Liquordiagnostik geworden. Normalerweise sind es in ganz überwiegender Zahl Lymphocyten; dazu kommen noch größere Gebilde, welche monocytenähnlich aussehen. Woher die Zellen stammen, ist fraglich; die Monocytoiden dürften histiogen sein, die Lymphocyten treten vielleicht aus der „Gewebslymphe", vielleicht direkt aus dem Blut über.

Der Zellgehalt ist im Ventrikelliquor am niedrigsten, er steigt im Zisternenliquor, erreicht die höchsten Werte im Lumballiquor. Eine gewisse Sedimentierung ist unverkennbar. (Normalzahlen nach SAMSON: Ventrikelliquor: 1/3—2/3, Zisternenliquor: 0/3—4/3, Lumballiquor: 0/3—8/3.)

Die Zellen werden in einer Zählkammer gezählt. In Deutschland benutzt man dazu die Zählkammer nach FUCHS-ROSENTHAL, welche 3 ccm Inhalt aufweist. Man gibt heute meist die Zellzahl in Dritteln an; der Zähler bedeutet den Inhalt der ganzen Kammer. Als obere Grenze des normalen Liquorzellgehaltes gilt heute allgemein 8/3, richtige Technik vorausgesetzt.

Der Liquor wird mit einer Färbeflüssigkeit versetzt, die man im Verhältnis 1 : 10 in einer Mischpipette dem Liquor zusetzt. Neuerdings hat sich die Farblösung nach SAMSON eingebürgert, deren Formel lautet:

Ac. acet. glaciale	30,0
Ac. carbolic. liquefact.	2,0
Solutio Fuchsini alcoholic. (1 : 10)	2,0
Aqua dest. ad	100,0

Die Färbung ist klarer als mit der früheren Methylviolettlösung. Allerdings entwickelt sich in der Mischpipette eine Anzahl feiner Gasblasen, welche man nicht in die Kammer bringen soll.

Die Füllung der Kammer soll unmittelbar nach der Punktion ausgeführt werden, da sogleich Sedimentierung eintritt, obendrein werden die Zellen nach 6—8 Stunden durch Cytolyse zerstört.

Will man eine genaue morphologische Differenzierung vornehmen, so kann man den Liquor zentrifugieren, den Bodensatz ausstreichen und färben, am besten mit Methylgrün-Pyronin oder nach LEISHMAN (Technik siehe DEMME). Im allgemeinen wird aber in der praktischen Diagnostik eine grobe Differenzierung in der Zählkammer genügen.

Die Zellvermehrung wurde von WIDAL, SICARD und RAVAUT als bedeutsames Symptom bei allen möglichen Prozessen am Zentralnervensystem erkannt. Die Meningitiden steigern die Zellzahl am massigsten. Der höchste Wert von DEMME war 110 000/3 (bei Meningitis epid.).

Bei den akuten Meningitiden bestehen die Zellen in der überwiegenden Mehrzahl aus polynucleären Leukocyten, daneben finden sich monocytoide Elemente, Makrophagen und Lymphocyten. In späteren Stadien, bei sinkenden Gesamtzahlen rückt bei allen Meningitiden das lymphocytäre Element in den Vordergrund.

Bei der tuberkulösen Meningitis dominieren meist die Lymphocyten, aber auch da kommt es bei heftigen Schüben nicht selten zur Polynucleose.

Die Meningitis des Frühstadiums der HEINE-MEDINschen Krankheit produziert zu Anfang bei stärkerer Ausprägung in überwiegender Zahl Polynucleäre, welche aber rasch den Lymphocyten Platz machen.

Die syphilitischen Prozesse des Nervensystems erzeugen gemäß ihrer geringeren Akuität meist Lymphocytosen im Liquor, bei Paralyse sieht man auch echte Plasmazellen.

Das Schulbeispiel der aseptischen Entzündungen der Meningen, die Reaktion auf Lufteinblasung, ruft gelegentlich eine reichliche Polynucleose hervor.

Die Parotitis epidemica dagegen provoziert, wenn sie zur Méningite ourlienne führt, eine Lymphocytose.

Eosinophilie des Liquors kann tierische Parasiten, also Cysticercen, Echinokokken und Trichinellen begleiten.

Ein merkwürdiger Bestandteil des Liquors sind die *Gitterzellen;* ihr Umfang kann denjenigen der kleinen Lymphocyten um das 15—18fache übertreffen; das Plasma enthält Vakuolen, so daß es gegittert erscheint. Diese Zellen wirken oft als Makrophagen, besonders als Hämatomakrophagen bei Blutungen. Man trifft die Gitterzellen bei Paralyse, Lues cerebri, Meningitis tbc., Encephalomalacie.

Tumorzellen im Liquor anzutreffen gelingt nur in den seltensten Fällen. Mit Sicherheit lassen sie sich wohl nur dann diagnostizieren, wenn sie sich noch im Verband befinden.

Cholesterinkrystalle sind schon, von Dermoiden stammend, im Liquor gefunden worden (PLAUT). *Schwarzes Pigment* hat KAFKA bei einer Melanommetastase gesehen, Talg wurde von HELLY bei einem Teratom entdeckt.

Das Vorkommen von Mikroorganismen soll hier nicht erörtert werden.

6. Liquorsyndrome.

Es gibt eine Reihe typischer Liquorsyndrome, deren Kenntnis ohne weiteres zum mindesten eine Gruppendiagnose erlaubt. Es sollen im folgenden die charakteristischen Eigenschaften der wichtigsten Liquorsyndrome dargestellt werden.

a) Der Liquor bei Tumoren. Das Leitsymptom ist der erhöhte Liquordruck. Ein Druck von über 220 cm Wasser, in liegender Stellung gemessen, ist, wenn keine Meningitis vorliegt, immer sehr verdächtig auf Hirntumor, um so mehr, wenn der Druck nach Entnahme von wenigen Kubikzentimetern schon rasch absinkt und auf diese Weise das Phänomen der Einpressung der Kleinhirntonsillen ins Hinterhauptsloch angezeigt wird. Die weitere Liquorentnahme ist dann sofort zu unterbrechen und am besten das Quantum entnommenen Liquors durch physiologische Kochsalzlösung wieder zu ersetzen.

Indessen bleibt der Druck oft genug normal, auch bei großen Geschwülsten. Das Tempo des Geschwulstwachstums scheint einen Einfluß zu haben — rasch sich vergrößernde Tumoren führen eher zu Druckvermehrung als langsam wachsende. Ferner wird in höherem Alter, von 50 Jahren an, die Drucksteigerung eher vermißt als bei jüngeren Individuen. Dagegen kann der frühkindliche Schädel sich durch Klaffen der Nähte und Vergrößerung der Schädelkapsel wieder besser gegen Druckzunahme wehren.

Die übrigen Liquorbefunde bei Tumoren unterliegen einem bunten Wechsel. Es kommt eigentlich alles vor: vom vollkommen normalen Liquor, der nicht einmal so selten ist, zur schweren Pleocytose oder starken Eiweißvermehrung. Immerhin wird der Befund der dissociation albumino-cytologique, also erhöhte Eiweißwerte bei normaler Zellzahl oder wenigstens Zurückbleiben der Zellzahlerhöhung hinter der Eiweißvermehrung am ehesten den Verdacht auf Tumor lenken. Recht häufig sind die Globuline relativ vermehrt und auch die Kolloidkurven verändert. Eigentliche „Paralysekurven" mit maximaler Ausfällung im linken Areal kommen vor.

Xanthochromie ist nicht selten (s. S. 411).

Oft sind Vergleiche zwischen Ventrikel- und Lumballiquor recht aufschlußreich; sitzt die Geschwulst distalwärts von den Seitenventrikeln, so können gelegentlich schweren Veränderungen im Lumballiquor völlig normale Befunde am Ventrikelliquor gegenüberstehen — ein Verhalten, das gegen eine generalisierte Erkrankung des Zentralnervensystems spricht (z. B. gegen Encephalitis oder Sclerosis multiplex).

Von einem spezifischen Tumorsyndrom des Liquors kann also nicht die Rede sein. Weitaus am häufigsten sind die leichten unspezifischen Veränderungen. Am wertvollsten ist immer noch die *Drucksteigerung*.

b) Der blutige Liquor. Fließt der Liquor blutig aus der Punktionsnadel, so ist es Pflicht des Arztes, sich zu vergewissern, ob die Blutbeimengung artefiziell, durch Nebenverletzung bei der Punktion selbst zustande kam, oder ob das Blut nativ im Liquor enthalten war.

Die Verunreinigung mit Blut geschieht selten durch Anstechen einer Vene, sondern in den allermeisten Fällen durch Anstechen der gegenüberliegenden Wand des Lumbalkanales; deshalb passiert es auch dem Ungeübten viel häufiger, Blut durch Nebenverletzung zu erhalten, als dem Geübten.

Die Unterscheidungsmerkmale zwischen blutiger Verunreinigung und nativ blutigem Liquor sind folgende:

1. Die Blutbeimischung bei Verletzung ist *ungleich*, meist gleich zu Anfang am stärksten, dann nimmt sie ab, um oft ganz zu verschwinden; der nativ blutige Liquor bleibt in gleichem Grade blutig während der ganzen Dauer der Punktion.

2. Der stärker mit Blut verunreinigte Liquor *gerinnt* spontan, der nativ blutige nie.

3. Nach dem Zentrifugieren *xanthochrom* erscheinender Liquor enthielt das Blut nativ. Das Kriterium ist im positiven Fall entscheidend, nicht aber im negativen; ganz frische, nur einige Stunden alte Blutungen färben den Liquor noch nicht gelb.

4. Leukocytenzahlen im Liquor, welche verhältnismäßig über diejenigen hinausgehen, welche den roten Blutkörperchen entsprechen (1—2 weiße auf 1000 rote) zeigen native Blutung an, aber nur dann, wenn der Bluterguß schon 1—2 Tage zurückliegt (wegen der Reizmeningitis). Zuweilen sieht der Liquor so stark blutig aus, daß man bei der Punktion nicht weiß, ob man statt in den Liquorraum in eine Vene geraten ist und reines Blut erhält. In diesem Falle empfiehlt es sich, eine Hämoglobinbestimmung mit dem Hämometer vorzunehmen; man wird dann erstaunt sein, daß das anscheinend reine Blut doch nur 20—30% Hb enthält.

Liquor mit artefiziell beigemengtem Blut kann trotzdem für Eiweißbestimmungen und Kolloidreaktionen gebraucht werden, wenn die Erythrocytenzahl 12000/3 nicht übersteigt. Bei stärker bluthaltigem Liquor können die Reduktionszahlen von SAMSON (siehe DEMME, S. 67) angewendet werden, um brauchbare Werte zu erhalten.

Die *Ursachen* der nativen Blutbeimengung sind mannigfaltig. Im folgenden soll eine kurze Aufzählung gegeben werden:

α) *Traumatische* Blutungen der Zentralnervensystemsubstanz, sei es bei penetrierenden Verletzungen des Gehirns oder Rückenmarks oder, häufiger, bei Kontusionen des Gehirns.

β) *Pachymeningitis* haemorrhagica int. Theoretisch sollte der Liquor kein Blut enthalten, da nur innerhalb der Arachnoidea befindliches Blut im Liquor erscheint. In etwa der Hälfte der Fälle findet sich trotzdem blutiger Liquor (gleichzeitige Subarachnoidalblutung oder Diapedese durch die Arachnoidea oder Zerreißung der letzteren).

γ) Sogenannte *spontane Subarachnoidalblutungen*, welche meist durch Platzen eines Aneurysma der Basisarterien zustande kommen, in seltenen Fällen auch durch Diapedese. Das Aneurysma ist bei jüngeren Individuen gewöhnlich durch kongenitale Wandschwäche entstanden, bei älteren geht es auf Lues oder (selten) Arteriosklerose zurück. Die mykotischen Aneurysmen der Lenta platzen ebenfalls hie und da.

δ) *Durchbruch einer Encephalorrhagie* in den Ventrikel oder den Subarachnoidalraum der Konvexität.

ε) *Tumorblutung*. Es sind meist die Glioblastomata multiformia, welche bluten, aber der Durchbruch in den Liquorraum ist ein seltenes Ereignis.

Häufiger kommen die Blutungen aus den *Hämangiomen* in ihren verschiedenen Formen vor.

ζ) *Hämorrhagische Diathesen* bluten gelegentlich in den Liquor. Ein xanthochromer Liquor bei Ikterus bedeutet viel eher den Rest einer Blutung als Übertritt des Bilirubins (der allerdings auch vorkommt, besonders bei Icterus gravis neonatorum).

η) Meningitiden jeder Genese sind meist blutfrei, nur die *Milzbrandmeningitis* führt regelmäßig Blut (siehe aber S. 411, unter 3).

ϑ) *Purpura cerebri* bei Insolation, Tuberkulose, Influenza, bei unspezifischen Encephalitiden, bei Sinusthrombosen können blutigen Liquor erzeugen.

c) *Der meningitische Liquor.* Die Kriterien des Liquors bei Entzündungen sind allgemein bekannt: Drucksteigerung, Zellvermehrung, Verschiebung der Zellart von den Rundkernigen zu den Segmentkernigen, Eiweißvermehrung bis zur Absetzung eines Spinngewebegerinnsels, Ausfällung bei den höheren Verdünnungen der Kolloidreaktionen (Rechtskurven). Die Detaillierung der Liquoreigenschaften muß unter den speziellen Meningitiskapiteln nachgelesen werden.

d) *Der syphilitische Liquor.* Der syphilitische Liquor ist also solcher naturgemäß charakterisiert durch die positive Wa.R. Ein positiver Liquor bedeutet, besonders dann, wenn noch eine der Ergänzungs- und Kontrollreaktionen ausgeführt wird (z. B. KAHN) fast ausnahmslos eine syphilitische Infektion, nicht aber in allen Fällen eine Neurolues (S. 410).

Aber auch die übrigen Eigenschaften des Liquors sind bei Neurolues verändert, die Zellzahlen steigen an, ebenso die Eiweißwerte, und die Kolloidkurven werden pathologisch.

α) *Frühlues.* Die Entdeckung von RAVAUT, WIDAL und SICARD, daß in einem ganz erheblichen Prozentsatz der Fälle im Sekundärstadium der Liquor pathologische Kriterien aufweist, die später wieder verschwinden, hat sich mit verfeinerter Technik weiter bewahrheitet. FLEISCHMANN (1921) fand in 69% der Fälle von seropositiver Lues II Liquorveränderungen. Die Zellen können die Zahl von 100/3 erreichen oder überschreiten, das Eiweiß ist sowohl im gesamten als auch in seinen Komponenten vermehrt und die Kolloidreaktionen weisen die bekannte „Lueszacke" auf. Die Wa.R. ist schon bei 0,2 sehr häufig positiv.

Aber auch schon im Primärstadium finden sich Liquorveränderungen, wenn auch meist nur geringgradige. MILLS sah in 8,83% der Fälle mit primärer Lues eine positive Wa.R. im Liquor, wobei die Hälfte dieser Patienten eine positive Wa.R. im Blut vermissen ließ. Am häufigsten kommt eine leichte Pleocytose vor.

Diese Befunde bei der Frühlues sind von großer theoretischer und praktischer Bedeutung.

Der größere Teil der Fälle saniert sich spontan (oder unter dem Einfluß der Injektionstherapie).

Ein Liquor, welcher frühestens 3—5 Jahre nach der Infektion negativ ist, wird mit größter Wahrscheinlichkeit negativ bleiben, d. h. der Patient wird keine Neurolues bekommen (DATTNER). Ist er aber positiv, so ist nicht nur die Chance der Sanierung erheblich vermindert, sondern auch die Gefahr der Neurolues näher gerückt. Fraglich ist nur, was zu diesem Zeitpunkt als „positiver Liquor" gewertet werden darf. Isolierte leichte Eiweißveränderungen oder umgekehrt einige Zellen zuviel sind noch nicht entscheidend, wohl aber eine Kombination oder der positive Wa.R. Ist der Liquor „hochpositiv", d. h. ähnlich dem Paralyseliquor, so wird man mit der Malaria nicht mehr zögern dürfen.

β) *Lues cerebrospinalis.* Das Liquorbild ist entsprechend der Variabilität der Lues III des Zentralnervensystems ein recht buntes. Bei *Meningitis* syphilitica steht die Zellvermehrung im Vordergrund, wobei die Lymphocyten dominieren. Die Eiweißvermehrung hält sich meist unterhalb derjenigen bei eiteriger Meningitis. Die Kolloidreaktionen zeigen Rechtszacken, aber auch Linksdepressionen können vorkommen. Bei der *Endarteritis syphilitica* sind die Erscheinungen weniger hochgradig und die Kolloide geben Linkszacken. Bei den *Gummen* kommen alle Variationen vor, meist in mäßigen Grenzen; auffallend ist die Häufigkeit der negativen Wa.R. bei positivem Blut-Wa.R. Sitzt das Gummi im Wirbelkanal, so kann unterhalb der komprimierten Stelle im typischen Kompressionsliquor die Wa.R. negativ sein.

γ) *Metalues. Tabes:* Auch hier ist der Liquor nicht einheitlich verändert. Massive Befunde sind selten, die Zellen schwanken je nach Akuität des Prozesses zwischen 15/3—200/3, die Eiweißvermehrung bezieht sich mehr auf die Globuline, so daß der Eiweißquotient ansteigt, sich aber doch unter 1,0 hält. Die Kolloide fällen links aus und nicht vollständig; DEMME findet nur in 3,8% seiner Fälle typische „Paralysekurven".

Wichtig sind die negativen Liquores. Negativen Wa.R. im Liquor fand DEMME (unter 430 Tabikern) in 55%, im Blut in 58%. Völlig normale Befunde erhob er in 10%. Ein völlig negativer Liquor bedeutet meist Stillstand des Prozesses, aber sogar Fälle mit komplett normalem Liquor können progredieren. Der negative Liquor ist somit nicht das entscheidende Kriterium zur Abgrenzung der Tabes vom ADIESchen Syndrom.

Progressive Paralyse. Hier finden sich die charakteristischsten Veränderungen. Die Zellvermehrung hält sich zwar in engen Grenzen: 10/3—300/3. Das Gesamteiweiß ist vermehrt, meist auf das 2—3fache, dabei steigt besonders das Globulin an, wodurch auch die qualitativen Globulinreaktionen (NONNE, PANDY, WEICHBRODT) positiv werden. Der Eiweißquotient steigt *über 1,0*. Die Kolloide fallen maximal aus in den ersten Röhrchen. Die Wa.R. im Liquor ist immer positiv, Ausnahmen sind beobachtet, gehören aber zu den größten Seltenheiten (SAETHRE). Im Blut ist die Wa.R. bei 90% positiv.

Nach der Malariakur ändert der Liquorbefund erheblich im Sinne der „Sanierung". Details sollen hier unerörtert bleiben.

e) Der Sperrliquor. Wenn der Liquor im Spinalkanal von seiner Erzeugungsstätte, den Plexus chorioidei abgeschnitten ist, so wird er in charakteristischer Weise verändert. Es bildet sich das Syndrom von NONNE-FROIN aus.

1. Der Eiweißgehalt nimmt *erheblich* zu, während die Zellzahl unverändert bleibt oder nur unwesentlich ansteigt (NONNE 1908, SICARD 1910 und 1912). Diese Erscheinung, die „dissociation albumino-cytologique" beruht darauf, daß Eiweiß aus dem Blutserum in den abgesperrten Liquor hineingelangt. Die Permeabilität der den Raum begrenzenden Membranen wird natürlich tiefgreifend verändert. Eine echte Entzündung findet aber prinzipiell nicht statt, so daß die Zellzahl nicht zunimmt.

Die Albumine überwiegen sehr über die Globuline, der Eiweißquotient bleibt niedrig. Indessen treten auch Fibringlobuline über, so daß in den hohen Graden der Veränderung der Liquor im Gläschen spontan koaguliert. Diese Erscheinung wird mit der Xanthochromie zusammengefaßt speziell unter dem Namen des FROINschen Syndroms.

Die Kolloide flocken „rechts" aus, d. h. es ergibt sich die gleiche Kurve wie wenn man artefiziell Serum zum Liquor zusetzt.

2. Bei höheren Graden der Kompression wird der Liquor xanthochrom. Die gleichzeitig vorhandene Eiweißmenge gestattet in vielen Fällen die Entscheidung der Frage, ob der gelbe Farbstoff von einer Blutung oder einer Kompression herrührt. Bei Kompression ist das Gesamteiweiß erheblich höher als bei Blutung.

Je tiefer (caudaler) die Blockade sitzt, desto ausgesprochener ist das Kompressionssyndrom. Bei Halsmarkprozessen ist es oft nur angedeutet; bei Caudaveränderungen darf man nicht außer acht lassen, daß man unter Umständen oberhalb der Sperre punktiert, oder auch daß die Nadel den Tumor selbst ansticht.

Aber auch kranialwärts von der Kompressionsstelle kann man einen gleichsinnig veränderten Liquor erhalten, allerdings in bedeutend schwächerem Grad; diese Erscheinung dürfte auf eine begleitende Arachnoiditis zurückzuführen sein.

Es leuchtet ein, daß Grenzwerte der „dissociation albumino-cytologique" unter den verschiedensten Umständen beobachtet werden können, so besonders bei der Sclerosis multiplex, bei der funikulären Myelose und bei degenerativen Krankheiten des Zentralnervensystems. Zur Abgrenzung dieser Zustände vom Kompressionssyndrom dient der Vergleich des Lumballiquors mit dem Zisternenliquor. Ist der letztere normal, der erstere im Sinne des NONNE-FROIN-Syndroms verändert, so kann die Kompression als erwiesen gelten.

Schließlich wird man bei Verdacht auf Kompression nie versäumen, den QUECKENSTEDTschen Versuch auszuführen. Zusammenpressen der Jugularvenen am Halse erzeugt bei ungehinderter Liquorzirkulation einen raschen Druckanstieg (ungefähr auf das Doppelte des Ausgangswertes) und einen noch rascheren Abfall bis zum Ausgangswert oder darunter. Man notiert sich zweckmäßig die Druckzahlen nach Aufhebung der Venenkompression in Abständen von 5 zu 5 Sekunden (Vorgehen von STOOKEY). Normalerweise ist der Minimaldruck nach längstens 15 Sekunden erreicht. Die Sperre kündigt sich außer durch fehlenden Anstieg, bzw. bedeutend langsameren Abfall oft auch dadurch an, daß der Enddruck höher liegt als der Ausgangsdruck. Nie darf versäumt werden die vollkommne Durchgängigkeit der Nadel und ihrer Mündung dadurch zu prüfen, daß das Abdomen in einem gesonderten Versuch kräftig zusammengedrückt wird; Druckanstieg und -abfall müssen dabei ausgiebig und rasch erfolgen. Mit dem inneren Teil einer Doppelkanüle nach WECHSELMANN oder MULZER oder DATTNER kann man den QUECKENSTEDTschen Versuch nicht ausführen, so wertvoll diese Modelle sonst sind, weil das Lumen zu eng ist; es soll 0,7 mm nicht unterschreiten. Man zieht die innere heraus und schiebt die äußere (Führungs-) Kanüle um das kurze Wegstück, das sie noch vom Liquorraum trennt, vor.

7. Technik der Lumbal- und Zisternenpunktion.
a) Die Lumbalpunktion.

Einstichstelle. Für den Einstich stehen uns die vier Interspinalräume der Lendenwirbelsäule zur Verfügung, wo kein Rückenmark, sondern nur noch Cauda equina im Duralsack liegt, nämlich die Räume zwischen L_2 und $_3$, $_3$ und $_4$, $_4$ und $_5$ und $_5$ und S_1. Der letztere ist ungebräuchlich, weil hier der Duralsack sich schon konisch zuspitzt; indessen kann bei reichlichstem Fettpolster gelegentlich nur dieser Raum der Palpation zugänglich sein, so daß man ihn wählen muß. Gewöhnlich aber sticht man zwischen L_3 und L_4 ein. Man findet den Dorn von L_4 leicht; er liegt in der Verbindungslinie der höchsten (kranialsten) Punkte der Darmbeinschaufeln (Abb. 5).

Ich markiere mir die Stelle mit einer umgedrehten Glaspipette. Dann wird mit Jodtinktur desinfiziert und mit leicht nach kranial gehobener Nadelspitze eingestoßen. Lokalanästhesie ist unnütz, dagegen empfiehlt sich sehr bei aufgeregten oder ungebärdigen Kranken oder bei vermutlichen Schwierigkeiten infolge Skoliosen usw. eine Evipannarkose.

Da die so wichtige Druckmessung nur an liegenden Patienten verläßliche Werte ergibt, so ist die sitzende Stellung nur im Notfall zu wählen — außer man verfolgt Spezialzwecke, wie die Dermatologen bei der Nachkontrolle der Syphilitiker. Der Patient liegt also auf der Seite, unter Herstellung einer maximalen Kyphose der Lendenwirbelsäule (Katzenbuckel), wobei eine Hilfsperson Kniekehlen und Nacken umfaßt und einander möglichst nähert. Nach erfolgtem Einstich muß aber der Patient diese extreme Beugehaltung wieder aufgeben, den Kopf geradehalten, die Beine etwas strecken, sonst wird der Druck zu hoch.

Gelegentlich ist es vorteilhaft, $1-1^1/_2$ cm seitlich von der Mittellinie einzugehen, um die starken, bisweilen verknöcherten Ligg. interspinalia zu vermeiden. Eine leichte Neigung der Stichrichtung gegen die Mediane (und etwas kranialwärts) bewirkt, daß die Dura ungefähr in der Mittellinie getroffen wird.

Instrumentarium. Man gebraucht jetzt dünnere Nadeln als QUINCKE; das Lumen soll etwa 0,7—0,8 mm betragen. Die Kanülen enthalten einen Mandrin, dessen Schliff mit der Spitze der Nadel eben abschließt. Die Druckmessung wird am besten mit einem Steigrohr aus Glas vorgenommen. Die Verbindung mit der Punktionskanüle geschieht vermittels eines Metallconus, der an das hintere Kanülenende paßt; ein möglichst kurzes Stück Gummischlauch verbindet den Conus mit dem Steigrohr. Durch Herausziehen des Mandrins

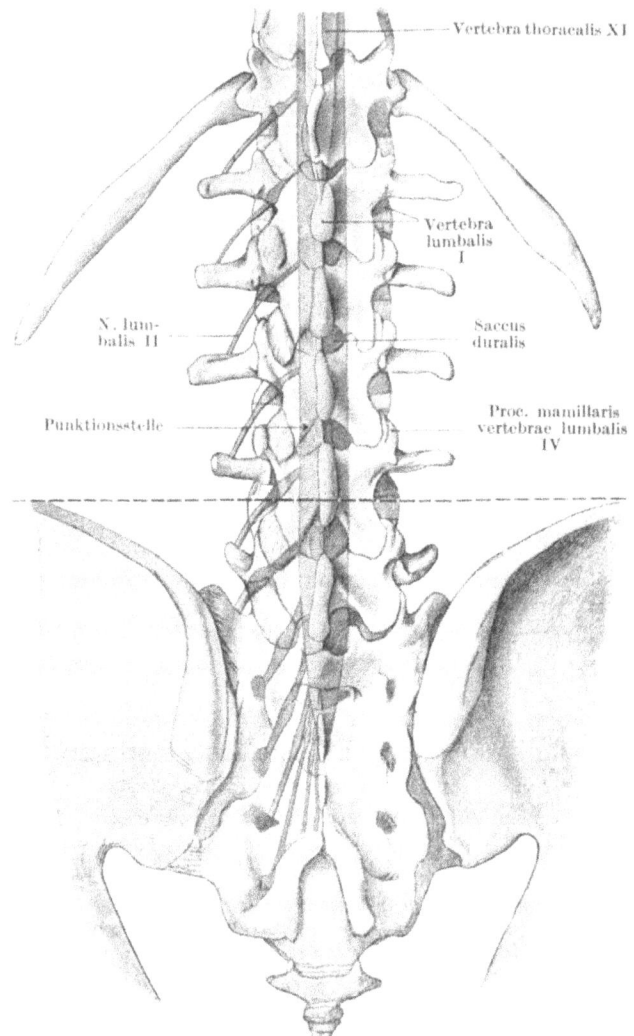

Abb. 5. Punktionsstelle an der Wirbelsäule. (Nach BARDELEBEN-HÄCKEL aus dies. Handbuch 2. Aufl.)

überzeugt man sich davon, daß der Liquorraum erreicht ist; wird sogleich der Conus angeschoben, so geht kaum ein Tropfen Liquor verloren. Die Höhe der Wassersäule mißt man mit einem Maßstab. Ist das Glasrohr 30 cm lang, so genügt es für die meisten Drucke; noch höhere mißt man durch Aufsetzen eines zweiten Rohres vermittels eines weiteren kurzen Gummischlauches. Jedoch ist im allgemeinen eine Liquorentnahme bei solch hohen Druckzahlen zu widerraten; man bricht die Punktion ab und führt die Zisternen- oder (meistens) die Ventrikelpunktion aus, falls noch mehr Liquor gewonnen werden soll. Durch mehr oder weniger vollständiges Herausziehen des Mandrins läßt sich die Geschwindigkeit der Tropfenfolge ändern.

und Erbrechen, selten kommt es sogar zu Abducenslähmung. Diese Übel werden meistens nach 2—3 Tagen verschwinden, können aber in seltenen Fällen wochenlang andauern. Man behauptet, daß Neuropathen besonders disponiert sind. Allgemein wird angenommen, daß das Nachsickern des Liquors aus der Duralücke daran schuld ist; offenbar können mehrere 100 ccm auf diese Weise verloren gehen bzw. von der Muskulatur resorbiert werden. Jedenfalls schließt sich das Duraloch nicht sogleich nach dem Zurückziehen der Nadel. Die dünnen Nadeln beweisen auch in dieser Richtung ihre Überlegenheit über die dicken. Trotzdem ist es auch heute noch strikte indiziert, die Patienten nach der Punktion mindestens 24 Stunden horizontal (Rücken- oder Seitenlage) liegen zu lassen. Sicher treten die postpunktionellen Beschwerden nach ambulant durchgeführten Eingriffen häufiger auf als sonst.

Die Luiker scheinen merkwürdigerweise die Punktion immer gut zu ertragen.

Ein wirklicher Schaden kann durch die Lumbalpunktion, abgesehen von den oben erwähnten Fällen von hohem Druck und vielleicht auch noch vom Vorhandensein einer Blutungsquelle im Subarachnoidalraum, nicht gestiftet werden. Nur die Sclerosis multiplex ist empfindlich auf die Punktion und antwortet, wenn auch selten, mit Schüben. Man hat also bei zweifelhafter Diagnose die Vorteile der sicheren Erkennung der Krankheit gegenüber den Nachteilen einer möglichen Schädigung des Patienten gewissenhaft abzuwägen.

b) Die Zisternenpunktion.

Die Zisternenpunktion ist 1919 von AYER, ESSICK und WEGEFORTH in die medizinische Technik eingeführt worden; unabhängig von diesen Autoren hat sie auch ESKUCHEN 1921 ausgearbeitet. Sie ist zur Einführung von Kontrastmitteln zum Zwecke der Myelographie völlig unentbehrlich; daneben leistet sie auch gute Dienste zur einfachem Liquorgewinnung unter besonderen Umständen und zur Luftfüllung des Ventrikelsystems.

In der Hand des Geübten ist sie nicht gefährlicher als die Lumbalpunktion. Sie weist einige Vorteile vor der letzteren auf: Die Gefahr der Stichkanaldrainage (s. oben) ist geringer; infolgedessen sind postpunktionelle Beschwerden weniger zu fürchten. Eine 24stündige Bettruhe nach der Punktion ist überflüssig; ob man allerdings die Punktion ambulant ausführen will, ist Temperaments- und Geschmackssache.

Die Zisterne ist leichter zu erreichen als der Lumbalsack; Skoliosen verlegen höchst selten den Weg, Bänderverknöcherungen nie. Auch ist bei sehr fetten Patienten das Tastbild der Leitpunkte im Nacken eher zu gewinnen als in der Lendengegend.

Die Gefahr der Oblongatastrangulation bei hohem intrakraniellem Druck durch die Punktion ist am Nacken etwas geringer.

Dagegen gerät man, wenn man zu tief sticht, in die Medulla oblongata. Da normalerweise ein Raum von fast $1^1/_2$ cm Tiefe zwischen Dura und Oblongata liegt, so ist dieser Zwischenfall nicht gerade wahrscheinlich; bei der Zisternenverquellung allerdings, wo die Medulla der Hinterwand direkt angepreßt liegt, muß man sehr aufpassen; man erhält oft nur einige Tropfen Liquor und muß sich dann hüten, tiefer zu gehen.

Eine stark geschlängelte arteriosklerotische Art. vertebralis kann als große Seltenheit die Mittellinie erreichen und von der Nadel angestochen werden.

Technik. Man kann im Sitzen oder im Liegen punktieren. Sitzend ist die Punktion etwas leichter, weil die Mittellinie besser innegehalten werden kann. Es ist aber unerläßlich, den Eingriff auch am liegenden Patienten vornehmen zu können, da die Kranken oft gar nicht mehr oder nur mit Mühe — und dann unruhig — sitzen können.

Somit sind kompliziertere Apparaturen wie Dreiweghahnen, Abzweigungen, besondere Kanäle für Druckmessung, Schraubenverschlüsse des Systems usw. entbehrlich.

Dagegen haben sich die Doppelkanülen nach WECHSELMANN oder MULZER oder DATTNER gut bewährt (Abb. 6—8). Mit der äußeren Kanüle geht man bis unmittelbar an die Dura heran, mit der inneren durch die Dura in den Lumbalsack. Mit etwas Übung erkennt man leicht, wann die Nadelspitze den Epiduralraum erreicht hat. Die nötige Tiefe beträgt etwa 5—7 cm, bei dickem Fettpolster entsprechend mehr. Die Dura fühlt man besonders mit der dünnen Nadel sehr deutlich.

Schwierigkeiten, Zwischenfälle. Stößt die Nadel auf Knochen, so ist sie sogleich zurückzuziehen bis in die Subcutis und die Stichrichtung etwas zu verändern. So wenig schmerz-

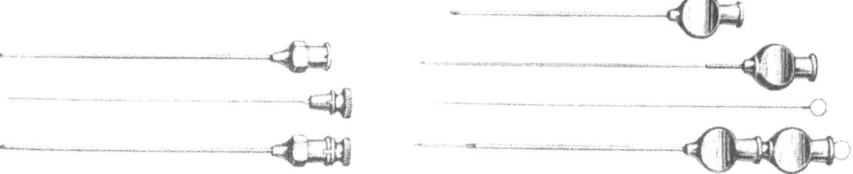

Abb. 6. Amerikanische Nadel (zerlegt und gebrauchsfertig).

Abb. 7. MULZERsche Nadel (zerlegt und gebrauchsfertig).

haft die richtig ausgeführte Lumbalpunktion verläuft, so qualvoll ist das von Ungeübten häufig praktizierte Herumbohren am Periost. Man versuche es mit dem nächsthöheren oder nächsttieferen Interspinalraum, statt zu lange am gleichen Ort zu stechen. Bei hochgradigeren Skoliosen kommt man gelegentlich nicht zum Ziel. Dann tritt die Zisternenpunktion in ihr Recht.

Der Liquor fließt manchmal nicht recht, trotzdem der Lumbalsack erreicht ist. Meist liegt dann eine Wurzel vor der Nadelspitze. Durch leichtes Vorschieben oder Zurückziehen wird sie entfernt.

Ein Herausziehen des Liquors mit der Spritze ist nicht zu empfehlen, da das vor der Nadelspitze liegende Hindernis erst recht festgesogen wird. Dagegen hilft manchmal die Injektion einiger Tropfen steriler Kochsalzlösung.

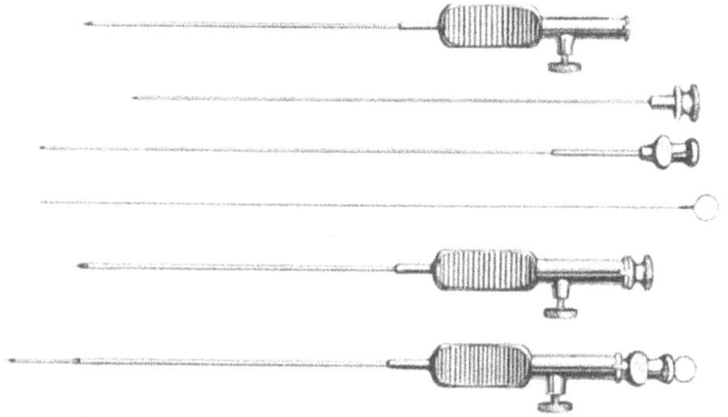

Abb. 8. DATTNERsche Nadel (zerlegt und gebrauchsfertig).

Eine künstlich gesetzte Blutung in den Liquor ist nicht so selten (s. S. 416). Kommt es auf möglichst blutfreien Liquor an, so punktiere man den nächsthöheren Interspinalraum oder verschiebe die Punktion.

Die Punktion ist meist harmlos, mit der folgenden Ausnahme: Bei sehr hohem Druck können durch das Abfließen des Liquors die Kleinhirntonsillen ins Hinterhauptsloch gepreßt werden und so die Medulla oblongata strangulieren. Es tritt Atemlähmung ein. Die Autopsie zeigt dann den Schnürring um Tonsillen und Bulbus. Besteht eine Stauungspapille, so wird man also eine Lumbalpunktion unterlassen oder doch nur mit größter Vorsicht punktieren, d. h. minimale Mengen Liquor ablassen und sie durch Kochsalzlösung wieder ersetzen. Das „Herausspritzen" des Liquors aus der Nadel sollte man überhaupt nie mehr erleben. Die modernen dünnen Kanülen, insbesondere die Doppelnadeln schützen weitgehend gegen solche Zwischenfälle. Die Zisternenpunktion ist bei hohem intrakraniellem Druck etwas weniger gefährlich als die Lumbalpunktion.

Infektionen des Liquorraumes durch die Punktion kommen sozusagen niemals vor. Ich habe nicht einmal beim Passieren der Nadel durch einen epiduralen Kokkenabsceß eine Kontamination des Liquors eintreten sehen! Selbstverständlich wird man trotzdem peinlich steril arbeiten, aber die Händedesinfektion ist unnötig.

Postpunktionelle Beschwerden. In etwa 5—10% der Fälle treten nach der Punktion mehr oder weniger heftige Kopfschmerzen auf, verbunden mit Schwindel

Die Stichstelle wird ausrasiert und desinfiziert. Man punktiert mit einer dünnen Lumbalpunktionskanüle, in der ein Mandrin steckt. Die Spitze muß kurz abgeschliffen sein. Ein während der Punktion verschiebbarer Reiter wird auf der Höhe von 5 cm angebracht.

Die Wahl der Stichstelle hängt davon ab, ob man nach ESKUCHEN zuerst auf den Knochen am unteren Rand des Foramen occipitale eingeht und sich dann dem Knochen entlang auf die Membrana atlantooccipitalis tastet, oder ob man die letztere direkt erreichen will. Soviel ich sehe, wird heute allgemein das zweite Verfahren gewählt.

Die Einstichstelle dafür liegt an der Grenze zwischen unterem und mittlerem Drittel der Verbindungslinie zwischen Protuberantia occipitalis und Dorn des Epistropheus. Die Richtung der Nadel (die man sich von einer Hilfsperson mit einem Lineal angeben läßt) führt von der Stichstelle zur Nasenwurzel oder leicht darüber. Bei mageren Individuen gelingt es auch ohne große Messungen durch Palpation den ungefähren Ort der Membrana atlantooccipitalis zu finden, nur muß man sich merken, daß kranial vom Dorn des Epistropheus noch der Atlasbogen liegt, der keinen Dornfortsatz trägt.

Die Tiefe des Einstichs beträgt etwa 4—5 cm, bei ganz mageren Leuten oft nur 3,5, bei fetten, größeren 7 cm und darüber. Die Membrana atlantooccipitalis wird meist (aber nicht immer!) mit der Nadelspitze deutlich gefühlt. Der Stich durch diese Platte ist in einer Minderzahl der Fälle schmerzhaft. Wenn unmittelbar nach Passierung derselben Liquor erscheint, so empfiehlt es sich, besonders bei der Myelographie, noch eine Idee tiefer zu gehen.

Etwas häufiger als bei der Lumbalpunktion enthält der Liquor artefiziell beigemischtes Blut.

Im Sitzen herrscht in der Zisterne ein negativer Druck und der Liquor muß angesaugt werden. Im Liegen besteht gewöhnlich ein leichter Überdruck, aber Aspiration ist auch hier zweckmäßig. Die zur vollständigen Liquoruntersuchung benötigten 12 ccm können unbedenklich aspiriert werden. Das Eindringen von Luft ist bekanntlich ungefährlich.

B. Röntgendiagnostik der Liquorräume.
1. Die Myelographie.

Technik. Das Verfahren, ein schattengebendes Kontrastmittel zur Lokalisation einer Rückenmarks- oder Caudakompression zu verwenden, verdanken wir SICARD und FORESTIER (1922). Diese Forscher brachten das noch jetzt meist gebrauchte *Lipiodol Lafay,* eine Verbindung von Jod mit Mohnöl mit einem Jodgehalt von 40%, durch den Suboccipitalstich in den Liquorraum ein. In Deutschland wird das Präparat *Jodipin Merck,* welches Jod in 40%iger Konzentration gebunden an Sesamöl enthält, verwendet. Die beiden Präparate sind so gut wie gleichwertig.

Während zuerst größere Mengen angewandt wurden, kommt man heute mit 1, höchstens $1^{1}/_{2}$ ccm Kontrastmittel reichlich aus. Man injiziert, ohne vorher Liquor abzulassen, sogleich nach Erreichen des Liquorraumes das erwärmte Jodöl, zieht die Nadel heraus und richtet den Patienten auf, wenn man nicht schon am Sitzenden punktiert hat.

Ein Kipptisch mit verschiebbarer Untertischröhre, der das Bild des heruntergleitenden Kontrastmittels auf den Durchleuchtungsschirm oder auf dem an dessen Stelle einsetzbaren Film wirft, bildet bei weitem das zweckmäßigste Röntgengerät zur Verfolgung und bildlichen Fixierung des Jodöls. Man kann damit das Jodöl mehrere Male an verdächtigen Stellen anlaufen lassen und auch die schon von PEIPER empfohlenen Aufnahmen in Schräglage vornehmen. In Ermangelung einer solchen Einrichtung wird man sich mit der Durchleuchtung und Aufnahme am stehenden oder sitzenden Patienten begnügen müssen.

Ein erstes Bild fertigt man unmittelbar nach dem Einfüllen des Öles an, ein zweites beim geringsten Zweifel über die Rechtmäßigkeit eines eventuellen Stops 12—24 Stunden später; im Intervall hat der Patient aufrecht zu stehen oder mit möglichst erhöhtem Oberkörper zu liegen. Wesentlich sind vor allem die a.-p. Aufnahmen, schon deswegen, weil ja der Wirbel, dem gegenüber das Öl stecken bleibt, abgezählt werden muß; aber auch seitliche Aufnahmen sind vorteilhaft, besonders an der Halswirbelsäule. Gleitet das Öl glatt durch, so muß doch seine Lage im Duralendsack bildlich festgehalten werden, denn eine quer abgeschnittene Begrenzung würde gegenüber der normalen Rüben- oder Kegelform ein Hindernis noch zuunterst in der Cauda equina anzeigen (eigene verifizierte Beobachtung).

Das Öl muß fließen. Bleibt es in der Zisterne stecken, so kann daraus kein Schluß auf hohen Halsmarktumor gezogen werden.

Bei Verdacht auf eine ganz hochsitzende Halsmarkkompression in C_1 oder C_2, wird man keine Myelographie oder dann eine von unten, von einer Lumbalpunktion aus in Hängelage des Patienten vornehmen.

Die Festlegung der unteren Begrenzung eines Tumors durch das spezifisch leichtere 20%ige aufsteigende Jodöl ist meist überflüssig und auch unsicher; ferner ist das Vorbeigleiten dieses Kontrastmittels nach oben bis in die Ventrikel, wo es dann liegen bleibt, nicht unbedenklich. Muß die untere Grenze bestimmt werden, so eignet sich dazu besser das Heranbringen des 40%igen Öls durch Lumbalstich und Kippen des Patienten.

Zwischen einer vorgängig ausgeführten Lumbalpunktion und der Myelographie schiebt man eine Zeitspanne von 8—10 Tagen ein, um sicher zu gehen, daß der Liquor sich wieder völlig regeneriert hat, sonst kann das Öl in dem nicht völlig aufgefüllten Subarachnoidalraum irgendwo stecken bleiben.

Ein temporärer Stop auf Th_4, der physiologischen Enge des Lumbalkanals, will nichts heißen.

Diagnostischer Wert der Myelographie. Das Myelogramm stellt ein sehr hochwertiges Diagnosticum dar. Täuschungen sind aber, wenn auch ziemlich selten, doch möglich, und zwar nach zwei Richtungen. An der Stelle des Stops findet sich keine Kompression, oder das Jodöl gleitet am Hindernis vorbei und zeigt also die Kompression nicht an. Die Ursachen hier im einzelnen auseinanderzusetzen, würde zu weit führen. Am ehesten kommt noch der Stop auf zu hohem Niveau vor; meist sind es die Maschen der den Tumor begleitenden Arachnitis, welche das Öl zu hoch oben abfangen. Eine genaue Betrachtung der unteren Begrenzung des Jodölschattens vermindert die Irrtümmer. Die Verfolgung der Wanderung des Kontrastmittels im Wirbelkanal auf dem Kipptisch gestattet noch gelegentlich das Hindernis zu erkennen, an dem sich das Jodöl vorbeizwängt und einen vielleicht nur temporären Stop bildlich festzuhalten. Die Tatsache, daß auch dieses Verfahren versagen kann, mahnt dazu, die klinische Diagnostik nicht zu vernachlässigen.

Die verschiedenen Bildformen, die gemäß der Art und des Sitzes des Hindernisses entstehen, sollen nicht hier, sondern im Rückenmarkskapitel erörtert werden; sie finden sich ferner im Handbuch der Neurologie VII/2.

Gefahren. Die Injektion des Lipiodols führt meist zu einem leichten Meningismus mit Nackensteifigkeit, eventuell Kernig, Temperaturanstieg, Zellvermehrung im Liquor. Dieser Zustand geht aber in allen Fällen rasch vorbei.

Das an einer Kompressionsstelle liegenbleibende Jodöl vermehrt nicht selten die klinischen Kompressionssymptome. Es kann rasch zur absoluten Querschnittslähmung kommen. Dieses Ereignis hat keine weiteren Folgen, wenn, wie ja meistens, sogleich operiert wird; dabei entleert sich das Öl nach außen. Gelegentlich kann sich aber der Patient doch nicht zur Operation entschließen, dann war die Myelographie nicht nur überflüssig, sondern gefährlich.

Das Jodöl resorbiert sich äußerst langsam. Noch nach mehreren Jahren liegt es im Duralendsack. Gewöhnlich birgt dieses Verweilen keine Nachteile. In einzelnen Fällen hört man aber doch von Reizsymptomen, meist Schmerzen der Caudawurzeln. Man wird also nur bei ernsthafter Indikation, erst nach Erschöpfung der übrigen neurologischen Untersuchungsmethoden und erst dann myelographieren, wenn man sicher ist, bei nachgewiesenem Stop auch operieren zu können.

2. Luftfüllung der Liquorräume.

Die Luftfüllung der Liquorräume des Schädels zum Zwecke ihrer röntgenographischen Darstellung hat DANDY 1918 erfunden. Er führte die Luft sowohl durch direkten Anstich des Vorderhorns eines Seitenventrikels als auch durch Lumbalpunktion ein. Später kam noch die Suboccipitalpunktion als dritter Weg dazu. BINGEL verwendete sich seit 1920 besonders für die lumbale Methode.

Heute ist man über die Indikationen der verschiedenen Wege einigermaßen orientiert.

Die *direkte Ventrikelpunktion*, Ventrikulographie genannt, wird ganz vorwiegend bei raumbeschränkenden Prozessen angewendet, und zwar aus zwei Gründen: Erstens ist sie am schonendsten und empfiehlt sich daher bei Tumoren, wo das Gehirn ohnehin sehr leicht lädiert werden kann; bei Hirndruck — sofern er ante punctionem erkannt wird — besteht sogar ein absolutes Verbot der Encephalographie auf lumbalem Wege. Zweitens tritt nicht selten bei raumbeschränkenden Prozessen besonders in der hinteren Schädelgrube die Luft nicht in die Ventrikel ein, so daß einzig das Anpunktieren des Ventrikels eine Füllung gewährleistet. Die Beschwerden sind gering.

Auch überrascht bei nachfolgenden Autopsien immer wieder, wie wenig Läsionen der oder die Stiche im Cerebrum gesetzt haben, so daß man sie oft erst bei ganz genauem Suchen wieder auffindet.

Wenn das Foramen MONROI verlegt oder seine Umgebung in größerer Ausdehnung komprimiert ist, so muß der andere Ventrikel ebenfalls anpunktiert werden, um dessen Füllung zu erreichen.

Der Ort der Wahl bildet das Hinterhorn.

Da bei raumbeschränkenden Prozessen die Luftfüllung des Gehirns wegen Druckzunahme einen hochdifferenten Eingriff darstellt, dem die Patienten bei längerem Verweilen der Luft nicht selten erliegen, so überläßt man heute die Ventrikulographie dem Neurochirurgen, der an die Füllung sogleich die Operation anschließt und auf diese Weise für Druckentlastung sorgt. Die spezielle Technik der Ventrikulographie soll deshalb hier nicht auseinandergesetzt werden.

Der *lumbale Weg* dient besonders zur Erkennung von Veränderungen an der Oberfläche des Cerebrums, da sich der Subarachnoidalraum über der Rinde so am besten füllt; aber auch die Ventrikel lassen die Luft in den allermeisten Fällen eintreten. Indessen besitzt er Nachteile. Es müssen größere Luftmengen eingefüllt werden (mindestens 80—100 ccm) und die Beschwerden schon während der Lufteinblasung sind am größten.

Der *zisternale Weg* verlangt eine Suboccipitalpunktion; die Füllung der Subarachnoidalräume gelingt besonders bei unvollkommenem Luftliquoraustausch nicht immer nach Wunsch; die Beschwerden sind schon größer als bei der Ventrikulographie; die Ventrikel werden, wie gesagt, nicht immer mit Sicherheit gefüllt. Dafür genügt gegenüber dem lumbalen Weg eine viel geringere Luftmenge (20—50 ccm) und man kann auch einmal bei mäßigem Überdruck eine Lufteinblasung wagen, wenn nur kleine Luftmengen verwendet werden. Schon 10—15 ccm sind oft zur Erkennung von Asymmetrien der Seitenventrikel sehr nützlich. Allerdings gibt dabei gewöhnlich nur die a.-p. Aufnahme brauchbare Bilder; die seitlichen oder p. a. Strahlenrichtungen führen leicht zu Fehlschlüssen.

Es sind eine Reihe komplizierter Apparaturen erfunden worden, um Luft oder andere Gase ins Gehirn einzuführen. Keine hat sich durchgesetzt; man verwendet allgemein nur die Rekordspritze und injiziert unfiltrierte unsterilisierte Luft.

Die *Größe des Luft-Liquoraustausches* bildet bei jeder Encephalographie ein Problem, das sich nicht schematisch lösen läßt. Einerseits werden die Bilder um so klarer, je vollständiger der Liquor durch Luft ersetzt ist, andererseits nehmen die Beschwerden der Patienten von einer gewissen Luftmenge an rapid zu. In erster Linie hängt die tolerierte Luftmenge von der Weite des Ventrikelsystems und der Subarachnoidalräume ab; aber auch die individuelle Reaktionsbereitschaft und die Art des krankhaften Prozesses spielen eine Rolle. Normalerweise werden etwa 35—40 ccm Luft, in die Zisterne eingeführt, ertragen, wenn auch nicht beschwerdefrei. Diese Menge steigt beim Hydrocephalus externus und internus beträchtlich an und sinkt umgekehrt bei raumbeschränkenden Prozessen. Im allgemeinen kann man dem Patienten (immer unter Ausschluß der Tumoren) schon etwas zumuten und darf nicht zu ängstlich sein.

Während man früher ungefähr gleichviel Luft (in Kubikzentimeter bei Zimmertemperatur) eingeblasen wie Liquor abgelassen hatte oder höchstens 10 ccm weniger, so ist man jetzt zum Verhältnis $\frac{\text{Luft}}{\text{Liquor}} = \frac{1}{2}$ gelangt, schon aus der Überlegung heraus, daß die Luft bei Körpertemperatur ein beträchtlich größeres Volumen einnimmt (bzw. bei gleichem Volumen unter höherem Druck steht) als bei Zimmertemperatur (GAY-LUSSACsches Gesetz). Eine gute Füllung ist somit (bei der Zisternenpunktion) gewährleistet, wenn 80 ccm Liquor gegen 40 ccm Luft ausgetauscht werden. In praxi geht man so vor, daß man zuerst 15—20 ccm Liquor entleert und dann abwechselnd 5 ccm Liquor gegen 5 ccm Luft abläßt; fließt der Liquor nur noch spärlich, perlt die Luft wieder heraus und kann auch durch mäßige Flexions- und Extensionsbewegungen des Kopfes kein weiterer Liquorfluß erzielt werden, so ist die Füllung beendet.

Es wurde oben schon gesagt, daß die Luftfüllung Beschwerden verursacht und diese je nach dem gewählten Weg etwas verschieden ausfallen.

Subjektiv spürt der Patient bei der Füllung durch Lumbalpunktion das Aufsteigen jeder Luftblase als Schmerz, eventuell von radikulärem Charakter; sogleich auch tritt Nacken- und Stirnkopfschmerz ein, der sich im weiteren Verlauf steigert. Hat der Luft-Liquoraustausch höhere Grade erreicht, so kommt es recht regelmäßig zu Brechreiz und Erbrechen. Man soll deshalb nur nüchtern encephalographieren. Bei zisternaler Füllung fällt natürlich der spinale Schmerz weg, auch kann man gewöhnlich bis 20 ccm Luft einlassen ohne Kopfschmerz oder Erbrechen.

Objektiv wird der Puls bei stärkerer Füllung öfters klein und sehr weich, erholt sich aber ohne Ausnahme rasch. Blässe, Schweißausbrüche sind ebenfalls nichts ungewöhnliches. Kollapsähnliche Zustände sieht man dagegen selten und wird ihrer durch Niederlegen des Patienten leicht Herr. Auch gelegentliche Respirationsstörungen haben nichts bedrohliches an sich.

Man ist unter dem Eindruck der Beschwerden gerne geneigt, dem Patienten vor dem Eingriff ein Narkoticum zu verabreichen oder eine eigentliche Kurznarkose mit Avertin, Evipan oder ähnliches auszuführen. Das Vorgehen ist aber nicht unbedenklich. Die eingeführte Luft wirkt nämlich an sich schon in gewissem Grade narkotisierend. So gerät der Patient, nach Überwindung der ersten Beschwerden, öfters in eine Art apathischen Dämmerzustand, um nach Beendigung der Röntgenaufnahmen völlig einzuschlafen. Eine Narkose noch daraufzusetzen ist zu gewagt. Auch Morphiumalkaloide sind unzweckmäßig, dagegen können Analgetica der Barbitursäurereihe keinen wesentlichen Schaden stiften.

Bei Kindern kann eine Kurznarkose oder wenigstens eine Schmerzbetäubung mit Chloralhydrat unumgänglich werden; sie ist im Kindesalter allerdings weniger gefährlich als bei Erwachsenen, da die Lufteinblasung besser toleriert wird.

Die Technik der Röntgenaufnahmen und die Deutung der normalen und pathologischen Bilder sollen hier nicht zur Sprache kommen.

Nachbehandlung. Die Luft wird verhältnismäßig rasch resorbiert. Normalerweise ist nach 2—3 Tagen nichts mehr auf der Röntgenplatte zu sehen. Langsamere Resorption kommt bei pathologischen Zuständen, besonders beim Hydrocephalus internus vor; es wurde auch schon ein sehr viel rascheres Verschwinden der Luft gesehen (nach 3 Stunden bei einem Fall GUTTMANNs von Schizophrenie).

Das Plätschergeräusch (Succussio Hippocratis aufs Gehirn übertragen) wird oft subjektiv vom Patienten und objektiv vom Untersucher wahrgenommen.

Die Luftzufuhr ruft eine sterile Meningitis hervor, die zwar immer geringfügig bleibt, aber in ihrer Ausprägung doch sehr schwanken kann. Nachpunktionen zeigen vermehrte Zellzahlen, höhere Eiweißwerte und eine gewisse Verstärkung der Liquorproduktion selbst (Druckerhöhung). Klinisch geht diese Meningitis einher mit Nackensteifigkeit, meist Temperaturansteigerung (38,0 bis 38,5) in den ersten Tagen (wohl „zentrales Fieber") und einer Leukocytose mit Vermehrung der Polynucleären und Linksverschiebung, die sehr früh, schon etwa 1 Stunde nach dem Eingriff, einsetzt. Alle diese Folgen klingen nach einigen Tagen restlos ab.

Eine besondere Nachbehandlung erübrigt sich. Man behält den Patienten im Bett, bis die Luft resorbiert ist. Die Aufdeckung eines raumbeschränkenden Prozesses durch die Encephalographie wird meist die Überweisung an den Neurochirurgen zur Folge haben. Wenn aus irgendeinem Grund die Operation nicht vorgenommen werden kann und der Hirndruck nach der Lufteinblasung bedrohlich zunimmt, so müssen Luft und Liquor durch direkte Ventrikelpunktion abgelassen werden.

Es soll noch erwähnt werden, daß die Lufteinblasung *therapeutisch* erwünschte Folgen zeitigen kann. Besonders die Epileptiker weisen nicht selten deutliche Verminderung der Anfälle auf; auch bei Meningopathien traumatischen oder anderen Ursprunges beobachtet man öfters augenfällige Besserungen. Diese Tatsachen bedeuten zum mindesten eine Ermutigung zur Ausführung der Encephalographie in geeigneten Fällen.

Literatur.

A. Zusammenfassende Arbeiten.

DATTNER: Moderne Therapie der Neurosyphilis. Wien: Wilhelm Maudrich 1933. — DAVID, STUHL, ASKENASY, BRUN: Aspects pneumographiques de l'aqueduc de Sylvius et du IV ventricule à l'état normal et pathologique. J. de Radiol. 21, 193 (1937). — DAVIDOFF, L. M. and C. DYKE: The demonstration of normal cerebral structures by means of encephalography. 1—5. Bull. neur. Inst. of New York 2, 331; 3, 138, 147, 418; 4, 91 (1932 bis 1935). — DEMME: Die Liquordiagnostik in Klinik und Praxis. München: J. F. Lehmann 1935. — DYES: Die Hirnkammerformen bei Hirntumoren. Leipzig: Georg Thieme 1937.

ESKUCHEN: Liquoruntersuchung. Neue Deutsche Klinik, Bd. 6. Berlin und Wien: Urban & Schwarzenberg 1930.

GEORGI u. FISCHER: Liquor. Handbuch der Neurologie, Bd. 7/1. Berlin: Julius Springer 1935. — GUTTMANN, L.: (1) Physiologie und Pathologie der Liquormechanik und Liquordynamik. Handbuch der Neurologie, Bd. 7/2. Berlin: Julius Springer 1936. — (2) Röntgendiagnostik des Gehirns und Rückenmarks durch Kontrastverfahren. Handbuch der Neurologie, Bd. 7/2. Berlin: Julius Springer 1936.

JESSEN: Cytologie du liquide cephalo-rachidien normal chez l'homme. Paris: Masson & Co. 1936.

KAFKA: Die Zerebrospinalflüssigkeit. Leipzig: Franz Deuticke 1930.

LYSHOLM, EBENIUS, LINDBLOM u. SAHLSTEDT: Das Ventrikulogramm. Teil I, II, III. Stockholm: Norstedt & Söner 1935 u. 1937.

MESTREZAT: Le liquide cephalo-rachidien normal et pathologique. Paris: A. Maloine 1912.

PLAUT: Normale und pathologische Physiologie des Liquor cerebrospinalis. Handbuch der Physiologie, Bd. 10. Berlin: Julius Springer 1919.

REHM: Atlas der Zerebrospinalflüssigkeit. Jena: Gustav Fischer 1932.

RISER: Le liquide cephalo-rachidien. Paris: Masson & Co. 1929.

SCHELLER: Liquorbefunde bei Hirntumoren. Mschr. Psychiatr. 95, 257 (1937). — SCHLESINGER: Einführung in die Ventrikulographie. Berlin u. Wien: Urban & Schwarzenberg 1937. — SCHMITT: Kolloidreaktionen der Rückenmarksflüssigkeit. Leipzig: Theodor

Steinkopff 1932. — SCHÜLLER: Röntgenuntersuchung spinaler Erkrankungen. Radiol. Rdsch. **5**, 263 (1937).
WALTER: Die Blutliquorschranke. Leipzig: Georg Thieme 1929.

B. Einzelarbeiten.

BUNGART: Festschrift zum 10jährigen Bestehen der Akademie Köln. Bonn 1915.
DANDY: Ann. Surg. **82**, 199 (1925).
ESKUCHEN u. LICKINT: Münch. med. Wschr. **1927 I**, 448.
FLEISCHMANN: Dtsch. Z. Nervenheilk. **68/69**, 177; **70**, 177. — FREMONT-SMITH: Arch. of Neur. **25**, 1290 (1931). — FRIEDEMANN u. ELKELES: Dtsch. med. Wschr. **1931 II**.
GOLD: Diss. Zürich 1935. — GÜTTINGER: Diss. Zürich 1936.
HERBERT: Biochem. Z. **27**, 1978 (1933). — HILLER: Z. Neur. **109**, 263 (1927).
IWANOW, SARDEMAN u. SPITZER: Z. Neur. **141**, 664 (1932).
JORNS: Arch. klin. Chir. **171**, 326 (1932).
KNAUER u. HEIDRICH: Z. Neur. **136**, 483 (1931).
PLAUT u. RUDY: Z. Neur. **146**, 229, 262 (1933); **148**, 423 (1933).
REICHE: Z. klin. Med. **116**, 506 (1929).
SAMSON: Erg. inn. Med. **41** (1931). — SCHALTENBRAND: Dtsch. Z. Nervenheilk. **140**, 68 (1936). — STARY: Arch. f. Psychiatr. **97**, 675 (1932).
WEED and HUGHSON: Amer. J. Physiol. **1921**, 53. — WEED and MCKIBBEN: Amer. J. Physiol. **1919**, 512. — WEIGELT: Studien zur Physiologie und Pathologie des Liquors. Jena: Gustav Fischer 1923. — WUSTMANN: Klin. Wschr. **1934 I**, 666.

Spezieller Teil.

Die Krankheiten des Gehirns und seiner Häute.
Die Zirkulationsstörungen[1].

Von

JOHANNES LANGE †-Breslau.

Mit 11 Abbildungen.

A. Die Zirkulationsstörungen in den Hirnhäuten.
1. Die Hirnhautblutung.
a) Extradurale Blutungen.

Ganz vorwiegend handelt es sich hier um traumatisch entstandene Hämatome der Arteria meningea media, die am häufigsten centroparietal, seltener parietooccipital, am seltensten frontal gelegen sind. Einfach ist die Sachlage meist bei auch äußerlich sichtbaren Schäden (Stich-, Schußverletzungen). Wesentlich wichtiger sind aber die direkten stumpfen Schäden, die äußerlich gar keine Veränderung zu setzen brauchen. Meist findet sich aber ein Sprung in der Schädelkapsel, der gelegentlich nur die Lamina interna betrifft und dann erst der röntgenologischen Untersuchung erkennbar wird. Die Meningea kann aber auch zerreißen bei stumpfen Gewalten, welche der elastische Schädel ohne Sprung übersteht, vereinzelt auch an der Stelle des Contrecoup. Sprünge der Schädelkapsel stimmen meist mit dem Ort der Blutung überein.

Kennzeichnend für das extradurale Hämatom ist das freie Intervall, das sich zwischen das Schädeltrauma mit seinen unmittelbaren Folgen (Shock, Commotio) und die Erscheinungen der Blutung einschiebt. Die Raumbeengung durch das allmählich ausströmende, zwischen unverletzter Dura und Schädelkapsel eingeschlossene Blut erschöpft zunächst die natürlichen Ausgleichsvorrichtungen, die individuell verschieden sein mögen, durchschnittlich aber etwa 3,5% der Schädelkapazität betragen sollen. Dann erst kommt es zu allgemeinen *und*, bei entsprechendem Sitz, lokalen Drucksymptomen, die gleichzeitig hervortreten können, etwa in Bewußtseinsveränderung und zunehmender Hemiplegie oder Halbseitenkrämpfen. Das Intervall, das mitunter ganz beschwerdefrei ist, kann Minuten, eine halbe Stunde, Stunden, aber — selten — auch Tage währen.

Von den klinischen Symptomen verdient besondere Beachtung die Mydriasis und Starre der herdgleichseitigen Pupille (in 12 Fällen reiner epiduraler Blutung von WINKLER 8 mal), die gelegentlich als einziges Symptom mit Erfolg zum chirurgischen Eingriff Anlaß gab. Daneben entwickeln sich die bekannten Erscheinungen zunehmenden Hirndrucks, Erbrechen, Kopfschmerzen, Druck-

---

[1] Das Manuskript des am 11. 8. 38 verstorbenen Verf. ist am 30. 10. 37 eingegangen. Einige Fußnoten, die auf neuere Ergebnisse hinweisen, sind bei der Korrektur von H. SPATZ und H. LANGE-COSACK eingesetzt worden.

puls, langsame, erschwerte, stertoröse Atmung, Inkontinenz, Benommenheit, Sopor, Koma. Stauungspapille kann auf der Herdseite, aber auch doppelseitig auftreten. Nackensteifigkeit und überhaupt die Symptome der meningealen Reizung kommen vor. Wo grobe neurologische Herdsymptome fehlen, weist unter Umständen der intensive Klopf- und Druckschmerz auf die Stelle der Blutung hin. An Herdsymptomen sind besonders Jacksonanfälle, Hemiplegien, Monoplegien, abnorme Stellungen von Kopf und Augen zu nennen. Bei tiefer Benommenheit kann einseitiges Fehlen der Bauchdeckenreflexe oder Babinski auf die Herdseite hinweisen.

Die beschriebenen herdgleichseitigen Lähmungen mögen zum Teil irrtümliche Deutungen der herdgleichseitigen Schlaffheit bei vermehrtem Tonus der

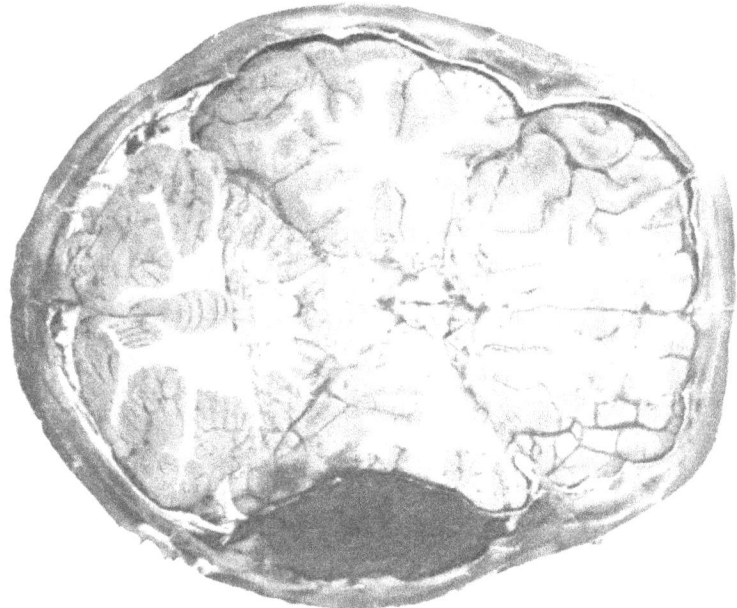

Abb. 1. Extradurales Hämatom nach Ruptur der Meningea media. (Nach L. Pick.)

gegenseitigen Glieder sein. Zum Teil liegen gleichzeitige Schädigungen der anderen Hemisphäre (Druck, in einem eigenen Fall kleine Blutung im gegenseitigen Hirnschenkelfuß) vor. Lokalisatorisch nicht verwertbar sind die nicht seltenen deliranten Erregungen, choreiforme und elementare Unruheerscheinungen.

Hervorgehoben sei nochmals der besonders am Verhalten von Bewußtsein und Puls ablesbare progrediente Charakter der Erscheinungen. Die Blutung führt in allen schweren Fällen mehr oder weniger rasch zum Tode, wenn nicht ein chirurgischer Eingriff erfolgt. In leichteren Fällen treten, auch ohne Eingriff, die Hirndruckerscheinungen allmählich zurück. Dann liegen die Herdstörungen klar zutage, die das Schicksal der Herdstörungen überhaupt haben.

Bei rein epiduraler Blutung ist der Liquor klar, insbesondere frei von Blutbeimengung. Beim Einriß der Dura und Arachnoidea findet man natürlich frisches Blut und später Xanthochromie. Gegebenenfalls kann die Schädelpunktion diagnostische Klarheit schaffen.

An Meningealblutung wird man in erster Linie denken, wenn einem Schädeltrauma, dessen unmittelbare Folgen rasch beseitigt waren, nach einem freien

Intervall zunehmende Allgemein- und Lokalsymptome sich anschließen. Eine Verwechslung mit der sog. traumatischen Spätapoplexie wird nur in seltenen Fällen vorkommen. Hier ist das Intervall in der Regel lang (mehrere Tage, ja Wochen) und im allgemeinen sind sogleich nach dem Schädeltrauma Herderscheinungen erkennbar. Gelegentlich wird die Lumbalpunktion helfen können, besonders gegenüber Blutungen in den Subarachnoidealraum hinein. Das akute extradurale Hämaton kann aber auch einmal neben intraduralen Blutungen bestehen.

Pathologisch-anatomisch ist die Abb. 1 kennzeichnend. Das Blut ergießt sich zwischen Dura und Schädelknochen, die Dura vor sich her wölbend und damit mehr oder weniger lokal betonte Druckwirkungen neben allgemeiner Raumbeengung (lokale und allgemeine Symptome) entfaltend. Zu einem solchen Hämatom kann es natürlich nur kommen, wenn der Schädel nicht klaffend eröffnet ist. In der Regel zeigt der Knochen äußerlich überhaupt keine grob sichtbaren Veränderungen, obgleich Fissuren in der großen Mehrzahl der Fälle vorliegen. Die Tatsache, daß die Dura ziemlich fest am Knochen anliegt, macht es verständlich, daß einige Zeit vergeht, ehe der Bluterguß eine wirksame Größe erreicht (70—100—150 g).

Therapeutisch kommt nur die Eröffnung des Schädels in Betracht, die sobald als möglich vorgenommen werden soll und dann sehr günstige Aussichten bietet. Läßt sich die Örtlichkeit der Blutung nicht sicher feststellen, so hilft oft das Röntgenbild, das immer angefertigt werden sollte. Wenn auch dies keine Klarheit gibt, so wird man explorativ punktieren. War früher die Mortalität eine recht große, so ist bei richtiger und rascher Diagnose und sofortigem Eingriff die Prognose recht gut. In der I. Chirurgischen Klinik Wien wurden nach WINKLER in den letzten 15 Jahren von 12 Fällen reiner epiduraler Blutung 8 operiert, von denen nur einer starb. Die nichtoperierten 4 Fälle starben sämtlich. Die Wirkung der Operation ist eine rasche, wenn auch bis zur Wiederkehr des Bewußtseins Stunden und bis zum Schwinden der Lokalerscheinungen Tage vergehen können.

b) Die „spontane" Subarachnoidealblutung[1].

Ursachen. Kommt es beim Schädeltrauma zum Einriß von Dura und Arachnoidea, so wird es aus der Meningea media heraus auch in den Subarachnoidealraum hinein bluten. Es können aber auch traumatische Blutungen allein aus den Gefäßen der weichen Hirnhäute entstehen. Weiter kommt es vor, daß sich aus einem Hirnquetschungsherd oder auch aus einer andersartigen Hirnblutung Blut in die weichen Hirnhäute ausbreitet (cerebromeningeale Blutungen). Nicht ganz selten führen Meningitiden verschiedener Ätiologie, Tuberkulose, Syphilis, meningeale Reaktionen (Typhus), aber auch „aseptische" Hirnhautentzündungen zu sog. sekundären Subarachnoidealblutungen. Wir treffen solche Blutungen ferner bei Keuchhusten, bei der Urämie, in der Eklampsie an. Viele von ihnen sind tödlicher Natur. Spontane Subarachnoidealblutungen bei hämorrhagischen Diathesen und Hämophilie leiten schon hinüber zu dem eigentlichen Krankheitsbild der sog. spontanen Subarachnoidealblutung, zu der ein anderer Weg offenbar von den Blutungen aus manifesten Aneurysmen besonders der Basalarterien hinführt. Kennzeichnend für das eigentliche Krankheitsbild der spontanen Subarachnoidealblutung ist aber, daß es ganz unvermutet aus voller Gesundheit heraus zur Blutung in die weichen

---

[1] *Anmerkung bei der Korrektur:* Auf die subduralen Blutungen, das sind die Blutungen zwischen Dura und Arachnoidea, wird in dem Abschnitt über Pachymeningitis haemorrhagica interna (Bd. V, S. 482) Bezug genommen.

Häute kommt. Tatsächlich werden dann freilich doch in einem nicht unerheblichen Prozentsatz der Fälle kleine basale Aneurysmen als Ausgangspunkt der Blutung gefunden (etwa von ANTONIE in 7 von 9 Fällen, von BIEMOND und TER BRAAK gar in 15 von 16 Fällen). In anderen Fällen sind Lues, latente Tuberkulose, Alkoholismus nachweisbar. In wieder anderen sind vor längerer Zeit Meningitiden abgelaufen. Von Hämophilie und hämorrhagischer Diathese war schon die Rede. Manche Kranke haben an Migräne gelitten. Nicht selten finden sich arteriosklerotische Veränderungen, ja INGVAR mißt der Früharteriosklerose eine erhebliche Rolle bei. Vielfach findet man auch, meist mäßige, Hypertonien. Eine eigentliche Alterserkrankung ist die spontane Subarachnoidealblutung aber nicht. Nach EHRENBERG u. a. steht erheblich mehr als die Hälfte der Erkrankenden vor dem 42. Lebensjahr. Als Gelegenheitsursachen sind schwere körperliche Anstrengungen und heftige Gemütsbewegungen, ferner Sonnenbestrahlung zu nennen (so in einem meiner Fälle eine Kombination aller drei Ursachen). Da bei manchen Kranken solche Blutungen in mehreren, unter Umständen lange Jahre getrennten Schüben auftreten, wird man hier besonders an kleinere Aneurysmen als entscheidende Ursachen denken, die wohl überhaupt für die typischen Krankheitsbilder die entscheidende Ursache darstellen. Es würde sich also vorwiegend um eine Form der Aneurysmakrankheit handeln, die in schweren verhängnisvollen Fällen ja wohl bekannt ist, eine Annahme, zu der auch EHRENBERG sowie BIEMOND und TER BRAAK neigen. Gleichwohl sind auch andere Ursachen, vielleicht selten einmal auch rein vasomotorische Störungen in Frage zu ziehen.

Erscheinungen. Aus voller Gesundheit heraus kommt es plötzlich, unter Umständen erst nach Übelkeit, Schwindel, Erbrechen usw. zu rasch zunehmenden, schließlich außerordentlich heftigen, in Stirn und besonders Nacken lokalisierten Kopfschmerzen, zu Schläfrigkeit und Bewußtseinstrübung, die bald in Sopor übergeht, oder aber zu einem schweren meningitischen Bild. Sehr selten schiebt sich zwischen plötzliche, kurzdauernde Bewußtlosigkeit und voll ausgeprägtes meningitisches Krankheitsbild ein Stadium mit leidlicher Handlungsfähigkeit ein. Der Sopor, in dem nur auf lebhaftere Reize reagiert wird, kann Tage anhalten. Bei Aufhellung des Bewußtseins werden die in weniger schweren Fällen sogleich vorhandenen typischen Erscheinungen der Meningitis, also Nackensteifigkeit, Kernig, Überempfindlichkeit, heftige, besonders im Nacken lokalisierte Kopfschmerzen mit Ausstrahlungen in Schultern und Rücken deutlich. Pulsverlangsamung, Pulsunregelmäßigkeiten können bestehen. Gelegentlich treten allgemeine oder lokale Krämpfe ein. Nicht selten ist, auch bei reinen Subarachnoidealblutungen, doppelseitiger Babinski, unter Umständen neben Abschwächung oder gar Fehlen der Achillessehnenreflexe, aber ohne Lähmung. EHRENBERG legt Wert auf Deviation von Augen und Kopf, die dort, wo es zu flüchtigen Hemiparesen oder Monoparesen kommt, nach der Seite der Parese geht. Paresen sind im übrigen nicht häufig und immer nur flüchtiger Natur, höchstens von ein paar Tagen Dauer. Auch Paresen von Hirnnerven (Oculomotorius, Abducens, Facialis, Trigeminus), unter Umständen doppelseitig, werden selten beobachtet. Mit und ohne Paresen kann es zu Rigidität in einem oder mehreren Gliedern und zu Krampferscheinungen kommen. Stauungspapille kann sehr früh eintreten. Auch große sub- oder präretinale Blutungen kommen vor, wohl als Folge von Blutungen in die Opticusscheiden, die keinen unmittelbaren Zusammenhang mit der subarachnoidealen Blutung haben. Selten ist flüchtige Blindheit oder Amblyopie. Auch bei den meningitischen Bildern ist das Bewußtsein anfangs getrübt; es kann Somnolenz bestehen, zugleich mit hartnäckigen, mehr oder weniger heftigen Kopfschmerzen. Fieber fehlt manchmal völlig; doch ist in anderen Fällen die Temperatur bald nach Beginn der akuten Erkrankung für einige Tage mäßig, selten erheblich erhöht. Gelegentlich findet sich Glykosurie, häufig Albuminurie, die in den ersten Tagen beträchtlich sein kann. Erytheme und Herpes sind beobachtet worden. Nicht selten ist eine mäßige Leukocytose im Blut, gelegentlich mit Linksverschiebung. Auf psychischem Gebiete ist die Häufigkeit von Korsakowzuständen hervorzuheben, die rasch abklingen können. In manchen Fällen besteht bloß langdauernde Schläfrigkeit. Vereinzelt kommt es zu anderen exogenen seelischen Syndromen.

Von entscheidender Wichtigkeit ist die Lumbalpunktion, die in den ersten Tagen bei erheblich erhöhtem Druck (300—500 mm u. m.) einen gleichmäßig blutig gefärbten Liquor ergibt. Und zwar entsteht keine Gerinnselbildung, im Gegensatz zu starken artifiziellen Blutbeimengungen, die übrigens in der Regel nicht einen so gleichmäßig gefärbten Liquor ergeben. Später kommt es zu den verschiedensten Graden von Xanthochromie, wobei zugleich Schatten von Erythrocyten oder Erythrocytenfragmente sich nachweisen lassen. Im weiteren Verlauf ist eine deutliche leukocytäre und dann lymphocytäre Reaktion nachweisbar.

Kennzeichnend ist vor allem der Verlauf. Bei schwerer Blutung kommt es häufig schon in den ersten Tagen zum Tode, und zwar hauptsächlich in Fällen, die mit voller Bewußtlosigkeit und Sopor beginnen. Doch kann die Krankheit auch späterhin bei Nachblutungen noch zum Tode führen. Auch in den leichteren Fällen, die günstig ausgehen, zeigen gelegentliche mehr oder weniger ausgesprochene Verschlimmerungen Nachblutungen an. In der Mehrzahl der Fälle (nach EHRENBERGS Literatursammlung in 41 von 62 Fällen, von EHRENBERGS eigenen 15 Fällen 12mal, in 20 von 40 Fällen BIEMONDS und TER BRAAKS) geht die Krankheit günstig aus, und zwar werden die Kranken oft schon in wenigen Wochen, unter Umständen aber erst nach längerem Krankheitsverlauf völlig beschwerdefrei. Es bleibt aber die Gefahr von Rückfällen, die nach langen Jahren eintreten können (so in MATZDORFS Fall nach 6 Jahren, in einem Falle von BIEMOND und TER BRAAK nach 20 Jahren).

Diagnose. Solange der Kranke bewußtlos ist, wird die Diagnose, insbesondere gegenüber der Cerebro-Meningealblutung, nicht zu stellen sein. Später machen massive und bleibende Lähmungen die Hirnblutung deutlich. Gegenüber der Meningitis entscheidet vor allem der Liquorbefund, wobei freilich die Unterscheidung von der artifiziellen Blutbeimengung beachtet werden muß. Weiter wird man den oft afebrilen raschen und günstigen Verlauf nach stürmischem Beginn, das eigenartige Verhalten der Deviation, die Flüchtigkeit von Paresen, Krämpfen, Rigiditäten beachten. Gegenüber der extraduralen Blutung entscheidet der so ganz andersartige Verlauf und der Liquorbefund, der hier keine Blutbeimengungen ergibt.

Die Prognose ist in den Fällen, die nicht mit tiefer Bewußtlosigkeit und lang anhaltendem Sopor beginnen, im allgemeinen günstig, wenn man auch wegen der Gefahr der Nachblutungen vorsichtig sein muß. Sie ist freilich schwerlich so günstig, wie man nach der Literatur annehmen könnte, weil aus naheliegenden Gründen besonders gutartig ausgehende Fälle beschrieben werden. Die Genesung hat in zahlreichen Fällen der Literatur, auch in eigenen Beobachtungen, Jahre, teilweise lange Jahre angehalten. Doch kommen, wie erwähnt, gleichfalls günstig ausgehende Wiedererkrankungen vor.

Pathologische Anatomie. In manchen Fällen findet man Gehirn und Rückenmark in einem Blutmantel, in anderen nur mäßige, verhältnismäßig eng begrenzte Blutungen, teils flüssig, teil geronnen, im Arachnoidealraum, ganz selten auf die Hemisphärenoberfläche beschränkt, fast immer basal oder basospinal, auch dann, wenn die Blutung sich zugleich auch über eine Hemisphäre ausbreitet. Blut kann in die Opticusscheiden, aber auch in die Ventrikel vordringen und, beim Platzen größerer Aneurysmen, die Hirnoberfläche stellenweise zertrümmern.

Therapeutisch wird man sich verhalten wie bei der Hirnblutung, nachdem die Lumbalpunktion die Natur der Störung gesichert hat. Die von einzelnen Seiten empfohlenen häufigen Lumbalpunktionen halte ich für gefährlich. Es ist zudem nicht recht einzusehen, welchen entscheidenden Nutzen sie haben sollen, wo nicht etwa schwere Druckerscheinungen eine Entlastung nötig machen.

2. Die Thrombose der Hirnsinus und der Hirnvenen.

Hier ist nur von der sog. primären, autochthonen, nichteitrigen, zu Unrecht auch schlechthin marantisch genannten Sinusthrombose die Rede, die ein diagnostisch äußerst schwieriges Krankheitsgeschehen darstellt. Tatsächlich handelt es sich vielfach, aber durchaus nicht immer um marantische Kranke, die schließlich an Sinus- oder Hirnvenenthrombose rasch zugrunde gehen. Es sind besonders Säuglinge und Kleinkinder mit Ernährungsstörungen, bei denen die Austrocknung *eine*, das Darniederliegen der Herzkraft eine *andere* Voraussetzung der Thrombose bildet. Auch marantische Greise sind in ähnlicher Lage. Daneben schaffen akute, langdauernde und chronische Infektionskrankheiten, vor allem Tuberkulose, aber auch Carcinosen und Blutkrankheiten, vor allem Chlorose, weiter fortgesetzte Nahrungsverweigerung von Geisteskranken, Hirntraumen, endlich die Vorgänge im Wochenbett (STERTZ), die ja auch im übrigen Körper zu ausgebreiteten Thrombosen führen können, die pathologischen Bedingungen, die schließlich zur Thrombose führen. Auch nach Jugularisunterbindung können offenbar erhebliche Thrombenbildungen zustande kommen (OHNACKER). Für manche Sinusthrombose läßt sich aber keinerlei Ursache auffinden (Fall von HILPERT). Nicht selten, gerade bei kachektischen Säuglingen, sind *allein* die Hirnsinus und Hirnvenen befallen, eine Tatsache, die zeigt, daß örtliche Besonderheiten wichtig sind. Man wird daran denken, daß die Sinus in besonderem Maße den Druckverhältnissen im Schädel ausgesetzt sind (sie können nicht ausweichen) und sich dem Blutstrom nicht oder nur mangelhaft anpassen, so daß gerade in ihnen abnorme Strömungsverhältnisse leicht entstehen (WÜST). Führt die Grundkrankheit zum Darniederliegen der Herzkraft und im Zusammenhang damit zur Strömungsverlangsamung, weiterhin aber zur Abänderung der Blutbeschaffenheit, so wird zumeist auch eine „Aktivierung" bzw. eine Schädigung des Endothels, unter Umständen allein durch die veränderte Blutbeschaffenheit, als die letzte wichtige Voraussetzung für die Thrombenbildung entstehen, die in anderen Fällen, etwa beim Trauma, mechanisch zustande kommt. Hier ist auch die Pertussis mit ihren gewaltsamen Hustenstößen zu nennen, eine Erkrankung, die unter den kindlichen Infektionen besonders häufig zu Thrombosen führt (ZISCHINSKY).

Symptome. Im Verlaufe der mannigfachen Grundkrankheiten kommt es mehr oder weniger plötzlich zu schweren Hirnerscheinungen, vor allem Bewußtseinsstörungen, Kopfschmerz, Schwindel, Erbrechen, generalisierten Krämpfen oder solchen vom Jacksontyp, endlich auch groben Herderscheinungen, Mono- und Hemiparesen, Aphasien, extrapyramidalen Störungen. Nach den Beobachtungen von HILPERT, aber auch jenen von STERTZ, scheinen uncharakteristische seelische Störungen bei mehr oder weniger lang dauernden Verläufen des schweren cerebralen Bildes nicht selten zu sein. Wiederholt sind katatone Syndrome beschrieben worden, daneben aber auch ausgesprochen hysteriforme Bilder, die zur Fehldiagnose Hysterie geführt haben. Die Stauungserscheinungen, welche die Diagnose intra vitam stellen lassen könnten, sind offenbar nicht häufig. Immerhin scheint Protrusio bulborum, bald ein-, bald doppelseitig, bald wechselnd rechts und links, nicht selten zu sein, auch in Fällen, in denen nicht der Sinus cavernosus betroffen ist. Ist dies der Fall, dann gesellen sich

Chemosis, Schwellung der Augenlider, unter Umständen Konjunktivalblutungen, Erweiterung der Frontalvenen, Hintergrundsveränderungen, Stauungspapille und Blutungen, Sehstörungen, ferner staffelweise oder gleichzeitig auftretende Paresen und Lähmungen von Trochlearis, Oculomotorius, Abducens, Quintus hinzu. Bei Thrombosen der Sinus transversus und sigmoideus sieht man gelegentlich teigige Schwellung an und hinter dem Processus mastoideus. Mitunter wird sich die Thrombose an der Jugularis tasten lassen.

Der Liquor kann anfänglich unverändert sein. Druckerhöhung ist häufig und später auch Blutgehalt bzw. Xanthochromie. Bei Thrombosen der Jugularis wird der Queckenstedt, aber durchaus nicht immer, auf der entsprechenden Seite positiv gefunden werden.

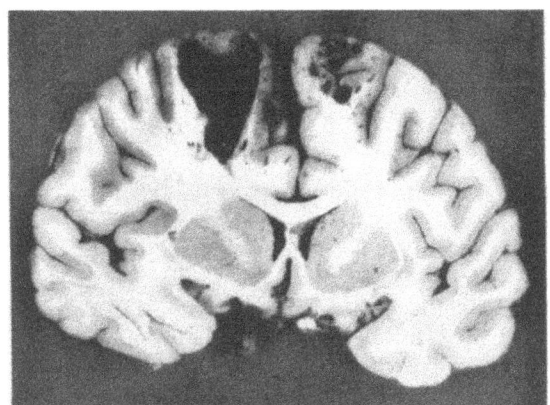

Abb. 2. Nicht entzündliche Thrombose.

Meningeale Blutungen führen zu meningitischen Bildern. Bei Kleinkindern findet man Einsinken, später Vorwölbung der Fontanellen. Temperaturerhöhung ist häufig, sie kann aber auch fehlen. Selbst bei sicher „aseptischen" Thrombosen hat man erhebliche Leukocytose bei relativer und absoluter Lymphopenie festgestellt.

Die *Diagnose* wird, wie es scheint, außerordentlich selten gestellt. Immerhin hat man an Sinusthrombose bei entsprechender Grundkrankheit, besonders bei kachektischen Säuglingen, bei Chlorose, bei Greisen, bei nahrungsverweigernden Geisteskranken, im Wochenbett zu denken, und die Diagnose wird eine erhebliche Stütze durch etwaige Stauungserscheinungen (be-

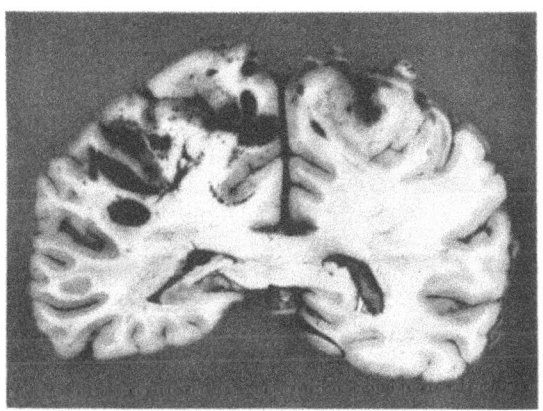

Abb. 3. Nicht entzündliche Thrombose.

sonders Protrusio), durch den Tastbefund an der Jugularis, durch den Queckenstedt erfahren können.

Die Prognose ist meist sehr ungünstig. Immerhin gibt es, besonders bei chlorotischen Mädchen und im Wochenbett, günstig verlaufende Fälle.

Pathologisch-anatomisch entsprechen die Befunde jenen der Thrombose überhaupt. Der Prozeß kann weit ausgebreitet sein und praktisch fast alle Sinus- und ebenso die Pialvenen betreffen wie in den Abb. 2 und 3, die ich Herrn TÖPPICH-Lüben verdanke und die eine schizophrene Anstaltsinsassin betreffen, sich aber auch auf einen Sinus beschränken. Man findet dann in den entsprechenden Gebieten subpiale Blutungen, blutige Infarzierungen des Hirngewebes, rote Erweichungsherde, große Hämatome, auch Ödeme, unter Umständen auch in der Kopfschwarte. In einem Falle HILPERTs waren besonders die obersten Rindenschichten mit massenhaften Fettkörnchenzellen durchsetzt und die Ganglienzellen akut verändert.

Therapeutisch kommt die Behandlung der Grundkrankheit, besonders Stützung des Herzens, daneben Eisbeutel usw. in Frage. Bei sicherer Diagnose wird man auch chirurgische Eingriffe zu erwägen haben.

B. Die Zirkulationsstörungen im Hirngewebe selbst.
1. Die Hirnanämie.

Als Ursachen der akuten Hirnanämie sind an erster Stelle große Blutverluste zu nennen, die besonders bei Kindern und Greisen, bei Männern mehr als bei Frauen, verhängnisvoll wirken und, abgesehen von der Blutung selbst, symptomatisch vor allem durch die cerebralen Symptome beherrscht werden. Es ist daher angezeigt, sogleich an dieser Stelle die Symptome der akuten Hirnanämie zu besprechen, die in der gleichen oder in sehr ähnlicher Form bei allen ätiologisch andersartigen Hirnanämien wiederkehren. Neben Gesichtsblässe, Dünnerwerden des Pulses, Beklemmung, Atemnot, Ängstlichkeit kommt es zum Flimmern vor den Augen, Ohrensausen, Schwindel, Übelkeit, Aufstoßen, Erbrechen, Bewußtseinstrübung, Benommenheit, Bewußtseinsverlust und nicht selten zu generalisierten epileptischen Krämpfen (Entblutungskrämpfe). Auch schwere einförmige, ängstliche Erregungen und Delirien werden beobachtet. In den schwersten Fällen erlöschen alle nervösen Funktionen, es tritt Areflexie ein, die Pupillen werden extrem weit, der Puls wird fadenförmig, die Atmung erlischt. Leichtere Fälle führen unter Flimmern, Ohrensausen und Nausea zu mehr oder weniger langdauernden Ohnmachten.

Wie die akuten Blutverluste wirkt die Carotidenkompression, die zur Herbeiführung einer kurzen schmerzaufhebenden Bewußtlosigkeit verwendet werden kann, aber auch bei Erhängung eintritt. Auf der anderen Seite gleicht die Verblutung nach außen jener in die Bauchhöhle, die beim zu raschen Ablassen großer Ascitesbildungen und bei Operationen in der Bauchhöhle eintritt. Auch bei manchen durch Schreck und andere peinliche Erlebnisse sowie durch heftige Schmerzreize eintretenden Ohnmachten scheinen mir nicht so sehr Hirngefäßkrämpfe, als vielmehr die Erweiterung der Gefäße im Splanchnicussystem entscheidend wirksam zu sein, wie aus den eindrucksvollen Darmerscheinungen hervorgeht. In anderen Fällen dürften aber die Hirngefäßkrämpfe im Vordergrund stehen, die auch familiär gehäuft vorkommen. Hirngefäßkrämpfe sind es auch, welche die initiale Anämie und im Gefolge davon den Bewußtseinsverlust im Beginn der epileptischen Krämpfe herbeiführen. Zur akuten Hirnanämie kommt es schließlich auch bei akuter Herzschwäche.

Eine besondere Hervorhebung verdienen die unter dem Namen Ohnmacht (Syncope) bekannten Störungen, die dem Arzt so häufig schon bei einfachen ärztlichen Eingriffen, etwa der Blutentnahme zum Wassermann, bei der Spaltung eines Furunkels oder Panaritiums, bei der Extraktion eines Zahnes begegnen. Betroffen sind vor allem jugendliche und neuropathische, vasolabile Personen, die dann auch bei anderen Gelegenheiten (Sehen von Blut), aber auch bei Anstrengungen, womöglich bei gleichzeitiger Hitze oder in „schlechter" Luft ohnmächtig werden. Auch hier haben wir es mit reflektorischen Hirnanämien zu tun. Den Kranken wird „schwach", „übel", sie erblassen, unter Umständen bis zu todesähnlicher Blässe, es kommt zum Schweißausbruch, zum Dröhnen in den Ohren, zu Ohrensausen, zum Flimmern, zu Erbrechen oder doch zum Gefühl des „Hochkommens", zur Salivation, zum Schwanken des Bodens, zu schwindelartigen Bewußtseinstrübungen oder vollen Ohnmachten, meist von kurzer Dauer. Waagerechte Lage, tiefes Atmen, Tieflagerung des Kopfes, energische Hautreize, Besprengen mit Wasser, ja selbst ein heftiges Kommando, Riechsalz und andere harmlose Einwirkungen beseitigen die Ohnmacht meist rasch. Im Notfalle wird man Analeptica geben.

Endlich sind hier Schwindelanwandlungen, kurzdauernde Bewußtseinstrübungen usw. zu nennen, die bei Menschen mit verbrauchtem Gefäßsystem oder in der Rekonvaleszenz nach schweren anämisierenden Erkrankungen schon dann eintreten können, wenn nach dem Nachtschlaf oder längerem Krankenlager rasch die aufrechte Körperhaltung eingenommen wird.

Zur *chronischen* Hirnanämie führen alle Krankheitsvorgänge, die eine allgemeine erhebliche Blutarmut herbeiführen: Perniciosa, erhebliche sekundäre Anämien, Chlorose, Leukämie, hämorrhagische Diathesen, aber auch mit Kachexie einhergehende Schäden (Carcinosen) und chronische Vergiftungen, etwa mit Blei oder Quecksilber. Hier finden wir dann einmal eine erhöhte Neigung zu Ohnmachten bei all jenen Gelegenheiten, die unter Umständen auch sonst dazu führen, dann aber vor allem anhaltende Müdigkeit, Neigung zum Gähnen, zu Schwindel, zu Schweißen, zu Augenflimmern und Ohrensausen, zu Kopfdruck und hartnäckigen Kopfschmerzen, zu hochgradiger geistiger Ermüdbarkeit, Konzentrations- und Merkschwäche, zu Apathie und Initiativelosigkeit.

Die Prognose der Hirnanämie ist ganz von der Grundkrankheit abhängig. Tiefe Bewußtlosigkeit, Areflexie, Krämpfe, weite, starre Pupillen bei akuten Blutungen sind sehr ernste Zeichen. Verengerung der Pupillen und Wiederkehr der nervösen Funktionen zeigen die günstige Wendung an. Nach schweren Blutverlusten können aber irreparable Schäden zurückbleiben (Opticusatrophie, diffuse leichte Hirnveränderungen, die unter Umständen auch in langanhaltenden chronischen Anämien zustande kommen).

Therapeutisch wird man vor allem die Grundkrankheit ins Auge fassen. Akute echte Hirnanämien sind zu behandeln wie schwere Blutverluste überhaupt, mit Kochsalz-, Traubenzuckerinjektionen, unter Umständen Bluttransfusionen, Einwickeln der Extremitäten, analeptischen Mitteln, Campher, Hexeton, Cardiazol, Sekt, Wein, Kognak, Kaffee. Bei reflektorischen Anämien werden schon die Tieflagerung des Kopfes oder das Besprengen mit Wasser, einige Tropfen Äther auf dem Wattebausch, ein energischer Sinnesreiz heilsam wirken.

2. Die Hirnhyperämie.

Man hat zwischen *aktiver* und *passiver*, *arterieller* und *venöser* Hyperämie zu unterscheiden.

Die aktive Hyperämie tritt am häufigsten in Form der bekannten Wallungen, der fliegenden Hitzen, der Kongestionen der Klimakterischen, also vor allem bei Frauen, aber auch bei männlichen Kastraten als mehr oder weniger rasch vorübergehendes Syndrom auf. Wir sehen dann starke, oft fleckförmige Rötung an Gesicht und Hals. Die Betroffenen haben Hitzegefühl im Kopf, spüren die Carotiden klopfen (auch sichtbar), haben Klopfen in den Schläfen, im Kopf. Sie leiden unter Augenflimmern, Ohrensausen, Schwindel, Kopfdruck oder Kopfschmerz. Auch gleichzeitiges Herzklopfen ist häufig. Die Kranken spüren eine starke innere, oft ängstliche Erregung, sind durch den Zustand in ihrer Aufmerksamkeit stark in Anspruch genommen, zerstreut, abwesend, in schweren Fällen selbst bewußtseinstrübt.

Ähnliche reflektorisch entstehende, verstärkte, flüchtige Hyperämien kommen auch dort vor, wo mehr oder weniger dauernd eine gewisse Hyperämie des Hirns angenommen werden darf, bei der Hypertension und vor allem bei der echten Plethora, der Polycythämie. Gerade der letztere Krankheitszustand ist vielfach durch cerebrale Erscheinungen beherrscht, Kopfschmerzen, Blutandrang nach dem Kopf, Schwindel, Ohrensausen, Erbrechen, allgemeine Schwäche, kirschrotes Aussehen. Ähnliche Klagen hört man von Hypertonikern. Auch Vergiftungen (besonders der Alkohol: Weinfahne), daneben die Nitrokörper führen zu aktiver Hyperämie. Ferner können, wie eine Verblutung in die Bauchhöhle möglich ist, umgekehrt Spannungszustände im Leib zu aktiver Hirnhyperämie Anlaß geben. Reflektorisch ist wohl die Hirnhyperämie mit ihren lästigen Begleiterscheinungen, besonders Schwindel, Bewußtseinsveränderung, bei starker Blasenfüllung. Endlich wird auch die vermehrte Herzarbeit eine Hirnhyperämie mit sich bringen. Besonders verhängnisvoll ist vermehrte Herzarbeit bei gleichzeitiger Sonnenbestrahlung. Am empfindlichsten leiden unter den flüchtigen Formen der Hyperämie die konstitutionell vasolabilen Menschen, aber auch Hirngeschädigte, bei denen eine vorübergehende oder bleibende erhöhte Empfindlichkeit des Hirnvasomotorensystems besteht.

Die meisten flüchtigen aktiven Hyperämien sind zwar quälend, aber prognostisch günstig. Eine ernste Bedeutung haben sie bei erheblicheren Graden des Hochdrucks und gleichzeitiger Arteriosklerose wegen der Gefahr der Hirnblutung. Auch bei der Erythrocytose können sie gefährlich werden.

Die Therapie hat sich nach der Grundkrankheit zu richten. Hier ist vor allem das Anwendungsgebiet „ableitender" Maßnahmen. Man leitet durch heiße Fußbäder, Senfpflaster, heiße Packungen auf die Haut bzw. auf andere Körperteile, durch Abführmittel (Kalomel u. a.) auf den Darm ab. Auch langsame Aderlässe, Blutegel kommen in Frage. Kranke mit hartnäckigen Störungen werden durch planmäßige hydrotherapeutische Maßnahmen im eigenen Haus, in der Krankenanstalt oder im Bade zu behandeln sein. Auch Karlsbader Kuren, Kuraufenthalte in Karlsbad, Marienbad, Kissingen sind zweckmäßig. Zu vermeiden sind alle Genußmittel, welche den Blutdruck steigern, Kaffee, Tee, aber auch Alkohol und alle körperlichen und geistigen Überanstrengungen.

Die *passive* oder *venöse* Stauungshyperämie ist jedem Menschen deshalb aus eigener Erfahrung bekannt, weil zu irgendeinem Zeitpunkt des Lebens den Hals beengende Kleidungsstücke getragen werden. Vor allem der zu eng werdende Kragen bei den Männern, das „Bündchen" bei den Frauen haben eine solche Bedeutung. Rasch vorübergehende gleichartige Zustände sind mit Husten und Nießen, mit dem Pressen beim Stuhlgang, mit gewissen Leibesübungen (Handstand, Freiübungen) verbunden. Von eigentlichen Krankheitszuständen sind die Herzschwäche, sodann Lungenemphysem und Druck auf die Jugulares oder die Vena cava superior zu nennen (Struma, Geschwulst am Hals oder im Mediastinum).

Die Erscheinungen sind überall die gleichen: Kopfdruck, Eingenommensein des Kopfes, Müdigkeit, Schlaffheit, Schläfrigkeit, Apathie, aber auch Klopfen im Kopf, Schwindel, Bewußtseinstrübungen.

Die Therapie hat sich ganz auf die Grundkrankheit zu richten.

3. Der zirkulatorisch bedingte Schlaganfall (Apoplexie).

Pathogenetische Fragen. Hier sollen alle durch Gefäßstörungen verursachten, plötzlich eintretenden, herdförmigen cerebralen Ausfallserscheinungen (Schlaganfall) zusammengefaßt werden. Schlaganfälle können freilich auch durch andere Ursachen hervorgerufen werden, etwa durch Paralyse und andere Encephalitiden, durch Hirnabsceß und Tumor, Urämie und Trauma. Am häufigsten entstehen sie aber unter dem Einfluß von Zirkulationsstörungen. Diese gehören eng zusammen, so verschiedenartig in ihren ausgesprochenen Formen auch Hirnblutung, Hirnembolie und Hirnthrombose, die drei Haupttypen zirkulatorischer Ursache von Schlaganfällen, ätiologisch, pathogenetisch, anatomisch und klinisch auch sein mögen. Was Blutung, Embolie und Thrombose miteinander verbindet, ist die große Bedeutung funktioneller Gefäßstörungen, die noch vor wenigen Jahren kaum beachtet wurden. Aber auch in anderer Beziehung gehören die drei Formen eng zusammen, wenn man sich jeweils an die Hauptmasse der Beobachtungen und nicht an die selteneren Vorkommnisse hält. Allenthalben spielen Arteriosklerose oder doch Gefäßveränderungen auf der einen, Hypertonie auf der anderen Seite eine wesentliche Rolle. Auch die Lokalisation der Herde, die klinischen Krankheitsbilder und die anatomischen Endzustände haben so viele Ähnlichkeiten, daß die Differentialdiagnose weithin sehr schwierig ist und im Leben oft genug nicht gelingt.

Im Mittelpunkt der zahlreichen, oft leidenschaftlichen pathogenetischen Erörterungen hat in den vergangenen Jahren die Blutung, die Apoplexia sanguinea, gestanden. Wenn man noch vor 20 Jahren eine rein mechanische Entstehung für fraglos hielt und dabei den durch CHARCOT und BOUCHARD wichtig gewordenen miliaren Aneurysmen eine wesentliche Bedeutung beimaß, kam 1918 durch ROSENBLATH neues Leben in die pathogenetischen Fragen. Nach seinen Auffassungen soll die Blutung nicht durch die Ruptur eines größeren Gefäßes zustande kommen, sondern aus massenhaft vernichteten Capillaren und Venen stammen. Diese aber sollen zugrunde gehen durch plötzlich einwirkende, unbekannte, chemische, fermentative Kräfte, die einen ganzen Hirnteil chemisch und morphologisch umwandeln, Stoffe, die ROSENBLATH für nephrogen hält.

Nach diesen revolutionierenden Forschungsergebnissen ist das Problem nicht zur Ruhe gekommen. Nicht die primäre chemische Schädigung, sondern die pathologische Gefäßfunktion der Hochdruckkrankheit, die wohl auch die „chronische Nephritis" ROSENBLATHs macht, ist es, welche WESTPHAL und BÄR in den Vordergrund stellen. Unter dem Einfluß der Hypertonie komme es zum hochgradigen Angiospasmus und damit zu Ernährungsstörungen, vor allem in dem hochempfindlichen Grau, damit aber zur Säuerung, der wiederum vor allem die Media der Gefäße widerstandslos zum Opfer falle. So sollen Angionekrose und Blutung entstehen. „Die Entstehung der Apoplexie stellt sich demnach ... als ein sehr komplizierter Vorgang dar, bei dem die pathologische Gefäßfunktion des arteriellen Hochdrucks, die besondere Empfindlichkeit der grauen Substanz in den Stammganglien gegen Ischämie und ihre hochgradige Neigung zu chemischen Umstellungen zusammenwirken zur Entstehung des großen pathologisch-anatomischen Prozesses der blutigen Apoplexie."

Ähnliche Auffassungen vertritt NEUBÜRGER, wenn er auch vorsichtiger ist. Vor allem der Umstand, daß Angiospasmen zwar zum Gewebsuntergang führen, wie insbesondere SPIELMEYER und seine Schule zeigten, die Gefäße selbst aber ganz unberührt lassen können, mahnt zur Vorsicht. Auf der anderen Seite konnte an Hirntraumen und experimentell bei Injektion von Eigenblut gezeigt werden (STAEMMLER u. a.), daß Angionekrosen sekundär, durch Freiwerden proteolytischer Ferments, auch in der Umgebung der primären Blutung zustande kommen. Dem trägt NEUBÜRGER Rechnung, wenn er formuliert: „Die sanguinöse Apoplexie entsteht vorwiegend durch konfluierende Blutungen aus kleineren, schwer wandgeschädigten Gefäßen (Medianekrose, Verfettung, beginnende hyaline Entartung), die Blutungen können hier durch Rhexis, Diärese, Diapedese erfolgen". Sehr schwer nachweisbar sind Rupturen größerer intracerebraler Gefäße. Apoplexien aus anatomisch nicht nachweisbar geschädigten Gefäßen der terminalen Strombahn durch Diapedese und Diärese kommen vor, wenn auch selten. Von maßgebender Bedeutung sind in allen Fällen Blutdruckschwankungen bzw. vasomotorische Störungen infolge des Hypertonus. Angionekrosen und miliare Aneurysmen sind vorwiegend sekundäre, posthämorrhagische Erscheinungen. Sie kommen in der gleichen Form auch bei schweren akuten Hirntraumen vor. Das gleiche gilt für die Blutungen im terminalen Strombahngebiet der Apoplexieumgebung. Kombinationen verschiedener Formen der Blutungsentstehung sind denkbar. Die sekundär in der Umgebung des Blutungsherdes zerrissenen arteriellen und venösen Gefäße verstärken nachträglich die Blutung. NEUBÜRGER fährt fort: „Der Blutung fällt eine gewisse Menge Hirnsubstanz rasch und hemmungslos zum Opfer, so daß sie in kürzester Zeit fast völlig verschwunden (nicht etwa bloß verdrängt) ist. Etwas Derartiges ist nur möglich, wenn diese Substanz vor, während oder unmittelbar nach der Blutung irgendwelchen physikalisch-chemischen Veränderungen unterliegt. Denn normales Gewebe wird nicht in entsprechender Weise durch eine Blutung zerstört."

Sehr wesentliche Behauptungen von WESTPHAL und NEUBÜRGER bestreitet vor allem BÖHNE, der bei Hirnblutungen Arteriosklerose nie vermißt und vor allem das Gewebe nicht zerstört, sondern verdrängt findet, was nach dem gewöhnlichen Anblick, den frische Gehirne nach blutiger Apoplexie darbieten, in der Tat einleuchtend erscheint. Entscheidend ist nach BÖHNE die Ruptur, und er befindet sich hier in Übereinstimmung mit ASCHOFF (keine Blutung ohne vorhergehende Wandschädigung) und seiner Schule, besonders RÜHL, auch BEITZKE. Aber selbst RICKER, der der Arteriosklerose nur eine bescheidene Bedeutung beimißt, nimmt Rhexisblutungen aus durch Arteriosklerose stark veränderten Arterien, besonders Aneurysmen, an, während er im übrigen nicht Angiospasmen für wichtig hält, sondern im Gegenteil glaubt, daß vor allem „auf sehr starke und stärkste nervale Reizung zurückgehende, in Erweiterung sehr starken bis stärksten Grades bestehende und mit stärkster Verlangsamung des Blutes einhergehende Kreislaufveränderungen auf die verschiedenen angegebenen Weisen (sc. Diapedese und Diärese) Blut ins Gehirn austreten lassen ...". Ganz geradlinig ist SCHWARTZ, der das gesamte Geschehen ausschließlich auf funktionelle Störungen, auch in den Gefäßwänden selbst, zurückführt.

Endlich sei noch F. HILLER genannt, der die Problemlage ohne Überspannung eines Gesichtspunktes und tatsachennahe zu sehen scheint. Wenn es bei den großen Blutungen, die das Gewebe, zum Teil wenigstens, zerstören, nicht oder doch ganz selten einmal gelingt, das rupturierte Gefäß aufzuzeigen (immerhin kommt dies vor und selbst WESTPHAL hat dies einmal gesehen), so gelang HILLER der Nachweis bei den kleinen, kompakten Rindenapoplexien, die in allen wesentlichen Punkten den großen Blutungen gleichen. Hier fanden sich die Äste der von der Hirnoberfläche in die Rinde eindringenden Arterien geschädigt, zum Teil an umschriebener Stelle rupturiert, zum Teil handelte es sich um dissezierende und intramurale Aneurysmen, die auf größeren Strecken des Gefäßes nach außen bluteten. Die Blutung ist also eine Folge der Gefäßwandschädigung und abnormen funktionellen Beanspruchung, wie sie bei der Hypertonie ja, besonders unter den bekannten akzessorischen Einflüssen, anzunehmen ist. Freilich bleibt noch zu erklären, warum die Blutung vielfach einen so gewaltigen Umfang annimmt. Hier greift HILLER auf funktionelle Gefäßstörungen zurück, die erst auf den Anstoß der Massenblutung hin in einem größeren Bereich zustande kommen und das Hirngewebe hier so schädigen sollen, daß es dann widerstandslos fermentativen Einwirkungen erliegt.

Von den Autoren, die sich im übrigen zu der Problemlage geäußert haben, seien WOLFF, PAL, LEHOCZKY, DEEMANN genannt.

Wenn bei den hypertonischen Blutungen die Frage der Ruptur verschieden beantwortet wird, so sind sich doch fast alle Autoren darüber einig, daß funktionelle Kreislaufstörungen zu irgendeinem Zeitpunkt auch des hypertonischen Schlaganfalles eine erhebliche Rolle spielen. Immerhin bestehen auch hier

Unterschiede insofern, als etwa SCHWARTZ die kleinen kugelförmigen und ebenso die mantelförmigen Blutungen als Ausdruck solcher funktioneller Störungen ansieht, während etwa HILLER gerade an ihnen durch den Nachweis der Ruptur eine mechanische Erklärung anstrebt. Nach den Untersuchungen von SCHWARTZ darf man annehmen, daß auch manche scheinbar massive hypertonische Blutungen durch das Zusammenfließen kleiner Blutaustritte erzeugt werden. Auf der anderen Seite ist, besonders durch neue Untersuchungen von STAEMMLER in der von der Blutung nicht befallenen Hemisphäre, die große Bedeutung der schweren Wandveränderungen mittlerer und kleiner Arterien (Arterionekrose) für die Blutung meines Erachtens bewiesen worden[1].

Funktionelle Kreislaufstörungen sind nun auch aus den Folgen embolischer Vorgänge und thrombotischer Verstopfungen nicht wegzudenken und unter anderem kommt dadurch die große Verwandtschaft aller Formen der Schlaganfälle zustande. Daneben ist wichtig, daß Hypertonie, Thrombose und Embolie weithin die gleichen Gefäßgebiete bevorzugen. Es hängt dies offenbar mit den „Hauptstraßen der Blutströmung" zusammen, die von der Carotis interna durch die A. cerebri media und hier gerade durch die der Carotis nahen Äste zu den subcorticalen grauen Kernen hinführen. Schon die normalen Druckverhältnisse sind geeignet, an den Stellen besonderer funktioneller Belastung arteriosklerotische Veränderungen herbeizuführen, nämlich an Abzweigungsstellen und Biegungen. In besonderem Maße ist das natürlich bei der Hypertonie der Fall, die denn auch mehr oder weniger regelmäßig von erheblichen arteriosklerotischen Veränderungen begleitet ist. Aber auch die Embolien folgen natürlich den Hauptstraßen. Daher also die weithin übereinstimmende Lokalisation der Hauptherde bzw. der ersten Herde: Striatum (mittleres Gebiet, besonders Putamen), Nucleus caudatus und angrenzendes Gewebe, Inselrinde, Claustrum, Thalamus, Großhirnmark, daneben gewisse Gebiete der Frontalrinde, die occipitale Marksubstanz und die occipitale Rinde. Globus pallidus, vegetative Zentren des Zwischenhirns und Medulla oblongata dagegen bleiben fast immer verschont. Von den arteriosklerotischen und embolischen Apoplexien werden auch Gebiete des Rindenmantels, am ehesten Insel, Operculum, Gyrus supramarginalis und Gyrus temporalis superior betroffen. SCHWARTZ ist geneigt, dies damit zusammenzubringen, daß die Hauptwege, nämlich die ersten Äste der Arteria cerebri media, schon verlegt oder doch relativ schlecht passierbar sind und die Ausbreitung von Thrombose und Embolus dann die nächst gangbaren Wege geht.

Die weitere Verwandtschaft wird aber, wie erwähnt, durch den funktionellen Charakter der Gefäßschädigung im jeweiligen Terminalgebiet bedingt. Im Gegensatz zur groben hypertonischen Massenblutung verschonen die anderen Formen die Rindenguirlande nicht (eine funktionell unerklärbare Tatsache), vor allem aber befallen sie systematisch bestimmte Gefäßgebiete; ein Gefäßbaum ist jeweils als ganzer erkrankt. Dabei ist folgendes wichtig: Bei encephalomalazischen Herden kann das Lumen der zuführenden Arterie vollkommen frei sein, auf der anderen Seite kann bei vollkommenem Verschluß eine Erweichung fehlen. Freilich darf angenommen werden, daß in Endarteriengebieten und unter bestimmten Voraussetzungen vollkommener Verschluß, sei es durch einen Thrombus, sei es durch einen Embolus, zur Erweichung führt, aber in

---

[1] *Anmerkung bei der Korrektur:* Neuerdings ist dieser Beweis an einem großen Material von ANDERS und EICKE geliefert worden, welche bei den kleinen Rindenapoplexien („Kugelblutungen") HILLERs regelmäßig schwere Gefäßwandschädigungen im Sinne der Arterionekrose bzw. Hyalinose (W. SCHOLZ) fanden. SPATZ glaubt, daß diese Veränderungen die Folge von Angiospasmen seien („Selbstschädigung" der Gefäße); diese Ansicht steht also derjenigen von ROSENBLATH diametral gegenüber. (Näheres siehe Verh. dtsch. Ges. inn. Med. Wiesbaden 1939.)

Fällen mit freiem Lumen müssen es andere Umstände sein, die schließlich in Erweichung enden. Sehr häufig ist der Verschluß unvollkommen und weit vom Erweichungsherd entfernt. Hier müssen von der Verschlußstelle her funktionelle Störungen im Gefäßbaum herbeigeführt werden, wie SCHWARTZ meint, unter dem Einfluß der mechanischen Insulte des Blutanpralls („sekundäre traumatische Schädigung")[1]. Wie nach den verwickelten Vorgängen bei „nervalen" Kreislaufstörungen verständlich ist, findet man bei *frischen* Erweichungen nicht eine Volumenabnahme, sondern eine Zunahme. „Der frische, erst wenige Stunden alte, weiße Erweichungsherd ist sulzig gequollen, zerfließlich, manchmal fleischig, unscharf begrenzt, voluminöser als die betreffende Partie normalerweise wäre, weiß bis leicht gelb gefärbt" (NEUBÜRGER). Dabei bestehen offenbar grundsätzliche Unterschiede zwischen roten und weißen Erweichungen nicht. Die Gehirnsubstanz bleibt bei beiden zunächst erhalten, im ersten Falle ist sie blutig gesprenkelt und es kann dann noch zu größeren Blutungen kommen, so daß nach LEY alle Übergänge zwischen Hyperämie, hämorrhagischer Erweichung und eigentlicher Blutung vorkommen. Rote und weiße Infarkte kommen unter Umständen nebeneinander im selben Gehirn vor. Weshalb im einen Falle eine rote, im anderen eine weiße Erweichung zustande kommt, ist ungeklärt. „Von den mechanischen Bedingungen, von der Ausdehnung der Thrombose und von dem Tempo ihres Entstehens, vielleicht auch von der Höhe des Druckes im anprallenden Blutstrom, dürfte es abhängen, ob im Läsionsgebiete blutige oder unblutige Kreislaufstörungen entstehen" (SCHWARTZ). Gleiches gilt übrigens auch für die embolischen Störungen, die von der scheinbar kompakten homogenen, tatsächlich wohl aus zahlreichen kleinen Blutungen zusammengeflossenen über die nur leicht geröteten bis zu weißen Erweichungen führen können, wenn die letzteren auch selten zu sein scheinen. Dieser Umstand weist doch wieder auf ungeklärte Unterschiede im sekundären Mechanismus der funktionellen Kreislaufstörungen bei jenen beiden Formen hin, die im Gegensatz zu den hypertonischen Massenblutungen durch organische Gefäßverschlüsse (Thromben und Emboli) hervorgerufen sind. Der Unterschied ist um so bemerkenswerter, als möglicherweise die „weißen" embolischen Erweichungen nur ein späteres Stadium der ursprünglich roten Erweichungen zeigen, ein Stadium, in dem die roten Blutkörperchen schon zerfallen und weggeschafft sind. ROSENBLATH freilich sieht rote Erweichungen bei Gefäßnekrose, weiße bei „arterio-capillary fibrosis", erklärt die Unterschiede also aus der Beschaffenheit der kleinen Gefäße. Mit der arterio-capillary fibrosis, die auch von anderen Autoren, wenn auch nicht so häufig, gefunden wurde, ist freilich, wenn sie ausgebreitet ist, eine erhebliche Reichweite „funktioneller", d. h. nervös gesteuerter Gefäßstörungen unvereinbar, denn an den veränderten Gefäßen bleibt nichts, was dem nervösen Impuls antworten könnte.

Pathogenetisch bleibt also immer noch vieles unklar. Von der geradlinigen, rein mechanischen Erklärung entscheidender Befunde bei den verschiedenen Arten von Schlaganfällen haben sich aber alle maßgebenden Forscher mehr oder weniger weit entfernt. Es herrscht wieder Leben in dem ganzen Forschungsgebiet.

Statistisches. Die Häufigkeit der zu cerebralen Herden führenden Kreislaufstörungen ist eine erhebliche. HERXHEIMER fand unter fast 8000 Sektionen etwa 400 mit essentieller Hypertonie, die in 44% der Fälle zu Gehirnblutungen geführt hatte (bei 97% der hypertonischen Veränderungen der kleinen Nieren-

---

[1] *Anmerkung bei der Korrektur:* BÜCHNER erklärt das Zustandekommen von Erweichungsherden ohne Verschluß durch *Hypoxämie* bei funktioneller Mehrbelastung oder bei sinkendem Blutdruck. Auf die Bedeutung der Hypoxämie hat auch VOLHARD hingewiesen (zuletzt: Fortbildungskurs in Oeynhausen. Dresden: Theodor Steinkopff 1939).

gefäße, bei 97,5% Herzhypertrophie). Bei Menschen jenseits des 50. Lebensjahres wird in 9,8% der Hochdruck zur Todesursache. Dem entspricht, daß NOVAK unter 42160 Sektionen 938 Fälle (2,2%) mit Hirnblutungen fand (am häufigsten zwischen dem 50. und 60. Lebensjahr). Die Erweichungen sind noch wesentlich häufiger. Nach PANNING zeigt $1/8$ aller Sektionen cerebrale Kreislaufstörungen. BÖHNE sah bei 1100 Sektionen 92 klinische Diagnosen Apoplexie, davon 61 weiße oder hämorrhagische Erweichungen, 7 kompakte apoplektische Blutungen, 2 hämorrhagische Infarzierungen umschriebener Hirngebiete (der Rest sind andere Fälle, Tumoren usw., Meningealblutungen, Abscesse, Meningitis, Diabetes und Urämie). Weiter fanden sich 24 klinische Diagnosen Apoplexie ohne entsprechenden anatomischen Befund. Daß die Erweichungen weitaus häufiger sind als die Blutungen, zeigen auch FOIX und LEY, die unter 124 Fällen 100 Erweichungen und 24 Blutungen sahen. Bei alten Hemiplegikern führt die Lähmung in 90% auf Erweichung, nur in 10% auf Blutung zurück. Es hängt dies mit der schlechten Prognose der Blutung zusammen, die in 70% zu raschem Tode führt, während dies bei den Erweichungen nur in 47% der Fälle geschieht. Von 10 frischen Fällen, die innerhalb 3 Wochen tödlich endeten, beruhten aber immer noch 7 auf Erweichungen. Nach NOVAK stirbt die Hälfte der von tödlichen blutigen Apoplexien Betroffenen in den ersten zwei Stunden nach dem Schlaganfall, der größte Teil am ersten Tage. Nur in 4,4% der Fälle finden sich neben der Hauptblutung Zeichen früherer Apoplexien, eine Zahl, die bei Erweichungen sicherlich wesentlich größer ist. HERXHEIMER und SCHULZ geben 49% multipler Blutungen und Erweichungen älteren Datums an. Männer sterben häufiger apoplektisch als Weiber (nach PERKINS 90 : 34); die Weiber tun dies durchschnittlich auch im höheren Lebensalter (nach HERXHEIMER und SCHULZ Männer mit 60, Weiber mit 63 Jahren). Die linke Hirnhälfte ist ein wenig häufiger betroffen. Am stärksten ist das Gebiet der Arteria cerebri media beteiligt, jenes der Arteria cerebri posterior nur 19mal unter den Fällen von FOIX und LEY, jenes der Arteria cerebri anterior nur 12mal.

a) Die Gehirnblutung.

Ätiologie. Man·hat zwischen Haupt- und Gelegenheitsursachen zu unterscheiden. Unter den Hauptursachen sind von gleichem Rang die Hypertonie auf der einen, die, meist arteriosklerotisch bedingte, Gefäßwandschädigung auf der anderen Seite. Die außerordentliche Bedeutung der essentiellen Hypertonie ist erst offenbar geworden, nachdem man gelernt hatte, diese Krankheit von der Arteriosklerose, aber auch von dem nephrogenen Hochdruck abzutrennen, ganz abgesehen natürlich von den Nierenveränderungen im Gefolge der essentiellen Hypertonie selbst. Nach den vorangehenden pathogenetischen Auseinandersetzungen wird man von den Erscheinungen der essentiellen Hypertonie sowohl den eigentlichen Hochdruck selbst als die damit verbundene erhöhte Neigung zu nervösen Kreislaufstörungen (Spasmen, Stasen) für wichtig halten. Dies geht besonders aus jenen seltenen Beobachtungen hervor, die Jugendliche mit großen Blutungen betreffen. Hier handelt es sich meist um Hirntraumen oder andere Ursachen, die nicht so sehr Hochdruck als nervöse Gefäßstörungen herbeiführen und im Gefolge davon Gefäßwandschädigungen, die bei den gewöhnlichen Formen der Hirnblutung arteriosklerotisch bedingt sind. Stimmen in der Bewertung der Hypertonie eigentlich alle neueren Autoren überein, so wird die Gefäßwandschädigung gerade von jenen Forschern, welche die Hauptbedeutung den funktionellen Gefäßstörungen beimessen, nicht so hoch eingeschätzt. Kein geringerer als ASCHOFF betont aber nachdrücklich, „daß alle Massenblutungen des Gehirns bei Hypertonikern und Arteriosklerotikern vorhergehende Wandschädigungen der Gefäße zur Voraussetzung haben". Und mag auch von anderer Seite hervorgehoben werden, daß die Wandschädigungen gering sein können, gerade im Vorbereich der Blutung, ja fehlen können, so wird doch zugegeben werden, daß dies äußerst selten der Fall ist und arteriosklerotische Veränderungen die Regel sind. Im übrigen sind diese bei Hypertonie, die eine besondere Belastung der Gefäßwände mit sich bringt, auch verständlich. Sie finden sich gerade an Stellen besonderer Inanspruchnahme, wenn auch, wie STERN ausführt, nicht bloß an diesen. Auf der anderen Seite gibt es vielleicht einen ,,centrogenen" Hochdruck durch Gefäßerkrankungen gerade im medullären Vasomotorenzentrum (BORDLEY und BAKER u. a., s. auch RAAB).

Alles, was einen unheilvollen Einfluß auf die Entwicklung der Arteriosklerose hat, fördert natürlich auch die Hirnblutungsbereitschaft. Hier ist der Tabak zu nennen (während für den Alkohol eine solche Rolle zunehmend zweifelhaft geworden ist), ferner das Blei, aber auch die Lues, die in der Regel freilich mehr oder weniger wohl gekennzeichnete besondere Veränderungen an den Gefäßen setzt, nicht ganz selten aber bloß die Ausbildung der Arteriosklerose zu beschleunigen scheint (JAKOBs Schule, MALAMUD, ROSTIKOW, LÖWENBERG, eigene Beobachtung). Gelegentlich kann auch ein septischer Embolus zum Aneurysma und sekundär zur Blutung führen, besonders im Kindesalter (SIMMONDS). Natürlich disponieren auch alle zu Hämorrhagien neigenden Prozesse (perniziöse Anämie usw.) zu Hirnblutungen.

Die äußeren Schäden, auch das vielfach angeschuldigte opulente Leben treten für die Entwicklung der Arteriosklerose wie der Hypertonie als Ursachen sicherlich zurück gegenüber der Anlage. Besonders SCHULZ aus RÜDINs Institut hat die erhebliche Bedeutung des Erbfaktors nicht bloß für die Arteriosklerose überhaupt, sondern für die Hirnarteriosklerose im besonderen nachgewiesen. Unter den Geschwistern von Arteriosklerotikern sind die Todesfälle an Arteriosklerose und Schlaganfall doppelt so häufig als in der Durchschnittsbevölkerung. Nach MEGGENDORFER ist vielleicht sogar die Vulnerabilität bestimmter Hirngefäßbezirke erblich. Für die *Hypertonie* liegen gleichfalls überzeugende Erblichkeitsuntersuchungen vor. DELEONARDI stellte für mehr als 500 Hypertoniker 63,4% gleichartige Belastung fest. Systolischen Blutdruck von 139 mm fand AYMAN bei 148 von 780 Familienmitgliedern von Hypertonikern, die 14 bis 39 Jahre alt waren, und zwar bei Kindern von Hypertonikern 5mal so häufig als bei Kindern von Normalen. Die Hypertoniker waren durchschnittlich erheblich übergewichtig. Hatten beide Eltern normalen Blutdruck, so war der Blutdruck nur bei 3,1% der Kinder erhöht, bei einem hypertonischen Elternteil fand sich Blutdruckerhöhung bei 28,3% der Kinder. Waren beide Eltern hypertonisch, so waren 45,5% der Kinder gleichfalls hypertonisch. Endlich hat J. M. GUTMANN eine familiäre Häufung von Schlaganfällen (15 von 38 Personen, freilich hauptsächlich wohl ,,Herzschlag") beschrieben und ARNASON fand in 10 ,,kranken" isländischen Familien eine Apoplexiemortalität von 41,3% gegenüber 2,9% bei 7 gesunden Familien (insgesamt über 1000 Personen). Fast die Hälfte starb schon vor Erreichung des 30. Lebensjahres. Eigenartig sind die Beobachtungen, die anatomisch ungeklärt sind, dadurch, daß die Hypertension keine erhebliche Rolle spielen soll. In diesen Kreis gehört auch die erhöhte Morbidität der Juden (EISENHART, BRZEZICKI).

Zur *Gelegenheitsursache* der Hirnblutung kann alles werden, was den Blutdruck vorübergehend erhöht, also alle expressorischen Akte: Husten, Niesen, Stuhlgang, Bauchpresse unter der Geburt, Aufenthalt im überhitzten Raum, kaltes Bad; auch der Alkohol kann fördernd wirken. Eine erhebliche Rolle spielen Gemütsbewegungen und ungewohnte Kraftleistungen, beides zusammen wohl beim Coitus. Wie weit die besonderen Wetterverhältnisse von Bedeutung sind, ist noch umstritten. LAMPERT hat kürzlich in einem größeren Rahmen die einschlägigen Mitteilungen der Literatur kritisch zusammengestellt mit wenig verwendbaren Ergebnissen. Die Jahreszeit scheint gar keine Rolle zu spielen. Wer selbst wetterempfindlich ist und mit einem großen Krankenstand zu tun hat, kann aber an Wettereinflüssen nicht zweifeln. Oft genug habe ich richtig vorausgesagt, welchen Kranken es an diesem oder jenem Tage schlecht gehen wird, welche sterben werden. Darnach erscheinen auch die Untersuchungen von STENGEL überzeugend: Apoplexien und Embolien sind häufig bei zyklonalem Wetter, ,,den Unstetigkeitsschichten" DE RUDDERS, Apoplexien bei Durchzug von Kaltluftfronten, in zweiter Linie bei Warmluftfronten, Embolien bei Föhn und Warmfronten, während Hochdrucklage weniger Apoplexien und Embolien entstehen läßt und ebenso wenig der Monsum trotz schlechtem Wetter. Ähnliche Ergebnisse hatten Untersuchungen in Innsbruck.

Symptomatologie. Es kommt vor, daß der Kranke aus heiterem Himmel, ganz ohne Vorboten ,,vom Schlage gerührt" bewußtlos zusammenstürzt (Apoplexie foudroyante). Häufiger sind aber mehr oder weniger schwere, ja gelegentlich lange zurückreichende Warnungen, die dem Erscheinungskreise der hypertonischen Störungen angehören. ,,Leichter Schwindel von der Form des plötzlichen Schwarzwerdens vor den Augen, nicht in der Form eines echten Drehschwindels, und intensive Kopfschmerzen, die besonders bei Migränekranken oft jahrelang vorausgegangen sein können im gleichen Gebiete, wo später die blutige Erweichung stattfindet, sind neben leichter Benommenheit und Angstzuständen unmotivierter Art, bisweilen gesteigert zu Übelkeit und Brechreiz, die Prodromalerscheinungen, welche in großer Anzahl die Apoplektiker als vorausgehend ihrer Schädigung angeben" (WESTPHAL). Nach PAL kann eine Pulsdifferenz Vorbote, nicht nur Begleiterscheinung eines Insultes sein, ein Härterwerden des vorher hypotonischen Gefäßes übrigens auch eine Nachblutung anzeigen. PÖTZL nennt weiter Gesichtsfelddefekte (dagegen *nicht* hemianopische Flimmerskotome), Kopfschmerzen, gelegentlich mit ödematöser Schwellung der Gegend als Vorboten von Blutungen im Bereiche der Art. cerebri posterior, eigentümliche Sensationen, lokalen Druck bzw. Kribbeln und Rieseln, unter Umständen mit dem Ort des Gefäßkrampfes übereinstimmend, betont aber, daß aus diesen Vorboten selten eine verläßliche Prognose zu stellen sei. Wichtig erscheinen mir auch Wallungen, Hitzen, plötzliches Füllegefühl im Schädel mit leichten Unruheerscheinungen. Endlich sind auch Erbrechen, epileptiforme Anfälle, kurzdauernde Verwirrtheitszustände, erhebliche Stimmungsstürze, Unbehagen, Schlafstörungen zu nennen. Es mag dahingestellt bleiben, ob all diese meist paroxysmal sich steigernden Störungen kleinen und kleinsten Blutungen, die ja bei der Hypertonie überwiegen, entsprechen.

Auch in den Fällen mit lebhaften Prodromen führt der Schlaganfall dann plötzlich oder doch sehr rasch, innerhalb weniger Sekunden oder mehrzeitig in kurz aufeinanderfolgenden Schüben zu meist tiefer Bewußtlosigkeit. Das Gesicht ist dann hochrot, die Atmung ist langsam, tief, schnarchend (Parese), die Wangen flattern schlaff mit den Atembewegungen. Der Puls ist voll, langsam, gespannt, aber regelmäßig. Die Temperatur sinkt ab, um bald eher, bald später anzusteigen, bei ungünstigem Verlauf unter Umständen rasch zu sehr hohen Werten. Die Glieder sind schlaff, atonisch, die Sehnen- und Hautreflexe fehlen. Die ein- und gleichseitige Mydriasis, die rasch, nach wenigen Stunden, vorbeigehen kann, zeigt mit Sicherheit die von der Blutung betroffene Hirnhälfte an. Im übrigen ist anfangs die Seitendiagnose oft unmöglich. Doch kann der Cornealreflex nur auf der Seite der Blutung fehlen und die gelähmten Glieder sind oft sogleich schlaffer als die der gesunden Seite. Endlich läßt die Déviation conjuguée des Kopfes und der Augen nach der Herdseite diese erkennen.

Hellt sich die Bewußtlosigkeit auf oder ist sie von vornherein nicht vollkommen, so erfolgen auf der gesunden Seite Abwehrbewegungen bei schmerzhaften Reizen (Verziehen des Gesichts, Gliederbewegungen), während die gelähmte Seite unbewegt bleibt. Jetzt kann man unter Umständen auch schon die etwaige Sensibilitätsstörung feststellen. Sofort erkennbar kann auch das Zurückbleiben der gelähmten Brustkorbhälfte bei der Atmung sein.

In einem sehr hohen Prozentsatz der Fälle (wohl mehr als der Hälfte schwerer Blutungen) tritt der Tod unter Vertiefung des Komas, unter Umständen CHEYNE-STOKESschen Atmen, weiterer Verlangsamung des Pulses, rapidem Ansteigen der Temperatur, oft schon in den ersten Stunden oder doch am ersten Tage ein. Regelmäßig geschieht dies bei Blutungen, die in das Ventrikelsystem durchbrechen: Es kommt hier zu Minuten andauernden tonischen Streckkrämpfen in Nacken, Rumpf und Gliedern bei gebeugten Fingern, die jeweils von voller Erschlaffung gefolgt sind, sich aber immer wiederholen, entsprechenden Blutdruckerhöhungswellen, unregelmäßiger Herz- und Atemtätigkeit.

In den günstig verlaufenden Fällen dauert die Bewußtlosigkeit Stunden, unter Umständen Tage an, selten aber über den zweiten Tag hinaus. Dann erfolgt eine rasche oder allmähliche Aufhellung, zugleich mit Ansteigen des Pulses, Abblassung der Gesichtsrötung, Ansteigen der Temperatur bis zur Norm oder wenig darüber hinaus, Schwitzen, Bewegungen der nicht gelähmten Glieder (die Hand weist nach dem schmerzenden Kopf, nach der gelähmten Seite, wird immer wieder mit der Palma vor die Augen gehoben). Nicht ganz selten wird die volle Klarheit erst über Verwirrtheitszustände hinweg erreicht. Die nach Aufhellung des Bewußtseins deutlichen Herdstörungen sind anfangs außerordentlich massiv und gehen meist erheblich über die Symptome hinaus, die dem entstandenen Herd angemessen wären. Bald aber grenzen sich die engeren Herdstörungen ab (Zurückgehen von Ödem, Diaschisis usw.).

Die typische Folgeerscheinung der großen Massenblutung ist die Hemiplegie, die anfänglich schlaff ist, die untere Gesichtspartie und die Zunge mit einbeschließt (der Mundwinkel hängt herab, Speichel fließt heraus, die Zunge weicht beim Herausstrecken nach der Seite der Lähmung ab, liegt nach der Herdseite zu im Munde) und mit Fehlen von Sehnen- und Hautreflexen einhergeht. Die tiefen Reflexe kehren aber bald, ja innerhalb 24 Stunden wieder und werden rasch gesteigert; Pyramidenzeichen treten hervor, vor allem Babinski, und allmählich nimmt auch der Tonus zu, bis nach Wochen eine spastische Hypertonie unverkennbar ist. Das meist im Sinne des WERNICKE-MANNschen Typus gestaltete Bild der spastischen Hemiplegie ist im allgemeinen Teil erschöpfend geschildert.

Verhältnismäßig häufig treten Massenblutungen auch in der Brücke auf, gelegentlich mehrere gleichzeitig, vielfach nur kleine, manchmal auch größere Blutungsherde; es kommt dann zu den verschiedenartigsten Brückensyndromen, vor allem gekreuzten Lähmungen motorischer und sensibler Art; motorische Störungen fehlen mitunter aber auch ganz (s. das besondere Kapitel). Anfänglich kann es durch Nachbarschaftswirkungen zu tonischen Krämpfen und Zwangsstellungen der Augen kommen. Selten sind Massenblutungen ins Kleinhirn. MICHAEL fand in Minnesota von 1897 bis 1931 unter 17357 Sektionen nur 10 Fälle = 0,0058% (gegenüber 6,5% cerebralen Apoplexien), die meist zum Tode führten, bei günstigem Ausgang aber nur bescheidene Kleinhirnerscheinungen (Asynergie) hinterließen, ohne Nachbarschaftssymptome.

Als wichtig ist hervorzuheben, daß bei Hirnblutungen Stauungspapille vorkommt. Tatsächlich ist der Liquordruck hoch, schon bei der Hypertonie als solcher, zumal wenn sie dem malignen Hochdruck entspricht (Druck über 250 mm, der stets mit Stauungspapille einhergeht, zeigt nach PICKERING den baldigen Tod an). Über den weiteren Verlauf der typischen Blutungsfolge, der Hemiplegie, ist im allgemeinen Teil nachzulesen. In der Regel verschwinden die „Nachbarschaftssymptome" im Verlaufe recht kurzer Zeit, vor allem die häufige anfängliche Halbseitenlähmung der Sensibilität. Die zunächst erhöhte Temperatur der gelähmten Glieder wandelt sich in das gerade Gegenteil; die Glieder erscheinen nun kühler und, vor allem die Hand, cyanotisch. Die Schweißsekretion kann erheblich gesteigert sein und bleiben. Nicht ganz selten stellen sich schmerzhafte, trophisch bedingte Gelenkstörungen ein, vor allem in der Schulter, aber auch in der Hüfte und später in den Fingergelenken. Der Blutdruck ist auf der Seite der Lähmung oft niedriger als am gesunden Arm. Etwaige Bronchitiden und Pneumonien — die Gefahr solcher Erkrankungen ist immer erheblich — bevorzugen die gelähmte Seite. Vereinzelt kommt es zu ausgesprochenen Atrophien der Muskeln in den gelähmten Gliedern, vor allem der kleinen Handmuskeln.

Bald eher, bald später findet der Hemiplegiker den Gebrauch seiner gelähmten Glieder zum Teil zurück, des Beins eher als des Arms. Die rumpfnahen Gelenke werden eher beweglich als die rumpffernen. Die Hand bleibt oft besonders schwer geschädigt. Bei erheblicheren typischen Blutungen wird der Gang immer spastisch-hemiplegisch bleiben, wenn vielleicht auch nur in Andeutungen, die Hand eine befriedigende Beweglichkeit nicht zurückgewinnen.

Recht häufig findet man bei der frischen Hirnblutung im Urin etwas Eiweiß und die sog. Komazylinder. Auch Zuckerausscheidung ist anfangs nicht ganz selten. Der Urin wird oft unwillkürlich entleert. Es kann aber auch Retention vorkommen. Auf die Blase ist dabei immer zu achten.

Über die *Prognose* der Hirnblutung ist auch sonst schon manches gesagt, vor allem über die wichtige Bedeutung der ersten Stunden und des ersten Tages, der zumeist über Leben oder Tod entscheidet. In der Folgezeit sind Andauern oder gar Vertiefung des Komas, erhebliches Ansteigen der Temperatur, CHEYNE-STOKESsches Atmen prognostisch ungünstig. Die Gefahr einer Nachblutung ist immer gegeben. Im späteren Verlauf kann eine Pneumonie, selten auch ein rasch entstehender Decubitus mit seinen Folgen das Leben bedrohen. Der weitere Verlauf hängt bei den Überlebenden von der Grundkrankheit, vor allem auch vom sonstigen Zustand des Gehirns ab. Sind schon Blutungen oder Erweichungen vorangegangen, ist das Hirn durch mannigfache kleine Veränderungen geschädigt, dann ist die Restitution in der Regel weniger gut als bei rüstigem Hirn. Auch seelisch bleiben die Kranken meist verändert; sie sind ermüdbarer, dabei eingeengter, weniger interessiert, aber reizbarer und erregbarer. Nur zum Teil handelt es sich hierbei um die seelische Reaktion auf die verbleibende Parese und die Hilfsbedürftigkeit, zum anderen Teil aber um eine organische Persönlichkeitswandlung. Auf der anderen Seite können lästige subjektive hypertonische Beschwerden, Kopfschmerzen, Schwindel, Blutandrang, Angstzustände, die vor dem Insult bestanden hatten, nachher plötzlich verschwunden sein. Manche in relativ jungem Alter überstandene Blutungen bleiben vereinzelt. Gerade sie erscheinen, auch in ihren günstigen Wirkungen auf die vorherigen Beschwerden, wie eine plötzliche endgültige Entlastung für den Kranken.

Pathologische Anatomie. Am häufigsten sind, wie erwähnt, Claustrum-Putamenblutungen, die das benachbarte Mark einbeziehen, Blutungen in der oberen Hälfte des Marks und solche in der Brücke. Sehr selten sind größere Rindenblutungen. Kleinste Blutungen können hier außer Betracht bleiben, weil ihnen wohl nicht das klinische Bild des Schlaganfalles entspricht. Tödliche Blutungen brauchen in der Brücke nicht mehr als kirschgroß zu sein. Andere zerstören fast eine ganze Hemisphäre. Neben dem Haupther findet man nicht ganz selten größere, wahrscheinlich gleichzeitig entstandene weitere Blutungen, manchmal auch Erweichungen. „Der frische Herd präsentiert sich als eine etwa ei- oder kugelförmige Höhle, die von Massen teils flüssigen, teils klumpig geronnenen Blutes und meist spärlichen Trümmern von Hirnsubstanz erfüllt ist und in deren Umgebung zahlreiche punktförmige Blutaustritte zu sehen sind. Durch vorsichtiges Spülen ist der Inhalt gewöhnlich leicht zu entfernen und es bleibt eine fast glattwandige Höhle zurück. Die Hirnsubstanz, die der Höhle entspricht, ist „gleichsam spurlos verschwunden". „Die befallene Hemisphäre ist zumeist etwas voluminöser als die andere, ihre Windungen sind dann abgeplattet, ihre Furchen verstrichen." Um den Herd herum besteht, wenn die Blutung älter als einige Stunden ist, eine unscharf begrenzte leichte Erweichung und wässerige Durchtränkung der Hirnsubstanz, die namentlich im Mark deutlich ist und schon recht bald durch diffundierten Blutfarbstoff eine leicht gelbliche Färbung annimmt. „In weiterer Umgebung kommt es zu Kompressionserscheinungen." „Herde im Alter von einigen Tagen enthalten geronnenes Blut, sind nicht mehr so voluminös." „In den folgenden Wochen gewinnt der Herd eine mehr breiige oder gelatinöse Konsistenz." Die Farbe wird mehr schokoladeähnlich, weiterhin rostbraun bis ledergelb. Um den Herd herum tritt eine fibröse Kapsel von gelber Farbe allmählich deutlicher hervor, sie wird immer derber, dabei intensiv ockerfarbig durch abgelagertes Blutpigment."

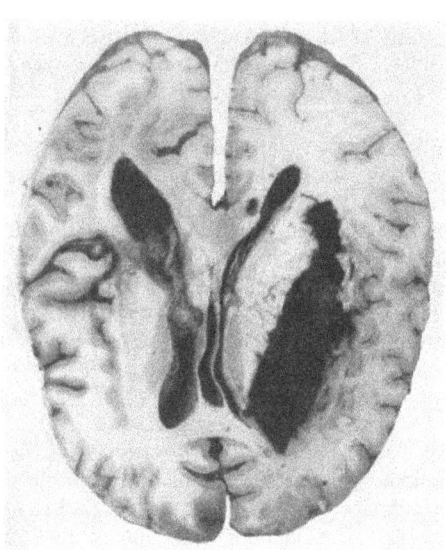

Abb. 4. Hirnblutung. Links: in den Seitenventrikel, rechts: in die innere Kapsel und die Stammganglien. (Nach K. GOLDSTEIN.)

Nach Monaten findet sich eine „Cyste mit serösem Inhalt und schließlich wasserklarer Farbe und schwarzbrauner bis ziegelroter Wand. Der Herd ist dann erheblich geschrumpft. Größere, unter Umständen von Septen durchzogene Cysten bleiben dauernd bestehen, kleinere können durch Verwachsungen der Wände zu stark braunpigmentierten Narben werden" (Zitate nach NEUBÜRGER).

Die mikroskopische Untersuchung bestätigt das fast restlose Zugrundegehen der Hirnsubstanz im Gegensatz zu den roten Erweichungen (s. dort). Der Herd enthält nur Blutelemente, neben Erythrocyten auch wechselnde Mengen von Leukocyten, Gefäßkonturen sind oft noch zu erkennen. Häufig ist die Angionekrose, die hyaline Umwandlung schließlich aller Gefäßwandschichten. Um den Herd herum findet man ödematöse Auflockerung mit Lücken- und Maschenbildung und zahlreichen Diapedesisblutungen aus Capillaren und kleinen Gefäßen. Erst nach Tagen findet man Fettkörnchenzellen. Der weitere Abbau- und Organisationsprozeß vollzieht sich wie bei den Erweichungen (s. dort).

Die *Diagnose* des Schlaganfalles ist auch ohne Anamnese in der Regel nicht schwierig, sobald nur die allerersten Schockwirkungen überwunden sind und geringgradige Seitendifferenzen im Tonus, einseitiger Babinski, einseitig fehlende Bauchdeckenreflexe die Herdstörung anzeigen, da das Lebensalter der Komatösen und die äußeren Umstände, das Aussehen und der Geruch der Atemluft zahlreiche andere Ursachen des Komas ausschließen lassen. Sehr schwierig kann dagegen die Differentialdiagnose gegenüber Embolie und Erweichung sein. Sie soll dort besprochen werden. Im übrigen wird man bei der Abgrenzung der Hirnblutung von anderen Vorkommnissen folgendes zu beachten haben:

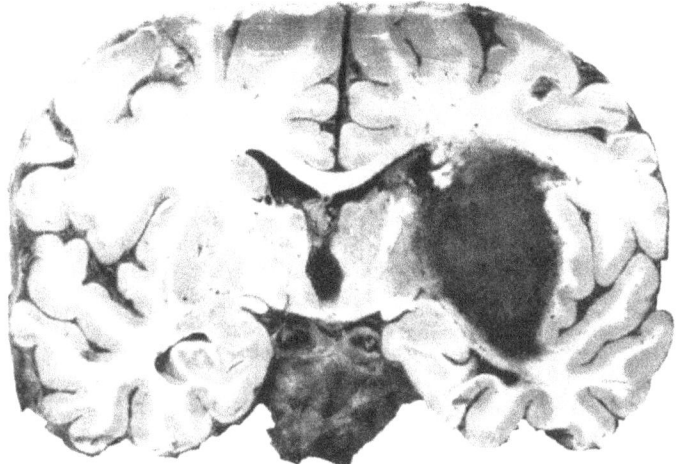

Abb. 5. Blutung in die innere Kapsel und die basalen Ganglien. (Aus der pathologischen Sammlung des städtischen Krankenhauses am Urban, Berlin.)

Das extradurale Hämatom ist in der Regel traumatisch bedingt. Das Koma setzt nicht schlagartig, sondern nach Vorboten ein. Die echte Urämie werden

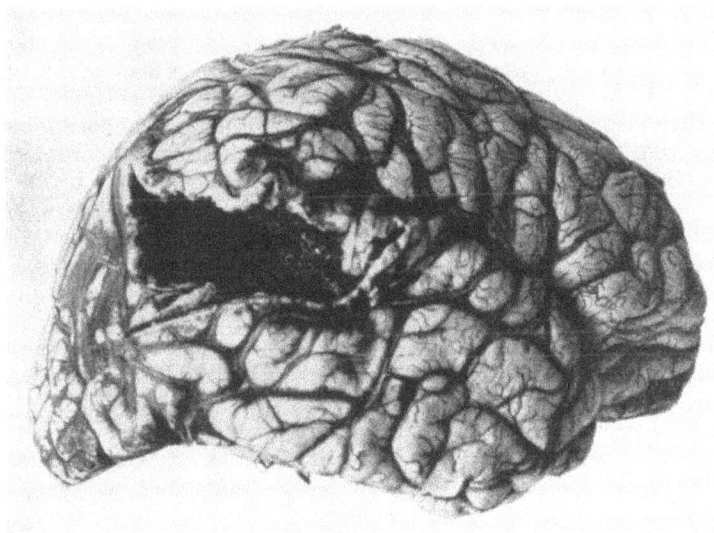

Abb. 6. Rindenmarkapoplexie, wenige Stunden alt. Höhlenbildung. (Nach K. NEUBÜRGER.)

die Vorgeschichte mit den mannigfachen urämischen Symptomen, der Geruch der Atemluft, das blasse Aussehen, etwaige Ödeme, Urin- und Blutuntersuchung erkennen lassen. Pseudourämische Komaformen werden häufig nach epileptiformen Krämpfen sich einstellen. Auch hier wird die sonstige Vorgeschichte aufschlußreich sein, vor allem aber recht häufig die Retinitis angiospastica. Für die Abgrenzung des diabetischen Komas wird man wiederum den Geruch der Atemluft (Aceton), ferner die KUSSMAULsche Atmung, die Hypotonie des Bulbus (KRAUSE) verwerten können, neben dem vielfach kennzeichnenden Aussehen. Schwere hypoglykämische Zustände zeichnen sich, abgesehen von der Gesichtsfarbe und den starken Schweißen, durch das Darniederliegen des Kreislaufs und gleichfalls durch Hypotonie des Bulbus aus. Hirngeschwülste können in einem Schlaganfall die ersten klinischen Erscheinungen machen, vor allem dann, wenn eine Blutung in den Tumor erfolgt. Da auch bei der Hypertonie und zumal bei der großen Blutung Stauungspapille bestehen kann, wird die Diagnose unter Umständen erst aus dem weiteren, beim Tumor schwankenden, aber doch im ganzen progredienten Verlauf zu stellen sein. Wenn man beachtet, daß die große Masse der Hirnblutungen Striatum-Apoplexien sind, Tumoren aber in der überwiegenden Mehrzahl der Fälle andere Herderscheinungen machen, werden die Verwechslungen nicht häufig sein. Immerhin fand BÖHNE 5mal die Fehldiagnose Apoplexie statt Tumor unter 92 Fällen. Paralytische Lähmungen zeichnen sich durch ihre Flüchtigkeit aus und die Diagnose Paralyse ist aus Pupillen- und Sprachstörung, sehr rasch aber auch serologisch und bei Berücksichtigung des Geisteszustandes zu stellen. Der schwer alkoholisierte Komatöse ist im allgemeinen sofort an der Atemluft zu erkennen. Aber es kann auch im Rausch zur Hirnblutung kommen und an die Pachymeningitis haemorrhagica wird man immer denken. Das Koma nach einem einzelnen epileptischen Anfall dauert in der Regel nicht lange. Der Status epilepticus gibt sich durch die Wiederholung der Anfälle zu erkennen. Areflexie ist nach dem epileptischen Anfall äußerst selten, außer im Status, und meist wird ja auch die Vorgeschichte eindeutig sein, ganz abgesehen von dem meist jugendlicheren Alter. Der einfach Ohnmächtige ist blaß, kühl, er zeigt oft Schweißausbruch, der Puls ist klein — vor allem ist er meist jung und durch seine Gesamtkonstitution stigmatisiert. In der Regel entspricht auch die Bewußtseinsveränderung nicht dem tiefen Koma. Eher wird der Hitzschlag zu Verwechslungen Anlaß geben, da große Hitze auch die Entstehung von blutigen Schlaganfällen begünstigt.

Die Abgrenzung der gewöhnlichen Hirnblutung gegenüber dem Hirnaneurysma soll bei dem letzteren Krankheitsbild behandelt werden. Hirnblutungen bei Encephalitiden, bei Neugeborenen, die Hirnpurpura bei Infektionen und Intoxikationen gehören nicht in diesen Zusammenhang (s. hierzu COLLIER) und geben auch kaum zu Verwechslungen Anlaß.

Hinzuweisen ist jedoch noch auf die in den letzten Jahren häufiger werdenden Blutungen bei *jugendlichen Menschen*. Sie stellen zum Teil sog. traumatische Spätapoplexien dar und sind in einem späteren Kapitel zu behandeln. Daß sie an Häufigkeit zunehmen, hängt mit dem Anwachsen der schweren Unfälle überhaupt zusammen. Auch sonst aber scheinen flüchtige Hirnherderscheinungen nicht ganz selten lange Zeit nach schweren Schädeltraumen aufzutreten, auch bei Jugendlichen, ohne daß der Mechanismus geklärt wäre. Während nach PÖTZL die Hemiplegien von Menschen diesseits des 40. Lebensjahres in der Wiener Nervenklinik von 1927—1930 18% der Gesamtzahl betrugen, machten sie 1930—1933 28% aus. Immerhin sind die Blutungen in diesem Material selten. Daß aber auch solche ohne nachweisbare Erkrankung des Gefäßsystems vorkommen, geht aus anatomischen Beobachtungen NEUBÜRGERs hervor, der $17^1/_2$ und 19jährige junge Menschen ohne ersichtlichen Anlaß an solchen „funktionell" bedingten Blutungen sterben sah. Ähnliches ist ja auch vom Keuchhusten her bekannt, bei dem es häufiger wohl zu Meningealblutungen, aber auch zu Hirnmassenblutungen kommen kann (SINGER). Wenn SINGER hier an funktionelle Gefäßstörungen allein denkt, wird man freilich Bedenken haben müssen. Schließlich ist die Pertussis ja eine Infektionskrankheit. An die Mitwirkung toxischer Schäden muß man aber auch sonst denken. PÖTZL fand häufig starken Nicotinmißbrauch. Aber auch thermische Schäden scheinen eine Rolle zu spielen. Hier wird man die Zunahme des Kaltbadens und die oft gleichzeitige intensive Sonnenbestrahlung zu berücksichtigen haben. Bei den meist ganz unvermuteten Todesfällen fehlt in der Regel eine brauchbare klinische Untersuchung. Vorläufig kann man die Zunahme dieser Schäden Jugendlicher nur registrieren, ohne daß der innere Zusammenhang mit den hypertonisch bedingten gewöhnlichen blutigen Apoplexien aufzuzeigen ist.

Therapie. Das Schicksal entscheidet sich bei der blutigen Apoplexie vielfach schon in den ersten Stunden, in den meisten Fällen am ersten Tage. In dieser Zeit ist vor allem Schaden fernzuhalten. Dahin gehört die Beseitigung aller Umstände, welche die passive Hyperämie fördern können: beengende Kleidungsstücke, unzweckmäßige Lagerung. Am besten lagert man den Kranken mit leicht erhöhtem Kopf, vermeidet jeden anstrengenden Transport, verhindert zum mindesten nach Möglichkeit jede Erschütterung. Soweit dies durchführbar ist, beläßt man die Komatösen zunächst am Ort des Schlaganfalles. Schon am zweiten Tage sind die Gefahren einer Beförderung geringer. Nach dem fünften Tage ist der Kranke meist über dem Berg. Thermische Reize, also besonders die Eisblase, halte ich nicht für zweckmäßig. Dagegen wird man, soweit dies ohne Erschütterung möglich ist, bald den Darm leeren und bei sicherer Blutung vorsichtig einen Aderlaß von 200—300 ccm machen, den man bei günstiger Wirkung späterhin wiederholen kann (cave Aderlaß bei Erweichungen). Auch in jüngerer Zeit ist wieder versucht worden, das Blut durch Hirnpunktion zu entfernen, besonders bei wahrscheinlicher Ventrikelblutung (CARLILL). Die Erfolge scheinen freilich nicht ermutigend. Richtiger ist wohl, alles zu vermeiden, was unberechenbar in die Druckverhältnisse im Schädel eingreift, auch die Lumbalpunktion.

Weiterhin sind alle Einflüsse zu beseitigen, die geeignet sind, den Blutdruck zu erhöhen. Man halte von dem aus dem Koma erwachten Kranken jeden unnötigen Besuch, vor allem unbeherrschte Angehörige, fern, verhindere Bewegungsversuche mit den gelähmten Gliedern, jede Anstrengung überhaupt, sorge für einen wohltemperierten Krankenraum. Nahrungsaufnahme ist zunächst unwichtig. Sie ist gefährlich in der Bewußtseinstrübung und vor allem bei Schluckstörungen. Bei länger anhaltender Bewußtseinsstörung wird man Kochsalz- und unter Umständen Nährklystiere geben. Sorgfältig achte man auf die Blasenentleerung. Gelegentlich muß katheterisiert werden. Auch der Darm ist zu entleeren, am besten durch Wassereinläufe. Von vornherein wird man die Gefahr des Decubitus beachten, also für peinliche Hautpflege und für geeignete Lagerung, vor allem der gelähmten Glieder, sorgen. Etwaige Unruhe und Erregung des Kranken ist medikamentös zu bekämpfen. Man beginne mit flüssiger Kost und gehe dann zu einer für die hypertonische Grundkrankheit geeigneten Ernährungsweise über. Die Grundkrankheit bestimmt auch die weiteren allgemeinen Behandlungsmaßnahmen. In der Folgezeit werden alle vermeidbaren Reize, auch Reizmittel, dem Kranken fernzuhalten sein.

Nach Möglichkeit wird der Kranke 3—4 Wochen im Bett zu halten sein unter allmählicher Steigerung der Anforderungen an seinen Bewegungsapparat. Bei großer Unrast des Kranken kann es zweckmäßig sein, ihn eher aufstehen, als ihn bei gespanntem Mißmut im Bett herumturnen zu lassen. Hypochondrische Reaktionen sind in der Regel so sehr Angelegenheit der Persönlichkeit, daß man ihre Entstehung vielfach nicht verhindern kann. Unvorsichtige Äußerungen und Maßnahmen aber können auch hier iatrogene Schäden setzen. Man stärke also bei aller Vorsicht Mut und Hoffnung des Kranken.

Sobald die akuten Erscheinungen abgeklungen sind, gehört die Hauptsorge den gelähmten Gliedern. So früh als möglich wird man vor allem durch geeignete Stützen der Ausbildung des Spitzfußes vorbeugen. Die Lage der gelähmten Glieder ist auch sonst wichtig, vor allem unter Berücksichtigung der Kontrakturgefahr, die für die Unterarm- und Fingerbeuger, die Pronatoren, Abductoren und Innenrotatoren des Oberarms, die Verlängerer und Adductoren des Beins besonders gegeben ist. Man pflege also die so weit als möglich maximalen Gliedlagen, welche den Kontrakturen vorbeugen, aber nicht in starrer Weise. Vor allem müssen die Gelenke beweglich bleiben, die allzu leicht trophisch verändert werden (besonders gefährdet ist das Schultergelenk). Die Glieder müssen also immer wieder in den Gelenken bewegt werden, und zwar auch hier mit maximalen passiven Bewegungen.

Auch bei der Massage, die frühzeitig einsetzen soll, wird man die Kontrakturgefahr im Auge haben, ebenso wie bei der Faradisation, die *nur den* Muskeln zu gelten hat, die am ehesten der endgültigen Lähmung anheimfallen, d. h. den Antagonisten der zur frühen Wiederherstellung und Kontraktur neigenden oben genannten Muskeln (Faradisation localisée). Massage und Faradisation (Galvanisation ist nicht angezeigt) verhindern die Muskelatrophie und erleichtern offenbar die Wiederkehr der Funktion. Mit der Faradisation wird man wegen der Gefahr der Blutdruckerhöhung gerade bei der hypertonischen Apoplexie immer sehr vorsichtig zu sein haben.

Erst später soll die Übungsbehandlung beginnen, die planmäßig nach der sich mit den Fortschritten ändernden Beschaffenheit der Lähmung zu gestalten ist. Dabei ist besonderer Wert zu legen auf den Wiedererwerb wichtiger Zweckbewegungen, Zupacken, Schreiben, Sichankleiden. Gegebenenfalls müssen die für die hier notwendigen Synergien ausfallenden Funktionen isolierten Übungen unterworfen werden. Bei der Übung wird man planmäßig die homologen Mitbewegungen (Innervation auf der gesunden Seite) pflegen und den Dehnungsreflex ausnutzen (etwa Übung der Fingerstreckung bei aktiver und passiver Beugung des Handgelenkes).

Sehr große Geduld und Anpassung an jede neue Wandlung kann, leichter am Bein als am Arm, erhebliche Erfolge haben. Im Anfang ist es zweckmäßiger, die Übungen im warmen Bade — Gehbäder — durchzuführen. Wärme mildert die Spasmen. Der Kraftaufwand bei der Beinhebung ist geringer. Von Kurorten widmen sich besonders Wiesbaden und Oeynhausen der Betreuung von Hemiplegikern.

Bei starken spastischen Kontrakturen können orthopädische operative Maßnahmen angezeigt sein, so die Tenotomie an der Ferse bei Spitzfuß, sodann die eine sehr lange Nachbehandlung erfordernde FOERSTERsche Operation (Resektion der hinteren Wurzeln, die den Reflexbogen unterbricht und damit die Spannung vermindert) sowie die STOFFELsche Operation (Durchschneidung einzelner motorischer Äste bzw. partielle Durchschneidung eines großen Nervenstammes bei Berücksichtigung seiner Topographie). Im ganzen ist man mit dem operativen Vorgehen zunehmend zurückhaltend geworden.

b) Embolie und Thrombose der Hirngefäße.

Ätiologie. Bei der Embolie wie bei der Thrombose der Hirngefäße spielt die Verengung des zuführenden Gefäßrohres eine entscheidende Rolle. Eine vollkommene Verlegung ist aber durchaus nicht nötig. Sie kommt freilich vor, ist aber nicht häufig. Da die Gehirnarterien nicht, wie man dies früher annahm, Endarterien sind, da etwa selbst die Unterbindung einer Cerebri media infolge des ausreichenden Collateralkreislaufes ausgeglichen werden kann, kann es die Verengung der Strombahn durch Embolie und Thrombose nicht allein und unmittelbar sein, welche zu der beiden gemeinsamen schweren Folge, der Erweichung, führt. Bei der Thrombose, die meist auf arteriosklerotischer Grundlage zustande kommt, wird man an die Unzulänglichkeit des Kollateralkreislaufes als an eine weitere Bedingung der Erweichung denken. Für die Embolie kommt eine solche Erklärung aber nicht in Betracht; sie genügt aber auch nicht oder doch nicht immer für die Thrombose. Vielmehr muß, wie schon in den pathogenetischen Erörterungen am Beginne dieses Hauptkapitels ausgeführt wurde, die Mitwirkung funktioneller Kreislaufstörungen im terminalen Stromgebiet angenommen werden.

Embolie und Thrombose sind grundverschiedene Vorgänge. Dennoch hängen sie in ihrer Bedeutung für die Gehirnerweichung eng zusammen. Die allermeisten Emboli entstammen ja Thromben, die an anderen Stellen des Körpers entstanden sind, im linken Herzen, besonders im linken Herzohr, wandständigen Thromben der Aorta, sicherlich aber auch solchen in den großen Hirngefäßen selbst. Ihre Grundlage ist zumeist die Arteriosklerose, gelegentlich auch die Lues. Daneben können entzündliche Vorgänge, etwa die Endocarditis verrucosa, zur Embolusbildung führen. Die Emboli werden am Ort ihres Eingangs durch thrombotische Vorgänge nicht selten vergrößert.

Thrombosen entstehen in den Hirngefäßen auf Grund arteriosklerotischer Veränderungen bei Stromverlangsamung, die mit der Gefäßveränderung selbst zusammenhängen kann, und Änderung der Blutbeschaffenheit. Bei den besonderen Eigentümlichkeiten der Hirnarteriosklerose, die typisch nur in den Hauptstämmen und den in das Hirn hineinführenden großen Ästen verläuft, kommt es gerade hier zu Thrombenbildung[1]. Neben der Arteriosklerose ist es besonders die Lues, die zu thrombotischer Gefäßverstopfung Anlaß gibt. Endlich kann es bei kachektisierenden infektiösen Leiden (Typhus) zur Thrombenbildung kommen. Hier wirken das Darniederliegen des Kreislaufs und toxische Gefäßwandschädigungen ursächlich zusammen.

Symptomatologie. Embolie und Thrombose können, ähnlich wie die blutige Apoplexie, zu plötzlichem, tiefem Koma führen. Doch geschieht dies wohl nur, wenn größere Arterien betroffen sind. Bei weniger umfangreichen Gefäßverlegungen fehlen tiefere Bewußtseinsstörungen oft ganz oder folgen den Herderscheinungen nach. Vor allem bei embolischen Vorgängen kommt es oft nicht zum Bewußtseinsverlust, sondern zu Umdämmerung oder zu Verwirrtheitszuständen, gelegentlich im Zusammenhang mit epileptiformen Krämpfen von generalisiertem oder auch von Herdcharakter. Als unmittelbare Folgen von Embolien besonders in den hinteren Ästen der Arteria fossae Sylvii kann man

---

[1] *Anmerkung bei der Korrektur:* Eine besondere Art der Thrombenbildung liegt bei der cerebralen Form der v. WINIWARTER-BUERGERschen Krankheit (Thrombo-Endarteriitis obliterans) vor (O. FOERSTER und GUTTMANN, SPATZ, MARCHESANI und STAUDER, LINDENBERG). Während bei der Arteriosklerose die thrombotischen Verschlüsse in den großen Ästen an der *Basis* gefunden werden, sind hier weite Strecken der distalen Abschnitte an der *Konvexität* verstopft, wodurch es zu diskontinuierlichen Erweichungsherden und zur „granulären Atrophie der Großhirnrinde" kommt. Klinisch ist die Diagnose möglich, wenn Anzeichen peripherer Kreislaufstörungen (z. B. Gangrän an Zehen oder Fingern) oder Veränderungen an den Gefäßen des Augenhintergrundes vorliegen. Das Leiden, bei dem die verschiedenartigsten psychischen und neurologischen Symptome vorkommen können, nimmt meistens einen ausgesprochen chronischen, manchmal schubweisen Verlauf, der durch Remissionen unterbrochen sein kann. Wenn sich allmählich Halbseitenlähmungen eingestellt haben, ist eine entsprechende Vergrößerung eines Ventrikels encephalographisch nachweisbar (FOERSTER und GUTTMANN). Betroffen werden vorwiegend Männer im mittleren, manchmal auch im höheren Alter. Wegen des remittierenden Verlaufes kommt es öfters zu Verwechslungen mit multipler Sklerose (STAUDER).

[Neue Literatur siehe bei LINDENBERG und SPATZ: Über die cerebrale Form der Thrombo-Endarteriitis obliterans (V. WINIWARTER-BUERGERsche Krankheit). Dtsch. med. Wschr. **1939**, im Erscheinen.]

auch akut einsetzende, lang anhaltende, komplizierte Psychosen sehen, in die aphasische, optisch-agnostische, apraktische Symptome untrennbar eingehen. Nicht ganz selten wirken embolische Vorgänge zwei- oder gar dreizeitig. Es kommt zunächst zu plötzlichen rasch vorübergehenden Herderscheinungen, sodann wohl im Zusammenhang mit der Zertrümmerung des Embolus und der Weiterschleppung von Embolusteilen zu andersartigen Herderscheinungen und schließlich zum Bewußtseinsverlust. Aber auch Thrombosen können unter eigenartig protrahierten klinischen Bildern verlaufen. Ich verfüge über eine Serie von Postkarten, die den ganz allmählichen Fortgang der Thrombosenwirkung deutlich machen. Die alte, sehr tatenfrohe Dame als sie von der Erweichung ereilt wurde, gerade dabei, eine kurze Nachricht zu schreiben. Unter der Niederschrift kam es plötzlich zu agraphischen Entgleisungen, die sie bemerkte. Sie nahm sofort eine andere, eine dritte usw., schließlich eine achte Postkarte; die Reihe zeigt die immer schlimmer werdende Schriftstörung. Zugleich trat eine mäßige motorische Aphasie ein. In wieder anderen Fällen tauchen, etwa nach dem Mittagsschlaf, zunächst Wortfindungsstörungen auf, die nach dem Genuß von starkem Kaffee verschwinden und bei einer gewissen Müdigkeit bis zum nächsten Morgen nicht wiederkehren. Nach dem Nachtschlaf ist die Störung in verstärktem Maße da, der Kranke versteht auch erschwert, kann aber, bei allmählicher Besserung an diesem Tage sich im ganzen noch leidlich verständigen. Am folgenden Morgen ist er verwirrt, sensorisch-aphasisch, apraktisch, ohne daß er bei dem Verlauf je das Bewußtsein verloren hätte.

Im ganzen ist der Einsatz der embolischen Störungen elementar auch dort, wo er in einzelnen kurz aufeinanderfolgenden Stößen erfolgt, beim Durchschnitt der Thrombosen dagegen weniger alarmierend. Die tiefe Bewußtseinsstörung fehlt bei erheblichen embolischen Vorgängen selten, bei Thrombosen häufiger (im übrigen siehe Differentialdiagnose).

Die Thrombose ist weitaus am häufigsten bei Arteriosklerose, und wenn auch selten einmal ein grobes Mißverhältnis zwischen der Ausbildung der Arteriosklerose an den Hirngefäßen und jener im übrigen Körper besteht, so vermissen wir in der Regel arteriosklerotische Erscheinungen doch auch im übrigen Körper nicht, besonders also am Herzen, an den großen Gefäßen und den Nieren. Nicht selten sind auch mehr oder weniger flüchtige Zuckerausscheidungen. Vor allem aber bestehen meist schon längere Zeit die Zeichen der cerebralen Sklerose (s. dort), ehe es zu einer groben Erweichung kommt und es sind auch meist Erscheinungen vorausgegangen, die auf gleichartige, wenn auch weniger ausgedehnte Störungen zurückschließen lassen. Man findet autoptisch vielfach mehrere verschieden alte Erweichungen im Hirn, von denen jene in stummen Hirngebieten klinisch unter Umständen als solche gar nicht in Erscheinung zu treten brauchen. Vor allem macht das gleiche Gebiet, das schließlich der Erweichung anheimfällt, nicht selten längere oder kürzere Zeit vorher schon ,,flüchtige" Herderscheinungen verschiedener Schwere.

Ich gebe hier einen Fall von DE SEZE mit den Worten von HILLER wieder, der kennzeichnend für solche Vorkommnisse erscheint und zu weiteren Erörterungen Anlaß gibt:

,,Ein 60jähriger, der gewöhnlich einen Blutdruck von 280/170 aufwies, erhielt einen Aderlaß von 800 g, worauf der Blutdruck zu 200/170 abfiel und der Kranke in einen Zustand tiefer Benommenheit geriet und anschließend eine für 4 Stunden anhaltende Aphasie aufwies. Nach einigen Tagen war Kranker wieder hergestellt und der Blutdruck auf 270/170 gestiegen. — Nach 3 Monaten trank derselbe Kranke aus Versehen eine ganze Flasche alkoholische Nitroglycerinlösung, worauf der Blutdruck plötzlich von 320/200 auf 230/160 fiel. Sofort trat die Aphasie wieder auf, um unter Adrenalinmedikation in wenigen

Stunden zugleich mit Wiederanstieg des Blutdruckes völlig zu verschwinden. — Schließlich stellte sich nach einem Jahr bei dem gleichen Kranken eine Herzinsuffizienz ein; der Blutdruck fällt und es erscheint eine rechtsseitige Hemiplegie."

Bei diesem Kranken bestand nun keine eigentliche Thrombose, sondern nur eine Gefäßverengung. Eine solche reicht unter Umständen, d. h. bei insuffizientem Kreislauf, allein aus, zu dem anatomischen Vorgang der Erweichung zu führen. In sehr vielen Fällen ist zwar eine Thrombose vorhanden, aber sie verlegt das Gefäß nicht wirklich. Der geschilderte Kranke von DE SEZE hat einen sehr hohen Blutdruck, wie wir ihn besonders als Voraussetzung von Blutungen finden. Daß bei solchen hochgradigen Hypertonien aber nicht Blutungen, sondern Erweichungen eintreten, ist durchaus keine Seltenheit. Der Blutdruck ist hier offenbar eine Schutzeinrichtung des Körpers. Bei fallendem Blutdruck reicht der Blutstrom nicht mehr aus und es kommt, wo nicht automatisch — etwa weil gleichartige Vorgänge im Blutdruckzentrum dies verhindern — ein rascher Wiederanstieg erfolgt, zu cerebralen Störungen in den am schlechtesten versorgten Gebieten und gegebenenfalls zur irreparablen Erweichung. Der hohe und sehr hohe Blutdruck darf also bei der Frage Blutung oder Erweichung nicht als diagnostisch entscheidend angesehen werden, was therapeutisch von größter Wichtigkeit ist. Man hat sich immer an *alle* klinischen Tatsachen zugleich, besonders auch an den Verlauf des Insultes zu halten, wenn man zu einer richtigen Auffassung des Geschehens kommen will.

Nicht selten kommt es, wie sich dies aus der Natur der Störungen von selbst ergibt, zur Einbeziehung immer weiterer Gebiete in den gleichen Erweichungsherd. Man kann es also erleben, daß ein Kranker zunächst schlagartig an einer mäßig ausgeprägten sensorischen Aphasie erkrankt, von der er sich in einigen Monaten so weit erholt, daß man eben noch klinische Spuren feststellen kann. Nach einem neuen Insult, der gleichartige, nur sehr viel schwerere Störungen mit sich bringt, ist die Erholung weniger vollkommen und langwieriger. Ein weiterer Schlaganfall hinterläßt endgültig schwerere sensorisch-aphasische Störungen, führt aber zugleich zu mäßig ausgeprägten apraktischen Erscheinungen, die bald überwunden sind. Endlich kommt es in einem neuen Anfall zu einem ganz schweren Bild, in dem aphasische, apraktiscche, optisch-agnostische Herderscheinungen nachweisbar sind (eigene Beobachtung).

Die thrombotische Erweichung befällt, da sie meist arteriosklerotisch bedingt ist, vor allem ältere Menschen. Bei Jugendlichen und Menschen im mittleren Lebensalter findet man meist Lues, und zwar nicht bloß serologisch; die Lues siedelt sich ja von den Hirnhäuten her im Zentralorgan an, befällt also von hier aus Hirngewebe, Nervenstämme und Gefäße. Man sieht dann also meist die Reste von Hirnnervenlähmungen und besonders Pupillenstörungen. Wenn einmal andersartige Vorbedingungen, eine schwere, den Kreislauf lahmlegende und die Gefäße schädigende Infektionskrankheit, etwa der Typhus abdominalis, oder Blutkrankheiten (Leukämie, Polycythämie) zu Thrombosen führen, dann wird man die Erscheinungen der Grundkrankheit unschwer nachweisen können.

Wo einmal eine Erweichung aufgetreten ist, da wird man für die Zukunft mit weiteren gleichartigen Vorgängen rechnen müssen, ganz abgesehen davon, daß daneben auch andere, weniger grobe, gefäßabhängige Störungen sich entwickeln werden.

Bei dem, soweit Allgemeinsymptome in Frage kommen, meist nicht allzu stürmischen Geschehen des thrombotischen Schlaganfalles liegt das Schwergewicht auf den Herderscheinungen. Wie bei der Hirnblutung sind sie anfangs am schwersten ausgeprägt; auch hier kommt es, offenbar unter dem Einfluß von ausgleichbaren Nachbarschaftswirkungen, zu Störungen im Sinne der

Diaschisis (v. MONAKOW), die mehr oder weniger rasch zurücktreten, so daß erst nach ein paar Tagen die eigentliche Herdstörung deutlich wird. Auch diese erfährt eine allmähliche Besserung, die freilich um so weniger ausgesprochen zu sein pflegt, je schwerere Veränderungen das übrige Hirn schon früher oder auch gleichzeitig erfahren hat.

Embolische Erweichungen betreffen häufig jugendliche Menschen. Bei ihnen wird man dann ein Vitium cordis, eine Endocarditis, ein Aneurysma, auch einmal eine Pneumonie, bei der es zur Thrombose von Lungenvenen und gelegentlich zur Loslösung eines Embolus kommt, antreffen. Die Allgemeinsymptome brauchen nur wenig ausgesprochen zu sein. Die starke Gesichtsrötung, welche die Hirnblutung kennzeichnet, fehlt. Der Kranke ist oft blaß, der Puls kann vorübergehend elend sein; Temperatursteigerung kommt vor, sie bleibt aber gering, wo nicht etwa schon mit dem Grundleiden (Endokarditis, Pneumonie, Lungengangrän) andersartige Verhältnisse gegeben sind. Embolien können vereinzelte Vorgänge bleiben. Bei der Art der Grundleiden treten sie aber nicht ganz selten auch wiederholt auf. Das Gebiet der Carotis interna ist besonders bevorzugt. Man findet daher manchmal neben den Erscheinungen der Gehirnembolie auch Embolie der Zentralarterie einer Netzhaut. Auch andere Körperbereiche sieht man gelegentlich betroffen. Wo mehrfache Hirnembolien sich nacheinander einstellen, da befallen sie gern symmetrische Gefäßgebiete. Da 80% der Embolien in das Gebiet der Arteria cerebri media hinein erfolgen, brauchte nichts besonderes darin zu liegen, daß häufig das Versorgungsgebiet dieses Gefäßes auf beiden Seiten betroffen ist. Es sind aber auch Beobachtungen bekannt, in denen beide Art. ophthalmicae betroffen sind oder auf beiden Seiten allein das Gebiet der Arteria cerebri posterior. Im Gegensatz zu den Thrombosen fehlen bei den Hirnembolien cerebrale Vorläufererscheinungen meist. Ist es aber einmal zu einer Hirnembolie gekommen, dann wird man mit gleichartigen weiteren Vorgängen zu rechnen haben. Entsprechend der im ganzen stürmischen Natur des pathogenetischen Vorganges der Embolie und den wesentlich lebhafteren funktionellen Gefäßwirkungen sind die reparablen klinischen Nachbarschaftssymptome häufig ausgesprochener als bei der Thrombose.

Kommt es schon bei der Hirnblutung vor, daß sie sich vorwiegend an das Bereich des Gefäßes hält, aus dem es blutet, zum Teil unter dem Einfluß der über den eigentlichen Blutungsherd hinausreichenden nervalen Gefäßstörungen, so ist dies doch nicht die Regel. Die Blutung zertrümmert vielmehr ohne Rücksicht auf das Gefäßareal die gesamte Nachbarschaft, freilich unter auffallendem Respekt vor der Rinde. Demgegenüber ist es typisch für Thrombose wie Embolie, daß sie sich im Terminalgebiet des betroffenen Gefäßes, und nur in diesem, abspielen. Auf der anderen Seite können doch, wie SCHWARTZ gezeigt hat, topistische Einheiten als Ganze in der embolischen Veränderung aufgehen, so daß also die Schäden über das betroffene Gefäßgebiet hinausreichen. Da Blutungen sich am ehesten dort abspielen, wo sich die stärksten Gefäßveränderungen finden, diese wiederum unter dem Einfluß des Bluthauptstroms am leichtesten zustande kommen, wird es erklärlich, daß auch thrombotische und embolische Erweichungen nicht selten zu den typischen Hemiplegien führen, welche die gewöhnliche Blutungsfolge darstellen. Wesentlich häufiger als bei der Blutung werden jedoch auch andere Gefäßgebiete befallen. Ganz im Vordergrund steht das gewaltige Versorgungsgebiet der Art. cerebri media, demnächst ist jenes der Art. cerebri posterior, am seltensten jenes der Art. cerebri anterior betroffen. Bei der Fülle von Gefäßästen und -zweigen, die in Frage kommen, bei dem verschiedenen Ausmaß der Gefäßverlegung, im Hinblick auf die möglichen Varianten der Gefäßverzweigung, der Kollateralkreislaufbildung wie des Zustandes des Gesamthirns ist es verständlich, daß bei anatomisch scheinbar gleichartiger Schädigung recht verschiedenartige Herderscheinungen entstehen können. Kann doch sogar die Ausschaltung (Unterbindung) einer ganzen Carotis interna ohne Folgen bleiben, während sie in anderen Fällen zu den schwersten Ausfallserscheinungen führt. Dennoch finden wir immer wiederkehrende Bilder bei der Verlegung der einzelnen Gefäßäste, um deren Abgrenzung sich früher v. MONAKOW, in jüngster Zeit vor allem französische Forscher (FOIX, MAURICE-LÉVY, BALDY, HILLEMAND) und für die Art. cerebri anterior CRITCHLEY bemüht haben.

Es ist Sache der allgemeinen Lokalisationslehre, diese Fragen eingehend zu behandeln. Ganz allgemein kann gesagt werden, daß bei den Schäden außerhalb der typischen Lokalisation vor allem die Rinde und das darunter liegende Mark betroffen werden. GOLDSTEIN hat die wesentlichen Tatsachen mit wenigen Worten zusammengefaßt: „Monoplegie des rechten Facialis und der Zunge mit Parese des rechten Armes und motorischer Aphasie spricht für Verstopfung des ersten Astes der Art. fossae Sylvii, Hemiplegie oder Monoplegia facio-brachialis für die des zweiten, Worttaubheit, Alexie, Hemianopsie für die des dritten und vierten usw., isolierte Hemianästhesie und Hemianopsie für Verstopfung der Art. cerebri profunda. Verstopfung der Art. cerebri posterior erzeugt Hemianopsie, Verstopfung der Carotis interna macht oft — infolge der Ausbreitung eines Kollateralkreislaufes — nur vorübergehende Hemiplegie. Kommt es zu einer vollständigen Verstopfung bis in die Art. cerebri anterior und Art. fossae Sylvii, so tritt gewöhnlich unter den Erscheinungen der schweren Hemiplegie, Aphasie usw. und Koma der Exitus ein. Isolierte linksseitige Apraxie findet sich bei Embolie der Arteria corporis callosi, die zu einer Erweichung des Balkens führt. Beinlähmungen und Geruchsstörungen treten bei der seltenen Verstopfung der Art. cerebri anterior auf, ideatorische Apraxie bei Erweichungen im linken Scheitellappen, Akinesen bei Stirnhirnerweichungen usw., Herde, besonders im Marklager der Hemisphären, können auch mit heftigen („zentral bedingten') Schmerzen in den gekreuzten Extremitäten einhergehen." Hinzugefügt sei, daß von Verlegungen im Bereich der Art. cerebri posterior, vor allem wenn es zu doppelseitigen Herden kommt, die mannigfachen Formen der optischen Agnosie, auch reine Wortblindheit, und wenn die tiefen Äste getroffen sind, auch Thalamuserscheinungen zustande kommen können. Erweichungen im Gebiet des rückwärtigen Hirnstammes, die vor allem bei Verlegungen im Bereiche der Art. basilaris bzw. vertebralis und der Art. cerebri posterior zustande kommen, führen zu den allerverschiedensten Bildern, die zum Teil in den Abschnitten Brücke, Oblongata und Kleinhirn besprochen werden sollen.

Multiple kleine Erweichungen brauchen keine ausgesprochenen Herdsymptome zu machen, sondern können sich in den klinischen Erscheinungen der schweren cerebralen Arteriosklerose, also besonders Kopfschmerzen, Schwindel, mannigfachen seelischen Störungen, depressiver Angst, verwirrten Erregungen, Demenz erschöpfen.

Wo kleinere Erweichungen im Weiß beider Hemisphären oder beiderseits im Hirnstamm sich abspielen, da kommt es durch Schädigung der cortico-bulbären Bahnen zu den recht kennzeichnenden Bildern der Pseudobulbärparalyse[1]. Es handelt sich bei der Pseudobulbärparalyse um Störungen der Sprache, der Stimme, des willkürlichen Schluckens, der Gaumen- und Lippenbewegungen, auch solche der Atmung, die der echten Bulbärparalyse sehr ähnlich sind, aber nicht mit Muskelatrophie und Entartungsreaktion einhergehen. Zugleich ist das Gesicht unbelebt. Auf der anderen Seite kommt es zur

---

[1] *Anmerkung bei der Korrektur:* SPATZ glaubt, daß das Bild der Pseudobulbärparalyse durch multiple Herde in den Stammganglien, besonders im Putamen, hervorgerufen werden könne, also bei einer Lokalisation, die derjenigen der WILSONschen Krankheit ähnlich ist.

Tabelle 1. Differentielle Diagnose zwischen

a) Embolie.	b) Thrombose.	c) Hirnblutung.
1. Meist jugendliches Alter.	1. Höheres Alter (wenn Syphilis ausgeschlossen).	1. Vorgerücktes Alter, obgleich gelegentlich auch bei jüngeren Individuen genuine Hirnblutungen vorkommen.
2. Klappenfehler des Herzens (Mitralinsuffizienz und -stenose), Endocarditis; evtl. Atheromatose der Basalarterien.	2. Vorhandensein der Atheromatose in den Körperarterien (Temporalis, Radialis usw.); Irregularität des Pulses häufig; schwache Herztöne bei ziemlich vollem Radialpuls; Inkongruenz in der Zahl der Herzschläge und des Radialpulses. — Infektionskrankheiten (Scharlach, Influenza, Pneumonie, acute Polioencephalitis), Puerperium, Marasmus zu berücksichtigen.	2. Herz in der Regel normal oder hypertrophisch (mitunter kommen aber auch Hirnblutungen bei Klappenfehlern vor).
3. Nieren meist normal.	3. Nieren meist normal.	3. Nierenschrumpfung, überhaupt Nierenaffektionen kommen häufig vor (in etwa 30% der Fälle).
4. Rheumatismus acut. vorausgegangen.	4. Syphilis, Alkoholintoxikation, evtl. auch Bleivergiftung, Kohlenoxydvergiftung usw. sind häufig vorausgegangen.	4. Alkohol-, Bleivergiftung, Gicht, Trauma, Fettsucht, evtl. Purpura usw. nicht selten mit im Spiel.
5. Keine nennenswerten Vorboten.	5. Vorboten bilden die Regel.	5. Vorboten nur ganz selten zu beobachten und nur von momentaner Dauer.
6. Infarkte in anderen Organen (Niere, Milz, usw.) werden häufig angetroffen.	6. Infarkte in anderen Organen kommen nicht vor.	6. Ebenso wie bei der Thrombose.
7. Während des Insults zeigt sich meist keine Congestion im Gesicht. Der Patient wird blaß; der Puls ist normal oder unregelmäßig (evtl. der Grundkrankheit entsprechend), selten verlangsamt.	7. Ungefähr ebenso wie bei Embolie.	7. Gesicht meist gerötet; der Puls voll, hart, häufig verlangsamt. Respiration schnarchend.
8. Zu Beginn des Anfalls keine nennenswerte Temperaturerniedrigung weder in der später hemiplegischen Körperhälfte noch im allgemeinen. Bei Endocarditis ulcerosa hohes Fieber und Schüttelfröste.	8. Keine Temperaturerniedrigung zu Beginn des Anfalls; dagegen sind niedere Körpertemperaturen bisweilen vorausgegangen; später evtl. mäßige Temperatursteigerung.	8. Temperatur anfangs ziemlich stark sinkend, dann nach 24 Stunden steigend; die gelähmte Körperhälfte fühlt sich kühler an. Auch findet sich in letzterer (Handrücken) bisweilen bald leichtes Ödem oder nur Quellung.
9. Hirndrucksymptome selten. Die Herderscheinungen setzen ganz allmählich ein; bei Endocarditis ulcerosa plötzlich ein. Das Koma ist gewöhnlich ziemlich tief.	9. Hirndrucksymptome äußerst selten. Die Herderscheinungen setzen sehr allmählich ein; sie sind in der Regel wenig stabil, oft	9. Hirndrucksymptome bilden sich häufig und treten rasch auf. Die Attaque setzt im allgemeinen plötzlich und in stürmischer

Der zirkulatorisch bedingte Schlaganfall (Apoplexie).

	flüchtig. Die Allgemeinerscheinungen nicht sehr intensiv und von kürzerer Dauer. Ein über 24 Stunden dauerndes Koma äußerst selten.	Weise ein. Der komatöse Zustand dauert nicht selten länger als 24 Stunden. Das Erwachen aus dem Koma vollzieht sich langsamer als bei der Thrombose. Nach der Attaque fehlt eine Hemiplegie sehr selten. Oft Schmerzen in den gelähmten Gliedern.
10. Konvulsionen eröffnen die Attaque ziemlich häufig. Auch zeigt sich bisweilen Neigung zu periodischen Wiederholungen der epileptiformen Zuckungen, namentlich auf der paretischen Seite. Nach GOWERS sollen posthemiplegische Bewegungsstörungen (Zittern, Schleuderbewegungen) bei der Embolie sich häufiger einstellen als bei der Thrombose und bei der Hirnblutung (meines Erachtens hängt dies wesentlich von der Lokalisation des Herdes ab).	10. Konvulsive Anfälle kommen vor (namentlich bei Infektionskrankheiten), sind aber seltener als bei der Embolie.	10. Konvulsive Anfälle sehr selten, und wenn sie sich äußern, so fehlt die Neigung der Wiederaufnahme der Zuckungen. Bei Brückenblutungen können ungeordnete tonische und klonische Krämpfe vorkommen; dabei zeigt sich intensive Verengerung der Pupillen.
11. Fernwirkungen nicht häufig.	11. Fernwirkungen selten.	11. Fernwirkungen häufig.
12. Störungen der Psyche vor dem apoplektischen Anfall gewöhnlich nicht vorhanden. Nach dem Anfall Delirien nicht selten.	12. Störungen der Psyche (Abnahme der Intelligenz, Gedächtnisschwäche) gehen längere Zeit den apoplektischen Attaquen voraus. Nach dem Anfall (evtl. schon vorher) werden dauernde unter Schwankungen verlaufende Aufregungszustände mit Delirien beobachtet. Aphasie, Worttaubheit, Seelenblindheit,[1] Monoplegien kommen häufig einzeln und assoziiert vor.	12. Geistige Störung vor dem Anfall nur ausnahmsweise vorhanden; auch später wird sie nicht häufig und nur im Sinne einer allgemeinen Erschlaffung beobachtet. Geistige Schwäche selbst bei größeren Blutergüssen oft nur mäßig. Spezielle Formen der Aphasie, Monoplegien im ganzen selten.
13. Herderscheinungen bilden die Regel.	13. Herderscheinungen können evtl. ganz fehlen.	13. Herderscheinungen fehlen nur ausnahmsweise.
14. Keine Neigung zu wiederholten Anfällen; in der Regel bleibt es bei einer größeren Attaque.	14. Neigung zu wiederholten Anfällen mit passageren Lähmungen. Doppelseitige symmetrische Erweichungen (doppelseitige Hemiplegie, Rindenblindheit, evtl. auch Pseudobulbärparalyse) keine Seltenheit.	14. Symmetrische Blutungen sind namentlich in den Großhirnhemisphären äußerst selten.
15. Netzhaut selten verändert, oder es besteht Embolie der zentralen Retinaarterie.	15. Arteriosklerotische Veränderungen an den Netzhautgefäßen kommen bisweilen vor.	15. Hie und da werden Netzhautblutungen beobachtet; evtl. ist auch Retinitis albuminur. vorhanden. Hie und da sieht man Miliaraneurysmen in der Netzhaut.

Enthemmung tieferer Mechanismen.' Es treten Zwangsweinen und Zwangslachen auf, nicht selten läßt sich der Saugreflex nachweisen, man sieht rhythmische Kaubewegungen, Zähneknirschen, spastische Reflexe im Gesichtsbereich. Der Lokalisation der Herde entsprechend trifft man zugleich häufig spastische Erscheinungen in beiden Körperhälften an. Es kann also zu Astasie-Abasie oder bei geringergradigen Schäden zu dem kennzeichnenden kleinschrittigen Gang (marche à petits pas) kommen. Im übrigen muß auf die allgemeine Lokalisationslehre verwiesen werden.

Differentialdiagnostisch ist, vor allem im Hinblick auf die Therapie, am wichtigsten die Abgrenzung von Thrombose und Embolie gegeneinander, besonders aber auch gegen die apoplektische Hirnblutung. v. MONAKOW hat schon vor vielen Jahren die wesentlichen Unterscheidungsmerkmale in einer Tabelle nebeneinander gestellt, die auch heute noch als gültig angesehen werden kann. Ich gebe diese ganz wieder (S. 458/59).

Für besonders wichtig halte ich die Entwicklung der Herdstörungen, die bei der Thrombose so häufig langsam und progredient verläuft, während die Blutung immer akut einsetzt und die Herdstörungen erst bei Aufhellung des Komas erkennen läßt. Hinzuweisen ist hier nochmals auf den Zustand des Kreislaufes, dessen Darniederliegen fast immer eine Thrombose bzw. bei geeigneter Grundkrankheit auch einmal eine Embolie anzeigt. Entsprechend der Pathogenese der Störungen sind auch die Gelegenheiten, bei denen die Schlaganfälle eintreten, verschieden. Blutungen entstehen bei allen Anlässen, die geeignet sind, den Blutdruck vorübergehend zu erhöhen, also bei Anstrengungen, Erregungen, großer Hitze usw., Erweichungen dagegen dort, wo die Kreislaufverhältnisse ungünstige werden, also etwa bei sonst harmlosen Infektionen, bei andersartiger kardialer Insuffizienz, in der Nacht, morgens beim Aufrichten aus der ruhenden Lage, wenn die Gefäßregulation nicht nachkommt.

Von den Herdsymptomen selbst sind die typischen Hemiplegien differentialdiagnostisch nicht verwertbar, weil sie bei allen Schlaganfällen häufig vorkommen. Monoplegien aber, isolierte Aphasien, isolierte Sehstörungen, Wortblindheit usw. sprechen ganz vorwiegend für Erweichungen, sei es auf embolischer, sei es auf thrombotischer Grundlage.

Hinsichtlich der Abgrenzung von Embolie und Thrombose gegenüber Tumor, Abszeß, Paralyse, Urämie usw. kann auf das Kapitel Hirnblutung verwiesen werden. Die PICKsche Krankheit endlich, die Lappenatrophie des Hirns, kann zwar im Querschnitt, wenn man sich ausschließlich an die Herderscheinungen hält, nicht recht von Erweichungen unterschieden werden. Beim Pick fehlen aber häufig alle Zeichen der Arteriosklerose. Vor allem vollzieht sich die Entwicklung langsam, aber unerbittlich progredient, auch dann, wenn es zu anfallsartigen Erscheinungen kommt. Beim Pick sind zudem weitaus am häufigsten Stirnhirnbilder, die bei den arteriosklerotischen Erweichungen zu den Seltenheiten gehören.

Pathologische Anatomie. Embolie wie Thrombose führen übereinstimmend zu Erweichungsherden, die, je nachdem es zu blutiger Infarzierung kommt oder nicht, als rote und weiße Erweichungen, als ischämische Nekrosen und hämorrhagische Infarkte bezeichnet werden. Embolische Vorgänge bevorzugen dabei offenbar die roten Erweichungen, während weiße selten sind. Die Thrombose dagegen führt häufiger zu weißen Erweichungen. Die Thromben und die Emboli lassen sich bei peinlicher Untersuchung nicht selten auffinden, die Emboli unter Umständen mit thrombotischen Auflagerungen und Fortsetzungen an den Teilungsstellen der Arterien, ,,auf der vorspringenden Wandleiste reitend", besonders im lateralen Teil der Art. cerebri media. ,,An der Stelle des Einkeilens erscheint das Gefäßlumen wie aufgetrieben, die Adventitia von Blutungen durchsetzt, so daß man das Gefäßrohr mit einer Art blutiger Hülle umgeben findet" (SCHWARTZ).

Die Herde sind ganz verschieden groß. Größere Encephalomalacien finden sich besonders im Hemisphärenmark. ,,Der frische, erst wenige Stunden alte Erweichungsherd ist sulzig gequollen, zerfließlich, manchmal fleischig, unscharf begrenzt, voluminöser als die betreffende Partie normalerweise wäre, weiß ,bis leicht gelb gefärbt'." Die verminderte Konsistenz (Erweichung) ist immer deutlich. Nach zwei bis drei Tagen ist die Farbe manchmal mehr weiß-bläulich oder mehr gelb, die Erweichung noch ausgesprochener, dabei mehr brüchig und krümelig, klebrig und fettig, flüssigkeitsärmer. Nach einigen Wochen hat

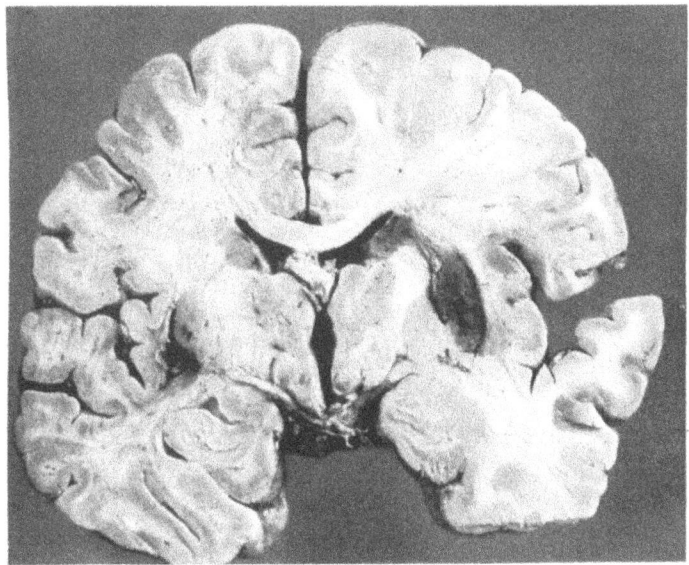

Abb. 7. Typisches Bild einer embolischen roten Erweichung im Striatum. (Nach SCHWARTZ.)

der Herd eine kalkmilchähnliche Beschaffenheit und endlich — nach Monaten — findet sich eine mit trüber oder häufiger klarer wässeriger Flüssigkeit gefüllte Cyste. Nach Jahren schrumpft der Herd, die Flüssigkeit wird zum großen Teil resorbiert, es kann selbst zur Vernarbung kommen. Herde dicht unter der Pia hinterlassen oft das Bild des trichterförmigen Porus, in dessen Grund die Pia verdickt und manchmal bräunlich gefärbt ist. In der Rinde sind die oft keilförmigen Infarkte häufiger. Sie sind meist kleiner als die Infarkte im Mark. Die Farbe ist häufig mehr bräunlich. Meist lassen sich dichtstehende kleine und kleinste Blutungen nachweisen. An Stelle der Erweichung findet man manchmal eine Purpura kleiner Windungsabschnitte. Die cystische Umwandlung ist selten. In späteren Stadien werden die Herde rostbraun oder gelblich, sinken ein, verwachsen mit den verdickten Häuten (Plaques jaunes). Manchmal ,,entstehen Wurmgängen ähnliche Substanzverluste oder auch kraterförmige Defekte in den verschmälerten, braun pigmentierten, von verdickter Pia bekleideten Windungen, die auf das obere Mark übergehen können (état vermoulu)". SPATZ, der den état vermoulu als ausschließlich traumatisch bedingt auffaßt und meint, daß arteriosklerotische Herde sich besonders an die Windungstäler halten, hat ferner eine ,,Spaltenbildung" auf der Kuppe der Windungen beschrieben. Beide Veränderungen werden oft erst nach Abziehen der Pia bemerkbar. Bei der

Mehrzahl der Erweichungen findet man die Erscheinungen der Arteriosklerose (s. dort).

Bei der Beschreibung der mikroskopischen Veränderungen folge ich den knappen und klaren Worten von SPATZ: An den Erweichungsherden lassen sich drei Phasen unterscheiden: Die *erste* Phase ist die der *Nekrose*, die im mikroskopischen Schnitt bei der NISSL-Färbung durch eine umschriebene Herabsetzung der Färbbarkeit gekennzeichnet ist; das von der Ernährungsstörung betroffene Rindengebiet ist heller als die benachbarte gesunde Rinde (sog. ,,Erbleichung")... Die *zweite* Phase ... ist die des *Abbaues* oder des *Körnchenzellstadiums*, im Schnitt bei schwacher Vergrößerung durch eine gesteigerte Färbbarkeit bestimmter Zellen erkennbar, die großen Massen von Freßzellen entsprechen. Diese entstehen an den Rändern des nekrotischen Herdes, und zwar von mesodermalen Elementen (Zellen der weichen Häute und der Gefäße) als auch von Gliazellen aus. Oft finden sich an solchen Randpartien richtige Wälle von Phagocyten, die im Nervensystem als Gitter- (NISSL-Färbung) oder Fettkörnchenzellen (Fettfärbung) bekannt sind. Den losgelösten Gitterzellen, denen man ihren Ursprung nicht mehr ansehen kann, obliegt die Verdauung und Abräumung der nekrotischen Gewebsmassen. Die Fettmassen entstammen den Gehirnlipoiden, die als solche die Fettreaktion nicht geben, sondern sich erst in den Zellen zu einfacheren mit Sudan und Scharlachrot färbbaren Fetten umwandeln. Bei hämorrhagischen Erweichungen enthalten die Gitterzellen auch Hämosiderin. Mit erfüllter Aufgabe

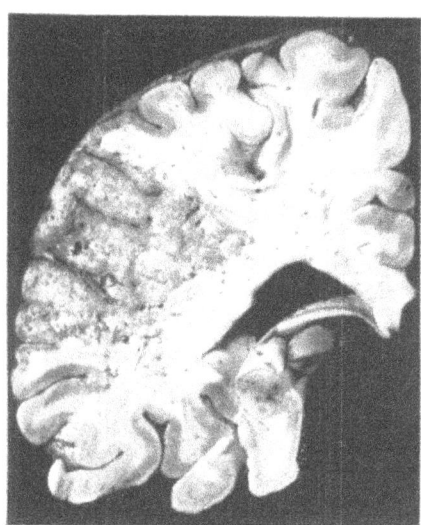

Abb. 8. Ausgedehnte Erweichung der occipitalen Rinden- und Marksubstanz bei arteriosklerotischer Thrombose. (Nach SCHWARTZ.)

(Umwandlung der Zerfallsstoffe in resorbierbare Form) gehen die Gitterzellen in großen Massen zugrunde und verschwinden. Die Hirnmasse erhält eine zerfließliche Beschaffenheit, wird verflüssigt, die Abbaustoffe werden in die Gefäßbahnen abgeführt. Damit kommt es zur *dritten* Phase, jener der *Organisation* oder der Höhlen- und Narbenbildung. Wo vorher Gitterzellen waren, sind jetzt größere oder kleinere mit Flüssigkeit gefüllte Hohlräume, deren Wände von einem faserreichen Narbengewebe gebildet werden, teils gliösen, teils mesodermalen Ursprungs, und zwar wuchern die Fibroblasten des Bindegewebes wie die Astrocyten der Glia. Die drei Stadien gehen ganz fließend ineinander über.

Septische Embolien (von einer Lungengangrän oder einer septischen Endokarditis aus) führen infolge der bakteriellen Einwirkung zu gangränösen Erweichungen.

Prognose. Die Gefahr des tödlichen Ausganges ist bei Erweichungen wesentlich geringer als bei Blutungen. Sehr große Erweichungen freilich sind in der Regel tödlich und auch solche in besonders gefährlichen Gebieten von Medulla und Hirnstamm, auch wenn sie von bescheidenem Umfange bleiben. Es hängt dies von der Nachbarschaft lebenswichtiger Zentren und von den anfänglichen über den Herd hinausgreifenden funktionellen Erscheinungen ab. Die weitere Prognose richtet sich im wesentlichen nach dem Grundleiden. Emboliegefahr bleibt immer gegeben, solange die Voraussetzungen zur Loslösung von Pfröpfen fortdauern. Ist diese Gefahr beseitigt, dann richtet sich die Prognose vor allem nach der Größe und dem Sitz der Erweichung. Da Hirnembolien häufig bei Jugendlichen eintreten und deren Hirn rüstig ist, pflegen die Aussichten so günstig zu sein, wie diejenigen von Hirnschüssen, die ja meist auch Menschen mit rüstigen Zentralnervensystem trafen.

Demgegenüber ist die spätere Prognose von arteriosklerotischen Hirnerweichungen schlechter. Allgemein kann aber auch hier gesagt werden, daß sie um so günstiger zu sein pflegt, je jünger das Individuum ist, je geringere Allgemeinschädigungen des Hirns man also annehmen darf. Zunehmendes

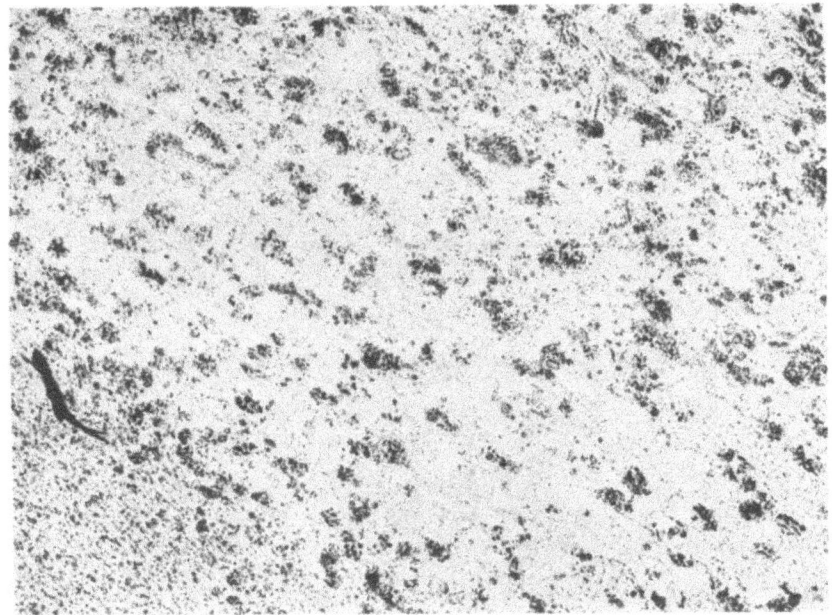

Abb. 9. Umwandlung von Gliazellen in Körnchenzellen am Rande einer Erweichung (Fettfärbung). (Nach K. NEUBÜRGER.)

Lebensalter verschlechtert die Aussichten, ganz abgesehen davon, daß dort, wo im höheren Lebensalter *einmal* eine Erweichung eingetreten ist, weitere auch in der Zukunft erwartet werden müssen.

Therapie. Gerade aus therapeutischen Rücksichten ist die Differentialdiagnose zwischen Hirnblutung und Hirnerweichung von hoher Wichtigkeit. Eine Hirnerweichung kann ja gerade beim Nachlaß der Herzkraft, beim Sinken des Blutdrucks zustande kommen und auch dort so entstanden sein, wo nach dem Insult der Blutdruck sehr hoch ist, sei es unter dem Einfluß des Insults selbst, der unter Umständen geeignet ist, den Blutdruck reflektorisch zu steigern, sei es, daß der Blutdruck vorher noch wesentlich höher war und trotz Absinkens noch hoch ist (s. die vorangehende Beobachtung von DE SEZE). Man kann sich also nicht allein an den Blutdruck halten, wenn man therapeutisch eingreifen will. Vielmehr wird man mit aller Sorgfalt die Umstände prüfen, unter denen es zum Insult kam. Ein Schlaganfall aus dem Schlaf heraus ist meist keine Blutung, ein solcher im Wutanfall oder bei sonstiger Erregung (Coitus) wird häufig auf einer Blutung beruhen. Vermehrung des Bilirubingehaltes im Serum spricht nach WILDER für Blutung. Meist wird man aber ohne diese Probe auskommen müssen.

Auf jeden Fall soll man bei Erweichungen keinen großen Aderlaß, am besten überhaupt keinen Aderlaß machen, wenn nicht etwa eine Urämie oder gleichzeitiges Lungenödem diese Maßnahme erfordern. Ist der Blutdruck tatsächlich tief oder ist er normal, dann liegt sicher keine Blutung vor und man wird nach dem Vorschlag vor allem französischer Autoren (Foix und Ley, Ley, aber auch Hiller) nicht zögern, blutdrucksteigernde Maßnahmen anzuwenden.

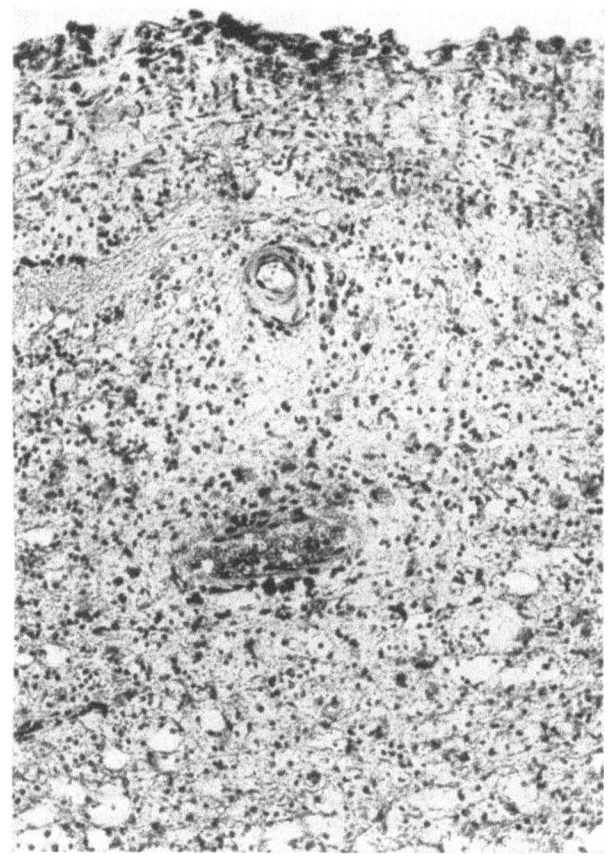

Abb. 10. Wand einer Erweichungscyste mit spongiöser Auflockerung des benachbarten Gewebes (unten). (Nach K. Neuburger.)

Man wird also den Kopf tief lagern und unter Umständen geeignete Mittel geben. Die Franzosen empfehlen Acetylcholin (0,2 pro dosi) und da man zugleich auch mit Angiospasmen zu rechnen hat, einen Versuch mit Belladonna, Benzylbenzoat, Trinitrit. Nitrokörper, die den Blutdruck nicht allgemein oder doch nicht wesentlich steigern, aber die Gefäßbahn erweitern, erscheinen überhaupt angezeigt.

Im übrigen wird man auch hier wie bei der Blutung thermische Reize, also Eisblase und Wärme, am besten vermeiden, wird den Darm leeren, die Blase überwachen, für vollkommene Ruhe sorgen und überhaupt das weitere Vorgehen so einrichten, wie auf der einen Seite die Grundkrankheit, auf der anderen Seite die Herdstörung dies verlangen. Hier kann auf die entsprechenden Abschnitte (Arteriosklerose, Hypertonie bzw. Hirnblutung) verwiesen werden.

Wo es im Gefolge von vasculären Herden zu Jacksonanfällen kommt, kann man, wie JENTZER und MORSIER vorschlagen, operativ vorgehen, und zwar mit günstigen Aussichten.

4. Arterielle Hypertension (essentielle Hypertonie).

Auf die ungeklärten Fragen dieses klinischen Gebietes kann hier nicht eingegangen werden, da ihre Behandlung in einen anderen Rahmen gehört. Daß im Zusammenhang mit Hypertension cerebrale Störungen sehr häufig sind, daran ist auf der anderen Seite kein Zweifel und die Wichtigkeit dieser Tatsache wird durch die verschiedenartigen wissenschaftlichen Auffassungen nicht berührt. KAUFFMANN hat vor 10 Jahren die häufigsten Klagen der Kranken mit arterieller Hypertension zusammengestellt und dabei Gruppen von Kranken mit essentiellem Hochdruck (E), von solchen mit renal bedingtem Hochdruck (R) und endlich 3. von solchen, bei denen eine Entscheidung nach der einen oder der anderen Richtung nicht möglich war (U), miteinander verglichen.

Bei 48 E-Fällen, 42 R-Fällen und 41 U-Fällen fanden sich:

Migräne	21	5	11mal
Angiospastische Insulte	6	4	4mal
Schwindel	28	13	25mal
Morgendlicher Kopfschmerz	17	16	21mal
Hochdruckrheumatismus	33	16	22mal
Überempfindlichkeit gegen Wärme	23	1	9mal

Ferner wird auf die Häufigkeit von Ermüdbarkeit, Nachlaß der Energie und geistigen Spannkraft, Reizbarkeit, Gedächtnismängel, lokale Ermüdbarkeiten, auch sonstige langdauernde Anfälle von bohrendem Kopfschmerz, auf Oligodipsie und geringe Neigung zu Fieber, Anfälle von Herzklopfen („Die Gefäße lassen das Herz nicht zur Ruhe kommen") hingewiesen. Daß Kranke mit stabilem Hochdruck ganz beschwerdefrei sein können, so daß es bei ihnen dann einmal wirklich aus heiterem Himmel zu der schwersten Folge des Hochdrucks, zu der Hirnblutung kommt, ist sicher. Die größten Beschwerden haben offenbar diejenigen, deren Hochdruck „labil" ist, d. h. großen Schwankungen unterliegt.

Im einzelnen wird die Migräne nicht als Folge der Hypertonie, sondern als ihr koordinierte Erscheinung aufgefaßt. Das Entscheidende ist die Konstitution, die unter anderem durch die Neigung zur allgemeinen und lokalen Gefäßverengerung gekennzeichnet ist und daher, abgesehen von der Migräne selbst, zu mannigfachen anderen kritischen vasomotorischen Zuständen die Voraussetzung bildet: Akroparästhesien, Raynaud, flüchtigen lokalen Ödemen, intermittierendem Hinken, dann auch zu jenen Störungen, die KAUFFMANN als angiospastische Insulte, d. h. transitorische Herderscheinungen (Aphasien, Hemianopsien, Blindheiten, Paresen) besonders heraushebt. Ob es sich hierbei freilich wirklich um Angiospasmen handelt, ist nicht entschieden. Nach RICKERs Auffassungen wird man eher an statische und prästatische Zustände in den kleinen Gefäßen zu denken haben. An der Häufigkeit solcher flüchtiger Herderscheinungen bei schweren Hypertensionen ist jedenfalls kein Zweifel. Auch die Häufigkeit morgendlicher Kopfschmerzen wird jeder Erfahrene bestätigen, und es trifft auch zu, daß im allgemeinen der Kopfschmerz um so schlimmer und hartnäckiger ist, je länger und tiefer der Schlaf war. Doch begegnet uns ähnliches auch bei anderen Nervösen, nicht bloß bei Hypertonikern.

Alle die bisher aufgeführten Klagen betreffen mehr oder weniger rasch vorübergehende, aber immer wiederkehrende Störungen. Es hängt das offenbar mit der besonderen Ansprechbarkeit des hypertonischen Gefäßsystems auf Reize mannigfacher Art zusammen. Daß es auf diesem Wege nicht bloß zu flüchtigen

Herdstörungen organisch-neurologischer Art, also besonders Aphasien, Sprachbehinderungen artikulatorischer Art, die nach meinen Erfahrungen besonders häufig sind, flüchtigen, oft eben merklichen sensiblen und motorischen Reizerscheinungen kommt, sondern unter Umständen auch zu steil ansteigenden und rasch abklingenden psychotischen Zuständen, hat besonders KRAPF hervorgehoben. Im einzelnen hat er ängstlich-triebhafte Dämmerzustände, ekstatische Dämmerzustände, Motilitätspsychosen von hyperkinetischem und akinetischem Gepräge, Amentiabilder, Halluzinosen, poriomanische Dämmerzustände, Benommenheit, Delirien und Verstimmungen von gereizt-paranoidem und ängstlich-depressivem Anstrich beschrieben. Es handelt sich zumeist um Zustände von wenigen Tagen Dauer, die auch im Wechsel mit transitorischen Herdstörungen oder auch Absencen und vor allem epileptiformen Anfällen auftreten können. Wenn KRAPF geneigt erscheint, allzu häufig Entäußerungen hypertonischer Störungen auch dort zu sehen, wo die Sachlage nicht hinreichend klar ist, so kann doch kein Zweifel sein, daß solche rasch vorübergehenden Seelenstörungen exogenen Gepräges auf hypertonischer Grundlage vorkommen. Auch im Rahmen anderer Seelenstörungen machen sich die gleichzeitig bestehenden Hypertonien in rasch vorübergehenden Aufpfropfungen, Angstzuständen, anfallsartigen Störungen bemerkbar. Bei epileptiformen Anfällen, die spät im Leben auftreten und sich nur selten wiederholen, wird man stets an hypertonische Störungen denken müssen.

Endlich erfährt auch der seelische Dauerzustand der Hypertonischen eine Änderung. L. BRAUN beschreibt diese Wesensänderung wie folgt: ,,Der Hypertoniker ist immer ‚nervös‘, reizbar und launisch. Er hat einen eingenommenen Kopf, Brechreiz und Ohrensausen und Ohrenklingen. Bei der Arbeit ermüdet er rasch. Nachdenken strengt ihn an und macht ihm Kopfschmerzen, der geschäftliche Verkehr regt ihn auf, sein Auffassungsvermögen hat abgenommen, das Diktieren geht nicht mehr so leicht wie in früheren Zeiten. Er ist minder lebhaft, viel weniger geistig regsam, das Gedächtnis ist nicht mehr zuverlässig. Besonders Namen und Zahlen sowie Ausdrücke aus fremden Sprachen sind ihm immer und immer wieder entfallen und das beunruhigt ihn natürlich in höchstem Maße. Gegen Geräusche wird er hochgradig empfindlich, das Telefon macht ihn ‚rabiat‘, das Klappern der Schreibmaschine irritiert ihn ‚entsetzlich‘, das Sprechen seiner Kinder bei Tische stört ihn, so sehr er sich auch Mühe nimmt, sich dadurch nicht stören zu lassen. Gewöhnlich wird er immer mehr verdrossen, mißtrauisch und verschlossen... Der Hypertoniker ist immer weinerlich. Ehemals vollwertige Männer, aufrechte, beherrschte, starke Seelen, welche im schweren Lebenskampf ruhig, gefaßt und sicher ihren Weg gegangen waren, Tränen nie gekannt, der Ungunst der Verhältnisse tapfer und tatkräftig Widerstand geleistet haben, werden kleinmütig, in ihrer Stimmung schwankend, weinerlich. Die Tränen rinnen ihnen die Wangen herab, wenn sie dem Arzt ihren Zustand schildern. Harmlose Vorgänge im Theater, banale Zeitungsmitteilungen können sie zu Tränen rühren, ja selbst geringfügige, auch heitere Ereignisse des täglichen Lebens bringen sie zum Weinen oder in einen Erregungszustand, in dem sie nur mühsam das Schluchzen, das ‚Aufheulen‘ unterdrücken können. Die ängstliche, gedrückte Stimmung kommt im ganzen Verhalten der Kranken zum Ausdruck...'' Wenn KRAPF betont, daß nicht so sehr ,,nervöse Erscheinungen" im Vordergrund stehen als vielmehr die Abnahme der geistigen Elastizität, daß der Hypertoniker vor allem schwerfällig werde, dabei als Ausdruck der mangelnden Wendigkeit zugleich weitschweifig und umständlich, so kann ich ihm nicht recht beistimmen. Der Hypertoniker wird um so mehr durch mangelnde Umstellbarkeit, aber auch um so mehr durch Affektinkontinenz — das ist zu BRAUNs Ausführungen zu sagen — auffallen, je mehr, wohl unter dem Einfluß der Hypertonie, die arteriosklerotischen Störungen anwachsen. Gewiß sind Hypertoniker oft klagsam und in ihren Klagen weitschweifig und unerschöpflich, sie sind ängstlich-hypochondrisch, lassen sich schwer „umstellen", d. h. in ihren Klagen auf andere Themen lenken, aber gerade das erscheint mir affektiv bedingt und zum Teil nur eine Enthemmung ursprünglicher, vorher verdeckter, persönlicher Eigentümlichkeiten, nicht aber Ausdruck einer organischen Senkung des Persönlichkeitsniveaus in intellektueller Hinsicht. Es ist aber bei der ursächlichen Verschränkung von Hypertonie und Arteriosklerose verständlich, daß arteriosklerotische Züge, also wirklicher geistiger Nachlaß, allmählich immer mehr hervortreten, meist zugleich mit leichten Störungen der seelischen Apparate. Es mag auch sein, daß bei sehr schweren Formen der Hypertonie schließlich ausgebreitetere organische Ausfälle eintreten, die ihrer Wirkung nach den arteriosklerotischen Ernährungsstörungen gleichen.

Pathologisch-anatomisch wird man nach DIETRICH die weiten Gefäße mit der Mediamuscularishyperplasie mit der Hypertonie in Verbindung bringen, während Arteriosklerose gerade zur Zunahme der elastischen Fasern bei Muscularisabnahme führt. Viele hypertonische klinische Erscheinungen transitorischer Natur werden, außer im Gefäßsystem selbst, zu keinerlei greifbaren Folgen am Zentralnervensystem führen. In anderen Fällen finden wir die mannigfachen schicht- und sektorförmigen Erbleichungen, wie sie vor allem von SPIELMEYER und seiner Schule, besonders von NEUBÜRGER, beschrieben worden sind. Freilich kann man ihnen nicht ansehen, ob sie durch Stase oder Angiospasmen hervorgerufen sind. Endlich wird man alle sonstigen Folgen nervaler Gefäßstörungen von der punktförmigen Blutung bis zu der großen sanguinösen Apoplexie antreffen, welch letztere, wie in einem früheren Abschnitt ausgeführt ist, dem Leben vieler Hypertoniker ein Ende setzt. Für die Behandlung der Hypertensionsfolgen, soweit sie hier in Frage stehen, muß auf das allgemeine Kapitel verwiesen werden.

Auf die forensische Bedeutung der kurzdauernden Bewußtseinsveränderungen bei Hypertonikern, vor allem bei Kraftwagenführern, hat FAHRENKAMP mit Nachdruck hingewiesen. Hypertoniker, die solche Störungen haben, dürfen den Kraftwagen nicht mehr führen, ebenso wenig wie sie als Lokomotivführer und Heizer, als Schrankenwärter und im Signalwerk tätig sein dürfen. FAHRENKAMP hat alljährliche Untersuchungen aller der in besonders verantwortlichen Berufen Tätigen angeregt.

Zur Gelegenheitsursache episodischer hypertonischer Störungen kann alles werden, was lebhaftere Schwankungen im vasomotorischen System herbeiführt. Vor allem spielen Witterungseinflüsse und Traumen eine erhebliche Rolle, aber auch Belastungen durch aufregende Vorkommnisse, durch Alkohol und andere Rauschgifte (Hypertoniker scheinen nicht selten abnorme Räusche zu bekommen). Bei Frauen ist es besonders das 11. Jahrfünft, offenbar im Zusammenhang mit der so häufigen weiteren Steigerung des schon vorher hohen Blutdruckes, bei Männern das folgende Jahrfünft, in dem episodische hypertonische Zustände am häufigsten auftreten.

Die Diagnose der Hypertonie kann man manchmal schon aus dem Aussehen (roter Hochdruck) und den Klagen machen. Einmalige Messung des Blutdruckes genügt nicht; vielmehr muß man die Messungen so häufig als möglich wiederholen. Schon innerhalb sehr kurzer Zeit zeigen sich dann nicht selten erhebliche Schwankungen. Im übrigen findet man, abgesehen von dem oft kennzeichnenden Verhalten der Gefäße selbst und des Herzens, gelegentlich Blutungen unter die Haut oder in andere Organe, oft auch Erscheinungen am Augenhintergrund vom Wechsel der Gefäßweite bis zur Retinitis hypertonica mit ihren starken Gefäßreflexen und partiellen Einscheidungen mit einzelnen Blutungen. Andersartige auf Gefäßkrisen zurückführende, oft weit in die Vorgeschichte zurückreichende Störungen, Akroparästhesien usw. wird man ganz selten vermissen.

5. Die allgemeine Arteriosklerose der Hirngefäße.

Pathologische Anatomie. Nachdem wesentliche Folgeerscheinungen der Hirnarteriosklerose, Gehirnerweichungen und Gehirnblutungen, schon beschrieben sind, erscheint es zweckmäßig, die anatomischen Grundlagen, soweit sie noch nicht besprochen sind, sogleich nachzutragen. Die Arteriosklerose der großen Hirngefäße und der Gefäßäste, die von den ersteren nach der Hirnsubstanz hinführen, unterscheidet sich anatomisch nicht von den Bildern in den übrigen Gefäßprovinzen des Körpers. Wir finden also Atheromatose und die Gefäße weit und mehr oder weniger starr. Die Atheromatose reicht in der Regel nicht in die feineren Gefäße hinein, kaum je in die ersten Zweige, die von den Ästen ausgehen. Auch diese erscheinen freilich weit und klaffend und häufig über die zurücksinkende Hirnsubstanz hinausragend. Aber in den kleinen Gefäßen beherrschen die Mediaveränderungen das Bild, während die Intimaveränderungen zurücktreten. ,,Im ganzen handelt es sich um einen Erkrankungsprozeß, der, gekennzeichnet durch Hyalinisierung, Verfettung und Elasticaschwund an kleinen Organarterien einen Übergang darstellt von der reinen Arteriosklerose zur Atherosklerose in Gefäßprovinzen, für die Intimawucherung und Atherombildung typisch sind'' (RÜHL). Nicht selten sind die Wände der kleinen und kleinsten Gefäße vollkommen hyalin umgewandelt. Auch die Capillarfibrose, bei der es zur Wucherung mesenchymaler Fasern um die Capillaren herum kommt, gehört hierher. Im Gegensatz zu den Gefäßveränderungen bei der Hypertonie, die zu einer Hyperplasie der Muscularis führt, herrschen bei der Arteriosklerose regressive Veränderungen an der Muscularis vor.

Die Verteilung der Gefäßveränderungen und der von ihnen abhängigen Störungen entspricht jener, die wir schon von den Hirnblutungen und Erweichungen her kennen. SPIELMEYER und sein Schüler KODAMA fanden, im wesentlichen in Übereinstimmung mit den Ergebnissen anderer Untersucher, ein ausschließliches Betroffensein des Hirnstammes, des subcorticalen Graus und benachbarten Marks besonders häufig, seltener Oberflächenveränderungen, und auch hier das Mark mehr befallen als die Rinde selbst, bei den zahlreichen kombinierten Erkrankungen aber ein Überwiegen der Hirnstammschädigungen.

Von gefäßabhängigen Störungen, die neben den schon besprochenen großen Erweichungen in Betracht kommen, sind die vielfach zahlreichen kleinen Erweichungen zu nennen, die man, selten, im Großhirnmark findet und die zu einem ausgedehnten Schwund des Marks und damit Zuständen tiefer Demenz führen können. Im subcorticalen Grau begegnen uns entsprechende Veränderungen als ,,état lacunaire'', d. h. zahlreiche kleine nach Erweichung entstandene Cystchen, ein Zustand, der oft schwer zu unterscheiden ist von dem ,,état criblé'', der einem Klaffen der perivasculären Räume entspricht und gleichfalls besonders häufig in den basalen Ganglien zu sehen ist. In der Rinde kommt es in Abhängigkeit von den Veränderungen an den kleinen Gefäßen vielfach nicht zur Gewebseinschmelzung. Es geht vielmehr nur das eigentliche Nervengewebe zugrunde, während das Stützgewebe wuchert. Auf diese Weise kommen Verödungsherde in Form der von ALZHEIMER beschriebenen perivasculären Gliose zustande. Wenn an einer Rindenpartie solche Verödungen dicht nebeneinander stehen und das Gewebe einsinken lassen, entsteht das kennzeichnende Bild der granulären Atrophie (SPATZ).

Auch im Großhirnmark gibt es grundsätzlich gleichartige Vorkommnisse, die zu dem Bilde der von BINSWANGER sog. ,,Encephalitis subcorticalis chronica'' führen. Endlich findet man auch mannigfach gestaltete Bezirke, in denen die Nervenelemente einfach gelichtet und die Zellen verkleinert oder auch sklerotisch, oft auch aus ihrer Stellung gebracht sind, aber ohne Gliavermehrung.

Vom Etat vermoulu war schon die Rede.

Symptomatologie. Durch die beschriebenen mannigfachen feineren Veränderungen, die zu so eindrucksvollen Vorgängen wie dem Schlaganfall nicht führen, wird das Gehirn gleichwohl in seiner Funktion allmählich schwer verändert. Es geht nicht nur je länger desto mehr Nervengewebe zugrunde, die Gefäße sprechen auch nicht mehr gehörig auf die Reize an. Auch dort, wo durch eine Fülle feinerer Veränderungen in engem Bereich Herdstörungen neurologischer Art allmählich immer deutlicher werden, bestehen daneben mannigfache allgemeine subjektive Beschwerden und vor allem seelische Veränderungen.

Von den subjektiven Beschwerden ist an erster Stelle der Kopfschmerz zu nennen, der bald als heftiger, meist in Stirn und Hinterkopf lokalisierter eigentlicher Schmerz, bald mehr als quälender dumpfer Druck beschrieben wird. Selten fehlen Schwindelerscheinungen der verschiedensten Art, die bis zu schweren Menièreanfällen gehen können, häufiger aber leichtem Drehschwindel oder Schwanken des Bodens entsprechen und gern bei Lageveränderungen auftreten, schon morgens beim Versuch aufzustehen, aber auch bei raschen Kopfbewegungen, bei körperlichen Anstrengungen, bei seelischen Erregungen. Oft wird aber auch das ,,Schwarzwerden'' vor den Augen, die Ohnmachtsanwandlung als Schwindel bezeichnet. Der Beteiligung des Augengefäßapparates entsprechen die häufigen Flimmerskotome, vorübergehende und bleibende Gesichtsfelddefekte, jenen des Ohrgefäßapparates die zunehmende Schwerhörigkeit mit den mannigfachen subjektiven Ohrgeräuschen, besonders Ohrensausen. Ferner begegnen uns hartnäckige Schlafstörungen im Sinne mangelnder Schlaftiefe und vorzeitigen Erwachens, aber auch Störungen des Einschlafens, oft bei gleichzeitigem ständigem Schlafbedürfnis, Müdigkeit und vor allem Ermüdbarkeit.

Die letztere ist es, die dem seelischen Zustand auch von außen her das Gepräge gibt und den Kranken vielfach eher auffallen läßt, als er selbst beginnt, darunter zu leiden. Arteriosklerotiker, die, ausgeruht und frisch, noch Ausgezeichnetes zu leisten vermögen, ermüden doch unerwartet rasch, können dann nicht mehr folgen, nicht mehr aufpassen, nicht mehr merken, verwickelte Zusammenhänge nicht mehr übersehen. Daher kommt es, daß gerade jene höchsten Leistungen am häufigsten und am schwersten leiden, die eine volle und anhaltende Frische verlangen, die schöpferische Tätigkeit auf allen Gebieten. Zugleich nimmt auch sonst die geistige Wendigkeit und damit das Interesse ab. In gewohnten Bahnen kann der Kranke anfänglich noch Hinreichendes leisten, wenn auch diese Alltagsarbeit ihn stärker ermüdet als früher, so daß er jede sonstige Tätigkeit einstellt. Auf Neues und Ungewohntes kann er sich aber nicht mehr einstellen, und Arterio sklerotiker fallen in der Regel dann als krank auf, wenn sie einen neuen Aufgabenkreis übernehmen sollen. Anfänglich freilich bringt eine längerdauernde Erholung, die Aufgabe unvernünftiger Gewohnheiten (Alkohol, Tabak) und zusätzlicher Verpflichtungen (Ehrenämter usw.) nicht selten eine überraschende und auch langdauernde Besserung mit sich und auch späterhin kommt es, mit weiterer Einschränkung des Leistungsbereiches, unter Umständen wiederholt zu erheblichen Schwankungen zum Guten; allmählich aber werden die Kranken doch unerbittlich weniger frisch, müder und geistig zunehmend eingeschränkt.

,,Psychische Schwerhörigkeit'', mangelnde Umstellbarkeit und Abnahme der Gedächtnisleistungen werden dann immer deutlicher, Erscheinungen, die eng zusammengehören. Der Kranke faßt nicht mehr auf, weil er mit dem Vorangehenden noch nicht fertig ist, merkt nicht mehr, weil er gar nicht aufnimmt, kann tatsächlich vorhandenen Gedächtnisbesitz nicht flott machen, weil er sich nicht recht um- und einzustellen vermag. Vor allem Namen und Zahlen fallen nicht mehr ein, Daten werden durcheinandergebracht. Das Fehlen des Zusammenhanges macht den Kranken bestürzt und läßt ihn doppelt unaufmerksam werden, die Ermüdbarkeit verstärkt diese Erscheinungen. Bei all dem und den schon vorher geschilderten mannigfachen subjektiven Beschwerden haben die Kranken ein starkes Krankheitsgefühl, ihre Stimmung ist gedrückt, sie werden ängstlich, hypochondrisch, achten auf die geringsten Anzeichen körperlichen und seelischen Versagens. Es wird ihnen nicht leichter, wenn sie ihre Sorgen, ihren Unmut, ihre Angst auf die Umgebung abladen und, vor allem Hypochonder, mangelndem Verständnis, allmählich erlahmendem Mitgefühl begegnen. So wird ihre organisch mitbedingte Reizbarkeit noch durch mannigfache Erlebnismomente gesteigert. Sie werden nach außen nervös, nörgelig, verdrossen, empfindlich, im Gedanken an sich selbst aber rührselig, zu Tränen, zum Selbstmitleid geneigt, auch abgesehen von dem so häufigen Zwangsweinen, dem innerlich keine entsprechende Gemütsbewegung parallel zu gehen braucht. Einengung des Horizontes, Abnahme der geistigen Wendigkeit, egozentrisch-hypochondrische Einstellung, Fesselung durch das eigene Leiden bringen es mit sich, daß der Arteriosklerotiker in seinem feineren Gefühlsleben verödet. Der weitgehende organische Abbau bewirkt es, daß die entstehenden Affekte gern maßlos, ungedämpft werden (Zorn wie Jammer, Erregung wie Depression), auch dann, wenn die Anlässe objektiv unzureichend sind (Affektinkontinenz).

Bei zahlreichen Kranken kommt es zu schweren und langdauernden, bei gleichzeitigen Herdstörungen oder Hypertensionen oft ängstlich gefärbten Depressionszuständen mit hypochondrischen, aber auch paranoiden Inhalten, ganz abgesehen von den durch die Arteriosklerose aufgeklinkten endogenen melancholischen Zuständen. Bei anderen treten besonders nächtliche delirante Verwirrtheiten, Unruhezustände und Erregungen auf, noch ehe es zu den schweren Formen des arteriosklerotischen Schwachsinns kommt. Die letzteren sind vor allem durch die starke Perseveration, das Haften, gekennzeichnet, das nur eine hochgradige Steigerung der schon so früh vorhandenen Umstellstörung ist. Der Kranke kommt nicht vom Fleck, wiederholt die gleiche Frage, die gleiche Antwort, die gleiche Bewegung, auch wenn die inzwischen veränderte Situation ganz anderes verlangt. Zugleich bestehen Orientierungsstörungen zeitlicher und räumlicher Art, der Kranke kennt nicht mehr die Personen seiner Umgebung, verwechselt Tag und Nacht, hat eine zunehmende Merkstörung. Sein Gedächtnis wird von der Gegenwart her immer weiter nach rückwärts abgebaut, auch weit über die Zeit hinaus, in der die ersten Störungen einsetzten. Vergangenheit und Gegenwart, die verschiedensten Räumlichkeiten, Sachverhalte und Sinnzusammenhänge werden durcheinander gebracht (Konfabulationen). Bei all dem bleibt meist das Krankheitsgefühl deutlich, die Stimmung ängstlich, niedergeschlagen, moros, gereizt. Vor allem aber kommt es immer wieder einmal zu überraschend guten Stunden und unerwarteten Leistungen. Sehr selten sehen wir so tiefe Blödsinnsformen wie bei der Paralyse (Démence globale bei der letzteren gegenüber Démence lacunaire der Arteriosklerotiker). In den beschriebenen Allgemeinveränderungen gehen die mannigfachen verwaschenen oder auch gröberen Herderscheinungen meist unter, wenn auch eine schwere sensorische Aphasie, eine optische Agnosie, eine gröbere Apraxie bei nicht zu oberflächlicher Untersuchung erkennbar bleiben. In seltenen Fällen sieht man einen unvermittelten mehr oder weniger periodischen Wechsel zwischen schweren Störungen und leidlicher Gesamtverfassung (periodisches Schwanken der Hirnfunktion, STERTZ).

KRAPF hebt den sich „einschleichenden", progredienten schwunglosen, an heftigeren Farben armen Charakter der arteriosklerotischen Seelenstörungen gegenüber jenen bei der Hypertonie hervor, selbst hinsichtlich der affektiven Vorgänge. Er hält sich dabei an die sehr seltenen, „reinen", von Blutdrucksteigerungen völlig freien Fälle und bekommt dadurch wohl ein etwas einseitiges Bild. Denn meist bestehen doch leichtere Blutdrucksteigerungen, ohne daß man an der vorwiegend arteriosklerotischen Natur des Geschehens zu zweifeln berechtigt ist. Auf körperlichem Gebiete bestehen meist anderweitige Erscheinungen der Arteriosklerose, wenn wohl auch selten die Arteriosklerose in den cerebralen Gefäßgebieten wesentlich ausgesprochener sein kann als sonst im Körper. Von den Folgen gröberer vasculärer Herde, also von Erweichungen, braucht in diesem Zusammenhange nicht die Rede zu sein, da sie in das Kapitel Erweichungen bzw. syndromatisch in den allgemeinen Teil gehören. Es sei aber nochmals darauf hingewiesen, daß in den Bildern schwerer Demenz meist Herderscheinungen mehr oder weniger verwaschener Art nachweisbar sind.

Gewisse Herderscheinungen aber sind so charakteristisch für alle fortgeschrittenen Formen arteriosklerotischer Hirnerkrankung, daß sie hier herausgehoben werden müssen, nämlich die an Intensität ganz verschiedenen Zustände der sog. arteriosklerotischen Muskelstarre. Daß gerade dieses Parkinson-Syndrom so häufig ist, hängt mit der schon wiederholt hervorgehobenen Hauptlokalisation der sklerotischen Gefäßstörungen zusammen, nämlich im Linsenkerngebiet. FOERSTER beschreibt die arteriosklerotische Muskelstarre als reinsten Typ des Pallidumsyndroms, und hier wie daneben im Striatum und der Substantia nigra finden wir denn in der Tat ausgebreitete feinere Veränderungen. CRITCHLEY hat dem arteriosklerotischen Parkinsonismus 1919 eine ausführliche Studie gewidmet und insbesondere auf die wechselnd starke Ausprägung von den leichten Fällen mit etwas Amimie und kurzschrittigem Gang (marche à petits pas) bis zu den schwersten Formen hingewiesen. Hier findet man Haltungsveränderungen, vornübergeneigten Kopf und Rumpf, gebeugte und adduzierte Arme mit der vom echten Parkinson her wohl bekannten Handhaltung, ausgebreiteten Rigor am ganzen Körper, mehr in den Gliedern als im Rumpf, mehr in den Beinen als in den Armen, mehr proximal als distal, plastischen Muskeltonus, Ausfall von Ausdrucks- und reaktiven Bewegungen, besonders Maskengesicht, sehr kleinschrittigen Gang mit wenig gebeugten Gelenken, Akinese, die hochgradig sein und bei den Kranken schließlich zu allen möglichen sekundären Verbildungen führen kann. CRITCHLEY hebt besonders den Wechsel im Rigor und die Neigung zu verlängerten katatonischen Haltungen hervor (psychical pillow). Der arteriosklerotischen Muskelstarre fehlt oft der parkinsonistische Tremor und auch die vegetativen Störungen (Salbenglanz) pflegen nicht so deutlich zu sein wie beim echten Parkinson. Nicht selten ist die arteriosklerotische Muskelstarre mit pseudobulbären oder Kleinhirnerscheinungen, mit pyramidalen und intellektuellen Defekten kombiniert[1]. Gerade diese zeigen oft die Natur der Störungen an. Oft beginnt die arteriosklerotische Muskelstarre langsam und schleichend und schreitet ebenso fort, wenn auch rascher als der echte Parkinson. In anderen Fällen finden wir einen schubartigen, offenbar durch wiederholte kleine Schlaganfälle bedingten Verlauf. Auch besonders früher oder später Beginn lassen eher an Arteriosklerose als an Parkinson denken.

Der *Verlauf* ist bei allen ausgesprochenen Formen der Hirnarteriosklerose ein langsam, nicht selten auch schubartig progredienter. Die vorwiegend durch nervöse (neurasthenische) und leichtere psychische Störungen gekennzeichneten Formen allerdings können mit immer wiederholten, auch langdauernden Besse-

---

[1] *Anmerkung bei der Korrektur:* Von selteneren Symptomen, die lokalisatorisch verwertbar sind, sei der Hemiballismus nach Herden im kontralateralen Corpus Luys sowie der Nystagmus des Gaumensegels bei Herden im Kleinhirnmark und in der unteren Olive erwähnt (LHERMITTE und TRELLES).

rungen viele Jahre praktisch ohne deutliche Verschlimmerung bleiben. Treten die Zeichen gröberen Abbaus hervor, vor allem Demenz, Muskelstarre, pseudobulbärparalytische Erscheinungen, dann wird man mit allmählicher Verschlimmerung, aber auch mit Erweichungen und bei hohem Druck auch mit Blutungen rechnen. Früh auftretende Schlaganfälle, die bei hohem Druck oft Blutungen sind, brauchen dagegen keine schlechte Prognose zu bedeuten. Auch wiederholte Insulte können hier ohne grobe Folgen für die Persönlichkeit verlaufen. Besonders die kleinen, ohne schwerere Bewußtseinsveränderung mit mehr oder weniger flüchtigen, schließlich freilich nicht mehr ganz reparablen schlaganfallsartigen Herdstörungen verlaufenden Fälle sind lange Jahre mit einer verhältnismäßig großen körperlichen und seelischen Frische vereinbar.

Differentialdiagnostisch wird man die Lues, die wohl ähnliche Bilder und Verläufe machen kann, oft schon durch das jugendliche Lebensalter, sodann durch kennzeichnende Pupillenstörungen, vor allem aber serologisch meist leicht unterscheiden können. Auch die Paralyse macht für denjenigen, der das Krankheitsbild kennt, nur in seltenen nur serologisch zu klärenden Fällen Schwierigkeiten. Bei Erkrankungen in hohem Lebensalter kann die Abgrenzung gegen die senile Demenz, die freilich meist mit einer besonders hochgradigen Merkstörung und ohne schlagartige Exacerbationen verläuft, auch ganz andersartige, vielfach von je psychopathische Menschen betrifft, unmöglich werden. Im 6. und 7. Lebensjahrzehnt wird nicht selten die ALZHEIMERsche Krankheit Schwierigkeiten machen, die therapeutisch freilich ohne Belang sind. Der Sachverständige wird auch hier meist das Richtige treffen. Folgenschwer kann die Entscheidung dort werden, wo es sich um die Abgrenzung eines arteriosklerotischen Syndroms von einem Tumor handelt. Doch geht dies die Kapitel Hirntumor und Erweichung an. Endlich wird man im Beginn der Arteriosklerose oft entscheiden müssen, ob es sich nicht einfach um „neurasthenische" Störungen handelt. Die Entscheidung geht dabei aber um ein Mehr oder Weniger, nicht um ein Entweder-Oder. Man wird sich hier an die Herdstörungen und an den Befund am Gefäßsystem, die Zeichen echten Leistungsnachlasses auf der einen, die persönliche weitere Vorgeschichte und die Lebenslage auf der anderen Seite halten und dann meist das Richtige treffen. Die notwendigen allgemeinen Maßnahmen schaden freilich weder hier noch dort, sie nützen in beiden Fällen, und auch einem Arteriosklerotiker wird man, mit Recht, sagen dürfen, daß es sich — in diesem Stadium — um vorwiegend nervöse Erscheinungen handle, und man wird ihn nicht durch die Diagnose Arteriosklerose zu Angst und Hypochondrie verurteilen.

Über die *Ursachen* ist schon im Kapitel über die Schlaganfälle die Rede gewesen. Der Erbfaktor ist danach nicht hoch genug anzuschlagen. Daß dem so häufig angeschuldigten Alkohol, aber auch den lebhaften Gemütsbewegungen eine wesentliche ursächliche Bedeutung nicht zukommen kann, geht aus den ausgezeichneten Tübinger Untersuchungen von WEITZ hervor, wenn diese sich auch im wesentlichen an das Symptom der Hypertension halten. Auch über die Rolle des Tabaks sind die Akten noch nicht geschlossen.

Therapie. Daß dennoch diese Umstände bei klinisch manifester Arteriosklerose eine unheilvolle Bedeutung haben können, geht aus den therapeutischen Erfahrungen hervor. So übereinstimmend wird die günstige Wirkung der Alkohol- und Tabakabstinenz hervorgehoben, daß darin nicht bloß menschenunfreundliche ärztliche Regungen Ausdruck finden können. Man wird dabei freilich nicht vergessen, daß mit dem Fortfall der Genußmittel vielfach auch andere belastende Gewohnheiten (nächtliche Geselligkeiten usw.) ohne weiteres entfallen und daß so einschneidende Verbote in der Regel auch sonst zur Besinnung und zum Maßhalten veranlassen. Wer von sich das Opfer der Genußmittel verlangt, pflegt sich mit der Einschränkung des Leistungsumfanges und der Arbeitsintensität schadlos zu halten. Dies aber wirkt sicherlich günstig. STAHL hat eindrucksvoll darauf hingewiesen, daß allein der Fortfall der zusätzlichen Belastungen überraschend günstig wirken kann, wenn der Arzt versteht, die Schäden aufzufinden und die Konflikte psychotherapeutisch, von der Erlebnissphäre her, aufzurollen und nach Möglichkeit zu beseitigen. Freilich sind es gerade die hochdruckkranken Arteriosklerotiker, die solchen Maßnahmen zugänglich sind.

Im übrigen ist die Hirnarteriosklerose zu behandeln wie die Arteriosklerose überhaupt. Lactovegetabile Kost (BOCK) bei geeigneter Alkalisierung (STAHL empfiehlt 3—6 Teelöffel Speisesoda pro die), Sauerstoffbäder, milde Prießnitzmaßnahmen, Traubenzuckerinjektionen (50%, STAHL, DUMAS) werden empfohlen. Die Medikamente werden je nach dem Verhalten des Blutdruckes verschieden gewählt werden müssen. Jod spielt immer noch eine große Rolle, nach den experimentellen Untersuchungen von LIEBIG, der Dijodyl empfiehlt, mit Recht, auch wegen der der Atheromatose vorbeugenden Wirkung. Die Nitrokörper wirken wohl nicht so sehr blutdrucksenkend als vielmehr gefäßerweiternd und sind auch bei der Arteriosklerose angezeigt. Die LAUDER-BRUNTONsche Salpetermischung (Kal. bicarb. 1,8, Kal. nitric. 1,2, Natr. nitros. 0,03 morgens nüchtern ein Pulver in einem Glas Wasser in $^3/_4$ Stunden zu nehmen) ist als Nitroskleran im Handel. HANSE rühmt seine Wirkungen. Die Franzosen empfehlen Cholin bzw. Acetylcholin, das als Pazyl in Tablettenform gegeben wird. STAHL hat mit dem Acecolin, einem zu injizierenden stabilisierten Acetylcholin bei vorsichtigem Vorgehen gute Erfolge gehabt. Endlich sei auf die von MARX empfohlene Behandlung mit Arteriovaccine nach Cilimbaris hingewiesen (sterile Aufschwemmungen von Darmbakterien, die in vitro Cholesterin und Kalk abspalten). Bei Herzschwäche wird man eine Hebung des Kreislaufes anstreben. Einzelne Beschwerden, Kopfschmerzen, Schlaflosigkeit, werden symptomatisch behandelt werden müssen. Von Schlafmitteln wird man jene ohne kumulative Wirkungen (etwa Paraldehyd, Adalin) vorziehen.

6. Die Aneurysmen der Hirngefäße.

Die Hirngefäßaneurysmen sind diagnostisch auch heute noch sehr undankbar. Viele Aneurysmenträger gehen ohne alle hinweisenden Vorboten an einer massiven Blutung zugrunde. Dennoch stellte schon WICHERN fest, daß von seinen 21 Fällen nicht weniger als 15 vorher Symptome dargeboten hatten und BEADLES (nach SCHMIDT) stellte Symptome vor der Blutung für die Aneurysmen der Art. basilaris in 50%, für jene der Art. communic. post. in 47%, jene der Art. cerebri post. in 41%, jene der Art. cerebri media in 22% und jene der Carotis im Sinus cavernosus gar in 69% der Fälle fest. Es muß also in Zukunft möglich sein, häufiger im Leben und vor der Blutung die Diagnose zu stellen und damit die Wege der Behandlung auszubauen.

Von den Entstehungs*ursachen* der Aneurysmen spielte nach den früheren Annahmen die Lues eine große Rolle. Das Gegenteil ist richtig. Für den pulsierenden Exophthalmus, der unter den Aneurysmen insofern eine Ausnahme macht, als es sich hier um ein arteriovenöses Aneurysma handelt (KEEGAN) und als die Diagnose meist gestellt wird, fand SATTLER unter 352 Fällen die Lues nur einmal verantwortlich. Die anderen rein arteriellen Aneurysmen sind häufiger, aber doch auch noch recht selten durch Lues bedingt. Dagegen hat man mit einer erheblichen Häufigkeit von kongenitalen Aneurysmen zu rechnen. Es geht das allein aus dem häufigen Befund gleichzeitiger grober Anomalien im sonstigen Gefäßbild hervor. Von den 19 Fällen GREENS etwa gehörten 12 hierher. FORBES hat gezeigt, daß gerade dort, wo Aneurysmen sich mit besonderer Vorliebe entwickeln, nämlich an den Teilungsstellen der großen Gefäße, auch an scheinbar normalen Gehirnen sich sehr häufig Muscularisdefekte finden (25 von 31 Fällen), Befunde, die freilich von anderer Seite (TUTHILL) bestritten und als Kunstprodukte gedeutet worden sind. An der „kongenitalen" Natur vieler Aneurysmen ist aber ein Zweifel nicht möglich, schon im Hinblick auf die Tatsache nicht, daß viele junge Menschen an Aneurysmenblutungen zugrunde gehen. Im Alter hat demgegenüber die Arteriosklerose eine hohe Bedeutung, gelegentlich die Bleiintoxikation und einen weiteren erheblichen Anteil stellen die traumatischen Aneurysmen. Für die arteriovenösen (Carotis-Sinus cavernosus) Aneurysmen nimmt HARKNESS (unter 621 Fällen) in 75% traumatische Entstehung an, LOCKE (588 Fälle) in 68%. Endlich ist die Bedeutung septischer Embolien, die zur Gefäßwandschädigung und damit zu Aneurysmen führen, sicher nicht gering, wenn die Ansichten darüber auch nicht unwesentlich voneinander abweichen. So gibt etwa WALLESCH in 37,2% Endokarditisfolgen gegenüber 35,9% Folgen von Arteriosklerose an, aber nur in 1,8% Trauma, in 5,5% kongenitale Defekte und Gefäßanomalien.

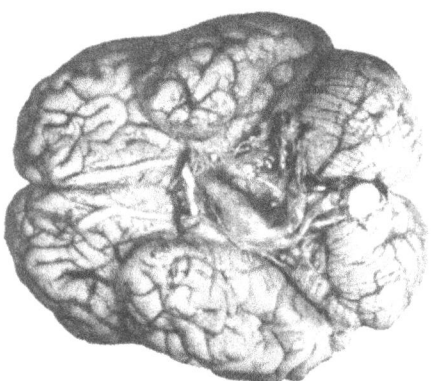

Abb. 11. Spindelförmiges Aneurysma der Art. basilaris. (Nach REDLICH.)

Die Häufigkeit der Aneurysmen überhaupt wird ganz verschieden gefunden, offenbar je nach der Sorgfalt, mit der untersucht wurde, und der Auffassung dessen, was noch als Aneurysma gelten kann. VERGA etwa will unter 27000 Obduktionen nur 7 Aneurysmen gesehen haben, 5 davon als Zufallsbefund, SZÉKELY dagegen unter 11500 behördlichen Leichenöffnungen 157 Fälle = 1,5% gegenüber 348 Apoplexien = 3%, so daß 46% der tödlichen Hirnblutungen durch Aneurysmen bedingt waren. Und zwar waren danach die Frauen doppelt so häufig betroffen als die Männer, während sonst große Unterschiede zwischen den Geschlechtern nicht festgestellt wurden. $^3/_4$ aller Fälle betrafen Altersstufen jenseits des 35. Lebensjahres. Etwa $^1/_2$ (FEARNSIDES) bis $1^1/_2$% Aneurysmen und eine ähnliche Altersverteilung werden auch sonst angegeben. (Genauere statistische Angaben bei WALLESCH: 102 von 221 Fällen bis zum Alter von 40 Jahren, 108 Männer auf 104 Frauen).

Die Aneurysmen sind meist klein, senfkorn-, erbsen- oder bohnengroß, seltener wesentlich größer, pflaumen-, ja, ganz selten, bis faustgroß. Gelegentlich findet man multiple Aneurysmen, nicht bloß, wie gelegentlich angegeben, bei Arteriosklerose, sondern auch als Bildungsfehler. SCHMIDT, der die arteriovenösen Aneurysmen nicht berücksichtigt, fand je 7 Aneurysmen an der Art. cerebri media und Carotis interna, 5 an der Art. basilaris, je 2 an der Art. cerebri anterior, communic. post. und ophth., 1 an der Art. comm. anterior. Andere Autoren betonen die Häufigkeit an der Art. basilaris, die Seltenheit an der Art. cerebri anterior. WALLESCH fand unter 279 Fällen 70mal die Art. fossae Sylvii, 45mal die Art. basilaris, 39mal die Carotis interna, 37mal die Comm. ant., 21mal die Art. cerebri nat. betroffen, 18mal die Comm. post., alle anderen wesentlich seltener. Die CHARCOT-BOUCHERschen Aneurysmen gehören natürlich nicht hierher. Fast alle anderen finden sich, wie übereinstimmend angegeben wird, an den extracerebralen Gefäßstämmen.

Symptomatologie. Zahlreiche Aneurysmenträger (etwa von FEARNSIDES 44 Fällen 10) gehen unter den plötzlich auftretenden Erscheinungen der Hirnblutung bzw. der Subarachnoidealblutung sehr rasch und apoplektiform zugrunde.

Die Regel ist dies aber nicht. Es kommt zu dem langsamen Einsatz der Erscheinungen einer Subarachnoidealblutung, die zurückgehen, aber bald, nach Stunden, innerhalb weniger Tage wiederkehren und charakteristisch an- und abschwellende Symptome machen. Es kann zur Heilung und erst nach Jahren, unter Umständen erst nach 20 Jahren zu neuer Blutung und zum Tode kommen. In dieser Hinsicht verhalten sich viele Aneurysmen nicht anders als die „spontanen" Subarachnoidealblutungen, die von manchen Autoren, so BIEMOND und TER BRAAK, aber auch SCHMIDT, überhaupt vorwiegend, doch nicht ausschließlich, auf Aneurysmen zurückgeführt werden. Auf das Kapitel der spontanen Subarachnoidealblutung kann daher hinsichtlich der Symptomatologie verwiesen werden. Besonders hervorgehoben sei, daß man nicht selten Blutungen in die Opticusscheide und Retinalblutungen findet.

Die Subarachnoidealblutung ist also das wesentliche Kennzeichen im Krankheitsbilde des blutenden Aneurysmas. Es kann aber auch zum primären oder sekundären Einbruch in die Ventrikel und endlich sekundär zum Hydrocephalus internus kommen durch Verlegung des Aquädukts (WALLESCH). „Wenn eine junge, vorher gesunde Person plötzlich an den Symptomen einer Subarachnoidealblutung erkrankt und weder eine organische Hirnkrankheit noch ein beträchtliches Trauma als Ursache nachweisbar ist, muß man immer an ein geborstenes Aneurysma denken."

Bei der akuten Blutung sind Hirndruckerscheinungen häufig, vorher dagegen sehr selten. Ja, das Aneurysma ist ein Tumor, der in der Regel Stauungspapille nicht macht, wie es scheint, auch bei recht beträchtlicher Größe nicht. Demgegenüber sind vorangehende Lokalsymptome recht häufig (s. oben). Bei dem Prädilektionssitz der Aneurysmen ist es verständlich, daß vor allem Augenmuskelsymptome vorkommen, solche am Oculomotorius zumal, aber auch am Abducens und weiter Reiz- und Lähmungserscheinungen im Trigeminusgebiet. Ein sehr erheblicher Teil der periodischen Augenmuskellähmungen ist durch Aneurysmen bedingt, und zwar durch wiederholte Blutungen, sodann durch Druck des wachsenden Aneurysmas auf die Nerven, endlich durch Kaliberschwankungen und dadurch bedingte wiederkehrende Druckwirkungen (BRAMWELL). Nächst den Nerven III und VI werden auch VI und VII auf diese Weise betroffen. Die Intervalle können Jahre dauern.

Eine besondere Rolle spielt auch symptomatologisch das arteriovenöse Aneurysma der Carotis interna und des Sinus cavernosus. Hier findet sich der pulsierende Exophthalmus, der in 91% der Fälle dieser Entstehung ist (sonst Angiome, Meningocele der Orbita). Der Exophthalmus entsteht oft ganz plötzlich mit einem knackenden Geräusch und heftigem Schmerz, nach Schädelbasisbruch unter Umständen langsamer. Bindehaut und Lider können ödematös sein. Es finden sich Venenerweiterungen. Der Exophthalmus ist meist hochgradig. Am Augenhintergrund sieht man Ischämie oder venöse Stauung. Die meist weite Pupille reagiert träge. Daneben bestehen Trigeminusstörungen und Abducenslähmung. Auch andere Augenbewegungsstörungen kommen vor.

Das Aneurysma der Carotis interna im Sinus cavernosus macht gelegentlich totale Ophthalmoplegie, gleichfalls mit Lidödem und Störungen im Trigeminus I, Erscheinungen, die mit den Kaliberschwankungen wieder zurückgehen können (OLOZ). Auch Stauungspapille ist offenbar nicht selten. Gerade bei diesen Aneurysmen, vor allem bei pulsierendem Exophthalmus, hört man, manchmal schon von fern, in der Regel aber in der Nähe beim Aufsetzen des Stethoskops auf das Lid oder an irgendeine Stelle des Kopfes intrakranielle Geräusche, die bei anderen Aneurysmen entgegen früheren Annahmen sehr selten sind. Subjektive pulsierende Geräusche, entsprechend an- und abschwellender Kopfschmerz sind aber auch sonst häufig.

Die fokalen Symptome der Aneurysmen sind im übrigen je nach Sitz und Größe verschieden. Jene der Art. cerebri media machen meist keine Lokalsymptome, außer wenn sie sehr groß sind. Dann kann es zu Hemiparesen, zu Aphasie kommen. Das Aneurysma der Art. cerebri ant. macht unter Umständen Opticus- und Olfactoriusstörungen, die nach MacNelty auch bei Aneurysmen der Art. corporis callosi vorkommen.

Recht kennzeichnend kann das Bild des Aneurysmas der Basilararterie sein: Zwischen den beiden Seiten wechselnde leichte Hemiplegie (Druck erst auf die eine, dann auf die andere Pyramide), Sensibilitätsstörungen und Hirnnervenstörungen, je nach dem Sitz des Oculomotorius oder des Trigeminus, des Abducens, des Facialis und Acusticus, unter Umständen selbst der hinteren Hirnnerven, so daß es zu den Symptomen der Bulbärparalyse kommen kann. Daneben bestehen Kopfschmerzen. Die Kopfbewegungen können behindert sein.

Die Aneurysmen der Art. commun. post. können durch Druck auf den Tractus Hemianopsie machen (auch andere Aneurysmen tun dies, wie sie auch, selten, sonstige Gesichtsfelddefekte verursachen können), daneben Oculomotorius-, Abducens- und Quintusstörungen.

Vereinzelt rufen die Aneurysmen epileptiforme Anfälle vom Jacksontyp hervor. Aneurysmen im Plexus chorioideus können zu Stauungspapille führen (WULLENWEBER).

In nicht wenigen Fällen wurde von Aneurysmen das Bild des Hypophysentumors vorgetäuscht, auch röntgenologisch (ZOLLINGER und CUTIER u. a.).

Bei Aneurysmen an der Konvexität soll es nach SARBO zu gekreuzten Reiz- und Lähmungserscheinungen kommen, also etwa zur Kontraktur des herdgleichseitigen Beins, zu dauernden Bewegungen im herdgleichseitigen Arm und zu herdgekreuzter Hemiplegie.

Diagnose. An Aneurysmen wird man denken können, wenn geeignete Grundkrankheiten vorliegen, also etwa eine septische Endokarditis, Sepsis, aber auch Arteriosklerose. Bei Hirndruckerscheinungen wird unter Umständen die Röntgenographie die Sachlage klären. So konnte SOSMAN in CUSHINGS Material mehrfach an dem fast geschlossenen Ringschatten Aneurysmen feststellen. Auch die Arteriographie hat, unter anderem MONIZ, wiederholt die Diagnose gestattet. Die Erkennung des arteriovenösen Carotis-Sinus-cavernosus-Aneurysmas ist durch den pulsierenden Exophthalmus meist nicht schwer. Unter Umständen kann hier die Untersuchung des Sauerstoffgehalts der Jugularis nach HORTON weiterhelfen (s. KEEGAN). Auch rezidivierende Augenmuskellähmungen zeigen vielfach Aneurysmen an. In vielen Fällen wird die, zunächst günstig ausgehende, Subarachnoidalblutung die Diagnose wahrscheinlich machen. Die Fokalstörungen werden den Sitz anzeigen.

Die *Prognose* des Aneurysmas ist sehr ernst. Immerhin können viele Jahrzehnte zwischen den einzelnen Blutungen vergehen. Es gibt einen Fall in der Literatur, in dem schon 55 Jahre vor dem durch Selbstmord erfolgenden Tode die Symptome des Aneurysmas deutlich waren.

Die Behandlung richtet sich bei eingetretener subarachnoidealer Blutung nach den dort angegebenen Richtlinien. Im übrigen wird man die Grundkrankheit (Arteriosklerose, Lues, Endokarditis), unter Umständen mit gutem Erfolg auch für das Aneurysma, behandeln. Das arteriovenöse Aneurysma der Carotis wird gegebenenfalls chirurgisch angegangen. Man kann die Carotis communis zunächst digital, dann bei Verträglichkeit anderweitig komprimieren und unter Umständen unterbinden (NATTRASS berichtet einen glücklich ausgehenden Fall) oder durch Fascienstreifen drosseln (VOSS). DANDY hat einzelne glückliche Operationen an atypischen Aneurysmen im Hemisphärenbereich vorgenommen, FOERSTER durch vorsichtige Punktion in 2 Fällen Erfolg gehabt (nach BORCHARDT).

Literatur.

Ganz allgemein siehe die entsprechenden Kapitel im Handbuch der Neurologie von O. BUMKE und O. FOERSTER.

Extradurale Blutungen.

A. Zusammenfassende Arbeiten.

CUSTODIS: Die Verletzung der Arteria meningea media. Berlin: August Hirschwald 1908.
MARBURG: Die traumatischen Erkrankungen des Gehirns und Rückenmarks. Handbuch der Neurologie, Bd. XI, S. 1 (1936). — MELCHIOR: Verletzungen der Gefäße der Schädelhöhle. Neue deutsche Chirurgie, Bd. 18/II. Stuttgart: Ferdinand Enke 1916.

B. Einzelarbeiten.

HAMMES, E. M.: Delayed traumatic intracranial hemorrhage. Minnesota Med. 12, 86 (1929).
KÖNIG, A.: Über homolaterale Hemiplegie bei Meningealverletzung. Dtsch. Z. Chir. 218, 370 (1929).
MORTLAND, S. HARRISON and CHRISTOPHER C. BELING: Traumatic cerebral hemorrhage. Arch. of Neur. 22, 1001 (1929).
PATEL, JEAN: Les épanchements sanguins intracraniens localisés d'origine traumatique. J. de Chir. 37, 512 (1931).
RAND, C. W.: Chronic subdural Hematoma. Arch. Surg., Juni 1927.
WINKLER, E.: Über Verletzungen der Arteria meningea media. Arch. klin. Chir. 182, 133 (1935).

Subarachnoidealblutung.

A. Zusammenfassende Arbeiten.

AUBERT: Les hémorrhagies méningées. Thèse de Paris 1912.
EHRENBERG: Die Subarachnoidalblutung. BUMKE und FOERSTERs Handbuch der Neurologie, Bd. X, S. 413. 1936.

B. Einzelarbeiten.

BIEMOND, A. u. J. W. G. TER BRAAK: Über die sog. spontanen subarachnoidalen Blutungen und ihre Beziehung zum Aneurysma der Hirngefäße. Dtsch. Z. Nervenheilk. 132, 4 (1933).
HERMANN: Z. Neur. 105, 667 (1926). — HESS: Klin. Wschr. 1929 II, 1672.
MATZDORFF: Z. Neur. 89, 247 (1924).
PETRÉN: Dtsch. Z. Nervenheilk. 101, 308 (1928).
SEVERIN: Klin. Wschr. 1926 II, 2188.

Nichtentzündliche Sinusthrombose.

BENEDICT, WILLIAM L.: (1) Cranial sinus thrombosis. Ophthalmologic aspects. Surg. etc. 52, 464 (1931). — (2) Z. Neur. 60, 815 (1931). — BENJAMINS, C. A.: Thrombose des Sinus cavernosus. Nederl. Tijdschr. Geneesk. 1931 II, 3878.
DANDY, W. E.: Cerebral (ventricular) hydrodynamic test for thrombosis of the lateral sinus. Arch. of Otolaryng. 19, 297 (1934).
KOLLER, F.: Über Folgeerscheinungen der Thrombophlebitis des Sinus cavernosus. Graefes Arch. 130, 64 (1933).
OHNACKER, P.: Zirkulatorisch bedingte Hirnerscheinungen im Anschluß an Sinus- und Jugularisausschaltung. Arch. Ohr- usw. Heilk. 131, 1 (1932).
SCHOLDERER, H.: Sinusthrombosen nach Chinidin. Z. klin. Med. 119, 64 (1931).
WEISE, ROBERT: Ein Fall von unklaren Hirnsymptomen im Anschluß an Sinusthrombose. Z. Laryng. usw. 20, 14 (1930). — WÜST, K.: Über Sinusthrombose nach alimentärer Intoxikation. Jb. Kinderheilk. 137, 340 (1932).
ZISCHINSKY, H.: Über Vorkommen und Klinik von Thrombosen, insbesondere von Sinusthrombosen, von Blutungen des Gehirns und seiner Häute und Embolien am akut infektionskranken Kinde. Jb. Kinderheilk. 124, 35 (1929).

Apoplexie (s. auch unter Gehirnblutung, Embolie und Thrombose).

A. Zusammenfassende Arbeiten.

HILLER, F.: O. BUMKE und O. FOERSTERs Handbuch der Neurologie, Bd. 11, S. 178. 1936.
KLEMPERER, G. u. E. HAASE: Apoplexie. Neue deutsche Klinik, Bd. 1, S. 507. 1928.
NEUBÜRGER, K.: BUMKEs Handbuch der Geisteskrankheiten, Bd. 11. 1930.

B. Einzelarbeiten.

BEITZKE, H.: Über Hirnarterienaneurysmen als Quelle der apoplektischen Insulte. Beitr. path. Anat. **87**, 272 (1931). — BÖHNE, C.: (1) Über das anatomische Substrat des apoplektischen Insults. Klin. Wschr. **1929 I**, 1057. — (2) Kompakte apoplektische Hirnblutung und hämorrhagische Hirnerweichung (Klinik, Pathologie, Pathogenese). Z. klin. Med. **117**, 31 (1931). — (3) Zur Pathogenese der kompakten apoplektischen Hirnblutung. Dtsch. med. Wschr. **1932 II**, 1201.

CARLILL, H.: Ventricular puncture in apoplexy with remarks in the technic and use of the operation. Lancet **211**, 1212 (1926).

DEËLMANN, H. T.: Etude expérimentale de l'hémorrhagie cérébrale. Ann. d'Anat. path. **10**, 977 (1933).

HILLER, F.: (1) Zur Pathogenese der apoplektischen Hirnblutung. Verh. dtsch. Ges. inn. Med. **1932**, 202. — (2) Über flüchtige Hirnsymptome infolge Kreislaufstörungen. Münch. med. Wschr. **1932 II**, 1465.

KRAUSE, P.: Zur Differentialdiagnose zwischen Coma diabeticum, Apoplexie und Status hypoglycaemicus. Dtsch. med. Wschr. **1930 I**, 398.

LHERMITTE, J.: Les idées récentes sur la pathogénie de l'hémorrhagie cérébrale. Encéphale **28**, 709 (1933).

NEUBÜRGER, K.: (1) Zur Frage des Wesens und der Pathogenese der weißen Hirnerweichung. Z. Neur. **105**, 193 (1926). — (2) Über apoplektische Hirnblutungen bei Jugendlichen. Verh. dtsch. Ges. Kreislaufforsch. **1928**, 79, 91. — (3) Über rote Infarkte der Hirnrinde als Grundlage von Schlaganfällen. Z. Kreislaufforsch. **21**, 345 (1929). — (4) Beiträge zur Pathologie, Pathogenese und Einteilung der arteriosklerotischen Hirnerkrankung. Veröff. Kriegs- u. Konstit.path. **6**, H. 3 (1930). — NOVAK, E.: Über Hirnblutungen. Ref. Zbl. Neur. **52**, 219 (1929).

PAL, J.: (1) Über die cerebralen Insulte und den Angiospasmus der Hypertoniker. Wien. klin. Wschr. **1931 II**, 1297. — (2) Unbeachtete Zeichen drohender Schlaganfälle. Jahresk. ärztl. Fortbildg **19**, 8 (1928). — PANNING, G.: Fehlerbreite und Fehlerbedingungen bei der klinischen Diagnose der Apoplexie. Krkh.forsch. **6**, 154 (1928). — PERKINS, O. C.: Apoplexy. A study of 801 cases admitted to the Kings County Hospital during the five years from 1923 to 1928. Ann. inn. Med. **6**, 1386 (1933). — PISK, G.: Über ein eigenartiges Phänomen der Bauchmuskulatur bei Hemiplegie. Med. Klin. **1936 I**. — PÖTZL, O.: (1) Vorboten und Auswirkungen apoplektischer Anfälle. Med. Klin. **1927 II**, 1718. — (2) Über die Zunahme der Apoplexien bei Jugendlichen. Wien. klin. Wschr. **1934 I**, 609.

ROSENBLATH: (1) Einige Bemerkungen zur Frage der Entstehung des Schlaganfalles. Virchows Arch. **259**, 261 (1926). — (2) Über die apoplektiforme, nicht embolische und vorwiegend unblutige Hirnerweichung und über „Arterio-capillary fibrosis". Z. klin. Med. **106**, 482 (1927). — ROSENHAGEN: Beitrag zur Frage der posttraumatischen Spätapoplexie. Klin. Wschr. **1930 I**, 601.

SCHUBERTH, K.: Über das Vorkommen von Anisokorie bei komatösen Apoplexien. Wien. med. Wschr. **1929 II**, 1428. — SCHWARTZ, PH.: (1) Apoplektische Schädigungen bei der essentiellen Hypertonie. Nervenarzt **3**, 450 (1930). — (2) Des attaques d'apoplexie et de leur pathogenèse. Ann. d'Anat. path. **10**, 995 (1933). — SINGER, L.: Über die Keuchhustenapoplexie. Verh. dtsch. Ges. Kreislaufforsch. **1928**, 86. — SPIELMEYER, W.: Vasomotorisch-trophische Veränderungen bei cerebraler Arteriosklerose. Mschr. Psychiatr. **68**, 605 (1928). — STAEMMLER, M.: Über Veränderungen der kleinen Hirngefäße in apoplektischen und traumatischen Erweichungsherden und ihre Beziehungen zur traumatischen Spätapoplexie. Beitr. path. Anat. **78**, 408 (1927).

VRIES, W. M.: Über Apoplexia cerebri. Z. Neur. **51**, 58 (1929).

WESTPHAL, K.: (1) Angiospastischer Insult als Ursache der Apoplexie. Verh. dtsch. Ges. inn. Med. **1925**, 243. — (2) Über die Entstehung und Behandlung der Apoplexia sanguinea. Dtsch. med. Wschr. **1932 I**, 285. — (3) Die Entstehung des Schlaganfalles. Z. ärztl. Fortbildg **31**, 700 (1934). — WOLFF, K.: Grundlagen zu dem Problem der spontanen apoplektischen Hirnblutungen. Angionekrosen in traumatischen Hirnzertrümmerungen, spätere Entlassung progressiver und regressiver Gewebsveränderungen. Nachweis von Gefäßrupturen. Beitr. path. Anat. **89**, 249, 487 (1932). — WULFFTEN PALTHE, P. M. VAN: Über Apoplexia cerebri. Psychiatr. Bl. (holl.) **36**, 233 (1936).

Die Gehirnblutung.

A. Zusammenfassende Arbeiten.

ARNASON, A.: Apoplexie und ihre Vererbung. Kopenhagen 1935.

HILLER, F.: O. BUMKE und O. FOERSTERS Handbuch der Neurologie, Bd. 11, S. 178. 1936.

B. Einzelarbeiten.

Aschoff, L.: Über die apoplektischen Gehirnblutungen. Med. Klin. **1933** II, 933. — Ayman, J.: Heredity in arteriolar (essential) hypertension. A clinical study of the blood pressure of 1524 members of 277 families. Arch. int. Med. **53**, 792 (1934).

Böhne, C.: Die Arten der Schlaganfälle des Gehirns und ihre Entstehung. Beitr. path. Anat. **86**, 566 (1931). — Brzezicki, E.: Konstitution und Apoplexie. Zbl. Neur. **70**, 514 (1934).

Collier, J.: Observations on cerebral hemorrhage due to causes other than arteriosclerosis. Brit. med. J. **1931**, Nr 3689, 519.

Deleonardi, H.: Il fattore ereditario nell' ipertensione arteriosa. Endocrinologia **9**, 66 (1934).

Eisenfart, J.: Bedeutung des Rassenfaktors bei der Entstehung des arteriellen Hochdrucks. Zbl. Neur. **62**, 534 (1932).

Gutmann, M. J.: Zum familiären Vorkommen des Schlaganfalles. Arch. Rassenbiol. **20**, 70 (1927).

Lehoczky, T. v.: Zur Frage der apoplektischen Hirnblutung. Beitr. path. Anat. **92**, 132 (1933).

Meggendorfer, F.: Zur Ätiologie der Dementia senilis und der Arteriosclerosis cerebri. Psychiatr.-neur. Wschr. **1928** II, 424.

Neubürger, K.: Anatomische Betrachtungen zur Pathogenese der sanguinösen Apoplexie. Dtsch. med. Wschr. **1932** I, 690.

Roger, H. et P. Sarradon: Formes cliniques des spasmes vasculaires sylviens. Presse méd. **1934** I, 130—133.

Sands, J. M. and M. Lederer: Intraventricular hemorrhage. A clinical and pathological study of three cases. J. nerv. Dis. **65**, 360 (1927). — Schulz, B.: Über die hereditären Beziehungen der Hirnarteriosklerose. Z. Neur. **120**, 35 (1929). — Stengel, F.: „Wetter", Apoplexie und Embolie. Münch. med. Wschr. **1932** II, 1716.

Embolie und Thrombose der Hirngefäße.

A. Zusammenfassende Arbeiten.

Seze, St. de: Pression artérielle et ramollissement cérébral. Recherches cliniques, physiopathologiques et thérapeutiques. Paris 1931.

B. Einzelarbeiten.

Foix, Ch. et J. Ley: Contribution à l'étude du ramollissement cérébral envisagé au point de vue de sa fréquence, de son siège et de l'état anatomique des artères du territoire nécrosé. J. de Neur. **27**, 658 (1927).

Jentzer, A. et G. de Morsier: Traitement chirurgical des crises jacksoniennes postapoplectiques; importance de l'oedème cérébral qui accompagne des foyers vasculaires. Revue neur. **39** I, 1370.

Ley, J.: Contribution à l'étude du ramollissement cérébral, envisagée au point de vue de la pathogénie de l'ictus apoplectique. J. de Neur. **32**, 785, 895 (1932).

Spatz, H.: Kann man alte Rindendefekte traumatischer und arteriosklerotischer Genese voneinander unterscheiden? „Die Bedeutung des état vermoulu." Zbl. Neur. **56**, 473 (1930).

Tisell, F.: Apoplektische Hirnblutung und Hirnerweichung. (Vergleichende klinische Studien.) Hygiea (Stockh.) **94**, 934 (1932).

Wilder, J.: Ein Verfahren zur Differentialdiagnose der Hirnblutungen. Wien. klin. Wschr. **1927** II, 1158.

Arterielle Hypertension (essentielle Hypertonie).

A. Zusammenfassende Arbeiten.

Fahrenkamp: Die psychophysischen Wechselwirkungen bei den Hypertonieerkrankungen. Eine klinische Studie über die praktische Bedeutung der Blutdruckkurve. Hippokrates-Bücher. Stuttgart u. Berlin 1926.

Krapf, E.: Die Seelenstörungen der Blutdruckkranken. Leipzig u. Wien: Franz Deuticke 1936. — Kylin, E.: Die Hypertoniekrankheiten, 2. Aufl. Berlin 1930.

Müller, O. u. W. Parisius: Die Blutdruckkrankheit. Stuttgart 1932.

Raab, W.: Die zentrogenen Formen des arteriellen Hochdrucks. Erg. inn. Med. **46**, 452 (1934).

B. Einzelarbeiten.

Bock, K. A.: Vergleichende Untersuchungen über die Krankheitsgruppe der vasoneurotischen Diathese, insonderheit über Ulcuskrankheit und die konstitutionelle Hypertension. Z. exper. Med. **72**, 561 (1930). — Bordley, J. and B. M. Baker: A consideration of arteriosclerosis of the cerebral vessels and the pathogenesis of hypertension. Bull. Hopkins Hosp. **39**, 229 (1926).

DUMAS, A.: Traitement des troubles cérébraux des hypertendus par des injections intra-véneuses hyper- or hypotoniques. Lyon méd. **136**, 427 (1925).

FAHRENKAMP: Die forensische Bedeutung kurzer Bewußtseinsstörungen bei Kranken mit Hypertonie. Zbl. Neur. **56**, 442 (1930).

GELMAN, J.: Hypertoniestudien. III. Klinische Formen der Hypertonie. Z. klin. Med. **106**, 390 (1927). — GLOBUS, J. H. and J. STRAUSS: Massive cerebral hemorrhage. Its relation to preexisting cerebral softening. Arch. of Neur. **18**, 215 (1927). — GRIPWALL, E.: Ein Beitrag zur Behandlung psychotischer Zustände bei Hypertonie. Dtsch. Arch. klin. Med. **174**, 305 (1932).

HANSE, A.: Über die Bedeutung der arteriellen Hypertension in der Psychiatrie und ihre Behandlung mit Nitroskleran. Dtsch. med. Wschr. **1926 I**, 745. — HERMANN, K.: Über Stauungspapille bei essentieller arterieller Hypertonie. Dtsch. Z. Nervenheilk. **121**, 281 (1931). — HERXHEIMER, G. u. K. SCHULZ: Statistisches zum Kapitel Bluthochdruck, Herzhypertrophie, Nierenarteriosklerose, Gehirnblutung nach anatomischen Befunden. Klin. Wschr. **1931 I**, 433.

JAFFÉ, R.: Hypertonus und Apoplexie. Z. ärztl. Fortbildg **24**, 477 (1927).

KOLLERT, V.: Fehlhandlungen als Vorläufer von Schlaganfällen. Wien. klin. Wschr. **1932 I**, 132. — KRAPF, E.: Zur Kenntnis des psychischen Krankheitsbildes bei der „reinen" Hirnarteriosklerose. Zbl. Neur. **71**, 270 (1934).

LAUTER, S. u. H. BAUMANN: Über den Kreislauf bei Hochdruck, Arteriosklerose und Apoplexie. Z. klin. Med. **109**, 415 (1928). — LICHTWITZ, L.: Arterieller Hochdruck und Angiospasmus. Ther. Gegenw. **73**, 165 (1932).

OSTERTAG: Genuine Hypertonie und Zentralnervensystem. Zbl. Neur. **51**, 623 (1929).

PICKERING, G. W.: The cerebrospinal fluid pressure in arterial hypertension. Heart **1**, 397 (1934).

RAAB, W.: Cerebromedulläre Ischämie als Ursache des „essentiellen" arteriellen Hochdrucks. Med. Klin. **1931 I**, 248.

SCHULTZ, J. H.: Psychotherapeutisches zur Hypertoniefrage. Dtsch. med. Wschr. **1929 II**, 1542. — STERN, F.: Die Begutachtung organischer Nervenkrankheiten. Zbl. Neur. **58**, 404 (1931).

URRETS ZAVALIA, A. u. R. A. BRANDAN: Der Augenhintergrund bei Hypertension. Zbl. Neur. **68**, 503 (1933).

WITTKOWER, E.: Zur Frage der psychogenen Hypertensionen. Nervenarzt **6**, 7 (1933).

Die allgemeine Arteriosklerose der Hirngefäße.

A. Zusammenfassende Arbeiten.

SCHWARTZ, PH.: Die Arten des Schlaganfalles des Gehirns und ihre Entstehung. Berlin 1930. Monographien Neur. **58**. — STERN, F.: Arteriosklerotische Psychosen. O. BUMKES Handbuch der Geisteskrankheiten, Bd. 8. 1930.

B. Einzelarbeiten.

CRITCHLEY, M.: Arteriosclerotic parcinsonism. Brain **52**, 23 (1929).

FOIX, CH. et M. LÉVY: Les ramollissements sylviens. Syndrômes des lésions en foyer du territoire de l'artère sylvienne et de ses branches. Revue neur. **54 II**, 1 (1927).

GRÜNTHAL, E.: Zur Klinik und Anatomie des arteriosklerotischen Großhirnmarkschwundes. Zbl. Neur. **54**, 335 (1930).

KOSAMO, M.: Die regionäre Verteilung der arteriosklerotischen Veränderungen im Großhirn. Z. Neur. **102**, 597 (1926).

LANGE, F.: Die Funktion der Blutstrombahn bei Arteriosklerose. Dtsch. Arch. klin. Med. **157**, 320 (1927). — LIEBIG, H.: Die Beeinflussung der experimentellen Arteriosklerose durch Jodbehandlung. Naunyn-Schmiedebergs Arch. **159**, 265 (1931).

MARX: Über Erfahrungen bei Behandlung der Gehirnarteriosklerose mit Arteriovaccine. Zbl. Neur. **42**, 522 (1926). — MICHAEL, J. C.: Cerebellar apoplexy. Amer. J. med. Sci. **183**, 687 (1932).

PALASSE, E. et PH. SCOURAS: Contribution à l'étude des hémiplégies (Hémorrhagie ou ramollissement cérébral). Progrès méd. **1930 I**, 857.

RÜHL, A.: Über die Gangarten der Arteriosklerose. Provinzielle Ausbreitung und Charakter mit besonderer Berücksichtigung des röntgenanatomischen Bildes. Veröff. Kriegsu. Konstit.path. **1929**, 1721.

SPIELMEYER, W.: Lokalisation der Arteriosklerose im Großhirn. Zbl. Neur. **42**, 5 (1926). STAHL, R.: Frühdiagnose und Behandlung der cerebralen Arteriosklerose. Z. ärztl. Fortbildg **28**, 244 (1931). — STERN, K.: Zum Apoplexieproblem. Nervenarzt **9**, 186 (1936).

WOLKOFF, K.: Über Atherosklerose der Gehirnarterien. Beitr. path. Anat. **91**, 515 (1933).

Aneurysmen.

A. Zusammenfassende Arbeiten.

GOWERS: Handbuch der Nervenkrankheiten, deutsche Ausgabe, Bd. II. Bonn 1892.
STREULI, G.: Augenmuskellähmung und basales Aneurysma. Diss. Basel 1933.

B. Einzelarbeiten.

BIEMOND, A. u. J. W. G. TER BRAAK: Über die sog. spontanen subarachnoidalen Blutungen und ihre Beziehung zum Aneurysma der Hirngefäße. Dtsch. Z. Nervenheilk. **132**, 4 (1933). — BORCHARDT, M.: Die chirurgische Behandlung der Gehirnaneurysmen. Bruns' Beitr. **133**, 429 (1925). — BRAMWELL, E.: Upon leaking aneurysms. Zbl. Neur. **76**, 35, 644.
CHASE, W. H.: Sacculated intracerebral aneurysm of the middle cerebral artery. A contribution to the knowledge of cerebral vascular deformations. J. of Path. **35**, 19 (1932). — CONQUAY, J. A.: Two cases of cerebral aneurysm causing ocular symptoms with notes of other cases. Brit. J. Path. **10**, 78 (1926).
DANDY, W.: Arteriovenous aneurysm of the brain. Arch. Surg. **27**, 190 (1928).
EHLERS, H.: A case of arteriovenous aneurysm between art. carotis int. and sinus cavernosous. Arch. of Psychiatr. **4**, 151 (1929). — ESSER, A.: Über Hirnarterienaneurysmen. Z. Neur. **114**, 208 (1928).
FORBUS, W.: (1) Über den Ursprung gewisser Aneurysmen der basalen Hirnarterien. Zbl. Path. **44**, 243 (1929). — (2) On the origin of miliary aneurysms of the superficial cerebral arteries. Bull. Hopkins Hosp. **47**, 239 (1930). — FRIEDRICH, G.: Traumatisches sackförmiges Aneurysma der rechten und linken Art. carot. interna nach alter Oberkieferresektion. Zbl. Chir. **1934**, 1586.
GOUILLAIN, G., P. SCHMITE et J. BERTRAND: Anévrysme du tronc basilaire ayant déterminée la symptomatologie d'une tumeur de l'angle ponto-cérébelleux. Revue neur. **37 I**, 795 (1930). — GREEN, F. K. H.: „Congenital" aneurysms of the cerebral arteries. Quart. J. Med. **21**, 519 (1928).
HAMILTON, R. L.: Aneurysm of the anterior cerebral artery. With case report. Med. J. a. Rec. **132**, 8 (1930). — HARKNESS, J. F.: Intracranial arterio-venous aneurysm. Pulsating exophthalmos. Internat. J. of Med. **32**, 243 (1930). — HARRIS, S. T.: A case of aneurysm of the anterior cerebral artery causing compression of the optic nerves ad chiasma. Brit. J. Ophthalm. **12**, 15 (1928).
KEEGAN, J.: Carotid lagion for intracranial arteriovenous aneurysm. Surg. etc. **57**, 368 (1933).
LEMMEL, G.: Drei klinisch diagnostizierte Fälle von Aneurysmen der Hirngefäße. Münch. med. Wschr. **1930 II**, 2193. — LOCKE, CH. E.: Intracranial arteriovenous aneurysm or pulsating exophthalmous. Ann. Surg. **80**, 1 (1924).
MARKOVITS, F.: Fall von paroxysmaler Hypertension mit Hirnaneurysma. Zbl. Neur. **72**, 668 (1934). — MONIZ, E.: (1) Les hématomes sous-arachnoidiens et les anévrismes cérébraux. Presse méd. **1934 I**, 1017. — (2) Intrakranielles Aneurysma der rechten Carotis interna, sichtbar gemacht mittels cerebraler Arteriographie. Zbl. Neur. **75**, 567 (1935).
OLLOZ, M.: Über totale einseitige Ophthalmoplegie. Ein Fall von Aneurysma der Carotis interna im Sinus cavernosus mit Foixschem Syndrom. Schweiz. Arch. Neur. **35**, 123 (1935).
PARKER, HARRY L.: Aneurysm of cerebral vessels. Clinical manifestation and pathology. Arch. of Neur. **16**, 728 (1926). — PERRIG, H.: Zur Anatomie, Klinik und Therapie der Verletzungen und Aneurysmen der Arteria cerebralis. Bruns' Beitr. **154**, 272 (1931).
RIJSSEL, F. L. VAN: Das Aneurysma der basalen Hirnarterien. Nederl. Tijdschr. Geneesk. **1934**, 3840.
SARBO, A. V.: Beitrag zur Diagnostik der Hirnaneurysmen. Wien. med. Wschr. **1935 I**, 320. — SCHMIDT, M.: Intracranial aneurysm. Brain **53**, 489 (1931). — SOSMAN, M. C.: A consideration of aneurysm of the internal carotid artery and tumours at the base of the brain. Brit. J. Radiol. **30**, 468 (1925). — STEININGER, H.: Zur Ätiologie und Symptomatologie der Aneurysmen der Hirngefäße. Wien. klin. Wschr. **1930 II**, 1062. — SZÉKELY, K.: Aneurysma der Hirnarterien. Beitr. gerichtl. Med. **8**, 162 (1928).
TRÖMNER: Tetraplegie durch Blutung aus basalem Aneurysma. Zbl. Neur. **52**, 78 (1929). TUTHILL, C. A.: Cerebral aneurysms. Arch. of Path. **16**, 630 (1933).
VERGA, P.: Gli aneurismi dei grossi tronchi cerebrali. Contributo casiatico. Ateneo parm. **1**, Suppl., 257 (1929). Ref. Zbl. Neur. **56**, 73 (1930). — VOSS: Traumatisches Aneurysma der Art. carotis interna. Zbl. Neur. **76**, 644 (1935).
WALCHER, K.: Über die extracerebralen Aneurysmen der Hirnarterien und deren traumatische Entstehung. Mschr. Unfallheilk. **40**, 433 (1933). — WÜLLENWEBER, G.: Aneurysma des Plexus chorioideus mit Stauungspapille. Dtsch. Z. Nervenheilk. **84**, 287 (1925).
ZÁDOR, J.: Zur Kasuistik der Hirnaneurysmen. Z. Neur. **109**, 716 (1927). — ZOLLINGER, R. and E. C. CUTLER: Aneurysm of the internal carotid artery. Report of a case simulating tumor of the pituitrary. Arch. of Neur. **30**, 607 (1933).

Die entzündlichen Krankheiten des Gehirns und seiner Häute.

Von

JOHANNES LANGE †-Breslau.

Mit 23 Abbildungen.

A. Die entzündlichen Krankheiten der Hirnhäute.

1. Pachymeningitis externa. Extraduralabsceß.

Die Pachymeningitis externa, die im Bereiche der Wirbelsäule während der letzten Jahre im Schrifttum eine nicht unerhebliche Bedeutung erlangt hat, beschäftigt innerhalb des Schädels als Extraduralabsceß vor allem den Otologen, da es sich in der überwiegenden Mehrzahl der Fälle um eine Komplikation vor allem akuter und, seltener, auch chronischer Otitiden handelt. Im übrigen kommt es gelegentlich auch einmal im Zusammenhang mit traumatisch oder anderweitig entstandenen Eiterherden außerhalb des Schädels oder mit einer Osteomyelitis im Bereiche der Schädelknochen zu einem extraduralen Absceß, der dann eine sekundäre Rolle zu spielen pflegt und meist nur einen Nebenbefund bei der Operation oder bei der Obduktion darstellt. Nur bei großer Ausdehnung wird die unkomplizierte Pachymeningitis externa Hirndruckschwankungen machen, im übrigen vor allem eine lokale Schmerzhaftigkeit und eigentliche meningeale Symptome erst dann verursachen, wenn eine, sei es auch nur sympathische, Beteiligung der Leptomeningen eintritt.

Extradurale Abscesse im Ohrbereich, die in der Regel von profusen Eiterungen aus dem Mittelohr begleitet werden, führen bei tiefem Sitz in der mittleren Schädelgrube nicht ganz selten zum Symptomenkomplex von GRADENIGO, Reiz- und Lähmungserscheinungen im Trigeminusbereich, und zwar heftigen Schmerzen besonders in der Schläfengegend oder tief in der Augenhöhle, Abschwächung des Cornealreflexes, unter Umständen auch Herpes im Auricularisbereich bei gleichzeitiger Abducensparese, die aber oft genug auch fehlt. Bei Extraduralabscessen in der hinteren Schädelgrube stehen Schmerzen im Hinterhaupt und im Nacken, aber auch in der Stirn, Schmerzhaftigkeit bei Kopfbewegungen, Zwangshaltungen des Kopfes, manchmal auch lokale Schwellungen im Vordergrund. Vereinzelt kommt es auch zur Neuritis optica und bei tiefem Sitz zu Schwindel, Vorbeizeigen, Nystagmus. Bei großer Ausdehnung, vor allem aber subduralen Komplikationen kann das Bewußtsein getrübt werden. Der Liquor ist meist völlig frei, doch kann sich eine sympathische seröse Meningitis einstellen. Extraduralabscesse müssen operiert werden, da sie immer die Gefahr intraduraler tödlicher Komplikationen mit sich bringen. Immerhin besteht die Möglichkeit, daß kleinere Abscesse spontan ausheilen.

2. Pachymeningitis haemorrhagica interna.

Die „blutende Dura" ist ein Symptomenkomplex, dem selbständige Bedeutung nicht zukommt. Damit hängt es wohl zusammen, daß die Diagnose im Leben nur selten gestellt wird. Da die richtige Diagnose aber, manchmal wenigstens, erfolgreiches therapeutisches Handeln ermöglicht, ist eine genaue Kenntnis der Klinik wichtig.

Pathologisch-anatomisch ist die Pachymeningitis haemorrhagica interna gekennzeichnet durch Membranbildung an der Durainnenfläche, und zwar fast ausschließlich über der Konvexität, meist in der Scheitelgegend. Es kann sich um spinnwebdünne, hauchfeine Gebilde handeln, die nur durch kleine Blutungen oder rötlich-braune Verfärbung erkennbar werden, es kann aber auch bis zu mehreren Zentimeter dicken Membranen kommen, die auf den ersten Blick vorwiegend aus Blut zu bestehen scheinen, bei näherem Zusehen aber einen schichtenförmigen lamellösen Aufbau zeigen. Die zwischen den Blutschichten sich ausbreitenden fibrösen Membranen entsprechen der mehr oder weniger weit fortgeschrittenen Organisation der aufeinanderfolgenden Blutungen. Die einzelnen Lamellen haben alle Farbenschattierungen von tiefem Braun bis zu Ziegelrot. In manchen Fällen überwiegt die Bildung vorwiegend fibröser Membranen, in anderen, den cystisch-hämorrhagischen Formen, kommt es durch Bildung von bindegewebigen Häuten zu mehrkammerigen blutcystenartigen Gebilden bis zu Hühnereigröße und mehr, die durch Verschmelzung kleinerer Blutungsherde entstanden sind.

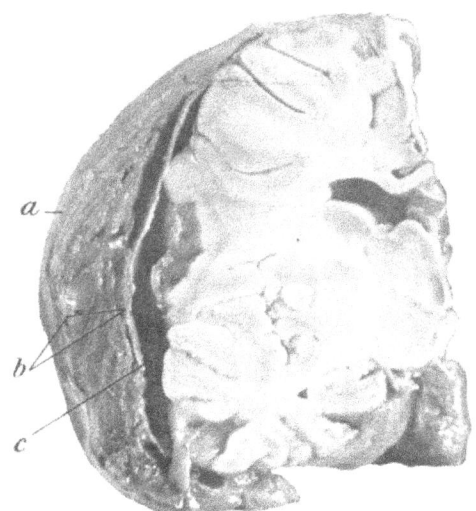

Abb. 1. Pachymeningitis haemorrhagica interna. (Nach MISCH.)

Der Prozeß beginnt wahrscheinlich in manchen Fällen mit dem Ausschwitzen eines fibrinös-hämorrhagischen Exsudates an die Durainnenfläche, das anschließend organisiert und mit auffallend weiten blutungsbereiten Capillaren, aus denen es zu neuen Blutungen kommt, vascularisiert wird. In anderen Fällen beginnt der Prozeß mit einer Wucherung der subendothelialen Gefäße oder des subendothelialen Gewebes mit Blutungen aus den gewucherten Gefäßen. Die Gefäße sind auffallend dünnwandig und weit. Makroskopisch und mikroskopisch sieht man kleinste umschriebene Blutherde neben großen flächenhaften Blutungen. An der Innenfläche der Membranen, die von Fibrin und Blut bedeckt sind, sind die neugebildeten Gefäße besonders zahlreich, nach der Duraoberfläche zu überwiegen die bindegewebigen Organisationsvorgänge. Neben den durch immer wiederholte Blutungen gekennzeichneten Lamellenbildungen gibt es auch rein exsudativ-fibrinöse Formen (RÖSSLE). Die Lamellen haben hier eine lockere, sammetartige weißliche bis höchstens rötliche Beschaffenheit. Pigment und Blutungen fehlen.

Ätiologie. Die Pachymeningitis haemorrhagica interna tritt bei den verschiedensten Erkrankungen auf, besonders häufig bei zu Hirnatrophie führenden Prozessen, wie der Paralyse und der senilen Demenz. Auch die über arteriosklerotischen Erweichungen eingesunkene Hirnoberfläche, der Raum zwischen dem durch PICKsche Atrophie geschwundenen Stirnhirn und dem Schädel kann durch pachymeningitisch-hämorrhagische Membranbildungen ausgefüllt sein. Von toxischen Erkrankungen führt nicht ganz selten der schwere chronische Alkoholismus, aber auch die Urämie zur Pachymeningitis haemorrhagica interna. Weiter finden sich die verschiedenen Formen der hämorrhagischen Diathese unter den Ursachen. Auch dem Hirntrauma scheint, bei geeigneter Prädisposition durch eine der anderen genannten Ursachen eine größere Bedeutung zuzukommen, als gern angenommen wird. Freilich kann das Hirntrauma allein eine Pachymeningitis haemorrhagica interna offenbar nicht verursachen. Anscheinend schaffen manchmal auch die verschiedensten Infektionen, unter anderem Lues und Tuberkulose, aber auch Recurrens und Streptokokkensepsis, Keuchhusten und Scharlach die Vorbedingungen, und typische Membranbildungen können auch die Carcinomatose und Sarcomatose der Hirnhäute begleiten. Die Tatsache, daß die Pachymeningitis haemorrhagica interna weitaus am häufigsten zwischen dem 50. und 70. Lebensjahr vorkommt, erfährt eine besondere Beleuchtung durch die recht erhebliche Häufigkeit entsprechender Vorgänge im frühen Kindesalter, vor allem im ersten Lebensjahr. Hier handelt es sich in der Regel um schwächliche, schlecht gepflegte und ungenügend genährte Kinder, bei denen die Pachymeningitis haemorrhagica interna sich den andersartigen Ernährungskrankheiten anreiht. Das Wesentliche ist dabei nach BESSAU und LIEBENAM eine primäre Mesenchymerkrankung infolge fehlerhafter oder mangelnder Ernährung. Infektionen und Traumen kommen nur als auslösend in Frage.

Symptomatologie. Die Mehrzahl der Erkrankungen ist klinisch „still", d. h. es finden sich lediglich Symptome der Grundkrankheit. Bei der senilen Demenz, bei der progressiven Paralyse, bei der PICKschen Atrophie, aber auch bei der Arteriosklerose wird man zwar, wenn interkurrente Verwirrtheiten, Lähmungen, Reizerscheinungen auftreten und sich schubartig wiederholen, die Möglichkeit pachymeningitischer Blutungsschübe ins Auge fassen, näherliegend sind aber Vorgänge aus dem engeren Bereiche der Grundkrankheiten selbst, so daß es hier überall meist unmöglich ist, zu einer Abgrenzung zu kommen. Immerhin ist es JAHRMÄRKER gelungen, die Diagnose Pachymeningitis haemorrhagica bei seniler Demenz zu stellen. Bei der Natur der senilen Demenz, die in unkomplizierten Fällen ohne stürmische schlagartige Ereignisse fortschreitet, wird in der Tat das plötzliche Auftreten von Herderscheinungen und Krämpfen dann am ehesten an die Pachymeningitis haemorrhagica interna denken lassen, wenn jede Arteriosklerose fehlt. Auch das Auftreten von meningitischen Erscheinungen wird wegweisend sein können.

Mitunter verläuft die Pachymeningitis haemorrhagica interna unter dem Bilde der Apoplexie unmittelbar tödlich. Doch kommt dies bei den bisher nicht genannten Grundkrankheiten recht selten vor, wenn auch hier der schließliche Ausgang apoplektiform erfolgen kann. Ihm geht dann aber eine unter Umständen bis zu Jahren sich erstreckende Vorgeschichte voraus, die in den besonders protrahierten Fällen durch einen Wechsel symptomloser mit mehr oder weniger symptomreichen Zeiten gekennzeichnet ist. So hat FEILER einen 51jährigen Journalisten beschrieben mit durch Jahre ständig zunehmenden Kopfschmerzen, die anfangs anfallsweise auftraten und ihn mehrmals am Tage zwangen, sich kurz hinzulegen, während er in den Intervallen beschwerdefrei war. Der neurologische Befund war regelrecht. Schließlich kam es plötzlich zum Tode. Auch für die akuten über Tage und Wochen sich erstreckenden Verläufe aber ist der Wechsel von schwerer Bewußtseinsveränderung, Parese oder Krämpfen, Erregung und Verwirrtheit auf der einen, symptomarmen, klaren Zuständen auf der anderen Seite mehr oder weniger kennzeichnend. Wo die Krankheit in vereinzelten größeren Schüben verläuft, kann nach den ersten Schüben praktische Heilung erfolgen.

Von den Allgemeinsymptomen ist vor allem der Kopfschmerz zu nennen, der meist nicht genau lokalisiert, doch über der blutenden Durastelle besonders heftig sein kann. Er schwankt wie alle anderen Symptome. Nicht selten sind auch andersartige Hirndruckerscheinungen, Pulsverlangsamung, Schwindel, Erbrechen, Retinalblutungen, besonders bei Kindern, bei denen fast immer der Schädelumfang zunimmt und die Fontanellen sich erweitern und vorwölben können. Stauungspapille ist selten. Meningeale Reizerscheinungen sieht man in der Form allgemeiner Überempfindlichkeit, aber auch als Kernig und Nackenstarre auftreten, welch letztere freilich vereinzelt und nie so stark ausgeprägt ist wie bei den eigentlichen Meningitiden. Weiter ist Temperaturerhöhung bei akuten Schüben die Regel. Sie kann beträchtlich sein; charakteristische Kurven gibt es aber nicht. Als Allgemeinerscheinungen sind endlich die Bewußtseinsveränderungen zu betrachten, welche die ganze Mannigfaltigkeit von der einfachen Benommenheit bis zur deliranten Erregung und den Verwirrtheiten mit nur mäßig getrübtem Bewußtsein zeigen können. Gerade das Bewußtsein zeigt im Laufe der Pachymeningitis haemorrhagica tiefe Schwankungen. Ein allmählicher stetiger Verlauf von der tiefen Somnolenz über Sopor und Koma zum Tode ist sehr selten.

Entsprechend dem Hauptsitz der blutenden Membranen stehen symptomatologisch im Vordergrund motorische Reiz- und Lähmungserscheinungen, nicht selten beide gleichzeitig nebeneinander, entsprechend dem verschiedenen Befallensein der beiden Konvexitäten. So kann es auf der einen Seite zur tonischen oder tetaniformen Kontraktur der Glieder oder Zuckungen und Jackson-artigen, unter Umständen protrahierten, Krämpfen, aber auch choreiformen Unruhezuständen kommen, während auf der anderen Seite eine passagere Parese oder eine schwere spastische Lähmung besteht. Es kann zu Mono- oder Hemiparesen kommen; die Parese kann zunächst das Bein, allmählich auch den Arm ergreifen und endlich den Facialis betreffen und dann plötzlich oder langsam auch die andere Seite ergreifen, während auf der ersten schon wieder eine Besserung einsetzt. Kurz, es findet sich ein buntes In- und Nacheinander, zu dem sich häufig auch Blasen-Darmstörungen, gelegentlich auch Déviation conjuguée, selten aphasische und apraktische Erscheinungen gesellen. Auch generalisierte elementare Krämpfe kommen vor. Bei der Buntheit des Bildes ist es wichtig, daß Augenmuskellähmungen fehlen, abgesehen von den häufigen Störungen der Pupillen, die im akuten Zustand oft miotisch sind. Ferner findet sich nicht selten Nystagmus.

Der Liquor zeigt meist Eiweißvermehrung und oft Xanthochromie bei normalem oder wenig erhöhtem Zellgehalt. Ein kennzeichnendes Liquorsyndrom gibt es aber nicht.

Die schweren, unter Druckerscheinungen, Krämpfen und Lähmungen verlaufenden Fälle enden in der Regel nach Tagen, Wochen oder Monaten bei immer neuen Remissionen und immer neuen Schüben tödlich. Zwischen den einzelnen Schüben können die Symptome weitgehend zurücktreten, so daß man etwa nach Reflexanomalien fast suchen muß. Es ist anzunehmen, daß gelegentlich einmal auch eine wirkliche Heilung erfolgt.

Differentialdiagnose. Über die blutende Dura bei atrophisierenden Prozessen ist oben schon gesprochen worden. Im übrigen ist gerade bei der Pachymeningitis haemorrhagica interna großer Wert auf die ätiologischen Umstände zu legen. Kommt es bei schwerem Alkoholismus oder bei Nephritis oder im Verlauf einer hämorrhagischen Diathese zu cerebralen Symptomen von buntem und stark wechselndem Charakter, so wird man an die Möglichkeit der blutenden Dura denken. Am ehesten wird dann noch die Verwechslung mit einem Hirntumor im engeren Sinne möglich sein, der ja auch durch Blutungen und unberechenbar wechselnde Hirnschwellungsvorgänge zu einer vielgestaltigen und rasch wechselnden Symptomatologie führen kann. Höheres Lebensalter und die sonstige ätiologische Lage auf der einen, langsam zunehmende Stauungspapille, die bei Pachymeningitis haemorrhagica interna immerhin zu den Seltenheiten gehört, auf der anderen Seite werden dann diagnostisch wichtig sein können. Die Hirnblutung führt, wenn sie nicht rasch tödlich ist, meist zu baldiger Besserung der Allgemeinerscheinungen. Zu progredientem Verlauf kommt es nur bei Nachblutungen. Erweichungen verlaufen weit weniger stürmisch. Beim Hirnabsceß wird die Vorgeschichte neben der Temperaturkurve und dem Blutstatus entscheidend ins Gewicht fallen. Gegenüber der Meningitis wird die Liquoruntersuchung Klarheit bringen. Für die Diagnose Pachymeningitis haemorrhagica interna des frühen Kindesalters wird neben dem Wachsen des Schädels und den häufigen Retinalblutungen besonders die Fontanellenpunktion wichtig sein, die sanguinolenten oder xanthochromen Liquor mit Normoblastengehalt ergibt. Beim Erwachsenen wird die Schädelpunktion oft Klarheit bringen. Auch die Encephalographie kann die diagnostischen Möglichkeiten einengen.

Die *Therapie* ist, wenn nicht operativ ein großer Blutungsherd ausgeräumt werden kann, wenig aussichtsvoll. Am ehesten wird man wohl jugendlichen Menschen, die im Anschluß an ein traumatisch entstandenes subdurales Hämatom eine blutende Dura bekommen haben, helfen können. Bei der großen Ähnlichkeit, welche die Symptomatologie des traumatischen Durahämatoms mit jener der Pachymeningitis haemorrhagica interna hat, sind die günstigen operativen Erfahrungen bei der Pachymeningitis haemorrhagica interna wohl zum Teil nur scheinbare (s. v. D. HORST). Bei marantischen oder sonst toxisch oder infektiös allgemeingeschädigten Kranken wird man operative Maßnahmen am besten unterlassen. Abgesehen von der Behandlung der Grundkrankheit wird man blutungshemmende Mittel (Gelatine, Clauden) geben und im übrigen symptomatisch vorzugehen haben. Im Kleinkindesalter scheint die diätetische Behandlung (Frauenmilch) nicht aussichtslos. Mit der Lumbalpunktion, die gelegentlich einmal den Kopfschmerz lindern wird, soll man vorsichtig sein, um nicht Nachblutungen anzuregen.

3. Die Leptomeningitiden.

Allgemeines.

Unter dem Begriff Leptomeningitis — meist spricht man von Meningitis schlechthin — fassen wir alle entzündlichen Erkrankungen an den weichen Hirn- und Rückenmarkshäuten zusammen. Es handelt sich entweder um wirkliche Infektionen der Meningen von überwiegend eitrigem Charakter, bei denen, wenigstens grundsätzlich, die Erreger nachweisbar sind, oder aber um meningeale Reaktionen auf infektiöse Herde in der Nachbarschaft (sympathische Meningitis) oder aber Allgemeininfektionen (etwa Masern) und Intoxikationen (etwa Blei). Bei diesen letzteren auch als „Meningitis serosa" zusammengefaßten Formen findet man also keine Erreger.

Die eitrige Meningitis kann *unmittelbar* auf traumatischem Wege sowie *fortgeleitet* durch Herde in der Nachbarschaft zustande kommen oder aber *metastatisch* durch Infektionsherde im übrigen Körper auf dem Blut- und Lymphwege. Unmittelbare und fortgeleitete Form sind oft nicht recht voneinander zu trennen, da auch die letztere oft auf ein Trauma zurückführt. Die Erreger dringen unmittelbar durch die Schuß- oder Hiebwunde oder aber aus infizierten Quetschungen am Schädel oder aus den traumatisch eröffneten Nebenhöhlen, durch Schädelsprünge an der Konvexität oder, vor allem, an der Basis bis zu den Meningen vor. Diese werden aber gelegentlich auch erst von einem Hirnabsceß her infiziert. Die äußeren Verletzungen können ganz unscheinbar, die Sprünge im Schädel haarfein sein, die Dura braucht nicht verletzt zu sein. Wundrevisionen lange Zeit, selbst Jahre, nach der Verletzung werden manchmal noch verhängnisvoll *(Spätmeningitis)*. Selten kommt es im Gefolge einer Hirnquetschung ohne äußere Verletzung und ohne Schädelfissur zu einer zunächst lokalen Meningitis. Hier wirkt der Quetschungsherd als Locus minoris resistentiae für im Blute kreisende Erreger.

Fortgeleitete Meningitiden entstehen besonders häufig von Ohreiterungen aus sowie von Eiterungen in die Nebenhöhlen; selten nehmen sie von anderen bakteriellen Prozessen des Kopfbereiches ihren Ausgangspunkt: Erysipel, Nacken- und Gesichtsfurunkel und -karbunkel, Orbitalphlegmonen, eitriger Parotitis. Vom Ohr her kann die Infektion auf präformierten Wegen (Dehiszenzen, Gefäßverbindungen, Kanäle) oder auf dem Umwege über den Extraduralabsceß, die Sinusthrombose usw. erfolgen. Auch sorgfältigste otologische Behandlung schützt nicht sicher vor der otogenen Meningitis, die am meisten Jugendliche bedroht. Die Meningitis kann zunächst lokal sein und dies auch bleiben, meist wird sie aber rasch allgemein. Aus dem Bereiche der Nasenhöhle sind besonders Siebbeineiterungen verhängnisvoll. Gerade hier gibt es ja reichlich präformierte Wege. Weiter sind retropharyngeale und Tonsillarabscesse zu nennen. Von den Furunkeln im Gesicht gelten als sehr gefährlich jene an der Nase und an der Oberlippe, die zu Thrombophlebitiden bis in den Sinus cavernosus hinein und damit zum meningealen Infekt führen können.

Sind die Meningen einmal an einem eng begrenzten Punkt infiziert, dann kommt es meist zu einer außerordentlich raschen Ausbreitung. Von Farbstoffversuchen, aber auch von Blutungen her wissen wir, daß die Ausbreitung an der Basis innerhalb kürzester Zeit, Minuten, ja Sekunden vor sich gehen kann. So wird, selbst von den otogenen Meningitiden, die gelegentlich eine gewisse Barriere am Tentorium finden, meist sehr bald das Bild erreicht, das jenem der metastatischen Formen gleicht.

Die metastatischen eitrigen Meningitiden können ihren Ausgangspunkt von entzündlichen Herden im gesamten Körper her nehmen, so besonders von den Lungen (Pneumonie, Bronchiektasen, Absceß), aber auch vom Darm (Typhus), von der Gallenblase, von der Endokarditis, vom Erysipel an irgendeinem Körperteil, ja selbst von der gonorrhoisch infizierten Samenblase her. Die Meningitiden bei den akuten Exanthemen sind Ausdruck nicht des Virus dieser Krankheit selbst, sondern führen auf Sekundärinfektionen zurück. Die Diphtherie kann unter Umständen fortgeleitet (Operationen in der Nasenhöhle) die Meningen infizieren (FUCHS).

Pathologische Anatomie. Die Symptomatologie wird besser verständlich, wenn zunächst die pathologische Anatomie kurz dargestellt ist. Die weichen Hirnhäute sind gemeinsam befallen, manchmal nur lokal, meist über dem ganzen Zentralnervensystem, wenn auch in verschiedenem Ausmaß. So ist am Mark die dorsale Hälfte starker befallen als die ventrale. Am Hirn bleibt die Occipitalregion fast immer weitgehend verschont. Im übrigen hängt es von der Art der Infektion bzw. vom Ausgangspunkt ab, ob mehr die Meningen der Hirnbasis oder mehr jene der Konvexität befallen sind. Makroskopisch findet man im Beginn an Veränderungen außer leichter Hyperämie und Ödem der Meningen gar nichts, auch bei foudroyanten tödlich ausgehenden Fällen. Erst die mikroskopische Untersuchung deckt die Infiltrate auf, wenn es vereinzelt wohl auch dazu nicht mehr kommt. Im späteren Verlauf sieht man das eitrige Exsudat streifenförmig die pialen Venen entlang ziehen und sich vor allem in den Zisternen sammeln, besonders den großen Zisternen in der Umgebung der Fissura transversa und der Medianfurche, am Bulbus olfactorius, über der Brücke, der Medulla oblongata und dem Rückenmark, während die vorderen und seitlichen Konvexitätspartien und, wie erwähnt, der Occipitallappen, im wesentlichen verschont sind. Die Ausbreitung der Meningitis geht offenbar so vor sich, wie jene von künstlich eingebrachtem Farbstoff, wie wir besonders aus den Trypanblauversuchen von SPATZ wissen. Wie sich hier die Ventrikelwände anfärben, so nehmen sie auch an dem Krankheitsprozeß teil, ja, selten einmal findet man hier die Hauptkrankheitserscheinungen. Durch das Exsudat werden die pialen Venen oft ganz verdeckt. Das Exsudat wird in den Maschen der Arachnoidea festgehalten und läßt sich nicht wegwischen. Regelmäßig sind die obersten Rindenpartien in den Prozeß einbezogen. Die Gefäße sind hier und in der Pia erweitert, später oft thrombosiert. Das Hirngewebe erscheint prall, ödematös; die weichen Häute selbst sind gequollen, später getrübt. Die Gefäßwände sind kleinzellig infiltriert; es kommt gelegentlich zu endarteriitischen Veränderungen. Im Infiltrat finden wir Lymphocyten, Plasmazellen, Leukocyten, die durch die Gefäßwände auswandern. Später sieht man Polyoblasten, die als Makrophagen die Leukocyten verarbeiten und später als Fibroblasten tätig werden. In chronischen Fällen sieht man im Granulationsgewebe kleinzellige Infiltrate. Der Prozeß kann, bis er seinen Höhepunkt erreicht, offenbar in ganz kurzer Zeit, in wenigen Tagen, ablaufen.

Symptomatologie. Beim meningitischen Symptomenkomplex durchflechten sich die Erscheinungen der schweren Infektionskrankheit mit allgemeinen und lokalen Störungen des Zentralnervensystems. Wir finden also Fieber, das hyperpyretische Grade erreichen kann, meist aber in mäßigen Grenzen bleibt und eine unregelmäßige Bewegung zeigt. Die Krankheit kann mit einem Schüttelfrost beginnen; auch im Verlauf kommen Schüttelfröste vor. Bei jeder ausgebildeten Meningitis sind die Kranken elend, kraftlos, zerschlagen.

Von den cerebralen Allgemeinsymptomen sind Kopfschmerz, Erbrechen, Schwindel, Bewußtseinsstörungen zu nennen. Der Kopfschmerz ist vielfach sehr heftig, unerträglich, bald mehr vorn, bald mehr auf der Höhe des Kopfes, bald im Nacken lokalisiert. Oft greifen die Kranken nach dem Kopf. Sie stöhnen, schreien immer wieder gellend auf. Erbrechen kann die Krankheit einleiten, aber auch weiter begleiten. Es ist besonders quälend, weil es die Kranken zum Lagewechsel zwingt und ihnen Schmerzen bereitet und meist von Übelkeit und Schwindel begleitet ist. Das Bewußtsein ist wohl in der Regel leicht getrübt, auch wenn es oft den Anschein hat, als ob die Kranken bei vollem Bewußtsein die Qualen des Zustandes erlebten. Häufig sind tiefere Bewußtseinstrübungen, delirante Zustände, ängstliche, auch sehr heftige Erregungen, soporöse Phasen, Zustandsbilder, die nach Art der exogenen Syndrome überhaupt rasch mit bewußtseinshelleren Zeiten abwechseln können. Die Stimmungsfärbung ist oft ängstlich-gequält, manchmal auch gereizt-drängend. Man begegnet gelegentlich Korsakowbildern, selten auch einer euphorischen Schläfrigkeit.

Sind schon diesen cerebralen Allgemeinstörungen solche lokaler Natur beigemischt, vor allem wohl in der Art der Kopfschmerzen und des Erbrechens, so geben doch die meningitischen Lokalsymptome dem Zustandsbild das kennzeichnende Gepräge. Hierher gehören vor allem die Nackensteifigkeit und die anderen aus der Mitbeteiligung zahlreicher hinterer Wurzeln sich ergebenden Symptome, von denen das KERNIGsche Symptom das bekannteste ist. Gleich anfangs werden Klagen über ein Gefühl der Steifigkeit im Nacken geäußert. Es kommt dann bald zu einer auch passiv deutlichen Steifigkeit beim Versuch, den Kopf nach vorn zu bringen, schließlich wird der Kopf krampfhaft nach hinten fixiert und unter Umständen in die Kissen gebohrt (Opisthotonus). Dann wird meist auch schon die Wirbelsäule lordosiert, Beine und Arme werden angezogen, allenthalben wird offenbar der Zug an den Wurzeln auf ein Minimum beschränkt. Es kommt reflektorisch zur Einziehung des Leibes (kahnförmiger Bauch), zu Kontrakturen in den Gliedern, welche die Tendenz zur maximalen Entspannung der Nerven erkennen lassen. Im Beginn werden alle passiven

Bewegungen, die dieser Entspannung entgegenwirken, mit reflektorischen gegensinnigen Bewegungen beantwortet, so etwa der Versuch, den Körper aufzurichten, mit der Beugung der Beine (KERNIG).

Gleichzeitig besteht eine allgemeine sensorische und sensible Überempfindlichkeit. Alles tut weh, das helle Licht wie das laute Geräusch, jede Berührung, jede Bewegung — die Kranken halten sich ängstlich ruhig, mit gequältem oder doch schmerzbereitem, ängstlichem Ausdruck auf dem Gesicht. Mit, aber auch ohne erkennbare äußere Reize treten oft motorische Reizerscheinungen auf, Zähneknirschen, Gesichtsverziehungen, Zuckungen, Zwangshaltungen der Augen, Krampferscheinungen von JACKSONscher oder generalisierter Form, die letzteren besonders bei Haubenmeningitis und im Kindesalter.

Kommt es unter dem entzündlichen Reiz zu vermehrter Liquorproduktion und Schwellungserscheinungen am Hirn, dann treten die Symptome des Hirndrucks hinzu, also erneut Erbrechen, Pulsverlangsamung, manchmal auch Stauungspapille. Bei der Häufigkeit basal-meningitischer Veränderungen ist es erklärlich, daß wir häufig Augenmuskel- und andere Hirnnervenlähmungen sehen, Reizerscheinungen im Trigeminusbereich, Pupillenstörungen, Neuritis optica, Hör- und Gleichgewichtsstörungen. Manche Pulsverlangsamungen und Atemstörungen sind lokal zu erklären. Auch die vegetativen Störungen, welche die Meningitis oft begleiten, rasche hochgradige Abmagerung, Albuminurie, Glykosurie, Entleerungsstörungen, Schlafsucht, Störungen des Schlaf-Wachrhythmus mögen lokal, vielleicht auch durch lokale Schwellungen bedingt sein.

Bei Hauben- (Konvexitäts-) Meningitis kann es auch zu zentralen Paresen, zu Aphasie usw. kommen, Erscheinungen, die, wie auch die Hirnnervenschädigungen, oft flüchtiger Natur sind.

Da die Meningen des Rückenmarks mitbefallen sind, kann es zu Markerscheinungen bis zum Bilde der Querschnittsmyelitis kommen. Die Sehnenreflexe können fehlen, aber auch einmal gesteigert sein. Pyramidenzeichen kommen manchmal vor.

Häufig ist ein rascher unberechenbarer Wechsel der Schwere des Bildes, aber auch in den Einzelerscheinungen. Je nach dem stärkeren Befallensein der Basis oder der Konvexität überwiegen in der Regel die entsprechenden lokalen Erscheinungen. So kann bei vorwiegender Haubenmeningitis die Nackenstarre gering sein. Bei den leichteren und leichtesten Fällen sind die spezifisch-meningitischen Symptome nicht so ausgeprägt. Gerade sie lassen sich aber meist bei geeignetem Vorgehen nachweisen (Kernig, Brudzinsky, Nackensteifigkeit, Überempfindlichkeit) und werden dann zur Sicherung der Diagnose durch die Lumbalpunktion Anlaß geben.

Die *Liquoruntersuchung* bringt eine Sicherung der Artdiagnose, wenn es glückt, im Kulturverfahren den Erreger zu identifizieren. Das gelingt durchaus nicht immer, oft erst nach mehrfachen Punktionen. Der Liquor muß frisch angesetzt, am besten körperwarm gehalten, mit etwa 10%iger Traubenzuckerlösung versetzt werden. Wo das Kulturverfahren versagt, wird manchmal die mikroskopische Untersuchung des Sediments, die nie unterlassen werden soll, Aufschluß bringen. Gelingt die Artdiagnose nicht oder doch erst spät, so läßt sich aus dem Liquor doch immer die allgemeine Diagnose Meningitis stellen. Der Liquordruck ist erhöht, wo nicht etwa ein Block besteht, über den bei spinalem Sitz der Queckenstedt (Ansteigen des Liquordruckes bei Druck auf die V. jugularis bei freier Passage) entscheiden wird, meist auch noch bei Sitz am Foramen magnum, während der cerebrale Block (Verschluß der Foramina Magendii und Luschkae) nur durch die Encephalographie erkannt werden kann. Beim Block ist der Druck oft von vornherein niedrig oder er sinkt doch sehr rasch ab und hebt sich nicht wieder. Wo dann auch noch sonstige

Entzündungserscheinungen fehlen, kann trotz schwerster Störungen in den Ventrikeln die Liquordiagnose versagen. Das ist aber sehr selten der Fall. Sonst ist, wie gesagt, der Druck erhöht (bis zu 200 mm Wasser ist als normal zu rechnen), oft bis auf 300 und 400, selten auf 600 mm. Anfangs kann der Liquor noch klar sein. Man findet nur wenige 100 Zellen. Rasch steigen die Zellzahlen aber an und durch die Pleocytose, nicht so sehr durch Fibrinvermehrung, wird der Liquor trüb, unter Umständen von etwa 500/3 Zellen an. In schweren Fällen werden viele tausende Zellen gezählt, ja bei dem gewöhnlichen Vorgehen (FUCHS-ROSENTHALsche Kammer) kann die Zählung unmöglich werden. Im Anfang überwiegen die Polynucleären meist weitaus, Zunahme der Lymphocyten zeigt die relative Milde bzw. ein späteres Stadium an. Dann findet man auch große aus den Meningen oder dem Ependym stammende Elemente und Plasmazellen. Erneute starke Zunahme der Polymorphkernigen bedeutet meist einen Nachschub der Erkrankung.

Neben den Zellelementen ist das Eiweiß vermehrt, von normal etwa 20—30 auf 150—300, ja 500 und 800 mg%. Wichtig ist auch der Eiweißquotient $\left(\frac{\text{Globulin}}{\text{Albumin}}\right)$. Anfangs sind besonders die Albumine vermehrt (aus dem Serum stammend), später die Globuline. Der Eiweißquotient ist anfangs also kleiner als 1,0, um dann 1,0 zu übersteigen. Das Umgekehrte, Sinken des anfangs hohen Quotienten, kann anzeigen, daß aus einer sympathischen eine echte Meningitis geworden ist (DEMME). Die Eiweißwerte schwanken im übrigen wegen der Häufigkeit vorübergehender Verklebungen oft erheblich.

Die Kolloidreaktionen (Goldsol, Mastix) zeigen oft Meningitis- oder auch Doppelzacken, d. h. die Zone der stärksten Veränderung ist nach den großen Verdünnungen zu gelagert, manchmal sehr weit, *durchschnittlich*, aber nicht gesetzmäßig, um so weiter, je höher der Eiweißgehalt ist.

Von den sonstigen chemischen Bestandteilen des Liquors findet man regelmäßig Zucker und Kochsalz vermindert, den Zucker (normal 50—75 mg%) auf unter 40 und weniger mg% (rasch untersuchen!!). Demgegenüber steigt der Milchsäuregehalt. Bei schweren Meningitiden können Wassermann-Reagine in den Liquor übertreten.

Diagnose. Der ausgebildete meningitische Symptomenkomplex ist so kennzeichnend, daß er nicht wohl verkannt werden kann. Zur Diagnose Meningitis ist die Liquoruntersuchung jedoch unerläßlich. Meningismus kann nämlich bei schweren Infektionen (Sepsis, Typhus, selbst Grippe), aber auch bei Subarachnoidealblutungen, selbst bei entzündlichen Vorgängen in der Nachbarschaft der Meningen (Ohraffektionen, Hirnabsceß, Encephalitis, Sinusthrombose) auftreten, ohne daß die Meningen infiziert sind. Liquor ohne Zellvermehrung, ohne Eiweißvermehrung entscheidet gegen Meningitis.

Die erste diagnostische Punktion wird immer mit aller Vorsicht und ebenso weit ausgeführt werden, daß die entscheidenden Untersuchungen möglich sind. Schaden kann die Punktion nach den übereinstimmenden Äußerungen zahlreicher Kliniker nicht (s. GULEKE).

Auch wenn die Liquoruntersuchung eine Zellvermehrung ergibt, braucht noch keine eitrige Meningitis vorzuliegen: Es kann sich, wenn wir hier von der Lues absehen, um eine meningeale Reaktion, eine „sympathische", „aseptische" Meningitis handeln. Immerhin gehen die Zellzahlen dann meist nicht über einige Hundert hinaus, und zwar Lymphocyten. Leukocytose wird immer bedenklich stimmen. In solchen Fällen wird in der Regel der Verlauf rasch entscheiden, wenn nicht die mit allem Nachdruck zu betreibende bakteriologische und mikroskopische Untersuchung sogleich Sicherheit bringt.

Wichtig ist, daß Blutungen in den Subarachnoidealraum zu einer lebhaften Pleocytose führen können. Dann ist jedoch der Liquor xanthochrom.

Wo die Lumbalpunktion versagt, etwa wegen Verklebungen, die einen Blockliquor ergeben, kann unter Umständen die Zisternenpunktion das meningitische Liquorsyndrom zeigen. Erscheinungsarmer Zisternenliquor bei stark verändertem Lumballiquor zeigt an, daß der Prozeß sich — zunächst — vorwiegend spinal abspielt.

In allen zweifelhaften Fällen wird man die Liquoruntersuchung wiederholen müssen.

Prognose. Die Prognose hängt im wesentlichen von dem Erreger ab. Es gibt günstige Formen, wie etwa die Leptospirose, und fast absolut infauste. Ganz allgemein ist die eitrige Meningitis ein verhängnisvolles Leiden, wenn auch für alle Erreger vereinzelte gut ausgehende Fälle beschrieben sind (s. darüber den speziellen Teil).

Im übrigen sind für Verlauf und Prognose keine Regeln aufzustellen. Es gibt foudroyant verlaufende Erkrankungen, die in ein bis zwei Tagen zum Tode führen, andere, die ebenso beginnen, aber bald in weniger stürmische Bahnen einmünden. Die Regel sind gestrecktere Verläufe von einer bis mehreren Wochen Dauer mit tiefen Schwankungen in der Schwere des Krankheitsbildes. Günstige Wendungen sind oft nur scheinbare. Bei längerdauernden Verläufen kommt es oft zu tiefem Marasmus. Bei Heilung eitriger Meningitiden bleiben vielfach ernste Dauerfolgen zurück. Hierzu kann auf die Darstellung der epidemischen Meningitis verwiesen werden.

Therapie. In leider nicht sehr häufigen Fällen können chirurgische Maßnahmen, radikale Ausräumung des Ohrs und Labyrinths, breite Eröffnung eines Extraduralabscesses, Ausräumung einer Sinusthrombose oder aber Revision einer Impressionsfraktur, einer zunächst noch „lokalen" Meningitis Einhalt gebieten und damit Heilung herbeiführen. Wo Schädeltraumen die Haut unverletzt lassen, wird man auch bei sicherem Schädelbruch abwarten. Die Forderung, bei jedem Schädelbasisbruch mit Beteiligung des Ohrs oder der Nase radikal vorzugehen, wird heute wohl nur noch vereinzelt erhoben. GULEKE und ZANGE haben die chirurgische Behandlung der Meningitis und auch diese Frage 1928 beim deutschen Chirurgenkongreß eingehend behandelt und gezeigt, daß die Gefahren zu gering sind, um so schwere, gefährliche Eingriffe zu rechtfertigen. Dies gilt zumal für die von vornherein sehr ungünstigen Verhältnisse der Nasenhöhle und des Rachens. Dagegen wird eine den Schädelbasisbruch komplizierende schwere akute Otitis chirurgisch sofort angegriffen werden müssen. Die intakte Dura wird man bei der frühen Wundrevision uneröffnet lassen. Kommt es aber erst zur Nachschau, wenn meningitische Erscheinungen schon deutlich sind, dann wird man auch die scheinbar unverletzte Dura breit zu eröffnen haben und auch dann nicht schaden, wenn etwa an Ort und Stelle eine Meningitis nicht besteht. Wo die Meningitis von Ohr oder Nase mit Nebenhöhlen fortgeleitet ist, wird man so rasch als möglich und stets energisch zu handeln haben.

Die chirurgische Behandlung von Phlegmonen usw. im Kopfbereich und anderen erreichbaren Eiterherden im Körper, die als Ausgangspunkt metastatischer Meningitiden in Frage kommen, muß natürlich erfolgen. Eine ausgebreitete Meningitis wird damit aber nicht mehr beeinflußt werden können. Sie ist erfolgreichem chirurgischem Handeln entzogen. Freilich hat man auch dann, etwa über dem Hinterhaupt, trepaniert, hat den Vorschlag gemacht, die Cisterna cerebello-medullaris oder die Lateralzisterne, auch andere Zisternen zu eröffnen oder endlich an der Lendenwirbelsäule zu laminektomieren (L_3 und L_4, BARTH 1934) und durch die weiten Öffnungen zu drainieren. Aber die Erfolge aller dieser Maßnahmen sind nicht ermutigend. Von den meisten empfohlenen

Verfahren ist bald nicht mehr die Rede gewesen. Auch wo sich anfänglich reichlich Liquor entleert, kommt es doch bald zu Verklebungen, selbst bei ausgedehnter Laminektomie, oder der Liquorstrom erfaßt doch nur Gebiete von bescheidener Ausdehnung. Die Eingriffe sind schwer, die Gefahr der Komplikationen ist erheblich.

So kommt es wohl, daß die Meningitisaufnahmen der Chirurgischen Kliniken an Zahl recht gering sind. GULEKE wurden aus 38 Kliniken nur 325 Fälle genannt, und in seinem eigenen Krankenbestand von mehr als 76000 Fällen hatte er nur 22 eitrige Meningitiden, von denen offenbar keine wegen metastatischer Meningitis aus anderen Krankenanstalten eingeliefert war. Das Ergebnis zeigt eindringlich, wie wenig man allgemein von großen chirurgischen Eingriffen hält.

Sehr viel günstiger sind dagegen die Erfolge großer operativer Eingriffe bei otogener Meningitis, wie ZANGE an der Hand eigener Beobachtungen und einer großen Umfrage (26 Kliniken) festgestellt hat. ZANGE selbst sah 39% Heilungen, aus der Umfrage ergab sich für 1282 Fälle eine Heilungsziffer von 28%, und zwar für schon voll entwickelte Meningitiden von 24%, für beginnende von 33%. Demgegenüber waren die rhinogenen Meningitiden, wenn sie nicht leicht waren und ohne Eingriff abheilten, sehr viel ungünstiger, und die pharyngogenen starben alle, obgleich die große Mehrzahl operiert wurde. Von den 21 geheilten Fällen otogener Meningitis ZANGEs hatten 7 bakteriopositive Liquoren, und ähnliches ergibt sich für die Fälle der Umfrage. Es kann also an der entscheidenden Natur der großen ohrenärztlichen Eingriffe kein Zweifel sein. Voraussetzung ist eine sehr genaue spezialistische Überwachung aller otiatrischen und durch die Ohren komplizierten Fälle von Basisfraktur, ferner eine peinliche Liquorkontrolle, die vorgenommen werden muß, wo nur überhaupt eine Bedrohung der Meningen nach der Sachlage möglich erscheint. Im allgemeinen, d. h. wenn nicht etwa eine Blutung in den Subarachnoidealraum erfolgt ist, wird die Diagnose rasch und ohne Schwierigkeiten feststehen. Im übrigen faßt ZANGE zusammen, was bei der sehr schwierigen Differentialdiagnose gegenüber reaktiver Leukocytose nach Blutung für das Vorliegen einer echten infektiös-traumatischen Meningitis spricht und sofortiges Eingreifen nötig macht:

1. Eine im Verhältnis zur bestehenden Erythrocytose und Xanthochromie des zentrifugierten Liquors ungewöhnlich starke Leukocytose;

2. wenn die (Blutungs-)Leukocytose länger als 2—3 Tage trotz abnehmender Xanthochromie anhält, oder

3. wenn sie trotzdem stärker wird, oder

4. wenn sich aus einer vorwiegenden Restlymphocytose wieder eine vorwiegende Granulocytose entwickelt, oder

5. wenn eine deutliche oder zunehmende Granulocytose ohne vorher bestandene oder noch bestehende Xanthochromie auftritt (Neu-Leukocytose).

Als harmloser Befund ist dagegen unter gleichen Voraussetzungen *anzusehen*:

1. Eine nur leichte Spätpleo- und namentlich Lymphocytose,

2. desgleichen selbst eine leichte Spätgranulocytose, zumal bei gleichzeitiger Xanthochromie;

3. auch eine starke *Früh-*(Blutungs-)Leukocytose (1.—3. Tag) bei starker Liquorblutung, vorausgesetzt jedoch, daß es sich nach dem örtlichen und allgemeinen klinischen Bilde sicher oder aller Wahrscheinlichkeit nach nur um eine leichte Infektion handelt;

4. eine mit einer entsprechend starken Xanthochromie gepaarte Frühleukocytose oder auch Spätleukocytose.

Wenn die großen Eingriffe also auf ein verhältnismäßig enges Gebiet beschränkt bleiben, so wird die immer wiederholte Punktion wohl an allen Kliniken geübt. Die unmittelbaren Erfolge der einzelnen Punktion, die freilich auch

Giftstoffe fortschafft, aber vor allem durch Druckentlastung wirkt, immer erneut eine Erholung der schädigungsbereiten vegetativen Apparate herbeiführt und die subjektiven Beschwerden, vor allem die Kopfschmerzen, lindert, sind so augenscheinlich, daß niemand am Wert der Punktionsbehandlung zweifelt, mag gelegentlich auch die Gefahr der Weiterverbreitung gegeben sein. Ich möchte annehmen, daß auch die Anregung des natürlichen Liquorstroms eine Rolle spielt. Mit dem Liquor werden, wie wir aus den Untersuchungen von WEIL und KAFKA wissen, auch Antikörper in die Liquorräume abgesondert. Mitunter hat man den Eindruck, daß eine Punktion lebensrettend wirkt. Das aber ist das Entscheidende, mag der sonstige therapeutische Wert nun groß oder gering sein. Nach der Einführung der Suboccipitalpunktion wurde diese von manchen Seiten besonders gerühmt. Weniger gefährlich und gebräuchlicher ist die Lumbalpunktion. Zur Zisternenpunktion wird man nur bei spinalen Blockbildungen die Zuflucht nehmen und man wird sie vielleicht auch im Anfang ausführen, weil sie dann unter Umständen schon die Zeichen der Meningitis ergibt, die im Lumbalpunktat noch fehlen. Die Ventrikelpunktion wird wohl nur in besonders gelagerten Ausnahmefällen in Frage kommen. Noch einmal sei auf die immer nötige Vorsicht bei der Punktion hingewiesen. Sie soll im Liegen und unter Druckkontrolle ausgeführt werden, da es sonst zum Einsaugen des Kleinhirns und zu tödlicher Druckschädigung der medullären Zentren kommen kann.

Bei besonderem therapeutischen Mut, der immer mit viel Optimismus über das aktuelle Leiden hinausgehen muß, wird man eine Spülbehandlung einleiten und dann von der Suboccipitalzisterne oder aber von irgendeiner anderen Drainageöffnung her nach der lumbal eingelegten Punktionsnadel oder der großen Zisterne zu spülen. In der Regel wurden anfangs physiologische Kochsalzlösung und RINGER-Lösung verwendet, dann auch alle möglichen desinfizierenden Lösungen. Der Wert der Spülungen scheint, wenn man schon von der Qual der Behandlung absehen will, gering. Es wird ja immer nur ein ganz kleiner Teil der Liquorräume von der Spülflüssigkeit berührt. Aussichtsreicher erscheint die Lufteinblasung, die eine besonders lebhafte Liquorproduktion anregt und durch Punktion in Gang hält. Man hat auch Gas, in letzter Zeit Acetylen, kombiniert mit Ätherdämpfen, eingefüllt (ZELLER).

Weiter sind mannigfache Versuche gemacht worden, chemisch wirksame Mittel in die Subarachnoidealräume einzubringen, Rivanol, Trypaflavin, Solganal, Septojod, Urotropin, Optochin, Eucupin, Vuzin usw. Es gilt hier zum Teil das gleiche wie für die Spülbehandlung. Nur kleine Teile der subarachnoidealen Räume werden berührt werden, die Mittel, die sich durch Diffusion verteilen, werden kaum je in hinreichenden Konzentrationen eingebracht werden können ohne die Gefahr ernstester Schädigungen in der Nachbarschaft der Einbringungsstelle, wie sie für das Trypaflavin von EIGLER und GEISLER beschrieben worden sind und wie ich sie selbst gesehen habe. Am meisten ist endolumbal das Urotropin verwendet worden, das auch sonst in der Meningitisbehandlung eine wesentliche Rolle spielt (s. unten), aber ohne überzeugende Erfolge. Endlich hat man alle möglichen Sera, auch Bakteriophagen endolumbal usw. gegeben, nachdem man mit dem Meningokokkenserum Erfolge gehabt hatte.

Da unzweifelhaft vereinzelte Meningitiden jeder Art heilen, wird man die Hoffnung nicht aufgeben, geeignete Behandlungsmethoden zu finden. Daß hier nicht der Weg unmittelbar in den Subarachnoidealraum hinein, sondern jener über den Gesamtorganismus der richtige sein wird, daran wird man nicht zweifeln können, wenn man Heilungen von Meningitiden gesehen hat. Tatsächlich spielt auch heute neben der Lumbalpunktion die interne Behandlung noch die größte Rolle. Vor allem das Urotropin, von dem angenommen wird, daß es im Liquor Formaldehyd abspaltet, wird wohl allenthalben gebraucht, in Gaben von 2 bis zu 6, 8 und 10 g am Tage, innerlich wie intravenös, in 40%iger Lösung. Ähnlich wird das Trypaflavin viel verwandt (20—50 ccm der 2%igen Lösung). Empfohlen wird von amerikanischer Seite besonders auch PREGLsche Lösung und Optochin, womöglich mit spezifischen Seren in die Carotis injiziert.

Aussichtsreich werden hochgestellte Immunseren sein, die freilich die Artdiagnose voraussetzen und es werden sich auch chemische Mittel finden, die auf die einzelnen Erreger spezifisch wirken. Wir wissen ja heute schon, daß etwa Optochin am stärksten auf Pneumokokken wirkt u. a. m.

Bei alledem wird man die symptomatische Behandlung der Kranken besonders im Auge haben. Man wird gerade hier Schmerzen mit allen Mitteln lindern, man wird Störungen abhalten, für geeignete Lagerung sorgen, Herz wie Blase und Darm sorgfältig überwachen und für die Nahrungsaufnahme alles Geeignete tun.

Spezieller Teil.

Zur eitrigen Meningitis können alle Erreger führen, die auch sonst im Körper Eiterungen verursachen. Die einzelnen Erreger tun dies freilich, zum Teil wegen ihrer Verbreitung, zum Teil wohl auch infolge einer besonderen Affinität, in ganz verschiedener Häufigkeit. Unter 623 Meningitisfällen, die nicht durch Meningokokken oder Tuberkelbacillen verursacht waren, fanden NEAL, JACKSON und APPELBAUM etwa

Pneumokokken	214mal	B. pyocyaneus	4mal
Streptokokken	205 „	Torula	3 „
Influenza	118 „	Micrococcus catarrh.	2 „
Staphylokokken	30 „	Typhus	2 „
Streptothrix	8 „	Sporo	1 „
Bact. coli	6 „	Mischinfektion	26 „ .
Friedländer	4 „		

Außerdem sind Gonokokken und Anthrax, Bac. Bang und Melitensis, sind Leptospiren (meningeale Spirochätose-TROISIER), Streptococcus viridans und Diphtheriebacillus, Pest und Proteus, aber endlich auch Blastomyces (FREEMAN) und Aktinomyces zu nennen. Von den häufigsten Erregern stammen die Streptokokken besonders oft aus dem Ohr, die Pneumokokken und Influenzabacillen aus dem Respirationstrakt. Torula ist vorwiegend in Amerika, Leptospiren sind hauptsächlich in Frankreich beschrieben worden. Sehr selten sind die Infektionen mit Melitensis und Pyocyaneus, aber auch mit Typhus, selten auch die Gonokokkenmeningitiden.

Nach HOMÉN unterscheidet man:
1. Keime, die keine spezifische Affinität zu den Hirnhäuten aufweisen (Typhusbacillen, Staphylokokken, Colibacillen),
2. Keime, die teils harmlos sind, teils schwere Meningitiden hervorrufen (Streptococcus pyogenes, Streptococcus mucosus, Diplococcus pneumoniae) und
3. Keime mit ausgesprochener Affinität zu den Hirnhäuten und zum Gehirn (Meningokokken und influenzaähnliche Keime).

Auffallend leicht und günstig sind die Leptospiren- und die Maltafieber- und wohl auch die Bang-Meningitiden, relativ günstig die Gonokokkenmeningitis (die Hälfte Heilungen). Wenn EDELMANN meint, daß alle Meningitiden mit grampositiven Organismen im primären Ausstrich absolut tödlich seien, von den gramnegativen nur Influenza und Friedländer, so trifft dies doch wohl nicht zu, auch das letztere nicht. Die Influenzameningitis ist gewiß außerordentlich schwer und verhängnisvoll. Es sind aber doch Heilungen bekannt (4—8%; unter 111 Fällen von NEAL, JACKSON und APPELBAUM 4 Heilungen). Das gleiche gilt für die Pneumokokkenmeningitis.

Pneumokokken- und Influenzameningitis sind besonders häufig im Kleinkindesalter, die erstere im Frühjahr, die letztere auch im Herbst. Die Typhusmeningitis kann ohne die Zeichen einer Darmerkrankung auftreten. Die seltene Milzbrandmeningitis ist entsprechend der Natur dieser Erkrankung hämorrhagisch. Es kann zu großen, flächenhaften Blutungen kommen. Sie ist wohl absolut tödlich, ebenso wie die Blastomycesmeningitis.

a) Die Meningokokkenmeningitis. (Meningitis cerebrospinalis epidemica.)

Seit dem Beginn des vorigen Jahrhunderts bekannt, hat die Meningokokkenmeningitis im letzten Jahrhundert fast alle Kulturländer epidemieartig heimgesucht, Deutschland zuerst 1863. Seit 1875 hat es die Krankheit in Deutschland immer gegeben, teils sporadisch, teils in großen Epidemien, von denen verhängnisvoll vor allem diejenigen im Rheinland (1885—1891) und in Oberschlesien (1904/05) sowie anschließend im Ruhrgebiet waren. Auch während des Weltkrieges traten zahlreiche und besonders schwere Erkrankungen auf (GRUBER und KERSCHENSTEINER).

Der von WEICHSELBAUM 1887 entdeckte Erreger, der gramnegative Diplococcus intracellularis, findet sich nicht bloß bei den Kranken selbst, sondern bei zahlreichen klinisch gesunden Keimträgern in der Umgebung der Kranken. Ja vielleicht kommt, wie man besonders aus Untersuchungen in der Münchener Garnison (MAYER und WALDMANN, MAYER, FÜRST und GRUBER) sowie in England und Japan entnehmen möchte, dem WEICHSELBAUMschen Diplococcus eine „beschränkte Ubiquität" zu (GRUBER). Immerhin ist es nicht unwahrscheinlich, daß die Zahl der Keimträger mit der Nähe der Kranken wächst. Die Übertragung erfolgt in der Regel nicht vom Kranken zum Erkrankenden, sondern wahrscheinlich durch Keimträger, die nicht meningitisch sind, besonders von Erwachsenen auf Kinder, nicht umgekehrt. Es ist anzunehmen, daß nicht so sehr die Meningitis, als vielmehr durch den Meningococcus hervorgerufene Katarrhe der oberen Luftwege sich epidemisch ausbreiten und daß unter den katarrhalisch Erkrankten die Meningitis ihre Opfer sucht. Jedenfalls sind Erkrankungen der oberen Luftwege von der Rachenmandel über den Pharynx, die Gaumenmandeln und das Zäpfchen bis in die Bronchien hinein die Regel. Man findet hier immer den Meningococcus und die Epidemien sind besonders an die Erkältungsmonate März bis Mai gebunden, in denen auch andere Erkältungskrankheiten ihr Maximum erreichen. Was dann zur Meningitis bzw. zur Meningokokkensepsis führt, wissen wir nicht. Auffallend ist jedenfalls, daß Soldaten häufiger erkranken als gleichaltrige nichtkasernierte Menschen und daß die Epidemien gerade die Bergarbeiter mit ihrer besonders schweren, unhygienischen Arbeit und ihrer Not, ihrem Kinderreichtum und ihren engen Quartieren befallen. Es besteht ferner eine ausgesprochene Altersdisposition, d. h. die Krankheit hat eine Vorliebe für das erste und kaum weniger für die erste Hälfte des zweiten Lebensjahrzehntes. In einzelnen sporadischen Fällen schloß sich die Meningitis so eng an Hirntraumen an, daß an dem Zusammenhang kein Zweifel sein kann (SCHMIDT 1916, B. H. GRUBER, LODE und SCHMUTTERMAYER, VOSS, TERBRUGGEN, GUTZEIT und STERN). Im übrigen zeigen die Epidemien verschiedene Schwere und fast jede einzelne ist symptomatologisch ein wenig anders als die andere, so daß auch der Genius epidemicus eine Rolle spielen muß. Bedingungen, die im einzelnen Erkrankten (man hat eine besondere Erkrankungsbereitschaft des Stat. thymico-lymphaticus behauptet), und solche, die in dem besonderen Virus liegen, müssen also angenommen und gesucht werden. Wir kennen sie nur noch nicht. Nur daß im einen Falle die persönliche Disposition das wichtigste ist (es gibt anscheinend auch eine familiäre Bereitschaft), im anderen daneben auch eine besondere Virulenz von erheblicher Bedeutung sein muß, das läßt sich sagen.

Auf jeden Fall haben die Meningokokken eine Affinität zu den Hirnhäuten, die manchmal auf dem Lymphwege, manchmal durch unmittelbaren Kontakt (Traumen) erreicht werden mögen, in der Regel aber auf dem Blutwege. Im Blut lassen sich häufig Meningokokken auffinden, unter Umständen auch noch in späteren Nachschüben der Erkrankung. Es ist dies aber nicht immer möglich, da die Erreger eine sehr erhebliche Labilität besitzen und meist rasch aus dem Blut verschwinden. Außer im Blut können Meningokokken aber nicht selten auch aus den Gelenken und anderen Geweben des Körpers gezüchtet werden, besonders aus den in manchen Epidemien häufigen Petechien, Exanthemen und größeren Hautblutungen, d. h. es kommt, wahrscheinlich in zahlreichen Fällen, zu einer ausgesprochenen Meningokokkensepsis, wenn auch meist im Erscheinungsbild bald das eindrucksvollste Syndrom, die Genickstarreerkrankung, die beherrschende Rolle spielt.

Symptomatologie. Die Genickstarre ist es daher, welche die Erkrankung unter die Meningitiden einreihen läßt. Es muß aber beachtet werden, daß bei den schwersten tödlichen Fällen das Bild der allgemeinen Sepsis in wenigen Stunden zum Tode führt, noch ehe die Meningitis deutlich wird. Man findet in diesen Fällen der sog. „Meningitis siderans", der parakut, foudroyant verlaufenden Fälle, das Bild der schwersten Infektion mit massenhaften Hautblutungen, Gelenkschwellungen, Erbrechen, unter Umständen Darmerscheinungen, Schüttelfrost, Benommenheit, Delirien, aber noch nichts von Nackenstarre und auch im Liquor noch keine Leukocytose, wenn wohl auch zumeist die Diplokokken in stearinähnlichen Flocken nachweisbar sind. Solche Fälle wird man meist nur in Epidemiezeiten unmittelbar erkennen. In der Regel zeigt sich aber doch auch bei den in 24 Stunden oder in ganz wenigen Tagen tödlich endenden Fällen der eigentliche meningitische Symptomenkomplex neben den septischen Erscheinungen angedeutet oder voll ausgebildet.

Neben der Meningitis siderans unterscheidet man eine protrahierte subakute Form, die in 4—6 Tagen mit dem Tode ausgeht oder sich in dieser Frist deutlich zum Guten oder doch Besseren wendet, weiter eine große Gruppe, die nach länger fortbestehender Eiterung und remittierendem oder intermittierendem Verlauf mit Genesung oder doch noch mit dem Tode endet, und zwar dann unter den schwersten zu Marasmus und Steifheit führenden Bildern, oder endlich mit der Entstehung eines Hydrocephalus zu einem verschieden ausgehenden Siechtum führt. Endlich hat die Meningitis im Säuglingsalter noch ein besonderes Gesicht. Scharfe Gruppenbildungen sind aber schlechthin nicht möglich. Nur Typen lassen sich herausheben, die der Mannigfaltigkeit der Verlaufsformen und Bildgestaltungen nicht gerecht werden können.

Die häufigsten subakuten und etwas protrahierten Erkrankungen beginnen mit Abgeschlagenheit, Kopfschmerzen, besonders in der Stirn, Erbrechen, gelegentlich auch mit plötzlich eintretender Bewußtlosigkeit, der als solcher keine prognostische Bedeutung zukommt. Dann kann man rasch Nackensteifigkeit, Kernig, Überempfindlichkeit, Muskelschmerzen, beginnende Steifheit in den Gliedern, dazu die Symptome der schweren Infektion, trockene Lippen, belegte Zunge, Entzündungserscheinungen im Rachen usw. nachweisen. Der akute Beginn ist mehr oder weniger kennzeichnend gegenüber der tuberkulösen Meningitis. Sehr häufig ist der Herpes, der freilich meist nicht am ersten Tage, sondern erst am 3. oder 4. Tage sich einstellt. In den günstig ausgehenden Fällen läßt nach einigen Tagen die etwa vorhandene Bewußtseinstrübung nach, Schmerzen und Nackensteifigkeit gehen zurück, das Fieber fällt meist lytisch, unter Umständen erst nach einer höheren Schlußzacke, ab und wenn die Genesenden auch noch lange Zeit, oft wochenlang, so elend sind, daß sie sich kaum aufrichten können, so ist dann doch die Krankheit nicht mehr bedrohlich.

In den ungünstigen Fällen, die manchmal kaum Temperaturerhöhungen haben, aber auch unter einer hohen Kontinua verlaufen können, kommt es zu zunehmender Trübung des Bewußtseins, schweren Delirien, zum Ansteigen des Pulses, während die Temperatur sinkt und vielleicht nach einer kurz vorübergehenden scheinbaren Besserung, zu erneuter Bewußtseinstrübung, zum Koma und zum Tode. Gelegentlich kann es bei solchen Verschlimmerungen zu allgemein-septischen Störungen kommen. All dies spielt sich in der Regel in einer Zeit bis zu etwa 14 Tagen ab, kann aber auch sehr viel länger, Wochen, ja Monate andauern. Leichte oder tiefere Trübung des Bewußtseins dauern an, die Kopfschmerzen und auch die Nackensteifigkeit gehen nicht zurück, das Fieber, das einen unregelmäßigen, bald remittierenden, bald intermittierenden, in der durchschnittlichen Höhe in großen Wellen schwankenden Verlauf zeigen kann, dauert fort und steigt nach kurzem fieberfreiem Intervall plötzlich wieder an. In solchen Fällen kommt es bei Kindern häufig, bei Erwachsenen selten zum Hydrocephalus und zu jenen grauenhaften Bildern mit hochgradiger Abmagerung des kontrakturierten opisthotonischen Körpers, mit Decubitusbereitschaft, Blasen-Darmstörungen, verzerrtem Gesicht, Trismus usw., teils mit Apathie, Stumpfheit, teils mit quälender Unruhe, Stöhnen und Schreien, welche die Krankheit zu einem der schlimmsten Leiden überhaupt machen.

Im übrigen kann hinsichtlich der neurologischen Symptomatologie auf die allgemeine Darstellung verwiesen werden.

Die Meningitis der Säuglinge setzt vielfach mit Magen- und Darmstörungen ein. Nackensteifigkeit läßt sich oft ebensowenig nachweisen wie Kernig oder Brudzinsky, aber die Fontanellen wölben sich vor, werden gespannt; die scheinbar schon geschlossenen Nähte klaffen erneut, das Bewußtsein ist getrübt, jede passive Bewegung, jede Lageveränderung führt zu Schmerzen und zum Weinen. Oft kommt es zu generalisierten Krämpfen. Nach GÖPPERT geht ein Drittel der Kinder innerhalb 24 Stunden zugrunde. In einer weiteren großen Gruppe von Fällen beherrscht die Auftreibung des Kopfes und die Vorwölbung der Fontanellen das Bild. Nackensteifigkeit fehlt; das Bewußtsein erlischt am Ende der ersten oder im Beginn der zweiten Woche und es kommt dann fast immer bald zum Tode. Bei anderen kranken Kindern ist das Bewußtsein nur wenig getrübt, die Fontanelle, wenn sie noch offen ist, nur wenig gespannt, manchmal ist der Nacken steif, immer besteht Schmerzhaftigkeit der Glieder bei passiven Bewegungen. Der Verlauf ist hier langgestreckt, aber doch auch sehr häufig von ungünstigem Ausgang, oft genug in den meist verhängnisvollen Hydrocephalus internus.

Neben diesen ausnahmslos sehr schweren Bildern gibt es auch leichte und leichteste Erkrankungen, die in wenigen Tagen ablaufen, auch wenn sie sehr schwer beginnen, wie etwa ein von GRUBER und KERSCHENSTEINER kurz erwähnter Fall: „Der eine Kranke wurde bewußtlos, cyanotisch eingebracht, zeigte Nackensteifigkeit und Kernig, blieb noch mehrere Stunden benommen und desorientiert. Der Liquor war klar und floß unter hohem Druck ab. Sediment und Kultur negativ. Rasche Erholung. Aber noch tagelang Steifheit der Wirbelsäule, leichte Kopfschmerzen, verlangsamter Puls."

Solche leichte Fälle werden in der Regel nur in Epidemiezeiten erkannt werden, wenn nicht doch der Meningokokkennachweis gelingt, der übrigens manchmal auch dort unmöglich ist, wo die Obduktion die Diagnose sichert. Dann kann etwa eine bloße Haubenmeningitis vorgelegen haben. Es wird aber natürlich auch ein bloßer Meningismus fälschlich als Meningitis aufgefaßt werden können.

Im Blute findet sich immer eine Leukocytose, die oft sehr erheblich ist. Auf der Höhe der Erkrankung fehlen die Eosinophilen und es besteht eine relative

Lymphopenie. Ansteigen der Lymphocyten ist prognostisch in der Regel günstig. Die Blutsenkung ist immer beschleunigt. Im Urin fehlt die Diazoreaktion, was differentialdiagnostisch wichtig ist. Gelegentlich findet man wenig Zucker, selten Eiweiß. Das Exanthem kann, abgesehen von dem oft sehr ausgedehnten Herpes, wie eine Purpura aussehen, aber auch roseolär (selten), masern-, scharlach-, selbst fleckfieberähnlich sein. Auch pustulöse Herde, Blasenbildungen sind neben häufigeren großen Blutungen beschrieben worden. Von den seltenen Gelenkschwellungen war schon die Rede.

Verhängnisvoll ist die Häufigkeit der Metastasen in den Sinnesorganen, die freilich in den einzelnen Epidemien schwankt. GÖPPERT sah etwa 10%, JOCHMANN 4—5% Ophthalmien, andere Untersucher gar keine. Die Ophthalmie kann ein- und doppelseitig auftreten und als Iritis, aber auch als Uveitis beginnen. Noch häufiger ist die Beteiligung des Ohrs, meist des Mittelohrs, aber wohl auch des Innenohrs, abgesehen natürlich von den so häufigen Erkrankungen des N. acusticus selbst.

Von den neurologischen Symptomen, für die im übrigen auf den allgemeinen Teil verwiesen wird, ist noch auf die Häufigkeit von Extremitätenlähmungen, teils schlaffer, teils spastischer Natur hinzuweisen, die offenbar im wesentlichen Folgen der spinalen Ausbreitung der Meningitis sind.

Die Liquorbefunde entsprechen jenen der eitrigen Leptomeningitis. Kokkennachweis gelingt sehr häufig, unter Umständen auch schon ehe eine erhebliche Zellreaktion eingetreten ist. Meist findet man aber schon im Anfang eine erhebliche Zellvermehrung, Tausende bei Überwiegen der Leukocyten. In dem immer vermehrten Eiweißgehalt überwiegt das Albumin. Ansteigen der Lymphocyten, des Zuckergehalts, Verschwinden der Meningokokken sind prognostisch günstig.

Prognose. Im Einzelfall ist die Prognose unberechenbar. Auch bei schwerstem Beginn kann nach wenigen Tagen die Krankheit eine günstige Wendung nehmen, während protrahierte Verläufe mit wiederholtem erheblichem Nachlaß aller Erscheinungen noch ungünstig ausgehen können. Vor der Einführung des Meningokokkenserums war die Allgemeinprognose wohl ausnahmslos sehr ungünstig. In der oberschlesischen Epidemie war die Mortalität etwa 70—80%. Das Serum hat die Mortalität durchschnittlich ganz erheblich vermindert, so daß man jetzt etwa mit 20—40%, auch 50% Mortalität rechnen muß. Es scheint, daß bei früher Serumanwendung die Sterblichkeit noch unter 20% bleiben kann. Doch wird man weiter mit Schwankungen des Genius epidemicus zu rechnen haben, gegen die auch die Serumanwendung machtlos ist. So ergab sich bei einer Epidemie in Indianopolis 1929—1930 eine Sterblichkeit von über 60% trotz Anwendung eines als geeignet erwiesenen Serums.

Auch wo das Leben erhalten bleibt, sind die Folgen der Meningitis sehr schwere, besonders bei jugendlichen Kranken. Vor allem Taubheit ist zu nennen, die etwa in der oberschlesischen Epidemie 25% der Genesenen betraf, in den meisten Epidemien aber doch längst nicht so häufig, etwa bei den Münchener Kriegsfällen nur in 7% eintrat. BALABAN fand jüngst unter 60 Genesenen 14 Taube und 5 Blinde. Auch sonst ist die Blindheit wesentlich seltener als die Taubheit. Bei Kindern ist eine häufige Folge der Hydrocephalus, den BALABAN in ausgeprägten Formen 20mal, in leichteren Fällen dazu noch 8mal fand. Relativ selten sind epileptische Anfälle (nach BALABAN 3mal), bleibende Lähmungen, tieferer Schwachsinn. Dagegen sind Wesensänderungen, Erregbarkeit, Empfindlichkeit, Neigung zum Jähzorn, Zerfahrenheit, Gedächtnismängel häufig (nach BALABAN 22mal).

COESTER fand unter 223 Kindern, die 1903 bis 1906 die Genickstarre überstanden hatten, 32mal Schwerhörigkeit, 16mal Sprachfehler, 38mal Taubstummheit, 35mal Geistesschwäche, 28mal Augenfehler, 11mal Lähmungen.

Pathologische Anatomie. Gelegentlich sind Blutungen an der Außen- oder Innenfläche der Dura festzustellen. Die Leptomeningitis ist ganz verschieden ausgeprägt. Manchmal findet man, besonders bei Säuglingen, beim Zurückschlagen der Dura die Konvexität von einer förmlichen Haut grüngelben Eiters bedeckt, der in den Maschen der Arachnoidea liegt. Häufig sieht man nur Streifen eitrigen Exsudates die Hirngefäße entlang ziehen. Oft genug erscheinen die Leptomeningen über der Konvexität nur glanzlos und trocken, oder aber hyperämisch oder, vielleicht im Zusammenhang mit Punktionen, mit intrameningealen Blutungen durchsetzt. Gegenüber diesem wechselnden Verhalten an der Konvexität ist der Befund an der Hirnbasis fast immer stark ausgeprägt. Hier findet man meist schon vorn, doch nach hinten zunehmend, ein sulziges, eitrig-fibrinöses Exsudat zwischen den Hirnschenkeln, um das Infundibulum herum, Eiterstraßen nach der Fissura Sylvii zu, an der unteren Fläche des Pons, der ventralen Seite der Medulla, an den ventralen Außenflächen des Kleinhirns, auch über dem Oberwurm, über dem Mark, besonders dorsal und lumbal.

Ventrikelerweiterung kommt schon im akuten Stadium vor. Der Ventrikelinhalt ist meist trüb, oft genug eitrig, die Plexus sind mit Eiter und Fibrin bedeckt, das Ependym erscheint getrübt.

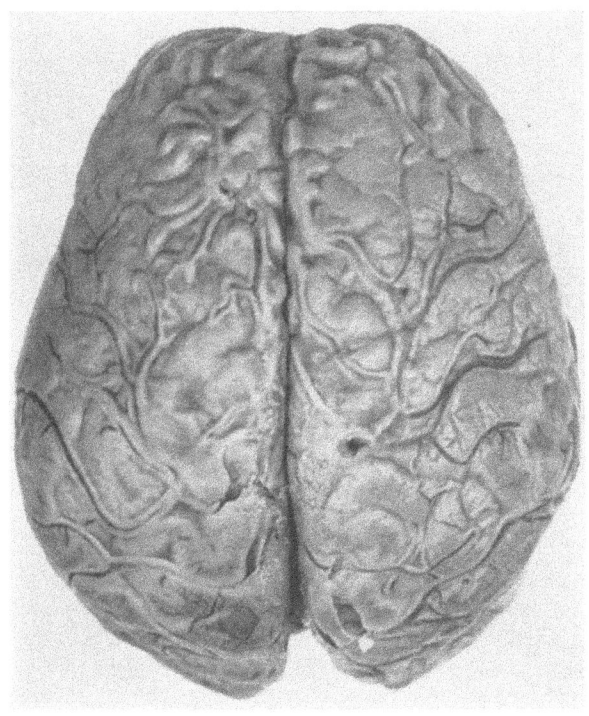

Abb. 2. Meningitis purulenta. Konvexität viel stärker betroffen als Basis. (Nach K. GOLDSTEIN.)

Bei protrahiertem Verlauf wird die Erweiterung deutlicher; es kommt zum ausgesprochenen Hydro- bzw. Pyocephalus, gelegentlich schon vor Eröffnung durch Vorwölbung des Infundibulums kenntlich. Bei hohen Graden des Hydrocephalus erscheint die Hirnsubstanz blaß, die Gyri sind abgeplattet. Dabei besteht nicht etwa ein Hydrocephalus occlusus, wie GÖPPERT gezeigt hat. Im späteren Verlauf sind Verklebungen und Verwachsungen der weichen Häute mit der Dura nicht selten, auch im Spinalkanal.

Bei Kindern scheint die exsudative bzw. eitrige Entzündung der Paukenhöhle fast die Regel, bei Erwachsenen ist sie selten.

Aus dem mikroskopischen Bild ist besonders auf die häufige Panphlebitis hinzuweisen, während die Arterien in der Regel nur im Adventitiabereich entzündliche Veränderungen aufweisen und endarteriitische Bilder selten sind. Im späteren Verlauf wird das eitrige Exsudat durch Granulationsgewebe verdrängt oder abgekapselt, das sulzig degenerieren, auch ganz nekrotisch werden kann. Der Subarachnoidealraum kann obliterieren, mit oder ohne Verdickung.

Die Ventrikelwände zeigen bei zunächst intaktem Ependym periphlebitische Veränderungen, die sich immer weiter ins Gewebe vorschieben. Granulationsgewebe dringt später in die Ependymschicht durch die Ventrikelwand hindurch bis in die Exsudatmasse hinein. Im Gehirn sind Ringblutungen (Hirnpurpura) nicht selten; aber auch perivasculäre eitrige Infiltrate ohne Blutungen kommen vor. Die Hirnnerven (Nn. opticus, oculomotorius, trigeminus, cochlearis usw.) sind in der Regel erkrankt, Nervenscheiden wie -stämme. Das innere Ohr erweist sich häufig als ergriffen.

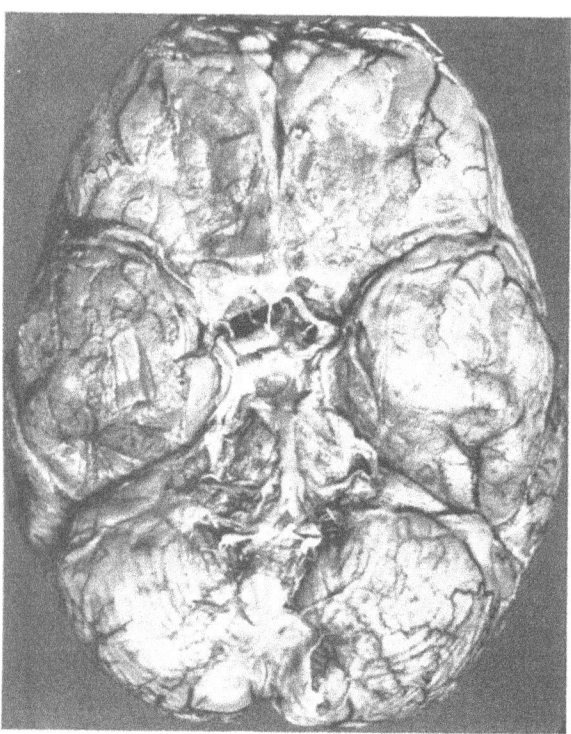

Abb. 3. Meningitis purulenta. Basis desselben Gehirnes wie Abb. 2. Viel geringere Erkrankung als an der Konvexität. (Nach K. GOLDSTEIN.)

Über die Veränderungen am übrigen Körper siehe Abschnitt Infektionskrankheiten.

Diagnose. Bei dem typischen Krankheitsbild ist die Diagnose meist leicht, weil der Meningokokkennachweis häufig rasch gelingt. In Epidemiezeiten wird man auch atypische Fälle in der Regel nicht verkennen. Glückt bei der ersten Liquoruntersuchung der Kokkennachweis nicht, dann wird man erneut, unter Umständen auch suboccipital punktieren. Gegenüber der tuberkulösen Meningitis ist der meist akute Beginn, die rasche Ausbildung des vollendeten meningitischen Symptomenkomplexes kennzeichnend. Der tuberkulösen Meningitis geht in den meisten Fällen ein längerdauerndes Prodromalstadium voraus. Sehr häufig wird man auch andere tuberkulöse Herde im Organismus nachweisen können. Differentialdiagnostisch wichtig gegenüber anderen septischen Erkrankungen ist der häufige Herpes, das Fehlen der Diazoreaktion, gegenüber „aseptischen" Meningitiden die Hyperleukocytose, die starke Beschleunigung der Blutsenkung.

Der Liquor bei tuberkulöser Meningitis ist meist klar, doch kommt es binnen 12 Stunden meist zur Häutchenbildung, die bei epidemischer Meningitis zwar auch vorkommt, aber meist erst nach mehreren Tagen. Der Liquor ist hier meist schon anfangs getrübt oder eitrig. Im Gegensatz zur Meningitis tuberculosa sind hier im Anfang ganz vorwiegend Leukocyten, bei Tuberkulose aber Lymphocyten im Schleudersatz bzw. in der Zählkammer. Im Notfalle helfen das Kulturverfahren und der Tierversuch weiter.

In Zeiten gehäufter Epidemien, wie im Kriege, kann auch einmal die Diagnose gegenüber Fleckfieber zu stellen sein. Hier gibt der Liquor in der Regel rasch Aufschluß.

Bei Kindern wird gelegentlich die Differentialdiagnose zwischen Poliomyelitis und Meningitis am ersten Tage unmöglich sein. Das Hervortreten schlaffer Lähmungen wird aber rasch die Unsicherheit beseitigen.

Gegenüber Erkrankungen, die gelegentlich mit Meningismus einhergehen, hilft die Liquoruntersuchung weiter, die in verdächtigen Fällen nie zu unterlassen ist, wo nicht etwa starke Hirndruckerscheinungen und Kleinhirnsymptome ganz besondere Vorsicht nötig machen.

Therapie. Eine entscheidende Prophylaxe, die bei dieser so verhängnisvollen Krankheit die einzig richtige Therapie wäre, ist unmöglich. Man wird nicht einmal die Keimträger in der Umgebung der Kranken alle erfassen und bei ihrer in Epidemiezeiten meist außerordentlich großen Zahl (LINGELSHEIM) noch viel weniger wirksam absondern können. Bei sporadischen Fällen ist dies dennoch anzustreben. Im allgemeinen wird man sich mit einer möglichst guten allgemeinen und persönlichen Hygiene begnügen müssen. B. G. GRUBER schlägt etwa vor:

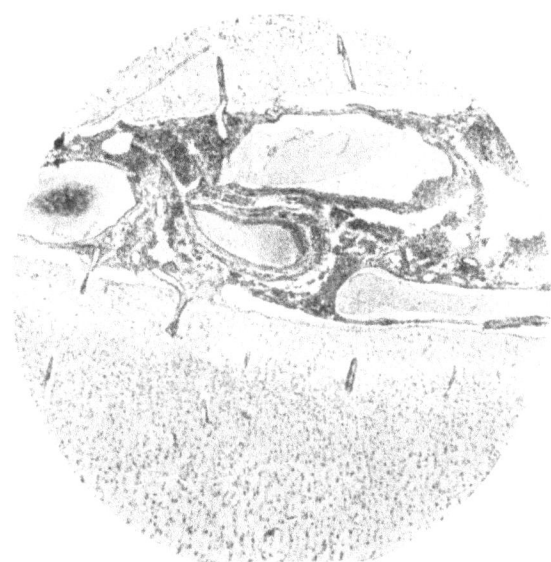

Abb. 4a. Meningitis purulenta. Schwache Vergrößerung. (Schnitt durch das in Abb. 3 makroskopisch abgebildete Präparat.) (Nach K. GOLDSTEIN.)

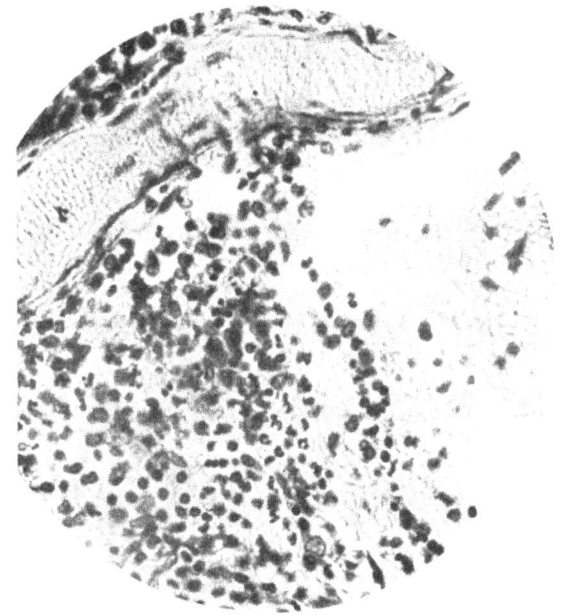

Abb. 4b. Meningitis purulenta. Starke Vergrößerung (Leukocyten!). (Schnitt durch das in Abb. 3 makroskopisch abgebildete Präparat.) (Nach K. GOLDSTEIN.)

„1. Man hat jede allzu enge Belegung von Unterkunftsräumen zu vermeiden oder doch anzustreben, daß sich die Inwohner der Räume nicht fortgesetzt — namentlich bei der Nachtruhe — anhusten müssen. Geht es aber doch nicht anders, müssen z. B. beim Militär in Massenquartieren die Leute sehr eng gelegt werden, so sorge man dafür, wie das OTTO MAYER mit Erfolg getan hat, daß in einer Reihe von Lagerstätten der eine mit dem Kopf nach dem oberen, der andere mit dem Kopf nach dem unteren und der dritte wieder mit dem Kopf nach dem oberen Bettrande gelegt ist usw. Gute Lüftung, vernünftige Heizung, peinliche Sauberhaltung der Räume, Vermeidung aller staub- und rauchentwickelnden Tätigkeit (Verbot des trockenen Kehrens!) sind in solchen Räumen selbstverständlich.

2. Man sorge für gute persönliche Hygiene der Insassen der engen Räume, Pflege der äußeren Körperoberfläche, namentlich der Hände, des Mundes, der Zähne, des Rachens! Wechsel der Wäsche, Reinigung der Schneuztücher, Kleider und Stiefel — natürlich außerhalb der Wohnräume — Schonung der Stimme, Bekämpfung des Tabakschnupfens, Vermeidung allzu vielen Nicotin- und Alkoholgenusses sind hier durchaus am Platze. Müssen schwere körperliche Anstrengungen geleistet werden, so ist auf der anderen Seite alle verfügbare

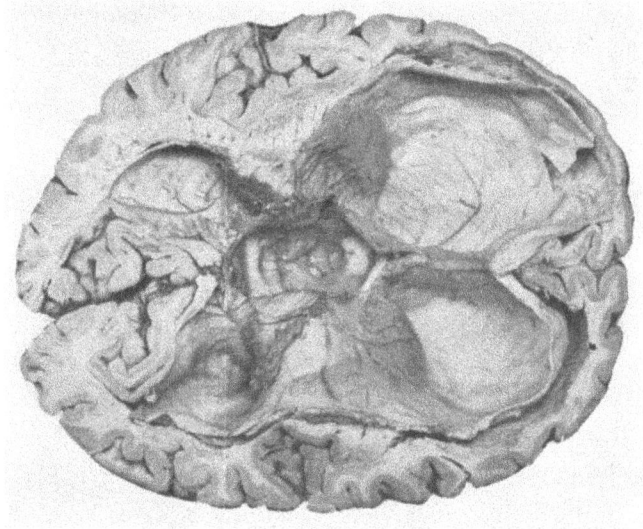

Abb. 5. Hochgradiger Hydrocephalus acquisitus. (Nach K. GOLDSTEIN.)

Zeit zur körperlichen Ruhe auszunutzen und nicht dem sog. Vergnügen in rauchigen, engen und düsteren Lokalen nachzugehen."

Von prophylaktischen Seruminjektionen ist offenbar nichts zu erhoffen (RIDING und CORKHILL).

Die meisten Autoren stimmen darin überein, daß mit der Einführung des Meningokokkenserums die Sterblichkeit entscheidend abgenommen hat. Ein großer Teil der günstigen Erfahrungen ist jedoch an sporadischen Fällen gewonnen, die durchschnittlich leichter verlaufen als die Erkrankungen in Epidemiezeiten, zumal in deren Beginn. So hat man, vor allem in Amerika (Indianopolis, s. oben, aber auch Detroit — NORTON und GORDON) in Epidemien auch bei früher und massiver Serumanwendung hohe Sterblichkeit gesehen. Von anderen Epidemien ist aber Günstiges berichtet worden.

Das von JOCHMANN eingeführte, dann auch an vielen anderen Stellen hergestellte Serum wird bei unwesentlichen Abweichungen im einzelnen grundsätzlich gleichartig durch allmähliche Immunisierung von Pferden gewonnen, die dann hochwertige polyvalente wertbeständige Sera geben; auch stammspezifische Sera werden hergestellt. Ihre Wirkung ist bakteriotrop (danach erfolgt wohl meist die schwierige Wertbestimmung), antitoxisch und bactericid.

Man soll das Serum möglichst frühzeitig geben, nicht mehr als 20—40 ccm auf einmal, kann die Injektionen aber wiederholen, auch täglich. Einverleibt wird das Serum subcutan, intramuskulär, intravenös, intralumbal, auch zisternal. Die letztgenannten Wege sollen am wirksamsten sein. Vorher muß Liquor in entsprechenden Mengen abgelassen werden, ein Umstand, der vielleicht allein schon einen Teil der therapeutischen Wirkungen erklärt.

Im übrigen ist auf den allgemeinen Teil zu verweisen.

b) Die Meningitis tuberculosa.

Pathogenese. Kommt es auch ganz selten einmal vor, daß ein Ausgangspunkt im Körper nicht nachweisbar ist, so ist die Meningitis doch wohl immer eine sekundäre Manifestation der Tuberkulose. Vereinzelt tritt sie fortgeleitet von tuberkulösen Herden im Schädelbereich oder von einer Wirbelcaries, einem Solitärtuberkel des Hirns oder der Dura oder aber einer Erkrankung des Ohrs auf. In der großen Mehrzahl der Fälle werden die weichen Hirnhäute aber auf dem Blutwege infiziert, und zwar vorwiegend von Bronchialdrüsen (nach FREHSE in 90% der Fälle), seltener auch von Mesenterialdrüsen oder anderen Herden her. Die Eingangspforte ist also auch für die Meningitis meist die Lunge, und zwar ist, besonders im frühen Kindesalter, die Meningitis sehr häufig eine frühsekundäre Erkrankung. Nicht ganz selten ist es gelungen, den Infektionstermin festzustellen. Bekannt ist die Beobachtung von REICH: 10 Neugeborene, von einer phthitischen Hebamme infiziert, starben an Meningitis, das erste nach $2^1/_2$, das letzte nach $15^1/_2$ Monaten, im ganzen 7 vor dem Ende des 4. Monats. Auch der Beginn der Meningitis nach operativen Eingriffen gibt einen Anhaltspunkt; nach JOUSSET erfolgte er in 5 Fällen binnen 18—25 Tagen. Dem Erythema nodosum als Indicator der Allergie folgt die Meningitis unter Umständen schon nach wenigen (10—12) Tagen. Die Meningitis kann Teilerscheinung einer Miliartuberkulose sein, doch ist dies keineswegs die Regel, ja bei der Miliartuberkulose brauchen die Meningen nicht infiziert zu werden, wie umgekehrt die Meningitis auch ohne weitere gleichzeitig entstandene Herde auftreten kann. Von diesen frühsekundären Fällen unterscheidet DROSZ die spätsekundären, die in jedem weiteren Stadium der Tuberkulose bei Überschwemmungen der Blutbahn mit Keimen auftreten können. Hier findet man dann nicht selten Bedingungen, welche die Disposition erhöhen bzw. die Widerstandskraft des Organismus herabsetzen. Besonders Masern und Keuchhusten spielen eine solche verhängnisvolle Rolle, aber auch Traumen kommen in Betracht, welche teils tuberkulöse Herde mobilisieren, teils eine lokale Widerstandsschwäche setzen, teils beides zugleich tun (ZOLLINGER, MUNCK, IBRAHIM). Hervorzuheben sind die jahreszeitliche und die Altersdisposition. Sicher findet sich eine Häufung tuberkulöser Meningitiden im Frühjahr (März bis Mai), genau so wie für die epidemische Meningitis, eine geringere wohl auch im Herbst. Über die Tatsache hinaus gibt es nur Vermutungen für diese Korrelation. Von den Lebensaltern ist die frühe Kindheit am meisten gefährdet, besonders die ersten beiden Lebensjahre, im ersten vor allem die zweite Hälfte. Nach IWASZKIEWITZ sollen fast 50% aller Fälle Kinder bis zu 2 Jahren betreffen. Vom 3. Lebensjahr ab sinkt die Häufigkeit; sie bleibt aber erheblich bis zum 6. Nach dem 6. Lebensjahr ist die tuberkulöse Meningitis selten.

Symptomatologie. Die typischen Fälle zeigen auf der Höhe der Krankheit den vollausgebildeten, in den vorangehenden Kapiteln beschriebenen meningitischen Symptomenkomplex, also Nackensteifigkeit, unter Umständen auch Steifigkeit des Rückens und der Glieder, Kernig, Brudzinsky, Hyperästhesie, Kahnbauch, Erbrechen, Bewußtseinsveränderung von der Benommenheit bis zu schweren Delirien. Besonders häufig ist hier auch Obstipation, und Dermographismus tritt außerordentlich stark hervor.

Verbreiteter als bei anderen Meningitiden sind cerebrale Herdsymptome, Lähmungen, Aphasien, Alexien usw., die flüchtig, aber auch recht stabil sein können und mit der so häufigen Beteiligung des Hirns selbst zusammenhängen. Entsprechend der vorwiegend basalen Lokalisation treten auch Hirnnervensymptome stärker hervor, Reizerscheinungen (Trismus, Zähneknirschen), vor allem aber auch Vagussymptome im Sinne plötzlicher, kurz oder länger anhaltender Verlangsamung des Pulses, die unvermutet bedrohlichem Pulsanstieg Platz machen kann, Erbrechen, wie Lähmungen, von denen nach der Häufigkeit Facialis, Oculomotorius, Abducens genannt seien. Bei der Häufung der Erkrankung im Kindesalter sind auch Krämpfe, die das Bild einleiten und begleiten und von Lähmungen abgewechselt werden können, von erheblicher Bedeutung. Pupillenstörungen findet man in vielen Fällen, auch Wechsel der Pupillenweite, Neuritis optica kommt nach UHTHOFF in einem Viertel der Fälle vor, Stauungspapille seltener. KOCH hat diese dagegen sehr häufig gefunden.

Dazu treten die Erscheinungen der Infektion, und zwar regellos, meist nicht sehr hohes Fieber, Leukocytose usw. Nicht selten sind auch Atemstörungen, Unregelmäßigkeiten bis zum CHEYNE-STOKESschen Atmen, aber auch Atembeschleunigung. Hierher gehören auch ein bei Kindern verbreitetes und kennzeichnendes, seufzendes und tiefes Aufatmen sowie Gähnen. Bei Kindern sind ferner die Fontanellen vorgewölbt.

Für die Meningitis tuberculosa hat BRUDZINSKY neben dem schon erwähnten, nach ihm benannten Symptom (Anbeugen der Beine bei passiver Beugung des Kopfes) noch andere mehr oder weniger regelmäßig wiederkehrende Phänomene beschrieben: Passive Beugung des einen führt zu einer reflektorischen Beugung auch des anderen Beines. Bei Druck auf beide Wangen unterhalb der Jochbeine werden die Arme reflektorisch gehoben und unter Umständen gebeugt (Wangenphänomen), bei Druck auf die Symphyse werden die Beine gebeugt und in der Hüfte abduziert.

Viele Kinder liegen in Seitenlage: Position en chien de fusil: Kopf im Nacken, die Beine angezogen. Doch kommt auch die opisthotonische Rückenlage vor.

Hat also die tuberkulöse Meningitis manche, wenn auch keineswegs pathognomonische symptomatologische Besonderheiten, selbst wenn sie als typische Meningitis ausgeprägt auftritt, so ist ferner eigenartig in sehr vielen Fällen der Verlauf, eine Tatsache, welche die Diagnose schon rein klinisch erleichtert, während die große Häufigkeit atypischer Fälle sie erschwert.

Verlaufsmäßig ist bemerkenswert vor allem das häufig deutliche, mehr oder weniger lange anhaltende Prodromalstadium. Für das Kindesalter schildert IBRAHIM wie folgt: ,,Die Krankheit beginnt meist schleichend, zunächst mit uncharakteristischen Symptomen, Appetitlosigkeit, einer gewissen Mattigkeit und Beschäftigungsunlust; dabei macht sich oft frühzeitig eine Abmagerung bemerkbar, die durch den mangelnden Appetit nicht genügend geklärt erscheint. Gelegentlich können leichte Fiebererscheinungen festgestellt werden; das Kind hüstelt auch wohl und die sorgsam beobachtende Mutter empfindet mit aller Bestimmtheit, daß das Kind nicht gesund ist. Allmählich prägt sich die Veränderung im Wesen des Kindes deutlicher aus, wird auch für die Fernerstehenden unverkennbar. Das sonst lustige, freundliche, stets zu Scherzen bereite Kind wird still, grämlich, in sich gekehrt, verliert die Freude am Spielen, sitzt gern in einer dunklen Zimmerecke, den Kopf gegen die Lehne oder Wand gestützt, hat das Bedürfnis, bei Tage zu schlafen; es meidet helles Licht und lautes Geräusch, kann bei Gelegenheit sehr reizbar und heftig werden. Noch mehr kann bei Kindern, die dem Arzt sonst nur in aktiver Widerspenstigkeit begegnen, die Ruhe und Gleichgültigkeit auffallen, mit der sie sich befragen und untersuchen lassen. In typischen Fällen stellen sich nun zwei Symptome ein, die gar nicht selten die erste Veranlassung sind, daß ein Arzt zugezogen wird: Mehr oder minder heftiges konstantes Kopfweh, namentlich bei älteren Kindern, und Erbrechen."

Wenn die ausgesprochenen Prodrome, wie sie geschildert wurden, auch sehr häufig sind und in ähnlicher Weise beim Erwachsenen vorkommen, so beginnt die tuberkulöse Meningitis doch bei Kindern im 1. und 2. Lebensjahr vielfach auch ganz plötzlich, und auch später ist akuter Beginn nicht selten. Es können unvermittelt Krämpfe oder auch Lähmungen und andere Herderscheinungen auftreten oder ein Koma, oder es kommt rasch zu Bewußtseinstrübung und Hirndruckerscheinungen.

Wenn man im allgemeinen nach dem Stadium der Prodromalerscheinungen jenes der Reizung und endlich das der Lähmung unterscheidet, so ist doch nirgends eine scharfe Trennung möglich. Häufig sieht man im Verlaufe der Meningitis vorübergehende, scheinbar weitgehende Besserungen, die einen oder mehrere Tage anhalten können, dann aber rasch einer Verschlechterung und dem Endstadium der Meningitis Platz machen. Gegen Ende steigt der Puls meist hoch an; auch die Temperatur kann hyperpyretische Werte erreichen; oft sinkt sie aber auch sub finem ab.

Von dem beschriebenen Bild, das kennzeichnend für ältere Kinder ist, gibt es mannigfache Abweichungen, für das Säuglingsalter wie vor allem auch für die gewöhnlichen Erscheinungsformen, die uns bei Erwachsenen begegnen. Die Franzosen unterscheiden für die Säuglinge eine eklamptische und eine hemiplegische Form, daneben eine somnolente: zunehmende Somnolenz, Starre und Leere des Blicks, Fortfall des Blinzelns, Abmagerung, Wechsel der Pulsfrequenz, Dissoziation von Puls und Temperatur. Bei manchen Kindern steht das Erbrechen ganz im Vordergrund, bei anderen eine leichte allgemeine Starre mit unregelmäßiger Atmung und leichter Somnolenz.

Bei Erwachsenen können die Prodrome fortfallen und es fehlen häufig gerade die kennzeichnendsten Symptome (Nackenstarre, Erbrechen, Kahnbauch). Es kommt rasch zu Benommenheit oder doch zu Bewußtseinsveränderung, Kopfschmerzen und daneben zu Herderscheinungen, welche von der verschiedensten Art sein können. Unter Umständen tritt dann erst wenige Tage vor dem Tode der typische meningitische Symptomenkomplex hervor. Krämpfe sind selten. Manchmal überwiegen die spinalen Symptome, es können aber auch choreatische, Kleinhirnerscheinungen, Aphasie usw., auch einmal eine Amentia mit katatonen Symptomen ohne deutliche neurologische Störungen beobachtet werden. In seltenen Fällen ziehen sich die Krankheitsbilder über Monate hin.

So uncharakteristisch also, abgesehen von den typischen Fällen im Kindesalter, das klinische Bild der tuberkulösen Meningitis sein kann, so kennzeichnend ist in der großen Mehrzahl der Beobachtungen der *Liquorbefund*. In sehr vielen Fällen läßt sich schon im Schleudersatz der KOCHsche Bacillus nachweisen, während Kultur- und Tierversuch meist zu spät kommen. Im Anfang kann freilich der Bacillenbefund negativ sein, im Lumbalpunktat häufiger als im Zisterneninhalt (MONTICELLI). Der Liquor entleert sich meist unter erhöhtem Druck. Er ist klar, setzt aber nach längerem Stehen ein Fibrinwölkchen ab. Es findet sich eine mittelstarke Pleocytose von etwa 100 bis zu mehreren 100 Zellen, unter denen in der Regel die Lymphocyten überwiegen, wenn auch im Anfang reichlich Leukocyten vorkommen, während später fast ausschließlich Lymphocyten gefunden werden. Zucker- und Chlorgehalt sind wesentlich vermindert. Die Hämolysinreaktion ist positiv. Bei den Kolloidreaktionen findet sich eine

Zacke, meist links. Blutbeimengungen und später Xanthochromie kommen, selten, vor.

Diagnose und Differentialdiagnose. Der Liquorbefund ist es, der in den unklaren Fällen die Diagnose meist sicher stellen läßt. Man wird beachten, daß bei einem Luischen auch einmal die Wassermannsche Reaktion im Liquor positiv werden kann, da die entzündlich schwer veränderten Meningen schließlich auch für die Wassermannreagine durchlässig werden. Gerade deshalb ist der Bacillennachweis so wichtig, der auch gegenüber den mannigfachen ,,aseptischen'' lymphocytären Meningitiden die Entscheidung zu bringen hat. Hier kommt es häufig auf den Ausfall des Tierversuches hinaus, der mehrfach angesetzt werden muß, wenn man eine der sehr seltenen abheilenden tuberkulösen Meningitiden ausschließen will. Im übrigen können auch die interne Untersuchung des übrigen Körpers durch den Nachweis aktiver tuberkulöser Herde und der Ausfall der Tuberkulinreaktion, unter Umständen der Nachweis von Tuberkelbacillen im strömenden Blut klärend wirken.

Zwar ist richtig, was SITTIG schreibt: ,,Als charakteristischer Symptomenkomplex kann gelten, wenn Hirndruckerscheinungen (Kopfschmerz, Erbrechen, Pulsverlangsamung) mit meningitischen Erscheinungen (Nackenstarre, Kernig, Kahnbauch, Hyperästhesie), psychischen Störungen (Benommenheit, Apathie, Charakterveränderungen, Delirien, Flockenlesen) und basalen Symptomen (Augenmuskellähmungen, Pupillenstörungen) zusammentreffen.'' Aber dies Bild kann auch bei andersartigen Meningitiden vorkommen, vor allem aber tritt es voll ausgeprägt nur bei einem Teil der tuberkulös Meningitischen auf. Gerade deshalb ist in allen unklaren Fällen die Liquoruntersuchung rasch durchzuführen und der gesamte Körperbefund mit heranzuziehen. Der Liquorbefund bei eitrigen Meningitiden ist oben beschrieben. Herpes labialis ist hier häufig, bei Tuberkulose selten. Zu beachten ist aber, daß Mischinfektionen mit Meningokokken und Tuberkelbacillen nicht zu den extremen Seltenheiten gehören. Auch andere Mischinfektionen kommen vor.

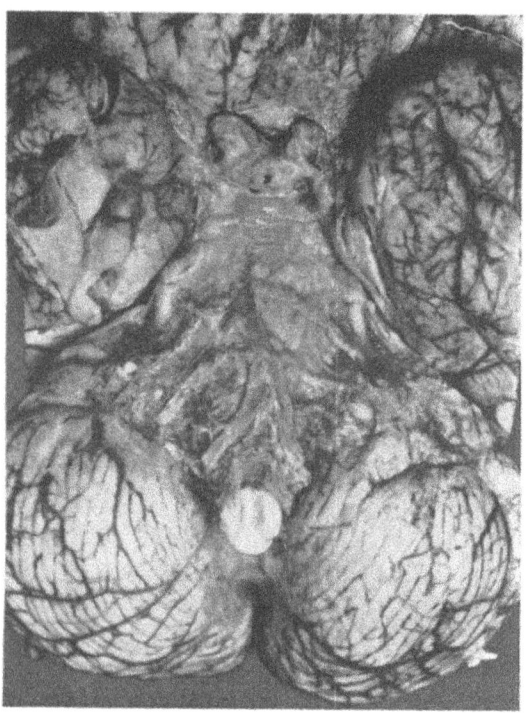

Abb. 6. Hirnbasis von einem Fall mit tuberkulöser Meningitis. Besonders stark sind die Gegend um das Chiasma und die Austrittsstellen der Hirnnerven betroffen. Die Gefäße sind durch aufsitzende Knötchen unregelmäßig verdickt.
(Nach K. GOLDSTEIN.)

Tuberkulöse Meningitiden mit besonders ausgesprochenen Herdsymptomen und Stauungspapille werden die Differentialdiagnose gegen Hirntumor und Hirnabsceß schwierig machen können. Dann werden der andersartige Verlauf dort, die Ohr- bzw. Nebenhöhlenanamnese hier wichtig, vor allem aber wird der Liquorbefund meist rasch Klarheit schaffen, der entscheidend auch gegenüber den Meningismen und meningealen Reaktionen im Verlauf von Infektionskrankheiten ist.

Pathologische Anatomie. In den typischen Fällen findet man die Hauptveränderungen an der Hirnbasis, vom Chiasma bis zur Medulla, und zwar ein grauweißes bis gelbliches und grünliches mit einzelnen Knötchen durchsetztes, sulzig-seröses, fibrinöses oder eitriges Exsudat. Vor allem die Knötchen sind kennzeichnend, die man meist auch längs der Gefäße der A. fossae Sylvii reichlich antrifft. Selten ist die Konvexität beiderseits oder einseitig ebenso stark befallen wie die Basis. Manchmal überwiegen die Knötchen, d. h. Tuberkelbildung; man spricht dann von Tuberkulose der Meningen; manchmal steht die Exsudatbildung ganz im Vordergrunde: eigentliche tuberkulöse Meningitis.

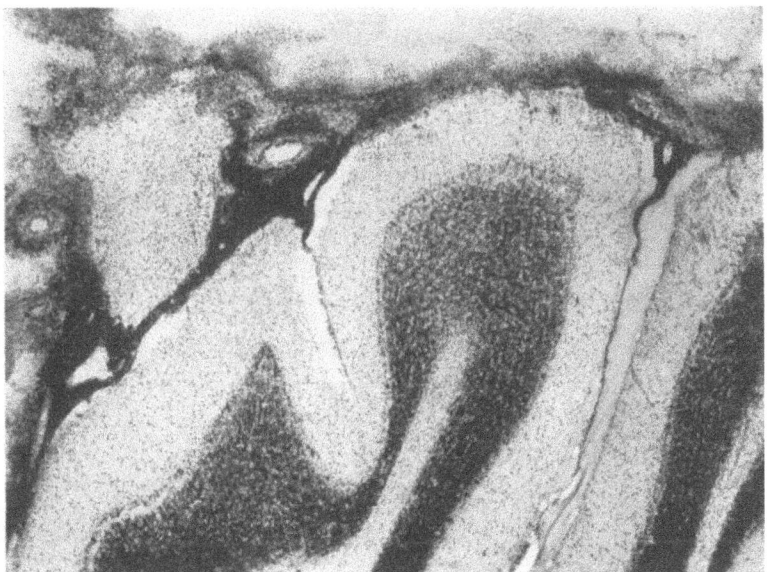

Abb. 7. Erbleichungsherd in der Kleinhirnrinde. (Nach O. SITTIG.)

Die weichen Häute sind hyperämisch, gelegentlich ödematös, oft trocken. Die harte Hirnhaut kann hie und da ergriffen sein. Regelmäßig aber ist die Beteiligung des Hirns. Die Ventrikel sind erweitert und mit trüber Flüssigkeit gefüllt. Auch hier und an den Plexus findet man Knötchen; häufig ist eine Ependymitis granularis. Die Windungen sind bei stärkerem Druck abgeplattet. Von den Hirnhäuten her kommt es zu encephalitischen Herden, Blutungen, Erweichungen, Knötchen, unter Umständen Konglomerattuberkeln, aber auch gefäßabhängigen Erweichungsherden in Kleinhirn, Großhirnrinde, Ammonshorn, auch im Zwischenhirn (BODECHTEL und GAGEL), und zwar im Gefolge vielgestaltiger tuberkulöser Gefäßerkrankungen. Mikroskopisch findet man in den Meningen neben mehr oder weniger typischen Tuberkeln (oft ohne Riesenzellen) ausgedehnte diffuse zellige Infiltrationen, vorwiegend von Lymphocyten und daneben Mikrophagen. Auch Leukocyten, Plasmazellen, Fibroblasten fehlen nicht. Die Veränderungen in der Hirnsubstanz stehen in Zusammenhang mit Gefäßen. An den Hirnnerven finden sich entzündliche Veränderungen. Das Rückenmark beteiligt sich an dem Prozeß wie das Gehirn.

Prognose. Die Diagnose tuberkulöse Meningitis bedeutet für die ganz überwiegende Mehrzahl der Erkrankten das Todesurteil und zumeist erfolgt der Tod rasch, in Tagen, wenigen Wochen, ganz selten einmal Monaten. Früher hielt man die Erkrankung für absolut tödlich. Im Laufe der letzten Jahrzehnte

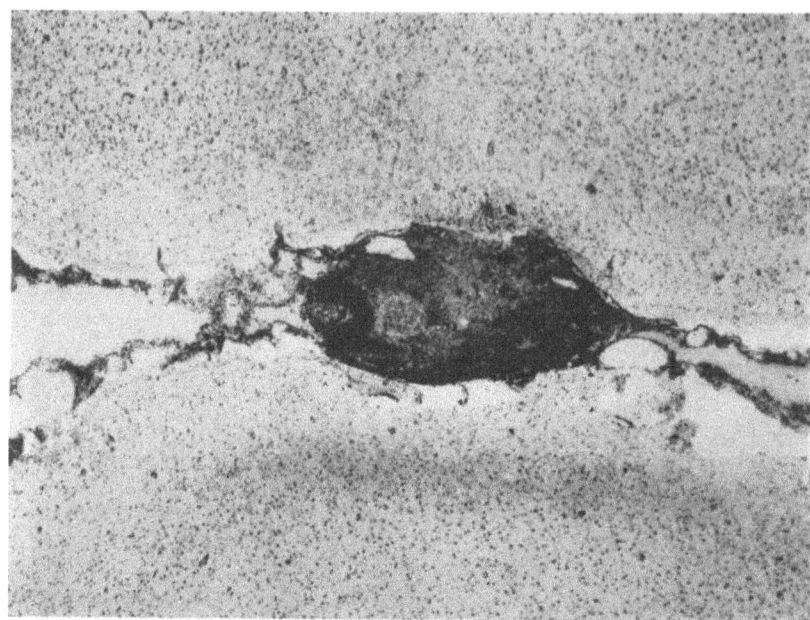

Abb. 8. Knötchenbildung in der Pia. (Nach O. SITTIG.)

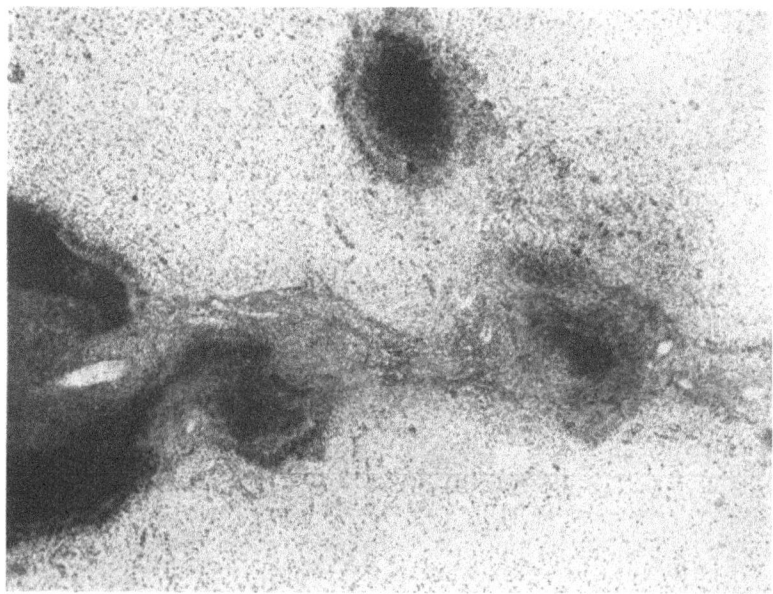

Abb. 9. Übergreifen des Prozesses auf die Rinde unter einem Knötchen. (Nach O. SITTIG.)

sind aber recht zahlreiche, durch Bacillennachweis, Tierversuch, Kultur gesicherte Fälle mit typischen Symptomenkomplexen bekannt geworden, die zur Heilung geführt haben, daneben andere, bei denen es zu langdauernden Remissionen und Jahre anhaltenden Genesungen gekommen ist, denen dann doch der klinische Rückfall und der Tod folgten. Über sichere Heilungen haben jüngst wieder HOBSON und BERTOLIATTI berichtet, der letztere unter Hinweis auf 72 bisher bekannte, entsprechende Literaturfälle, eine im Vergleich zu der großen Häufigkeit der Erkrankung freilich kleine Zahl. SITTIG hat die geheilten Fälle sorgfältig zusammengestellt.

Therapie. Bei dieser Sachlage braucht man also nicht sofort und in jedem Fall alle Hoffnungen aufzugeben; man wird daher auch nicht die Hände in den Schoß legen. Die Therapie kann keine andere sein als bei den anderen Meningitiden. Vor allem wird man also die mindestens symptomatisch häufig günstig wirkenden Lumbalpunktionen anwenden. Seit langem gibt man, ursprünglich durch die so häufige hartnäckige Obstipation angeregt, Kalomel. Auch Jodkali wird vielfach angewandt. Es ist verständlich, daß man auch die intralumbale Tuberkulinbehandlung versucht hat. Vaccinen, Allergine (JOUSSET) wurden gegeben. Endlich hat v. BOKAY die Röntgenbestrahlung empfohlen. Ich habe in der Literatur aber keine Bestätigung seiner anfänglich relativ günstigen Ergebnisse gefunden.

Anhang.

Die circumscripte tuberkulöse Meningitis (Méningite en plaques). In seltenen Fällen bleibt die tuberkulöse Meningitis auf einzelne umschriebene Herde beschränkt, und zwar für lange Zeit, wenn sich auch späterhin doch noch eine allgemeine Meningitis entwickeln kann. Die Herde, nach O. FOERSTER von miliaren Knötchen durchsetzte, sulzige, bläuliche oder grünlich-gelbliche Durchtränkungen, welche die Pia betreffen, vielfach aber auch in die Rinde und durch diese hindurchreichen, sitzen mit besonderer Vorliebe in der Zentralregion, sehr häufig parazentral. Die Symptomatologie ist diejenige des raumbeengenden Prozesses. Es finden sich also Hirndruckerscheinungen, Kopfschmerz, Erbrechen, Neuritis optica sowie Herderscheinungen, d. h. hier Krämpfe, die oft vom Jacksontyp sind, und Lähmungen, Hemiparesen, vor allem aber Monoparesen, die vielfach das Bein betreffen. Die Herde können aber auch an anderer Stelle sitzen und dann natürlich andere Herderscheinungen machen. Die gegebene Therapie ist die Trepanation. Erst sie wird vielfach die Natur der Herde aufzeigen, die man sonst höchstens aus anderen tuberkulösen Störungen vermuten kann. Die Liquoruntersuchung läßt im Stich. FOERSTER hat eine Reihe von Fällen mit Erfolg trepaniert. Allerdings kam es in 4 von 9 Fällen gleich nach der Operation oder einige Monate später zu allgemeiner tödlicher Meningitis; 5 Fälle aber wurden geheilt oder doch gebessert. Jüngst haben auch ARTWINSKI, CHLOPICKI und BERTRAND einen durch Trepanation geheilten Fall mitgeteilt, der noch dadurch von Interesse ist, daß die Méningite en plaques sich mehrere Jahre nach einem Schädelbruch, und zwar offenbar gerade an der Stelle der Fraktur, entwickelt hatte.

c) Infektiöse Meningitiden nichtbakterieller Art.

α) Meningeale Reaktionen bei Parotitis epidemica.

Der Mumps, der Metastasen offenbar in allen Geweben machen kann, beteiligt nicht selten auch das Zentralnervensystem. Seltene Encephalitiden, Myelitiden, aber auch Polyneuritiden sind bekannt. Am häufigsten ist die menigeale Reaktion, die Mumpsmeningitis, die bei den einzelnen Epidemien in jeweils verschiedener Häufigkeit beobachtet wird, d. h. ganz fehlen, aber auch in 10% und mehr Fällen auftreten kann. Die Regel ist das Erscheinen meningitischer Symptome einige (4—6) Tage nach Beginn der Parotisschwellung, es kann aber auch sehr rasch, ja schon vor der Parotitis die Meningitis deutlich sein; manchmal stellt sie sich auch nach dem Abklingen aller parotitischen Symptome noch ein.

Vielfach sind die klinischen Symptome gering, ja meningitische klinische Zeichen können trotz ausgesprochener Pleocytose fehlen. Es kommen aber auch typische Bilder mit Nackenstarre, Kernig, Kopfschmerzen, Erbrechen, Hyperästhesie, Bradykardie, ja mit flüchtigen Hirnnervenparesen vor. Auch Delirien und Krämpfe sind beobachtet worden. Der Liquor zeigt keine oder geringe Druckerhöhung, mäßige Eiweißvermehrung, mittlere Pleocytose, und zwar überwiegend Lymphocyten. Die Prognose ist gut. Meist dauert die meningeale Reaktion nur einige Tage, höchstens Wochen. Rückfälle sind sehr selten. Die Mortalität ist gering. Ganz vereinzelt bleiben Folgeerscheinungen zurück (EULENBURG). Man wird mit Lumbalpunktionen und Urotropin behandeln.

In jüngster Zeit haben sich DALTO (unter 250 Fällen von Parotitis 23 Meningitiden), MC.KAIG und WOLTMAN, MATUTT, KOCFOCD und JOHANSEN mit dem Krankheitsbild beschäftigt.

Daß auch bei *Febris herpetica*, einer umstrittenen Krankheit, meningeale Reaktionen vorkommen können, hat besonders PETTE an einer eindrucksvollen Beobachtung gezeigt. Es kam bei dem 31jährigen Mann bis zur Mitteilung 5mal im Leben zum Herpes und einem gleichzeitigen meningitischen Bild mit epileptiformen Anfällen und Pleocytose, Erscheinungen, die jeweils rasch abheilten.

β) Die benigne „aseptische" Meningitis.

Zuerst wohl von WIDAL (1916) beschrieben, von WALGREN und seinem Schüler GÜNTHER in den Mittelpunkt der Aufmerksamkeit gerückt, ist das Krankheitsbild in den letzten Jahren von zahlreichen Untersuchern besprochen worden, im deutschen Sprachgebiet vor allem von ECKSTEIN, SCHNEIDER, HÄSLER, LANGE. Andere in diesem Zusammenhang genannte Krankheitsbilder, wie die von STOOSS und jüngst von ASSMANN beschriebenen, gehören nicht oder doch nicht unmittelbar hierher, wenngleich eine Verwandtschaft bestehen dürfte. Es ist, vor allem nach den Beobachtungen von SCHNEIDER, aber auch jenen von ECKSTEIN, anzunehmen, daß es sich um eine „epidemische" Noxe handelt. In der Tat hat man auf der einen Seite erwogen, ob es sich nicht um eine abgemilderte Form der Polioencephalitis epidemica handeln könnte (besonders GÜNTHER, HÄSSLER), auf der anderen Seite hat man an eine meningeale Form der Encephalitis epidemica gedacht (besonders ECKSTEIN, auch SCHNEIDER). Ein Beweis nach der einen oder nach der anderen Seite hat sich nicht erbringen lassen, auch durch den Tierversuch nicht. Die positiven Affenimpfungen ECKSTEINs sind offenbar von Fällen ausgegangen, die nicht hierher gehören. Daß für gehäuft auftretende Meningitiden dieser Art keinerlei zeitliche Beziehungen zur Poliomyelitis und Encephalitis epidemica zu bestehen brauchen, haben die jüngsten Erfahrungen in Schlesien eindeutig gezeigt. Auch eine tuberkulöse Ätiologie kommt nicht in Frage.

Es handelt sich um eine, wenn auch nicht erheblich, kontagiöse Erkrankung. ECKSTEIN hat 2 Geschwister und 2 Kinder der gleichen Schulklasse, SCHNEIDER mehrere Familienangehörige sowie gleichzeitig Mitglieder der gleichen Gemeinde erkranken gesehen. Die Kulturversuche sind aber alle negativ geblieben, die Tierversuche, auch die eigenen, nicht überzeugend.

Die meisten bisher beobachteten kleinen Epidemien haben sich an Spätsommer und Herbst gehalten, diejenigen in Schlesien vorwiegend an den Sommer. Hauptsächlich werden Kinder und Jugendliche befallen. Die von SCHNEIDER aus Niederösterreich mitgeteilten sehr zahlreichen (66) Beobachtungen betreffen aber ebenso, ja überwiegend, Erwachsene. Dies gilt auch für die schlesischen Fälle.

Sehr häufig beginnt die Erkrankung mit einer Angina oder einer Pharyngitis. Es kann auch eine längerdauernde Abgeschlagenheit vorausgehen, die vielleicht schon Ausdruck des meningitischen Infekts ist. Die Meningitis, die meist unter leichten typischen Erscheinungen verläuft, manchmal aber auch schwere qualvolle Zustandsbilder macht, setzt dann ziemlich akut ein. In den leichtesten Fällen sind Kopfschmerzen, Nackenschmerzen, eine gewisse Steifigkeit im Nacken, Kernig eben angedeutet. Da die leichten Erkrankungen überwiegen, fehlen meist auch deutlichere Bewußtseinsstörungen. Doch kommen sie in den schweren Fällen vor, ebenso Delirien und andere exogene Syndrome. Hirnnervenschäden, Ptosis, andere Oculomotoriusstörungen, Facialisparese wurden beobachtet, doch sind sie meist leicht und flüchtig. Dagegen sieht man ziemlich häufig Neuritis optica, gelegentlich erheblichen Grades, seltener Stauungspapille, vereinzelt bei Kindern Acusticusbeteiligung, die in einem unserer Fälle zu einer vorübergehenden Taubheit und bleibender Schwerhörigkeit führte. Einmal sahen wir einen Jacksonanfall.

Der Liquor steht unter erhöhtem Druck. Er ist meist klar, doch kommt Trübung vor, ebenso wie Gerinnselbildung, selten auch Xanthochromie. Punktiert man erst spät, dann findet man vorwiegend Lymphocyten. Im Beginn kann der Anteil der Leukocyten noch hoch sein und nach unseren Beobachtungen mehr als 50% betragen. Bei den gelegentlich auch von anderer Seite (PETTE) beobachteten Rezidiven steigt die Leukocytenzahl wieder an. Die Zellzahl schwankt in weiten Grenzen bis zu vielen Tausenden (wir sahen einmal gegen 10000). Der Liquor ist dann eitrig getrübt. Der Liquorzucker ist annähernd normal, oft genug aber auch leicht erniedrigt. In vielen Fällen verschwindet die Pleocytose rasch, in wenigen Tagen oder einigen Wochen. Wir haben aber eine Reihe von Kranken gesehen, die Pleocytosen von 100 bis einigen 100 Zellen bei fast vollem Wohlbefinden Monate lang aufwiesen, und einen Kranken, bei dem die Pleocytose mehr als ein Jahr zurückreicht. Dabei kam es, gelegentlich erst nach Monaten, zu neuen meningitischen klinischen Erscheinungen, die in einem oder ganz wenigen Tagen abklangen. Jüngst sahen wir einen Kranken mit aseptischer Meningitis, der vor 6 Jahren schon einmal mit dem gleichen Bilde in der Klinik war.

In den ersten Tagen besteht Fieber, das selten hoch (40° und mehr) ist und rasch abklingt, um bei Rezidiven kurze, neue, manchmal nur subfebrile Anstiege zu zeigen. Der Puls kann im akuten Stadium verlangsamt sein. Herpes ist selten beobachtet worden. Das weiße Blutbild ist uncharakteristisch. Es kommen mäßige Leukocytosen, gelegentlich aber auch Leukopenien vor. Der Urin zeigt selten Spuren Eiweiß.

Die *Diagnose* kann einigermaßen sicher nur gestellt werden, wenn eine Reihe von Fällen der gleichen Art rasch nacheinander beobachtet wird. Daß sporadische Fälle aseptischer Meningitis besonders leichte meningeale Erscheinungsformen der Poliomyelitis sein können oder solche epidemischer Meningitis mit negativem Kokkenbefund, ist selbstverständlich. Da wir den Erreger nicht kennen, wird die Diagnose immer unsicher sein. Immerhin ist in den klaren rezidivierenden Fällen, die sich Wochen und Monate hinziehen, die eigenartige Natur der Erkrankung nicht zu verkennen.

Wir haben in den letzten Jahren Kranke gesehen, die anfangs ein encephalitisches Bild wie etwa die jüngst von ASSMANN beschriebenen Encephalitiker darboten, um nach wenigen Wochen das Syndrom der schweren aseptischen Meningitis zu zeigen und dann zu genesen, haben aber auch den umgekehrten Verlauf beobachtet. Wir möchten annehmen, daß es sich hier um den gleichen Erreger handelt. Einer dieser Fälle ist tödlich ausgegangen. Er bot das Bild einer ziemlich lokalisierten stärkeren Meningitis und disseminierter, über die ganze Rinde und das Weiß zerstreuter encephalitischer Herde.

Bei den rein meningitischen Fällen ist die Prognose sehr gut. Nur bleibende Schäden am Gehörorgan haben wir gesehen, ECKSTEIN einmal Strabismus. Die Behandlung wird die für Meningitis übliche sein. Wiederholte, ja zahlreiche Lumbalpunktionen können nötig und erfolgreich sein. Wir haben außerdem Urotropin gegeben, Traubenzuckerinjektionen, haben Silber und Quecksilber geschmiert, hohe Aspirindosen versucht. Wiederholt hatten wir den Eindruck einer prompten Wirkung von Rekonvaleszentenserum.

γ) Die Meningitis sympathica (concomitans).

Gemeint sind hier meningitische Reizerscheinungen, die keine selbständige Erkrankung der weichen Hirnhäute darstellen, sondern eine entzündliche, nichtbakterielle Reaktion auf bakterielle Entzündungsherde in der Nachbarschaft der Meningen. Wir sehen solche Erscheinungen von Meningitis sympathica etwa bei der multiplen Sklerose, bei nichteitrigen Encephalitiden anderer Genese, beim Hirnabsceß und bei der Poliomyelitis. Viel wichtiger sind die entsprechenden Bilder bei Eiterherden im Schädelbereich, zumal bei chronischen oder auch akuten Infekten im Nasen- und Ohrbereich, Stirnhöhleneiterungen, septischen Sinusthrombosen. In schweren Fällen kann der voll ausgeprägte meningitische Symptomenkomplex auftreten; die leichtesten Fälle werden nur durch die Lumbalpunktion erkannt, die Eiweißvermehrung und Pleocytose, meist ganz vorwiegend Lymphocyten, ergibt. Das Eiweiß ist dabei in der Regel in stärkerem Maße vermehrt als die Zellen. Wichtig ist ferner der Befund von DEMME, daß der Eiweißquotient sehr hoch (über 1,0) zu sein pflegt. Ein rasches Sinken des Quotienten soll die Infektion der Meningen selbst anzeigen.

Die Diagnose darf nur gestellt werden, wenn der Liquor immer bakterienfrei und ein entsprechender primärer Krankheitsvorgang nachweisbar oder wahrscheinlich zu machen ist. Die Behandlung hat dem primären Leiden zu gelten. Gerade deshalb und um prognostische Irrtümer zu vermeiden, muß man an die Meningitis sympathica denken.

δ) Meningeale Reizzustände bei akuten Infektionen und Intoxikationen.

Bei zahlreichen Infektionskrankheiten, besonders Grippe, Pneumonie, aber auch bei den akuten Exanthemen, Darminfektionen, Malaria, Recurrens, endlich bei Wurmkrankheit, bei Bleiintoxikationen sehen wir mehr oder weniger häufig die als *Meningismus* bekannten, meist nicht sehr ausgesprochenen, aber doch alarmierenden Symptome: Nackensteifigkeit, Erbrechen, Schwindel, Kopfschmerzen, oft auch Bewußtseinstrübung, die den Verdacht auf eine beginnende eitrige Meningitis erwecken. Ihre meist flüchtige Natur zerstreut aber die Sorgen. Lokalsymptome fehlen immer. Im Liquor können Eiweiß und Zellen vermehrt sein, doch ist dies nicht immer der Fall und die Vermehrung bleibt in bescheidenen Grenzen. Der Eiweißquotient ist nach DEMME erhöht. Das Wesen des Meningismus ist unbekannt. Nach den besonders in Japan (KATO) reichlichen Erfahrungen an Bleimeningismen wird man am ehesten an Toxinwirkungen denken. Untersuchungen, vor allem von OSEKI, bei akuten Infektionskrankheiten haben gezeigt, daß an den Meningen fast immer entzündliche Veränderungen nachweisbar sind.

ε) Die sog. Meningitis serosa. Die Arachnitis adhaesiva circumscripta et cystica.

Im weiteren Sinne bezeichnet man als Meningitis serosa alle bisher beschriebenen meningealen Erkrankungen nichtbakterieller Art, im engeren Sinne die vorwiegend chronischen Formen, die am häufigsten im Anschluß an Schädeltraumen, aber auch nach Infektionen zustande kommen, auf einer lokalen Schädigung vor allem der Arachnoidea und Dura beruhen und die Liquorsekretion verändern bzw. deren Strömung behindern. In manchen Fällen freilich ist eine Ätiologie nicht nachweisbar. Es kann sich um eng umschriebene, aber auch um ziemlich ausgebreitete Störungen handeln, ja CLAUDE nimmt auch eine diffuse generalisierte Form neben der sicher häufigeren cystischen bzw. polycystischen an.

Die Hirntraumen, die zu cystischer Arachnitis führen, brauchen nicht schwere zu sein, sind es aber wohl meist. Sehr häufig sind Schädelbrüche der Arachnitis vorangegangen. Vielfach sind auch die inneren Liquorräume mitbeteiligt, ja die Veränderungen im Ventrikelbild spielen als Folgeerscheinungen von Hirntraumen weitaus die größte Rolle (s. HAUPTMANN). Daß der meist leichte Hydrocephalus externus, den nach Hirntraumen die Encephalographie gelegentlich zeigt, auf diffusen arachnitischen Prozessen beruht, ist möglich. Schwere, schwielige arachnitische Vorgänge schließen sich besonders an „geheilte" Meningitiden eitriger Art an. Man findet Arachnitis aber auch in der Nachbarschaft von encephalitischen Herden und, was für den Chirurgen, aber auch den Diagnostiker sehr wichtig ist, von Hirntumoren im engeren Sinne.

Anatomisch beschreibt PETTE die Befunde knapp wie folgt: „Bei der Trepanation ... zeigt sich nach Wegnahme des Knochens, daß die Dura nur sehr wenig oder gar nicht pulsiert. Wird die mit den darunterliegenden Häuten verwachsene oder nur verklebte Dura gespalten, so quillt zunächst nur sehr wenig Liquor nach außen, dafür wölben sich aber im Bereiche der Arachnoidea meist prall gefüllte, dünnwandige, glasig-rötlich erscheinende Cysten vor, aus denen sich nach Einstich eine klare, meist stärker eiweißhaltige Flüssigkeit entleert. Das Gewebe in der Nachbarschaft kann ödematös geschwollen sein. Es besteht eine erhebliche Hyperämie, die Venen der Umgebung sind stark geschlängelt."

Mikroskopisch erweist sich die Arachnoidea — sie ist ja gefäßlos — nie isoliert erkrankt, meist ist die Dura, seltener die Pia beteiligt. Das Endothel der Dura ist gewuchert, die Dura kann sehr verdickt sein, die Wucherung greift auf die Arachnoidea über, die auch durch fibrinöse Anlagerungen verdickt wird. Auch das Endothel der Arachnoidea und ihr Bindegewebe proliferieren. In der Pia wuchert das Bindegewebe. Es können aber auch, vor allem nach entzündlichen Prozessen, alle Häute in ein schwieliges Narbengewebe umgewandelt werden.

Symptomatologie. Die Arachnitis *spinalis* ist ein wohlbekanntes und auch diagnostisch meist nicht schwieriges Krankheitsbild. Anders die Arachnitis *cerebralis*. Die Symptome können sich sehr rasch entwickeln und unter Umständen schnell stürmisch werden, es kann zu Krämpfen, selbst zu statusartiger Häufung, meist vom Jacksontyp kommen, es kann auch rasch bedrohlicher Hirndruck mit Stauungserscheinungen eintreten. Meist geht die Entwicklung aber langsamer vor sich und für das Krankheitsbild ist fast kennzeichnend der Wechsel von Exacerbationen und Remissionen. Nach meinen Erfahrungen schließen sich Verschlimmerungen nicht selten an Allgemeinschäden mannigfacher Art an.

Meningitische Erscheinungen im engeren Sinne fehlen, wenn es auch bei Arachnitis cystica in der hinteren Schädelgrube gelegentlich zur reflektorischen Arretierung des Kopfes in dieser oder jener Lage kommt. Vielmehr sehen wir in der Regel Hirndruckerscheinungen auf der einen, lokale Symptome auf der anderen Seite. Für beide gilt, daß sie, meist, nicht schwer sind. Die Stauungspapille ist nicht hochgradig und für den Visus nicht so gefährlich wie jene beim Tumor, die Kopfschmerzen, allgemein oder lokalisiert, steigern sich nur zeitweise zur Unerträglichkeit, können aber Dauerschmerzen sein. Natürlich kommt es auch zu Schwindel und Übelkeit. Sehr häufig ist eine vasomotorische Labilität und Überempfindlichkeit gegen jede stärkere Belastung, Anstrengungen, Aufregungen, aber auch Tabak und Alkohol. Die Lokalsymptome sind verschieden je nach dem Sitz der Arachnoidalcysten. Besonders häufig ahmen die in der hinteren Schädelgrube sich entwickelnden arachnitischen Vorgänge Kleinhirntumoren oder Kleinhirnbrückenwinkeltumoren nach. Selten ist der Acusticus, fast regelmäßig der Vestibularis gestört. Eigenartig ist auch hier das Unsystematische, der Wechsel der Hirnnervenstörungen. Nicht selten ist offenbar auch die optico-chiasmatische Arachnitis, die, nach Erkrankungen der Nebenhöhlen oder Allgemeininfektionen, meist zu schnell zunehmender Sehstörung, rasch einsetzendem Ödem und Blaßwerden der Papillen, unregelmäßigen Gesichtsfeldeinschränkungen, zentralen Skotomen führt. Röntgenologisch und ventrikulographisch ist kein Befund zu erheben. Bei den selteneren arachnitischen Vorgängen in der Zentralregion (v. BOGAERT) findet man Monoplegie oder Hemiplegie, meist nicht schwer und wechselnd, neben Jacksonanfällen. Nach F. H. LEWY sollen Schwindelanfälle hier häufig sein.

Im Liquor (Vorsicht bei Erscheinungen, die auf die hintere Schädelgrube hinweisen) findet man meist Veränderungen, bei infratentoriellem Sitz oft Druckerhöhung, manchmal eine bescheidene Zellvermehrung, vielfach Eiweißverminderung, die CLAUDE als regelmäßig angibt, gelegentlich aber auch eine mäßige Eiweißvermehrung (bis 2 Teilstrichen, selten mehr). Einen kennzeichnenden Befund gibt es also nicht. Encephalographisch entsteht aber oft Klarheit dadurch, daß an der Stelle der Arachnitis keinerlei Luft festzustellen ist oder aber ein cystisch erweiterter luftgefüllter Raum. Daneben findet man, wie schon oben angedeutet, besonders bei traumatischen Fällen, diese oder jene leichte Abänderung des Ventrikelbildes, unter Umständen auch mangelnde Füllung. Das Schädeldach zeigt, zumal bei langdauerndem Verlauf, nicht ganz selten Hirndruck an. Der Verlauf kann, wie erwähnt, ein akuter, rasch zu bedrohlichen Erscheinungen führender sein, aber sich auch über Jahre mit guten und schlechten Zeiten hinziehen.

Diagnose. An Arachnitis cystica wird man immer denken, wenn bald nach einem Hirntrauma, einer lokalen entzündlichen Affektion (Nebenhöhlen) oder einem allgemeinen Infekt die Erscheinungen des Hirndrucks neben lokalen Symptomen deutlich werden, die nicht sehr massiv sind und darüber hinaus noch erheblichen Schwankungen unterliegen. Hirntumor, besonders den Kleinhirntumor, wird man aber meist nicht mit Sicherheit ausschließen können, wie besonders HORRAX an den Kranken CUSHINGS gezeigt hat. Gegenüber dem Hirntumor nennt CLAUDE als kennzeichnend: Über Jahre sich erstreckende, stoßweise Entwicklung, plötzlicher Beginn mit örtlichem Kopfschmerz, unter Umständen Ohnmacht, Krämpfen, Katalepsie, geringe allgemeine Hirndruckerscheinungen, oft Fehlen von Stauungspapille, Senkung des Albumingehalts, keine Zellvermehrung. Aber allgemein brauchbar sind diese Kennzeichen nicht. Häufig wird die Encephalographie Klarheit bringen.

Therapie. Die Lufteinblasung bei der Encephalographie kann auch therapeutische Wirkungen entfalten, wie insbesondere F. H. LEWY betont hat, aber auch PENFIELD u. a. Es kommt dabei offenbar nicht ganz selten zum Einreißen der Cystenwände und zur Lösung von Verklebungen. Bei chronischen, nicht bedrohlichen Fällen wird man Quecksilber oder Silber schmieren. Chirurgisches Eingreifen wird unbedingt nötig bei Bedrohung des Sehens. Die Erfolge sind gut, auch bei der Arachnitis opitico-chiasmatica (PUECH, DAVID und BRUN). PETIT-DUTAILLI hat beim Pariser internationalen Kongreß das operative Verfahren eingehend besprochen. Natürlich wird man immer lokale Entzündungsherde angehen.

4. Der Hitzschlag.

Hitzschlag und *Sonnenstich* kann man nicht, wie dies früher versucht wurde, streng auseinanderhalten. Es handelt sich bei den Krankheitsbildern, die hier gemeint sind, um die unzweifelhaften Folgen der mehr oder weniger langdauernden Einwirkung zu großer Hitze, ob diese nun, wie etwa bei Märschen, durch die Sonne, oder, wie bei den Heizern, durch Heizvorrichtungen hervorgerufen ist. Ob freilich die Hitze unmittelbar auf das Hirn und die Hirnhäute bzw., was sicher wichtiger ist, auf deren Gefäßsystem wirkt, ob auf dem Umwege über Vergiftungsvorgänge, ist nicht geklärt. Eine unmittelbare Wirkung von eigentlichen Lichtstrahlen und von chemischen Strahlen ist immerhin möglich. Hitzschlag tritt offenbar besonders leicht ein, wo aus irgendeinem Grunde die Schweißverdunstung behindert ist und damit ein Regulationsvorgang versagt (etwa dicht geschlossene Reihen beim Marsch oder Behinderung der Schweißbildung bei Atropintherapie [Fall von SEPERDAHL]) oder wo der Körper schon so an Wasser verarmt ist, daß Schweißbildung nicht eintritt. Zugleich bringt die Polypnoe, wie sie beim angestrengten Marsch oder bei den Heizern eintritt, noch eine Veränderung der Stoffwechsellage mit sich, und bei mangelnder Nierenausscheidung mag es ferner zur Ansammlung von Stoffwechselschlacken kommen. Auch dem eingedickten Blut kommt eine Rolle zu. Auf jeden Fall wird das Eintreten des Hitzschlags begünstigt durch schwere körperliche Arbeit, die ohnedies die Körpertemperatur steigert, und offenbar auch durch großen Feuchtigkeitsgehalt der Luft, etwa in tropischen Gegenden. Prädisponiert sollen Fettleibige, Alkoholiker, Gefäßgeschädigte, Menschen mit schwachem chromaffinem System sein (HEDINGER).

Pathologisch-anatomisch findet man meist eine außerordentliche Hyperämie im Bereiche der Schädelhöhle, die schon an den Hirnhäuten sichtbar ist. Nicht selten kommt es zu massenhaften Diapedesisblutungen. Auch Massenblutungen in die Hirnhäute (CERVIS), Blutungen in den Glaskörper (V. D. KOOI), Blutungen und Erweichungen im Hirn selbst, Ring- und Ringwallblutungen sind beschrieben. In einem Fall von STERN bestanden 6 Tage nach dem Hitzschlag Piablutungen, bandförmige Rindeninfarkte, Wandzerreißung bzw. intramurales Hämatom in großen extracerebralen Gefäßen und deren Ästen, zahlreiche Erweichungen, stellenweise fibröse Verdickung der Meningen und geringe Rundzelleninfiltrate. Sanguinolenter und xanthochromer Liquor, Liquordruckerhöhung, Pleocytose, anfangs Leukocyten, dann Lymphocyten, sind oft beschrieben. Gelegentlich ist die auch experimentell erzeugte „akute Schwellung" der Ganglienzellen beobachtet worden.

Bei diesen pathologisch-anatomischen Bildern wird es verständlich, daß die Symptomatologie eine reichhaltige ist. Der Name Hitzschlag kommt von dem in allen schweren Fällen eintretenden, oft plötzlichen Bewußtseinsverlust. Diesem Ereignis können freilich mannigfache Vorboten vorausgehen, Übelbefinden, Schwäche, plötzliche Schweißausbrüche, Erbrechen, Gähnen, Blutandrang nach dem hochroten Kopf, Kopfschmerzen, Zuckungen in den Gliedern, die offenbar nicht selten sind, Zittern, Mißempfindungen, Reizerscheinungen der Sinnesorgane. Gelegentlich kommt es auch zu Dämmerzuständen und Delirien. In leichteren Fällen, die rechtzeitig der Hitzeeinwirkung entzogen werden, bleibt es bei diesen Vorboten und es tritt dann mehr oder weniger rasch Erholung ein. In schweren Fällen kommt es zum Koma, das lange Tage anhalten und mit dem Tode enden kann. Auch nach vorübergehender Erholung treten manchmal noch schwere Rückfälle ein. Vor allem kommt es vor, daß noch Stunden nach der veranlassenden Hitzeeinwirkung plötzlich zum Tode führendes Koma einsetzt. Sehr häufig sind Krämpfe der verschiedensten Art, vor allem typische elementare Anfälle. Nicht selten sind ausgesprochene meningitische Bilder, und man findet dann meist Blut im Liquor, der unter erhöhtem Druck abfließt. Bei Blutungen und Erweichungen im Hirn treten natürlich auch Herderscheinungen (Hemiplegien usw., auch Hirnnervenparesen) auf.

Typisch sind die außerordentlich hohen Temperaturen (42° und in den Tropen noch mehr) der vom Hitzschlag Befallenen, die manchmal erst nach anfänglichen mäßigen Steigerungen, meist aber wohl sogleich eintreten. Bei tödlichem Verlauf machen sie oft rasch subnormalen Temperaturen Platz. Die Atmung ist meist sehr beschleunigt. Die beschriebenen Blutveränderungen (lackfarbenes Blut usw.) sind wohl vorwiegend postmortal.

In den leichteren Fällen braucht, wie erwähnt, die Erholung nur kurze Zeit, Stunden, ein paar Tage. In schweren Fällen bleiben lange Zeit Schwäche, Apathie und alle möglichen nervösen Erscheinungen zurück, auch dann, wenn keine eigentlichen Rückfälle eintreten. Es soll nach dem Abklingen der akuten Erscheinungen eine erhebliche Selbstmordgefahr bestehen. In der Regel kommt es doch noch zur Heilung. Häufig schließen sich hysterische Nachkrankheiten an, die aber nichts mit dem Hitzschlag als solchem zu tun haben. Die mit ausgedehnten Blutungen und Erweichungen einhergehenden Fälle dürften fast alle mit dem Tode enden, der schon nach Stunden, aber auch erst nach einer Reihe von Tagen eintreten kann, so in einem von FLECK und HÜCKEL beschriebenen Fall nach 10 Tagen.

Daß der Hitzschlag mit allen anderen schlagartig einsetzenden Hirnstörungen verwechselt werden kann, ist natürlich. Die Anamnese, das oft jugendliche Alter usw. werden meist den Weg weisen. Viele als Hitzschlag beschriebene Fälle sind sicherlich „unrein". Es handelt sich um gefäß- oder nierenkranke Menschen, bei denen die Hitzeeinwirkung zum Schlaganfall beitragen mag.

Therapie. Das wichtigste ist die Prophylaxe, die bei militärischen Märschen durch offene Marschordnung, hinreichende Rast, bequeme Kleidung, genügende Flüssigkeitszufuhr usw. genau vorgeschrieben ist. Auch die Gewerbehygiene hat hier ein weites Feld. Empfohlen wird Zuckerdarreichung an Heizer (CAZAMIAN). Bei ausgesprochenem Hitzschlag wird man den Kranken möglichst aus der Hitzeeinwirkung entfernen. Das Herz ist zu stützen, man gebe Kochsalzinjektionen, Analeptica, kühle Bäder usw. Bei drohendem Hitzschlag kann schon die Rast und das Einstellen der Körperarbeit segensreich wirken.

5. Die entzündliche Thrombose des Hirnsinus.

Weitaus am häufigsten ist die otogene, den Sinus sigmoideus bzw. den Bulbus jugularis betreffende phlebitische Thrombose, die zur otogenen Sepsis führt. Akute und chronische Otitiden gehen der Phlebitis etwa gleich häufig voraus, die meist durch unmittelbaren Kontakt (der ostitische bzw. osteomyelitische Prozeß erreicht die Sinuswand), gelegentlich auf präformierten Bahnen (besonders primäre phlebitische Erkrankung der Venen im Schläfenbein) entsteht. Die Sinuswand erscheint dann bei Freilegung meist, nicht immer, verfärbt. Der Thrombus kann wandständig oder obturierend sein und sich unter Umständen weit über die lokale phlebitische Störung hinaus erstrecken, ja bis in die Subclavia hinein. Seltener sind auch die Sinus petrosi erkrankt, und es kann vereinzelt vom Ohr aus auch zu einer Phlebitis des Sinus cavernosus kommen. Diese entsteht weit häufiger bei entzündlichen Erkrankungen der Nebenhöhlen oder aber bei Phlegmonen in der Augenhöhle, Furunkeln und Karbunkeln im Gesicht, besonders an der Oberlippe, Pharyngealabscessen oder Tonsillitiden, gelegentlich auch Zahneiterungen. Von den Nebenhöhleneiterungen ist besonders jene der Keilbeinhöhle verhängnisvoll, die nach der bis 1934 reichenden Zusammenstellung von HIRSCH 46 von 77 bzw. sogar 66 Fällen insgesamt verursacht hat. Nächstdem ist die Kieferhöhle beteiligt, die aber erst in weitem Abstand folgt. Demgegenüber ist die seltenere Thrombophlebitis des Sinus longitudinalis superior besonders häufig eine Folge von Stirnhöhleneiterungen (28 von 37 bzw. 31 näher bekannten Fällen). Phlebitiden einzelner oder zahlreicher Piavenen können auch fortgeleitet von eitrigen Prozessen in der benachbarten Knochensubstanz, wohl auch metastatisch entstehen.

Die Symptome der entzündlichen Sinusthrombose sind, soweit es sich nicht um die sehr seltenen Infektionen mit Kapselbakterien handelt, vor allem diejenigen einer schweren septischen oder pyämischen Allgemeininfektion, zu der je nach dem betroffenen Sinus verschiedene Lokalsymptome treten. Die Krankheit beginnt sehr häufig mit Schüttelfrost, es kann, selten, eine hohe Kontinua folgen oder es kommt anschließend zu intermittierenden Fieberbewegungen

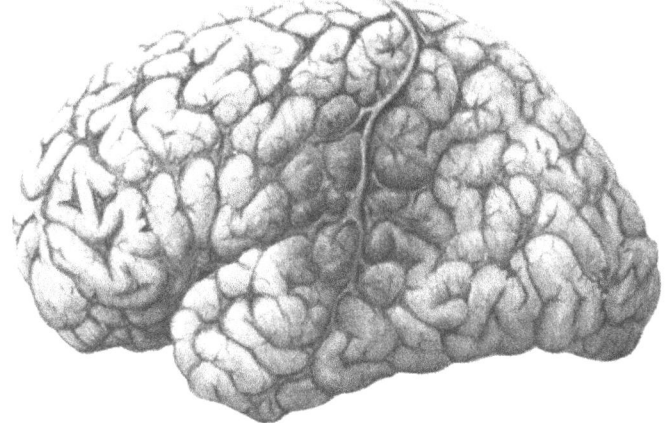

Abb. 10. Septische Thrombose der Vena cerebri magna. Klinisch: Aphasie, Hemiplegie, Hirndrucksymptome. (Nach K. GOLDSTEIN.)

mit neuen Schüttelfrösten. Bei vorangehender akuter, mit Fieber einhergehender Otitis ist der Schüttelfrost, ja nicht selten schon das Ansteigen der Temperatur ohne nachweisbare Änderung des Ohrbefundes das Alarmzeichen. In der Regel folgt der Puls der Temperatur. Zunehmende Pulsbeschleunigung bei Abfall der Temperatur ist prognostisch ungünstig. Im Blut kann man vielfach Bakterien, meist Streptokokken nachweisen. In der Regel besteht Leukocytose. Es findet sich Milztumor und häufig eine subikterische Verfärbung der Konjunktiven. Metastasen können in Hirn und Hirnhäuten, vor allem aber in den peripheren Organen eintreten, besonders in der Lunge. Es entstehen hier Infarkte und Absceßbildungen, die sich auch in Milz, Leber, Niere, in den Muskeln, in der Haut, besonders häufig in den Gelenken, aber auch einmal im Auge einstellen können, kurz, es kann rasch das schwerste pyämische Krankheitsbild entstehen.

Die Hirnsymptome brauchen nicht schwer zu sein. Kopfschmerz, besonders in Hinterhaupt oder Stirn, ist aber meist vorhanden. Neuritis optica ist offenbar wesentlich häufiger als Stauungspapille. Bei, sei es auch nur sympathischer, Beteiligung der Leptomeningen kann es zu Nackenstarre und anderen meningitischen Zeichen, bei lokaler Ausbreitung auch zu Herdsymptomen (Jacksonanfällen, Aphasie) kommen.

In solchen Fällen wird man dann den Liquorbefund der sympathischen Meningitis erheben (s. dort). Wo die Meningen unbeteiligt oder nur auf engem

Raum betroffen sind, d. h. in der großen Mehrzahl der unkomplizierten Fälle, ist der Liquor normal.

Von den Lokalsymptomen findet man bei otogener Thrombophlebitis meist das Bild der Mastoiditis bei akuten Otitiden, eine Exacerbation bei chronischen. Dazu besteht ein umschriebenes schmerzhaftes Ödem am hinteren Rande des Warzenfortsatzes. Kennzeichnend soll ein häufiger grundloser Wechsel der Intensität der Ohrbeteiligung sein. Die thrombosierte Jugularis kann man unter Umständen als harten, schmerzhaften Strang am Halse tasten.

Die entzündliche Thrombose des Sinus cavernosus braucht keine lokalen Erscheinungen zu machen, wenn sie langsam eintritt und partiell bleibt. In anderen Fällen kommt es zu Lidschwellung, Chemosis, Protrusio und Ophthalmoplegia externa, dazu Pupillenstörungen, Sehstörungen, Zirkulationsstörungen der Retina. In den schlimmsten Fällen entsteht ein grauenhaftes Bild. Der durch blutige Chemosis entstellte bewegungslose Augapfel steht weit hervor. Häufig wird in wenigen Tagen auch das zweite Auge befallen.

Bei der Thrombose des Sinus longitudinalis kann es zur Paraplegie der Beine kommen, aber auch zu Krämpfen und je nach dem Sitz und dem gleichzeitigen Befallensein von Piavenen zu den verschiedensten Herdstörungen. Lokal findet man gelegentlich Venenerweiterungen an der Stirn oder am behaarten Kopf.

Die Prognose ist, außer bei der otogenen Sepsis, schlecht. Nur bei langsamer und unvollkommener Thrombose des Sinus cavernosus wird man dem chirurgischen Vorgehen einige Hoffnung mitgeben dürfen. Bei der otogenen Sinusthrombose ist die Prognose dagegen ganz wesentlich besser, wenn man auch immer noch mit einer beträchtlichen Mortalität zu rechnen hat (etwa 40%). Wo schon eine fortgeleitete allgemeine Meningitis besteht, ist die Prognose meist infaust. Auch der Hirnabsceß ist eine fast immer verhängnisvolle Komplikation.

Für die otogene Form ist die Therapie hoch entwickelt. Es kommt vor allem auf die rechtzeitige Diagnose und den frühen Eingriff an. Bei verdächtigem Ansteigen der Temperatur, das durch den Ohrbefund nicht erklärt ist, beim ersten Schüttelfrost, wird man sofort operieren müssen. Am besten wird, wo die Sinusphlebitis sicher ist, zunächst die Jugularis unterbunden (die etwaigen Folgen: meningitische Reizung, vorübergehender Hirndruck, Stauungspapille können bedrohlich aussehen, sind aber offenbar prognostisch günstig), dann wird radikal operiert oder antrotomiert und die Thrombose vorsichtig ausgeräumt (s. otologische Literatur).

B. Die entzündlichen Erkrankungen des Gehirns.

1. Metastatische Encephalitis und Encephalitiden vom Typ der Impfencephalitis.

Pathogenese und pathologische Anatomie. Die großen Haltepunkte auf dem Wege zu unserer heutigen Kenntnis der Encephalitis, die Encephalitis neonatorum VIRCHOWS, die Polioencephalitis haemorrhagica superior WERNICKES, die STRÜMPELL-LEICHTENSTERNsche Encephalitis in ihren kennzeichnenden Vertretern betreffen Vorgänge, die zum mindesten zu einem erheblichen Teil nicht echt encephalitischer Natur sind. Wenigstens gilt dies, wenn wir uns den Definitionen von SPATZ anschließen: Dieser versteht unter Encephalitis „einen Krankheitsprozeß, der durch das *selbständige* Auftreten des encephalitischen Symptomenkomplexes gekennzeichnet" ist. Dieser, die entzündliche Reaktion, ist anzunehmen „beim Auftreten ‚zelliger Infiltrate' (Leukocyten, Lymphocyten, Mastzellen, Plasmazellen und ‚Nekrophagen') in Verbindung mit gewissen aktiven Umwandlungen der Neuroglia (Stäbchenzellen, Gliaknötchen). Es handelt sich um eine *örtliche* Reaktion des Gefäßbindegewebsapparates, die bei der echten Encephalitis defensiver Natur im Sinne von ASCHOFF ist."

Für diese echten Encephalitiden hat SPATZ eine Einteilung nach dem Ausbreitungsmodus gegeben, die am besten zu zeigen gestattet, welche Formen von Encephalitis hier zu behandeln sind. Die erste Form von SPATZ, die Meningoencephalitis, die durch das Hinübergreifen der Leptomeningitis auf das an den Subarachnoidealraum angrenzende Hirngewebe zustande kommt, ist schon bei den Meningitiden besprochen worden. Eine weitere Form, diejenige der „kontinuierlichen Polioencephalitis", hat ihren Hauptvertreter in der progressiven Paralyse. Sie wird im Kapitel „Syphilitische Erkrankungen" besprochen werden. Ein weiterer Ausbreitungsmodus, jener der herdförmigen Entmarkungsencephalitis, entspricht dem Typus der akuten multiplen Sklerose. Im Zusammenhang mit dieser Krankheit werden am besten auch jene Formen von akuten Encephalomyelitiden besprochen werden, die man mit zweifelhaftem Erfolg versucht hat von der multiplen Sklerose abzugrenzen. In einem besonderen Kapitel wird der praktischen Bedeutung wegen der Ausbreitungsmodus der fleckförmigen Polioencephalitis mit Bevorzugung des Hirnstammes besprochen werden, nämlich die Encephalitis epidemica. Die zu dem gleichen Typus gehörenden Erkrankungen, die Lyssa und die HEINE-MEDINsche Krankheit (auch die Bornasche Pferdeencephalitis breitet sich so aus) sind in anderem Zusammenhang behandelt. Es bleiben dann, wenn ich von den praktisch weniger wichtigen, besonders bei Fleckfieber und Malaria anzutreffenden Mischformen absehe, zwei Ausbreitungsarten, die hier zusammen behandelt werden sollen, diejenige der metastatischen Herdencephalitis und endlich der Ausbreitungsmodus der diffusen perivenösen Herdencephalitis. Im ersten Falle sind die Herde abhängig von intracerebralen Arterien, und zwar sehr häufig von septischen Emboli, die meist Bakterienmassen sein dürften. Daher ist die Ausbreitung eine ausgesprochen herdförmige. Grau und Weiß können gleichmäßig oder das eine mehr als das andere betroffen sein. Miliare Herde überwiegen, größere Herde stellen den Übergang zum Hirnabsceß dar. In manchen Fällen kommt es zu eigentlichen miliaren Abscessen.

Alle Krankheitsvorgänge, die zur Aussaat von Bakterienembolien führen, können die metastatische Herdencephalitis erzeugen. Am häufigsten finden wir sie naturgemäß bei Endokarditis. Als Erreger sehen wir daher meist Streptokokken (auch viridans) und Staphylokokken. Daneben hat man auch metastatische Encephalitis mit Pneumokokken (UNTERSTEINER), Typhus, Coli gesehen, ja selbst mit Tuberkelbacillen. „Bei ganz frischen Herden findet man meist — aber nicht immer — im Zentrum eine Nekrose und darum eine mehr oder weniger dichte Ansammlung von Leukocyten, die frei im Gewebe liegen." Später proliferieren fixe mesodermale und gliöse Elemente, und zwar besonders die Mikroglia. Noch später werden die Herde vielfach rein gliös, doch kann dies auch von Anfang an so sein, wie SPIELMEYER an dem Nachweis von Kokken gezeigt hat. Das Endergebnis sind kleine Verödungsherde.

Da Bakterienembolien ebenso wie in der cerebralen auch in der meningealen Gefäße erfolgen, findet man klinisch nicht selten meningitische Symptome im Vordergrund. Besonderheiten im Krankheitsbild entstehen auch dann, wenn größere Eiterherde, Abscesse, entstehen. Im übrigen kann die Symptomatologie mit jener der zweiten Form zusammen besprochen werden.

Die diffuse perivenöse Herdencephalitis ist anatomisch gekennzeichnet dadurch, daß die entzündlichen Reaktionen saumartig die kleinen und mittleren Venen begleiten und daß sie vorwiegend gliöser Natur sind. Die Herde können ineinander fließen, sind überhaupt nicht scharf begrenzt. Eine gewisse

Vorliebe für das Hemisphärenmark darf angenommen werden, doch sind auch Rinde und tiefes Grau befallen. Das Großhirn ist mehr betroffen als tiefere Hirnabschnitte. Häufig sind saumartige Herde auch subependymär an den Ventrikelwänden und an der Peripherie des Rückenmarks. Gefäßinfiltrate mesodermaler Herkunft treten zurück. Die proliferierenden Gliazellen bleiben meist im Gewebsverband. Sie können eine Umwandlung in Gitterzellen durchmachen. Das Parenchym geht im Bereiche der Herde zugrunde, und zwar ohne Bevorzugung oder Verschonung bestimmter Bestandteile. Bei Encephalitiden von diesem Typus sind lebende Erreger nicht nachzuweisen und Übertragungen durch Überimpfung noch nicht zuverlässig geglückt. Es ist nicht ausgeschlossen,

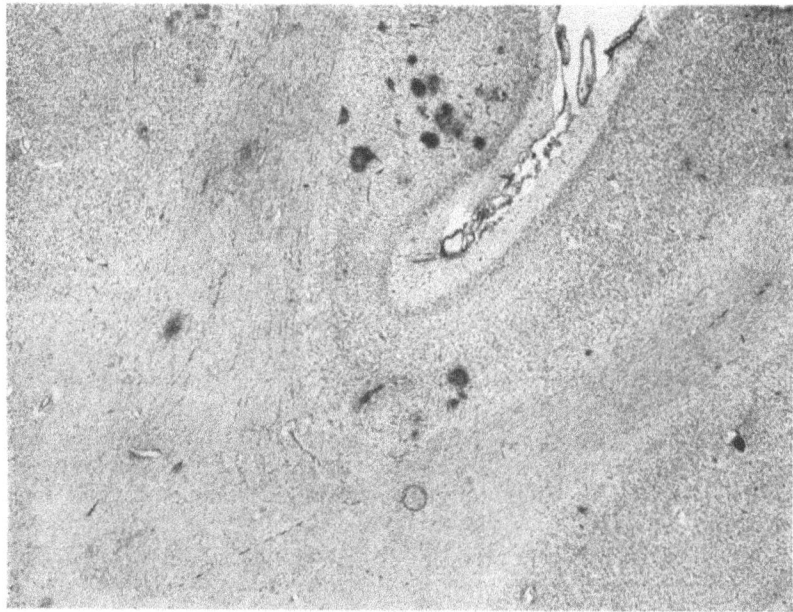

Abb. 11. Miliare Herde im Grau und im Mark der Großhirnrinde bei metastatischer Encephalitis bei Endokarditis. Nisslfärbung. (Nach H. SPATZ.)

daß hier nur eine entzündliche Reaktion auf Toxinwirkungen erfolgt. Ja, CREUTZFELDT bezweifelt, ob es sich um echte Encephalitisformen handelt, da die mesodermale Infiltration so erheblich zurücktritt.

Ätiologisch spielt für diesen Typus der Encephalitis seit etwa 10 Jahren in den Diskussionen weitaus die Hauptrolle die Vaccination. Sind auch schon früher ähnliche Krankheitsbilder beschrieben und nachträglich zum Teil auch anatomisch als identisch erkannt worden, so ist es doch erst 1924 LUCKSCH gewesen, der an der Hand von drei Fällen die Aufmerksamkeit weckte. Im folgenden Jahre hat BASTIAANSE schon über ein großes Beobachtungsmaterial berichtet. Später sah man die Encephalitis post vaccinationem in zahlreichen europäischen Ländern, aber auch in Amerika und, seltener, in den anderen Erdteilen, und zwar zunächst in zunehmender Häufigkeit, bis etwa 1927—1929 die Wellenhöhe erreicht war. Dann folgte ein steiles Absinken der Erkrankungshäufigkeit. In den einzelnen Ländern fand sich eine distriktweise Häufung, ja aus einer kleinen holländischen Gemeinde kamen von noch nicht 800 Einwohnern kurz nacheinander drei Fälle zur Beobachtung, aus den vier holländischen Großstädten dagegen etwa nur 20. Die zeitliche und örtliche Häufung spricht also für die infektiöse Natur. Auf der anderen Seite ist eine familiäre Disposition sicher, wie wir besonders durch TERBURGH und KAISER wissen. Eine Altersdisposition besteht offenbar nicht, ebensowenig wie eine Geschlechtsdisposition. Die Inkubation schwankt mit geringen Unterschieden von Land zu Land nur in engen Grenzen von etwa 7—13 Tagen, wenn auch ganz vereinzelt kürzere oder längere Zeiten mitgeteilt sind.

Ganz ähnlich verhalten sich nun die sog. parainfektiösen Encephalitiden, wie sie besonders nach Masern, aber auch nach Varicellen, nach Röteln und

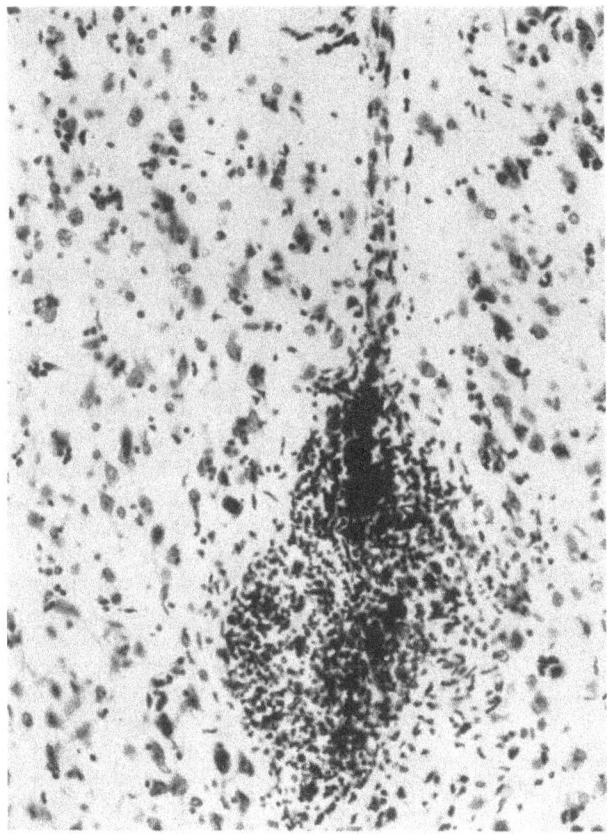

Abb. 12. Miliarer Rindenherd bei metastatischer Encephalitis nach Endokarditis. Der Herd steht mit der oben sichtbaren Arteriole in Zusammenhang. Nisslfärbung. (Nach H. SPATZ.)

Pocken, vereinzelt wohl auch nach anderen Infektionen gesehen wurden. Die Encephalitis setzt auch hier nicht auf der Höhe des Exanthems, sondern einige Tage später ein, bei Masern 3—7 Tage, bei Varicellen 2—8 Tage, bei Pocken 1—8 Tage nach der Haupteruption. Die klinischen Bilder gleichen jenen bei der Impfung, und vor allem, auch für diese Encephalitiden ist eine Häufung im Laufe der letzten Jahrzehnte eingetreten, auch hier mit gewissen örtlichen Bevorzugungen. Diese Tatsachen müssen auch bei der Frage nach der Ätiologie vor allem der postvaccinösen Encephalitis, die — das ist ohne weiteres begreiflich — lange Zeit die Gemüter erhitzt hat, von ausschlaggebender Bedeutung sein. Man hat zunächst das Vaccinevirus selbst für den Erreger der Encephalitis gehalten. Aber die umfangreichen Tierversuche haben in keinem Falle zu

Ergebnissen geführt, die sich mit dem Bilde der Encephalitis vergleichen lassen. Auch Verunreinigungen der Lymphe kommen nicht ernstlich in Frage. Es wäre ja auch nicht recht vorstellbar, daß immer nur ein verschwindender Anteil der Impflinge, die mit dem gleichen Impfstoff geimpft werden, an Encephalitis erkrankt. So liegt es nahe anzunehmen, daß es bei der Encephalitis post vaccinationem nicht anders ist als bei den parainfektiösen Encephalitiden auch, nämlich daß Impfung und akute Exantheme vorübergehend die Widerstandskraft gegenüber einem im Körper befindlichen, sonst harmlosen Erreger schwächen, d. h. diesen aktivieren. PETTE hat für diese Hypothese in Kaninchenversuchen mit der Erzeugung einer Bipolarissepsis eine gewisse Grundlage geschaffen. Es handelt sich um einen Sonderfall der Parallergie. Gegen die Annahme, es sei das Herpesvirus oder aber das Virus der Encephalitis epidemica, oder endlich jenes der Poliomyelitis, das aktiviert werde, sprechen alle wesentlichen bekannten Tatsachen. Wir haben hier ähnliche Verhältnisse wie bei den „aseptischen" Meningitiden. Die Annahme der Aktivierung eines bestimmten Erregers, der dann zu Encephalitis post vaccinationem führt, schließt den Kreis auch um die anderen parainfektiösen Encephalitiden. Alle diese Prozesse wären also vielleicht einheitlicher Natur. Freilich wird man nicht vergessen, daß es sich hier um eine Hypothese handelt.

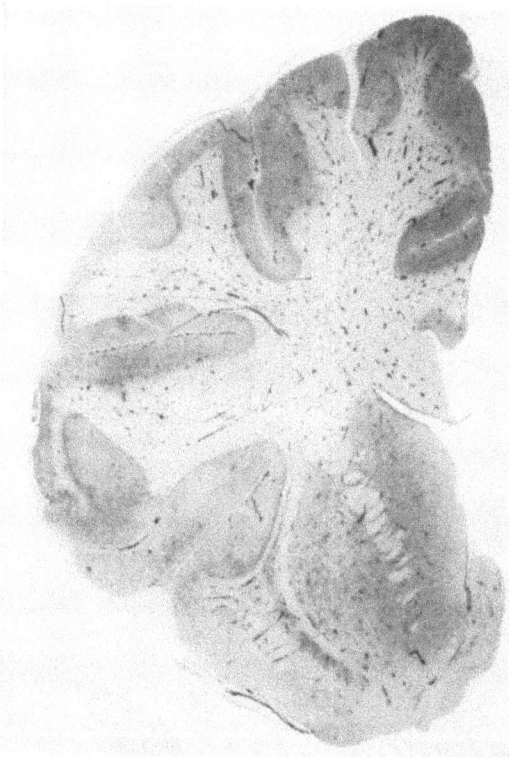

Abb. 13. Frontalschnitt durch eine Hemisphäre bei Encephalitis post vaccinationem. Die besonders im Markweiß hervortretenden dunklen Punkte und Striche entsprechen perivasculären Gliazellwucherungen. (Nach SPIELMEYER.)

Symptomatologie. Die allgemeine Symptomatologie der metastatischen Encephalitiden wird von der Grundkrankheit (Endokarditis usw.) mitbestimmt. Hinsichtlich des cerebralen Anteils bestehen jedoch wesentliche Unterschiede der häufigsten miliaren Formen gegenüber den Bildern der postvaccinalen und parainfektiösen Encephalitiden nicht.

Der Beginn der Erkrankung ist in der Regel ein plötzlicher. Im Vordergrund steht die Veränderung des Bewußtseins im Sinne der Benommenheit oder anderer exogener Reaktionstypen mit ihren mannigfachen Erscheinungsformen und dem vielfach raschen Wechsel zwischen Zeiten leidlicher Besonnenheit und Klarheit und solchen veränderten Verhaltens. Die fast regelmäßige Beteiligung der Meningen bringt die Erscheinungen der meningealen Reizung, also vor allem Meningismus, mitunter auch den vollentwickelten meningitischen Symptomenkomplex mit sich, so daß man zunächst an eine rein meningitische Erkrankung denken kann. Bei kleinen Kindern sieht man Krämpfe fast regelmäßig. Je älter die Kranken sind, desto mehr nimmt die Krampfneigung ab. Jenseits des 5. Lebensjahres kommen Krämpfe offenbar nur sehr selten vor. Häufig wird bei Kindern Trismus beschrieben. Die mit zahlreichen Krämpfen und dann auch tiefer Bewußtseinsstörung verbundenen Fälle gehen meist binnen weniger Tage (2—4) tödlich aus.

Bei weniger schweren Fällen ist die Bewußtseinsstörung weniger tief. Es bleibt bei einer apathischen Somnolenz. Nur kleine Kinder sind oft unruhig, weinerlich, schwierig zu behandeln.

Die Temperatur ist meist erhöht; in den schweren Fällen kann sie sehr hoch sein.

Neben den allgemeinen Erscheinungen finden sich Herdstörungen mannigfacher Art, vielfach auch solche spinaler Natur, da das Rückenmark in wechselnder Stärke beteiligt ist. Häufig sind Mono-, Hemi-, Paraparesen, die anfangs meist schlaff sind, bei in der Regel positivem Babinski. Auch Augenmuskelstörungen, Schädigungen des VII. und XII. Hirnnerven, selbst bulbärparalytische Bilder kommen vor und besonders bei den Masern auch Neuritis optica, die in bleibende Blindheit ausgehen kann. Bei der großen Ausbreitung der Herde sind natürlich auch alle möglichen andersartigen Herdstörungen, etwa extrapyramidale und Kleinhirnstörungen beobachtet worden, die letzteren besonders häufig nach Varicellen. Wie überall im Bereiche der entzündlichen Erkrankungen des Zentralnervensystems kommen selten auch Verläufe nach dem Landrytyp vor. — Blasen- und Mastdarmstörungen sind häufig, ebenso vermehrtes Schwitzen.

Der Liquorbefund ist nicht selten regelrecht, doch kommen häufig mäßige Pleocytosen bis zu 100 und 200 Zellen, meist Lymphocyten, selten auch Leukocyten, vor. Die Kolloidreaktionen können schwach positive meningeale Zacken zeigen. Der Zuckergehalt ist wiederholt erhöht gefunden worden.

Die Mortalität ist für die postvaccinale Encephalitis hoch (30—45%), für die anderen Formen und in den letzten Jahren auch für die postvaccinale Encephalitis niedriger. Der Tod tritt meist nach kurzem Krankheitsverlauf von 2—3 Tagen, selten später, ein. In den nichttödlichen Fällen sinkt das Fieber meist in wenigen Tagen ab, die Herderscheinungen schwinden zunehmend, häufig vollkommen. Immerhin gilt nicht die früher aufgestellte Regel, die Encephalitis post vaccinationem führe entweder zum Tode oder zur vollen Heilung. Nicht ganz selten nämlich sind bleibende Herderscheinungen festgestellt worden. (Hemiparese spastischer Natur, Hirnnervenparesen, ja wohl auch Epilepsie, extrapyramidale Störungen), und zwar bei der parainfektiösen Encephalitis häufiger und schwerer als bei der postvaccinalen Encephalitis.

Die Behandlung muß symptomatisch bleiben. Prophylaktisch wichtig ist, daß man Vaccinationen unterläßt, wo sich gleichzeitig Encephalitisfälle gezeigt haben. Man hat versucht, Serum von Menschen zu geben, die kurz vorher geimpft waren. Doch ist diese Behandlung von vornherein nicht gerade als aussichtsreich anzusehen, wenn sie wohl auch nicht schaden dürfte.

2. Encephalitis epidemica (Economosche Krankheit).

Die Encephalitis epidemica ist der Hauptvertreter der von Spatz abgegrenzten „fleckförmigen Polioencephalitis mit Bevorzugung des Hirnstammes", einer Gruppe, zu der auch Lyssa, Bornasche Krankheit und, in ihrem cerebralen Anteil, Heine-Medinsche Krankheit gehören. Die letztere, die ihre entscheidende und verhängnisvolle Bedeutung vor allem durch ihre vorwiegend spinale Ausbreitung entfaltet, wird in einem besonderen Kapitel behandelt. Die Bornasche Krankheit gehört in die Tierpathologie, die Lyssa in einen anderen Zusammenhang. Die Encephalitis epidemica, die gegenwärtig in ihren akuten Stadien höchstens eine ganz geringe Rolle spielt, hat vor etwa 15 Jahren in allen Ländern der Erde die Menschen und zumal die Ärzte in große Unruhe versetzt. Heute ist sie vor allem wichtig durch die außerordentliche Zahl chronischer schwerer Leiden, die auf sie zurückführen. Im Hinblick auf die Geschichte der Krankheit wird man mit der Möglichkeit neuer schwerer Epidemien ernstlich rechnen müssen.

Die Mathisonkommission hat nach den amtlichen Berichten und der Literatur bis 1927 auf der Erde ungefähr 80000 Fälle festgestellt, eine Zahl, die sicherlich wesentlich hinter den Tatsachen zurückbleibt. STERN rechnet für Deutschland allein mit 60000 Fällen, d. h. einem Fall auf 1000 Einwohner, wahrscheinlich mit Recht. Auch für die Schweiz wird man nach STECKs Mitteilungen zu einer ähnlichen Schätzung kommen, während die Mathisonkommission nur etwa ein Viertel dieser Zahl annimmt, und Ähnliches gilt für andere Länder. Dabei übersehen wir heute die von der Krankheit angerichteten Verheerungen noch nicht ganz, da immer noch hie und da Parkinsonismen neu entstehen, die tatsächlich auf akute Erkrankungen in der Hauptepidemiezeit zurückführen.

Epidemiologie. Es ist möglich, daß schon in früheren Jahrhunderten Erkrankungen vorgekommen sind, die hierher gehören. Sehr wahrscheinlich ist erst die Nona, die 1890 vor allem in Südeuropa, aber auch in Deutschland epidemisch beobachtet wurde, mit der Encephalitis epidemica identisch. Der Umstand, daß auch damals zeitliche Beziehungen zur Influenza bestanden, ist später für die ätiologischen Fragestellungen wichtig geworden. Vereinzelt sind auch später Krankheitsfälle vorgekommen, die wahrscheinlich — in einzelnen Fällen ist dies als gesichert anzusehen — zur epidemischen Encephalitis gehörten. Als im April 1917 v. ECONOMO in Wien zum ersten Male über die mit Recht nach ihm benannte Krankheit berichtete, waren auch schon andernorts (der Prioritätsstreit zwischen CRUCHET und v. ECONOMO hat eine große Rolle gespielt) Krankheitsfälle beobachtet worden, die ein oder zwei Jahre zurückreichten. Zuerst im Herbst 1916 scheinen sich aber, nicht bloß in Wien, die Erkrankungen gehäuft zu haben. 1917 trat aber sicherlich noch keine *stärkere* Häufung ein. Erst 1918 wurden in Frankreich und nun auch in England zahlreiche Fälle festgestellt, im Herbst solche auch schon im Osten der Vereinigten Staaten. Aber auch Deutschland, Holland, Belgien, die skandinavischen Länder, Polen, Griechenland waren befallen. 1919 wanderte die Epidemie in wenigen Monaten durch den ganzen amerikanischen Kontinent. Vom Herbst 1919 bis zum Frühjahr 1920 kam es dann in vielen Ländern, auch in Deutschland, zumal im Süden und Westen, zu einer Häufung schwerster hyperkinetischer Fälle. In München waren damals die Krankenabteilungen voll. NETTER rechnet in Frankreich für diese Zeit allein mit 10000 Fällen, HOFF sah in Wien fast 800 Erkrankungen. Von da ab kam es jeweils im Winter zu neuen Epidemiewellen, in England, vielleicht auch in Preußen, besonders 1924. In Rußland wurde der Höhepunkt der Epidemie überhaupt erst um diese Zeit, wahrscheinlich noch später, erreicht. 1927 sind überall die Erkrankungen noch ziemlich zahlreich gewesen. Seitdem ist ein rascher Abfall der Erkrankungshäufigkeit eingetreten. Einzelfälle, die seitdem hie und da eine mehr oder weniger kennzeichnende Symptomatologie haben, lassen sich nicht mit Sicherheit als Encephalitis epidemica erkennen. Nur die chronische Encephalitis zeigt, daß vereinzelt auch in den letzten Jahren noch Erkrankungen vorgekommen sein müssen, die tatsächlich zur Encephalitis epidemica gehören.

Die Encephalitis epidemica ist eine Winterkrankheit. Die Tatsache, daß die erste gewaltige Eruption im zeitlichen Zusammenhang mit der „spanischen Grippe" auftrat, hat ihr zunächst den Namen „Hirngrippe" eingetragen, der heute noch im Volke bevorzugt wird. Der beispiellose Epidemiezug der „Influenza", der zahllose Menschenleben zum Opfer fielen, hat aber tatsächlich seinen Höhepunkt ein Jahr früher gehabt. Im einzelnen hat sich manchenorts genau feststellen lassen, daß die Häufung von Influenza- und Encephalitiserkrankungen zeitlich weit auseinander fiel, so daß allein daraus mit großer Wahrscheinlichkeit angenommen werden kann, daß beide unmittelbar nichts miteinander zu tun haben. Nun ist freilich sehr fraglich geworden, ob die „spanische Grippe" tatsächlich eine Influenza gewesen ist, d. h. auf den Pfeifferschen Bacillus zurückführt. Es ist wahrscheinlicher, daß dies nicht der Fall ist. Daß aber die Grippe und die Encephalitis epidemica durch den gleichen Erreger erzeugt werden, wird heute wohl kaum mehr angenommen.

Freilich kennen wir auch heute den Erreger der Encephalitis epidemica noch nicht. Eine große Rolle hat eine Zeitlang der von v. Economo und Wiesner aus dem Hirn eines infizierten Affen gezüchtete Diplococcus gespielt. Dieser Streptococcus pleomorphus kann aber nach den späteren Erfahrungen der Erreger nicht sein. Ebenso haben die Streptokokken, die Rosenow als Erreger verteidigte und nach ihm die Eigenschaft hatten, jeweils bei den Versuchstieren ganz die gleichen Krankheitsbilder zu machen, wie sie bei den Ausgangsfällen beobachtet worden waren, nicht recht überzeugen können. Auch sonst sind mancherlei Erreger, auch Protozoen, beschrieben worden. Alle diese Befunde haben lebhafte Kritik erfahren, kein einziger ist regelmäßig bestätigt worden. In den meisten Fällen ist wohl überhaupt nichts gewachsen. Das Hauptergebnis der zahllosen Übertragungsversuche ist unsere bessere Kenntnis der Spontanencephalitiden der Kaninchen und anderer zu den Versuchen benutzter Tiere, die vielfach zunächst in die Irre führten. Um das Encephalitozoon cuniculi von Levaditi und um die Kling-Encephalitis ist eine große Literatur entstanden.

Wesentlich wichtiger ist die Frage nach der Identität von Encephalitis epidemica- und Herpesvirus. In den wenigen sicheren Fällen nämlich, in denen beim Versuchstier eine einwandfreie Encephalitis entstand, erwies sich das Virus als identisch mit dem Herpesvirus. Es konnte zudem nachgewiesen werden, daß eine gegenseitige Immunität zu erzielen ist. Die mit Encephalitisvirus infizierten Corneae werden immun gegen Herpesvirus und umgekehrt, ja auch eine subdurale Infektion mit Encephalitisvirus führte bei herpesimmunen Tieren nicht zur Encephalitis. Dennoch bestehen erhebliche Bedenken gegen eine Identität. Es handelt sich bei der Herpesencephalitis um eine ausgesprochene Meningoencephalitis, ja gelegentlich kommt es nur zur Meningitis, und auch die Verteilung der encephalitischen Herde ist eine andere. Das Herpesvirus wandert vor allem im Nervenstamm nach aufwärts und setzt im Zentralorgan zunächst eine entsprechende örtliche Entzündung, die sich freilich bald zu verbreiten scheint. Ähnliches ist von der Encephalitis epidemica nicht bekannt. Die Leukocyten spielen bei der Herpesencephalitis eine viel größere Rolle als bei der Encephalitis epidemica. Eigentliche chronische Erkrankungen nach Herpesencephalitis kennen wir nicht. Dazu kommt, daß die Encephalitis epidemica nur recht selten mit Herpeseruptionen einhergeht. Ja, man hat sogar den heroischen Versuch gemacht, das Virus von Schnabel endolumbal beim Menschen zu geben, ohne die Folge einer Encephalitis. All dies spricht eher gegen eine Identität, wenn auch der strikte Gegenbeweis nicht als erbracht angesehen werden kann. Nicht unwahrscheinlich ist aber eine Verwandtschaft der beiden ultravisiblen Virusarten. Doerr und Berger haben eingehend alle einschlägigen Fragen behandelt.

Von manchen Seiten ist auch die Auffassung vertreten worden, die Encephalitis epidemica werde nicht durch ein lebendes Virus, sondern durch ein, vielleicht endogenes, Toxin erzeugt. Die entzündlichen Veränderungen, die bei

Eckfisteltieren und auch bei Guanidinvergiftungen gefunden wurden, sind aber anderer Natur. Zudem ist ein unbelebtes Toxin im Hinblick auf die Epidemiologie der Erkrankung von vornherein äußerst unwahrscheinlich.

Es bleibt also die ätiologische Hauptfrage bisher ungeklärt. Aber auch andere pathogenetische Fragen können noch nicht als hinreichend gelöst angesehen werden. Eindrucksvoll bleiben immer noch die zeitlichen Beziehungen zwischen Grippe und Encephalitis. Auch wenn sich an einzelnen Punkten eindeutig zeigen ließ, daß Grippe und Encephalitis zeitlich weit auseinander gingen (s. oben), wird man vor allem im Hinblick auf die Nona-Epidemie mit der Möglichkeit rechnen, daß die Grippe es war, welche die Empfänglichkeit für die encephalitische Infektion weithin steigerte. In ähnlicher Weise aber dürften andere Infektionen, die zu vorübergehender Widerstandsschwäche führen, wirksam werden können.

Unbekannt ist uns auch, welche Art von Menschen die Encephalitis sich aussucht. Denn daß sie nicht jeden Menschen krank zu machen vermag, darf nach den epidemiologischen Erfahrungen angenommen werden. Die Kontagiosität ist offenbar eine sehr geringe, denn Krankenhausinfektionen sind nicht beobachtet worden, obgleich vielfach besondere Vorsichtsmaßregeln nicht beachtet wurden. Auf der anderen Seite ist nachgewiesen, daß die Encephalitis sich durch Kontakt ausbreiten muß. Das geht schon aus dem Gang der Epidemie hervor, wie er sich etwa für die Vereinigten Staaten nachweisen läßt, vor allem aber für dünn besiedelte Gebiete. So haben KLING und LILLJEQUIST das Wandern der Encephalitis von Dorf zu Dorf verfolgen können. Man errechnete dabei eine Inkubationszeit von 2—10—30 Tagen. In einzelnen kleinen Orten, in einzelnen Heimen sind Encephalitiserkrankungen gehäuft vorgekommen. Man wird daran denken, daß in solchen Fällen eine besondere lokale Virulenzsteigerung von Bedeutung war, wie ja überhaupt die ganze Epidemie sich nur so erklärt. Daß dem Virus als solchem in seinem Verhalten auch sonst eine nicht unwesentliche Bedeutung zukommt, ist auch aus anderen Umständen gesichert. Nur so erklären sich die verschiedenartigen bevorzugten Symptomgruppen der einzelnen Epidemiewellen.

Dennoch bleibt die Tatsache, daß die Encephalitis die Mehrzahl der Menschen, die mit ihr in Berührung kommt, nicht krank macht, vielleicht ,,still feit'' und nur einzelne Opfer wählt, auch wenn man damit rechnet, daß zahlreiche leichte und leichteste Erkrankungen übersehen werden. Die Encephalitis ist eine ,,Auslesekrankheit''. Nach welcher Richtung man aber auch gesucht hat, nirgends ist man auf durchgehende persönliche Eigentümlichkeiten gestoßen. Freilich liegen Untersuchungen, die allen Ansprüchen genügen, so viel ich sehe, bisher nicht vor. Nach meinen eigenen Erfahrungen halte ich es nach wie vor für wahrscheinlich, daß die Erkrankung an Encephalitis eine neuropathische Disposition voraussetzt. Planmäßige Familienforschungen sind im Gange. Wahrscheinlich ist, daß Männer etwas häufiger erkranken als Frauen. Am häufigsten ist die Erkrankung im 3. und 2. Lebensjahrzehnt. Höheres Lebensalter scheint dem Erreger weniger günstige Bedingungen zu bieten.

Symptomatologie. Bei allem Erscheinungsreichtum ist die Encephalitis epidemica im ganzen symptomatologisch doch wohl gekennzeichnet, zunächst schon negativ insofern, als Rindensymptome und massive Erscheinungen von seiten der großen Bahnen ebenso wie epileptische Krämpfe ganz zurücktreten, während die Hirnstammsymptomatologie die beherrschende Rolle spielt. Verlaufsmäßig ist kennzeichnend, daß dem mehr oder weniger schweren akuten Stadium nach einem unter Umständen lange Zeit dauernden erscheinungsarmen Intervall bei einem sehr großen Prozentsatz der Erkrankten ein chronisches progressives Siechtum folgt.

In der Mehrzahl der Fälle, für die überhaupt eine akute Erkrankung nachweisbar ist, beginnt das Leiden mit Abgeschlagenheit, Appetitlosigkeit, Kopfschmerzen, Schwindel, auch Erbrechen und Ohrensausen, leichter Temperaturerhöhung und häufig auch grippeähnlichen katarrhalischen Erscheinungen, kurz wie so viele banale Infektionen. Auch Schlafstörungen sind oft schon anfangs sehr ausgesprochen. Während in einem Teil der Fälle akute neurologische Symptome ausbleiben, trotzdem keine rechte Erholung eintritt und die Kranken „neurasthenisch", wesensverändert bleiben, um dann allmählich die Erscheinungen der chronischen Encephalitis zu entwickeln, kommt es bei der Mehrzahl zu akuten cerebralen Symptomen. Auch bei der erstgenannten kleinen Gruppe läßt sich doch nachträglich die eine oder andere cerebrale Störung, flüchtiges Doppelsehen, eine vorübergehende Facialisschwäche, längerdauernder Singultus nachweisen. In seltenen Fällen tritt ohne Vorboten brüsk ein schweres oder leichteres cerebrales Bild hervor. Ja, *ganz selten* kann es einmal plötzlich zu einer Hemiparese oder zu Krämpfen kommen oder aber zu einer rasch ansteigenden hyperkinetischen psychotischen Erregung.

In den akuten cerebralen Bildern kehren bei aller Mannigfaltigkeit der Einzelstörungen doch die gleichen Achsensyndrome immer wieder. Am häufigsten ist das hypersomnisch-ophthalmoplegische Syndrom, das den ersten Namen der Krankheit, Encephalitis lethargica, bestimmte. Die Kranken befinden sich in einem Zustand, der dem echten Schlaf gleicht, sind also leicht erweckbar und dann meist klar, wenn auch müde, selten leicht benommen; sie nehmen in den Schlafpausen Nahrung zu sich, verrichten ihre Bedürfnisse, schlafen aber gleich wieder ein. Der Schlaf kann Wochen, ja Monate anhalten. Im Schlaf träumen die Kranken auch, mitunter sehr lebhaft; manche sind auch in den Schlafpausen delirant. Zugleich findet man diese oder jene Augenmuskelstörung, die häufig nur flüchtig ist und meist nicht der vollen Lähmung etwa eines Oculomotorius entspricht. Auch Blickparesen können vorkommen und an Stelle der Augenmuskellähmung kann ein Facialis oder können beide paretisch sein. Außerordentlich häufig sind Störungen des Vestibularis. Pupillenstörungen der allerverschiedensten Art kommen vor; reflektorische Pupillenstarre aber gehört, auch im späteren Verlauf, sicher zu den extremen Seltenheiten.

Nächst häufig, in einzelnen Wellen der Epidemie überwiegend, fanden sich hyperkinetische Syndrome, die vielfach mit zentralen heftigen Schmerzen vergesellschaftet auftraten. Vorwiegend ist in diesen Formen die Unruhe ganz elementar, von choreiformem Anstrich. Wälzzustände, athetoide Bewegungsformen, myoklonische Zuckungen, alle möglichen ticartigen Bewegungen, Singultus machen die Bilder bunt. Dazu treten, gelegentlich abwechselnd mit kurzen Schlafanfällen, meist Schlaflosigkeit, durch Schlafmittel vielfach nicht oder wenig beeinflußbar, Schweiße, Neigung zum Decubitus, vor allem aber außerordentlich heftige Schmerzen in diesem oder jenem Glied, nicht recht lokalisierbar, oft ohne lokale Druckschmerzhaftigkeit. Das Bewußtsein ist bei den schweren hyperkinetischen Formen meist verändert. Es kommt zu Delirien, zu dämmerzustandsartigen Erregungen auf weitem Raum. Sehr viele Kranke dieser Art gehen sehr rasch zugrunde. Bei weniger schweren Formen sieht man gelegentlich Wechsel mit hypersomnischen Bildern. Augenmuskellähmungen kommen auch hier vor. In den leichtesten Formen bestehen nur Myoklonismen oder nur Singultus, und zwar dann häufig bei vorwiegender Schlafneigung.

In den beiden genannten akuten Hauptformen treten mitunter akute parkinsonistische Zeichen hervor, die manchmal auch allein das Bild beherrschen. Manchmal sieht man Amimie und Akinese, verbunden mit kataleptischen Erscheinungen und psychisch mit euphorischer Leere ohne Rigor. Doch können auch Rigor, Salbenglanz, Schweiße, Salivation, selbst Tremorformen schon im akuten Bilde deutlich werden. Die Hyperkinese insbesondere wird gelegentlich rasch von einem solchen akuten parkinsonartigen Bild, freilich mit vorherrschender Akinese, unter Umständen bei fortbestehender Sprachhyperkinese (Fall von STERTZ), abgelöst. Manchmal ist der Rigor auf einzelne Glieder oder den Nacken beschränkt. Diese akuten parkinsonistischen Bilder heilen selten restlos aus. Sie bessern sich aber viel häufiger, um unter Umständen erst dann in das chronische Stadium hinüberzuführen.

Daß ganz vereinzelt einmal auch eine Hemiplegie oder aber Krämpfe das akute Stadium einleiten, wurde schon erwähnt. Daneben oder im weiteren Verlauf sieht man dann doch das eine oder andere der Hauptsyndrome. Es mag sich hier zum Teil um Kombinationen der Encephalitis epidemica mit eigentlichen Grippeencephalitiden gehandelt haben. Auch polyneuritische Syndrome mit peripheren Lähmungen in einzelnen Muskelabschnitten sind beschrieben worden, ebenso Verläufe vom Landrytyp. Nur das Auftreten neben typischen Erkrankungen, das Hervortreten dieser oder jener kennzeichnenden Erscheinung gestatten hier eine Wahrscheinlichkeitsdiagnose, die meist nur durch den späteren typischen Verlauf gesichert werden kann. Verwaschene akute Stadien, die gar nicht in ärztliche Beobachtung gelangen, Kranke, die ihre akute Encephalitis ambulant durchmachen, solche, bei denen sie sich hinter einer scheinbaren Grippe, vielleicht mit ganz flüchtigem Doppelsehen und leichten Schlafstörungen verbirgt, sind offenbar wesentlich häufiger als anfänglich angenommen wurde. Gar nicht wenige Kranke, die schließlich mit beginnenden oder ausgebildeten chronischen Erkrankungen zum Arzt kommen, sind einfach nicht imstande, die akute Erkrankung zeitlich zu lokalisieren bzw. überhaupt zu kennzeichnen. Gerade dies macht es auch schwer, allgemein Näheres über die Dauer der akuten Encephalitis zu sagen. Ausgesprochene hypersomnische Formen können Wochen, aber auch Monate andauern. Fieber besteht meist nur ein paar Tage oder einige Wochen lang. Schwere hyperkinetische Erregungen gehen vielfach binnen weniger Tage tödlich aus. Die Dauer der leichten Formen, zumal jener, denen ein Stadium der Akinese oder der Schlafsucht folgt, entspricht jener der hypersomnischen Form.

In der Rekonvaleszenz nach dem akuten Stadium kann eine Augenmuskellähmung, eine leichte Halbseitenparese zurückbleiben, auch ein anfangs leichtes Parkinsonbild, oder es kann sich nach der extremen Abmagerung des hyperkinetischen Stadiums rasch eine cerebrale Fettsucht entwickeln. Schauanfälle, die selten auch im akuten Stadium beobachtet worden sind, können als Narbensymptome bleiben. Alle diese Resterscheinungen aber gehen vielfach untrennbar in die chronischen Verlaufsformen ein. Nicht sehr häufig, nach STERN in etwa 8% der Fälle, nach meinen Beobachtungen sehr selten, entstehen Rezidive des akuten Stadiums, Temperaturerhöhungen, plötzliche Verschlechterungen, neue Augenmuskelparesen, kaum je eine wirkliche Wiederholung eines typischen akuten Syndroms. Es ist wohl vielfach eine Frage der Namengebung, ob man eine schubartige oder vorübergehende Verschlechterung im chronischen Verlauf Rezidiv nennen soll.

Bei sehr vielen Kranken kommt es nach dem akuten Stadium nicht zur vollen Erholung oder besser Genesung. Zustände von neurasthenischem Anstrich und längerer Dauer sind ja auch nach anderen schweren Infektionen als „hyperästhetisch-emotionelle Schwächezustände" wohl bekannt. Nach der Encephalitis epidemica aber sind sie nicht nur hartnäckiger, sondern auch eigenartig gefärbt, vor allem durch nachhaltige quälende Störungen des Schlafes, vorwiegend Zustände von Schlaflosigkeit, unter Umständen mit Anfällen von unbezwingbarer Schlafsucht, ja selbst bis zu deutlichen, vollausgebildeten Bildern der Narkolepsie, häufiger noch durch eine andauernde, wellenartig sich bessernde und verschlechternde dauernde Müdigkeit, Schläfrigkeit, Verschlafenheit mit Initiativeverlust. Daneben oder allein besteht nicht selten, vor allem bei Jugendlichen, eine dranghafte, quälende, mühsam beherrschte innere Unruhe, welche die Kranken umhertreibt. Vielfach sind sie moros, unleidlich, „nervös", bringen nichts voran. Manche entwickeln ausgesprochen hysterische Züge. Sehr häufig sind vasomotorische Übererregbarkeit, Neigung zu Schweißen, auch andersartige vegetative Störungen. Nicht wenige Kranke erscheinen in ihrem Wesen bleibend verändert, nervös, neurotisch, psychopathisch geworden. Bei Jugendlichen findet man unter Umständen sexuelle Enthemmung, Taktlosigkeit auch anderer Art, Wanderlust, ja auch kriminogene Wesensänderungen. Ich sah einmal sadistische und bestialische Neigungen bei einem bis dahin sexuell Unauffälligen hervortreten.

Am ausgesprochensten treten die Wesensänderungen bei Kindern zutage, wenn auch keineswegs bei allen. Oft bleibt es bei einer klebrig-dranghaften Unruhe, der sich gelegentlich schon die ersten oder noch die letzten parkinsonistischen Züge beimischen. Manche dieser Bilder zeigen einen manischen Anstrich, nur ohne die echte Heiterkeit der Manie. Auch ist die überstürzte und ewig wechselnde Zuwendung zu den Dingen mehr eine tätig-motorische, ohne das jeweils die Gesamtsituation erfassende Interesse des Manischen. Häufiger noch sind psychopathieähnliche Persönlichkeitswandlungen, die in keinerlei neurologischen Herdsymptomen ihre Entstehung verraten müssen. Hier steht eine Enthemmung peinlichster Art im Vordergrund. „Solche Jugendliche spielen unablässig Streiche, sie mischen sich in alles hinein, machen sich an jeden heran, schmeicheln dem Arzt und den Pflegepersonen, allen Erwachsenen, um dann heimtückisch zuzuschlagen. Sie necken andere Kranke, stehlen wie die Raben, sind auch sexuell enthemmt, onanieren, sind obszön, machen sich mit geschlechtlichen Absichten an Tiere, an Gleichgeschlechtliche, an Jugendliche und Hilflose heran. Gelegentlich kommt es zu wahren Gewalttaten. Dabei wird das Tun oft als dranghaft, als der Persönlichkeit fremd erlebt, es wird bereut. Es kann auch ebenso viel Gutes wie Bösartiges getan werden. Manche Kranke haben aber auch Freude an ihren Bosheiten, vielleicht in Zusammenhang mit den mannigfachen Maßregelungen, die sie erfahren."

Es sei hier eingefügt, daß sich schon die akuten Erkrankungen der Kinder nicht selten in eigenartigen Bildern abspielen. Bei ihnen kommt es, wie zuerst v. PFAUNDLER beschrieben hat, zu einer eigenartigen Schlafverschiebung. Sie sind bei Tage schläfrig, schlafen lange Stunden oder den ganzen Tag über, bei Nacht aber werden sie elementar unruhig. Ihr Bewußtsein ist freilich umdämmert, sie sind aber in fortgesetzter Bewegung, wälzen sich, wursteln mit den Kissen herum, stürzen aus dem Bett, pfeifen, singen, grunzen, strampeln herum, führen verwirrte oder stereotype Reden, bemächtigen sich aller Dinge in ihrer Umgebung, an denen sie einen leeren Betätigungsdrang entladen. Andere neurologische Herdsymptome brauchen dabei nicht zu bestehen.

Die kindlichen Wesensänderungen können abheilen ebenso wie langdauernde „pseudoneurasthenische" Zustände von Erwachsenen. Doch ist dies, vor allem bei den Kindern, seltener der Fall, als man nach den ersten Katamnesen annahm. Früher oder später, bei Erwachsenen auch noch nach einem Jahrzehnt und später — auch heute sehen wir noch Kranke mit den ersten Erscheinungen kommen, nicht selten vom einweisenden Arzt verkannt, nachdem sie in der Hauptepidemiezeit krank waren — entwickeln sich die Symptome des Parkinsonismus. Wo man — das ist ein seltener Glücksfall — die Entwicklung der Störung stetig verfolgen kann, sieht man etwa, zuerst im Gesicht, eine Verarmung der Mimik und daneben vielleicht schon die ersten Erscheinungen des Salbenglanzes, bald auch eine Verarmung an willkürlichen Bewegungen, den Verlust an motorischer Initiative, eine eigenartige Reglosigkeit, den Zustand zunächst „rigorfreier" Starre sich immer deutlicher ausprägen, gelegentlich auch schon den Ausfall der natürlichen Pendelbewegungen beim Gehen. Dann tritt mehr oder weniger deutlich der Rigor hervor, zunächst vielleicht im Nacken, in einem Arm, bald in allen Gliedern, wobei nicht selten die eine Seite der anderen vorauseilt oder auch dauernd stärker betroffen bleibt. Mittlerweile sind auch Haltungsveränderungen schon erkennbar geworden; Kopf und Rumpf sind leicht nach vorn gebogen, der Gang wird kleinschrittig, Pulsionen werden deutlich, die natürlichen Hilfsbewegungen beim Aufstehen, beim Sichhinsetzen und Niederlegen werden unvollkommen oder sie werden auch an falscher Stelle ausgeführt oder fallen ganz aus. Der Mensch wird in seinem ganzen Bewegungsgeschehen eigenartig hölzern, puppenhaft, unbelebt. Vielfach bestehen daneben Hyperkinesen, Tremor der verschiedensten Art, gelegentlich ein heftiges, stoßweises, grobes Zittern, manchmal nur im Bewegungsbeginn oder bei ungewöhnlichen Haltungen, oft als Ruhetremor, wenn auch sehr selten in der typischen Pillendrehform des echten Parkinson. Selten leiten Zitterbewegungen das chronische neurologische Bild ein, häufiger schon andere Hyperkinesen, Blinzeln, Gesichtstic, Schnalzen, Schnaufen, Hervorstoßen der Zunge, Mundbodenbewegungen u. a. m. Wohl bekannt ist auch ein ticartiges gewaltsames Aufsperren des Mundes.

Noch vor dem ersten Wetterleuchten des Parkinsonsyndroms kann es zu Blickkrämpfen kommen, tonischen, langanhaltenden Einstellungen des Blicks nach oben, nach den Seiten, die nicht oder nur vorübergehend durch Anstrengung unterbrochen werden können und unter Umständen erst nach längerer Zeit (Minuten, Stunden, halbe Tage) unvermittelt, häufig erst mit dem Schlaf enden. Meist findet man neben den Blickkrämpfen aber schon leichtere oder schwerere parkinsonistische Zeichen.

Anfallsartige Zustände, motorische Pausen, einfache tonische Krampfbewegungen, tetaniforme Gliederstarren sind in den letzten Jahren, wie es scheint, häufiger geworden. Nicht selten ist kataleptisches Erstarren mitten in einer intendierten Bewegung, das unvermittelt mit einer überraschenden Bewegungsfreiheit abwechseln kann. Die seelische Beeinflußbarkeit der Starre bleibt häufig lange Zeit erheblich.

Der Parkinsonismus kann sich bis zu den allerschwersten Formen voller oder nahezu voller Bewegungslosigkeit und Steifigkeit steigern und dann schließlich infolge der zunehmenden Schluckstörungen tödlich enden. Denn auch Zunge, Schlund, Kehlkopf, Atemmuskulatur nehmen an der Starre teil. Die Sprache wird meist früh modulationsarm, undeutlich, im Tempo überhastet, die Stimme nimmt eine höhere Tonlage an. Übrigens wird die Schrift häufig zittrig und auffallend klein (Mikrographie). Aus dem Munde fließt Speichel. Der Salbenglanz des Gesichts, überhaupt die Talgabsonderung nimmt zu. Manche Encephalitiker schwitzen stark. Die Libido kann Veränderungen erfahren; nicht selten besteht ein Mißverhältnis zwischen Libido und Potenz.

Am glücklichsten sind diejenigen Kranken daran, bei denen es auf halbem Wege zum Stillstand der Entwicklung kommt. Es scheint nach unseren Erfahrungen, daß es besonders Kranke mit überwiegendem Hemiparkinsonismus sind, die dieses Schicksal haben. Sie bleiben auch psychisch regsam, interessiert, lebendig, unter Umständen auch aktiv. In der Regel aber geht dem körperlichen Syndrom des Parkinsonismus auch eine seelische Veränderung parallel. Bei manchen Kranken freilich bleibt hinter der unbelebten Fassade ein wenig verändertes Innenleben erhalten. Hier ist es vorwiegend der Ausdrucksmangel, der den Kranken seelisch verändert erscheinen läßt. Bei anderen aber fehlt es zunehmend auch an seelischem Antrieb, die Affektivität verarmt; vor allem leichte, heitere Regungen entfallen zunehmend und die höhere Affektivität entleert sich. Viele Kranke werden zugleich auch seelisch faul, langsam (Bradyphrenie). Dabei leiden Gedächtnisbesitz, Merkfähigkeit, Reproduktionsfähigkeit, Intelligenz im engeren Sinne keinen oder doch nur unbeträchtlichen Schaden.

In seltenen Fällen kommt es zur Entwicklung seelischer Zwangserscheinungen. Auch chronische paranoide Psychosen mit hypochondrischen, visuellen Halluzinationen, groben Veränderungen der Leibgefühle, pseudohalluzinatorischen Erlebnissen von allerlei Würmern und Getier, seltener auch akustischen Halluzinationen sind von zahlreichen Untersuchern beschrieben worden. Meist ist die Stimmungsfarbe dieser Psychose eine morose, gequälte; seltener sind expansive Bilder mit Größenideen. Die psychotische Entwicklung kann einsetzen, wenn der Parkinsonismus sich eben erst bemerkbar macht. Meist ist aber das neurologische Syndrom schon so deutlich, daß an der Zugehörigkeit der Seelenstörungen ernste Zweifel nicht auftauchen.

Vereinzelt entwickelt sich neben leichten Parkinsonerscheinungen auch ein chronisches Syndrom mit Pyramidenerscheinungen nach Art der spastischen Spinalparalyse, häufiger, wie es scheint, der amyotrophischen Lateralsklerose. Ob alle die beschriebenen Fälle tatsächlich hierher gehören, muß fraglich bleiben. Ich habe nur einen Kranken mit amyotrophischem Syndrom gesehen, das mit großer Wahrscheinlichkeit Ausdruck einer Encephalitis epidemica war.

Hervorzuheben ist, daß die Entwicklung zum Parkinsonismus mit hyperkinetischen, gelegentlich selbst torsionsdystonischen Zügen nicht bloß nach schweren akuten Erkrankungen eintritt. Vielmehr bleiben auch solche Kranke davon nicht verschont, die sich an ein akutes Stadium nicht erinnern oder die doch nur ganz leichte, verwaschene, monosymptomatische akutere Phasen durchgemacht haben.

Von den nicht rein neurologischen Störungen des chronischen Stadiums sind basedowähnliche Bilder hervorzuheben. Allerdings kommt es oft nur zu Protrusio, Gräfe, Stellwag, Konvergenzschwäche ist allgemein häufig. Manchmal entsteht erst spät eine schwere Fettsucht oder aber hochgradige Magerkeit. Auch Pubertas praecox ist beschrieben worden, ferner Diabetes insipidus. Nicht selten sind trophische Gelenkstörungen, die zu Verbildungen von Händen und besonders Füßen führen.

Im akuten Stadium sieht man vereinzelt Herpes, ferner Erytheme, die später auch einmal die Blickkrämpfe begleiten können. Im chronischen Stadium hat man leichte Leberfunktionsstörungen beschrieben (häufig Urobilinurie, Urobilinogenurie usw.). Blutveränderungen sind schon im akuten Stadium meist nicht sehr ausgesprochen. In der Regel besteht freilich eine leichte Hyperleukocytose (und zwar im Gegensatz zur Grippe, die Leukopenie zeigt), im chronischen Stadium eine relative Lymphocytose.

Liquor. Bei der akuten Encephalitis sind abnorme Liquorbefunde die Regel, wenn auch normale Ergebnisse vereinzelt vorkommen. Meist besteht eine mäßige Pleocytose (bis zu mehreren Hundert), während das Eiweiß wenig vermehrt ist. Die Kolloidreaktionen zeigen häufig „Lueszacken", manchmal auch Kurven nach Art der Paralyse. Eine mäßige Zuckervermehrung ist häufig. Selten sind, wie dies nach den anatomischen Befunden erklärlich ist, Blutbeimengungen. Der Liquorbefund kann in den ersten Tagen normal sein, um erst später pathologisch zu werden.

Bei den chronischen Encephalitiden, also vor allem den parkinsonistischen Verläufen, trifft man recht häufig völlig regelrechte Verhältnisse. Am ehesten begegnen uns noch schwache Ausfälle bei den Kolloidreaktionen und Zuckervermehrung.

532   J. LANGE: Die entzündlichen Krankheiten des Gehirns und seiner Häute.

Pathologische Anatomie. Makroskopisch zeigt sich im akuten Stadium eine ausgesprochene Hyperämie der weichen Hirnhäute wie besonders an den Hauptstellen der grauen Substanz des Gehirns. Nicht häufig sind kleine Blutaustritte und Ödeme, noch seltener Hirnschwellung.

Mikroskopisch findet man in den besonders rasch zum Tode führenden Fällen auffallend geringe Entzündungserscheinungen, aber diffus verbreitet schwere regressive Veränderungen am Parenchym. An den Hauptstellen bestehen aber doch in manchen perakuten Fällen deutliche Gefäßinfiltrate mit leukocytären

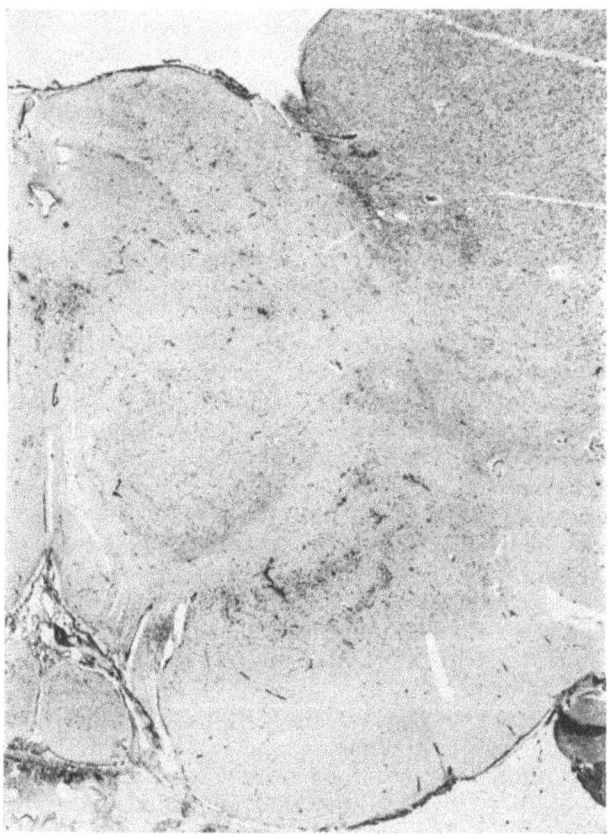

Abb. 14. Mittelhirn bei einem perakut verlaufenen Fall von Encephalitis epidemica (Tod nach 3 Tagen). Schwere entzündliche Veränderungen in der Substantia nigra, im Nucleus oculomotorius und im Vierhügelgebiet. Nisslfärbung. (Nach H. SPATZ.)

Beimengungen und ausgesprochenen meningitischen Veränderungen, die für gewöhnlich zu fehlen pflegen.

Beim Tode nach längerer Krankheitsdauer, etwa in der 2.—4. Woche, findet man ausgesprochene Entzündungserscheinungen, die v. ECONOMO in Gefäßinfiltrate, Gewebsinfiltrate und Neuronophagien einteilte. *Gefäßinfiltrate* begleiten vor allem die kleinen und mittleren Gefäße, zumal die Venen. Die Adventitialscheiden sind mit Lymphocyten, später mit Plasmazellen vollgepfropft, so daß muffartige Anschwellungen zu sehen sind. Vor allem anfangs kommt es auch zum Ausschwärmen von Infiltratzellen ins Gewebe in diffuser Ausbreitung, wie auch zu sog. *Gewebsinfiltraten.* Es handelt sich hier, wie auch bei der Poliomyelitis, um fleckförmige Zellproliferationsherde in der grauen Substanz, die zum Teil aus ausgewanderten mesodermalen Zellen wie aus gewucherten ortsansässigen Gliazellen, und zwar Mikroglia, allmählich zunehmend auch Makroglia, bestehen, während freie Gitterzellen ganz fehlen. *Neuronophagien* kann man immer reichlich nachweisen. Trabantzellen vermehren sich, umklammern und substituieren allmählich die Ganglienzellen und sind schließlich als sog. Gliarosetten, Gliasterne, Gliaknötchen allein zu sehen. Besonders häufig sind diese „Ganglienzellgräber" in der Substantia nigra. Aber auch hier, wo man am Abtransport des melanotischen Pigments den Vernichtungsvorgang am deutlichsten verfolgen kann, erfolgt der Untergang der gegenüber der Encephalitis epidemica besonders empfindlichen Ganglienzellen nicht stürmisch, sondern mehr langsam und mehr parzelliert. Der Markscheidenzerfall bleibt immer gering.

Besonders wichtig ist die Ausbreitung der Veränderungen im akuten Stadium. Als Prädilektionsorte erster Ordnung bezeichnet SPATZ im *Mittelhirn* 1. das Höhlengrau um den Aquädukt mit den darunterliegenden Augenmuskelkernen, 2. die Substantia nigra und ein schmales Gebiet zwischen den beiden roten Kernen. Die Substantia nigra, und zwar deren schwarze Zone, steht an erster Stelle. Weniger befallen sind im Mittelhirn Vierhügelgebiet und laterale Teile der Haube, fast frei sind der rote Kern, Hirnschenkelfuß und Bindearme. Im *Zwischenhirn*

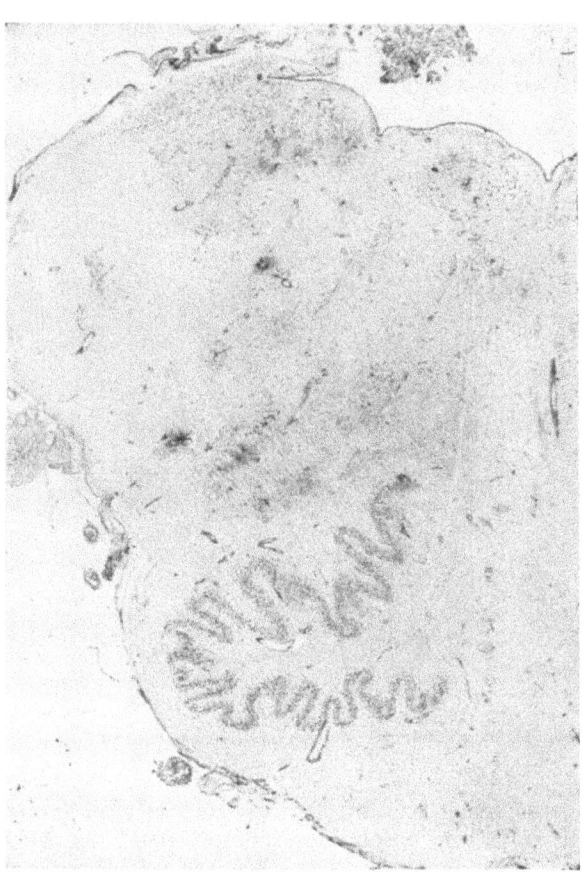

Abb. 15. Medulla oblongata bei Encephalitis epidemica acuta. Perakut verlaufener Fall. Schwere entzündliche Veränderungen in den ventrikelnahen Zentren und in der Haubenregion (Substantia reticulata), während die Olive fast intakt bleibt. Nisslfärbung. (Nach H. SPATZ.)

sind vor allem die ventrale Hälfte des Höhlengraus und die benachbarten Kerne, auch das Tuber cinereum befallen, ferner Pulvinar und Corpus geniculatum mediale, während weiter vom Ventrikel entfernte Teile des Hypothalamus, besonders auch das Corpus Luys in seinem lateralen Teil, relativ oder ganz verschont sind. Auch an der Basis des Zwischenhirns, an die Basalzisterne angrenzend, findet sich ein vorwiegend befallenes Gebiet bis in die Substantia innominata an der Basis des Pallidums und unter Umständen bis in das Pallidum hinein. Die dorsolateralen Teile des Pallidums sind aber in allen typischen Fällen frei. Im *Rautenhirn*, wo die Veränderungen nicht so stark sind wie im Mittel- und Zwischenhirn, ist eine Zone in unmittelbarer

Umgebung des vierten Ventrikels am häufigsten erkrankt, vor allem am Boden, Locus coeruleus, die Kerne der VI., VIII., X. Hirnnerven. Befallen sind aber auch Nucleus tegment., dentatus, DEITERSscher Kern. Weiter sind die Substantia reticularis tegment. und Facialiskern zu nennen. Frei bleibt das „Grau der basalen Etage des Rautenhirns", sowohl im Bereich der Brücke als in jenem der Medulla oblongata. Die untere Olive ist oft leicht verändert. Nicht befallen ist die Kleinhirnrinde. Im Rückenmark finden sich selten Veränderungen und dann oft im Vorderhorn am meisten. Schwere Störungen im Endhirn, zu dem auch das Striatum gehört, kommen nur bei seltenen atypischen Fällen vor.

Bei lange Jahre, aber auch einmal nicht allzu lange dauerndem Verlauf, der in schwerem Parkinsonismus endet, trifft man auf das „Endstadium" des

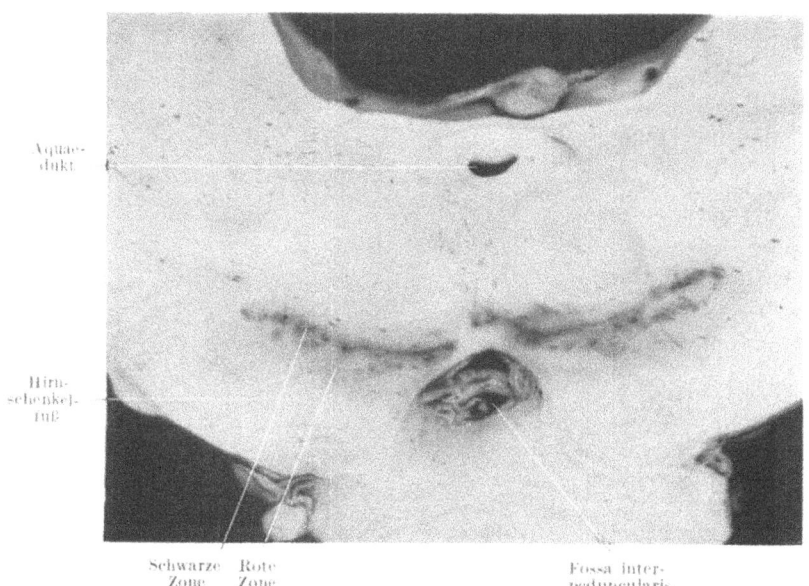

Abb. 16a. Substantia nigra bei geringer Lupenvergrößerung. Man erkennt die schwarze und die rote Zone. (Nach SPATZ.)

anatomischen Krankheitsprozesses, das aber insofern nicht als End- bzw. als reines Narbenstadium bezeichnet werden kann, als auch in den fast reinen Narbenbildern entzündliche Erscheinungen fortbestehen, wenn sie auch spärlich und wenig ausgesprochen sind. Es gibt also keinerlei scharfe Trennungslinie zwischen den akuten Stadien der Erkrankung und den möglichst reinen Narbenstadien, sondern eine fließende Mannigfaltigkeit. „Die chronische Encephalitis geht ebenso fließend in den Endzustand über, wie sie sich fließend aus der akuten Encephalitis herausentwickelt" (SPATZ). Wenn man im späteren Verlauf der Erkrankung eine selbständige Parenchymdegeneration angenommen hat (besonders JAKOB), so muß doch auf dieses Fortbestehen entzündlicher Veränderungen hingewiesen werden. „Die Annahme einer unabhängigen, fortschreitenden Parenchymdegeneration erübrigt sich, sie ist nicht zu beweisen und bedeutet eine unnötige Komplikation" (SPATZ).

In den reinsten Narbenstadien findet man einen kennzeichnenden, immer wiederkehrenden Befund, nämlich eine fast elektive Vernichtung bzw. hochgradige Schädigung der schwarzen Zone der Substantia nigra, in der praktisch alle Ganglienzellen zugrunde gegangen sein können und daneben auch das

Mark. An Stelle des ansehnlichen Kerns findet man eine mehr oder weniger dichte Glianarbe. Auch der Markfaserbestand des roten Kerns zeigt sich gelichtet. Öfters kann man einen dichten Gliafilz in der Gegend der Substantia nigra darstellen. Bei längerem Suchen findet man, wie erwähnt, auch in den reinen Endstadien „wohl immer einige Reste des Entzündungsprozesses"; meist sind es einige dürftige Lymphocyteninfiltrate in den Gefäßscheiden. Bei den Fällen, die zwischen dem akuten und jenem Endstadium sterben, spielen die entzündlichen Reste eine größere Rolle. Das Tempo des chronischen Entzündungsvorganges ist allerdings ganz verschieden.

Neben dem Zugrundegehen der schwarzen Zone der Substantia nigra sind die Parenchymausfälle im Endstadium der Encephalitis epidemica gering. Es

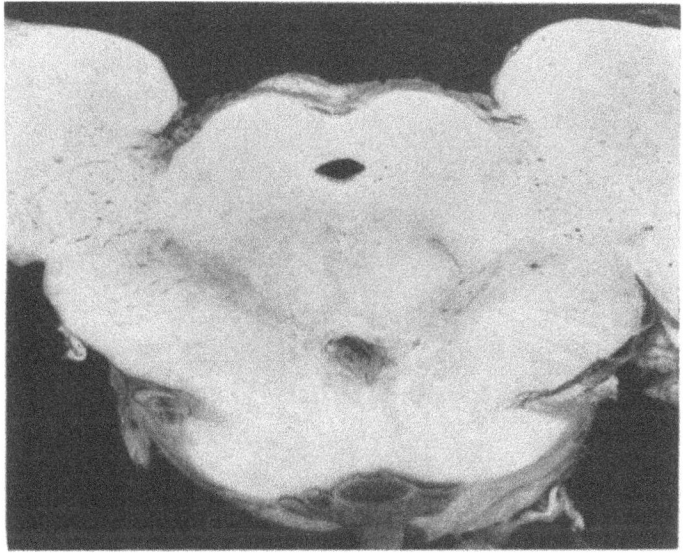

Abb. 16b. Verkleinerung der Substantia nigra und Depigmentierung der schwarzen Zone im Endzustand von Encephalitis epidemica. Von der schwarzen Zone sind nur ganz geringe Reste erkennbar (die histologische Untersuchung ergab an diesen Stellen nur mehr freiliegendes melanotisches Pigment). (Nach SPATZ.)

ist hier ähnlich wie bei der Poliomyelitis, wo im akuten Stadium die entzündlichen Veränderungen weit verbreitet sind, während im Narbenstadium eng umschriebene Ausfälle bestehen. Es fehlen sonstige kompakte Ausfälle überhaupt oder fast ganz. Am ehesten sind noch ventrikelnahe Abschnitte des Hypothalamus (Nucleus paraventricularis, Tuberkerne) und medioventrale Abschnitte des Thalamus geschädigt. Der übrige Thalamus und Hypothalamus bzw. der Globus pallidus sind nicht oder wenig betroffen. Auch im Rautenhirn sind die bleibenden Veränderungen geringfügig. Schwere Veränderungen in der Rinde gehören den seltenen atypischen Fällen an. Leichtere Störungen (diffuse und miliare Verödungen, Nervenzellverfettungen) in der Rinde werden aber offenbar nicht selten gefunden (besonders F. STERN). Es ist jedoch, wie SPATZ betont, fraglich, ob es sich hier um dem Krankheitsprozeß eigentümlicher Befunde handelt oder nicht vielmehr um solche, wie sie bei allen chronischen Krankheiten häufig sind.

Prognose. Hält man sich an die offiziellen Statistiken, etwa an die Sammlung der Mathisonkommission, dann würde man mit etwa 50% Mortalität im akuten Stadium zu rechnen haben. Hier sind aber gerade die leichten Fälle nicht erfaßt.

Sucht man auch diese zu berücksichtigen, dann kommt man auf eine Mortalität von etwa 15—20%. So ergab etwa die Sammelstatistik für Preußen (DEICHER) eine Mortalität von 14,9%. Auch v. ECONOMO selbst rechnet mit dieser Häufigkeit der Todesfälle. In einzelnen Teilepidemien jedoch ist vor allem die Sterblichkeit der hyperkinetischen Formen eine viel größere gewesen. Demgegenüber ist die wirkliche Genesung sicherlich ein seltener Glücksfall. Man kann heute wohl überhaupt noch nicht mit Sicherheit bleibende Ausheilungen annehmen, da immer noch vereinzelt neu sich entwickelnde Parkinsonismen zum Arzt kommen. Es ist etwa kennzeichnend, daß GROSSMANN für 145 Kranke zunächst (1921) in 90% der Überlebenden gute Wiederherstellung sah, im folgenden Jahre

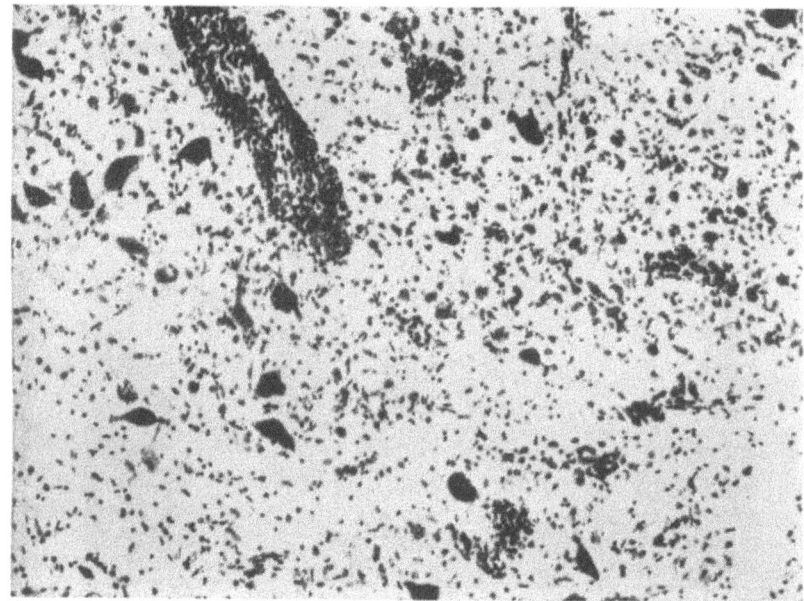

Abb. 17a. Aus der Substantia nigra bei Encephalitis epidemica acuta. Gefäßinfiltrate, Gliazellwucherung, Nervenzelluntergang und Pigmentabbau. (Nach H. SPATZ.)

aber nur noch 10 Heilungen unter 97 Erkrankten. So wird man 10—15% Heilungen als eine recht günstige Schätzung zu bezeichnen haben. Ein sicher sehr hoher Prozentsatz der Überlebenden wird parkinsonistisch. In den ersten Jahren gab man etwa 40% an, später 50%. PETTE fand von 62 Kranken 40 parkinsonistisch, CHASENOW gibt für Weißrußland gar 90% chronisch Kranke an, und zwar 60—70 parkinsonistisch. Die Wiener Epidemie von 1920 (760 Fälle) ergab nach HOFF 75% Parkinsonbilder. Auch die Prognose der wesensveränderten Kinder ist offenbar schlechter, als man annahm (etwa THIELE). Wir sahen bei Katamnesen vor ein paar Jahren keine sichere endgültige Heilung. Für die weitere Prognose auch der chronischen Fälle ist kennzeichnend eine Statistik ZIEGLERs für 752 Kranke, von denen bis 1928 99 gestorben, 15,7% arbeitslos, 25,7% zu leichter oder gelegentlicher Arbeit fähig waren. Auf jeden Fall bleibt nur ein recht kleiner Teil der Kranken gut arbeitsfähig. Günstigere Ergebnisse werden vor allem von russischen Autoren berichtet. Sie scheinen mir nicht den Tatsachen zu entsprechen.

Diagnose und Differentialdiagnose. In Epidemiezeiten wird man die typischen Fälle an den hypersomnisch-ophthalmoplegischen und den hyperkinetischen

Syndromen ohne Schwierigkeiten erkennen. Man wird aber daran denken müssen, daß es auch atypische Symptomenbilder gibt, vor allem pyramidale und konvulsive Störungen. Zudem hat man isolierte Hirnnervenstörungen, vor allem noch so flüchtige Augenmuskel- oder Facialisparesen, jeden langanhaltenden Singultus sorgfältig zu beachten und die Kranken peinlich zu untersuchen. Sind nebenher hartnäckige Schlafstörungen deutlich, dann wird der dringende Verdacht auf Encephalitis epidemica berechtigt sein. In solchen Fällen wird man die Lumbalpunktion vornehmen und im Liquor vor allem auch den Zuckergehalt regelmäßig feststellen müssen. Auch meningitische Bilder können einmal die Encephalitis

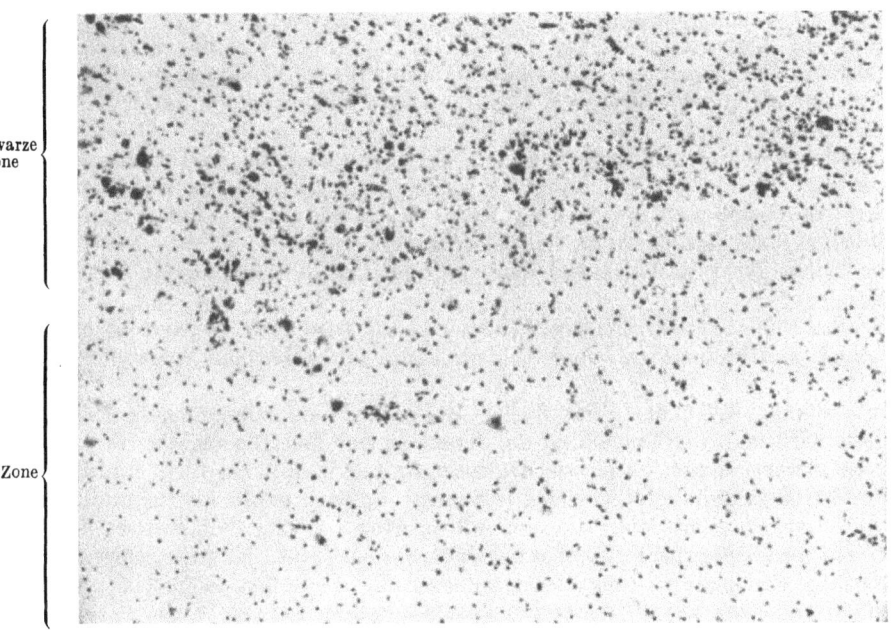

Abb. 17 b. Substantia nigra im Endstadium der Encephalitis epidemica. Nervenzellen verschwunden, Klumpen von melanotischem Pigment in der Glia. Entzündliche Veränderungen wurden bei diesem Fall nur mehr ganz vereinzelt angetroffen. Dieselbe Vergrößerung wie bei Abb. 17a. (Nach H. SPATZ.)

epidemica verschleiern. Gegenüber den anderen Meningitiden wird die bakteriologische Untersuchung, gegen Lues das Fehlen der spezifischen Reaktionen verwertbar sein. Aber auch bei typischen Syndromen wird man nicht ohne Liquoruntersuchung auskommen. Hypersomnisch-ophthalmoplegische Bilder können auch einmal bei Meningitis, bei multipler Sklerose, bei Hirntumor vorkommen. Man achte besonders auf die Benommenheit, die eher gegen Encephalitis epidemica spricht. Auch hier hilft die Liquoruntersuchung weiter. Man denke daran, daß Stauungspapille bei Encephalitis epidemica sehr selten ist, daß reflektorische Pupillenstarre kaum je vorkommt.

Sporadische Fälle werden oft nicht erkannt werden können. Über mehr als Vermutungen kommt man nicht hinaus, ebenso bei den verwaschenen neurasthenischen Störungen, die nach einem leichten Infekt hartnäckig bestehen bleiben. Hier wie bei den Wesensveränderungen der Kinder wird aber vielfach die Vorgeschichte die Sachlage klären, ebenso wie der weitere zum Hervortreten von Parkinsonzeichen führende Verlauf.

Für encephalitische Bilder bei Grippe wird die Leukopenie, unter Umständen auch der sanguinolente Liquor sprechen.

Bei hartnäckigen neurasthenischen Syndromen, die sich an unklare Infektionen anschließen, achte man besonders auf die dranghafte Unruhe wie auf das Verhalten des Schlafs. Schlafverschiebung, Schlafanfälle am Tage oder gar dissoziierte Schlafbausteine, Blickkrämpfe, „Wachanfälle" usw. werden den Verdacht auf Encephalitis nahelegen.

Für Polioencephalitis haemorrhagica superior werden die Vorgeschichte, die gleichzeitige Polyneuritis sprechen. Bei Botulismus sind Haut und Mund trocken, das Gesicht gerötet, die inneren Augenmuskeln gelähmt, das Bewußtsein ist in günstigen Fällen rasch klar.

Der Parkinsonismus ist ein Syndrom, das gelegentlich einmal bei allen Hirnkrankheiten vorkommen kann. Meist wird aber die Vorgeschichte Klarheit bringen. Die Liquoruntersuchung wird Lues, die Altersstufe, die andere Art des Tremors, die eigenartige seelische Veränderung die Paralysis agitans vielfach ausschließen oder doch unwahrscheinlich machen. Blickkrämpfe, kataleptische Erscheinungen, Pyramidenstörungen gehören nicht zur Paralysis agitans. Arteriosklerotische Muskelstarre wird man meist aus den Gefäßveränderungen, der Demenz, den häufigen Pseudobulbärerscheinungen erkennen, ganz abgesehen von der Altersstufe und der Vorgeschichte. Auch die Starre ist eine andere, die Muskeln sind härter, treten deutlicher hervor.

Für Wilson wird die Belastung, der Hornhautring, die zunehmende Demenz sprechen.

Wer das Bild des Parkinsonismus wirklich kennt, wird auch bei psychotischen paranoiden und halluzinatorischen Bildern kaum fälschlich eine Schizophrenie annehmen.

Behandlung. Wo eine epidemische Welle eine besondere Kontagiosität nahelegt, wird man die Umgebung der Kranken aus dem allgemeinen Verkehr möglichst herausnehmen. Aber viel Hoffnungen darf man daran nicht knüpfen.

Von den Maßnahmen im akuten Stadium ist am wichtigsten die Behandlung mit Rekonvaleszentenserum, die vor allem STERN warm befürwortet hat. STERN hat auch über recht günstige Erfahrungen berichtet. NETTER verwendet im Notfalle Poliomyelitis-Rekonvaleszentenserum. Es sollen möglichst große Dosen (40—80 ccm), unter Umständen auch wiederholt, gegeben werden. Intramuskuläre Injektion genügt offenbar.

Daneben wird Jod, besonders als PREGLsche Lösung, vor allem von v. ECONOMO und DATTNER empfohlen, auch dies in großen Dosen (anfangs 20 ccm, um die Frage der Überempfindlichkeit zu klären, dann 3mal wöchentlich 50 bis 100 ccm, im ganzen 1—2 Liter). Wir haben Jodnatriumlösung (10%ig, auch 20%ig) verwandt. Gefährlich ist die rasch eintretende Brüchigkeit der Venen.

Ferner wird Trypaflavin ($^1/_2$—2%ige Lösung) empfohlen, von der dünneren Lösung 20—60 ccm. Bei den sporadischen Encephalitiden der letzten Jahre haben wir, wie es schien mit gutem Erfolg, große Aspiringaben, daneben Silber als Kollargol, Elektrokollargol, intravenös, auch als Klysma, verwandt. Natürlich wird man den schlafenden Kranken die größte pflegerische Sorgfalt widmen, die hyperkinetischen Kranken ruhig zu stellen versuchen, besser mit Scopolamin als mit den Mitteln der Barbitursäurereihe.

Unter den Mitteln, die zur Behandlung des Parkinsonismus angegeben werden, spielt heute nach dem Vorgang von KLEEMANN und RÖMER das Atropin in hohen Dosen die Hauptrolle. Langsam ansteigend ist RÖMER bis zu mehr als 3mal 20 mg am Tage gegangen. Meist wurde aber schon mit viel geringeren Gaben das Optimum der Wirkung erreicht. In der Regel genügt weniger als 3mal 10 mg. Die Erfolge sind sicher günstig. Von RÖMERs 104 Ausgangskranken waren 95 bei der Aufnahme arbeitsunfähig, bei der Entlassung waren 57 arbeitsfähig, 19 teilweise arbeitsfähig, 22 arbeitsunfähig, 6 gestorben. Wir selbst haben wiederholt recht schwere psychische Störungen, gelegentlich auch Herzstörungen gesehen. Im ganzen sind aber auch unsere Erfolge zufriedenstellend, und zwar schon mit geringeren Dosen, die auch von anderen Nachprüfern bevorzugt zu werden scheinen.

Manche Kranke vertragen Atropin nicht. Hier kann dann unter Umständen ein anderes Belladonnapräparat günstig sein[1]. Wir geben nach dem Vorgang von JUSTER gern Stramonium als Fol. Stram. 3mal 0,05 bis 3mal 0,2, selten mehr. Früher wurde Scopolamin empfohlen, auch dies bis weit über maximale Dosen. Allen Mitteln gegenüber tritt Gewöhnung ein. Wir pflegen mit den Dosen nach Möglichkeit zu schaukeln. Harmin, das von BERINGER eingeführt wurde, hat sich nicht recht durchgesetzt.

Weiter hat man Arsen in großen Gaben angewandt, und zwar besonders Natr. kakodyl., das sich ROGER und SICARD bei der Behandlung der PARKINSONschen Krankheit bewährt hatte. Mehr als allgemeine roborierende Wirkungen darf man davon aber schwerlich erwarten.

Da dem Parkinsonismus eine fortglimmende chronische Entzündung entspricht, hat man immer wieder auch den Versuch zu machen, den Krankheitsvorgang selbst zu bekämpfen. Wie bei der akuten Encephalitis wird man also Jod und Trypaflavin versuchen. Wir haben auch Silber (als Ung. Credé) und Quecksilber geschmiert, ohne daß natürlich über die Erfolge Sicheres gesagt werden kann.

Von der Fieberbehandlung mit Malaria und Recurrens hat man nach den bisherigen Erfahrungen eher abzuraten. Ferner hat man endolumbal Eigenserum, Casein, Pferdeserum, Tetrophan injiziert und gute Erfolge gesehen. Nach unseren Erfahrungen kommen die meisten Behandlungserfolge durch Belebung der Hoffnung, durch gleichzeitige Übung und Anregung zustande. Sie verschwinden rasch, sobald die Kranken der therapeutischen Umgebung entzogen werden. Ähnlich ist es offenbar mit der besonders von v. WIESER nachdrücklich empfohlenen Röntgenbestrahlung. Erfolge bleiben aus oder sind nicht überzeugend.

Zu erwähnen sind endlich die Versuche mit allen möglichen Hormonen, Nervensubstanzen, Implantationen endokriner Organe usw., diätetische Maßnahmen. Keine dieser Behandlungsmethoden hat sich durchsetzen können.

Wert zu legen ist jedoch auf psychotherapeutische Einwirkungen, die wohl zum erheblichen Teil auch die entscheidenden Träger der Erfolge zahlreicher anderer Behandlungsmaßnahmen sind. In jedem Falle wird man eine individuelle angepaßte Übungsbehandlung anwenden, die am besten Spiele mit ihren mannigfachen Bewegungsanforderungen und ihren seelisch auflockernden Wirkungen in den Dienst stellt. Aber auch eine kluge und anregend geleitete Gymnastik kann Gutes wirken. Volle Versteifungen, Kontrakturen usw. dürfen, außer in den schwersten Endzuständen, nicht vorkommen. JELLIFFE hat sich besonders um die Atemstörungen bemüht, mit gutem Erfolg. Hier wie bei manchen anderen

---

[1] *Nachtrag bei der Korrektur:* In neuerer Zeit hat man mit der sog. „bulgarischen Kur", bei der der Extrakt der bulgarischen Belladonnawurzel verordnet wird, verhältnismäßig gute Erfolge gehabt. Man gibt das Medikament, das jetzt auch in Deutschland als „Homburg 680" im Handel ist, in langsam steigenden Dosen, in der Regel bis zu 3mal 10 Tropfen, gelegentlich auch etwas höhere Dosen. Da die Nebenwirkungen geringer sind, wird das Präparat von den meisten Kranken besser vertragen als das reine Atropin, außerdem erzielt man schon mit kleineren Dosen denselben therapeutischen Effekt. Gleichzeitig soll vegetarische Kost gegeben werden, während Alkohol, Nicotin und Kaffee streng verboten sind. Die medikamentöse Therapie wird schließlich noch durch regelmäßige gymnastische Übungen und Massage unterstützt.
[Lit. siehe v. WITZLEBEN: Die Behandlung der chronischen Encephalitis epidemica (Parkinsonismus) mit der „bulgarischen Kur". Berlin: Julius Springer 1938, außerdem die italienischen Arbeiten von PANEGROSSI.]

Hyperkinesen ist der psychische Anteil oft ein erheblicher. Gegebenenfalls ist ein Einsatz auch der großen Psychotherapie dafür angezeigt.

Chirurgische Behandlungsmethoden (Durchschneidung hinterer, unter Umständen auch vorderer Wurzeln) werden nur bei manchen lokalen quälenden Hyperkinesen zu vertreten sein. Wo der Parkinsonismus sich durch eine Gravidität nachweislich rasch verschlechtert oder gar erst hervortritt und rasche Fortschritte macht (das kommt sicher vor), wird man sich zur Unterbrechung der Schwangerschaft entschließen müssen.

Im ganzen ist die Behandlung der chronischen Encephalitis auch bei den sicheren symptomatischen Erfolgen vor allem der Alkaloidkuren, zumal mit Atropin, ein recht trostloses Kapitel. Deshalb rückt die seelische Führung des Kranken, die hohe Anforderungen an den Arzt stellen kann, an die erste Stelle.

3. Andere epidemische Encephalitiden.

Es gibt epidemisch auftretende Encephalitiden, die sicher nicht mit der für gewöhnlich Encephalitis epidemica genannten Krankheit identisch sind. Gerade dies macht es wünschenswert, von ECONOMOscher Krankheit und nicht einfach von Encephalitis epidemica zu sprechen.

Wichtig geworden ist, vor allem grundsätzlich, der sog. Typus B der Encephalitis epidemica, die

a) Encephalitis japonica,

die in Japan schon seit 1871 bekannt, immer neue Epidemien gemacht hat, besonders schlimm im Jahre 1924. Damals erkrankten fast 7000 Menschen mit einer Mortalität von etwa 60%. Es handelt sich hier im Gegensatz zur ECONOMOschen Krankheit um eine Sommerkrankheit, die offenbar gerade an die Hitze gebunden ist und im übrigen vorwiegend alte Leute befällt. Symptomatologisch sind stärkere meningeale Reizerscheinungen, tiefe Bewußtseinsstörungen, Seltenheit von Augenmuskelstörungen, größere Häufigkeit von Pyramidenerscheinungen und Krämpfen, starke Pleocytose zu nennen. Chronische Verläufe im Sinne des Parkinsonismus scheinen zu fehlen. Die Ausbreitung der entzündlichen Erscheinungen im Hirn ist sicher eine andere als bei der ECONOMOschen Krankheit. Die Veränderungen selbst sollen eine große Ähnlichkeit mit jenen beim Fleckfieber haben. Mit großer Wahrscheinlichkeit handelt es sich um ein invisibles Virus. Übertragungen und Passagen gelingen leicht.

b) St. Louis-Encephalitis.

1933 wurde in St. Louis (Amerika) eine über 1000 Fälle umfassende Epidemie beobachtet, der eine ähnliche Epidemie 1932 in Paris-Illinois vorausgegangen war. Die Ähnlichkeit mit der Japan-Encephalitis (Erkrankung im heißen Sommer, starke meningeale Erscheinungen, Ausbreitung der Veränderungen usw.) war offenbar eine erhebliche.

Kleinere Epidemien wieder andersartiger und unter sich verschiedener Encephalitiden wurden an anderen Orten, etwa Lille 1925 (DAVID und DEKESTER), in Konstantinopel, in Budapest, 1935 auch in Königsberg von ASSMANN beschrieben. Hierher gehörige Fälle meinen wir in diesem Jahre gleichfalls gesehen zu haben. Wichtig ist bei allen diesen Beobachtungen die Tatsache, daß im Laufe der letzten Jahrzehnte encephalotrope und meningotrope Infektionen, die anscheinend ausnahmslos auf invisible Virusarten zurückführen, in zunehmender Häufigkeit gesehen worden sind. Man mag versucht sein, bei dieser erhöhten spezifischen Morbidität an kosmische Einflüsse zu denken, die allein die Ubiquität der Anfälligkeit erklären könnten.

4. Unechte Encephalitiden.
a) Encephalitis haemorrhagica.

Hier handelt es sich weder um eine echte Encephalitis noch um eine mehr oder weniger einheitliche Erkrankung, sondern um Vorgänge, die der Purpura gleichen, wenn sie auch vielfach gerade und allein das Hirn treffen. Wir haben es mit einer besonderen Reaktionsform zu tun, die das Hirn bzw. das Hirngefäßsystem für mannigfache Intoxikationen und Infektionen bereit hält. Von den nichtorganisierten äußeren Giften sind Schwermetalle (Blei, Quecksilber), aber auch Phosphor, Schlangengift, Veronal, vor allem aber Kampfgas und dann Salvarsan zu nennen. Die gleichen Reaktionen sieht man bei Blutkrankheiten (Anämie, Leukämie, Skorbut, aber auch Malaria). Von den Infektionskrankheiten ist es besonders die Grippe, die in ihren schweren toxischen Formen häufig Hirnpurpura macht. Sehr viele der von LEICHTENSTERN und STRÜMPELL beschriebenen Encephalitiden dürften tatsächlich hierher gehören.

Meist ist vor allem das Weiß des Hirns, Balken, Hemisphärenmark, Nachbarschaft der Ventrikel, befallen, manchmal aber auch das Grau stärker betroffen. Die Purpura stellt häufig einen anatomischen Zufallsbefund dar. Ihre klinischen Erscheinungen gehen in den schweren allgemeinen Krankheitsbildern unter. Es handelt sich eben um nichts Selbständiges. In der Regel wird man die Bewußtseinsveränderungen, verwaschene Herderscheinungen, unter Umständen aber auch exogene seelische Reaktionstypen, selten massivere Herdstörungen bei besonderer lokaler Akzentuation der Purpura mit dem anatomischen Bild in Beziehung zu bringen haben.

b) Pseudoencephalitis Wernicke (Polioencephalitis haemorrhagica superior).

Es handelt sich um eine wohlumschriebene Krankheitsform, die besonders häufig eine Folge des schweren chronischen Alkoholismus ist und am häufigsten wohl bei Schnapsalkoholikern, aber auch bei Carcinomen des Verdauungstrakts und anderen chronischen Leiden vorkommt. Der ursprüngliche, von WERNICKE geprägte Name ist falsch, nicht bloß, weil eine eigentliche Encephalitis nicht vorliegt, auch Blutungen brauchen nicht vorhanden zu sein. Anatomisch besteht eine lebhafte Wucherung der fixen Gefäßwandzellen. „Durch die Proliferation ihrer Wandzellen werden die Gefäße in dicke Stränge umgewandelt. Die Unterscheidung einzelner Wandschichten wird vielfach unmöglich." Zugleich tritt eine Vermehrung der Gefäße ein. Es bilden sich bindegewebige Netze und auch die Glia wuchert lebhaft. Nervenzellen und Nervenfasern gehen in erheblichem Umfang, aber nicht ausnahmslos zugrunde. Kennzeichnend für den Vorgang ist weiter seine Ausbreitung, die jüngst vor allem von GAMPER und dann von NEUBÜRGER untersucht wurde. Befallen sind Mittel-, Zwischen- und Rautenhirn. Im Mittelhirn zeigen die Hauptveränderungen die Umgebung des Aquädukts und das Grau der hinteren Vierhügel. Die Augenmuskelkerne sind sehr häufig, aber nicht immer in den Prozeß einbezogen. Im Zwischenhirn finden sich die stärksten Veränderungen in ventrikelnahen Teilen des Hypothalamus. Besonders schwer verändert ist das Corpus mammillare. Auch im Rautenhirn bleiben die Störungen in der Ventrikelnähe. Dorsaler Vaguskern und Vestibulariskern sind oft erkrankt. Schon makroskopisch ist das Bild häufig sehr kennzeichnend, vor allem wenn noch Blutungen entstanden sind.

Symptomatologisch findet man in den alkoholischen Fällen, zunächst die Erscheinungen des schweren Alkoholismus, und zwar fast immer eine Polyneuritis, die bis zum Bilde der Pseudotabes alcoholica gehen kann. Psychisch besteht regelmäßig das KORSAKOWsche Syndrom, das, oberflächlich betrachtet, durch Verlust von Merkfähigkeit, Verlust der Orientierung in Raum und Zeit

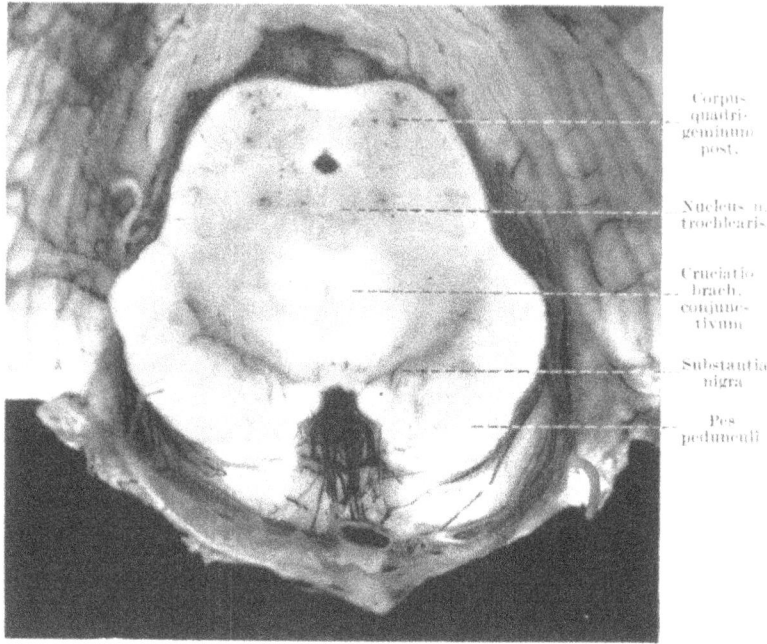

Abb. 18. Fall von Pseudoencephalitis WERNICKES. Alkoholische Ätiologie. Querschnitt durch hintere Abschnitte des Mittelhirns. Blutungen in der Umgebung des Aquädukts und in den hinteren Vierhügeln. (Nach H. SPATZ.)

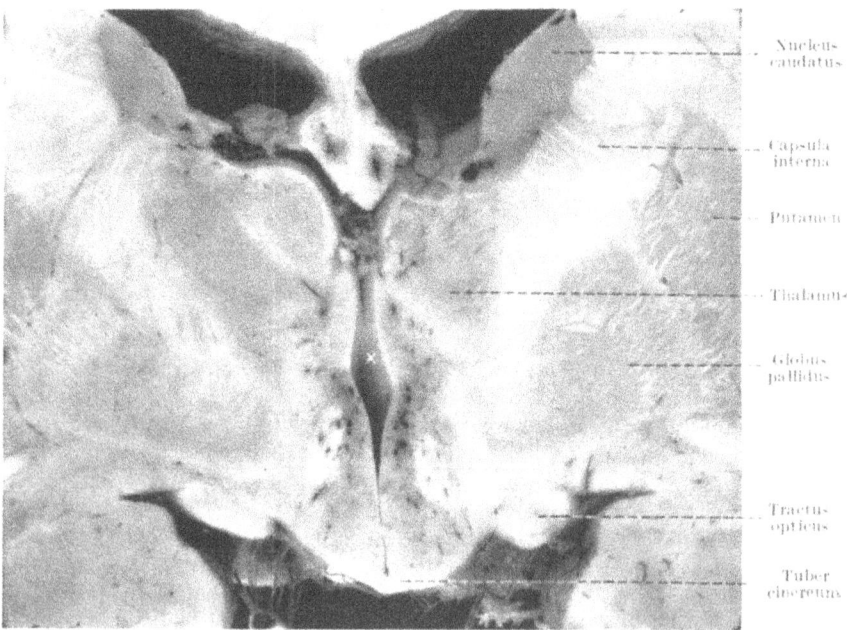

Abb. 19. Derselbe Fall von WERNICKEscher Pseudoencephalitis. Querschnitt durch das Zwischenhirn. Blutungen in ventrikelnahen Teilen des Hypothalamus. × = 3. Ventrikel. (Nach H. SPATZ.)

und Neigung zum Konfabulieren gekennzeichnet ist. Mitunter aber läßt sich gerade dieses Syndrom bei der im Vordergrund stehenden Schlafsucht nicht recht deutlich machen. Die Kranken schlafen anhaltend, bleiben aber erweckbar. Immerhin zeigen sich in der Regel doch auch, wenigstens anfangs und im späteren Verlauf, Zeichen der Benommenheit, die schließlich in Koma übergehen kann. Fast regelmäßig kommt es zu wiederkehrenden deliranten Episoden. Neurologisch findet man vor allem Augenmuskellähmungen. Vielfach besteht Miosis und Anisokorie, nicht selten ist Lichtstarre bei besserer Konvergenzreaktion. Auf die Schädigung des Vagus weist die häufige Tachykardie hin. Auch Atemstörungen gehören zum Krankheitsbild, und der Tod tritt häufig durch Atemlähmung ein.

Den Beginn der Polioencephalitis macht manchmal ein Delirium tremens, es kann aber auch unvermittelt unter Erbrechen und Schwindel zu dem schweren encephalitischen Krankheitsbild kommen, das auf der anderen Seite auch langsam aus einer KORSAKOWschen Psychose herauswachsen kann.

Die Prognose ist sehr ernst. Kranke mit ausgeprägten Augenmuskellähmungen überleben die Krankheit selten. Die Überlebenden behalten alle das KORSAKOWsche Syndrom, wie BONHOEFFER hervorgehoben hat.

Bei Berücksichtigung der Vorgeschichte und des gesamten körperlichen Befundes ist die Diagnose nicht schwer. Am ehesten wird noch eine Verwechslung mit der Tabesparalyse möglich sein, die aber serologisch leicht ausgeschlossen werden kann.

Die Behandlung bleibt eine symptomatische, soweit nicht bei relativ günstig ausgehenden Fällen die energische Alkoholentziehung in Frage kommt.

Gleichartige Krankheitsbilder kann man auch in der Krebskachexie, bei chronischen Magenerkrankungen und bei anderen chronischen Intoxikationen sehen. Der Alkohol ist also sicher nicht die unmittelbare Ursache. Wahrscheinlich sind es sekundäre Stoffwechselgifte, welche die Polioencephalitis haemorrhagica superior hervorrufen.

5. Die Encephalitis purulenta (Hirnabsceß).

Der Hirnabsceß ist eine außerordentlich gefährliche, aber recht seltene Krankheit, die noch dazu eher in die Behandlung des Ohrenarztes als in die des Nervenarztes führt. Dazu kommt, daß gerade das therapeutisch vielleicht günstigste und vielfach längste Stadium symptomarm ist und oft genug die Diagnose unmöglich macht. Mit diesen Umständen hängt es zusammen, daß über Zeitpunkt und Art der therapeutischen Maßnahmen die Meinungen noch erheblich auseinandergehen.

Nach den Auszählungen großer pathologischer Institute findet man auf 1000 Sektionen etwa 1—5mal Hirnabscesse. In der Züricher Medizinischen Klinik zählte EICHHORST in 21 Jahren unter mehr als 33 000 Kranken nur 8 Kranke mit diesem Leiden, d. h. zwischen 0,02 und 0,03%. Aber auch in dem Krankenbestand der Nervenabteilungen ist der Prozentsatz gering. Hirnabscesse sind viel seltener als Hirntumoren.

Am häufigsten werden, wie jüngst wieder JOSSMANN nach einer Literaturübersicht festgestellt hat, Menschen zwischen dem 10. und 40. Lebensjahr vom Hirnabsceß befallen. Vorher und nachher ist die Krankheit selten. Männer erkranken häufiger als Frauen, vielleicht im Zusammenhang mit der Tatsache, daß die ersteren mehr äußeren Schäden (Witterung, Anstrengung, Alkohol) ausgesetzt sind. Es ist aber auch möglich, daß Männer, wie EVANS betont, durchschnittlich nur häufiger seziert werden als Frauen.

Nach ihrem Ursprung stehen weitaus im Vordergrund die otogenen Hirnabscesse (unter JOSSMANNs 100 Fällen sind 81 otogene). Ähnliches fand EVANS.

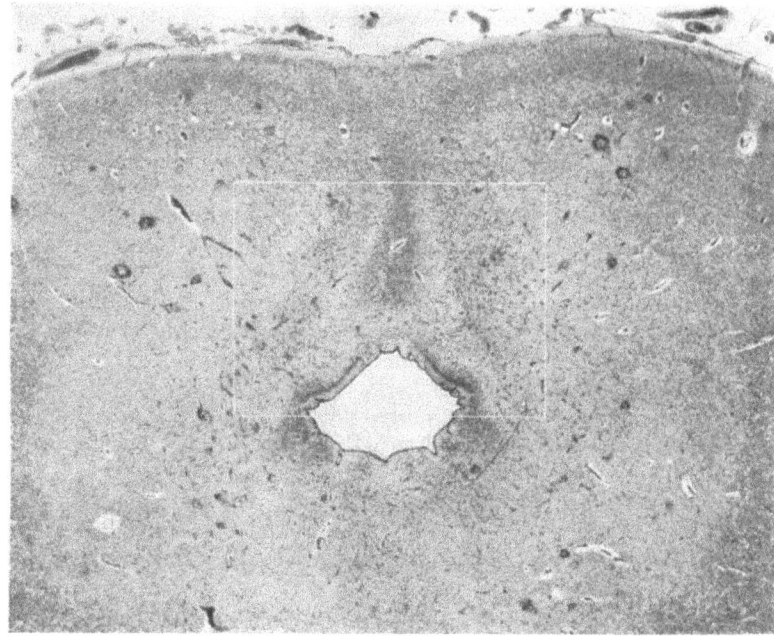

Abb. 20. Blutungen und Gefäßwandwucherungen im Mittelhirn vom selben Fall wie Abb. 18. Der Schnitt stammt aus einem Querschnitt des Mittelhirns etwas vor dem in Abb. 18 dargestellten Schnitt. Hämatoxylin-Eosinfärbung. 11fache Vergr. (Nach H. SPATZ.)

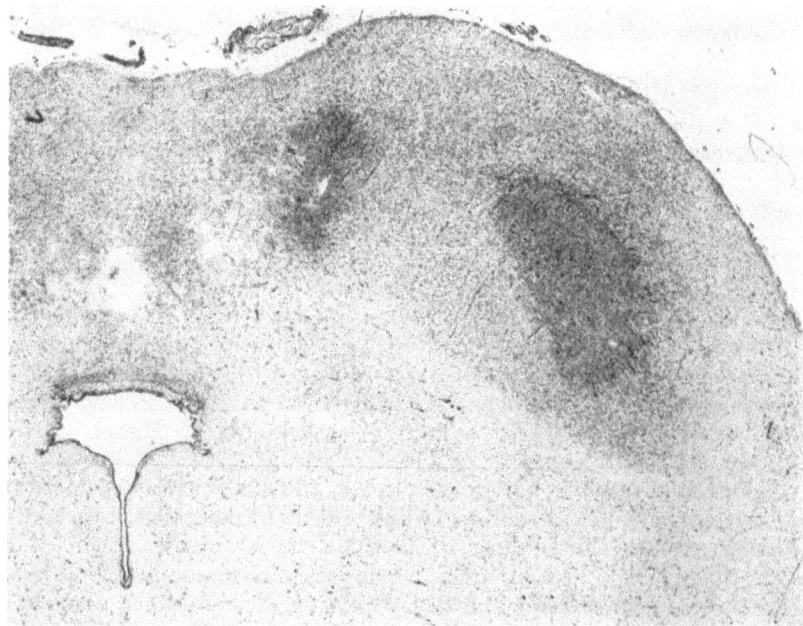

Abb. 21. Anderer Fall von WERNICKEscher Pseudoencephalitis. Gegend des hinteren Vierhügels. Frische Gefäßwucherung und Neurogliawucherung an zwei herdförmigen Stellen. In der Mittellinie oberhalb des Aquädukts Veränderungen älterer Art. Nisslfärbung. 11fache Vergr. Offenbar ähnliche Herde in den hinteren Vierhügeln hat SHIMAZONO einmal bei einer Katze mit chronischer Bleivergiftung gesehen. (Nach H. SPATZ.)

Meist werden aber geringere Prozentzahlen (30—50%) angegeben. An Häufigkeit folgen dann wohl die traumatischen, weiter die metastatischen, endlich die rhinogenen Abscesse. Doch werden auch andere Reihenfolgen genannt. Die Literatursammlungen, die Ergebnisse von Ohren- und jene von Nervenkliniken müssen ja verschieden aussehen. Leidlich zuverlässig wäre nur der Überblick über ein ganz großes Sektionsmaterial. Die früher so häufig angegebenen kryptogenen Abscesse spielen heute nur eine verschwindende Rolle. Zunehmende Genauigkeit der Anamnese wie der Sektion werden sie wohl ganz verschwinden lassen. Würde man alle miliaren Abscesse einrechnen, so würde der Anteil der metastatischen Abscesse sicher recht beträchtlich sein.

Entsprechend der Häufigkeit der otogenen Abscesse überwiegt weitaus das Befallensein des Temporallappens. Auch das Kleinhirn ist deshalb oft Sitz von Abscessen. Es folgt dann der Frontallappen. Mit der durch den Gefäßverlauf bedingten Bevorzugung der linken Hemisphäre (und zwar des Ausbreitungsgebiets der Art. fossae Sylvii) durch die metastatischen Abscesse hängt es zusammen, daß Abscesse sich häufiger in der linken als in der rechten Hemisphäre finden.

Das Zustandekommen der metastatischen Abscesse unterscheidet sich nicht von entsprechenden Vorgängen in anderen Organen. Jede Eiterung im Körper kann auch einmal zum embolischen Verschluß eines oder mehrerer Hirngefäßzweige und damit zum Absceß führen. Metastatische Abscesse sind daher nicht ganz selten multipel. Von den miliaren Abscessen war ja schon die Rede. Am häufigsten findet man die primäre Eiterung im Brustraum. Besonders die chronischen Bronchiektasien spielen eine große Rolle, aber auch Bronchitis, besonders die fötide Pneumonie, Empyeme, Lungenabsceß usw. kommen in Betracht, selten auch die Tuberkulose. Durch die Emboli der Endokarditis wird das Hirn, wie es scheint, seltener berührt als andere Organe. Von Eiterungen im Bereiche des Magendarmkanals ist vor allem der Leberabsceß zu nennen. Ich führe noch puerperale Sepsis, ferner osteomyelitische Prozesse und von den Infektionskrankheiten Typhus, aber auch Grippe an. Doch sind auch zahlreiche andere Ausgangsprozesse festgestellt worden. Metastatische Abscesse sitzen gern in der Rinde oder doch in Rindennähe.

Auch die otogenen Abscesse können *sehr* selten einmal metastatisch entstehen und dann fern von der primären Eiterung. In der Regel kommt der otogene Absceß fortgeleitet, durch unmittelbaren Kontakt zustande. Überwiegend ist es die mit Cholesteatom verbundene chronische Mittelohreiterung bzw. deren Exacerbation, die zur Nekrose des Knochens (am häufigsten des Tegmen antri, seltener des Tegmen tympani oder der oberen Pyramidenkante), damit zur Pachymeningitis und zur lokalen Leptomeningitis führt. Entsteht nun nicht eine allgemeine Infektion der weichen Hirnhäute, sondern tritt Verklebung und Begrenzung der Leptomeningitis ein, dann kann die Eiterung auf dem Wege der perivaculären Infiltrate, auf dem der Venenthrombose oder endlich jenem der Arteriitis (ATKINSON) in das Hirn wandern, wo sie sich in der weißen Substanz ausbreitet, während die Rinde, wohl der viel besseren Gefäßversorgung wegen, verschont zu bleiben pflegt.

Von den Nebenhöhleneiterungen führt weitaus am häufigsten jene der Stirnhöhle zum Absceß, nächstdem die Siebbeineiterung. Auch hier ist die Exacerbation einer chronischen Eiterung besonders gefährlich. Der Weg geht, wie beim otogenen Absceß, über lokale Pachymeningitis und Leptomeningitis.

Die otogenen Kleinhirnabscesse kommen in der Regel nicht über das Mittelohr, sondern über das Innenohr zustande, und zwar auf dem Wege über den Aquaeductus vestibuli, durch den inneren Gehörgang oder durch Fisteln des knöchernen Innenohrs. Auch vom Antrum mastoideum aus und über die

Sinusphlebitis kann das Kleinhirn durch Kontakt erreicht werden. Von den akuten Infektionen ist wie beim Schläfenlappenabsceß besonders die Mucosusotitis gefährlich.

Selten führen Eiterungen in der Orbita, in der Kopfhaut, vor allem aber im Schädelknochen zum Absceß, auch solche nach elektrischen Unfällen.

Nach Schädeltraumen, die mit einer Eröffnung des Schädels einhergehen, also vor allem nach Hirnschüssen, aber auch nach Basisbrüchen, welche eine Kommunikation der Nebenhöhlen mit dem Schädelinnern herstellen, kommt es häufig durch unmittelbare Infektion zum Frühabsceß. Auch die feinste Fissur genügt, um die Infektion an der Kopfschwarte nach innen zu leiten. Der Frühabsceß ist es, der viele Schädelverletzte zugrunde gehen läßt. Seltener, aber ebenso verhängnisvoll ist der Spätabsceß, der nach einem erscheinungslosen Intervall auch von sehr langer Dauer — bis zu vielen Jahren — eintreten kann. Allenthalben, wo eine Kopfwunde lange eitert, ist die Gefahr groß. Die Narbenverhältnisse können lange Jahre hindurch ganz regelrecht erscheinen, ohne doch

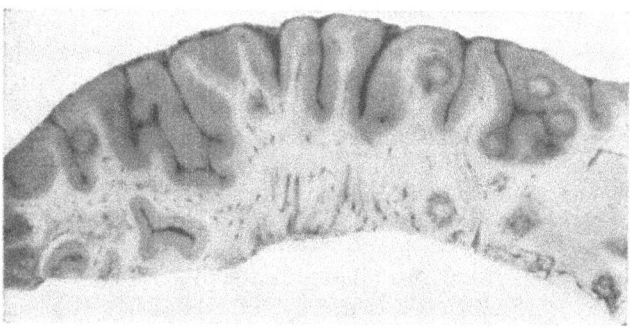

Abb. 22. Multiple kleine Abscesse im Großhirn. (Nach K. GOLDSTEIN.)

einen Schutz vor dem Spätabsceß zu geben. Splitter und andere Fremdkörper, auch Knochenstücke im Hirn, erhöhen die Gefahr. Immerhin ist die Häufigkeit der Spätabscesse gering. v. ECONOMO, FUCHS und PÖTZL sahen von 1346 Aufnahmen von Kopfverletzten eines Jahres 4 an Spätabsceß zugrunde gehen. Außerdem bestand noch in 5 Fällen der Verdacht auf Absceß.

Pathologische Anatomie. Über die Lokalisation der Abscesse wurde schon kurz gesprochen. Großhirnabscesse, unter denen jene im Temporallappen überwiegen, sind danach um ein Mehrfaches häufiger als solche im Kleinhirn. Metastatische Abscesse bevorzugen den Hirnmantel und liegen oft besonders nahe der Oberfläche, traumatische können besonders tief sitzen. Durchschnittlich findet man den Absceß 1,5—2 cm tief unter der Rinde, die normal, aber auch weich und zerfließlich erscheinen kann. Die Entwicklung geht in der Regel im Weiß vor sich. Von den miliaren, nur mikroskopisch feststellbaren Abscessen bis zur Faustgröße findet man alle Größenverhältnisse, am häufigsten wohl einen Inhalt von etwa 30—50 ccm. Fortgeleitete und traumatische Abscesse sind meist solitär, doch gibt es auch hier eine kleine Anzahl multipler Abscesse, die unter den metastatischen die Hälfte und mehr ausmachen. Die Absceßform paßt sich bis zu einem gewissen Grade dem befallenen Hirnteil an. Im Kleinhirn findet man oft spaltförmige verzweigte Absceßhöhlen, im Temporalhirn runde und ovale Formen. Auch hier kommen aber Ausbuchtungen vor. Beim Wachstum strebt der Absceß meist nach dem gleichseitigen Unterhorn, seltener nach der Oberfläche zu. Nach beiden Richtungen kann es zum Durchbruch kommen. Der Ventrikeldurchbruch, der auch unvollständig bleiben kann (Verklebungen durch den entzündeten Plexus) ist nicht selten. Vereinzelt kommt ein Durchbruch durch den Knochen (Paukenhöhle, Nasenhöhle) vor.

In der Absceßhöhle findet man meist dünnflüssigen, grünlichen bis grünlichgelben Eiter, der geruchlos sein, aber auch fötid und jauchig riechen kann, wenn anaerobe Keime am Werke sind. Seltener ist der Eiter dick, gelegentlich bräunlich durch Blutbeimengungen. Am häufigsten findet man Strepto-, Staphylo- und Pneumokokken, seltener Coli und Proteus und alle möglichen anderen Bakterien (Typhus usw.). Auch Mischinfektionen kommen vor. Eine Art Keime kann durch eine andere verdrängt werden. Vereinzelt hat man sterilen Eiter festgestellt.

Nach HOMÉN und HOFMANN findet man am Absceß von innen nach außen zunächst eine Exsudatschicht, an die sich mehr oder weniger abgrenzbar eine Zone der Infiltration anschließt. Um diese herum bildet sich, nicht immer, eine Membran, die ihre Entstehung der mesodermalen und gliösen Reaktion verdankt. Außerhalb der Membran ist das Hirn in mehr oder weniger weitem Umfang ödematös. Zur deutlichen Membranbildung, zur „Einkapselung" kommt es erst nach Wochen, bei Anaerobien in der Regel gar nicht. Die Membran kann besonders dünn bleiben, aber auch eine Dicke von mehreren Millimetern erreichen und, selten, auch verkalken. Sie ist nur ein relativer Schutz gegen die Ausdehnung der Abscesses. Der Hirndruck macht sich beim Absceß durch Abplattung der Windungen und Verstreichen der Furchen bemerkbar.

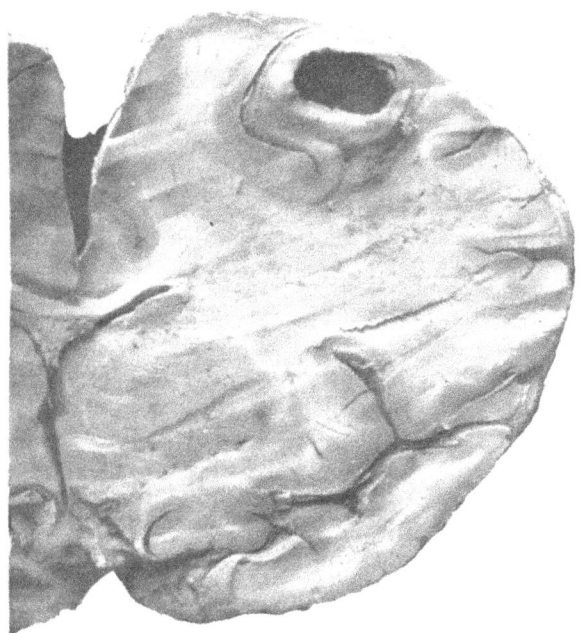

Abb. 23. Absceßhöhle in der Großhirnrinde. (Nach K. GOLDSTEIN.)

Symptomatologie. Manchmal, besonders nach Hirntraumen, entwickelt sich der Hirnabsceß rasch progredient und endet in Tagen oder wenigen Wochen tödlich. Die Regel ist aber ein chronischer Verlauf, in dem man ein Initialstadium, ein Stadium der Latenz und ein Terminalstadium unterscheidet.

Das *Initialstadium* kann man meist nur anamnestisch erschließen oder bei fortdauernder Beobachtung etwa eines Hirnschusses oder einer Ohreiterung höchstens vermuten: Es bestehen leichtes Fieber, Kopfschmerzen, Erbrechen, und zwar nur einen oder wenige Tage. Die chronische Otitis exacerbiert. Dann geschieht zunächst nichts weiter: Der Absceß ist „latent" geworden, meist für einige Wochen bis ein paar Monate, manchmal für Jahre, ja selbst Jahrzehnte. Eine wirkliche Latenz besteht aber tatsächlich nicht. Meist haben die Kranken Kopfschmerzen und sie sind psychisch verändert, ganz leicht benommen, herabgestimmt, unfrisch, fühlen sich irgendwie krank. Häufig ist der Puls langsam. Es besteht *Hypo*thermie oder auch an einzelnen Tagen leichtes Fieber, gelegentlich

Erbrechen, Schwindel, Neuritis optica. In manchen Fällen werden sich auch angedeutete Herdsymptome nachweisen lassen.

Unvermittelt oder nach irgendeiner Belastung, einem Infekt, einem Trauma (etwa einer Operation am Ohr) treten dann rasch die Erscheinungen des „*manifesten*" Abscesses auf, die freilich sehr uncharakteristisch bleiben können.

Die Kranken machen einen leidenden Eindruck, sind matt, kraftlos, magern ab, haben keinen Appetit, aber sie haben meist kein Fieber oder nur geringe Temperaturerhöhung, ja nicht ganz selten ist die Körperwärme leicht subnormal. Hohes Fieber besteht nur bei Komplikationen (Meningitis, Sinusphlebitis, subduraler Absceß), die auch zu Schüttelfrösten führen können. Häufig ist ausgesprochener Druckpuls, der bei Komplikationen der Tachykardie weicht. Die Atmung ist oft verlangsamt, manchmal unregelmäßig. Von BROCK wird das regelmäßige Vorkommen einer hartnäckigen spastischen Obstipation betont. Wichtig ist die sehr häufig vorhandene, aber meist mäßige Hyperleukocytose.

Von allgemeinen Hirnsymptomen ist vor allem der Kopfschmerz zu nennen, der allmählich zunimmt und sehr heftig werden kann, sich periodisch verstärkt und besonders nachts quälend sein soll. Nicht selten ist er lokal betont. Bei Schläfenlappenabsceß kann auch eine Trigeminusneuralgie bestehen. Oft findet man eine gleichseitige, gelegentlich lokal begrenzte Klopfschmerzhaftigkeit. Der Kopf wird steif gehalten, besonders bei Kleinhirnabscessen. Nackensteifigkeit, Kernig kommen vor. Erbrechen gehört zu den häufigen Symptomen, als „maulvolles" Erbrechen besonders beim Kleinhirnabsceß und hier, aber auch sonst, von der Körperlage stark abhängig. Schwindel wird nicht selten beobachtet, ist aber bei Ohrerkrankungen meist ohne diagnostischen Wert. Gelegentlich sieht man Krämpfe, besonders bei Kindern.

Häufig ist Mydriasis auf der kranken Seite. In der Hälfte der Fälle, ja wohl noch häufiger, besteht Neuritis optica. Stauungspapille, die meist mäßig bleibt, ist seltener. Sie kommt besonders bei Kleinhirnabscessen vor, bei Großhirnabscessen erst in späteren Stadien. Abducenslähmung ist häufig bei Kleinhirnabscessen, wird als allgemeines Drucksymptom aber auch bei Großhirnabscessen beobachtet. Der zumal beim Kleinhirnabsceß häufige horizontale Nystagmus geht nach der kranken oder doch stärker nach dieser Seite.

Unter den psychischen Allgemeinsymptomen überwiegt weitaus die fast immer vorhandene, dem Grade nach schwankende einfache Benommenheit und Schläfrigkeit. Andere exogene Syndrome sind selten.

Der Liquor zeigt nur uncharakteristische Veränderungen, kann auch völlig normal sein. Der Druck ist oft mäßig erhöht. Auch ohne Meningitis ist der Liquor häufig milchig getrübt. Nicht selten besteht eine mäßige Eiweißvermehrung und eine ebensolche lymphocytäre Pleocytose. Man kann aber auch hohe Zellzahlen und Leukocyten finden. Kleinhirnabscesse führen, wie die sich hier entwickelnden Tumoren, gern zu Eiweißvermehrung ohne Pleocytose. Die Kolloidreaktionen können alle Kurventypen zeigen. Der Liquor ist steril, wo keine begleitende Meningitis vorliegt.

Röntgenologisch ist der Befund meist regelrecht. Gasbildende Bakterien werden freilich eine Gasblase über dem Eiterspiegel zeigen. Die Encephalographie kann zu wichtigen diagnostischen Ergebnissen führen, ist aber nicht ganz unbedenklich. Warm empfohlen wird vor allem von JOSSMANN die NEISSER-POLLACKsche Hirnpunktion bei uneröffnetem Schädel. Er hält alle Einwände für unberechtigt, wenn der Eingriff vom erfahrenen Neurologen bei Würdigung der klinischen Symptome und so vorgenommen wird, daß die Operation sich sofort anschließen kann.

Lokalsymptome. Beim Schläfenlappenabsceß findet man in der Regel einen Ohrbefund, und zwar meist die Symptome der Exacerbation einer chronischen

Otitis media. Unter den Hirnsymptomen stehen die aphasischen Störungen ganz im Vordergrund. Meist handelt es sich um amnestisch-aphasische Bilder, nach HENSCHEN in 48 von 78 Fällen, oder um leichte Syndrome vom Wernicketyp. Bei etwas höherem Sitz des Abscesses kann das Bild einer pseudomotorischen Aphasie entstehen, bei Ausdehnung nach hinten unter Umständen jenes der „optischen Aphasie" oder auch der Wortblindheit. Eigentliche motorische Aphasie kommt otogen kaum je vor. Hochgradig ist die sensorische Aphasie ganz selten, sie kann auch ganz fehlen oder erst nach der Operation hervortreten. Aphasische Störungen von Rechtshändern sind auch bei rechtshirnigen Abscessen, sehr selten, gesehen geworden.

Auffallend ist, daß Geruchs- und Geschmacksstörungen meist vermißt werden.

Nicht ganz selten sind Gesichtsfelddefekte, und zwar obere Quadrantenhemianopsien, die freilich bei dem Bewußtseinszustand der Kranken oft nicht sichergestellt werden können.

Bei größerem Hirndruck kann es auch einmal zu Stirnhirnsymptomen kommen. Selten sind Pyramidenzeichen, etwas häufiger striäre Symptome. Déviation conjuguée kommt vor. Differentialdiagnostisch wichtig ist das gelegentliche Erscheinen von Kleinhirnsymptomen: Nystagmus nach der kranken Seite, spontanes Vorbeizeigen mit dem herdgekreuzten Arm nach innen, Fallen nach hinten und herdgekreuzt (SCHWAB). Häufig sind die Erscheinungen einer unvollkommenen herdgleichseitigen Oculomotoriuslähmung sowie der Trigeminusbeteiligung. Der Facialis kann geschädigt sein.

Der von den Großhirnabscessen nächst häufige Stirnhirnabsceß zeichnet sich durch seine lokale Symptomlosigkeit aus. Immerhin sind psychische Störungen, Akinese, aber auch Reizbarkeit, unangemessene Euphorie nicht selten. Auch Inkontinenz von Blase und Darm kommen offenbar häufig vor, ohne durch den Bewußtseinszustand erklärt zu sein. Wichtig sind einseitige Geruchsstörungen. Stauungspapille ist selten. Gelegentlich sind die konjugierten Adversivbewegungen erschwert. Bei noch tieferer und rückwärtiger Ausdehnung des Abscesses kann es zu Erscheinungen von seiten der Zentralwindungen, auch zu motorischer Aphasie kommen. Nicht ganz selten ist offenbar ein schmerzhafter Beugekrampf bei Anheben des Beins. Rumpfataxie, Kleinhirnsymptome sind beschrieben worden. Jedoch treten alle die genannten Störungen selten genug und erst spät hervor. Wichtig ist der häufige Lokalbefund an den Stirnhöhlen, unter Umständen auch an der Keilbeinhöhle.

Bei den seltenen Abscessen der Zentralregion sieht man Jacksonanfälle und Lähmungen, die mit dem Wachstum des Abscesses deutlich zunehmen. Auf den *Scheitellappen* werden Astereognose, apraktische Störungen hinweisen. PÖTZL hat an einem Scheitellappenabsceß das Bild einer eigenartigen parietalen Aphasie entwickelt. Die Scheitellappensymptomatologie ist auch sonst außerordentlich reich. Für Abscesse im *Occipitallappen* ist die Hemianopsie wegweisend. Sie wird durch ihre Ausdehnung wie durch Randerscheinungen unter Umständen eine genauere Lokalisation ermöglichen. Differentialdiagnostisch ist hervorzuheben, daß beim Occipitalabsceß auch Kleinhirnerscheinungen vorkommen können.

Die *Kleinhirnabscesse* sind, wie erwähnt, meist otogen. Sie werden in der Regel nicht groß. Schon bei Walnußgröße kommt es häufig zum Tode durch Hirndruck. Größere Abscesse sind Ausnahmen. Selten brechen sie nach außen, noch seltener in den IV. Ventrikel durch. Kapselbildung ist wegen des kurzen Verlaufes seltener als bei Großhirnabscessen. Häufig entsteht durch Verlegung des Aquädukts Hydrocephalus internus. Tödlich wirkt der Druck auf die Oblongata.

Diagnostisch ungünstig ist es, daß Lokalsymptome vielfach fehlen, während die Allgemeinsymptome durchschnittlich stärker sind als beim Großhirnabsceß, sich der Art nach aber nicht von diesen unterscheiden. Psychische Störungen sollen besonders deutlich sein. Der meist in den Hinterkopf verlegte Kopfschmerz ist fast immer sehr heftig. Nackensteifigkeit, ja Opisthotonus, unter Umständen ohne Kernig, werden oft beobachtet, ebenso Erbrechen, das besonders schlimme Formen (s. o.) annehmen kann. Bradykardie, Unregelmäßigkeit der Atmung sind mindestens im Terminalstadium ausgeprägt. Veränderungen am Augenhintergrund, Neuritis und Stauungspapille sind häufiger als beim Großhirnabsceß, aber seltener als beim Kleinhirntumor. Entsprechend der Genese findet man meist Symptome der Ohreiterung mit Innenohrbeteiligung. Typische Kleinhirnsymptome, Ataxie, Asynergie usw., können in voller Ausprägung bestehen, aber auch nur angedeutet sein. Häufig fehlen sie ganz. Großhirnerscheinungen kommen als Fernsymptome vor. Diagnostisch verhängnisvoll ist vor allem die Tatsache, daß leichtere amnestisch-aphasische Erscheinungen Ausdruck der Allgemeinschädigung des Hirns und ohne lokaldiagnostischen Wert sein können. Von Hirnstammsymptomen findet man meist spontanen Nystagmus. Bei Fällen ohne Beteiligung des Innenohrs ist nach H. Brunner der Nystagmus langsam, grobschlägig, meist horizontal-rotatorisch, wobei bald die eine, bald die andere Komponente deutlicher ist. Der Nystagmus schlägt entweder nur zur kranken oder nach beiden Seiten. Plötzlicher, sprunghafter Wechsel in der Schlagrichtung soll sehr kennzeichnend sein. Vertikalnystagmus ist selten. Der Schwindel, der den Nystagmus begleitet, zeigt labyrinthären Typ.

Bei Beteiligung des Innenohrs, und zwar bei diffuser, eitriger, manifester Otitis interna „besteht bekanntlich ein starker (II.—III. Intensitätsgrad) horizontal-rotatorischer Nystagmus zur gesunden Seite, der durch die Interna bedingt wird und der, wenn er *nur* durch die Interna hervorgerufen ist, in 3 bis 4 Tagen (Ruttin) mit gleichzeitiger Ausschaltung des erkrankten Labyrinths abgeklungen ist. Tritt nun in dieser Zeit, in der also der Nystagmus vollkommen fehlen oder in ganz geringem Grade nach der gesunden Seite schlagen soll, ein starker Nystagmus zur kranken Seite auf oder dauert der intensive Nystagmus zur gesunden Seite hin an, so ist der Fall für einen Kleinhirnabsceß verdächtig" (Brunner). Nach Ruttin soll schon *rein* horizontaler Nystagmus zur gesunden Seite bei Taubheit und Ausschaltung des Labyrinths Kleinhirnabsceß anzeigen, da der Nystagmus bei Interna immer *auch* rotatorisch ist. Bei noch komplizierteren Fällen soll man, wie vorgeschlagen wird, unter Umständen das Labyrinth operativ entfernen, um klare Verhältnisse zu schaffen.

Manchmal kommen Zwangshaltungen des Kopfes und der Augen vor, besonders konjugierte Ablenkung des Kopfes und der Augen nach der gesunden Seite, ebenso Pyramidenzeichen, recht selten bulbäre Symptome. Druckparesen des Facialis und Oculomotorius sind gelegentlich zu beobachten, auch der Trigeminus kann leiden, alle vorwiegend auf der kranken Seite.

Bei Abscessen in Pons und Oblongata findet man die mannigfaltigen im allgemeinen Teil beschriebenen Störungen in den verschiedensten Kombinationen.

Im *Terminalstadium*, das sich nach wenigen Tagen oder höchstens Wochen an das beschriebene manifeste Stadium anschließt, beherrschen zunehmender Hirndruck und Koma die Symptomatologie des Hirnabscesses. Meist ist es der Durchbruch in das Ventrikelsystem oder die diffuse Meningitis, welche das Terminalstadium einleiten. Der Tod tritt dann in wenigen Tagen ein.

Prognose. Ohne Behandlung führt wohl fast jeder Absceß zum Tode, wenn man auch annehmen darf, daß mancher Kranke im fortdauernden Latenzstadium an anderen Ursachen stirbt. Der Verlauf der metastatischen Abscesse ist meist stürmischer als jener des fortgeleiteten. Meist kommt es nicht zum Latenzstadium.

Diagnose. Die Diagnose kann ganz unmöglich sein, besonders bei den selten vorkommenden Fällen, die aus voller Gesundheit heraus in wenigen Stunden an ihrem Absceß sterben. Aber auch sonst können die Allgemeinsymptome uncharakteristisch bleiben, Lokalsymptome fehlen. Wichtig ist daher die peinlich genaue Anamnese, die nach Eiterungen im Körper, besonders auch nach Ohreiterungen zu fahnden hat. Der primäre Herd kann unter Umständen längst nicht mehr nachweisbar, das Initialstadium übersehen sein, wenn plötzlich nach uncharakteristischen Empfindungen des Krankseins der Absceß aus der Latenz heraustritt.

Über die Differentialdiagnose gegenüber der Otitis interna an der Hand des Nystagmus ist schon beim Kleinhirnabsceß gesprochen worden. Extraduralabsceß und Sinusthrombose werden sich meist durch lokale Erscheinungen an der Schädeloberfläche bemerkbar machen. Zum mindesten bei der Sinusphlebitis bestehen zudem Schüttelfröste, hohes Fieber, Tachykardie. Manchmal wird man die thrombosierte Jugularis tasten können.

Die Meningitis purulenta wird sich meist durch den Liquorbefund, vor allem den Erregernachweis, dann aber auch durch das meist voll ausgeprägte meningitische Syndrom ausscheiden lassen, das beim Absceß doch meist fehlt oder nur angedeutet vorhanden ist. Gelegentlich wird man eine lokale nichteitrige Encephalitis für einen Absceß halten, durch die Operation aber keinen Schaden stiften. Auch mit dem Hirntumor werden immer wieder Verwechslungen vorkommen, insbesondere da vorhandene Eiterherde, auch Otitiden, einen Tumor ja nicht ausschließen. „Im allgemeinen sprechen das Fehlen eines primären Eiterherdes, wenig gestörtes Allgemeinbefinden, stärkere Hirndruckerscheinungen, besonders am Fundus, deutlichere Herderscheinungen, fehlende Leukocytose im Blute, ergebnislose Hirnpunktion, schleppender, stetig progredienter Verlauf der Erkrankung ohne Fieber, ohne subnormale Temperaturen für Hirntumor und gegen Hirnabsceß" (WARTENBERG).

Sehr schwierig kann auch die Differentialdiagnose zwischen Schläfenlappen- und Kleinhirnabsceß sein, da der erstere nicht so ganz selten mit Kleinhirnsymptomen, der letztere mit Schläfenlappensymptomen einhergehen kann. Hier muß auf die Darstellung der Symptomatologie verwiesen werden. Bleiben Zweifel, so wird man gerade hier die Hirnpunktion mit Nutzen anwenden, die auch sonst in Zweifelsfällen zu empfehlen ist. Ebenso kann die Encephalographie Aufschluß bringen.

Therapie. Konservative Maßnahmen bedeuten Zeitverschwendung und erhöhen in der Regel nur die Gefahr. Ein Absceßkranker *kann nur* durch chirurgischen Eingriff gerettet werden. Wenn von verschiedenen Seiten gefordert wird, die Operation solle erst vorgenommen werden, nachdem eine Membranbildung erfolgt sei (Stauungspapille soll dies nach GRANT anzeigen), so gibt man damit die zahlreichen Kranken ohne weiteres preis, bei denen die Membranbildung gar nicht zustande kommt. Die meisten Abscesse werden ohnedies erst im manifesten Stadium erkannt. Mir erscheint daher die Forderung richtig, sofort zu operieren, wenn die Diagnose gemacht ist. Auch die Prognose der operierten Abscesse bleibt freilich sehr schlecht. Man hat nach den recht nahe übereinstimmenden Ergebnissen zahlreicher Berichterstatter für den Temporalabsceß immer noch mit einer Mortalität von etwa 60% und mehr zu rechnen, für den Kleinhirnabsceß gar von 90% und noch mehr. Einzelne ganz anders lautende Berichte klingen im Hinblick auf diese Übereinstimmung nicht eben wahrscheinlich. Viele Abscesse werden trotz zahlreicher Punktionen gar nicht gefunden.

6. Sklerosierende Entzündung des Hemisphärenmarks.
(Encephalitis periaxialis diffusa — SCHILDER.)

Aus den als diffuse Sklerose zusammengefaßten verschiedenartigen Krankheitsformen hat SCHILDER eine Gruppe herauszustellen sich bemüht, die offenbar entzündlicher Entstehung ist. Die anfänglich spärlichen Mitteilungen sind im Laufe der seit SCHILDERs Arbeiten vergangenen 25 Jahre erheblich vermehrt worden, so daß heute mehr als 100 Fälle bekannt sind. BOUMAN stellte schon 1933 aus der Literatur 100 Fälle „diffuser Sklerose" zusammen, davon 50 Kinder bis zu 14 Jahren, 50 Fälle zwischen 15 und 70 Jahren. Ja, die Krankheit erscheint mir gar nicht so selten; habe ich doch im Laufe von etwa 10 Jahren selbst 5 Fälle gesehen, die zum Teil sicher, zum Teil sehr wahrscheinlich hierher gehören. Allerdings werden auch heute noch oft die familiären Fälle, deren Kenntnis wir vor allem SCHOLZ verdanken, daneben KRABBE, SYMONDS, v. BOGAERT, mit den entzündlichen Formen zusammengeworfen, obgleich sie auch anatomische Besonderheiten haben (vor allem in der mangelhaften Umsetzung der Zerfallsprodukte, vielleicht infolge einer Insuffizienz der Stoffwechselfunktionen der gesamten Glia, aber auch in anderen Punkten). Vor allem handelt es sich hier wohl um einen degenerativen, keinen entzündlichen Prozeß, so daß man diese Formen besser als Leukodystrophien bezeichnet. Die klinische Ähnlichkeit ist aber eine sehr große, und dies gilt auch für eine weitere Gruppe, und zwar Fälle entzündlicher Natur, die HALLERVORDEN und SPATZ im Verfolg von Untersuchungen BALOS als *konzentrische Sklerose* eingehend beschrieben und gegen die anderen Entmarkungsprozesse abgegrenzt haben (Leukoencephaltis concentrica).

Die Encephalitis Schilder ist wirklich eine Encephalitis, ein Entzündungsvorgang, der zur Sklerose führt. Der von SPIELMEYER geprägte Name „sklerosierende Entzündung des Hemisphärenmarks" bezeichnet das gesamte Geschehen in knapper Form. Denn diese Encephalitis hält sich an das Marklager, vorwiegend der Hemisphären, macht, fast immer und fast überall, Halt vor der Rinde, ja vor den Fibrae arcuatae. Es handelt sich um einen großen Herd, der nach der Peripherie fortschreitet, wo sich meist lebhafte Entzündungserscheinungen finden (lymphocytäre und plasmacelluläre Infiltrate), während es im Zentrum zur Sklerosierung, d. h. zur gliösen Sklerose kommt. Dabei gehen ganz vorwiegend die Markscheiden zugrunde, während die Achsenzylinder weitgehend, wenn auch nicht ganz, verschont bleiben. Hier findet sich also eine erhebliche Ähnlichkeit mit der multiplen Sklerose, die noch betont wird durch die Tatsache, daß neben den großen, unter Umständen beide Hemisphären fast erfüllenden Hauptherden noch kleine, davon unabhängige Herde gefunden werden können.

Klinisch sieht man nicht selten im Beginn der Erkrankung katarrhalische Erscheinungen oder einen anderen Infekt, Fieber, Kopfschmerzen. Dann kommt es zu einem mehr oder weniger rasch fortschreitenden fieberlosen cerebralen Bild. Neurologisch überwiegen spastische Lähmungen, die von Mono- zu Hemi- oder Paraplegie und schließlich Tetraplegie fortschreiten können. Dazu treten nicht selten Parästhesien, Aphasie, Apraxie, Agnosie, Inkontinenzerscheinungen, Blindheit zentraler Natur, unter Umständen auch Taubheit. Es kann auch zu Ataxie, zu Kleinhirnerscheinungen, zu striären Störungen kommen. All dies erklärt sich aus dem allmählichen unerbittlichen Zugrundegehen praktisch des gesamten Hemisphärenmarks, das dann auch zu immer zunehmenden pseudobulbären Störungen und damit zum Tode führt. Krämpfe generalisierter und herdförmiger, tonisch-klonischer und rein tonischer Natur, Kontrakturen begleiten die Entwicklung häufig. Gelegentlich kommt es zum Syndrom der ausgebildeten Hirnstarre. Fundusveränderungen fehlen in der Regel, ebenso wie gröbere oder kennzeichnende Liquorveränderungen. Hirnnervenlähmungen sind vereinzelt beschrieben worden. Eine erhebliche Rolle spielen die seelischen Veränderungen, die, wenn der Prozeß vorn beginnt, früh einen Stirnhirnanstrich haben. „Charakterveränderungen", psychopathieähnliche Bilder, Enthemmungen führen zu immer größerer Apathie, Denkträgheit und schließlich tiefer Demenz. Der Verlauf ist in der Regel ein unerbittlich fortschreitender, wenn auch, selten, Remissionen vorkommen. Der ganze Prozeß kann akut oder subakut in einigen Monaten ablaufen, aber auch eine Reihe von Jahren in Anspruch nehmen. Die Behandlung ist machtlos. Man wird versuchen, Silber oder Quecksilber zu schmieren. Wir meinen damit einmal einen Stillstand gesehen zu haben.

Differentialdiagnostisch wird man bei den akut verlaufenden Fällen an andere Encephalitiden, sonst an multiple Sklerose und Hirntumor denken müssen. Die multiple Sklerose aber verläuft doch meist remittierend und macht ganz selten früh schwere cerebrale Bilder. Der Tumor wird bei ähnlicher sonstiger Symptomatologie ohne schwerere Hirndruckerscheinungen nicht ablaufen.

Literatur.
Pachymeningitis externa.
A. Zusammenfassende Arbeiten.

ALEXANDER, G.: Die extraduralen otogenen Erkrankungen. ALEXANDER u. MARBURGS Handbuch der Neurologie des Ohres, Bd. 2, T. 2. Wien u. Berlin: Urban & Schwarzenberg 1929.

BRUNNER, H.: Der otogene Schläfenlappenabsceß. ALEXANDER u. MARBURGS Handbuch der Neurologie des Ohres, Bd. 2, T. 2. Wien u. Berlin: Urban & Schwarzenberg 1929.

B. Einzelarbeiten.

HASSIN: Circumscribed suppurative (nontuberculous) peripachymeningitis. Arch. of Neur. **20**, 110 (1928).

WERTHEIMER, P. et J. DÉCHAUME: Les epidurites aigues et chroniques. Lyon chir. **30**, 129 (1933).

Pachymeningitis haemorrhagica interna.

GULDBERG, G.: Pachymeningitis haemorrhagica interna bei Lues congenita. Arch. f. Dermat. **157**, 409 (1929).

HENSCHEN, C.: Zur Pathologie, Diagnostik und Therapie der „blutenden Dura" (Pachymeningosis et Pachymeningitis haemorrhagica interna). Schweiz. med. Wschr. **1930 I**, 599.

PUTNAM, T. J. and H. CUSHING: Chronic subdural haeatoma and its surgical treatment. Arch. Surg. **11**, 329 (1925).

REICHMANN: Zur Klinik, insbesondere zur Diagnose der Pachymeningitis haemorrhagica interna. Dtsch. Z. Nervenheilk. **81**, 304 (1924).

SARBO, A. v.: Über die Pachymeningitis haemorrhagica interna. Dtsch. Z. Nervenheilk. **92**, 216 (1926).

Leptomeningitiden.
A. Zusammenfassende Arbeiten.

TROISIER, J. et Y. BOQUIEN: La spirochétose méningée. Paris 1933.

B. Einzelarbeiten.

BALABAN, W. G. u. R. N. KRITSCHEWSKA: Cerebrospinale Meningitis im frühen Kindesalter. Jb. Kinderheilk. **137**, 152 (1932). — BECK, BERINGER u. GUNDEL: Experimentelle Untersuchungen zur Chemotherapie der Meningitis. Münch. med. Wschr. **1932 II**, 1305. — BENEKE, R.: Zur Ätiologie und Histogenese der Meningitis serosa cerebralis. Arch. klin. Chir. **179**, 327 (1934). — BERTOLIATTI, J.: Un cas de méningite tuberculeuse. Rev. méd. Suisse rom. **55**, 47 (1935). — BOGAERT, L. VAN: Pseudotumor cerebri infolge chronischer Cortico-Arachnoiditis der Zentralregion. Nederl. Tijdschr. Geneesk. **1934**, 2539. —BYRIALSON, J.: Meningitis serosa nach Pockenimpfung. Zbl. Neur. **68**, 61 (1933).

CLAUDE, H.: L'arachnoido-piemérite séreuse cérébrale. Revue neur. **40 I**, 824 (1933). — COCHEZ, P. et FICHET: Nouvelles observations de spirochétose méningée amiatérique. Presse méd. **1933 I**, 649.

Dattner, B.: Meningitisbehandlung mit Pregl-Jodlösung. Dtsch. med. Wschr. **1923 II**. — Demme, H.: Liquorbefunde bei akuten Infektionen des Nervensystems. Dtsch. Z. Nervenheilk. **111** (1929).
Edelmann, A.: Zur Prognosestellung bei eitrigen Meningitiden. Wien. klin. Wschr. **1933 I**, 524.
Fremont-Smith, F.: Pathogenesis of the changes in the cerebrospinal fluid in meningitis. Arch. of Neur. **28**, 778 (1932). — Fuchs, F. E.: Über einen Fall einer postoperativen Meningitis diphtherica. Mschr. Ohrenheilk. **67**, 310 (1933).
Gerbis: Tödliche diffuse Hirnhautblutung nach Hitzearbeit. Arch. Gewerbepath. **3**, 823 (1925). — Gordin: Arachnoiditis chronica cystica. Ref. Zbl. Neur. **75**, 300 (1935). — Guleke: Chirurgische Behandlung der Meningitis im Gefolge von Traumen und Infektionen. Arch. klin. Chir. **152**, 292 (1928).
Hobson, F. G.: A case of tuberculous meningitis with recovery. Lancet **1935 I**, 933. — Hoppe, G. A.: Meningitis haemorrhagica nach Insolation. Dtsch. med. Wschr. **1933 I**, 133.
Jauerneck, A.: Erste Erfahrungen mit Meningitisbehandlung durch Acetyleneinblasung nach der Methode von Professor Zeller. Dtsch. med. Wschr. **1933 II**, 1790. — Johns, F. M. and C. L. Attaway: Torula meningitis. Report of a case and summary literature. Amer. J. clin. Path. **3**, 459 (1933).
Kato, K.: Lead meningitis in infance. Résumé of Japanese contributions on the diagnosis of lead poisoning in nurslings. Amer. J. Dis. Childr. **44**, 569 (1932). — Kindler, W.: Die rhinogene Meningitis. Passow-Schaefers Beitr. **29**, 309 (1932).
Lange, O.: Seröse concomittierende Meningitis mit entzündlichen Prozessen. Ref. Zbl. Neur. **71**, 508 (1934).
Marstall, G. G.: Cerebral pseudotumours or chronic arachnoiditis. Report of three cases. Amer. J. Ophthalm. **16**, 799 (1933). — Monticelli, M.: La punture sotto-occipitale quale sussidio diagnostico della meningite tuberculare. Arch. ital. Pediatr. **2**, 390 (1934).
Neal, J., H. W. Jackson and E. Appelbaum: A comprehensive study of meningitis secondary to otitic or sinus infection. Ann. of Otol. **43**, 658 (1934). Ref. Zbl. Neur. **74**, 628 (1935). — Norton, J. F. and J. G. Gordon: Meningococcic meningitis in Detroit in 1928—1929. I. Epidemiology. J. prevent. Med. **4**, 206 (1930). Ref. Zbl. Neur. **57**, 639 (1930).
Pieck, P. M., Davod et M. Brun: Contribution à l'étude de l'arachnoiditis opto-chiasmatique. Rev. d'Otol. etc. **11**, 641 (1933).
Roger, H.: Les complications méningées de la mélitococcie. Paris méd. **1932 II**, 257. Ref. Zbl. Neur. **66**, 285 (1933). — Roger, H., M. Armand et Y. Pourines: Méningite séreuse de l'angle ponto-cérébelleux, intervention, paralysie des dextrogyres. Ref. d'Otol. etc. **12**, 123 (1934).
Smittburn, K. C., G. F. Kaupf, L. G. Zerfas and L. H. Gilman: Meningococcic meningitis. A clinical study of 144 epidemic cases. J. amer. med. Assoc. **95**, 776 (1930). — Spatz, H.: Die Bedeutung der vitalen Färbung für die Lehre vom Stoffaustausch zwischen dem Zentralnervensystem und dem übrigen Körper. Arch. Psychiatr. **101**, 267 (1933). — Stransky, E.: Beiträge zur Kenntnis der eitrigen Meningitis im frühen Kindesalter. Mschr. Kinderheilk. **53**, 235 (1932).
Weeber, H.: Über Meningitis typhosa. Beitr. path. Anat. **92**, 223 (1933). — Winter, P., F. Rappaport et H. Benedict: Sur trois cas d'arachnoidite de la fosse postérieure. Rev. d'Otol. etc. **11**, 650 (1933).
Zange: Die chirurgische Behandlung der Meningitis, der gewöhnlichen oto-rhinopharyngenen und der traumatischen nach Schädelbasisverletzungen. Arch. klin. Chir. **152**, 335 (1928). — Zeller, O.: Dreijährige Erfahrungen mit der Acetylenausblasung des Subarachnoidalraumes bei eitriger Meningitis. Der Orbitalstich. Münch. med. Wschr. **1935 I**, 47.

Meningokokkenmeningitis.

Aronowitsch, G. D.: Meningitis und Trauma. (Über Fälle von Meningokokken- und Pneumokokkenmeningitis nach Kopfverletzung.) Dtsch. Z. Nervenheilk. **129**, 73 (1932).
Balaban, W. G. u. R. H. Kritschewska: Cerebrospinalmeningitis im frühen Kindesalter. Jb. Kinderheilk. **137** (1932).
Gruber u. Kerschensteiner: Die Meningokokkenmeningitis. Erg. inn. Med. **15** (1917).— Gutzeit u. Stern: Trauma und epidemische Meningitis. Med. Klin. **1929 II**, 1400.
Kempf, G. F., L. G. Zerfas and M. J. Joiner: Meningococcic meningitis and epidemic meningo-encephalopathy. Arch. of Neur. **29**, 433 (1933).
Neal: The treatment of epidemic meningitis. N. Y. State J. Med. **30**, 79 (1930). — Norton and Gordon: Meningococcus meningitis in Detroit in 1928—1929. J. prevent. Med. **4**, 206 (1930).
Seligmann u. Pieper: Die Cerebrospinalmeningitis in Preußen 1923 und 1924. Veröff. Med.verw. **20** (1926).

Tuberkulöse Meningitis.

A. Zusammenfassende Arbeiten.

BOSTROEM, A.: Die Tuberkulose der nervösen Zentralorgane. BRAUER, SCHRÖDER u. BLUMENFELDs Handbuch der Tuberkulose, Bd. 4, S. 181. 1922.

ENGEL, ST.: Handbuch der Kindertuberkulose. Leipzig 1930.

JOUSSET, THÉRÈSE A.: Etude et traitement de la méningite tuberculeuse. Paris: Masson & Cie. 1933.

SITTIG, O.: Tuberkulöse Erkrankungen des Zentralnervensystems. BUMKE u. FOERSTERs Handbuch der Neurologie, Bd. 12, S. 110. 1936.

B. Einzelarbeiten.

ARTWINSKI, E., W. CHLOPICKI u. I. BERTRAND: Erfolgreich operierte und geheilte circumscripte Meningitis tuberculosa. Neur. polska **15**, 89 (1933).

BODE, O. B.: Differentialdiagnose der Meningitis tuberculosa. Dtsch. med. Wschr. **1931 I**, 54. — BODECHTEL u. GAGEL: Die Histopathologie der „vegetativen" Kerne des menschlichen Zwischenhirns am Beispiel der tuberkulösen Meningitis und Polioencephalitis. Z. Neur. **132**, 755 (1931). — BODECHTEL u. OPALSKI: Gefäßbedingte Herde bei der tuberkulösen Meningitis. Z. Neur. **125**, 401 (1930). — BOKAY, Z. v.: Über die Möglichkeit der Heilung der Meningitis tuberculosa mit Hilfe von Röntgentiefenbestrahlungen. Jb. Kinderheilk. **135**, 69 (1932).

CRAMER et BICKEL: La méningite tuberculeuse est-elle curable? Ann. Méd. **12**, 226 (1922).

DEBRÉ et SENOZE: Sur l'étiologie de la méningite tuberculeuse secondaire. Rev. franç. Pédiatr. **3**, 830 (1927).

FOERSTER, O.: (1) Circumscripte tuberkulöse Meningitis. Berl. klin. Wschr. **1911 I**, 404. — (2) Berl. klin. Wschr. **1912 I**, 184.

HASSIN, GEORGE B.: Histologic studies in meningitis. Arch. of Neur. **28**, 789 (1932).

JOUSSET et PÉRISSON: Guérison ou rémission exceptionelle dans trois cas de méningite tuberculeuse traitées par l'allergine. Bull. Soc. méd. Hôp. Paris **45**, 654 (1929).

KLINKE, K.: Behandlung der tuberkulösen Meningitis mittels Sauerstoffinsufflation. Mschr. Kinderheilk. **31**, 539 (1926).

LANGSTEIN, L.: Differentialdiagnose der Meningitis tuberculosa. Dtsch. med. Wschr. **1929 II**, 2138.

OROSZ, D.: (1) Beiträge zu den zeitlichen und pathogenetischen Beziehungen der Hirnhautentzündung zu den einzelnen Tuberkulosestadien. Arch. Kinderheilk. **97**, 216 (1932). — (2) Studien über die Meningitis tuberculosa. I. Mitt. Die Disposition für tuberkulöse Meningitis. Beitr. Klin. Tbk. **79**, 163 (1932). — (3) Studien über die Meningitis tuberculosa. II. Mitt. Primärtuberkulose und Meningitis tuberculosa. Echte subprimäre und frühsekundäre Meningitiden. Beitr. Klin. Tbk. **79**, 173 (1932). — (4) Studien über die Meningitis tuberculosa. III. Mitt. Sekundärtuberkulose und Meningitis tuberculosa. Spätsekundäre Meningitiden. Beitr. Klin. Tbk. **79**, 401 (1932). — (5) Studien über die Meningitis tuberculosa. IV. Mitt. Beziehungen zwischen frühsekundärer Meningitis und Pleuritis. Beitr. Klin. Tbk. **79**, 408 (1932). — (6) Studien über die Meningitis tuberculosa. V. Mitt. Zur Entstehung der Meningitis tuberculosa. Beitr. Klin. Tbk. **81**, 665 (1932).

PIPIRS, J. S.: Mischinfektion der Meningen durch Tuberkelbacillen und andere pathogene Keime. Z. Kinderheilk. **50**, 161 (1930). — POLLAK, E.: Zur Pathologie der tuberkulösen Meningealerkrankungen. Arb. neur. Inst. Wien **35**, 161 (1933).

REICHE, A.: (1) Über Lufteinblasung bei tuberkulöser Meningitis. Med. Klin. **1923 I**, 244. — (2) Über Liquorausblasungen in der Behandlung der Meningitis im Säuglings- und Kindesalter. Mschr. Kinderheilk. **31**, 295 (1926).

SELTER, G. E.: Zur intralumbalen Tuberkulinbehandlung der tuberkulösen Meningitis; ein geheilter Fall. Z. Kinderheilk. **49**, 437 (1930). — SIEVERS, H.: Zur Kenntnis der meningealen Reaktion im Kindesalter. Gleichzeitig ein Beitrag zur Differentialdiagnose der Meningitis tuberculosa. Jb. Kinderheilk. **125**, 228 (1930).

WIENER, C.: Zur Röntgenbestrahlungstherapie der Meningitis tuberculosa. Jb. Kinderheilk. **138**, 249 (1933). — WIESE, O.: Heilung eines Falles von tuberkulöser Meningitis. Münch. med. Wschr. **1926 II**, 1937.

Gonokokkenmeningitis.

LINDENFELD: Über Meningitis gonorrhoica. Med. Klin. **1922 I**, 176.

STRUMIA, M. and J. KOHLHAS: Gonococcia meningitis. J. inf. Dis. **53**, 212 (1933).

Micrococcus catarrhalis-Meningitis.

GAUPP u. AXEN: Meningitis cerebrospinalis purulenta durch den Micrococcus catarrhalis. Klin. Wschr. **1933 II**, 1177.

Meningitis bei Mykosen.

BINGOLD: Über atypische Meningitisformen. Münch. med. Wschr. **1930 II**, 1995.

DEMME u. MUMME: Blastomykose des Zentralnervensystems. Dtsch. Z. Nervenheilk. **127**, 1 (1932).

FREEMAN, W.: Torula infection of the central nervous system. J. Psychol. u. Neur. **236**, 43 (1931).

Aseptische Meningitis.

ECKSTEIN, A.: Epidemische Meningitis serosa. Z. Kinderheilk. **50**, 564 (1931). — ECKSTEIN, A., A. HOTTINGER u. H. SCHLEUSSING: Über die Beziehungen der Meningitis serosa epidemica zur Poliomyelitis bzw. Encephalitis epidemica. Z. klin. Med. **118**, 98 (1931).

GÜNTHER, A.: Über akute „aseptische" Meningitis. Jb. Kinderheilk. **128**, 127 (1930).

HÄSSLER: (1) Klinische Berichte über 156 Fälle spinaler Kinderlähmung der Leipziger Epidemie 1927. Mschr. Kinderheilk. **42**, 202 (1929). — (2) Die sog. „aseptische" Meningitis. Med. Welt **1934**, 1658. — HASSMANN, K.: Beitrag zur Kenntnis der akuten aseptischen Meningitis (Meningitis serosa epidemica). Z. Kinderheilk. **53**, 612 (1932).

LANGE, J.: Gehäufte „aseptische" Encephalomeningitiden in Schlesien. Dtsch. med. Wschr. **1935 II**, 1345.

PETTE, H.: Die epidemische Meningitis ungeklärter Ätiologie. Allg. Z. Psychiatr. **102**, 160 (1934). — PETTE, H. u. G. DÖRING: Über einheimische Panencephalomyelitis vom Charakter der Encephylitis japonica. Dtsch. Z. Nervenheilk. **149**, 7 (1939).

SCHNEIDER, H.: Über epidemische akute „Meningitis serosa". Wien. klin. Wschr. **1931 I**, 350.

Meningeale Reaktionen bei Parotitis epidemica.

HOLTZ, K.: Mumpsmeningitis. Dtsch. med. Wschr. **1931 I**, 536.

JOHANNSEN, N.: Gutartige Meningitis als Komplikation von Mumps. Münch. med. Wschr. **1930 II**, 1403.

Pneumokokkenmeningitis.

BEDELL, C.: Pneumococcic meningitis. J. amer. med. Assoc. **192**, 820 (1934).

DAVIDSON, L. u. M. WOLLSTEIN: Pneumococcus meningitis in children, with an analysis of 122 cases. Acta paediatr. (Stockh.) **11**, 367 (1930).

STRANSKY, E. u. WITTENBERG: Beiträge zur Klinik der Pneumokokkenmeningitis im Säuglingsalter. Jb. Kinderheilk. **113**, 63, 245 (1926).

Influenzameningitis.

LEUCHTENBERG, R.: Zur Frage der Influenzameningitis. Münch. med. Wschr. **1924 I**, 1061.

Typhusmeningitis.

SCHMITT, P.: Über einen Fall von Gehirnhautentzündung durch Bacterium enteritidis Gärtner. Mschr. Kinderheilk. **59**, 269 (1934). — STEVENSON, F. and L. K. WILLS: Primary meningitis due to the Gärtner bacillus. Lancet **1933 II**, 1084.

WEEBER, J.: Über Meningitis typhosa. Beitr. path. Anat. **92**, 223 (1933).

Meningitis bei Maltafieber und BANGscher Krankheit.

BINGEL u. JACOBSTHAL: Über Meningitis bei Banginfektion, ihr klinisches und bakteriologisch-serologisches Bild. Klin. Wschr. **1933 I**, 1093.

JOHNSSON: Vorläufige Mitteilung über einen Fall von Febris undulans Bang mit neurologischen Komplikationen. Med. Klin. **1929 I**, 389.

Meningeale Spirochaetose.

HEGLER, C.: WEILsche Krankheit. Neue deutsche Klinik, Bd. 12. 1934.

TROISIER, J. et Y. BOQUIEN: La spirochétose méningée. Paris: Masson & Cie. 1933.

Arachnitis cystica.

BOGAERT, V. et MARTIN: Arachnoidite subaigue du lac postérieur. Intervention, guérison. Revue neur. **1930 II**, 149.

CLAUDE, H.: La méningite séreuse encystée de la corticalité cérébrale. Paris méd., Okt. **1931**.

HAUPTMANN, A.: Die Objektivierung postkommotioneller Beschwerden durch das Encephalogramm. Zbl. Neur. **61**, 516 (1932). — HORRAX: (1) Arachnoidite séreuse généralisée simulant une tumeur cérébelleuse. Traitement chirurgical et résultats éloignés. Arch. Surg., 18. Juli **1924**, Nr. 1. — (2) Arachnoidite généralisée de la fosse postérieure simulant une tumeur cérébelleuse, son traitement chirurgical et les résultats. Arch. Surg. **9**, 95 (1924).

LEWY, F. H.: Der Adhäsionskopfschmerz als Folge der Meningitis serosa adhaesiva circumscripta. Z. klin. Med. **116**, 36 (1931).
PETTE, H.: Über circumscripte seröse Meningitis des Gehirns. Münch. med. Wschr. **1923 I**, 236. — PETIT-DUTAILLIS, D.: Traitement chirurgical des méningites séreuses. Revue neur. **40 I**, 919 (1933).

Hitzschlag.

CAZAMIAN, P.: Coup de chaleur et „crampes" des chauffeurs. (Etude clinique, pathogénique, prophylaxe, traitement.) Ref. Zbl. Neur. **52**, 62 (1929).
FLECK, U. u. R. HÜSCHEL: Zur Klinik und Pathologie des Hitzschlags. Dtsch. Z. Nervenheilk. **117/119**, 113 (1931).
GERVIS: Tödliche diffuse Hirnhautblutung nach Hitzearbeit. Arch. Gewerbepath. **3**, 823 (1923).
KOOI, V. D.: Ein Fall von Hitzschlag mit merkwürdigem Verlauf. Nederl. Tijdschr. Geneesk. **68 II**, 1868 (1924).
PORTU, P. E.: Meningitis serosa mit vorübergehender Erblindung infolge von „coup de chaleur". Ref. Zbl. Neur. **52**, 61 (1929).
SAXL, O.: Ein Fall von Insolationsapoplexie bei einem kongenital-luetischen Kinde. Med. Klin. **1931 I**, 839. — SEGERDAHL, E.: Ein Fall von Hitzschlag während Atropinbehandlung. Acta med. scand. (Stockh.) **83**, 278 (1934). — STEINDLER, R.: Beitrag zur Frage des Sonnenstichs. Med. Klin. **1936 II**. — STERN, K.: Über Kreislaufstörungen im Gehirn bei Wandeinrissen in extracerebralen Arterien. Zugleich ein Beitrag zur Pathologie des Hitzschlags. Z. Neur. **148**, 55 (1933).

Entzündliche Sinusthrombose.

BENEDICT, W. L.: Cranial sinus thrombosis. Ophthalmologic aspects. Surg. etc. **52**, 464 (1931). — BENJAMINS, C. E.: Thrombose des Sinus cavernosus. Nederl. Tijdschr. Geneesk. **1931 II**, 3878.
FOURNIÉ: Considérations sur le prognostic de la thrombophlébite du sinus caverneux. Ann. d'Otololaryng. **1934**, No 12, 1197.
KEEGAN, J. and W. E. ASH: Bilateral cavernous sinus thrombophlebitis without involvement of the ophthalmic vein. Report of a case. Arch. of Ophthalm. **12**, 72 (1934).
MOREAU, M. et L. CHRISTOPHE: Les thrombophlébites du sinus caverneux. J. belg. Neur. **34**, 7 (1934).

Encephalitis epidemica und andere Encephalitiden.

Die außerordentlich umfangreiche Literatur bis 1928 findet sich bei F. STERN: Die epidemische Encephalitis, 2. Aufl. 1928.

A. Zusammenfassende Arbeiten.

ACHARD: L'encéphalite épidémique. Paris 1921.
CRUCHET, R.: Encéphalite épidémique. Paris 1928.
DOERR u. BERGER: Herpes Zoster und Encephalitis. Handbuch der pathogenen Mikroorganismen, Bd. 8. Jena, Berlin u. Wien 1930.
ECONOMO, V.: Encephalitis lethargica. Berlin u. Wien: Urban & Schwarzenberg 1929. — ECONOMO, V. u. NONNE: Epidemische Encephalitis. Report of a survey by the Matheson-Commission New York 1929 u. 1932.
GUILLAIN et MOLLARET: Les séquelles de l'encéphalite épidém. Etude chir. et thérapeut. Paris: Gaston Doin 1932.
SPATZ: Encephalitis. BUMKES Handbuch der Geisteskrankheiten, Bd. 11. Berlin: Julius Springer 1930.
WIMMER, A.: Further studies upon chronic epidemic encephalitis. Kopenhagen, London u. Leipzig 1929.

B. Einzelarbeiten.

BECKER, M.: Encephalitis epidemica und Trauma. Mschr. Unfallheilk. **37**, 529. — BERINGER, K.: Über ein ungewöhnliches Anfallssyndrom bei postencephalitischem Parkinsonismus. Z. Neur. **136**, 259. — BING, R.: Die forensische Bedeutung der Folgezustände der Encephalitis epidemica. Schweiz. med. Wschr. **1927 II**, 1185. — BROCK, J.: Rekonvaleszentenserumbehandlung der Encephalitis. Klin. Wschr. **1931 II**, 1574.
CARMICHAEL, R.: The pathology of chronic epidemic encephalitis. J. of Neur. **11**, 207 (1931). — CHASANOW, M.: Einige Zahlen und Beobachtungen über die epidemische Encephalitis in Weißrußland. Arch. f. Psychiatr. **93**, 116 (1931).
ECKSTEIN, HOTTINGER u. SCHLEUSING: Über die Beziehungen der Meningitis serosa epidemica zur Poliomyelitis bzw. Encephalitis epidemica. Z. klin. Med. **118**, 98. — EYRICH, M. u. H.: Zur Prognose der epidemischen Encephalitis im Kindesalter. Z. Neur. **117**, 620 (1928).
FLECK, U.: Fortschritte in der Encephalitisbehandlung. Fortschr. Ther. **6**, H. 20 (1930).

HALLERVORDEN: Zur Pathogenese des postencephalitischen Parkinsonismus. Klin. Wschr. **1933** I, 692.

KANT, O.: Anamnestische Erhebungen bei Kranken mit chronischer Encephalitis epidemica. Z. Neur. 113, 246 (1928). — KLEEMANN, A.: Hochdosierte Atropinbehandlung. Dtsch. Z. Nervenheilk. 111, 299.

LANGE, W. u. K. SCHNEIDER: Ergebnisse der Röntgenbestrahlung bei chronischer Encephalitis epidemica. Psychiatr.-neur. Wschr. **1932** I. — LEVADITI: Etiology of epidemica encephalitis. Arch. of Neur. 22, 767. — LÖFFLER: Statistisches zur Encephalitis epidemica in Hamburg. Arch. f. Psychiatr. 98, 339 (1933).

MAUSS, W.: Die Encephalitis epidemica in ihren Beziehungen zum Militärdienst. Veröff. Heeressan.wes. **1931**. — MOSER, K.: Zum Epidemiegang der Encephalitis Economo in Ostpreußen. Arch. f. Psychiatr. 99, 273 (1933).

PETTE: Eine vergleichende Betrachtung der akut infektiösen Erkrankungen vornehmlich der grauen Substanz des Nervensystems. Dtsch. Z. Nervenheilk. 124, 43 (1932).

ROEMER, C.: Die Atropinbehandlung der encephalitischen Folgezustände. Z. Neur. 132, 724 (1931).

SCHMITZ-LÜCKGER: Encephalitis epidemica und Muskeldystrophie. Dtsch. Z. Nervenheilk. 122, 259 (1931). — SCHUSTER, P.: Hat sich das Harmin bei der Behandlung des Parkinsonismus bewährt? Dtsch. med. Wschr. **1931** I, 36. — SEIFRIED u. SPATZ: Die Ausbreitung der encephalitischen Reaktion usw. Z. Neur. 124, 317 (1930). — SKALWEIT, W.: Über Zwangsantriebe und psychische Zwangszustände im Gefolge der Encephalitis epidemica. Mschr. Psychiatr. 67, 11. — SPATZ: Über Encephalitis und Encephalitiden. Nervenarzt **1931**, 466. — STENGEL, E.: Zur Klinik und Pathophysiologie des postencephalitischen Blickkrampfes. Mschr. Psychiatr. 70, 305 (1928). — STERNBERG, E.: Über die Stramoniumbehandlung extrapyramidaler Erkrankungen. Nervenarzt **1930**. — STEIFLER: Über die forensische Bedeutung der Encephalitis lethargica. Z. Psychiatr. 93, 345.

WIMMER, A.: Zur Kriminalität der Encephalitiker. Acta psychiatr. (Københ.) 5, 23.

Encephalitis purulenta.
A. Zusammenfassende Arbeiten.

BRUNNER: Otogene endocranielle Erkrankungen. BUMKE u. FOERSTERS Handbuch der Neurologie, Bd. 10, S. 194. 1936.

HIRSCH: Endokranielle Komplikationen der Nebenhöhlenentzündungen. Handbuch der Neurologie, Bd. 10, S. 159. 1936.

B. Einzelarbeiten.

ATKINSON, M. E.: Abscess of the brain. Lancet **1928** I, 214, 483.

BECK, O. u. POLLAK: Kritisches zur Chirurgie und Pathologie otogener Schläfenlappenabscesse. Mschr. Ohrenheilk. **1927**, 413. — BROCK: Erfahrungen über den otitischen Hirnabsceß. Arch. Ohrenheilk. 118 (1928).

GHON: Zur Ätiologie der otogenen Hirnabscesse. Beitr. path. Anat. 87, 222 (1931).

HINSBERG: Seltene Beobachtungen bei Hirnabscessen. Z. Laryng. usw. 20, 381 (1931).

KRAUS: Zur röntgenologischen Darstellung otogener Hirnabscesse. Z. Laryng. usw. 22, 230 (1932). — KREPUSKA, ST.: Beiderseitiger Kleinhirnabsceß. Mschr. Ohrenheilk. **1930**, 1043.

MÜLLER, G. C.: Beitrag zur Klinik und Therapie der otogenen Schläfenlappenabscesse. Z. Laryng. usw. 20, 305 (1931).

PIQUET, J.: (1) Les formes anatomo-cliniques de l'abscès cérébral etc. Presse méd. 1 145 (1931). — (2) Les règles du traitement chirurgical de l'abscès cérébral usw. Presse méd. 1, 729 (1931).

SPECHT: Beitrag zur Frage der Kleinhirnabscesse usw. Arch. Ohrenheilk. 120, 23 (1929).

UFFENORDE: Ventrikeleinbruch und spontaner Pneumencephalon usw. Verh. dtsch. Hals-Nasen-Ohrenärzte **1927**, 567.

WALTER: Geheilter Temporallappenabsceß usw. Arch. Ohrenheilk. 131, 245 (1932).

Sklerosierende Entzündung des Hemisphärenmarks.

BOGAERT, V. u. SCHOLZ: Klinischer genealogischer und pathologisch-anatomischer Beitrag zur Kenntnis der familiären diffusen Sklerose. Z. Neur. 141, 510 (1932). — BOUMAN, L.: Diffuse Sklerose bei Kindern. Nederl. Tijdschr. Geneesk. **1933**, 491.

HALLERVORDEN, J. u. H. SPATZ: Über die konzentrische Sklerose. Arch. f. Psychiatr. 98, 641 (1933).

KRABBE: A new infantile form of diffuse sclerosis of the brain. Brain 39 (1916).

SCHILDER: (1) Zur Kenntnis der diffusen Sklerose. Z. Neur. 10 (1912). — (2) Die Encephalitis periaxialis diffusa. Arch. f. Psychiatr. 71 (1924). — SCHOLZ, W.: Klinischpathologisch-anatomische und erbbiologische Untersuchungen bei familiärer diffuser Hirnsklerose im Kindesalter. Z. Neur. 99, 651 (1925). — SPIELMEYER, W.: Der anatomische Befund bei einem zweiten Fall von PELIZAEUS-MERZBACHERscher Krankheit. Zbl. Neur. 32, 203 (1923).

Angeborene Krankheiten und Geburtsverletzungen des Gehirns.

Von

JOHANNES LANGE †-Breslau.

1. Einleitung.

Die Erkrankungen des Gehirns, mit denen der Mensch geboren wird, bilden keine einheitliche Gruppe. Anlagemängel und die verschiedensten äußeren Schäden, die auf das Gehirn während der Intrauterinperiode oder während des Geburtsvorganges einwirken, können die Ursache für solche Hirndefekte sein. Nicht selten sind exogene und endogene Faktoren nebeneinander wirksam, oft genug ist die Erkrankungsursache nicht sicher zu klären. Die Deutung der klinischen Bilder ist deshalb besonders schwer, weil wir es, abgesehen von den Geburtsverletzungen, in der Regel nicht mehr mit einem Krankheitsprozeß, sondern mit einem im wesentlichen stationären Defektzustand zu tun haben. Auch bei den Geburtsschädigungen sind die akuten Symptome oft nur gering oder bleiben unbeachtet, so daß auch hierbei vor allem das Defektstadium in Erscheinung tritt. Da das kindliche Zentralnervensystem eine besonders weitgehende Ausgleichsfähigkeit besitzt, so täuscht die Geringfügigkeit der klinischen Erscheinungen nicht selten über die Ausdehnung des Hirndefekts. Aber auch die pathologisch-anatomische Untersuchung führt nicht immer zur Klärung, da sich aus den anatomischen Bildern der Endzustände nur selten genau Alter und Charakter des abgelaufenen Prozesses ablesen lassen. Hier weist unser Wissen noch manche Lücke auf. Die besonderen Reaktionsweisen des unreifen Gehirns auf äußere Schädlichkeiten sollen später besprochen werden. Als wichtig ist hier nur hervorzuheben, daß verschiedene Ursachen zu demselben morphologischen Endzustand führen können und daß auf der anderen Seite ähnliche klinische Bilder durch ganz verschiedene anatomische Veränderungen hervorgerufen werden können.

Alle diese Schwierigkeiten stehen unserem Wissen noch entgegen. Wenn es heute auch schon gelungen ist, eine Reihe klinisch und anatomisch, zum Teil auch ätiologisch gut umgrenzter Krankheitsbilder herauszusondern, so läßt sich doch eine befriedigende Einteilung der Gesamtheit der angeborenen Erkrankungen des Gehirns bisher weder vom anatomischen noch vom klinischen oder ätiologischen Gesichtspunkt aus durchführen. Im folgenden ist versucht worden, in erster Linie den klinischen Belangen Rechnung zu tragen.

2. Grobe Hirnmißbildungen.

Unter Mißbildungen werden hier nach der Fassung von SCHOB „Abweichungen von der normalen Morphologie eines oder mehrerer Organe, die auf Änderungen der bis zur Reife sich abspielenden Wachstumsvorgänge zurückzuführen sind", verstanden. Bei ihrer Entstehung können sowohl endogene als auch exogene Schädigungen, die den Organismus während der Embryonalentwicklung betreffen, eine Rolle spielen.

Ein großer Teil der groben Mißbildungen des Zentralnervensystems ist klinisch nur von geringer Wichtigkeit, weil derartig mißgebildete Individuen gar nicht oder nur für kurze Zeit lebensfähig sind. Hirnphysiologisch, entwicklungsgeschichtlich und pathologisch-anatomisch dagegen sind diese Fälle von großem Interesse.

Unter *Anencephalie* versteht man das Fehlen großer Hirnteile, das in der Regel mit einem mehr oder minder vollkommenen Defekt der Schädelknochen *(Acranie)* einhergeht. Bei der totalen Anencephalie (Holoanencephalie) findet man nur noch auf der Schädelbasis eine rötliche Masse, die nach ihrem mikroskopischen Bau als Area cerebro-vasculosa bezeichnet wird. Bei partiellem Hirndefekt, vor allem Großhirnmangel, spricht man von *Meroanencephalie*. Solche Fälle sind während der kurzen Lebensdauer klinisch mehrfach eingehend beobachtet und später anatomisch genau untersucht worden (GAMPER, CATEL und KRAUSPE, ARNOLD, BROUWER u. a.). Wiederholt hat man im Zusammenhang mit der Anencephalie Hypoplasie oder Fehlen der Nebennieren gefunden, eine Erscheinung, die von einem Teil der Autoren auf den Hirndefekt zurückgeführt wird, von anderen dagegen (STOCKARD, JOSEPHY) als nebengeordnet angesehen wird.

Klinisch von größerer Bedeutung sind die angeborenen Hirnbrüche *(Cephalocele)*, die stets an den Stellen, an denen zwei oder mehrere Schädelknochen zusammentreffen, entstehen. Größere Brüche sind leicht zu erkennen. Bei kleineren Brüchen, etwa bei der Cephalocele nasoorbitalis, kann die Diagnose Schwierigkeiten machen. Hirnhernien im Bereiche des Schläfenbeins können als Überleitungsweg für die Entstehung einer otogenen Meningitis von Bedeutung sein. Je nach dem Inhalt des Bruches spricht man von Meningocele, Encephalocystocele und schließlich von Meningocephalocystocele, wenn sowohl Hirnhäute als auch Gehirn und Inhalt des Ventrikels ausgestülpt sind. Manchmal kommt eine Kombination mit Geschwulstbildungen vor. Die Therapie ist eine rein chirurgische, führt aber keineswegs immer zum Erfolg.

Den Spaltbildungen am Hirnschädel und am Gehirn entspricht im Bereiche der Wirbelsäule die Spina bifida, die auf einem mangelhaften Schluß des Medullarrohres beruht, in ihrer leichtesten Form als Spina bifida occulta vorwiegend in der Lumbosacralgegend auftritt und äußerlich gar nicht oder nur an einer Hypertrichosis, mitunter auch an lipomatösen Geschwülsten oder Dermoidcysten in der Wirbelsäulengegend zu erkennen ist. Bei den schweren Formen der Spina bifida kann die Spaltbildung die ganze Wirbelsäule betreffen. Außerdem kommt es zur Ausstülpung von Rückenmarkshäuten (Meningocele), von Rückenmarkssubstanz *(Myelocele)* oder auch zugleich von Teilen des Zentralkanals (Meningomyelocystocele). Die entsprechenden klinischen Bilder sind ganz verschieden ausgeprägt, von dem Einzelsymptom der Enuresis nocturna bis zu den schwersten Lähmungserscheinungen und Sensibilitätsstörungen an den unteren Extremitäten und zu Inkontinenz von Stuhl und Urin. Bei den schweren Fällen von Spina bifida bestehen schon bei der Geburt klinische Krankheitserscheinungen, während die Spina bifida occulta häufig erst am Ende der Kindheit oder überhaupt nicht zu manifesten Symptomen führt. Oft kommen zugleich andere Mißbildungen am Nervensystem und am übrigen Körper vor. Die Therapie kann auch hier nur eine chirurgische sein und hat nur bei nicht allzu schweren Veränderungen Erfolg. Eine weitere im frühembryonalen Stadium einsetzende Entwicklungsstörung ist die Doppelbildung des Rückenmarks, die *Diplomyelie*. Vom rein physiologisch-anatomischen Standpunkt aus ist auch die *Amyelie*, das vollständige Fehlen des Rückenmarks, von Interesse.

Zu den schweren Mißbildungen des Gehirns gehört das Fehlen des Riechhirns, die *Arhinencephalie*, die enge Beziehungen zur *Cyclopie* hat. Die leichtesten

Fälle von *Arhinencephalie* sind äußerlich nicht kenntlich; bei den schweren Fällen besteht eine Deformation des Gesichts. Die *Cyclopen* haben nur eine median gelegene Augenhöhle. In der Regel sind bei der *Arhinencephalie* die beiden Hemisphären im Bereiche des Vorderhirns verwachsen und weisen außerdem noch andere schwere Veränderungen auf. Auch am übrigen Gehirn können gleichzeitig Mißbildungen vorkommen.

Auf den *Balkenmangel*, der isoliert oder zugleich mit anderen Mißbildungen auftreten kann, sei nur kurz hingewiesen. Gelegentlich bildet er bei völlig gesunden Menschen einen zufälligen Sektionsbefund; sonst hat man ihn bei Schwachsinn und Epilepsie festgestellt.

Wenn die schweren Formen der Hirnmißbildungen für den Kliniker unwichtig sind, weil sie sich mit dem Leben gar nicht oder nur kurze Zeit vereinigen lassen, ist das gleiche bei den Störungen der Windungsanlage deshalb der Fall, weil diese meist erst anatomisch diagnostiziert werden. Wir finden sie vorwiegend in Idioten- oder Epileptikergehirnen. Bei abnorm breiten und plumpen Windungen spricht man von *Pachygyrie*, bei Fehlen der Windungen in mehr oder minder großen Rindenbezirken von *Agyrie*. Sind die Windungen abnorm schmal oder wesentlich zahlreicher als im normalen Gehirn, so handelt es sich um *Mikrogyrie*. Pachygyrie und Mikrogyrie beruhen auf demselben Anlagedefekt, nämlich auf einer mangelhaften Zuwanderung von Neuroblasten von der Keimschicht zur Rinde. Neben Fehlern der Keimanlage können erworbene Krankheiten zu diesen Störungen der Windungsbildung führen.

Auch für die Hemmung des Massenwachstums des gesamten Hirns, die *Mikrencephalie* kommen ursächlich endogene und exogene Faktoren in Frage. Oft findet man noch andere schwere Mißbildungen am Nervensystem vor. Ist als Ursache ein abgelaufener Krankheitsprozeß sicher nachweisbar, so spricht man auch von *Pseudomikrencephalie* (GIACOMINI). Von den exogenen Einwirkungen sind vor allem Störungen der Blutgefäßversorgung, entzündliche Erkrankungen, schwere endokrine Störungen, Röntgenbestrahlung des schwangeren Uterus und Pilzvergiftung der Mutter während der Gravidität zu nennen. Klinisch findet man die ganze Stufenleiter von der schwersten Idiotie bis zur leichten Debilität. Auch einzelne Fälle mit normaler Intelligenzentwicklung sind beschrieben worden. Die *Megalencephalie* ist eine ebenfalls durch eine Entwicklungsstörung bedingte Vergrößerung einer Hemisphäre oder des ganzen Gehirns, die bei der einen Form vorwiegend das interstitielle Gewebe, bei der anderen alle Gewebsteile gleichmäßig betrifft. Die Ursache ist bisher noch ungeklärt. Wie bei der *Mikrencephalie* sind auch hier bisweilen familiäre Fälle beobachtet worden. Unter den klinischen Symptomen stehen Schwachsinn und Epilepsie im Vordergrund. Es sind aber auch *Megalencephale* mit normaler und sogar überdurchschnittlicher Intelligenz bekannt. Differentialdiagnostisch gibt der Hydrocephalus zu Verwechslungen Anlaß.

3. Die cerebrale Kinderlähmung.

Der Begriff der cerebralen Kinderlähmung ist heute nur unscharf begrenzt; er wird von den verschiedenen Autoren in ganz verschiedenem Sinne gebraucht. Ihm entspricht weder eine einheitliche Ätiologie noch ein übereinstimmendes anatomisches Substrat. Er stellt nur ein klinisches Syndrom dar, dessen Einheitlichkeit aber auch durchbrochen wird, wenn man Fälle von „Kinderlähmung ohne Lähmung" dazu rechnen will. WOHLWILL spricht von einer „Kerngruppe" der cerebralen Kinderlähmung und bezeichnet als solche eine unter akuten Krankheitserscheinungen in den ersten Lebensjahren auftretende Lähmung von cerebralem Charakter. Sofern der Begriff der cerebralen Kinderlähmung aber nicht auf diese „Kerngruppe" eingeengt wird, wendet er sich gegen die Beibehaltung dieses heute mißverständlichen und unklaren Krankheitsbegriffes.

Wenn hier trotzdem diese theoretisch anfechtbare Bezeichnung beibehalten oder doch wenigstens zum Ausgangspunkt genommen werden soll, so deshalb, weil es heute eine befriedigende Einteilung der im Kindesalter relativ häufig vorkommenden stationären Krankheitsbilder mit cerebralen Lähmungen nicht gibt. Über den Verlauf des akuten Krankheitsprozesses ist oft genug nichts bekannt, sei es, daß er sich intrauterin abgespielt hat, sei es, daß es sich um eine Geburtsschädigung, die zunächst keine alarmierenden Symptome verursacht hat, oder schließlich um eine symptomarme Form einer kindlichen Encephalitis gehandelt hat. So hat es der Arzt häufig erst mit den Endzuständen solcher verschiedenartiger organischer Hirnerkrankungen zu tun, die eben als irgendeine Form der cerebralen Lähmung im Kindesalter imponieren. Aus dem klinischen Bild ist meist eine sicherer Schluß auf die Natur des Krankheitsprozesses nicht zu ziehen. Oft genug läßt auch die Anamnese im Stich.

Bisher gibt es nur wenige Krankheitsbilder, die sich wenigstens nach ihrem klinischen Verlauf, zum Teil auch nach den anatomischen Veränderungen aus dem Gesamtkomplex der cerebralen Kinderlähmung heraussondern lassen. Hierher gehört die VOGTsche Krankheit, der Status marmoratus, dem als wichtigstes anatomisches Kennzeichen eine unregelmäßige Markscheidenwucherung im Putamen und Nucleus caudatus, durch die das charakteristische marmorierte Aussehen dieser Gegend hervorgerufen wird, entspricht. Das klinische Bild ist durch Rigidität und Spasmen vorwiegend in den unteren Extremitäten und durch doppelseitige Hyperkinese meist athetotischer Art der oberen Extremitäten gekennzeichnet. Dabei sind auch Mitbewegungen, Zwangslachen und -weinen, pseudobulbärparalytische Erscheinungen und häufig Schwachsinn und Epilepsie beobachtet worden. Die Krankheit ist angeboren oder tritt im frühesten Kindesalter auf und zeigt eine deutliche Neigung zur Regression. Die Ätiologie ist noch strittig. Wahrscheinlich können endogene und exogene Ursachen das Krankheitsbild hervorrufen. Kurz zu erwähnen ist auch der Status dysmyelinisatus (HALLERVORDEN-SPATZsche Erkrankung), der klinisch eine im frühesten Kindesalter beginnende progressive pallidäre Starre, oft von athetotischen Bewegungen begleitet, darstellt. Es sind Einzelfälle und familiäre Fälle, auch solche, die erst in späterem Lebensalter beginnen, beobachtet worden.

Eine besondere Verlaufsform zeigt weiterhin der sog. BIELSCHOWSKYsche Typ der cerebralen Kinderlähmung. Charakteristisch ist das frühzeitige Auftreten von epileptischen Anfällen und die allmähliche Progression der Lähmungserscheinungen. Das anatomische Substrat ist eine progressive sklerosierende lobäre Rindenatrophie, die sich auf eine (Hemiatrophia cerebri) oder auch auf beide Hemisphären erstrecken kann. Da die mikroskopisch wahrnehmbaren Veränderungen die äußeren Rindenschichten und die subcorticalen Zentren betreffen, die Lamina gingantopyramidalis und die gesamte Pyramidenbahn aber ganz oder fast völlig verschont bleibt, handelt es sich um eine „Hemiplegie bei intakter Pryamidenbahn" (BIELSCHOWSKY), deren Zustandekommen auf die Loslösung der corticomotorischen Neurone von den übrigen Teilen des Gehirns zurückgeführt wird. Die Ätiologie ist noch ungeklärt und scheint nach den verschiedenen Beobachtungen nicht einheitlich zu sein.

Sieht man von diesen wenigen umgrenzbaren Krankheitsbildern ab, so bleibt der Rest der verschiedenartigen Endzustände cerebraler Erkrankungen, die in der Embryonalperiode, bei der Geburt oder im Kindesalter entstanden sind und zu cerebralen Bewegungsstörungen geführt haben, übrig. Die nach der Geburt entstandenen infantilen Cerebrallähmungen werden an anderer Stelle abgehandelt. Es sei hier nur darauf hingewiesen, daß Infektionskrankheiten ätiologisch an erster Stelle stehen. Auch von den heredodegenerativen Erkrankungen, die ebenfalls zum Bilde der cerebralen Kinderlähmung führen können, wird hier abgesehen. Wie weit die Einwirkung endogener Faktoren bei dem Zustandekommen kindlicher Cerebrallähmungen sonst geht, ist noch ungeklärt. Familiäres Auftreten ist mehrfach beobachtet worden, ohne daß doch dadurch die endogene Natur sichergestellt werden konnte. Daß endogene Faktoren auch bei sicher exogen entstandenen Bildern einen pathoplastischen Einfluß haben, ist mit Wahrscheinlichkeit anzunehmen.

Unter den äußeren Schädlichkeiten, die während der Fetalzeit auf das Gehirn einwirken können, sind Infektionen, Intoxikationen und Traumen zu nennen. Die Syphilis, die die wichtigste Rolle spielt, wird an anderer Stelle besprochen. Den übrigen chronischen Infektionskrankheiten kommt praktisch nur geringe Bedeutung zu. Einige Beobachtungen haben gezeigt, daß die epidemische Encephalitis von der Mutter auf das Kind übertragen werden kann. Gelegentlich kann es auch bei akuten Infektionskrankheiten der Mutter zu cerebraler Schädigung des Fetus kommen. Derartige Fälle einer nichtluischen intrauterin erworbenen Encephalitis scheinen jedoch äußerst selten zu sein. Unter den Giften, die das embryonale Gehirn schädigen können, ist vor allem das Eklampsie-„Gift" hervorzuheben, weil sich bei Kindern eklamptischer Mütter fast regelmäßig Fettkörnchenzellen als Zeichen der Hirnschädigung nachweisen lassen (WOHLWILL). Nachuntersuchungen an Kindern eklamptischer Mütter ergaben eine starke Letalität bei der Geburt und innerhalb der ersten Lebenszeit, während der Einfluß auf die spätere Entwicklung noch nicht hinreichend geklärt ist (ENTRES). Nach Gasvergiftung der Mutter sind Erweichungsherde im kindlichen Gehirn festgestellt worden. Ob dagegen chronischen Vergiftungen eine Bedeutung für die Entstehung der cerebralen Kinderlähmung zukommt, ist noch strittig.

Eine der wichtigsten Ursachen der cerebralen Kinderlähmung ist die intrakranielle Blutung bei der Geburt. Die Voraussetzung ist dabei nicht immer, daß es sich um eine besonders schwierige oder instrumentell beendete Geburt handelt. Cerebrale Geburtsschädigungen des Kindes können auch bei einer für die Mutter leichten Geburt eintreten und sind sogar bei Kaiserschnittkindern gefunden worden. Besonders häufig sind Frühgeburten betroffen, und zwar um so häufiger, je niedriger das Geburtsgewicht ist (YLPPÖ). Neben der noch ungenügenden Vorbereitung des Geburtsweges sind vor allem die geringe Widerstandsfähigkeit der Gewebe und die mangelhafte Anpassungsfähigkeit des unreifen Kindes an die extrauterinen Lebensbedingungen dafür verantwortlich zu machen. Für die Entstehung der geburtstraumatischen Hirnblutung ist außer den bekannten mechanischen Momenten der Zerrung, Quetschung und des Zusammenpressens des Schädels nach den Untersuchungen von SCHWARTZ die Differenz zwischen atmosphärischem und erhöhtem intrauterinem Druck nach dem Blasensprung von erheblicher Bedeutung. Es kommt dadurch zu Ansaugblutungen nicht nur im vorliegenden Teil des Schädels, sondern auch in tieferen Hirnbezirken. Erst durch diese und andere Untersuchungen ist festgestellt worden, daß intracerebrale Blutungen gar nicht so selten sind, wie man früher gemeint hat. Und zwar findet man sie vorwiegend im Bereiche der V. magna Galeni und ihrer Wurzelgebiete, vor allem der Vena terminalis. Seltener kommt eine Blutung in die Ventrikel vor, die eine der Ursachen für die Entstehung des Hydrocephalus internus sein kann. Weiterhin kommt es zu Blutungen in die Dura, wobei die Tentoriumrisse eine besondere Rolle spielen, und zu Blutungen in die Arachnoidea. Man findet die Blutungen beim Neugeborenen vorwiegend in der hinteren und mittleren Schädelgrube. In der Nachgeburtsperiode eine Lokaldiagnose zu stellen, ist meist unmöglich.

Allgemeine Anzeichen, die den Verdacht auf eine intrakranielle Blutung lenken müssen, sind Müdigkeit, Trinkfaulheit, Unmöglichkeit zu schlucken, anhaltendes Gähnen, unmotivierte Schwankungen der Körpertemperatur, Störungen der Atmung, abnorme Blässe, Hampelmannphänomen, auffallende Unruhe, unaufhörliches Schreien, Krämpfe oder schließlich zunehmende Hirndruckerscheinungen und lokale Reizsymptome. Auch ohne Blutung kann es — meist wohl durch funktionelle Zirkulationsstörungen — im Anschluß an die Geburt zur Schädigung der Hirnsubstanz mit nachfolgender Erweichung oder Vernarbung kommen.

Pathologische Anatomie. Da die Schäden, von denen die Rede war, das kindliche Gehirn in noch unreifem Zustande treffen, spielen sich die Abbau- und Regenerationsprozesse wesentlich anders ab als im Gehirn des Erwachsenen. Einerseits besteht die Neigung zu weitgehenden Zerstörungsvorgängen, die schließlich zu einer mehr oder weniger ausgedehnten Porencephalie führen. Andererseits findet man als Endzustand encephalomalacischer Prozesse oft aus einem dichten Gliafaserfilz bestehende Narben, sog. Sklerosierungen. Häufig kommt beides gemeinsam vor. In der Umgebung eines großen Porus sind die Windungen nicht selten vernarbt. Auch neben multiplen Rindenerweichungen findet man zugleich Sklerosierungen, die den geschrumpften Windungen ein hahnenkammähnliches Aussehen verleihen, so daß das an die *Mikrogyrie* erinnernde Bild der *Ulegyrie* entsteht. Schließlich hat das kindliche Gehirn noch eine besondere Neigung zu Verkalkungen. Der echten Regeneration kommt auch beim Kinde keine Bedeutung zu. Dagegen sieht man mitunter eine „vikariierende Hypertrophie". So kann etwa bei der Zerstörung einer Pyramidenbahn die kontralaterale Bahn hypertrophieren, eine Erscheinung, die beim erwachsenen Gehirn niemals beobachtet wird. Die weitgehende Fähigkeit zur Wiederherstellung der Funktion beruht aber sicher oft nur auf einem funktionellen Ausgleich.

Symptomatologie. Zu den häufigsten Symptomen gehören spastische Lähmungen hemiplegischer, di- und paraplegischer Art. Die früher und heute noch übliche Bezeichnung der LITTLEschen Krankheit bezieht sich auf die doppelseitigen Lähmungen, zugleich auch meist auf die geburtstraumatische Ätiologie, wird aber sonst in recht verschiedenem Sinne gebraucht. So will C. VOGT den Status marmoratus mit der LITTLEschen Krankheit identifizieren, während nach FOERSTERs Ansicht vier verschiedene Krankheitsbilder dazu gehören: Doppelseitige, angeborene oder sub partum erworbene Alteration des Pyramidenbahnsystems, die angeborene Pallidumstarre, die angeborene allgemeine Athetose, die durchweg bei Frühgeburten vorkommt, und schließlich die Mischung von Pallidumsyndrom und striären Symptomen.

Ätiologisch unterscheiden sich die halb- und doppelseitigen Lähmungen grundsätzlich nicht voneinander, wenn es auch scheint, als ob die Hemiplegie bei extrauterin erworbenen Erkrankungen häufiger vorkommt. Bei den frühkindlichen Affektionen der Pyramidenbahn ist oft der Verteilungstyp der Lähmungen ein anderer als beim Erwachsenen. Der am häufigsten auftretende Typus, von dem es allerdings auch mannigfaltige Ausnahmen gibt, ist von GAUDARD folgendermaßen beschrieben worden: „Der Arm ist an den Rumpf gedrückt, der Vorderarm steht in halber Pronation und ist gegen den Oberarm rechtwinkelig gebeugt. Der Ellbogen haftet am Körper, die Hand ist gebeugt und ulnarwärts geneigt, die Finger mehr oder minder in die Hohlhand geschlagen, wobei sie den Daumen überdecken. Das Bein, um ein Geringes nach innen rotiert, zeigt manchmal eine leichte Beugung des Unterschenkels gegen den Oberschenkel und eine Streckung (Plantarflexion) des Fußes. Dabei ist die Fußspitze nach innen gewendet, was dem ganzen Fuß den Charakter des Equinovarus verleiht. Bei der Mehrzahl der Kranken ist die große Zehe gegen den

Metatarsus erhoben." Die Wiederherstellung der Funktion kann weitgehend sein, am Bein in der Regel besser als am Arm. Neben den Halbseitenlähmungen kommen auch Lähmungen einzelner Glieder vor, am häufigsten die Monoplegia pedis (FOERSTER).

Doppelseitige cerebrale Motilitätsstörungen sind im Kindesalter ungleich häufiger als bei Erwachsenen. Die bilateralen Hemiplegien entsprechen dem Bilde einer doppelten Halbseitenlähmung. Es können zugleich auch pseudobulbärparalytische Symptome auftreten. Bei den ein- und doppelseitigen Lähmungen kann der Facialis mitbetroffen sein, es können Augenmuskellähmungen und Strabismus auftreten. Charakteristisch ist bei den kindlichen Cerebrallähmungen die häufige Kombination von pyramidalen und extrapyramidalen Symptomen, das Auftreten von athetotischen oder choreatischen Bewegungsstörungen neben der Lähmung. Es ist jedoch nicht immer leicht, eine sichere Grenze zwischen pyramidalen und extrapyramidalen Erscheinungen zu ziehen. Bei der „LITTLEschen Starre" steht die starke Muskelspannung, die in besonderem Maße die Beine und hier vor allem die Adductoren betrifft, im Vordergrund.

Als besondere Form der Motilitätsstörungen im Kindesalter ist die Athétose double, die FOERSTER durchweg nur bei Frühgeburten sah, zu erwähnen. Weiterhin ist der von FOERSTER beschriebene atonisch-astatische Typus der cerebralen Kinderlähmung zu nennen. Wie der Name sagt, besteht hochgradige Hypotonie bei ausfahrenden schleudernden Bewegungen, Unfähigkeit zu sitzen, zu stehen und den Kopf zu halten. Diese Form kann rein oder in Kombination mit anderen Formen der cerebralen Lähmung auftreten. Es handelt sich dabei stets um Kinder auf niedrigem geistigen Niveau. Nach FREIBERG u. a. kann das Leiden auch familiär vorkommen.

Die Lähmungen sind oft von trophischen Störungen, die Haut, Fettpolster, Muskulatur und Knochensystem betreffen können, begleitet. Mitunter ist eine Verminderung des Wachstums im Bereiche des gelähmten Gliedes bei geringfügigen Residuärerscheinungen das am meisten ins Auge fallende Symptom.

Die Erkennung sensibler Störungen macht im Kindesalter aus naheliegenden Gründen Schwierigkeiten, so daß über deren Häufigkeit nichts Sicheres gesagt werden kann.

Häufig kommen bei den cerebralen Lähmungen im Kindesalter epileptische Anfälle zur Beobachtung, sowohl in Form von Jacksonanfällen als auch von generalisierten epileptischen Anfällen. Differentialdiagnostisch ist auf der einen Seite die Abgrenzung gegen die Spasmophilie, auf der anderen Seite die bei leichtesten motorischen Störungen nicht immer ganz einfache Abgrenzung gegen die genuine Epilepsie wichtig.

Oft ist neben den cerebralen Motilitätsstörungen im Kindesalter auf psychischem Gebiete ein Schwachsinn vorhanden, der alle Abstufungen von der Debilität bis zur tiefsten Idiotie erreichen kann. Das Ausmaß der körperlichen Symptome geht dem Grade des Schwachsinns keineswegs immer parallel. Differentialdiagnostisch ist gerade heute im Hinblick auf die Erbgesundheitsgesetzgebung die Abgrenzung des auf exogener organischer Grundlage entstandenen oligophrenen Geisteszustandes gegen den endogenen Schwachsinn von Bedeutung. In der Regel wird sich die Diagnose durch die neurologische Untersuchung sichern lassen. Mitunter kann das Encephalogramm gute Dienste leisten.

Verlauf und Prognose. Über die Prognose ist nicht viel zu sagen, da es sich um einen abgeschlossenen Krankheitszustand handelt. Auf die weitgehende Fähigkeit zur Wiederherstellung der Funktion ist bereits hingewiesen worden.

Prophylaxe. Da ein großer Teil der Fälle von cerebraler Kinderlähmung bei dem Geburtsvorgang entstanden ist, hat die Prophylaxe vor allem hier einzusetzen. Neben der Vermeidung mechanischer Geburtsverletzungen ist die Entstehung der Frühgeburt, die das am stärksten prädisponierende Moment für das Zustandekommen körperlicher und seelischer Schäden darstellt, zu bekämpfen.

Therapie. Für die Behandlung im akuten Stadium nach einer Geburtsverletzung sind vornehmlich von chirurgischer Seite die verschiedensten Vorschläge gemacht worden, ohne daß bisher über das wirksamste Vorgehen Einigkeit erzielt worden ist.

Die Therapie des stationären Zustandsbildes kann bei den hier in Betracht kommenden Krankheitsbildern nur symptomatisch sein. An erster Stelle steht die Übungsbehandlung, die die Kräftigung paretischer Muskeln, die Bekämpfung von Spasmen und Kontrakturen und die Unterdrückung von störenden Mitbewegungen zum Ziel hat. Je nach der Lage des Falles werden aktive und passive Bewegungsübungen zu empfehlen sein. Von elektrischer Behandlung wird man in der Regel absehen müssen, da hierbei die Spasmen zunehmen können. Bei Dauerkontrakturen ist chirurgische Behandlung notwendig. Mit der Tenotomie und der Überpflanzung von Muskeln und Sehnen können für die Gebrauchsfähigkeit eines Gliedes gute Erfolge erzielt werden. Eine Besserung der Spasmen kann durch die Durchschneidung peripherer Nerven herbeigeführt werden. Am häufigsten ist dieser Eingriff bei der Durchschneidung des N. obturatorius zur Beseitigung des Adductorenspasmus erprobt worden, ohne daß die Resultate jedoch immer zufriedenstellend waren. FOERSTER empfahl die Durchschneidung der hinteren Wurzeln. HUNTER und ROYLE gaben die Resektion der Rami communicantes des Sympathicus zur Herabsetzung des ,,plastischen Muskeltonus" an. Über die Erfolge dieser Eingriffe sind die Ansichten sehr verschieden. Sicher hängt dies zum großen Teil mit der nicht übereinstimmenden Indikationsstellung für die Operation zusammen.

4. Mongolismus.

Der Mongolismus oder die mongoloide Idiotie ist eine der angeborenen Schwachsinnsformen, die mit einem bestimmten körperlichen Habitus einhergeht. Charakteristisch ist vor allem die Schrägstellung der Lidspalten, die an die Schlitzaugen der Mongolen erinnert. In etwa der Hälfte der Fälle besteht ein Epicanthus. Zu dem Krankheitsbild gehören ferner ausgesprochene Hypotonie der Muskulatur, Zurückbleiben des Wachstums und Brachymikrocephalie, mit anderen Anomalien der Schädel- und Zahnbildung gepaart. Nicht selten sieht man auffallend gerötete Backen und eine große, rissige Zunge, die aus dem halbgeöffneten Mund hervorgestreckt wird. Die Haut ist trocken und neigt zu Entzündungen. Bei der mongoloiden Idiotie kommen die verschiedensten körperlichen Anomalien vor, so vor allem Gaumenspalten, Hasenscharte, Hernien, Kryptorchismus, Hypospadie, Syndaktylie, Patellarluxationen, Klumpfuß und am Herzen ein offenes Foramen ovale oder ein offener Ductus Botalli. Die Sprache ist meist rauh und schlecht artikuliert.

Der Schwachsinn kann die schwersten Grade erreichen. Besonders hervorzuheben ist die oft geradezu ansteckende Heiterkeit und Beweglichkeit solcher Kinder, das Nachahmungstalent und die häufig recht gute rhythmische und musikalische Begabung.

Neben den ausgebildeten Mongolismusformen gibt es auch Formes frustes, die nach HAMBURGER in den letzten 10—15 Jahren häufiger zu werden scheinen.

Die Mongoloiden besitzen eine nur geringe Widerstandsfähigkeit. Sie neigen zu Hauterkrankungen, Verdauungskrankheiten, Erkältungen, Lungenentzündung und Tuberkulose. Etwa 75% sterben vor dem Pubertätsalter, knapp 10% erreichen das 25. Lebensjahr. Nur selten trifft man in den Anstalten ältere Mongoloide. Etwa 25% sollen an Tuberkulose zugrunde gehen (HAMBURGER).

Pathogenese und Ätiologie der mongoloiden Idiotie sind noch nicht geklärt. Häufig handelt es sich um das jüngste Kind in der Geschwisterreihe, das nach einem besonders langen Intervall geboren ist. Oft ist die Mutter bei der Geburt schon 40 Jahre oder darüber. Gleichartige Vererbung ist nur selten beobachtet worden; in einer Reihe von Fällen tritt der Mongolismus familiär auf. Andere Schwachsinnsformen sind in den Familien Mongoloider selten, dagegen treten verhältnismäßig häufig Fehl- und Totgeburten sowie Mißbildungen auf. Zwillingsuntersuchungen haben gerade hier nicht weitergebracht, da auch die gelegentlich beobachtete Konkordanz eineiiger Zwillinge nicht ohne weiteres die Erblichkeit beweist. Vielleicht spielt die Heredität eine gewisse, wenn auch keine ausschlaggebende Rolle. Als wesentliche Ursache ist aber vor allem die Produktionserschöpfung der Mutter anzusehen. Nach WEYGANDT handelt es sich um eine durch die Eigenart des mütterlichen Keimplasmas verursachte früh einsetzende Hemmung der Embryonalentwicklung, die das Zentralnervensystem nicht zur vollwertigen Ausbildung kommen läßt, neben anderen schweren Defekten auch eine pluriglanduläre Unterentwicklung zur Folge hat und den Gesamtorganismus in erhöhtem Maße verletzlich oder widerstandslos macht[1].

Die Untersuchungen an Mongoloidengehirnen haben einen pathognomonischen Befund nicht erkennen lassen. Nach KREYENBERG findet man in der Regel plumpe, wenig differenzierte Windungen, kleines Cerebellum und kleinen Gehirnstamm.

Da das Wesen der Krankheit in erster Linie in einer pluriglandulären Insuffizienz gesucht wird, hat man hier therapeutisch — allerdings ohne Erfolg — einzugreifen versucht. Dagegen sind nach Röntgenbestrahlungen der Hypophyse Besserungen beobachtet worden. Die therapeutischen Erfolge sind insgesamt aber unbefriedigend.

5. Hydrocephalus congenitus.

Hydrocephalus bedeutet nur eine vermehrte Flüssigkeitsansammlung im Schädelinnern, ist aber ätiologisch und pathogenetisch kein einheitlicher Begriff. Bei dem häufigeren Hydrocephalus internus findet sich die Flüssigkeitsvermehrung nur in den erweiterten Ventrikeln. Man unterscheidet zwei verschiedene Formen, den *Hydrocephalus occlusivus* oder *obstructivus* und den *Hydrocephalus communicans*, der auf mangelhafter Resorption des Liquors *(Hydrocephalus non absorptivus)* oder auf einer vermehrten Liquorproduktion *(Hydrocephalus hypersecretorius)* beruhen kann.

Pathologisch-anatomisch findet man am meisten erweitert die Seitenventrikel, auch der dritte Ventrikel kann blasig ausgestülpt sein. Die Großhirnhemisphären können durch die Druckwirkung schwere Veränderungen aufweisen. An den Meningen sieht man häufig Verwachsungen und Verklebungen, die zum Verschluß der Foramina Magendii und Luschkae führen können. Das Ependym kann ebenso wie die Plexus chorioidei pathologische Veränderungen zeigen. Zwischen dem angeborenen und dem später erworbenen Wasserkopf besteht grundsätzlich kein Unterschied, auch anatomisch lassen sich beide Formen oft nicht unterscheiden.

Als Ursache für den Hydrocephalus congenitus kommt die Lues neben anderen abgelaufenen pränatalen entzündlichen Erkrankungen in Frage. Auch durch einen cerebralen Geburtsschaden kann ein Hydrocephalus entstehen. Häufig kommt er zusammen mit anderen Mißbildungen vor. So finden wir ihn in der

---

[1] *Anmerkung bei der Korrektur:* Die aus neuester Zeit stammenden Sippenuntersuchungen von GEYER ergaben bei der großen Mehrzahl der Mütter Mongoloider Anzeichen ovarieller Insuffizienz, während für Erbbedingtheit keine Beweise erbracht werden konnten. Die wesentliche Ursache der Krankheitsentstehung sieht G. darnach in einer nicht vollwertigen „dysplasmatischen" Eizelle.

Regel bei der Spina bifida cystica, oft erst im Anschluß an die operative Entfernung der cystischen Geschwulst, weiterhin bei der Cephalocele, häufig auch bei der Chondrodystrophie. Im allgemeinen ist der Hydrocephalus an dem zunehmenden Schädelumfang zu erkennen. Es gibt aber auch Fälle von Hydrocephalus, die einen normalen oder sogar verkleinerten Schädelumfang haben *(Hydromikrocephalie)*. Meist besteht ein Mißverhältnis zwischen dem kleinen Gesichtsschädel und dem aufgetriebenen Hirnschädel (Ballonschädel). Die Kopfvenen sind gestaut, die Fontanellen sind vorgewölbt, die Schädelnähte mitunter gesprengt. Häufig besteht Strabismus und Nystagmus, die Augäpfel sind oft nach unten gerichtet, manchmal kommt Stauungspapille und sogar Sehnervenatrophie vor. Lähmungen findet man bei den Säuglingen selten, dagegen fast immer Spasmen und Reflexsteigerung, mitunter Tremor und Ataxie. Auch Krampfanfälle treten auf. Der Liquor ist klar, ohne Vermehrung von Eiweiß und Formelementen. Liegt nicht ein Verschluß der Ventrikel vor, so findet man bei der Lumbalpunktion eine erhebliche Drucksteigerung.

Der Hydrocephalus kann schon bei der Geburt vorhanden sein und bei sehr großem Schädel zu einem unangenehmen Geburtshindernis werden. Er kann aber auch erst etwas später manifest werden und dann weiter zunehmen. Ein Stillstand des Schädelwachstums kann in jedem Stadium eintreten. Es bleibt jedoch meistens ein körperlicher und geistiger Defektzustand zurück. Die hydrocephalen Kinder sterben häufig an interkurrenten Erkrankungen.

Die Diagnose ist im allgemeinen leicht zu stellen. Es kann eine Verwechslung mit der seltenen Megalencephalie, unter Umständen auch mit einem Hirntumor im frühen Kindesalter vorkommen; im Zweifelsfalle kann das Encephalogramm oder Ventrikulogramm Aufschluß geben.

Bei Verdacht auf Syphilis ist eine antiluische Therapie angezeigt. Im übrigen sind die therapeutischen Dauererfolge wenig zufriedenstellend. Bei Hydrocephalus occlusorius kann der Balkenstich durch Wiederherstellung der Verbindung zwischen den Liquor führenden Räumen Besserung bringen. Bei ungenügender Resorption wird Dauerdrainage durch Entfernung der Membrana atlanto-occipitalis in das Nackengewebe, von dem Vorderhorn eines Ventrikels in die Orbitalgegend und noch nach verschiedenen anderen Methoden empfohlen. Auch die Röntgentiefenbestrahlung des Plexus chorioideus ist versucht worden. Bei Druckerscheinungen muß zur symptomatischen Behandlung die mehrfache Lumbal- oder Ventrikelpunktion vorgenommen werden.

6. Der Turmschädel.

Der Turmschädel *(Turricephalus)* ist eine pathologische Schädelform, die mit anderen Anomalien auf körperlichem und seelischem Gebiete einhergehen kann und den Neurologen deshalb interessiert, weil er oft cerebrale Krankheitssymptome verursacht. Die Genese der Turricephalie ist noch umstritten und wohl nicht einheitlich. In einem Teil der Fälle handelt es sich um ein erbliches Leiden.

Die charakteristische Konfiguration kommt zustande durch eine abnorme Erhöhung des Scheitels mit steil abfallender Stirn und ebenfalls meist abfallendem Hinterhaupt, eine Verkürzung des Längendurchmessers und eine meist geringe Verkleinerung des Kopfumfanges. Die Nähte verknöchern vorzeitig, die Fontanelle kann bis in die ersten Lebensjahre hinein geöffnet bleiben. Auf dem Röntgenbild sieht man besonders stark ausgebildete Impressiones digitatae, die vordere Schädelgrube erscheint verkürzt und vertieft, die Keilbeinflügel ziehen ziemlich steil nach oben. Der Canalis opticus kann geknickt und verengt sein.

Die neurologischen Abweichungen sind wohl zum Teil auf die abnormen Druckverhältnisse, zum anderen Teil auf mechanische Behinderung durch die pathologische Knochenbildung zurückzuführen. So entsteht der Exophthalmus durch die Vorwölbung der hinteren Orbitalwand, während durch die Verengung und Knickung des Canalis opticus, auch durch gleichzeitige Einwirkung des erhöhten Liquordruckes eine Opticusatrophie mit Erblindung eintreten kann. Auch das Geruchsvermögen kann durch Schädigung des N. olfactorius gestört oder aufgehoben sein, ebenso wird der N. acusticus gelegentlich in Mitleidenschaft gezogen. Manchmal findet man bei der Untersuchung Pyramidenzeichen. Nicht ganz selten treten epileptische Anfälle auf. Viele Turricephale, auch gerade solche mit einem Turmschädel leichteren Grades, die alle anderen Symptome vermissen lassen, klagen über häufige Kopfschmerzen. Bei einem von mir untersuchten 7jährigen Jungen fand sich ein hochgradiger Turmschädel mit röntgenologisch festgestellten chronischen Druckerscheinungen, während die Mutter einen weniger ausgesprochenen Turmschädel aufwies und ebenso wie die Großmutter und eine Schwester mit ähnlicher Schädelkonfiguration bei sonst völligem Wohlbefinden nur an häufigen Kopfschmerzen litt.

Das psychische Bild kann der Norm entsprechen; häufig ist Schwachsinn beobachtet worden. WEYGANDT nennt als weitere psychische Abweichungen bei Turricephalie psychische Entartung und psychotische Symptome.

Die krankhaften cerebralen Erscheinungen stellen sich oft erst im Laufe des Wachstums ein. So wurde Erblindung mehrfach erst um das 3. Lebensjahr beobachtet, andere Symptome können sich noch später einfinden.

Therapeutisch ist mit hirndruckherabsetzenden Mitteln nur vorübergehend Erfolg zu erzielen. Bei zunehmendem Hirndruck oder bei drohender Opticusatrophie können operative Maßnahmen angezeigt sein.

Literatur.
Angeborene Erkrankungen und Geburtsverletzungen des Gehirns.
A. Zusammenfassende Arbeiten.

BRANDER, T.: Studien über die Entwicklung der Intelligenz bei frühgeborenen Kindern (mit umfassendem Literaturverzeichnis bis 1935). Helsingfors 1936 (deutsch).

CORDES, E.: Die Hirnbrüche und Hirnspalten (mit eingehendem Literaturverzeichnis). Erg. Chir. **22**, 258 (1929).

DOLLINGER, A.: (1) Beiträge zur Ätiologie und Klinik der schweren Formen angeborener und früh erworbener Schwachsinnszustände (Literaturverzeichnis). Monographien Neur. **1921**, H. 23. — (2) Geburtstrauma und Zentralnervensystem (eingehendes Literaturverzeichnis). Erg. inn. Med. **31**, 373 (1927).

FREUD, S.: (1) Zur Kenntnis der cerebralen Diplegien des Kindesalters. Leipzig u. Wien 1893. — (2) Infantile Cerebrallähmung. Wien 1897.

GAGEL, O.: Mißbildungen des Rückenmarks. BUMKE u. FOERSTERs Handbuch der Neurologie, Bd. 16, Spez. Neur. Bd. 8, S. 182. 1936.

HALLERVORDEN, J.: (1) Über den mikroskopischen Hirnbefund in einem Fall von angeborener Hemihypertrophie usw. Jverslg dtsch. Nervenärzte Kassel 1925. — (2) Die extrapyramidalen Erkrankungen. BUMKEs Handbuch der Geisteskrankheiten, Bd. 11, S. 996. 1930. — HINSELMANN, H.: Normales und pathologisches Verhalten der Placenta und des Fruchtwassers. HALBAN-SEITZ' Biologie und Pathologie des Weibes, Bd. 6, Teil 1, S. 241. 1925.

IBRAHIM, J.: Organische Erkrankungen des Nervensystems. v. PFAUNDLER und SCHLOSSMANNS Handbuch der Kinderheilkunde, 4. Aufl., Bd. 4, S. 241. 1931.

JOSEPHY, H.: (1) Störungen der Anlage (Mißbildungen) des Gehirns. BUMKE u. FOERSTERs Handbuch der Neurologie, Bd. 16, S. 1. 1936. — (2) Lobäre Sklerose. Hemiatrophia cerebri. BUMKE u. FOERSTERs Handbuch der Neurologie, Bd. 16, S. 26. 1936. — (3) Status marmoratus (VOGTsche Krankheit). BUMKE u. FOERSTERs Handbuch der Neurologie, Bd. 16, S. 30. 1936.

KREYENBERG, G.: Der Mongolismus. BUMKE u. FOERSTERs Handbuch der Neurologie, Bd. 16, Spez. Neur. Bd. 8, S. 13. 1936. — KRUSE u. SCHÄTZ: Autoptisch kontrollierte Encephalogramme. Berlin 1935.

NAUJOKS, H.: Die Geburtsverletzungen des Kindes. Stuttgart 1934.
PERITZ, G.: Die Nervenkrankheiten des Kindesalters. 2. Aufl. Leipzig 1932.
SCHEER, VAN DER: Beiträge zur Kenntnis der mongoloiden Mißbildung (mit eingehendem Literaturverzeichnis). Berlin: S. Karger 1927. — SCHOB, F.: Pathologische Anatomie der Idiotie. BUMKES Handbuch der Geisteskrankheit, Bd. 11, S. 779. 1930. — SCHWALBE, E. u. H. JOSEPHY: Die Zyklopie. SCHWALBES Handbuch der Mißbildungen des Menschen und der Tiere, Bd. 3, Abt. 2, Kap. V. Jena: Gustav Fischer 1909. — SCHWARTZ, PH.: Die traumatischen Schädigungen des Zentralnervensystems durch die Geburt (ausführliches Literaturverzeichnis). Erg. inn. Med. 31, 165 (1927). — STROHMAYER, W.: Angeborene und im frühen Kindesalter erworbene Schwachsinnszustände. O. BUMKES Handbuch der Geisteskrankheiten, Bd. 10, Spez. Teil Bd. 6, S. 1. 1928.
THUMS, K.: Neue neurologische Zwillingsuntersuchungen. Angeborene cerebrale Kinderlähmung und Ergesundheitspflege. Verh. Ges. dtsch. Neur. u. Psych. Sonderdruck der Z. ges. Neur. 165, 429 (1939).
WEYGANDT, W.: Der jugendliche Schwachsinn. Stuttgart: Ferdinand Enke 1936. — WOHLWILL, F.: Cerebrale Kinderlähmung. BUMKE u. FOERSTERS Handbuch der Neurologie, Bd. 16, Spez. Neur. Bd. 8, S. 35. 1936.
YLPPÖ, A.: Pathologie der Frühgeborenen einschließlich der „debilen" und „lebensschwachen" Kinder. v. PFAUNDLER-SCHLOSSMANNS Handbuch der Kinderheilkunde, Bd. 1, S. 575. 1931.

B. Einzelarbeiten.

BIELSCHOWSKY, M.: Über Hemiplegie bei intakter Pyramidenbahn. J. Psychol. u. Neur. 22, 225 (1918). — BROUWER, B.: (1) Über partielle Anencephalie usw. J. Psych. u. Neur. 20, 173 (1913). — (2) Klinisch-anatomische Untersuchungen über partielle Anencephalie. Z. Neur. 32, 164 (1916).
CATEL, W. u. C. A. CRAUSPE: Über die nervöse Leistung und den anatomischen Bau einer menschlichen Hirnmißbildung (Meroanencephalie mit Meroakranie). Jb. Kinderheilk. 129, 1 (1930).
EDINGER, L. u. B. FISCHER: Ein Mensch ohne Großhirn. Pflügers Arch. 152, 535 (1913).
ENTRES, J. L.: Die Kinder eklamptischer Mütter, ein Beitrag zur Lehre vom Geburtstrauma. Allg. Z. Psychiatr. 81, 258 (1925).
FOERSTER, O.: Zur Analyse und Pathophysiologie der striären Bewegungsstörungen. Z. Neur. 73, 1 (1921). — FREIBERG, H.: Zur Prognose des atonisch-astatischen Symptomenkomplexes bei cerebraler Kinderlähmung. 7. Jverslg Ver. südostdtsch. Psychiater u. Neur., 5. u. 6. März 1932 in Breslau. Arch. f. Psychiatr. 98, 264 (1933).
GAMPER, E.: Bau und Leistungen eines menschlichen Mittelhirnwesens usw. Z. Neur. 102, 154 (1926); 104, 49 (1926). — GEYER, H.: Zur Ätiologie der mongoloiden Idiotie. Leipzig: Georg Thieme 1939. — GLATZEL: Über An- bzw. Merencephalie. Z. Neur. 111, 529 (1927).
HECHST, B.: Über einen Fall von Mikrocephalie ohne geistigen Defekt. Arch. f. Psychiatr. 97, 64 (1932).
KLOPSTOCK, A.: Familiäres Vorkommen von Zyklopie und Arhinencephalie. Mschr. Geburtsh. 56, 59 (1922).
LANGE, C. DE: Klinische und pathologisch-anatomische Mitteilungen über Hydrocephalus chronicus congenitus und acquisitus. Z. Neur. 120, 433 (1929).
MARBURG: Hypertrophie, Hyperplasie und Pseudohypertrophie des Gehirns. Arb. neur. Inst. Wien 13, 288 (1906).
PETER, K.: Ein weiterer anatomischer Beitrag zur Frage der Megalencephalie und Idiotie. Z. Neur. 113, 298 (1928). — PETER u. SCHLÜTER: Über Megalencephalie als Grundlage der Idiotie. Z. Neur. 108, 21 (1927).
RIESE, W.: (1) Über Riechhirnmangel. Z. Neur. 69, 303 (1921). — (2) Bau und Leistungen des Zentralnervensystems eines 4jährigen riechhirnlosen Kindes. Dtsch. Z. Nervenheilk. 89, 37 (1925).
SCHMINCKE: Zur Kenntnis der Megalencephalie. Z. Neur. 56, 154 (1920). — SCHWARTZ, PH.: Erkrankungen des Zentralnervensystems nach traumatischer Geburtsschädigung (eingehendes Literaturverzeichnis). Z. Neur. 90, 263 (1924). — STERNBERG: Über Spaltbildungen des Medullarrohres bei jungen menschlichen Embryonen, ein Beitrag zur Entstehung der Anencephalie und der Rachischisis. Virchows Arch. 272, 325 (1929).
YLPPÖ, A.: (1) Pathologisch-anatomische Studien bei Frühgeborenen. Z. Kinderheilk. 20, 212 (1919). — (2) Das Schädeltrauma bei der Geburt. 37. Verslg dtsch. Ges. Kinderheilk., Sept. 1926. Mschr. Kinderheilk. 34, 502 (1926).
ZAPPERT: Über Dauerschäden des Nervensystems nach Geburtsverletzungen des Gehirns. 37. Verslg dtsch. Ges. Kinderheilk., Sept. 1926. Mschr. Kinderheilk. 34, 559 (1926).

Die raumbeengenden Krankheiten im Schädelinnern.

Von

H. ALTENBURGER †, Breslau[1].

Mit 19 Abbildungen.

A. Hirntumoren.

1. Allgemeine Diagnostik.

a) Klinische Allgemeinsymptome.

Wohl stets wird der Verdacht eines raumbeengenden Prozesses im Schädelinneren auftauchen, wenn die Anamnese das Vorliegen der klassischen Trias der intrakraniellen Drucksteigerung Kopfschmerzen, Erbrechen, Sehstörungen ergibt. Die zunehmende Erfahrung hat aber gezeigt, daß der Wert dieser Symptomentrias nicht überschätzt werden darf. In Wirklichkeit sind die Allgemeinsymptome der intrakraniellen Drucksteigerung von Fall zu Fall hinsichtlich ihrer Zahl und Ausprägung außerordentlich verschieden und auch in ein und demselben Fall können sie während des Krankheitsverlaufes weitgehenden Schwankungen unterliegen. Es sollte deshalb anamnestischen Angaben über cerebrale Allgemeinerscheinungen, auch wenn es sich nur um vereinzelte und flüchtige Symptome handelt, stets nachgegangen und weit häufiger, als es gemeinhin geschieht, an die Möglichkeit eines Hirntumors gedacht werden. Andererseits besagt das Vorhandensein von Hirndrucksymptomen noch keineswegs, daß diese durch einen Tumor hervorgerufen sind. Sie können ebensogut Begleiterscheinungen der verschiedensten anderen intrakraniellen Erkrankungen sein, auf die im einzelnen noch bei der Differentialdiagnose der Hirntumoren einzugehen sein wird.

Die Sehstörungen sind von den verschiedenen Allgemeinsymptomen insofern an erster Stelle zu nennen, als die ihnen zugrunde liegenden Augenhintergrundveränderungen das wichtigste *objektive* Kriterium der intrakraniellen Drucksteigerung darstellen. Eine sorgfältige, und zwar nicht einmalige sondern fortlaufende Kontrolle des Augenhintergrundes sollte bei dem geringsten Verdacht auf einen Hirntumor niemals unterbleiben. Stauungserscheinungen am Augenhintergrund stellen sich im Verlaufe der Erkrankung bei der überwiegenden Mehrzahl der Fälle ein, wenn auch nie übersehen werden darf, daß ihr Fehlen keineswegs gegen das Vorhandensein eines Tumors spricht. Unwesentlich ist in dieser Hinsicht die Größe des letzteren. Ausgedehnte, maligne Tumoren können lange Zeit hindurch, unter Umständen für immer ohne jede Veränderung am Augenhintergrund verlaufen, während andere von nur geringer Größe schon frühzeitig solche machen können. Wohl aber lassen sich bestimmte Abhängigkeiten von dem Sitz des Tumors aufzeigen. So gehen z. B. infratentorielle Tumoren, insbesondere des Kleinhirns, schon frühzeitig, Hypophysen-

---

[1] Nach dem Tode von Professor ALTENBURGER wurde der Handbuchbeitrag von Professor J. LANGE †, Breslau, abgeschlossen.

tumoren nur selten mit Stauungspapille einher. Wichtig ist, daß das Sehvermögen auch bei ausgesprochenem Papillenödem lange Zeit hindurch weitgehend intakt bleiben kann. Der Kranke ahnt nichts von der ihm drohenden Gefahr; vorübergehende Perioden von Verdunklungen des Gesichtsfeldes — anamnestisch von größter Wichtigkeit — bleiben unbeachtet, bis das Sehvermögen eines Tages, unter Umständen ganz akut, unwiederbringlich verloren ist. Es setzt dann, oder bereits früher, die sekundäre Atrophie ein, das Papillenödem, die Retinablutungen verschwinden, der Opticus nimmt eine grauweiße Farbe an mit unscharf begrenzten Rändern im Gegensatz zu der scharf begrenzten porzellanweißen Sehnervenscheibe bei der primären Atrophie. Auch letztere kommt im übrigen bei Hirntumoren vor, nicht aber als Allgemein-, sondern als Lokalsymptom durch direkten Druck auf den N. opticus, z. B. bei dem Meningiom der Olfactoriusrinne.

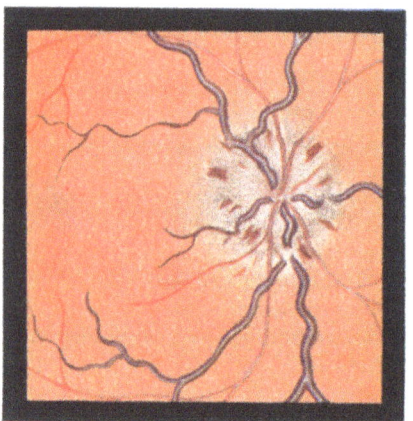

Abb. 1. Stauungspapille. (Nach K. GOLDSTEIN.)

Der Kopfschmerz ist von den übrigen Allgemeinsymptomen nicht selten das erste und für lange Zeit einzige, er kann andererseits aber auch gelegentlich gänzlich fehlen. Seiner Natur nach ist der Tumorkopfschmerz ein tiefer, nicht selten irradiiert er aber in die Kopfhaut, ohne daß es möglich wäre, ihn von Kopfschmerzen anderer Genese auch nur mit einiger Sicherheit abzugrenzen. Zeitliche Schwankungen der Intensität, Abhängigkeit von äußeren und von biologischen Gegebenheiten, z. B. der Menstruation, kommen auch beim Tumorkopfschmerz vor, und selbst dem so typischen Bild der Migräne gegenüber kann die Abgrenzung auf Schwierigkeiten stoßen. Akutes, anfallweises Auftreten schwerster Kopfschmerzen, bzw. die Exacerbation von solchen, unter Umständen verbunden mit Steifhaltung des Kopfes, Opisthotonus, Pulsverlangsamung und Erbrechen findet sich häufig bei Tumoren der hinteren Schädelgrube und kommt zustande durch Einklemmung der Kleinhirntonsillen in das Foramen magnum bzw. den Atlas. Hiervon abgesehen, ist die Lokalisation des Tumorkopfschmerzes nur vereinzelt eine so circumscripte, daß sie direkt auf den Sitz der Geschwulst hinweist. Insgesamt besagt dies, daß der Kopfschmerz seinen Wert für die Tumordiagnose stets nur im Rahmen des klinischen Gesamtbildes gewinnt.

Durch bestimmte Maßnahmen läßt sich nach KEHRER bei der Mehrzahl der Tumorkranken der Kopfschmerz objektivieren, d. h. es gelingt durch passive Lageänderungen des Kopfes bzw. des Körpers im Raume, durch künstliche Erhöhung des Schädelinnendruckes (VALSALVAscher Versuch, Husten, Pressen, Kompression der Jugulares bzw. der Bauchaorta) und künstliche Erniedrigung desselben (Carotiskompression) vorhandene Kopfschmerzen zu verstärken bzw. latente in Erscheinung treten zu lassen.

Erbrechen stellt sich in der Regel erst nach dem Auftreten von Kopfschmerzen ein, kann aber auch besonders bei Kindern ein Frühsymptom sein. Es hat nach OPPENHEIM alle Eigenschaften des cerebralen Erbrechens. ,,Besonders charakterisiert ist es gemeinhin durch die Leichtigkeit, mit der der Brechakt erfolgt. Es gehen meist weder Magenschmerzen noch Würgbewegungen, oft nicht einmal ein länger dauerndes Stadium der Übelkeit voraus, es stellt sich in der Regel auf der Höhe eines Kopfschmerzanfalles ein." Bei Kindern sollte rekurrierendes Erbrechen stets an die Möglichkeit eines Hirntumors denken lassen. Es kann hier, wie bereits gesagt, über lange Zeit hin das einzige Frühsymptom darstellen.

Als *Schwindelgefühl*, über welches eine große Zahl von Tumorkranken klagt, werden recht verschiedene Sensationen bezeichnet, und meist ist es schwer, präzise Angaben hierüber zu erhalten. Neben echtem Drehschwindel sind es Störungen der Gleichgewichtserhaltung und mannigfache Mißempfindungen von Übelkeit, über die die Kranken bei Tumoren verschiedensten Sitzes klagen und die bei stärkerer Ausprägung nicht selten Erbrechen auslösen.

Hinsichtlich der *Pulsverlangsamung*, bzw. Pulsanomalien, die früher als ein Kardinalsymptom der intrakraniellen Druckerhöhung galten, hat die Erfahrung immer mehr gezeigt, daß sie sehr häufig vermißt wird. KEHRER läßt diese deshalb überhaupt nicht mehr als Allgemeinsymptom der Hirntumoren gelten.

Psychische Veränderungen finden sich bei Tumorkranken nicht nur im Endstadium als schwere Bewußtseinsstörung, sondern häufig auch in früheren Krankheitsstadien. Im einzelnen sind an der Gestaltung der Wesensveränderungen, die zur Beobachtung gelangen, eine ganze Reihe von Faktoren beteiligt. So tritt bei bestimmten Symptomen, wie der oft im Zusammenhang mit Stirnhirnläsionen genannten Moria, der formende Einfluß der prämorbiden Persönlichkeit in Erscheinung. Bei anderen wiederum lassen sich Beziehungen zu dem Sitz der Geschwulst nachweisen, indem z. B. bei Läsionen der vorderen Abschnitte des dritten Ventrikels manische Zustandsbilder auftreten, bei Läsionen der rückwärtigen lethargische (FOERSTER). Eine wesentliche Rolle spielt des weiteren die Reaktion des übrigen Gehirns auf den neoplastischen Prozeß. Wir können aus all diesen und anderen Erfahrungen gegebenenfalls zweifellos diagnostischen Nutzen ziehen, oft wird aber nur schwer oder überhaupt nicht zu entscheiden sein, inwieweit vorhandene Wesensveränderungen Ausdruck einer Allgemeinschädigung des Gehirns sind oder auf lokalisierbare Funktionsausfälle bezogen werden können.

b) Röntgenologische Veränderungen.

Die röntgenologisch am Schädel nachweisbaren Veränderungen bei Hirntumoren sind einmal solche allgemeiner Natur, die lediglich auf das Vorliegen einer endokraniellen Druckerhöhung hinweisen, und ferner solche, welche Rückschlüsse auf den Sitz und unter Umständen auch die Art des Neoplasmas gestatten. Letztere sind ein Teil der topischen bzw. der Artdiagnose, und nur die ersteren sollen hier Erwähnung finden. Zu ihnen gehört der Nachweis vermehrter und vertiefter Impressiones digitatae, wenn er auch keinen strikten Beweis für das Vorliegen einer endokraniellen Druckerhöhung darstellt, ja im Kindesalter geradezu als physiologisch bezeichnet werden muß.

Veränderungen an der Basis, insbesondere der Sella turcica und deren Umgebung, sind häufig in all den Fällen, in denen es zur Ausbildung eines Hydrocephalus internus mit Erweiterung des dritten Ventrikels kommt, wobei differentialdiagnostisch hypophysär bedingte Sellaveränderungen in Erwägung zu ziehen sind.

Große Zurückhaltung ist geboten in der Beurteilung verstärkter Gefäßzeichnung in bestimmten Gebieten des Schädels, während ein Klaffen der Nähte — im allgemeinen nur bei jüngeren Kranken vorkommend — stets beachtenswert ist.

Kalkschatten in der Epiphyse kommen schon normalerweise bei 50% der Erwachsenen vor, sind aber insofern von Wichtigkeit als ihre Lageverschiebungen auf Vorhandensein und Sitz eines Tumors hinweisen können. Auch sonst kommen schon normalerweise an den verschiedensten Stellen Verkalkungen vor, z. B. in der Falx, den Meningen, dem Diaphragma sellae, den Plexus chorioidei. Sie sind insofern beachtenswert, als sie zu Verwechslungen mit pathologischen Kalkschatten Veranlassung geben können. Im übrigen kommen auch bei nichtneoplastischen Prozessen wie der cerebralen Kinderlähmung, der Epilepsie u. a. röntgenologisch nachweisbare Verkalkungen vor.

c) **Liquorveränderungen.**

Der lumbal bzw. suboccipital gemessene Liquordruck ist beim Hirntumor meist erhöht, kann aber auch normal sein.

Von den qualitativen Veränderungen ist am häufigsten eine geringe Eiweißvermehrung, während die Zellzahl oft keine Abweichung von der Norm zeigt. Sie kann aber auch erhöht sein, gelegentlich sogar so erheblich, daß sich diagnostische Schwierigkeiten gegenüber entzündlichen Prozessen ergeben können. Ebenfalls wechselnd ist der Ausfall der Kolloidreaktionen, die neben normalem Verlauf kleine Zacken, vor allem im Anfangs- und Mittelteil der Kurven, zeigen. Xanthochromie findet sich bei so verschiedenartigen Prozessen, daß mit ihr diagnostisch wenig anzufangen ist, und auch von Blutbeimengungen ist kaum zu entscheiden, ob sie aus einem Tumor stammen oder eine andere Ursache haben. Wichtig ist, daß ein positiver Ausfall der Wa.R. nicht ohne weiteres gegen ein Neoplasma spricht. Abgesehen davon, daß letzteres neben einer Lues vorkommen kann, hat die Erfahrung gezeigt, daß der positive Ausfall der Wa.R. unter Umständen durch den Tumor selbst bedingt ist. So kann der Austritt von Cysteninhalt bei Craniopharyngeomen eine stark positive Wa.R. liefern.

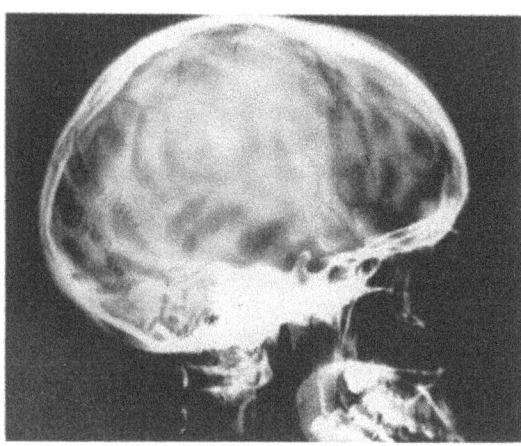

Abb. 2. Seitliche Schädelaufnahme mit Impressiones digitatae bei einem 13jährigen Knaben mit kongenitalem Hydrocephalus internus. (Nach A. J. McLean.)

Der Nachweis von Tumorzellen im Liquor gelingt selten, abgesehen davon, daß bei der Beurteilung von Zellelementen im Liquor große Kritik geboten ist.

Insgesamt trägt die Liquoruntersuchung vorerst nur in sehr bescheidenem Umfange zur Tumordiagnose bei, ein weiterer Grund, abgesehen von den S. 575 besprochenen Gegenindikationen, in der Vornahme einer einfachen Lumbal- bzw. Suboccipitalpunktion bei raumbeengenden Prozessen zurückhaltend zu sein. In jedem Fall muß die Liquorentnahme langsam erfolgen, sich auf eine kleine Menge beschränken und unter ständiger Kontrolle von Puls und Atmung vorgenommen werden.

2. Spezielle Diagnostik.
a) Topische Diagnose.

Ebenso wie die allgemeine, fußt auch die topische Tumordiagnose in erster Linie auf dem Nachweis bestimmter *klinischer* Symptome. Da aber der neoplastische Prozeß nicht nur Herdsymptome am Orte seiner Entstehung macht, sondern nicht selten auch Nachbarschafts- und Fernsymptome, können bei der Bestimmung seines Sitzes erhebliche Schwierigkeiten auftreten. Oft wird hier die Berücksichtigung der zeitlichen Entwicklung der Symptomatologie weiterführen, indem sich z. B. feststellen läßt, daß zunächst am Entstehungsort des Tumors lokale Reiz- bzw. Ausfallserscheinungen aufgetreten, bei weiterem Wachstum und Beeinträchtigung umliegender Strukturen Nachbarschaftssymptome hinzugetreten sind und schließlich allgemeine Hirndrucksteigerung, Ödem, Hirnschwellung, Blockade der Liquorzirkulation und großer Gefäßstämme Symptome fernab von dem Sitz des Tumors bedingt haben. Gesetzmäßig ist diese zeitliche Reihenfolge jedoch keineswegs. Es können ebensogut zunächst Fern- bzw. Nachbarschaftssymptome und dann erst Lokalsymptome auftreten, die schließlich auch gänzlich ausbleiben können. Ausgedehnte Hirnregionen, wie unter anderem die Stirnlappen, der rechte Temporallappen, können bekanntlich Sitz großer Tumoren sein, ohne daß die geringsten klinischen Symptome, abgesehen von denen der allgemeinen Hirndrucksteigerung, nachweisbar sind.

Im einzelnen auf die topische Symptomatologie der Hirntumoren einzugehen, hieße die gesamte cerebrale Herddiagnostik aufrollen. Gibt es doch kaum ein cerebrales Reiz- bzw. Ausfallssymptom, bei dessen Auftreten nicht an die Möglichkeit eines Tumors gedacht werden müßte. Es haben deshalb die Ausführungen über die Symptomatologie der verschiedenen Hirnregionen in Abschnitt von BING auch für die topische Diagnostik der Hirntumoren Gültigkeit, so daß auf das dort Gesagte verwiesen werden kann. Es wird aber immer wieder vorkommen, daß die klinische Symptomatologie allein nicht zu einer sicheren Lokaldiagnose verhilft. Einen wesentlichen Fortschritt in der Diagnostik der Hirntumoren bzw. der cerebralen Erkrankungen überhaupt bedeutet deshalb die erstmalig von DANDY geübte Anwendung von Kontrastverfahren zur Darstellung des Hirnkammersystems.

Die Encephalographie, d. h. der Ersatz des Liquors durch Luft, kann auf lumbalem, suboccipitalem und ventrikulärem Wege vorgenommen werden. Von diesen haben die beiden erstgenannten vor der Ventrikelpunktion den Vorteil voraus, daß sie technisch einfacher und auch im Rahmen der internen Klinik durchführbar sind. Eingeschränkt wird ihre Anwendbarkeit jedoch durch die unbedingt zu fordernde strenge Indikationsstellung für ihre Vornahme in jedem Falle, in dem der Verdacht eines raumbeengenden Prozesses im Endocranium besteht. Keine strikte Kontraindikation gegen die Durchführung einer lumbalen bzw. suboccipitalen Encephalographie besteht, von einer noch zu nennenden Ausnahme abgesehen, wenn keine oder nur geringe Hirndruckerscheinungen vorhanden sind und die Stauung am Augenhintergrund 1—2 Dioptrien nicht überschreitet. In Kauf genommen muß dabei allerdings werden, daß, falls ein Abschluß der Ventrikel vorliegt, diese sich nicht füllen und dann doch eine Ventrikelpunktion nicht zu umgehen ist. Eine Kontraindikation gegen die Vornahme einer lumbalen bzw. suboccipitalen Luftfüllung bedeutet jedoch das Bestehen erheblicher Hirndruckerscheinungen. Hier ist stets infolge der durch die Punktion gesetzten Druckdifferenz zwischen Endocranium und Spinalkanal die Gefahr der Blockierung der Oblongata und damit der akuten Atemlähmung vorhanden. Es gilt dies im besonderen für sämtliche Prozesse der hinteren Schädelgrube, mögen diese mit oder ohne Hirndruckerscheinungen einhergehen. In allen diesen Fällen ist die Ventrikelpunktion die Methode der Wahl. Alle gegenteiligen Mitteilungen über günstig verlaufende Encephalographien unter den vorgenannten Bedingungen vermögen diese strenge Indikationsstellung nicht zu erschüttern, da nur so ernste Gefahren für das Leben der Patienten vermieden werden können. Aber auch die Ventrikelpunktion ist keineswegs ganz gefahrlos. Sie ist auf die Fälle zu beschränken, in denen die klinische

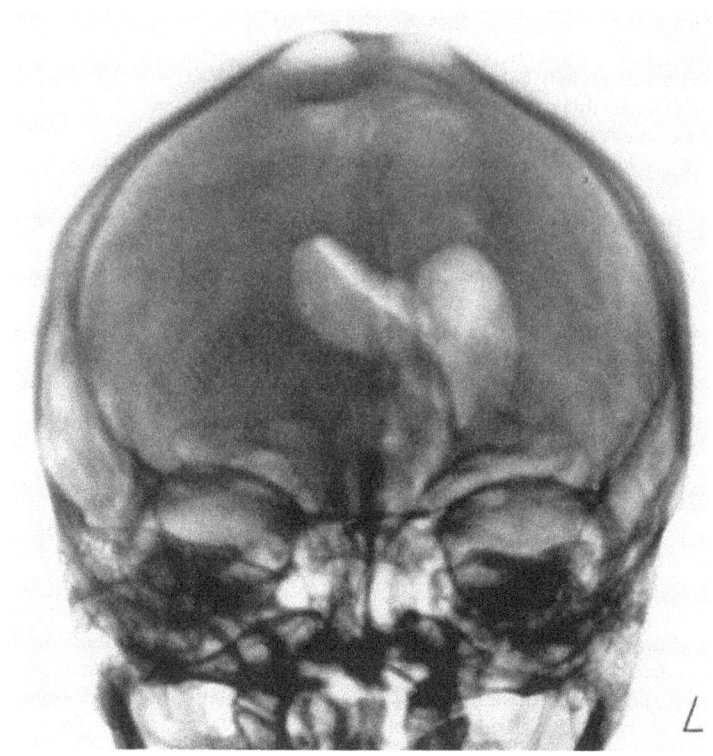

Abb. 3. Basaler Tumor des rechten Stirnhirns (a-p-Aufnahme). (Nach L. GUTTMANN.)

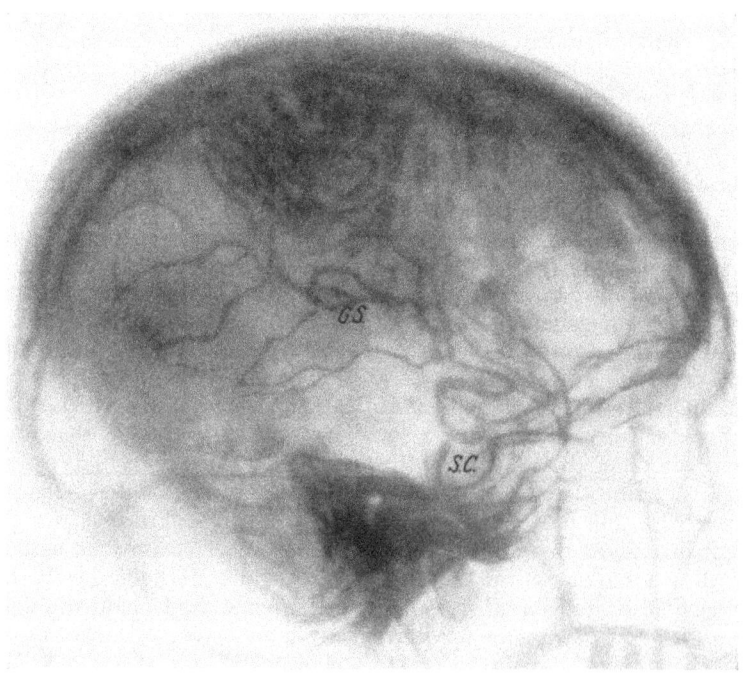

Abb. 4. Angioma racemosum der rechten Parietalregion (Fall von MONIZ).
S.C. Carotidensyphon, *G.S.* Sylvische Gruppe.

Symptomatologie zu keiner eindeutigen Diagnose verhilft. Sie ist ferner nur dann durchzuführen, wenn die äußeren Voraussetzungen dafür gegeben sind, daß erforderlichenfalls die Operation unmittelbar angeschlossen werden kann. Auf die Deutung der Encephalo- bzw. Ventrikologramme einzugehen, würde zu weit führen. Nur soviel sei gesagt, daß diese zwar über Vorhandensein und Lage eines Tumors Auskunft zu geben vermögen, selten jedoch über die Art desselben. Letzteres trifft vor allem für die Fälle zu, in denen bei der Punktion sich eine Cyste füllt und so Hinweise auf die Art des vorliegenden Prozesses erhalten werden.

Überlegen ist in letzterer Hinsicht der Encephalographie in bestimmten Fällen die Angiographie, d. h. die von MONIZ 1927 angegebene Darstellung der Arterien, Venen und Sinus des Gehirns durch Injektion eines Kontrastmittels in die Carotis. Die auch bei vorhandenen Hirndrucksymptomen ungefährliche Methode beruht darauf, daß raumbeengende Prozesse nicht nur Veränderungen am Hirnkammer-, sondern auch am Gefäßsystem hervorrufen, so daß aus Verlagerungen desselben sich lokalisatorische Schlüsse ziehen lassen. Darüber hinaus gelingt es bei gefäßreichen Prozessen, wie den Angiomen und bestimmten Formen der Meningeome, ebenso bei Gefäßmißbildungen, diese selbst zur Darstellung zu bringen und so Art und Ausdehnung des Prozesses zu bestimmen. Auch für die Diagnose bestimmter maligner Gliome (Glioblastoma multiforme), deren operative Behandlung aussichtslos ist, scheinen sich so Anhaltspunkte zu ergeben (TÖNNIS).

b) Artdiagnose.

Die Fortschritte in der chirurgischen Behandlung der Hirntumoren haben zwangsläufig zu einer weitgehenden Bereicherung unserer Kenntnisse von der histologischen Struktur der Hirntumoren geführt, indem die Klinik sich vor die Notwendigkeit gestellt sah, Richtlinien zu gewinnen für das jeweils einzuschlagende therapeutische Vorgehen und die Prognose jedes einzelnen Falles. Dabei ist es weniger die Vertiefung der histologischen Kenntnisse an sich, als vielmehr ihre Verknüpfung mit den klinischen Erfahrungen, welche die Artdiagnose zu einem unentbehrlichen Bestandteil der Klinik der Hirntumoren gemacht hat. Ergeben hat sich aus dieser synthetischen Betrachtungsweise unter der Führung von CUSHING und BAILEY die Aufstellung von Tumorgruppen, die charakterisiert sind durch einen bestimmten Gewebstyp, eine bestimmte Wachstumstendenz, durch Sitz, Verlauf und Bevorzugung eines bestimmten Alters. Das Bestreben dieser beiden geht dahin, im einzelnen Falle bereits präoperativ die Art des Tumors, die Erfolgsaussichten eines operativen Eingriffes und die Prognose überhaupt bestimmen zu können. Wenn auch dieses Ziel bisher keineswegs erreicht und die Einteilung der Hirntumoren in vielem noch umstritten ist, so sind doch die bisherigen Erfahrungen bei der Tumordiagnostik und Therapie nicht mehr zu entbehren, so daß sich die Notwendigkeit ergibt, auf die Charakteristika der hauptsächlichsten Tumorgruppen einzugehen.

α) Tumoren des Gehirnparenchyms (Gliome).

Die Mehrzahl der Tumoren des Hirnparenchyms nimmt seinen Ausgang von dem interstitiellen Gewebe, der Glia; seltenere Tumoren, wie das Medulloblastom und Ganglioneurom, enthalten auch Nervenzellen. Gliome kommen während der Kindheit vorwiegend im Kleinhirn, beim Erwachsenen dagegen in erster Linie im Großhirn vor, sie stellen in der CUSHINGschen Statistik 42,6% sämtlicher Hirntumoren dar. BAILEY hat versucht, diese früher als wenig charakteristisch angesehenen Tumoren in einzelne Gruppen aufzulösen. Er geht dabei davon aus, daß die Geschwulstzellen der Tumoren die Tendenz haben, embryonale Zellformen in ihrem Bau nachzuahmen, so daß die verschiedensten embryonalen und ausgereiften Zellen der Histogenese des Hirns, die in Abb. 5 schematisch dargestellt ist, sich in den Hirntumoren wiederfinden. Dabei ist bemerkenswert, daß im allgemeinen die Gliome, die aus Zellen bestehen, welche an Frühstadien der Histogenese erinnern, zur raschen Entwicklung neigen. Selten ist allerdings in einem Tumor nur eine Zellart allein vorhanden, meist beherrscht jedoch eine solche das Bild und ermöglicht so die

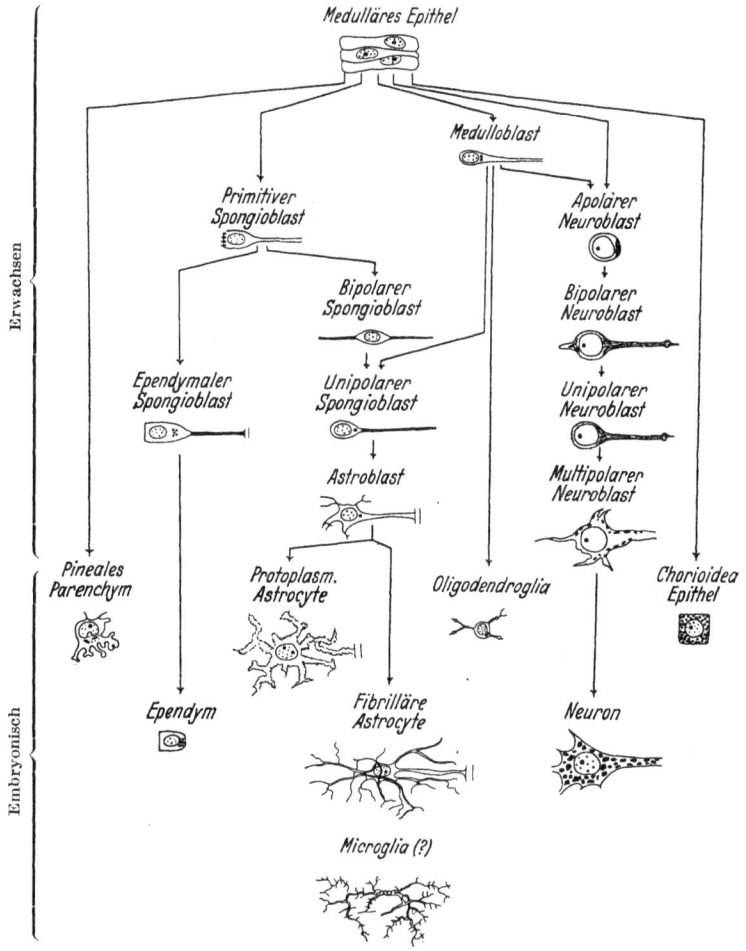

Abb. 5. Übersicht über die Entwicklung der verschiedenen Zellformen im Zentralnervensystem. (Nach BAILEY.)

Zuordnung zu bestimmten Gruppen, von denen die am leichtesten unterscheidbaren nach BAILEY folgende sind:

1. Medulloblastome. 2. Neuroepitheliome. 3. Glioblastoma multiforme. 4. Pinealome. 5. Ependymome. 6. Spongioblastome. 7. Oligodendrogliome. 8. Ganglioneurome. 9. Astrocytome.

Dem *Glioblastoma multiforme* hat sein polymorpher histologischer Bau, der an ein Spindelzellensarkom erinnert, seinen Namen gegeben. Mannigfache Degenerationen, Blutungen, gelegentliche Cystenbildung vervollständigen das Bild. Der Tumor breitet sich weit und ohne Kapsel im Hirngewebe aus, sein typischer Sitz sind Hemisphären und Basalganglien der Erwachsenen. Etwa die Hälfte aller Tumoren der letzteren gehört zu diesem bösartigen Typ, der in unaufhaltbarem rapidem Verlauf zum Tode führt. Die durchschnittliche Lebensdauer vom Beginn der ersten Symptome an beträgt nur 12 Monate, und weder Röntgenbestrahlung noch chirurgische Behandlung vermögen wesentlichen

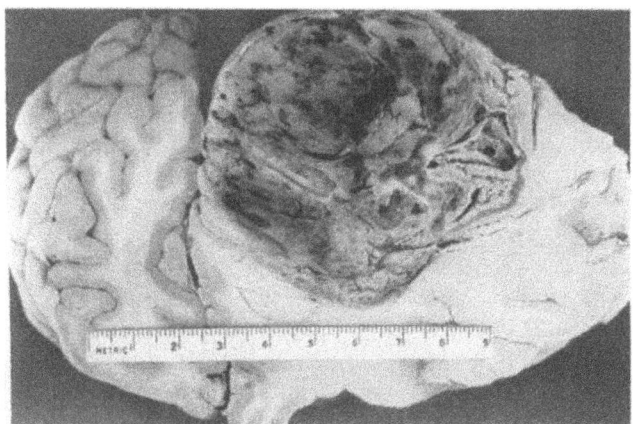

Abb. 6. Glioblastom des Frontallappens. (Nach A. J. McLean.)

Nutzen zu stiften. Wenn trotzdessen diese Gruppe von Tumoren überhaupt noch Gegenstand chirurgischer Eingriffe ist, so hat dies seinen Grund darin, daß wir bisher nicht in der Lage sind, aus dem klinischen Befund und dem Ergebnis der übrigen Untersuchungsmethoden mit Sicherheit ein Glioblastom zu diagnostizieren.

Das *Astrocytom* ist im Gegensatz zu dem Glioblastom eine langsam wachsende Geschwulst, deren Entwicklung sich über Jahre erstreckt und deren Prognose von allen Gliomen die günstigste ist. Sie kommt überall im Gehirn vor, in der Kindheit fast stets im Kleinhirn, wo diese Tumoren etwa 50% der Gliome darstellen. Astrocytome bestehen aus typischen Zellen des Hirnstützgewebes, den Astrocyten fibrillären oder

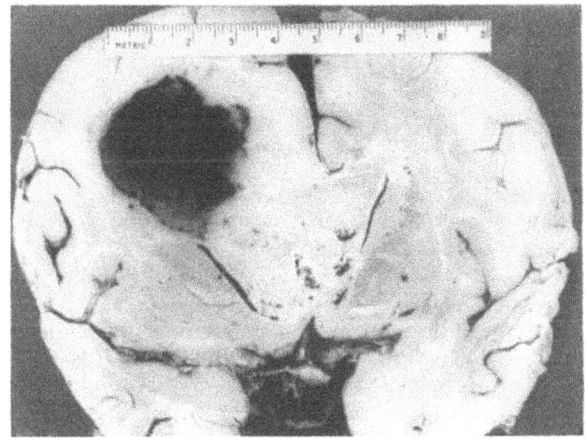

Abb. 7. Astrocytom vom protoplasmatischen Typ. (Nach A. J. McLean.)

protoplasmatischen Typs, sie zeigen die ausgesprochene Tendenz, große Cysten zu bilden, wodurch der Tumor weitgehend zerstört werden kann, so daß er unter Umständen nur als Knötchen an der Cystenwand bestehen bleibt. Ist der Sitz nicht in einem wichtigen Hirnbezirk gelegen und gelingt die totale Exstirpation, so ist die Prognose eine gute, und es kann vollkommene Heilung eintreten.

Das *Medulloblastom* entwickelt sich rasch und meist bei Kindern in der Mitte des Kleinhirns, kommt aber auch in den Großhirnhemisphären vor.

Makroskopisch stellt es eine solide gefäßreiche Masse dar und zeigt eine ungewöhnliche Tendenz, sich weit in die Leptomeninx des Endocraniums und des Spinalkanals bis hinunter zur Cauda equina auszubreiten. Im mikroskopischen Bild ist der Reichtum an Zellen, unter denen sich auch Ganglienzellen finden, ein großer. Machen sich bei einem Tumor Kopfschmerzen, Erbrechen, unsicherer Gang bemerkbar, vergrößert sich der Kopfumfang und treten im weiteren Verlaufe anfallsweise Zustände von Streckstarre der Extremitäten mit Opisthotonus auf (cerebellar fits JACKSONs), so ist stets an ein Medulloblastom zu denken. Eine sichere Differentialdiagnose gegenüber dem Ependymom und Astrocytom ist aber präoperativ nicht möglich. Daß eine radikale Entfernung undurchführbar ist, erhellt aus dem über die Ausbreitung der Medulloblastome Gesagten ohne weiteres. Als durchschnittliche Lebensdauer nach operativer Entlastung,

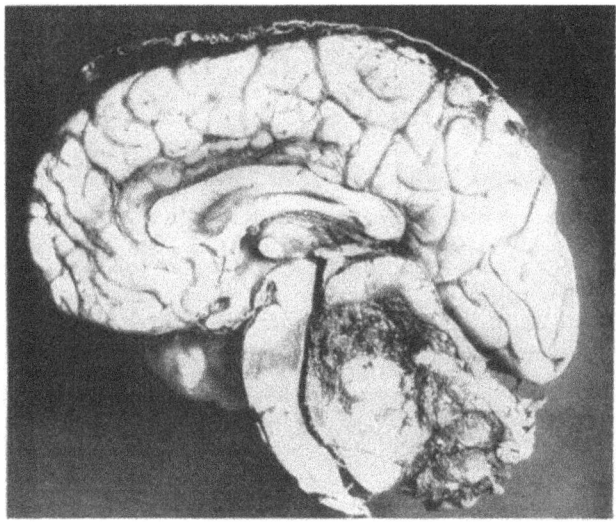

Abb. 8. Medullablastom. (Nach BAILEY und CUSHING.)

wenn möglich partieller Exstirpation und anschließender Röntgenbestrahlung, werden 4—6 Jahre angegeben.

Das *Oligodendrogliom* ist ähnlich wie das Glioblastoma multiforme vorwiegend ein Tumor der Großhirnhemisphäre Erwachsener, unterscheidet sich aber von diesem durch das langsame, über Jahre sich erstreckende Wachstum. Es besteht aus kleinen runden Zellen, von denen viele den Bau der Oligodendroglia zeigen, ist makroskopisch von fester Konsistenz, zeigt selten cystische Degenerationen, dagegen häufiger und oft so starke Verkalkungen, daß diese im Röntgenbild sichtbar werden. Die Prognose ist bei günstigem Sitz und möglichst radikaler Entfernung keine schlechte.

Das *Spongioblastom* hat vorwiegend seinen Sitz im Hirnstamm, ist makroskopisch recht gut von der Umgebung abzugrenzen, besteht mikroskopisch vorwiegend aus bipolaren und unipolaren Zellen und wäre seinem langsamen Wachstum nach relativ gutartig, wenn nicht der Sitz ein so unglücklicher wäre. Spongioblastome können in jedem Lebensalter manifest werden. Tun sie dies im Kindesalter, so handelt es sich meist um ein Gliom des Tractus opticus bzw. des Chiasma, bei dem eine Verknüpfung mit einer allgemeinen peripheren Neurofibromatose nicht selten ist. Die Differentialdiagnose gegenüber anderen Tumoren der Chiasmagegend, besonders dem Craniopharyngeom, kann schwierig sein. Wichtig ist deshalb der röntgenologische Nachweis der für Opticusgliome typischen Erweiterung eines oder beider Foramina optica und die Feststellung von strahlenförmigen Gesichtsfelddefekten.

Das *Ependymom* nimmt, wie der Name sagt, seinen Ausgang von dem Ependym der Ventrikel und auch des Spinalkanals. Tumoren dieser Art kommen überall im Ventrikelsystem, besonders häufig im vierten Ventrikel vor, sind makroskopisch kompakt und gegen das umgebende Hirngewebe scharf abgesetzt, mikroskopisch durch die strahlenförmige Anordnung ihrer Zellen um die Gefäße charakterisiert. Sie treten oft in der Kindheit in Erscheinung, wachsen langsam und wären relativ gutartig, wenn sie nicht bei ihrem häufigen Sitz im vierten Ventrikel die Liquorzirkulation blockierten. Hinzu kommen Symptome, vor allem von seiten der Oblongatazentren, der Hirnnerven und des Cerebellum. Obwohl eine radikale Entfernung kaum möglich ist, kann nach einem geglückten operativen Eingriff, der die Liquorzirkulation wieder herstellt, der Kranke Jahre lang am Leben bleiben.

Das *Ganglioneurom* ist ein seltener Tumor, der ebenso wie das Medulloblastom neben den Zellen des interstitiellen Gewebes auch Nervenzellen enthält und der weit häufiger als im Gehirn in den peripheren Nerven vorkommt.

Das *Neuroepitheliom* ist ebenfalls selten. Sein häufigster Sitz ist die Retina.

β) Tumoren der Meningen (Meningeome).

Ausgangspunkt der Hirnhauttumoren ist nicht, wie früher angenommen, die Dura, sondern die Leptomeninx. Selten und vorwiegend bei Erwachsenen vorkommend ist die Sarkomatose der Meningen. Noch viel seltener sind primäre melanotische Tumoren. Die häufigsten und praktisch wichtigsten Hirnhauttumoren sind die pathologisch-anatomisch und klinisch wohl charakterisierten Meningeome. Es sind dies teils weiche, teils knollige, meist von einer Kapsel umgebene Geschwülste, vorwiegend des mittleren Lebensalters, außerordentlich gefäßreich und in ihrem Inneren Verkalkungen aufweisend. Ihren Ausgang nehmen sie wahrscheinlich von Zellhaufen und Granulationen der Arachnoidea, an die sie auch in ihrem histologischen Bau erinnern. Charakteristisch sind zwiebelschalenförmige, in ihrem Zentrum verkalkende Zellhaufen, die Psammomkörner. Das Meningeom wächst langsam, verdrängend, das Hirngewebe hat so Zeit sich anzupassen, und die Folge ist, daß diese Tumoren eine erhebliche Größe erreichen können, bevor sie klinische Symptome machen, und daß die Geringfügigkeit derselben nicht selten in überraschendem Gegensatz zu der Ausdehnung des Tumors steht. Während das Cerebrum durch letzteren meist verdrängt wird, wird der Knochen nicht selten durchwachsen. Es kommt neben Abbau zu Knochenneubildung, und der Tumor kann im subcutanen Gewebe der Kopfhaut erscheinen. Verdickung des Schädelknochens, zu der sich Schlängelung und Erweiterung der Hautgefäße hinzugesellen kann, weisen unter Umständen schon bei rein äußerer Betrachtung auf ein Meningeom hin, während in anderen Fällen erst die Röntgenuntersuchung Knochenveränderungen aufzeigt. Auch eine röntgenologisch nachweisbare verstärkte Gefäßzeichnung in der Nachbarschaft des mutmaßlichen Tumorsitzes ist diagnostisch von Wichtigkeit. Meningeome können überall in der Schädelhöhle vorkommen, im allgemeinen entspricht ihre Verteilung jedoch der der PACCHIONIschen Granulationen und zeigt eine Prädilektion für bestimmte Regionen, auf die jeweils eine typische klinische Symptomatologie das Augenmerk lenkt. Die weitaus größte Zahl konzentriert sich auf die parasagittale Region, dann folgen die Gegend der Lamina cribrosa, des Tuberculum sellae und des Keilbeins, während Meningeome der hinteren Schädelgrube, ausgehend z. B. vom Confluens sinuum, dem Clivus, den Austrittsstellen der Hirnnerven selten sind.

Die parasagittalen Meningeome können ihren Ausgang von jeder Stelle des Sinus sagittalis nehmen. In den Fällen, in denen diese ihrer Lage nach der vorderen Zentralwindung entspricht, resultiert eine sehr charakteristische Symptomatologie. Der Tumor wächst ausgehend von einer mehr oder minder breiten Basis entlang der Falx cerebri und alteriert dabei zunächst die Foci für Fuß und Bein, Reizerscheinungen, d. h. epileptische Anfälle bzw. Ausfallserscheinungen im Sinne einer spastischen Parese der genannten Gliedabschnitte verursachend, zu denen sich Störungen von seiten der Blase und des Mastdarms zugesellen können, deren Foci an der Mantelkante gelegen sind. Dabei kann die Geringfügigkeit der Symptome in auffallendem Gegensatz zu der Größe der Geschwulst stehen. Erst im weiteren Verlauf werden dann die übrigen

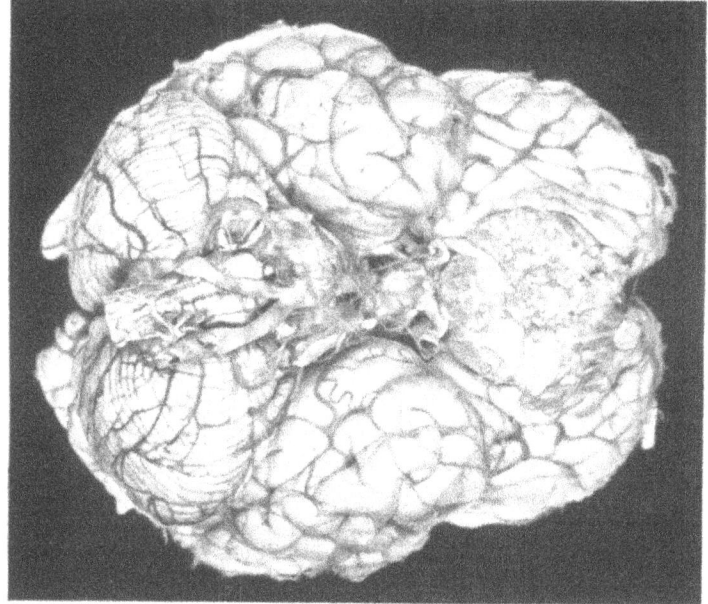

Abb. 9. Meningeom der Olfactoriusrinne. (Nach BOSTROEM und SPATZ.)

Foci von dem Druck des wachsenden Tumors erfaßt und die Reiz- bzw. Lähmungserscheinungen breiten sich auf die entsprechenden Körperabschnitte aus.

Meningeome der Olfactoriusrinne, die ihren Ausgang von der Gegend der Lamina cribrosa nehmen, üben bei ihrem Wachstum einen Druck auf den Bulbus olfactorius, den Opticus der betreffenden Seite und das Stirnhirn aus. Sie verursachen ferner eine allgemeine intrakranielle Drucksteigerung. Es resultiert daraus eine sehr charakteristische Symptomatologie: Einseitige Anosmie und primäre Opticusatrophie mit oder ohne kontralaterale Stauungspapille. Aus der einseitigen Anosmie kann durch Mitbeteiligung des kontralateralen Bulbus olfactorius eine totale werden, Druck auf das Stirnhirn kann psychische Störungen zur Folge haben.

Meningeome des Tuberculum sellae zeigen eine nach aufwärts gerichtete Wachstumstendenz, üben infolgedessen zunächst einen Druck auf das Chiasma aus, drängen die Optici auseinander, komprimieren den Bulbus olfactorius, im weiteren Verlaufe ihres Wachstums auch die Basis des Frontallappens und den Thalamus. Sie alterieren im Gegensatz zu den Hypophysentumoren die Sella nur wenig; infolgedessen wird diese röntgenologisch normal gefunden oder zeigt nur geringe Veränderungen, vornehmlich an den Processus clinoidei anteriores. Tritt im mittleren Lebensalter eine bitemporale Hemianopsie und primäre Opticusatrophie ohne die für Hypophysentumoren typischen Sellaveränderungen auf, so ist dies stets verdächtig auf ein Meningeom des Tuberculum sellae. Differentialdiagnostisch ist in erster Linie ein Hypophysenadenom, Craniopharyngeom und die relativ seltene circumscripte Arachnitis der Cysterna chiasmatis in Erwägung zu ziehen.

Meningeome des Keilbeinflügels können sich, ausgehend von diesem, weit an der Basis ausbreiten, die Sella arrodieren, in den Knochen einwachsen und in der Orbita bzw. Fossa temporalis erscheinen. Sämtliche in dieser Gegend liegenden Gebilde können dabei arrodiert werden. Das charakteristischste Symptom ist jedoch der einseitige, langsam im Verlaufe von Jahren sich entwickelnde Exophthalmus. Infolgedessen sind differentialdiagnostisch in erster Linie die mannigfachen sonstigen Entstehungsmöglichkeiten des letzteren auszuschließen. Oft läßt sich schon aus dem Schädelröntgenogramm die Diagnose Keilbeinflügelmeningeom stellen, und zwar dann, wenn der Tumor den Knochen infiltriert und dadurch Veränderungen der Knochenstruktur bedingt, die charakterisiert sind durch eine gleichförmig sklerosierte, stellenweise jedoch etwas unregelmäßig gefleckte Zeichnung. Geringe Seitenunterschiede der orbito-sphenoidalen Region sind jedoch mit Vorsicht zu bewerten, und auch Veränderungen anderer Natur, wie lokale Hyperostosen, ein Osteom, eine Carcinommetastase, ein osteogenes Sarkom, luische Veränderungen müssen differentialdiagnostisch in Erwägung gezogen werden.

In prognostischer Hinsicht gehören die Meningeome zu den günstigsten Hirntumoren, wenn ihre radikale operative Entfernung — die einzig mögliche therapeutische Maßnahme — gelingt. Sie verspricht, erfolgreich durchgeführt, bleibende Heilung. Wirkungslos ist die Röntgenbestrahlung.

γ) Gefäßgeschwülste und Gefäßmißbildungen.

Unter dem Begriff der Hirnangiome werden echte Gefäßgeschwülste des Gehirns bzw. der Hirnhäute und Gefäßmißbildungen zusammengefaßt. Während CUSHING und BAILEY betonen, daß es sich dabei um zwei streng getrennte Gruppen handelt, wird von anderer Seite (BERGSTRAND) hervorgehoben, daß fließende Übergänge zwischen beiden bestehen.

Echte Gefäßtumoren, Angioblastome, nach anderer Nomenklatur Angioreticulome, stellen eine nicht ganz kleine und klinisch wichtige Gruppe von Hirntumoren dar. Sie sind ausgesprochene Geschwülste des Erwachsenenalters, entstehen auf dem Boden einer meningo-encephalen Mißbildung und bieten histologisch das Bild einer Gefäßgeschwulst, wobei die Geschwulstzellen nicht nur Gefäße verschiedenen Kalibers, sondern auch ein feines Netzwerk von Reticulin bilden. Charakterisiert sind sie ferner durch ihre fast ausschließliche Begrenztheit auf Kleinhirn, Rückenmark und Retina, ferner ihre Tendenz zur Cystenbildung, wobei die Cyste den Tumor um ein Vielfaches an Größe übertreffen kann. Letzterer liegt stets oberflächlich und tritt oft in direkten Kontakt mit der Leptomeninx, im Kleinhirn kommt er sowohl in den Hemisphären als auch medial, d. h. im Tonsillen- und Wurmgebiet, vor.

Hämangiome können isoliert vorkommen, analog wie etwa das Acusticusneurinom. Ähnlich wie letzteres aber auch eine Teilkomponente einer allgemeinen Neurofibromatose darstellen kann, finden sich im Kleinhirn Hämangiome auch vergesellschaftet mit der Angiomatosis retinae (HIPPELsche Krankheit), und auch im übrigen Körpergebiet können pathologische Veränderungen, wie multiple Pankreascysten, Cystennieren, Hypernephrome, Nebenhodentumoren vorhanden sein. Nach LINDAU, der erstmalig auf dieses pathologische Syndrom aufmerksam gemacht hat, ist dieses als LINDAUsche Krankheit benannt worden.

Im Vordergrunde der Symptomatologie der Kleinhirnhämangiome stehen allgemeine Hirndruckerscheinungen, unter denen sich fast stets mehr oder minder ausgeprägte ,,Einklemmungserscheinungen" finden, wie sie häufig bei Tumoren der hinteren Schädelgrube vorkommen und durch Einklemmung der Kleinhirntonsillen in das Foramen magnum, evtl. den Atlas zustande kommen. Am konstantesten ist dabei das akute, anfallsweise Auftreten schwerster Kopfschmerzen bzw. die Exacerbation von solchen. Hinzu kommen können Steifhaltung des Kopfes, Opisthotonus, Tonusveränderungen der Extremitäten (Cerebellar fits JACKSONs), Pulsverlangsamung, Erbrechen und andere vegetative Erscheinungen, unter Umständen deletärer Atemstillstand. Die übrigen Symptome sind solche von seiten des Kleinhirns und der Oblongata, auch ein Vierhügelsyndrom und gelegentlich das Bild eines komprimierenden Halsmarkprozesses können auftreten, letzteres, wenn der Tumor sich spinalwärts ausbreitet. Bemerkenswert ist ferner der intermittierende Verlauf. Zeiten des Wohlbefindens können mit akuten Exacerbationen der Symptome wechseln. Hirndrucksymptome, vor allem Einklemmungserscheinungen bei einem Kranken über 20 Jahre und ein intermittierender Krankheitsverlauf sind stets verdächtig auf das Vorliegen eines Hämangioblastoms. Gesichert ist dessen Diagnose bzw. das Vorliegen einer LINDAUschen Krankheit in den allerdings seltenen Fällen, in denen sich klinisch ein Netzhautangiom nachweisen läßt.

Die Prognose hängt ab von der Lokalisation des Tumors. Sie ist ungünstig bei medialem Sitz, der eine radikale operative Entfernung — Röntgenbestrahlung scheint unwirksam zu sein — unmöglich macht. Sie ist wesentlich günstiger bei den lateral an der Oberfläche der Kleinhirnhemisphären gelegenen Tumoren. Hier ist die Totalexstirpation erfolgreich durchführbar und bringt vollkommene Heilung.

Die Gefäßmißbildungen im engeren Sinne, die nicht nur pathologisch-anatomische Beziehungen zu den Angioblastomen aufweisen, sondern auch klinisch unter dem Bild des raumbeengenden Prozesses im Endocranium verlaufen können, zerfallen nach VIRCHOW in zwei Hauptgruppen, das Angioma cavernosum und das Angioma racemosum. Unterschieden sind diese dadurch, daß im Gegensatz zu der letztgenannten Gruppe, sich bei der ersteren kein Parenchym zwischen den Gefäßen findet. Das Angioma racemosum teilt BERGSTRAND im Hinblick auf den Entwicklungsgrad der Gefäße in vier Untergruppen, so daß sich insgesamt folgende Einteilung ergibt:

1. Angioma cavernosum.
2. Angioma racemosum. a) Teleangiektasien. b) STURGE-WEBERsche Krankheit. c) Angioma racemosum arteriale. d) Angioma racemosum venosum. e) Aneurysma arterio-venosum.

Das cavernöse Angiom ist selten, verläuft symptomlos und kann durch Bersten plötzlich den Tod herbeirufen.

Teleangiektasien sind aus dünnwandigen Gefäßen aufgebaut, finden sich überall im Gehirn und Rückenmark, am häufigsten nach BERGSTRAND in der Pons.

Die STURGE-WEBERsche Krankheit — 1879 erstmalig von dem englischen Augenarzt STURGE beschrieben — stellt eine Mißbildung dar, die primär die kleinen Gefäße von Pia, Gehirn, Auge und Haut betrifft und auch mit andersartigen cerebralen Mißbildungen vergesellschaftet sein kann. In den Fällen mit der charakteristischen Symptomentrias Gesichtsnävus, Glaukom und cerebrale Symptome, insbesondere epileptische Anfälle, ist die Diagnose eindeutig und leicht zu stellen, zumal, wenn die Röntgenaufnahme intrakranielle Verkalkungen ergibt. In typischer Form vorhanden als geschlängelte, parallel verlaufende Kalkschatten in größeren oder kleinen Bezirken der Hirnrinde sind diese für die STURGE-WEBERsche Krankheit pathognomonisch. Schwieriger ist die Diagnose in den an Zahl weit überwiegenden abortiven Fällen, die nur eines oder einige der genannten Symptome bieten. Gesichtsnävus bzw. angeborenes oder früh erworbenes Glaukom mit unklaren cerebralen Symptomen müssen jedoch stets an das Vorliegen der STURGE-WEBERschen Krankheit denken lassen, von der BERGSTRAND immerhin 100 Fälle mit cerebralen Symptomen aus der Literatur zusammenstellen konnte. Die Aussichten einer operativen Beeinflussung der Krankheit, insbesondere der Unterdrückung epileptischer Anfälle, sind nach OLIVECRONA nicht ungünstig, sofern nur die Veränderungen circumscript und im Gesunden zu excidieren sind. Ob ein Angioma racemosum arteriale des Gehirns, d. h. eine nur aus erweiterten Arterien bestehende Mißbildung überhaupt existiert, ist nach BERGSTRAND noch unentschieden.

Das Angioma racemosum venosum, d. h. eine rein venöse Mißbildung in Form von Varixknoten oder Erweiterung mehrerer Venen, ist selten und tritt vorwiegend unter dem Bilde epileptischer Anfälle in Erscheinung. Eine sichere Diagnose ist nur durch die röntgenologische Gefäßdarstellung (Phlebographie) möglich. Therapeutische Erfolge sind dabei nur von der Exstirpation von Angiomen der Dura zu erreichen, während der operativen Behandlung cerebraler Angiome CUSHING skeptisch gegenüber steht.

Das Aneurysma arterio-venosum, obwohl eine kongenitale Fehlbildung darstellend, macht relativ spät, erst im Erwachsenenalter klinische Symptome. Sie bestehen je nach dem Sitz des Herdes, der cortical und subcortical gelegen sein kann, in entsprechenden Reiz- bzw. Ausfallserscheinungen. Epileptische Anfälle können Jahre lang das einzige Symptom bilden, an das sich dann flüchtige aphasische Erscheinungen, Hemianopsien und Paresen anschließen, bis dann eine intrakranielle Blutung den Krankheitsverlauf beendet. Allgemeine Hirndruckerscheinungen sind selten.

Die Diagnose beruht neben der Berücksichtigung des Verlaufes auf der Feststellung eines systolischen Gefäßgeräusches am Kopf und röntgenologisch nachweisbarer kreisrunder Verkalkungen, die aber auch beide fehlen können. Des weiteren sind zu nennen sekundäre Auswirkungen auf den Kreislauf im Sinne von Hypertrophie der gleichseitigen Carotis und des Herzens, einseitiger, nichtpulsierender Exophthalmus, Schlängelung der Gefäße am Augenhintergrund, äußere Gefäßmißbildungen am Schädel. Encephalographische typische Veränderungen fehlen, dagegen läßt sich durch die Arteriographie die Diagnose sicherstellen und gleichzeitig Ausdehnung und Aufbau der Mißbildung zur Darstellung bringen. Die Prognose des Leidens ist eine ungünstige; operative Maßnahmen sind wenig erfolgreich. Ausgiebige Röntgentiefenbestrahlung kann nach CUSHING und BAILEY Besserung bringen.

δ) Acusticusneurinom.

Die Acusticusneurinome sind nach physiologischem Bau, Sitz und Symptomatologie sehr charakteristische Tumoren, vorwiegend des erwachsenen Alters. Histologisch durch unzählige Reticulinfasern, Pallisadenstellung der Kerne charakterisiert, nehmen sie ihren Ausgang von dem vestibulären Anteil des N. octavus im Canalis acusticus internus und breiten sich von dort in dem Winkel aus, der von Felsenbeinpyramide, Tentorium, Kleinhirn und Hirnstamm gebildet wird, umgeben von einer festen Kapsel und häufig überdeckt von Arachnoidalcysten. Die Symptome, die daraus resultieren sind solche des 5. bis 10. Hirnnerven, des Kleinhirns und des Hirnstamms, zu denen allgemeine Hirndruckerscheinungen mit Verlegung der Liquorpassage und Hydrocephalus internus hinzukommen. Obwohl der Tumor seinen Ausgang von dem vestibulären

Anteil des Octavus nimmt, wird die Symptomatologie in der Mehrzahl der Fälle nicht von vestibulären, sondern von cochlearen Reizsymptomen eröffnet. Subjektive Ohrgeräusche mannigfacher Art mit fortschreitender Abnahme des Hörvermögens bis zur völligen Ertaubung mit Verlust der vestibulären Erregbarkeit sind es, die den übrigen Symptomen unter Umständen jahrelang vorhergehen können. Dehnung und Verdrängung des 5. und 7. Gehirnnerven bedingen in der betreffenden Gesichtshälfte Herabsetzung des Cornealreflexes mit Parästhesien — nur selten paroxysmale Schmerzattacken — Schwäche der Gesichtsmuskulatur bzw. ticartige Zuckungen derselben. Erst bei weiterem Wachstum des Tumors werden 9.—11. Hirnnerv, unter Umständen auch der 6. und solche der Gegenseite alteriert, wobei im Vordergrunde Störungen des Schluckvermögens und der Artikulation stehen. Bereits vorher, gleichzeitig oder später machen sich Symptome von seiten des Kleinhirns bemerkbar: unsicherer, taumelnder

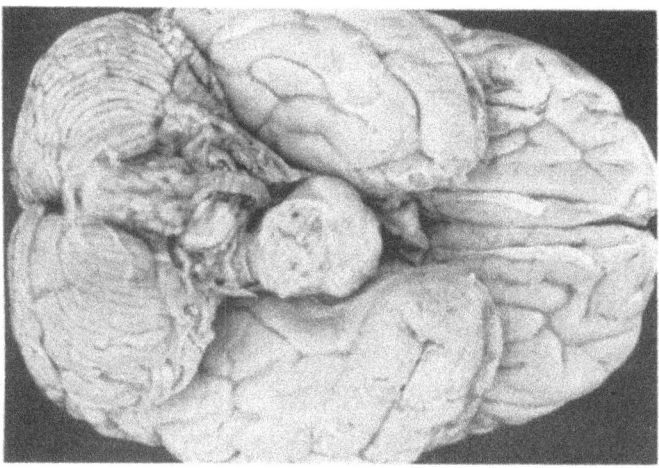

Abb. 10. Acusticusneurinom. (Nach A. J. McLean.)

Gang mit Abweichen und Fallneigung nach der Seite des Tumors, Asynergie, Ataxie, Hypotonie und cerebellar fits. Druck auf den Bulbus führt zu sensiblen Störungen und Pyramidenbahnzeichen im Bereiche der Extremitäten, bei Zunahme desselben zu bedrohlichen Atemstörungen.

Die Diagnose eines Acusticusneurinoms kann im Frühstadium auf große Schwierigkeiten stoßen, und zwar sind es vor allem die verschiedenen Affektionen des Innenohres mit ihren vestibulären und cochlearen Reiz- bzw. Ausfallserscheinungen, die auszuschließen sind (Menière, Otosklerose, Lues, Arteriosklerose u. a.). Wichtig ist der röntgenologische Nachweis von Knochenveränderungen, insbesondere Erweiterung des Porus acusticus int. und Arrosion des Felsenbeines, von denen aber die letztere auch bei andersartigen Prozessen vorkommt, und die im übrigen in diesem Stadium oft noch fehlen, während die Ventrikolographie bereits einen Hydrocephalus internus ergeben kann. Er schließt stets einen reinen Innenohrprozeß aus und weist auf das Vorliegen eines intrakraniellen Prozesses in der hinteren Schädelgrube hin.

ε) Hypophysentumoren.

Zwei grundsätzlich verschiedene Gruppen sind bei den Hypophysentumoren auseinander zu halten, die Adenome und die Hypophysengangstumoren oder Craniopharyngeome.

Die Hypophysenadenome, meist im mittleren Lebensalter die Kranken zum Arzt führend, nehmen ihren Ausgang stets von dem Vorderlappen, und zwar entsprechend den drei dort vorkommenden Zelltypen von den Hauptzellen, den eosinophilen oder den basophilen Zellen. Intraneoplastische Verkalkungen sind relativ selten, cystische Degenerationen nicht ungewöhnlich. Hinsichtlich der Häufigkeit des Vorkommens stehen an erster Stelle die Hauptzelltumoren, die nach CUSHING 85—90% sämtlicher Adenome ausmachen. Nicht bekannt sind bisher Tumoren des Hinterlappens. Das klinische Bild der Adenome ist charakterisiert einmal durch endokrine Symptome, bei denen es sich teils um hormonale, von dem Tumor ausgehende Leistungen, teils um Druckwirkungen desselben auf die übrigen Zellelemente und dadurch bedingte Störungen der Hypophysenfunktion handelt. Hinzu kommen mit zunehmendem Wachstum des Tumors lokale und nachbarliche Drucksymptome, ferner allgemeine Hirndruckerscheinungen.

Eosinophiles Adenom. Die mit der Hyperfunktion bzw. adenomatösen Proliferation der eosinophilen Zellen verbundene vermehrte Produktion von Wachstumshormonen hat, wenn sie in der Jugend vor Schluß der Epiphysenlinien einsetzt, Riesenwuchs, Gigantismus zur Folge, später Gipfelwachstum, Akromegalie, an deren Zustandekommen sowohl die Akra des Skelets, als auch die darüberliegenden Weichteile beteiligt sind. Die Verdickung von Lippen und Zunge, das vorstehende Kinn, die Zunahme der Zahnzwischenräume, die Verdickung der Rachen- und Larynxschleimhaut mit dadurch bedingtem Tieferwerden der Stimme sind so bekannte Erscheinungen, daß darauf im einzelnen nicht eingegangen werden soll. Hinzu kommt häufig eine Vergrößerung der Eingeweide, eine Splanchnomegalie, an der in erster Linie Herz, Leber, Nieren, Nebennieren, Pankreas, Milz, Schilddrüse beteiligt sind. Klinisch manifestieren sich die dadurch bedingten Betriebsstörungen in dem Auftreten von Hyperhidrosis, Tachykardie, sexueller Übererregbarkeit, Hirsutismus, verminderter Kohlehydrattoleranz, gelegentlicher milder, nicht auf Insulin ansprechender Glykosurie, erhöhtem Grundumsatz. Neuralgische Beschwerden können aus der Wucherung des Bindegewebes resultieren.

Jahre bis Jahrzehnte lang kann die akromegale Symptomatologie stationär bleiben, unter Umständen nur in einzelnen Zügen als fugitive Akromegalie ausgeprägt. In anderen Fällen kommt es zu mehr oder weniger raschem Progreß. Druck auf die übrigen Zellelemente, insbesondere die basophilen, welche die gonadotropen Hormone produzieren, führt zur Amenorrhoe bzw. Impotenz mit oder ohne Fettsucht, Symptomen, die oft auch bereits initial auftreten. Hypophysäre Hyper- und Hypofunktion können sich also bei dem eosinophilen Adenom kombinieren.

Basophile Adenome machen nach MCLEAN nur $1/4$—$1/2$% aller Hypophysentumoren aus, während BERBLINGER sie für ebenso häufig hält wie die eosinophilen Adenome. Die daraus resultierende CUSHINGsche Krankheit wird bei den Erkrankungen der Drüsen mit innerer Sekretion (Bd. IV) dargestellt, so daß es nicht notwendig ist, näher auf diese einzugehen, zumal die basophilen Adenome im allgemeinen nur von mikroskopischer Größe sind und über ihre hormonalen Wirkungen hinaus keine Tumorsymptome machen.

Hauptzellenadenome. Die inkretorischen Symptome dieser größten Gruppe der Hypophysentumoren sind in erster Linie bedingt durch den Druck des Adenoms auf die übrigen Zellelemente. Es resultieren daraus vorwiegend Erscheinungen der hypophysären Hypofunktion und zwar genitale Dystrophie mit oder ohne Fettsucht. Des weiteren zu nennen sind abnorme Ermüdbarkeit, Schlafsucht, Schwitzen, verminderter Grundumsatz, erhöhte Zuckertoleranz und schließlich Kleinwuchs, sofern der Tumor vor Abschluß des Längenwachstums größeren Umfang erreicht.

Daß ein ganz entsprechendes Zustandsbild auch aus der Schädigung des Zwischenhirns resultieren kann, ist bei den engen Beziehungen beider Systeme, des hypophysären und des diencephalen, durchaus verständlich und soll hier nicht weiter diskutiert werden.

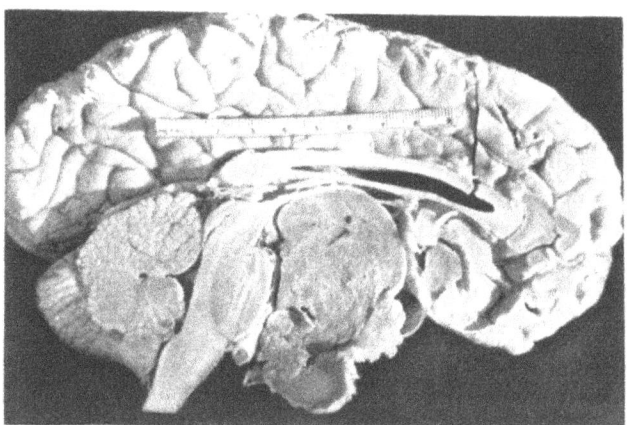

Abb. 11. Hauptzellenadenom der Hypophyse. (Nach A. J. McLean.)

Drucksymptome: Von den Druckwirkungen, welche die Hypophysenadenome, sowohl die eosinophilen als auch die chromophoben, entfalten, ist in erster Linie die symmetrische, ballonförmige Erweiterung der Sella mit Atrophie der Proc. clin. post. zu nennen. Druckschwund des Sellabodens macht dem Wachstum des Tumors den Weg in die Keilbeinhöhle und die hinteren Siebbeinzellen frei, während die aufwärtsgerichtete Wachstumstendenz zur Erweiterung des Sellaeingangs, Durchbruch des Diaphragma und Ausbreitung des Tumors im Endocranium führt. Von dem Druck auf die Nachbarschaft wird zunächst das Chiasma ergriffen. Die daraus resultierende bitemporale Hemianopsie beginnt in den oberen Quadranten, ist meist auf einem Auge stärker ausgeprägt als auf dem anderen und ist im Frühstadium zunächst für Farben nachweisbar. Am Augenhintergrund findet sich bei Fortbestehen des Druckes das Bild der primären Opticusatrophie, vorwiegend an den temporalen Hälften. Weiteres Wachstum des Tumors nach oben führt zu Kompression des 3. Ventrikels und des Zwischenhirns mit hypothalamischen Symptomen. Olfactorius, Oculomotorius, Trigeminus können ergriffen, Frontal- und Temporallappen durchwachsen werden.

Von den *Allgemeinsymptomen* der endokraniellen Druckerhöhung ist die Stauungspapille bei Hypophysenadenomen selten, der Kopfschmerz mäßig, meist medial und retroorbital gelegen, so daß Bailey ihn für lokal durch Dehnung der Dura am Dach der Sella bedingt ansieht.

Die Craniopharyngeome, die etwa 30% der Hypophysentumoren darstellen, nehmen ihren Ausgang dicht oberhalb oder unterhalb des Diaphragma sellae von Epithelresten des Hypophysengangs. Fast immer handelt es sich um cystische Tumoren mit einem sehr charakteristischen, braungrünlichen, motorenölähnlichen Cysteninhalt, der Cholesterinkristalle enthält und eine positive Wa.R. gibt. Verkalkungen, meist suprasellar gelegen und in der überwiegenden Mehrzahl der Fälle röntgenologisch nachweisbar, sind pathognomonisch und für die Diagnose von zentraler Bedeutung. Die Sella ist sehr verschiedenartig verändert. Nur selten findet sich die für Adenome so charakteristische ballonförmige Erweiterung. Gelegentlich wird sie auch normal gefunden. Die klinischen

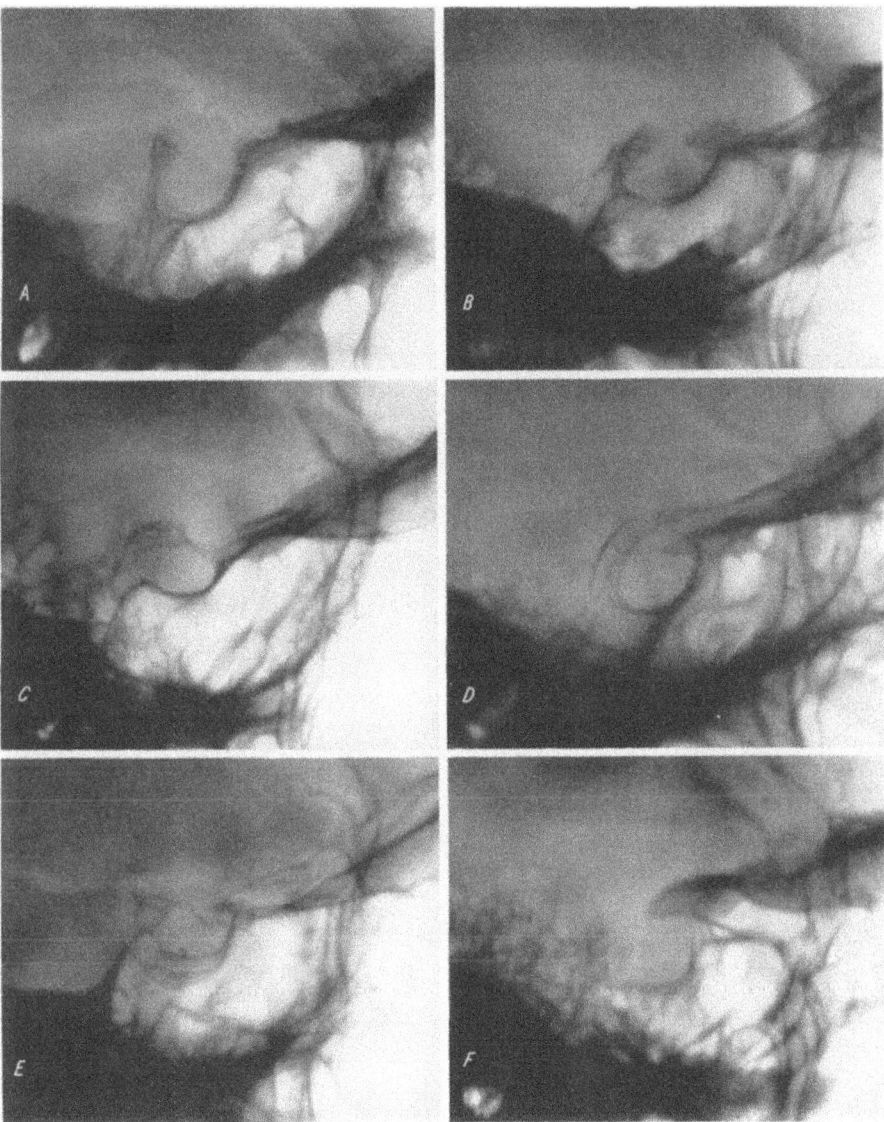

Abb. 12. Seitliche Röntgenaufnahmen der Sella: *A* und *B* normale Sella. *C* und *D* „Sellabrücke" (Brückenbildung zwischen den Proc. clin. ant. und post.). *E* doppelter Sellaboden. *F* mäßige Atrophie der Proc. clin. post. der leicht erweiterten Sella bei einem 10 Jahre bestehenden Parietallappengliom. (Nach A. J. McLean.)

Symptome, die in jedem Lebensalter, vorwiegend aber vor dem 15. Lebensjahr in Erscheinung treten, resultieren aus der Wachstumstendenz des Tumors, die nach abwärts in die Sella hinein, nach aufwärts gegen den 3. Ventrikel und die benachbarten Hirnregionen gerichtet ist. Es kommt so erstens zu Sehstörungen, und zwar zu primärer Opticusatrophie, bitemporaler, aber auch homonymer

Hemianopsie. Zweitens zu Hypophysenausfallserscheinungen, Kleinwuchs, genitaler Dystrophie, Grundumsatzsenkung, allgemeiner Leistungsschwäche. Drittens zu Hypothalamussymptomen, Polyurie, Adipositas, Schlafsucht,

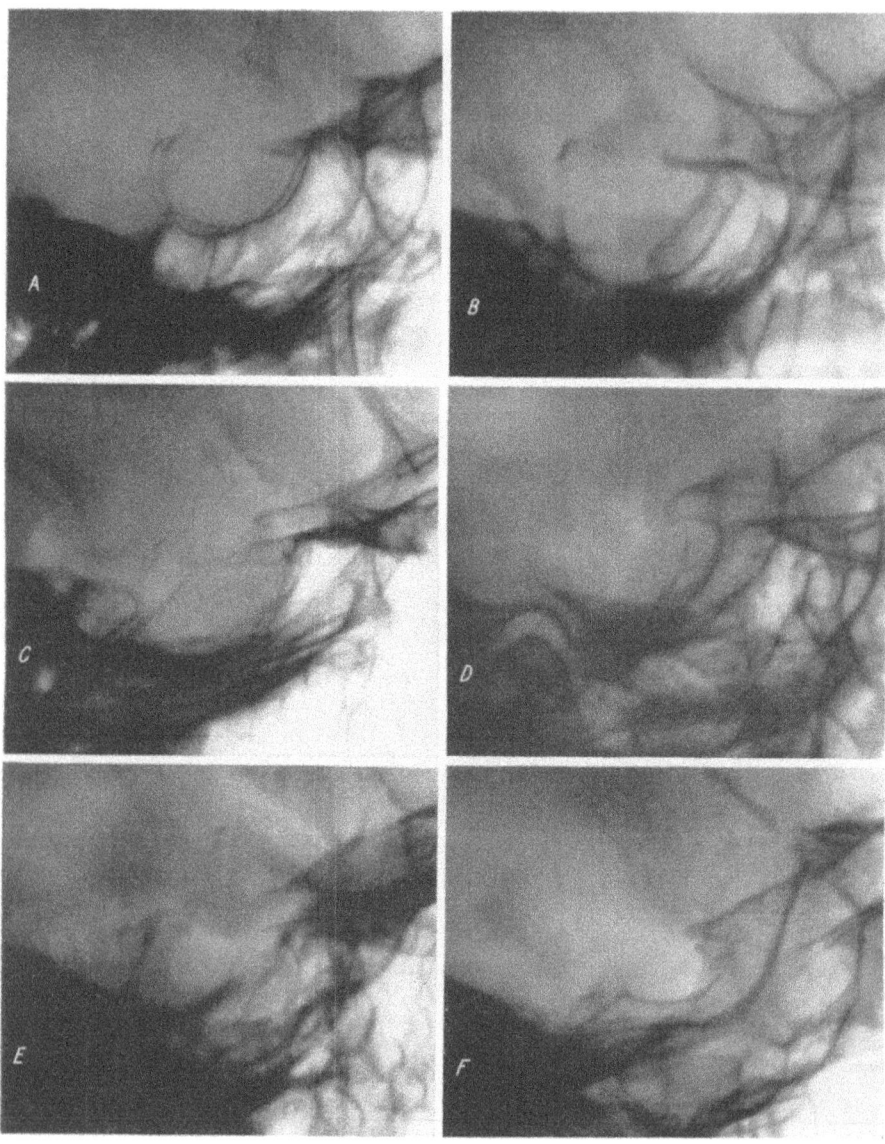

Abb. 13. Seitliche Röntgenaufnahmen der Sella: *A* und *B* ballonförmige Sellaerweiterung bei chromophobem Adenom. *C* Sellaerweiterung bei einem ausgedehnten intrakranialen chromophoben Adenom. Fast vollständige Atrophie der Proc. clin. post. *D* ballonartig erweiterte Sella bei einem cystischen Hypophysenadenom. Die Proc. clin. post. werden nur durch einige schwache Kalkflecke dargestellt. *E* erweiterte Sella bei einem chromophoben Adenom, das sich bis in die Keilbeinhöhle ausdehnt. *F* Sella bei einem Hypophysencarcinom. (Nach A. J. McLean.)

Temperaturstörungen u. a. Viertens bei weiterem Wachstum zu Symptomen von seiten benachbarter Hirnteile wie des Stirn- und Schläfenlappens. In Einzelheiten formt das Lebensalter des Kranken wesentlich das jeweilige Gesamtbild. Allgemeine Hirndruckerscheinungen sind bei Kindern stärker ausgeprägt als bei Erwachsenen, wobei der aus der Kompression des 3. Ventrikels resultierende Hydrocephalus internus sekundär ausgesprochene cerebellare Symptome auslösen und erhebliche diagnostische Schwierigkeiten machen kann.

Die Differentialdiagnose der Hypophysenadenome und Craniopharyngeome ergibt sich aus dem bereits Gesagten über Alter der Patienten, röntgenologische Veränderungen und klinische Symptomatologie. Affektionen nichthypophysären Ursprungs, die ebenfalls Chiasmasymptome machen können, sind unter anderem bei Kindern das Gliom des Chiasma opticum (S. 580), bei Erwachsenen das Meningeom des Tuberculum sellae (S. 582), ferner seltenere Tumoren des 3. Ventrikels und schließlich ein nichtneoplastischer Prozeß, die Arachnitis circumscripta adhaesiva der Cysterna chiasmatis.

Die therapeutischen Möglichkeiten gegenüber der hormonalen Symptomatologie der Hypophysentumoren sind vorerst nur sehr begrenzt. Wenn auch z. B. die Exstirpation eines eosinophilen Adenoms gewisse akromegale Züge mildern, die Verabfolgung von Vorderlappenextrakten bei der genitalen Dystrophie einigen Nutzen stiften kann, so gilt doch das therapeutische Handeln in erster Linie der Bekämpfung auftretender nachbarlicher Drucksymptome, insbesondere von seiten des Visus. In dieser Hinsicht kann zweifellos eine konsequente Röntgentiefenbestrahlung wesentlichen Nutzen stiften, wenn auch dabei stets das Risiko einer akuten Verschlimmerung besteht. Führt sie nicht zum Ziele, oder ist der Visus ernstlich bedroht, kommt nur ein chirurgisches Vorgehen in Frage, bei dem heute fast allgemein der transfrontale und nicht mehr der endonasale Weg gewählt wird. Die Craniopharyngeome reagieren auf Röntgenbestrahlung nicht, ihre chirurgische Behandlung muß sich meist auf eine subtotale Entfernung des Tumors, der mit den Gebilden in der Nachbarschaft verwachsen ist, beschränken, wobei die Hyperthermie durch Schädigung des Zwischenhirns eine gefürchtete Komplikation darstellt.

ζ) Epiphysentumoren.

Epiphysengeschwülste oder Pinealome, vorwiegend in der Jugend, aber auch später auftretend, bestehen in der Mehrzahl aus epitheloiden Zellen, die

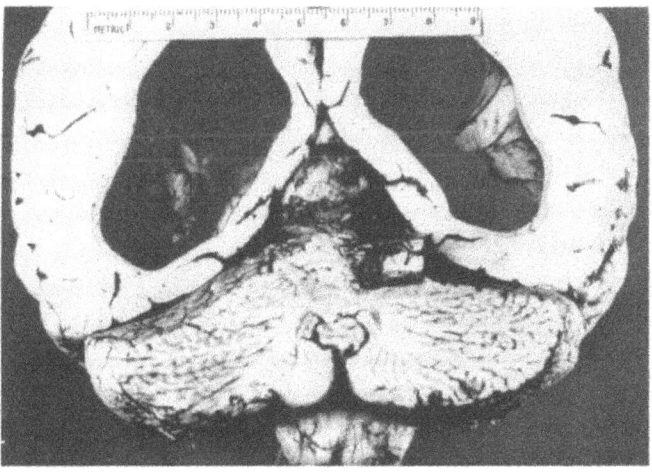

Abb. 14. Pinealom. (Nach A. J. McLean.)

dem Parenchym der Epiphyse entsprechen. Aus ihrer Lage zwischen Splenium corporis callosi, Hirnstamm, Kleinhirn und der Tendenz, in den 3. Ventrikel einzuwachsen, resultiert eine Symptomatologie, die in typischen Fällen mit ziemlicher Sicherheit eine Diagnose ermöglicht, die andererseits aber auch auf große Schwierigkeiten stoßen oder unmöglich sein kann. Pubertas praecox wird stets den Verdacht eines Pinealoms erwecken, sie fehlt aber in mehr als der Hälfte der Fälle, überdies setzt ihr Vorhandensein eine Entstehung des Tumors vor der Pubertät voraus. Von den Nachbarschaftssymptomen ist führend die Blicklähmung nach oben, entstanden durch Druck auf die Vierhügel und die hintere Commissur. Hinzu kommen partielle Taubheit bei erhaltener vestibulärer Erregbarkeit durch Druck auf das Corpus genic. med., Kleinhirnsymptome durch Druck auf den oberen Kleinhirnstiel, Störungen der Liquorzirkulation durch Kompression des 4. Ventrikels und bei Einwachsen in den 3. Ventrikel Hypothalamussymptome. Differentialdiagnostisch ist das Pinealom abzugrenzen gegen andere Tumoren der Epiphysengegend, insbesondere Astrocytome, Meningeome, ferner gegen Hirnstamm-, Ventrikel- und Kleinhirntumoren. Letztere können ebenso wie die Pinealome gelegentlich eine Blicklähmung nach oben machen.

η) Seltenere primäre Hirntumoren.

Aus Keimversprengungen entstehende Tumoren kommen gelegentlich auch im Endocranium vor. Sehr selten sind solche aus zwei oder drei Keimblättern, Teratome, häufiger Dermoide, die sämtliche Bestandteile der Haut, und Epidermoide (Cholesteatome), die lediglich Bestandteile der Epidermis enthalten. Prädilektionssitz der Dermoide ist die Schädelbasis, wo sie in jahrelangem Wachstum vorwiegend parapontin oder parapituitär entstehen, um meist erst nach der Pubertät Erscheinungen zu machen. Eine weitere Gruppe nimmt ihren Ausgang von der Stirn-Oberkieferspeiche, wächst, zunehmenden Exophthalmus verursachend, in die Orbita hinein, der Tumor kann aber zwerchsackartig in die Schläfen- bzw. vordere Schädelgrube einbrechen und so cerebrale Symptome machen.

Epidermoide, Cholesteatome, nehmen ihren Ursprung von versprengten Resten epithelialen Gewebes. Sie sind sehr selten und kommen vorzugsweise an der Hirnbasis, aber auch an anderen Stellen, z. B. der Tela chorioidea der Ventrikel vor. Wenn überhaupt, so machen sie Symptome im Erwachsenenalter. Ihre Operabilität ist bei günstiger Lage infolge ihrer weichen Konsistenz und der Gefäßlosigkeit eine gute.

Sehr selten sind *Papillome*, ausgehend von dem Plexus chorioideus, ebenso Kolloidcysten des 3. Ventrikels. Typische klinische Merkmale haben diese Tumoren nicht.

Erwähnt sei schließlich noch das *Chordom*, das seinen Ausgang von Überresten der Chorda und zwar vom Clivus nimmt und sich an der Schädelbasis nach vorn, hinten und oben ausbreitet. Auch *Schädeltumoren*, wie das Osteom, können intrakranielle Symptome machen.

ϑ) Metastatische Hirntumoren.

5,6% aller malignen Tumoren metastasieren nach McLean in das Gehirn, Carcinome häufiger als Sarkome. Während die intracerebralen solitären und multiplen Metastasen durch Aussaat auf dem Blutwege entstehen, kommt die seltene Carcinose, ebenso die Sarkomatose der Meningen durch direktes Einwachsen des Tumors z. B. vom Nasenrachenraum zustande.

Die Symptomatologie der metastatischen Hirntumoren hängt ab von ihrem jeweiligen Sitz und unterscheidet sich prinzipiell nicht von der der primären Hirntumoren, so daß die Diagnose abhängt von dem Nachweis des Primärtumors. Es sollte deshalb weit häufiger, als es gemeinhin geschieht, bei dem

Auftreten cerebraler Symptome und Zeichen der intrakraniellen Drucksteigerung im mittleren und höheren Lebensalter an die Möglichkeit einer Metastase gedacht und mit allen Mitteln auf einen Primärtumor gefahndet werden, zumal dieser klinisch vollkommen symptomlos bleiben kann. Letzteres gilt unter anderem auch für das Bronchial-Ca. der Lungen, das besonders häufig cerebrale Metastasen setzt, während andere Tumoren wiederum, wie das Magen-Ca., dies selten tun. Ein operativer Eingriff wird bei cerebralen Metastasen nur selten in Frage kommen und auch die Röntgenbestrahlung bringt keinen Nutzen.

3. Differentialdiagnose.

Bereits in dem allgemeinen Teil ist darauf hingewiesen worden, daß zahlreiche nichtblastomatöse Prozesse verschiedenster Ätiologie unter dem Bilde der endokraniellen Druckerhöhung mit und ohne Herdsymptome verlaufen können. Die Differentialdiagnose zwischen derartigen Pseudotumoren und dem echten Tumor cerebri wird in vielen dieser Fälle schon auf Grund der Anamnese und einer eingehenden internen Untersuchung zu stellen sein, in anderen jedoch ist die Ventrikulographie unentbehrlich, die meist eine Entscheidung in dem einen oder anderen Sinne bringen wird. Da aber Hirndruckerscheinungen über lange Zeit hinaus, unter Umständen für immer, beim echten Tumor cerebri fehlen können, erweitert sich der Rahmen der differentialdiagnostischen Erwägungen über den Pseudotumor hinaus um ein Beträchtliches und umfaßt auch eine ganze Reihe nichtblastomatöser Prozesse ohne Hirndruckerscheinungen.

Hierher gehört die *Arachnitis adhaesiva cystica* verschiedenster Ätiologie, z. B. auf toxisch infektiöser oder traumatischer Grundlage. Ihr Prädilektionssitz ist vor allem in der Gegend der großen Zisterne zu suchen, und sie kann an bestimmten Stellen, wie in der Chiasmaregion, der hinteren Schädelgrube Syndrome bedingen, die von analogen neoplastischen klinisch nicht zu unterscheiden sind.

Primäre Gefäßerkrankungen können besonders im mittleren und höheren Lebensalter erhebliche differentialdiagnostische Schwierigkeiten machen, zumal auch der Tumor cerebri, insbesondere die malignen Formen der Gliome, einen apoplektiformen Beginn zeigen bzw. unter mehrfachen kleinen Insulten verlaufen können. Analoges gilt für die genuine Hypertension, die chronische Nephritis, die Polycythämie.

Die Hirnlues in ihren sämtlichen Erscheinungsformen als Gefäßlues, einfache und gummöse Meningitis, Meningoencephalitis ist stets auszuschließen und bei klinisch als Paralyse imponierenden Zustandsbildern mit negativem Blut- und Liquorbefund an die Möglichkeit eines Stirnhirntumors zu denken.

Von den häufigsten *tuberkulösen Erkrankungen* des Nervensystems, der tuberkulösen Meningitis und dem solitär und multipel auftretenden Tuberkel, ist letzterer gegenüber früheren Jahren wesentlich seltener geworden.

Der Hydrocephalus entsteht entweder durch vermehrte Liquorproduktion (Hydrocephalus hypersecretorius), durch mangelhafte Liquorresorption (Hydrocephalus aresorptivus) oder durch Verschluß der Verbindungen der einzelnen Abschnitte des Ventrikelsystems bzw. des letzteren und des Subarachnoidealraumes (Hydrocephalus occlusus). Welche dieser drei Formen im gegebenen Falle vorliegt, läßt sich nur durch bestimmte, den Rahmen der internen Untersuchung überschreitende Maßnahmen, wie Kontrastdarstellung des Ventrikelsystems, Prüfung der Liquorpassage und der Liquorresorption feststellen. Aber auch wenn sich dabei ein Passagehindernis an einer bestimmten Stelle ergibt, wird oft präoperativ nicht zu entscheiden sein, ob dieses durch eine einfache Verklebung z. B. entzündlicher Natur oder durch ein Neoplasma bedingt ist.

Anamnestische Angaben über *Traumen* sind zwar stets mit Vorsicht zu bewerten, aber doch nicht zu vernachlässigen, um nicht ein chronisches subdurales Hämatom zu übersehen, abgesehen von der als Spätfolge nicht seltenen Arachnitis adhaesiva.

Encephalitiden verschiedenster Genese sind deshalb von Wichtigkeit, weil diese einerseits Hirndruckerscheinungen machen, andererseits Tumoren besonders der Basalregion mit encephalitisähnlichen Symptomen wie Fieber, Pleocytose, Somnolenz einhergehen können.

Der akute, an eine primäre Eiterung sich anschließende *Hirnabsceß* wird im allgemeinen leicht zu diagnostizieren sein, während bei dem chronisch verlaufenden eine Unterscheidung gegenüber dem Tumor unter Umständen unmöglich sein kann.

Der *Cysticercus cellulosae*, der häufigste Hirnparasit, macht mannigfache und wenig charakteristische Krankheitssymptome. Auch hierbei kommt das Bild des Pseudotumors mit und ohne Herderscheinungen vor, ohne daß aber oft die Diagnose über einen Verdacht hinauskommen wird. Unter Umständen gelingt der röntgenologische Nachweis verkalkter Cysticerken im Schädelinneren, wobei gleichzeitige Untersuchung der Muskulatur von Wichtigkeit ist.

Von sonstigen differentialdiagnostischen Erwägungen beim Tumor cerebri sei nur noch die Epilepsie erwähnt. Es sollte beim Auftreten epileptischer Anfälle, zumal im mittleren und höheren Lebensalter, stets an die Möglichkeit eines Tumors gedacht werden. Selbst der Nachweis einer erblichen Belastung schließt nicht aus, daß gelegentlich auch einmal ein Mitglied einer Epileptikerfamilie Träger eines Hirntumors wird. Andererseits können beim letzteren epileptische Anfälle jahrelang den übrigen Erscheinungen vorauseilen. Nach WALKER sind sie in 12—15% der Fälle das erste Symptom.

4. Therapie.

Die Auffassung, die Therapie der Hirntumoren sei ein hoffnungsloses Unterfangen, gehört der Vergangenheit an. Andererseits hat der noch vor kurzer Zeit ungeahnte Aufschwung der Hirnchirurgie vielerorts Erwartungen geweckt, denen die Tatsachen nicht gerecht werden und die mit zunehmender Erfahrung einer kritischeren Betrachtung Platz machen dürften. Soviel steht aber fest, daß die ideale Therapie jeder Geschwulst, die radikale Entfernung derselben, auch bei einer beachtlichen Zahl von Hirntumoren durchführbar ist, und daß auch in der heute noch weit überwiegenden Zahl von Fällen, in denen dies nicht gelingt, ein unter Umständen jahrelang anhaltender Nutzen gestiftet werden kann. Der einzige Weg, auf dem dies möglich ist, ist mit verschwindenden Ausnahmen der operative. Sein Erfolg hängt ab einmal von der Frühzeitigkeit der Diagnosestellung. Ihr Ziel, den Kranken einer rationellen Behandlung zuzuführen, bevor Symptome der allgemeinen Hirndrucksteigerung in bedrohlichem Maße auftreten, ist noch lange nicht in dem Umfange erreicht, in dem dies möglich wäre, und gerade die innere Medizin kann außerordentlich viel hierzu beitragen. Außer von der Frühdiagnose ist der therapeutische Erfolg ferner von der Lage und histologischen Struktur des Tumors abhängig, so daß wir heute überhaupt nicht mehr von einer Prognose der Hirntumoren schlechthin, sondern nur noch von einer solchen der einzelnen Tumorarten sprechen können. Am günstigsten liegen die Voraussetzungen für eine radikale Entfernung bei den von der Dura ausgehenden, verdrängend wachsenden Meningeomen, aber auch bei anderen Formen, wie z. B. bei bestimmten Hämangioblastomen, den Cholesteatomen, ist eine solche möglich. Selbst dort, wo die Entfernung des Tumors im Hinblick auf seine Lage und das mit dieser verbundene Operationsrisiko eine subtotale bleiben muß, wie bei der Mehrzahl der Hypophysenadenome, der Craniopharyngeome, der Acusticusneurinome sind jahrelang anhaltende, unter Umständen Dauerheilungen gleichzusetzende Erfolge zu erzielen. Am schwierigsten liegen die Verhältnisse bei den Gliomen. Zwar sind auch hier, z. B. bei den Astrocytomen bestimmten Sitzes, Erfolge möglich, die, soweit die bisherigen Erfahrungen reichen, Dauerheilungen gleichkommen, in der Mehrzahl der Fälle sind die Erfolge jedoch recht beschränkte. Ein Teil dieser Tumoren, wie die Gliome des Hirnstammes und des Opticus, sind überhaupt nicht mit Erfolg operativ angreifbar. Aber auch bei den günstig gelegenen stößt die radikale Entfernung infolge ihres infiltrativen Wachstums auf größte Schwierigkeiten oder wird mit so weitgehenden Ausfallserscheinungen erkauft, daß der Eingriff seinen Sinn verliert. Hinzu kommt bei bestimmten Gliomformen, wie dem Glioblastom und Medulloblastom, ihre rapide Wachstumstendenz, die unter Umständen durch den Eingriff nur noch weiteren Antrieb erhält und dem Eingriff binnen kurzem das Rezidiv folgen läßt. Könnten wir in jedem Falle präoperativ nicht nur eine Lokal-, sondern auch eine Artdiagnose stellen, so würden viele nutzlose Eingriffe vermieden werden. In Wirklichkeit sind wir von diesem Ziel noch weit entfernt und erleben immer wieder Überraschungen. So bleibt vorerst in der Regel nichts anderes übrig, als bei jedem seiner Lage nach überhaupt angreifbaren Tumor sich zur Probetrepanation zu entschließen und von dem Operationsbefund das weitere Vorgehen abhängig zu machen. Die Methode der Wahl für die nicht direkt angreifbaren Tumoren ist die einfache palliative Dekompression zur Beseitigung der für die Kranken so quälenden Hirndruckerscheinungen und zur Erhaltung des Visus.

Die Röntgenbestrahlung am uneröffneten Schädel birgt stets die Gefahr der reaktiven Druckerhöhung durch akutes Hirnödem in sich, die unmittelbar zum Tode führen kann. BAILEY empfiehlt sie deshalb nur bei Hypophysenadenomen und intrakraniellen Angiomen, aber auch hier sollte sie nur mit größter Vorsicht angewendet werden. In allen übrigen nicht direkt anzugehenden Fällen ist ihr eine Palliativdekompression vorauszuschicken. Nicht zu entbehren ist die Röntgenbestrahlung in der postoperativen Nachbehandlung der Hirntumoren, wo sie wesentlich dazu beitragen kann, den erzielten Erfolg zu erhalten. Wenn auch im einzelnen hinsichtlich ihrer Anwendung noch alles im Fluß ist, so steht doch schon soviel fest, daß bestimmte Tumorformen, wie das Medulloblastom, ausgezeichnet auf die Bestrahlung reagieren, während andere, wie die Meningeome und Craniopharyngeome überhaupt nicht beeinflußt werden.

Die Dehydrierung durch perorale oder rectale Zuführung von Magnesiumsulfat und die intravenöse Injektion von hypertonischer Traubenzuckerlösung ist zwar nur von temporärem Erfolg, sie kann aber präoperativ, ebenso in der Nachbehandlung von großem Nutzen sein und gegebenenfalls lebensrettend wirken.

Streng kontraindiziert ist die Anwendung von Alkaloiden, insbesondere des Morphiums, bei Tumorkranken im Hinblick auf die fast stets vorhandene Schädigung des Atemzentrums.

Einen ersten zahlenmäßigen Anhaltspunkt für die Fortschritte der modernen Hirntumorbehandlung gibt das noch vor weniger Zeit kaum für möglich gehaltene Sinken der Mortalitätsziffer, die bei den 2000 Operationen CUSHINGS 12% beträgt. Wie abhängig die Ergebnisse von den jeweiligen Bedingungen sind, zeigt die Statistik FOERSTERs, bei dessen Privatpatienten die Mortalitätsziffer mit 13% der CUSHINGS praktisch gleichkommt, während sie bei der des allgemeinen Krankenhauses mit 21% wesentlich höher liegt, einfach deshalb, weil die letzteren Kranken durchschnittlich in einem weit fortgeschritteneren Stadium der Erkrankung und in weit schlechterem Allgemeinzustand zur Operation kommen. Die Wichtigkeit der Früherkennung und -behandlung kann nicht eindrucksvoller demonstriert werden.

Mortalitätsstatistiken spiegeln in erster Linie die technischen Fortschritte einer Behandlungsweise wieder. Um ihren wahren Wert abzuschätzen, müssen wir die weiteren Schicksale der Überlebenden erfahren, und zwar nicht nur ihre Lebensdauer, sondern vor allem auch deren Lebenswert. Über all das wissen wir noch recht wenig. Einen ersten Beitrag hierzu hat CAIRNS, ein Schüler CUSHINGS, kürzlich geliefert, indem er die Schicksale von 157 Kranken mit bestätigten Hirngeschwülsten, die in der Zeit von 1926—1927 von CUSHING operiert und weiter im Auge behalten wurden, mitteilte. Von allen 157 Kranken starben 14% innerhalb weniger Wochen nach dem Eingriff, 12,7% starben im ersten Jahr nach der Entlassung, 12,1% im zweiten, 5,1% im dritten, dann sank die Sterblichkeitsquote rasch ab, und nach 7—9 Jahren waren 40% der Operierten noch am Leben, 23,5% von diesen arbeitsfähig. Mit anderen Worten, etwa jeder 4. Kranke mit einem Hirntumor hatte Aussichten, nach 7—9 Jahren nach der Operation arbeitsfähig zu sein. Selbst wenn die Zahl der von CAIRNS erfaßten Kranken noch relativ klein und mancher Einwand gegen seine Zahlen möglich ist, so zeigen sie doch in erster Annäherung, was in der Therapie der Hirntumoren erreicht werden kann, wenn sie von einem ganz auf diese Aufgabe eingestellten Meister wie CUSHING ausgeübt wird.

B. Tumorfälle ohne entsprechenden Befund und mit Ausgang in Heilung (sog. Pseudotumor).

Es gibt Fälle, die bei der klinischen Untersuchung die ausgesprochenen Symptome eines Hirntumors, d. h. einer progredienten fieberlosen, mit cerebralen Allgemein- und Lokalsymptomen einhergehenden Erkrankung ergeben und doch zur spontanen Heilung kommen oder bei dem evtl. eintretenden Exitus einen negativen Sektionsbefund bieten. Die Beurteilung solcher Fälle ist nicht immer klar.

Wenn man die Fälle beiseite läßt, bei denen eine Intermission eines Tumors für eine Heilung gehalten wurde, bei denen eine Verwechslung eines Hydrocephalus mit einem Tumor vorlag, so bleiben doch noch eine Reihe von Beobachtungen übrig, bei denen sich nach dem Sektionsbefund zwei Gruppen unterscheiden lassen. 1. Solche, bei denen der genaue Sektionsbefund des ganzen zentralen Nervensystems doch noch einen positiven Befund, wenn auch nicht den einer umschriebenen oder makroskopisch nachweisbaren Geschwulst ergab, 2. solche, bei denen bisher überhaupt kein Befund erhoben werden konnte. Letztere werden allein mit Recht als Pseudotumoren (NONNE) bezeichnet.

Bei den zur ersten Gruppe gehörigen Fällen können verschiedene Erkrankungen vorliegen. Zunächst kann es sich um eine sarkomatöse oder carcinomatöse Meningitis handeln, die bei allein makroskopischer Betrachtung übersehen werden kann.

In anderen Fällen haben nur mikroskopisch nachweisbare chronische, meningitische und neuritische Veränderungen (unklarer Genese) an verschiedenen Hirnnerven das Bild eines Tumors der hinteren Schädelgrube erzeugt (FINKELNBURG und ESCHBACH). In wieder anderen ist das Auftreten einer tumorartigen Erkrankung auf verschiedene Momente, die sich in ihrer Wirkung kombinieren, zurückzuführen. Bei chronischen Prozessen, die eine dauernde Erschwerung der Zirkulation im Gehirn bedingen (wie eine sarkomatöse Meningitis oder eine ausgedehnte Arteriosklerose) und auch bestimmte Gegenden besonders schädigen, ohne daß das im klinischen Bild schon zum Ausdruck zu kommen braucht, können akute Schädigungen, die einen Ausgleich der Zirkulation unmöglich machen (was anatomisch in Infiltraten in den Lymphscheiden, perivasculären Blutungen und perivasculären Gewebsödemen seinen Ausdruck finden kann), zum Hirndruck und an dem schon vorher durch die chronischen Prozesse stärker geschädigten Bezirke zu lokalisierten Symptomen führen (WEBER-SCHULTZ).

Nach OPPENHEIM handelt es sich in anderen Fällen, die mit Herdsymptomen in der motorischen Rindenregion einhergehen, besonders jugendliche Personen betreffen und in Heilung übergehen können, wahrscheinlich um eine besondere Form der Encephalitis oder der Meningoencephalitis tuberculosa (um die Méningitide en plaques französischer Autoren); jedenfalls sei man bei Kindern beim Auftreten von Herdsymptomen mit der Diagnose des Tumors zunächst zurückhaltend (s. besonders OPPENHEIM, BAEUMLER). REDLICH hat jüngst Fälle von Meningitis serosa, CORDES Hemikraniefälle unter dem Bild des Pseudotumors beschrieben.

Wahrscheinlich wird weiter mancher Pseudotumor sich bei genauerer Untersuchung als eine Hirnschwellung herausstellen (s. diese). Bei den besonders von NONNE u. a. beschriebenen Fällen von echtem Pseudotumor, in denen bisher der anatomische Befund völlig negativ war, handelte es sich gewöhnlich um Symptomenbilder, die auf eine lokale Affektion in der motorischen Zone oder der hinteren Schädelgrube hinwiesen. In den letzten Jahren ist das Schrifttum im übrigen arm an einschlägigen Beobachtungen, die gleichwohl in der Praxis nicht ganz selten sind. Man wird daher die Diagnose immer mit einem Fragezeichen versehen, aber doch — noch — nicht aufgeben können.

Die Diagnose auf Pseudotumor wird intra vitam ja nur durch den Ausgang in Heilung gestellt werden können. Das wird aber nur geschehen dürfen, wenn ein wirkliches Verschwinden der Symptome längere Zeit besteht. Bei der Diagnose post mortem wird eine gründliche mikroskopische Untersuchung des ganzen Nervensystems notwendig sein. Auch wird die Untersuchung auf Hirnschwellung nie verabsäumt werden dürfen.

C. Hirnschwellung.

Als Hirnschwellung bezeichnet man eine ihrem Wesen nach noch wenig geklärte Volumenzunahme des Gehirns, die sich bei der Sektion dadurch kundgibt, daß das Verhältnis des Gehirnsgewichtes zur Kapazität des Schädels die Normalzahl übersteigt. Nach REICHARDT ist das normale Hirngewicht 8—16% kleiner als die Schädelkapazitätszahl. Beträgt die Differenz beider Zahlen 6—7%, so deutet das auf eine beginnende, wahrscheinlich krankhafte Hirnvergrößerung; beträgt sie 5—0% oder ist die Hirngewichtszahl gar größer als die Schädelkapazitätszahl, so besteht eine starke, sicher krankhafte Hirnvergrößerung.

REICHARDT bestimmt das Gewicht des Gehirns mit den weichen Häuten ohne Dura, bei völlig entleerten Ventrikeln. (Diese Entleerung geschieht durch Einschneiden des Balkens beiderseits und Eröffnung der Seitenventrikel.) Dieses so gewonnene Hirngewicht setzt er in Beziehung zur Schädelkapazität, die nach Entfernung der Duraauskleidung durch Wasser bestimmt wird. Bei (in Beziehung zum zugehörigen Schädelinnenraum) normaler Hirngröße beträgt dies Verhältnis etwa 90%, wenn der Schädelinnenraum zu 100 genommen wird. Der Schädelinnenraum ist beim Normalen um 10% größer als das Hirngewicht.

Diese Bestimmung geht von der Voraussetzung aus, daß für Duravolumen und freie Flüssigkeit im Schädel ein bestimmter Prozentsatz anzunehmen ist. Natürlich kann aber besonders die freie Flüssigkeit auch krankhaft vermehrt sein.

Zur Berechnung der Flüssigkeitsverhältnisse wird das Hirnvolumen aus dem absoluten Hirngewicht und dem spezifischen Gewicht des Gehirns, das für praktische Zwecke als 1038—1040 angenommen werden kann, bestimmt. Ebenso wird das Volumen der Dura aus ihrem absoluten und ihrem spezifischen Gewicht und die während der Sektion aufgefangene freie Flüssigkeit bestimmt. Wegen der genaueren Methodik sowie der Berechnungen und der verschiedenartigen tatsächlich zu beobachtenden Verhältnisse vgl. besonders REICHARDT[1], wegen der Technik auch NAUWERCK[2].

Die bei der Sektion gefundene Hirnschwellung braucht nicht immer Ausdruck einer bestehenden Hirnkrankheit zu sein, sondern kann auch Folge einer interkurrenten Erkrankung, z. B. einer Infektionskrankheit sein, wohl aber gehen den Hirnschwellungszuständen an der Leiche gewöhnlich klinische Hirnsymptome, im besonderen auch ein plötzlich einsetzender Hirntod parallel. Tritt die Hirnschwellung schnell ein oder kommt zu einer chronischen ein akuter Schub hinzu, so kommt es zu apoplektiformen oder epileptiformen Anfällen.

Außerdem dokumentiert sich die Hirnschwellung in Bewußtseinsstörungen, Stauungspapille, starken Kopfschmerzen, Erbrechen, Nackensteifigkeit, Reflexstörungen; auch umschriebene, namentlich halbseitige Ausfälle werden beobachtet. Der Liquordruck im Zentralkanal kann erhöht sein, braucht es aber nicht, ja, es kann evtl. unmöglich sein, Liquor überhaupt durch Lumbalpunktion zu erhalten.

Die Diagnose kann im Leben nur vermutungsweise gestellt werden, auch das nur, wenn man nicht nur berücksichtigt, unter welchen Symptomen sie auftritt, sondern bei welchen Erkrankungen der anatomische Befund der Hirnschwellung gefunden wird. Das sind keineswegs nur Hirnkrankheiten, sondern eine Reihe von Krankheiten innerer Organe. Wenn im Verlaufe dieser die erwähnten cerebralen Symptome zur Beobachtung kommen oder ein plötzlicher Exitus auftritt, handelt es sich gewöhnlich um Hirnschwellung. Recht häufig ist dies bei den akuten Infektionskrankheiten der Fall, bei der croupösen Pneumonie, beim Typhus abdominalis, bei Streptokokkensepsis, Diphtherie; auch bei verschiedenen Formen der Meningitis ist Hirnschwellung beobachtet, weiterhin bei Hirnerschütterung, Strangulation.

Weiter hat sich nach Todesfällen unter cerebralen Symptomen bei Herzkranken mit Stauungserscheinungen im großen Kreislauf eine Hirnschwellung nachweisen lassen. Das gleiche kann der Fall sein bei Vergiftungen des Gehirns durch Alkohol, durch Morphin, durch Narkose (SCHULTZE), bei Peritonitis (SCHLÜTER und NEVER), bei Urämie usw.; besonders bei der letzteren Erkrankung geht wohl relativ häufig der Kranke unter den Erscheinungen der Hirnschwellung zugrunde. Auch schon bei sehr starker Hirnanämie infolge akuten Blutverlustes hat man Hirnschwellung beobachtet.

Bemerkenswert sind weiter der Eintritt von Erscheinungen von Hirnschwellung und entsprechende anatomische Befunde bei Tod nach Salvarsaninjektion (FISCHER, LEVENS, HOFFMANN und JAFFÉ), wenn auch bisher der Nachweis, daß wirklich echte Hirnschwellung vorliegt, nicht genügend sicher erbracht ist. Klinisch zeigen sich außer den erwähnten Symptomen Schwellung und Cyanose des Gesichts, Krämpfe, Gefühl, als wolle der Kopf zerspringen. Die Erscheinungen treten gewöhnlich erst bei wiederholter Injektion auf. Sie sind nicht absolut tödlich; manchmal gehen sie wieder zurück. Übrigens können ähnliche Erscheinungen auch bei Hg-Behandlung auftreten. Wahrscheinlich spielt die Disposition des Gehirns oder des erkrankten Gehirns für das Auftreten der plötzlichen Todesfälle eine wichtige Rolle.

---

[1] REICHARDT: Arb. aus der Würzburg. psychiatr. Kl., bes. H. 8, Teil III, **1914.**
[2] NAUWERCK: Sektionstechnik, 5. Aufl. Jena: Gustav Fischer 1912.

Ferner sind manche plötzliche Todesfälle bei Hirntumoren auf das Auftreten von Hirnschwellung zurückzuführen. SPATZ spricht hier, wie überhaupt dort, wo zugleich andere Hirnprozesse vorliegen, von „symptomatischer" Hirnschwellung. Er ist der Meinung, daß die echte Hirnschwellung nicht nur eine gelegentliche Komplikation, sondern ein sehr häufiges Vorkommnis bei den Hirntumoren darstellt und daß sie im wesentlichen die unmittelbare Ursache der sog. allgemeinen Hirndruckerscheinungen ist, da dafür in der Regel weder die Kompression durch den Tumor, noch Störungen der Blutzirkulation in Betracht kommen. FÜNFGELD nimmt besondere Beziehungen der diffus wachsenden Gliome zur Hirnschwellung an. Beim Hirntumor findet man Hirngewichtszahlen, die die Kapazitätszahlen sogar übersteigen. Wie schon erwähnt, ist die Hirnschwellung wohl auch von wesentlicher Bedeutung für das Symptomenbild des Pseudotumors; auch wo bei diesem anatomische Veränderungen, wie basale Meningitis usw., gefunden wurden, spielt in der Symptomatologie und namentlich für den evtl. plötzlichen Tod die Hirnschwellung wohl eine größere Rolle, als bisher meist angenommen wurde.

Hirnschwellungen liegen wohl auch manchem plötzlichen Tod bei der Epilepsie zugrunde. Auf das Vorkommen der Hirnschwellung mit plötzlichen Todesfällen bei verschiedenen Geisteskrankheiten (z. B. Paralyse und Katatonie) sei hier nur hingewiesen. Auch die Migräne hat man mit der Hirnschwellung in Beziehung gebracht; die vorübergehenden Herderscheinungen würden sich durch eine vorübergehende Hirnschwellung gut erklären lassen.

Die Hirnschwellung kann recht schnell, nach REICHARDT in wenigen Sekunden, eintreten und wieder verschwinden. Sie kann sich aber auch langsam und chronisch entwickeln. Sie braucht nicht alle Teile des Gehirns in gleicher Weise zu betreffen, sondern befällt manchmal nur einzelne Abschnitte oder eine Hemisphäre und kann dann entsprechende Lokalstörungen erzeugen, z. B. hemiepileptische Anfälle usw. Dafür hat GRÜNTHAL den sicheren Beweis erbracht (autoptisch gesicherte lokale Hirnschwellung, die allgemeine Hirndruckerscheinungen und eine Hemiplegie verursacht hatte).

Wichtig ist auch zu beachten, daß die Schwellung besonders stark die Gegend um den 4. und 3. Ventrikel betreffen kann — dann haben wir abnorm enge Ventrikel —, wodurch die Schwellung, weil sie besonders lebenswichtige Stellen schädigt, besonders verhängnisvoll werden, zum Exitus führen kann (s. REICHARDT). Diagnostisch wichtig kann die Lumbalpunktion sein, die eine auffallend geringe Liquormenge ergibt.

Der anatomische Befund wird von SPATZ, wie folgt, knapp gekennzeichnet: „Die Dura adhäriert der Arachnoidea, in den zusammengedrückten subarachnoidealen Räumen findet sich kein Tropfen Liquor, die trockene Hirnoberfläche läßt das charakteristische Relief vermissen, die Windungen sind oft derartig abgeplattet, daß die Oberfläche geradezu als einheitliche Masse imponiert; die Substanz endlich zeigt eine Erhöhung der Konsistenz. Diese Kennzeichen finden sich auch während des Lebens bei der Trepanation. Hier kommt noch das Fehlen der Pulsation hinzu. Besonders bemerkenswert ist, daß die Erscheinungen der Hirnschwellung eine Neigung zu allgemeiner Ausbreitung besitzen." Die von dem Prozeß ergriffene Medulla zeigt einen vergrößerten Querschnitt. Die Vergrößerung der Tonsillen und der Uvula kann durch Störung der Liquorzirkulation eine weitere Komplikation hervorrufen. „Auch eine Vergrößerung des Querschnitts des Nervus opticus ist oft unverkennbar." Ein Ödem, d. h. eine Vermehrung freier Gewebsflüssigkeit liegt bei der Hirnschwellung nicht vor. Mikroskopisch kann der Befund regelrecht sein. Sehr häufig findet man aber „Klasmatodendrose", d. h. eine „amöboide" Umwandlung der Astrocyten, nur in der weißen Substanz, und zwar in einer Ausbreitung, wie sie wohl nur bei der Hirnschwellung vorkommt. Bei der Hirnschwellung handelt es sich, wie erwähnt, nicht um ein Ödem. Auch postmortale Veränderungen kommen nicht in Frage (STRECKER). REICHARDT nimmt eine noch nicht weiter zu bestimmende Störung des dynamischen Gleichgewichts der physikalisch-chemischen Vorgänge im Gehirn, SPATZ eine Änderung des kolloidalen Zustandes der Hirnmaterie, andere eine Säurequellung an. DE CRINIS legt dar, daß es sich um eine echte Quellung handle. Er hat regelmäßig Harnstoff vermehrt gefunden.

Als therapeutisch wichtig hebt SPATZ die auch REICHARDT bekannte Tatsache hervor, daß die Hirnschwellung wenigstens anfangs im Prinzip reversibel ist, und er verlangt mit Nachdruck osmotische Therapie, also Injektionen hypertonischer Lösungen. Nach den inzwischen gesammelten Erfahrungen ist dies in der Tat aussichtsreich, wobei freilich zu berücksichtigen ist, daß sich klinisch die Hirnschwellung nicht hinreichend sicher von anderen Zuständen der Hirnvolumensveränderung unterscheiden läßt. Immerhin bringt die osmotische Therapie, zusammen mit großen Pyramidongaben über manchen akuten Zufall nicht bloß bei den Tumoren, sondern auch bei Katatonen und Epileptikern hinaus. Die Prognose bei den sehr rasch und ganz überraschend auftretenden Hirnschwellungszuständen wie bei Gehirnen mit fortbestehender Schwellungsneigung ist aber immer ernst.

Es wäre höchst erwünscht, wenn die Frage der Hirnschwellung in recht ausgedehntem Maße vom Internisten beachtet würde. Erst dann würden wir auf diesem noch sehr unklaren und zweifellos sehr wichtigen Gebiet zu besserer Erkenntnis kommen.

D. Die tierischen Parasiten des Zentralnervensystems.

1. Cysticercus cellulosae.

Die Cysticerkose hat in früheren Zeiten eine beträchtliche Rolle auch in Deutschland gespielt. Heute hat ihre Häufigkeit stark nachgelassen, vermutlich im Zusammenhang mit der Tatsache, daß der Schweinebandwurm sehr viel seltener geworden ist, die Tierschau intensiver und die Aufklärung des Volkes viel weitergehend. Fand VIRCHOW in Berlin noch gegen 1860 bei etwa 2% der untersuchten Leichen Finnen, so ist heute die Häufigkeit solcher Befunde auf kleine Bruchteile eines Prozentes abgesunken, auch in Gegenden, die noch erheblich stärker befallen sind als das übrige Deutschland, wie etwa Schlesien. Immerhin muß man bei unklaren organischen Hirnerscheinungen ganz allgemein *auch* an Cysticerkose denken, besonders aber in den hauptsächlich verseuchten Gebieten. In meine Klinik etwa sind in einem Jahr 3 Fälle von Hirncysticerkose aufgenommen worden (WAGNER und COSACK).

Symptomatologie. Die Schweinefinnen befallen zwar häufig auch die Muskulatur und dies kann die Diagnose erheblich erleichtern, das Organ aber, das mit Vorliebe befallen wird, ist das Gehirn mit seinen Häuten. Cysticerkenblasen können sich in den Meningen der Konvexität, im Hirngewebe selbst, an der Hirnbasis, besonders als Cysticercus racemosus, wie endlich in den Hirnhöhlen ansiedeln und hier wiederum ist am stärksten befallen der 4. Ventrikel. Von einzelnen bis zu einer ungeheuren Zahl von Blasen, von ganz kleinen bis zu mächtigen Gebilden sind alle Möglichkeiten verwirklicht. Es hat daher keinen Sinn, hier eine allgemeine Symptomatologie zu geben, da man sonst die gesamte Großhirn-, Hirnstamm-, Ventrikel- und Meningensymptomatologie aufzeichnen müßte. Vielmehr erscheint es zweckmäßig, von vornherein die häufigsten Erkrankungstypen zu sondern.

Generalisierte Krämpfe. Die Cysticerkose kann einfach unter dem Bilde der typischen Fallsucht verlaufen, wenn auch in der Regel der Erkrankungsbeginn später liegen dürfte als beim Großteil der genuinen Epileptiker. Es hängt dies mit der Tatsache zusammen, daß im Gegensatz zur Echinokokkose Kinder von der Cysticerkose relativ verschont bleiben, ohne daß sich die Gründe dafür aufzeigen lassen. Erwarten müßte man ja, entsprechend der sehr viel häufigeren Wurmkrankheit im Kindesalter, das gerade Gegenteil. Neben den generalisierten Anfällen kann man gelegentlich auch Absencen und Dämmerzustände antreffen. Das klinische Bild gibt also als solches keinen Anlaß zu diagnostischen Zweifeln. Denkt man aber an Cysticerkose, so wird man in der Regel die Diagnose auch mit Sicherheit stellen können, falls man alle diagnostischen Hilfsmittels einsetzt.

Sehr häufig ist auch die *Herdepilepsie*, also eine epileptische Erkrankung, die unter Jacksonanfällen, vielfach daneben allerdings auch generalisierten Krämpfen, verläuft. Es können die Anfallstypen auch wechseln, zumal dann, wenn an der Konvexität mehrere Blasen Reizwirkungen entfalten. Mitunter ist die Symptomatologie aber so bestimmt, daß man die Lokalisation der irritativen Noxe sicher feststellen kann. Gelegentlich hat dann die Trepanation zur Sicherung der Diagnose und zugleich zur Heilung bzw. zu ganz erheblicher Besserung geführt. Auch die Herdepilepsie wird also an die Cysticerkose denken lassen, auch dann, wenn allmählich stärker werdende, bleibende neurologische Herdhinweise sich einstellen.

Meningitische Bilder. Entsprechend der häufigen Lokalisation der Blasen und komplizierten Blasenanhäufungen an der Hirnbasis mit den dadurch herbeigeführten lokalen und allgemeinen Reizerscheinungen entsteht nicht selten eine chronische Meningitis (Kopfschmerzen, Erbrechen, Schwindel, Anfälle, Neuritis optica, cerebellare Störungen, Hyperpathie). Während aber andere chronische Meningitiden, vor allem die luische, meist zur groben Schädigung eines oder einer Vielzahl von Hirnnerven und damit zu den typischen Bildern der chronischen Basalmeningitis führen, läßt die Cysticerkenmeningitis die Hirnnerven oft ganz verschont oder es kommt doch meist nur zu leichten und wechselnden Schädigungen des einen oder des anderen Hirnnerven. Ausnahmen gibt es natürlich auch hier. Führt die Meningitis, wie dies offenbar nicht selten geschieht, zum Hydrocephalus, so wird die Symptomatologie durch die Fülle möglicher hydrocephaler Symptome erweitert. Die Lumbalpunktion kann zur Einengung der Diagnose führen, ja die Diagnose sichern; es finden sich nämlich häufig reichlich eosinophile Zellen im Liquor, die sonst zu den großen Seltenheiten gehören, und außerdem kann man manchmal typische Häkchen oder Teile von Scolices nachweisen.

Cerebrale Allgemeinschäden mit und ohne Herdsymptome. Die Cysticerkose kann, besonders wenn es zur Ausbreitung der Blasen in die Hirnsubstanz selbst kommt, zu allen erdenklichen encephalitischen Bildern und unspezifischen organischen Psychosen, die wohl je nach der Anlage auch noch die verschiedenste Färbung haben, führen. Diese Bilder werden noch verwickelter dadurch, daß auch mehr oder weniger verwaschene Herdsymptome (grobe Herdsymptome sind selten) und epileptiforme Anfälle des verschiedensten Gepräges sich einstellen können. Sehr häufig kommt man, wenn man nicht an Cysticerkose denkt, oder wenn die spezifischen klinischen und serologischen Merkmale versagen, nur zur Diagnose einer unklaren organischen Hirnerkrankung, die noch dazu dadurch undurchsichtiger wird, daß die Symptomatologie erheblichen Schwankungen unterliegt und nach sehr schweren Symptomen rasch verhältnismäßig gute und ungestörte Perioden sich einstellen. Nicht selten sind einfache hartnäckige amnestische Symptomenkomplexe oder Korsakowbilder, die immer wieder einmal durch epileptiforme Attacken und anschließende Verwirrtheitszustände oder bloß durch kürzer oder länger dauernde Verwirrtheitszustände und Delirien überhöht werden. Eine gewisse geistige Schwäche bleibt bei schweren Formen der Cysticerkose wohl niemals aus.

Syndrome des 4. Ventrikels. Hier handelt es sich um einen in den Einzelheiten zwar wechselnden, aber, wenn man sich an die Hauptsymptome hält, doch recht typischen und im Kern einheitlichen Symptomenkomplex. Die Cysticerken treten offenbar aus den Plexus in die Hirnhöhlen über. Vereinzelt bleiben sie in den Seitenventrikeln oder aber im 3. Ventrikel hängen, vorwiegend aber scheinen sie durch den Liquorstrom schließlich in den 4. Ventrikel geführt zu werden, wo sie ein recht wechselndes Schicksal haben. Einzelne bleiben am Aquädukt hängen; meist finden sie sich aber in der Ventrikelhöhle selbst, frei flottierend, hier oder dort angeheftet, so daß sie mit den nichtanheftenden Teilen Form- und Lageveränderungen durchmachen können, oder endlich in Gänze festgelegt, so daß Lage- und Formveränderungen nicht ernstlich in Frage kommen. Hat man früher angenommen, daß es besonders die ganz oder teilweise flottierenden Blasen seien, die zu der typischen Symptomatologie führen, so scheinen doch in Wirklichkeit die Anheftungsverhältnisse eine wesentliche Bedeutung nicht zu haben. Es kommt offenbar auf die, durch die Anwesenheit der Cysticerken herbeigeführten, ihrem Grade und ihrer Ausbreitung nach wechselnden entzündlichen Veränderungen am Ependym an, die allein für die wechselnde Symptomatologie verantwortlich sind.

Wir finden plötzliche, selten oder auch sehr häufig auftretende Anfälle von Kopfschmerzen, heftigem Schwindel, Erbrechen, in schweren Fällen auch von Respirations- und Pulsveränderungen beängstigenden Gepräges, dazu vestibuläre Störungen und motorische Erscheinungen, die vom hysterischen Bild des Arc de cercle (tatsächlich wohl Streckerstarre) zu allen möglichen Typen epileptischer Krampfentladungen reichen. Daneben können auch andersartige durch den Hydrocephalus bedingte Herdstörungen sich einstellen. Sehr häufig wird der Kopf von den Kranken in dieser oder jener ausgezeichneten Lage ängstlich fixiert. Bestimmte Bewegungen werden nach Möglichkeit vermieden, wohl ein Zeichen dafür, daß doch gelegentlich auch mechanische Momente eine Rolle spielen mögen. Eigentliche Nackenstarre besteht nicht. Leichtere Grade von Stauungspapille sind die Regel, auch schwerere kommen vor. Ebenso kennzeichnend wie die auf die Rautengrube hinweisende Symptomatologie ist der rasche Wechsel zwischen schwersten Krankheitszuständen und wesentlich besseren Zeiten.

Die Cysticerken des 4. Ventrikels machen einen erheblichen Teil der Erkrankungen überhaupt aus. Es handelt sich dabei zugleich um die schwerste und am raschesten zum Tode führende Verlaufsform (durchschnittlich in neun Monaten). Freilich hat man Cysticerken im 4. Ventrikel auch als Zufallsbefunde erhoben, die — noch — keine Symptome gemacht hatten. Manchmal führt die Erkrankung rasch, binnen wenigen Tagen, durch Atemlähmung (das Herz kann noch Minuten weiterschlagen) zum Tode. Häufiger dauert es, unter Remissionen und Intermissionen, Monate, in seltenen Fällen auch Jahre. Der Tod erfolgt auch hier im akuten Anfall unter Atemlähmung.

Ursachen. Der Cysticercus cellulosae ist die Finne der Taenia solium, die für gewöhnlich in der Muskulatur des Schweins zu Hause ist. Kommen Glieder oder Eier der Tänie in den menschlichen Magen (Brechakt bei Trägern des Bandwurms [selten], meist Aufnahme mit nichtgekochter Nahrung), so werden die Finnen frei und dringen auf dem Blut- und Lymphwege in die Organe, am häufigsten ins Hirn. Die Finne entwickelt sich dann innerhalb weniger Monate (2—4). Cysticerkosekranke beherbergen sehr selten zugleich die Tänie.

Der Cysticercus stirbt in der Regel mit 3—6 Jahren ab, kann aber, eingekapselt, vor allem im Hirn ein sehr viel höheres Alter erreichen. Auch nach dem

Absterben aber ist er gefährlich, ja wahrscheinlich gefährlicher als im Leben, vielleicht weil es zur Produktion von Toxinen erst nach dem Tode kommt. Auf jeden Fall dauern Reizerscheinungen auf das Gewebe auch noch nach dem Absterben an. Die abgestorbene Finne imprägniert sich allmählich mit Kalk und wird dann oft röntgenologisch nachweisbar. Die Röntgenologie läßt auch erkennen, daß Absterben und Imprägnation der einzelnen Finnen zu ganz verschiedenen Zeiten erfolgt.

Anatomie. Bei der Sektion kann man einzelne wenige abgestorbene Parasiten von Erbsen- bis Bohnengröße, aber auch außerordentlich große Zahlen von meist noch nicht abgestorbenen Finnen antreffen, die früh zum Tode geführt haben. Daneben gibt es die Befunde der Ventrikelblasen und die auffallende Erscheinung des Cysticercus racemosus, der sich meist an der Hirnbasis entwickelt. Bei den noch lebenden Parasiten ist die Kapsel sehr zart. Um die Finne herum findet sich eine schmale zellreiche Zone, noch ohne Riesenzellen. Ältere Cysticerken haben eine ausgeprägte Kapsel. Der Parasitenmembran liegt eine zellreiche Schicht von Epitheloid- und Fremdkörperriesenzellen an. Die folgende ist die Bindegewebsschicht, durch Fibroblasten und kollagene Fasern ausgezeichnet. An sie schließt sich eine Infiltratzone an, in der Rundzellen neben

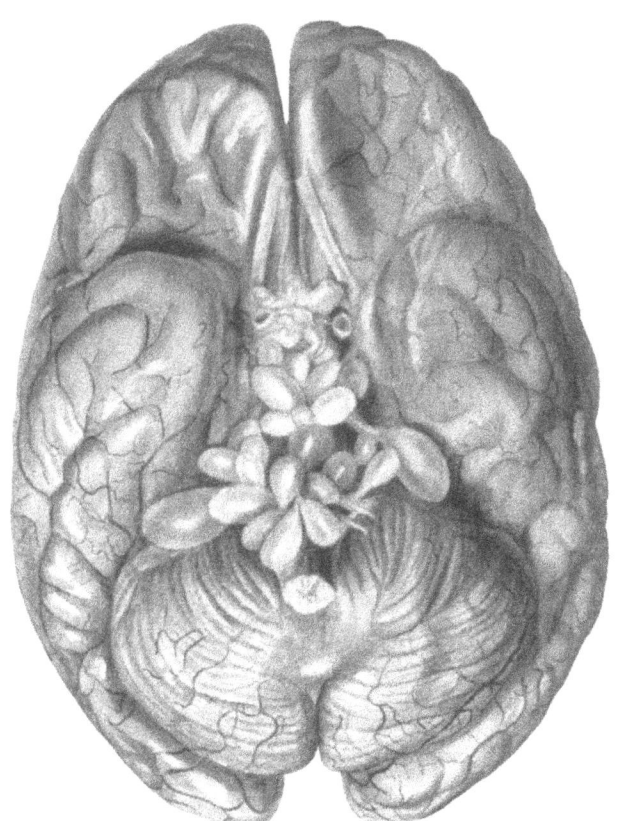

Abb. 15. Cysticercus racemosus. (Nach K. GOLDSTEIN.)

Plasmazellen, Mastzellen, Eosinophilen, Glia überwiegen. Die Gefäße zeigen Infiltration. Weiter nach außen findet sich eine starke gliöse Reaktion, innerhalb deren die Ganglienzellen regressiv verändert oder verschwunden sind. Bei noch älteren abgestorbenen Parasiten machen die einzelnen Schichten regressive Wandlungen durch; vor allem die inneren Schichten werden zellärmer, die Blase ist mit Detritus gefüllt, es findet eine starke Kalkeinlagerung statt. Meist färbt sich der abgestorbene Parasit mit Hämatoxylin blauschwarz. Manchmal stellt er eine schwach färbbare amorphe Masse dar.

Der Cysticercus racemosus entsteht offenbar aus der besonderen Wachstumstendenz der nicht abgekapselten Finne, den mechanischen Bedingungen, welche die Finne an der Hirnbasis vorfindet, und durch Einschnürungen und Abkapselungen durch wechselnde entzündliche Veränderungen der Hirnhäute. Es ist nicht ausgeschlossen, daß auch echte Blasenproliferation vorkommt. Scolices lassen sich recht häufig nicht finden. Im Bereiche des Cysticercus racemosus kommt es zu einer chronischen fibrösen Entzündung der Hirnhäute. Die mit kleinzelligen Infiltraten durchsetzten verdickten Bindegewebslager können die Cysticerkenreste ganz verdecken, so daß sie schwer auffindbar sind und die makroskopische Diagnose nicht sogleich gelingt. Auch hier kommt es zur Kapselbildung. Immer findet sich eine der luischen ähnliche Arteriitis.

Der Ventrikelcysticercus führt, wie erwähnt, fast immer zur chronischen Ependymitis, die nur viel hochgradiger als etwa bei der Lues zu sein pflegt. Die angehefteten Cysticerken sind auch im Ventrikel eingekapselt.

Diagnose. Aus den so überaus vielfältigen Symptomenbildern allein wird man kaum je die Diagnose machen können. Es kommen differentialdiagnostisch

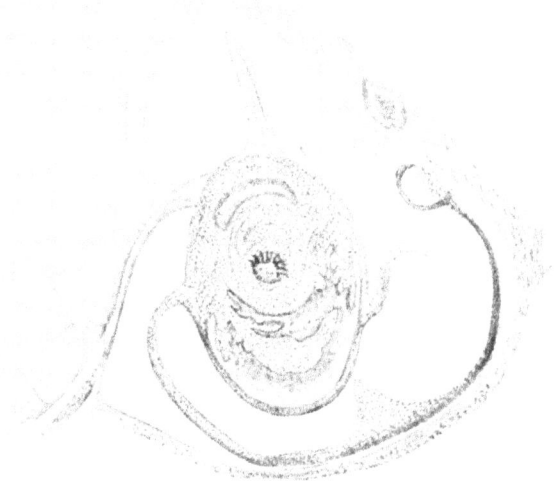

Abb. 16. Cysticercus in der Hirnrinde. (Nach OPPENHEIM.)

unter Umständen alle anderen Hirnerkrankungen in Frage. Wichtig sind daher die positiven Wege zur Diagnose. Wenn sich etwa eine Blase im Auge feststellen läßt oder Blasen unter der Haut und in den Muskeln tastbar sind, so daß die Nachschau möglich wird, dann werden meist auch die Hirnerscheinungen die richtige Deutung erfahren. DICKSON und SMITHERS haben sich besonders mit den Cysten in der Körperperipherie beschäftigt und mit dem Nachweis des Wechsels der Erscheinungen in der Peripherie (Kommen, Größerwerden und Verschwinden der Blasen, das letztere mit der Verkalkung, verschiedenes zeitliches Verhalten der einzelnen Blasen) auch Licht in den Wechsel der Hirnerscheinungen gebracht. Abgestorbene und verkalkte Blasen lassen sich röntgenologisch nachweisen, in der Muskulatur leichter als im Hirn, dort wahrscheinlich auch eher. Aber das Verkalken beginnt erst mehrere Jahre nach der Infektion, so daß der diagnostische Wert der Röntgenographie beschränkt ist. Lebende Blasen lassen sich so nicht nachweisen. Im übrigen findet man Finnen auch in der Peripherie manchmal nur vereinzelt, so daß man sich nicht mit einer Aufnahme begnügen darf. Bei unklaren Fällen werden die Aufnahmen auch zu wiederholen sein, zumal dann, wenn bei ungeklärten cerebralen Störungen „Rheumatismen", „Neuralgien" usw. Jahre vorausgegangen sind. Nicht selten bekommt man in späteren Stadien sehr eindrucksvolle Bilder.

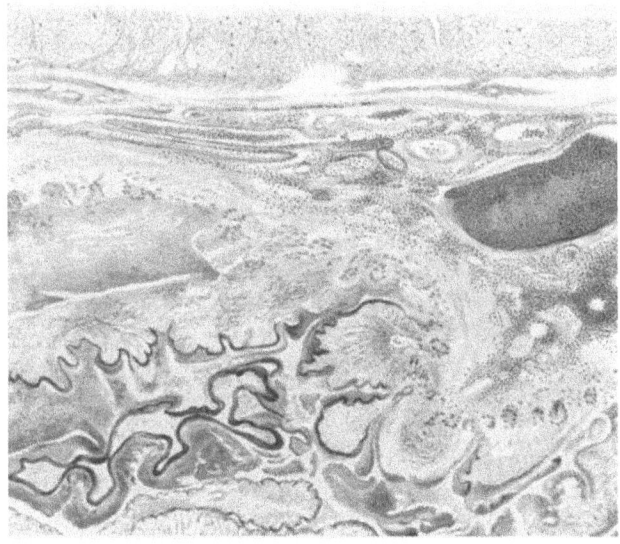

Abb. 17. Abgestorbene Cysticerkenblasen in den Meningen (Cysticercus racemosus). (Nach K. GOLDSTEIN.)

Eosinophilie im Blute ist häufig und oft sehr ausgeprägt, aber ein unspezifisches Symptom. Größeren Wert hat schon die Eosinophilie im Liquor, wenn sie vorhanden ist. Denn tuberkulöse Meningitis und Paralyse, bei denen Eosinophile auch selten gefunden wurden, lassen sich unschwer erkennen. Leider aber

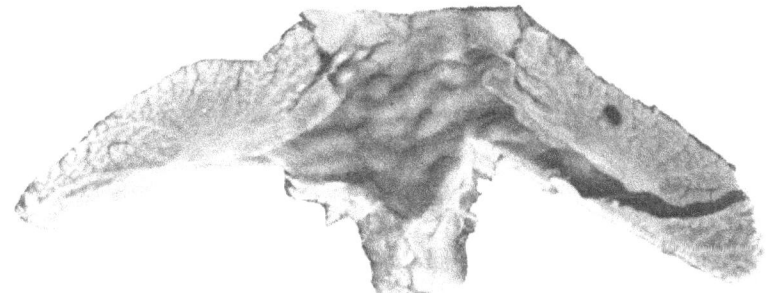

Abb. 18. Cysticercus des vierten Ventrikels. Geschwulstartige Gliose des Ependyms. (Aus der pathologischen Sammlung des städt. Krankenhauses am Urban, Berlin.)

ist die Eosinophilie im Liquor kein konstanter Befund bei Cysticerkose. Die übrigen Liquorveränderungen sind unspezifisch. Man findet Pleocytose (bis etwa 100), Eiweißvermehrung, oft Paralysekurven, manchmal nach rechts verschobene Zacken.

Die Komplementbindungsreaktion von WEINBERG ist zwar wertvoll, aber doch offenbar nicht spezifisch. Dagegen scheint die von TRAWIŃSKI und ROTHFELD neuerdings angegebene Präcipitationsreaktion spezifisch und zuverlässig zu sein. Das Antigen wird aus den Parasitenköpfen der voll entwickelten Schweinefinne hergestellt. Allerdings fällt die Reaktion positiv aus auch bei

Tänienträgern und zwar noch für längere Zeit nach der Wurmkur. Aber Cysticerkenkranke beherbergen die Tänie ja in den seltensten Fällen, so daß der Wert des Verfahrens kaum eingeschränkt wird.

Prognose. Die Obduktion kann Cysticerken, die im Leben niemals Erscheinungen gemacht haben, als Zufallsbefunde aufdecken. Lebende Finnen mögen dazu noch oft genug übersehen werden. Selbst eine Blase im 4. Ventrikel kann, wenn sie klein ist, symptomlos geblieben sein. Cysticerken, die zu generalisierten oder Herdanfällen führen, bedrohen Gesundheit und Leben in dem gleichen Maße wie andere epileptische Erkrankungen. Nicht selten ist der Tod im Status

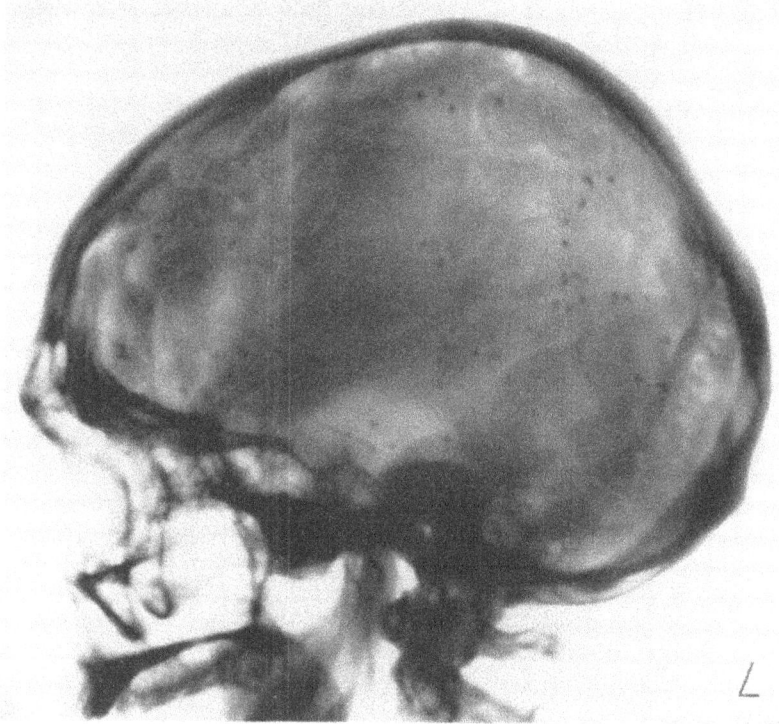

Abb. 19. Disseminierte Cysticerkose der Hirnrinde. Die multiplen, kleinen, verkalkten Cysticerken gruppieren sich vorwiegend um die Arteria cerebri media. (Nach W. WAGNER und H. COSACK.)

epilepticus. Zahlreiche oder gar massenhafte Cysticerken im Hirn führen wohl immer zu sehr ernsten organischen Krankheitsbildern und werden im Verlauf von Jahren, unter Umständen aber erst nach mehr als einem Jahrzehnt, schließlich doch Anlaß zum Tode. Verhängnisvoll ist vor allem die Cysticerkose der basalen Meningen, die durchschnittlich wesentlich rascher zum Tode führt als die bisher genannten Formen. Am schwersten wird das Leben durch die Cysticerken des 4. Ventrikels bedroht, die, wie erwähnt, durchschnittlich in 9 Monaten zum Tode führen, wenn sie die Betroffenen auch viel rascher oder, selten, erst nach Jahren erliegen lassen können.

Therapie. Einzelne Cysticerken, die zu Jacksonanfällen führen, sind operativ angegangen worden, mit vollem oder doch mit befriedigendem Erfolge. Meist sind aber noch andere Blasen vorhanden, so daß es zur Heilung nicht kommt. Auch aus dem 4. Ventrikel hat man Blasen entfernt. Sind die Ergebnisse bisher auch wenig befriedigend, so werden die Drohungen des Leidens und der mögliche

Erfolg den Eingriff doch immer wieder rechtfertigen. Im übrigen ist die Therapie machtlos, soweit sie auf die Heilung abzielt. Symptomatisch wird man je nach dem Krankheitsbilde verschieden zu verfahren haben. Vor allem wird die Bekämpfung des Hydrocephalus oft nötig sein (Balkenstich, Quecksilber, Jod, unter Umständen auch vorsichtige Lumbalpunktionen, wenn die Hirndruckerscheinungen diese nicht verbieten).

2. Echinococcus cerebri.

Symptomatologie. Das Erscheinungsbild des im Gehirn angesiedelten Echinococcus unterscheidet sich ganz wesentlich von jenem der Cysticerkose. Vor allem fehlt die Beziehung zu den Hirnhäuten fast ganz; es kommt also nicht zu meningitischen Bildern, und auch der 4. Ventrikel ist sehr selten befallen. Vielmehr sitzt der Echinococcus mit Vorliebe in den Hemisphären, vereinzelt auch im Seitenventrikel. Die ziemlich umfangreichen Gebilde, die sich nahe der Oberfläche entwickeln und gegen diese andrängen, verursachen in der Regel die je nach dem Sitz wechselnden Syndrome des lokalisierten raumbeengenden Prozesses, des Hirntumors. Da offenbar Stirnhirn und Zentralregion vor allem befallen werden, wird man am häufigsten die hierher gehörigen Syndrome erwarten. Auch eine eigene Beobachtung betraf einen Echinococcus im Stirnhirnbereich. Die Allgemeinerscheinungen wie die lokalen Hinweise unterscheiden sich im wesentlichen nicht vom gewöhnlichen Bild des Tumors. Häufiger als hier scheint nur ein auf die Lokalisation hinweisender begrenzter Schmerz. Dies beruht offenbar auf Eigentümlichkeiten, die den Echinococcus doch wieder vom Hirntumor, wenigstens relativ, unterscheiden. Der Echinococcus führt nämlich nicht selten zur Usur der Schädelknochen, ja das Schädeldach kann durchwachsen werden, so daß die Blase dann unter der Kopfschwarte erscheint. Vorher ist der Knochen schon so dünn, daß es zum „Pergamentknistern" kommt. Die Eröffnung führt unter Umständen zur Ausstoßung einer oder einer ganzen Fülle von Blasen.

Bei Kindern kann der Hirnechinococcus zum abnormen Schädelwachstum und zum Klaffen der Nähte führen. Die Fontanelle bleibt offen. Der Kopfschmerz soll gering sein.

Selten kommt es auch zur Entwicklung des Echinococcus in der Diploe der Schädelknochen.

Im Blute findet man häufig, aber durchaus nicht immer, Eosinophilie. Vor allem fehlt sie bei abgestorbenen, manchmal auch bei operativ entfernten Parasiten, aber nicht nur hier. Im Liquor sind neben Bernsteinsäure vor allem auch die recht kennzeichnenden Häkchen gefunden worden. Entzündliche Erscheinungen wurden vereinzelt festgestellt. Wichtig ist aber vor allem die Tatsache, daß der Parasit zur Bildung eines Antitoxins führt, das mit geeigneten Methoden nachgewiesen werden kann.

Ätiologie. Der Echinococcus ist die zur Taenia echinococcus zugehörige Finne. Die Taenia selbst lebt im Darm des Hundes, des Wolfes, des Schakals und ist im Gegensatz zur Taenia solium äußerst klein, besteht aus 3—4 Gliedern, ist nur etwa 2,5—6 mm lang, hat am Scolex neben den vier Saugnäpfen ein Rostellum mit zwei Reihen von Häkchen, die aber nur bei starker Vergrößerung deutlich erkennbar sind.

Die Infektionsquelle mit der Echinococcusfinne ist gewöhnlich der Hund. Er selbst infiziert sich meist durch den Genuß von echinokokkenhaltigen Fleischabfällen. Der Hund zerbeißt die ihm abgehenden Taeniden und deren Onkosphären bleiben an seinem Felle oder seinem Maule haften und sie gelangen von da bei Berührungen, besonders Küssen, Leckenlassen des Hundes in den Magen des Menschen. Die Eier entwickeln im Magen des Menschen Embryonen, die die Darmwand durchbohren und mit dem Blut- und Lymphstrom in die verschiedenen Körperorgane gelangen. Besonders häufig wird die Leber befallen. Die Lokalisation im Gehirn ist verhältnismäßig selten. Die Verbreitung der Echinokokken ist in den einzelnen Ländern sehr verschieden (besonders häufig sind sie in Rumänien, Griechenland, Australien, Argentinien, in Deutschland findet sich der Parasit besonders in Mecklenburg, Vorpommern, Schlesien, Thüringen, Württemberg, sehr selten z. B. in Unterfranken und anderen Gegenden). Vor allem erkranken Jugendliche.

Man kann zwei Arten von Echinokokken unterscheiden, den Echinococcus hydatidosus und den Echinococcus multilocularis oder alveolaris, von denen der letztere im Gehirn sehr selten ist. Der Echinococcus hydatidosus stellt sich als eine einfache Blase von verschiedener Größe, im Zentralnervensystem meist unter Hühnereigröße dar. Doch können in einer ,,Mutterblase" auch Tochter- und ,,Enkelblasen" sich finden, ja die Mutterblase kann zugrunde gehen und die Blasen sind dann von einer bindegewebigen, oft Riesenzellen enthaltenden, Kapsel umhüllt. Die Blasenwand besteht aus einer aus feinen Lamellen zusammengesetzten, in gut erhaltenem Zustand weißen, leicht durchscheinenden, bei zerfallendem Parasiten gelatinös aussehenden Cuticula und einer zarten, viel schmäleren, glykogenreichen, körnigen, wenig widerstandsfähigen Parenchymschicht. Aus der Parenchymschicht entwickelt sich die Brutkapsel, in deren Innern die mit 4 Saugnäpfen versehenen hakentragenden einstülpbaren Köpfe (Scolices) liegen. Die Entwicklung von Köpfen kann ausbleiben (Acephalocysten). Die Flüssigkeit, die die Kapseln enthalten und die evtl. aus dem erkrankten Organ durch Punktion gewonnen werden kann, ist farblos oder leicht gelblich, dünn, wässerig; gelegentlich sieht man in ihr die Scolices als kleine weiße Pünktchen. Sie enthält Bernsteinsäure, außerdem Kochsalz, Traubenzucker und meist kein durch Hitze koagulierbares Eiweiß.

Der Echinococcus multilocularis oder alveolaris stellt sich dar als eine Anhäufung von zahllosen, ganz kleinen, bis etwa $1/2$ cm großen Cystchen, von derberem Bindegewebe umgebenen ,,Waben" oder ,,Alveolen", wie man die lange völlig rätselhaften Gebilde genannt hat. Im Zentrum dieser oft Mannskopfgröße erreichenden Anhäufung findet sich eine große Zerfallshöhle. Die kleinen Cystchen lassen mikroskopisch eine von Fetttröpfchen, Fettsäurekristallen und Kalk durchsetzte typische Echinokokkenmembran mit ihren vorher erwähnten Charakteristiken erkennen. Scolices sind nur schwer nachzuweisen. Die Masse nimmt zu durch exogene Anlagerung von neuen Blasen ohne Bildung von Tochterblasen. Um die Blase findet sich eine derbe Bindegewebshülle oder Granulationsgewebe, das gewöhnlich Riesenzellen enthält.

Multiple Echinokokken sind im Gehirn selten; es handelt sich nach verschiedenen Statistiken um 0,5—9,87% aller Echinokokkenerkrankungen. Nach Henneberg finden sich etwa 150 Beobachtungen im Schrifttum. Ich selbst habe in den letzten Jahren nur einen Fall aus dem Liquorbefund (Häkchen) diagnostizieren können. Am häufigsten ist der Parasit im Mark der Großhirnhemisphären, besonders oft im Stirnhirn und in der Zentralwindungsgegend; in der Regel liegt er an der konvexen Oberfläche der Hemisphären. Die weichen Hirnhäute sind ebenso wie Brücke, Oblongata, 4. Ventrikel fast immer verschont. Relativ oft sitzen die Echinokokken im Seitenventrikel, manchmal im Schädelknochen und drücken dann aufs Gehirn (Frangenheim). In der Umgebung der Echinokokken kommt es zur reaktiven Entzündung und damit zur Abkapselung, manchmal auch zur Erweichung des Gehirns; die Reaktionserscheinungen sind besonders stark beim Echinococcus alveolaris, der sich auch insofern durch Bösartigkeit auszeichnet, als er zur Metastasenbildung neigt. — Es ist auch eine Echinokokkenembolie der Hirngefäße beobachtet worden.

Diagnose. In der Regel wird zunächst nur die Diagnose eines raumbeengenden Prozesses gestellt werden. Einen Hinweis geben Echinokokken in anderen Körperorganen. Pergamentknistern oder röntgenologisch erkennbare Usuren des Schädelknochens werden an Echinococcus denken lassen, ganz abgesehen von den seltenen Fällen, in denen der Echinococcus unter der Schädelschwarte erscheint, nachdem er den Knochen durchwachsen hat. Der Nachweis von Häkchen im Liquor sichert nur selten die Diagnose. Eine erhebliche Eosinophilie wird, wenn andere Krankheiten, die dies Symptom herbeizuführen pflegen, ausgeschlossen werden können, neben der Cysticerkose auch den Echinococcus in den Kreis der Erwägungen ziehen lassen. Dann aber helfen, wenigstens in der großen Mehrzahl der Fälle, die Komplementbindungsreaktion und die Hautreaktionen weiter (s. BLUMENTHAL).

Die Komplementbindungsreaktion wird mit titrierter Echinokokkenflüssigkeit nach dem Prinzip der Wa.R. angestellt und scheint weitgehend spezifisch zu sein. Der Liquor ergibt positive Reaktionen nur dann, wenn der Echinococcus im Hirn, im Rückenmark oder in den Meningen angesiedelt ist. Versager gibt es nur bei seit längerer Zeit abgestorbenen Parasiten. Es kommen ganz seltene unspezifische positive Reaktionen vor. Ähnlich wertvoll soll die Intracutan- und Intradermo-Reaktion sein.

Wesentlich ist natürlich, daß man überhaupt an Echinococcus denkt. In Gegenden, in denen der Parasit häufig ist, wird dies eher geschehen. Auch die intensive Beschäftigung mit Hunden wird bei verdächtigen Krankheitsbildern nach der Richtung des Echinococcus fahnden lassen.

Die *Prognose* ist recht ungünstig. Ohne operativen Eingriff gehen die meisten Kranken innerhalb weniger Monate unter Hirndruckerscheinungen oder im Status epilepticus zugrunde. Vereinzelt kommt es zu längerdauernden Remissionen. Der Zufallsbefund abgestorbener Echinokokken ist ein recht seltenes Vorkommnis.

Relativ günstig sind die Echinokokken, die sich im Schädelknochen oder zwischen Dura und Schädelknochen entwickeln und den Knochen durchbrechen. Hier kann es zur Spontanheilung kommen. Sehr ungünstig ist der Verlauf bei Echinococcus in den Ventrikeln.

Operatives Vorgehen wird man in allen einigermaßen günstig liegenden Fällen versuchen müssen. Es werden ganz verschiedene Ergebnisse berichtet, die durchschnittlich nicht günstig sind und in Wirklichkeit noch weniger glücklich sein dürften, da eher Erfolge als Mißerfolge mitgeteilt werden. Gefährlich ist in jedem Falle die Punktion der Blase, wenn nicht sogleich die operative Entfernung angeschlossen werden kann. Der Blaseninhalt ist offenbar vielfach nicht keimfrei und scheint auch sonst eine hohe Giftigkeit zu entfalten. Nicht wenige zunächst mit Erfolg Operierte gehen an sekundären Infektionen zugrunde. Kann man nicht operieren, dann wird man Jod und Quecksilber versuchen.

3. Gehirndistomen und Schistosomen.

Aus Japan sind eine Reihe von Fällen von Infektion des Gehirns mit den Eiern des Lungenegels, Distomum pulmonale, beschrieben worden. Die klinischen Bilder erinnern an die Cysticerkose des Gehirns. In der Regel findet sich Epilepsie, auch psychische Störungen. Dagegen sind grobe Herdstörungen häufiger und Hirnnervenstörungen fehlen. Anatomisch zeigen sich besonders in den Rindengebieten zahlreiche Cysten, die Eier enthalten. Nur selten wird der Parasit in den Höhlen gefunden, der Parasit gelangt wohl auf embolischem Wege ins Gehirn, stirbt aber ab. In anderen Fällen liegen die Eier in den kleinen Gefäßen, in die sie wohl auch auf embolischem Wege gelangt sind und dringen teilweise durch die nekrotische Gefäßwand in die Umgebung, wo sie abgekapselt werden. In neuester Zeit hat man mit Antimonpräparaten die Lungendistomiasis mit Erfolg bekämpft.

Die Diagnose ist in der Regel nur durch den Nachweis von Lungendistomiasis zu stellen. Der Verlauf ist ein protrahierter, die Prognose ungünstig. Remissionen kommen vor. Die Therapie ist machtlos, auch die chirurgische, da der Parasit wohl immer multipel auftritt.

In manchen Distrikten Japans kommt eine durch Schistosoma japonicum bedingte Erkrankung vor (sog. Katagama- oder Yamanachikrankheit), die sich neben Symptomen von seiten anderer Organe — Leber, Milz, Darm usw. — in verschiedenen cerebralen Erscheinungen (Kopfschmerzen, Schwindel, Sprachstörungen, Epilepsie usw.) äußert und bei der sich im Gehirn Eier von Schistosomum japonicum finden (KASTURADA). Von H. R. MÜLLER und STENDER ist neuerdings auch eine Bilharziose (Schistosomum haematobium) des Rückenmarks beschrieben worden. Hier war es zur Einschwemmung zahlloser Eier und dem Bilde einer Querschnittsmyelitis gekommen.

4. Trichinose.

Abgesehen von den nervösen Symptomen, die auf eine Intoxikation hinweisen, und den pseudoneurologischen Erscheinungen, die durch das Befallensein der verschiedensten Muskelgruppen (etwa Nacken oder einzelner Augenmuskeln) bedingt sind, muß man bei der Trichinose auch mit Störungen rechnen, die durch das Befallensein des Zentralnervensystems selbst hervorgerufen sind. GAMPER und GRUBER haben nämlich, nachdem früher Trichinellen schon im Liquor gefunden worden waren, solche in einem Falle auch im Hirngewebe festgestellt und hier mannigfache Reaktionen aufgedeckt, deren Deutung allerdings zweifelhaft blieb, da gleichzeitig Endokarditis bestand.

Literatur.

Zusammenfassende Darstellungen.

BAILEY, P.: Die Hirngeschwülste. Stuttgart 1936.
GOLDSTEIN u. COHN: Diagnostik der Hirngeschwülste. Berlin u. Wien 1932.
HILPERT: (1) Internat. Kongreß Neur. 1931. Ref. Zbl. Neur. 61, 434 (1932). — (2) Klin. Mbl. Augenheilk. 95, 577 (1935). — HOFF u. SCHÖNBAUER: Fortschr. Neur. 7, 382, 433, 475 (1935).
McLEAN: BUMKE u. FOERSTERs Handbuch der Neurologie, Bd. XIV. 1936.
PETTE: Zbl. Neur. 87, 676 (1938).

Allgemeine Diagnostik.

BRUNNER, H.: Otologische Diagnostik der Hirntumoren. Berlin u. Wien 1936.
FOERSTER: Klin. Wschr. 1934 II, 1737.
GAUPP: Nervenarzt 8, 529 (1935).
KEHRER, F.: Die Allgemeinerscheinungen der Hirngeschwülste. Leipzig 1931.
MARBURG: Wien. klin. Wschr. 1935 I, 257, 294 (Kindesalter).

Röntgendiagnose.

DYES, O.: Die Hirnkammerformen bei Hirntumoren. Leipzig 1937.
JANKER: Fortschr. Röntgenstr. 53, 699 (1936).
KÖRNYEY: Zbl. Neurochir. 2, 224 (1937).
LÖHR: Fortschr. Röntgenstr. 52, 369 (1935). — LÖHR u. RIECHERT: Zbl. Neurochir. 2, 1 (1937). — LYSHOLM: Nervenarzt 10, 1 (1937).
McCONNELL and CHILDE: Arch. of Neur. 37, 33, 56 (1937).

Liquordiagnose.

BANNWARTH: Arch. f. Psychiatr. 104, 690 (1936).
SCHELLER: Mschr. Psychiatr. 95, 257 (1937).

Topographische Diagnose.

BANNWARTH: Arch. f. Psychiatr. 103, 471 (1935). — BENDA: (1) Mschr. Psychiatr. 89, 53, 105 (1934). — (2) Mschr. Psychiatr. 93, 332 (1936). — BRUNNER: Mschr. Ohrenheilk. 69, 708 (1935).

Högner: Dtsch. Z. Nervenheilk. **97**, 238 (1927). — Horrax and Bailey: (1) Arch. of Neur. **13**, 423 (1925). — (2) Arch. of Neur. **19**, 394 (1928) (Vierhügel).
Kolodny: Arch. of Neur. **21**, 1107 (1929) (front). — Brain **51**, 385 (1928) (temp).
Lemke: (1) Arch. f. Psychiatr. **102**, 706 (1934) (temp). — (2) Arch. f. Psychiatr. **106**, 54 (1936) (front).
Olivekrona u. Urban: Bruns' Beitr. **161**, 224 (1935) (Siebbein).
Rosenfeld: Dtsch. Z. Nervenheilk. **91**, 1 (1926) (Ventrikel). — Rosenhagen: Nervenarzt **7**, 537 (1934).
Skalweit: Dtsch. Z. Nervenheilk. **105**, 289 (1928) (Stammganglien).
Voris and Adson: Arch. of Neur. **34**, 965 (1935) (Balken).

Artdiagnose.

Gagel: Zbl. Neur. **87**, 680 (1938).
Ostertag: Einteilung und Charakteristik der Hirngeschwülste. Jena 1936. Siehe im übrigen Bailey.

Gliome.

Bailey and Cushing: Arch. of Neur. **14**, 192 (1925) (Medulloblastome). — Benedek: Z. Neur. **156**, 677 (1936). — Bergstrand: Virchows Arch. **287**, 538, 797 (1932) (Astroc.).
Foerster u. Gagel: Z. Neur. **150**, 515 (1934) (Ependym.).
Gabriel, P.: Les Pinéalomes. Paris 1935.
Olivekrona: Dtsch. Z. Nervenheilk. **128**, 1 (1932).
Tönnis u. Zülch: Zbl. Neurochir. **2**, 141 (1937).

Meningeome.

Bostroem u. Spatz: Nervenarzt **2**, 505 (1929).
Guillaumat: Les meningiomes supra-sellaires. Paris 1937. — Guttmann u. Spatz: Nervenarzt **2**, 581 (1929).
Környey: Dtsch. Z. Nervenheilk. **142**, 229 (1937).
Olivekrona: Die parasagittalen Meningeome. Leipzig 1934.
Vet, de: Über die Diagnostik des Meningioma cerebri. Amsterdam 1936.

Gefäßgeschwülste.

Bergstrand, Olivekrona u. Tönnis: Gefäßmißbildungen. Gefäßgeschwülste des Gehirns. Leipzig 1936.
Jung: Arch. f. Psychiatr. **103**, 580 (1935).

Acusticus.

Brunner: (1) Mschr. Ohrenheilk. **69**, 493, 549 (1935). — (2) Klin. Wschr. **1935 I**, 383.
Marburg: Handbuch der Neurologie des Ohres, Bd. III. 1926.

Hypophyse.

Bartels: Klin. Mbl. Augenheilk. **97**, 185 (1936).
McLean: Z. Neur. **126**, 639 (1930) (Erdheim).
Perémy: Klin. Wschr. **1935 I**, 92.

Epiphyse.

Born: Inaug.-Diss. Heidelberg 1934.

Seltenere Geschwulstarten.

Foerster, Gagel u. McLean: Z. Neur. **147**, 713 (1933).
Love and Kernohan: J. amer. med. Assoc. **107**, 1876 (1936).
Stender: Zbl. Neurochir. **2**, 114 (1937).

Metastatische Geschwülste.

Brunner: Z. Neur. **154**, 793 (1936).
Roger et Paillas: Presse méd. **1934 II**, 2093.

Differentialdiagnose.

Schaltenbrand: Zbl. inn. Med. **1937**, 721, 737.

Therapie.

Cairns: (1) Yale J. Biol. a. Med. **8**, 421 (1936). — (2) Lancet **1936 I**, 1223, 1291. —
Cushing, H.: Intrakranielle Tumoren (Bericht über 2000 Fälle). Berlin 1935.

GULEKE: Die Chirurgie der Hirngeschwülste. Stuttgart 1936.
HOFF u. SCHÖNBAUER: Hirnchirurgie. Leipzig u. Wien 1933.
OLIVEKRONA: Fortschr. Röntgenstr. **52**, 355 (1935).
SCHINZ u. VOLLMANN: Acta radiol. (Stockh.) **18**, 1 (1937).
TÖNNIS: Zbl. Neur. **87**, 681 (1938).

Pseudotumor.

BAEUMLER: Dtsch. Z. Nervenheilk. **39**, 341 (1910).
CORDEL: Inaug.-Diss. Münster 1934.
FINKELNBURG u. ESCHBAUM: Dtsch. Z. Nervenheilk. **38**, 35 (1910).
HIGIER: Zbl. Neur. **48**, 823 (1928).
MONIZ: Encéphale **24**, 337 (1929).
NONNE: (1) Dtsch. Z. Nervenheilk. **27**, 169 (1904). — (2) Dtsch. Z. Nervenheilk. **33**, 317 (1907). — (3) Dtsch. Z. Nervenheilk. **34**, 33 (1908).
REDLICH: Med. Klin. **1929** I, 64, 101.
SAUQUES: Revue neur. **40** I, 1099 (1933).
WEBER u. SCHULTZ: Mschr. Psychiatr., Erg.-Bd. **33**.

Hirnschwellung.

APELT: (1) Dtsch. Z. Nervenheilk. **35**, 306 (1908). — (2) Dtsch. Z. Nervenheilk. **39**, 119 (1910).
DE CRINIS: Zbl. Neur. **87**, 681 (1938).
FÜNFGELD: (1) Dtsch. Z. Nervenheilk. **114**, 209 (1930). — (2) Zbl. inn. Med. **1934**, 513.
GRÜNTHAL: s. SPATZ.
MARCHESANI u. SPATZ: Ber. dtsch. ophthalm. Ges. **1934**, 354.
REICHARDT: Arbeiten aus der Psychiatrischen Klinik Würzburg, H. 8, Teil 3. Jena 1914. — ROTHSCHILD: Z. Neur. **148**, 600 (1933).
SCHLÜTER u. NEVER: Z. Neur. **140**, 172 (1932). — SCHULTZE: Münch. med. Wschr. **1928** I, 896. — SPATZ: Zbl. Neur. **54**, 316 (1930).

Cysticerkose.

ANTONOFF: Virchows Arch. **285**, 485 (1932).
BARRÉ: Ann. Méd. **36**, 275 (1934). — BECKER: Fortschr. Röntgenstr. **49**, 587 (1934). — BERGHOLD: Inaug.-Diss. Jena 1933. — BEUMER: Dtsch. med. Wschr. **1930** I, 876. — BUSSE: Arch. f. Psychiatr. **95**, 189 (1931).
DICKSON and SMITHERS: Quart. J. Med. **1934**, 3, 603. — DÜRCK: Klin. Wschr. **1931** I, 32.
HALPERN: Klin. Wschr. **1930** I, 718. — HEILMANN: Virchwos Arch. **286** (1932). — HENNEBERG: BUMKE u. FOERSTERs Handbuch der Neurologie, Bd. XIV, S. 286. — HIMMELMANN: Dtsch. Z. Chir. **205**, 362 (1927). — HOFF: Klin. Wschr. **1931** II, 2407.
KLOOS: Nervenarzt **10**, 363 (1937). — KULKOW u. STERNBERG: Mschr. Psychiatr. **91**, 107 (1935).
LANGE, O.: Zbl. Neur. **81**, 643 (1936). — LASAREW: Z. Neur. **104**, 667 (1926). — LEHOCZKY: Dtsch. Z. Nervenheilk. **132**, 193 (1933).
MEYER: J. Psychol. u. Neur. **37**, 195 (1928).
ROTHFELD: Dtsch. Z. Nervenheilk. **137**, 93 (1935).
SALINGER u. KALLMANN: (1) Mschr. Psychiatr. **72**, 324 (1929). — (2) Mschr. Psychiatr. **76**, 38 (1930).
WAGNER u. COSACK: Z. Neur. **156**, 660 (1936).
TRAWIŃSKI u. ROTHFELD: Zbl. Bakter. **34**, 472 (1935).
WICKEL: Klin. Wschr. **1930** I, 571.

Echinococcus.

ALBRECHT: Zbl. Neur. **48**, 733 (1928). — ALTSCHUL u. DE ANGELIS: Mschr. Psychiatr. **66**, 325 (1927).
BARTSCH u. POSSELT: Virchows Arch. **285**, 665 (1932). — BLUMENTHAL: Med. Welt **1930** I, 45. — BOTTERI: Klin. Wschr. **1929** I, 836.
DRAGONAS u. VLAVIANOS: Mschr. Psychiatr. **95**, 334 (1937).
GIERLICH: Dtsch. med. Wschr. **1929** II, 1873.
HENNEBERG: BUMKE u. FOERSTERs Handbuch der Neurologie, Bd. XIV, S. 322.
POSSELT: Erg. Path. **26** (1932). — PROPOW u. UMEROW: Dtsch. Z. Nervenheilk. **137**, 187 (1935).
SNAPPER: Krkh.forsch. **2**, 87 (1925).

Gehirndistomen und Schistosomen sowie Trichinose.

GAMPER u. GRUBER: Virchows Arch. **266**, 731 (1928).
HENNEBERG: BUMKE u. FOERSTERs Handbuch der Neurologie, Bd. XIV, S. 337.

Senile und präsenile Hirnerkrankungen.

Von

A. BOSTROEM-Leipzig.

Mit 6 Abbildungen.

A. Einleitung.

Man sollte meinen, daß der Begriff der senilen Hirnerkrankungen keiner besonderen Erläuterung bedarf, und doch muß auch hier vorausgeschickt werden, was in diesem Kapitel gebracht werden soll: Die in erster Linie hierher gehörende Erkrankung ist die sog. senile Demenz, eine organische Hirnerkrankung, die sich erst im eigentlichen Senium zeigt. Die pathologisch-anatomischen Veränderungen, die wir dabei sehen, werden nun aber in seltenen Fällen auch bei Individuen schon vor Eintritt des Seniums beobachtet, nämlich bei der sog. ALZHEIMERschen Erkrankung. Die von ihr betroffenen Kranken zeigen ungeachtet ihres noch keineswegs zum Senium zu rechnenden Lebensalters grundsätzlich die gleichen, graduell sogar besonders schweren Erscheinungen, wie die senil Dementen. Die ALZHEIMERsche Erkrankung ist aber ihrerseits wieder *klinisch* sehr leicht mit einem anderen zu allgemeinem Abbau führenden Hirnprozeß zu verwechseln, nämlich mit der sog. PICKschen Krankheit, die aber *pathologisch-anatomisch* andere Veränderungen zeigt wie die senile Demenz und die ALZHEIMERsche Krankheit. Man pflegt in dem Kapitel über senile und präsenile Erkrankungen auch die PICKsche Krankheit abzuhandeln, wenn diese auch pathologisch-anatomisch nicht allzu viel mit dem Altersprozeß zu tun zu haben scheint. Dagegen muß wegen der Arteriosclerosis cerebri auf das Kapitel über die gefäßbedingten Hirnerkrankungen verwiesen werden.

B. Senile Demenz.
1. Pathologisch-anatomische Befunde.

Im Laufe des Lebens altern naturgemäß alle Körperorgane; wenn dieser Altersumbau das Zentralnervensystem vor allem das Gehirn besonders stark oder auch relativ früh ergreift, während die anderen lebenswichtigen Organe weniger betroffen sind, so sind die Voraussetzungen für eine senile Demenz gegeben.

Pathologisch-anatomisch charakterisiert ist diese Erkrankung wie Altersveränderungen überhaupt durch eine Atrophie, durch die Anhäufung von Abbaustoffen in Form von Pigment, durch eine Verringerung des Flüssigkeitsgehalts und oft durch eine Zunahme des Stützgewebes. Neben diesen wohl alle Organe im Alter betreffenden Veränderungen kommt beim Gehirn noch eine Reihe anderer histologischer Besonderheiten hinzu, die sich vor allem durch die Silberimprägnierung sichtbar machen lassen.

Es handelt sich dabei einmal um die sog. ALZHEIMERsche Neurofibrillenveränderung, eine Verdickung und Verklumpung der Neurofibrillen, die oft zu Knäulen gewunden oder zu strangartigen Gebilden aneinander gelagert sind. Auch die Neurofibrillen der Ganglienzellen sind von dieser Veränderung betroffen und dadurch werden naturgemäß auch diese sowohl morphologisch wie in ihrer Funktion geschädigt. Außerdem finden wir im Gehirn der Senilen die sog. senilen Plaques. Dabei handelt es sich um rundliche Gebilde, die oft in großer Zahl in der Gehirnrinde verteilt sind; sie haben wegen ihrer strahlenförmigen zentralen Teile eine gewisse Ähnlichkeit mit der Anordnung der Aktinomyces-Drusen und deswegen pflegt man hier von „Drusen" zu sprechen (Abb. 1).

Man war ursprünglich naturgemäß geneigt, diese Veränderungen, namentlich die Drusen, als Ursache für den Abbau der Gehirnfunktion, also gewissermaßen als anatomisches Äquivalent, für die Demenz anzusehen. Insbesondere war O. FISCHER der Meinung, in diesem Auftreten von Drusen eine anatomische Grundlage für die sog. Presbyophrenie gefunden zu haben. Diese Auffassung hat wohl nie allgemeine Anerkennung gefunden, weil ja auch andere Formen

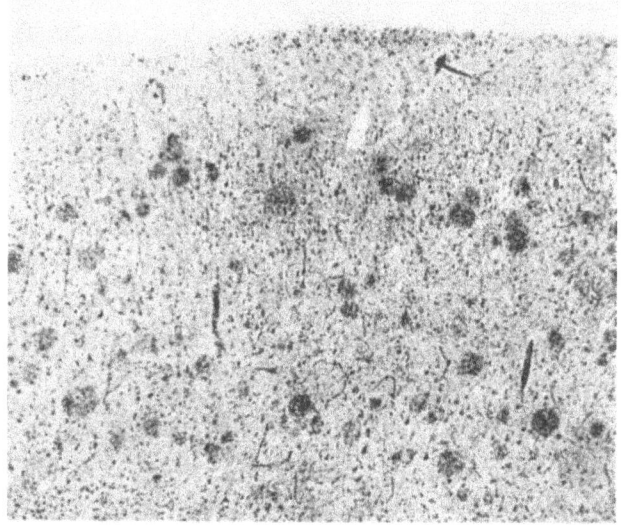

Abb. 1. 71jährige senile Demenz: zahlreiche Plaques in der Hirnrinde. Silberimprägnation. (Nach einem Präparat von Dozent Dr. WALTHER MÜLLER, Pathol. Institut Königsberg.)

der senilen Demenz die gleichen Hirnbilder aufweisen, aber man ist neuerdings an der Bedeutung dieser Drusen für die senilen Erkrankungen überhaupt etwas irre geworden, weil man nämlich diese Plaques vielfach auch bei Gehirnen fand, deren Träger in vivo sicher keine Störungen im Sinne einer senilen Demenz geboten hatten. Namentlich GELLERSTEDT hat bei 50 Gehirnen von über 65 Jahre alten Greisen Befunde festgestellt, die durchaus denen von senil Dementen glichen, ohne daß die Träger dieser Gehirne in vivo aufgefallen wären, freilich waren sie auch psychiatrisch nicht näher untersucht gewesen. Man wird daher sein Material nicht für voll beweiskräftig halten. Neuerdings hat aber WALTER MÜLLER bei einer ähnlichen Untersuchung ebenfalls Drusen bei allen von ihm untersuchten Greisen gefunden, und zwar waren unter seinen 61 Fällen, die bis zu ihrem Tode in fachärztlicher Kontrolle ihres psychischen Verhaltens gestanden hatten, 16 sicher frei von senilen Erscheinungen gewesen und hatten sich psychisch völlig unauffällig verhalten. Dabei fanden sich auch unter diesen Fällen Gehirne mit ganz ausgedehnter Drusenbildung; umgekehrt konnte MÜLLER allerdings in seinem Gesamtmaterial keinen Fall von klinisch sicherer Altersdemenz finden, der histologisch frei von Plaques gewesen war. Er selbst steht auf dem Standpunkt, daß bei jedem Menschen Plaques oder ALZHEIMER-Geflechte gefunden werden können, wenn er alt genug wird. Der Zeitpunkt, in dem es bei den einzelnen Individuen zur Ausbildung der Plaques kommt, ist verschieden. MÜLLER denkt hier an rassen- und konstitutionsbiologische Besonderheiten. Danach kann man sagen, daß die Drusen in höherem Alter wohl bei jedem Menschen entstehen, ohne daß ihr Vorkommen auf eine senile Demenz schließen läßt.

Außerdem haben FÉNYES und HALLERVORDEN die ALZHEIMERsche Fibrillenveränderung im Hirnstamm bei Spätencephalitiden gefunden, und zwar in einer großen Regelmäßigkeit. Dieser Befund läßt vermuten, daß es nicht unbedingt nur senile Vorgänge sein müssen, die zu diesen Fibrillenveränderungen führen.

Ob andere in alten Gehirnen vorkommende Veränderungen, insbesondere die Pigmentanhäufung, die allgemeine Wasserverarmung und die Atrophie unmittelbar zu den Demenzerscheinungen in Beziehung gesetzt werden können, ist schwer zu sagen, immerhin liegt die Wahrscheinlichkeit sehr nahe.

Sicher handelt es sich bei den hier beschriebenen Altersveränderungen um endgültige Veränderungen, die nicht wieder rückbildungsfähig sind. Auch die im Senium einmal aufgetretenen Ausfallserscheinungen auf psychischem Gebiet sind endgültig, wenigstens was die intellektuellen und mnestischen Funktionen anlangt. Gewisse Erregungen, Stimmungsschwankungen usw. betreffen ein anderes Gebiet, sie bilden auch keine Kernsymptome, sondern färben lediglich das Zustandsbild in besonderer Weise und veranlassen ihrerseits gewisse Schwankungen in der psychischen Leistungsfähigkeit.

Als Ursache für die Entstehung der Altersveränderungen kommt eine Veränderung der Protoplasmakolloide in Betracht. Nach RUZICKA gehören Verdichtungsprozesse der Plasmakolloide zum Wesen der Alterserscheinungen. Dabei ist von besonderer Bedeutung die Dehydration und die sinkende Oberflächenspannung. Auch v. BRAUNMÜHL, dem wir sehr eingehende Untersuchungen über diesen Punkt verdanken, vertritt eine ähnliche Auffassung und meint, daß in den Veränderungen des alternden Gehirns letzthin ein Altern der Kolloide zu sehen sei. Die Fibrillenveränderung beruhe auf einer Quellung und die Zellveränderung sei ebenso wie die Drusen entstanden durch Synäresis, und darunter versteht er die Aufteilung des Dispersionsmittels in zwei disperse Anteile von verschiedenem Gehalt.

2. Klinik.

Neurologische Symptome. Wenn auch in der Symptomatologie der senilen Demenz der Rückgang der geistigen Leistungen und Fähigkeiten im Vordergrunde steht, so finden wir doch regelmäßig einige *neurologische Störungen*, wenn diese auch meist nicht so charakteristisch sind wie bei der Arteriosclerosis cerebri.

Am auffälligsten ist das ja allgemein bekannte Greisenzittern, das am häufigsten die Finger und Hände befällt. In den Anfangsstadien macht es sich vor allem bei Bewegungen bemerkbar, besonders wenn die Innervation mit etwas Anstrengung verknüpft ist. Das Zittern ist feinschlägig und kann unter Umständen auch an eine Paralysis agitans erinnern. Nicht selten ist auch der Kopf von dem Tremor befallen und relativ früh sieht man ein Zittern des Unterkiefers.

Der Gang ist kleinschrittig, die Füße werden dabei oft am Boden geschleift, die Haltung verliert ihre Straffheit, der allgemeine Haltungstonus läßt nach. Die Brust scheint flacher zu werden, der Rücken krümmt sich und der allgemeine Turgor nimmt ab. Gleichzeitig werden auch die Bewegungen unelastischer, umständlicher, Schwung und Abrundung der Motorik schwinden.

Grobe neurologische Erscheinungen fehlen; gelegentlich sieht man, daß die Pupillenreaktion etwas langsamer und vielleicht auch etwas unausgiebiger ist.

Hirnpathologische Erscheinungen, sog. Herdsymptome, gehören im allgemeinen nicht zum Bilde der reinen senilen Demenz; wenn sie auftreten, so ergibt sich immer der Verdacht, daß es sich um eine Hirnarteriosklerose oder doch um eine Kombination mit einer solchen handelt. Theoretisch wäre es zwar möglich, daß gelegentlich einzelne Hirnteile besonders rasch oder besonders stark von der senilen Umwandlung betroffen werden und daß auf diese Weise Herderscheinungen entstehen können. Ich halte das bei einer reinen, d. h. nicht mit Arteriosklerose kombinierten senilen Demenz zum mindesten für äußerst selten.

Richtig ist, daß man manchmal aus der Fülle der Abbauerscheinungen nicht mit Sicherheit eine Herdstörung herausfinden kann. Zuzugeben ist weiter, daß unter Umständen einige scheinbare Allgemeinsymptome in Wirklichkeit Herderscheinungen sind; so kann eine Unmöglichkeit zur räumlichen Orientierung auf Allgemeinerscheinungen, d. h. wohl im wesentlichen auf Merkschwäche beruhen; es kann aber auch ein Herdsymptom des Hinterlappens darstellen. Entsprechendes gilt auch von anderen Erscheinungen, wie z. B. von der Auffassung, deren Erschwerung sowohl als Allgemeinerscheinung vorkommen, als auch auf sensorisch aphasischen Störungen beruhen kann.

Psychische Veränderungen. Die wesentlichen Störungen liegen auf *psychischem* Gebiet, und zwar ist das für alle Formen der senilen Demenz und auch der Hirnarteriosklerose charakteristische Symptom die Merkschwäche. Hierzu ist zu sagen, daß ein Nachlassen der Merkfähigkeit bis zu einem gewissen Grade auch ohne eigentliche senile Demenz mit zunehmenden Jahren eintritt; d. h. die Fähigkeit, sich neues Gedächtnismaterial einzuprägen, läßt langsam nach, und zwar bemerken wir das, soweit es sich um *mechanisches* Neulernen handelt, schon recht früh, während die Fähigkeit des sog. *logischen* Gedächtnisses, d. h. das Behalten von Zusammenhängen auch noch in vorgerückterem Alter besser gelingt, wenngleich auch hier gerade der Neuerwerb doch sehr viel mehr Mühe macht als in jüngeren Jahren. Demgegenüber verfügt auch der Greis sehr gut über das Gedächtnisinventar, das er sich vor Jahren, besonders auch in der Kindheit erworben hat. Wegen dieser Gesetzmäßigkeiten ist es praktisch wichtig, zu unterscheiden zwischen Merkfähigkeit (oder Neugedächtnis) und Gedächtnis im engeren Sinne, worunter man das Altgedächtnis oder den Gesamtbesitz an früher erworbenen Kenntnissen und Fähigkeiten versteht.

Wenn nun auch schon bei dem noch normalen Greise neue Eindrücke schneller verfliegen, so merken wir bei dem senil Dementen einen ausgemachten *Defekt* in bezug auf die Merkfähigkeit. Dieser geht in schweren Fällen so weit, daß neue Dinge nur noch wenige Sekunden haften. Auf diese Weise pflegt der senil Demente in der Regel nicht über Ort und Zeit orientiert zu sein, weil er alle Hinweise, die er sich etwa erfragt hat, oder die ihm gemacht worden sind, sofort wieder vergißt. Auf der anderen Seite kann er aber von alten Zeiten noch sehr gut erzählen und er tut das, wie übrigens in gleicher Weise auch der normale Greis, mit viel Liebe; er setzt dabei voraus, daß die Zuhörer das gleiche Interesse für die Dinge aufbringen, die ihn allein noch bewegen.

Weiter finden wir besonders bei lebhaften noch aktiven senil Dementen häufiger das Bedürfnis, die zum Teil selbst geahnten Erinnerungslücken auszufüllen, und das trägt wesentlich bei zur Entstehung der *Konfabulationen*; darunter verstehen wir das spontane oder durch Anlässe provozierte Vorbringen frei erfundener oder auf Anregung konstruierter Erzählungen, die unter Umständen recht glaubhaft geäußert werden, meist aber ohne weiteres als solche erkennbar sind.

Es ist schwer zu sagen, ob die in der Diagnose „senile Demenz" enthaltene Urteilsschwäche primär ist oder ob sie nicht als Folge der eben genannten

Merkstörung angesehen werden muß. Das ist vielleicht um so eher anzunehmen, als neben der Merkstörung auch noch eine Auffassungsstörung und eine Schwäche der Aufmerksamkeit und der Konzentration sowie eine allgemeine Herabminderung des Interesses und der Regsamkeit vorliegen. Bei derartigen Störungen ist es dem Greis naturgemäß nicht mehr möglich, über das Material, das vielleicht de potentia noch vorhanden ist, zu verfügen, und damit sind gewissermaßen die Voraussetzungen für eine gute Urteilsfähigkeit weggefallen. So wird man verstehen können, daß bei schlechter Merkfähigkeit z. B. alle Kombinationsaufgaben, die ein Behalten einzelner Teilfaktoren erfordern, nicht möglich sind. Es ist weiter interessant zu sehen, daß senil Demente sich manchmal gewissen Aufgaben gegenüber völlig hilflos verhalten, weil sie nicht aus eigenem Antrieb in der Lage sind, sich auf diese Aufgabe einzustellen; gelingt es aber, den Kranken irgendwie so zu fassen, daß er sich mit der Aufgabe abgibt, so kann er gelegentlich noch überraschend gute Antworten geben.

Als weitere Einzelkomponenten, die den Denkvorgang und die Urteilsfähigkeit erschweren, kommt die allgemeine Einengung und die Verlangsamung, ferner die Schwererweckbarkeit von Vorstellungen und die rasche Ermüdbarkeit in Betracht. Während in den Anfangsstadien eine gewisse Anregung noch zu überraschenden Leistungen führen kann, wird man mit zunehmender Demenz sicher mit keinen Leistungen mehr rechnen dürfen.

Es ist vielfach der Versuch gemacht worden, dem Bild der senilen Demenz dadurch näherzukommen, daß man es in seine einzelnen Komponenten zerlegt (KLEIN u. a.); freilich müssen sich alle diese Versuche auf die intellektuellen und mnestischen Funktionen beschränken; sie können den symptomfärbenden Faktoren, die von der Persönlichkeit, namentlich vom Affekt ausgehen, nicht gerecht werden.

Die *affektiven* Einflüsse sind oft unberechenbar und bringen es mit sich, daß die Kranken vielfach zwischen völliger Kritiklosigkeit und Beeinflußbarkeit auf der einen Seite und unüberwindlicher Hartnäckigkeit und Eigensinn auf der anderen Seite schwanken.

Die Stimmung ist in den meisten Fällen gedrückt, oft ausgemacht depressiv; außerordentlich häufig ist weiter eine mißtrauische, argwöhnische Einstellung, die namentlich im Zusammenhang mit dem durch die Merkstörung bedingten fehlenden Überblick über die eigene Habe und die eigene Tätigkeit zu Beschuldigungen gegen die Umgebung, ja oft zu paranoiden Ideen führt.

Besondere Formen der senilen Demenz. Das Affektleben spielt, namentlich im Anfangsstadium, eine wesentliche Rolle für die Färbung der jeweils durch die senilen Rückbildungsvorgänge entstandenen Krankheitsbilder. Maßgebend ist dabei einmal die präpsychotische Persönlichkeit und dann können auch äußere Erlebnisse eine gewisse, wenn auch keine allzu große Bedeutung haben. Einzelne Kranke widerstehen unter Umständen recht lange den abbauenden Kräften, wie sie im senilen Rückbildungsvorgang gegeben sind; namentlich beobachtet man dies bei von Hause aus sthenischen, kraftvollen Persönlichkeiten. Hier wird die äußere Haltung lange bewahrt, so daß diese Menschen dem Laien nicht als krank auffallen. Bei anderen Senilen steht das Paranoide ganz im Vordergrund der Erscheinungen; wohl ausgehend von einer von Hause aus wenigstens angedeuteten argwöhnischen Einstellung entwickelt sich ein zunehmend steigerndes Mißtrauen gegen die Umgebung; die Kranken glauben sich zunächst von bestimmten Personen, dann von der ganzen Umgebung beeinträchtigt und beobachtet, man stellt ihnen und ihrer Habe nach. Maßgebend ist wohl dabei, daß die Kranken ihre langsam zunehmende körperliche und geistige Unfähigkeit fühlen, aber für die Folgen nicht sich, sondern ihre Umgebung verantwortlich machen. Sie unterscheiden sich von den sonst schwächlichen mehr passiven Senilen durch die Energie, mit der sie ihre Wahnideen verteidigen und vertreten, wie sie Beweismaterial für ihre Anschauungen, teils aus Mißdeutungen, teils aus Erinnerungsfälschungen heranziehen. Gelegentlich kommt es auch zu Sinnestäuschungen in einer meist etwas diffusen Art, die ihnen ebenfalls ihre Beeinträchtigungsideen bestätigen. Neben diesen Beeinträchtigungsideen findet man auch eine Herabsetzung der Merkfähigkeit, eine Trübung der Auffassung; aber diese Störungen stehen zunächst nicht so im Vordergrund, sie sind sogar oft nur schwer nachzuweisen.

Man wird gewiß nicht jeden Greis, der gelegentlich Vergiftungsideen äußert oder glaubt, man wolle bei ihm erbschleichen, unter der Gruppe des präsenilen Verfolgungswahnes einreihen; hierzu gehören vielmehr nur diejenigen, bei denen die genannten Ideen ganz im Vordergrund stehen und die Persönlichkeit beherrschen. Sehr wahrscheinlich handelt es sich hier um Persönlichkeiten, die dem schizophrenen Konstitutionskreis nahestehen. Demgegenüber kennen wir eine ebenfalls nicht geringe Anzahl von Fällen, bei denen zweifellos das Symptomenbild gestaltet wird durch eine mehr dem manisch-depressiven Formenkreis angehörende Anlage. Diese Fälle hat schon WERNICKE von den gewöhnlichen Formen der senilen Demenz unterschieden und sie als Presbyophrenie bezeichnet. Sie sind nach WERNICKE charakterisiert durch eine besondere Attenz und affektive Lebendigkeit gegenüber den mehr stumpfen senil Dementen, die man häufiger sieht. Auch sie haben zwar die übliche Merk- und Gedächtnisstörung; außer dieser und deren unmittelbaren Folgeerscheinungen bestehen aber zunächst wenigstens keine besonderen Defektsymptome; sie zeichnen sich vielmehr durch ein gutes Erhaltensein der Persönlichkeit und durch einen relativ geordneten Gedankengang und affektive Ansprechbarkeit, oft durch eine auffallende Schlagfertigkeit aus[1]. Betrachtet man diese von WERNICKE als Presbyophrenie zusammengefaßten Fälle unter besonderer Berücksichtigung des Aufbaues des psychischen Zustandsbildes, so sieht man, wie ich zeigen konnte, daß es sich ausschließlich um Persönlichkeiten handelt, die von einem lebhaften sthenischen, den Hypomanischen ähnelnden Temperament waren; die meisten hatten sich im Leben gut durchgefunden, waren leistungsfähig gewesen und verfügten in der Regel über einen pyknischen oder pyknisch-athletischen Körperbau. Auch in ihren Familien finden sich oft Persönlichkeiten ähnlicher Struktur. Rein äußerlich sehen diese Presbyophrenen sehr viel frischer und oft jünger aus als es dem Alter entspricht (Abb. 2); auch dauert die Erkrankung sehr viel länger; die Leute werden nicht hinfällig und vor allen Dingen wird ein nennenswerter Abbau der Persönlichkeit nicht herbeigeführt; sie werden auch mit ihren Merk- und Gedächtnisstörungen relativ gut fertig, produzieren sehr angeregte Konfabulationen und sind in ihrem ganzen Wesen gewissermaßen bühnenfähige Persönlichkeiten geblieben[2].

Es handelt sich also bei diesen Presbyophrenen nicht um eine besondere Krankheit, sondern das presbyophrene Syndrom erklärt sich dadurch, daß eine im wesentlichen syntone Persönlichkeit, und zwar eine besonders sthenische

---

[1] Es sind dies die Fälle, bei denen OSKAR FISCHER den Versuch gemacht hat, ein spezifisch-anatomisches Substrat, die Sphärotrichie, herauszuarbeiten. Wie eingangs schon erwähnt, hat sich dies nicht bestätigt, sondern die Sphärotrichie ist auch bei anderen Geisteskrankheiten, insbesondere bei der ALZHEIMERschen Krankheit, aber auch bei gesunden Greisen gefunden worden.

[2] Wenn hierzu von GRÜNTHAL eingewandt wird, es handelt sich bei den von mir herausgearbeiteten Fällen um eine Auslese nach dem Hypomanischen hin, so sei demgegenüber gesagt, daß Ausgangspunkt diejenigen Kranken waren, die das von WERNICKE als Presbyophrenie bezeichnete Zustandsbild boten und daß diese alle die von mir angedeutete Anlage und Persönlichkeitsartung besaßen. Ähnliches gilt auch für die Einwendungen, die BÜRGER-PRINZ gegen meine Auffassung, die sonst im allgemeinen bestätigt worden ist, gemacht hat.

Unterform dieses Temperamentskreises, von einem senilen — übrigens auch unter Umständen arteriosklerotischen — Gehirnprozeß betroffen wird. Dieser Prozeß schädigt die Persönlichkeit, dank deren Widerstandsfähigkeit, nicht so weitgehend, wie das sonst der Fall zu sein pflegt. Wir sehen überall die pathoplastische Einwirkung dieser oft ans Hypomanische erinnernden Anlage, die sich durch eine bemerkenswerte körperliche und geistige Widerstandsfähigkeit, durch eine erfreuliche Frische und einen gewissen Schwung auszeichnet. Möglich ist es auch, daß hier der Altersprozeß die vegetativen Zentren des Gehirns verschont, eine Annahme, die auch die körperliche und vitale Frische dieser Patienten erklären könnte.

Bezeichnend sind meist auch die Umstände, die die Presbyophrenen wie die Paranoiden anstaltsbedürftig werden lassen; sie werden eingewiesen nicht etwa wegen einer Demenz, sondern die Paranoiden wegen ihrer paranoiden Betätigung und die Presbyophrenen wegen Erregungszuständen, insbesondere weil sie etwa in einem Altersheim Krach machen und sich nicht der Ordnung zu fügen vermögen.

Neben diesen beiden sehr charakteristischen Formen, den senil paranoiden und den presbyophrenen, spielen die anderen Symptomenbilder nicht eine so hervorstechende Rolle vor allem deswegen, weil die anderen Persönlichkeitsanlagen nicht die Widerstandskraft gegen das Eindringen der senilen Zustände bieten. Das gilt ganz besonders von einer depressiven Veranlagung; ebenso wie eine depressive Persönlichkeit einem körperlichen Krankheitsprozeß, etwa einer Pneumonie,

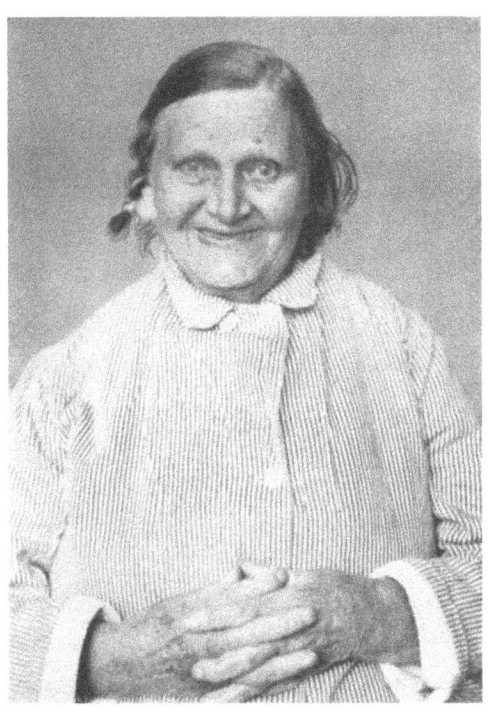

Abb. 2. Presbyophrene Form der senilen Demenz. Pyknische, syntone Persönlichkeit.

eher erliegt, so verfällt eine solche Persönlichkeit meist rascher und leichter bei einem beginnenden Senium.

Ähnliches gilt auch von manchen psychopathischen Naturen, bei denen sich die Rückbildungsvorgänge dadurch besonders früh bemerkbar machen, daß die an sich schon nicht erhebliche Beherrschungsfähigkeit nachläßt und nun schon frühzeitig nicht mehr ausreicht, um diese Greise in Familien oder im sozialen Leben tragbar erscheinen zu lassen.

Schließlich wird man auch sagen können, daß Leute, die von Hause aus schon etwas debil waren, im Greisenalter besonders auffallen. Das ist verständlich, da das intellektuelle Material, wenn noch ein seniler Abbau dazu kommt, nicht mehr ausreicht und gerade bei diesen Fällen wird man neben der Merkschwäche eine Demenz im engeren Sinne ganz besonders leicht nachzuweisen vermögen.

Im Gegensatz zu ihnen stehen vielleicht diejenigen Fälle, bei denen sich der Altersvorgang weder in einer Demenz noch in einer allzu deutlichen Merkfähigkeitsstörung äußert, sondern eher in einer Wandlung der Persönlichkeit. Hier hat SCHEID von einer senilen Charakterentwicklung gesprochen; zum Teil sind es Leute, bei denen, wie in der vorigen Gruppe, psychopathische Züge deutlicher hervortreten, zum Teil solche, bei denen ohne nachweisbare Demenz ein urteilsloses Verhalten sich bemerkbar macht, so daß sie häufig sozial oder kriminell entgleisen. Hierauf zurückzuführen sind die nicht ganz seltenen Fälle von Sexualdelikten bei Greisen, bei denen man eine eigentliche Demenz und eine erhebliche Merkschwäche oft in der Tat gar nicht nachzuweisen vermag. Eine genauere Untersuchung einzelner Fälle ergibt meistens, daß die Auffälligkeiten auf sexuellem oder sonstigem Gebiet vielleicht früher schon angedeutet waren, aber bis dahin, weil sie beherrscht werden konnten, nicht zu entsprechender Betätigung geführt haben.

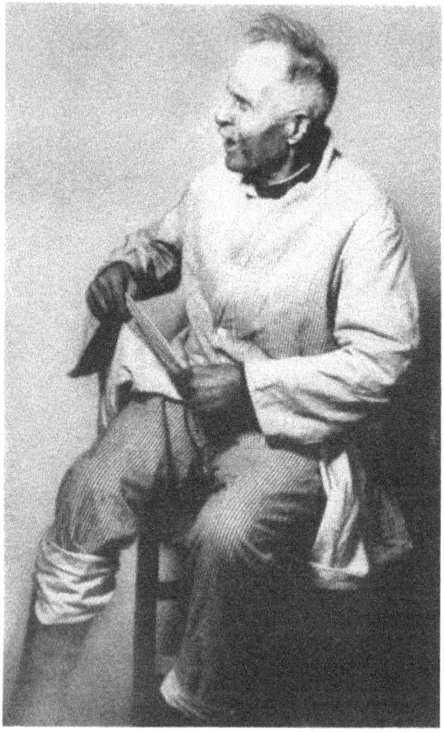

Bisher wurden im wesentlichen die Besonderheiten angeführt, die von seiten der Persönlichkeit gestaltend auf die senilen Erkrankungen einwirkten. Maßgebend sind in dieser Hinsicht aber sehr oft auch exogene Momente. Ich denke hier vor allen Dingen an die Folgen des Alkoholmißbrauches, die sich, auch wenn in späteren Lebensjahren nicht mehr viel getrunken wird, doch unter Umständen noch im Senium bemerkbar machen können. Im übrigen sind aber leichte Infektionen, Verletzungen, Knochenbrüche und andere exogene Einwirkungen, die dem Gesunden psychisch nicht viel schaden würden, im Senium geeignet, gewisse exogene Bilder hervorzurufen. Charakteristisch für diese exogenen Bilder ist die Bewußtseinstrübung, die sich quantitativ ganz verschieden äußern kann. Bei weitaus den meisten Senilen sehen wir —

Abb. 3. Senil Dementer mit deliranter Unruhe und Beschäftigungsdrang.

mit Ausnahme der Paranoiden und Presbyophrenen — einen leichten Schleier über dem Bewußtsein liegen; die Bewußtseinstrübung kann sich hier aber steigern, mit und ohne Erregung. Es kann zu deliranten Erscheinungen (Abb. 3), zu schweren Verwirrtheitszuständen und endlich auch zu stumpfer, fast komatöser Benommenheit kommen (namentlich in Endstadien). Diese Zustände lassen sich um so leichter erklären, als auch senile Gehirnprozesse allein schon zu einer Beeinträchtigung des Bewußtseins führen können, wie überhaupt organische Gehirnerkrankungen die Neigung haben, Bewußtseinstrübungen hervorzurufen.

Diese Bewußtseinstrübungen treten beim Greise ganz besonders in der Nachtzeit auf. Ungemein charakteristisch ist es, daß die Leute gegen Abend unruhig werden, in der Nacht das Bett verlassen, im Zimmer herumirren und dadurch oft gefährlich werden können; erst gegen Morgen schlafen sie ein und schlafen dann bis weit in den Mittag hinein. Ob bei dieser Umkehr des Schlafrhythmus auch ein Befallensein der vegetativen Schlafsteuerungszentren eine Rolle spielt, bleibt dahingestellt; an die Möglichkeit zu denken ist unbedingt in Anbetracht ähnlicher Störungen, wie wir sie bei der epidemischen Encephalitis gelegentlich sehen. Die Unruheerscheinungen selbst haben oft ein ganz delirantes Gepräge und erinnern in manchem gelegentlich an das Beschäftigungsdelir des Alkoholikers.

Die schweren Zustände gehören meist der Endperiode an; in diesem Stadium hat der vorgeschrittene senile Prozeß alle persönlichen Nuancen verwischt und nivelliert. Wir sehen in der Regel nur ein stumpfes, vegetatives Dasein. In solchen Fällen sind die Kranken selbstverständlich anstaltsbedürftig; schon weil sie nicht alleine essen und weil ihnen in allen Funktionen geholfen werden muß. Sie sträuben sich oft gegen jede Hilfe, wehren sich gegen die Ernährung, gegen das Trockenlegen, gegen das Baden; meist ist diese Abwehr von einer ängstlichen, oft von einer zornmütigen Nuance. Andere wieder liegen entweder, ohne von ihrer Umgebung Notiz zu nehmen, stumpf im Bett oder aber sie setzen das Haus durch ihre delirante und nicht zu bekämpfende Unruhe und durch ihr Herumkramen in Bett und Zimmer in Unruhe.

Diagnose. *Differentialdiagnostisch* pflegt die senile Demenz im allgemeinen keine großen Schwierigkeiten zu machen. Die Unterscheidung gegenüber der Paralyse läßt sich durch das Ergebnis der Lumbalpunktion sicherstellen. Bei besonders früh auftretenden Alterserscheinungen muß man an die ALZHEIMERsche Krankheit, unter Umständen vielleicht einmal an eine PICKsche Atrophie denken.

Im allgemeinen ist das Bild, wenn man bloß die psychischen Eigenarten berücksichtigt, von dem einer Hirnarteriosklerose kaum zu unterscheiden, wohl aber ist die Differenzierung in der Regel auf dem Umweg über die körperlichen Symptome möglich. Die Arteriosklerotiker haben meist mehr körperliche Klagen, Kopfschmerzen, Blutandrang, Spannungen und außerdem neurologische Symptome, zu denen in erster Linie Halbseitenerscheinungen und Aphasie zu rechnen sind.

Schwierigkeiten in der Differentialdiagnose können die paranoiden und die presbyophrenen Formen machen, weil eine Verwechslungsmöglichkeit mit einer Schizophrenie auf der einen, einer Manie auf der anderen Seite sehr leicht gegeben ist.

Behandlung. Was die *Behandlung* anlangt, so ist eine kausale Therapie naturgemäß ausgeschlossen. Die verschiedentlich und immer wieder versuchte Behandlung mit Hormonen der Keimdrüse hat wohl nur dann Erfolge (vielleicht im wesentlichen suggestive?) gehabt, wenn es sich um Veränderungen der Übergangszeit (vgl. VENZMER) gehandelt hat; bei Senilen, insbesondere bei senil Dementen, sind sie meines Erachtens aussichtslos. Man wird sich hier auf symptomatische Behandlung beschränken müssen. Wenn auch zunächst eine Behandlung zu Hause unter Zuhilfenahme von Schlafmitteln in Form von Luminal und Paraldehyd möglich erscheint, so sollte man sich doch nicht von der Attenz der Kranken während des Tages täuschen lassen. Es ist für den behandelnden Arzt zweckmäßig, solche Kranken auch gelegentlich einmal gegen Abend oder in späten Stunden zu besuchen, weil man hier von ihrer Unruhe, unter Umständen von ihrer Anstaltsbedürftigkeit, ein ganz anderes Bild bekommt.

In allen Fällen, in denen die Kranken eine irgendwie auffallende Unternehmungslust an den Tag legen, insbesondere wenn sie sich vielleicht mit törichten Heiratsgedanken oder unzweckmäßigen Geschäftsunternehmungen tragen, ist an die Entmündigung zu denken, oder unter Umständen an einen Aufenthalt in Klinik oder Anstalt. Altersheim genügt bei den unternehmungslustigen Kranken oft nicht; ganz besonders die Presbyophrenen pflegen dann, wenn sie nicht eine herrschende Rolle spielen, ungnädig und oft massiv erregt zu werden. In allen solchen Fällen ist eine möglichst frühzeitige Einweisung in die Klinik oder Heil- und Pflegeanstalt nötig. Auf der anderen Seite kennen wir bei Kranken dieser Art auch häufig vorübergehende in der Prognose günstige Erregungszustände, die nur zu einem vorübergehenden Aufenthalt in einer Klinik zu führen brauchen. Zweckmäßig ist dann manchmal ein Wechsel der Umgebung. Auffallend ist, wie oft Senile, die in diesen hochgradigen Erregungszuständen anstaltsbedürftig erscheinen, auf einer gut geleiteten klinischen Abteilung rasch sich beruhigen und nach wenigen Tagen unter Umständen wieder entlassen werden können.

Ätiologie. Was die *Ursache* der senilen Demenz anlangt, so hat MEGGENDORFER wohl als erster darauf hingewiesen, daß hier die Erblichkeit eine nicht unerhebliche Rolle spielt. Er hatte festgestellt, daß senile Demenz in einer Familie in drei aufeinanderfolgenden Generationen auftrat. Statistische Untersuchungen von WEINBERGER und B. SCHULZ konnten den Eindruck, daß es sich hier um eine Erbkrankheit handelt, bestätigen, zum mindesten fanden sich in der Familie der senil Dementen sehr viel mehr auffällige Formen seniler Erkrankungen, als in der Durchschnittsbevölkerung. LANGE macht darauf aufmerksam, daß sich das Material von WEINBERGER und SCHULZ vorzugsweise aus *auffälligen* senil Dementen rekrutiert und er vermutet, daß es in erster Linie vielleicht gerade derartige Sonderzüge sind, welche die Greisenblödsinnigen anstaltsbedürftig oder doch mindestens auffällig machen. Es würden daher in erster Linie die als erblich sich erwiesen haben, die in höherem Alter zu *störenden* Krankheitserscheinungen im Sinne der senilen Demenz geführt haben. Demgemäß wäre bis dahin die Erblichkeit eher erwiesen für diese Sonderzüge als für die senile Demenz überhaupt.

Ich möchte mich dieser Meinung im wesentlichen anschließen, sie wird auch bestätigt durch das, was MEGGENDORFER im einzelnen gefunden hat. Nach seiner Meinung ist nämlich das Zusammenwirken zweier Anlagen zur Entstehung der senilen Demenz erforderlich, einmal eine Anlage für den gewöhnlichen Altersprozeß, also ein Prozeßfaktor, und zweitens eine allgemein nervöse, vielleicht insbesondere schizoide Anlage. Allerdings nimmt MEGGENDORFER eine mehr äußerliche Ähnlichkeit mit den schizoiden Erscheinungen aus dem Konstitutionskreis der Schizophrenie an. Wenn man aber nicht nur die von MEGGENDORFER verwerteten üblichen senil Dementen heranzieht, sondern auch die oben erwähnten Presbyophrenen, so wird man den Eindruck gewinnen, daß MEGGENDORFER ein einseitig ausgelesenes Material benutzt hat. Ich bin der Meinung, daß der Prozeß, der zur senilen Atrophie und so zur senilen Demenz führt, wohl grundsätzlich stets der gleiche ist, und wahrscheinlich ist zu seiner Entstehung wohl auch eine besondere Anlage erforderlich. Dieser Prozeß ruft die Kernsymptome aller senilen Erkrankungen, in erster Linie die Merkfähigkeitsstörungen und die allgemeine Einengung hervor. Die übrigen Symptome — und das sind gerade die, die nach außen am meisten auffallen — werden bedingt von der Art der Persönlichkeit, die betroffen ist, und besonders auffallend werden wahrscheinlich diejenigen sein, die vorher eine gewisse psychopathische oder unter Umständen auch schizoide Anlage gehabt haben. Man hat sich gewöhnt, diese Form als den Prototyp der senilen Demenz anzusehen; das ist aber nicht richtig oder doch nur zum Teil richtig, denn man kann diese Fälle nicht als maßgebend für die Erblichkeitsverhältnisse der senilen Demenz im ganzen ansehen. Richtig bleibt aber wohl die MEGGENDORFERsche Auffassung, daß ein erblicher Prozeßfaktor die Hauptrolle spielt. Der zweite von MEGGENDORFER vermutete Faktor ist variabel; er kann in einer Besonderheit der Persönlichkeitsanlage bestehen; diese braucht aber nicht stets dieselbe zu sein, es können vielmehr ganz verschiedene anlagemäßige, aber auch exogene Einwirkungen bei der Gestaltung der senilen Psychose ein Rolle spielen.

C. Die ALZHEIMERsche Krankheit.

Definition — pathologische Anatomie. Bei der ALZHEIMERschen Krankheit handelt es sich nach der Definition von ALZHEIMER und KRAEPELIN (1906) um die langsame Entwicklung eines ungemein schweren geistigen Siechtums mit den verwaschenen Erscheinungen einer organischen Gehirnerkrankung. Die pathologisch-anatomische Grundlage dieses Leidens ist die von ALZHEIMER zuerst festgestellte Hirnerkrankung; diese läßt sich allerdings ihrer Art nach von der der senilen Demenz nicht unterscheiden; man findet aber die ALZHEIMERschen Fibrillenveränderungen und die Plaques einmal in einer sehr viel größeren Zahl und Ausbreitung und dann tritt die Erkrankung in einem Lebensalter auf, in dem sonst solche Erscheinungen nicht beobachtet werden. Auch ist die Hirnatrophie wohl im großen ganzen erheblicher als bei der senilen Demenz. In der Regel ist von dieser Hirnatrophie das Occipitalhirn einigermaßen verschont; es gibt aber auch Fälle, bei denen auch dieses beteiligt ist. Die Hirnatrophie ist so hochgradig, daß nach GRÜNTHAL es bis zu einer Differenz von 30% zwischen Schädelinhalt und Hirnvolumen kommt (gegenüber etwa 10% der Norm). FLÜGEL fand bei einer diagnostischen Hirnpunktion einen auffallend weiten Subarachnoidalraum.

Klinik. Die Erkrankung beginnt etwa zwischen dem 50. und 60. Lebensjahr und führt zu einem meist durch Jahre sich erstreckenden geistigen Siechtum. Akut verlaufende Fälle sind selten. Die ersten Erscheinungen bestehen in der Regel in einer langsam auftretenden Merk- und Gedächtnisstörung, die es mit sich bringt, daß die Kranken verkehrte Handlungen begehen oder noch häufiger, sich in ihrer Umgebung nicht mehr zurechtfinden. Ganz besonders fällt geradezu gesetzmäßig auf, daß sich die Kranken in ihrem Wohnort verirren, nicht mehr nach Hause finden und sich auch bei den Verrichtungen, die ihnen durch jahrelange Übung vertraut sind, versehen. Vielfach ist die Leistungsfähigkeit von Zufälligkeiten der Stimmung oder der Situation abhängig, aber mit Zunehmen des Leidens wird die Störung immer offensichtlicher. Dabei bleibt die Persönlichkeit meist recht gut erhalten, insbesondere pflegt die affektive Ansprechbarkeit bewahrt zu werden. Auch die äußere Haltung, ein angemessenes taktvolles Benehmen steht in einem gewissen Widerspruch zu den oft schon recht erheblichen Störungen der Merk- und Intelligenzleistungen. Allmählich treten Herderscheinungen hinzu, die von KRAEPELIN und STERTZ mit Recht als verwaschen bezeichnet werden. Es ist schwer, sie in bestimmte Formen der Aphasie oder Apraxie einzureihen, wobei allerdings hinzuzufügen ist, daß die Untersuchung dieser Kranken außerordentlich schwierig zu sein pflegt. GRÜNTHAL hat bei einigen seiner Fälle den Versuch gemacht, einzelne Herderscheinungen gewissermaßen herauszuheben und bei solchen Fällen insbesondere optische Herderscheinungen, z. B. Störungen der Blickeinstellung, ähnlich der von BALINT beschriebenen Seelenlähmung des Schauens und der optischen Ataxie festgestellt. Er hat übrigens in einem solchen Falle auch eine besondere Beteiligung des Hinterhauptlappens gefunden. Im allgemeinen ist es aber sehr schwer oder sogar meist unmöglich, bestimmte Herderscheinungen als solche zu erkennen. Zwar erinnert die oft vorkommende Sprachstörung an die Jargonparaphasie hirnpathologischer Fälle, aber gleichwohl hat man der häufig vorkommenden Sprachstörung meines Erachtens mit Recht einen besonderen Namen, nämlich Logoklonie, gegeben. Dabei handelt es sich um eine ans klonische Stottern erinnernde Wiederholung der Wortanfänge sowie um eine Neigung, ein ausgesprochenes Wort in ähnlicher Weise nachsprechend zu variieren. So pflegt eine meiner Kranken etwa zu sagen „haste, kannste, faßte, kaste". Diese Wortfolge konnte je nach dem Ton, in welchem gesprochen wurde, ganz verschiedenartige Bedeutung haben.

Daneben wird auch als weiteres neurologisches Symptom eine Neigung zu Spannungen der Extremitäten beschrieben. Sonst pflegen neurologisch keinerlei Ausfallserscheinungen sich bemerkbar zu machen; gelegentlich werden epileptiforme Anfälle beobachtet, deren Auftreten KRAPF mit arteriellem Hochdruck in Verbindung bringt. In charakteristischen Fällen kommt es im Laufe der Jahre zu einer tiefen Verblödung, bei der vielfach aber noch immer eine äußerlich gute Haltung bewahrt wird. Gerade dieser Widerspruch zwischen guter äußerer Haltung und völligem Ausfall intellektueller Reaktionen hat wohl STERTZ veranlaßt, anzunehmen, daß bei dieser Erkrankung in erster Linie der mnestisch assoziative Apparat befallen sei, daß die Ein- und Ausgänge des Seelenlebens gewissermaßen blockiert seien. Das gilt zum mindesten für das Sprachliche, sowohl was Verständnismöglichkeit wie Expressionsfähigkeit anlangt, nach meiner Erfahrung sicher; dagegen gelingt es, die meist bis ins vorgerückte Stadium erhaltene gemütliche Ansprechbarkeit zu erwecken. Die Kranken sind häufig in der Tat sehr gut anzuregen. Eine meiner Patienten war z. B. für Musik sehr empfänglich, sie tanzte anfangs noch danach. Sprachliche Äußerungen verstand sie zwar so gut wie nie; sie reagierte durchaus adäquat auf den Ton, in dem man mit ihr sprach, merkte, wenn man scherzhaft oder ernst, drohend oder freundlich mit ihr redete, ob man sie zurechtwies oder sie lobte. Auf der anderen Seite konnte man aus der Art und Weise, wie sie sich äußerte, ob böse, erregt, freundlich, schmeichelnd, sehr gut erraten, was sie wollte, wenngleich sie

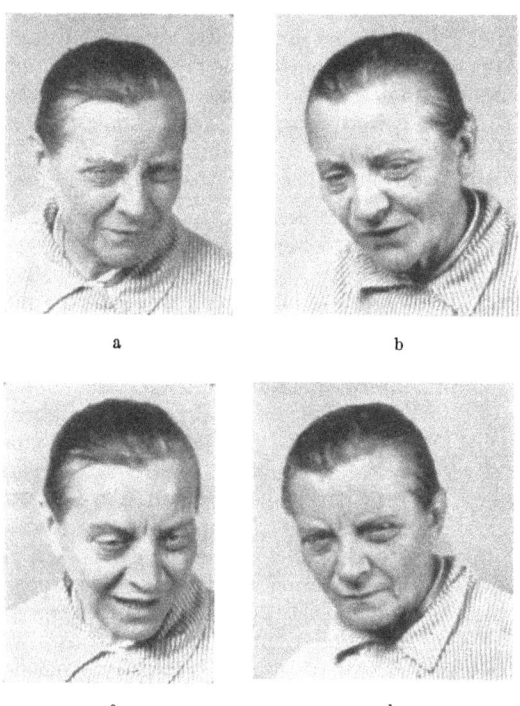

Abb. 4 a—d. ALZHEIMERsche Krankheit. Die Bilder lassen die Modulationsfähigkeit der recht ausdrucksreichen Mimik erkennen.

außerstande war, sich irgendwie sprachlich verständlich zu machen. Dieselbe Frau konnte z. B. auch durch Streicheln der Hände ihrer Mitpatientinnen oder durch drohende oder neckische Bewegungen andeuten, was sie meinte. Man hatte allerdings nicht den Eindruck, daß diese Entäußerungen auf gedankliche Vorgänge zurückzuführen waren, sie funktionierten vielmehr wohl gewissermaßen automatisch und zeigten einmal das Erhaltensein einer gewissen äußeren Form und gewisser Gewohnheitsbewegungen, auf der anderen Seite aber auch das Vorhandensein und das Abspielen noch recht zahlreicher und verhältnismäßig differenzierter Gefühlsregungen. Einen gewissen Eindruck vermitteln die Bilder 4a—d, aus denen sich die doch recht modulationsfähige Mimik ergibt, die noch ganz besonders durch die durchaus damenhafte Haltung und die bühnenfähige Körpergestik unterstützt wurde.

Die meisten Kranken werden gegen Ende bettlägerig und dann zeigen sie die typischen Reibe- und Waschbewegungen der Senilen. Auch die anfangs noch logoklonischen Äußerungen gehen dann in ein amorphes Schreien über. So tritt dann meist durch Pneumonie der Tod ein, der aber bei sorgfältiger Pflege oft lange auf sich warten läßt.

Diagnose. Die Differentialdiagnose hat vor allen Dingen die eigentliche senile Demenz und die Picksche Erkrankung zu berücksichtigen. Der Unterschied gegenüber der senilen Demenz beruht vor allem darauf, daß die Alzheimersche Erkrankung sehr viel früher auftritt und relativ rasch noch höhere Grade erreicht. Man könnte hier als Unterschied vielleicht auch die stärkere gemütliche Anregbarkeit und die bessere Haltung der Persönlichkeit anführen; indes gibt es solche Fälle bei der gewöhnlichen senilen Demenz auch.

Gegenüber der Pickschen Atrophie ist folgendes wichtig: Die Picksche Krankheit mit Atrophie des Stirnhirns pflegt in der Regel mit einer grundsätzlichen Persönlichkeitsveränderung zu beginnen. Dagegen ist die Picksche Krankheit mit Atrophie des Schläfenlappens sehr schwer zu unterscheiden, weil auch hier Merkfähigkeitsstörungen vorkommen und weil vor allen Dingen die sprachliche Behinderung bei der Pickschen Schläfenlappenatrophie ein ganz ähnliches Bild annehmen kann, wie die logoklonisch-paraphasische Sprechart bei der Alzheimerschen Krankheit.

Die Encephalographie zeigt bei beiden Erkrankungen Atrophien und starken Luftgehalt der Konvexität; bis heute ist es aber nach meiner Meinung nicht möglich, zu unterscheiden, ob es sich um die mehr allgemeine Atrophie bei der

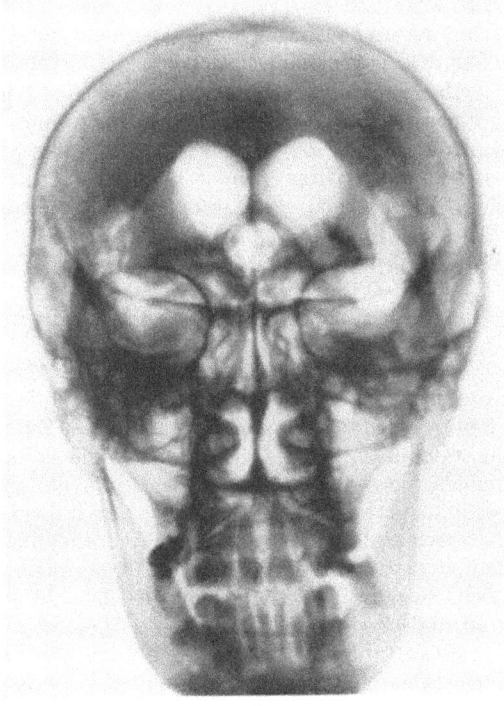

a

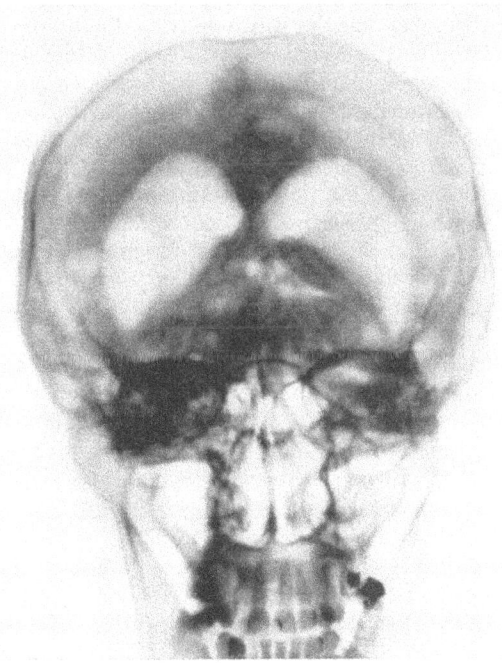

b

Abb. 5a und b. Alzheimersche Krankheit. Encephalogramm. Hochgradige Erweiterung der Vorderhörner der Seitenventrikel und des III. Ventrikels (a) sowie der Hinterhörner (b); in b auch starke Luftfüllung an der Konvexität.

ALZHEIMERschen Krankheit oder um die umschriebene Atrophie der PICKschen Krankheit handelt. Das ist auch nicht zu erwarten, weil unter Umständen auch der makroskopisch-autoptische Befund keine sichere Entscheidung zuläßt.

Dagegen hat FLÜGEL bei einem Frühfall, der encephalographisch eine nur geringe Erweiterung des Ventrikelsystems, aber eine relativ sehr reichliche Luftfüllung an der Konvexität erkennen ließ, in einem durch Hirnpunktion entnommenen Hirnzylinder zahlreiche Drusen und an den Ganglienzellen eine deutliche Fibrillenveränderung feststellen und so die Diagnose sichern können. Da es sich um eine erst 54 Jahre alte Frau handelte, kam nur eine ALZHEIMERsche Krankheit in Betracht.

D. PICKsche Krankheit.

Definition — pathologische Anatomie. Das wesentliche bei dieser Erkrankung sind umschriebene makroskopisch auffallende Atrophien des Gehirns. Nach dem ersten Beschreiber nannte man diese Zustände PICKsche Atrophien. Zunächst nahm man an, daß es sich hier um einen relativ früh auftretenden und gewissermaßen lokalisierten Altersprozeß handele, zumal da das Leiden meist im Präsenium zu beginnen pflegt. Da im mikroskopischen Bild aber die typischen Altersveränderungen (Drusen, Achsenzylindererkrankungen) vermißt wurden, ließ man den Gedanken einer Altersatrophie fallen, und man kam mehr und mehr zu der Überzeugung, daß es sich um eine Erkrankung sui generis handele, und man spricht jetzt meist von PICK*scher Krankheit*.

ONARI und SPATZ beschreiben den Zustand als einen langsamen, schleichend fortschreitenden, nur selten einen Untergang der Elemente direkt erkennen lassenden atrophisierenden Prozeß und vergleichen die Erkrankung einmal mit der PIERRE MARIEschen Krankheit und dann mit der HUNTINGTONschen Chorea. Abgesehen von der Tatsache, daß die für alle diese Erkrankungen kennzeichnende Atrophie die Neigung hat, in einem umschriebenen Hirngebiet besonders stark aufzutreten, sind innerhalb dieses Organs meist genetisch und funktionell zusammengehörende Systeme befallen. Bedenken gegen eine noch vollständigere Analogisierung dieser drei Krankheiten hatten ONARI und SPATZ nur, weil die HUNTINGTONsche Chorea und die PIERRE MARIEsche Kleinhirnerkrankung als Erbkrankheiten gelten, während damals im Jahre 1926 die erbliche Natur der PICKschen Erkrankung noch keineswegs erwiesen erschien. Nachdem aber inzwischen doch recht gewichtige Argumente für die erbliche Natur auch der PICKschen Erkrankung sich ergeben haben (ich verweise insbesondere auf die Arbeiten GANS und GRÜNTHAL), wird man wohl ohne Schwierigkeiten die PICKsche Erkrankung in die Gruppe der erblich bedingten atrophischen Hirnprozesse einreihen dürfen, und auch SPATZ sagt in einer neueren Arbeit (1937), daß der PICKschen Krankheit „ein erblich bedingter, vorzeitiger, lokaler Rückbildungsvorgang bestimmter Systeme im Großhirn" zugrunde liege.

Die PICKsche Krankheit kommt in zwei Formen vor, als Schläfenlappen- und als Stirnhirnatrophie. In charakteristischen Fällen sieht man diese Atrophien in ganz umschriebener Weise, so daß bei vorgeschrittenen Erkrankungen das Stirnhirn scharf abgesetzt und fast zugespitzt erscheint. Gewiß sind auch die anderen Gehirnteile in geringem Maße atrophisch, aber doch nie so, wie die besonders befallenen Teile. Bei dem „Stirnhirn-Pick", wenn diese abgekürzte Ausdrucksweise erlaubt ist, sind die Orbitalrinde und die Polgegend des Stirnhirns am stärksten betroffen, während die Atrophie der Konvexität zurücktritt. Beim Schläfenlappen-Pick ist ebenfalls der Pol besonders deutlich befallen und vor allem die unteren Schläfenwindungen — also auch hier die basale Rinde (SPATZ) —, während die erste Temporalwindung, namentlich in der Gegend der WERNICKEschen Stelle gut oder doch relativ gut erhalten ist. Auch die Querwindung (Hörzentrum) und das Ammonshorn pflegen verschont zu sein. Diese Art der Verteilung läßt erkennen, daß bei beiden Formen der PICKschen Krankheit in erster Linie die entwicklungsgeschichtlich jungen Teile von der Atrophie betroffen sind, denn die „basale Rinde" gehört nach SPATZ zu den entwicklungsgeschichtlich jüngsten Teilen der Großhirnrinde.

Mikroskopisch findet man einen starken Ausfall von Nervenzellen in der ersten bis dritten Schicht. An den Nervenzellen selbst wird gelegentlich eine Blähung festgestellt, ferner beobachtet man bei der Silberfärbung Einlagerungen von dunkel imprägnierten Kugeln; auch die weiße Substanz ist mitgriffen. Bei langer Dauer scheint sich auch eine Neigung zu weiterer Ausbreitung der Atrophie bemerkbar zu machen, insbesondere ist auch eine Atrophie des Striatums — in vivo unter Umständen am Auftreten extrapyramidaler motorischer Erscheinungen erkennbar — beschrieben worden.

Klinik. Klinisch ist der Prozeß nicht einheitlich; das ergibt sich schon aus der verschiedenartigen Lokalisation. Das erste Stadium hat aber gleichwohl bei beiden Formen das Gemeinsame, daß es zu einem nicht so recht begründbaren Versagen in beruflicher und sonstiger Beziehung sowie zu einer oft doch recht auffallenden Persönlichkeitsveränderung kommt. Man denkt dabei zunächst oft nicht an eine organische Erkrankung, sondern vermutet eher psychopathische Neigungen, etwa Willensschwäche oder Unlusterscheinungen und nur der Umstand, daß früher keinerlei psychopathische Eigenarten bemerkt worden sind, legt einem den Gedanken nahe, daß man es vielleicht doch mit einem organischen Leiden zu tun haben könne. Das wird meist aber erst durch die weitere Entwicklung, oft erst nach sehr geraumer Zeit, bestätigt. An der Art der nunmehr deutlich vorhandenen Ausfallserscheinungen kann man meist, aber keineswegs in jedem Falle, die zwei verschiedenen Formen der PICKschen Krankheit unterscheiden.

Beim *Stirnhirn*-Pick bleibt im Vordergrund eine nicht immer gleichartige, aber doch auffallende Persönlichkeitsveränderung, die in erster Linie in einem Fortfall der beim normalen Menschen zu erwartenden Hemmungen besteht. Die Kranken fallen durch ihr ungeniertes, oft läppisches Benehmen, durch ihre Distanzlosigkeit oder auch durch unsinnige, besonders triebhafte Handlungen auf; sie werden für zerstreut oder nachlässig oder faul gehalten; gelegentlich kann ihr Verhalten an das eines Hebephrenen, öfters aber an das eines Paralytikers erinnern. Bei einer genauen Prüfung und bei einer Exploration, bei der Wert auf stete Wachhaltung der Aufmerksamkeit gelegt werden muß, gelingt es aber den Kranken meist, noch recht gute elementare Kenntnisse und Fähigkeiten zu produzieren; vor allem bleiben gewisse „Routineleistungen", wie ich es nennen möchte, noch erhalten; allerdings sind sie zu allem nicht mehr in dem üblichen Maße aus eigenem Antrieb imstande, müssen vielmehr zu allem gewissermaßen angetrieben werden.

Die vegetativen Funktionen, insbesondere Appetit, pflegen gut zu sein. Auffällig ist manchmal eine starke triebhafte Unruhe. Später werden die Kranken aber meist still, vor allem aspontan; sie können aber in dem erreichten dementen, oft völlig apatischen Zustand unter Umständen noch jahrelang bei geeigneter Pflege vegetieren.

Bei den *Schläfenlappenfällen* fällt meist eine an sensorische Aphasie erinnernde Sprachstörung auf. STERTZ hat darauf hingewiesen, daß in systematischer Weise die feinsten und daher verwundbarsten Leistungen zuerst und die primitiven zuletzt abgebaut werden. Wenn dabei anfangs auch das Sprechbedürfnis erhalten, zuweilen sogar lebhaft erhöht sein kann, so hat die Sprache aber doch ihre Bedeutung als Ausdruck aktuellen Denkens schon früh verloren

(STERTZ). Sehr häufig beschränken sich die Äußerungen auf stehende Redensarten, die je nach dem Tonfall, in dem sie vorgetragen werden, verschiedene Bedeutung haben können. Auch motorische Stereotypien kommen nicht selten vor.

Bei beiden Formen beobachtet man Anfälle eigener Art; sie werden als Erschöpfungszustände mit Bewußtseinstrübung beschrieben. Man hat den Eindruck eines leichten Insults, ähnlich denen, wie wir sie bei funktionellen Gefäßspasmen und bei Hypertonie gelegentlich zu sehen bekommen. Wahrscheinlich sind sie auch auf die in solchen Fällen meist gleichzeitige Erhöhung des Blutdrucks zurückzuführen. Ich persönlich glaube, daß sie nicht unbedingt zum Bilde der PICKschen Erkrankung gehören, sondern mehr ein Nebensymptom sind.

Die späteren Stadien sind bei beiden Formen wiederum etwa gleich. Es kommt zu einem schweren Darniederliegen aller geistigen Funktionen und zu einem rein vegetativen Dasein. Neurologisch pflegen besondere Störungen nicht zu bestehen. Vereinzelt sind extrapyramidale motorische Erscheinungen beschrieben worden.

Die Erkrankung ist wohl häufiger als man im allgemeinen annimmt. Wichtig ist sie deshalb, weil die Kranken im Beginn des Leidens kaum als solche, ja kaum als organisch krank zu erkennen sind. Bei solchen Fällen, die man etwa zur Begutachtung auf Invalidität bekommt, weil sie nicht mehr arbeiten und ohne nachweisbare Defekte allmählich nachgelassen haben, muß man an die Möglichkeit einer beginnenden PICKschen Erkrankung denken. In diesem Stadium ist aber die Diagnose kaum zu stellen und auch die Encephalographie, die in vorgerückten Fällen besonders durch Luftansammlung an der Konvexität eine Hirnatrophie erkennen läßt, bringt noch keine Sicherheit im Anfangsstadium.

Differentialdiagnose. Differentialdiagnostisch kommt in erster Linie die Paralyse in Betracht; das gilt besonders für den Stirnhirn-Pick, der sich durch eine langsam einsetzende Persönlichkeitsveränderung bemerkbar macht. Ähnlich wie bei der Paralyse fallen oft zuerst gewisse soziale oder gesellschaftliche Entgleisungen auf. Bei allen paralyseähnlichen Fällen, bei denen zu unserer Überraschung Blut- und Liquorreaktionen negativ sind, muß man an eine PICKsche Erkrankung denken.

Beim Schläfenlappen-Pick kann die etwas unklare Aphasie auch einmal gelegentlich an Paralyse erinnern, zumal da durch die häufig als amnestische Aphasie imponierenden Zustände eine Merkfähigkeitsstörung vorgetäuscht wird. Ernstere Schwierigkeiten sind aber nicht zu erwarten, weil die Paralyse durch die humoralen Reaktionen leicht als solche erkennbar ist. Dagegen läßt sich der Zustand oft schwer von einer arteriosklerotisch bedingten Aphasie abgrenzen; am allerschwierigsten, ja oft unmöglich ist aber die Unterscheidung von der ALZHEIMERschen Erkrankung, zumal da die Anfangsstadien in bezug auf die unklaren Aphasieerscheinungen zu ähnlich sind. Sowohl der Schläfenlappen-Pick als auch die ALZHEIMERsche Erkrankung beginnen oft mit der Unfähigkeit, sich räumlich und sprachlich zurechtzufinden, wenn auch bei der ALZHEIMERschen Erkrankung im allgemeinen die Störungen der Merkfähigkeit und die Demenz bei gut erhaltener Persönlichkeit überwiegen. Daß diese Unterscheidung schwer sein muß, wird einem klar, wenn man sich die befallenen Gehirne ansieht. Einmal finden wir auch beim vorgeschrittenen Pick recht häufig eine allgemeine Atrophie, die es begreiflich erscheinen läßt, daß sich das Symptomenbild dem der ALZHEIMERschen Erkrankung nähert und dann sind die beiden Erkrankungen auf den ersten Blick auch deshalb schwer zu unterscheiden, weil auch bei der ALZHEIMERschen Krankheit die Atrophie des Stirn- und Schläfenhirns den Schwund der anderen Hirnteile erheblich übertrifft.

Die unsymmetrische Verteilung der Atrophie spricht im allgemeinen mehr für Pick. Die PICKsche Erkrankung läßt sich relativ leicht beim Betrachten von der Basis her erkennen, weil die besonders klaffenden Furchen der Orbitalrinde bzw. der unteren Schläfenwindungen auf diese Weise besser sichtbar sind.

Bei der Encephalographie ist oft eine vermehrte Luftfüllung, namentlich der Konvexität, aber auch eine Erweiterung des Ventrikelsystems zu erkennen. Immerhin sind charakteristische Befunde nicht so früh feststellbar, daß sie zur Differentialdiagnose im Frühstadium verwendbar wären. Eine Differentialdiagnose gegenüber der ALZHEIMERschen Krankheit ist durch Encephalographie meines Erachtens nicht möglich; ich glaube auch nicht, daß diese Unterscheidung

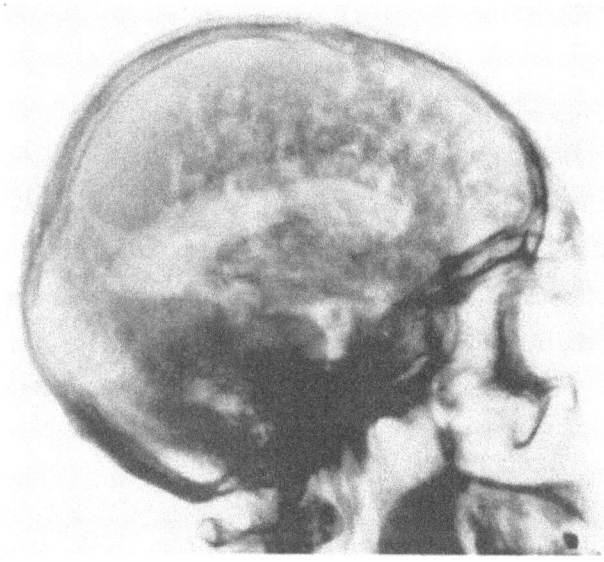

Abb. 6. PICKsche Atrophie. Encephalogramm. Starke Erweiterung der Ventrikel und Luftfüllung in der Stirn- und Occipitalgegend.

durch die Angiographie getroffen werden kann, da die von BENEDECK und HÓRANYI HECHST beobachteten Befunde zwar sehr schön die Atrophie des Gehirns erkennen lassen, aber nicht zeigen können, ob es sich um eine allgemeine (Alzheimer) oder mehr lokale (Pick) Atrophie handelt. Dagegen könnte auch hier die Entnahme eines Hirnzylinders (BENEDECK und HÓRANYI HECHST) durch die mikroskopische Untersuchung Entscheidung bringen.

Unter Umständen wird später die besondere Art der erblichen Belastung die Diagnose erleichtern, denn es ist nach neuen Untersuchungen wohl als sicher anzunehmen, daß wir es bei der PICKschen Erkrankung mit einer Erbkrankheit zu tun haben, und zwar mit einer, die vorzugsweise dem dominanten Erbmodus folgt. GANS hat als erster auf diese Möglichkeit hingewiesen und GRÜNTHAL hat, nachdem er bereits früher ein Brüderpaar mit PICKscher Krankheit beschrieben hat, noch eine Familie publiziert, bei der die PICKsche Erkrankung in mehreren Generationen aufgetreten ist. Auch von anderer Seite (z. B. BRAUNMÜHL und LEONHARD) ist auf die Erblichkeit hingewiesen, und man wird vielleicht noch mehr Erbfälle feststellen können, wenn man auch die abortiven Erkrankungen berücksichtigt; allerdings ist es, wie mir eine neuere Erfahrung zeigt, möglich, daß auch die ALZHEIMERsche Erkrankung ein Erbleiden ist.

Literatur.

Senile Erkrankungen.

A. Zusammenfassende Arbeiten.

BRAUNMÜHL, V.: PICKsche Krankheit. BUMKEs Handbuch der Geisteskrankheiten, Bd. 11. Berlin 1934.

GRÜNTHAL: Präsenile und senile Erkrankungen des Gehirns und Rückenmarks. BUMKE-FOERSTERs Handbuch der Neurologie, Bd. 11. 1936.

MÜLLER, WALTER: Ergebnisse vergleichender pathologischer anatomischer Untersuchungen des Gehirns unter besonderer Berücksichtigung der Altersverhältnisse. Arch. f. Psychiatr. **109** H. 2 (1939).

RUNGE: Die Geistesstörungen des Umbildungsalters, der Involutionszeit und des Greisenalters. BUMKEs Handbuch der Geisteskrankheiten, Bd. 8. 1930.

SPATZ: Anatomie der PICKschen Krankheit. BUMKEs Lehrbuch der Geisteskrankheiten, 4. Aufl. Berlin 1934.

WERNICKE: Grundriß der Psychiatrie. Leipzig 1906.

B. Einzelne Arbeiten.

ALZHEIMER: Z. Neur. **4**, 356 (1911).

BENEDEK u. HÓRANYI HECHT: Arch. f. Psychiatr. **106**, 563 (1937). — BOSTROEM: Arch. f. Psychiatr. **99**, 609 (1937). — BRAUNMÜHL, V.: Z. Neur. **142**, 1 (1932). — BRAUNMÜHL, V. u. LEONHARD: Z. Neur. **150**, 209 (1934).

FENYES: Arch. f. Psychiatr. **96**, 700 (1932). — FISCHER, O.: (1) Z. Neur. **3**, 371 (1910). — (2) Z. Neur. **12**, 99 (1912). — FLÜGEL: Z. Neur. **120**, 783 (1929). — FÜNFGELD: Mschr. Psychiatr. **85**, 210 (1933).

GANS: (1) Z. Neur. **80**, 10 (1922). — (2) Zbl. Neur. **33**, 516 (1923). — GELLERSTEDT: Uppsala Läk.för. Förh. **38**, 193 (1933). — GRÜNTHAL: (1) Z. Neur. **101**, 198 (1926). — (2) Z. Neur. **111**, 763 (1927). — (3) Fortschr. Neur. **1** (1929). — (4) Z. Neur. **129**, 350 (1930). — (5) Z. Neur. **136**, 464 (1931). — (6) Fortschr. Neur. **4** (1932). — (7) Fortschr. Neur. **7** (1935).

HALLERVORDEN: Klin. Wschr. **1933 I**, 692.

KAHN: Zbl. Neur. **40**, 733 (1925). — KEHRER: Zbl. Neur. **25** (1921). — KLEIN: Z. Neur. **124**, 257 (1930). — KRAEPELIN: Zbl. Neur. **30**, 431 (1922). — KRAPF: Arch. f. Psychiatr. **93**, 409 (1931).

LANGE: Münch. med. Wschr. **1934 II**, 1959.

MEGGENDORFER: Z. Neur. **101**, 387 (1926).

ONARI u. SPATZ: Z. Neur. **101**, 470 (1926).

PICK: (1) Mschr. Psychiatr. **16**, 378 (1904). — (2) Mschr. Psychiatr. **19**, 17 (1906).

RUZICKA: Zit. nach WALTER MÜLLER.

SCHEID: Z. Neur. **148**, 437 (1933). — SCHNEIDER, CARL: Mschr. Psychiatr. **65**, 230 (1927). — SCHULZ: Z. Neur. **109**, 46 (1927). — SPATZ: (1) Zbl. Neur. **40**, 735 (1925). — (2) Z. Neur. **158**, 208 (1937). — STERTZ: (1) Allg. Z. Psychiatr. **77**, 336 (1921). — (2) Z. Neur. **101**, 729 (1926).

VENZMER: Dtsch. med. Wschr. **1937 II**, 1402.

WEINBERGER: Z. Neur. **106**, 666 (1926).

Die traumatischen Hirnschädigungen.

Von

A. BOSTROEM-Leipzig.

Mit 5 Abbildungen.

1. Einleitung, Umgrenzung, Einteilung.

Bei einer Darstellung der traumatischen Hirnschädigungen vom neurologischen Standpunkt aus pflegt man in erster Linie die sog. *gedeckten* traumatischen Hirnschädigungen zu berücksichtigen, und zwar mit Recht; denn bei den Hirnstörungen im Gefolge von *penetrierenden* Schädelverletzungen ist die Feststellung von Art und Ort der traumatischen Einwirkung — wenigstens bei den akuten Zuständen — im allgemeinen kein neurologisches Problem. Die erste Versorgung ist hier Sache des Chirurgen und der Neurologe und Psychiater wird sich zunächst auf die Feststellung von Ausfallserscheinungen oder auf die Behandlung von deliranten Zuständen beschränken müssen; in der Regel wird er meist erst nach Abschluß der chirurgischen Tätigkeit gebraucht, wenn es gilt, die Folgezustände zu beurteilen.

In ungleich höherem Maße sollte bei den *gedeckten* traumatischen Hirnschädigungen der Neurologe auch schon während des akuten Stadiums zugezogen werden; er wird allerdings von dem Chirurgen, der ja praktisch auch meist zuerst die Behandlung übernimmt, in der Regel aber nur dann befragt, wenn es sich darum handelt, zu entscheiden, ob etwa eine Trepanation vorgenommen werden soll. Eine neurologische Untersuchung wäre aber auch sonst sehr wünschenswert, weil für die spätere Beurteilung ein neurologischer Befund aus den ersten Tagen nach der Verletzung oft unerläßliche Voraussetzung ist.

Nun ist es nicht immer ganz klar, was man unter „gedeckten" und was man unter „nicht gedeckten" traumatischen Hirnschädigungen verstehen soll. Die Definition lediglich von dem Intaktbleiben der Schädelkapsel abhängig zu machen geht nicht an, weil es ja mit Hilfe des Röntgenverfahrens möglich ist, ganz leichte Fissuren oder Splitter zu erkennen; früher, d. h. vor der Möglichkeit, Röntgenaufnahmen zu machen, konnte man nur schwere Schädelbrüche diagnostizieren und demgemäß war eine Schädelfraktur wohl kaum ohne Hirnschädigung zu denken; demgegenüber braucht eine nur röntgenologisch nachweisbare Fissur gar nicht von Hirnschädigungen begleitet zu sein. So warnt z. B. auch TÖNNIS eindringlich vor der Überbewertung einer röntgenologisch festgestellten Frakturlinie und SCHÜCK sieht die Fraktur für die Gehirnverletzung als vollkommen belanglos an. In der Tat gleichen traumatische Hirnschädigungen mit leichter Fissur durchaus den gedeckten traumatischen Hirnschädigungen. Ich möchte daher unterscheiden zwischen *gedeckten*, d. h. auf Grund stumpfer Einwirkungen entstandenen und *penetrierenden* traumatischen Hirnschädigungen; den letzten Ausdruck möchte ich vorbehalten für Hirnverletzungen, die durch Schädelschüsse entstanden sind oder bei denen nach Art einer Impressionsfraktur durch die Schädigung des Knochens unmittelbar eine Einwirkung auf die direkt darunter liegenden Hirnteile stattgefunden hat.

Eine Berechtigung für eine derartige Trennung, die praktisch vielleicht nicht in jedem Falle durchführbar ist, ist auch dadurch gegeben, daß der *Mechanismus des Zustandekommens* einer cerebralen Schädigung bei den gedeckten traumatischen Hirnschädigungen ein durchaus anderer ist; denn während bei den penetrierenden Hirnschädigungen die Läsion unmittelbar an der Stelle der Einwirkung liegt, ist das bei den gedeckten traumatischen Hirnschädigungen durchaus nicht immer der Fall. Hier wird entweder durch die Erschütterung der gesamten Gehirnmasse deren verwundbarster Teil besonders getroffen (= Commotio cerebri), wobei, wie wir noch sehen werden, wohl auch noch der Gefäßapparat bei der Symptomatologie eine Rolle spielt — oder die Verletzungen vollziehen sich nach den Gesetzen des Contrecoup (= wie meist bei der Contusio cerebri) und schließlich wird die Symptomatologie bestimmt durch den Druck von aus verletzten Gefäßen austretenden Blutmassen (= Compressio cerebri); gerade bei der Entstehung dieser Fälle kann insofern ein Übergang zu den penetrierenden Verletzungen gegeben sein, als etwa ein Knochensplitter ein Blutgefäß unmittelbar verletzen kann. Klinisch gehören diese Fälle aber wegen ihrer Symptomatologie zu den gedeckten Hirnschädigungen. Durch eine leichte Fissur wird offenbar auch der Mechanismus der Entstehung dieser 3 Schädigungsformen in keiner Weise gestört, während eine Schädigung, die zu einer Durchbrechung der Schädelkapsel führt, in der Regel nur eine Verletzung der darunter liegenden Hirnteile hervorruft.

Bei den gedeckten traumatischen Hirnschädigungen sind etwa nachgewiesene Fissuren als Komplikationen aufzufassen, die oft das klinische Bild wenig oder gar nicht berühren, wenn sie nicht durch unmittelbare Schädigung etwa eines Hirnnerven (Basisfraktur) zu zusätzlichen neurologischen Symptomen führen, die neben der Commotio oder Contusio im Verlauf eine gewisse Selbständigkeit bewahren. Ist das nicht der Fall, so wird der Nachweis einer Fissur oft nur insofern wichtig sein, als man aus ihr auf die Schwere des Traumas schließen kann. Man gewinnt durch sie für die nachträgliche Beurteilung von Unfallsfolgen zuweilen gewisse Hinweise, die um so willkommener sind, als oft in dem ersten Stadium der traumatischen Hirnschädigung eine neurologische Untersuchung nicht vorgenommen wurde und damit nicht festgestellt werden konnte, um was für eine Art von traumatischer Hirnschädigung es sich gehandelt hat. Wenn das auch, wie wir noch sehen werden, selbst in der ersten Zeit nach der Verletzung nicht immer mit Sicherheit gesagt werden kann, so ist eine spätere Feststellung meist ganz unmöglich, weil etwa vorhandene Verschiedenheiten sich im weiteren Verlaufe verwischen. Einmal liegt das an dem natürlichen Ablauf, dem Heilungsprozeß, dann aber auch daran, daß mit der Zeit die *in* der Persönlichkeit liegenden Komponenten, die Reaktion des Individuums auf das Trauma in körperlicher und seelischer Beziehung zunehmend sich auch im Symptomenbilde bemerkbar machen.

Die Unterscheidung[1] der drei Formen Commotio (= Gehirnerschütterung), Contusio (= Gehirnquetschung[2] und Compressio (= Gehirndruck) bezieht sich auf *akute* Zustände und es handelt sich namentlich bei der Commotio um einen *klinischen* Begriff. Der Umstand, daß im akuten Stadium diese Formen nicht immer klar auseinanderzuhalten sind, ist dadurch zu erklären, daß durch dasselbe Trauma 2 oder gar alle 3 Arten der genannten Schädigungen gleichzeitig hervorgerufen werden können.

---

[1] Die Einteilung stammt wohl noch von PETIT (traité des maladies). Chir. 1773 (zit. nach SCHWARZACHER). Trotz gewisser Bedenken empfiehlt es sich, an ihr festzuhalten, bis wirklich brauchbarere Begriffe vorliegen.

[2] Nicht zu verwechseln mit Contusio capitis, der ohne Hirnschädigung ablaufenden Schädelprellung. Noch besser ist es, wenn man mit REICHARDT zwischen Kopfverletzung, Schädelverletzung und Hirnverletzung unterscheidet.

Sehr viel seltener sind traumatische Blutungen in die mehr zentraler gelegenen Teile des Gehirns.

Alle Arten von Hirnschädigungen können durch besondere Umstände Komplikationen erleiden, die das Bild variieren, und schließlich ist es nötig, die traumatischen Hirnschädigungen noch vom Gesichtspunkt der Späterscheinungen zu betrachten.

2. Die Commotio cerebri.

Die Commotio cerebri oder Gehirnerschütterung ist die leichteste Form traumatischer Hirnschädigung. Eine klare und einfache Beschreibung dessen, was wir unter Commotio verstehen, ist schwer möglich, weil wir gewohnt sind, Definitionen von Krankheitszuständen auf Grund eines kennzeichnenden pathologisch-anatomischen Befundes zu geben; da bei der Commotio ein solcher nicht existiert und da man weiter auch über die pathophysiologischen Bedingungen noch nicht sicher orientiert ist, wird man besser auf eine Definition des Begriffes verzichten und sich damit begnügen, festzustellen, daß wir es hier mit einem klinisch immerhin brauchbaren und trotz aller Grenzbeziehungen zu anderen traumatischen Hirnschädigungen auch ziemlich deutlich umschriebenen Krankheitsbild zu tun haben. Man kann sagen, es handelt sich hier um eine traumatisch hervorgerufene Störung der Hirnfunktion; sie entsteht nach einer stumpfen Gewalteinwirkung, die der Schädel direkt oder indirekt erlitten hat, und sie hat die Neigung, sich völlig zurückzubilden.

Klinisch ist die Hirnerschütterung charakterisiert durch eine unmittelbar nach dem Trauma oder besser gesagt, mit dem Trauma einsetzende tiefe Bewußtlosigkeit, die meist aber keineswegs immer mit Pulsverlangsamung einhergeht. Die Kranken machen zunächst einen schwer mitgenommenen Eindruck; aber trotz des fast stets zunächst bedrohlich aussehenden Bildes bessert sich das Befinden meist rasch, ohne daß schon gleich das Bewußtsein wiederzukehren braucht. Es ist nicht immer ganz klar, ob der erste Zustand allein auf die Commotio zurückzuführen ist oder ob nicht vielleicht auch Shockwirkungen dabei eine Rolle spielen. Man gewinnt diesen Eindruck namentlich dann, wenn die Haut auffällig blaß und schweißbedeckt ist, was aber nicht immer der Fall zu sein pflegt. Neurologisch wird man in diesem Zeitpunkt nichts Besonderes feststellen können; wie bei jeder tiefen Bewußtlosigkeit sind die Glieder schlaff, atonisch und die Pupillen zeigen oft keine Reaktion auf Lichteinfall. Babinski oder sonstige Pyramidenzeichen sind bei der unkomplizierten Commotio nicht vorhanden. Wichtig ist, daß es nach Beendigung der Bewußtlosigkeit auch zu Erbrechen kommt, in der Regel bald nach dem Wiedererwachen, ein Umstand, der im Interesse der Kranken, die um diese Zeit noch leicht benommen sind und sich schwer selbst helfen können, besonderer Beachtung verdient.

Die Bewußtlosigkeit ist oft von nur ganz kurzer Dauer (unter Umständen wenige Sekunden nur); sie wird dann leicht einmal übersehen und in solchen Fällen ist das Erbrechen gelegentlich das einzige wahrgenommene Zeichen einer Gehirnerschütterung.

Die Tiefe und vor allem auch die Dauer der Bewußtlosigkeit wird im allgemeinen als Gradmesser für die Schwere der Gehirnerschütterung angesehen und so rechnet man Gehirnerschütterungen, deren Bewußtlosigkeit wenige Sekunden bis etwa 10 Minuten anhält, zu den leichten Fällen; eine Bewußtlosigkeit von der Dauer bis zu einer Stunde und mehr läßt eine mittelschwere oder schwere Gehirnerschütterung annehmen; eine tagelange Bewußtlosigkeit läßt an Komplikationen oder an Kontusionen denken. Selbstverständlich ist es unmöglich, hier bestimmte Grenzen anzugeben; KNOFLACH und SCHOLL rechnen alle traumatischen Hirnschädigungen mit Bewußtlosigkeit von mehr als 6 Stunden zur Contusio; FRANZ dagegen meint, man dürfe als reine Commotio nur die Fälle bezeichnen, bei denen die Bewußtlosigkeit nur einen Augenblick oder wenige Minuten dauert. Gewiß ist richtig, daß man bei allen Zuständen von länger dauernder Bewußtlosigkeit an eine Kontusion wird denken müssen; umgekehrt kann aber, wie wir noch sehen werden, die Kontusion auch ohne Bewußtseinsbeeinträchtigung verlaufen. Meines Erachtens kann man als Regel sagen, daß eine Bewußtlosigkeit, deren Dauer sich in der Größenordnung von Minuten bewegt, als leicht zu bezeichnen ist. Ist man versucht, die Zeit mit dem Stundenmaß zu messen, so wird es sich um mittelschwere und gar schwere Gehirnerschütterungen handeln. Die Fälle, bei denen die Bewußtlosigkeit über Tage dauert, sind meines Erachtens darauf verdächtig, daß es sich nicht um eine einfache Gehirnerschütterung handelt. Meist liegt dann eine Komplikation durch schwerere Hirnschädigung vor.

Für die Abgrenzung nach der Länge der Bewußtlosigkeit ist wichtig zu wissen, daß man damit die Dauer der absoluten Bewußtlosigkeit meint; oft, namentlich bei schweren Zuständen, sind die Patienten nach dem Wiedererwachen nicht ganz klar, sondern sie sind noch leicht bewußtseinsgetrübt und fallen auch leicht wieder vorübergehend in den Zustand von Benommenheit zurück. An diese Zeit können sie sich meist ebenfalls nicht recht erinnern, obwohl sie zwischendurch bereits gesprochen und evtl. Nahrung zu sich genommen haben. Die Patienten pflegen eben wegen der unklaren Erinnerung diese Zeit in die Bewußtlosigkeit einzubeziehen und daher wird oft die Dauer der Bewußtlosigkeit sehr viel länger angegeben, als sie den Beobachtungen des Arztes entspricht.

Die meisten länger dauernden Bewußtlosigkeiten gehen in der Tat nicht gleich in einen Zustand völliger Klarheit über, sondern es besteht entweder eine Zeitlang eine gewisse Somnolenz oder aber die Kranken sind in einem Zustand wechselnder Bewußtseinshelligkeit. ALFRED FUCHS beschreibt einen postcommotionellen Schlaf, der sich nach Abschluß der eigentlichen Bewußtlosigkeit einstellt und sich durch eine Erweckbarkeit als solcher kennzeichnet.

Mit der Wiederherstellung eines normalen Bewußtseinszustandes ist das akute Stadium der Commotio beendet; das Erbrechen pflegt in der Regel auch bald nachzulassen; oft tritt es übrigens nur als Übelsein oder Brechreiz in Erscheinung, in anderen Fällen dauert es auch manchmal tagelang. Die Pulsverlangsamung dauert ebenfalls in der Regel nicht allzu lange. Die Hautfarbe und der alte Turgor stellen sich wieder her. Auch jetzt findet man bei unkomplizierten Fällen von Commotio keinerlei grobe neurologische Ausfallserscheinungen, wohl aber wird jetzt eine Reihe von charakteristischen Beschwerden geäußert; in erster Linie bestehen Klagen über Kopfschmerzen. Man unterscheidet gewöhnlich einen lokalen Kopfschmerz, der an der Stelle der Gewalteinwirkung lokalisiert wird und auf die Schädelprellung zurückgeführt werden kann. Gelegentlich kann man dort eine Verdickung der Knochenhaut feststellen. Diese Beschwerden haben aber mit der eigentlichen Commotio nichts zu tun; für diese ist vielmehr kennzeichnend ein mehr diffuser Kopfschmerz, der in der Regel nicht bestimmt lokalisiert werden kann und eher den Charakter eines dumpfen Drucks, eines Brummens oder Dröhnens hat. Bei Lagewechsel kann der Kopfschmerz stärker werden. Er verstärkt sich besonders bei Pressen (Stuhlgang, Husten oder Niesen), oft auch beim Wenden der Blickrichtung. Auch über Schwindel wird zunächst geklagt; wird der Schwindel bereits im Liegen verspürt, so ist er wohl meist ein Zeichen für eine Beteiligung des Labyrinths (Commotio labyrinthi). Fast regelmäßig wird ein Versuch, sich aufzurichten, von Schwindelerscheinungen begleitet sein. Es handelt sich also offenbar um eine Labilität der Gefäßinnervation, die überhaupt im Beginn der Commotio recht häufig ist. So sieht man auch eine starke Abhängigkeit des Pulses von der Lage und Stellung; es besteht eine nicht unwesentliche Differenz der Pulszahl beim Liegen, Sitzen und Stehen; auch die Höhe des Blutdrucks kann schwanken. Pupillenstörungen gehören nicht zum Bilde der Commotio, insbesondere ist die von KATZENSTEIN beschriebene Änderung der Pupillen*form* wohl immer ein Zeichen einer schwereren Hirnstörung.

Die oben genannten Beschwerden pflegen eine Zeitlang anzudauern. Hat man in diesem Stadium Gelegenheit, eine ausführliche neurologische Untersuchung vorzunehmen, so stößt man nicht selten auf ganz leichte Erscheinungen, die einen Teil der Beschwerden erklären können; so hat MANN auf ein Syndrom aufmerksam gemacht, das in der Zeit der abklingenden Commotio auftritt und dann allmählich verschwindet. Es besteht in folgendem: Erschwerung der Blickbewegung nach einer Seite mit gelegentlichen nystaktischen Zuckungen und Schwanken nach der Seite der erschwerten Blickrichtung. Auch ein Abweichen der der erschwerten Blickrichtung gleichnamigen Extremität nach außen beim Zeigeversuch wird beobachtet. Gelegentlich fehlen die normalen Pendelbewegungen des der erschwerten Blickrichtung entsprechenden Armes; Herabsetzung des Gehörs auf der Seite der Blickstörung in Form von Innenohrschwerhörigkeit oft mit Übererregbarkeit des Vestibularapparates dieser Seite gegen galvanischen Strom, ferner Herabsetzung des Corneal- und namentlich des Schleimhautreflexes auf dieser Seite und eine allgemeine vasomotorische Übererregbarkeit in Form des Blutandranges zum Kopf. Es handelt sich hier um Symptome, die zum Teil mit der Medulla oblongata, zum Teil mit Labyrinth und Kleinhirn in Beziehung stehen. Angesichts der Tatsache, daß die Commotio wahrscheinlich mit vasomotorischen Störungen in dieser Gegend einher gehen kann, sind diese Symptome recht beachtlich.

Neuerdings hat STIER auf diese Symptome hingewiesen und von ihnen namentlich den leichten Blickparesen Aufmerksamkeit geschenkt. Meist handelt es sich um eine Blickschwäche nach einer Seite. Sie ist gewöhnlich auch von gewissen Mißempfindungen und Andeutung von Schwindel begleitet. Subjektiv macht sich diese Blickschwäche in einem Flimmern vor den Augen bemerkbar, seltener in Doppeltsehen. Häufig wird von einem unscharfen oder breiteren Sehen eines Gegenstandes gesprochen. Sie kommt ferner besonders bei Lageveränderungen, beim Hochblicken oder beim Blick auf bewegte Gegenstände zum Ausdruck[1]. STIER spricht hier insbesondere auch von Mißgefühlen bei optokinetischem Nystagmus. Diese Störungen haben offenbar enge Beziehungen zum Gleichgewichtsapparat und es erscheint dringend nötig, daß man den Geschädigten möglichst bald ohrenfachärztlich untersuchen läßt. STIER weist vor allem darauf hin, daß die allgemein übliche Labyrinthuntersuchung nicht ausreiche, daß aber eine eingehende Untersuchung durch den Ohrenarzt allerhand erkennen lasse. Zentral bedingt und durch das Kopftrauma hervorgerufen ist nach seinen Erfahrungen der anfängliche Verlust jeder labyrinthären Erregbarkeit, wenn diese sich später auch wiederherstellt. Gleichfalls pathologisch und dabei peripher, d. h. durch Schädigung des eigentlichen Labyrinths bedingt, ist die einseitige Verlängerung der Latenz mit gleichzeitiger Herabsetzung der Dauer, also die einseitige „Einengung" der Dauer des experimentellen Nystagmus beim Spülen. Immer pathologisch und dabei zentralbedingt ist die Differenz der Dauer und Intensität zwischen dem nach rechts und nach links schlagenden Nystagmus, so daß sie bei verschiedener Art der Reizung gleichsinnig ist. Großer Wert zu legen ist nach STIER auch auf die Form des Nystagmus, die immer auf zentralbedingte Störungen zurückzuführen ist. Beachtlich sind vor allem

---

[1] So bemerkte einer meiner Patienten diese Störung im Aquarium bei der Betrachtung der rasch vorbeischwimmenden kleinen Fische.

die unruhigen, speziell die unregelmäßigen Bewegungen beider Augen beim experimentellen Nystagmus. Wenn dagegen die Tonusdifferenz und alle Abweichungen in der Dauer und in der Form des experimentellen Nystagmus fehlen und wenn außerdem alle vasomotorischen Reaktionen bei der experimentellen Reizung fehlen, dann können die Klagen über Schwindel und vasomotorische Störungen als unberechtigt abgelehnt werden.

Daneben hat STIER meines Erachtens mit vollem Recht auf andere, meist schwer faßbare Symptome von seiten der im Zwischenhirn gelegenen vegetativen Zentren hingewiesen. In erster Linie handelt es sich dabei um Schweißausbrüche, gelegentlich vermehrte Speichelsekretion, Übelkeit und Brechreiz, der in diesem Zusammenhang noch einmal erwähnt werden muß. Ferner kommt nach anfänglicher Harnverhaltung es gelegentlich für kurze Zeit zu stärkerer Polyurie, zuweilen zur Glykosurie und Erhöhung des Blutzuckers. Auch kann unter Umständen die Temperatur durch zentrale Störungen erhöht sein und endlich wird gelegentlich eine Störung des Fettstoffwechsels vor allem in Form der Magersucht beobachtet. Störungen des Schlafes, sei es in Gestalt von Einschlaferschwerung oder auch Schlafsucht sind ebenfalls hierherzurechnen. Auch sexuelle Störungen, namentlich eine Herabsetzung der Libido und Impotenz kommen vor. STIER führt diese Störungen insbesondere auf Beeinträchtigung des Blutumlaufes im Gehirnstamm zurück.

Von psychischen Symptomen, auf die im Anfang ebenfalls geachtet werden sollte, ist in erster Linie die Erinnerungslosigkeit, die Amnesie zu nennen. Darunter verstehen wir eine Erinnerungslücke; beschränkt sich der Erinnerungsausfall auf die Zeit der Bewußtlosigkeit, so handelt es sich nicht um ein besonderes Symptom, sondern um die selbstverständliche Folge der Bewußtseinsstörung, denn da in solchen Zuständen ebenso wie im Schlaf nichts aufgefaßt werden kann, muß auch die Erinnerung an die in dieser Zeit abgelaufenen Vorkommnisse fehlen. Das gilt nicht nur für die Zeit der vollen Bewußtlosigkeit, sondern auch für das danach folgende Stadium der Somnolenz, in dem bestenfalls bruchstückweise Einzelheiten aufgefaßt und vielleicht behalten werden können. Im allgemeinen beginnt diese Erinnerungslücke mit dem Einsetzen des Traumas. Die meisten können noch sagen, daß sie das entgegenkommende Auto gesehen oder daß sie den Sturz von der Leiter, vielleicht das Aufschlagen am Boden, gemerkt haben. In solchen Fällen handelt es sich um eine einfache Amnesie. In den Fällen, in denen aber nicht nur der Unfall selbst, sondern auch die Zeit vorher aus der Erinnerung geschwunden ist, sprechen wir von retrograder Amnesie. Hier ist die Erinnerungslosigkeit nicht durch die Bewußtlosigkeit ohne weiteres erklärt, sondern sie setzt in diesem Falle eine intensivere Störung voraus in dem Sinne, daß Ereignisse, die bereits aufgefaßt waren, nicht mehr erinnert werden können. Reicht diese retrograde Amnesie weiter als wenige Minuten vor den Unfall zurück, so liegt nach meiner Erfahrung in der Regel eine schwerere Hirnschädigung und keine einfache Commotio vor. Dies entspricht auch den Beobachtungen von FRANZ. Es ist daher wichtig, sich möglichst bald von der Art und dem Umfang der Amnesie zu überzeugen. Diese Notwendigkeit ist um so mehr gegeben, als im Laufe der Zeit der Kranke selbst schwer unterscheiden kann, was er aus eigener Erinnerung weiß und was ihm von anderen erzählt worden ist. Zu berücksichtigen ist allerdings, daß auch spontan sich die Erinnerungslücke gelegentlich aufhellen kann, gewöhnlich aber nicht in dem Sinne, daß der Umfang des Erinnerungsausfalles kleiner geworden ist, sondern eher so, daß gewisse Einzelheiten diffus oder traumhaft erinnert werden.

Gelegentlich wird auch von anterograder Amnesie (BING) gesprochen, wenn nämlich die Zeit nach Wiedererwachen aus der Bewußtlosigkeit nicht mehr in Erinnerung ist. Solche Beobachtungen erklären sich meines Erachtens aber ohne weiteres daraus, daß die Betroffenen trotz scheinbaren Wachseins noch nicht völlig bewußtseinsklar gewesen sind.

Psychische Symptome sind bei der einfachen Commotio abgesehen von der genannten Bewußtseinsstörung und der Erinnerungslosigkeit sehr selten. Ich selbst möchte annehmen, daß die meisten als Kommotionspsychosen beschriebenen Unruhe- und Verwirrtheitszustände auf schwerere traumatische Hirnschädigungen zurückgeführt werden müssen; insbesondere habe ich den Eindruck, daß es sich in den Fällen, in denen die Bewußtseinsstörung sich erst nach Tagen ganz langsam und allmählich zurückbildet und in einen Verwirrtheitszustand übergeht, um Hirnkontusionen und nicht um einfache Gehirnerschütterungen gehandelt hat.

Gewiß wird man auch bei einfacher Commotio gelegentlich in der Aufhellungszeit der Bewußtlosigkeit vorübergehend Erregungszustände sehen; diese sind aber von ganz kurzer Dauer und pflegen die völlige Wiederherstellung des Bewußtseins nicht wesentlich zu verzögern. Komplikationen können aber in mannigfacher Weise eintreten; einmal kann neben der Commotio auch eine Contusio stattgefunden haben — darüber wird später noch zu sprechen sein —; dann aber können Komplikationen insofern auftreten, als eine an sich einfache Commotio auch ein schon irgendwie geschädigtes Gehirn trifft. So können unter Umständen auch bei leichten Kommotionsfällen psychische Störungen dann auftreten, wenn es sich um chronische Alkoholisten handelt, oder wenn der Unfall in einem Zustande schwerer akuter Alkoholvergiftung erfolgt ist. Auch wenn eine beginnende Paralyse oder eine bis dahin unerkannte senile Demenz bzw. Arteriosklerose vorliegt, sieht man nach verhältnismäßig leichten Gehirnerschütterungen psychische Störungen in deliranter Form auftreten. Auf jeden Fall sollte man auf diese Möglichkeiten Rücksicht nehmen und die Untersuchungen stets darauf ausdehnen.

Ein echter Korsakowzustand ist dagegen nach einer unkomplizierten Commotio auch für die spätere Zeit nicht zu erwarten, ebensowenig eine sog. traumatische Demenz. Das alles sind Folgen von schwereren Hirnstörungen.

Im weiteren Verlauf machen sich individuelle Verschiedenheiten deutlich bemerkbar. Auch bei annähernd gleich schweren Verletzungen ist der eine sehr rasch wieder auf den Beinen, die anderen klagen lange und sind außerordentlich empfindlich. Bei normalem Verlauf ist allen gemeinsam die sehr bald einsetzende Tendenz zur Besserung. Robuste Persönlichkeiten spüren sehr bald nichts mehr, andere wieder leiden noch sehr unter dem Kopfdruck, unter dem Dröhnen oder unter Schwindel. Dabei handelt es sich meist nicht um einen Drehschwindel, sondern um Zustände von Unsicherheit im Kopf, den wir bei Vasomotorikern ja kennen und es sind ja wohl auch meist Vasomotoriker, die längere Zeit darunter leiden. Die Kopfbeschwerden sind zunächst noch bei jeder Erschütterung des Körpers und der Umgebung besonders bemerkbar. Die Schwindelerscheinungen beobachtet man am häufigsten beim Bücken, beim raschen Drehen, sehr auffällig besonders dann, wenn die Leute die Treppe hinuntergehen wollen. Sie haben dann das Gefühl der Unsicherheit und des Schwindels; Blutandrang zum Kopf, der ebenfalls bei Vasomotorikern gerne vorkommt, macht ähnliche Beschwerden.

Ganz regelmäßig wird darüber geklagt, daß selbst bei geringem Alkoholgenuß unangenehme Mißempfindungen auftreten und daß man vor allem schon bei ganz geringen Quanten das Gefühl hat, betrunken zu sein.

An weiteren Beschwerden in der Rekonvaleszenz sind zu nennen mangelnde Konzentrationsfähigkeit, rasche Ermüdung und gleichwohl schlechter Schlaf. Objektiv ist in dieser Zeit weder neurologisch noch intern etwas Besonderes nachzuweisen. Die Beobachtungen über Erhöhung des Liquordruckes sind widersprechend. Ich selbst habe darüber keine Beobachtungen gemacht, weil ich in diesen Stadien eine Lumbalpunktion vermeide ausgehend von der Erfahrung, daß die Klagen über Kopfschmerzen nach der Lumbalpunktion meist noch größer werden. Auch die Mitteilungen über das Vorhandensein von Eiweiß oder Globulinvermehrung im Liquor sind nicht einheitlich. Ich habe jedenfalls Bedenken, hierin ein Symptom der Commotio zu sehen. Wichtig ist die Erhöhung des Blutzuckers ohne Glykosurie, die von BSTEH und DRIAK gefunden worden ist. BERBERICH hat Ähnliches beschrieben.

Eine Umstellung des Blutbildes im Sinne einer Lymphopenie, die unter Umständen mit Leukocytose verbunden sein kann, wird von manchen hervorgehoben. Man könnte daran denken, daß es sich hier um Veränderungen im Sinne einer Sympathico- oder Vagotonie handelt. Es ist aber zu berücksichtigen, daß viele von den Verletzten, die lange über Beschwerden nach einfacher Commotio klagen, von Hause aus vegetativ Stigmatisierte sind und schon aus diesem Grunde Besonderheiten des Blutbildes aufweisen.

Der Verlauf ist in unkomplizierten Fällen und bei von Haus aus Gesunden, besonders auch bei jugendlichen Individuen, ein durchaus guter. In manchen leichten Fällen wird nach wenigen Tagen schon die Arbeit wieder aufgenommen; meist dauert es wohl 3 Wochen oder etwas länger; man kann aber rechnen, daß in leichten Fällen nach 2—3 Monaten, in mittelschweren und schweren Fällen nach $1/_2$—$3/_4$ Jahr die Arbeitsfähigkeit wiederhergestellt ist, gewiß bei empfindlichen Personen nicht ganz ohne Beschwerden.

Die *Behandlung* einer unkomplizierten Gehirnerschütterung hat zunächst darin zu bestehen, daß man den Verunglückten in möglichst schonender Weise in ein Krankenhaus bringt; wenn es irgendwie geht, soll dabei rasches Fahren auf holprigen Straßen vermieden werden. Die Überführung nach Hause würde ich bei irgendwie schweren Fällen vermeiden, schon weil man nicht wissen kann, ob nicht irgendwelche Komplikationen vorliegen. Man wird in den meisten Fällen auch eine Röntgenaufnahme des Schädels vornehmen und diese würde ja einen erneuten Transport von der Wohnung nach dem Krankenhaus nötig werden lassen. Auch die Überwachung der Bewußtlosigkeit und die genaue Pulskontrolle sind nötig, und abgesehen davon hat man auch bei klinischer Behandlung die Möglichkeit, Besucher fern zu halten.

Ist der Kranke aus der Bewußtlosigkeit erwacht, so sind zunächst einige Vorsichtsmaßnahmen wegen des Erbrechens nötig. Der Brechreiz wird am besten in der üblichen Weise mit Eisstückchen bekämpft. Im übrigen muß weiter für eine Zeit strenge Bettruhe eingehalten werden. Der Kopf braucht zwar nicht ganz flach zu liegen; das ist nicht einmal zweckmäßig, weil dadurch eine zu starke Neigung des Kopfes nach hinten entsteht, was wenig empfehlenswert ist. Ebensowenig ist es aber richtig, dem Kopf bei der Lagerung eine nach vorn geneigte Haltung zu geben. Am besten gibt man ein schmiegsames Kissen in den Nacken; das bewirkt, daß Kopf, Hals und Rumpf etwa in einer graden Linie liegen. Die unmittelbare Unterlage für Kopf und Nacken ist am besten ein nicht ganz weiches, aber doch nachgebendes Kissen, das seinerseits wieder auf einer härteren Unterlage ruht. Zu beiden Seiten des Kopfes kann allenfalls noch ein Häcksel- oder Sandsack gelegt werden, der eine besondere Ruhigstellung gewährleistet. Richtige Lagerung, Ruhe und Eisbeutel, der etwa 4—5mal am Tage für je eine Stunde gegeben wird, genügen zunächst völlig für die Behandlung.

In der ersten Zeit, ganz besonders aber während der Bewußtlosigkeit, ist es notwendig, den Puls zu kontrollieren und auf etwaige Urinverhaltung zu achten. In den ersten Tagen muß auf jeden Fall Stuhl und Urin im Liegen gelassen werden.

Bei Personen, die durch den Unglücksfall seelisch stark mitgenommen sind, sollte man für Beruhigungsmittel sorgen. Das gilt ganz besonders für Personen, die etwa bei Eisenbahnkatastrophen oder durch gleichzeitige Verunglückung von Angehörigen aufgeregt sind und erst recht für Patienten, die etwa selbst durch Unvorsichtigkeit ihre Schädigung und den Unfall oder gar den Tod von anderen verursacht haben. Morphium ist zu vermeiden, weil es nicht beruhigt und außerdem das Atemzentrum ungünstig beeinflußt; dagegen würde ich unter Umständen bei schweren Aufregungen einmal wenigstens zur Scopolaminspritze greifen. Im allgemeinen genügen aber die üblichen Beruhigungsmittel, wie Luminal, das auch als Injektion gegeben werden kann, allenfalls Paraldehyd. Das letztere ist ein ausgezeichnetes Beruhigungs- und Schlafmittel; es hat nur den Nachteil, daß es außerordentlich schlecht schmeckt; es wird daher vielfach als Klysma gegeben. Das hindert aber nicht, daß der Patient den schlechten Geschmack an der Ausatmungsluft bemerkt. Brom hat in der Regel keinen Zweck, weil es zu wirklicher Beruhigung erst kumulierender Wirkung bedarf.

Gegen die Kopfschmerzen helfen die üblichen Antineuralgica. Ist wegen Brechreiz eine Einnahme per os nicht möglich, empfehlen sich Spritzen oder Suppositorien von Cibalgin. Morphium muß auch hier vermieden werden.

Die Nahrung ist zunächst am besten flüssig zu geben, weil das Kauen in den ersten Tagen unter Umständen die Kopfschmerzen verstärkt. Wichtig ist, für leichten Stuhlgang zu sorgen, der ohne Pressen erfolgen muß.

Die Dauer der Bettruhe soll im allgemeinen 3 Wochen betragen; im Durchschnitt ist es auch zu empfehlen, diese Zeit selbst bei leichten Fällen einzuhalten. Manche Kranke drängen schon früher auf Aufstehen; das kann gelegentlich gewährt werden; insbesondere darf man bei robusten Naturen ruhig einmal nachgeben. Ich selbst habe einmal einen Patienten mit mittelschwerer Commotio gehabt, der beim Skispringen verunglückt und über $3/4$ Stunden bewußtlos gewesen war; diesen konnte ich nicht länger als 8 Tage im Bett halten, ohne daß dadurch irgendwelche Nachteile eingetreten waren. Am besten richtet man sich danach, wie den Leuten der erste vorsichtige Aufstehversuch bekommt. Wenn beim Husten, Niesen und Stuhlpressen noch Schmerzen vorhanden sind, wenn über Schwindel bei raschen Bewegungen und beim Aufrichten geklagt wird, so ist es besser, lieber noch etwas mit dem Aufstehen zu warten. Ist das nicht der Fall, so wird man keine Bedenken zu haben brauchen, namentlich nicht bei robusten und nicht zu nervösen Beschwerden neigenden Menschen.

In allen Fällen muß man den Alkoholgenuß in jeder Form für längere Zeit verbieten und außerdem empfiehlt es sich, plötzliche Anstrengungen, plötzliches Laufen, schweres Heben und Springen in der ersten Zeit zu vermeiden.

Von mancher Seite wird auch bei der Gehirnerschütterung eine dehydrierende Therapie mit hypertonischer Traubenzuckerlösung oder Magnesiumsulfat empfohlen. Man gibt dabei von einer 20%igen Traubenzuckerlösung etwa 150—200 ccm intravenös; bei höher prozentigen Lösungen (bis zu 40%) genügt auch weniger. Magnesium sulfuricum wird entweder per os 3mal täglich 5—10 g verabfolgt oder rectal 20 g pro Dosis in 80—100 ccm Wasser.

Bei unkomplizierten Gehirnerschütterungen ist eine solche Behandlung jedoch sicher nicht nötig, da in solchen Fällen eine Hirnschwellung nicht zu erwarten ist. Eine Lumbalpunktion ist ebenfalls nicht erforderlich; eine Erleichterung durch Druckentlastung beobachtet man nur in den allerseltensten Fällen; meist wird danach über vermehrte Kopfschmerzen geklagt. Durchaus zu widerraten sind Lufteinblasungen in die Ventrikel zu therapeutischen Zwecken. Bei schweren Gehirnschädigungen kann diese Maßnahme unter Umständen zu diagnostischen Zwecken nötig werden. Man sollte sich aber auf ältere Fälle beschränken und die Indikation sehr sorgfältig abwägen.

Marburg bekämpft die postkommotionellen Beschwerden durch Röntgenbestrahlung des Schädels (180 k. v. 30 cm. F. H. D. durch 0,5 mm Zn + 1 mm Al. 20—30% der HED. pro Feld. 6—8 Felder zumeist an aufeinanderfolgenden Tagen.

Pathologische Anatomie und Pathogenese. Die Frage, wie die Commotio zustande kommt, ist nicht eindeutig zu beantworten, weil eine pathologisch-anatomische Grundlage für diesen klinischen Erscheinungskomplex noch fehlt. Wenn bei Durchsicht der Literatur es auf den ersten Eindruck so scheint, als ob eine ganze Reihe von pathologischen Befunden vorhanden ist, so liegt dem immer wieder eine Verwechslung zwischen Commotio und Contusio cerebri zugrunde. Marburg sagt ausdrücklich, ,,alle Fälle, die ich selbst als kommotionelle Todesfälle untersucht habe, erwiesen sich als Kontusionen". Wenn Marburg auch die Möglichkeit eines Todes durch Commotio ebenso wie durch Shock anerkennt, so hat er in seinem Material von reinen Commotionen nur einen Todesfall gesehen. Eine Reihe von Autoren sind der Meinung, daß der Commotio eine gröbere anatomische Ursache überhaupt nicht zukommt. Ritter hält einen negativen Befund direkt für charakteristisch. Gewiß handelt es sich bei der Commotio um einen klinischen Begriff; man sollte aber gleichwohl einer anatomischen Fundierung nicht aus dem Wege gehen, obwohl auch ich der Meinung bin, daß das Wesentliche der Commotio sich nicht anatomisch, sondern wohl nur pathophysiologisch erfassen läßt. Auch die Tierexperimente, bei denen durch Verhämmerung ähnliche Zustände erreicht worden sind, lassen sich meines Erachtens nicht mit den Verhältnissen beim Menschen vergleichen.

Erwähnt seien noch die Untersuchungen von Ingvar. Dieser Autor hat nach Zentrifugieren von Mäusen gefunden, daß in den Ganglienzellen der Nucleolus und nach längerer Einwirkung auch die Chromatinsubstanz in der Richtung der Zentrifugalkraft disloziert war. Er hält es für möglich, daß bei der Commotio ähnliche Vorgänge eine Rolle spielen.

Ich glaube, daß man den Mechanismus der Commotio und die Vorgänge bei den Ingvarschen Versuchen nicht gut vergleichen kann. Auch Marburg lehnt diesen Befund als Ursache für die Gehirnerschütterung ab, zumal da man derartige Bilder auch bei schweren Kontusionen des Gehirns nie finde.

Da die Commotio in unkomplizierten Fällen offenbar nicht zum Tode führt, könnte nur ein Zufallsbefund maßgebend sein, etwa in der Art, daß jemand, der vor kurzem eine Commotio überstanden hat, zufällig an einer interkurrenten Erkrankung stirbt. Diesen von mir 1930 aufgestellten Forderungen entspricht einigermaßen ein Fall, den ich inzwischen gesehen habe. Es handelt sich um einen Mann mit einer klinisch typischen Commotio mittleren Grades, den ich bald nach dem Unfall zur Untersuchung bekam und wenige Wochen später zwecks Begutachtung nachuntersuchte. Er hatte die üblichen Beschwerden, die im Laufe der Wochen bereits ausgemacht rentenneurotisch ausgestaltet waren. Bald danach starb er an einer Lungenembolie, ausgehend von Varicen am Unterschenkel. Die Sektion ergab makroskopisch am Gehirn nichts (Professor Nippe); auch mikroskopisch konnte kein pathologisch-anatomischer Befund nachgewiesen werden (Prof. Spatz).

Auch Schaltenbrand erwähnt, daß bei leichten Kommotionen fast kein pathologisch-anatomischer Befund bestehe, sondern daß es sich um eine funktionelle Störung handelt. Er vermutet einen Reizzustand des Vaguszentrums, weil das Zentralnervensystem durch die Erschütterung in einer bestimmten Weise erregt werde; es sei schwer zu erklären, warum manchmal bereits ein leichter Stoß zu einer Bewußtlosigkeit führt, während ein andermal sogar blutige Verletzungen des Gehirns mit Zertrümmerung des Schädels ohne Bewußtseinsstörung verlaufen. Meines Erachtens ist hier ein besonderer Mechanismus nötig, der wohl nur bei einigermaßen intaktem Schädel sich abspielt, der aber nicht vorhanden ist, wenn durch ein Bersten des Schädels ganz andere Verhältnisse geschaffen werden (vgl. SCHWARZACHER).

SCHALTENBRAND denkt auch an die Möglichkeit, daß bestimmte Schwingungsfrequenzen nötig sind, um die Bewußtlosigkeit zu erzeugen. Ähnliche Gedanken hat auch RAHM geäußert, der die Differenz der Schwingungsfähigkeit des Knochens und des trägeren Gehirns dabei hervorhob.

Die Auffassung, daß Störungen der Liquorzirkulation, insbesondere eine akute Verschiebung des Liquors die Ursache der Commotio sei, hat viel für sich. Eine hierher gehörende Auffassung vertritt neuerdings SPATZ, der glaubt, daß durch die Prellung des Schädels der Liquor in der Zysterne in Bewegung gesetzt wird, nur nach unten ausweichen könne und daß dieser akute Liquorstoß das verlängerte Mark treffe. Durch diese Annahme würde zum mindesten die sofort eintretende Bewußtlosigkeit meines Erachtens sehr einleuchtend erklärt werden können. GAMPER, der ebenfalls eine Schädigung des Hirnstammes für die Symptome der Commotio verantwortlich macht, meint, daß ein auf den Schädel einwirkender Stoß den Liquor aus den Ventrikeln gegen den Eingang des Aquäduktes führt. Durch Gegenstoß oder auch direkt kann es dann zu einer Fortpflanzung dieses Druckes in die Gegend des IV. Ventrikels und so zu den besonders empfindlichen Zentren der Medulla oblongata kommen. Auch FRANZ nimmt eine plötzliche Verlagerung des Gehirns in die Schädelhöhle an und erklärt das Zustandekommen der Commotio durch eine sich in kürzester Zeit ausgleichende Druckschwankung oder Blockade im Blutliquorsystem mit Wirkung auf die Mittelhirn-Zwischenhirngegend, evtl. auch auf das Rautenhirn.

Die Entstehung der Hirnerschütterung durch eine einmalige Zusammenpressung des Gehirns ist wohl verlassen. BRESLAUER meint, daß es sich hier um ein Lokalsymptom von seiten der Medulla oblongata handele, die durch die Schädigung vorübergehend außer Funktion gesetzt werde. REICHARDT neigt zu ähnlichen Auffassungen, nur glaubt er, daß die lebendige Kraft des Stoßes bei der Hirnerschütterung sich nicht in elektiver Weise nur die Oblongata aussuche, sondern den gesamten unteren Hirnstamm (vgl. hierzu auch die Untersuchungen von SCHWARZACHER über die mechanischen Verhältnisse bei Schädelhirntraumen). Auch an Hirnschwellung hat man gedacht. REICHARDT hält es für möglich, daß es im Gefolge einer Commotio cerebri zur Hirnschwellung kommen kann; sie braucht zu ihrer Entwicklung aber etwas Zeit und erklärt somit nicht die sofortige Bewußtlosigkeit bei Gehirnerschütterung.

MARBURG und neuerdings auch ESSER haben die Commotio durch andere mechanische Faktoren zu erklären versucht, indem sie auf die Möglichkeit einer gewissen Scherung der verschiedenen Schichten gegeneinander, z. B. des Rindengraus gegen das Mark hinweisen. Ich kann mich dieser Erklärung nicht anschließen und glaube, daß, wenn diese Annahme zuträfe, doch einmal wenigstens entsprechende pathologisch-anatomische Befunde hätten festgestellt werden müssen.

KNAUER und ENDERLEN haben betont, daß durch das Kopftrauma sowohl eine Zunahme als auch eine Abnahme der cerebralen Blutmenge erzeugt werden konnte, wobei als Ursache sowohl Einwirkungen auf die medullären Herz- und Gefäßzentren als auch solche auf den Vasomotorenapparat des Gehirns zu denken wäre.

Von Bedeutung für das Zustandekommen der Commotio und deren morphologische Grundlagen scheinen mir die Untersuchungen von RICKER zu sein. Er hat bei Fällen, die unmittelbar nach einer Commotio zugrunde gegangen waren, einen negativen Hirnbefund erhoben, dagegen bei Kranken, die diese Hirnschädigung einige Tage überstanden hatten, fanden sich kleine Blutungen, vorzugsweise in der Gestalt von Petechien oder kleinen Ekchymosen. RICKER führt diese Blutaustritte darauf zurück, daß durch das Trauma eine mechanische Reizung des cerebralen Gefäßnervenapparates bewirkt wurde; dadurch komme es zu einer Erweiterung der Strombahn und zu einer Verlangsamung der Strömungsgeschwindigkeit in den Capillaren. Unter Umständen tritt eine Stase ein und besonders im Stadium der Prästase sollen nach ihm Diapedesisblutungen erfolgen. Eine ähnliche Auffassung vertritt auch NEUBÜRGER, ohne daß er sich in bezug auf die genetischen Einzelheiten ganz RICKER anschließt; er meint nämlich, daß auch spastische Erscheinungen an den Gefäßen zu Ischämien führen können. Nun kann aber die initiale Bewußtlosigkeit nicht durch die erst nach einiger Zeit auftretenden Diapedesisblutungen erklärt werden. RICKER hilft sich damit, daß er von einer Erst- und Zweitwirkung der Commotio spricht. Während die Zweitwirkung auf den Strombahnstörungen beruht, ist die initiale Bewußtlosigkeit auf eine allgemeine Lähmung der Hirnzentren durch mechanische Reizung zurückzuführen, eine Erklärung, die meines Erachtens nicht recht befriedigen kann. Der klinische Verlauf der meisten Fälle von Commotio mit der ausgesprochenen Tendenz zur Restitutio ad integrum innerhalb kurzer Zeit läßt daran denken, daß es sich hier doch wohl nicht um so greifbare Veränderungen handeln kann. RITTER kommt anscheinend aus ähnlichen Gedankengängen heraus zu der Unterscheidung zwischen einer Commotio medullae, die nur ganz vorübergehend das Symptom der Bewußtlosigkeit mit sich bringt und der der Commotio cerebri s. s., bei der länger dauernde Erscheinungen im Vordergrund stehen; hier finden sich auch morphologische Veränderungen der Zellen, aber keine Blutungen. Die Veränderungen sind rückbildbar. RITTER vereinigt so etwa die Theorien von BRESLAUER bzw. REICHARDT mit denen von RICKER.

Nun sind die petechialen Blutungen, die RICKER als Grundlage für die späteren klinischen Erscheinungen der Commotio ansieht, an sich auch durchaus rückbildbare Erscheinungen. Das ist auch die Ansicht von NEUBÜRGER; dieser verfügt über Präparate, in denen die minimalen Blutaustritte nur noch an dem Vorhandensein von Blutpigment erkennbar sind, ein Anhaltspunkt dafür, daß es sich hier in der Tat um rasch rückbildbare Prozesse handeln würde. Man könnte also daran denken, daß diese Blutaustritte die Grundlage der bei der Commotio oft ein viertel bis ein halbes Jahr andauernden leichten Beschwerden seien. Dem entspricht jedoch der klinische Verlauf nicht. Hier handelt es sich um Bewußtlosigkeit mit daran anschließender Besserung, während nach den Befunden von RICKER die Blutaustritte erst nach einiger Zeit erfolgen und also, wenn sie schon Symptome machen, eine Verschlechterung im Befinden herbeiführen müssen. Indes scheint es eine andere Möglichkeit zu geben, die RICKERschen Befunde klinisch zu verwerten.

Die Erfahrung lehrt nämlich, daß manche Fälle von Commotio nicht so restlos abheilen, wie es die Regel ist; besonders bei Arteriosklerotikern hören die Folgeerscheinungen, wie Schwindel, Kopfschmerz usw. nicht auf, auch wenn sicher nur eine leichte Commotio vorgelegen haben kann. Wir erklären uns das damit, daß hier die Erschütterung ein krankes Gefäßsystem getroffen hat, und hier könnte die RICKERsche Hypothese Geltung haben (zentrale Erweichungen). Nun wissen wir weiter — ich erwähne auch hier RICKER — daß es Menschen gibt, die auf Grund besonderer Anlage ein labiles Gefäßnervensystem besitzen. Das Vorkommen von Apoplexien in jugendlichem Alter spricht in diesem Sinne. Vielleicht gehören Vasoneurotiker auch hierher. Ferner könnten bei anderen durch frühere exogene Schädigungen, chronische Infektionen, Alkohol, Blei usw. ähnliche Bedingungen geschaffen sein. Für diese treffen vielleicht die RICKERschen Überlegungen bezüglich der Zweitwirkung zu.

Klinisch wären das vielleicht Leute, bei denen die Commotiofolgen länger anhalten. Dauerschäden brauchen aber auch hier nicht hervorzugehen.

Auf eine Beteiligung des cerebralen Vasomotoriums beim Zustandekommen der Commotio weist auch BODECHTEL hin; er stützt sich dabei auf den Nachweis zirkulatorischer Schädigungen gerade an Stellen, die nicht unmittelbar vom Trauma betroffen waren, die aber für Kreislaufstörungen erfahrungsgemäß besonders empfindlich sind und meint so, daß die Deutung der Gehirnerschütterung als Ausdruck einer Irradiation des cerebralen Vasomotoriums näherliege als die Vorstellung einer molekularen Erschütterung.

BODECHTEL hat bei 4 von 7 Verunglückten, die infolge schwerer traumatischer Hirnschädigungen mehrere Tage nach dem Unfall verstorben waren, in der Kleinhirnrinde die von SPIELMEYER zuerst beschriebenen als Strauchwerk bezeichneten syncytialen Gliawucherungen gefunden, die sicher vasal bedingt sind und nicht in der Nähe mechanisch geschädigter Hirnpartien gelegen waren. Auch am Ammonshorn, einem gleichfalls gegen vasale Einflüsse sehr empfindlichen Gehirnteil, findet er zweimal ähnliches und schließt daraus, daß beim Hirntrauma das *gesamte* Vasomotorium beteiligt sei. Diese Läsionen würden nur gerade deshalb in diesen Stadien manifest, weil diese Bezirke besonders empfindlich gegen Zirkulationsstörungen sind. Er glaubt angesichts der oft flüchtigen Erscheinungen bei der Entstehung der Commotio mehr an vasale als an rein mechanische Einflüsse denken zu müssen, zum mindesten meint er, daß rein mechanische und vasale Faktoren Hand in Hand arbeiteten.

Ich glaube, wenn die Meinung BODECHTELs richtig wäre, so müßten diese Veränderungen am Ammonshorn oder Kleinhirn auch bei anderen als den sehr schweren Hirnschädigungen gefunden werden. Vor allem erklären diese Vorgänge, die immer zu ihrer Entwicklung doch einige Zeit erfordern, nicht den sofortigen Schwund des Bewußtseins, das ja im allgemeinen wiedergekehrt ist, bis diese Strauchwerke zur Ausbildung gekommen sind. Ich glaube im übrigen, daß es sich bei den Fällen von BODECHTEL nicht um einfache Gehirnerschütterungen, sondern um kompliziertere traumatische Hirnschädigungen handelt.

Überhaupt wird man nicht isoliert nur einen Faktor ins Auge fassen dürfen und wenn man auch die vasalen Erscheinungen in den Vordergrund stellt, so müßte man sich erst einmal überlegen, *wann* diese zustande gekommen sind. Hierbei ist wichtig zu wissen, daß nach den Untersuchungen KOCHERs und seiner Schüler eine mechanische Durareizung, wenn sie nur plötzlich und für einen Augenblick wirkt, Atmung, Puls und Blutdruck in gleicher Weise beeinflußt wie man es bei der Commotio sieht.

Nimmt man noch hinzu, daß nach den Untersuchungen von SAUERBRUCH Substanzkompressionen des Gehirns bei intakter Dura durch weit geringeren Druck zu erzielen sind als bei geöffneter Hirnhaut, so würde sich auch erklären, warum gerade ganz schwere Zertrümmerungen nicht mit Bewußtlosigkeit einhergehen. Gewiß ist, wie man sieht, eine einheitliche Erklärung für die Entstehung des klinischen Bildes der Commotio nicht zu gewinnen. Eine Deutung für das Zustandekommen geben meines Erachtens vor allem die Hypothesen von SPATZ, FRANZ und REICHARDT, evtl. unter Berücksichtigung des vasalen Faktors. Auf jeden Fall muß man aber an der Gehirnerschütterung als einer besonderen Form der traumatischen Hirnschädigung festhalten und ich glaube auch nicht, daß es richtig ist, anzunehmen, Commotio und Contusio seien bei geschlossenem Schädel nur quantitativ verschiedene Grade derselben Art traumatischer Hirnschädigung, wie das SCHÜCK annimmt. Der Umstand, daß diese beiden Zustände diagnostisch zuweilen nicht sicher auseinander zu halten sind, spricht nicht gegen ihre prinzipielle Verschiedenheit.

3. Die Contusio cerebri[1].

Pathologische Anatomie. Im Gegensatz zur Commotio kann man bei der Hirnkontusion mit der Besprechung eines pathologisch-anatomischen Befundes beginnen, der hier sogar recht charakteristisch ist. Allerdings ist im Gegensatz dazu das klinische Bild keineswegs so einheitlich, wie wir das bei der Commotio gefunden haben.

Bei der Hirnkontusion handelt es sich um Quetschungen der Hirnsubstanz bei uneröffnetem Schädeldach mit anschließenden Blutaustritten (daß gelegentlich eine feine Fissur dabei vorkommt, spielt keine wesentliche Rolle). In ihren typischen Formen finden wir Zerstörungen der oberflächlichen Rindenteile. Tiefer liegende Blutungen traumatischen Ursprungs sind sehr selten. Man pflegt sie auch nicht zu den Hirnkontusionen zu rechnen, sie werden daher noch besonders behandelt werden. Hier werden als Hirnkontusion nur die genannten Formen besprochen, die SPATZ neuerdings als Rindenprellungsherde bezeichnet. Sie werden, wie SPATZ hervorhob, durch morphologische Merkmale derart gut gekennzeichnet, daß man sie jederzeit von andersartigen, besonders von gefäßbedingten Veränderungen unterscheiden kann.

Bei der Darstellung dieser Kennzeichen schließe ich mich eng an SPATZ an, der besonders die Merkmale gegenüber gefäßbedingten Herden betont. Diese Merkmale sind die Lokalisierung an der Kuppe der Windungen, die Beteiligung der Hirnhäute an der Stelle des Herdes durch Blutungen oder Verwachsungen und das Fehlen einer gliösen Deckschicht an der Oberfläche. Aber nicht nur der Sitz an der Windungskuppe ist charakteristisch, auch die Verteilung der Quetschherde über das ganze Gehirn spricht für eine hier waltende Gesetzmäßigkeit, so daß allein dieser Umstand meines Erachtens die Sonderstellung der Kontusionen unter den traumatischen Hirnschädigungen rechtfertigt. Die Erfahrung lehrt, daß diese Quetschherde vorzugsweise an den Polen des Stirnhirns, an seiner Unterfläche und an den Polen und der Unterfläche des Schläfenlappens sitzen. SPATZ hat die Gesetzmäßigkeit dieser Verteilung in folgende Grundregel zusammengefaßt.

Prädilektionsstellen sind jene liquorarmen Abschnitte der sichtbaren (= äußeren) Oberfläche, welche dem Schädelknochen so eng anliegen, daß sie an dessen Innenseite Impressiones digitatae hervorrufen. Verschont bleiben dagegen alle anderen Teile der Oberfläche, also insbesondere die durch Zysternen vom Schädelknochen getrennten Abschnitte.

---

[1] In der neuesten zusammenfassenden Darstellung über traumatische Hirnschädigungen, die aus der Feder von MARBURG stammt (Handbuch der Neurologie, 1936) wird der Begriff der Hirnkontusion nicht besonders abgegrenzt. MARBURG meint, man könne als Kontusion oder Hirnquetschung eigentlich alles bezeichnen, was mit einer organischen Veränderung des Gehirns einhergeht. Man müsse auch für die sog. Quetschherde einen vasomotorischen Faktor anerkennen und annehmen, daß es sich hierbei zunächst um Gefäßkrämpfe im Sinne RICKERs handele. Gewiß wird man eine Gefäßbeteiligung nicht ausschließen bei der Entstehung dieser Quetschherde. Diese sind aber namentlich durch die Untersuchungen von SPATZ doch so charakteristisch gekennzeichnet und sie sind auch in ihrem Entstehungsmechanismus meines Erachtens so eigenartig, daß man meiner Meinung nach unbedingt an ihrer Sonderstellung festhalten muß.

Überhaupt besteht vielfach die Neigung, die übliche Einteilung der traumatischen Hirnschädigungen als überholt anzusehen. Manche Autoren pflegen zusammenfassende Ausführungen über traumatische Hirnschädigungen mit einer Entschuldigung zu beginnen, daß sie die übliche Dreiteilung noch benutzen; andere wieder sehen diese Dreiteilung als unhaltbar an, machen aber in ihren Ausführungen dennoch von ihr Gebrauch und ich muß sagen, daß diese drei Begriffe in der Praxis auch sehr gut zu verwenden sind; man wird sich nur darüber klar sein müssen, daß damit die Arten der traumatischen Hirnschädigung nicht erschöpft sind, daß es vielmehr noch andere Formen gibt.

Selbstverständlich ist auch die Stelle der Gewalteinwirkung für die Verteilung maßgebend, und dabei spielt der „Gegenstoß" (contrecoup) eine besondere, aber nicht immer ganz einheitliche Rolle.

BODECHTEL meint, der Sitz an der Windungskuppe allein lasse sich schon für die Tatsache einer Entstehung durch Contrecoup verwerten. SPATZ hat bezüglich der Verteilung verschiedene Typen hervorgehoben. So finden wir beim Typus 1 (Sturz auf den Hinterkopf) nur unmittelbare Quetschherde am Ort der Prellung, dagegen erhebliche an der Stelle des Gegenstoßes, namentlich an den Polen der Stirn und des Schläfenlappens, und zwar kontralateral der betroffenen Hinterkopfseite stärker als homolateral, außerdem an den caudal anschließenden Windungen der Unterseite der genannten Lappen.

Auch bei Gewalteinwirkung von der Seite her (Typus 2) ist die Wirkung des Gegenstoßes erheblich. Man findet die Rindenprellungsherde hier auf der Gegenseite des Gegenstoßes, und zwar an der 3. Stirnwindung sowie an der 2. und 3. (aber nicht der 1.) Schläfenwindung.

Dagegen ist bei Auftreffen des Traumas von vorne die durch den Stoß unmittelbar entstandene Verletzung erheblicher als an der Stelle des Gegenstoßes (Typus 3). Das könnte vielleicht darauf beruhen, daß das Tentorium, das nach BODECHTEL als Puffer gegen Contrecoup-Wirkungen fungiert, die im Kleinhirn zu erwartenden Contrecoup-Einflüsse verringert.

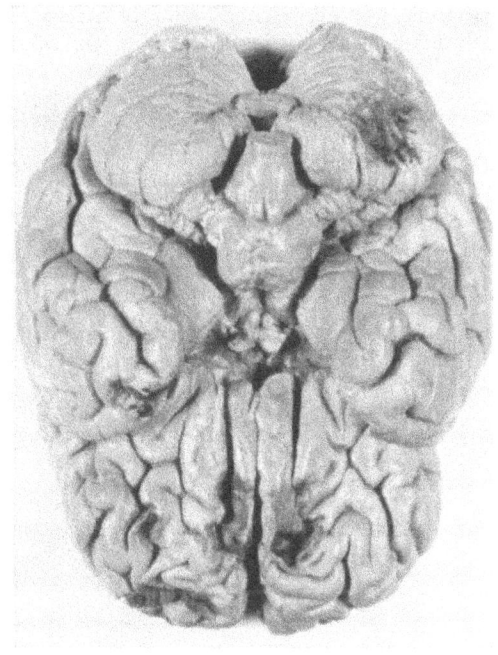

Abb. 1. Rindenprellungsherde an den Prädilektionsstellen.

Bei Gewalteinwirkung von oben (Typus 4) sind wiederum die Gegenstoßfolgen erheblich und man sieht ähnliche Bilder wie beim Typus 1.

SPATZ macht weiter auf die interessante Tatsache aufmerksam, daß die Rindenprellungsherde meist entwicklungsgeschichtlich jüngere hochdifferenzierte Rindenabschnitte treffen, während die entwicklungsgeschichtlich älteren Teile, die elementareren Leistungen dienen, verschont zu bleiben pflegen. Dieser Umstand ist, wie wir später noch sehen werden, für die Symptome bzw. für das Fehlen von Symptomen nicht ohne Bedeutung.

Das Vorhandensein derartiger durch Verteilung, Lage und Beschaffenheit wohl charakterisierter Herde beweist nach SPATZ, daß eine traumatische Einwirkung stattgefunden haben muß. Häufig werden diese Herde aber verwechselt mit arteriosklerotisch bedingten Großhirndefekten. Früher wurden diese unter der Bezeichnung „Status verrucosus" (Wurmfraß) als gefäßbedingte Herde angesehen und es ist das Verdienst von SPATZ, gezeigt zu haben, daß bei den gefäßbedingten Defekten Windungskuppe und Tal in gleicher Weise erkranken. Bei diesen Herden ist die Höhle von bindegewebigem Netzwerk durchzogen und durch einen gliösen Randsaum abgeschlossen. Zahlreiche Narben dieser Art können das, was SPATZ als granuläre Atrophie bezeichnet hat, bedingen.

Eine genauere Beschreibung und Näheres über die Differenzierung des traumatischen Wurmfraßes (Etat vermoulu) und der Schizogyrie (= besonderer Endzustand der Rindenprellungsherde) und der granulären Atrophie (Endzustand der gefäßbedingten Erweichungsherde an der Hirnrinde) gibt die Arbeit von RIEDERER von PAAR aus dem SPATZschen Laboratorium.

Auch ESSER hat sich neuerdings ausführlich mit Stoß- und Gegenstoßverhältnissen befaßt. Wie SPATZ hat auch er am häufigsten Gegenstoßverletzungen dann gefunden, wenn der Hinterkopf von dem Trauma betroffen war; er erklärt die Entstehung meines Erachtens recht überzeugend durch die Art der Einwirkung. Nach ihm kommen Gegenstoßfolgen offenbar dann vor allem zustande, wenn der schnellbewegte Schädel gegen eine feststehende breite Fläche aufschlägt, wie das ja in der Tat am häufigsten bei Fall auf den Hinterkopf

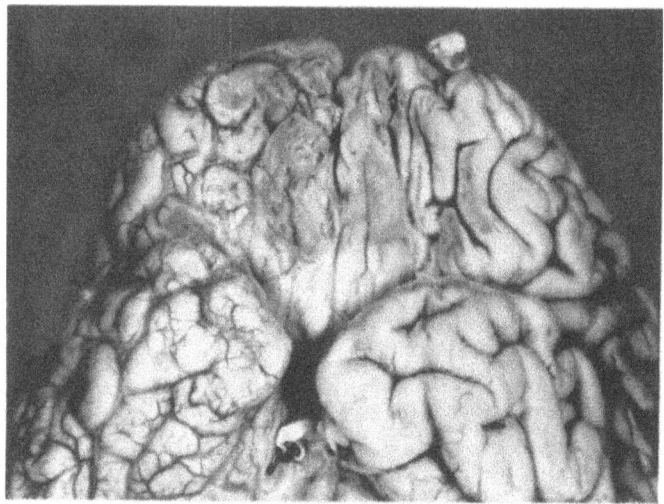

Abb. 2. Rindenprellungsherde an Basis und Pol des Stirnhirns.

vorkommt. Wenn dagegen ein Schlag den freibeweglichen Kopf trifft, so kommt es offenbar im allgemeinen nur zu Verletzungen an der Stoßstelle und gerade die Beweglichkeit des Schädels scheint mir nicht ohne Bedeutung zu sein, denn auch bei einem Schlag von oben auf den Kopf, wobei der Kopf ja ebenfalls nicht ausweichen kann, finden wir auch Gegenstoßwirkungen an der Basis.

ESSER ist ebenso wie SPATZ und auch HELLENTHAL der Meinung, daß nicht so sehr die Schwere des Unfalles als vielmehr der Ort der Gewalteinwirkung für die zu erwartenden Hirnfolgen wichtig ist.

Einer besonderen Erörterung bedarf noch die Frage, was wird pathologisch-anatomisch aus den Rindenprellungsherden. Nach SPATZ findet sich im ersten Stadium eine frische Blutung und Nekrose, in der zweiten Phase kommt es zur Aufsaugung und Hämosiderinbildung, zu gelbbrauner Verfärbung und Bildung von Hämosiderin speichernden Körnchenzellen. Im Endstadium finden wir eine von den Resten des Gefäßnetzes durchzogene liquorgefüllte Höhle; eigentliche Narben sind selten; sie werden dadurch vorgetäuscht, daß bei unvorsichtiger Herausnahme das die Höhle durchziehende Netzwerk zusammensinkt. Die 3. Phase entspricht dem, was die Franzosen als ,,Etat vermoulu" bezeichnen, und es ist das Verdienst von SPATZ, gezeigt zu haben, daß diese ,,Plaques jaunes" oder dieser Wurmfraß nicht gefäßbedingt, sondern traumatischen Ursprungs sind.

Der Umstand, daß es bei diesen Rindenprellungsherden zu einer Narbenbildung im gewöhnlichen Sinne des Wortes nicht kommt, veranlaßt ESSER zu der Meinung, daß ein fortwährender weiterer Abbau in den alten Trümmerfeldern stattfinde; insbesondere legt er Wert auf die Feststellung, daß sich Reste von Pigmentkörnchenzellen sehr lange erhalten, ein Umstand, dem SPATZ allerdings keine allzu große Bedeutung in prognostischer Hinsicht beimißt. ESSER betont diesen Umstand deshalb, weil er offenbar glaubt, daß es sich hier nicht um einen abgeschlossenen Krankheitsvorgang handelt, sondern eher um einen nicht zur Ruhe gekommenen Prozeß, der auch noch später Symptome, vielleicht sogar zunehmende Beschwerden verursachen könnte. Daß in diesen Herden unter Umständen eine gewisse Empfindlichkeit zurückbleibt, ist freilich nicht zu bestreiten; bei dem Fall, den ESSER aber als Beispiel anführt, hatte offenbar eine neue traumatische Einwirkung stattgefunden und es liegt der Verdacht nahe, daß diese dann gerade die frühere Traumastelle besonders geschädigt hat.

Klinik. Das klinische Bild der Contusio cerebri kann recht uncharakteristisch sein; unter Umständen, d. h. bei leichten Kontusionen brauchen zunächst keinerlei bemerkenswerte Erscheinungen, insbesondere keine Bewußtseinsstörungen vorzuliegen und man sieht gelegentlich geringfügige oder gar ausgedehnte Kontusionsherde bei einer Sektion als Nebenbefund, ohne daß Beschwerden geäußert worden waren (PLENGE), gelegentlich sogar ohne daß von einem Trauma etwas bekanntgeworden ist. Für den Kliniker ist wichtig zu wissen, daß auch ohne länger dauernde Anfangssymptome ein Schädeltrauma Hirnquetschungsherde setzen kann, die zu lang dauernden Beschwerden führen können. Praktisch am häufigsten wird eine Kontusion aber mit einer Commotio einhergehen und infolgedessen findet man bei dem Trauma meist eine Bewußtlosigkeit und die anderen Symptome der Gehirnerschütterung. Auch die Entstehungs*art* kann Hinweise auf die Form der Hirnschädigung geben. REICHARDT macht meines Erachtens mit Recht darauf aufmerksam, daß da, wo ein Gegenstand mit hoher Eigengeschwindigkeit an ganz umschriebener Kopfstelle angreift, auch bei fehlenden Kommotionserscheinungen der Verdacht auf eine Hirnkontusion gegeben ist, d. h. man kann in solchen Fällen die Ausprägung der Bewußtlosigkeit beim Trauma nicht als Maßstab für die Schwere der traumatischen Hirnschädigung ansehen. Hat aber die Gewalteinwirkung in breiter Angriffsfläche stattgefunden, oder hat sich der Kopf selbst in rascher, plötzlich gehemmter Eigenbewegung befunden, dann darf man im allgemeinen die Schwere des Hirnerschütterungssyndroms oder sein Fehlen als Gradmesser verwenden für die Frage, ob eine dauernde traumatische Hirnschädigung eingetreten ist. Auf jeden Fall sollte man bei jeder Commotio auf Erscheinungen von seiten einer Contusio achten. Das ist aber außerordentlich schwer, weil man bei der Kontusion nicht von bestimmten charakteristischen klinischen Symptomen sprechen kann. Die Erscheinungen hängen vielmehr ab von dem Sitz der einzelnen Quetschherde, und da diese, wie wir gesehen haben, ja vorzugsweise an stummen Hirnteilen plaziert sind, wird man in der Tat neurologische Ausfallserscheinungen nicht finden. Ganz allgemein wird man aber sagen können, daß die Hirnkontusion eine organische Schädigung des Gehirns darstellt, die nicht nur je nach ihrem Sitz zu lokalisierbaren Ausfällen führt, sondern die das Gehirn als Ganzes in seiner Funktion schädigen kann. Daher wird man zunächst einmal die Restitution nach einer etwa gleichzeitig erfolgten Gehirnerschütterung verzögert finden, und demgemäß beobachtet man bei dem Zusammentreffen von Commotio und Contusio besonders lange Bewußtlosigkeit. Außerdem ist das Aufwachen aus der Bewußtlosigkeit gerade dabei ausgemacht verzögert. Es schalten sich häufig zwischen Bewußtlosigkeit und Bewußtseinsklarheit mehr oder weniger lange dauernde Zustände von Bewußtseinstrübung ein; auch kommt es gelegentlich zu Delirien, Verwirrtheitszuständen und Erregung, die bei einfachen Kommotionen eigentlich nur beobachtet werden, wenn es sich um einen Alkoholisten oder Arteriosklerotiker handelt.

Nach dem Erwachen aus der Bewußtlosigkeit findet man auch gerade bei der Contusio zuweilen eine retrograde Amnesie von einer Ausdehnung, wie sie bei der einfachen Commotio kaum je anzutreffen ist.

Herderscheinungen sind selten, weil ja, wie bereits erwähnt, die Prädilektionsstellen der Rindenprellungsherde an Gehirnstellen sitzen, deren Läsion nicht zu neurologischen Ausfallserscheinungen führt. Auch wenn der Schläfenlappen betroffen ist, so bleibt für gewöhnlich die obere Schläfenwindung, die für die Sprache von Bedeutung ist, verschont.

Die einzige Stelle, deren Schädigung im üblichen Sinne lokalisierbare Herderscheinungen hervorruft, ist an der Basis des Stirnhirns die Gegend des Bulbus olfactorius; ist diese durch einen Rindenprellungsherd mitgeschädigt, so finden wir Ausfälle von seiten des Geruchsvermögens, und bei der relativen Häufigkeit einer Schädigung gerade dort sollte man nie versäumen, eine Geruchsprüfung vorzunehmen. Weiter kann es, worauf HANSEMANN und BENDA aufmerksam gemacht haben, auch zu Absprengungen an der Siebbeinplatte und damit zu unmittelbaren Schädigungen am Bulbus olfactorius kommen.

Grobe Herderscheinungen (Lähmungen, Aphasien) sind sonst sehr selten, jedoch wird man die bei den Kommotionsfolgen beschriebenen Hirnstammsymptome auch bei der Contusio finden. Im übrigen muß man sein Augenmerk mehr auf psychische Störungen richten. Abgesehen von den bereits erwähnten deliranten Zuständen der Frühstadien und der sich oft einstellenden retrograden Amnesie finden wir namentlich bei schweren Fällen den amnestischen Symptomenkomplex (Korsakowsyndrom); d. h. es besteht eine erhebliche Merkstörung, eine Unfähigkeit, sich neues Gedächtnismaterial einzuprägen, bei relativ gut erhaltener Auffassung und intaktem Altgedächtnis.

Die sog. traumatische Demenz ist selten. Um eine eigentliche Demenz, d. h. um einen intellektuellen Ausfall, handelt es sich dabei meist auch nicht, sondern um eine starke Merkstörung, die in Verbindung mit einem Ausfall an Initiative es dem Kranken unmöglich macht, seine etwa vorhandenen intellektuellen Fähigkeiten zu gebrauchen.

Man hat diese psychischen Symptome als Kommotionspsychosen zusammengefaßt (KALBERLAH), und SCHRÖDER hat die schwereren Zustände dieser Art in drei Stadien eingeteilt, die in Bewußtlosigkeit, deliranter Verworrenheit und dem amnestischen Symptomenkomplex bestehen. Ich möchte ausdrücklich noch einmal betonen, daß diese Zustände aber bei einer einfachen Commotio nicht vorkommen, es sei denn, daß es sich um Gehirnerschütterung bei Alkoholikern handelt; diese sog. Kommotionspsychosen sind vielmehr charakteristisch für Hirn*kontusionen*, und zwar für schwere, d. h. tiefgehende oder ausgedehnte.

Mit diesen Zuständen von Verwirrtheit und Merkschwäche sind aber die psychischen Erscheinungen noch keineswegs erschöpft; man findet vielmehr fast immer auch affektive Besonderheiten. Nicht besonders auffällig und daher vom Chirurgen, der diese Krankheitszustände in der Regel ja zuerst sieht, meist nicht beachtet, ist eine gewisse gleichgültige Stumpfheit, das apathische Syndrom (ALLERS); häufig ist auch eine euphorisch dösige Stimmungslage verbunden mit einer gewissen unsteten Unruhe mit gelegentlichen Hemmungsdefekten und Neigung zu einem kritiklos oberflächlichen Redeschwall mit witzelnder Tendenz, ein Erscheinungsbild, das unter dem Namen „Moria" bereits lange bekannt ist. GUTTMANN hat diese Besonderheit als „mangelnde Ernstwertung" der eigenen Krankheit bezeichnet und dabei aus diesem sehr komplexen Syndrom eine allerdings auffällige Eigenart, nämlich die Einsichtslosigkeit für die Schwere der Schädigung, hervorgehoben. Es handelt sich hier um eine organisch bedingte Euphorie, deren Grundlage eine Unfähigkeit zur affektiven Orientierung in der Gesamtsituation sein dürfte. Mit Rücksicht auf das häufige Zusammentreffen mit Geruchsstörungen ist GUTTMANN der Meinung, daß es sich hier um ein Lokalsymptom des Stirnhirns handelt, eine Annahme, die im allgemeinen wohl zutreffen mag, wenn sie auch nach meiner Erfahrung nicht für alle Fälle gelten kann. Richtig ist nur, daß wir es hier mit einer Schädigung auf hohem seelischem Niveau zu tun haben. Wir finden bei diesen Leuten auch vielfach seelische Störungen, sei es in Form eines Mangels an Antrieb — das sind die Kranken, die als apathisch imponieren — oder eine deutliche Trieb- und Willenshemmung, die an psychopathische Zustände erinnern können. Diese Symptome setzt SPATZ in Analogie zu den Früherscheinungen bei PICKscher Krankheit, bei der ja ebenfalls meist eine Schädigung der entwicklungsgeschichtlich jüngeren hochdifferenzierten Rindenabschnitte vorliegt, und zwar gerade auch der basalen Rinde des Stirn- und Schläfenhirns.

Auch in den späteren Stadien überwiegen die psychischen Besonderheiten, wenn nicht die Kontusion ausnahmsweise Herdsymptome gemacht hat. Die Euphorie bleibt zwar meist nicht, aber man sieht im Anschluß an das erste Stadium oft noch recht lange Zeit Bilder, die ganz dem entsprechen, was BONHOEFFER als hyperästhetisch emotionelle Schwächezustände bezeichnet hat. Diese Bilder sind ausgezeichnet durch eine starke Empfindlichkeit gegen Geräusche, gegen seelische Einwirkungen, gegen Einflüsse aller Art, vor allem auch gegen Witterungseinflüsse; verbunden ist damit eine gewisse Gereiztheit oder morose Verstimmung; gelegentlich sieht man auch eine emotionelle Inkontinenz, eine ausgemacht organische Affektstörung, die allerdings nicht leicht von der funktionellen Affektlabilität der Stimmungsmenschen zu unterscheiden ist. Wichtig ist, daß den Leuten die Bremse für auftauchende Affekte fehlt, was sich besonders in einer Neigung zu bisweilen fassungslosem Weinen und einer gesteigerten Rührseligkeit bemerkbar macht.

Auf derartige Erscheinungen und auf den vielfach zu beobachtenden Mangel an Antrieb muß man bei diesen Zuständen achten. Das Fehlen von neurologischen Erscheinungen besagt jedenfalls nicht, daß diese Leute völlig wiederhergestellt sind. Von Beschwerden wird im allgemeinen das gleiche geäußert wie bei der Commotio. Manchmal sind die Leute aber relativ bald beschwerdefrei.

JACKSONsche Anfälle sind sehr selten; sie sind eigentlich auch nur zu erwarten bei Komplikationen durch Splitterbrüche oder größere Blutungen. Auch generalisierte epileptische Anfälle kommen im Gefolge gewöhnlicher Hirnkontusionen selten vor. In allererster Linie trifft man eine traumatische Epilepsie als Spätzustand penetrierender traumatischer Hirnschädigungen oder, wie REICHARDT sagt, nach „blutigen Schädel-Hirnverletzungen".

Die Prognose hängt naturgemäß zu einem großen Teil von der Ausdehnung und Zahl der vorhandenen Rindenprellungsherde ab, zum Teil aber auch von der besonderen Beschaffenheit des betroffenen Gehirns (Arteriosklerose, Alkohol). Das kindliche Gehirn scheint nach den Untersuchungen von FAUST über eine relativ große Widerstandskraft und über gute Ausgleichsmöglichkeiten bei Schädigungen zu verfügen.

Mit Rücksicht auf die oben schon zitierten Ausführungen ESSERs, daß es eine wirkliche Vernarbung im Gehirngewebe nicht geben soll, und daß ein traumatischer Trümmerherd des Gehirns niemals wieder restlos zur Ruhe kommt, sollte man annehmen, daß die Aussicht eine recht schlechte sei. Das ist aber nach den allgemeinen klinischen Erfahrungen durchaus nicht der Fall. Auch ESSER, der sich als pathologischer Anatom naturgemäß auf die ungünstig ausgegangenen Fälle stützt, behauptet das nicht, sondern meint, daß leichte und zum Teil auch mittelschwere Hirndefekte bei geeigneter Behandlung in den allermeisten Fällen „auf lange Zeit hinaus" wieder sozial brauchbar werden.

Auch das Auftreten psychischer Störungen bedeutet keineswegs eine ungünstige Prognose (GUTTMANN), und ich erwähnte schon, daß es eine Reihe von Fällen gibt, in denen Plaques jaunes nur einen Nebenbefund bei der Sektion bilden, ohne daß im Leben Symptome oder Beschwerden bestanden hätten. Erst kürzlich hat PLENGE den Fall eines Arbeiters beschrieben mit ausgedehnten Plaques jaunes in beiden Schläfenpolen, der voll arbeitsfähig 12 Jahre nach dem Unfall interkurrent gestorben war.

Behandlung. Die Behandlung einer als solche erkannten Hirnkontusion ist im wesentlichen die gleiche wie bei der Kommotion. Eine genaue Beobachtung, Kontrolle von Puls, Atmung, Blutdruck und Überwachung von Urin und Stuhl ist nötig. Die Unruheerscheinungen im 2. Stadium können unter Umständen zur Verlegung in eine psychiatrische Abteilung Veranlassung geben. Oft muß man in solchen Fällen stärker wirkende Beruhigungsmittel anwenden (Paraldehyd); wenn nicht geschluckt werden kann, unter Umständen als Klysma. In schweren Fällen von motorischer Unruhe wird man Luminal- oder auch Scopolamineinspritzungen geben. Morphiuminjektionen haben keinen Sinn. Auch nach Abklingen der ersten akuten Erscheinungen ist noch eine geraume Zeit Bettruhe nötig. Etwa vorhandene Kopfschmerzen, die, nebenbei bemerkt, bei der Kontusion im allgemeinen weniger häufig sind als bei der Kommotion, bekämpft man mit Eisblase oder antineuralgischen Mitteln. Eine Lumbalpunktion hat meines Erachtens keinen Zweck; eine Trepanation kommt nur in Betracht, wenn zunehmender Hirndruck (Blutung) sich bemerkbar macht. Auch die Eingießung von hypertonen Traubenzuckerlösungen wird in den meisten Fällen unnötig sein; sie kann aber bei wirklich starken Kopfschmerzen versucht werden.

4. Compressio cerebri.
a) Die epidurale Blutung.

Bei Erörterung der Behandlung von Commotio und Contusio wurde jedesmal hervorgehoben, man habe auf Puls, Atmung und Blutdruck zu achten. Der Grund für diese Vorsichtsmaßnahme ist der, daß man oft im Anfang noch nicht übersehen kann, ob und unter Umständen was für eine Art von Hirnschädigung vorliegt. Auch bei einer zunächst nur als Commotio imponierenden Verletzung kann es zu einer Läsion einer Gehirnarterie gekommen sein, und es entwickelt sich erst im Laufe der nächsten 6—12 Stunden ein Hirndruck, der ohne chirurgisches Eingreifen zum Tode führen würde.

In unkomplizierten Fällen allerdings bietet die Hirnkompression ein sehr charakteristisches Krankheitsbild, das am typischsten etwa bei einer Verletzung der *Arteria meningea media* in Erscheinung tritt. Es entsteht so eine epidurale Blutansammlung. Ein grundsätzlich ähnliches Bild können auch andere traumatisch entstandene arterielle Blutungen an der Gehirnoberfläche hervorrufen, und zwar sind davon betroffen die Arteria meningea anterior, bei deren Verletzung es zu einem Hämatom in der vorderen Stirnhirngegend kommt, und die Arteria meningea posterior; wenn sie birst, was allerdings sehr selten vorkommt, so entsteht eine Blutansammlung in der Fossa cerebelli unter dem Sinus transversus (KRÖNLEIN, PATEL). Am häufigsten ist, wie gesagt, eine Verletzung der Arteria meningea media, die zu dem Haematoma medium (KRÖNLEIN) führt, das seinen Sitz in der Gegend des Schläfenlappens hat, sich aber auch bis zur motorischen und sensiblen Zentralregion ausdehnen kann.

Die Betroffenen bleiben zunächst bei Bewußtsein, und erst wenn nach einigen Stunden die zunehmende intrakranielle Blutansammlung Hirndruck veranlaßt, kommt es zu langsam zunehmender Benommenheit. Da eine Raumbeengung im Schädel bis zum Ausmaß von 5,3% symptomlos vertragen werden kann, bedarf es einer Menge von etwa 75 g Blut (v. BERGMANN), bis die Druckerscheinungen beginnen (MAUSS). Dieses Intervall zwischen Trauma und einsetzender Bewußtseinstrübung ist kennzeichnend für die Hirnkompression. Hier finden wir einen deutlichen Gegensatz zu der schlagartig einsetzenden Bewußtlosigkeit bei der Kommotion. Die Symptome sind oft deshalb schwer zu deuten, weil sich die Betroffenen vielfach noch ohne besondere Beschwerden zu Fuß oder auf dem Rad nach Hause begeben haben, froh darüber, daß der Unfall anscheinend nicht viel geschadet hat. Charakteristisch ist, daß sich nach einiger Zeit des Wohlbefindens Kopfschmerzen einstellen; es tritt Übelkeit und Erbrechen ein. Wenn dann der Arzt kommt, so sind sie inzwischen meist völlig bewußtlos geworden, und es ist dann oft sehr schwer, zu sagen, worum es sich handelt, da unter Umständen niemand weiß, daß ein Trauma stattgefunden hat. Der Puls ist in solchen Fällen verlangsamt, der Blutdruck erhöht, und dann kommt es zu einem immer tiefen werdenden Soporzustand oft mit CHEYNE-STOKESscher Atmung. Stauungspapille kann man nicht immer erwarten, gelegentlich ist sie aber vorhanden. Das Schicksal dieser Patienten hängt oft davon ab, daß sie in dem Stadium, in dem sich die Kopfschmerzen einstellen, von dem Unfall berichten.

Wenn bei einigermaßen vollständiger Anamnese angesichts dieses charakteristischen Verlaufs auch die Diagnose „Hirndruck" bzw. traumatisch bedingte epidurale Blutung nicht allzu schwer ist, so ist doch die Frage, wo, insbesondere auf welcher Seite die Blutung sitzt, oft nicht leicht zu beantworten. Das ist um so bedauerlicher, als in solchen Fällen nur eine Trepanation Rettung bringen kann, und dazu ist es nötig, zu wissen, auf welcher Seite operiert werden soll. Auf eine Halbseitenlähmung mit entsprechenden Symptomen kann man bei einer Blutung aus der Arteria meningea media wegen des Sitzes abseits der motorischen Region im allgemeinen nicht rechnen. Ist die Blutung bis in diese Gegend vorgedrungen, so kommt die Operation meist zu spät. Eine sensorische Aphasie, die auf den *linken* Schläfenlappen hinweist, ist unter Umständen schwer festzustellen, weil man den Kranken meist erst im Stadium der Bewußtlosigkeit sieht. Eines der besten Merkmale ist die Pupillenerweiterung, die immer auf der Seite der Blutung sitzt. Selbst wenn gleichzeitig Halbseitenerscheinungen vorhanden sind, die auf die andere Hemisphäre hinweisen, pflegt man sich für die Seitendiagnose im allgemeinen nach dem Sitz der Pupillenerweiterung zu richten (SCHALTENBRAND, BLUM).

MAUSS hat beobachtet, daß die Kranken mit Vorliebe auf der Seite des Blutaustritts liegen. Leider wird oft das Bild durch allerhand Zufälligkeiten verwischt, wodurch die frühzeitige Erkennung sehr erschwert sein kann, wie z. B. folgender Fall zeigt:

Ein Student wurde in der Nacht in angetrunkenem Zustand von einem Auto angefahren und der chirurgischen Klinik überwiesen. Als er am Morgen unruhig wurde, verlegte man ihn zur Nervenklinik mit der bei dem starken Foetor alcoholicus naheliegenden Diagnose: Delirium tremens; er machte in der Tat zunächst einen deliranten Eindruck; jedoch merkte man bei genauer Untersuchung, daß die scheinbar verwirrten Äußerungen auf Paraphasien beruhten. Eine eingehende Prüfung der sprachlichen Funktionen ergab eine sensorische Aphasie, die allerdings wegen der gleichzeitig bestehenden Bewußtseinstrübung schwer zu erkennen gewesen war. Noch im Laufe des Vormittags kam es zu immer stärkerer Benommenheit, und auch am Pulse ließ sich der Hirndruck erkennen. Mit Rücksicht darauf wurde eine intrakranielle Blutung diagnostiziert, die man wegen der sensorischen Aphasie in die Gegend des linken Schläfenlappens lokalisieren konnte. Es wurde danach ein epidurales Hämatom nach Blutung der Arteria meningea media mit Druck auf den linken Schläfenlappen angenommen. Eine sofort ausgeführte Trepanation (Geheimrat SAUERBRUCH) ergab die Richtigkeit der Diagnose. Das Gefäß wurde unterbunden, und es erfolgte eine restitutio ad integrum.

Die Erkennung war in diesem Falle schwierig gewesen, weil bei mangelhafter Anamnese ein freies Intervall nicht zur Beobachtung gekommen war; jedoch hat die Zunahme der Somnolenz und das Lokalsymptom der sensorischen Aphasie eine Diagnose ermöglicht. Praktisch wichtig erscheint mir dabei der Umstand, daß bei Bewußtseinstrübungen sensorisch-aphasische Erscheinungen leicht übersehen werden können.

Differentialdiagnostisch schwierig sind ferner die Fälle, bei denen das Schädeltrauma nicht nur zu einer Zerreißung einer Arterie, sondern gleichzeitig auch zu einer Hirnerschütterung geführt hat. Da die Hirnerschütterung durch eine *sofortige* Bewußtlosigkeit gekennzeichnet ist, fehlt in solchen Fällen das für Hirnblutungen so charakteristische freie Intervall. Dauert die Commotiobewußtlosigkeit nicht lange, so kann wenigstens ein verkürztes freies Intervall beobachtet werden. Man muß daher auf ein Wiederzurücksinken in Bewußtlosigkeit sein besonderes Augenmerk richten. Naturgemäß gibt es aber auch Fälle, bei denen die Bewußtlosigkeit der Commotio so lange andauert, bis die Zunahme des Hirndrucks ein Wiederaufwachen nicht mehr gestattet. In solchen Fällen bleibt nur übrig, das Anwachsen der Druckerscheinungen am Puls zu beobachten und auf etwaige Herderscheinungen zu fahnden, die bei der unkomplizierten Commotio fehlen.

Die *Behandlung* des *akuten* Hirndrucks kann nur in Trepanation und Unterbindung des spritzenden Blutgefäßes bestehen, und zwar muß man den *Stamm* der Arteria meningea media unterbinden, einmal weil die blutende Stelle oft schwer zu finden ist, außerdem muß man damit rechnen, daß vielleicht mehrere Äste betroffen sein können. Danach erfolgt die Ausräumung des Blutextravasats. Gelingt dies alles, so sind die Aussichten recht günstig.

Versuche mit hypertonen Traubenzuckerlösungen haben nur Sinn, wenn durch die Blutung eine Hirnschwellung hervorgerufen ist; bei ausgemacht zunehmendem Hirndruck wird man sich damit nicht erst abgeben, vielmehr wenn die Bewußtlosigkeit an Tiefe zunimmt, Druckpuls und Blutdrucksteigerung auftritt, ist die Indikation zur Trepanation gegeben. Ist die Seitendiagnose nicht möglich, so ist zu empfehlen, durch eine Probetrepanation mit kleinem Bohrloch sich von dem Vorhandensein von Blut zu überzeugen.

b) Traumatischer Hirndruck anderer Genese.

Während der akute Hirndruck durch arterielle Blutung verhältnismäßig einheitlich in seiner Symptomatologie ist und im allgemeinen nur durch eine gleichzeitige Commotio zunächst verschleiert werden kann, sind die langsam und allmählich auftretenden Blutungen aus den Venenstämmen im Bereich der Hirnhäute oft sehr schwer als solche zu erkennen.

Überhaupt können dem klinischen Bilde des traumatischen Hirndrucks recht uneinheitliche Vorgänge zugrunde liegen. Neben den epiduralen Blutungen gibt es subdurale und subarachnoideale Blutungen, unter Umständen auch lokale seröse Meningitiden (Liquorcysten). MARBURG faßt alle diese Blutungen als subdurale Hämorrhagien zusammen, weil man doch nicht imstande sei, Blutungen in die Pia, Arachnoidea und solche zwischen Arachnoidea und Dura klinisch voneinander zu unterscheiden. Im Gegensatz zu den epiduralen Blutungen handelt es sich hier meist um venöse Blutaustritte. Je nach Lage und Ausdehnung der Blutungen finden wir eine diffuse Durchtränkung großer Strecken der Pia und Arachnoidea oder mehr lokalisierte Blutungen, die vielfach einer Organisation unterworfen sind.

Die sog. *Pachymeningitis haemorrhagica interna* kommt gewöhnlich dann zustande, wenn das Trauma ein bereits geschädigtes Gefäßsystem betrifft (besonders bei Alkoholismus). Um einen entzündlichen Prozeß handelt es sich dabei aber nicht. Es gibt zwar auch eine Pachymeningitis interna, die nicht auf traumatischer Grundlage entsteht, oder bei der das Trauma so geringfügig war, daß es allein das Zustandekommen der Blutung nicht erklären kann. Immer aber haben wir es mit Blutungen aus den Venenstämmen zu tun, die ohne erheblichen Druck erfolgen und deshalb rasch zum Stehen kommen. Sie breiten sich flächenhaft aus, werden organisiert, und so sehen wir häufig eine von der Innenfläche der Dura abziehbare Membran zustande kommen. Durch andere Traumen, die bei der Zerreißlichkeit der neugebildeten Gefäße nur geringfügig zu sein brauchen, entstehen erneute Blutungen und ebenfalls wiederholte Membranbildungen, sodaß diese oft in mehreren Schichten übereinanderliegen.

Ein besonders charakteristisches klinisches Erkennungszeichen für die Pachymeningitis haemorrhagica gibt es nicht; man wird vor allem bei chronischen Alkoholisten, die ein vielleicht nur geringfügiges Trauma erlitten haben oder von denen man weiß, daß sie leicht Traumen ausgesetzt sind, daran zu denken haben. Wichtig ist, daß sich die Erscheinungen im allgemeinen nicht unmittelbar nach dem Trauma entwickeln, sondern meist erst nach einem langen Intervall, unter Umständen sogar erst nach mehreren Wochen. Gewöhnlich wird über einen langsam sich entwickelnden Kopfschmerz geklagt; häufig sind ausstrahlende Schmerzen zum Nacken und Andeutung von meningitischen Erscheinungen, besonders in der Gestalt einer allgemeinen Überempfindlichkeit oder gelegentlich auch Nackensteifigkeit. Herdsymptome sind selten. Bei Verdacht auf Pachymeningitis haemorrhagica interna wird man sich zu einer Lumbalpunktion entschließen, ohne daß man jedoch mit Sicherheit einen Blutgehalt des Liquors erwarten kann.

Ein Beispiel dafür gibt folgende Krankengeschichte:

Am 29. 9. 25 Fall mit dem Hinterkopf auf einen Eisenfußboden. Der Kranke war nicht bewußtlos, hat nicht erbrochen, konnte sich aber später längere Zeit nicht bücken. Er hatte gleich danach Kopfschmerzen, war appetitlos, legte sich gegen seine Gewohnheit nach Tisch zu Hause auf das Sofa, ging dann aber wieder an die Arbeit. Abends bemerkte man eine Geschwulst am Hinterkopf. Die Kopfschmerzen dauerten 8 Tage lang. Anfang November 1925 bekam er stärkere Kopfschmerzen, konnte nachts nicht schlafen. Am 11. 11. 25 bemerkte der behandelte Arzt Druckpuls. Es kam zu einer zunehmenden Erregung; der Kranke wurde verwirrt, so daß er am 25. 11. 25 in benommenem Zustand in die Psychiatrische und Nervenklinik gebracht werden mußte. Am Tage der Einlieferung war die linke Hand gelähmt. Babinski bestand beiderseits. Die Armlähmung ging rasch zurück. Einige Tage später zeigten sich spastische Erscheinungen an beiden Beinen. Psychisch war bemerkenswert ein ausgemachter Wechsel des Zustandsbildes zwischen Benommenheit und leidlicher Klarheit; gelegentlich war der Kranke auch erregt. Es wurde an eine Hirnblutung gedacht; da jedoch der spastische Gang und der Babinski auf beiden Seiten vorhanden waren, wußte man nicht, auf welcher Seite evtl. trepaniert werden sollte. Unter zunehmenden Druckerscheinungen kam der Kranke zum Exitus, und es fand sich eine in Abb. 3 dargestellte Hirnblutung auf der rechten Hirnhälfte. Der Blutkuchen war bereits organisiert und von einer Pseudomembran umgeben. Bemerkenswert ist, daß die ersten stärkeren Erscheinungen etwa 5—6 Wochen nach dem Trauma aufgetreten sind.

Die klinischen Erscheinungen auf beiden Seiten waren dadurch bedingt, daß neben der Blutung rechts eine beträchtliche Hirnschwellung auf der linken Seite entstanden war, die auch neurologische Erscheinungen auf der Gegenseite hervorgerufen hatte. (Dieser Fall ist von SPATZ als Beispiel einer „symptomatischen Hirnschwellung" ausführlicher mitgeteilt worden. 54. Versammlung südwestdeutscher Psychiater in Baden-Baden 1929.)

Auch die anderen im allgemeinen als subdurale Blutungen bezeichneten Zustände treten nie so akut auf wie die epiduralen. Oft handelt es sich um anscheinend relativ geringfügige Traumen, die zunächst keine oder nur geringe Erscheinungen machen, aber auch bei schweren Traumen kommen die Symptome, wenn nicht eine gleichzeitige Commotio im Vordergrund steht, oft erst nach einem freien Intervall zum Vorschein, das hier aber unter Umständen sehr lange (Tage und Wochen) dauern kann. Offenbar spielt der Umstand, daß das Blut hier nur ganz langsam austritt, eine wichtige Rolle insofern, als es auf diese Weise erst ganz allmählich zu Hirndruck kommt und das Gehirn Zeit hat, sich zunächst noch auf die Raumbeengung einzustellen. Auf diese Weise kommt es zu ganz erheblichen Ansammlungen von Blut, und welchen Druck bzw. welche Verdrängung das Gehirn bei diesem langsamen Vorgang zunächst noch aushalten kann, sieht man an Abb. 4.

Wenn die intrakranielle Blutung an der Basis stattfindet, so ist ein chirurgischer Eingriff kaum je möglich, zumal da in diesem Falle der Prozeß in der Regel nicht auf einer Seite isoliert bleibt, sondern die ganze Basis beteiligt. Fast immer handelt es sich hier um subarachnoideale Blutungen.

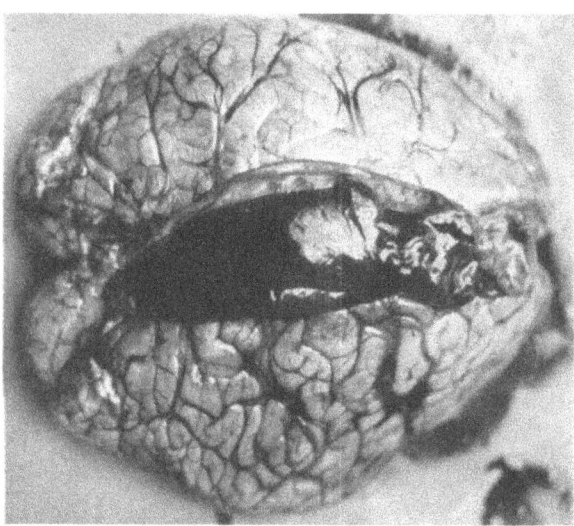

Abb. 3. Kompression der rechten Hemisphäre durch ein subdurales Hämatom (mit der Dura in die Höhe geklappt). Hirnschwellung der linken Hemisphäre.

Die Lokalsymptome hängen von dem Sitz der Läsion ab. Wenn es sich um einen Druck auf die Rinde handelt, finden wir gelegentlich epileptische Anfälle, unter Umständen solche vom JACKSON-Typ. Häufiger sind Lähmungen. Bei Blutungen an der Basis sehen wir oft meningitische Symptome, auch Ausfälle von seiten der Hirnnerven.

Von etwaigen meningitischen Erscheinungen tritt am frühesten eine große Überempfindlichkeit für Berührungen auf; solche Kranken empfinden jedes Angreifen, jede Umlagerung schmerzhaft und wirken so auf den Unkundigen oft wie psychopathisch oder hysterisch. In Wirklichkeit sind diese teils als Mißempfindungen, teils als Schmerz wahrgenommenen Reize oft das erste Symptom einer meningitischen Erkrankung. Diese Erscheinungen treten sehr viel früher auf als die Nackensteifigkeit und der Kernig. Auch eine vasomotorische Überempfindlichkeit findet man in diesen Stadien oft; häufig sind namentlich die in späteren Stadien ausstrahlenden Schmerzen in den Armen und Beinen sowie auch Rückenschmerzen, die wohl als erstes Zeichen des sich entwickelnden Kernig gedeutet werden können.

Der Liquor ist in solchen Fällen oft bluthaltig (bei subarachnoidealen Blutungen wohl immer). Liegt die Blutung bereits längere Zeit zurück, so ist der Liquor vielfach xanthochrom. Beweisend für eine Blutung ist aber nur der positive Ausfall, während ein klarer Liquor eine epidurale Blutung, aber auch eine subdurale Blutung, die nicht in den Subarachnoidealraum durchgebrochen ist, keineswegs mit Sicherheit ausschließt. Da unter Umständen auch durch Anstechen einer Vene bei der Lumbalpunktion ein bluthaltiger Liquor vorgetäuscht werden kann, empfiehlt es sich, in jedem Falle von Blutbeimengung den Liquor sofort zu zentrifugieren. Handelt es sich um einen artifiziellen

Blutzutritt, so wird die überstehende Liquormenge völlig klar, während der Liquor bei echtem Blutgehalt durch Hämorrhagien gelblich bleibt.

Welchen differentialdiagnostischen Schwierigkeiten man oft begegnet, zeigt folgender Fall:

Nach einem Hirntrauma mit Fissur des Hinterhauptsbeines bestand nach Abklingen einer initialen Bewußtlosigkeit zunächst nur eine Bewußtseinstrübung mit heftigen Kopfschmerzen. Am dritten Tage kam es zu einer beiderseitigen Abducenslähmung, Nackensteifigkeit, Kernig und einer allgemeinen Überempfindlichkeit. Da die Kranke gleichzeitig fieberte und da eine frühere Otitis media als Infektionsquelle in Betracht kommen konnte, war die Diagnose Meningitis sehr wahrscheinlich. Die Lumbalpunktion ergab jedoch keinen meningitischen Befund, vielmehr enthielt der Liquor altes Blut. Offenbar hatte hier nur der Druck an der Basis durch das Blut „Meningismus" hervorgerufen.

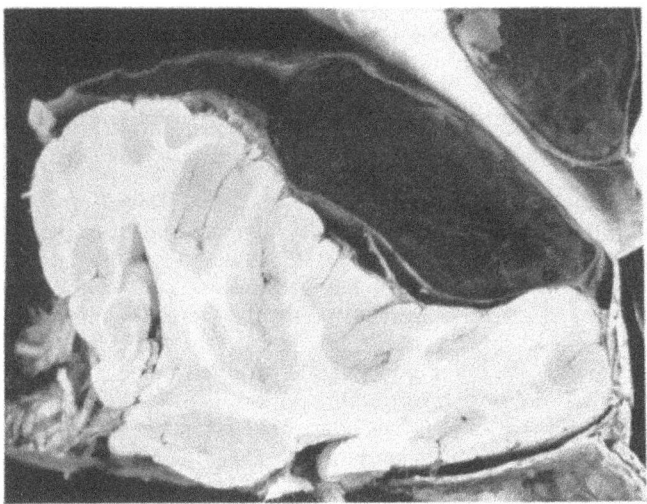

Abb. 4. Hirnkompression durch altes organisiertes subdurales Hämatom.

Vielfach wird zur genauen Feststellung von Sitz und Art der traumatischen Einwirkung bei subduralen Blutungen eine Encephalographie oder eine Ventrikelpunktion empfohlen. Ich muß sagen, daß ich gegen eine Lufteinblasung durch Occipital- oder Lumbalpunktion die allergrößten Bedenken habe, zumal da namentlich bei der Lumbalpunktion die Luft sich auch an der Konvexität des Gehirns ausbreitet und hier unter Umständen zu Zerreißungen gerade zustande gekommener Verklebungen führen kann. Auch bei der occipitalen Luftfüllung läßt sich diese Gefahr nicht mit Sicherheit vermeiden. Hat man einen bestimmten Verdacht auf eine Blutung und weiß nur nicht, welche Seite in Betracht kommt, so kann eher eine Probetrepanation gemacht werden; führt auch diese nicht zum Ziel, so ist es in der Regel ungefährlicher, eine Ventrikelpunktion zu machen und auf diesem Wege eine Lufteinblasung vorzunehmen. Man muß sich aber immer wieder darüber klar sein, daß alle diese Eingriffe bei traumatischen Hirnschädigungen im Anfangsstadium sehr gefährlich sein können und nur dann eine Berechtigung haben, wenn man vermuten darf, daß durch sie eine Heilung zu erreichen ist.

Die Prognose der subduralen Blutungen ist ernst, aber nicht so aussichtslos wie epidurale Blutungen, bei denen eine Trepanation unmöglich ist. Das liegt daran, daß die meisten venösen Blutungen bei zunehmendem Hirndruck zum Stehen kommen, während das bei den arteriellen Blutungen nicht der Fall ist. Der Verschluß, der, wie gesagt, nicht so selten eintritt, ist aber kein endgültiger, sondern kann durch Bewegungen, durch Unruhe oder durch leichte Anstrengungen, wozu bereits Pressen, Husten und Niesen gehören, wieder gesprengt werden. Erstes Erfordernis ist daher strengste Ruhe, Sorge für leichten Stuhlgang, der im Liegen und ohne Hilfe der Bauchpresse erfolgen muß; bei Husten muß, wenn der Zustand es erlaubt, Codein verabfolgt werden.

Bei zunehmenden Drucksymptomen ist an Operation zu denken. Wichtig ist, daß eine solche gelegentlich auch relativ spät noch notwendig werden kann. Übrigens genügt nach TÖNNIS bei subduralen Blutungen oft die Entleerung des Blutes vom erweiterten Bohrloch aus.

In frischen Stadien sind unter Umständen wiederholte Lumbalpunktionen zu empfehlen; jedoch wird man auch hier vorsichtig sein müssen, da auch die Lumbalpunktion unter Umständen zu weiteren Blutungen führt. Am besten macht man die Frage davon abhängig, wie der Patient die erste Lumbalpunktion, die zu diagnostischen Gründen notwendig war, vertragen hat.

5. Traumatische Blutungen in die Hirnsubstanz.
(Traumatische Markblutungen.)

Neben den genannten im wesentlichen von den Häuten ausgehenden Blutungen an der Oberfläche des Gehirns sieht man Blutungen in die Hirnsubstanz sehr viel seltener nach Traumen auftreten, insbesondere bleiben die centraler gelegenen Teile der Hirnsubstanz meist verschont.

SCHWARZACHER, der auch sehr interessante Versuche über die Mechanik der Hirnläsionen gemacht hat, faßt die recht seltenen traumatischen Markblutungen zwar auch als Folge von Schädeltraumen auf, er führt aber ihr Zustandekommen auf eine besondere Disposition des Verletzten zurück. Hier spielt das Alter, die Herabsetzung der Widerstandskraft der Gefäßwände, Steigerung des Gefäßinnendrucks usw. eine Rolle, sei es durch chronische hypertone Zustände (5 von seinen 7 Fällen hatten Nierensklerose), sei es durch akute, wie Alkohol, Aufregung bei Raufen usw. (MARBURG). Auch macht SCHWARZACHER darauf aufmerksam, daß es sich bei diesen Kranken offenbar meist um Leute in etwas vorgerücktem Lebensalter handelte. REUTER hat bei seinen Fällen ähnliches gefunden.

Wenn man diese Blutungen nach KOLISKO im allgemeinen als tiefe Markblutungen bezeichnet, so trifft dieser Ausdruck insofern nicht immer zu, als es sich mitunter auch um Blutungen innerhalb der grauen Substanz (Stammganglien) oder in die Ventrikel handeln kann. Prädilektionsstellen für diese Blutungen gibt es nicht (MARBURG), sondern offenbar bestimmt, wie SCHWARZACHER und REUTER betonen, die Stoßstelle den Ort der Blutung. Allen diesen Fällen liegt, wenn nicht eine Gefäßkomplikation der traumatischen Einwirkung einen günstigen Boden zur Entstehung von Blutungen bereitet, offenbar ein schweres Trauma zugrunde. Das sieht man schon daraus, daß die meisten Beobachtungen von pathologischen Anatomen oder gerichtsärztlicher Seite stammen und daß weniger Krankengeschichten als Sektionsprotokolle veröffentlicht werden.

SPATZ weist darauf hin, daß die Blutungsherde in der Tiefe (z. B. Stammganglien) nicht ohne weiteres als spezifische Traumenfolge zu erkennen seien, jedenfalls seien sie von Massenblutungen bei Erkrankungen des Gefäßsystems morphologisch nicht ohne weiteres abtrennbar.

Nach BODECHTEL gibt es eine spezifisch mechanische Zellveränderung nicht, und man kann einer Blutung in der Tiefe des Gehirns nicht ansehen, ob sie rein mechanisch durch Kompression der Gefäße beim Contrecoup oder durch funktionelle Zirkulationsstörungen im Sinne RICKERs entstanden ist.

Klinisch sind diese Massenblutungen durch eine tiefe Bewußtlosigkeit ausgezeichnet, die in den meisten Fällen zum Tode führen. Etwaige neurologische Symptome richten sich ganz nach dem Sitz der Blutung. Immer ist daran zu denken, daß die Blutungen nicht isoliert aufzutreten brauchen, sondern auch multipel vorkommen.

Zum Schluß sei noch auf die BOLLINGERsche *Spätapoplexie* eingegangen, wenn diese eigentlich auch zu den Spätstadien zu rechnen ist. Pathologisch-anatomisch sind diese Spätapoplexien nach SPATZ rein morphologisch von den gefäßbedingten Blutungen nicht zu trennen; deshalb ist es wichtig, auf etwaiges Vorliegen von Rindenprellungsherden zu achten und diese ebenfalls zur Stütze oder zum Beweis der traumatischen Genese heranzuziehen.

Klinisch dürfen — darauf hat MARBURG hingewiesen — diese Spätapoplexien nicht mit traumatischen Blutungen in einem freien Intervall verwechselt werden.

Von einigen Autoren wird bei Entstehung einer traumatischen Spätapoplexie ein vorgerücktes Alter vorausgesetzt, und es wird angenommen, daß sonstige Noxen, die eine gefäßschädigende Rolle spielen, unentbehrlich sind. Andere, wie z. B. MARBURG, glauben das nicht, und zwar stützt sich MARBURG auf die Erfahrung, daß auch einmal bei einem Kinde eine solche traumatische Spätapoplexie vorkommen könne. BODECHTEL ist ebenfalls der Meinung, daß auch bei jungen, zweifellos gesunden Individuen solche Spätfolgen gelegentlich zu beobachten seien (FRAY); sein eigener Fall ist allerdings nicht sehr überzeugend.

Allzu häufig sind derartige Fälle überhaupt nicht, und ich persönlich bin der Meinung, daß in typischen Fällen eine irgendwie geartete Gefäßschädigung vorausgesetzt werden muß. Auch SCHALTENBRAND vertritt eine ähnliche Auffassung. Eine gewisse Begrenzung der zeitlichen Intervalle zwischen Trauma und Auftreten der Spätapoplexie ist nicht zu umgehen. So wird ein nur wenige Tage dauerndes Intervall den Verdacht auf eine unmittelbar auf das Trauma zurückzuführende Blutung erwecken; eine allzu lange Dauer läßt wiederum daran denken, daß die Apoplexie mit dem Unfall nichts mehr zu tun hat. Im allgemeinen nimmt man als längste Zeit des Intervalls 5—6 Monate an. Dies Intervall braucht übrigens nicht völlig frei von Beschwerden oder Krankheitssymptomen zu sein.

Die Prognose ist allgemein schlecht. Indes mag das wohl daher kommen, daß man in vielen Fällen diese Diagnose nicht in vivo zu stellen wagt und in erster Linie die verwertet hat, bei denen man sich auf einen Sektionsbefund stützen konnte. BOLLINGER selbst hat als Ursache irgendwelche Gefäßschädigung angenommen, mag sie durch das Trauma entstanden sein oder bereits vorher vorgelegen haben. Die Annahme, daß es sich bereits um eine primäre Gefäßzerreißung gehandelt hat, die geschlossen war und durch eine akute Blutdrucksteigerung wieder aufgerissen war, wird kaum noch vertreten, eher denkt man an eine traumatisch bedingte Gefäßwandschädigung im Sinne der RICKERschen Theorie. Ich möchte annehmen, daß eine einfache Commotio nur bei älteren oder gefäßgeschädigten Personen Anlaß zu einer Spätapoplexie geben kann. Wenn dagegen eine Kontusion vorgelegen hat, so wird man in der Tat auch bei jugendlichen Individuen an eine Gefäßwandschädigung denken müssen, die dann später einmal zu einer Apoplexie führt, meist allerdings auf Grund entweder eines weiteren Traumas oder aber durch eine große körperliche Anstrengung. Ob sich der Vorgang dann mit dem Begriff der BOLLINGERschen Spätapoplexie deckt, ist eine andere Frage.

Im großen ganzen sind alle diese massiven und tiefgelegenen Blutungen als Folge eines Traumas oder als alleinige Folge eines Traumas recht selten.

Immerhin kommen sie in vereinzelten Fällen vor; dagegen habe ich Bedenken, die mehr zentral gelegenen kleinen Blutaustritte, wie sie wohl zuerst DURET beschrieben hat, als traumatisch bedingt anzusehen; sie sollen vor allem um den Aquädukt und um den 4. Ventrikel ihren Sitz haben. Ihre Entstehung durch eine mit einem Trauma zusammenhängende vasomotorische Schädigung zu erklären, halte ich ebenfalls nicht für befriedigend. Manchmal hat man bei diesen Fällen den Eindruck, daß es sich um cerebrale Fettembolien handelt, wie ich das z. B. für den Fall von BODECHTEL annehmen möchte.

6. Der traumatische Hydrocephalus.

Der Hydrocephalus kann einerseits eine Komplikation eines der bereits beschriebenen traumatischen Hirnschädigungsbilder sein, andererseits hat er eine gewisse selbständige Bedeutung. In geringerem Ausmaß tritt er in der Tat wohl bei vielen traumatischen Hirnschädigungen auf, namentlich wenn sie mit Blutaustritten in die Liquorräume einhergehen (SCHALTENBRAND, TÖNNIS). Bei der Enge der Abfuhrwege des Liquors, besonders des Aquaeductus Sylvii genügen offenbar kleinste Blutgerinnsel oder auch nur Blutbeimengungen, um vorübergehend den Abfluß zu hindern und so zu Stauungen zu führen; es ist denkbar, daß auch vasomotorische Vorgänge in der Gegend des Aquäduktes, wie sie unter Umständen auch bei der einfachen Commotio vorkommen, ähnliche Störungen machen, und vielleicht sind die Kopfschmerzen in der ersten Zeit nach einer traumatischen Hirnschädigung darauf zurückzuführen. Im großen ganzen ist dies im ersten Stadium aber wohl ein Nebenbefund, der von den akuten Hirnerscheinungen überlagert wird.

Nur bei den sehr seltenen akuten vollständigen Verschlüssen des Aquäduktes kommt es unter schweren, rasch sich entwickelnden Hirndruckerscheinungen zum Tode.

Von größerer Bedeutung ist dagegen der posttraumatische Hydrocephalus, der hier besprochen werden soll, obwohl die meisten Fälle praktisch zum Kapitel der Späterscheinungen gehören. Als erster hat wohl D'ABUNDO auf diese Zustände hingewiesen. Durch die Möglichkeit der encephalographischen Untersuchungen hat die Frage eine größere praktische Bedeutung gewonnen, indes geht es nach meiner Meinung zu weit, wenn man die doch recht häufig zu findenden hydrocephalen Erweiterungen allzu freigebig als traumatischen Ursprungs ansieht. Ebenso wie man durch die Röntgenleeraufnahmen sehr viel mehr Fissuren hat nachweisen können, als das klinisch möglich war, ebenso hat man durch die Encephalographie Gelegenheit, hydrocephale Erweiterungen zu erkennen, ohne daß klinisch irgendwelche Symptome bestehen. Wir haben gesehen, daß der Nachweis von Fissuren oft nur geringe Bedeutung hat, und in der gleichen Weise sollte man es vermeiden, nun jede leichte Ventrikelerweiterung zu bewerten, zumal es durchaus nicht sicher ist, ob es sich um eine traumatisch entstandene Hydrocephalie dabei handelt. Ich glaube auch nicht, daß man aus den Unregelmäßigkeiten der Resorptionsverhältnisse allzuviel schließen darf, zumal da man nicht weiß, was das bei diesen Versuchen in die Ventrikel eingebrachte Jod selbst zu den Unregelmäßigkeiten der Resorptionsverhältnisse beiträgt. FOERSTER und seine Schüler nehmen nämlich eine Verzögerung der Liquorpassage dann an, wenn nach Einbringen von 2 ccm einer 10%igen Jodnatriumlösung durch Ventrikelpunktion das Jod nicht nach 10 Minuten im Spinalpunktat nachzuweisen ist. Erscheint es auch nach $1/_2$ Stunde nicht, so hält FOERSTER eine Absperrung der Ventrikel für vorliegend. Fehlt das Jod nach $1^1/_2$—2 Stunden noch im Harn, so sieht er das als eine pathologische Verzögerung der Liquorresorption an.

Wesentlich für die Beurteilung traumatischer Einwirkungen scheinen mir nur *starke symmetrische* Erweiterungen der Ventrikel im encephalographischen Bild, oder eine *einseitige* mäßige Erweiterung eines Seitenventrikels zu sein; das spricht wohl für Passagehindernisse, während eine *Verziehung* oder sonstige Formveränderungen eines Ventrikels wohl für das Vorhandensein eines Zugs durch Narbe oder Verwachsung nach der Verletzungsstelle hin zu verwerten ist.

Solche Befunde sind wohl als Folgezustände einer Hirnkontusion anzusehen, vielleicht wird man auch im Verlauf vasomotorischer Vorgänge auch nach einer Commotio einmal einen leichten Stauungshydrocephalus finden. In dieser Form wäre der genannte encephalographische Befund nur Symptom eben dieser traumatischen Hirnschädigungen und würde keiner gesonderten Besprechung bedürfen; nun haben neuerdings SCHALTENBRAND und TÖNNIS Fälle von *chronisch rezidivierendem posttraumatischem Hydrocephalus* beschrieben. SCHALTENBRAND führt die Entstehung auf eine leichte, dafür aber langdauernde Drosselung des Liquorkreislaufes zurück, wie sie im Gefolge traumatischer Verlegung, meningealer Blutung (aber auch entzündlicher Veränderungen) im Verlauf der Liquorbahn zustandekommen. Diese Vorgänge können zu einem chronischen Hydrocephalus mit Druck- und Stauungserscheinungen führen; es kann aber auch eine Kompensation etwa nach Resorption des ausgetretenen Blutes oder aus anderen Gründen eintreten, wodurch dann die Erweiterung der Ventrikel zum Stillstand kommt oder auch eine Rückbildung erfährt; es soll sich dabei allerdings um einen labilen Gleichgewichtszustand handeln, der durch allerhand relativ geringfügige Belastungen, wie Anstrengung, Hitze usw., zu einem erneuten Auftreten des hydrocephalen Krankheitsbildes führen kann.

Offenbar handelt es sich dabei doch um recht seltene Erscheinungen. Wichtig sind diese Einzelfälle aber wegen der Therapie, die man in leichten Fällen auf dehydrierende Maßnahmen beschränken darf, die dagegen bei schwerwiegenden Erscheinungen in einer operativen Entlastung der Abflußwege in der Gegend des IV. Ventrikels zu bestehen hat. Das Prinzip ist dabei eine Entlastung im Bereich der hinteren Cisterne, etwa durch Erweiterung des Foramen magnum und Wegnahme des Atlasbogens, evtl. mit Öffnung der Cisterne selbst.

Gelegentlich kann es auch — wohl auch durch Verwachsungen — zu Liquoransammlungen in der Cisterne kommen, oder man sieht an anderen Stellen durch Verklebungen der Arachnoidea cystische Ansammlungen von Flüssigkeit (arachnoidite posttraumatique — GEHUCHTEN). Es ist schwer zu sagen, ob diese Verwachsungen der Häute allein die Ursache der Liquorcyste, die man gelegentlich als Folgen traumatischer Hirnschädigung beschrieben hat, ist oder ob dazu noch ein traumatischer Substanzverlust gehört, in dem sich der Liquor cystenartig ansammelt. Wahrscheinlich sind beide Möglichkeiten gegeben.

Recht ungeklärt erscheint mir die Frage des traumatischen Gehirnödems. MARBURG berichtet darüber auf Grund der Kriegserfahrungen, woraus wohl zu schließen ist, daß er das Ödem bei penetrierenden Hirnverletzungen meint. Das Vorkommen bei gedeckten traumatischen Hirnschädigungen ist zum mindesten sehr selten. Bei Sektionsbefunden nimmt MARBURG selbst an, daß es sich auch um terminales Ödem handeln könne. Der klinische Nachweis von Hirndruck spricht nicht ohne weiteres für ein Ödem, ebensowenig wie man auf diese Weise etwa eine Hirnschwellung erkennen kann. Auch die Liquordruckerhöhung, die beim Ödem nach MARBURG oft beträchtlich sein soll, ist keineswegs eindeutig. Praktisch wichtig scheint mir nur zu sein, daß man bei traumatischem Hirndruck den Versuch einer entwässernden Therapie mit Flüssigkeitsbeschränkung, salzarmer Kost, Magnesiumsulfat und evtl. mittels Einspritzung hypertoner Traubenzuckerlösung versuchen soll. Aus dem Erfolg kann man dann — mit Vorsicht — auf das Vorhandensein eines allgemeinen oder lokalen Hirnödems schließen.

7. Komplikationen und Späterscheinungen.

Von den Komplikationen, die bei den traumatischen Hirnschädigungen eine Rolle spielen, ist schon der *Gefäßerkrankungen* gedacht worden. Ganz allgemein kann man von ihnen sagen, daß ihr Vorhandensein den Ablauf der Beschwerden verzögert, die Prognose überhaupt verschlechtert und daß hier wegen der Möglichkeit einer traumatischen Spätblutung eine besondere Vorsicht in der ersten Behandlung nötig ist.

Naturgemäß hängt aber die Aussicht einer traumatischen Hirnschädigung unter Umständen auch von gewissen *konstitutionellen Gegebenheiten ab*, und außerdem ist auch an die Besonderheiten des Hirnschädels zu denken. So hat FÉNYES auf eine Ansicht von RÖSSLE hingewiesen, wonach dem Vorhandensein von Impressiones digitatae auch für die klinischen Erscheinungen von Gehirnerkrankungen, insbesondere Hirnschwellung, eine gewisse Bedeutung beigemessen wird. Er meint, daß eine auffallende Neigung zu *klinischen* Hirndruckerscheinungen bei solchen Leuten vorkommen kann; und zwar deshalb, weil ein Mißverhältnis zwischen Hirnvolumen und Schädelkapazität besteht; dieses bringe es mit sich, daß der Spielraum zum Ausgleich von Druckschwankungen bei derartigen Schädeln ein sehr geringer sei, was wiederum die verstärkten Klagen erklärt.

Wenn man darauf achtet, so findet man in der Tat nicht ganz selten bei Leuten, die nach relativ harmlosen Hirnschädigungen (Commotio) auffällig lange über Beschwerden klagen, ohne daß sonst etwas Krankhaftes festzustellen wäre, als besondere Konstitutionsanomalie zahlreiche Impressiones digitatae, gelegentlich mit vermehrter Venenzeichnung, ein Bild, das von Röntgenologen als unruhiger Schädel bezeichnet wird.

Daß *Schädelbrüche* eine Komplikation darstellen, die den Heilungsablauf beeinflussen, ist klar. Ich möchte hier nicht auf die schweren Schädelbrüche eingehen, die die traumatischen Hirnschädigungen zu penetrierenden machen. Es kommen aber auch bei den traumatischen Hirnschädigungen, die in bezug auf ihren Mechanismus als gedeckte zu bezeichnen sind, Impressionsfrakturen vor, die zu zusätzlichen unmittelbaren Hirnstörungen führen. Ähnliches gilt auch von den kleinen Splittern der inneren Knochenschicht, die, wenn sie z. B. der vorderen Zentralwindung aufliegen, unter Umständen zu Reizerscheinungen in der Gestalt von JACKSON-Anfällen führen.

Weiter ist namentlich an die Brüche der Schädelbasis zu denken; durch sie braucht der Mechanismus der gedeckten Hirnschädigung nicht wesentlich beeinflußt zu werden; es kommt aber bei ihnen oft zu zusätzlichen Verletzungen von Hirnnerven. Insbesondere erwähne ich hier die Augenmuskellähmungen (namentlich Abducens), gelegentlich auch Verletzungen des Opticus. Schon erwähnt wurden die Brüche von seiten des Siebbeins mit Geruchsstörungen. Bei Querbrüchen des Felsenbeins finden wir gelegentlich eine sofort auftretende periphere Facialislähmung und die bekannten oben bereits erwähnten Labyrinthstörungen; auch der Trigeminus kann geschädigt sein, insbesondere kommt eine Verletzung des Ganglion Gasseri bei einem Basisbruch quer hinter dem Türkensattel vor.

Von geringerer Bedeutung sind ganz allgemein die Schädeldachbrüche, soweit es sich dabei um einfache Fissuren handelt, die nur röntgenologisch nachzuweisen sind.

Um nichts zu übersehen, wird man gut tun, bei jeder irgendwie schwereren traumatischen Hirnschädigung oder bei Verdacht darauf eine Röntgenaufnahme anzufertigen und dabei auch die Basisaufnahme bei hängendem Kopf nicht zu vergessen. Allerdings kann man durch solche Aufnahmen das Vorhandensein einer Schädelfissur bei negativem Ausfall nicht mit Sicherheit ausschließen, ganz besonders entziehen sich Fissuren an der Basis häufig dem Nachweis. Andererseits ist man aber ebensowenig berechtigt, bei dem Nachweis einer solchen Fissur anzunehmen, daß auch eine beachtliche Hirnschädigung vorgelegen haben könne bzw. daß eine klinisch festgestellte Commotio etwa besonders schwer und von schlechter Prognose sei. Allerdings wird der Nachweis einer solchen Fissur insofern eine Bedeutung haben, als man sagen kann, daß es sich um einen einigermaßen heftigen Anprall gehandelt hat. Eine ähnliche Bedeutung kann auch eine etwa gefundene Netzhautblutung oder sonstige Schädigung am Auge gewinnen.

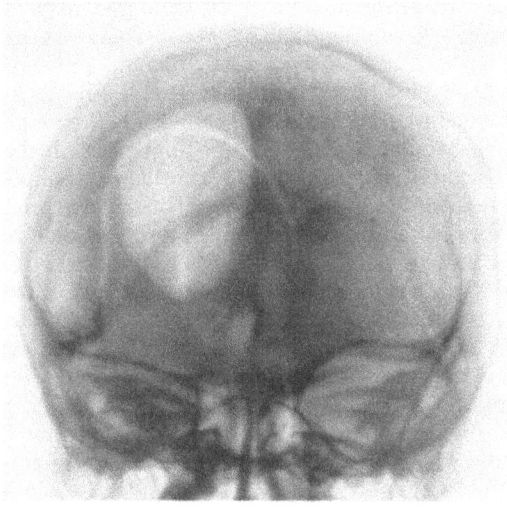

a

Zu ganz besonderen Zuständen kann es führen, wenn bei einem Schädelbruch eine Kommunikation lufthaltiger Räume, also etwa der Stirnhöhle, mit den Ventrikeln auftritt; es entsteht dann ein *Pneumencephalon* oder Aerocele. Meist ist diese Verletzung verbunden mit einem Abfluß von Liquor aus der Nase. Die Betroffenen spüren die Luftbewegungen zuweilen selbst durch ein eigentümliches blasiges Kullern oder „Kluckern" im Kopf (s. Abb. 5a und b). Es kann dabei eine allgemeine Bewußtlosigkeit später eintreten;

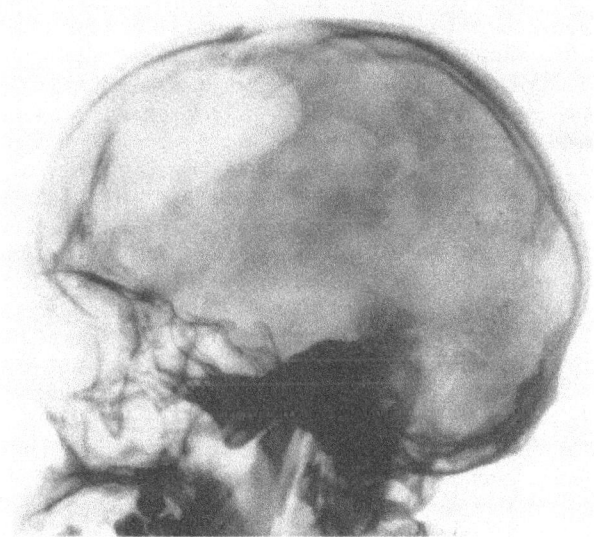

b

Abb. 5 a und b. Pneumencephalon; entstanden durch spontane Luftfüllung bei Stirnbeinbruch und Hirnquetschung. Patient spürte bei Vorbeugen des Kopfes ein „Kluckern" im Schädelinneren.

in schweren Fällen, namentlich dann, wenn die Luftfüllung zunimmt, muß an eine Operation gedacht werden, die in einer Freilegung der Stelle und einem Verschluß des Knochens und der Dura zu bestehen hat; im allgemeinen bildet sich aber die Luftansammlung bei Ruhigstellung des Kopfes bald spontan zurück; wichtig ist, daß den Patienten das Naseschneuzen untersagt werden muß.

Auch ohne Lufteintritt ist der Ausfluß von Liquor etwa durch eine Verletzung namentlich der Siebbeingegend eine unangenehme Komplikation deshalb, weil es auf diese Weise zu einer Meningitis kommen kann. Übrigens kann unter Umständen auch eine einfache Fissur gelegentlich zu einer Meningitis führen.

Sehr unangenehme Späterscheinungen nach traumatischer Hirnschädigung stellen die *Verwachsungen an den Hirnhäuten* dar, weil sie unter Umständen epileptische Anfälle hervorrufen können, und endlich die Spätabscesse. Wenn auch beide Erkrankungen sehr viel häufiger bei den penetrierenden Hirnverletzungen vorkommen, so schließt doch eine gedeckte Hirnschädigung solche Folgeerscheinungen nicht unbedingt aus, insbesondere können gelegentlich auch Hirnkontusionen größeren Umfanges wohl durch sekundäre Verwachsungen der gequetschten Stellen mit den Hirnhäuten leicht abnorme Druckverhältnisse und Verziehungen schaffen, die ihrerseits das Auftreten epileptischer Anfälle zur Folge haben. Auch Blutansammlungen zwischen den Hirnhäuten, die im Laufe der Zeit organisiert werden, können durch Druckerscheinungen Anlaß zur Entstehung von Epilepsie geben. Einfache unkomplizierte Gehirnerschütterungen ziehen allerdings nie derartige schwerwiegende Späterscheinungen nach sich, insbesondere führen sie nicht zu einer traumatischen Epilepsie (vgl. BAUMM, STAUDER).

Da die Entstehung eines *Hirnabscesses* eine Infektion voraussetzt, so sind auch diese häufiger bei penetrierenden Verletzungen. Nun können aber auch geringfügige Fissuren unter Umständen das Eindringen von Infektionserregern ermöglichen; wir dürfen daher bei dieser Art von Gehirnschädigung die Möglichkeit eines Abscesses nicht von der Hand weisen. Ganz besonders kommt hier der Spätabsceß in Frage, der unter Umständen noch 10, 20, 30 und mehr Jahre nach dem Trauma sich herausbilden kann. Es braucht dabei die Infektion nicht einmal unbedingt von der Verletzung auszugehen, sondern die geschädigte Stelle kann gewissermaßen einen Locus minoris resistentiae abgeben, in dem sich Infektionskeime, die etwa von einem ganz anderen Herd eingeschleppt sind, ansiedeln.

Klinisch zeichnet sich der *Spätabsceß* wie der Absceß überhaupt durch entsprechende Hirnerscheinungen aus, wenn der Absceß an irgendwelchen differenten Stellen seinen Sitz hat. Die meist heftigen Kopfschmerzen pflegen an der Stelle der Abscessbildung lokalisiert zu werden; Druckerscheinungen sonst können aber fehlen, insbesondere ist eine Stauungspapille doch recht selten. Temperaturerhöhungen sind nicht so regelmäßig, als daß man bei normaler Körperwärme einen Gehirnabsceß ausschließen könnte. Auch Leukocytose und Blutkörperchensenkung sind leider nicht so unbedingt verläßliche Symptome, wohl deshalb, weil solche Abscesse völlig abgekapselt sein können und infolgedessen keine Allgemeinerscheinungen machen. Wenn man Liquorveränderungen antrifft, so ist es meist zu spät zur operativen Therapie, weil die Leukocytose dann einen Durchbruch und damit eine tödliche Meningitis anzeigt.

Ist aber nach Vorgeschichte und Lokalbefund ein Absceß auch nur annähernd wahrscheinlich, so muß man trepanieren. Bei Fehlen neurologischer Lokalsymptome kann man sich einigermaßen nach der Stelle der Schmerzen richten.

Was die übrigen Folge- und Späterscheinungen anlangt, so empfiehlt es sich, diese für alle Arten von traumatischer Hirnschädigung gemeinsam zu behandeln. Die Schwierigkeiten der Beurteilung liegen in erster Linie darin, daß neben den unmittelbaren Folgeerscheinungen der Traumen auch nervöse Symptome, die ihre Entstehung einer zur Angst neigenden Gemütsverfassung, besonders aber auch den Rentenbegehrungsvorstellungen verdanken, eine große Rolle spielen. Im letzteren Falle sprechen wir von *hysterischen Erscheinungen* oder von *Unfallsneurosen*; sie treten ganz besonders dann auf, wenn wirkliche, organische Folgeerscheinungen abgeklungen sind und der Geschädigte sich und anderen klar zu machen bestrebt ist, daß er durch einen erlittenen Unfall noch beeinträchtigt sei. Solche hysterischen Erscheinungen berechtigen nach unserer heutigen Auffassung nicht zum Bezug einer Rente. Das Vorhandensein hysterischer Symptome schließt aber nicht aus, daß noch organisch begründete Beschwerden bestehen. Unter dem Übergewicht eines hysterischen Gehabens, sei es Zittern, sei es Pseudodemenz, können aber die geringfügigen organischen Symptome unter Umständen völlig verschwinden. Eindrucksvolle Beispiele dieser Art bringt GRÜNTHAL.

Praktisch läuft daher die Feststellung von Späterscheinungen einer früheren traumatischen Hirnschädigung auf die Frage hinaus: Sind die geklagten Beschwerden organisch begründet und Folgen des seinerzeitigen Hirntraumas, oder handelt es sich um hysterische Produktionen? Aber auch für die Prognose organischer traumatischer Hirnschädigung ist die Tatsache des Versichertseins ungünstig. Nach einer Mitteilung BERINGERs spielen Beschwerden nach traumatischen Hirnschädigungen in Finnland, das keine Unfallversicherung kennt, eine sehr viel geringere Rolle als in Deutschland. Von vornherein sei betont, daß auch das Vorhandensein traumatischer Rindenprellungsherde keine Beschwerden zu machen *braucht*, wie Sektionsergebnisse von SPATZ, PENGE u. a. ergeben haben. Andererseits lehren die Untersuchungen von GRÜNTHAL, daß trotz scheinbar rein hysterischer Störungen organische Hirnschädigungen bei der Sektion nachgewiesen werden können; das ist nun aber nicht so zu verstehen, daß die organischen Hirnveränderungen die Ursache für die hysterischen Symptome gewesen wären; es kann vielmehr entweder so sein, daß die als hysterisch angesehenen Erscheinungen verkannt waren und in Wirklichkeit organische Krankheitszeichen gewesen sind (Verwechslung von psychischer Stirnhirnschädigung mit Psychopathie oder Verwechslung von traumatischer Hirnschwäche mit Pseudodemenz); oder die hysterischen Erscheinungen sind so zu erklären, daß die Geschädigten subjektiv noch erhebliche Beschwerden haben; bei dem Mangel an neurologischen Erscheinungen ist der Arzt aber geneigt, solche Beschwerden gering zu bewerten. Das merkt der zu Begutachtende meist rasch und bemüht sich instinktiv, zu „demonstrieren", wodurch je nach Veranlagung mehrweniger stark hysterische Symptome entstehen, die ihrerseits den Gutachter wieder in seiner Auffassung, es handele sich um nichts Organisches, bestärken.

Für die Beurteilung ist von größter Bedeutung, näheres über den Unfallhergang zu wissen und Kenntnis von dem ersten Stadium nach dem Unfall sowie von dem Verlauf zu erhalten.

Hat es sich bestimmt nur um eine Commotio gehandelt und ist der Betroffene jung, so ist die Prognose gut. Bei älteren Individuen oder bei gefäßlabilen Persönlichkeiten, vielleicht auch bei besonders schweren Erschütterungen sehen wir jedoch gelegentlich einige feinere Symptome zurückbleiben, deren Herausarbeitung wir in erster Linie STIER verdanken. Es handelt sich dabei im wesentlichen um die gleichen Symptome, die als unmittelbare und Früherscheinungen schon oben beschrieben wurden. Diese können zum Teil sich noch lange Zeit erhalten und damit ein objektives Symptom für das Vorhandensein einer leichten Schädigung darstellen. Das gilt sowohl von den Blickparesen wie auch von den Störungen des Gleichgewichtsapparates, deren Nachweis wichtig ist, um für die häufig geklagten Zustände von Schwindel und Taumeln eine objektive Unterlage zu erhalten. Daneben finden wir auch in den Spätstadien nach Commotio sehr häufig eine starke Vasolabilität und eine Neigung zum Schwitzen, wobei vor allem die profusen Schweißausbrüche zu erwähnen sind. Allerdings ist es wichtig, hier festzustellen, ob nicht ein Teil dieser Auffälligkeiten schon vor dem Unfall vorhanden gewesen ist. Es ist bekannt, daß gerade Vasoneurotiker länger unter den Folgen einer Commotio leiden als andere, robustere Menschen. Gelegentlich sehen wir wohl auch als Hirnstammsymptome eine auffallende Abmagerung oder seltener eine starke Gewichtszunahme auftreten, oder man findet eine Schlafstörung. Gewöhnlich ist der Schlaf schlecht, seltener sind Fälle mit gesteigertem Schlafbedürfnis. Sehr häufig wird auch über Alkoholintoleranz geklagt, und nicht selten haben wir Beschwerden über sexuelle Störungen, die namentlich in einem Fehlen der Libido und mangelnder Potenz bestehen. Im allgemeinen haben diese Beschwerden, namentlich wenn sie präzise spontan und ohne hysterische Demonstrationsneigung geäußert werden, eine größere Bedeutung und einen größeren „Krankheitswert" als die unbestimmten Klagen über Kopfschmerzen und die oft in grotesker Weise produzierten Mißempfindungen allgemeiner Art.

Sind solche Erscheinungen nicht nachzuweisen, so wird man, wenigstens in der ersten Zeit nach einer Commotio, nicht alle Beschwerden als unglaubhaft anzusehen haben. Ich erinnere hier an das, was ich oben über konstitutionelle Veränderungen am Schädelknochen gesagt habe. Bei der Beurteilung wird man allergrößten Wert auf die Vorgeschichte legen müssen und der Schwere der erlittenen Commotio z. B. auch eine gewisse Rolle beizumessen haben bei der Beurteilung von Dauer und Grad der Beschwerden. So pflegt man bei Gehirnerschütterungen leichterer Art eine Arbeitsunfähigkeit von etwa 8 bis 10 Wochen anzunehmen und danach noch für $^1/_4$—$^1/_2$ Jahr mit einer Erwerbsminderung von 20% zu rechnen. Mittelschwere Fälle einer Gehirnerschütterung wird man etwa $^1/_4$ Jahr als arbeitsunfähig anzusehen haben und dann noch $^1/_2$—$^3/_4$ Jahr lang eine Erwerbsminderung von 50% zubilligen. Auch schwere Fälle von Commotio werden kaum länger als 1 Jahr bis $1^1/_4$ Jahr erwerbsbeschränkt bleiben, vorausgesetzt, daß nicht irgendwelche Komplikationen hinzugetreten sind. Selbstverständlich gibt es kein allgemein gültiges Schema für die Beurteilung, sondern in jedem Falle wird man sich nach der Besonderheit des einzelnen Falles zu richten haben. Ergibt sich aus der Vorgeschichte, daß tagelang Bewußtlosigkeit bestanden hat, daß psychische Störungen (Delirien) oder epileptische Anfälle im Frühstadium vorgekommen sind, wird weiter über Hirndruckerscheinungen, Korsakowsyndrom und über retrograde Amnesie berichtet, so hat sicher eine schwerere traumatische Hirnschädigung vorgelegen, die zwar in der Prognose auch nicht ungünstig zu sein braucht, aber doch mit größter Wahrscheinlichkeit für längere Zeit die Arbeitsfähigkeit stört.

Bei großen Blutungen und Kontusionen wird man mit einer vollständigen Wiederherstellung nicht rechnen können; allerdings kann ich mit SPATZ nicht ESSERS Meinung teilen, der die Auffassung vertritt, daß Gehirnprellungsherde nie richtig ausheilen, nicht zur Ruhe kommen und eine gewisse Progredienzneigung in sich tragen. Solange wir aber noch Ausfallserscheinungen haben, wie Lähmungen, Krämpfe oder Aphasie oder auch nur leichte Auffassungsstörungen, braucht man an der organischen Natur der Folgeerscheinungen nicht zu zweifeln. Sehr viel schwerer aber sind die Patienten zu beurteilen, bei denen sich die Folgen auf subjektive Beschwerden oder auf schwer zu fassende psychische Erscheinungen beschränken. Sind die Beschwerden organisch begründet, so bewegen sie sich auch bei den Kontusionsfolgen im Rahmen der bei der Commotio geschilderten Störungen vegetativer Art.

Sehr notwendig ist es aber, auch auf die psychischen Symptome zu achten. Das gilt ganz besonders von den Späterscheinungen der Contusio. Hier sehen wir nicht ganz selten bei organischen Schädigungen eine emotionelle Inkontinenz, die allerdings auch bei anderen organischen Erkrankungen (der Arteriosklerose z. B.) vorkommen kann. Weiter ist die Aspontaneität, gelegentlich eine gewisse

Reizbarkeit oder die mangelnde Ernstwertung in Verbindung mit Euphorie ein organisches Symptom, das wohl besonders bei Stirnhirngeschädigten vorkommt, und endlich ist als Hauptzeichen der traumatischen Hirnschwäche eine Merkstörung anzusehen, die, wenn man an die Möglichkeit überhaupt denkt, meist nicht schwer nachzuweisen ist.

Alle diese Erscheinungen werden aber keineswegs eine völlige oder gar dauernde Erwerbsunfähigkeit mit sich bringen. Auch wenn eine äußere Wiederherstellung nicht eintritt, bringt Gewöhnung, die durch entsprechende Therapie, insbesondere Arbeits- und Übungsbehandlung zu fördern ist, in den meisten Fällen eine Besserung der Arbeitsfähigkeit mit sich. Jedenfalls ist für alle Hirngeschädigte, die nicht gerade psychisch erheblich verändert sind, ein erzieherischer Einfluß von ganz wesentlicher Bedeutung (BOHNENKAMP).

8. Die traumatischen Geburtsschädigungen.

Kurz erwähnt seien in diesem Zusammenhang noch die traumatischen Geburtsschädigungen. Die Hauptursache für diese traumatischen Geburtsschädigungen sieht SCHWARTZ in einer Art von Saugwirkung, die dadurch entsteht, daß der Kopf aus dem Uterus, in dem ein Druck von 250 mm Quecksilber herrscht, nach dem Blasensprung in den Geburtskanal tritt; auf diese Weise steht der äußere Teil unter einem Minderdruck gegenüber dem noch im Uterus befindlichen. Einzelne Autoren (REUSS) lehnen diese Saugwirkung als einzige Ursache ab. Das liegt auch nahe, weil diese Druckdifferenzen ja bei jedem Geburtsakt eintreten müssen. Angeführt wird in dieser Beziehung auch, daß selbst bei Kaiserschnittkindern solche Blutungen vorkommen können. Diese Druckbzw. Saugwirkung wird in erster Linie im Gebiet des Systems der Vena magna Galeni ausgeübt, und dementsprechend findet man die geburtstraumatischen Herde vorzugsweise im Abflußgebiet der Vena magna Galeni und in der tiefen Marksubstanz.

Der von SCHWARTZ angenommene Mechanismus stellt aber sicher nicht die einzige Möglichkeit einer geburtstraumatischen Schädigung des Kopfes und des Gehirns dar.

Die Symptome der traumatischen Geburtsschädigung können sich sofort bemerkbar machen, bei langsamem Verlauf werden sie aber erst nach einigen Tagen auftreten. Naturgemäß ist es aber schwer, bei Neugeborenen genauere Untersuchungen vorzunehmen, und deswegen werden solche Störungen oft erst sehr viel später gemerkt. Relativ häufig ist ein Nystagmus, und zwar ein Spontannystagmus, der auch bei ganz leichten Schädigungen beobachtet wird. Im übrigen hängen die Symptome naturgemäß von der Lokalisation und der Ausdehnung des Prozesses ab. Nicht selten sind Krampferscheinungen, die generalisiert oder halbseitig auftreten können. Weiter sieht man gelegentlich Lähmungen, in erster Linie Hemiplegien, aus denen sich später auch gelegentlich eine Hemiathetose oder eine athetotische Dauerhaltung herausbildet. Auch aphasische Störungen kommen vor, sie können später oft nur in Andeutung und in der Form unklarer Sprachstörungen bestehen bleiben. Ein bluthaltiger Liquor wird nicht selten gefunden, ohne daß man sich auf dies Symptom mit Sicherheit verlassen könnte.

Die Prognose ist in einem Teil der Fälle sehr ungünstig; schwere Blutungen pflegen rasch zum Tode zu führen. Die Aussichten für eine einmal vorhandene Lähmung sind nicht ganz so schlecht wie bei den Hemiplegien der Erwachsenen; immerhin bleiben aber auch oft Resterscheinungen zurück, und gerade hier liegt eine große praktische Bedeutung der traumatischen Geburtsschädigungen. Z. B. kann sich im Anschluß an eine relativ leichte, vielleicht kaum beachtete Geburtsschädigung eine wenn auch nur leichte Entwicklungshemmung einstellen.

Mehrere Autoren sind geneigt, dies auf einen sekundären Hydrocephalus zurückzuführen. Auch leichte Halbseitenerscheinungen, die man gelegentlich von Untersuchungen irgendwie auffälliger Personen findet, können auf eine solche geburtstraumatische Schädigung zurückgeführt werden. So möchte ich z. B. die nicht ganz seltenen, aber meist übersehenen Formen von *abortiver Athetose* zum mindesten in einem Teil der Fälle auf eine solche leichte Geburtsschädigung zurückführen. Wir sehen bei solchen Patienten ein Zurückbleiben der Motorik auf einer frühkindlichen Stufe. Die Kranken haben eine übergroße Neigung zu Mitbewegungen, die im Gesicht als eine Art von Grimassieren imponiert; ferner sehen wir bei ihnen eine leichte, an das Athetotische erinnernde Sprachstörung, positives STRÜMPELLsches Phänomen, bisweilen auch Babinski bzw. einen athetotischen Pseudobabinski. Die Unfähigkeit zu isolierten Bewegungen läßt sich oft daran erkennen, daß die Leute nicht in der Lage sind, ein Auge isoliert zu schließen oder einen Mundwinkel allein nach einer Seite zu verziehen. Selbstverständlich kommen auch gröbere Erscheinungen vor, so Halbseitenlähmungen mit und ohne ausgeprägte Athetose; auch symptomatische Epilepsien können zuweilen auf eine solche geburtstraumatische Schädigung zurückgeführt werden. Hier haben insbesondere die neueren Untersuchungen über symptomatische Epilepsie, die zum Zweck der Begutachtung für die Erbgesundheitsgerichte nötig waren, gezeigt, daß scheinbar idiopathisch epileptische Anfälle in Wirklichkeit Symptome sind, die sich auf Grund solcher geburtstraumatischer Schädigungen entwickelt haben. Bei solchen Feststellungen hat uns auch die Encephalographie wertvolle Dienste geleistet.

Eine sehr viel schwierigere Frage ist die, ob solche geburtstraumatischen Schädigungen auch zu psychischen Veränderungen zu führen vermögen. Hier kann man einstweilen nur sagen, daß zur Entstehung eines irgendwie schwereren Intelligenzdefektes sehr erhebliche Schädigungen gehören würden. Da nun die meisten schweren Geburtsschädigungen dieser Art zum Tode führen, sind solche Zustände nur extrem selten zu beobachten. Ob aber solche Schädigungen unter Umständen auch zu leichten psychischen Veränderungen Veranlassung geben können, ist schwer zu sagen. Man hat gelegentlich psychopathisches Verhalten mit solchen frühkindlichen Schädigungen in Beziehung gebracht. Daß solche Folgen nicht ganz auszuschließen sind, lehrt die Erfahrung, daß psychopathieähnliche Veränderungen auch nach Encephalitis epidemica bei Jugendlichen vorkommen können. Dabei ist wichtig zu wissen, daß das kindliche Gehirn auf Traumen oder sonstige Schädigungen sicher anders reagiert als das der Erwachsenen und daß vor allem die Einwirkungen auf ein neugeborenes Gehirn Folgen haben können, die man schwer festzustellen vermag, weil man nicht weiß, wie sich das Kind ohne diesen Zusammenhang entwickelt haben würde.

Es wird daher notwendig sein, an die Möglichkeit einer derartigen Einwirkung zu denken, wenn man etwa durch leichte neurologische Erscheinungen auf die Möglichkeit einer solchen geburtstraumatischen Schädigung aufmerksam gemacht wird.

Literatur.

A. Zusammenfassende Arbeiten.

BENDA: Handbuch der ärztlichen Erfahrungen im Weltkriege, Bd. 8, S. 404f.
GRÜNTHAL: Über die Erkennung der traumatischen Hirnverletzung. Berlin 1936.
MARBURG: Die traumatischen Erkrankungen des Gehirns. BUMKE-FOERSTERs Handbuch der Neurologie, Bd. 11. Berlin 1936.
NEUBÜRGER: BUMKEs Handbuch der Geisteskrankheiten, Bd. 11.
REICHARDT: Handbuch der normalen und pathologischen Physiologie, Bd. 10, S. 119. 1927.

STAUDER: Konstitution und Wesensänderung der Epileptiker. Leipzig 1938. — STIER: Über die sog. Unfallsneurosen. Leipzig 1926. — STRAUS, E.: Geschehnis und Erlebnis. Berlin 1930.

TÖNNIS, SEIFERT u. RIECHERT: Kopfverletzungen (enthält auch einen sehr lesenswerten Abschnitt über gedeckte traumatische Hirnschädigungen). Aus der Sammlung „Taschenbücher der Truppenarztes". München u. Berlin 1938.

B. Einzelarbeiten.

BAUMM: Z. Neur. 127, 279 (1930). — BERBERICH: Trauma und Blutzucker. Mschr. Unfallheilk. 40, 187 (1933). — BERGMANN, v.: Zit. nach Marburg. — BERINGER: Nervenarzt 8, 561 (1935). — BIELSCHOWSKY: Z. Neur. 117, 55 (1928). — BING: (1) Parkinsonismus, Paralysis agitans und Unfall. Schweiz. med. Wschr. 1929 I, 717. — (2) Zur Frage der traumatischen Schädigung extrapyramidaler Apparate. Schweiz. Arch. Neur. 27, 123 (1931). — BODECHTEL: Dtsch. Z. Nervenheilk. 140, 286 (1936). — BOHNENKAMP: Arch. f. Psychiatr. 105, 97 (1936). — BOLLINGER: Über traumatische Spätapoplexie. Internat. Beitr. wiss. Med. 1891. — BOSTROEM: (1) Die Verwertbarkeit psychischer Symptome bei Erkennung und Lokaldiagnose von Hirntumoren. Dtsch. Z. Nervenheilk. 109, 162 (1929). — (2) Über traumatische Hirnschädigungen. Wien. klin. Wschr. 1930 I. — BSTEH-DRIAK: Zur Klinik der Commotio cerebri. Mitt. Grenzgeb. Med. u. Chir. 41, 182 (1928).

D'ABUNDO: Riv. Neuropath. ecc. 14, 225 (1921). — DERVIEUX et SUEN: Ann. Méd. lég. etc. 9, 70 (1929).

ESSER: (1) Münch. med. Wschr. 1935 II, 1164. — (2) Med. Klin. 1935 II, 12.

FÉNYES: Mschr. Psychiatr. 78 (1931). — FOERSTER, O.: Z. Neur. 94, 512 (1925). — FRANK: Beitr. klin. Chir. 68, 737. — FRANZ, CARL: Zbl. Chir. 65, 1378 (1938). — FUCHS: Zur Pathologie und Symptomatologie der Commotio cerebri. Wien. med. Wschr. 1915 I, 104, 136.

GAMPER: Med. Klin. 1936 II, 1353. — GEHUCHTEN: Revue neur. 40, 1014 (1933). Zit. nach MARBURG. — GUTTMANN: Nervenarzt 4, 207 (1931).

HELLENTHAL: Dtsch. Z. gerichtl. Med. 21, 231 (1933).

INGVAR: Arch. of Neur. 10, 267 (1923).

KATZENSTEIN: Schweiz. Arch. Neur. 27, 1 (1931). — KEHRER: Dtsch. med. Wschr. 1933 I. — KNAUER u. ENDERLEN: J. Psychol. u. Neur. 29, 1 (1922). — KNOFLACH u. SCHOLL: Zit. nach FRANZ. — KRÖNLEIN: Beitr. klin. Chir. 13 (1895).

MAUSS: Die Hirnverletzungen (Commotio und Contusio cerebri) und ihre Folgezustände im Heere. Veröff. Heeressan.wes. 1934, H. 92, 85. — McCREERY and BENG: Ann. Surg. 88, 890 (1928). — MEIXNER: Dtsch. Z. gerichtl. Med. 6, 105 (1928). — MUCK: Z. Neur. 115, 531 (1926).

PATEL: J. de Chir. 37, 512 (1931). — PLENGE: Mschr. Unfallheilk. 43, 113 (1936).

REICHARDT: (1) Münch. med. Wschr. 1933 II. Verh. IX. Tag. dtsch. Ges. Unfallsheilk. Ref. Arch. f. Orthop. 35, 7 (1934). — Mschr. Unfallheilk. 44, 177 (1937). — REUSS: Wien. med. Wschr. 1929 II, 959. — REUTER: Dtsch. Z. Chir. 207, 92 (1927). — RICKER: Virchows Arch. 226, 180 (1919). — RIEDERER VON PAAR: Arch. f. Psychiatr. 106, 71 (1936). — RITTER: Klin. Wschr. 1926 I, 456.

SAUERBRUCH: Beitrag zur Pathologie und Therapie der Commotio und Compressio cerebri nach Schädeltrauma. Mschr. Psychiatr. 26, 140 (1909). — SCHALTENBRAND: Med. Klin. 1934 II. — SCHALTENBRAND u. TÖNNIS: Traumatischer Hydrocephalus. Zbl. Neurochir. 1, 42 (1936). — SCHNEIDER, KURT: Die posttraumatischen Psychosen. Nervenarzt 8, 567 (1936). — SCHÜCK: Arch. klin. Chir. 153, 77 (1928). — SCHWAB: Z. Neur. 102, 294 (1926). — SCHWARTZ: (1) Münch. med. Wschr. 1922 II, 1100. — (2) Z. Neur. 90, 263 (1924). — SCHWARZACHER: J. f. Psychiatr. 43, 113 (1924). — SPATZ: (1) Allg. Z. Psychiatr. 91, 251 (1929). — (2) Arch. f. Psychiatr. 90, 885 (1930). — (3) Zbl. Neur. 78, 615 (1934). — (4) Z. Neur. 158, 208 (1937). — STIER: (1) Mschr. Psychiatr. 68, 629 (1928). — (2) Arch. f. Psychiatr. 106, 351 (1937). — (3) Dtsch. med. Wschr. 1938 I, 145. — (4) Mschr. Psychiatr. 99, 201 (1938).

THOMAS: Zbl. Chir. 1929, 586. — TÖNNIS: (1) Nervenarzt 8, 574 (1935). — (2) Behandlung stumpfer Schädelverletzungen. Zbl. Neur. 78, 617 (1936).

WALCHER: (1) Über zentrale traumatische Hirnblutung mit Spätapoplexie. Mschr. Unfallheilk. 36, 433 (1929). — (2) Über stumpfe Kopfverletzungen. Dtsch. Z. gerichtl. Med. 17, 22, 31. — WARTENBERG: Z. Neur. 94, 585 (1925).

Erkrankungen des extrapyramidalen Systems.

Von

A. BOSTROEM-Leipzig.

Mit 13 Abbildungen.

1. Die Paralysis agitans.

Klinik. 1817 hat PARKINSON das Krankheitsbild der Paralysis agitans beschrieben. Wie es bei der Entdeckung neuer Krankheiten häufig vorkommt, enthielt auch der damals aufgestellte nosologische Begriff nicht allein die heutige Paralysis agitans, sondern er umfaßte noch andere, mit Zittern einhergehende Erkrankungen. So bedurfte es weiterer Untersuchungen, um z. B. die multiple Sklerose als etwas Besonderes herauszuschälen. Daß man gerade diese beiden Krankheiten trotz ihrer differenten Symptome miteinander verwechseln konnte, ist heute nur noch historisch begreiflich; es lag wohl an der Überbewertung des auffallendsten Symptoms, des Zitterns, dessen verschiedene Qualitäten und Bedingtheiten man damals noch nicht kannte.

Da *verschiedenartige Krankheitsvorgänge* bei gleichartiger Lokalisation *gleiche Symptomenkomplexe* hervorrufen und so als die gleichen Krankheiten imponieren können, mußte in der weiteren Entwicklung eine Trennung zwischen der idiopathischen Paralysis agitans und den symptomatischen Formen notwendig werden, und man stellt jetzt der *Krankheit* „Paralysis agitans" den *Symptomenkomplex* „Parkinsonismus" gegenüber.

Wieder ist es interessant und auch in mancher Hinsicht bezeichnend für die geschichtliche Entwicklung unserer Krankheitsbegriffe, daß erst das Vorkommen des Parkinsonismus bei anderen Hirnerkrankungen schließlich dazu geführt hat, die anatomische Grundlage der Paralysis agitans aufzudecken; bis vor nicht allzu langer Zeit hat die PARKINSONsche Krankheit noch als Neurose, d. h. als Nervenleiden ohne organische Grundlage gegolten. Erst als man bei der WILSONschen Krankheit ein ähnliches Zustandsbild durch schwere Veränderungen in beiden Linsenkernen hervorgerufen sah, war klar geworden, daß man auch bei der Paralysis agitans in den extrapyramidalen motorischen Zentren Veränderungen erwarten durfte.

Die Korrekturen, die im Laufe der Zeit an der Symptomatologie einer zunächst mehr intuitiv erfaßten Krankheit notwendig zu werden pflegen, bestehen im allgemeinen darin, daß Erscheinungen, die anfangs für wesentlich gehalten werden, auf Grund größerer Erfahrung an Bedeutung verlieren, ja für die Diagnose entbehrlich werden. Die Änderung unserer Auffassung seit PARKINSON, der den Namen Paralysis agitans prägte, ergibt sich aus der Tatsache, daß eine Paralyse, eine Lähmung also, überhaupt nicht zum Bilde des Leidens gehört und daß auch das Zittern kein integrierendes Symptom bildet; daher kam es, daß man für manche Fälle den Namen „Paralysis agitans sine agitatione" gebraucht hat.

Wenn auch von einer Lähmung im eigentlichen Sinne des Wortes nicht die Rede sein kann, so ist doch das wichtigste im Symptomenbild der Erkrankung eine eigenartige Bewegungsstörung, deren Wesen zunächst einmal optisch erfaßt werden muß; schwierig wird diese optische Diagnose ganz besonders bei den zitterfreien Fällen deshalb, weil hier nicht wie bei anderen Bewegungsstörungen (z. B. Chorea oder Athetose) ein auffallendes Plus an Bewegungen vorhanden ist; bei der Paralysis agitans scheint vielmehr gegenüber der normalen Bewegung, aber auch gegenüber der normalen Ruhehaltung etwas zu fehlen. Es werden Bewegungen vermißt, die wir sonst zu sehen gewohnt sind, Bewegungen, die der Kranke aber — und das ist das Auffallende — auf ausdrückliche Aufforderung sehr wohl auszuführen vermag. Damit ist das Hauptsymptom der Erkrankung gekennzeichnet: Ein *Ausfall* von sonst *unwillkürlich, gewissermaßen automatisch ausgeführten Bewegungen*, die normalerweise als Mitbewegungen unsere sprachlichen Äußerungen und oft auch unsere gedanklichen Vorgänge begleiten, die ferner als Hilfsbewegungen unsere motorischen Handlungen abrunden und bewirken, daß an jeder Bewegung sich die ganze motorische Persönlichkeit beteiligt.

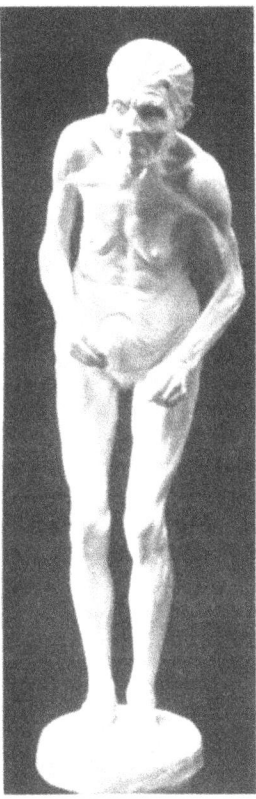 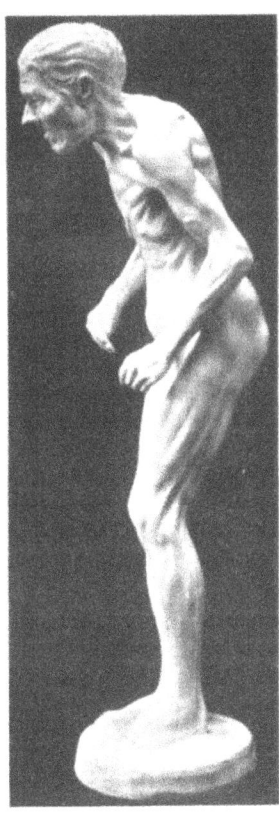

Abb. 1 und 2. Charakteristische Körperhaltung bei Paralysis agitans. Die rigiden Muskeln treten plastisch hervor. (Nach einer von einem französischen Künstler gearbeiteten Statue, deren Photographie in einem französischen Fachblatt veröffentlicht war.)

Dieser Bewegungsausfall bringt in erster Linie den Eindruck der *Starre* hervor; diese macht sich *mimisch* als maskenartiger Gesichtsausdruck bemerkbar und verleiht den Körperbewegungen etwas Automatenhaftes; es erfolgen nur die zur Ausführung einer gewollten Bewegung unumgänglich notwendigen Hauptinnervationen, dagegen fehlt beim Gehen z. B. das elastische Federn des Körpers, das Drehen und Wiegen in Hüfte und Schulter, die pendelnden Bewegungen der Arme. Es sieht in typischen Fällen so aus, als ob der Oberkörper wie eine tote, unbewegte Masse auf zwei sich bewegenden Beinen weitergetragen würde.

Ausgefallen sind auch die ebenfalls unwillkürlichen Innervationen, die z. B. unsere gerade *Körperhaltung* gewährleisten: Der Oberkörper sinkt nach vorne, die Schultern hängen herab, nicht selten wird der Mund offen gehalten. Auch hier finden wir keine Lähmung, denn durch einen besonderen Impuls kann der Kranke sich aufrichten, den Mund schließen usw., aber immer nur für kurze Zeit. Wenn der Patient diesen Innervationen seine Aufmerksamkeit nicht mehr zuwendet, so sinkt er wieder in sich zusammen.

Die Augenbewegungen sind von der allgemeinen motorischen Verarmung meist ausgenommen und die lebhaften Blick- und Spähbewegungen kontrastieren oft in merkwürdiger Weise zu der sonstigen Starre.

Wenn auch im allgemeinen die meisten Bewegungen ausgeführt werden können, so sind sie doch in der Regel ausgesprochen *langsam*; sie kommen nur verzögert in Gang und die Kranken neigen auf der anderen Seite dazu, in einem einmal erreichten Innervationszustand über Gebühr zu verharren. Dieser Umstand bringt es mit sich, daß das Aufeinanderfolgen entgegengesetzter Innervationen, namentlich in einem etwas flotten Tempo, fast unmöglich ist. So entsteht das Symptom der *Adiadochokinese*.

Kompliziertere Bewegungen sind ebenfalls beeinträchtigt. Charakteristisch ist z. B. das immer Kleinerwerden der Schriftzüge bei der Erkrankung, das zum Teil wohl daher kommt, daß die Schreibbewegungen mit den Fingern ausgeführt werden, daß aber die Fortbewegung des Armes, die wir sonst unwillkürlich vor sich gehen lassen, unterbleibt, und vor allem aus diesem Grunde wird die Schrift immer kleiner am Ende jeder Zeile.

Überhaupt fehlt den Kranken vielfach die *Fähigkeit, zwei Bewegungen gleichzeitig* auszuführen. Auch normalerweise fällt das schon schwer, weil wir nicht zwei Handlungen gleichzeitig *willkürlich* zu verrichten vermögen. Durch Übung sind wir aber so weit gekommen, daß bei zusammengesetzten Handlungen die unwichtigeren gewöhnlich in die Rolle der Hilfsbewegungen eintreten und so gewissermaßen automatisch verrichtet werden. Da bei der Paralysis agitans aber die Fähigkeit zur automatischen Bewegung fehlt, muß naturgemäß die Fähigkeit, zwei Bewegungen nebeneinander zu verrichten, sehr erschwert werden.

Wie allen Bewegungen ein Ausdruck, eine persönliche Note fehlt, so ist auch die *Sprache* eintönig, ohne besondere Betonung, der Gang ausgesprochen einförmig, mit kleinen schlürfenden Schritten. Dabei kommt es leicht infolge der Unmöglichkeit, instinktiv die notwendigen Mitbewegungen zur Erhaltung des Gleichgewichtes zu machen, beim Anhalten zur *Propulsion* bzw. beim Rückwärtsgehen zur *Retropulsion*. Auch an der Entstehung dieses Symptoms ist die soeben gekennzeichnete Störung Schuld: Der Kranke kann nicht zwei Bewegungen gleichzeitig ausführen. Wenn der Normale beim Gehen innehalten will, so legt er beim Anhalten der Beine unwillkürlich den Oberkörper zurück; das ist ein automatischer Vorgang, der bei Paralysis agitans-Kranken ausbleibt. Die Folge davon ist die, daß der Körper in seinem Vorwärtsstreben nicht gehemmt wird; um dieses Nachvorwärtsstreben nicht zum Nachvornefallen werden zu lassen, trippelt der Kranke weiter.

Prüft man bei den Kranken die passive Beweglichkeit, so findet man in der Regel eine eigenartige *Erhöhung des Muskeltonus*, die, abweichend von den spastischen Zuständen bei Pyramidenläsionen, meist von gleichmäßig zäher, wachsartiger Beschaffenheit ist; diese Tonusanomalie befällt die Agonisten und Antagonisten in gleicher Weise und kommt gewöhnlich an den proximalen Extremitätenenden, sowie an der Nacken- und Halsmuskulatur am ausgeprägtesten vor. Der *Rigor*, wie man diese Art Hypertonie im Gegensatz zum Pyramidenspasmus bezeichnet, ist nach KLEIST und FOERSTER auf erhöhte Verkürzungsreflexe zurückzuführen, während der Pyramidenspasmus auf gesteigerten Dehnungsreflexen beruht.

Es liegt nun nahe, die Rigidität auch für die Bewegungsverlangsamung und für den Bewegungsausfall verantwortlich zu machen. Wir kennen aber nicht wenige Fälle von Parkinsonismus, auch von Paralysis agitans, bei denen trotz Fehlen des Rigors dieselben Zustände von Gebundenheit bestehen. Die Starre und der Bewegungsausfall muß also ein primäres selbständiges Symptom sein, worauf KLEIST als erster hingewiesen hat. Auch für gewisse Haltungsanomalien,

z. B. für die Pfötchenstellung der Hand, ist im allgemeinen der Rigor nicht ursächlich heranzuziehen, zumal da er gerade an den distalen Extremitätenenden häufig fehlt. Bemerkt sei auch, daß die mimische Starre fast immer ohne Rigidität der Gesichtsmuskeln einhergeht.

In den meisten Fällen von Paralysis agitans, besonders aber in den vorgerückten Stadien, finden wir außerdem noch einen sehr charakteristischen *Tremor* vor allem der Finger und Hände. Er ist gekennzeichnet durch den langsamen Rhythmus sowie dadurch, daß er vor allem in der Ruhelage auftritt und wenigstens in den Anfangsstadien durch aktive Bewegungen unterdrückt werden kann. Im Beginn der Erkrankung beschränkt sich das Zittern auf die Finger, die in der Interosseushaltung die Bewegung des Brotzerkrümelns oder Pillendrehens ausführen. Bei Fortschreiten der Erkrankung beteiligen sich aber auch die Hände an dem Zittern. Wir beobachten dabei zuweilen Bewegungen in den Handgelenken, etwas seltener auch im Ellbogengelenk. Auch die unteren Extremitäten sind nicht selten beteiligt; so erscheint gelegentlich durch das Zittern in Fuß- und Kniegelenken beim Stehen der ganze Körper in eine eigentümlich wippende Bewegung versetzt. Ferner greift das Zittern nicht selten auf Unterkiefer und Kopf über.

Bei vielen Fällen, bei denen in der Ruhe kein Tremor besteht, läßt sich jedoch eine ausgemachte Tremorbereitschaft feststellen, insofern, als die Kranken bei leichter Erregung anfangen, heftig zu zittern.

Auch der Tremor ist unabhängig vom Rigor. F. H. LEWY hat durch Untersuchungen mit dem Saitengalvanometer gezeigt, daß es sich um typisches „Antagonistenzittern" handelt, das mit großer Regelmäßigkeit 6—7 Oszillationen in der Sekunde aufweist. Das Zittern wird in seinem Ausmaß und nicht selten in der Frequenz der Schwingungen durch psychische Alterationen gesteigert, wie überhaupt alle extrapyramidalen Hyperkinesen durch psychische Momente leicht verstärkt, unter Umständen sogar auch jeweils in Gang gesetzt werden können.

In späteren Stadien sehen wir nicht selten Kontrakturen der Finger in eigentümlichen Stellungen, die auffallenderweise an die der Arthritis deformans erinnern; recht häufig ist dabei eine Abknickung ulnarwärts in den Fingergrundgelenken.

Auch quälende Schmerzen von neuralgiformem Charakter, aber offenbar zentraler Art, kommen bei der Paralysis agitans vor. Sensibilitätsstörungen werden dabei in der Regel nicht beobachtet. Reflexstörungen oder Babinski fehlen bei reinen Fällen, dagegen bedürfen die *sekretorischen* oder *vegetativen* Störungen, Hitzegefühl, Speichelfluß usw. noch der Erwähnung.

Psychische Veränderungen. Der äußere Eindruck der Paralysis agitans-Kranken scheint für eine weitgehende psychische Alteration zu sprechen. Dieser Eindruck täuscht insofern, als intellektuelle Veränderungen im allgemeinen sehr selten und wenn überhaupt meist erst ganz später auftreten. Dagegen finden wir affektive Störungen recht oft, und zwar nicht nur reaktiv-depressive Erscheinungen, die man bei dem traurigen Zustand durchaus erwarten kann. Im allgemeinen sind die psychischen Veränderungen jedoch nicht so im Vordergrund wie bei der Spätencephalitis; insbesondere scheinen die Persönlichkeitsumwandlungen im Sinne eines psychopathischen Charakters zu fehlen, was unter anderem wohl mit dem höheren Lebensalter der Paralysis agitans-Kranken zusammenhängen mag. Gemeinsam ist aber beiden Erkrankungen eine auch für die psychischen Leistungen in Betracht kommende Akinese und eine psychomotorische Umstellung, die aus dem Wesen der motorischen Störung hervorgeht; sie besteht in folgendem:

Um den veränderten motorischen Verhältnissen Rechnung zu tragen, wird die Aufmerksamkeit der Kranken in erhöhtem Maße von den Körperbewegungen bzw. der Körperhaltung in Anspruch genommen. Bei dem beschränkten Umfange der Aufmerksamkeit und bei der Unmöglichkeit, eine auch nur kleine Anzahl von Innervationen gleichzeitig *willkürlich* zu leisten, wird die Ausführung namentlich zusammengesetzter Handlungen sehr erschwert. Die Handlungen werden in ihre einzelnen Akte auseinandergezogen, denn jede Einzelheit muß ja für sich als selbständige Handlung innerviert werden und bedarf daher eines besonderen Anstoßes. Die Folge ist eine hochgradige Verlangsamung, Umständlichkeit und schließlich eine durch die *motorische Einengung* bedingte Hilflosigkeit.

Eine weitere Folge ist aber auch eine Rückwirkung auf das psychische Leben: Es erscheint verständlich, daß die so gefesselte Aufmerksamkeit äußeren Eindrücken nur in beschränktem Maße zugewandt werden kann; es muß daher die Verwertung der Einwirkungen von außen leiden; zentripetale Anregungen kommen nur in geringem Umfange zur Geltung.

Dadurch wird eine gewisse Abtrennung der Kranken von ihrer Umgebung hervorgerufen; sie sind gezwungen, ein abgeschlossenes Dasein zu führen, ihr Konnex mit der Umwelt leidet. Die meist äußeren Eindrücke gleiten gewissermaßen an der Oberfläche ab, weil nur die verarbeitet werden können, denen der Kranke ausdrücklich seine unabgelenkte Aufmerksamkeit zuwendet. Der Eindruck des Abgekapseltseins wird noch verstärkt dadurch, daß auch das seelische Erleben der Kranken motorisch nicht zum Ausdruck kommt, weder in Körpergesten noch in der Mimik.

Schließlich erscheint es verständlich, daß auch Denkvorgänge durch die geschilderten Störungen beeinflußt werden können, zunächst natürlich nur für die Zeit, in der die Kranken motorisch irgendwie beansprucht und so an allen anderen Betätigungen gehindert sind. Hierdurch muß es zu einer Verringerung der Konzentration kommen, ferner könnten die Denkleistungen durch Einstellstörungen ungünstig beeinflußt sein.

Es erscheint diskutabel, ob nicht das, was wir als Akinese bei unseren Kranken bezeichnen, mit der hervorgehobenen Fesselung der Aufmerksamkeit zum Teil wenigstens in einem psychologischen Zusammenhang steht.

Die hier geschilderte psychische Umstellung ist ja offenbar die *Folge* einer ursprünglich motorischen Störung; sie kann ihrerseits aber auch wieder auf das Motorium eine *Rückwirkung* ausüben, die dann eine Vertiefung und Verstärkung des akinetischen Zustandes herbeiführt.

Ob das Wesen der *Akinese* durch motorische Symptome restlos erklärt werden kann, ist noch nicht sichergestellt. Diese motorischen und psychischen Komponenten lassen sich hier nur schwer voneinander trennen. Auch bei den akineseähnlichen Zuständen der Parkinsonschen Syndrome spielt offenbar eine Wechselwirkung zwischen Psyche und Motorium, besonders die erwähnte motorische Einengung und die durch sie bewirkte psychische Umstellung eine wesentliche Rolle.

Die Paralysis agitans gilt seit langem mit Recht als eine Erkrankung des Präseniums oder gar des Greisenalters[1]. Dementsprechend hat man das Vorkommen einer echten Paralysis agitans juvenilis angezweifelt (Willige). Die neueren Erfahrungen ließen vermuten, daß die Fälle vermeintlicher Paralysis agitans im jugendlichen oder kindlichen Alter entweder Fälle von Wilsonscher Krankheit gewesen sind oder von symptomatischer Paralysis agitans, vielleicht herrührend von früher sporadisch aufgetretenen Encephalitisfällen.

Differentialdiagnose. Unsere verbesserte Kenntnis der Symptomatologie und unsere besonders durch die Erfahrungen an der Encephalitis epidemica geschärfte

---
[1] Es sei dabei gleichzeitig auch auf die manchmal verblüffende Ähnlichkeit des Zitterns, des Ganges und der Haltung bei nicht kranken Greisen verwiesen.

Beobachtungsfähigkeit setzt uns in die Lage, schon sehr früh einen beginnenden Parkinsonismus zu erkennen, zu einem Zeitpunkt, an dem weder Rigor noch Tremor noch ein registrierbarer Bewegungsausfall vorhanden zu sein scheint, während subjektiv schon Erschwerungen des Handelns bemerkt werden. Es läßt sich schwer präzisieren, was dem Geübten die Frühdiagnose der Paralysis agitans ermöglicht. Mir scheint, daß solche Kranke eine eigentümliche Dissoziation des motorischen Geschehens aufweisen: Während nämlich beim Gesunden jede Bewegung eine ganze Reihe meist nicht beachteter Lageveränderungen des ganzen Körpers zur Folge hat, wodurch auch die kleinste Bewegung organisch aus dem Körper sich herausentwickelt, gewissermaßen einen Teil der motorischen Persönlichkeit bildet, kann man bei diesen Kranken schon sehr früh während einer Bewegung deutlich sich bewegende und bewegungslose Körpergebiete unterscheiden. Dieser Gegensatz zwischen motorisch tätigen und motorisch nicht interessierten Körperteilen, diese partielle Regungslosigkeit bei einem sich bewegenden Individuum imponiert als Mißverhältnis im motorischen Leben, als eine Uneinheitlichkeit, eine Spaltung der motorischen Persönlichkeit. Dieses Mißverhältnis kommt auch darin zum Ausdruck, daß Bewegungen, die gleichzeitig sich abspielen, nicht zueinander passen, daß sie nicht in abgestufter Weise miteinander verknüpft werden können. Um eine Lockerung dieses Verbandes deutlich in Erscheinung treten zu lassen, bedarf es nur einer sehr geringen Störung und deshalb ist dieses Symptom, das am leichtesten bei mimischen Bewegungen und beim Gehen zu beobachten ist, als Frühsymptom zu verwerten. Es gestattet die Diagnose schon zu einer Zeit, in der man noch kein anderes Symptom des Parkinsonismus vorfindet.

Bei der *arteriosklerotischen Muskelstarre* ist meist ein sehr starker Rigor vorhanden. Es tritt oft eine fast völlige Versteifung des ganzen Körpers auf. Die durch sie bedingte Bewegungslosigkeit ist eine sekundäre. Die eigentliche primäre Bewegungsarmut und der charakteristische Bewegungsausfall kommt hier weniger zur Geltung. Die Kranken sind zwar regungslos, aber nicht immer „starr" im engeren Sinne des Wortes.

Nur selten sind Schwierigkeiten in der Differentialdiagnose zwischen *Encephalitis* und *Paralysis agitans* zu erwarten. Schon das Lebensalter wird vor Verwechslungen im allgemeinen schützen. Das Symptomenbild des Parkinsonismus weist bei beiden allerdings keine qualitativen Verschiedenheiten auf. Ein Versuch GORDONs, feinere Unterschiede herauszuheben, scheint mir keinen Anspruch auf Allgemeingültigkeit zu haben. Es kommen aber bei sehr vielen Encephalitisfolgen noch hyperkinetische Erscheinungen, dann auch Augenmuskel- und Pupillenstörungen sowie andere Residualerscheinungen vor, so daß man, namentlich, wenn man auch eine zuverlässige Anamnese besitzt, kaum diagnostische Schwierigkeiten finden wird.

Bei den *symptomatischen* Formen des Parkinsonismus, hervorgerufen durch *Kohlenoxydvergiftungen*, *Manganvergiftung* (EMDEN, JACKSCH-WARTENHORST), *Lues cerebri*, *Tumor*, *Erweichungen* wird man ebenfalls mit Hilfe akzessorischer Symptome sich diagnostische Klarheit verschaffen können. Differentialdiagnostische Schwierigkeiten bereitet jedoch gelegentlich die *Pseudobulbärparalyse* im Beginn. Dies ist um so bedeutsamer, als auch bei der echten Paralysis agitans unter Umständen Bulbärsymptome auftreten können, worauf BRUNS als erster hingewiesen hat.

Die feinere Analyse der Bewegungsstörungen, vor allem die Beachtung der Starre und des Bewegungsausfalles, läßt auch die Differentialdiagnose gegenüber dem *hysterischen Schüttelzittern*, der früher sog. „pseudo-spastischen Parese mit Tremor", nicht besonders schwer erscheinen.

Verlauf und Therapie. Die Paralysis agitans ist nicht allzu selten; Männer sind etwas häufiger betroffen als Frauen. Die Erkrankung tritt kaum je vor dem 40.—50. Lebensjahre auf.

Der Verlauf ist im allgemeinen ein unaufhaltsamer; die Therapie ist machtlos in bezug auf die Wiederherstellung, dagegen läßt sich symptomatisch allerhand erreichen. Das wichtigste Mittel ist Scopolamin bzw. Atropin. Scopolamin wurde schon früher von CHARCOT als Linderung der Steifheit und Linderung des Tremors empfohlen (GAMPER). Man gibt es gewöhnlich in der Dosis von $^1/_4$—$^1/_2$ mg 3mal täglich. Günstig wirkt dies Medikament auch auf den heftigen und oft sehr lästigen Speichelfluß. Man hat bei der Bekämpfung der symptomatologisch ja sehr ähnlichen Spätzustände der epidemischen Encephalitis mit dem Atropin gute Erfolge gehabt und kann diese Methode auch auf die Paralysis agitans übertragen; man gibt das Atropin auch hier am besten in langsam steigenden Dosen, etwa beginnend mit $3 \times {}^1/_4$ mg und steigend bis 3×1 mg. Diese Darreichung bekommt den Kranken sehr gut; sie braucht nicht dauernd beibehalten zu werden, sondern unter Umständen empfiehlt es sich, die dargereichte Menge langsam abnehmen und auch wieder langsam anschwellen zu lassen. Will man gute Erfolge erzielen, so ist dazu auch nötig, daß man die Kranken in Bewegung bringt, sie namentlich durch gymnastische Entspannungsübungen fördert. Dies ist bei der Paralysis agitans wegen des vorgerückten Alters der Patienten sehr viel schwerer als bei der epidemischen Encephalitis. Immerhin gelingen bei sonst kräftigen Leuten auch hier allerhand gute Wirkungen, die abhängen von der Ausdauer und dem Geschick der gymnastischen Betreuung. Verweisen möchte ich dabei auf ein gymnastisches Lehrbuch, das von dem Sanatorium RÖMER in Hirsau herausgegeben worden ist, das man intelligenten Kranken auch gut in die Hand geben kann.

Von den Nebenwirkungen des Atropins ist die Trockenheit des Mundes wohl am lästigsten; sie läßt sich durch Erfrischungsmittel, namentlich Obst und Menthol, gelegentlich einigermaßen bekämpfen, aber wohl kaum je ganz beseitigen. Die Akkommodationsschwäche kann durch Verordnung von Brillen ohne Schwierigkeiten in ihren unbequemen Auswirkungen behoben werden.

Wo es durchzuführen ist, empfiehlt es sich, die Kranken wenigstens zur Erholung in etwas höhergelegene Orte zu schicken; in einer Höhe von etwa 800—1200 Meter über dem Meere fühlen sich diese Kranken meistens am wohlsten.

Neuerdings werden auch bei der Paralysis agitans Versuche mit der sog. „bulgarischen Kur" gemacht; ein entsprechendes Präparat ist „Homburg 680". WITZLEBEN empfiehlt, mit 1×1 Tropfen zu beginnen; in schweren Fällen ist es zweckmäßiger, gleich etwas größere Dosen zu geben (3×3 Tropfen) und dann um täglich 1 Tropfen bis 3×8 oder unter Umständen 3×12 Tropfen zu steigen. Mit der Medikation erst Mittags zu beginnen, wie WITZLEBEN vorschlägt, hat sich mir bei etwas weiter fortgeschrittenen Fällen nicht bewährt, weil die Vormittagstunden auf diese Weise schwer ertragen werden. Im übrigen gehören auch zu dieser Kur gymnastische Übungen. WITZLEBEN empfiehlt auch vegetarische Diät, um Magen-Darmstörungen (Megacolon) zu vermeiden. Das Präparat enthält die gleichen wirksamen Bestandteile wie das Atropin; der Vorteil dieser Kur ist, soviel ich das bis jetzt übersehen kann, daß man mit etwas geringeren Dosen entsprechende Erfolge erreicht und daß auf diese Weise die unangenehmen Nebenwirkungen nicht so im Vordergrunde stehen. Bemerkt sei, daß nach v. WITZLEBEN 7 Tropfen „Homburg 680" 0,25 mg Atropin entsprechen.

Pathologische Anatomie. Wenn über die pathologische Anatomie der Paralysis agitans verschiedenartige Meinungen vertreten werden (VOIGT: Status desintegrationis des Striatums und Pallidums, TRÉTIAKOFF u. a.: Veränderungen in der Substantia nigra), so kommt das wohl daher, daß bei den untersuchten Fällen es sich wahrscheinlich klinisch nicht um einheitliche Erkrankungen gehandelt hat. Es mögen arteriosklerotisch bedingte Fälle dabei gewesen sein und auch Spätererkrankungen an epidemischer Encephalitis können zu Verwechslungen geführt haben. Auf jeden Fall kann man wohl als feststehend betrachten, daß weder eine Gefäßstörung noch entzündliche Veränderungen zum pathologisch-anatomischen Bilde der Paralysis agitans gehören; das wesentliche ist vielmehr eine Parenchymerkrankung, die als selbständiger primärer Ausdruck eines senil-involutiven Vorganges anzusehen ist (SPATZ u. a.). Histologisch ist der Prozeß aber von den Veränderungen bei senilen Demenzen zu unterscheiden dadurch, daß Drusen in der Regel nicht beobachtet werden; wir haben es vielmehr mit einem Zugrundegehen und Atrophisieren von Ganglienzellen zu tun. Die Zellen enthalten viel Pigment, auch in der Glia sind Abbaustoffe zu finden. Die Markfasern zeigen in der Regel nur geringen Ausfall. Während aber bei der senilen Demenz die Krankheitsvorgänge in erster Linie die Rinde betroffen haben, ist hier vorzugsweise der Hirnstamm beteiligt, und zwar in erster Linie das Pallidum, sodann aber auch Striatum und Caudatum. Mit großer Regelmäßigkeit soll auch nach LEWY die Substantia innominata (Nucleus basalis) betroffen sein.

Pathogenese. Wenn auch die Entstehung der Paralysis agitans durch erbliche Anlagen wohl nicht bestritten ist, so werden immer wieder Stimmen laut, die für eine traumatische Genese des Morbus Parkinson eintreten. Veranlassung zu dieser Annahme geben Erfahrungen, die zu lehren scheinen, daß bald nach einem Trauma das Zittern begonnen hat. Nun finden wir bei manchen Fällen das Zittern anfangs nur gering ausgeprägt und oft lediglich in Form einer Tremorbereitschaft. Wenn in diesem Stadium ein Unfall sich ereignet, bei dem das bisher latente Zittern zum ersten Male in Erscheinung tritt, kann leicht die Vermutung auftauchen, daß hier ein Zusammenhang besteht. Dabei ist aber zu bedenken, daß die meisten traumatischen Hirnschädigungen in erster Linie auf peripher gelegene Teile des Gehirns wirken, während zur Entstehung der Paralysis agitans eine Schädigung zentraler Hirnteile nötig wäre, die von Traumen kaum je einmal in erheblicher Weise betroffen sein können. Schon deshalb ist eine traumatische Entstehung der Paralysis agitans unwahrscheinlich. Endlich kommen auch Verwechslungen mit hysterischer Schüttellähmung vor, die — n. b. ebenfalls fälschlich — gerne auf ein Trauma zurückgeführt werden. Mit der Anerkennung von Paralysis agitans als Unfallfolge wird man sich dabei am besten ablehnend verhalten (vgl. auch HEYDE).

Über die Entstehung des Leidens wissen wir im übrigen recht wenig. Der Versuch LUNDBORGs, endokrine Störungen verantwortlich zu machen, hat keine allgemeine Anerkennung gefunden. F. H. LEWY glaubt, eine Funktionsstörung der Leber als Ursache für die Entstehung des Leidens anführen zu sollen (Theorie der „Vitalreihenketten"). Der Wert der von LEWY angewandten WIDALschen Probe als Leberfunktionsprüfung wird von anderer Seite skeptisch beurteilt. STAHL hat mit anderen Methoden keine Leberfunktionsstörungen feststellen können. Außerdem fehlt jede anatomische Grundlage für die Annahme einer Lebererkrankung, so daß ein Zusammenhang der Paralysis agitans mit Leberschädigung, wie er bei der WILSONschen Krankheit ja offensichtlich ist, mir nicht zu bestehen scheint.

Da die anatomische Grundlage der Paralysis agitans noch keineswegs endgültig feststeht, wird man auch mit patho-physiologischen Erklärungen vorsichtig sein müssen, zumal dem Symptomenkomplex des Parkinsonismus offenbar verschiedene Lokalisationsmöglichkeiten zugrunde liegen können. Nach einer wohl am meisten verbreiteten Auffassung soll der Parkinsonismus dadurch zustande kommen, daß durch die Hirnschädigung bestimmter extrapyramidaler Hirnteile eine Enthemmung untergeordneter Grisea entsteht.

FOERSTER bezeichnet den Parkinsonismus geradezu als Pallidumsyndrom. Die Zerstörung dieses Organs führt nach seiner Ansicht wegen Wegfalls innervatorischer Leistungen zur Erschwerung der Willkürbewegungen, einem Mangel an Mitbewegungen und auf der anderen Seite wegen Wegfalls hemmender Impulse zum Rigor, zum Tremor und zu Haltungsanomalien. FOERSTER weist weiter darauf hin, daß eine Erkrankung der fronto-ponto-cerebellaren Bahn entsprechende Erscheinungen bewirken kann. KLEISTs Ansichten sind ähnlich. Auch er hält die Rigidität speziell für eine Folge der Enthemmung und Verselbständigung des roten Kerngebietes. STERTZ denkt an ein Zustandekommen des Rigors durch Enthemmung des Kleinhirns infolge einer Läsion der fronto-ponto-cerebellaren Bahn. F. H. LEWY, der eine elektive Erkrankung der großen Zellen der Stammganglien als wesentlich ansieht, hat auch Paralysis agitans-Fälle mit stärkerem Rigor bei intaktem Pallidum, aber mit Schädigung der großen Striatumzellen gesehen.

Heredität. Über die Ursache der Paralysis agitans ist etwas ganz Endgültiges also noch nicht zu sagen. Immerhin sprechen doch neuere Untersuchungen, namentlich von KEHRER, dafür, daß es sich um eine Erkrankung handelt, bei der Erbeinflüsse eine sehr wesentliche Rolle spielen. Berücksichtigt man, daß die Erbforschung durch mancherlei Umstände sehr erschwert ist (z. B. frühes Sterben der Eltern, bevor die Krankheit zum Ausbruch gekommen ist, unklare Abortivfälle usw.), so sind die 15% Parkinsonkranken, bei denen man eine entsprechende erbliche Belastung festgestellt hat, doch wohl Anhaltspunkt genug, um ein Erbleiden anzunehmen. Wahrscheinlich handelt es sich sogar um einen dominanten Erbgang; es kann allerdings offenbar leicht zu Manifestationsschwankungen kommen.

Gewisse — wohl anlagemäßige — Beziehungen bestehen zu arthritischen Erkrankungen; so beobachtet man häufig rheumatische Affektionen und weiter lehrt die Erfahrung, daß die Kranken selbst meist mehr weniger deutliche arthritische Veränderungen, namentlich an den Grundgelenken der Finger, aber auch der Zehen haben. Dagegen bestehen merkwürdigerweise erbliche Beziehungen zu den senilen Greisenerkrankungen im Sinne der senilen Demenz nicht.

2. Die WILSONsche Krankheit und Pseudosklerose.
(Degeneratio hepato-lenticularis.)

Pathogenese. WILSON hat unter der Bezeichnung „progressive lentikuläre Degeneration" 1912 eine Erkrankung beschrieben, die in mancher Beziehung der Ausgangspunkt für unsere heutige Kenntnis des striären Systems und seiner Störungen geworden ist. Bei seinen Fällen war es zum erstenmal gelungen, eine nicht durch Pyramidenbahnschädigung entstandene motorische Störung auf einen groben anatomischen Befund innerhalb der zentralen Ganglien, nämlich auf eine cystische Erweichung im Putamen beiderseits, zurückzuführen. Die damals beschriebene Bewegungsstörung hatte große Ähnlichkeit mit dem heute sog. Parkinsonsyndrom, das schon länger als charakteristisches Symptom der Paralysis agitans (= PARKINSONsche Krankheit) bekannt war und das wir späterhin noch genauer als Spätzustand der epidemischen Encephalitis kennengelernt haben. Immerhin handelt es sich auch bei den ursprünglich beschriebenen Fällen von WILSON nicht um ein reines Parkinson-Syndrom; vielmehr waren seine Fälle kompliziert durch eine dysarthritische Sprachstörung und durch eine Neigung zum Zwangsweinen oder Zwangslachen, sowie eine im Laufe des Leidens zunehmende Dysphagie. Auch war der Tremor wohl nicht gerade identisch mit dem Zittern, wie wir es bei der Paralysis agitans zu sehen gewohnt sind. Bei der Sektion fand sich neben der bereits erwähnten bilateralen symmetrischen Degeneration des Putamens und zum Teil auch des Pallidums eine *großknotige cirrhotische Erkrankung der Leber*.

Durch diesen Leberbefund ergaben sich Beziehungen zu einer anderen Gehirnerkrankung, auf die WESTPHAL 1883 aufmerksam gemacht hatte und die von STRÜMPELL 1898 und später mehrfach beschrieben worden war. Bei diesen, von den genannten Autoren als ,,Pseudosklerose" bezeichneten Fällen fand sich zwar die gleiche Lebererkrankung, aber das klinisch-neurologische Bild war durchaus anders; es ähnelte mehr dem der multiplen Sklerose, wenn auch die bei der multiplen Sklerose gewöhnlich vorhandenen Pyramidenerscheinungen gefehlt hatten. Bei der Sektion fanden sich aber keine für multiple Sklerose charakteristischen Herde, vielmehr war bei der ersten Untersuchung überhaupt kein pathologisch-anatomischer Befund im Bereich des Gehirns zu erheben. Erst 1912 gelang es ALZHEIMER bei einem Fall von v. HÖSSLIN sehr charakteristische histologische Besonderheiten festzustellen (ALZHEIMERsche Gliazellen).

WILSON hat in seiner Arbeit auf die Fälle von WESTPHAL und STRÜMPELL hingewiesen und ich selbst bin 1914 auf Grund eines anatomisch untersuchten Falles von Pseudosklerose zu dem Ergebnis gekommen, daß es sich namentlich in Anbetracht der gleichartigen und sehr charakteristischen Leberveränderung bei beiden Krankheitszuständen um grundsätzlich gleiche Erkrankungsprozesse handeln müsse, wenn auch die neurologisch-klinischen Symptome und Hirnbefunde verschieden zu sein schienen.

Meine Auffassung wurde dann durch SPIELMEYER auf Grund seiner anatomischen Befunde bestätigt. SPIELMEYER konnte zeigen, daß bei den Pseudosklerosefällen die Erweichungen, die sonst die WILSONsche Krankheit auszeichnen, nicht zu fehlen brauchen und daß man auch bei den WILSONschen Erkrankungen die ALZHEIMERschen Gliaveränderungen finden kann. SPIELMEYER glaubte weiter, daß die großen von ALZHEIMER gefundenen Gliazellen nicht unbedingt blastomatösen Charakters sein müßten, wie es ALZHEIMER und vor ihm BIELSCHOWSKY gemeint hatten, sondern er zeigte, daß das Auftreten dieser gliösen Elemente auch als Teilerscheinung eines degenerativen Prozesses aufgefaßt werden müßte, zumal diese Zellen die ausgesprochene Neigung haben, sich rasch zurückzubilden und zu zerfallen. Damit ergibt sich aus den SPIELMEYERschen Untersuchungen als grundsätzlich neu und wichtig, daß die pathologisch-anatomischen Vorgänge bei der WILSONschen Krankheit von denen der Pseudosklerose nicht wesensverschieden sind und demgemäß ist man auch berechtigt, bei beiden die gleiche Ursache zu vermuten.

Auf diese einheitliche Ursache weist auch die gleichartige *Lebererkrankung* hin, und ich habe gelegentlich meiner oben erwähnten Arbeit vom Jahre 1914 in ihr einen Anhaltspunkt für die Genese der Erkrankung gesucht, vor allem habe ich auf die Möglichkeit einer toxischen Störung hingewiesen und vermutet, daß ein toxisches Produkt in den allgemeinen Kreislauf kommen und so das Gehirn schädigen könne dadurch, daß durch das Undichtwerden des Leberfilters die Passage erleichtert würde.

Daneben wurde auch an Erbeinflüsse gedacht und namentlich durch die Untersuchungen von HALL und später von KEHRER wird man jetzt an der erblichen Natur der Krankheit nicht zweifeln. Das hindert aber nicht, festzustellen, daß bei der Pathogenese die *Leber* eine ganz grundsätzliche Rolle spielt und es ist jetzt wohl allgemein anerkannt, daß die Leber als das primär erkrankte Organ anzusehen ist. Dafür sprechen nicht nur Fälle, bei denen die Leber allein krank bleibt, sondern auch Erkrankungen, bei denen nachweislich die Leberstörung *vor* den neurologischen Erscheinungen vorhanden gewesen ist

(Abdominal-WILSON-KEHRER). Diese Auffassung wird als zutreffend erwiesen durch einen Fall, den ich selbst klinisch beobachtet habe und den v. BRAUNMÜHL vom pathologisch-anatomischen Standpunkt aus beschrieben und in bezug auf die pathogenetischen Momente erörtert hat. Hier war es bei einer klinisch bereits sicher diagnostizierten Pseudosklerose zu einem offensichtlich sich in der Leber abspielenden frischen Schub gekommen, der unter akuten Erscheinungen von seiten der Leber und des Gehirns zum Tode führte. v. BRAUNMÜHL konnte zeigen, daß in der Leber einmal neben den alten Veränderungen weite Gebiete einer frischen Nekrose anheimgefallen waren, und so an einem frischen, gewissermaßen in Gang befindlichen Prozeß beweisen, was ich auf Grund der Präparate an dem 1914 von mir untersuchten „zur Ruhe gekommenen" Fall vermutete. Bei BRAUNMÜHLs Fall waren auch im Gehirn neben den älteren Parenchymschäden Veränderungen neueren Datums vorhanden. Während aber die alten Veränderungen mehr von der Art der üblichen Pseudosklerose waren, zeigten die frischen Schädigungen mehr die WILSONsche Komponente; vor allem war hier eine Abhängigkeit von den Leberveränderungen wohl nicht zu verkennen.

Dieser Fall beweist, daß ein für die Leber wie für das Zentralnervensystem gewissermaßen fremdes toxisches Agens auf dem Blutwege herangebracht worden ist. Die hier vorgetragene Auffassung braucht durchaus nicht in Widerspruch zu den inzwischen in größerem Maße beobachteten hereditären Momenten zu stehen. HALL hat diesem Gesichtspunkt dadurch Rechnung zu tragen versucht, daß er annahm, es handele sich um eine vererbte kongenitale Minderwertigkeit von Hirnstamm und Leber. Ich glaube auf Grund eigener Beobachtungen und namentlich auf Grund auch des Falles von BRAUNMÜHL mich der Auffassung von RÖSSLE anschließen zu sollen, der die heredodegenerative Komponente in der chronischen Mißbildung des *Stoffwechsels* sieht, die zu abnormen für Leber und extrapyramidales Nervensystem giftigen Produkten führt. Von dieser primären Störung leitet sich die Leberveränderung her, die als erstes entstehen muß, wenn nicht vorher schon der Darm affiziert ist, wofür meines Erachtens auch manches spricht; erst sekundär kommen die Einschmelzungsherde im Linsenkern bzw. die Gliaveränderungen im Sinne ALZHEIMERs.

Grundsätzlich reagieren in diesem Falle meines Erachtens Leber und Gehirn in einer für jedes Organ spezifischen Weise, und zwar die Leber auf das eingedrungene toxische Produkt zunächst mit einem Zugrundegehen von funktionstragender Substanz und, wenn dies nicht zum Tode führt, mit Regenerationserscheinungen, und zwar die Leber immer, das Gehirn nur unter besonderen Umständen und zwar mit einer bemerkenswerten Reaktion der Glia. Interessant ist in dieser Beziehung der Umstand, daß STADLER in Wilsonlebern Zellkernveränderungen gefunden hat, die an das Bild der ALZHEIMERschen Gliakerne erinnern.

In bezug auf die Pathogenese hat sich — um das zusammenzufassen — meine 1914 aufgestellte Hypothese, daß die primäre Störung in der Leber oder gar in dem Darmapparat zu suchen ist, durch die neueren Ergebnisse (BRAUNMÜHL, RÖSSLE, STADLER, MÜLLER u. a.) im wesentlichen bestätigt. Wenn man einwendet, daß dann bei den anderen Lebercirrhosen ebenfalls entsprechende Gehirnveränderungen vorkommen müßten, so ist dagegen zu sagen, daß es bei diesen durch die starke Bindegewebswucherung zu einer Drosselung oder mechanischen Behinderung der Leberpassage kommt, die es verhindert, daß die toxischen Produkte in dem großen Umfang in den Kreislauf geraten, wie es bei der Wilsonleber offenbar der Fall ist. Daß die Wilsonleber durchgängig bleibt — dafür spricht ja auch der Umstand, daß es hier nicht zu Ascites kommt, wie bei den anderen Cirrhosen. Als charakteristisch können wir daher für die Funktionsstörung der Wilsonleber sagen, daß die Leber ihre entgiftende Funktion einbüßt, ohne daß sie ein Kreislaufhindernis wird, wie das bei der LAENNECKschen Lebercirrhose der Fall ist.

Diese Hypothese ist durch die RÖSSLEsche Auffassung, daß es sich um eine hereditär bedingte Mißbildung des Stoffwechsels handle, sehr gut mit der Auffassung der WILSONschen Krankheit als Erbleiden zu vereinigen. Leber *und* Hirnveränderungen sind auf diese primäre Störung zurückzuführen.

Was die erblichen Verhältnisse anlangt, so ist auf Grund der zahlenmäßigen Berechnungen nach der WEINBERGschen Methode an einen recessiven Erbgang zu denken. Einmal ist auch die Erkrankung bei 2 Vettern zweiten Grades beschrieben worden (DE LISI, zitiert nach LÜTHY). Dagegen scheint mir die von anderer Seite gemachte Feststellung, daß die Eltern von Kranken dieser Gruppe an Chorea gelitten haben, wohl auf einer Fehldiagnose insofern zu beruhen, als es sich bei den Ausgangsfällen nicht um Wilsonkranke, sondern um Kranke mit Chorea Huntington mit sekundärer Versteifung gehandelt hat.

Ähnlich erklären sich wohl auch andere Fälle scheinbar polymorpher Vererbung; wenn z. B. HIGIER über eine Familie berichtet, in der der Vater früh an Paralysis agitans gestorben war, ein Sohn an Pseudosklerose, ein anderer an WILSONscher Krankheit leidet, so darf man wohl vermuten, daß es sich bei dem Vater auch um eine WILSONsche Krankheit gehandelt hat.

Pathologische Anatomie. Über das *pathologisch*-anatomische Bild ist folgendes zu sagen: Im Gehirn finden wir bei der Pseudosklerose die ALZHEIMERschen Gliaveränderungen, und zwar handelt es sich dabei um sog. Riesengliazellen mit unregelmäßig geformtem chromatinreichem Kern, umgeben von einem großen Plasmaleib, in dem oft eigenartiges Pigment zu finden ist. Die Ausbreitung dieser Veränderungen kann recht umfangreich und diffus sein, jedenfalls beschränkt sie sich keineswegs auf die Stammganglien, sondern auch Rinde und Mark lassen ähnliche Veränderungen erkennen. Die eigentlichen Wilsonfälle zeichnen sich durch eine degenerative Erkrankung im Bereich der beiden Putamina aus. Hier kommt es in vorgeschrittenen Fällen zu ausgemachter Cystenbildung.

Über die Natur der bei der Pseudosklerose vorkommenden *Hornhautveränderung* ist noch nichts Endgültiges bekannt. Man hat hier an Metallspeicherung, namentlich Kupfer, gedacht. Diese Untersuchungen werden aber von anderen Autoren wieder in Zweifel gezogen. Immerhin hat man die Vermutung geäußert, daß bei der hepatolentikulären Erkrankung der Metallstoffwechsel in krankhafter Weise verändert sei.

Eigenartig ist die *Leberveränderung*. Die Auffassung, die ursprünglich von MEYER und RUMPEL geäußert ist, es liege eine Entwicklungsstörung vor, ist allgemein fallengelassen worden. Auch die Lues als Ursache dieser Erkrankung hat sich nicht bestätigt.

Bei der Lebererkrankung handelt es sich makroskopisch um eine grobknotige Cirrhose, die bei den älteren Fällen zu einer erheblichen Verkleinerung des ganzen Organs geführt hat. Mikroskopisch findet man vorzugsweise degenerierte Leberzellen, aber gleichzeitig auch erhebliche Regenerationserscheinungen des Lebergewebes. Ein wesentlicher Unterschied gegenüber der gewöhnlichen Lebercirrhose ist der, daß die reparatorische Bindegewebswucherung bei der WILSONschen Leber nicht in dem Maße auftritt, wie bei der LAENNEKschen Lebercirrhose. Daher kommt es auch nicht zu einer so starken Drosselung der Leberpassage und damit nicht zum Ascites, wie er für die gewöhnliche Lebercirrhose charakteristisch ist. Eine Milzschwellung findet man gelegentlich, aber keineswegs immer.

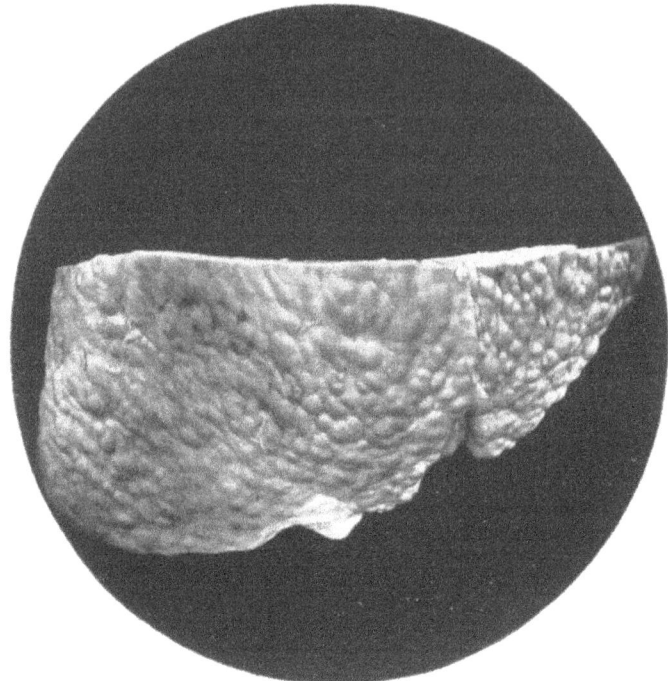

Abb. 3. WILSON-Leber, Oberfläche, untere Hälfte.

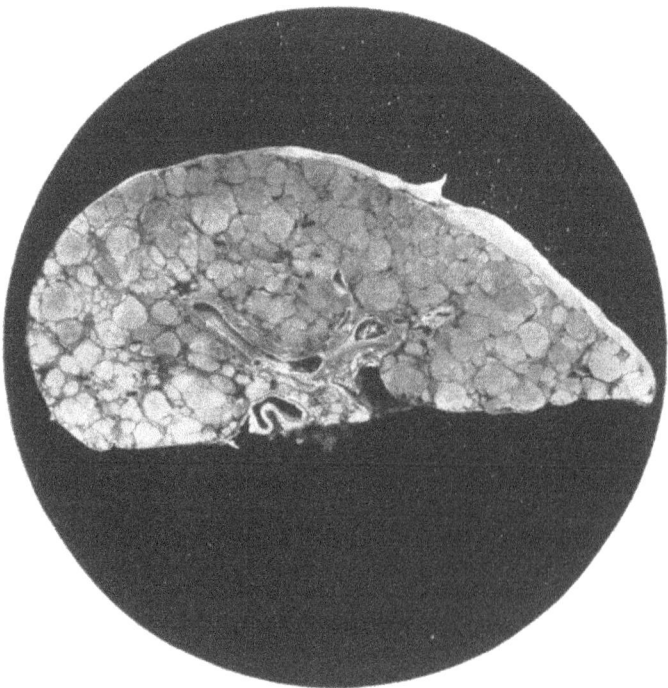

Abb. 4. WILSON-Leber, Durchschnitt.

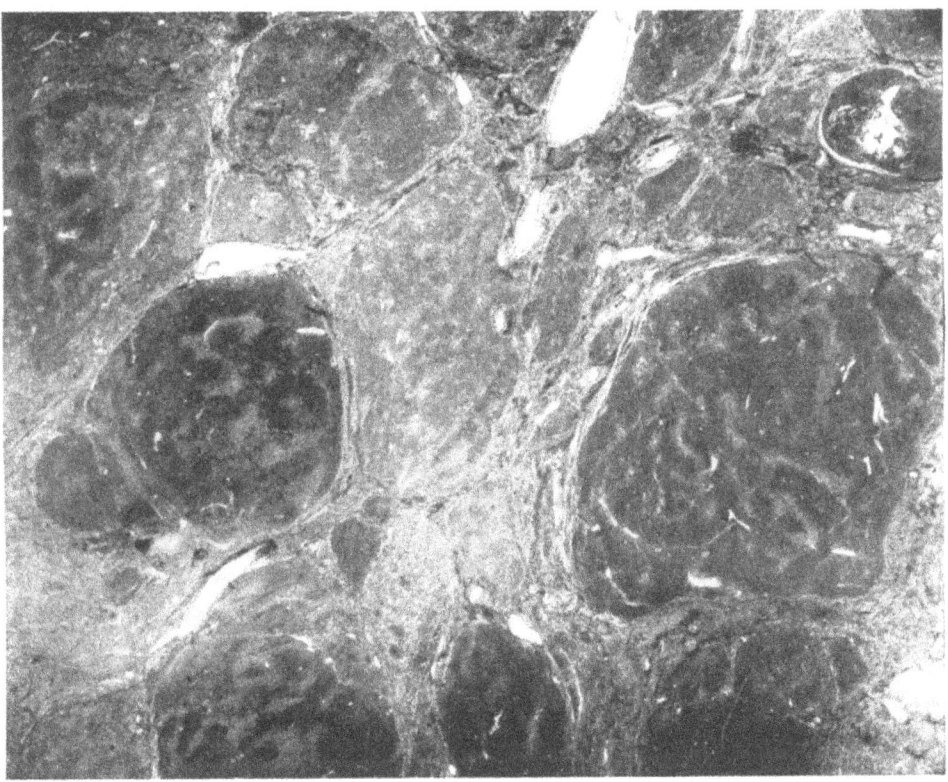

Abb. 5. WILSON-Leber, Durchschnitt bei Lupenvergrößerung (7mal) Leberzellinseln verschieden breite Bindegewebszüge.

Klinik. Der wohl doch recht einheitlich charakterisierbare Krankheitsprozeß der WILSONschen Krankheit kann vielleicht je nach der Art des wirksamen Toxins, dann aber auch nach der besonderen Lokalisation und endlich je nach der Akuität des Auftretens verschiedenartige Symptome hervorrufen; wenn ich auch in bezug auf Pathogenese und grundsätzliche Art des Krankheitsprozesses zwischen WILSONscher Krankheit und Pseudosklerose keinen prinzipiellen Unterschied sehe, so werden wir doch bei der Betrachtung der Symptome von den ursprünglich aufgestellten Gruppen der Pseudosklerose und der

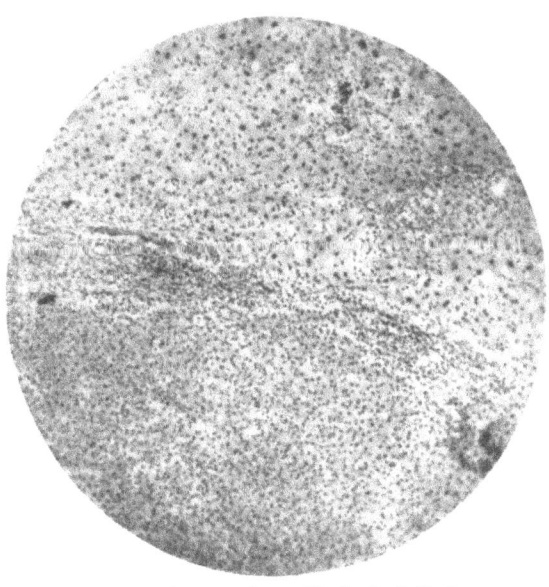

Abb. 6. WILSON-Leber 90mal vergrößert, oberhalb des querverlaufenden bindegewebigen Septums große, helle, junge Leberzellen. Unterhalb derselben gut ausgebildete Lebersubstanz, ohne jede Leberzellanordnung und Acinusbildung.

WILSONschen Erkrankung ausgehen müssen. Das erscheint mir nicht nur geschichtlich richtig, sondern es ist auch unvermeidbar, um den nicht ganz seltenen Grenz- und Zwischenfällen gerecht zu werden.

Die Fälle, die mehr der von WILSON ursprünglich angegebenen Symptomatologie gleichen, beginnen in der Regel ziemlich früh, etwa mit 6—8 Jahren, gelegentlich etwas später (16—20 Jahren). Die Erkrankung ist gekennzeichnet durch eine zunehmende Rigidität (Hypertonie der Muskulatur ohne Zeichen einer Pyramidenerkrankung, also keine Spasmen); die Rigidität wird begleitet von einer Starre der Haltung und des Ausdrucks, die am deutlichsten als mimische Starre zutage tritt, ferner durch eine Verarmung aller unwillkürlichen Hilfs- und Mitbewegungen und eine Verlangsamung und Erschwerung aller aktiven Bewegungen. Gleichzeitig finden wir meistens einen Tremor. Dieser Tremor kann übrigens ebenso wie bei der Paralysis agitans auch gelegentlich fehlen (ECONOMO, STERTZ). Es handelt sich bei dem Zittern um einen regelmäßig rhythmisch auftretenden Tremor, der meist an den Bewegungsablauf gebunden ist. Im Tempo gleicht er sonst dem der Paralysis agitans. Wenn es sich hier bei dieser Erkrankung meist auch um ein Ruhezittern handelt, so erscheint mir das doch kein wesentlicher Unterschied zu sein. Immerhin wird man die beiden Tremorarten nicht ohne weiteres identifizieren dürfen; allerdings ist dabei zu berücksichtigen, daß in vorgeschrittenen Fällen von

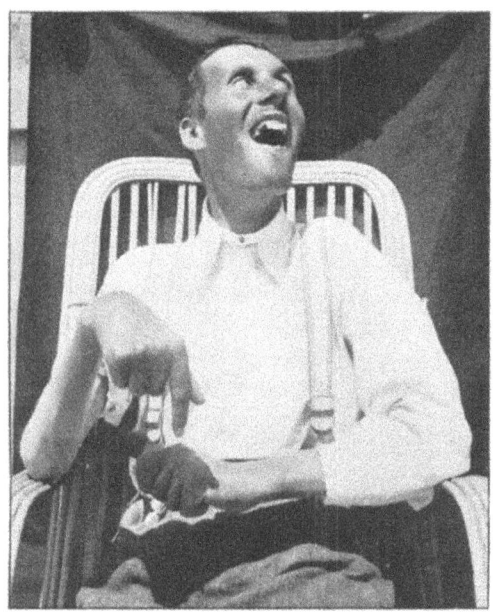

Abb. 7. WILSONsche Krankheit. (Nach einer Abbildung von WILSON.)

Paralysis agitans das Zittern sich auch nicht auf die Ruhehaltungen beschränkt und daß bei dem rascher fortschreitenden Verlauf die WILSONsche Krankheit dieses Spätstadium ja eher erreicht.

Von besonderer Eigenart der WILSONschen Krankheit namentlich gegenüber der Paralysis agitans sei noch folgendes erwähnt: Der Gesichtsausdruck nimmt bei der WILSONschen Krankheit durch die Vereinigung von striären Störungen, Schlaffheit und Neigung zum Zwangslachen und Zwangsweinen oft ein geradezu grotesk wirkendes Aussehen an. Weiter finden wir eine stark verwaschene Sprache, eine Schluckstörung und oft einen geradezu hochgradigen Speichelfluß. Bei den aktiven Bewegungen beobachten wir eine allgemeine Verlangsamung und eine oft deutliche Akinese. Pyramidenbahnerscheinungen und Sensibilitätsausfälle gehören nicht zum charakteristischen Bilde dieser Erkrankung. Psychische Veränderungen stehen nicht im Vordergrund, nur findet man organische Affektstörungen, wie emotionelle Inkontinenz und oft Zwangslachen oder Zwangsweinen.

Das Leiden führt unter unaufhaltsamem Fortschreiten in etwa 5—6 Jahren zum Tode, gelegentlich sieht man ganz rapide Verläufe, in denen nach etwa 4—6 Monaten schon der Tod eintritt.

Gelegentlich kommen andere Bewegungsformen vor, die dann erst nachträglich, unter Umständen erst bei der Sektion an der Lebererkrankung als WILSONsche Krankheit erkannt worden sind. Erwähnt sei in dieser Beziehung ein sehr interessanter Fall von THOMALLA, der klinisch als Torsionsdystonie imponierte.

Die *Lebererkrankung* pflegt klinisch im allgemeinen keine Symptome zu machen; sie ist auch nur ganz selten etwa durch Leberfunktionsprüfung nachzuweisen; eine Ausnahme davon machen bloß die Zustände, bei denen es zu einer akuten Verschlimmerung durch einen erneuten Schub der Lebererkrankung kommt.

Die als *Pseudosklerose* beschriebenen Fälle unterscheiden sich in ihrer Symptomatologie nicht unerheblich von den eben geschilderten Zuständen. Zunächst sind die betroffenen Kranken alle erheblich älter und wir finden die Erkrankung auch noch im Alter von etwa 30—40 Jahren; außerdem ist der Verlauf offenbar ein sehr viel langsamerer, wenn nicht, wie bei dem oben erwähnten Fall von BRAUNMÜHL, ein akuter Schub zu einem raschen Tode führt. Ich halte es nicht für ausgeschlossen, daß vielleicht dieses etwas vorgerückte Alter eine Ursache dafür ist, warum das Gehirn in anderer Weise auf die doch wohl im Grunde gleichartige Schädigung reagiert. Wir kennen ja ähnliche Fälle, in denen es bei Kindern und Jugendlichen durch die gleiche Schädigung zu anderen Erscheinungen kommt, als wenn dasselbe Leiden ein erwachsenes Gehirn betroffen hätte, insbesondere erscheint es mir leicht erklärlich, daß es bei jugendlichen Gehirnen leichter und rascher zu Zerfallserscheinungen kommt, während bei dem Erwachsenen mehr die Neigung zu gliösen Reaktionen vorhanden ist. Interessant ist in der Beziehung der BRAUNMÜHLsche Fall (ein 20jähriges Mädchen), bei dem beide Formen nebeneinander beobachtet werden konnten. Vielleicht sind aber noch andere Momente an der Verschiedenartigkeit der Hirnreaktion Schuld; dafür könnte der Umstand sprechen, daß bei der Pseudosklerose noch eine weitere Besonderheit in der Gestalt des FLEISCHERschen Hornhautringes vorhanden ist. Hier handelt es sich um einen Pigmentsaum am Rande der Hornhaut, der am leichtesten durch seitliche Beleuchtung zu erkennen ist. Die Pigmentierung ist meist ringförmig an der ganzen Peripherie der Hornhaut angeordnet, und zwar unten am breitesten; in einem von mir beobachteten Fall fand sich nur am oberen und unteren Hornhautrande je eine pigmentierte Sichel. Die Intensität der Färbung ist an der Peripherie am deutlichsten, nach der Mitte zu wird sie schwächer. Mit der Hornhautlupe sieht man zahlreiche kleine gelblich-grünliche Körnchen in der Hornhaut liegen, und zwar nicht an der Oberfläche, sondern tief in der Hornhautsubstanz, besonders der DESCEMETschen Membran. Die Farbe ist gelbbräunlich, gelegentlich von einer grünlichen oder Olivfarbe. Ob es sich hier um eine angeborene Anomalie handelt, ist nicht zu sagen; immerhin ist es möglich, daß dieser Pigmentsaum sich erst im Laufe des Leidens bildet. Jedenfalls handelt es sich aber um ein Frühsymptom, das unter Umständen schon zu einer Zeit vorhanden ist, in der neurologische Symptome noch gar nicht oder nur angedeutet bestehen. Ich selbst habe den Hornhautring nur bei der Pseudosklerose, dagegen nie bei Fällen, die klinisch dem von WILSON beschriebenen Bilde ähnelten, gesehen. Beschrieben wird er allerdings auch beim Wilsonsyndrom von STANLEY BARNES und E. WESTON HURST und von GREENFIELD. Nicht unerwähnt darf bleiben, daß auch Hautpigmentierungen bei der Pseudosklerose vorkommen.

Die *klinischen* Symptome der Pseudosklerose gleichen nicht denen einer Paralysis agitans, wie das ja bei der WILSONschen Krankheit der Fall ist, sondern eher denen einer multiplen Sklerose, insbesondere ist hier fast immer die sog. CHARCOTsche Trias, die demnach also, wenn sie allein auftritt, nicht ohne weiteres für eine multiple Sklerose als charakteristisch angesehen werden kann, vorhanden, nämlich ein grob wackelndes Zittern der Extremitäten bei Zielbewegungen, ein starker Nystagmus und eine ausgemacht verlangsamte stark skandierende Sprache. Dagegen finden wir im Gegensatz zur multiplen Sklerose keine Pyramidenerscheinungen und auch die Bauchdeckenreflexe sind vorhanden. Gegenüber der WILSONschen Krankheit ist hervorzuheben, daß eine Rigidität fehlt oder doch zum mindesten sehr viel weniger ausgesprochen ist. Einen etwas starren Gesichtsausdruck können die Kranken auch haben; meist haben wir aber keine der üblichen maskenartigen Starren, sondern eher ein etwas erstauntes Gesicht, das in dieser Ausdrucksbewegung gewissermaßen fixiert ist. Die Bewegungsbehinderung äußert sich hier nicht in einer Verlangsamung und einer erhöhten Muskelspannung (Rigidität), sondern im Vordergrund steht die schwere Ataxie, die im Laufe der Zeit den ganzen Körper ergreift. Außerdem sehen wir bei der Pseudosklerose gelegentlich Anfälle auftreten. Ein Anfall, den ich einmal gesehen habe, glich durchaus den epileptischen.

Zwangslachen wird beschrieben; bei meinen Fällen habe ich es nie beobachten können. Psychische Veränderungen kommen ebenfalls vor, einmal organische Affektstörungen und dann ist auch gelegentlich eine Art Demenz nachweisbar.

Die *Leberstörung*, die beiden Syndromen gemeinsam ist und sie auch pathophysiologisch als eine einheitliche Erkrankung erkennen läßt, ist im allgemeinen nicht oder doch nur sehr schwer klinisch nachzuweisen. Eine Ausnahme bildet der schon erwähnte Fall von BRAUNMÜHL, in dem es sich um einen akuten Schub einer Lebererkrankung mit schweren klinischen Erscheinungen auch von seiten dieses Organs handelt. Solche akuten Exacerbationen können auch gelegentlich mit Ikterus einhergehen; daher wird es wohl zweckmäßig sein, bei Aufnahme der Anamnese nach Ikterus zu fahnden. Zu achten ist weiter auf Darmstörungen.

Die *Differentialdiagnose* hat bei den WILSONschen Symptomen die Verwechslung mit Paralysis agitans und Spätencephalitis, bei der Pseudosklerose die mit der multiplen Sklerose zu berücksichtigen. Das Fehlen von Pyramidensymptomen insbesondere auch das Erhaltensein der Bauchdeckenreflexe und das Intaktsein des Nervus opticus ist gegenüber der multiplen Sklerose zu verwerten; auch Augenmuskelstörungen kommen bei der Pseudosklerose kaum je vor.

Das jugendliche Alter der Wilsonfälle schließt eine Paralysis agitans aus; Fälle von Paralysis agitans juvenilis hat man seit Kenntnis der WILSONschen Krankheit und der Spätencephalitis nicht mehr erwähnt, ein Zeichen dafür, daß es sich bei den seinerzeit beschriebenen Fällen um Verwechslungen mit den damals noch unbekannten Formen extrapyramidaler Störungen gehandelt hat. Sehr viel schwerer ist die Differentialdiagnose gegenüber jugendlichen Spätencephalitikern, zumal da die Lebererkrankung klinisch meist nicht erkennbar ist. Die rasche Progredienz sowie das Auftreten von Zwangsweinen bzw. Lachen, Schluckstörungen spricht für Wilson; auch pflegt beim Wilson die Rigidität sehr viel stärker in die Erscheinung zu treten und die Bewegungen zu behindern.

Weiter muß man wissen, daß die WILSONsche Krankheit auch das Bild einer Torsionsdystonie nachahmen kann und daß eine Versteifung im Verlauf der Chorea Huntington ebenfalls zu Verwechslungen Anlaß geben kann. Nicht unerwähnt darf bleiben, daß Wilsonfälle zunächst nicht selten als Katatonien gedeutet werden.

Therapeutisch ist heute keine Möglichkeit gegeben. Der Verlauf ist bei den Fällen mit der WILSONschen Symptomatologie ein rasch progredienter, während es bei den Pseudosklerosefällen gelegentlich zu einem lang hingezogenen Siechtum kommen kann.

Ein therapeutischer Versuch müßte von der Tatsache ausgehen, daß die Leberstörung nicht nur für die Entstehung des Gehirnprozesses verantwortlich ist, sondern daß von der Leber unter Umständen auch das rasche Fortschreiten des Leidens abhängen kann (vgl. Fall v. BRAUNMÜHL).

Die Tatsache, daß ein Erbleiden vorliegt, braucht an sich nicht zu einem therapeutischen Nihilismus zu führen, zumal da die Ansicht berechtigt ist, daß die Erscheinungen im Gehirn sekundärer Art und in ihrer Ausbreitung und Stärke wohl von der Lebererkrankung und diese wiederum wohl von Darmstörungen abhängig sind. Sollte es gelingen, die Leberstörung frühzeitig zu erkennen und zu behandeln, so wäre damit unter Umständen ein therapeutischer Erfolg zu erzielen.

3. Athetose.

Klinik. Eine gewisse Sonderstellung im Rahmen der striären Symptomenkomplexe nimmt die Athetose deshalb ein, weil sie nicht selten auch mit Erscheinungen von seiten des Pyramidensystems einhergeht. Die erste treffende Beschreibung der Athetose stammt von dem Amerikaner HAMMOND (1871)[1], der als charakteristisches Merkmal hervorhebt, daß es den Kranken unmöglich sei, Finger, Zehen in einer beliebigen Stellung zu fixieren, und die Glieder in Ruhe zu halten, weil immer wieder unwillkürliche Bewegungen dazwischen kommen. Auch ULMONT hat 1878 die Langsamkeit der Bewegungen beschrieben, ihre Übermäßigkeit, die Beschränkung auf die distalen Extremitätenenden sowie das Vorhandensein eines wechselnden Spannungszustandes der Muskeln. LEWANDOWSKY hat die athetotische Bewegungsstörung genau analysiert und Wert auf ihre Abtrennung von anderen Hyperkinesen, insbesondere der Chorea, gelegt.

Es handelt sich bei der Athetose um unwillkürliche Bewegungen, die entweder spontan oder — häufiger — in Form von Mitbewegungen auftreten. Auslösend auf die Mitbewegungen wirken nicht nur geforderte spontane Innervationen oder Bewegungen, sondern auch psychische Momente.

Der Bewegungsablauf ist langsam, wurmartig, peristaltisch gewissermaßen, eine Bewegung geht in die andere über; ferner sieht man in der Regel eine gewisse Verzerrung, etwas Bizarres in der Bewegungsausführung. Die Bewegungen unterscheiden sich in ihrer Art deutlich von willkürlichen und auch von choreatischen Bewegungen dadurch, daß sie nicht nachahmbar sind, daß gewisse wunderliche Bewegungskombinationen und sonderbare Bewegungsfolgen auftreten, die dem Bilde etwas ungemein Charakteristisches geben. Der langsame Ablauf der Bewegungen geht einher mit einer tonischen Anspannung der Muskeln, die nicht mit einem echten Spasmus, wie er bei Pyramidenstörungen auftritt, verwechselt werden darf. Es findet sich vielmehr eine zähe, langsam zunehmende und langsam wieder abschwellende Tonuserhöhung der jeweils an der Bewegung beteiligten Muskeln. Auch nach Aufhören der Bewegungen kann diese Muskelanspannung eine Zeitlang andauern und die Glieder in einer vertrakten Stellung vorübergehend fixiert halten. Man bezeichnet diese Besonderheit des Muskeltonus als *Spasmus mobilis*, ein Ausdruck, der aber nicht Veranlassung geben darf, an einen Pryamidenspasmus zu denken; wir haben es vielmehr mit einer extrapyramidalen Tonusanomalie zu tun. Die bei den meisten Kranken außerhalb der athetotischen Bewegungen feststellbare Hypotonie ist nicht nur auf einen geringen Spannungszustand der Muskeln zurückzuführen, sondern hier spielt auch die Schlaffheit der Gelenke eine nicht zu unterschätzende Rolle; diese

---

[1] Zitiert nach WILSON.

ermöglicht wohl auch erst die starken Überdehnungen bei der Athetose. Wahrscheinlich entstehen diese pathologischen Gelenkverhältnisse zum Teil dadurch, daß die Athetose immer in frühkindlichem Alter beginnt zu einer Zeit, in der namentlich die distalen Gelenke der Extremitäten noch sehr schlaff sind. Befallen sind außer den Extremitäten, von denen besonders die distalen Enden beteiligt sind, auch die Hals-, Nacken- und oft sehr stark die Gesichtsmuskulatur.

Die athetotische Bewegungsstörung tritt auf in zwei Formen, einmal als idiopathische Athetose (Athetosis duplex — Athétose double der Franzosen) und als symptomatische Athetose, die meist, aber nicht immer, halbseitig auftritt und Symptom verschiedenartiger Hirnerkrankungen oder eines umschriebenen Hirnherdes ist. Bei der *idiopathischen Athetose* finden wir gelegentlich eine dem BABINSKIschen Zeichen äußerlich gleichende Dorsalflexion der großen Zehe. Das bedeutet noch keine Komplikation durch eine Pyramidenbahnerkrankung, man beobachtet vielmehr nicht selten bei dem Versuch, den Babinski auszulösen, eine athetotische Streckbewegung der großen Zehe, von der man oft nicht sagen kann, ob es sich um echten Babinski handelt oder nicht. O. VOGT hat deswegen auch von Pseudobabinski bei der Athetose gesprochen. Auch andere Komplikationen, z. B. epileptische Anfälle, werden bei der Athetosis duplex beschrieben; sie erwecken jedoch meines Erachtens stets den Verdacht auf eine symptomatische Athetose.

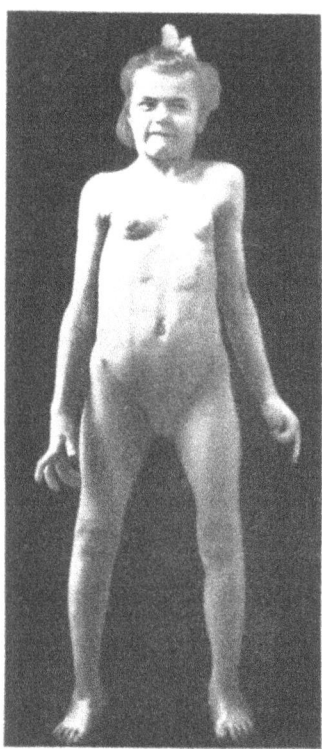

Abb. 8. Idiopathische Athetose, athetotische Mitbewegungen im Gesicht und an den Händen beim Versuch zu sprechen.

Die Athetosis duplex beginnt im frühesten Kindesalter. Am meisten finden wir sie als angeborenes Leiden. Häufig handelt es sich um Frühgeburten oder asphyktisch geborene Kinder. Es ist aber wohl nicht berechtigt, die Frühgeburt als Ursache der Athetose anzusehen, sondern umgekehrt wird man damit rechnen dürfen, daß es durch die bereits im Mutterleib vorhandenen athetotischen Bewegungen, die übrigens auch häufig als abnorme Kindsbewegungen gespürt werden, zur Frühgeburt und Asphyxie kommt.

Die athetotische Bewegungsstörung hindert die motorische Entwicklung der Kinder außerordentlich. Sie lernen sehr spät gehen, oft noch später sprechen und vor allen Dingen erfährt die Entwicklung der Motorik von der Massenbewegung zur Einzelbewegung eine ganz gewaltige Verzögerung.

Bei schweren Fällen bleibt die Einzelbewegung überhaupt unmöglich und oft besteht eine völlige Unmöglichkeit des Gehens und Sitzens; die Kranken liegen in verkrampfter Haltung, oft den Kopf im Nacken gebeugt, die Beine übereinandergekrampft da. Sich selbst überlassen können sie bewegungslos sein, aber bei jeder Anrede oder bei jedem Versuch der Kranken, sich irgendwie zu bewegen, beginnt das athetotische Bewegungsspiel; vor allem in den distalen Extremitätenenden kommt es zu unaufhörlichen langsamen Bewegungen, die auch in Hals und Nacken, selten in der Rumpfmuskulatur, sehr häufig dagegen aber im Gesicht sich abspielen. Im Gesicht imponieren die Bewegungen als ein

Grimassieren, das durch den Spasmus mobilis der Sprachmuskeln auch zu einem Stottern von tonischem Charakter führt.

Bei vielen Fällen ist zwar das Gehen möglich, aber wie jede Bewegung, so löst auch hier der Gehversuch oft eine Zunahme und Verstärkung der athetotischen Bewegungen aus, wobei unter Umständen die Fußspitzen so stark dorsal flektiert werden, daß der Kranke auf dem Calcaneus zu gehen scheint.

In leichten Fällen sind die Bewegungen wesentlich unauffälliger. Man bemerkt sie unter Umständen nur beim Sprechen in der Gestalt einer tonischen Sprachbehinderung. Gewöhnlich ist die Sprache so, daß beim Versuch, die Sprachmuskeln zu innervieren, eine Reihe zum Sprechen nicht benötigter Muskeln im Gesicht mitinnerviert werden, die die Artikulation hindern; es bedarf dann erst einer gewissen krampfhaften Anstrengung, bis dann — oft explosiv — das erste Wort herausgepreßt wird. Diese leichten Fälle haben oft sehr merkwürdig überdehnbare Gelenke, Finger in Bajonettstellung oder die Neigung zum Pseudo-Babinski. Daneben besteht aber eine übertrieben starke Bereitschaft zu Mitbewegungen.

In ganz leichten Fällen muß man diese Neigung zu Mitbewegungen erst suchen; man merkt sie daran, daß es den — erwachsenen — Kranken unmöglich ist, gewisse isolierte Bewegungen zu leisten, etwa ein Auge isoliert zu schließen, einen Mundwinkel isoliert zur Seite zu verziehen oder feinere Bewegungen mit den Fingern auszuführen, weil immer bei jedem Innervationsimpuls unnötig viel Muskeln mitinnerviert werden und weil in der Regel ein zu großer Kraftaufwand geschieht, als daß feinere Bewegungen in differenzierter Weise möglich wären. Fast immer sieht man bei solchen Kranken auch das STRÜMPELLsche Phänomen auftreten, d. h. wenn man den Kranken auffordert, im Liegen das Knie gegen einen Widerstand zu beugen, so wird diese Beugung stets von einer synergischen Dorsalflexion des Fußes und der Zehen begleitet, eine Synergie, die auch der infantilen Motorik eignet und die übrigens auch bei Pyramidenstörungen beobachtet werden kann.

Bei den meisten Fällen von Athetosis duplex handelt es sich um ein angeborenes nicht oder nicht wesentlich fortschreitendes Leiden. In der Regel ist der Verlauf so, daß die Bewegungen im Laufe der Zeit nachlassen, kaum noch spontan aber auch als Mitbewegungen weniger häufig auftreten. Vielfach bilden sich athetotische Dauerhaltungen (BOSTROEM) und am meisten merkt man die Athetose noch beim Sprechen. Nun gibt es aber auch andere Fälle ebenfalls angeborener Athetose, die mit Pyramidensymptomen einhergehen und endlich eine Form, die zur Progression und Versteifung neigt, für die VOGT als anatomische Unterlage einen Status dysmyelinisatus gefunden hat. Ich glaube aber nicht, daß man alle diese Formen als reine idiopathische Athetose auffassen darf.

Psychischer Zustand. Das psychische Verhalten der Kranken mit idiopathischer Athetose ist auffallend einheitlich. Bei den reinen Formen von ,,Athétose double" handelt es sich keineswegs um Schwachsinnige; allerdings wirken diese Kranken vielfach deshalb als Schwachsinnige, weil sie wegen ihrer motorischen Beeinträchtigung, ganz besonders wegen der dadurch bewirkten Sprachstörung, an der Verwertung ihrer intellektuellen Fähigkeiten gehindert sind. Es kommt noch hinzu, daß sie wegen ihrer motorischen Eigentümlichkeiten meist keinen Unterricht genossen haben. Gelingt es aber, sie wenigstens in einer Hilfsschule unterzubringen, so kommen sie meist gut mit und stehen in der Regel erheblich über dem Niveau der Klasse.

Auf affektivem Gebiet zeigen die meisten Athetotiker übereinstimmende Züge insofern, als sie fast alle eine deutlich euphorische Gemütsart aufweisen. In ihrem Wesen sind sie dabei meist ausgesprochen kindlich. Vor allem sind sie leicht ansprechbar auf die geringsten psychischen Reize. Die erhöhte affektive

Reagibilität steht in einer gewissen Parallele zu der ja auch abnorm gesteigerten Ansprechbarkeit des Motoriums. Dabei sind sie in der Regel auch gesellig; sie sind auch bei schwerster Sprachbehinderung fast immer imstande, Zu- und Abneigung zu äußern. Meist fügen sie sich willig und ohne wesentliche Schwierigkeiten in das Anstaltsleben. Die euphorische Stimmung ist bei sehr vielen mit einem deutlich gehobenen Selbstgefühl verknüpft, das sich sehr häufig mit einer gewissen Eitelkeit verbindet und mit einer Freude, Beachtung zu finden oder einem gewissen Stolz auf eigene Leistungen einhergeht. In der Regel sind auch die schwerkranken Athetotiker in den Pflegehäusern beliebte und gern gesehene Patienten, wenn nicht eine andere, ebenfalls aus der euphorischen Gemütslage ableitbare Eigenschaft in den Vordergrund tritt, nämlich eine dummdreiste Frechheit, die sich oft dazu mit einer läppischen Art zu witzeln verbindet. Diese Eigenart kommt in der Regel aber nur bei den leichteren, motorisch nicht so unbehilflichen Formen der Athetose vor.

Daß die Athetose an sich nicht eine intellektuelle Beeinträchtigung mit sich bringen muß, habe ich in verschiedenen Fällen beobachtet und es ist erstaunlich, mit welcher Energie intelligente Athetotiker ihre Bewegungsstörung zu beherrschen verstehen. Erst kürzlich sah ich einen Athetotiker, der im Gymnasium als einer der Besten sein Abitur bestanden hatte und auch als Student sich durch gute intellektuelle Fähigkeiten auszeichnete und der trotz seiner motorischen Behinderung gute Handfertigkeit hatte, ja sogar imstande war, recht gut zu zeichnen oder zu malen.

Abortivformen der Athetose. Wenn man bei den schweren Formen bleibt, erscheint die praktische Bedeutung der Athetose gering. Nun gibt es aber Fälle, die zunächst wenig auffallend erscheinen, bei denen erst eine genauere Untersuchung athetoseähnliche Symptome aufdeckt und so die Zugehörigkeit zu dieser Gruppe vermuten läßt. Es sind dies Fälle, bei denen interessanterweise auch die eben geschilderten psychischen Eigenarten der Athetotiker recht deutlich zutage treten. Meist werden die Leute eben wegen ihrer psychischen Verhaltungsweise auffällig und man pflegt sie deshalb oft für Psychopathen, allenfalls für Debile zu halten.

Auf motorischem Gebiet findet man bei ihnen einmal eine starke Neigung zu Mitbewegungen, namentlich im Gesicht, und gelegentlich eine dadurch hervorgerufene Sprachstörung. Diese Neigung zu Mitbewegungen behindert oft die Ausübung feinerer Einzelbewegungen. Das macht sich in einer plumpen Motorik geltend, die dank der euphorisch witzelnden Art häufig ein täppisch-tölpelhaftes Aussehen erhält. Die Erschwerung der Einzelbewegungen kann man oft daran feststellen, daß diesen Kranken, z. B. das isolierte Schließen eines Auges, das Verzerren eines Mundwinkels allein nach einer Seite unmöglich ist, wozu ein Erwachsener im allgemeinen fähig ist. Vielfach kann man die Neigung zu alten Synergien am Vorhandensein des STRÜMPELLschen Zeichens erkennen, gelegentlich ist auch eine Überdehnbarkeit der Gelenke noch vorhanden. An den Beinen beobachtet man oft, namentlich bei Anstrengungen, eine babinskiähnliche oder besser gesagt athetoseartige Aufwärtsbewegung der großen Zehe mit oder ohne Spreizungsbewegungen der kleinen Zehen. Dagegen sieht man in der Regel in diesen Fällen die ungewöhnlichen Bewegungskombinationen nicht.

Aus diesen Andeutungen könnte man nun ebensogut schließen, daß es sich hier um Eigenschaften handelt, die eine gewisse Verwandtschaft mit den kindlichen Bewegungsformen aufweisen. Daß Kinder längere Zeit ein babinskiähnliches Phänomen bieten können, ist bekannt. Ähnliches gilt von dem STRÜMPELLschen Zeichen, das bei Kindern oft lange persistiert. Auch die Neigung zu Mitbewegungen ist bei Unentwickelten wesentlich größer als bei Erwachsenen.

Unter diesen Umständen fragt es sich, sollen wir mehr die Beziehungen zur Athetose betonen und diese Fälle als eine Abortivform dieses Leidens auffassen oder ist es richtiger, hier von einem Zurückbleiben der Motorik, aber dann auch des psychischen Wesens auf infantiler Stufe zu reden. Da es sich hier nicht nur um Ähnlichkeiten auf motorischem Gebiet handelt, sondern auch das psychische Verhalten unverkennbare Analogien zu dem der Athetotiker aufweist, darf man meines Erachtens diese Beziehungen nicht vernachlässigen. Nun ist aber nach meiner Auffassung die Athetose eine besondere Reaktionsform des *kindlichen* Gehirns und demgemäß schließen sich diese beiden Möglichkeiten gegenseitig nicht aus. Auf jeden Fall wird man eine, wenn auch nur geringfügige organische Läsion des Gehirns in früher Zeit voraussetzen müssen, die entweder eine leichte Athetose oder ein Zurückbleiben auf frühkindlicher Stufe verursacht hat.

Sehr interessant ist die vorhin schon erwähnte Ähnlichkeit der geistigen Verfassung. Das ist wichtig, weil bei diesen Abortivformen der Athetose die psychischen Eigenarten viel eher Veranlassung zu ärztlicher Untersuchung geben als die motorischen. Auch bei ihnen findet man ein selbstgefälliges Wesen, das aber bei diesen äußerlich weniger geschädigten Menschen nicht nur zur harmlosen Eitelkeit, sondern oft zu einer läppisch wirkenden distanzlosen Dummdreistigkeit führt. Auch beobachtet man bei diesen Leuten eine ausgesprochene Neigung zu Witzen, die jedoch auf einem niedrigen, durchaus kindlichen Niveau bleiben und am meisten von ihnen selbst belacht werden. Sie wirken nicht nur in ihrer Motorik, sondern auch in ihrem geistigen Wesen ausgesprochen albern, tölpelhaft, ein Eindruck, der aus dem Zusammenwirken von motorischen und psychischen Eigenarten hervorgeht; sie sind auch deswegen schwer zu behandeln, weil sie nichts ernst nehmen können, sich in ihrer selbstgefälligen Stimmung von niemand imponieren lassen und deshalb kein Gefühl für Unterordnung und Distanz haben. Dabei sind sie zum Teil wenigstens motorisch beweglich und wirken durch ihre Neigung zu Mitbewegungen oft grotesk.

Gewiß findet man bei Kindern und bei Pubertierenden gelegentlich ein ähnliches Verhalten. Während aber hier die Äußerungen infolge der kindlichen Naivität nicht abstoßend wirken, ist das Benehmen unserer Patienten oft abgeschmackt, anmaßend und einfältig. Die Verschiedenheit dieser Eindrücke bei an sich ähnlichen Äußerungen läßt sich dadurch erklären, daß beim Kinde die noch im Gang befindliche Verstandesentwicklung und der noch geringfügige Kenntnisbesitz dem affektiven Verhalten angepaßt ist; durch die Gesamtheit dieser Eigenschaften ist das kindliche Wesen, die kindliche Persönlichkeit, bedingt. Unsere Kranken haben eine gewisse Lebenserfahrung, die entwickelte Körperlichkeit hat ihnen schon den Stempel des Erwachsenen aufgedrückt und auf diese Weise entsteht ein Mißverhältnis, das diese Leute auffällig erscheinen läßt und das schließlich oft die Ursache für ein gewisses Versagen im Leben sein kann. Ich bin überzeugt, daß zum Beispiel die Zirkusfigur des „dummen August" sowohl was seine Maske, seine Motorik, wie auch die Art, unbehilfliche Witze zu machen, usprünglich auf solche Fälle zurückzuführen ist.

Für uns sind diese Fälle von abortiver Athetose oder, wenn man so will, von Zurückbleiben auf dem Standpunkt frühkindlicher Motorik von einer nicht zu unterschätzenden Bedeutung, weil sie das Gebiet der Psychopathie und der Debilität durch Heraushebung einer besonderen Gruppe etwas einengen. In den psychiatrischen Kliniken sieht man solche Fälle selten, da sie in der Regel nicht krank wirken. Die Fälle, die ich beobachten konnte, kamen fast ausschließlich aus irgendwelchen Gründen zur Begutachtung herein. Offenbar sind diese Fälle aber häufiger als man denkt. Die nicht schwer feststellbaren Erscheinungen, die demjenigen, der seinen Blick durch Kenntnis der Athetoseformen für solche motorische Kleinigkeiten geschärft hat, leicht auffallen, erlauben es, hier leichteste organische Hirnschädigungen zu vermuten, die je nach ihrer besonderen Art verschiedene Störungen machen. Sicher gehören ferner manche Kinder, die in der Schule nicht mitkommen, weil sie unaufmerksam, fahrig und zapplig sind, zum Teil hierher. Ferner sind wohl eine ganze Reihe von Kindern, die schwer laufen und sprechen lernen, dahin zu rechnen und auch solche, die in der Art der Athetotiker unter einem reichlichen Aufwand an Mitbewegungen stottern. Ursächlich wird man diese leichten Formen wohl meist auf irgendwelche nicht allzu starken Schädigungen in utero oder während der Geburt zurückführen können; insbesondere kann man wohl eine Reihe der von Philipp Schwarz beschriebenen Geburtsschädigungen mit diesen Eigenarten in Beziehung bringen.

Pathologische Anatomie. Die *anatomische Grundlage* der Athetose ist nach den bisher vorliegenden Befunden nicht so einheitlich, wie man dies bei der relativ charakteristischen Bewegungsstörung und dem doch recht geschlossenen Krankheitsbild annehmen sollte. C. und O. Vogt haben als wesentliche Veränderung bei der Athetose den Status marmoratus des Striatums („État marbré") bezeichnet. Es handelt sich dabei um eine eigenartige Vermehrung der Markfasern, die bei der Markscheidenfärbung dem Striatum ein marmoriertes Aussehen verleihen. Vogt hält diese Störung für eine Mißbildung und nimmt an, daß es sich um ein erbliches Leiden handelt. Demgegenüber hat Scholz neuerdings eine zirkulatorische Genese wahrscheinlich gemacht. Es kommt hinzu, daß diese Anomalie auch nicht die einzige ist, die als pathologisch-anatomische Grundlage der Athetose double angesehen wird. Vogt selbst hat noch eine Pallidumerkrankung, den Status dysmyelinisatus, als Ursache der Athetose beschrieben, und zwar hat er angenommen, daß es sich hier um ein progressives Leiden handle, während man es bei dem Status marmoratus mit einem abgeschlossenen stationären Prozeß zu tun habe. Ich persönlich glaube nicht, daß man die letztgenannten Fälle zur idiopathischen Athetose rechnen darf und das gleiche gilt z. B. von der Hallervorden-Spatzschen Krankheit.

Symptomatische Athetosen. Der Umstand, daß das wesentliche Symptom der Hallervorden-Spatz*schen Krankheit* ebenfalls eine athetotische Bewegungsstörung bildet, rechtfertigt ihre Erwähnung an dieser Stelle; es kommt hinzu, daß auch der pathologisch-anatomische Befund diese Einordnung hier ebenfalls nahelegt, denn es handelt sich um einen Status dysmyelinisatus, der freilich noch durch schwere Erkrankung der Zona reticulata der Substantia nigra kompliziert ist. Makroskopisch sieht man Pigmentanhäufungen, die eine rostbraune Verfärbung des Pallidums und der Zona reticulata in der Substantia nigra erzeugen. Es handelt sich hier um ein Erbleiden mit wahrscheinlich rezessivem Erbgang (Kalinowsky).

Klinisch zeichnen sich die Fälle, wie gesagt, vor allem durch athetotische Bewegungen, aber auch durch eine striäre Starre, Rigor, Sprachstörung, Sehnervenatrophie und Demenz aus. Kennzeichnend ist weiter der progressive Verlauf.

Außerdem können auch andere Schädigungen und Erkrankungen des Gehirns zum Symptomenbild der Athetose führen. Bei einem von mir beobachteten Fall von doppelseitiger Athetose hat Spatz einen Untergang beider Zahnkerne mit Degeneration der Bindearme gefunden. Auch andere Erkrankungen sind beschrieben. Das Wesentliche scheint mir bei allen Fällen der Umstand zu sein, daß die Schädigung entweder angeboren ist, oder daß ein Gehirn in den ersten Entwicklungszeiten betroffen ist. Besonders häufig sind allerdings die extrapyramidalen Kerne und Bahnen Sitz der die Athetose hervorrufenden Störungen. Aber gleichwohl wird man sagen können, daß die Athetose eine *besondere Reaktionsform des kindlichen Gehirns* ist, denn daß die Athetose beim Erwachsenen neu entsteht, habe ich nie beobachtet.

Trotz des Auftretens einer *doppelseitigen* Athetose möchte ich alle diese Fälle nicht zur idiopathischen Athetose rechnen; es handelt sich vielmehr um gewiß eigenartige, vor allem wohl pathologisch-anatomisch gut charakterisierte, zum Teil ja auch vererbbare Erkrankungen, bei denen aber wohl nur der Umstand, daß sie im frühkindlichen Alter entstanden sind, zu einer Athetose geführt hat. Mit dem gleichen Recht könnte man z. B. die MERZBACHER-PELIZÄUSsche Krankheit, bei der ebenfalls athetotische Bewegungen vorkommen, zu den Athetosen rechnen.

Die progressiven zu Versteifung führenden, mit schwerem Schwachsinn oder epileptischen Anfällen einhergehenden Zustände sind also trotz der doppelseitigen athetotischen Bewegungen doch wohl nur symptomatische Athetosen, d. h. die athetotische Bewegungsstörung ist ein Symptom neben anderen bei verschiedener, wenn auch zum Teil durch einen einheitlichen anatomischen Befund oder durch Erblichkeit charakteristischen Erkrankung.

Immerhin mußten diese Fälle erwähnt werden, weil sie sonst vermißt würden. Ich möchte aber als *idiopathische Athetosen nur die reinen doppelseitigen Fälle* zusammenfassen. Schon echte Pyramidensymptome erwecken den Verdacht auf Komplikationen; das gleiche gilt erst recht von epileptischen Anfällen und höheren Schwachsinnsgraden. Dagegen läßt sich bei den meisten echten Fällen eine besondere psychische Beschaffenheit finden und auch das Vorkommen von Abortivfällen läßt sich meines Erachtens dafür verwerten, daß hier eine wohl einheitliche Gruppe vorliegt. Ob hier freilich der Status marmoratus stets die anatomische Grundlage bildet, ist heute noch nicht zu sagen; sicher erscheint es mir keineswegs.

Häufiger und ätiologisch klarer sind *die* symptomatischen Athetosen, bei denen die Bewegungsstörung *halbseitig* auftritt (Hemiathetose). Hier sind die Extremitäten meist allein beteiligt, während das Gesicht vielleicht mit Ausnahme einer leichten Facialisschwäche verschont ist. Demgemäß ist auch die Sprachstörung in der Regel geringer oder sie fehlt ganz. Immerhin gibt es aber auch Fälle von Hemiathetose, bei denen das Gesicht doppelseitig betroffen ist und eine athetotische Sprachstörung besteht. Meist finden wir bei diesen Fällen auch leichte oder schwere Pyramidenerscheinungen.

Die *Ursachen* dieser Hemiathetose sind ebenfalls in der Kindheit erworbene Hirnerkrankungen. Am häufigsten ist die Athetose eine Begleiterscheinung der sog. cerebralen Kinderlähmung, die auf Grund einer Blutung, einer Encephalitis oder ähnlicher Hirnschädigung entstanden ist. Charakteristisch für diese im kindlichen Alter entstandenen Hemiplegien ist nun nicht der bei Erwachsenen übliche WERNICKE-MANNsche Prädilektionslähmungstyp (Beugehaltung des Armes, stärkere Lähmung der Beinverkürzer), sondern bei kindlichen Hemiplegien haben wir eine stärkere Beteiligung der distalen Extremitätenenden an der Lähmung und eine Neigung zu athetotischen Mitbewegungen.

Die Lähmung oder Parese der Extremitäten kann in der Regel sehr viel deutlicher zum Ausdruck kommen als bei der doppelseitigen idiopathischen Athetose. Die Pyramidenstörungen lassen sich in der Gestalt von Reflexsteigerung und Babinski meist unschwer nachweisen. Im Laufe der Jahre tritt die Neigung zu athetotischen Bewegungen zurück und es kommt bei den Betroffenen zu einer, wie ich das genannt habe, athetotischen Dauerhaltung, die namentlich an der oberen Extremität zu bizarren Handhaltungen (oft spitzwinklige Beugung des Handgelenkes mit grotesk verkrampften Fingern) führt. Diese Dauerhaltungen sehen aus wie Kontrakturen, aber man ist erstaunt, wie relativ leicht sich diese Kontrakturen lösen lassen; wenigstens in der ersten Zeit; erst in späteren Jahren, vor allem wohl unter Mitwirkung sekundärer Gelenkveränderungen, pflegt die Haltung nicht mehr ausgleichbar zu sein. Nicht immer sind

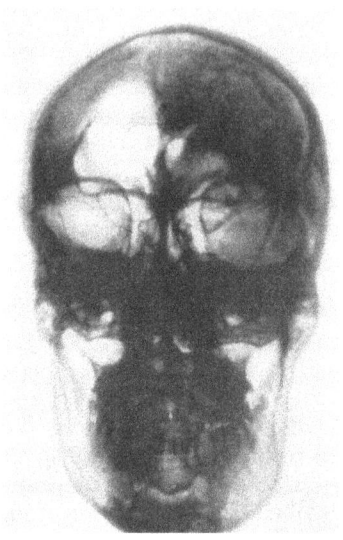
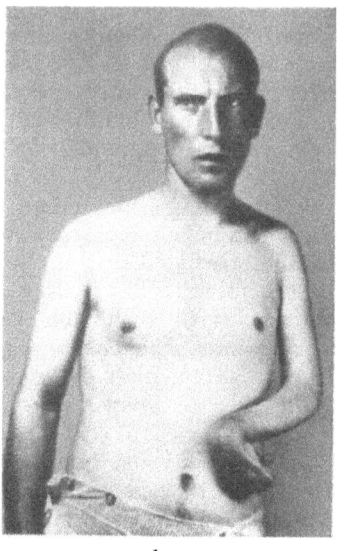

a b
Abb. 9 a und b. Hemiathetose nach frühkindlicher Hirnschädigung, Hemiplegie links mit athetotischer Dauerhaltung. Im Encephalogramm riesige Erweiterung des rechten Ventrikels. Das ganze Gehirn ist wohl infolge narbiger Schrumpfung der rechten Gehirnhälfte nach rechts verzogen.

diese athetotischen Dauerhaltungen ohne weiteres erkennbar, es gibt auch leichte Fälle, bei denen sie sich auf Andeutung beschränken, meist aber als charakteristische Kennzeichen einer athetotischen Abknickung an irgendeinem Finger zu sehen sind (Bajonettform der Finger, C. SCHNEIDER). Es ist wichtig, auf diese oft feinen Einzelheiten zu achten, weil sie unter Umständen als einziges Kennzeichen einer frühkindlichen Hirnschädigung zurückbleiben. Eine solche Haltungsanomalie kann z. B. ein Hinweis sein darauf, daß eine gleichzeitig bestehende Epilepsie nicht genuin, sondern symptomatisch ist (vgl. CARL SCHNEIDER).

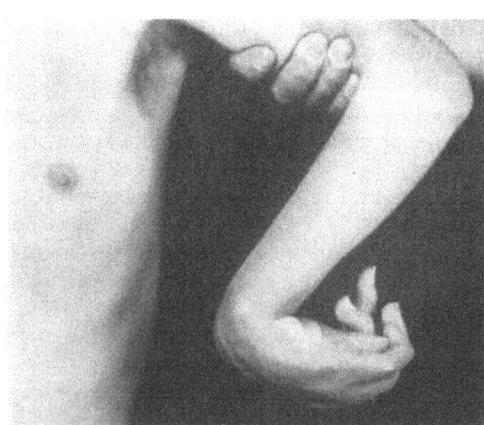

Abb. 10. Athetotische Dauerhaltung nach frühkindlicher Hirnschädigung.

Auch die symptomatische Athetose ist eine besondere *Reaktionsform des kindlichen Gehirns*. Sie entsteht in vorgerücktem Alter nicht neu. Zwar sind einige seltene Fälle beschrieben, bei denen durch einen Schlaganfall im vorgerückten Lebensalter noch eine Hemiathetose neu entstanden sein soll; ich möchte aber annehmen, daß es sich bei diesen Fällen um Ausnahmen handelt, bei denen vielleicht durch eine bereits früher vorgekommene Schädigung die Entwicklung der Motorik schon von jeher behindert war. So war mir interessant, bei einem Kranken, bei dem nach einem

Insult jenseits des 50. Lebensjahres neben einer Hemiparese eine athetotische Bewegungsstörung aufgetreten war, festzustellen, daß dieser bis dahin angeblich gesunde Arm erheblich magerer und vor allem kürzer war als die andere Extremität, ein Zeichen dafür, daß bei diesem Mann in der Kindheit wohl schon einmal eine Gehirnschädigung stattgefunden hat, die ein Zurückbleiben der Motorik dieses Arms auf einer kindlichen Stufe bewirkt haben dürfte.

Athetotische Bewegungen findet man — meist allerdings wohl doppelseitig — auch oft bei den früher als LITTLEsche *Lähmung* bezeichneten Fällen spastischer Diplegie oder LITTLEscher Starre. Mit dem Ausdruck „LITTLEsche Lähmung" wird leider sehr vielerlei bezeichnet. Auch Fälle reiner idiopathischer Athetose werden manchmal so genannt (VOGT). Historisch betrachtet sollten unter diesem Namen Hirnschädigungen zusammengefaßt werden, die auf eine Geburtsschädigung, namentlich auf Blutungen durch Zangendruck, zurückzuführen sind; behält man diese Bezeichnung bei, so ist man in der Tat berechtigt, in manchen der genannten Fälle von LITTLEscher Lähmung zu sprechen. Man darf dann aber mit dem Begriff der LITTLEschen Lähmung keine bestimmte klinische Symptomatologie verbinden, sondern muß sich richten nach der Entstehungsart der Schädigung, namentlich die Geburtsschädigung; das ist aber klinisch sehr mißlich. Auf der anderen Seite ist es unmöglich, klinisch so ganz verschiedenartige Bilder mit den gleichen Namen zu bezeichnen und deshalb halte ich es für am richtigsten, wenn man die Bezeichnung „LITTLEsche Lähmung" oder „LITTLEsche Starre" fallen läßt.

Erblichkeit. Über die *Erblichkeit* der Athetose läßt sich schon deswegen nichts Einheitliches sagen, weil die Ursachen der Athetose recht verschiedenartig sein können. Der Status marmoratus wird von VOGT als ein erbliches Leiden angesehen; insbesondere hat PATZIG eine Familie mitgeteilt, in der in drei Generationen diese Erkrankung vorgekommen ist. In Anbetracht der sehr einleuchtenden Untersuchungen von SCHOLZ, WAKE und PETERS, die eine Entstehung des status marmoratus durch Gefäßstörungen annehmen, wird man aber bei der Athetose keineswegs ohne weiteres an eine Erbkrankheit denken dürfen; weiter ist zu beachten, daß auch nicht alle Fälle doppelter Athetose auf diesen Status marmoratus zurückzuführen sind.

Therapie. Die Behandlung der athetotischen Bewegungsstörung ist in verschiedener Art und Weise in Angriff genommen worden. Ausgehend von dem Gedanken, daß bei einer völligen Lähmung auch das athetotische Bewegungsspiel nicht möglich sei, hat man versucht, durch Zerstörung bzw. Durchschneidung der Pyramidenbahn (Unterschneidung der motorischen Rinde) eine Besserung der Athetose zu erzielen, eine Methode, die sicher berechtigt ist, weil bei den schweren Fällen von Athetose eine Lähmung sicher leichter in Kauf genommen werden kann, als die sehr quälende, krampfartige Bewegungsunruhe. Diese Therapie ist aber gerade bei diesen schweren Fällen nicht möglich, weil man zu ausgedehnte Unterschneidungen machen müßte, was praktisch ja nicht möglich ist.

Bei einfachen Fällen sind gelegentlich Besserungen erzielt worden (FÖRSTER u. a.). Leider war aber die Besserung oft nur vorübergehend. Durch Resektion der hinteren Wurzeln läßt sich die athetotische Bewegungsunruhe ebenfalls nicht sicher beseitigen. Auch Schwächung der zuführenden Nerven durch STOFFELsche Operation pflegt keinen Dauererfolg zu haben.

Vielfach wird man durch Scopolamin gelegentlich eine Beruhigung erzielen. Die schwereren Fälle von Athetose finden gewöhnlich irgendeine Schonhaltung, in der sie von der Bewegung wenig oder gar nicht geplagt werden. Diese Kranken wird man möglichst sich selbst überlassen, damit keinerlei Einwirkungen, die erfahrungsgemäß zu einer Steigerung des Bewegungsspiels führen, sie betreffen.

Bei leichteren Fällen, namentlich bei denen, die eine gute Intelligenz lebensfähig und brauchbar erscheinen läßt, kann man durch Übung gelegentlich etwas erreichen, allerdings setzt das eine gute Intelligenz und Energie voraus. Das Prinzip derartiger Übungen ist eine gewisse psychomotorische Umstellung, bei der die Kranken lernen müssen, die Muskeln willkürlich zu entspannen und sie, wenn möglich, einzeln zu innervieren, ein Verhalten, das aber gerade den Athetotikern außerordentlich schwerfällt.

4. Torsionsdystonie (Torsionsspasmus).

Anfangs war man geneigt, die etwas grotesk anmutenden Bewegungsstörungen, die wir jetzt als Torsionsdystonie bezeichnen, als hysterisch anzusehen. Man sprach von Torsionsneurose u. ä. Die Auffassung als degenerative „Krampfneurose" durch WALTER SCHWALBE, der 1908 die ersten Fälle (3 Geschwister) beschrieben hat, weist ebenfalls darauf hin. Der gleichen Meinung war auch ZIEHEN. OPPENHEIM dagegen nahm an, daß das Leiden auf feinen Veränderungen im Zentralnervensystem beruhen müsse. MENDEL hat 1919 die bis dahin behandelten Fälle unter Hinzufügung zweier eigener Beobachtungen zusammengefaßt und die jetzt übliche Bezeichnung „Torsionsdystonie" vorgeschlagen.

Die Erkrankung ist recht selten; unter den Befallenen überwiegen Kinder der jüdischen Rasse. Das Leiden beginnt immer in der Kindheit, meist im Alter von 5—11 Jahren, ganz selten jenseits des 13. Lebensjahres. Bei dem allmählichen Beginn ist oft der erste Anfang der Erkrankung nicht ganz sicher festzustellen.

Charakteristisch für das Leiden sind die eigentümlichen unwillkürlich ablaufenden drehenden Bewegungen, die vorzugsweise am Rumpf und an den rumpfnahen Teilen der Extremitäten sich abspielen. Die Bewegungen gehen langsam, schleichend, torquierend vor sich und haben in erster Linie eine gewisse Ähnlichkeit mit den athetotischen Bewegungen; sie sind, wie sie, in ihrer Art nicht nachahmbar. Betroffen sind auch die kleinen Muskeln des Hals- und Nackengebietes; schwer beeinträchtigt pflegt der Gang zu sein. Im Gegensatz zur Athetose ist das Gesicht meist nicht beteiligt. Die Bewegungen erfolgen mit einer bemerkenswerten Kraft und Intensität; das hat zur Folge, daß es zu ganz ungeheuerlichen Verbiegungen und Verdrehungen der Wirbelsäule kommt. Auch die Dauer der Bewegungen ist sehr viel länger, als wir es für gewöhnlich bei der Athetose sehen.

Ähnlich wie bei der Athetose haben wir auch hier einen wechselnden Muskeltonus vor uns, so daß der Name „Torsionsdystonie" mit Recht gewählt erscheint. Diese Tonusanomalie besteht in einem Wechsel zwischen Hypotonie und Hypertonie, verbunden mit einer Neigung zu längeren Kontraktionszuständen. Dabei sind die befallenen Muskeln weder paretisch noch ataktisch. Pyramidenbahnstörungen fehlen ebenfalls in der Regel. Bleiben die Kranken sich selbst überlassen, so herrscht im allgemeinen Ruhe, aber durch Bewegungsversuche oder durch leichteste Emotionen — ein Ansprechen genügt bereits — werden die Bewegungen hervorgerufen. Die Tonusanomalie ist von der Bewegungsstörung nicht wegzudenken und es hängt nur von der Bewegungsfähigkeit der betroffenen Glieder ab und von der Verteilung des Tonus, ob und welche Bewegungen auftreten oder ob sich die Erkrankung nur in einer verkrampften Haltung äußert.

Nichts anderes meint ROSENTHAL, wenn er eine besonders dysbatischdystatische Form hervorhebt, bei der die normalen Haltungen und Drehstellungen von Rumpf und Extremitäten im Vordergrund stehen gegenüber anderen Formen, bei denen die Bewegungen überwiegen, die auch er der Athetose nahestellt.

Im Laufe des Leidens entwickelt sich meist eine Verbiegung der Wirbelsäule, und zwar sieht man am häufigsten die Neigung zu einer starken Lordosebildung, die jedoch nicht dauernd besteht, sondern immer wieder durch die Muskeltätigkeit erneut hervorgerufen wird. Bei anderen Fällen handelt es sich mehr um andersartige Verbiegungen, namentlich auch Skoliosen oder um Verdrehungen der Wirbelsäule. An den Gliedmaßen sieht man, wiederum ähnlich wie bei der Athetose, eine Neigung zur Überdehnung der Gelenke. Viele Kranke können sich durch Einnehmen einer oft sehr merkwürdig anmutenden Stellung eine Art Schutzstellung vor den störenden Bewegungen, wenigstens vorübergehend, schaffen; im übrigen sind aber die Bewegungen aktiv nicht unterdrückbar. Bemerkenswert ist, daß Schmerzen bei den Muskelkontraktionen in den meisten Fällen fehlen; das Seelenleben ist in der Regel nicht beeinträchtigt, vor allem braucht die Intelligenz keineswegs gestört zu sein. Daß das schwere Leiden und die dadurch bedingte Hilflosigkeit auf das Gemütsleben nicht ohne Einwirkung bleibt, ist verständlich; immerhin finden sich viele mit bemerkenswerter Haltung mit ihrem Zustand ab.

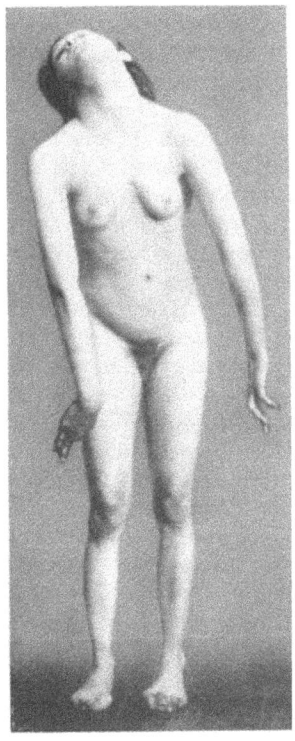

Abb. 11. Torsionsdystonie.

Das Leiden tritt in verschieden schweren Formen auf. Die leichten Zustände bleiben im allgemeinen stationär. Bei den meisten progressiven Formen scheint es sich um mehr symptomatische Formen der Torsionsdystonie zu handeln, die durch eine an sich schon progrediente Erkrankung hervorgerufen ist (z. B. WILSONsche Krankheit, Encephalitis). Bei dem Stationärwerden schwerer Formen beobachtet man, daß die immer wieder auftretenden Verbiegungen zu torsionellen Dauerhaltungen geführt haben. So spricht MENDEL von einer Vogel-Strauß-, OPPENHEIM von einer Dromedarstellung.

Wie schon erwähnt, bestehen in bezug auf das Symptomenbild sehr nahe Beziehungen zur Athetose, auf die auch O. FOERSTER mit Nachdruck hingewiesen hat. WIMMER hält die beiden Störungen für eng verbunden und auch ROSENTHAL meint, daß eine Trennung oft unmöglich sei. Von anderer Seite werden Misch- und Übergangsfälle beschrieben.

Betrachtet man die Erkrankung vom bewegungsphysiologischen Standpunkt aus, so möchte auch ich annehmen, daß es sich pathophysiologisch in der Tat um die gleiche Bewegungsstörung handelt. Beiden Störungen eignet auch die gleiche Neigung zum wechselnden Tonus und die langsame wurmförmige Art des Bewegungsablaufes. Beide Bewegungen erfolgen mit großer Kraft und Zähigkeit; sie führen demgemäß zur Überdehnung der Gelenke und zu starken, das gewöhnliche Ausmaß überschreitenden Exkursionen. Weil sich aber diese prinzipiell gleiche Bewegungsstörung an anderen Körperteilen abspielt, sind die äußeren Bilder so verschieden. Dadurch, daß gleichzeitig Muskeln innerviert werden, die gewöhnlich nicht zusammen arbeiten, kommt es zu ungewöhnlichen Bewegungskombinationen, die bei der Athetose zu den polypenartigen Fingerbewegungen Veranlassung geben und bei der Torsionsdystonie vor allem zu Verbiegungen des Rumpfes und der Wirbelsäule führen. Der

Unterschied ist also vor allem der, daß bei der Athetose vorzugsweise die distalen Teile der Extremitäten betroffen sind unter gleichzeitiger Beteiligung des Halses und Gesichtes, während bei der Torsionsdystonie in erster Linie der Rumpf mit seinen zahlreichen kleinen und großen Muskeln und dann auch die rumpfnahen Extremitätenteile befallen ist. Das Gesicht ist hier meist frei. Bei beiden beteiligt sind gewöhnlich Hals- und Nackenmuskeln; gerade diese können aber sehr isoliert betroffen werden, wodurch ein bewegungsphysiologisch sehr ähnliches Bild, der Torticollis spasticus, resultiert (s. später).

FOERSTER spricht von der Torsionsdystonie und beim Torticollis spasticus von einem Crampussyndrom; er bezeichnet das Crampussyndrom beim Torticollis als ein lokales Athetosesyndrom.

Die pathologisch-anatomische Grundlage der Torsionsdystonie ist deshalb nicht in befriedigender Weise festzustellen, weil es sich bei den meisten bisher zur Sektion kommenden Fällen nur um ein Torsionsdystoniesymptom gehandelt hat, das von anderen Erkrankungen hervorgerufen war (z. B. durch eine WILSONsche Krankheit, THOMALLA, WIMMER) oder durch eine Chorea, Huntington (RICHTER) oder auch durch eine Encephalitis epidemica). Der einzige Fall, der wohl eine idiopathische Form der Torsionsdystonie gewesen ist und zur Sektion gekommen ist, dürfte wohl der Fall von MARINESCO und NICOLESCO sein, wenngleich das Auftreten choreatischer Bewegungen etwas atypisch erschien. Hier fand man Veränderungen (starker Zellschwund) im Putamen und Caudatum, erheblich geringere im Pallidum, im Corpus Luys, in der Substantia nigra und im Dentatum.

Es ist von verschiedenen Seiten bezweifelt worden, ob es überhaupt eine idiopathische Form der Torsionsdystonie gäbe, ob man es nicht vielmehr mit einem durch den Krankheitsprozeß bestimmter Lokalisation auslösbaren Symptomenkomplex zu tun habe. Einig ist man sich nur darüber, daß man den Sitz der Störungen im Striatum oder in verwandten Gegenden zu suchen habe.

Auch hier verhält es sich wohl ähnlich wie bei der Athetose. Es gibt vielleicht — ganz sicher ist das jedoch keineswegs — eine zahlenmäßig recht geringe Gruppe, bei der man ein eigenartiges wohl *degenerativ hereditäres Leiden* annehmen muß. Dafür spricht der Umstand, daß das Leiden mehrfach familiär gefunden worden ist. MANKOWSKY und CZERNY meinen, daß häufig ein recessiver Erbgang der Erkrankung zugrunde liegt. Bei dem relativ geringen vorliegenden Material und angesichts der Schwierigkeit, symptomatische von idiopathischen Formen zu trennen, wird man sicheres noch nicht entscheiden können.

Therapeutisch ist man dem Leiden gegenüber machtlos. Man kann versuchen, durch Atropindarreichung die extrapyramidalen Tonusanomalien zu beseitigen. Man kann weiter die Störungen durch Bäder zu mildern suchen; bei leichteren Formen sind Entspannungsübungen am Platze.

5. Torticollis spasticus.

Unter Torticollis spasticus versteht man einen Krampfzustand der Halsmuskulatur, der meist halbseitig, gelegentlich aber auch doppelseitig auftritt. Es sind dabei vor allem die Muskeln befallen, die den Kopf nach der Seite drehen und ihn zur Seite neigen. Obwohl es sich bei den auf extrapyramidaler Grundlage entstandenen Formen dieser Erkrankung in der Tat wohl nur um ein besonderes lokalisiertes Crampussyndrom handelt, das pathophysiologische Beziehungen sowohl zur Torsionsdystonie wie auch zur Athetose aufweist, erscheint eine gesonderte Besprechung wegen der praktischen Bedeutung gerade dieser Zustände gerechtfertigt. Man spricht im gleichen Sinne auch von spastischem Schiefhals und wohl auch von Halsmuskelkrampf oder auch vom „Accessoriustic".

Die Einreihung unter die Ticbewegungen halte ich aber für verkehrt. Unter Tic versteht man nach der Definition von MEIGE und FEINDEL sowie neuerdings auch WILSON eine Bewegung, die einen Muskel oder auch mehrere Muskeln, die im gleichen Sinne arbeiten, betrifft. Sie entspricht in ihrer Art natürlichen willkürlichen Bewegungen. Von einer willkürlichen Bewegung unterscheidet sich der Tic durch das relativ isolierte Auftreten, durch den besonders raschen Ablauf (Zuckungscharakter) und durch die unmotivierte Wiederholung von Innervationen stets der gleichen Muskeln oder der gleichen Muskelgruppen.

Durch die Arbeiten von WILDER und SILBERMANN ist, wie WILSON mit Recht betont, eine Verwirrung des Begriffs Tic eingetreten. Vor allem ist auch dadurch, daß man eine Reihe von Spätencephalitiden und Hyperkinesen verschiedener Art mit dem gemeinsamen Ausdruck Tic belegte, diese Verwirrung noch größer geworden. Ich kann zwar WILSON, der die Tics fast ausschließlich als psychogen auffaßt („motorische Reaktion mit Neigung, sich physiologisch stärker zu isolieren und zu einem sinnlosen Automatismus herabzusinken"), darin nicht ganz beipflichten, glaube vielmehr, daß es auch n. b. gerade bei den Spätencephalitiden Fälle organisch bedingter Tics gibt, die aber keineswegs immer eine striäre Erkrankung als Grundlage zu haben brauchen. Ich halte es aber mit ihm für verkehrt, diese rasch ablaufenden Zuckungen mit den krampfartigen Muskelkontraktionen zu identifizieren, wie sie beim Torticollis spasticus vorkommen. Als charakteristisch ist ja hervorgehoben worden, daß das Crampussyndrom diagnostisch schwer von der Athetose und der Torsionsdystonie zu unterscheiden ist, während die Tics eher mit den myoklonischen Zuckungen verwechselt werden können.

Krankheitsbild. In der Beschreibung des Krankheitsbildes folge ich FOERSTER, der in seinem Referat vor der deutschen orthopädischen Gesellschaft in Prag 1928 eine ausgezeichnete Beschreibung dieser Zustände gegeben hat. Beteiligt ist in erster Linie der Sternocleidomastoideus, der den Kopf nach der kontralateralen Seite dreht und ihn gleichzeitig nach der homolateralen Seite neigt. Unterstützt wird dieser Muskel durch die obere Partie des Trapezius, der außerdem noch die Schulter dabei in die Höhe zieht. Im Gegensatz zu diesen beiden Muskeln bewirkt der Splenius capitis und der Splenius cervicis eine Drehung des Kopfes nach der gleichen Seite. Beteiligt sind bei den meisten Zuständen dieser Art der Sternocleidomastoideus und Trapezius auf der einen, sowie der Splenius auf der anderen Seite; in geringerem Maße krampfen noch mit der Semispinalis capitis und der Longissimus capitis, weiter die kurzen tiefen Nackenmuskeln, wie Rectus capitis posterior major et minor und vor allem der Obliquus capitis inferior, die den Kopf gleichzeitig nach hinten strecken. Die Muskelkontraktionen gehen oft mit krampfartigen Schmerzen in diesen Muskeln einher. Wie bei allen Bewegungsstörungen dieser und ähnlicher Art nehmen die Bewegungen bei Erregungen zu. Bei dem echten extrapyramidalen Torticollis handelt es sich um oft rhythmisch auftretende Krampfzustände, die den Kopf nach der einen Seite biegen und neigen unter gleichzeitiger Hochziehung der entsprechenden Schulter. Es handelt sich dabei aber nicht um eine Dauerhaltung, sondern um immer wieder erneut auftretende rhythmisch sich abspielende Krampfbewegungen, die im Liegen ganz nachlassen, aber auch durch gewisse Hilfsbewegungen unterdrückt werden können; z. B. genügt oft eine leichte Stützhaltung am Kinn oder ein Auflegen der flachen Hand auf den Hinterkopf, um diese Bewegungen zum Stillstand zu bringen, ohne daß es sich hier um ein Festhalten handeln würde.

Der Umstand, daß bei dem halbseitigen Torticollis sich der Krampfzustand des Sternocleidomastoideus der einen Seite mit einem Krampf des Splenius der anderen Seite verbindet, spricht dafür, daß es sich hier nicht um eine muskuläre

Erkrankung handelt, sondern es muß eine Stelle erkrankt sein, von der aus gerade diese Bewegungskombination in Gang gesetzt wird. Das ist der Fall bei dem Torticollis extrapyramidaler Genese, der weitaus am häufigsten ist. FOERSTER spricht hier von einem Crampussyndrom. Es handelt sich dabei aber nicht um einen fixierten immobilen Torticollis, sondern um Krampferscheinungen, die sich nicht in regelmäßig rhythmischen, sondern oft in langsamen unregelmäßigen Zuckungen abspielen.

Wichtig ist dabei, daß sich dieser striäre Torticollis durch sensible oder sensorische Reize weitgehend beeinflussen läßt. Abgesehen von der Bedeutung der oben schon erwähnten Haltungen hat namentlich QUADFASEL darauf hingewiesen, daß hier auch optische Eindrücke wirksam sind; so hat er festgestellt, daß bei rotem Licht die Unruhe sich vermehrt, während bei grünem Licht eine Abnahme der Spannungen zu verzeichnen war.

FOERSTER vertritt folgende Theorie von der Entstehung des Torticollis: Das Corpus striatum ist in erster Linie ein übergeordneter Hemmungsapparat des thalamo-pallidären Reflexbogens. Dem Thalamus opticus fließen fortgesetzt von allen sensiblen und sensorischen Receptoren unseres Körpers zahlreiche Erregungen zu, und diese würden via Globus pallidus wieder zur Körperperipherie zu den quergestreiften Muskeln zurückfließen, wenn sie nicht durch das übergeordnete Corpus striatum und dessen inhibitorische Kraft ständig ausgelöscht bzw. an ihrem Rückfluß zur Peripherie gehindert würden. Nur dank diesem ständigen Vernichtungswerk des Neostriatums herrscht überhaupt in unserem quergestreiften Muskelsystem Ruhe. Fällt diese striäre Bremse fort, so ergießt sich der dem Thalamus fortgesetzt zufließende afferente Erregungsstrom unge-

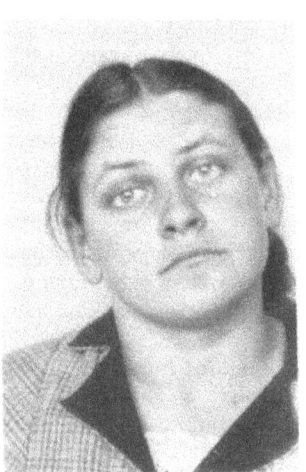

Abb. 12. Charakteristische Kopfhaltung bei Torticollis.

hemmt via Pallidum in die Peripherie und es kommt zu fortwährenden unwillkürlichen Bewegungen, die als choreatische Gliedunruhe, als athetotisches Bewegungsspiel, als Tic auf dem Plan erscheinen. Greift nun noch an irgendeinem sensiblen oder sensorischen Receptor ein besonderer exogener Reiz an, so addiert sich dieser zu dem permanenten Erregungsstrom, der dem Thalamus beständig zufließt und die Krampfentladung nimmt sofort zu. Ähnliches gilt für den Einfluß der Affekte. Bemerkenswert ist bei diesen Krankheitszuständen die günstige Wirkung bestimmter Kunstgriffe, die meist kein rein mechanisches Hilfsmittel darstellen, bei denen es sich vielmehr um eine krampfstillende Rolle bestimmter sensibler Reize handelt. Die Beobachtung solcher Einflüsse darf nicht zu der Annahme führen, daß man es immer mit psychogenem Torticollis zu tun habe. Daß es eine psychische Entstehung des Torticollis spasticus in gewissem Sinne gibt, ist zwar zuzugeben, ihre Häufigkeit wird aber zweifellos überschätzt.

Es gibt noch andere Formen des Torticollis spasticus, und zwar kann unter Umständen (in sehr seltenen Fällen) eine irritative Noxe, z. B. ein Aneurysma der Arteria basalis, einen Druck und damit einen Reiz auf den Accessorius ausüben. Häufiger sind jedoch andere pathologische Reizungen, z. B. eine rheumatische Affektion der Halsmuskeln, ferner können auch Reizzustände im Halsgebiet der vorderen oder hinteren Zentralwindung auftreten. Diese Arten von Torticollis führen in der Regel jedoch zu einem fixierten Torticollis (FOERSTER).

Für die *Therapie* ist wichtig zu wissen, daß die Krampfneigung meist nicht rein auf den Hals beschränkt ist. Abgesehen von den Fällen, bei denen von der Grundkrankheit — etwa einer Encephalitis epidemica — noch andere Störungen vorhanden sind, finden wir auch gelegentlich Tonusanomalien in den Extremitäten. So konnte SCHALTENBRAND durch Untersuchung mit dem Myographen bei der Mehrzahl seiner Fälle Störungen der Muskelinnervation in den Armen und manchmal sogar in den Beinen nachweisen.

Früher hat man es versucht, durch psychotherapeutische Maßnahmen mit der Störung fertig zu werden; da es sich aber nur in ganz seltenen Fällen um psychogene Formen handelt, war dies Verfahren meist aussichtslos.

Richtig ist, daß gelegentlich Spontanheilungen vorkommen und es mag sein, daß ein optimistischer Psychotherapeut bei solchen Spontanheilungen den Erfolg sich zugeschrieben hat.

Gerne gibt man auch Atropin; ich habe jedoch wesentliche Besserungen davon bei schweren Fällen nie gesehen. Auch Versuche, die von QUADFASEL beschriebene beruhigende Wirkung des grünen Lichtes auszunutzen, haben mir keinen Erfolg gebracht.

Eingipsen des Kopfes, das man früher vielfach in Anwendung gebracht hat, ist ebenfalls aussichtslos. Da es sich in manchen Fällen um sehr schwere Erscheinungen handelt, die die Befallenen ganz außerordentlich quälen, hat man sich auch zu operativen Maßnahmen entschlossen. Eine Resektion des Accessorius pflegt aber meist nicht von Dauererfolg begleitet zu sein; eine solche ist auch bei der doppelten Innervation des Trapezius und des Sternocleidomastoideus sowohl durch den Accessorius wie auch durch Äste des Cervicalplexus nicht anzunehmen. FOERSTER hat daher auf Grund seiner oben kurz zitierten Theorie vorgeschlagen, nicht nur den Accessorius zu resezieren, sondern auch unter Umständen die vier oberen Halswurzeln zu durchschneiden, und zwar sowohl die hinteren wie die vorderen, so daß es einmal zu einer Unterbindung der zufließenden Reize und gleichzeitig zu einer Unterbrechung der motorischen Innervation kommt.

Diese Operation ist auch von KAPPIS und von OLIVECRONA durchgeführt worden. In einem besonders schweren Fall doppelseitigen Torticollis meiner Klinik hat LÄWEN auf *beiden* Seiten die vier oberen vorderen *und* hinteren Wurzeln durchschnitten. Trotz der dadurch eingetretenen Lähmungserscheinungen fühlte sich der Patient in diesem Zustand wesentlich wohler als zur Zeit des außerordentlich quälenden und schmerzhaften Halsmuskelkrampfes vorher.

Es handelt sich dabei zweifellos um eine sehr eingreifende technisch schwierige Operation; um diese zu vermeiden, hat neuerdings SCHALTENBRAND vorgeschlagen, durch ausgiebige Novocaineinspritzungen der gesamten Halsmuskulatur eine lang dauernde lokalisierte neurale Atrophie und eine Deafferentierung der Halsmuskeln zu erreichen. SCHALTENBRAND hat über entsprechend erfolgreiche Fälle berichtet. Die Behandlung dauert zwar lange, ist aber dafür ungefährlich.

Pathologische Anatomie. Die Feststellung einer anatomischen Grundlage begegnet beim Torticollis spasticus der gleichen Schwierigkeiten wie bei der Torsionsdystonie und auch aus dem gleichen Grunde. Es ist nämlich schwer, Sektionsbefunde von wirklich einwandfreien Fällen der idiopathischen Form zu bekommen, denn teils sind auch gerade hier diejenigen, die einen progressiven Verlauf aufweisen und dann tödlich enden, kaum je idiopathisch, sondern durch andere Erkrankungen hervorgerufen. Das gilt z. B. auch von den Fällen von TRETIAKOFF. Hier war als Ursache für einen rechtsseitigen Halsmuskelkrampf eine Schädigung im Gebiet der linken Substantia nigra festgestellt worden, eine Lokalisation, die den Verdacht wachruft, daß es sich hier um eine epidemische Encephalitis gehandelt haben kann. Das liegt um so näher, als man dieses Halsmuskelsyndrom gar nicht selten unter den Späterscheinungen der epidemischen Encephalitis findet. Auch der vorhin erwähnte, von LÄWEN operierte Fall von doppelseitigem Halsmuskelkrampf war die Teilerscheinung einer solchen Spätencephalitis.

Ein doch wohl recht wahrscheinlich idiopathischer Fall, der allerdings mit Torsionsdystonie verbunden war, ist von CASSIRER beschrieben und von BIELSCHOWSKY pathologisch-anatomisch untersucht worden. Hier wurde ein subakuter Zelluntergang im Striatum mit Beteiligung des Thalamus und der Rinde festgestellt. Jedenfalls wird man einstweilen annehmen dürfen, daß es sich um eine striäre Erkrankung handelt. Man kann auch über die Ursache der idiopathischen Form noch nichts Sicheres wissen, insbesondere ist auch über eine Erblichkeit von solchen Störungen nichts Maßgebendes bekannt.

6. Spastische Pseudosklerose.
(JACOB-CREUTZFELDTsche Krankheit.)

Bei der spastischen Pseudosklerose handelt es sich um eine schwer kurz zu charakterisierende Erkrankung des Zentralnervensystems, die meist im mittleren Lebensalter beginnt, im wesentlichen unaufhaltsam, wenn auch mit gelegentlichen Remissionen zum Tode führt. Pathologisch-anatomisch sind von JACOB und CREUTZFELDT Veränderungen festgestellt, die JACOB im wesentlichen als eine Encephalomyelopathie mit disseminierten degenerativen Herden charakterisiert. Das Wesentliche ist der degenerative Parenchymprozeß, der ohne Entzündungsvorgänge sich abspielt und in erster Linie die Ganglienzellen, aber auch die Markscheiden befällt. Man kann ihn wohl als diffus bezeichnen. Immerhin wird als Hauptlokalisation die untere Schicht der vorderen Zentralwindung und das Striatum, in erster Linie Nucleus caudatus betroffen; ferner auch das Kleinhirn, die Substantia nigra und schließlich auch die motorischen Kerne des verlängerten und des Rückenmarkes.

Makroskopisch haben einzelne Autoren, besonders KIRSCHBAUM, Atrophien, namentlich im Stirn- und Temporalhirn, gefunden. Bei JACOB wird einmal von Atrophie gesprochen, in anderen Fällen wird sie vermißt.

Histologisch wird von JACOB auf eine Gliareaktion, die sich in Rosettenform abspielt und die sich um die abgestorbenen Zellen bemerkbar macht, hingewiesen.

Klinisch wird man bei der doch ziemlich diffusen und nicht ganz gesetzmäßigen Ausbreitung der Erkrankung nicht immer die gleichen Symptome erwarten dürfen. Charakteristisch ist jedenfalls eine Störung der Bewegung, die sich aus striären, pyramidalen und cerebellaren Komponenten zusammensetzt, daneben aber gelegentlich auch schlaff-atrophische Paresen zeigt.

Meist beginnt das Leiden mit uncharakteristischen Klagen über Steifheit, krampfartigen Schmerzen in den Beinen. Allmählich kommt es zu zunehmender Schwäche. Zunächst ist naturgemäß keine Diagnose zu stellen. Auffallend ist der Wechsel in den Erscheinungen. Vielfach beobachtet man lang dauernde Remissionen, bis schließlich das Endstadium, das allein neurologisch charakterisierbar ist, auftritt. Man findet allmählich zunehmende Bewegungsstörungen, die vor allen Dingen sich in einer Art Ataxie bemerkbar machen. Diese Ataxie ist beim Gehen und Umdrehen am deutlichsten; sie läßt sich aber auch bei einzelnen Zielbewegungen feststellen. Bei komplizierten Handlungen kommt es zu vertrackten Mit- und Hilfsbewegungen, die an Athetose erinnern können. Auch rasch aufeinanderfolgende Bewegungen sind meist erschwert (Adiadochokinese). Feinere Bewegungen mit den Fingern sind ziemlich frühzeitig behindert, nicht nur wegen der Ataxie, sondern auch wegen der sich dabei oft bemerkbar machenden Muskelspannungen, die ihrerseits wieder auf eine Beteiligung des striären Systems hinweisen. Striär ist auch vielfach der Gesichtsausdruck, der weniger oft eine maskenartige Starre zeigt, als ein Zusammenkneifen des Mundes, wie wir es ähnlich bei der Athetose sehen, ohne daß man hier von einer charakteristischen athetotischen Störung sprechen kann. Meist erst später kommt es dann noch zu Pyramidenerscheinungen, die weniger in der Reflexsteigerung als in Babinski zum Ausdruck kommen. Die Bauchdeckenreflexe fehlen vielfach, können aber ebensogut auch erhalten sein.

Sehr charakteristisch ist auch die Sprachstörung. Es handelt sich um eine verwaschene, dysarthrische oft kloßig oder pseudobulbär klingende Sprache, die weder als cerebellar noch als paralytisch angesprochen werden kann. Auch in ihr kommen gewöhnlich die verschiedenartigen Komponenten der Störung heraus; vor allem ist das feinere Zusammenspiel der Sprachmuskeln gestört und die unberechenbar auftretenden Muskelspannungen hindern den Ablauf der Sprache oft derart, daß kein verständliches Wort gesprochen werden kann. Erst im späteren Verlauf kommt es auch zu Schluckstörungen und anderen Bulbärerscheinungen. In vielen Fällen — auch eine eigene Beobachtung — sind Muskelatrophien namentlich in den distalen Extremitätenenden vorhanden.

Psychisch sind die Kranken fast immer beeinträchtigt. Während anfangs eine gewisse Reizbarkeit und Stimmungsschwankungen im Vordergrund stehen, finden wir in den späteren Stadien Verwirrtheitszustände. Einmal ist von schizophrenieähnlichen Erscheinungen die Rede. Gelegentlich kommt es zu Erregungen, nicht ganz selten auch zu schweren Störungen der Merkfähigkeit und der Intelligenz. Nach 2—2$^1/_2$ Jahren pflegen die Kranken an ihrem Leiden zugrunde zu gehen, vielfach an den Folgen von Schluckstörungen.

In den CREUTZFELDTschen Fällen war eine, wenn auch ungleichartige erbliche Belastung vorhanden. Außerdem hat MEGGENDORFER über eine Reihe von Fällen aus einer Familie berichtet. Etwas Sicheres über die Frage der Vererbung läßt sich jedoch nicht sagen.

Differentialdiagnostisch kommt in erster Linie die multiple Sklerose und die Pseudobulbärparalyse in Betracht. Gegen eine multiple Sklerose spricht das sehr späte oder sehr spärliche Auftreten von Pyramidenerscheinungen. Die Bauchdeckenreflexe können auch bei der JACOB CREUTZFELDTschen Krankheit fehlen.

Der Opticus ist bei allen beschriebenen Fällen normal, die Sprache ist nicht skandierend, sondern verwaschen, dysarthisch. Auch die Ataxie entspricht nicht der, wie wir sie bei der multiplen Sklerose zu sehen pflegen. Ferner gehören die eigentümlich vertrackten an Athetose erinnernden Bewegungen nicht zum Bilde der multiplen Sklerose.

Gegenüber der Pseudosklerose ist vor allem das Vorhandensein der Pyramidenerscheinungen hervorzuheben. Auch die Sprache, die bei der Pseudosklerose ja ganz rein skandierend, bradylalisch ist, verhält sich hier durchaus anders. Endlich gehört zur Pseudosklerose ja meist der FLEISCHERsche Hornhautreflex, der hier fehlt. Auch vermißt man die Anfälle, die bei den meisten Fällen von Pseudosklerose vorhanden zu sein pflegen.

Zu denken wäre weiter an einen Kleinhirntumor. Dagegen spricht das Fehlen einer Stauungspapille und Druckerscheinungen überhaupt. Das Röntgenbild hat in einem hierhergehörigen Fall eine starke Atrophie und deutliche Luftansammlung in der Konvexität ergeben. Leichter wäre unter Umständen eine Verwechslung mit der PIERRE MARIEschen Kleinhirnatrophie, jedoch hindert auch hier die Kombination mit striären und Pyramidenerscheinungen diese Diagnose.

Sind, was gelegentlich einmal vorkommen könnte, Atrophien stärker entwickelt, so wäre an eine amyotrophische Lateralsklerose zu denken, die jedoch durch die Beteiligung des Cerebellums unwahrscheinlich wird. Eine Lues cerebrospinalis, die ähnliche Bilder hervorrufen kann, läßt sich durch Blut- und Liquoruntersuchungen ausschließen.

Sehr große differentialdiagnostische Schwierigkeiten macht dagegen die Unterscheidung von Spätformen einer epidemischen Encephalitis, namentlich dann, wenn die akinetischen Erscheinungen im Vordergrund stehen, was allerdings selten vorkommt. Auch hier wird ja das Vorhandensein von Pyramiden- und cerebellaren Erscheinungen die Diagnose sichern. Therapeutisch ist man machtlos.

7. HUNTINGTONsche Chorea.

Die erbliche Chorea ist zuerst von HUNTINGTON 1873 beschrieben worden, und zwar griff HUNTINGTON, wie ich einem Aufsatz von PANSE entnehme, auf Beobachtungen zurück, die bereits HUNTINGTONS Großvater an derselben kranken Familie gemacht hatte. HUNTINGTON hat schon auf das familiäre Vorkommen hingewiesen und die Symptome in der gleichen Weise geschildert, wie wir sie auch heute kennen. In Deutschland haben EWALD und PERETTI einschlägige Fälle beschrieben. WOLLENBERG hat eine größere Zahl eigener und fremder Beobachtungen zusammengestellt; 1916 haben dann DAVENPORT und MUNCY ein weiteres recht großes Material eingehend erforschter Fälle mitgeteilt und auch bereits eugenische Forderungen für diese Erkrankung aufgestellt. ENTRES' Verdienst ist es, den dominanten Erbgang der Chorea gesichert und vor allen Dingen die genische Einheitlichkeit dieser Erkrankung besonders betont zu haben, während KEHRER sich auf der anderen Seite bemüht hat, den Kreis der HUNTINGTONschen Chorea sehr viel weiter zu sehen; richtig ist daran, daß auf diese Weise eine Reihe von Abortivfällen hineinbezogen wurden; andererseits besteht aber bei seinem Verfahren die schwer zu vermeidende Gefahr, daß der Kreis etwas zu stark erweitert wird. Eine gewisse Berechtigung, die klinische Variabilität zu betonen, ist zweifellos vorhanden; man wird aber, um sich nicht zu verlieren, Wert auf die einheitliche pathologisch-anatomische Grundlage legen müssen. Auch MEGGENDORFER hat sich eingehend mit der Chorea beschäftigt und vor allen Dingen auf atypische Fälle sowie auf die psychischen Besonderheiten bei diesen Kranken hingewiesen. Später hat ENTRES diesen neueren Erfahrungen Rechnung getragen und auch das von ihm anfangs eng umgrenzte Gebiet der HUNTINGTONschen Chorea etwas erweitert. Anlaß gegeben haben dazu auch anatomische Befunde — in erster Linie von SPIELMEYER —, und man hat gelernt, eben wegen des gleichartigen anatomischen Befundes und wegen entsprechender Erblichkeit auch Fälle zur HUNTINGTONschen Chorea zu rechnen, die der ursprünglichen Symptomatologie nicht entsprechen, insbesondere solche, bei denen es später zu einem Nachlassen der choreatischen Bewegungen unter gleichzeitiger allgemeiner Versteifung kommt. Mit Rücksicht auf diese Veränderung, insbesondere mit Rücksicht darauf, daß die choreatischen Bewegungen gelegentlich fehlen können oder nicht sehr ausgesprochen zu sein brauchen, spricht man jetzt vielfach nicht mehr von der HUNTINGTONschen Chorea, sondern von der HUNTINGTONschen *Krankheit*.

Wenn wir von den Grundtypen ausgehen, so handelt es sich um ein klinisch, erbbiologisch und pathologisch-anatomisch gut gekennzeichnetes Leiden.

Der *pathologische Befund* ist bereits makroskopisch erkennbar; das Gehirn ist meist im ganzen atrophisch; ganz erheblich betroffen von der Atrophie sind Putamen und auch Caudatum. Auf Frontalschnitten durch die zentralen Ganglien vermißt man die übliche Vorwölbung des Caudatums in die Ventrikel, die meist recht weit sind und auch das Putamen stellt nur einen schmalen Strich dar. Demgegenüber erscheint die innere Kapsel verhältnismäßig stark entwickelt.

Das Gehirngewicht ist erheblich herabgemindert und beträgt kaum über 1000 g. BONHOEFFER berichtet über Gehirngewichte von 900 g und weniger. Die ersten histologischen Befunde stammen von ALZHEIMER (1911); er fand einen rein degenerativen Krankheitsprozeß, und zwar ist namentlich im Putamen und Caudatum ein Ausfall der kleinen Ganglienzellen festzustellen; infolge dieses Ausfalles legen sich die Markfasern dichter aneinander und so entsteht das von C. und O. VOIGT so bezeichnete Bild des Status fibrosus.

Der Erbgang ist ausgesprochen dominant, und zwar handelt es sich um eine monohybride Dominanz, wie die ausgezeichneten Untersuchungen von ENTRES als sicher herausgestellt haben. Einem soeben erschienenen Aufsatz von PANSE entnehme ich, daß ENTRES diese Annahme auf Grund eines weiteren noch nicht veröffentlichten Materials hat bestätigen können. Auch Untersuchungen

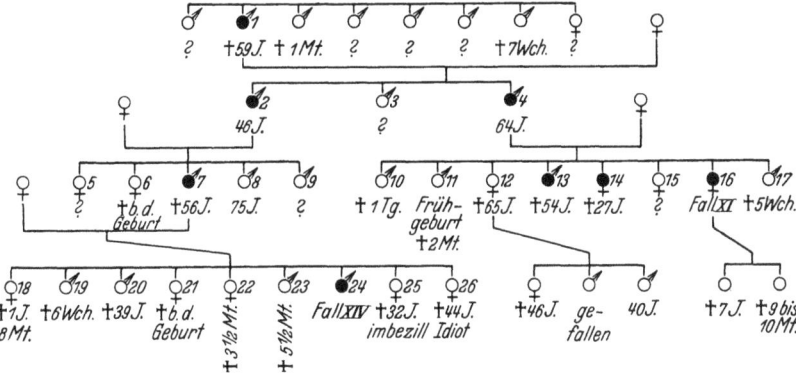

Abb. 13. Chorea Stammbaum „Flaccus von Reithof". (Nach ENTRES.) Nr. 12 ist selbst gesund, hat gesunde Kinder. Erhebliche Kindersterblichkeit, besonders unter den Nachkommen von Nr. 7 und 16. Nr. 25 und 26 sind ungeklärte Schwachsinnsfälle.

an eineiigen Zwillingen, die naturgemäß noch nicht sehr zahlreich sind, sprechen im gleichen Sinne.

Wenn man praktisch vielfach den Nachweis einer erblichen Belastung vermißt, so kann das einmal daran liegen, daß bei dem späten Manifestationstermin dieser Krankheit manche Anlageträger wegen ihres vorzeitigen Todes den Ausbruch ihrer Erkrankung nicht mehr erleben oder daß, was auffälligerweise nicht selten zu sein scheint, den Befallenen das Auftreten ihrer Zuckungen gar nicht recht zum Bewußtsein kommt und daß auch von der Familie relativ oft nicht entsprechend darauf geachtet wird. Dementsprechend werden die Fragen nach ähnlich kranken Verwandten meist negativ beantwortet; forscht man dagegen persönlich nach, so entdeckt man mit großer Regelmäßigkeit die entsprechende Erkrankung. Auf diese Weise gelang es z. B. GERATOWITSCH bei Fällen meiner Beobachtung, die jede Belastung abgestritten hatten, eine einwandfreie erbliche Belastung festzustellen.

Das Leiden beginnt im allgemeinen erst ziemlich spät, selten vor dem 40. Lebensjahr. PANSE fand als Durchschnittserkrankungsalter bei lediglich klinisch Erfaßten 35,1, bei systematischer Untersuchung aller Familienmitglieder 30,5 Jahre. Praktisch werden die Leute aber, wenn man von den bekannten Probanden ausgeht, kaum je so früh erfaßt werden und in BONHOEFFERS Material lag das Durchschnittsalter bei etwa 40 Jahren. Frühfälle kommen vor, sind aber sehr selten; in der Regel wird eine Frühdiagnose aber nur dann möglich sein, wenn es gelingt, bei einer entsprechenden Belastung die Diagnose aus Eigenarten der Persönlichkeit zu stellen, noch bevor die choreatischen Bewegungen begonnen haben.

Das auffallendste Symptom sind die choreatischen Bewegungen. Hier handelt es sich um eine Bewegungsstörung, die am eingehendsten von FOERSTER beschrieben ist. Im großen ganzen besteht eine gewisse Ähnlichkeit in den Grundzügen der Bewegungsstörungen, mit denen der SYDENHAMschen Chorea; indes sind gewisse Abweichungen, namentlich bei länger dauernden Choreafällen, nicht zu verkennen. Grundsätzlich besteht die choreatische Bewegungsstörung in einer unwillkürlich auftretenden Bewegung, die in der Regel jeweils nur einen Muskel befällt, aber in buntem Wechsel bald hier bald dort am Körper sich bemerkbar macht. Die Bewegungen treten spontan auf, d. h. sie werden nicht durch andere Bewegungen ausgelöst, wohl aber besteht gleichzeitig eine erhöhte Neigung zu Mitbewegungen, wenn Willkürinnervation vollzogen werden. Außerdem pflegt jede Erregung aber auch schon jede kleine Gemütsbewegung das choreatische Bewegungsspiel erheblich zu steigern.

Die Bewegungen selbst laufen rasch ab in Form einer Zuckung. Im großen ganzen ist diese Bewegung jedoch etwas langsamer als bei der Chorea Sydenham, bei der besonders auch das Absinken des eben befallenen Muskels in der Regel rascher vor sich geht. Befallen sind vorzugsweise die Extremitäten, ohne besondere Bevorzugung der rumpfnahen oder rumpffernen Teile. Wenig oder gar nicht betroffen sind die Rumpfmuskeln, insbesondere sieht man selten eine Beteiligung der Bauch- oder Brustmuskeln, wie sie bei der Myoklonie vorkommt; wohl aber können wir aus gelegentlich auftretenden Atemstörungen auf eine Beteiligung des Zwerchfells schließen. Der Muskeltonus ist herabgesetzt, ein Umstand, der das Schleudernde und Schlenkernde der Extremitätenzuckungen noch besonders erklärt. Prüft man sorgfältig die Koordination, so findet man bei Zielbewegungen meist eine gewisse Ataxie, ohne daß die Unsicherheit der Zielerreichung etwa durch dazwischenkommende choreatische Bewegungen erklärt wäre.

Die Reflexe weisen in typischen Fällen keine besondere Störung auf, nur finden wir bei der Auslösung der Patellarsehnenreflexe sehr häufig das GORDONsche Phänomen (tonische Reflexverlängerung, KLEIST). Dies Symptom besteht darin, daß bei Auslösung des Patellarsehnenreflexes der Unterschenkel oft nicht sofort wieder zurücksinkt, sondern daß der Ausschlag gewissermaßen verlängert ist; offenbar handelt es sich darum, daß durch den Reiz bei Beklopfen der Sehne nicht nur der Reflex, sondern auch eine choreatische Zuckung hervorgerufen wird, die zu der Verlängerung der Reflexbewegung führt. Die Willkürbewegungen brauchen nicht beeinträchtigt zu sein, vielfach ist jedoch der Choreatiker zu einer kraftvollen Bewegung nur auf Augenblicke imstande. Wenn eine länger dauernde Innervation verlangt wird, so muß der Choreatiker sie immer wieder erneuern.

Bei vorgeschrittenen Fällen fallen die choreatischen Einzelzuckungen nicht so sehr als solche auf, sondern man gewinnt den Eindruck einer ganz allgemeinen Bewegungsunruhe, die, kompliziert durch den etwas wackelnden Gang und gewisse grotesk pathetische Bewegungen mit den Händen etwas ungemein Charakteristisches haben. Dadurch, daß z. B. bei den Gehbewegungen choreatische Bewegungen der am Gehen beteiligten Muskeln dazwischen kommen, gewinnt der Schritt unter Umständen etwas Tänzelndes. Willkürinnervation, choreatische Bewegungen und die reichlichen Mitbewegungen geben so dem Bild etwas ungemein Charakteristisches. Das kann man einmal an schweren Choreafällen erkennen, man sieht es aber auch bei leichten Fällen in Andeutung wieder und so kann die Diagnose der Chorea Huntington aus dem Anblick frühzeitig oft leicht gestellt werden.

Erheblich gestört ist auch das Sprechen des Choreatikers, und zwar vor allem dadurch, daß die Koordination der Sprachmuskeln beeinträchtigt ist. Störend wirken selbst aber auch die dazwischen kommenden Zuckungen der Lippen- und Zungenmuskulatur. Die Sprache ist vielfach verlangsamt, auch der Tonfall und die Sprachmelodie können gelitten haben, so daß bei manchen Fällen eine Verwechslung mit der paralytischen Sprachstörung vorkommt.

Auffallend ist, daß die Kranken in der Ausführung ihrer Willkürbewegungen und Handlungen längere Zeit verhältnismäßig wenig beeinträchtigt sind; während z. B. die Kranken mit SYDENHAMscher Chorea schon früh dadurch auffallen, daß sie Gegenstände fallen lassen oder sonst ungeschickt erscheinen, findet sich der HUNTINGTON-Kranke oft lange Zeit noch mit seiner Bewegungsstörung ab, ohne daß seine Hantierungen allzu grob leiden. Im Laufe der Zeit wird die Beeinträchtigung jedoch auch hier stärker, so daß die Kranken im Gehen behindert sind. In späteren Stadien bleiben die Kranken bettlägerig und auch ihre sprachlichen Äußerungen sind kaum zu verstehen.

An besonderen Symptomen sei vor allen Dingen auf die Neigung zu Versteifung und Akinese hingewiesen. Diese Fälle sind selten und nach meiner Meinung wird man sie nur dann zur Chorea rechnen dürfen, wenn eine gleichartige Erblichkeit und ein choreatischer pathologisch-anatomischer Befund besteht. Dagegen habe ich Bedenken, wie das vielfach geschieht, manche Zitterformen zur HUNTINGTONschen Chorea zu rechnen. Auch die Beziehungen, die zur Epilepsie von mancher Seite angenommen werden, scheinen mir noch keineswegs bewiesen zu sein. Der Umstand, daß die Fälle mit Versteifung meist solche Kranken betreffen, bei denen die Chorea ungewöhnlich früh auftritt, erweckt den Verdacht, daß es sich hier doch vielleicht um Mischformen handelt.

Bei den *psychischen* Veränderungen möchte ich zweierlei unterscheiden: Einmal die sonderbare Reaktion der Kranken auf ihr Leiden und dann die meist progressiven Veränderungen des Seelenlebens. Was die Reaktion der Kranken anlangt, so ist immer wieder auffällig, daß sich die Kranken sehr wenig um ihr Leiden, das den Außenstehenden meist doch erheblich auffällt, kümmern; viele halten sich gar nicht für krank, klagen bei etwaigen Fragen auch keineswegs über die Zuckungen und man hat den Eindruck, daß das Leiden sie kaum tangiert. Dabei verstehen sie ganz geschickt, die choreatischen Bewegungen zur Willkürinnervation auszunutzen.

In vielen Fällen entwickelt sich eine langsam zunehmende Demenz, die übrigens nicht immer von der Schwere der choreatischen Bewegungsstörung abhängt. Fast immer ist jedoch eine gewisse Kritiklosigkeit vorhanden. Bei schweren Fällen kann die Demenz unter Umständen an die einer Paralyse erinnern.

HOCHHEIMER hat gezeigt, daß es sich bei den scheinbaren Demenzzuständen nicht um Ausfälle im engeren Sinne des Wortes handelt. Frühzeitig erschwert ist aber die Denksteuerung, und die Fehlleistungen beruhen nach seiner Meinung vor allem in einem Nichttreffen beim inneren Suchen und einem Abgleiten vom Denkmaterial, das nicht in wünschenswerter Weise festgehalten werden kann. Wenn HOCHHEIMER in bezug auf die affektiven Eigentümlichkeiten der Choreatiker betont, daß die Reizbarkeit, die ihnen zugeschrieben wird, meist eine Haltung aller kranken Menschen sei, so hat er sicher Recht und es ist wohl auch schwer, die affektive Veränderung der Choreatiker unmittelbar auf den organischen Hirnbefund zurückzuführen.

Wichtiger dagegen sind die psychischen Eigentümlichkeiten, die man gelegentlich bei den noch nicht von der Chorea befallenen Familienmitgliedern findet. Vor allem den Untersuchungen von MEGGENDORFER ist es zu danken, daß man diesen Formen mehr Aufmerksamkeit geschenkt hat; er hat auch auf das zum Teil geringe soziale Niveau dieser Verwandten aufmerksam gemacht. Sein Hinweis, daß es sich bei diesen eigenartigen nervös-erregbaren Menschen um

Kandidaten einer späteren Chorea handelt, hat sich einstweilen noch nicht bestätigt. BONHOEFFER vergleicht die psychischen Veränderungen mit denen, wie man sie auch sonst bei hirnatrophischen Prozessen sieht. Er weist vor allem auf den Beginn mit Aufmerksamkeitsstörungen, Unstetigkeit und später Entwicklung von Merkstörungen und Urteilsfähigkeit hin. Iterationserscheinungen sind nicht so selten. BONHOEFFER hat auch aphasische und apraktische Symptome gefunden.

Eine *Behandlung* der Chorea Huntington auf Grund kausaler Erwägungen ist nicht möglich. Man wird in schweren Fällen ohne Beruhigungsmittel nicht auskommen. Gelegentlich wird versucht, durch Scopolamin Beruhigung zu schaffen, jedoch ist hier die Wirkung nicht so wie bei den anderen extrapyramidalen Erkrankungen; da aber die Kranken meist durch ihren Zustand subjektiv nicht sehr mitgenommen sind, besteht auch im großen ganzen keine starke Behandlungsbedürftigkeit. Nötig ist, für Pflege und Begleitung zu sorgen, namentlich deshalb, weil diese Kranken wegen ihrer Einsichtslosigkeit sich nicht selbst vor Gefahren bewahren können.

Prophylaxe. Die Chorea Huntington gehört zu den Erkrankungen, für die das Gesetz zur Verhütung erbkranken Nachwuchses Sterilisierung vorsieht. Da bei dem relativ späten Auftreten der meisten Fälle dieser Art die Sterilisierung zu spät kommen wird, hat man versucht, die Choreatikerkandidaten schon vor Ausbruch der Erkrankung festzustellen, namentlich MEGGENDORFER hat sich, wie oben angedeutet, darum bemüht; indes kann seine Meinung, daß psychisch auffällige Personen aus dem Choreatikerkreis Anwärter auf eine Chorea Huntington seien, nicht mit solcher Sicherheit vertreten werden, daß man daraus die Berechtigung zur Sterilisierung ableiten könnte. Ebenso ist es auch nicht angängig, etwa alle Kinder eines Erbchoreatikers zu sterilisieren, wie HERRMANN es einmal vorgeschlagen hat, denn es können ja auch völlig gesunde Kinder von einem Choreatiker abstammen, deren Nachkommen dann ebenfalls gesund bleiben. Immerhin wäre es im rassenhygienischen Interesse wichtig, die Früherkennung der Chorea Huntington zu erleichtern. In vielen Fällen wird eine solche wohl möglich sein, wenn überhaupt an die Möglichkeit einer Chorea gedacht wird.

Differentialdiagnose. Verwechslungen mit Chorea Sydenham kommen nur bei den sehr seltenen Frühfällen von HUNTINGTONscher Chorea in Betracht. Die lange Dauer der Erkrankung kann allein nicht maßgebend für die Diagnose Huntington sein, weil auch jugendlich Erkrankte bei SYDENHAMscher Chorea unter Umständen recht lange krank bleiben können. Im übrigen ist die Diagnose vor allem auch dann schwer, wenn die choreatische Bewegungsstörung nicht im Vordergrund des Bildes steht, sondern andere Symptome das Feld beherrschen. Nicht ganz selten ist eine Verwechslung mit Paralyse besonders dann, wenn etwa ein Choreatiker wegen früher durchgemachter Lues eine positive Wa.R. zeigt.

Sehr schwer abzugrenzen sind Fälle von seniler Chorea nicht hereditärer Art; mit Sicherheit wird man die Diagnose erst post mortem stellen können. Nach den Befunden von JAKOB, CREUTZFELDT und HALLERVORDEN ist an dem Vorkommen solcher choreatischen Erkrankungen auf Grund seniler Veränderungen (ALZHEIMERsche Fibrillenveränderungen, Plaques) im Bereich des Caudatums wohl nicht zu zweifeln.

Choreatische Erkrankungen auf Grund eines arteriosklerotischen oder sonstigen Herdes (Tumormetastasen, Blutungen) im Bereich der zentralen Ganglien (Herdchoreatiker) oder der Bindearme (BONHOEFFER) sind selten, sie sind so gut wie immer halbseitig; auch zeichnen sich die meisten Fälle durch einen mehr ausfahrenden Charakter der Bewegungen, ähnlich wie Hemiballismus (BOSTROEM) aus.

Die Chorea gravidarum wird nur selten als differentialdiagnostische Möglichkeit in Betracht kommen. Abgesehen von den nicht zu übersehenden Begleitumständen ähnelt die Chorea gravidarum im allgemeinen in ihren Symptomen mehr der Chorea Sydenham.

Äußere Ursachen sind bei der Entstehung der Chorea Huntington ernstlich nicht in Betracht zu ziehen; auch die Auslösung durch schädigende Noxen exogener Art ist nach meiner Meinung kaum anzunehmen.

8. Myoklonie.

Mußte schon bei der Torsionsdystonie und auch bei dem Crampussyndrom immer wieder auf die Möglichkeit hingewiesen werden, daß es sich hier nicht um eine idiopathische Krankheit, sondern um Symptome irgendwelcher verschiedenartiger Hirnprozesse handeln könne, so gilt das in verstärktem Maße für die Myoklonie, die eigentlich nur als Symptom und nicht als Krankheit sui generis gefunden wird. Wenn ich sie trotzdem hier erwähne, so geschieht das gewissermaßen der Vollständigkeit halber, um auch dieser Art von Bewegungsstörungen gerecht zu werden.

Die Myoklonie ist wohl die Hyperkinese, die am einfachsten gebaut ist, sie hat am meisten Ähnlichkeit mit den ticartigen Zuckungen in dem Sinne, wie sie oben definiert wurden. Auch bei der Myoklonie handelt es sich um ganz kurze Zuckungen, die aber nie mehr als einen Muskel gleichzeitig befallen, unter Umständen sogar auch nur Teile eines Muskels betreffen. Bevorzugt werden einmal die platten Muskeln, wie Bauchmuskeln und Pectoralis. Das Bemerkenswerte an der Zuckung ist, daß sie Muskeln befällt, die man im allgemeinen willkürlich nicht isoliert zu bewegen pflegt. Jedenfalls kann man sie nicht so partiell innervieren, wie das bei der myoklonischen Zuckung geschieht. Auch wenn die Zuckungen an den Oberschenkeln stattfinden, so befallen sie Muskeln, die willkürlich isoliert ebenfalls kaum je bewegt werden können, z. B. den Sartorius oder den Semitendinosus. Im allgemeinen begnügt sich die myoklone Zuckung mit einem blitzartigen Zucken, das zwar deutlich sichtbar ist, aber doch kaum je einen wesentlichen motorischen Effekt an den Extremitäten mit sich bringt. FRIEDREICH hat diese Bewegungsstörung zum erstenmal gesehen und unter dem Namen Paramyoclonus multiplex beschrieben. Bei der Sektion konnte später aber nichts Krankhaftes festgestellt werden.

Ob es eine idiopathische Form gibt, ist dabei außerordentlich schwer zu sagen. Man hat die Myoklonusepilepsie (UNVERRICHT) als eine solche idiopathische Form aufgefaßt. In der Tat scheint es sich hier um ein fest umrissenes Krankheitsbild zu handeln, bei dem aber die epileptischen Anfälle im Vordergrund stehen; erst nach längerem Bestehen der Anfälle kommt es zu den myoklonischen Zuckungen, die einen starken Grad annehmen können und sich unter Umständen so lange steigern, bis ein epileptischer Anfall wieder etwas Ruhe bringt. Fast immer handelt es sich um geistig minderveranlagte Menschen.

Bei den von LUNDBORG beschriebenen Fällen liegt ein recessiv vererbbares Leiden vor, und zwar meint LUNDBORG, daß es sich um eine erbliche Koppelung von Epilepsie und Myoklonie handelt, eine Auffassung, die meines Erachtens aber voraussetzen würde, daß der Erbfaktor Myoklonie gelegentlich auch allein auftreten müßte, was in der Form eines Erbleidens jedenfalls nicht beobachtet ist. Anatomisch hat man eine Schädigung des Nucleus dentatus im Gehirn gefunden. Bemerkenswert sind dabei auch die von LAFORA zuerst beschriebenen corpusculären Einlagerungen in den Ganglienzellen. Die Fälle von Myoklonieepilepsie sind sehr selten. Ich glaube, daß die große Bedeutung der myoklonischen Zuckungen darin besteht, daß es sich hier um ein Symptom handelt, das nicht ganz selten von anderen Gehirnkrankheiten verursacht wird, z. B. hat man es bei der akuten epidemischen Encephalitis, namentlich innerhalb der epidemischen Wellen im Jahre 1920 und 1921, sehr häufig gesehen.

Literatur.

Zusammenfassende Darstellungen allgemeiner Art mit ausführlichen Literaturangaben.

BANNWARTH: Fortschr. Neur. 10 (1938). — BOSTROEM: Der amyostatische Symptomenkomplex. Berlin 1922.

FOERSTER: Z. Neur. 73, 1 (1921).

HALLERVORDEN: Die extrapyramidalen Erkrankungen. BUMKES Handbuch der Geisteskrankheiten, Bd. 11. Berlin 1930.

JAKOB: Die extrapyramidalen Erkrankungen. Berlin 1923.

KINNIER WILSON: Die zentralen Bewegungsstörungen. Berlin 1936.

LEWY, F. H.: Die Lehre vom Tonus und der Bewegung. Berlin 1923. — LOTMAR: Fortschr. Neur. 3, 245 (1930).

RUNGE: Erg. inn. Med. 26, 351 (1924).

SPATZ: Physiologie und Pathologie der Stammganglien. Handbuch der normalen und pathologischen Physiologie, Bd. 10, S. 318. Berlin 1927. — STERTZ: Der extrapyramidale Symptomenkomplex. Berlin 1921.

VOGT, O. u. C.: J. Psychol. u. Neur. 25, Erg.-H. 3.

Schriften, die einzelne Erkrankungen behandeln.

Paralysis agitans.

A. Zusammenfassende Arbeiten.

GAMPER: Paralysis agitans. BUMKE-FOERSTERs Handbuch der Neurologie, Bd. 16. Berlin 1936.

MENDEL: Die Paralysis agitans. Berlin 1911.

B. Einzelarbeiten.

BING: (1) Schweiz. Arch. Neur. 13, 77 (1923). — (2) Schweiz. med. Wschr. 1923 I, 167. — (3) Schweiz. med. Wschr. 1929 I, 717. — BOSTROEM: (1) Z. Neur. 76, 444 (1922). — (2) Arch. f. Psychiatr. 71, 128 (1924). — BRUNS: Neur. Zbl. 23, 978 (1904).

EMDEN: Dtsch. med. Wschr. 1901 I, 795.

FOERSTER: Allg. Z. Psychiatr. 66, 902 (1909). — FÜNFGELD: Z. Neur. 81, 187 (1923).

GORDON: J. nerv. Dis. 60, 468 (1924).

HEYDE: Arch. f. Psychiatr. 97, 600 (1932).

JACKSCH-WARTENHORST: Zbl. Neur. 37, (291 (1924).

KEHRER: Arch. f. Psychiatr. 91 (1930). — KLEIST: (1) Arch. f. Psychiatr. 59, 790 (1918). (2) Mschr. Psychiatr. 52, 253 (1922). — (3) Dtsch. med. Wschr. 1925 II.

LEWY, F. H.-DRESSEL: Z. exper. Med. 26, 87 (1922). — LOTMAR: Nervenarzt 1, 6 (1908). LUNDBORG: Dtsch. Z. Nervenheilk. 1904.

SCHALTENBRAND: (1) Dtsch. Z. Nervenheilk. 108, 209 (1929). — (2) Dtsch. Z. Nervenheilk. 109, 231 (1929). — SCHALTENBRAND u. DE JONG: Dtsch. Z. Nervenheilk. 86, 129 (1925). — SCHUSTER: Z. Neur. 77, 1 (1922). — STAHL: Z. Neur. 78, 300 (1923).

WILLIGE: Z. Neur. 4, 520 (1911). — WITZLEBEN, v.: Klin. Wschr. 1938 I, 329, 369.

Wilsonsche Krankheit.

A. Zusammenfassende Arbeiten.

BOSTROEM: Der amyostatische Symptomenkomplex. Berlin 1922.

HALL: La dégéneration hépato-lenticulaire. Paris 1921.

JOSEPHY: Degeneratio hepato-lenticularis. BUMKE-FOERSTERs Handbuch der Neurologie, Bd. 16. Berlin 1936.

ROESSLE: Erkrankungen der Leber. HENKE-LUBARSCH' Handbuch der speziellen Pathologie, Bd. V/1. Berlin 1930.

WILSON: Progressive lenticuläre Degeneration. LEWANDOWSKYS Handbuch der Neurologie, Bd. 5. Berlin 1914.

B. Einzelarbeiten.

BIELSCHOWSKY: J. Psychol. u. Neur. 24, 20 (1918). — BOSTROEM: Fortschr. Med. 1914, H. 8/9. — BRAUNMÜHL, v.: (1) Z. Neur. 130, 1 (1930). — (2) Z. Neur. 138, 453 (1932).

FLEISCHER: (1) Münch. med. Wschr. 1909 II, 1120. — (2) Dtsch. Z. Nervenheilk. 44, 179 (1912). — FLEISCHER u. GERLACH: Klin. Wschr. 1934 I, 255.

Gerlach u. Rohrschneider: Klin. Wschr. **1934** I, 48. — Greenfield: Brain **17**, Nr 68 (1924).
Higier: Z. Neur. **23**, 290 (1914). — Hoesslin, v. u. Alzheimer: Z. Neur. **8** (1912). — Homén: Arch. f. Psychiatr. **24**, 191 (1892).
Jess: (1) Klin. Mbl. Augenheilk. **69**, 218 (1922). — (2) Klin. Mbl. Augenheilk. **79**, 145 (1927).
Kehrer: Z. Neur. **129**, 488 (1930).
Lehoczky, v.: (1) Arch. f. Psychiatr. **95**, 481 (1931). — (2) Arch. f. Psychiatr. **102**, 260 (1934). — Lisi: Riv. Pat. nerv. **34**, 1 (1929). — Lüthy: Dtsch. Z. Nervenheilk. **123**, 101 (1931).
Müller-Wilhelm: Dtsch. Z. Nervenheilk. **145**, 234 (1938).
Rohrschneider: Arch. Augenheilk. **108**, 391 (1934). — Rumpel: Dtsch. Z. Nervenheilk. **49**, 54 (1927).
Schaltenbrand: Dtsch. Z. Nervenheilk. **91**, 174 (1926). — Schenk: Dtsch. Z. Nervenheilk. **133**, 161 (1934). — Scholz: Arch. f. Psychiatr. **87**, 689 (1928). — Sjöval: Acta path. scand. (København.) **6**, 193 (1929). — Spielmeyer: Z. Neur. **57**, 312 (1920). — Stadler: Z. Neur. **154**, 626 (1936). — Stanley, Barner and Weston Hurst: Brain **48**, 279 (1925). — Steinmann: Arch. f. Psychiatr. **105**, 514 (1936). — Strümpell: (1) Dtsch. Z. Nervenheilk. **12**, 115 (1898). — (2) Dtsch. Z. Nervenheilk. **14**, 348 (1899). — (3) Dtsch. Z. Nervenheilk. **54**, 207 (1916). — Strümpell u. Handmann: Dtsch. Z. Nervenheilk. **50**, 455 (1914).
Thomalla: Z. Neur. **41**, 311 (1918).
Westphal: (1) Arch. f. Psychiatr. **51**, 1 (1913). — (2) Arch. f. Psychiatr. **66**, 115 (1922).
Wilson: Brain **1912**.

Athetose.
A. Zusammenfassende Arbeiten.

Bostroem: Der amyostatische Symptomenkomplex. Berlin 1922.
Josephy: Status marmoratus. Bumke-Foersters Handbuch der Neurologie, Bd. 16. Berlin 1936.
Kalinowsky: Hallervordensche Krankheit. Bumke-Foersters Handbuch der Neurologie, Bd. 16. Berlin 1936.
Lewandowsky: Lewandowskys Handbuch der Neurologie, Bd. 1, S. 716. Berlin 1910.
Wilson: Die zentralen Bewegungsstörungen. Berlin 1936.

B. Einzelarbeiten.

Bielschowsky: J. Psychol. u. Neur. **31**, 125 (1924). — Bostroem: (1) Dtsch. Z. Nervenheilk. **100**, 63 (1927). — (2) Mschr. Kinderheilk. **39**, 169 (1928). — Bostroem u. Spatz: Zbl. Neur. **48**, 560 (1928) (Bindearmatrophie bei Athetose).
Foerster: Z. Neur. **73**, 1 (1921).
Hallervorden u. Spatz: Z. Neur. **79**, 254 (1922).
Patzig: Erbarzt **3**, 161 (1936).
Schneider, C.: Nervenarzt **7**, 385 (1934). — Scholz: Z. Neur. **88**, 355 (1924). — Scholz, Wake und Peters: Z. Neur. **163**, 193 (1938). — Schwartz: Z. Neur. **90**, 263 (1924).
Vogt, C.: J. Psychol. u. Neur. **12**, Erg.-H. (1909). — Vogt, C. u. O.: J. Psychol. u. Neur. **25**, Erg.-H. 3 (1920).
Werth: Arch. f. Psychiatr. **96**, 149 (1932).

Torsionsdystonie.
A. Zusammenfassende Arbeiten.

Mendel: Torsionsdystonie. Bumke-Foersters Handbuch der Neurologie, Bd. 16. Berlin 1936.
Schwalbe: Eine eigentümliche tonische Krampfform mit hysterischen Symptomen. Inaug.-Diss. Berlin 1908.

B. Einzelarbeiten.

Foerster, O.: Z. Neur. **73**, 1 (1921).
Mankowsky u. Czerny: Mschr. Psychiatr. **72**, H. 2 (1929). — Marinesko u. Nicolesco: Revue neur. **1929**, 973. — Mendel: Mschr. Psychiatr. **46** (1919).
Oppenheim: Neur. Zbl. **1911**, Nr 19.
Richter: Arch. f. Psychiatr. **67**, 226 (1922). — Rose: Arch. Biol. Soc. Sci. et Lettres Varsovie **1937**. — Rosenthal: (1) Arch. f. Psychiatr. **66**, 445 (1922). — (2) Arch. f. Psychiatr. **68** (1923).
Schnitt u. Scholz: Dtsch. Z. Nervenheilk. **126** (1932).
Thomalla: Z. Neur. **41**, 311 (1918).
Wimmer: (1) Hosp.tid. (dän.) **64**, Nr 23. — (2) Revue neur. **36**, No 6 (1929).
Ziehen: Neur. Zbl. **1911**, 109.

Torticollis.
A. Zusammenfassende Arbeiten.
MEIGE u. FEINDEL: Les tics et leur traitement. Paris 1912.
WILDER u. SILBERMANN: Beiträge zum Tickproblem. Wien 1927. — WILSON: Die zentralen Bewegungsstörungen. Berlin 1936.

B. Einzelarbeiten.
BOSTROEM u. LÄWEN: Dtsch. med. Wschr. **1934 II**, 1535.
CASSIRER: Klin. Wschr. **1922 I**, 153.
FOERSTER, O.: Z. orthop. Chir. **51**, Beih., 144 (1922).
KAPPIS: Chirurg **1934**, H. 3, 81.
OLIVECRONA: Arch. klin. Chir. **167**, 293.
QUADFASEL u. KRAGENBÜHL: Mschr. Psychiatr. **88**, 39 (1934).
SCHALTENBRAND: Dtsch. Z. Nervenheilk. **145,** 36 (1938).

Spastische Pseudosklerose.
A. Zusammenfassende Arbeiten.
JOSEPHY: JAKOB-CREUTZFELDTsche Krankheit. BUMKE-FOERSTERs Handbuch der Neurologie, Bd. 16. Berlin 1936.

B. Einzelarbeiten.
CREUTZFELDT: Nissl Beitr., Erg.-Bd. **1920**.
JAKOB: (1) Dtsch. Z. Nervenheilk. **70**, 153 (1921). — (2) Z. Neur. **64**, 147 (1921).
KIRSCHBAUM: Z. Neur. **92**, 175 (1924).
MEGGENDORFER: Z. Neur. **128**, 337 (1930).

Chorea Huntington.
A. Zusammenfassende Arbeiten.
BONHOEFFER: Die akuten und chronisch choreatischen Erkrankungen. Berlin 1936.
ENTRES: Klinik und Vererbung der HUNTINGTONschen Chorea. Berlin 1921.
JOSEPHY: Chorea Huntington. BUMKE-FOERSTERs Handbuch der Neurologie, Bd. 16. Berlin 1936.
KEHRER: Erbliche organische Nervenkrankheiten. BUMKE-FOERSTERs Handbuch der Neurologie, Bd. 16. Berlin 1936.

B. Einzelarbeiten.
BOSTROEM: Allg. Z. Psychiatr. **92**, 314 (1929).
DAVENPORT u. MUNCY: Eugenics Rec. Office Bull. **17** (1916).
ENTRES: Zit. nach PANSE.
GERATOWITSCH: Arch. f. Psychiatr. **80**, 513 (1927).
HOCHHEIMER: (1) Fortschr. Neur. 8, 455 (1936). — (2) J. Psychol. u. Neur. **47**, 49 (1938).
HUNTINGTON: Übersetzt von STEYERTAL: Arch. f. Psychiatr. **44**, 656 (1908).
KEHRER: (1) Dtsch. Z. Nervenheilk. **83**, 201 (1925). — (2) Dtsch. med. Wschr. **1935 II**, 2039. — KORBSCH: Arch. f. Psychiatr. **100**, 326 (1935).
MEGGENDORFER: (1) Z. Neur. **87**, 1 (1923). — (2) Z. Neur. **92**, 655 (1924).
PANSE: Fortschr. Erbpath. **2**, 30 (1938).
REISCH: Arch. f. Psychiatr. **86**, 327 (1929). — ROTTER: Z. Neur. **138**, 376 (1932).
SPIELMEYER: Z. Neur. **101**, 701 (1926).

Myoklonie.
A. Zusammenfassende Arbeiten.
LUNDBORG: Med.-biol. Familienforschungen innerhalb eines 2232 köpfigen Bauerngeschlechts in Schweden. Jena 1913.
UNVERRICHT: Über Myoklonie. Leipzig u. Wien 1911.

B. Einzelarbeiten.
FRIEDREICH: Virchows Arch. **86** (1886).
LAFORA: Zbl. Neur. **37**. — LAFORA u. GLÜCK: Z. Neur. **6** (1911). — LUNDBORG: (1) Sv. Läk.sällsk. Hdl. 3, 3 (1901). — (2) Uppsala Läk.för. Förh., Juli **1907**.

Die syphilitischen Erkrankungen des Gehirns.

Von

A. BOSTROEM-Leipzig.

Mit 18 Abbildungen.

A. Einleitung.

Es ist bekannt, daß die Syphilis der Haut und die der Körperorgane oft in schwer oder überhaupt nicht zu unterscheidender Weise die Bilder anderer Krankheiten imitiert; ganz ähnlich ist es bei der Lues des Zentralnervensystems; auch hier finden wir sehr häufig klinische Erscheinungsformen, wie wir sie auch bei anderen organischen Hirn- oder Rückenmarksleiden antreffen. Nicht nur kann ein Gumma dasselbe Zustandsbild wie ein Hirntumor hervorrufen; wir sehen auch, daß Erscheinungen einer multiplen Sklerose, einer Meningitis, einer Hirnarteriosklerose, einer Epilepsie und andere Krankheitsbilder durch Lues hervorgebracht werden können. Der neurologische Praktiker ist daher eigentlich in fast jedem Falle einer organischen Erkrankung des Zentralnervensystems bestrebt, erst einmal die luische Ätiologie auszuschließen und dazu bedarf es in der Regel einer Untersuchung von Blut und Liquor; denn der Versuch, neurologische Symptome, die *nur* bei syphilogenen Erkrankungen vorkommen, herauszuarbeiten, ist nicht gelungen. Das einzige Symptom, das einigermaßen die dabei zu stellenden Bedingungen erfüllen würde, ist die echte reflektorische Pupillenstarre, d. h. eine Pupillenstörung, bei der die miotische Pupille auf Licht direkt und konsensuell nicht, dagegen auf Konvergenz tadellos, vielleicht sogar gesteigert, reagiert, ohne daß etwa eine Leistungsunfähigkeit des Sehnerven die Ursache der fehlenden Lichtreaktion ist. Diese echte reflektorische Pupillenstarre soll gelegentlich als Folge einer epidemischen Encephalitis vorkommen. Ich selbst habe sie bei dieser Erkrankung nie beobachtet, wohl aber sieht man andere Pupillenanomalien, z. B. die absolute Pupillenstarre (Fehlen von Licht- *und* Konvergenzreaktion) bei den Spätencephalitiden. Wenn sonst gelegentlich behauptet wird, daß die echte reflektorische Pupillenstarre bei anderen Erkrankungen, z. B. beim Alkoholismus, beobachtet sei, so hat es sich entweder nicht um eine einwandfreie reflektorische Pupillenstarre gehandelt oder die Untersuchungen sind nicht mit allen modernen Hilfsmitteln der Syphilisdiagnostik durchgeführt worden.

Wenn wir danach auch anerkennen können, daß die echte reflektorische Pupillenstarre nur bei syphilogenen Erkrankungen des Zentralnervensystems zu beobachten ist, so hilft uns dies diagnostisch nicht allzu viel, weil dies Symptom bei den syphilogenen Erkrankungen ja keineswegs immer anzutreffen ist. Sie ist vielmehr ein spezielles Symptom der Tabes. Andere syphilogene Erkrankungen können zwar auch Pupillenstörungen aufweisen, aber abgesehen davon, daß die absolute Pupillenstarre auch bei nichtsyphilogenen Leiden, wenn auch selten vorkommt, so kann doch eine Pupillenanomalie bei syphilogenen Erkrankungen des Zentralnervensystems auch völlig fehlen. Man ist deshalb, wie gesagt, für die Diagnose zu einem großen Teil auf die Unterstützung durch die biologischen

Reaktionen angewiesen, insbesondere ist eine einwandfreie Diagnosenstellung in solchen Fällen nicht ohne Untersuchung des Liquors möglich. Aber auch hier soll man sich hüten, aus Einzelerscheinungen zu weitgehende Schlüsse zu ziehen. Grundsätzlich muß man sich aber daran gewöhnen, bei Verdacht auf eine syphilogene Erkrankung des Zentralnervensystems diagnostisch stets drei Gruppen von Symptomen zu berücksichtigen, nämlich neurologische, biologische und psychische Symptome. Auch wenn die klinischen Symptome nicht für Lues charakteristisch zu sein scheinen, ist es oft notwendig, an die Möglichkeit zu denken und die serologische Untersuchung von Blut und Liquor vorzunehmen.

Zum Verständnis der später wiedergegebenen Liquorbefunde sei kurz folgendes vorausgeschickt: Die Wassermannsche Reaktion (Wa.R.) im Blut wird gewöhnlich mit 0,25 ccm Serum angestellt. Im Liquor bekommt man, wohl wegen des geringen Antikörpergehaltes mit diesen kleinen Mengen oft negative Resultate, daher hat HAUPTMANN auf die Notwendigkeit einer Auswertung hingewiesen; demgemäß wird seitdem die Wa.R. mit 0,2—0,4 (manche auch 0,4 und 0,6) und 1,0 ccm Liquor mit stets gleichen Mengen Komplement und Antigen vorgenommen. Um Liquor zu sparen, kann man das hämolytische System im ganzen auf ein Viertel reduzieren, mit 0,05—0,1 und 0,25 ccm Liquor arbeiten, wobei gegenüber der oben erwähnten Methode auch nur der vierte Teil von Antigen und Komplement verwendet wird. Diese Technik ist z. B. an meiner Klinik üblich; die Resultate sind ohne weiteres mit den anderen vergleichbar.

Im allgemeinen genügt die NONNE-APELTsche Reaktion, um eine Globulinvermehrung anzuzeigen; da jedoch die Berechnung des Eiweißquotienten besonders für die Diagnose Paralyse wertvoll sein kann, wird vielfach die Eiweißrelation festgestellt.

Für die Bestimmung des Gesamteiweißes dient die Methode von NISSL, modifiziert von KAFKA und SAMSON. Der Durchschnittswert beträgt danach 24 mg-%, der der Globuline 4,8 mg-%, der Albumine 19,2 mg-%. Der Eiweißquotient, d. h. das Verhältnis von Globulin zum Albumin liegt zwischen 0,1 und 0,4 (DEMME).

Die Zellzählung im Liquor erfolgt in der FUCHS-ROSENTHALschen Zählkammer, die 3 cmm Liquor enthält; dementsprechend pflegt man die Zellwerte in einem Bruch mit dem Nenner 3 anzugeben. Normalerweise findet man in der Zählkammer gar keine oder nur 1—2 Zellen; als Höchstwert möchte ich etwa $^4/_3$ annehmen.

Die syphilogenen Erkrankungen des Zentralnervensystems pflegte man in die eigentlich syphilitischen und die metasyphilitischen Erkrankungen einzuteilen. Diese Unterscheidung ist in strenger Form nicht mehr aufrecht zu erhalten, seitdem es gelungen ist, bei den als metasyphilitische Leiden bezeichneten Erkrankungen, wie Paralyse und Tabes, ebenfalls Spirochäten im Gehirn bzw. Rückenmark festzustellen. Gleichwohl besteht sowohl hinsichtlich der klinischen Erscheinungen, der Behandlungsmöglichkeit und des pathologisch-anatomischen Befundes eine wesentliche Differenz, die eine Abtrennung, wenngleich unter anderen Gesichtspunkten, auch heute gerechtfertigt, ja nötig erscheinen läßt.

Ihrer Sonderstellung gemäß werden Tabes und Paralyse auch hier in besonderen Abschnitten behandelt, und zwar die Tabes unter den Rückenmarkserkrankungen und die Paralyse im Anschluß an dieses Kapitel über die Lues des Gehirns.

B. Lues cerebri.
1. Einleitung.

Das, was die als Lues cerebrospinalis zusammengefaßten Erkrankungen vereinigt, ist nicht etwa eine einheitliche klinische Symptomatologie, sondern das Vorhandensein einer spezifisch luischen Veränderung im Bereich des Zentralnervensystems oder seiner Häute.

Pathologisch-anatomisch wird im allgemeinen an der Einteilung in die gummöse, die meningitische und die vasale Form der Gehirnlues festgehalten; dagegen läßt sich die seinerzeit von RICORD eingeführte Einteilung der Symptome in drei Stadien bei den syphilogenen Erkrankungen des Zentralnervensystems nicht immer einwandfrei durchführen (JAHNEL). Immerhin kann man aber annehmen, daß es sich bei den meisten Fällen von syphilitischen Erkrankungen im Bereich des Zentralnervensystems anatomisch um eine tertiäre Form der Lues handelt (JAHNEL).

Zu welchem Stadium man die *frühluische Erkrankung* des Zentralnervensystems, die oft schon in den ersten Monaten nach der primären Infektion auftritt, rechnen soll, ist noch nicht sichergestellt, zumal pathologisch-anatomische Befunde über diese Fälle anscheinend noch fehlen. Als sicher kann nur gelten, daß bereits im sekundären Stadium der Syphilis sich eine Ausbreitung der Spirochäten in das Zentralnervensystem, seine Hüllen und Liquorräume einstellt und sehr wahrscheinlich sind darauf auch ein Teil der nervösen Beschwerden, z. B. der Kopfschmerz im Frühstadium zurückzuführen. Hier liegt aber keine Sonderstellung des Nervensystems vor, sondern man muß damit rechnen, daß die in diesem Stadium erfolgte Ausbreitung der Spirochäten sich auf *alle* Organe erstreckt. Der Umstand, daß wir das vom Zentralnervensystem besonders gut wissen, liegt nur daran, daß wir durch die Methode der Lumbalpunktion uns besonders leicht einen Einblick in die Verhältnisse des Zentralnervensystems verschaffen können (JAHNEL)[1].

Ob diese im sekundären Stadium fast immer oder doch sehr häufig vorhandene Affektion der Meningen [man sprach früher von Liquorlues (NAST), ein Ausdruck, den NONNE und PETTE ablehnen] nur einen leichten Grad der frühluischen Meningitis darstellt, also von ihr nur graduell verschieden ist, oder ob wir es hier mit einer besonderen Form zu tun haben, ist nicht ganz sicher. Wahrscheinlich ist nach den klinischen Erfahrungen, daß wohl noch etwas Besonderes hinzukommen muß, wenn eine frühluische Meningitis im eigentlichen Sinne entstehen soll.

Auch die übliche Einteilung in gummöse, meningitische und vasale Prozesse wird man nicht überspitzen dürfen. JAHNEL weist meines Erachtens mit Recht darauf hin, daß es sich hier nur um Typen handelt, die in schematischer Reinheit wohl niemals vorkommen; man sieht vielmehr meist Mischformen, unter denen bald diese, bald jene Komponente überwiegt. Am häufigsten handelt es sich bei der Syphilis des Zentralnervensystems um ein Gemisch meningealer

---

[1] SARBÓ nimmt zwei Möglichkeiten der Ausbreitung an: 1. Bald nach dem Primäraffekt entsteht der syphilitische Hautausschlag und gleichzeitig mit ihm wird auch das Zentralnervensystem auf dem Blutwege nach Durchbrechung des Drüsenwalls ergriffen, was sich in subjektiven und auch objektiven Symptomen bemerkbar macht. Die Beteiligung der Meningen erfolgt in diesem Stadium nur auf dem Blutwege. 2. Es entstehen keine Hautsymptome, weil der Drüsenwall standhält. Die Spirochäten passen sich dem vom Organismus gebotenen Widerstand in der Weise an, daß sie sich ihr Fortkommen in dem Lymphdrüsensystem sichern. Diese Spirochäten erzeugen nach der Meinung SARBÓs in langsamem Weiterkriechen die Tabes und Paralyse. Der Körper bestimmt kraft seiner konstitutionellen Eigenschaften den Verbreitungsweg. Die Spirochäten dieser 2. Gruppe werden „parenchymotrop" und verursachen so die parenchymatöse Erkrankung der Paralyse.

Gefäßprozesse mit oder ohne Gummenbildung (JAHNEL), das sich in der Regel an der Hirnbasis lokalisiert.

Sehr einleuchtend in bezug auf die Verteilung der syphilitischen Gehirnprozesse ist die Theorie von SPATZ, daß sich bei der Hirnsyphilis die luischen Erscheinungen sowohl an der äußeren (an die liquorführenden subarachnoidalen Räume angrenzenden) Oberfläche als auch an der inneren (den Ventrikeln zugehörigen mit Ependym ausgekleideten) Oberfläche entlang ausbreiten. Die Verteilung entspricht der sog. Farbstoffmeningitis, die entsteht, wenn man bei Tieren Farbstoff in die Liquorräume einspritzt. Diese Ausbreitung ist eine grundsätzlich andere, wie bei der Paralyse, bei der die Erreger offenbar nicht vom Liquor aus, sondern auf dem Blutwege in das Zentralnervensystem gelangen. Das auch bei der Lues cerebri zu beobachtende Übergreifen auf die Gefäße wird dagegen dadurch hervorgerufen, daß das Bindegewebe des arachnoidalen Maschenwerks sich unmittelbar in das Bindegewebe der Gefäßadventitia fortsetzt.

Klinisch ist es zweckmäßig, die Erkrankungen im Frühstadium von den später auftretenden Hirnluesfällen zu trennen. Als hauptsächlichste Störungen der Frühstadien kommen in Betracht die sog. nervösen Störungen bei Lues und die frühluische Meningitis. Die nervösen Störungen der Frühstadien werden in etwas diffuser Weise recht verschieden zusammengefaßt. Ich möchte hier unterscheiden zwischen den psychoreaktiven Erscheinungen nach Luesinfektion und der syphilitischen Neurasthenie.

2. Die nervösen Störungen im Frühstadium.

a) Psychoreaktive Erscheinungen.

Das Wesentlichste dieser Zustände ist eine hypochondrische Reaktion. Die syphilitische Infektion kommt nur als zufällige Auslösung in Betracht und zwar, nicht wegen ihres biologischen Eintretens, sondern lediglich deshalb, weil die Tatsache der Infektion die Person psychisch, in erster Linie affektiv, erheblich tangiert. Mit anderen Worten: Wesentlich ist nicht das *Ereignis der Infektion*, sondern das *Erlebnis der Ansteckung*, die für den Kranken von starkem Gefühlswert ist. Jede andere äußere Ursache, die eine ähnliche psychische Wirkung auf das Individuum ausübt, kann zu grundsätzlich gleichen seelischen Beschwerden führen.

Nun ist die syphilitische Infektion aber besonders geeignet zu einer derartigen Wirkung, besonders weil die Umstände, unter denen sie erworben wird, bei vielen entsprechend veranlagten Personen zu Selbstvorwürfen Veranlassung geben. Es genügt die Tatsache, selbst an der Erkrankung schuld zu sein oder sie doch wenigstens haben vermeiden zu können, um eine begreifliche Verstimmung hervorzurufen. Bei vielen, namentlich jüngeren Personen, mag auch die Unmöglichkeit, sich in der gewohnten Weise mit nahestehenden Angehörigen über diese Sorge auszusprechen, zu einer Vertiefung der Mißstimmung beitragen.

Bei Weiterblickenden ist in erster Linie die Aussicht, an einer „unheilbaren" Erkrankung zu leiden, durch eigene Schuld auf die Gründung einer Familie verzichten zu müssen und schließlich die Angst vor der auch in Laienkreisen als Syphilisfolge bekannten „Rückenmarksschwindsucht" und der „Gehirnerweichung" ein verständlicher Grund für eine tiefe Niedergeschlagenheit, die unter bestimmten Verhältnissen zu einer reaktiven oder psychogenen Depression führen kann.

Neben der selbstverständlich notwendigen antisyphilitischen Behandlung, die hier nicht nur biologisch, sondern auch beruhigend wirken muß, bedürfen diese Kranken noch einer eingehenden ärztlichen Beeinflussung. Eine solche wird aber nicht immer verhindern können, daß die Furcht vor Rezidiven oder vor einer metasyphilitischen Erkrankung dauernd bleibt und den Kranken von Arzt zu Arzt treibt; immer wieder lassen sich solche hypochondrisch Eingestellte das Blut und evtl. den Liquor untersuchen; eine positive Blutreaktion läßt sie nicht eher zur Ruhe kommen, bis durch immer wiederholte, oft unnötige Kuren eine negative Reaktion erzielt ist.

Daß die luische Infektion als solche nicht die Ursache für diese Störungen ist, ergibt sich zunächst daraus, daß nur ein kleiner Teil der Syphilitiker derartige Störungen aufweist. Meist handelt es sich um Leute mit konstitutioneller Nervosität; zum Teil sind es Persönlichkeiten aus dem depressiven Formenkreis.

Ein weiterer Grund für die Annahme, daß es sich hier um rein psychoreaktive Zustände und nicht etwa um toxische Wirkungen der Lues handelt, ergibt sich aus der Tatsache, daß die bloße Vorstellung, Lues zu haben, unter Umständen schon vollkommen genügt, die gleichen Erscheinungen auszulösen, ohne daß eine Infektion stattgefunden hat. Viele Leute quälen sich zeitlebens mit dem Gedanken, syphilitisch zu sein, weil ein Arzt eine ,,verdächtige" Stelle einmal ,,für alle Fälle" spezifisch behandelt hat, ohne den Spirochätennachweis zu versuchen. Der negative Wassermann kann hier oft nicht beruhigen, weil er ja immer wieder positiv werden könne. In Wirklichkeit hat nie eine Lues bestanden. Man spricht hier von Luophoben und wendet diese Bezeichnung auch auf die nicht kleine Zahl geheilter Syphilitiker an, die, immer wieder durch hypochondrische Befürchtungen veranlaßt, den Arzt beanspruchen, weil eine Tabes, eine Paralyse im Anzug sei.

b) Die syphilitische Neurasthenie.

Um etwas grundsätzlich anderes handelt es sich bei der syphilitischen Neurasthenie. Hier wirkt die Syphilis nicht als psychisches Trauma, sondern die Infektion kommt als krankmachendes Agens in Betracht. Wie jede chronische Infektion macht auch die Lues neben ihren spezifischen Symptomen Allgemeinerscheinungen. In diesem Zusammenhang sind die krankmachenden Wirkungen der Syphilis mit anderen Noxen, die zum neurasthenischen Symptomenkomplex führen können, auf eine Stufe zu stellen; hierher gehören erschöpfende Momente, toxisch infektiöse Einwirkungen, Alkohol, Schlafentzug usw. Äußerlich kommt diese Wirkung in der zuweilen sehr charakteristischen Anämie der Syphilitiker zum Ausdruck (Verminderung des Hämoglobingehaltes, Vermehrung der mononucleären Leukocyten, Beschleunigung der Senkungsgeschwindigkeit der roten Blutkörperchen). Die allgemeinen Beschwerden, wie Kopfschmerz[1], Mattigkeit, gelegentlich sehr starkes Schlafbedürfnis, Leistungsunfähigkeit, Unfrische, werden oft als rein nervös gedeutet; sie gehören aber wegen ihrer exogenen somatischen Verursachung zu den neurasthenischen Reaktionen, die, wie STERTZ treffend ausführt, als die leichteste Form exogener Hirnschädigung anzusehen sind; sie zeichnen sich wie diese neben den ,,Erschöpfungssymptomen" häufig durch eine reizbare Verstimmung aus. Im Gegensatz zu den reaktiven Zuständen nach syphilitischer Infektion greift hier eine spezifische Kur kausal an und es ist schon sehr lange bekannt (besonders seit FOURNIER, der auch wohl als erster darauf aufmerksam gemacht hat, daß das syphilitische Virus sehr früh das Nervensystem zu beeinflussen vermag), welch günstigen Einfluß gerade die Quecksilberschmierkur hier haben kann. Wenn gesagt wird, daß gerade eine solche Behandlung oft angreifend sei, und unter Umständen eine solche

---

[1] Das abendliche Exacerbieren des Kopfschmerzes soll nach den Erfahrungen von PETTE und SCHOU nicht unbedingt kennzeichnend für einen syphilitischen Ursprung sein; man beobachtet es aber bei solchen Fällen doch recht häufig.

Neurasthenie verstärken könne, so trifft dies nach meiner Erfahrung nur bei unzweckmäßigen oder zu oft durchgeführten Kuren zu; es ist vielmehr überraschend, wie schnell sich solche Kranke zuweilen unter guter Gewichtszunahme während der Kur erholen. Gerade die neurasthenischen Beschwerden bessern sich erstaunlich unter dem Einfluß des gleichzeitig oder nach der Schmierkur gegebenen Salvarsans und gerade auch unter der roborierenden Wirkung des Arsens kehrt der allgemeine Turgor meist rasch wieder.

Die Äußerungen dieser neurasthenischen Beschwerden sind verschieden und stehen in einer gewissen Abhängigkeit von der Art der betroffenen Persönlichkeit. Wir dürfen zwar annehmen, daß bei gleich schwerer Infektion auch die einzelnen Individuen ähnliche Beschwerden, wie allgemeines Mißbehagen, Kopfschmerz usw. haben werden. Erheblichere Differenzen sehen wir aber in der Art, wie diese Störungen ertragen werden, und dementsprechend schwanken die Äußerungen der syphilitischen Neurasthenie. Sie werden bei ruhigen beherrschten Menschen kaum zu bemerken sein, während sie bei konstitutionell Nervösen ganz im Vordergrund stehen und sich unter Umständen noch mit den oben geschilderten psychoreaktiven Erscheinungen zu einem schweren nervösen Zustand vereinigen. Neben den üblichen etwas „unverbindlichen" (STERTZ) Allgemeinerscheinungen der nervösen Erschöpfung, die sich im wesentlichen durch die „reizbare Schwäche" charakterisieren lassen, findet man bei der syphilitischen Neurasthenie noch einige Besonderheiten; hierzu gehören die oben schon erwähnte Anämie und die oft beobachteten Kopfschmerzen.

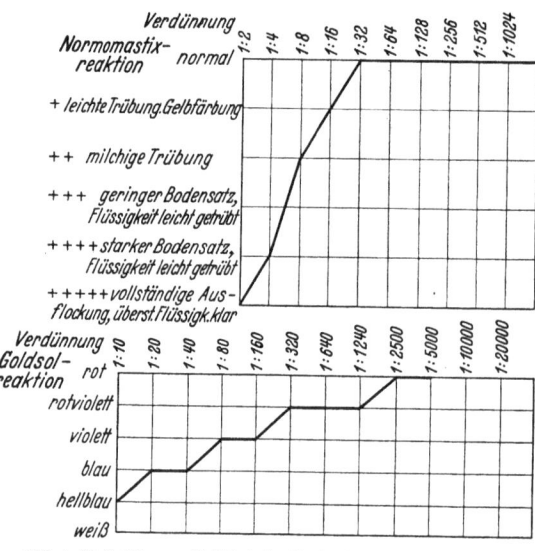

Abb. 1. Kolloidkurve. Frühluische Meningitis im Sekundärstadium der Lues.

Nun haben verschiedene Untersuchungen gezeigt, daß auch schon in der Sekundärperiode die Lumbalflüssigkeit in 40—80% der Fälle eine Erhöhung der Zellzahlen, gelegentlich auch eine Globulinvermehrung, aufweisen kann, während in der Spätlatenz nur in 12% der Fälle Veränderungen im Liquor zu finden sind (DREYFUS). Auch Spirochäten sind schon vor Auftreten einer Roseola im Liquor nachgewiesen worden (HOFFMANN). Das läßt auf eine häufige Beteiligung der Meningen schon gerade bei der Frühlues (im ersten halben Jahr nach der Infektion) schließen, ja PETTE nimmt an, daß jeder Luiker, der das sog. Sekundärstadium erreicht, in irgendeiner Zeit seine Meningitis durchmacht. Dadurch gewinnen die um diese Zeit häufigen neurasthenischen Beschwerden eine besondere Bedeutung. Namentlich die Kopfschmerzen wird man in solchen Fällen als lokal bedingt ansehen dürfen. Neurologische Ausfallserscheinungen gehören nicht zu diesem Bild. Freilich wird man bei diesen Veränderungen im Liquor nicht erwarten dürfen, eine ohne weiteres erkennbare Meningitis zu finden. Vielleicht macht man sich am besten einen Begriff von der Art der Veränderung, wenn man den von DELBANCO formulierten Vergleich einer Roseola der Meningen oder den Ausdruck „meningealer Katarrh" (JAHNEL) akzeptiert und damit eine Art Abwehrreaktion des Nervensystems (NONNE) annimmt. Jedenfalls gehören diese Erkrankungen zum Sekundärstadium der Lues.

In ganz seltenen Fällen kann es gleichzeitig mit sekundären Hauterscheinungen zu einer Meningitis kommen, bei der die Bezeichnung „meningealer Katarrh" nicht ausreicht.

So sah ich vor kurzem bei einer Frau, die etwa 7 Monate zuvor infiziert war, ein schweres cerebrales Bild mit starken Kopf- und Nackenschmerzen, Stauungspapille, Abducensparese und cerebellaren Symptomen, die zunächst durchaus an einem Tumor im Kleinhirn denken ließen. Die positive Wa.R. im Serum und ein Sekundärexanthem der Haut veranlaßten uns zur Lumbalpunktion; die Wa.R. im Liquor bei 0,05 —, bei 0,1 ++, bei 0,25 +++, Nonne ++, Zellen 555/3, die Kolloidkurven zeigten eine Art von Paralysetyp (s. Abb. 1). Der Liquor stand unter hohem Druck. Nach der Punktion trat rasch eine wesentliche Erleichterung ein. Stauungspapille, Abducensparese und die cerebellaren Symptome schwanden rasch während spezifischer Behandlung.

Die zuweilen sehr stark positiven Liquorreaktionen machen unter Umständen eine Differentialdiagnose gegenüber einer beginnenden Paralyse nötig. Es ist deshalb Wert auf die Feststellung des Infektionstermins zu legen; bei frischer Lues muß zunächst spezifisch behandelt werden und die syphilitische Neurasthenie wird nach einer gut durchgeführten spezifischen Kur rasch verschwinden. Liegt die Infektion schon 6 Jahre und mehr zurück, so kann eine beginnende Paralyse schwer ausgeschlossen werden, unter Umständen macht man dann besser eine Malariakur (s. später).

3. Die frühluische Meningitis.

Die frühluische Meningitis ist in den letzten zwei Jahrzehnten zweifellos erheblich häufiger geworden, und zwar nicht nur in ihrer absoluten Zahl, sondern auch relativ zu den verhältnismäßig seltener gewordenen Spätformen der Lues cerebri. Ich verstehe unter der frühluischen Meningitis eine akut auftretende meningitische Erkrankung, die etwa im ersten halben Jahr nach der primären Infektion sich bemerkbar macht. Pathologisch anatomisch ist *diese* Form der luischen Meningitis durch das Fehlen von Gummen gekennzeichnet (SPATZ).

Klinik. Das klinische Bild ist wie bei den meisten Meningitiden zunächst ein unbestimmtes, jedenfalls gehören die sog. meningitischen Symptome, wie Kernig, Nackensteifigkeit, Kahnbauch, niemals zu den Früherscheinungen. Gewöhnlich beginnt die Erkrankung mit diffusen, manchmal aber auch sehr akut und heftig auftretenden Kopfschmerzen und einer allgemeinen Überempfindlichkeit gegen Berührung oder einer allgemeinen nervösen Beeinträchtigung in ähnlicher Form, wie ich sie als syphilitische Neurasthenie geschildert habe. Auch starke Gewichtsabnahme ist in diesen Stadien beschrieben worden (PETTE). Neben dem Kopfschmerz wird sehr häufig über ziehende Schmerzen im Nacken, ausstrahlend nach den Armen oder über lumbagoartige Schmerzen im Kreuz geklagt. Meist ist der Beginn ein recht akuter mit heftigen Kopfschmerzen, gelegentlich epileptischen Anfällen, unter Umständen sogar mit Fieber (PETTE). Gerade bei den sehr heftig einsetzenden Meningitiden beobachtet man auch häufig psychische Störungen, die vor allem in Gestalt von Bewußtseinstrübungen und deliranten Erscheinungen sich bemerkbar machen. In diesen Stadien kann es bereits zum Tode kommen, woran unter Umständen auch Komplikationen, wie Cystopyelitis usw., schuld sein können.

Auf Lokalsymptome kann man nicht rechnen, wenn auch die Erscheinungen bis zu einem gewissen Grade von dem Sitz des Prozesses abhängen. Wenn man will, kann man danach einen basalen Typ mit Lähmung der Hirnnerven — vorzugsweise der Augenmuskeln — und einen mehr corticalen Typ meist mit hemiplegischen oder aphasischen Erscheinungen unterscheiden. Recht oft ist eine Beteiligung des Acusticus (Ohrensausen, Schwerhörigkeit). Symptome von Hirndruck machen sich nicht nur subjektiv, sondern auch zuweilen durch eine Stauungspapille bemerkbar, (vor kurzem fand ich in einem solchen Falle eine Stauungspapille von 5 Dioptrien!) Urinverhaltung ist nicht selten. Pupillenstarre oder Trägheit gehören nicht zum gewöhnlichen Bilde der frühluischen Meningitis. Pupillendifferenz kommt dagegen gelegentlich vor. Eben wegen des Fehlens von Pupillensymptomen[1] ist es oft nicht leicht, rechtzeitig an die syphilitische Natur der Erkrankung zu denken und durch Untersuchung der Lumbalflüssigkeit die Diagnose zu sichern.

Bei den Fällen, die unter akuten meningitischen Erscheinungen, ganz besonders mit Fieber verlaufen, wird man naturgemäß selten eine *luische Ätiologie* vermuten; auf der anderen Seite hat man bei den langsam und schleichend entstehenden Erkrankungen zunächst nicht den Verdacht auf eine *Meningitis*. Die Diagnose ist daher fast immer schwer und ohne Liquoruntersuchung nicht zu stellen. Es ist wichtig, frühzeitig an diese Möglichkeit zu denken. Die Wa.R. im Blut ist zwar in diesem Frühstadium in vielen Fällen positiv; man kann damit aber nicht rechnen, sondern man muß unter Umständen auch bei negativem Blutwassermann lumbalpunktieren. Bedenken wegen der Punktion wird man dann haben, wenn das Vorhandensein einer Stauungspapille den Verdacht auf einen Hirntumor erweckt. Die Vorgeschichte (luische Infektion, rascher Verlauf) und das Auftreten auch leichter meningitischer Erscheinungen muß für diese Frage ausschlaggebend sein.

Der Liquor steht stets unter erhöhtem Druck; nicht selten ist er leicht grünlichgelb verfärbt. Charakteristisch ist vor allen Dingen der für eine luische Erkrankung sehr hohe Zellgehalt von mehreren 100 bis über 2000/3 u. m.; meist handelt es sich um Lymphocyten. Die Nonnesche Reaktion ist immer positiv, oft stark. Das Gesamteiweiß ist meist stark vermehrt, und zwar oft unter etwa gleichmäßiger Beteiligung von Globulin und Albumin, so daß der Eiweißquotient meist normal oder nur wenig erhöht ist. Die Wa.R. kann in allen Konzentrationen positiv sein, oft ist ein stark positiver Ausfall aber erst bei höheren Konzentrationen zu finden. Die Kolloidkurven zeigen gelegentlich einen Paralysetyp; zuweilen ist die Senkung des Anfangsteils jedoch nicht so weitgehend, sondern die Reaktionen spielen sich unter Umständen in Form einer etwas verbreiterten oder auch nach rechts verlagerten Lueszacke ab. Die Lumbalpunktion pflegt fast immer schon eine gewisse Erleichterung der Beschwerden, namentlich der sehr quälenden Kopfschmerzen zu bringen. Sie wird daher zweckmäßig noch ein- oder zweimal während der Kur wiederholt.

Behandlung. Für die Frage der Behandlung ist der Umstand zu berücksichtigen, daß bei der Entstehung der frühluischen Meningitis die vorausgehende Salvarsanbehandlung offenbar oft nicht ganz ohne Einfluß ist; mag es sich dabei um eine Salvarsanwirkung überhaupt oder um eine ungenügende Behandlung mit Salvarsan handeln (nebenbei wird auch eine ungenügende Quecksilberbehandlung mit der Entstehung der frühluischen Meningitis gelegentlich in Zusammenhang gebracht, Pette). Ich sehe daher in solchen Fällen grundsätzlich von Salvarsaninjektionen wenigstens zunächst ab und beginne mit einer regelrechten Quecksilberschmierkur. Nach meiner Meinung wird die Wirkung der Quecksilberschmierkur in solchen und ähnlich gelagerten Fällen von der Quecksilber*spritz*kur in keiner Weise erreicht. Auch Wismut scheint seine günstigste Wirkung nicht gerade bei den luischen Erkrankungen des Zentralnervensystems zu entfalten.

---

[1] Sarbó erwähnt einen Fall mit reflektorischer Pupillenstarre.

Die Quecksilberschmierkur besteht aus Einreibungen von je 4 g grauer Salbe und wird nach folgendem Schema ausgeführt:

1. Tag: Rechter Arm und rechte Brustseite.	5. Tag:	Rechtes Bein.
2. „ Linkes Bein.	6. „	Linke Rückenseite.
3. „ Rechte Rückenseite.	7. „	Bad.
4. „ Linker Arm und linke Brustseite.		

Die Einreibungen müssen jedesmal 20 Minuten lang vorgenommen werden. Diese aus 6 Einreibungen bestehende „Tour" wird fünfmal ausgeführt, so daß die gesamte Kur 5 Wochen dauert.

Die Quecksilberschmierkur wird von vielen gemieden wegen der Verschmutzung der Wäsche und wegen der oft sich einstellenden Gingivitis. Die Neigung zur Gingivitis ist verschieden stark. Bei allen Kranken müssen die Zähne vorher saniert werden. Nach meinen Beobachtungen pflegt die Gingivitis vor allem dann aufzutreten, wenn die Quecksilberkur im Winter bei der durch Zentralheizung trockenen Luft vorgenommen wird; offenbar wirkt diese Austrocknung auf die Schleimhäute ungünstig ein. Um diese Zahnfleischentzündung zu vermeiden, muß die Mundschleimhaut während der Kur gut gepflegt werden. Von den üblichen Pinselungen mit Myrrhentinktur oder Spülungen mit Wasserstoffsuperoxyd habe ich keinen besonderen Erfolg gesehen; am besten ist eine regelmäßig täglich vorzunehmende Bearbeitung mit Kohlensäurespray. Ist eine Gingivitis aufgetreten oder droht sie zu kommen, so haben sich uns am meisten regelmäßige Pinselungen mit einer wäßrigen Lösung von Pyoktanin 0,2 : 10,0 bewährt.

Auch SARBÓ ist der Meinung, daß die Quecksilberbehandlung bei der Nervenlues am besten in Form der Schmierkur angewandt wird.

Die Nachteile der Quecksilberbehandlung bestehen unabhängig von der Möglichkeit einer Zahnfleischschädigung darin, daß unter Umständen die Haut die Einreibung nicht verträgt und mit einer Dermatitis reagiert.

Im Laufe der 3. Tour der Schmierkur tritt in der Regel eine deutliche Besserung des Befindens ein, nachdem die akutesten Erscheinungen bereits nach der Lumbalpunktion geschwunden waren. Nach Abschluß der ganzen Kur sind die Kranken meistens bei bestem Wohlbefinden, bedürfen aber noch einer gewissen Schonung und Erholung. Der Liquor *kann* jetzt bereits saniert sein, er *braucht* es aber nicht. Gewöhnlich finden wir aber unmittelbar nach der Kur eine wesentliche Besserung des Liquorbefundes, so daß die Wa.R. nur noch in höherer Konzentration und ganz schwach positiv ist; vor allem ist der Zellgehalt aber zurückgegangen. Wie dem auch sei, so ist unbedingt eine Nachuntersuchung mit Lumbalpunktion im Laufe des nächsten halben Jahres zu fordern und auf jeden Fall noch eine baldige 1—2malige Wiederholung der Kur, am besten in der gleichen Form. Von einer endolumbalen Salvarsanbehandlung halte ich nichts, diese wird auch kaum noch ausgeführt.

Bleibt einige Zeit nach der 2. Kur der Liquor noch positiv, so würde ich unbedingt zu einer Malariabehandlung raten. Auf eine Nachuntersuchung ist der allergrößte Wert zu legen, denn man erlebt sonst doch oft die Enttäuschung, daß nach dem guten Erfolg der ersten Behandlung unter Umständen ein Rezidiv eintritt.

Einen Überblick gibt folgender Fall: Infektion Ende 1934, erkrankt März 1935 mit meningitischen Erscheinungen, Kopfschmerz usw. Am 11. 3. 35: Wa.R. im Blutserum + in Liquor in allen Konzentrationen +++, Zellzahl 845/3, Nonne +. Danach Schmierkur — Besserung. — Nachuntersuchung am 10. 10. 35: Wa.R. Serum —, im Liquor bei 0,05 und 0,1 —, bei 0,25 +, Zellzahl 2/3, Nonne —.

Etwas hartnäckiger im Ablauf war folgender Fall: Infektion Dezember 1935, Mai 1935 Kopfschmerz Stauungspapille. Hier genügte die Hg-Schmierkur zwar zur Beseitigung der klinischen Erscheinungen, Besserung der Reaktionen brachte erst die Malariakur.

		15. 5. 36		20. 8. 36		15. 10. 36	10. 5. 37
Wa.R. Serum		+++	Hg-Schmierkur	+++	Malariakur	+++	—
Wa.R. Liquor	0,25	+++		+++		++	+
	0,1	+++		+++		+	—
	0,05	+++		++		+	—
Zellzahl		2085/3		907/3		18/3	6/3
Nonne		+		+		—	—

Die Prognose für später, insbesondere hinsichtlich des Auftretens von Tabes und Paralyse ist offenbar günstig. Gewiß ist es schwer möglich, diese Fälle längere Zeit im Auge zu behalten. PETTE hat seine Kranken auch nur relativ wenige Jahre verfolgen können. Wenn man aber umgekehrt die Fälle von Tabes und Paralyse daraufhin durchsieht, ob sie einmal eine frühluische Meningitis gehabt haben, so kommt man zu einem völlig negativen Ergebnis. Das Überstehen einer so akuten schweren Erkrankung mit so außerordentlich hohem Zellgehalt im Liquor macht es im allgemeinen unwahrscheinlich, daß eine spätere Erkrankung im Sinne einer Paralyse oder Tabes ausbricht. Mir selbst ist jedenfalls kein einziger Fall vorgekommen, der dafür spricht; dagegen habe ich Gelegenheit gehabt, einen einzelnen Fall über mehr als 20 Jahre zu verfolgen, ohne daß eine Tabes oder Paralyse sich eingestellt hat.

Entstehung der frühluischen Meningitis. Die Frage, ob man durch die Art der Behandlung der frischen Lues die frühmeningitische Erkrankung vermeiden kann, hängt eng zusammen mit der Frage nach der Entstehung der frühluischen Meningitis. Schon 1920 hat PETTE meines Erachtens einwandfrei festgestellt, daß diese Frühformen nach Einführung der Salvarsanbehandlung zahlreicher geworden sind, und zwar treten sie nicht nur früher auf, sondern auch die meningeale Form ist häufiger geworden. Damit soll das Salvarsan in der Frühbehandlung der Lues keineswegs zurückgedrängt werden; hat diese Behandlung doch das große Verdienst, die Ansteckungsfähigkeit der Lues im Frühstadium verkürzt und ganz enorm günstig beeinflußt zu haben. PETTE führt die ungünstige Wirkung der Salvarsanbehandlung im wesentlichen darauf zurück, daß das Salvarsan in zu kleiner Dosis und in unzweckmäßiger Art verabfolgt wird. Auch heute sind wir in dieser Frage zu ganz endgültigen Ergebnissen wohl nicht gekommen, indes spricht auch meine Erfahrung dafür, daß ohne Salvarsanbehandlung eine frühluische Meningitis kaum je auftritt (da heute die Salvarsanbehandlung aber kaum unterlassen wird, ist das natürlich auch kein sicherer Beweis). Vor allem aber läßt sich der Umstand, daß gelegentlich Fälle noch während der Salvarsanbehandlung, die ausgemacht schlecht vertragen wurde, auftreten, doch dafür verwerten, daß ein Zusammenhang zwischen Salvarsanbehandlung und frühluischer Meningitis besteht. Ich persönlich würde bei den akuten Luesfällen, die mit Salvarsan behandelt werden, den allergrößten Wert auf eine genaue Beobachtung des Allgemeinbefundes legen und bei etwa ungünstigen Einwirkungen die Kur sofort abbrechen. Noch besser ist es aber, wenn man die kombinierte Behandlung anwendet, mit Quecksilberschmierkur oder Wismutbehandlung beginnt, und zwar erscheint das auch bei der primären Lues das Gegebene zu sein, es sei denn, man kann die Behandlung nicht in einem so frühen Stadium anfangen, daß eine Abortivbehandlung der Lues noch möglich ist.

Die Entstehung der Frühform von Lues bei Salvarsanbehandlung erklärt man sich dadurch, daß das Salvarsan die Spirochäten abtötet, aber doch nicht so, daß alle von der vernichtenden Wirkung getroffen werden. Die von der Salvarsanwirkung verschonten Spirochäten ziehen sich gewissermaßen zurück und scheinen als Zufluchtsstätte in erster Linie das Zentralnervensystem zu finden, wo sie für das Salvarsan in der Tat auch nicht erreichbar sind. Das

Wesentliche scheint aber der Umstand zu sein, daß sie durch die Salvarsaneinwirkung doch wohl an Virulenz eingebüßt haben und nicht mehr imstande sind, Immunvorgänge wachzurufen.

EHRLICH hat unter dem Namen *Neurorezidiv* Fälle von Früherkrankung des Nervensystems nach Salvarsanbehandlung beschrieben. Anfangs dachte man bei diesen Fällen an Arsenikvergiftung, die gewiß auch gelegentlich in Gestalt von Neuritiden vorkommen kann und vorgekommen ist. EHRLICH meinte aber, daß es sich um das Auskeimen ganz vereinzelter liegengebliebener Spirochätenreste handele. Gegen eine Arsenikschädigung machte er einmal geltend, daß diese Erscheinungen bei nichtsyphilitischen Individuen stets vermißt würden, wogegen allerdings zu sagen wäre, daß diese ja auch meist nicht mit Salvarsan behandelt werden und dann führte er als Gegenargument an, daß eine weitere Salvarsanbehandlung die Störung beseitige. Einig ist man sich heute darüber, daß es sich bei dem sog. Neurorezidiv um eine syphilitische Erkrankung handelt. Dafür spricht in erster Linie der Umstand, daß der Liquor positiv zu sein pflegt, wenn auch die Wa.R. im Blut fehlen kann. Wahrscheinlich ist das Neurorezidiv die akute Exacerbation einer vorher latenten luischen Erkrankung, die sich besonders gern an manchen Hirnnerven zeigt, vor allem deshalb, weil diese wegen ihrer unzureichenden Blutversorgung dazu besonders neigen. Auch hat EHRLICH darauf aufmerksam gemacht, daß die in engen Knochenkanälen laufenden Hirnnerven (Acusticus und Opticus) besonders leicht befallen würden, was auch wiederum mit einer HERXHEIMERschen Reaktion an dieser Stelle in Verbindung gebracht wird. Diese HERXHEIMERsche Reaktion wurde zuerst an der Haut beobachtet; sie besteht darin, daß teils durch die Endotoxine der durch Salvarsan aufgelösten Spirochäten, teils durch das Salvarsan selbst es zu verstärkten entzündlichen Reaktionen in den Hautaffektionen komme. Offenbar entsteht diese Reaktion auf dem Wege einer Gefäßschädigung und diese kann nicht nur an der Haut, sondern auch an anderen Organen vorkommen. Wenn diese an einem Knochenkanal erfolgt, so entsteht durch die dabei auftretende Schwellung eine Schädigung des Nerven. Für diese Annahme spricht auch der Umstand, daß Acusticus und Facialis wohl am häufigsten an den Neurorezidiven beteiligt sind. Eine Allgemeingültigkeit kann aber auch diese Erklärung nach meiner Meinung nicht beanspruchen. Klinisch bestehen diese als Neurorezidive bezeichneten Affektionen in einer unter Umständen doppelseitigen Neuritis eines oder mehrerer Hirnnerven. Weitaus am häufigsten befallen ist der Acusticus, ähnlich häufig der Opticus; in weitem Abstand folgt dann der Facialis und Oculomotorius. Andere werden ganz selten betroffen. Allgemeinerscheinungen, wie Kopfschmerzen usw. fehlen nie, auch epileptische Anfälle kommen gelegentlich vor. Bei den Acusticuserkrankungen beginnt nach kurzem prämonitorischem Ohrensausen eine Schwerhörigkeit, unter Umständen tritt völlige Ertaubung ein. Zuweilen spricht Drehschwindel für eine Beteiligung des Vestibularis. Die Opticusstörungen machen sich durch Neuritis, Scotome, Flimmern, Trübung des Sehvermögens bemerkbar. Die Facialisbeteiligung tritt in der Form einer peripheren Lähmung in Erscheinung. Selten sind zentrale Störungen, jedenfalls unterscheiden sich diese klinisch durch nichts von einer gewöhnlichen Lues cerebri.

Ich glaube, man wird zum mindesten für diese Fälle den Ausdruck „Neurorezidiv" fallen lassen können und auch die Anwendung des Begriffs der HERXHEIMERschen Reaktion könnte auf die entsprechenden Reaktionen an der Haut beschränkt bleiben. Das meiste, was als Neurorezidiv beschrieben ist, kann wohl als lokale Frühlues des Zentralnervensystems oder als abortive bzw. monosymptomatische frühluische Meningitis aufgefaßt werden, bei der unter anderem ja auch Störungen der Hörnerven (häufigste Form der sog.

Neurorezidive) sich finden. STEINER hat hier von Meningoneuritis, SARBÓ von Neuroplegie gesprochen.

Die oben kurz wiedergegebenen Erklärungen über das Zustandekommen des Neurorezidivs erscheinen mir gesucht; sie lassen stets die Absicht erkennen, das Salvarsan als Urheber zu entschuldigen. Das mag vielleicht im Anfang der Salvarsanbehandlung eine gewisse Berechtigung gehabt haben, nachdem aber kein Mensch mehr an der günstigen Wirkung dieses Medikamentes zweifelt, wird man ja auch ruhig zugeben können, daß es wie viele andere wertvolle Arzneimittel auch schädliche Nebenwirkungen haben kann und diese liegen in der Gefahr einer gelegentlich ungünstigen Wirkung auf das Zentralnervensystem, sei es in unmittelbarer Form, sei es als auslösendes Agens auf bis dahin latent gebliebene luische Affektionen. Am besten vermieden wird diese Gefahr durch eine ausreichende und intensive Behandlung (2 Einspritzungen die Woche und 6—8 g Neosalvarsan pro Kur).

4. Spätstadien der Hirnsyphilis.
a) Die Gummen des Zentralnervensystems.

Im allgemeinen teilt man die Spätstadien ein in die gummöse, die meningitische und die vasale Form der Hirnlues. Diese Einteilung ist insofern nicht ganz verbindlich, als auch die meningitischen und meningoencephalitischen Formen mit Gummenbildung einhergehen; es hat sich aber die Gepflogenheit eingebürgert, in der Regel nur dann von der gummösen Form der Hirnlues zu sprechen, wenn es sich um isoliert auftretende größere Gummen handelt, die ohne oder doch wohl ohne wesentliche meningitische Begleiterscheinungen verlaufen. Diese Fälle sind selten, zum mindesten sind sie *heute* außerordentlich spärlich zu beobachten.

Pathologische Anatomie. Im allgemeinen werden diese Gummen nur dann diagnostiziert, wenn sie einen etwas größeren Umfang angenommen haben, so daß sie wie bei einem Hirntumor Druckerscheinungen hervorrufen. Die kleineren Gummen werden meist durch spezifische Behandlung beseitigt, ehe sie Lokalsymptome machen und so kommt es, daß es sich bei denjenigen Gummen, die man als gummöse Form der Hirnlues mit tumorartigen Erscheinungen beschreibt, meist um Gummen mit irgendwelchen regressiven Veränderungen, Verkäsungen und Erweichungen, wohl auch Mischinfektionen handelt, die eben wegen dieser Komplikationen weder spontan noch durch eine spezifische Behandlung sich zurückbilden. Auch SPATZ hebt die Sonderstellung des Gummas hervor; er meint, daß es sich in vielen Fällen um nichts anderes handele, als um den Ausdruck einer für Syphilis charakteristischen Organisation von Nekrosen. Indes nimmt auch er an, daß es Gummiknoten, namentlich tiefliegende gibt, die von intracerebralen Gefäßzweigen ausgehen und durch eine Verschleppung der Erreger auf dem Blutwege, d. h. ohne Infektion der Liquorräume, entstanden sind (das ist wohl auch der Grund, warum die Liquorreaktionen oft negativ sind).

In unverändertem Zustand sind diese syphilitischen Neubildungen (NONNE) von graurötlicher Färbung; sie zeigen eine charakteristische gummiartige Konsistenz und haben meist eine höckrige Oberfläche. Liegen regressive Veränderungen vor, so ist die Farbe eher weißgelblich.

Die Gummen gehen entweder von den Häuten aus — dann wachsen sie vielfach in die Gehirnsubstanz hinein — oder aber sie entstehen, wie oben schon gesagt, auf dem Blutwege und können sich dann an die intracerebralen Gefäßzweige anschließen. Am häufigsten findet man sie an der Gehirnbasis, aber auch in der Konvexität, im Kleinhirn und in der Brücke. An der Basis sind sie meist kleiner und treten dort nicht selten multipel auf, während die zentral gelegenen isoliert zu sein pflegen und einen größeren Umfang annehmen. Nicht unerwähnt darf bleiben, daß sie auch in der Hypophyse vorkommen.

Klinische Symptome. Die Erscheinungen eines großen Gehirngummas — und nur diese werden im allgemeinen in diesem Unterabschnitt zu behandeln sein — entsprechen denen eines Hirntumors, d. h. sie machen Herderscheinungen, aus denen man auf den Sitz des Gummas nach den Regeln der topischen Gehirndiagnostik zu schließen hat. Unterschiede gegenüber dem Hirntumor bestehen eigentlich nur in den Allgemeinsymptomen und so finden wir Stauungspapille selten, wohl deswegen, weil die Art des Wachstums, die Größe und der Umfang nicht gerade für die Entstehung einer Stauungspapille prädisponieren. Im allgemeinen werden die diagnostischen Erwägungen ausgehen von der Feststellung eines raumbeengenden Prozesses und von bestimmten Herderscheinungen (Hemiplegie, cerebrale Erscheinungen, Aphasie, Hirnbasissymptome usw.). Hat man aus der Anamnese Verdacht auf Lues und sprechen andere Gesichtspunkte dafür, so wird man versuchen, durch Lumbalpunktion differentialdiagnostisch weiter zu kommen, denn der negative Blutwassermann läßt eine syphilitische Erkrankung des Zentralnervensystems keineswegs als ausgeschlossen erscheinen. Leider ist aber auch im Liquor die Reaktion keineswegs immer eindeutig, und zwar liegt das meines Erachtens an der Entstehung des Gummas. Wir sahen oben, daß große hirntumorartig wirkende Gummen auf dem Blutwege, d. h. ohne Infektion der Liquorräume, entstehen; der Liquor wird daher keine spezifischen Veränderungen aufweisen und da die Gummen zu ihrem Wachstum lange Zeit brauchen, kann oft auch der Blutwassermann negativ geworden sein zu dem Zeitpunkt, in dem man das Gumma diagnostizieren kann; oder aber die Gummen sind von regressiven Prozessen begleitet; sie liegen gewissermaßen als Fremdkörper in der Gehirnsubstanz und lassen auf diesem Wege auch die üblichen spezifischen Reaktionen vermissen. DEMME hat meines Erachtens recht, wenn er sagt, daß der Gummiknoten sich auf das Liquorbild nicht als spezifisch syphilitische Erkrankung auswirkt; er macht vielmehr Liquorsymptome in seiner Eigenschaft als raumbeengender Prozeß; wir beobachten daher häufiger Liquorveränderungen, die für Tumor charakteristisch sind, d. h. wir finden keine wesentliche Lymphocytose, dagegen einen verhältnismäßig hohen Gehalt an Globulin und Gesamteiweiß; der Eiweißquotient kann dabei erhöht sein, die Kolloidkurven zeigen Ausfälle, die aber ebenfalls nicht charakteristisch für eine syphilitische Affektion zu sein brauchen; vor allem ist die Wa.R. im Liquor oft auch ausgewertet negativ. Das wird der Befund vor allen Dingen bei tiefsitzenden liquorfernen Gummiknoten sein, während man bei Gummen an der Basis in der Nähe der Zisterne häufiger auch positive Liquorbefunde antrifft. Aber auch hier ist meist die Wa.R. nur in höheren Konzentrationen positiv. Unter diesen Umständen kann die Liquoruntersuchung vielfach kein Resultat ergeben und man wird bei Verdacht auf Lues, immerhin damit rechnen, daß die tumorösen Erscheinungen auf ein Gumma zurückgeführt werden müssen.

Die Differentialdiagnose ist also vor allen Dingen gegenüber dem Hirntumor von Wichtigkeit; sie kann bei isolierten Gummen mit negativem Wassermann vollkommen unmöglich sein, so daß in vielen Fällen, wenn irgendwie Verdacht auf Lues ist, eine spezifische Behandlung am Platze erscheint. Da große oder multipel auftretende Hirngummen sich unter Umständen lediglich durch psychische Störungen auszeichnen, so kommen auch Verwechslungen mit Paralyse vor (ZAMBOUCO, FOURNIER u. a.). Meist wird aber das Auftreten von Hirndruckerscheinungen, insbesondere die Klagen über Kopfschmerzen, vor solchen Verwechslungen schützen; es kommt hinzu, daß ja die Paralyse *immer* einen sehr ausgeprägten Liquorbefund aufweist.

Therapie. Da es sich bei den reinen Gummen um eine spezifisch syphilitische Veränderung handelt, kommt in erster Linie auch eine spezifische Behandlung in Betracht; diese muß aber dann versagen, wenn die klinischen Symptome wie so oft durch die hinzugekommen regressiven Veränderungen mithervorgerufen werden.

Ist man sicher, daß es sich um eine gummöse Neubildung im tertiären Stadium der Lues handelt, so behandelt man zunächst mit Jod, und zwar am besten in Form von Jodkali. Man beginnt dabei zweckmäßig mit kleineren Dosen, etwa 2—3 g pro Tag; werden diese gut vertragen, so steigt man rasch auf 5—6, unter Umständen auf 10 g pro Tag. Von Jodeinspritzungen ist kein besserer Erfolg zu erwarten; diese Injektionen werden oft nicht gut vertragen. Bei echten Gummen tritt der Erfolg verhältnismäßig rasch ein. In der Regel merkt man in der 3.—4. Woche, oft schon früher, eine Besserung. Hat man in 6 bis 10 Wochen einen Erfolg nicht feststellen können, so tut man gut, diese Behandlung aufzugeben und es nunmehr mit einer Quecksilberschmierkur zu versuchen.

Wie schon erwähnt, wird man dann, wenn regressive Veränderungen, Verkalkungen, Verkäsungen usw. an der Symptomatologie beteiligt sind, keinen oder nur einen Teilerfolg erwarten können. Unter diesen Umständen sollte man an eine operative Behandlung des Falles herangehen, wenn der Herd lokalisierbar ist und an der Gehirnoberfläche liegt.

Bei einer Frau meiner Beobachtung mit Kopfschmerzen, Halbseitenerscheinungen und serologischen bzw. Liquorreaktionen, die für eine Lues cerebri sprachen, blieben spezifische Behandlungen aller Art und Malariakur ohne Erfolg. Bald nach jeder Behandlung stellten sich epileptische Anfälle vom Jacksontyp wieder ein. Bei einer Trepanation konnte aus der Gegend der vorderen Zentralwindung eine etwa handtellergroße Neubildung entfernt werden, die nicht mehr die Merkmale eines Gummas, sondern allgemeine regressive und chronisch entzündliche Zeichen aufwies. Diese wohl als Residuum eines Gummas aufzufassende unspezifische Neubildung konnte naturgemäß auf antisyphilitische Behandlung nicht mehr reagieren.

Die rasche Beseitigung der klinischen Symptome durch Jod darf aber nicht dazu verführen, sich zufrieden zu geben; es ist vielmehr zweckmäßig, an die *rasch* wirkende Jodmedikation noch eine *nachhaltig* wirkende Quecksilberbehandlung in Gestalt einer Quecksilberschmierkur anzuschließen. Am richtigsten ist es wohl, nach Abschluß der Jodbehandlung eine Pause zu machen und dann etwa nach 2—3 Monaten eine Quecksilberschmierkur folgen zu lassen. Auch die Quecksilberschmierkur wirkt auf die Gummen, wie sie überhaupt in allen Stadien der Syphilis günstige Einflüsse zeigt. In Fällen, bei denen es sich nicht um eine rein gummöse Form der Syphilis, sondern vielleicht um eine Beteiligung der Meningen, also um entzündliche Veränderungen handelt, würde ich die Quecksilberschmierkur von vornherein vorziehen. Finden wir also im Liquor bei Verdacht auf Hirngumma einen hohen Zellgehalt und sind insbesondere die Wa.R. im Blut und Liquor positiv, so würde ich mit einer Quecksilberschmierkur beginnen und erst nach deren Abschluß die Jodmedikation, diesmal in kleineren Dosen, etwa nur 1—2 g pro die, folgen lassen.

Bei der Wahl der Behandlung ist noch zu berücksichtigen, wie lange die Infektion zurückliegt. Im allgemeinen kann man sagen, daß das Quecksilber in dem Frühstadium wirksamer ist, daß das Jod aber energischer in den Spätstadien wirkt.

Von Salvarsan wird man bei sicheren Gummen im Gehirn kaum einen Erfolg erwarten können.

b) Die meningitische, meningo-encephalitische und vasale Form der Hirnlues.

Pathologische Anatomie. Die klassische Form der Hirnsyphilis tritt kaum früher als 3—4 Jahre nach der primären syphilitischen Infektion in Erscheinung.

Durchschnittlich wird man mit einem Zwischenstadium von 6—8 Jahren rechnen können, wobei dieses Zwischenstadium aber keineswegs frei von anderen syphilitischen Manifestationen zu sein braucht. Es ist indes auch keine allzu große Seltenheit, wenn die ersten klinischen Erscheinungen sogar noch später zum ersten Male auftreten.

Schon früher wurde gesagt, daß man pathologisch-anatomisch nur selten reine Formen der verschiedenen Gruppen von Hirnsyphilis findet und es ist auch schwer, *klinisch* irgendwelche Regelmäßigkeiten festzustellen. Die Symptome variieren vielmehr je nach Sitz, Ausdehnung und Akuität des Prozesses, unter Umständen auch je nach der betroffenen Persönlichkeit außerordentlich. Wenn es auch berechtigt ist, die gummöse Form wegen ihrer Ähnlichkeit mit dem Hirntumor als besondere Form herauszuarbeiten, so fehlt eine solche Berechtigung für die übrigen Formen der Hirnlues vollständig; insbesondere erscheint mir auch die Einteilung in eine meningitische und vasale vom pathologisch-anatomischen Standpunkt aus unnötig, ja sogar irreführend; klinisch deswegen, weil sich das Symptombild nicht nur nach der pathologisch-anatomischen Beschaffenheit, sondern sehr wesentlich nach Ausdehnung und Lokalisierung richtet. Das Primäre bei der Lues cerebri ist nach SPATZ die Infektion der Liquorräume, insbesondere der Subarachnoidalräume. Diese Infektion macht nicht an der Zisterne, die immer am stärksten befallen ist, Halt, sondern erreicht auch das Ventrikelsystem und breitet sich unter Umständen, wenn auch seltener, über die Konvexität aus. Bei der innigen Verbindung ist es klar, daß der Prozeß auch auf die oberflächlichen Schichten des Gehirngewebes übergreift und so ist die meningoencephalitische Form von der meningitischen Form nicht grundsätzlich, sondern bloß gradweise verschieden. Der Erkrankungsvorgang geht aber nicht nur auf die Gehirnsubstanz, sondern noch häufiger auf die im subarachnoidalen Gewebe, namentlich der Basis, gelegenen Hirnnerven und Hirngefäße über. Und so ist also die syphilitische Neuritis der Hirnnervenwurzeln nichts anderes, als eine ohne weiteres erklärliche Folge der basalen Meningitis. Während diese Erkrankung der *Hirnnerven* unmittelbar in klinischen Erscheinungen zum Ausdruck kommt, macht sich die gleichzeitig erfolgende Infektion der *Blutgefäße* meist erst sekundär bemerkbar dadurch, daß der Kreislauf Störungen erleidet, und das kann unter Umständen erst sehr viel später eintreten. Nach den Ausführungen von SPATZ, denen ich hier deswegen folge, weil sie die klinischen Erscheinungen und Verläufe meines Erachtens am allerbesten erklären, kommt es zunächst zu einer Beteiligung der durch die Zisterne laufenden größeren Gefäßäste. Es entsteht eine luische Arteriitis bzw. Phlebitis. Zunächst wird die Adventitia befallen und erst später kommt es zu einer Wucherung der Endothelzellen, die durch das Granulationsgewebe in eine mächtige Lage umgewandelt werden; es entsteht die Endarteriitis luica, die zu einer Einengung des Gefäßlumens führt und so zu Kreislaufstörungen Veranlassung geben kann. SPATZ weist — und das ist klinisch besonders wichtig — darauf hin, daß die Neubildung in der Intima der Arterien bestehen bleiben kann, wenn der Entzündungsprozeß an den Hüllen sich bereits zurückgebildet hat. Die Adventitia kann bis auf geringe lymphocytäre Infiltrate frei von Veränderungen sein, während im Inneren des Gefäßes sich eine beetartige Endothelnarbe findet. Dieser Restzustand ist die sog. HEUBNERsche Endarteriitis der großen und mittleren Gefäße (Pialgefäße). Es ist dies ein Endstadium, das aus einer Beteiligung der Adventitia dieser Gefäße an einem früheren luischen Entzündungsprozeß (Meningitis luica) hervorgegangen ist. Naturgemäß braucht es eine gewisse Zeit, bis diese Gefäßerkrankung Symptome macht, ja oft kommen klinische Erscheinungen von seiten der Gefäße erst lange, nachdem der akute meningitische Prozeß zu Ende ist, durch Schwierigkeiten in der Blutversorgung.

Das ist auch der Grund, weswegen gerade die Form der sog. vasalen Hirnlues oft sehr spät, manchmal 20—30 Jahre nach der Infektion, auftritt. Es handelt sich hier, wie man sieht, um eine Resterscheinung, die auf die ursprüngliche meningitische Hirnlues zurückzuführen ist (diese kann in leichteren Fällen fast symptomlos ablaufen). Betrachtet man diesen Werdegang, so wird es

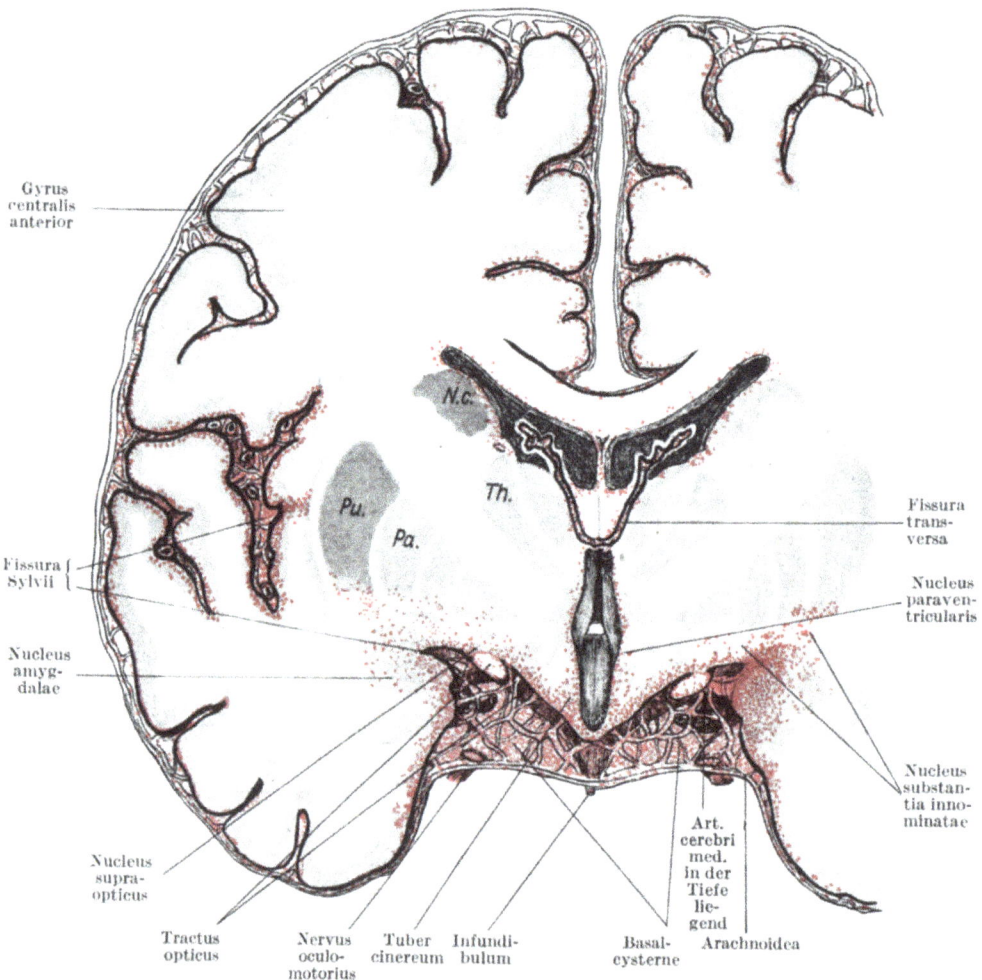

Abb. 2. Ausbreitung der entzündlichen Veränderung bei der Hirnlues. Der Nervus oculomotorius verläßt auf der Zeichnung soeben die Basalzisterne. Rot bezeichnet den entzündlichen Prozeß. (Aus BUMKE: Lehrbuch der Geisteskrankheiten, 4. Aufl. Beitrag von SPATZ: Anatomie der syphilogenen Geistesstörungen.)

klar, warum diese Form der Hirnlues, wie wir sehen werden, keine oder wenig spezifische Liquorsymptome macht und oft schwer oder gar nicht durch spezifische Therapie beeinflußt werden kann.

Schließlich wird, worauf ebenfalls SPATZ hinweist, durch die Vermittlung des inneren Liquors eine Ependymitis erzeugt, die klinisch allerdings wohl keine allzu große Bedeutung hat. Man könnte daran denken, daß durch sie etwa eine Schädigung der ventrikelnahen vegetativen Zentren entsteht. Vielleicht wäre auch, wenn der Aquädukt beteiligt ist, eine Behinderung des Liquorabflusses die Folge, so daß manche Formen von Hydrocephalus auf luischer Grundlage so ihre Erklärung finden würden.

Von den feineren geweblichen Veränderungen bei der Hirnlues, insbesondere der Lues basalis, interessiert den Kliniker in erster Linie die Tatsache, daß das subarachnoidale Bindegewebe mit zahlreichen Lymphocyten infiltriert ist. Bei längerer Dauer entsteht dann noch ein etwas festeres, syphilitisches Granulationsgewebe und vor allem finden wir dabei nicht selten miliare Gummen, die man z. B. bei der frühluischen Meningitis nicht antrifft.

Es sei bemerkt, daß die sog. Endarteriitis luica der kleinen Hirnrindengefäße (NISSL und ALZHEIMER) eine außerordentlich seltene Krankheitsform ist. PENTSCHEW hat übrigens neuerdings ihre syphilitische Verursachung bestritten.

Klinik. Die klinischen Symptome lassen sich im allgemeinen aus diesen pathologisch-anatomischen Befunden unschwer ableiten. Mir erscheint dabei folgendes wichtig: Die häufigsten klinischen Ausdrucksformen der frühen Stadien sind die einer Meningitis an der Basis (Lues basalis); seltener sind hemiplegische Typen, die auf eine mehr umschriebene Erkrankung der Konvexität hinweisen, aber auch bereits an eine Beteiligung der Gefäße denken lassen.

In den späteren Stadien der Hirnlues muß man zunehmend mit Gefäßveränderungen rechnen, die die Symptomatologie insofern komplizieren, als wir Erscheinungen nicht bloß von Basis und Konvexität, sondern auch von seiten der intracerebral gelegenen Gebiete zu erwarten haben. Je mehr diese gefäßbedingten Störungen überwiegen, um so zweifelhafter ist die therapeutische Beeinflussungsmöglichkeit.

Die vorzugsweise meningitische bzw. meningo-encephalitische Form der Hirnlues. Die Erkrankung pflegt vielleicht im allgemeinen nicht so akut einzusetzen, wie die frühluische Meningitis es meistens tut; sie beginnt in der Regel uncharakteristisch mit Kopfschmerzen, gelegentlich Schwindelanfällen und allgemein nervösen Erscheinungen, wie sie eingangs geschildert wurden. Das Exacerbieren des Kopfschmerzes in den Abend- und Nachtstunden und eine häufig auftretende Müdigkeit und Schläfrigkeit sind vielleicht als einleitendes Charakteristicum besonders hervorzuheben. In Einzelfällen stellen sich die Kopfschmerzen auch anfallsweise ein und gelegentlich wird auch über besonderes Starkwerden in den Morgenstunden geklagt, so daß die Kranken davon aufwachen. Unter Umständen findet man gar keine neurologischen Erscheinungen, nur bei aufmerksamer Beobachtung fällt einem auf, daß die Kranken gern mit angezogenen Beinen liegen und daß vielleicht die vasomotorische Erregbarkeit etwas gesteigert ist. Trotz dieser relativ belanglosen Symptome lehrt in solchen Fällen der Lumbalbefund, daß es sich um eine Lues cerebri einer Spätperiode handelt.

Die charakteristischen Fälle zeigen aber auch deutliche neurologische Erscheinungen, und zwar in erster Linie Augenmuskelparesen. Bei der häufigen Lokalisierung der Lues cerebri an der *Basalzisterne* ist ja das Übergreifen auf die Hirnnerven und die daraus resultierende Neuritis ohne weiteres erklärbar. So findet man am meisten Doppeltsehen durch eine Lähmung des Oculomotorius, häufig, aber nicht immer, verbunden mit Ptosis. Wenn die Pupillenreaktion fehlt, so handelt es sich oft um eine Ophthalmoplegia interna, d. h. um eine Lähmung aller Pupillenfunktionen und der Akkommodation. In den meisten Fällen wird diese Ophthalmoplegia interna (Fehlen der Reaktion auf Licht und Konvergenz sowie Akkommodationslähmung) für eine absolute Pupillenstarre gehalten, weil man versäumt, die Akkommodationsfähigkeit zu prüfen. Allerdings kann eine absolute Pupillenstarre bei der Lues cerebri auch vorkommen; sie ist aber selten; von UTHOFF wurde sie nur in 4% der Fälle beobachtet. Reflektorische Pupillenstarre habe ich bei unkomplizierter Lues cerebri noch nicht gesehen[1].

Der Sehnerv zeigt nicht selten eine Beteiligung, sei es in Gestalt einer Neuritis syphilitica, sei es einer Stauungspapille; auch eine Beteiligung der Sehbahn, besonders des Tractus opticus mit daraus resultierender Hemianopsie kommt vor.

Ob die häufig beobachtete Druckempfindlichkeit des Trigeminus sich aus einer Beteiligung des Trigeminus an der Lues ergibt, oder ob es sich hier um eine allgemeine Empfindlichkeit des Kopfes gegen Druck handelt, ist oft schwer zu sagen. Eine sonstige Schädigung des Trigeminus wird kaum je beobachtet, häufiger dagegen findet man Paresen im peripheren Facialisgebiet oder eine Beteiligung des Hörnerven. Gelegentlich sieht man durch ein Befallensein der Hypophyse bzw. der Zwischenhirnzentren Polydipsie und Polyurie auftreten; auch cerebellare Symptome sind nicht ganz selten. Die oft hervorgehobenen Schwindelerscheinungen sind wohl durch eine Beteiligung des Vestibularis zu erklären. Der Olfactorius und die caudalen Hirnnerven sind so gut wie nie betroffen. Ein symmetrisches Befallensein der Hirnnerven ist ganz selten; auffallen muß ein oft zu beobachtender Wechsel in den Erscheinungen.

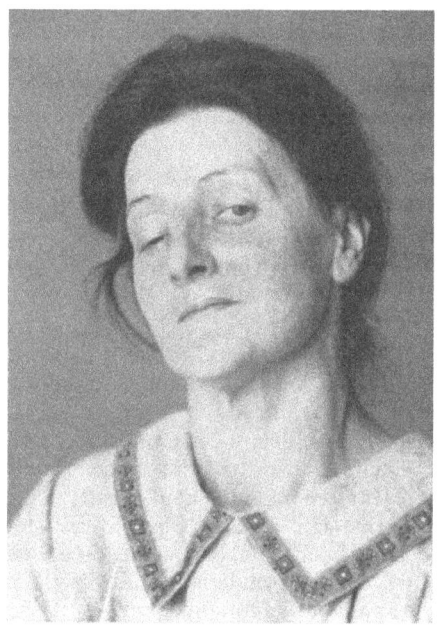

Abb. 3. Ophthalmoplegie bei Lues basalis.

Von Allgemeinsymptomen treten neben den Kopfschmerzen gelegentlich auch Schmerzen im Nacken und in den Gliedern auf. Typisch meningitische Erscheinungen sind nicht häufig, nur gelegentlich sieht man eine allgemeine Überempfindlichkeit bei Berührung und eine Andeutung von Kernig. Häufiger allerdings ist eine vasomotorische Überempfindlichkeit der Haut. Nicht selten ist ein starkes Schlafbedürfnis, ja eine ausgesprochene Schlafsucht.

In akut auftretenden Fällen finden wir meistens eine leichte Trübung des Bewußtseins mit Erschwerung der Orientierung, Beeinträchtigung der Merkfähigkeit und leichten für Bewußtseinstrübungen charakteristischen Denk- und Auffassungsstörungen. Delirante und amentiaähnliche Erscheinungen kommen nur gelegentlich vor.

Die Stimmung wechselt; sie ist zum Teil beeinflußt durch die wohl meningitisch bedingte Überempfindlichkeit, die jede Berührung der Haut zum Schmerz anwachsen läßt. Neben gereizt morosen Zuständen sehen wir auch ausgemacht euphorische Bilder; auch eine emotionelle Inkontinenz kann vorkommen. Krankheitsgefühl und Krankheitseinsicht ist meist in ausgesprochenem Maße vorhanden.

Ob man aus diesen psychischen Symptomen auf eine stärkere Beteiligung der Gehirnsubstanz schließen kann, ist fraglich; die meisten der beobachteten Erscheinungen entsprechen dem sog. exogenen Prädilektionstyp BONHOEFFERs, der keineswegs eine Beteiligung der Gehirnsubstanz an der Erkrankung zur

---

[1] Meist handelt es sich dabei um ein Zusammentreffen von Tabes und Lues cerebri, eine Kombination, die häufiger vorkommt, als man im allgemeinen annimmt.

Voraussetzung hat; es genügen vielmehr die toxischen und infektiösen Vorgänge vollkommen, um solche psychischen Symptome hervorzurufen.

Die Beteiligung der *Konvexität* an dem luischen Entzündungsprozeß ist seltener. Wenn bei dieser basalen Form der Lues Lähmungserscheinungen an den Extremitäten auftreten, so braucht man nicht ohne weiteres an eine Beteiligung der Konvexität oder zentralliegender Hirnteile zu denken, sondern die Pyramidenbahn kann auch an der Basis, insbesondere am Hirnschenkel oder Brücke getroffen sein dadurch, daß der Prozeß von den Hirnhäuten in die Tiefe vorgedrungen ist. Das bei isolierten Basisherden auftretende Symptom der alternierenden Hemiplegie, also etwa die WEBERsche Lähmung (Hemiplegie mit gekreuzter Oculomotoriusparese) ist dabei wenigstens in reiner Form nicht zu erwarten, weil es sich bei der Lues basalis ja keineswegs um einen einzelnen Herd, sondern um eine Affektion an der ganzen Basis handelt. Dagegen kann man eine Beteiligung der Konvexität annehmen, wenn neben und ohne Basissymptome aphasische Erscheinungen oder JACKSONsche Anfälle vorkommen. Auch monoplegische Lähmungen, etwa zentrale Facialisparese, eine isolierte Lähmung einer Extremität, spricht für eine Affektion der Hirnrinde. Bei der Konvexitätsmeningitis pflegen die syphilitisch meningitischen Erscheinungen noch geringfügiger zu sein, auch Stauungspapille ist selten, wenigstens wenn es sich um eine isolierte Beteiligung der Konvexität handelt.

Psychische Störungen kommen bei der Lues an der Konvexität in der gleichen Weise vor wie bei der basalen Lues, d. h., wir sehen vorzugsweise Störungen mit Bewußtseinstrübungen, die dem exogenen Prädilektionstyp BONHOEFFERs angehören. Ergreift die Konvexitätserkrankung jedoch größere Teile des Gehirns, etwa das Stirnhirn, so wird man erwarten können, daß sich die Erkrankung in erster Linie in psychischen Erscheinungen äußert. Bei langer Dauer kommt es dann auch zu gewissen Defektsymptomen namentlich dann, wenn die Art der Erkrankung lange Zeit hindurch nicht erkannt wurde und infolgedessen keine Behandlung eingeleitet werden konnte.

Nun kann man nicht erwarten, daß die Hirnlues immer mit gleicher Symptomatologie auftritt. Die Erscheinungsformen hängen unter anderem auch von der Ausbreitung des Prozesses ab, und so kennen wir auch ausgesprochen symptomarme Formen der Hirnsyphilis. Diejenigen, die nur mit Kopfschmerzen einhergehen, wurden bereits eingangs erwähnt; nicht selten sind auch diejenigen Zustände, bei denen man nur eine isolierte Ophthalmoplegia interna der externa oder totalis findet. (Unter Ophthalmoplegia interna verstehen wir eine Lähmung der inneren vom Oculomotorius versorgten Augenmuskeln, Sphincter pupillae und Akkommodationsmuskel. — Die Ophthalmoplegia externa besteht in einer Lähmung nur der äußeren Oculomotoriusmuskeln, während die Pupille intakt bleibt. Bei der totalen Ophthalmoplegie ist der gesamte Oculomotorius betroffen.) Ganz besonders eine einseitige Ophthalmoplegie muß immer Veranlassung geben, an Lues cerebri zu denken (NB. auch dann, wenn sie etwa im Laufe einer Tabes auftritt).

Weiter ist wichtig, zu wissen, daß epileptische Anfälle Symptome einer Hirnlues sein können, ohne daß sonst neurologische Symptome wahrzunehmen sind. Epileptische Anfälle kommen bei Lues cerebri zwar oft vor, man sieht sie in allen Stadien, auch bei der frühluischen Meningitis. Es gibt aber einige Fälle, bei denen im Verlauf einer Lues cerebri sich die epileptischen Anfälle als einziges Symptom zeigen, ohne daß andere neurologische oder psychische Auffälligkeiten zu bemerken wären. Man hat verschiedentlich versucht, eine besondere Gruppe einer syphilitischen Epilepsie aufzustellen; ich halte das für unnötig. Es ist vielmehr, möchte ich sagen, ein Zufall, was für Symptome von einer Hirnlues hervorgerufen werden. Der Umstand, daß sich einmal eine

Hirnsyphilis nur in epileptischen Anfällen äußert, berechtigt noch nicht, von einer syphilitischen Epilepsie zu sprechen. Man erkennt die syphilitische Natur in solchen Fällen naturgemäß oft nur an den Liquorreaktionen, und man wird andererseits aber auch nur dann mit Recht die epileptischen Anfälle als durch die Syphilis hervorgerufen bezeichnen, wenn nach entsprechender Behandlung und Sanierung von Blut und Liquor die epileptischen Anfälle ausbleiben. Jedenfalls ist es unberechtigt, epileptische Anfälle, die sich bei einem ehemals syphilitisch Infizierten entwickeln, auf diese Erkrankung zurückzuführen, wenn nicht auch der Liquor die entsprechenden Symptome aufweist oder wenn nicht eindeutige neurologische Erscheinungen vorhanden sind. Französische Autoren neigen dazu, für manche Fälle von Epilepsie eine früher überstandene oder eine kongenitale Lues verantwortlich zu machen.

Die vorzugsweise vasale Form der Hirnlues. Wenn auch bei den bisher besprochenen Krankheitsbildern der basalen Lues und der luischen Konvexitätsmeningitis hemiplegische Prozesse, ja auch gelegentlich insultartige Lähmungszustände vorkommen können, so spricht doch in der Regel das Auftreten von ausgemachten Halbseitenlähmungen mehr für eine Beteiligung des Gefäßsystems. In der Regel ist die Zwischenzeit zwischen primärer Infektion und diesen Formen der Hirnlues immer länger als bei den eben besprochenen Fällen. Das ist ja erklärlich, weil die oben geschilderten Gefäßveränderungen etwa im Beginn der Erkrankung noch keine Symptome machen, wenigstens keine neurologischen Ausfallserscheinungen; denn während die Affektion der Nerven durch die basale Meningitis sehr rasch zu Funktionsstörungen führt, braucht die Erkrankung der Adventitia dieser Gefäße in keiner Weise zu Ernährungsstörungen der von den Gefäßen versorgten Gebiete Veranlassung zu geben. Symptome sind vielmehr erst später zu erwarten, wenn die Erkrankung auf die Intima der Gefäße übergeht, und auch meist nur dann, wenn dadurch eine Beeinträchtigung des Gefäßlumens entstanden ist. Dies kann gelegentlich früh eintreten, dann sehen wir auch gewissermaßen eine vasale Komplikation der basalen Herde auftreten; meist kommt es aber, wie oben geschildert ist, zu den Endzuständen der HEUBNERschen Endarteriitis der mittleren und großen Gefäße, die zunächst nur eine Gefäßschädigung, aber noch keinen Funktionsausfall mit sich bringt. Dieser scheint erst in späteren Jahren aufzutreten, vielleicht unter dem Einfluß einer mit dem vorgerückten Alter sowieso einsetzenden Verschlechterung der Gefäßfunktion, und so kommt es dann gelegentlich zu insultartigen Lähmungserscheinungen, nachdem vorher nur ganz allgemeine, schwer zu beschreibende sog. neurasthenische Beschwerden bestanden hatten. Auch vereinzelte, bald vorübergehende leichte Paresen, die nicht recht beachtet wurden, können als Vorboten auftreten. Der Gedanke ist also nicht von der Hand zu weisen, daß bei diesen Späterkrankungen zwar die Gefäßsyphilis das Wesentliche ist, daß aber dann noch andere Veränderungen, vor allem Altersschädigungen, hinzukommen müssen, um zu den eigentlichen Herderscheinungen zu führen. Dementsprechend ist auch die Unterscheidung von Hirnarteriosklerose oft außerordentlich schwer möglich.

Die klinischen Symptome bestehen in erster Linie in Lähmungserscheinungen, Aphasien; selbstverständlich können auch andere hirnpathologische Störungen wie Apraxie auftreten; im großen ganzen ist rein klinisch das Bild von dem einer Hirnarteriosklerose schwer zu unterscheiden. Dabei ist die Anamnese wichtig; vor allem ist es bedeutungsvoll, wenn man weiß, daß der Betreffende früher einmal eine Lues basalis durchgemacht hat. Auch können von einer solchen Erkrankung noch Symptome, etwa eine Pupillenanomalie, zurückgeblieben sein, die der Diagnose den richtigen Weg weisen. Psychische Veränderungen brauchen bei diesen Fällen nicht vorzukommen; wenn sie auftreten, so handelt es sich meist nicht um die bei der basalen Hirnlues erwähnten Verwirrtheitszustände vorübergehender Art, sondern wir finden hier nicht selten ausgemachte Defekterscheinungen, Demenzformen, Merkfähigkeitsstörungen, die vielleicht schon lange vorher langsam begonnen haben und erst mit dem eintretenden Insult verstärkt und damit auch der Umgebung sichtbar werden.

Wenn auch diese Spätformen der Hirnlues auf vasaler Grundlage in ihren reinen Fällen grundverschieden von der basalen luischen Meningitis zu sein scheinen, so gibt es doch so zahlreiche Übergangsformen, daß nur die Endglieder dieser langen Reihe wirklich als verschieden erkennbar sind.

Wichtig für die Erkennung und zum Teil auch für die Unterscheidung der einzelnen Formen voneinander sind stets die biologischen Reaktionen von Blut und Liquor. Bei der relativ rein basalen Meningitis luischer Art finden wir immer eine Erhöhung der Zellzahl, allerdings in der Regel nicht in dem Maße wie bei der frühluischen Meningitis. Immerhin kommen hundert und auch mehrere hundert Drittel Zellen auch bei dieser tertiären luischen Erkrankung vor. Meist handelt es sich ausschließlich wohl oder doch überwiegend um Lymphocyten. Eiweißvermehrung ist deutlich, die NONNEsche Reaktion meist stark positiv, der Eiweißquotient in der Regel erhöht, aber nicht so stark wie bei der Paralyse, d. h. er bleibt meist unter 1. Immer finden wir einen starken Druck des Liquors, gelegentlich — allerdings selten und weniger

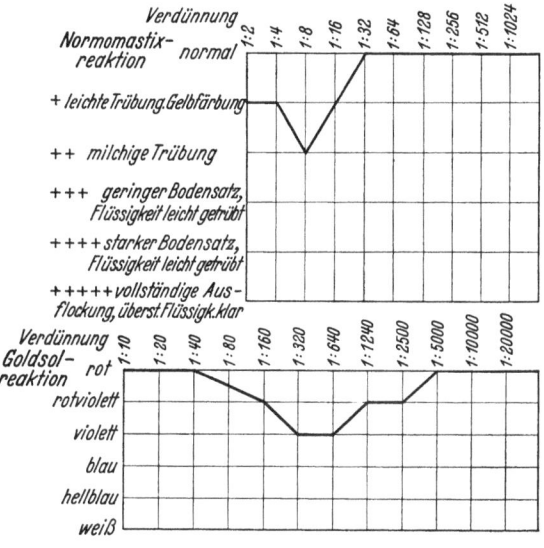

Abb. 4. Lues cerebri, Späterkrankung.

häufig als bei der frühluischen Meningitis — eine gelblich-grünliche Verfärbung. Spinnwebgerinnsel habe ich bei unkomplizierten Fällen nie gesehen. Der Zuckergehalt kann vermindert sein — er braucht es aber nicht. Die Wa.-Reaktion ist meist positiv, wenigstens in den stärkeren Konzentrationen. Im allgemeinen lehrt die Erfahrung, daß sie um so häufiger positiv ist, je näher die hirnluische Erkrankung der primären Infektion ist. Die Kolloidkurven zeigen einen deutlichen Ausfall, der oft sogar dem der Paralyse gleicht, gelegentlich aber eine Verschiebung nach rechts zeigt und den Ausfall nicht so weit nach unten ausdehnt. Bei später auftretenden Fällen, wohl ganz besonders bei den Fällen, bei denen die eigentliche basale Infektion schon zurückliegt und die Gefäßerkrankung mehr im Vordergrund sich befindet, können die Wa.R. fehlen. Einen sehr eindrucksvollen Fall dieser Art möchte ich kurz erwähnen.

Bei einer 45jährigen Frau, die angab, vor etwa 10 Jahren wegen einer Tuberkulosespondylitis in Behandlung gewesen zu sein, stellten sich anfallsweise Kopfschmerzen ein, die zu schweren Schmerzattacken führten. Bei der Lumbalpunktion wurde unter ziemlichem Druck ein gelblich gefärbter Liquor entleert, der 735/3 Zellen, meist Lymphocyten, aufwies, Gesamteiweiß 96 mg-%, Nonne Trübung, Eiweißquotient 0,7. Die Goldsolkurve zeigte einen leichten Ausfall bis zu violett in mittlerer Verdünnung (s. Abb. 4). Die Wa.R. war im Blut und Liquor negativ. Mit Rücksicht auf die frühere tuberkulöse Spondylitis wurde zunächst eine tuberkulöse Meningitis angenommen, aber für alle Fälle eine Quecksilberschmierkur eingeleitet, die bald zu einer erheblichen Besserung der Beschwerden führte. Ein mit dem Liquor geimpftes Meerschweinchen zeigte keine Anzeichen einer tuberkulösen Erkrankung. Eine Kontrollpunktion war nicht mehr möglich. Die Kopfschmerzen, die sich anfangs gebessert hatten, traten später wieder auf und schwanden nach einer außerhalb der Klinik vorgenommenen Endojodinkur. Schließlich wurde auch eine Lues konzediert. Auch neurologische Symptome, die für eine Lues sprachen, waren nicht zu finden. Trotz des negativen Wassermanns muß es sich hier aber um eine luische Meningitis gehandelt haben. Vielleicht war auch die Spondylitis früher keine tuberkulöse, sondern eine luische gewesen.

Wie dieses Beispiel lehrt und wie viele weitere Erfahrungen zeigen, kann man in der Tat bei den Spätfällen von Hirnlues nicht mit Sicherheit auf einen positiven Ausfall der Wa.R. im Liquor rechnen. Man wird vielmehr sich mit anderen an sich nicht spezifischen Reaktionen begnügen müssen. Nun ist meist eine leichte Erhöhung des Zellgehaltes vorhanden; 8—10/3 sind in solchen Fällen schon verdächtig, gelegentlich findet man aber auch Zellen von 30 und 40/3. Das Zellpräparat zeigt, von wenigen Reizformen abgesehen, fast ausschließlich Lymphocyten mit deutlicher Kernstruktur. Die NONNE-APELTsche Globulinreaktion ist leicht positiv (opalescent), auch eine Vermehrung des Gesamteiweißes ist oft vorhanden. Die Kolloidkurve zeigt eine Lueszacke. Der Verdacht wird noch erhöht, wenn eine auch nur schwach positive Wa.R. bei geringer Konzentration im Liquor vorhanden ist. Auch auf eine positive Wa.R. im Blut kann man nicht rechnen, dagegen ist sehr häufig, ja fast immer, die MEINECKE-Klärungsreaktion im Blut positiv.

Die Differentialdiagnose ist, wenn die Liquorreaktionen unspezifisch sind, oft außerordentlich schwer; da aber bei den differentialdiagnostisch in Betracht kommenden Erkrankungen in erster Linie bei der Arteriosclerosis cerebri, meist keine Liquorveränderungen, ganz besonders keine Zellvermehrung sich finden, so wird die Pleocytose und NONNEsche Reaktion in solchen Fällen doch den Verdacht auf eine syphilogene Erkrankung wachrufen, auch wenn die Wa.R. nicht positiv sind.

Schwieriger kann die Differentialdiagnose gegenüber einer tuberkulösen Meningitis sein. In zweifelhaften Fällen wird man gut tun, eine Quecksilberschmierkur vorzunehmen, die ja auch bei anderen Meningitiden nie etwas schadet.

Komplikationen. Die Frage, ob eine Lues cerebri gleichzeitig mit Paralyse auftreten kann, ist umstritten; zum mindesten handelt es sich dabei aber um eine große Seltenheit. Klinisch hat dies Zusammentreffen keine große Bedeutung, es interessiert mehr den pathologischen Anatomen. Dagegen finden wir gar nicht so selten eine Kombination von Tabes mit Lues cerebri, obwohl das in Lehrbüchern kaum je erwähnt wird; dabei werden bei der Besprechung der Tabes Augenmuskelstörungen als Symptome der Tabes aufgezählt; man hat auch von Tabespsychosen gesprochen, ohne daran zu denken, daß der tabische Prozeß allein weder den Oculomotorius befallen noch irgendwelche Seelenstörungen hervorrufen kann. In Wirklichkeit handelt es sich bei solchen Vorkommnissen so gut wie immer um eine Kombination einer Tabes mit Lues cerebri. Bei den psychischen Störungen haben wir es meistens mit der Spätform der Lues cerebri, und zwar im wesentlichen mit der vasalen Erkrankung zu tun, während die Augenmuskelstörungen häufiger bei den frischen Formen der Hirnlues vorkommen. So lehrt die Erfahrung, daß Augenmuskelstörungen, die bei einem Tabiker auftreten, nach Darreichung von Jod schwinden, während die anderen tabischen Symptome dadurch in keiner Weise beeinflußt werden.

Bei den Tabespsychosen handelt es sich entweder um Kombinationen von Tabes mit irgendwelchen davon ganz unabhängigen seelischen Erkrankungen oder aber ebenfalls um ein Zusammentreffen von Tabes mit Lues cerebri, wobei die Lues cerebri die psychotischen Symptome hervorruft.

Sehr große Schwierigkeiten macht die nosologische Unterbringung von gewissen Fällen, die zwar Beziehung zur Lues haben, aber doch nicht ohne weiteres als echte Hirnluesfälle angesehen werden dürfen. Es handelt sich um organisch cerebrale Krankheitszustände, die mit neurologischen (Hemiplegien) oder psychischen Erscheinungen (Defektzustände) einhergehen und bei Patienten im Alter von etwa 40—50 Jahren mit im wesentlichen negativen Blut- und Liquorbefunden auftreten. Die in erster Linie in Betracht kommende Diagnose Arteriosclerosis cerebri ist wegen des Lebensalters unbefriedigend, und eine Paralyse, an die oft gedacht werden kann, ist wegen des negativen Liquors auszuschließen. Die Anamnese weist eine Lues auf, oft deutet auch eine Aortitis auf diese Erkrankung hin. Ich habe derartige Fälle seinerzeit ausführlich beschrieben und sie auch in meinem Handbuchbeitrag über Luespsychosen erwähnt. Sie sind nicht als eigentliche Lues cerebri-Fälle aufzufassen; die Lues hat hier vielmehr nicht spezifisch, sondern nur als allgemein schädigendes Moment auf das Gefäßsystem eingewirkt. Die Syphilis ist dabei vielleicht nur eine von den möglichen Ursachen, die zu einer frühzeitigen Gefäßerkrankung geführt hat. Auffällig ist nämlich, daß bei vielen dieser Fälle die Syphilis nicht das einzige gefäßschädigende Moment ist, sondern daß bei vielen dieser Fälle die Gefäße auch noch durch Einwirkung von Blei, Arsen, Alkohol usw. geschädigt worden sind.

In allen diesen Krankheitsfällen ist Jodbehandlung zu versuchen, die unter Umständen eine Besserung erzielt.

Weitere Komplikationen der Hirnlues sind in manchen psychotischen Zuständen zu sehen. Daß eine schwere Gefäßlues, die zu umfangreichen Ernährungsstörungen des Gehirns führt, neben den neurologischen Erscheinungen auch seelische Ausfallserscheinungen macht, bedarf keiner besonderen Erwähnung. Auch das Vorkommen von vorübergehenden Verwirrtheitszuständen bei akut auftretenden Lues cerebri-Fällen ist nichts Besonderes; es handelt sich hier um symptomatische Psychosen, d. h. um krankhafte Seelenzustände, bei denen die Psychose Symptom der luischen Gehirnkrankheit ist, das nach entsprechender Behandlung der Grundkrankheit schwindet. Dagegen gibt es bestimmte Psychosen, die man als spezifisch für die Hirnlues glaubte ansehen zu müssen; es sind dies die sog. Lueshalluzinosen, die PLAUT seinerzeit beschrieben hat. Bei einigen Fällen dieser Art handelt es sich um eine Erkrankung aus dem Bereich des exogenen Prädilektionstyp von besonders kompliziertem Aufbau. Hier gelangt der psychotische Zustand deswegen in ein chronisches Stadium, weil das Gehirn durch die Lues zu stark geschädigt ist, als daß es nach Abklingen der Syphilis wieder völlig intakte Funktionen einnehmen könnte. In anderen Fällen von Lueshalluzinose scheint die Lues aber nur als provozierender Faktor für eine Schizophrenie gedient zu haben.

Die Behandlung. Bei der Behandlung der Hirnsyphilis steht an erster Stelle Quecksilber und Jod. Die früher allgemein vertretene Ansicht, daß das Quecksilber vor allem auf die Entzündungsvorgänge einwirkt und namentlich die Frühstadien besonders gut beeinflußt, während das Jod spezifisch oder doch besonders günstig auf die Gummen oder überhaupt in den Spätstadien wirkt, ist meines Erachtens noch nicht widerlegt. Das braucht nicht zu hindern, daß man gelegentlich gerade bei syphilitischem Kopfschmerz der Frühperiode, der vielleicht aber durch eine Erkrankung der Schädelknochen bedingt ist, mit Erfolg Jod anwenden kann und daß man auch in der Spätperiode gute Resultate mit Quecksilber erzielt. Wichtig ist nach meiner Meinung, daß aber das Quecksilber in der Form einer gut durchgeführten Schmierkur angewandt wird, während von Quecksilberspritzkuren keine so günstigen Resultate zu erwarten sind. Auch die Injektionsbehandlung mit Jodpräparaten wirkt wohl nicht so gut wie die perorale Darreichung. Im allgemeinen pflegen die Pharmakologen die gleichzeitige Anwendung von Quecksilber und Jod als unverträglich zu bezeichnen; das hindert nicht, daß gerade das „Traitement mixte" unter Umständen ganz besonders günstige Resultate gibt. Selbstverständlich darf eine Jodbehandlung nicht mit Quecksilberspritzen, sondern nur mit Quecksilbereinreibungen kombiniert werden. Ich empfehle, bei dieser gemischten Behandlung Jod nur in ganz kleinen Dosen zu verabreichen. Auf dieser Kombination beruht ja wohl auch die ungemein günstige Wirkung einer Schmierkur in Jodbädern. Jedenfalls lehrt die Erfahrung, daß auch hartnäckige Syphilitiden des Zentralnervensystems, die bisher allen Behandlungen trotzten, sich nach einer Schmierkur in einem derartigen Bad zurückbilden können. Dementsprechend würde ich empfehlen, Fälle von Lues cerebri mit positiver Wa.R. im Blut und Liquor zunächst mit Quecksilberschmierkur zu behandeln, und zwar ist die Indikation zur Quecksilberschmierkur um so dringender, je weniger man mit einer vasalen Lues zu rechnen braucht. Fälle dagegen, bei denen man eine Gummenbildung oder eine besondere Beteiligung des Gefäßsystems annehmen kann, sollten zuerst mit Jod behandelt werden, und zwar nach anfänglich einschleichenden kleinen Mengen mit ziemlich starken Dosen etwa 8 Wochen lang. Die Erfolge zeigen sich gewöhnlich sowohl bei der Quecksilberschmierkur wie bei der Jodkur in der 3.—4. Woche. Die basalen Luesfälle sprechen im allgemeinen sehr gut auf das Quecksilber an. Man muß sich darüber klar sein, daß mit *einer* Quecksilberschmierkur nichts getan ist, sondern spätestens in einem viertel Jahr sollte die Kur wiederholt werden. Auch Liquorkontrolle ist nötig; wenn nach einer zweiten Quecksilberkur und einer inzwischen durchgeführten Jodbehandlung der Liquor noch nicht saniert ist, so erscheint mir eine Malariakur erforderlich, nach deren Abschluß abermals eine Quecksilberschmierkur durchzuführen ist. Bei Fällen, die sich gegenüber spezifischen Mitteln refraktär zeigen, kommt statt Malariakur auch die Zittmannkur in Betracht.

Genügt bei der vorzugsweise vasalen Form der Hirnlues das Jod nicht, so wäre auch hier eine Quecksilberschmierkur zu versuchen. Die Resultate sind jedoch sehr viel schlechter, weil es sich hier, wie ja auch die pathologisch-anatomischen Befunde lehren, meist nicht lediglich um spezifisch syphilitische Veränderungen handelt, sondern weil die Symptome auch auf narbige Restzustände in den Gefäßen zurückgeführt werden müssen. Eben wegen der Gefäßschädigung ist in solchen Fällen eine Malariabehandlung, die bei der basalen und meningitischen Hirnlues noch gute Erfolge verspricht, unter Umständen kontraindiziert. Allenfalls kann man bei der vasalen Form die spezifische Behandlung durch milde unspezifische Behandlung (Milch, Schwefel) unterstützen. Wenn man sich bei relativ früh auftretenden Fällen von Hirnsyphilis zu Salvarsanbehandlung entschließt, so soll man es nur in Form der kombinierten Kur tun und zunächst mit einer Quecksilberschmierkur beginnen und die Salvarsaneinspritzungen erst nach Beendigung der 2. Hg-Tour anfangen. Die Wismutbehandlung, die bei der frischen Syphilis heute eine große Rolle spielt, erscheint bei diesen Spätformen weniger indiziert.

C. Die progressive Paralyse.
1. Einleitung.

Während bei der Lues cerebri wegen der Art der pathologisch-anatomischen Veränderungen, aber auch wegen der Beeinflußbarkeit durch antisyphilitische Behandlung die Zugehörigkeit zu den luischen Erkrankungen schon relativ früh außer Zweifel stand, ist dies bei der Paralyse ganz anders gewesen. Der histologische Befund ist nicht kennzeichnend für eine Lues, und auch sonst war klinisch kaum ein Anhaltspunkt für die syphilogene Entstehung dieser

Erkrankung gegeben. Die Paralyse galt vielmehr ursprünglich als eine besonders ungünstige, zum Tode führende Abart oder Verlaufsform ganz verschiedenartiger Psychosen (so z. B. noch bei GRIESINGER); auf die Eigenarten wurde man zunächst durch körperliche Symptome aufmerksam; so sagte man, wenn eine Manie mit engen Pupillen einhergeht, so wird sie tödlich enden, oder ESQUIROL hatte gesehen, daß die Sprachstörung mancher Geisteskranker die Aussichten verschlechterte („L'embarras de parole est un signe mortel").

Die klinische Sonderstellung der Paralyse ist zuerst von BAYLE (1822) erkannt worden; er hat auch auf die entzündlichen Veränderungen am Gehirn aufmerksam gemacht, während ESMARCH und JESSEN im Jahre 1857 als erste die Beziehungen zwischen Lues und Paralyse gesehen haben. Diese Erkenntnis, die ja heute selbstverständlich geworden ist, weil sie durch die Laboratoriumsbefunde (Wa.R.) ohne weiteres beweisbar ist, bedeutete seinerzeit einen großen Fortschritt, und sie ist besonders deshalb bewundernswert, weil sie auf rein klinischer Beobachtung und Erfahrung fußt, ebenso wie die Erkenntnis der syphilitischen Grundlage der Tabes, zu der FOURNIER und ERB ebenfalls aus der klinischen Beobachtung heraus gekommen waren.

2. Pathologische Anatomie.

Namentlich bei vorgeschrittener Paralyse ist das Gehirn atrophisch; diese Atrophie macht sich in einer Verringerung des Gehirngewichtes bemerkbar; für das bloße Auge prägt sie sich aus in einer besonders am Stirnhirn recht deutlichen Verschmälerung der Windungen und Verbreiterung der Furchen, außerdem in einer Erweiterung der Hirnkammern. Hier wie auch an der Konvexität findet man vermehrte Liquoransammlung (Hydrocephalus internus et externus).

Die Atrophie an der Konvexität braucht nicht auf das Stirnhirn beschränkt zu sein, sondern sie erstreckt sich unter Umständen auf andere Teile des Gehirns, auch des Kleinhirns. In seltenen Fällen, die klinisch sich durch auffallende chronische Herdsymptome bemerkbar gemacht haben, trifft man besonders starke umschriebene Atrophien. Hier handelt es sich um das Bild der sog. Herdparalyse (LISSAUER). In erster Linie ist hier der Schläfenlappen oder die motorische Region (Aphasie — Halbseitenlähmung!) beteiligt.

Die Pia ist meist etwas getrübt und verdickt, zuweilen auch schwer abziehbar. Das Ependym der Ventrikel (besonders häufig des vierten) zeigt keine glatte Fläche, sondern eine körnige Beschaffenheit, die sog. Ependymgranulationen. Dieser Befund ist schon bei der Lues cerebri erwähnt worden; in der Tat handelt es sich nach SPATZ hierbei um Reste einer früheren luischen Meningitis, die nach seiner Meinung jeder Paralytiker — offenbar latent — einmal durchgemacht hat.

Kennzeichnend für die Paralyse sind aber erst die histologischen Befunde! Die gewebliche Veränderung ist als ein diffuser entzündlicher Prozeß zu charakterisieren. Im Gegensatz zur Hirnlues, bei der nach SPATZ die basale Meningitis spezifischer Art den Ausgangspunkt bildet, handelt es sich bei der Paralyse um einen unspezifischen Entzündungsvorgang, in erster Linie an der grauen Substanz. Auch der Ausbreitungsweg ist nach SPATZ ein anderer: Während bei der Hirnlues dieser Weg über den Liquor geht, findet man bei der Paralyse eine Verbreitung der Veränderungen, die auf eine Blutaussaat deuten läßt (s. Abb. 5). Zwar zeigt die bereits makroskopisch veränderte Pia zahlreiche Infiltrate, aber unabhängig von ihnen finden wir in der Gehirnsubstanz regelmäßig Zellinfiltrate an den Gefäßen; dabei handelt es sich vorwiegend um Lymphocyten und Plasmazellen und außerdem Phagocyten, die ein eisenhaltiges Pigment in sich tragen.

Betroffen ist in erster Linie die graue Substanz, und zwar vor allem das Stirnhirn, etwas weniger die übrigen Rindenteile des Großhirns, dann aber auch der Thalamus opticus und das Putamen, fast nie dagegen das Pallidum (SPATZ), selten auch das Corpus luysi, Nucleus ruber und die Substantia nigra; wohl aber ist auch das Zwischenhirn und der Hypothalamus beteiligt.

Diese infiltrativen Veränderungen sind wohl die ersten auftretenden histologischen Kennzeichen der Paralyse, sie rufen aber die charakteristischen

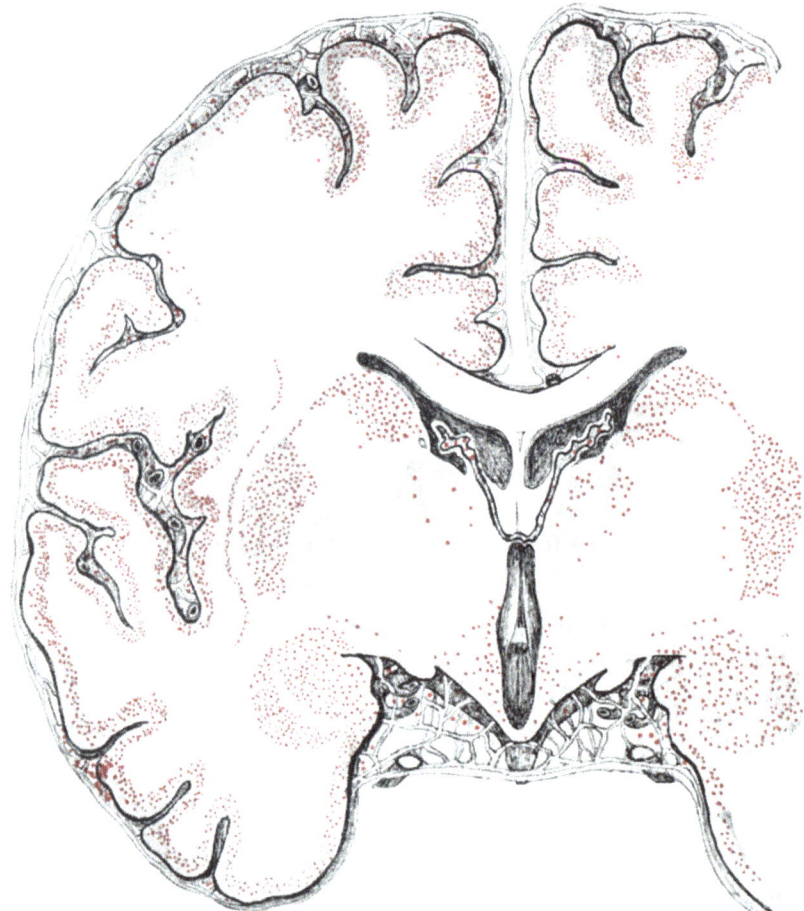

Abb. 5. Ausbreitung der entzündlichen Veränderungen bei der Paralyse. (Nach SPATZ.) Vergl. auch Abb. 2. Rot bezeichnet den entzündlichen Prozeß.

Erscheinungen der Paralyse, nämlich die Demenz, noch nicht hervor, wie SPIELMEYER an drei zufällig ad exitum gekommenen Fällen von Frühparalyse zeigen konnte, sondern für die eigentlichen und endgültigen Ausfallserscheinungen sind offenbar erst die degenerativen *Parenchym*schädigungen maßgebend. Diese bestehen in Ganglienzellveränderungen, die in ihrer Art übrigens nicht charakteristisch für die Paralyse sind (chronische Zellerkrankung [NISSL] oder Zellschrumpfung [SPIELMEYER]). Im Laufe des Leidens gehen aber die Zellen ganz zugrunde, und es kommt zu Ausfällen unregelmäßiger Anordnung. Daneben findet man noch einen Markfaserschwund, der entweder in Form einer allgemeinen Lichtung und Rarefikation der Fasern besteht, oder der sich in fleckförmigen Entmarkungsherden äußern kann; sie können zur Verwechslung mit den ähnlichen Herden der multiplen Sklerose führen.

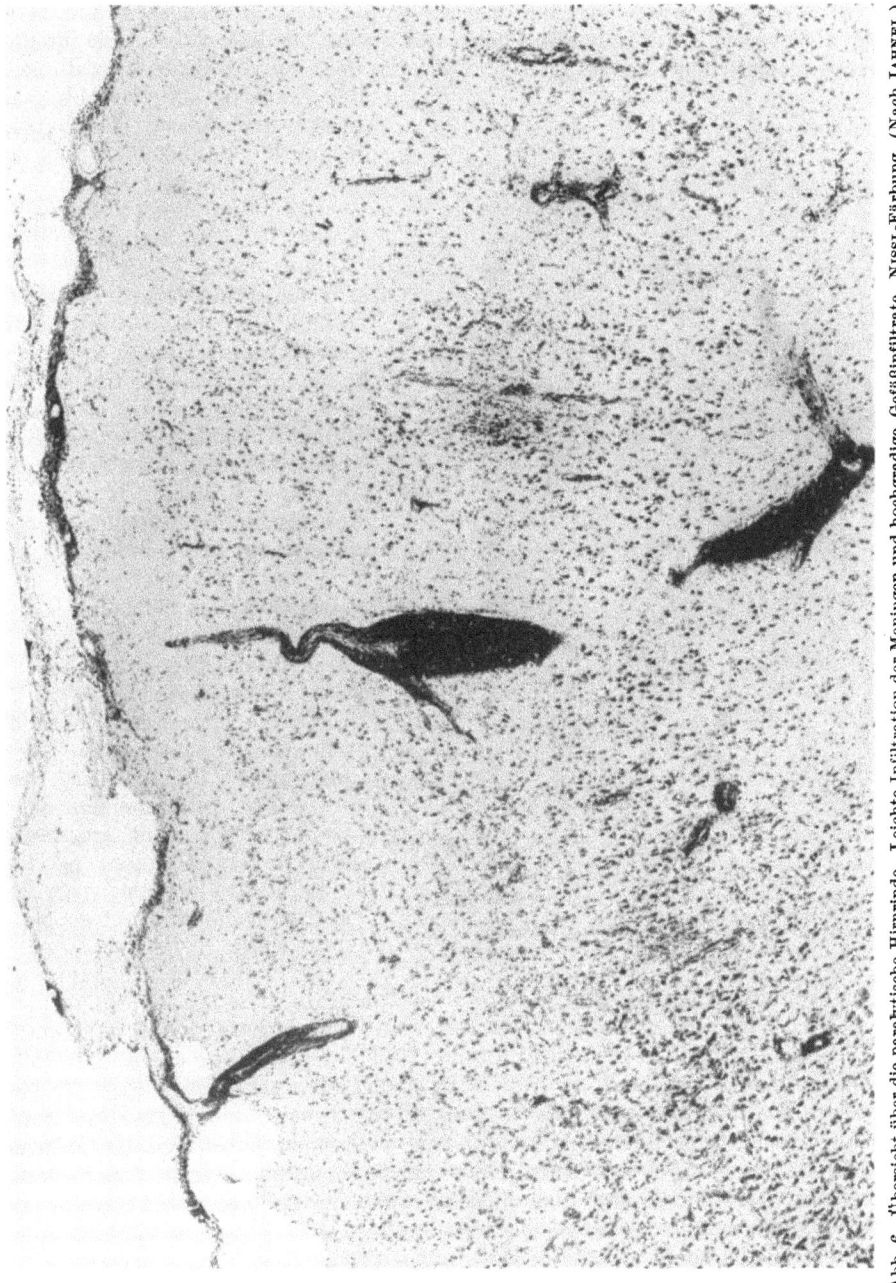

Abb. 6. Übersicht über die paralytische Hirnrinde. Leichte Infiltration der Meningen und hochgradige Gefäßinfiltrate. NISSL-Färbung. (Nach JAHNEL.)

Auch die *Glia* zeigt allerlei Veränderungen; einmal finden wir Vermehrung der zelligen Glia und eine Wucherung der Gliafasern (Randgliosen). Hier handelt es sich wohl um zum Teil übermäßige Ersatzwucherungen; durch sie sind unter anderem die bereits erwähnten Ependymgranulationen bedingt. Die Gliawucherungen bringen zusammen mit den Ganglienzellausfällen eine Störung im architektonischen Bilde der Rinde hervor („Schichtenverwerfung").

Ebenfalls eine Abart der Gliazellen stellen die sog. Stäbchenzellen dar. Sie stehen senkrecht zur Rindenoberfläche und werden als charakteristisch für die Paralyse angesehen. Entstanden sind sie aus den sog. Hortegazellen, die bei der Paralyse hypertrophieren (METZ und SPATZ); sie haben weiter die Fähigkeit, Eisen zu speichern (SPATZ).

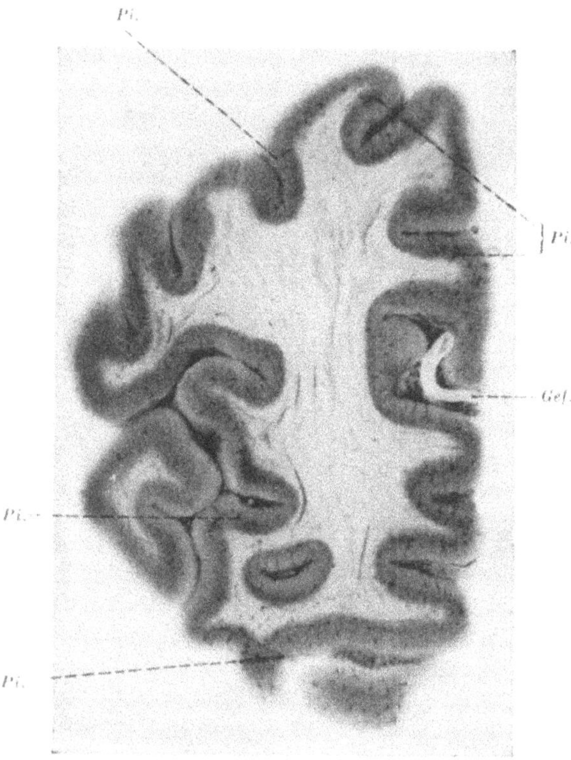

Das Vorkommen von Eisen in den Hortegazellen und in den Phagocyten der Zellinfiltrate ist sehr charakteristisch für Paralyse und unterscheidet sie von allen anderen entzündlichen Erkrankungen des Gehirns. SPATZ hat diese Tatsache zu einer sicheren, schnell Aufschluß gebenden Erkennungsmethode am Sektionstisch ausgearbeitet. Man sieht diese eisenhaltigen Stellen, wenn man Scheibchen aus dem Stirnhirn mit Schwefelammonium übergießt, als schwärzlich gefärbte stecknadelkopfgroße Punkte von Schwefeleisen in der Hirnrinde hervortreten (s. Abb. 7).

Die bis jetzt beschriebenen pathologisch-anatomischen Veränderungen im Gehirn der Paralytiker unterscheiden sich wesentlich von dem spezifisch syphilitischen Gewebe; es ist deshalb begreiflich, daß man die Paralyse zunächst nicht als eine syphilitische, sondern als eine metasyphilitische Erkrankung angesehen hat. Dieser Begriff der Metalues war aber in seiner ursprünglichen Bedeutung nicht mehr zu halten, seitdem man im Gehirn der Paralytiker auch Spirochäten nachgewiesen hat (NOGUCHI 1913 — später vor allem JAHNEL).

Abb. 7. Positive Schwefelammoniumreaktion an einer frischen Hirnscheibe bei Paralyse. *Pi.* an den Gefäßzweigen eisenhaltiges Pigment. *Gef.* Gefäßast. (Aus BUMKE: Lehrbuch der Geisteskrankheiten. Beitrag von SPATZ: Anatomie der syphilogenen Geistesstörungen.

Wenn diese Spirochäten auch nicht in allen Fällen gefunden werden (25 bis 50%), so ist doch anzunehmen, daß sie bei der unbehandelten Paralyse wohl stets vorhanden sind, denn man kann ja nur einen ganz kleinen Teil des Gehirns dieser Untersuchung unterwerfen. Der Nachweis erfolgt durch verschiedene Versilberungsmethoden oder auch im Dunkelfeld, in dem man unter Umständen die Spirochäten auch lebend beobachten kann. JAHNEL schreibt hierüber sehr eindrucksvoll: „Jedem, der dieses Bild einmal gesehen hat, wird es unvergeßlich geblieben sein, und er wird die Vorstellung davongetragen haben, wie es im Gehirn der Paralytiker zu deren Lebzeiten aussehen mag, wo die Parasiten bald in größeren Scharen, bald vereinzelt, bald an dieser, bald an jener Stelle oder an vielen Orten zugleich auftreten und ihre verderbliche Wirkung entfalten."

Die Spirochäten kommen fast nur in der Rinde und in anderen grauen Massen des Gehirns vor (JAHNEL), und zwar am häufigsten im Stirnhirn, besonders im Stirnpol; sie sind entweder diffus über die Rinde verstreut oder herdartig angehäuft, und endlich kommt auch eine vasculäre Anordnung vor.

Der Versuch, eine Beziehung zwischen dem Vorhandensein von Spirochäten und den geweblichen Veränderungen aufzufinden, ist bis jetzt nicht geglückt; weder kann man Spirochäten mit Sicherheit in Ganglienzellen oder Gliazellen nachweisen, noch war es möglich, etwa die fleckförmigen Markfaserausfälle mit Anhäufung von Spirochäten in diesem Gebiet in Verbindung zu bringen. Man ist auch nicht in der Lage, aus dem histologischen Bild zu erkennen, ob ein Paralytikergehirn zahlreiche, wenige oder gar keine Spirochäten enthält (JAHNEL). Immerhin liegt es naturgemäß nahe, die chronische Entzündung des Gehirns als eine Abwehrreaktion auf das Eindringen der Spirochäten aufzufassen; auffallend ist nur, daß die Spirochäten hier nicht die spezifisch syphilitischen Gewebsveränderungen erzeugen, wie etwa bei der Lues cerebri.

Am sichersten pflegt man Spirochäten im Gehirn von solchen Paralytikern zu finden, die in einem paralytischen Anfall apoplektiform zugrunde gegangen sind; man vermutet, daß hier der Tod in einem Augenblick starker Spirochätenvermehrung eingetreten ist. Offenbar gehen diese jungen Spirochäten rasch wieder unter, denn wenn der Anfall längere Zeit überlebt worden ist, findet man oft keine. Auch wenn ein Kranker während einer spezifischen oder unspezifischen Behandlung verstorben ist, lassen sich in der Regel keine Spirochäten nachweisen.

Beim Paralytiker hat man auch an anderen Körperorganen, besonders in der Aorta, Spirochäten gefunden, ein Umstand, der ebenfalls gegen den Begriff der Metalues spricht; dagegen ist es nie gelungen, Spirochäten im Paralytikerblut zu finden[1], weder mikroskopisch, noch durch Impfversuche.

Außer im Gehirn sieht man bei der Paralyse auch oft Rückenmarksveränderungen auftreten; am häufigsten sind die tabesähnlichen, aber nicht immer mit der Tabes identischen Degenerationen der Hinterstränge. Seltener sind kombinierte Strangerkrankungen oder Ganglienzellveränderungen am Rückenmark.

3. Pathogenese.

Der Umstand, daß trotz Anwesenheit von Spirochäten im Gehirn eine spezifisch syphilitische Gewebsveränderung nicht auftritt, sondern nur eine gewissermaßen unspezifische Entzündung entsteht, ist nicht das einzig Wunderbare bei dem Zustandekommen der Paralyse. Auch die lange Inkubationszeit zwischen primärer Infektion und Ausbruch der Paralyse ist schwer zu deuten; sie hat nicht nur die Erkennung eines Zusammenhanges zwischen beiden Erkrankungen erschwert, sondern auch Anlaß zu manchen Erklärungsversuchen gegeben, die wiederum mit der Frage der Paralyseentstehung überhaupt in engeren Zusammenhang zu bringen sind.

Daß eine Paralyse nicht ohne Syphilis entstehen kann, ist zwar sicher; damit ist aber noch lange nicht alles geklärt, denn nicht jeder Syphilitiker wird paralytisch oder tabisch. Man schätzt die Zahl der Syphilitiker, die eine Paralyse bekommen, auf etwa 7%. MATTAUSCHEK und PILCZ hatten 4,75% gefunden; AEBLY, der diese bis jetzt einzig gebliebenen Untersuchungen von MATTAUSCHEK und PILCZ nachprüfte und der dabei den etwas kurzen Beobachtungszeiten der

---

[1] Gleichwohl wird man bei Malariabehandlung nicht syphilitisch Infizierter, Malariablut besser nicht vom Paralytiker entnehmen, obwohl eine Ansteckung durch Paralytiker bisher nie nachgewiesen ist.

jüngeren Fälle Rechnung trägt, nahm 10% an (WAGNER-JAUREGG), WEINBERG 7%[1].

Warum bekommt nur ein so relativ kleiner Teil der syphilitisch Infizierten eine Paralyse oder Tabes, und wie kommt es, daß nach so langer Zeit eine anscheinend schon zur Ruhe gekommene Erkrankung in so anderer Form wieder neu aufflackert? Hier ist es wichtig, zu wissen, daß, wie JAHNEL sagt, uns jegliche Kenntnis über die Beziehungen der Spirochäten zum Zentralnervensystem vom Zeitpunkt der syphilitischen Infektion bis zum Ausbruch der Paralyse fehlt. Weiter ist bemerkenswert, daß die Syphilitiker, die an schweren tertiären Syphilomen erkrankt waren, so gut wie immer von Paralyse oder Tabes verschont bleiben und daß sekundäre syphilitische Erscheinungen in der Vorgeschichte der Paralytiker außerordentlich selten sind. Das Zusammentreffen von Sekundäraffekten mit Paralyse ist überhaupt noch nicht mit Sicherheit nachgewiesen, und das Vorkommen von Tertiärerscheinungen bei Tabes oder Paralyse ist zum mindesten außerordentlich selten[2].

Es wird immer wieder angeführt, daß die Syphilis der tropischen Länder wohl zu schweren tertiären, unter Umständen tödlich ausgehenden Erkrankungen, aber nie oder doch selten zur Paralyse führt. Die diesbezüglichen Behauptungen müssen alle mit großer Reserve aufgenommen werden, weil die diagnostischen Möglichkeiten in bezug auf die Paralyseerkennung in diesen Ländern sehr viel ungünstiger sind als bei uns. Im großen ganzen ist aber in der Tat wohl in Ländern mit primitiven Bedingungen trotz reichlicher syphilitischer Durchseuchung die Paralyse und Tabes seltener. Woran das liegt, ist schwer zu sagen. Man hat an eine Artumwandlung des Volkskörpers als Folge der Durchseuchung mit Lues gedacht, ausgehend von der Beobachtung, daß eine für ein Volk neue Infektionskrankheit zuerst sehr bösartig auftrete, um später milder zu verlaufen. Man stellt sich offenbar vor, daß ein Immunität gewissermaßen vererbt oder sonstwie weitergegeben wird und daß auf diese Weise die Krankheit in ihrer Erscheinungsform milder gestaltet werde oder daß die Spirochäten veranlaßt würden, sich ins Zentralnervensystem zurückzuziehen, um dort erst später ihre verderbliche Wirksamkeit zu entfalten.

Da aber mancherlei bei dieser Erkrankung unbefriedigend und auch unsicher ist (z. B. die Frage der vererbten Immunität gegen Syphilis), greift man zu Hilfshypothesen. So ist z. B. von DARASKEWICZ und unabhängig von ihm von KOLB die Möglichkeit ventiliert worden, daß bei vorhandener Lues sich die Paralyse nur einstelle in Ländern, in denen die Schutzpockenimpfung durchgeführt sei, daß aber ungeimpfte Völker trotz Syphilis von der Paralyse verschont bleiben. Auch diese Annahme kann heute als widerlegt gelten (namentlich PLAUT).

Nun hat schon GÄRTNER gesagt, die Paralyse könne nur auftreten bei dem Vorhandensein einer Allergieschwäche, die einmal anlagemäßig an die betroffene Persönlichkeit gebunden sein könne, die aber auch zustande komme durch Behandlung der Syphilitiker in ihren primären bzw. sekundären Stadien. Diese Behandlung sei zwar in der Lage, die Erscheinungen an der Haut zu beseitigen, sie könne aber nicht die in das Zentralnervensystem eingedrungenen Erreger töten. Ähnliche Gedankengänge über den Einfluß der Behandlung vertrat WILMANNS. Er nahm an, daß es durch die spezifische Behandlung in den Frühstadien im Laufe der Jahre und Jahrzehnte zu einer biologischen Umwandlung der Spirochäten gekommen sei; sie haben dadurch ihre dermotropen Eigenschaften und vielleicht überhaupt die Fähigkeit zum Tertiarismus verloren und

---

[1] Die Zahlen für Tabes sind nach MATTAUSCHEK und PILCZ 2,37% für Lues cerebri 3,19%.
[2] Die Behauptung, das Vorkommen von Hautgummen bei malariabehandelten Paralytikern spreche dafür, daß die Malaria die Paralyse in eine tertiäre Lues umgewandelt habe, ist von SPIELMEYER widerlegt worden.

dafür neurotrope Eigenschaften bekommen. Diese Eigenschaften hätten die Spirochäten aber nicht durch die Behandlung des jeweils betroffenen Individuums erhalten, sondern es handelt sich hier um eine Paravariation, die ihre Entstehung der Behandlung durch Generationen hindurch verdanke und sie auch durch Generationen hindurch beibehalte. Für WILMANNS Auffassung läßt sich noch folgendes verwerten: BRUNSGARD hat 1929 über Fälle aus Oslo berichtet, bei denen die primäre bzw. sekundäre Lues infolge der besonderen Anschauungen des damaligen Vorstandes der Dermatologischen Klinik in Oslo ohne jede Behandlung geblieben war. Es handelt sich hier um 1388 Patienten, davon 793 Männer, bei denen nach einer Beobachtungszeit von im Minimum 15, im Maximum 37 Jahren nur $13 = 0,6\%$ Paralytiker gefunden wurden. Es ist gewiß fraglich, ob alle erfaßt worden sind und ob das Material (offenbar viele Puellen) repräsentativ gewesen ist. Aber auffällig bleibt diese geringe Zahl gleichwohl.

Die genannte Hypothese könnte den meisten der oben erwähnten Probleme gerecht werden. Es kommt hinzu, daß WILMANNS auch die Konstitution nicht vernachlässigt; so weist er z. B. darauf hin, daß auch in unseren Gegenden die Paralyse verhältnismäßig selten auftritt in den Reihen der kriminellen Psychopathen, die in unbekümmerter Sorglosigkeit ihre Syphilis in den Anfangsstadien nie oder nur schlecht behandeln lassen. Er übersieht dabei keineswegs, daß es sich bei diesen Leuten auch um Persönlichkeiten besonderer körperlicher oder seelischer Konstitution handelt.

Auf Anregung von WILMANNS wurde zur Nachprüfung seiner Theorie eine Expedition in die Burjäto-Mongolei unternommen, über die BERINGER ausführlich berichtet hat. Dabei hat sich ergeben, daß trotz schlechter oder fehlender Behandlung und trotz reichlichen Auftretens von tertiärer Lues die Paralyse und Tabes dort in einem Prozentsatz auftritt, der dem unseren etwa gleicht. Ungeachtet der Behandlungsmängel gibt es auch dort — wie in den Kulturstaaten — eine erscheinungsarme latente Lues, die, wie BERINGER meint, wahrscheinlich nicht erst neueren Datums ist. Und endlich hat BERINGER auch Fälle von Metalues gesehen, die sicher früher tertiäre syphilitische Erscheinungen durchgemacht haben. Damit ist die WILMANNSsche Theorie in dieser Form unhaltbar geworden, aber der Kernpunkt dieser Theorie, die Frage der Lues nervosa, ist allerdings damit noch nicht erledigt. Es handelt sich bei der Lues nervosa-Frage um die Lehre, daß Paralyse und Tabes nur dann entstehen, wenn die primäre Infektion durch eine besondere Sorte von neurotropen Spirochäten erfolgt ist. Diese Lehre — die Frage der Syphilis à Virus nerveux — fußt vor allem auf verschiedenen berühmt gewordenen Beobachtungsfällen, wonach mehrere an der gleichen Quelle infizierte Personen später übereinstimmend an Paralyse oder Tabes erkrankt sind. Bekannt geworden sind die von MORELL LAVAILLÉE (zit. nach JAHNEL) mitgeteilten 6 Freunde einer Puella, von denen 4 an Paralyse und 2 an Lues cerebri gestorben sind, und ferner die 7 Glasbläser von BROSIUS, die sich am gleichen Mundstück einer Blasröhre infiziert hatten, von denen 6 an Tabes oder Paralyse erkrankt sind.

Wenn diese Fälle verallgemeinert werden dürften, so müßte aber die konjugale Paralyse ungleich häufiger sein. Da aber eine solche Häufung von konjugaler Paralyse fehlt (WIRZ), so ist die Lues nervosa in dieser Form abzulehnen. Es bleibt daher nur übrig, die Eigenschaften der betreffenden Persönlichkeiten selbst als Erklärung heranzuziehen. Man hat daher von einer Abwehrschwäche (KRAEPELIN) gesprochen. JAHNEL hat eine solche auch anatomisch zu begründen versucht. Er hat dabei die Paralyse eine maligne Form der Hirnsyphilis genannt, weil das Gehirn keine spezifischen Abwehrmechanismen aufzubringen vermag. Aber auch diese Anschauungen haben keine allgemeine Anerkennung erlangt.

Die anatomischen Unterlagen JAHNELs wurden übrigens von SPIELMEYER ausdrücklich bestritten. Auch HAUPTMANNs Anschauung über die Unfähigkeit des Paralytikers, die Spirochäten durch Phagocytose zu bekämpfen, ist nicht bestätigt worden.

Endlich hat auch das Rückgreifen auf die Frage der erblichen Disposition das Problem nicht zu lösen vermocht, wenngleich man gegen die allgemein gehaltene Anschauung MEGGENDORFERs, daß die Disposition zur Paralyse auf dem Gebiet der biologischen Schutzvorrichtungen liege, vielleicht noch am wenigsten einwenden kann. Seine Auffassung ist freilich wegen der Schwierigkeiten, diese Disposition merkmalsmäßig zu erfassen, erbbiologisch nicht nachzuprüfen. Was die besondere Anlage der Persönlichkeit anlangt, so hat man auch die Blutgruppen untersucht und auch dabei nichts Spezifisches für die Entstehung der Paralyse feststellen können.

Man wird aber die Frage, warum der echte Syphilitiker eine Paralyse oder Tabes bekommt oder warum die Mehrzahl (etwa 90%) davon verschont bleibt (HOCHE), trotz aller Hypothesen heute noch nicht endgültig beantworten können. Auch Hilfsursachen, die gerne herangezogen werden, spielen sicher keine wesentliche Rolle, und bestimmt kann weder dem Alkohol noch dem Tabak, weder beruflicher Überanstrengung noch den Kriegsstrapazen, weder schlechter Ernährung noch seelischen Aufregungen, weder Unfällen noch sonstigen äußeren Faktoren eine irgendwie ausschlaggebende Bedeutung beigemessen werden. Naturgemäß werden äußere Faktoren deshalb gerne als Ursache herangezogen, weil die Infektion mit Syphilis in allen Fällen sehr lange zurückliegt und daher für das Erklärungsbedürfnis der meisten Laien nicht genügt.

4. Inkubationszeit.

In der Tat ist auch die lange Inkubationszeit bei der Paralyse eine sehr bemerkenswerte Tatsache. Von vornherein muß darauf aufmerksam gemacht werden, daß es sich nicht etwa um ein Wiederaufflackern einer einmal latent gewordenen Infektion handelt", das wäre z. B. bei einer Lues cerebri der Fall, die etwa 3—5 Jahre nach der primären Infektion entstanden ist. Die Syphilis kann vielmehr klinisch und serologisch scheinbar völlig geschwunden gewesen sein, und nach Jahren kommt es gleichwohl zur Paralyse. Die Inkubationszeit ist auf durchschnittlich etwa 12 Jahre zu schätzen. Es kommen aber auch ganz vereinzelt Fälle mit einer nur 3jährigen Zwischenzeit vor, aber die große Mehrzahl der Paralytiker erkrankt ungefähr 9—16 Jahre nach der syphilitischen Ansteckung (s. Abb. 8). Man wird bei der Berechnung zu berücksichtigen haben, daß der Infektionstermin oft nicht oder nur ungenau gewußt wird und ebenso ist daran zu denken, daß der Beginn der Paralyse auch nicht ganz genau bestimmt werden kann, denn oft vergehen z. B. 1—2 Jahre, bis die Erkrankung den Angehörigen so auffällt, daß sie einen Arzt zuziehen. Bei retrospektiver Betrachtung merkt man aber, daß gewisse Auffälligkeiten, über die man sich vor Jahren vielleicht einmal gewundert hat, offenbar schon die ersten Zeichen der Paralyse gewesen sind.

So kommt es, daß das Auftreten der juvenilen Paralyse, die gewöhnlich im 12.—14. Lebensjahre ausbricht, deshalb mit die sichersten Anhaltspunkte für die Inkubationsdauer abgibt, weil einmal der Infektionstermin so gut wie immer gegeben ist [nur ganz wenige juvenile Paralytiker verdanken ihre Lues einer etwa in der Kindheit erworbenen Infektion (syphilitische Amme)]. Auch läßt das Versagen in der Schule meist relativ rasch die Erkrankung erkennen. Immerhin sind auch diese Zahlen nicht ganz allgemeingültig, weil, wie MEGGENDORFER beobachtet hat, die Länge der Inkubationszeit auch von dem Infektionsalter abhängen kann. Nach seinen Untersuchungen ist die Inkubationszeit um so kürzer, je älter ein Mensch beim Erwerb seiner syphilitischen Infektion gewesen ist (s. Abb. 9).

Ob die Behandlung der primären Lues die Inkubationszeit irgendwie beeinflußt, ist schwer zu sagen. NONNE hat das für die Behandlung mit Salvarsan

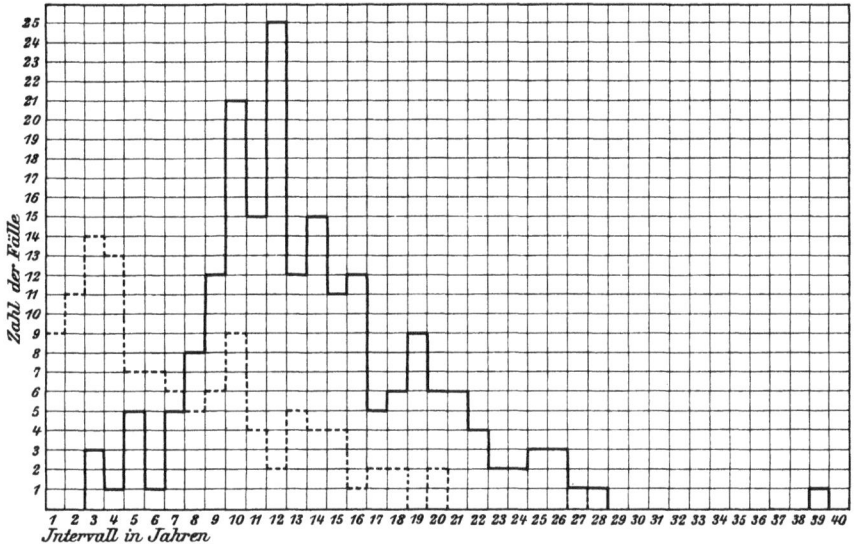

Abb. 8. Inkubationszeit der Hirnlues und der Paralyse. (Nach MATTAUSCHEK und PILCZ.) ... Hirnlues, —— Paralyse.

angenommen und eine Verkürzung der üblichen Inkubationszeit vermutet. Andere Autoren haben das aber abgelehnt. Wenn ich auch den oben schon erwähnten Einfluß der Salvarsanbehandlung auf die Frühentstehung der Lues cerebri durchaus nicht übersehe, so habe ich doch nicht den Eindruck, als ob eine ähnliche Einwirkung bei der Paralyse angenommen werden kann.

Wesentlicher erscheinen mir die von MEGGENDORFER beschriebenen Einflüsse des Lebensalters. MEGGENDORFER meint, daß die inkubationsverkürzende Wirkung der Therapie nur eine scheinbare sei. Er führt diese Beobachtung darauf zurück, daß sich die in späterem Lebensalter Infizierenden gründlicher behandeln lassen, während die Jüngeren in dieser Beziehung oft leichtsinnig sind.

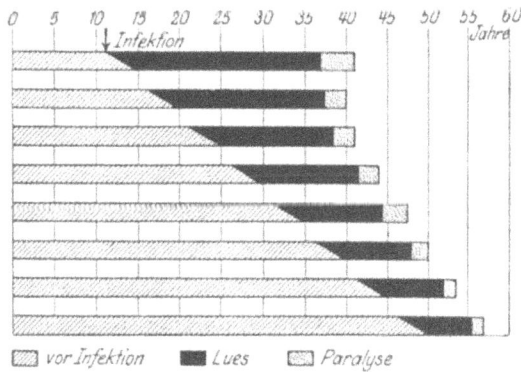

Abb. 9. Abnahme der Inkubationsdauer mit höherem Alter. (Nach MEGGENDORFER.)

5. Klinik.
a) Allgemeines.

Das Erkrankungsalter liegt meist zwischen 40 und 50 Jahren. Ähnlich häufig tritt die Erkrankung zwischen dem 30. und 40. sowie zwischen dem 50. und 60. Lebensjahr auf. Jenseits der 60iger Jahre lassen die Erkrankungszahlen sehr erheblich nach. Immerhin kommen Paralysen auch noch jenseits der 80iger (eigene Beobachtung 84 Jahre) und 90iger Jahre vor (MOREIRA). Die Fälle unter 30 Jahren sind sehr selten. Selbstverständlich ist dabei die juvenile Paralyse auf Grund kongenitaler Lues nicht mitgerechnet.

Auffällig ist die Verteilung auf die Geschlechter. Die Männer sind erheblich häufiger betroffen; das liegt aber nicht nur daran, daß die Syphilis bei Männern häufiger vorkommt (etwa 20% mehr als bei Frauen), sondern nach den Untersuchungen von PLAUT und EHRISMANN führt die Syphilis bei Männern häufiger zur Paralyse als bei Frauen, ein Umstand, der übrigens auch gegen die Lues nervosa-Theorie verwertet werden kann.

Bei den Symptomen der Paralyse unterscheiden wir drei verschiedene Gruppen, die neurologischen, die psychischen und die humoralen Symptome.

b) Die neurologischen Symptome.

Unter den neurologischen Erscheinungen beanspruchen die *Pupillenstörungen* wegen ihrer diagnostischen Bedeutung zweifellos die erste Stelle. Wenn auch die reflektorische Starre meines Erachtens in ihrer reinen Form ein tabisches Symptom ist, so wird es doch bei der Paralyse relativ oft, etwa in 36% der Fälle, gefunden; in etwa 54% der Fälle beobachten wir andere Pupillenanomalien vom Typ der absoluten Starre, d. h. ein Fehlen oder eine Herabminderung der Reaktion auf Licht *und* auf Konvergenz. Immerhin bleibt die Pupillenreaktion in etwa 10% der Fälle doch normal, und zwar ist das offenbar nicht nur in den Frühstadien der Fall.

Bei den Kranken mit reflektorischer Starre handelt es sich, wie ich schon sagte, um Paralysen mit gleichzeitig vorhandenen tabischen Symptomen. Diese tabischen Symptome können sich nur auf die Pupille beschränken, was ja auch bei nichtparalytischen Tabikern gelegentlich vorkommt, oder die Tabes macht sich noch durch andere Erscheinungen, dann vorzugsweise durch einen Reflexverlust, bemerkbar. Tabische Sensibilitätsstörungen, Ataxie, lanzinierende Schmerzen sind bei der Paralyse relativ selten. Auch die tabische Opticusatrophie findet man in nur sehr wenigen Fällen.

Nun sind *tabische Symptome* bei der Paralyse recht häufig vorhanden. Es ist aber — zum mindesten historisch — nicht ganz richtig, diese Fälle als Taboparalyse zu bezeichnen. Von Taboparalyse sprach man nur dann, wenn sich auf eine bereits längere Zeit sichergestellte Tabes eine Paralyse gewissermaßen aufpfropfte. Da es sich bei diesen Fällen außerdem meist noch um eine besonders langsam, oft auch milde verlaufende Paralyse handelte, so erschien die besondere Hervorhebung berechtigt. Heute, nachdem diese Verlaufseigentümlichkeiten durch die Malariabehandlung an Bedeutung eingebüßt haben, hat es wohl kaum noch einen Sinn, diese Gruppen besonders zu erwähnen, zumal da es sich nach meiner Meinung auch bei den anderen Paralytikern mit tabischen Symptomen um grundsätzlich den gleichen Vorgang, nämlich um das Vorhandensein des sog. Hinterwurzelsyndroms, handeln muß, wenn auch meist von relativ einfacher Symptomatologie.

Echte *Pyramidenbahnerscheinungen* (Reflexsteigerung mit Klonus und Babinski oder spastischen Paresen) sind beim Paralytiker sehr selten. Die Annahme, daß mit der Paralyse gleichzeitig eine Degeneration der Pyramidenseitenstränge etwa sekundärer Art erfolgt, trifft nur ganz vereinzelt zu, zum mindesten kann man bei Anlegung eines strengen Maßstabes klinische Erscheinungen dieser Art nur in ganz wenigen Fällen nachweisen. Eine Ausnahme bilden nur die halbseitig auftretenden Pyramidenerscheinungen, wie sie im Gefolge eines paralytischen apoplektiformen Anfalls auftreten. Selbstverständlich findet man dabei gelegentlich Hemiplegie mit Reflexsteigerung und Babinski, aber diese pflegen sich meist rasch zurückzubilden.

Auch unabhängig von insultartigen Störungen sehen wir dagegen recht häufig leichte Paresen im Gebiet des Facialis. Es handelt sich dabei nicht immer um ausgesprochene neurologisch fundierte Lähmungen oder Paresen, sondern eher um eine *Asymmetrie der Innervation* oder ein Zurückbleiben eines Mundwinkels beim Sprechen. Überhaupt fällt eine schlaffe Innervation des Gesichtes beim Paralytiker sehr oft auf. Auch die Augenlider hängen leicht etwas herab, und die allgemeine mimische Schwäche ist recht oft charakteristisch für den Paralytiker, ohne daß dafür immer eine neurologische Grundlage zu finden wäre (s. Abb. 10).

Bei vorgeschrittenen Paralysen sehen wir oft einen mehr oder weniger starken *Tremor* und allerhand verwaschene Herdsymptome sowie *apraxieähnliche* Neigungen zu verkehrten Handlungen. Man beobachtet das oft an dem Verhalten des Kranken bei der Untersuchung, unter Umständen schon, wenn er sich zur Untersuchung ausziehen soll. Er befolgt Aufforderungen verkehrt oder ist nicht in der Lage, sich in der geforderten Weise zu entspannen u. ä. m. Immerhin handelt es sich dabei aber nicht um rein neurologische bzw. hirnpathologische Erscheinungen, sondern um ein Gemisch von

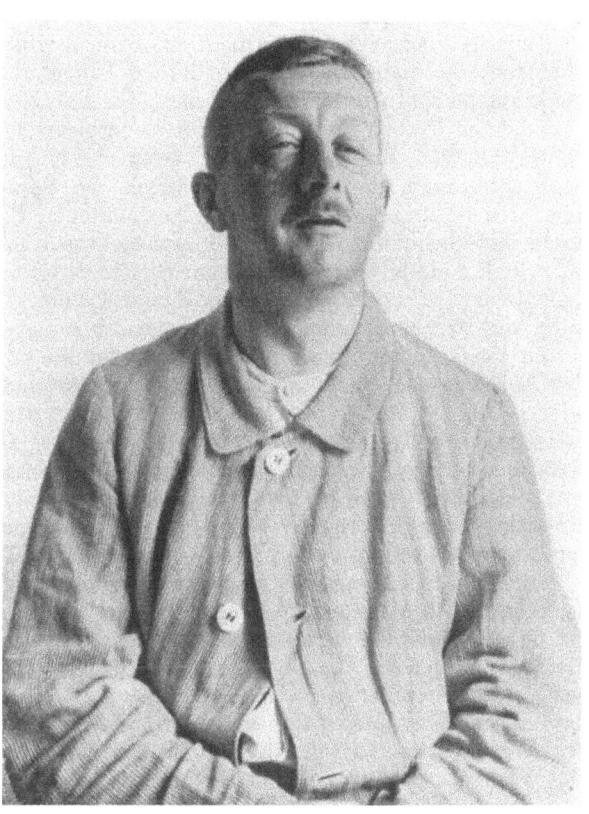

Abb. 10. Paralytiker mit schlaffen Gesichtszügen.

neurologischen und psychischen Symptomen; vielfach ist nämlich auch die ungenaue Auffassung des Paralytikers mit an der Störung schuld.

Bei Paralytikern im vorgerückten Stadium ante exitum, wie man sie jetzt nur noch selten sieht, kann man gelegentlich starke *Kontrakturbildungen* an den Extremitäten und Neigung zu allen möglichen Muskelspannungen, insbesondere auch im Gebiet der Kaumuskeln (Zähneknirschen) beobachten.

Sehr wichtig für die Frühdiagnose sind unter Umständen die paralytischen *Anfälle*. Wir unterscheiden dabei die epileptischen (symptomatisch-epileptischen) und apoplektiformen Anfälle[1].

Es gilt als Regel: Wenn man bei einem Kranken im Alter von 30—50 Jahren zum ersten Male Klagen über epileptische Anfälle hört, ist zunächst an Paralyse

---

[1] Eine genauere Analyse und Deutung der Anfälle versuchen neuerdings KRAL und LEFFMANN.

zu denken. Gerade diese epileptiformen Anfälle können ein Frühsymptom sein, sie können allerdings auch im späteren Verlauf der Paralyse noch vorkommen und unter Umständen den Tod des Paralytikers im Status epilepticus zur Folge haben.

Ähnliches gilt von den apoplektischen Insulten. Für sie ist charakteristisch, daß nach einem Schwindelanfall mit oder ohne Bewußtseinsverlust eine Sprachstörung oder auch eine leichte Hemiparese zurückbleibt, die nach wenigen Tagen ohne weitere Behandlung schwindet. Wenn auch bei genuinen Hypertonikern gelegentlich ebenfalls solche passagere Hirnerscheinungen auftreten können, so ist ein solches Ereignis doch außerordentlich verdächtig auf Paralyse. Oft ist ein Anfall dieser Art zwar nicht das erste Symptom der Paralyse überhaupt, aber doch die erste Erscheinung, die die Umgebung auf eine Erkrankung aufmerksam macht. Im späteren Verlauf der Paralyse kommen die Anfälle auch vor; danach bleiben manchmal leichte hemiplegische Erscheinungen, wenigstens in Gestalt von Reflexdifferenzen, gelegentlich auch Babinski zurück. Auch beobachtet man, daß nach einem Insult die Sprachstörung sehr viel stärker geworden ist und neben der bisher vorhandenen Form noch eine leichte aphasische Note bekommen hat. Überhaupt stellt sich nicht ganz selten im Anschluß an solche Anfälle eine wesentliche Verschlechterung des gesamten Befindens, insbesondere auch des psychischen Zustandes ein. Die Anfälle können übrigens auch von Temperatursteigerungen begleitet sein.

Zu länger dauernden Hirnerscheinungen kommt es bei der Paralyse nach den Anfällen meist nicht; dauern solche Herderscheinungen über Monate hinaus oder geben sie dem Krankheitsbild überhaupt das Gepräge, so haben wir es meist mit der LISSAUERschen *Form der Paralyse* zu tun, einer Unterform der Paralyse, bei der sich der Krankheitsprozeß in einem Gehirnteil ganz besonders stark lokalisiert, etwa im Schläfenlappen oder in der motorischen Region; unter Umständen handelt es sich aber auch um eine Kombination von Paralyse mit cerebral arteriosklerotischen Erscheinungen bzw. Erweichungen.

Die Anfälle können ein prognostisch ungünstiges Zeichen sein, sie brauchen es aber nicht. Ungünstig ist oft der sog. Status paralyticus, bei dem es zu rasch aufeinander folgenden Anfällen epileptischer Art kommt. Aber auch hier können sich die Kranken trotz ganz bedrohlicher Zustände überraschenderweise wieder erholen.

Bei der *Encephalographie* sehen wir nicht ganz selten eine starke Erweiterung der Ventrikel und gelegentlich auch Luftansammlungen an der Konvexität. Der Versuch, daraus auf das bestehende Stadium der Paralyse zu schließen und davon etwa die Malariabehandlung abhängig zu machen, ist noch nicht geglückt. Es ist mir auch zweifelhaft, ob das möglich sein wird, denn eine Erweiterung der Hirnkammern sieht man auch ohne Paralyse verhältnismäßig oft. Die Luftansammlung an der Konvexität könnte zwar vielleicht auf eine vorgeschrittene Atrophie schließen lassen, aber ebenso gut kann es bei einer vorgeschrittenen Paralyse möglich sein, daß sich gerade die Konvexität wegen der vorhandenen Verwachsungen encephalographisch nicht darstellen läßt. Ein sicherer Maßstab ist daher daraus wohl kaum zu gewinnen.

Sehr wichtig sind die Störungen des *vegetativen Nervensystems* bei der Paralyse. Wenn man Gelegenheit hat, Paralysen bis zum natürlichen Ablauf ihrer Erkrankung zu beobachten, so wird einem klar, daß es sich bei der Paralyse um eine schwere körperliche Allgemeinerkrankung handelt. Abgesehen davon, daß bei der Paralyse nicht selten Erkrankungen der Aorta und der Gefäße überhaupt zu finden sind, müssen wir mit einer großen Zahl von Funktionsausfällen von seiten des vegetativen Systems rechnen. Ganz besonders hat REICHARDT und später auch SPECHT darauf hingewiesen. Wir müssen uns darüber klar sein, daß der Paralytiker schließlich nicht an seiner Demenz, sondern am meisten an einem Versagen des vegetativen Systems zugrunde geht. Auffällig sind in dieser Beziehung die oft scheinbar unerklärlichen Schwankungen des Körpergewichtes bei der Paralyse. Wir sehen schwer marantische Formen, wir finden aber auch Mastparalysen. Auffällig ist dabei, daß sogar der Tod auf dem Höhepunkt einer Gewichtszunahme eintreten kann (vgl. Abb. 11), während das Zugrundegehen eines Paralytikers im marantischen Zustand ohne weiteres erklärbar ist. Weiter finden wir Anomalien des Wasserhaushalts, der Körperwärme, trophische Störungen an Haut, Knochen und Zähnen; auch Anomalien der Schweiß-, Haut- und Talgsekretion kommen vor.

Wenn auch die *Sprach- und Schriftstörungen* der Paralytiker zum Teil neurologisch fundiert sind, so lassen sie sich nicht ganz ohne das Psychische erklären. Die Sprachstörung ist für die Erkennung des Paralytikers eins der wichtigsten Symptome; sie fehlt nur in wenig mehr als 6% der Fälle im Anfangsstadium.

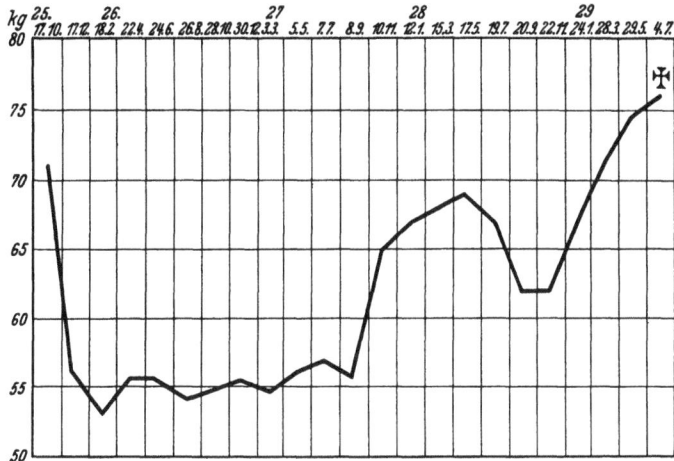

Abb. 11. Starke Gewichtsschwankungen ohne wesentliche Änderung des psychischen Zustandes. Tod im Anfall.

Was die neurologischen Grundlagen anlangt, so enthält die paralytische Sprachstörung nicht nur corticale, sondern striäre und vor allem cerebellare Komponenten. An psychischen Einflüssen merkt man nicht nur das geschädigte Konzentrationsvermögen, die herabgesetzte Auffassung und Merkfähigkeit, sondern an der gestörten Sprach- und Satzmelodie sieht man auch, daß der Kranke nicht in der Lage ist, den Verlauf des Gedankenganges über die gesprochenen Worte hinaus zu übersehen. Auch ist er meist völlig unfähig, den Gefühlswert der einzelnen Worte urteilsmäßig zu erfassen (STOCKERT). Auffallend sind auch die Mitbewegungen des Gesichtes, ja oft des ganzen Körpers, in denen die Sprachbehinderung zum Ausdruck kommt.

Die Sprachstörung ergibt sich oft schon im Laufe der Unterhaltung, wobei vielleicht weniger Wert auf die artikulatorische Seite zu legen ist als darauf, daß der Stimmklang sich geändert hat; die Sprache klingt dröhnend, unmelodisch und wenig nuanciert. Fast immer aber sieht man in solchen Fällen eine Sprachstörung beim Nachsprechen etwas schwierigerer Testworte, und gerade das berühmte Beispiel der dritten reitenden Gardeartilleriebrigade bietet Gelegenheit, sowohl Merkfähigkeit wie Auffassung, wie artikulatorische Störungen zu erkennen. Es kommt dabei wie auch bei anderen Testworten oft nicht darauf an, ob der Kranke überhaupt beim Nachsprechen versagt, sondern *wie* er versagt hat.

748   A. BOSTROEM: Die syphilitischen Erkrankungen des Gehirns.

Auf eine ähnliche Kombination psychischer und neurologischer Funktionen ist die *Schriftstörung* des Paralytikers zurückzuführen. Abgesehen von dem Inhaltlosen und Leeren, das wir bei Briefen von Paralytikern gelegentlich

Abb. 12. Schriftprobe. Divergenz der Zeilen, Auslassungen, unregelmäßiger Druck, Unsicherheit, außerdem agraphische Störungen.

schon früh finden, ist die Störung der Schrift selbst oft außerordentlich charakteristisch. Auslassungen von Buchstaben oder Silben, Verstellung oder Wiederholung von Lautzeichen, Formveränderung von Buchstaben, ungleichmäßiger

Druck, Kleckse und Spritzer, Versagen in der Zeilenführung, gelegentlich agraphische Störungen, Störungen im Größenverhältnis der Buchstaben u. ä. m. wird immer wieder beobachtet. Daß beim Schreiben langer Sätze der Überblick leidet, ist fast selbstverständlich (s. Abb. 12). Wichtig ist bei allem, daß die Kranken die Fehler weder merken noch zu verbessern bestrebt sind.

c) Psychische Erscheinungen.

Das Wesentliche der psychischen Symptome ist die *Demenz*, d. h. ein dauernder Ausfall von psychischen Leistungen und Fähigkeiten. Dieser Ausfall ist in den Anfangsstadien noch nicht zu merken; namentlich bleibt er in der Rutine des täglichen Lebens meist recht lange verborgen. Wenn nicht Anfälle oder andere gröbere Symptome den Kranken auffällig machen, so erkennt man die psychischen Störungen meist erst, wenn der Kranke sich einer neuen, ungewohnten Situation nicht gewachsen zeigt und hier entgleist oder versagt.

Will man den einzelnen Komponenten nachgehen, so kommt es zuerst wohl zur *Erschwerung der Auffassung* und der *Aufmerksamkeit*, zu einer Schwäche der Konzentration, die ihrerseits dann gelegentlich eine *Merkstörung* zur Folge hat. Erfahrungsgemäß verwechselt der Paralytiker ganz besonders leicht Zeitangaben; er findet sich in der Einordnung zeitlicher Daten nicht mehr zurecht. Die Rechenfähigkeit leidet besonders dann, wenn es sich um Kombinationsaufgaben handelt.

Namentlich wenn der Paralytiker sich selbst überlassen ist, übersieht er die Situation nicht und nimmt zu Einzelheiten Stellung, bevor er die Lage im ganzen überblickt hat. Die in Angriff genommenen Gedanken werden nicht zu Ende gedacht, und es kommt zu Oberflächlichkeit des Urteils, die wiederum eine Kritiklosigkeit und damit eine starke Beeinflußbarkeit möglich macht. Diese Kritiklosigkeit bringt auch einen Mangel an Krankheitseinsicht mit sich, die den Paralytiker überhaupt auszeichnet. Im Laufe der Zeit kommt es so langsam zu einem schweren Versagen der Urteilsfähigkeit, die sich auch bei den üblichen Intelligenzprüfungen ohne weiteres bemerkbar macht, während der Paralytiker im Beginn seiner Erkrankung sich noch sehr wohl zusammennehmen und vorübergehend so weit konzentrieren kann, daß man bei einer kurzen ärztlichen Untersuchung oft nicht allzu viel wird feststellen können. Man muß deshalb bestrebt sein, als Frühsymptome in erster Linie die neurologischen und evtl. die Blut- und Liquorsymptome zu verwerten.

Der paralytische Abbau beschränkt sich aber nicht auf die intellektuellen und mnestischen Fähigkeiten; es kommt auch zu einer *Beeinträchtigung des Gemüts- und Willenslebens*. Die gemütlichen Störungen können sich in einer Verstimmung depressiver, aber auch manischer Art äußern; oft kommt es auch zu einer allgemeinen Abstumpfung oder auch zu Erregungszuständen. Die Willensstörungen merkt man daran, daß die Ingangsetzung aller Leistungen leidet, besonders auch die spontane Entschlußfähigkeit kann frühzeitig und erheblich beeinträchtigt sein. Ganz besonders ist aber die Willenstätigkeit in ihrer Eigenschaft als Bremse des Trieblebens ausgefallen; es fehlt daher oft an Selbstbeherrschung, und so wird der Paralytiker oft zum erstenmal dadurch auffällig, daß er sozial oder sexuell entgleist.

Das Kernsymptom, die paralytische Demenz, bleibt aber in der Regel nicht isoliert, sondern sie wird umrankt von einer ganzen Reihe von *Nebenerscheinungen*, und die Demenz kommt so in ganz verschiedener Art zum Ausdruck, je nachdem, was für eine Persönlichkeit von dem paralytischen Krankheitsprozeß betroffen ist.

Zunächst sei kurz auf die Nebenerscheinungen eingegangen: Fast immer findet man eine leichte *Bewußtseinstrübung*; nicht ganz selten ist sie in einem geringen Grade dauernd vorhanden, und sie gibt dann dem Bilde der Demenz eine besonders charakteristische Note. Es ist, wie BUMKE sagt, als ob ein Schleier sich immer fester um das Denken des Kranken legt.

Zustände von Bewußtseinsstörungen werden im Anfang oft übersehen; sie führen dazu, daß man die durch die Bewußtseinsstörung verschlechterte Auffassung als eine Demenz, d. h. als ein Dauersymptom, auffaßt und so den Grad der dauernden Ausfälle anfangs überschätzt.

Auch ausgemachte *Verwirrtheitszustände* kommen vor. Da es sich bei der Paralyse um eine exogene Erkrankung handelt, ist das Auftreten von Bewußtseinstrübungen nicht auffällig, denn alle exogenen Gehirnerkrankungen, mag es sich um Entzündungen, um toxische, infektiöse oder traumatische Schädigungen handeln, zeigen ja als Grundsymptom immer eine Beeinträchtigung des Bewußtseins, und zwar um so deutlicher, je akuter die Erkrankung auftritt. Der Umstand, daß es sich bei der Paralyse oft, ja meist, um einen äußerst schleichenden Prozeß handelt, bringt es mit sich, daß die Bewußtseinstrübung zurücktritt; andererseits wird dadurch aber auch erklärt, daß bei akutem Fortschreiten, z. B. nach paralytischen Anfällen, die Bewußtseinstrübung dominiert und daß, wenn Komplikationen durch Alkohol oder Gehirntraumen hinzukommen, die Bewußtseinstrübung ganz im Vordergrund stehen bzw. sehr stark sein kann.

Auch *Delirien* kommen vor, und nicht ganz selten können diese, auch ohne daß Alkoholmißbrauch getrieben wurde, das Bild eines Delirium tremens annehmen.

Gleich erwähnt sei, daß bei der Malariabehandlung nicht ganz selten unter dem Einfluß der akuten Malariainfektion Delirien auftreten. Im Rahmen solcher Delirien beobachtet man auch nicht selten *Sinnestäuschungen*, vorzugsweise optischer Art. Auf Sinnestäuschungen akustischer Art gehe ich aus bestimmten Gründen in anderem Zusammenhang ein.

Im übrigen ist das *Bild der Paralyse*, wenn ich von den eben geschilderten Nebensymptomen absehe, namentlich in den Anfangsstadien weitgehend *abhängig* von der jeweils *betroffenen Persönlichkeit*. So beobachten wir, daß bei *Psychopathen*, die eine Paralyse bekommen — übrigens kein allzu häufiges Vorkommnis (s. WILMANNS) — zuerst ein besonders auffälliges Nachlassen der Selbstbeherrschung sich bemerkbar macht.

Nervöse bieten im Anfangsstadium einer Paralyse oft das Bild einer nervösen Erschöpfung. Das sog. neurasthenische Vorstadium der Paralyse ist meist nichts anderes als die Reaktion eines nervös empfindlichen Menschen auf den beginnenden paralytischen Hirnprozeß, der im Anfang noch keine Ausfallserscheinungen hervorruft, aber sich doch wohl subjektiv bemerkbar machen dürfte. Solche Vorkommnisse sind nicht selten, und sie bringen die Gefahr mit sich, daß man bei einem solchen Menschen, den man vielleicht von jeher als nervös kennt, nicht an Paralyse denkt, sondern ihn ohne eingehende Untersuchung zur Erholung schickt und somit die beste Zeit für die Behandlung versäumt.

Macht die Paralyse sich von vornherein und relativ frühzeitig in einer *stumpf dementen Form* bemerkbar, so handelt es sich meistens um von vornherein *primitive unregsame* Menschen, bei denen eine nur geringe Einbuße an Urteilsfähigkeit bereits als störend auffällt. Bei begabten Menschen bleibt eine Paralyse leider oft sehr lange verborgen, ganz besonders dann, wenn sie in dieser Zeit keine Gelegenheit haben, zu einer schwierigen Situation Stellung zu nehmen. Dagegen können irgendwelche Anlagen zu endogener Psychose oder auch nur die Zugehörigkeit zu einem der großen psychiatrischen Formenkreise das Bild der Paralyse ganz charakteristisch gestalten und den Kranken auf diese Weise früh auffällig werden lassen. Einmal kommt in Betracht eine einfache *Symptom-*

färbung; so kann z. B. ein sanguinisches Temperament durch die Paralyse zu einer euphorischen Stimmungslage und zu Größenideen veranlaßt werden; so entsteht das Bild der sog. klassischen Form oder auch expansiven Form der Paralyse; oder aber ein alles ernst nehmender Mensch wird frühzeitig verstimmt und äußert sonderbare hypochondrische Ideen (depressive Verlaufsform der Paralyse). In ähnlicher Weise sehen wir bei Leuten, die dem schizophrenen Formenkreis nahestehen, ein schizophrenieähnliches Bild auftauchen, das oft wie eine Schizophrenie aussieht, so daß nur mit Hilfe der Liquoruntersuchung die Diagnose Paralyse gestellt werden kann.

Darüber hinaus bin ich der Meinung, daß der paralytische Hirnprozeß, der in seinem Beginn noch keine paralytische Demenz machen kann, unter Umständen imstande ist, eine anlagemäßig bereitliegende Manie bzw. Depression oder auch eine Schizophrenie auszulösen. Da auf diese Weise die Paralyse unter Umständen sehr viel frühzeitiger sichtbar wird, als wenn man auf den Eintritt der erst später kommenden Demenz warten müßte, bieten diese Fälle sehr viel günstigere Aussichten auf Wiederherstellung; wenigstens gilt das für die manischen Zustände.

Innerhalb der *schizophrenen* Bilder sehen wir bei der Paralyse auch Sinnestäuschungen auftreten. Auch schizophrene Wahnideen charakteristischer Art kommen vor; sie werden oft nur etwas schwächlich — paralytisch — vertreten; auch katatone Symptome werden nicht ganz selten beobachtet. So gut wie *nie* sieht man dagegen einfache *paranoische Bilder,* z. B. auch querulatorische Ideen, da zu ihrer Entäußerung dem Paralytiker auch im Beginn meist die nötige Aktivität und Willensfähigkeit fehlt. Vor allem liegt dem Paralytiker in seiner etwas indolenten Oberflächlichkeit nicht das zähe Festhalten an solchen Ideen, wie es zum Symptomenbild der echten Paranoia und des echten Querulantenwahns gehört.

Eine besondere Rolle spielt noch die Anlage zur genuinen *Epilepsie.* Es ist darauf hingewiesen worden, daß der genuine Epileptiker trotz vorhandener luischer Infektion so gut wie nie oder überhaupt nicht an Paralyse erkranken kann. Einen Fall beschreibt neuerdings LIEBERS; jedoch erscheint mir bei diesem Kranken die Diagnose *genuine* Epilepsie nicht absolut sicher (LIEBERS, STAUDER).

d) Blut und Liquor.

Die Untersuchung von Blut und Liquor ist ein praktisch unentbehrliches Hilfsmittel für die Diagnose der Paralyse geworden. Ganz abgesehen von der Sicherheit, die uns der positive Ausfall der Reaktion im Serum und in der Lumbalflüssigkeit gibt, verdanken wir diesen Untersuchungsmethoden zwei sehr erhebliche Vorteile: Einmal ist es uns mit ihrer Hilfe gelungen, eine ganze Reihe von atypischen Zustandsbildern als Paralysen zu erkennen, bei denen das sonst klinisch kaum angängig gewesen wäre — ich denke hier in erster Linie an die schizophrenieähnlichen Formen der Paralyse — und dann können wir mit Hilfe dieser Reaktionen eine Paralyse unter Umständen schon in einem Stadium feststellen, in dem eine klinische Diagnose noch nicht oder doch nur sehr schwer möglich ist.

Die *Wa.R. im Blut* ist *allein* in keiner Weise für eine Paralyse beweisend, insbesondere sagt sie uns auch nichts darüber aus, ob eine psychische Anomalie syphilogener Natur ist oder nicht; sie spricht nur dafür, daß der Körper syphilitisch infiziert ist (evtl. auch kongenital) und daß er noch lebende Syphiliserreger beherbergt (PLAUT). Umgekehrt darf man aber aus dem negativen Ausfall der Wa.R. im Serum nicht schließen, daß ein etwa vorhandenes Hirnleiden nicht syphilogenen Ursprunges ist. Wohl aber macht ein negativ reagierendes Serum eine Paralyse unwahrscheinlich (wenigstens wenn es sich um unbehandelte Fälle handelt); ,,es gibt überhaupt keine syphilitische Erkrankung, die mit solcher Regelmäßigkeit positiven Blutbefund liefert wie die Paralyse", sagt PLAUT, der nur in 0,6% der Fälle den Wassermann negativ gefunden hat. Auch die meisten anderen Autoren halten einen negativen Blutbefund für eine Ausnahme (NONNE 5%, ESKUCHEN 5,5%, DEMME 3%), so daß man die Angaben KAFKAS, daß bei 20% der Paralysen der Wassermann im Serum negativ sei, wohl als überholt ansehen muß. Das entspricht auch meinen klinischen Beobachtungen, denn fast immer stellt sich die Diagnose ,,Paralyse" bei negativem Blutwassermann als unrichtig heraus, für den Fall, daß es sich nicht um Kranke gehandelt hat, die vorher eine spezifische Kur durchgemacht haben. Nur selten scheint ein atypischer Verlauf der Paralyse zu Abweichungen im serologischen Verhalten Veranlassung zu geben. Vergleiche hierzu die Arbeit von FRITZSCHE, die die Wa.R. im Blut bei Paralyse in 11,8% negativ fand; in der Mehrzahl dieser Fälle handelte es sich aber um atypische Paralysen (juvenile Form, stationäre Fälle). Soweit die Arbeit ein Urteil über die Fälle gestattet, scheint mir auch die Diagnose Paralyse oft anzweifelbar zu sein.

Wenn auch die SACHS-GEORGIsche und die MEINICKEsche Trübungsreaktion in der Regel ähnliche Resultate ergeben, so geht doch wohl der allgemeine Eindruck dahin, daß die WASSERMANNsche Untersuchung sich durch diese Methoden nicht ersetzen läßt. Die Hauptbedeutung dieser Ersatzreaktionen liegt ja wohl vor allem in einer gewiß für manche Zwecke wünschenswerten Ergänzung der WaR.

Die *Senkungsgeschwindigkeit* der roten Blutkörperchen ist bei der Paralyse meist beschleunigt; man kann dafür einmal die Lues, dann aber auch den gesteigerten Eiweißzerfall verantwortlich machen (WUTH). Da es sich hier aber um eine Reaktion handelt, die auch bei vielen anderen mit Entzündungsvorgängen einhergehenden Erkrankungen vorkommt, kann ihr diagnostisch keine Bedeutung beigemessen werden. Wohl aber hat man versucht, diesen Vorgang prognostisch auszuwerten, und zwar soll eine normale Senkungsreaktion bei beginnender Paralyse günstigere Aussicht für eine Malariabehandlung bieten als eine erhöhte Senkungsgeschwindigkeit (WALTER).

Auch im *Liquor* ist die Wa.R. stark positiv, und zwar schon bei geringen Liquormengen (0,2 oder auch nur 0,01) (PLAUT und WASSERMANN). Mit Rücksicht auf die Erkennung auch anderer syphilogener Nervenleiden wird der Liquor ausgewertet (HAUPTMANN), d. h. man stellt die Reaktion nicht nur mit 0,2 ccm an, sondern man geht bis 1,0 ccm; nach anderer Methode setzt man die Versuche mit 0,05, 0,1 und 0,25 ccm und entsprechend verringerten Mengen von Antigen usw. an. Nach PLAUT ist bei der geringsten Konzentration die Wa.R. in 93% der Fälle positiv; in 4% fiel sie schwach positiv, in 3% negativ aus. Dagegen reagiert der Liquor bei der höchsten Konzentration so gut wie immer positiv. Liquorwassermann von geringer Intensität findet sich nach PLAUT vor allem bei langsam verlaufenden bzw. stationären Formen, auch bei einem Teil der Tabesparalysen sowie bei der juvenilen und senilen Paralyse. Völlig negative Wa.R. im Liquor gehört bei der Paralyse jedenfalls zu den seltensten Ausnahmen.

Die SACHS-GEORGIsche und die MEINICKEsche Reaktion versagen nach PLAUT im Liquor häufiger als die Wa.R., so daß sie praktisch für die Liquordiagnostik wohl nicht angewandt zu werden brauchen.

Auch die übrigen Liquorreaktionen sind bei der Paralyse so gut wie immer positiv. Eine *Zellvermehrung* trifft man bei unbehandelten Fällen regelmäßig; allerdings ist sie meist nicht stark — Zellzahlen über 100 im Kubikmillimeter sind schon selten —, und wenn man, wie es früher üblich war, Liquores mit

10 Zellen im Kubikmillimeter noch für gesund hält, so wird man in der Tat oft eine Pleocytose überhaupt vermissen. Nach meiner Meinung hat aber NEEL recht, wenn er auf Grund eines großen Materials zu der Anschauung kommt, daß eine Zellzahl von etwa $1/_3$ im Kubikmillimeter das übliche sei; auch JESSEN kommt zu ähnlichen Ergebnissen, wenn er auch — wohl mit Recht — davor warnt, aus kleinen Abweichungen nach oben gleich auf einen pathologischen Liquor schließen zu wollen. Der *Zellart* nach handelt es sich vor allem um Lymphocyten und ihre Abkömmlinge, aber auch um Plasmazellen, große mononucleare Zellen. Polynucleäre Leukocyten werden ebenfalls vereinzelt beobachtet, so daß als charakteristisch eine gewisse Polymorphie bei relativ geringer Zellzahl angesehen werden kann.

Immer findet man bei Paralyse eine *Globulinvermehrung* im Liquor, die vor allem durch die NONNEsche Phase I-Reaktion nachgewiesen wird. Ähnliche, wenn auch nicht immer genau die gleichen Resultate ergeben die WEICHBRODTsche Sublimatreaktion sowie die PANDYsche Methode mit Carbolsäure. Bei der NONNESCHEN Reaktion wird man bei der Paralyse keine starke Trübung erwarten dürfen; meist handelt es sich nur um eine Opalescenz oder gar nur

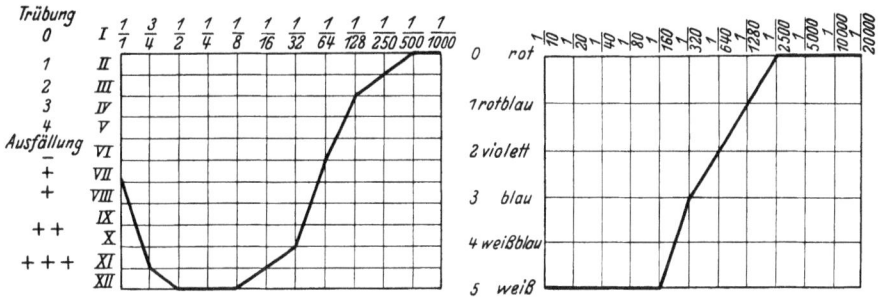

Abb. 13. Kolloidkurve bei Paralyse.

schwache Opalescenz, die aber sofort beim Zusammengießen der Flüssigkeiten auftritt.

Das *Gesamteiweiß* ist in der Regel etwas vermehrt, es beträgt normalerweise bis zu 26—30 mg-%; bei der progressiven Paralyse finden wir Werte in 2—3facher Höhe. Bemerkenswert ist, daß der *Eiweißquotient* (EQ. = Verhältnis von Globulin zu Albumin), der sich für gewöhnlich auf 0,2—0,4 berechnen läßt, stark erhöht ist; meist ist er größer als 1,0.

Von den *Kolloidreaktionen* haben sich in erster Linie die Goldsol- und Mastixreaktionen eingebürgert, letztere wohl jetzt meist in Gestalt der Normomastixreaktionen. Bei der Paralyse treten in der Regel charakteristische Kurven auf, die eigentlich nur von der multiplen Sklerose in einem gewissen Teil der Fälle nachgeahmt werden. Charakteristisch ist die bei geringer Verdünnung auftretende Entfärbung bzw. Ausflockung, und zwar pflegt, wie die hier wiedergegebenen Kurven zeigen, bei der Goldsolreaktion schon im ersten Glas eine völlige Entfärbung einzutreten, während sich bei der Normomastixkurve die Ausflockung zwar auch schon bei den ersten Verdünnungen bemerkbar macht, ihre höchsten Grade aber erst vom zweiten oder dritten Glas ab erreicht (s. Abb. 13).

Die Untersuchung des *Zuckergehaltes* im Liquor kommt nur für die seltenen Fälle in Betracht, in denen man eine Encephalitis epidemica (Vermehrung des Liquorzuckers) oder eine akute Meningitis (Verminderung oder Fehlen des Liquorzuckers) differentialdiagnostisch in Betracht zu ziehen hat. Bei der Paralyse pflegen die Zuckerwerte normal zu sein.

Eine Verfärbung des Paralyseliquors beobachtet man nur bei interkurrenten subarachnoidalen Blutungen, sonst ist die Lumbalflüssigkeit farblos und wasserklar. Der Druck kann etwas erhöht sein, er braucht es aber nicht. Erfahrungsgemäß vertragen die Paralytiker die Lumbalpunktion sehr gut. Beschwerden werden danach nur ganz ausnahmsweise, jedenfalls sehr viel seltener als bei Gesunden geäußert. Es besteht daher nicht der geringste Anlaß, auf die Untersuchung des Liquors zu verzichten. Ob man den Liquor durch Lumbal- oder durch Suboccipitalpunktion entnimmt, ist für die Untersuchung beim Paralytiker gleichgültig.

Wichtig für die Beurteilung und diagnostische Verwertung aller Reaktionen ist der Umstand, daß nach spezifischer Behandlung mit Quecksilber, Wismuth und Salvarsan ein Teil der Reaktionen schwächer werden oder ganz schwinden kann (besonders gilt das für die WASSERMANNsche Probe und die Zellvermehrung),

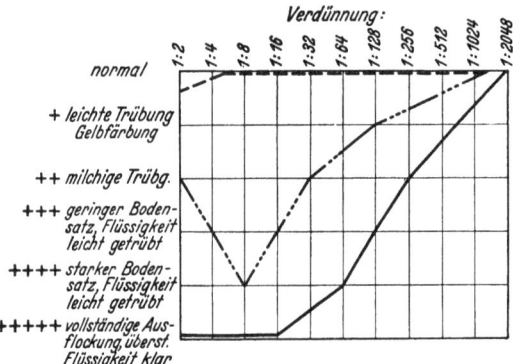

Abb. 14. Durchschnittsbefunde bei syphilogenen Erkrankungen des Zentralnervensystems.

	Normal	Alte Tabes	Frische Tabes	Lues cerebri	Paralyse
Zellen ..	1 bis 2	5 bis 6	30 bis 40	2 bis 400 (meningeale Form!)	10 bis 50
Nonne ..	negativ	negativ	+	+	+
Wa.R. ..	negativ	negativ oder bei 1,0 +	0,2 —; 1,0 +++	0,2 — bis +; 1,0 +++	ab 0,2 +++
Wa.R. Blut	negativ	negativ	oft negativ	oft negativ	stets +++
Kurve...	– – –	Luszacke oder – – –	⋯ ⋯	— ⋯ — ⋯	———

ohne daß sich im psychischen Krankheitsbild eine Besserung bemerkbar macht. Man sollte daher bei sero- und liquornegativen Paralysen zunächst sich vergewissern, ob nicht eine in der letzten Zeit durchgeführte Behandlung die Reaktionen beeinflußt hat. Allerdings wird man auch dann nicht alle Reaktionen negativ finden. Ist das aber der Fall, so ist nach meinen Erfahrungen die Diagnose Paralyse anzuzweifeln. Eine Ausnahme hiervon bilden eigentlich nur die nach Fieberbehandlung remittierten Paralysen. Selbstverständlich darf man nicht allein auf Grund der Blut- und Liquorreaktionen eine Diagnose stellen. Wenn die Ergebnisse in der Regel auch sehr zuverlässig sind, so können Ausnahmen immerhin einmal vorkommen; ihre diagnostische Verwertung sollte daher nur im Rahmen des klinischen Befundes erfolgen. Die differentialdiagnostische Bedeutung der Liquorbefunde gegenüber anderen syphilogenen Erkrankungen ergibt sich aus Abb. 14.

Über die prognostische Bedeutung von Blut- und Liquorproben vgl. Abschnitt „Behandlung".

e) Besondere Formen und Zustandsbilder.

Man hat früher gerne von verschiedenen Formen der Paralyse gesprochen und namentlich Wert gelegt auf eine Einteilung in eine klassische Form (expansive Paralyse mit Größenideen), eine stumpf demente Form, eine katatone Form usw. Eine derartige Unterscheidung hat meines Erachtens keine wesentliche Bedeutung, denn wir wissen, daß die zentrale Störung die schon vielfach genannte Demenz ist. Diese kann in den ersten Stadien je nach der betroffenen Persönlichkeit ganz verschiedenartigen Ausdruck zeigen, bis die zunehmende Verblödung jede persönliche Eigenart verwischt.

Wenn man Besonderheiten unterscheiden will, so ist es zweckmäßig, die LISSAUER*sche Form* der Paralyse als solche hervorzuheben und evtl. die *Taboparalyse*, die vielleicht mit den früher als stationäre Formen bezeichneten Fällen identisch ist. Darunter verstanden wir Fälle, bei denen die Paralyse ohne äußere Einwirkung sehr langsam ablief und spontan eine Neigung zu lange dauernden Remissionen zeigte. Praktisch braucht man aber im Zeitalter der Malariabehandlung auf diese Gruppe kaum einen besonderen Wert zu legen. Dagegen bedarf die sog. *galoppierende Paralyse* auch heute noch der Erwähnung. Hierunter verstehen wir Paralysen mit ungewöhnlich raschem foudroyantem Verlauf. Zweifellos gibt es solche Fälle, bei denen innerhalb 6 Monaten nach Beginn der ersten klinischen Erscheinungen der Tod eintritt. Naturgemäß läßt es sich nicht ganz vermeiden, daß man dabei Fälle mitrechnet, die nach einem auffallend chronischen und bis dahin milden Verlauf plötzlich rasch zum Tode führen. Auch wird eine galoppierende Paralyse vielleicht dadurch vorgetäuscht, daß man eine Paralyse erst in ihrem letzten Stadium als solche erkannt hat. Endlich können Gehirnkomplikationen das Bild einer galoppierenden Paralyse gewissermaßen nachmachen, z. B. kann eine gleichzeitige Gehirnarteriosklerose den Verlauf rasch zu einem deletären gestalten. Auch das Hinzutreten eines Delirium tremens bei einem paralytischen Säufer kann ähnliche Wirkungen haben.

Anatomisch handelt es sich in der Regel um hochgradige Zerfallserscheinungen am nervösen Parenchym und lebhafte Reaktionen am Bindegewebe (JAHNEL). Auch Spirochäten hat man bei dieser Form der Paralyse häufiger getroffen als sonst (JAHNEL). Diesem anatomischen Befund, der auf stürmische Vorgänge schließen läßt, entspricht im klinischen Bild die Bevorzugung exogener symptomatischer Bilder. Besonders oft sieht man furibunde Erregungszustände mit sinnlos trieb- und dranghafter motorischer Agitation, Neigung zu Selbstverletzung usw. Immer ist zum mindesten für lange Zeit das Bewußtsein hochgradig getrübt, und es kann zu schweren Delirien („Delirium acutum"), amentia-ähnlichen Zuständen kommen. Daß es in solchen Stadien nicht gelingt, sich ein Bild über die Urteilsfähigkeit zu machen, ist selbstverständlich. Wenn die Anamnese nicht irgendwelche Anhaltspunkte über ein Versagen in dieser Beziehung gibt, besteht kaum die Möglichkeit, sich über den Grad etwa vorhandener Ausfallserscheinungen zu unterrichten. Die Nahrungsaufnahme leidet meist sehr erheblich unter der Erregung. Auch eine geregelte Stuhl- und Urinentleerung ist kaum möglich, meist lassen die Kranken unter sich oder schmieren mit Kot. Sehr rasch pflegt ein vegetativer Verfall deutlich zu werden. Haut und Schleimhäute trocknen aus, die Lippen sind borkig belegt, es kommt zu Decubitus, der rasch tiefer geht oder sich in die Fläche ausbreitet. Oft ist ein rapider Gewichtssturz zu beobachten. Auch der Schlaf ist gestört, oder er fehlt namentlich in den deliranten Zuständen ganz; daß es sich bei der häufig zu beobachtenden Temperatursteigerung um zentrales Fieber handelt, ist allerdings angesichts des Decubitus und zahlreicher anderer eiternder Hautläsionen kaum anzunehmen. Am deutlichsten tritt der vegetative Verfall an dem in seinem Turgor und Ausdruck schwer veränderten Gesicht zutage, das noch durch verkrustete Lippen, Ragaden am Nasenausgang, durch Schweißbildung, Blässe sowie durch trockenes, in seiner Farbe stumpf gewordenes Haar entstellt zu sein pflegt. Der Tod erfolgt oft schon nach wenigen Tagen oder Wochen. Es gibt auch Fälle, bei denen dieser qualvolle Zustand 2—3 Monate währt. Vielfach bringen dann gehäufte epileptische Anfälle, die bis dahin nicht aufgetreten zu sein brauchen, die Erlösung. KRAEPELIN weist meines Erachtens mit Recht darauf hin, daß im Beginn dieser Paralyseform Anfälle seltener als im Durchschnitt seien, daß dagegen der Tod im Anfall viel häufiger als gewöhnlich auftritt.

Die wesentliche Ursache dieser galoppierenden Paralyse scheint mir ein besonders starkes und besonders frühzeitiges *Befallensein der vegetativen Zentren* zu sein, zum mindesten läßt das klinische Bild darauf schließen.

Einer besonderen Besprechung bedarf nur noch die *juvenile Paralyse*. Als solche bezeichnen wir diejenigen Fälle, bei denen sich die Paralyse auf Grund einer kongenitalen Lues entwickelt. Praktisch gleichartig sind die zahlenmäßig äußerst spärlichen Fälle, bei denen die Infektion in frühester Jugend „erworben" ist, etwa beim Stillen durch eine syphilitische Amme oder auf ähnliche Weise (vgl. NONNE). Man bezeichnet als juvenile Paralyse ebenfalls die sehr seltenen Fälle, bei denen auf Grund einer Lues congenita sich eine Paralyse auch erst im späteren Lebensalter, etwa zwischen 20 und 30 Jahren entwickelt.

In charakteristischen Fällen wachsen die Kinder zunächst in normaler Weise heran, lassen etwa im 12.—14. Lebensjahre in der Schule nach und werden dann meist ziemlich rasch dement. Da der Krankheitsprozeß, von unwesentlichen Einzelheiten abgesehen, der gleiche ist wie bei der gewöhnlichen Paralyse, kann ein Unterschied nur in der Eigenart des kindlichen Gehirns und seinen Funktionen liegen. Das gilt zunächst schon für die Art der Demenz: Während bei der Paralyse der Erwachsenen ein Mensch mit abgeschlossener intellektueller Ausbildung, mit Lebenserfahrungen, mit gefestigtem Gemüts- und Willensleben, also eine voll entwickelte Persönlichkeit betroffen wird, wirkt bei der juvenilen Paralyse der Zerstörungsprozeß auf ein Gehirn ein, das in bezug auf seine Funktionen noch in der Ausbildung begriffen ist. Wenn auch zurzeit des Beginns meist schon ein gewisses Material an Schulkenntnissen und Fertigkeiten vorhanden ist, so kann das in dem Vorzugsalter der juvenilen Paralyse zwischen 10 und 14 Jahren noch nicht sehr gefestigt sein; vor allem aber fehlt noch die Übung und das Verständnis, es zu verwenden; es fehlt ferner alles, was durch Lebenserfahrung aufgenommen zu werden pflegt, und so wird die Demenz einer juvenilen Paralyse nicht die Kennzeichen einer erworbenen aufweisen, sondern eher gewisse Ähnlichkeiten mit dem Bilde des angeborenen Schwachsinns zeigen, und zwar um so mehr, je jünger das Individuum beim Beginn der Erkrankung war. Aber auch bei Kindern, die nach Abschluß der Schulzeit erkranken, sehen wir die erworbenen Schulkenntnisse überraschend schnell verschwinden, es tritt nicht nur ein Stillstand der Weiterentwicklung, sondern sehr rasch auch ein Abbau ein.

Differentialdiagnostisch kommt daher in erster Linie der angeborene Schwachsinn in Betracht; das ist besonders wichtig, wenn man die Anforderungen des Gesetzes zur Verhütung erbkranken Nachwuchses bedenkt. Auf körperlichem Gebiet sieht man zuweilen, aber keineswegs häufig, die Stigmen der Lues congenita, und zwar sind HUTCHINSONsche Zähne und die Taubheit ziemlich selten; häufiger findet man Reste der Keratitis parenchymatosa. Neurologisch sind im allgemeinen dieselben Erscheinungen wie bei der Paralyse der Erwachsenen vorhanden. In bezug auf die Sprachstörung ist zu sagen, daß bei relativ früh erkrankten Kindern die Sprache frühzeitig ganz versagen kann, daß man eher an die Sprechweise von Idioten als eine paralytische Sprachstörung denken würde.

f) Verlauf.

Wie oben schon angedeutet wurde, ist es unter Umständen außerordentlich schwer, eine Paralyse in ihren ersten Anfangsstadien zu diagnostizieren. Auf Grund mannigfacher Erfahrungen, ganz besonders aber nach den Untersuchungen von SPIELMEYER, halte ich es für sicher, daß eine anatomische bereits vorhandene Paralyse noch keinerlei Symptome zu machen braucht. SPIELMEYER hat nämlich bei einem 62jährigen, durch Suicid umgekommenen Mann, der weder auf psychischem noch auf neurologischem Gebiet Symptome einer Paralyse geboten hatte, in verschiedenen Bezirken des Gehirns lebhafte entzündliche Veränderungen von der für Paralyse charakteristischen Art gefunden. Auch bei einem anderen Fall ergab sich der gleiche Befund, obwohl gute klinische Beobachter auf einer internen Station keinerlei psychische oder organisch nervöse Ausfallserscheinungen ermittelt hatten und obwohl auch von den Angehörigen nachträglich nichts zu erfahren gewesen war, was sich im Sinne einer Persönlichkeitsveränderung hätte deuten lassen. Einen ähnlichen Fall hat NONNE schon 1914 beschrieben. Bei NONNEs Patient waren die 4 Reaktionen im Blut und Liquor bereits positiv gewesen. Bei dem SPIELMEYERschen Falle waren, da niemand an eine Paralyse denken konnte, die Reaktionen nicht angestellt worden, aber es besteht die Möglichkeit, daß sie bereits im Sinne einer Paralyse verändert waren. Da aber auch im Sekundärstadium solche Liquorerkrankungen vorkommen, können die Reaktionen allein nicht ausschlaggebend sein; man wird vielmehr bei sonst unauffälligen Patienten den Infektionszeitpunkt mit berücksichtigen. Zweifellos besteht aber zum mindesten die Möglichkeit, daß eine anatomisch bereits vorhandene Paralyse die Befallenen unter Umständen in keiner Weise paralytisch oder überhaupt psychisch krank erscheinen läßt; ich möchte hier von dem ersten, dem *symptomlosen Stadium* der Paralyse reden.

Nun gibt es aber Fälle, bei denen man lange vor dem Ausbruch der Paralyse gewisse uncharakteristische Beschwerden nervöser Art wahrnimmt, und SPIELMEYER ist geneigt, diese mit den genannten Veränderungen, die dem Ausbruch der Paralyse nach seiner Ansicht mitunter lange vorausgehen, in Beziehung zu bringen — gewiß mit Recht —, aber hier handelt es sich doch wohl noch nicht um paralytische Symptome, sondern um eine Reaktion auf den krankhaften Gehirnvorgang, die man am besten als neurasthenische Reaktion bezeichnet, und insofern könnte man hier mit Recht von einem neurasthenischen Vorstadium der Paralyse reden. Das neurasthenische Syndrom ist eine organische Reaktionsform und bedeutet hier die erste Reaktion der Persönlichkeit auf die in diesem Stadium sicher noch nicht klar empfundene Erkrankung. Symptome der Paralyse sind diese Erscheinungen aber auf keinen Fall, denn auch bei anderen exogenen Schädigungen findet man ähnliche Syndrome, und wenn der erfahrene Arzt bei solchen meist ziemlich diffusen Beschwerden auch an die Möglichkeit einer Paralyse denken wird, so erscheint mir eine klinische Diagnose noch nicht möglich, und erst ein positiver Liquorbefund sagt dann, daß hier wahrscheinlich eine Paralyse im Anzug ist. Nun reagiert lange nicht jede Persönlichkeit auf die beginnende organische Hirnerkrankung mit einem neurasthenischen Syndrom. Manche, die nicht zu solchen Reaktionen neigen und die auch psychisch robust genug sind, auf solche leichte biologische Reize nicht anzusprechen, werden tatsächlich eine Zeitlang völlig symptomfrei bleiben. Bei anderen wieder, bei denen keine Bereitschaft zu neurasthenischen Reaktionen vorliegt, die aber dafür eine Disposition zu manisch-depressiven Zuständen besitzen, kann dagegen unter Umständen eine manische oder depressive Phase durch die Einwirkung der für eine selbständige Symptombildung noch zu schwachen, aber als Reiz bereits wirksamen Hirnschädigung flott gemacht werden. Es handelt sich hier, wie ich an einigen meines Erachtens überzeugenden Fällen zeigen konnte, um Bilder, die in ihrer Symptombildung typisch manisch bzw. depressiv ohne organische Beimengung sind und im Verlauf selbständig bleiben, solange bis der paralytische Krankheitsvorgang stärker wird und dann das Symptomenbild durch die ihm eigene Demenz beherrscht bzw. das psychische Leben und damit auch z. B. die Manie vernichtet. In gleicher Weise kann so auch unter Umständen ein schizophrener Schub ausgelöst werden. Auch CARRIÈRE hat auf diese Möglichkeit hingewiesen. Bei all diesen Vorgängen handelt es sich aber nicht um paralytische Symptome, sondern die psychotischen Bilder sind lediglich der Indicator für einen leichten beginnenden Hirnprozeß, der bei weniger labil veranlagten Personen völlig symptomlos bleiben würde. Wie lange ein solches Stadium dauert, entzieht sich aus naheliegenden Gründen unserer Kenntnis.

Die *praktische Bedeutung* dieser Vorgänge liegt darin, daß man vermöge dieses unspezifischen Indicators unter Umständen schon sehr zeitig, nämlich bereits im *symptomlosen* Stadium, auf die drohende Paralyse aufmerksam wird, sie an den Reaktionen erkennen und damit ungewöhnlich früh, d. h. noch bevor eigentlich paralytische Symptome da sind, der Behandlung zuführen kann.

Die Symptome des *klinischen Beginns* einer Erkrankung sind nach Art und Auffälligkeit durchaus verschieden. Bei körperlichen Leiden veranlassen gewöhnlich gewisse Beschwerden den Kranken, sich ärztlich beraten zu lassen; je nach der Empfindlichkeit kommt der eine früher, der andere später zum Arzt. Bei der Paralyse sind Beschwerden im eigentlichen Sinne verhältnismäßig selten; nur in wenigen Fällen wird über Kopfschmerzen oder Müdigkeit, Nervosität oder Reizbarkeit geklagt (bei juvenilen Paralysen kommen Kopfschmerzen anscheinend häufiger vor), und auch eine etwa bemerkte Leistungsunfähigkeit wird selten als krankhaft empfunden; eher wird der Arzt einmal wegen eines ganz allgemeinen Unglücks- und Angstgefühls zu Rate gezogen. In der Regel kommt es aber bei der Erkennung der Paralyse weniger auf die eigene Krankheitseinsicht an als vielmehr darauf, daß die psychische Veränderung von *anderen* gemerkt wird; maßgebend sind also in erster Linie die Angehörigen, Berufskollegen, Freunde usw.

Charakteristisch für dieses 2. Stadium, das Stadium des klinischen Beginns, ist nicht ein gleichmäßiger, jederzeit im Status nachweisbarer Abbau, sondern ein anfangs gelegentliches, später häufigeres *Versagen der psychischen Steuerung*. Ungewohnte Situationen oder Zustände, in denen die Selbstbeherrschung an sich schon erschwert ist, z. B. bei einem leichten Alkoholrausch, führen zu Entgleisungen. Auffällig werden manche Vorkommnisse besonders dadurch, daß die Kranken ihnen in unverständlicher Weise gleichgültig gegenüberstehen.

Eine Störung des Urteils macht sich zunächst nur selten in einem Versagen bei den beruflichen Alltäglichkeiten bemerkbar, wohl aber dann, wenn neue Situationen einen Entschluß nötig erscheinen lassen. Oft werden alle diese Veränderungen wohl bemerkt, aber nicht als krankhaft gewürdigt. Am ehesten werden, wenigstens in schwierigeren Berufen, Arbeitskollegen oder Vorgesetzte ein Nachlassen der Leistungen beobachten; dieser Umstand pflegt aber in der Regel zunächst zu einem Erholungsurlaub wegen „Überarbeitung" und nicht zur ärztlichen Beratung zu führen. Leider scheut sich die Familie meist vor dem Gedanken, bei Zweifeln einen Nervenarzt zu fragen, weil man meint, es sei für den Kranken eine Zumutung, sich einer Untersuchung auf den Geisteszustand zu unterziehen, und so werden in der Regel erst Ereignisse abgewartet, bei denen die Konsultierung eines Psychiaters als das kleinere Übel anzusehen ist, d. h. bei Entgleisungen auf sozialem, gesellschaftlichem oder kriminellem Gebiet.

Am häufigsten sind es unnütze Geldausgaben, die die Angehörigen bedenklich machen, zumal da es oft rasch zur Verschwendungssucht und gleichzeitig zu anderen Auffälligkeiten kommt. Bisweilen geht solchen expansiven Entäußerungen eine kurze Zeit auffallender Ruhe voraus.

Alle diese psychischen Auffälligkeiten werden in der Regel wegen ihres ephemeren Charakters von den Angehörigen zunächst nicht genügend beachtet; sie werden oft als Zerstreutheiten, Flüchtigkeiten, als „Geistesabwesenheit" gedeutet, aber nur selten als krankhaft angesehen; leider machen die gleichzeitig sich entwickelnden neurologischen Symptome den Kranken auch nicht auffällig, und so kommt zur Erkennung für die Angehörigen in der Regel nur der paralytische Anfall als Frühsymptom in Betracht. Ein apoplektischer Insult oder ein epileptischer Krampfanfall wird auch von den Laien immer als ein alarmierendes Symptom aufgefaßt, das sofortige ärztliche Beratung notwendig erscheinen läßt; aber nicht alle paralytischen Anfälle treten in dieser ausgeprägten Form auf: Nur zu oft handelt es sich gerade im Beginn um ein plötzlich auftretendes Schwindelgefühl, um eine leichte Ohnmachtsanwandlung, die rasch vorübergeht, oder der Kranke wacht morgens mit einer flüchtigen Parese auf, die von einem im Schlaf durchgemachten paralytischen Anfall herrührt, rasch sich zurückbildet und vom Kranken selbst etwa mit einem Einschlafen der Extremität erklärt wird. Auch vorübergehende Sprachstörungen, die ganz ohne Bewußtseinsverlust plötzlich da sind, und ebenso rasch wieder schwinden, ferner eine momentane Unfähigkeit, sich zurechtzufinden, absenceähnliche Zustände usw. können das einzige Zeichen eines Anfalles sein. Wenn auch alle diese leichten Andeutungen den Patienten und seine Angehörigen noch nicht zu beunruhigen pflegen, so sollte doch der Arzt bei derartigen Vorkommnissen an Paralyse denken und seine Untersuchung in dieser Richtung ausdehnen.

Ein großer Teil der psychischen wie der körperlichen Besonderheiten, die sicher schon mit der Paralyse zusammenhängen, wird erst retrospektiv als krankhaft erkannt. Und wenn man genaue Anamnesen bei gut beobachtenden Angehörigen aufnimmt, so kann man die ersten Zeichen der Hirnerkrankung oft lange zurückverfolgen.

Charakteristisch für das 3. Stadium, den *Höhepunkt der Erkrankung*, ist der Umstand, daß die Demenz jetzt eindeutig zum Ausdruck kommt. Im Gegensatz zu dem Anfangsstadium, für das die Unsicherheit und Schlaffheit der psychischen Steuerung kennzeichnend war, dominieren jetzt überall die Ausfälle in einem Grade, daß richtige Leistungen nur mehr zufällig zu gelingen pflegen, soweit es sich nicht um mechanisierte Akte handelt. Während beim beginnenden Paralytiker die meisten Fähigkeiten an sich noch vorhanden sind, aber aus Nachlässigkeit nicht zur richtigen Zeit benutzt oder infolge von Indolenz oder Akinese überhaupt nicht angewandt werden, gehen bei der vollentwickelten Paralyse die meisten Voraussetzungen für alle derartigen Leistungen mehr und mehr verloren, und zwar entweder ganz allmählich oder auch in Schüben unter akutem Ansteigen des Krankheitsprozesses.

Eine besondere Affektlage wird meist vermißt und sich selbst überlassen bleiben viele Paralytiker oft lange in einer indifferenten farblosen Stimmung. Dann gibt es auch wieder Fälle, bei denen eine einmal eingetretene Verstimmung rein automatisch durch lange Zeit festgehalten wird und zu langhingezogenem, eintönigem Jammern führt.

Unverkennbar ist bei allen Zustandsbildern in diesem Stadium die Neigung zu Progression, die sich entweder allmählich vollzieht oder unter schubweise auftretenden, oft durch Anfälle eingeleiteten Verschlimmerungen des Krankheitsprozesses dem Endstadium zuführt.

Das *Endstadium* ist psychisch meist durch eine unproduktive, verschieden starke Bewußtseinstrübung, ja Benommenheit und durch ein Darniederliegen aller Funktionen charakterisiert. Oft finden wir eine geradezu tierische Verblödung, die Motorik beschränkt sich auf wenige automatische oder niedrigst stehende reaktive Mechanismen, die Sprache versagt völlig. Ganz besonders treten jetzt aber die oben schon geschilderten vegetativen Symptome in den Vordergrund und führen mehr oder weniger rasch zu einem völligen vegetativen *Verfall*. Dieser leitet sich oft ein durch Nachlassen der bis dahin meist recht guten Nahrungsaufnahme; daß hierin allein aber nicht die Ursache für den allmählichen Körpergewichtsverlust zu suchen ist, ergibt sich aus der Tatsache, daß die Abmagerung in diesem Stadium auch trotz guter Eßlust und evtl. trotz reichlicher Fütterung eintritt und unaufhaltsam fortschreitet. Nunmehr sehen wir auch häufig Harn- und Stuhlinkontinenz, schweren Decubitus, der trotz bester Pflege sich nicht mehr schließt, sondern immer mehr in die Tiefe greift. Ferner entwickeln sich Eiterungen, Cystopyelitiden, Durchfälle, Hautblutungen, Nekrosen, die Zähne gehen aus, die Knochen werden brüchig. Es kommt zu Unregelmäßigkeiten des Schluckaktes, unter Umständen auch zu cerebralen Atemstörungen, zu enormem Wasserverlust durch unmotivierte profuse Schweißausbrüche. Das Gesicht ist zuweilen bis zur Unkenntlichkeit entstellt; zu welchen Veränderungen es dabei kommen kann, zeigen die Abb. 15 und 16, die die gleiche Kranke im Beginn und am Ende des Leidens darstellen. Der Körper verfällt und als einzig produktive Funktion bleibt nur das Wachstum von Nägeln und Bart übrig; wir sehen bei der Paralyse, einen natürlichen Ablauf vorausgesetzt, einen typischen Hirntod eintreten, d. h., die von den vegetativen Zentren gesteuerten

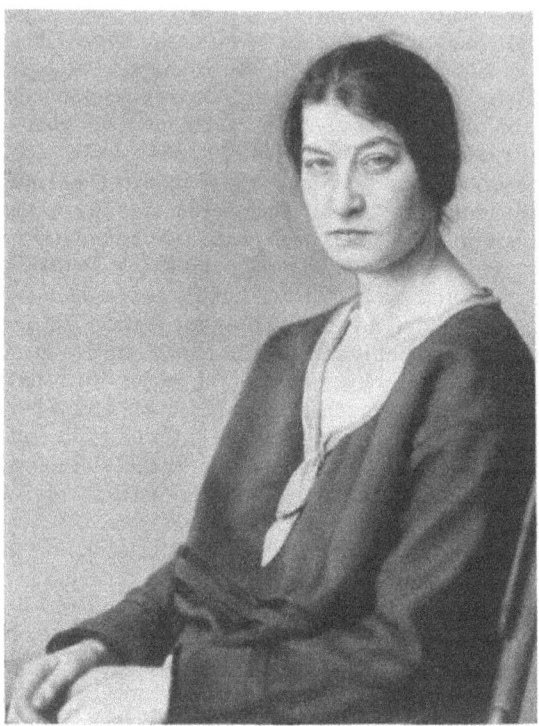

Abb. 15. Paralyse im Beginn. Gesichtszüge schlaff, etwas müder Ausdruck.

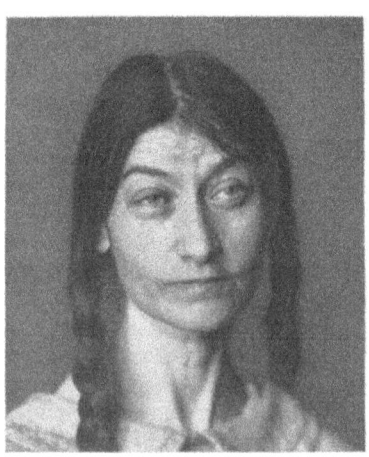

Abb. 16. Dieselbe Kranke wie Abb. 15. 3½ Jahr später im Endstadium.

lebenswichtigen Funktionen versagen infolge der Erkrankung eben dieser Stellen.

Dieses für die Paralytiker natürliche Ende wird aber lange nicht immer erreicht. Die vegetativen Störungen bedingen schon früh eine erhebliche Widerstandslosigkeit, die es mit sich bringt, daß der Kranke auch geringfügigen Infektionen erliegt.

g) Behandlung.

Überläßt man den Paralytiker seinem Schicksal, so führt die Erkrankung in etwa 3—4 Jahren zum Tode. Die wenigen Fälle, die ohne Behandlung durchgekommen sind, erscheinen diagnostisch nicht einwandfrei. Die Frage der Spontanremission, über die man früher, d. h. vor Einführung der Malariabehandlung sich viel Gedanken gemacht hat, spielt praktisch heute keine große Rolle mehr. Ist heute die Diagnose gestellt, so muß der Kranke möglichst bald einer Behandlung zugeführt werden. Die spezifischen Behandlungsmethoden mit Quecksilber, Wismuth, Neo-Salvarsan, Jod usw. sind, das hat die Erfahrung eindeutig gelehrt, zwecklos. Wir wissen, daß es sich bei der Paralyse nicht um spezifisch syphilitische Gewebsveränderungen handelt, sondern um eine unspezifische Entzündung. Zudem macht es die feinere anatomische Beschaffenheit des Gehirngewebes unmöglich, die antisyphilitischen Medikamente dort hingelangen zu lassen, wo die Spirochäten sitzen. Die Salvarsanbehandlung durch Einspritzung in die Carotis (KNAUER) hat ebenfalls keinen Erfolg gehabt und auch die Versuche mit intralumbaler Salvarsanbehandlung (SWIFT-ELLIS, GENNERICH u. a.) sind nicht besser gewesen. Man kann daher heute sagen, daß bei einer sicher festgestellten Paralyse nur eine Fieberbehandlung in Frage kommt. Was das Wirksame dabei ist, braucht im einzelnen nicht erörtert zu werden; zweifellos sind aber die Erfolge, zumal bei den Frühfällen, sehr gute. Man darf gewiß keine völlige Restitutio ad integrum verlangen, sondern man muß zufrieden sein, daß ein Stillstand des Prozesses erreicht wird. Dementsprechend sind die Ergebnisse bei frischen Paralysen in der Regel besonders gute. Im Vordergrund steht die Malariabehandlung nach WAGNER-JAUREGG. Die anderen Fiebermittel kommen erst in zweiter Linie in Betracht; erwähnt sei hier von ihnen die Recurrensbehandlung; sie hat gegenüber der Malariabehandlung den Nachteil, daß man kein Mittel hat, das Fieber sicher zu unterbrechen. Die Fieberzacken sind nicht so hoch wie bei der Malaria und die einzelnen Fieberstöße erfolgen in einem größeren Abstand. Die Recurrensbehandlung wird eigentlich nur angewandt, wenn man mit Rücksicht auf den allgemeinen Zustand des Patienten schonender vorgehen muß oder wenn sich eine 2. Fieberkur als nötig erweist und die Malariainfektion bei einem 2. Versuch nicht haftet. Auch die Pyriferkur hat nicht die durchgreifenden Erfolge aufzuweisen, wie die Malariabehandlung. Sie hat allerdings den Vorteil, daß man die Zeit der Fieberstöße bestimmen und zum Teil auch ihre Höhe etwas regulieren kann.

Die Malariakur läßt sich bei der Paralyse sachgemäß nur in einer Krankenanstalt durchführen; da sich dabei relativ oft delirante Bilder oder auch Erregungszustände einstellen, wird man am besten eine psychiatrische Abteilung wählen. Es ist bedauerlich, daß man oft, um einen Aufenthalt in einer Psychiatrischen Klinik zu vermeiden, erst zu einer der weniger wirksamen aber einfacher durchzuführenden Fieberkuren, z. B. mit Pyrifer, greift, um die Kranken in einer allgemeinen Station eines Krankenhauses behandeln zu können. Damit versäumt man oft kostbare Zeit und später muß der Kranke doch in einer psychiatrischen Abteilung untergebracht werden.

Zweckmäßig erscheint es, die Kranken vor der Malariabehandlung internistisch untersuchen zu lassen, insbesondere stellt die Malariakur große

Anforderungen an den Kreislauf, wie sich das aus den Untersuchungen mit dem Elektrokardiograph durch WEICKER und KESSLER ergibt. Ein kompensiertes Vitium oder eine Aortenerkrankung braucht keine Kontraindikation gegen die Malaria zu bilden. Dagegen ist bei übermäßig fetten Leuten Vorsicht geboten. Auch bei Tuberkulose muß man vorher abwägen[1], was im Interesse des Kranken und der Familie richtiger ist. Unter Umständen wird man auch eine erhebliche Gefahr mit in Kauf nehmen, um wenigstens den Versuch einer Rettung gemacht zu haben. Unbedingt abzulehnen ist eine Malariakur bei gleichzeitigem Vorhandensein einer erheblichen Arteriosklerose, namentlich mit Beteiligung des Gehirns oder bei Nephritis; dagegen braucht eine Schwangerschaft durchaus keine Kontraindikation zu bedeuten.

Die Einimpfung der Malariaplasmodien erfolgt am besten von Patient zu Patient, und zwar entnimmt man das Blut vom Spender in der Regel auf der Höhe des Anfalls, nachdem der Kranke bereits einige Fieberstöße durchgemacht hat und sicher Plasmodien im Blut birgt. Bei gleichen Blutgruppen kann man intravenös impfen, ein Verfahren, das die Inkubationszeit der Malaria und damit die Kurdauer zuweilen um 7—10 Tage verkürzt. Bei intramuskulärer Einspritzung dauert es in der Regel 1—2 Wochen, unter Umständen auch mehr als 3 Wochen bis zum 1. Fieberanstieg. Übergeimpft werden gewöhnlich 4—5 ccm. Es ist Wert darauf zu legen, daß man einen reinen Tertianastamm zur Verfügung hat. Wird eine erneute Kur notwendig, so haben sich auch Quartanaerreger als brauchbar erwiesen. Ist eine unmittelbare Impfung nicht möglich, so kann man das abgenommene Blut auch verschicken, und zwar setzt man dann zu je 4 ccm Blut 1 ccm einer 3,8%igen Natrium citricum-Lösung zu. Das genügt, wenn die Impfung innerhalb 6—8 Stunden nach der Entnahme erfolgen kann. Ist eine längere Konservierung nötig, so gibt es noch andere Methoden, um dies zu ermöglichen.

Bedenken wegen einer Ansteckung mit Lues bei einer etwaigen Fehldiagnose braucht man nicht zu haben; ein Übertragen von Lues durch eine Einspritzung mit Paralytikerblut ist nach JAHNEL bis jetzt noch nicht beobachtet worden.

Man muß die Kranken darauf aufmerksam machen, daß es unter Umständen bis zu 3 Wochen dauern kann, bis der 1. Fieberanstieg kommt; gegebenenfalls können geordnete Kranke die Klinik bis dahin verlassen; ich würde das bei Paralytikern aber nur dann anraten, wenn zuverlässige Angehörige für die rechtzeitige Rückkehr sorgen. Kranke mit gleichzeitiger Tabes sollte man darauf aufmerksam machen, daß sie während des Fieberanstieges möglicherweise (lanzinierende) Schmerzen bekommen werden. Derartige Schmerzen während der Fieberkur werden besser nicht mit Neuralgicis bekämpft, da diese das Fieber zuweilen beeinträchtigen (namentlich im Beginn der Kur!). Bei heftigen Schmerzen ist deshalb die Darreichung von Pantopon oder anderen Opiaten nicht ganz zu vermeiden.

In der Regel läßt man es zu 8—9 Anstiegen kommen und gibt dann Chinin. Die Kranken erhalten 5 Tage hintereinander zweimal 0,5 g Chinin mur. und 5 Tage 1 × 0,5 g. Ist aus äußeren Gründen das Einnehmen per os nicht möglich, so spritzt man entsprechende Mengen von Atebrin oder Chininurethan. Treten während der Behandlung Komplikationen auf — am häufigsten sind das Störungen von seiten des Kreislaufs —, auch leichter Ikterus wird gelegentlich beobachtet —, so wird man vor die Frage gestellt, ob man die Kur nicht vorzeitig unterbrechen soll. Man wird sich dazu nur ungern entschließen, weil das Fieber nicht leicht wieder in Gang zu bekommen ist. Man hat daher vor-

---

[1] Bei einem beginnenden Paralytiker konnte ich zunächst eine Behandlung der Lungentuberkulose durchführen lassen und erst dann wurde die Malariakur mit gutem Erfolg vorgenommen.

geschlagen, das Fieber durch kleine Chinindosen zu dämpfen. Das kann man versuchen, ich rate jedoch, nicht mehr als 0,1 g Chinin zu geben, weil größere Dosen erfahrungsgemäß sehr oft zu einer völligen Unterbrechung des Fiebers führen.

Nach Beendigung der Malariakur und nach ausreichender Chininmedikation wird gewöhnlich eine Neosalvarsanbehandlung angeschlossen. Es ist kaum zu erwarten, daß dadurch der paralytische Prozeß selbst noch beeinflußt werden kann. Sicher hat diese Arsenbehandlung aber eine sehr gute roborierende Wirkung. Auch dient das Salvarsan gleichzeitig zur Unschädlichmachung etwa noch vorhandener Malariaplasmodien. Man gibt bei Frauen etwa 5—6, bei Männern etwa 7 g Neosalvarsan.

Die meisten Kranken kommen während der Kur durch die Wirkung des Fiebers, durch das sehr erhebliche Schwitzen usw. stark herunter. Es tritt so ein nicht unerheblicher Gewichtsverlust ein, der aber bald wieder eingeholt wird. Offensichtlich liegt die Hauptbedeutung der Malariakur in ihrer ausgezeichneten

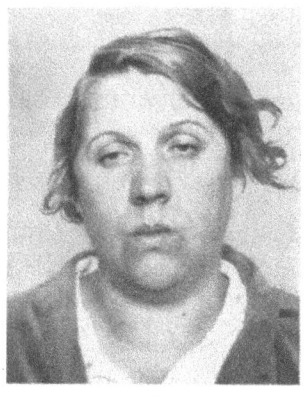 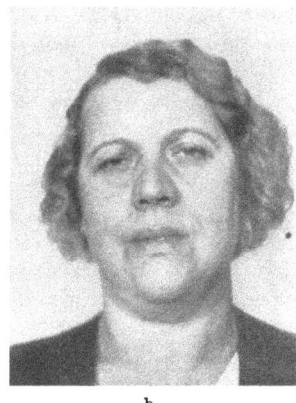

a b

Abb. 17. Paralytica vor und nach der Malariabehandlung. Bild a, August 1932; Bild b, Februar 1933.

Wirkung auf das vegetative System. Der allgemeine Turgor hebt sich rasch und die Kranken blühen manchmal förmlich auf; auch psychisch erholen sie sich oft überraschend (vgl. Abb. 17 a und b).

Was kann von der Malariabehandlung erwartet werden? Wenn ich als Hauptsymptom der Paralyse, die Demenz, also einen dauernden Ausfall an geistigen Leistungen und Fähigkeiten hingestellt habe, so ist zuerst die Frage zu erörtern: Ist eine Demenz heilbar? Und wenn nicht: Was wird geheilt? Man hat die Meinung vertreten, man müsse angesichts der therapeutischen Resultate bei der Paralyse den Demenzbegriff revidieren und auch von einer Rückbildungsmöglichkeit der Demenz sprechen. Ich halte das für untunlich, denn die angebliche Rückbildung der Demenz ist so zu erklären, daß der Paralytiker im Beginn seiner Erkrankung meist noch gar keine Demenz hat, sondern eine Demenz wird oft vorgetäuscht durch Nebenerscheinungen. Die Entäußerung von Wissen und die Kundgabe von Urteilsfähigkeit ist weiter erschwert durch Interesselosigkeit, Mangel an Regsamkeit, Einstellstörungen, alles Symptome prinzipiell vorübergehender Art, die den Paralytiker aber hindern, von seinen de facto etwa noch vorhandenen Fähigkeiten Gebrauch zu machen.

Die Paralyse beginnt mit einem symptomlosen Stadium, d. h. der Hirnprozeß ist schon in Gang, aber psychische Veränderungen, insbesondere Ausfallserscheinungen treten zunächst jedenfalls nicht hervor; auch in dem folgenden Stadium, in dem der Paralytiker am häufigsten zum erstenmal auffällt und das ich als das Stadium der allmählich versagenden psychischen Steuerung bezeichnet habe, liegt eine leicht wahrnehmbare Demenz noch nicht vor. Hier beginnt zwar schon die Schädigung der Ganglienzellen, aber die endgültigen Ausfälle sind zuerst noch so geringfügig, daß die bei einem etwaigen Stillstand zurückbleibenden Reste die Persönlichkeit noch wenig zu beeinträchtigen brauchen. Erst auf der Höhe der Erkrankung beherrscht die Demenz das Symptomenbild.

Da die Fieberbehandlung nur einen Stillstand des Krankheitsprozesses mit sich bringen kann, so muß das Resultat jeder Therapie abhängen von dem Stadium, in dem sie einsetzen konnte; also von einer Behandlung auf der Stufe des vegetativen Verfalls werden wir nichts zu erwarten haben. Wird die Behandlung im Stadium der Krankheitshöhe eingeleitet, so bleiben bestenfalls die Leute am Leben, weil die Behandlung offenbar auf den Prozeß in den vegetativen Zentren besonders günstig wirkt. Resultat: Ein nur vegetativ geheilter, chronisch dementer Mensch, der in der Anstalt gehalten werden muß oder allenfalls bei guter Betreuung zu Hause zu existieren vermag und für die Familie nur als Pensionsempfänger noch Bedeutung hat.

Sehr viel bessere Resultate gewinnen wir, wenn es möglich war, in den ersten Stadien zu behandeln und hier können wir zwei Gruppen unterscheiden. Die ,,Defektgeheilten" (PÖNITZ), d. h. etwa die, welche im Stadium der allmählich versagenden Steuerung einer Therapie unterworfen wurden und die ,,Geheilten", bei denen die Erkrankung durch einen Zufall schon im symptomlosen Stadium entdeckt und behandelt werden konnte.

Die Defektgeheilten weisen trotz gewisser Berufsfähigkeit Veränderungen gegen früher auf. Von dem gewohnten Bild des unbehandelten Paralytikers unterscheiden sie sich recht erheblich, sie dürfen auch nicht etwa dem Zustand des beginnenden Paralytikers gleichgesetzt werden; dem Behandelten fehlt z. B. ganz die inzipiente Bewußtseinstrübung, dann ist auch der Remittierte im Gegensatz zum akuten Paralytiker meist auf das neue Niveau eingestellt (MAUZ). Er ist in seinen Ansprüchen an sich und das Leben herabgemindert; er nimmt sich in der Regel auch nicht mehr vor als er fertigbringt; davor schützt ihn ein gewisser Mangel an Initiative und Unternehmungslust. Fast immer ist der Gesamtturgor sowie Haltung und Mimik gut. Auch der psychische Defekt ist oft nicht so, daß man mit den üblichen Intelligenzprüfungen bestimmte Ausfälle feststellen könnte.

Es handelt sich fast nur um eine Herabsetzung der höheren geistigen Funktionen, der höheren Urteilsleistungen, der Initiative und der feineren affektiven Ansprechbarkeit; auf Haupt- und Nebensachen wird der gleiche Wert gelegt. Die Kranken sind meist zufrieden, fragen nichts, wünschen nichts; in der Regel findet man sie leicht euphorisch oder abgestumpft, sie wirken wie ausgebrannt. Ich möchte in dieser Kraft- und Saftlosigkeit das am leichtesten erkennbare Symptom erblicken. Manche Vorgesetzte sind zwar mit den Leistungen zufriedener als früher; sie heben hervor, daß die Behandelten sich nicht mehr so ablenken lassen, sich um nichts anderes mehr kümmern. Sie haben in der Tat oft nicht das Bedürfnis, über das unmittelbar Gegebene hinaus zu denken. Oft sind sie Schicksalsschlägen gegenüber von einer ans Asiatische erinnernden Gelassenheit. Es fehlt die seelische und geistige Kraftreserve, die vielleicht früher zu Konflikten, aber auch zu wirklichen Leistungen und zu erhöhtem Lebensgenuß geführt hat. Manche Ehefrau vermißt die ursprünglich vorhandenen männlichen Eigenschaften ihres Gatten; sie sieht sich daher oft veranlaßt, die Führung in der Ehe zu übernehmen und von gut beobachtenden Ehefrauen erfährt man zuweilen Aufschlußreiches.

Es ist bei allem kaum zu sagen, was das Wesentliche ist. MAUZ spricht von einem allgemeinen Gedämpftsein, von einer Nivellierung mit Verlust persönlicher Akzente, STERTZ von einer Senkung des Persönlichkeitsniveaus. Oft fehlt die gewohnte Ansprechbarkeit, die Fähigkeit, sich affektiv neuen Situationen anzupassen, insbesondere vermißt man selten eine Verarmung der sonst vorhandenen Nuancen des Gefühlslebens. Man beobachtet oft Mangel an Takt und doch sind die Leute nicht taktlos, wie es der Gesunde sein kann; es ist nicht die aktiv brutal-naive Taktlosigkeit, sondern es ist mehr eine schwächliche fahrlässige Form.

Von anderen Symptomen wäre noch auf Sprache und Schrift zu achten. Zwar pflegt die charakteristische Sprachstörung des akuten Paralytikers, das Silbenstolpern, so gut wie immer bei den gut remittierten Kranken zu schwinden. Dagegen sehen wir häufiger eine gewisse Verlangsamung des Sprechens und eine Art Monotonie zurückbleiben. Auch ist vielfach die Phrasierung bei längerem Sprechen noch auffällig. Leichte Sprachstörungen können jedenfalls zur Aufmerksamkeit veranlassen und gewisse Bedenken geben. Wesentliche Schriftstörungen wird man bei diesen Fällen kaum finden.

Die Grenze zwischen den Defektgeheilten am linken Flügel der Defektenfront und den nur vegetativ Geheilten ist naturgemäß keine scharfe und ebenso kann man auf der anderen Seite keine exakte Trennungslinie ziehen zwischen den mit ganz leichten Defekten und den ohne Veränderung Geheilten.

Die Gruppe der „Geheilten" ist klein und leider schrumpft ihre Zahl zusammen, wenn diese Fälle aus der Hand der behandelnden Ärzte etwa in die des Gutachters kommen. Wir sind wegen der Schwierigkeit einer methodischen Erfassung leichter Ausfälle bei der Beurteilung unter Umständen von Zufälligkeiten abhängig. Oft zeigt so ein besonderes Ereignis, dem der Kranke nicht gewachsen war, einen Defekt, während man ohne einen solchen Vorfall keinen Anlaß gehabt hätte, an völliger Heilung zu zweifeln. Das sollte aber auch nicht dazu führen, jede Auffälligkeit als „Defekt" anzusehen, es müssen dabei auch die präpsychotischen Persönlichkeiten und ihre Eigenarten berücksichtigt werden.

Klinisch ist der völlig Geheilte aber nur an dem negativen Befund zu erkennen und leider können uns die neurologischen und serologischen Untersuchungen auch nicht viel weiterhelfen, das gilt sowohl für die geheilte wie für die defektgeheilte Gruppe. Bezüglich des Neurologischen kann ich mich ganz kurz fassen: Daß sich eine vorhandene Pupillenstarre zurückbildet, kommt kaum je vor; das kann auch bei der besten Heilung nicht erwartet werden, da es sich hier gewissermaßen um ein Narbensymptom handelt, das ebenso wie das Fehlen der Reflexe bei Taboparalytikern nicht etwa als Zeichen einer noch in Gang befindlichen oder zu Rückfällen neigenden Erkrankung angesehen werden kann. Die neurologischen Erscheinungen werden also nicht mehr sein können, als ein Hinweis darauf, daß einmal eine Paralyse vorgelegen haben kann.

Etwas nützlicher ist uns die Untersuchung von Blut und Liquor. Eine zunächst leichte Besserung der Blut- und Liquorbefunde tritt in der Regel bald nach Abschluß der Therapie ein, insbesondere bildet sich die Zellzahl bald zurück. Vor allem pflegen die großen mononucleären Zellen und die Plasmazellen zu schwinden, und es finden sich vorzugsweise uncharakteristische Liquorlymphocyten.

Daß bereits im ersten Jahr eine Sanierung eintritt, ist selten, kommt aber vor. Im großen und ganzen ist eine weitgehende Besserung im ersten Jahr als ein gutes Zeichen anzusehen. Im weiteren Verlauf schreitet bei den günstigen Fällen die Liquorbesserung fort, so daß nach 3—5 Jahren 77%, nach 5—10 Jahren 94% im Liquor saniert sind. Der Blutwassermann ist in der Regel etwas hartnäckiger insofern, als nach 5—10 Jahren nur 82% negativ werden. Da der positive Blutwassermann nach PLAUT auch durch periphergelegene Spirochätenherde aufrecht erhalten werden kann, braucht er für die Begutachtung nicht ausschlaggebend zu sein.

Patienten mit negativem Liquor sind allerdings in dem ersten Jahr noch nicht absolut gegen klinische Rezidive gesichert; wenn zwei oder mehr Jahre nach Beendigung der Kur der Liquor negativ geblieben ist, braucht man mit Rezidiven nach den bisherigen Erfahrungen wohl nicht mehr zu rechnen. Die Fälle dagegen, die nach der Malariakur ihre Liquorbefunde behalten, rezidivieren zum größten Teil; es empfiehlt sich aber, nicht nur mit dem Patienten, sondern auch mit dem Liquor Geduld zu haben und ein endgültiges Urteil erst nach einigen Jahren auszusprechen. Solange noch positiver WaR. im Liquor vorhanden ist, sind nach PLAUT aktive Spirochäten im Gehirn, selbst bei langjährigen klinischen Remissionen. Vergleiche hierzu auch Abb. 18, die einen

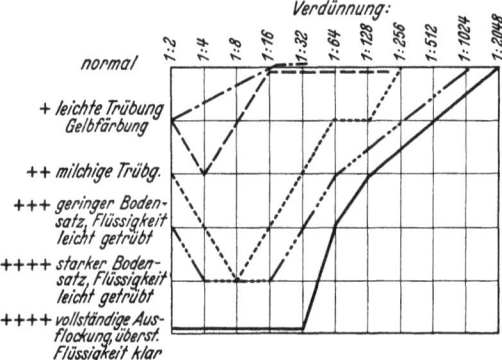

Abb. 18. Rückbildung der humoralen Befunde nach Malariakur.

	1926	1927	1928	1930	1931
Zellen . . .	110	35	9	7	7
Nonne . . .	+	+	(+)	negativ	negativ
Wa.R. . . .	ab 0,2 +++	0,2; 1,0 +++	0,2 —; 1,0 +	negativ	negativ
Wa.R. Blut .	+++	+++	+++	+	negativ
Kurve . . .					

günstigen, wenn auch sehr schleppenden Verlauf der humoralen Befunde aufweist.

Es hat keinen Zweck, Prozentzahlen über die Behandlungserfolge aufzustellen, denn der Erfolg hängt im wesentlichen von dem Stadium ab, in dem die Malariabehandlung gemacht werden konnte, weiter von dem körperlichen Befinden und nicht zuletzt auch von der seelischen Konstitution der Erkrankten. Sehr gut sind die Aussichten, wenn es gelingt, in dem sog. symptomlosen Stadium zu behandeln, in den Fällen, in denen irgendein Zufall, etwa eine Untersuchung für die Lebensversicherung, ein frühzeitiger Krampfanfall oder eine etwa durch den beginnenden paralytischen Prozeß ausgelöste Manie es mit sich gebracht hat, daß man rechtzeitig auf die drohende Erkrankung aufmerksam gemacht worden ist.

Auch bei körperlich kräftigen Leuten, die die Malariakur gut überstehen, sind die Aussichten recht gut und nach meiner Meinung sind besonders die sanguinischen Temperamente recht geeignet für die Behandlung.

Was die einzelnen Zustandsbilder anlangt, so hat man die Anfallsparalysen als besonders günstig für die Prognose angesehen, wohl aus dem Grunde, weil das frühzeitige Auftreten von Anfällen es erlaubt, die Paralyse rechtzeitig zu erkennen. Ähnliches gilt für die expansive Form der Paralyse. Hier haben wir es meist mit hypomanischen Leuten von guter körperlicher Konstitution zu tun, vielleicht auch mit Kranken, bei denen eben wegen ihrer Bereitschaft zu manischen Zuständen die Paralyse besonders frühzeitig sich bemerkbar gemacht hat. Unter Umständen kann es sich auch um eine durch die Paralyse ausgelöste Manie handeln, die man besonders früh erkennen konnte. Sehr viel ungünstiger sind zweifellos dagegen die Paralysen mit von vornherein schizophrenen Zustandsbildern und die rasch stumpf dement gewordenen Kranken. Ich möchte aber daraus nicht ohne weiteres die Folgerung ziehen, bei diesen Leuten die Behandlung abzulehnen. Auch eine scheinbar vorgeschrittene Demenz braucht bei körperlich gutem Befinden keine Kontraindikation zu sein. Es ist oft schwer, zu sagen, was von den vorhandenen Symptomen als dauernder Ausfall angesehen werden muß.

Mit der Encephalographie kommt man, wie oben schon kurz erwähnt wurde, in dieser Beziehung auch nicht weiter.

Vielfach ist davon die Rede gewesen, daß sich durch die Malariabehandlung paranoid halluzinatorische Zustände herausgebildet haben. Hierbei handelt es sich aber nicht, wie GERSTMANN meint, um eine Abwandlung des paralytischen Prozesses in Richtung einer Hirnlues, sondern entweder kommt durch diese Malarisierung eine bis dahin latent gebliebene schizophrene Anlage zum Vorschein, oder aber es handelt sich um eine durch die Malariainfektion hervorgerufene symptomatische Psychose, die an sich nach Nachlassen des Fiebers dazu neigen würde, zu verschwinden; weil aber hier nicht ein gesundes Gehirn vorliegt, sondern ein paralytisch erkranktes Gehirn betroffen ist, wird die einmal hervorgerufene symptomatische Psychose leicht chronisch und äußert sich dann in der geschilderten Weise.

h) Differentialdiagnose.

Obwohl die Paralyse, wie wir gesehen haben, unter allen möglichen Zustandsbildern auftreten kann, ist die Differentialdiagnose deshalb nicht allzu schwer, weil man durch den Blut- und Liquorbefund in der Entscheidung ganz wesentlich unterstützt wird. Es ist also meist nur nötig, an die Möglichkeit einer Paralyse zu denken und das sollte man bei allen auch nur nervösen Zuständen im mittleren Lebensalter tun — erst recht aber, wenn sich aus der Anamnese ein deutliches Versagen ergibt.

Für die Praxis der Sprechstunde, in der man genauere psychiatrische Untersuchungen doch nicht vornehmen kann, ist es zweckmäßig, auf Pupillen und Sprache zu achten und die WaR. im Blut vorzunehmen. Gewiß sind in etwa 10% der beginnenden Fälle die Pupillen in Ordnung und in 6% wird man auch an der Sprache nichts merken; wenn aber Pupillen *und* Sprache *und* WaR. im Blut normal sind, so ist eine Paralyse ganz unwahrscheinlich. Selbstverständlich wird man bei ganz dringendem Verdacht auch noch den Liquor untersuchen. Eine Paralyse wird dann zwar kaum vorliegen, wohl aber könnte es sich um eine Lues cerebri handeln.

Schwierig ist die Differentialdiagnose in dem Frühstadium der Syphilis. Wenn jemand wegen nervöser Beschwerden etwa 2—3 Jahre nach einer syphilitischen Infektion punktiert wird, so kann ein positiver Liquorbefund auch im Sekundärstadium vorkommen. Das braucht aber noch keineswegs eine Paralyse zu bedeuten. Hier ist auf den Zeitpunkt der Infektion zu achten. Wir müssen wissen, daß nicht alle Nervösen mit positivem Blutwassermann Paralytiker sind und auch positiver Liquor wird, wenn die Lues noch im Sekundärstadium ist, nicht dafür zu sprechen brauchen.

Auch ein Tabiker kann im Anfangsstadium seiner Erkrankung einen paralytischen Liquor haben, ohne daß etwas von Paralyse zu finden ist. Ein solcher

Tabiker mit einer Manie ist unter Umständen überhaupt nicht von einem Paralytiker zu unterscheiden. Für die praktische Behandlung spielt die Differentialdiagnose keine Rolle, weil man auch den Tabiker in diesem Stadium mit Malaria behandeln würde, aber für den Gemütszustand eines differenzierten Menschen wäre die Differentialdiagnose schon von erheblicher Bedeutung. Sie wird im Anfangsstadium der Paralyse überhaupt nicht zu stellen sein; vielleicht handelt es sich bei einem Teil der ganz tadellos geheilten Paralytiker um solche frischen Tabesfälle.

Auch für die Unterscheidung gegenüber der Lues cerebri ist der Umstand, daß die Paralyse zunächst noch kaum psychische Symptome macht, erschwerend. Hier ist wichtig zu wissen, daß die frühluischen Fälle meist sehr viel mehr Zellen im Liquor aufweisen und daß die WaR. erst in höheren Konzentrationen positiv ist. Auch fehlt häufig der positive Wassermann im Blut. Die alten Fälle von Lues cerebri haben nur noch selten einen schon bei 0,05 positiven Liquor. Hier weisen auch Ausfallserscheinungen von seiten der Hirnnerven (Oculomotorius oder Hemiparesen) auf die Lues cerebri hin.

Wenn man auch heute kaum ohne Liquoruntersuchung die Diagnose Paralyse stellen wird, so sei doch kurz darauf aufmerksam gemacht, daß eine schwere Bromvergiftung das Bild der Paralyse täuschend nachzuahmen vermag, zumal da dabei auch paralyseähnliche Sprachstörungen vorkommen. Ähnliches gilt übrigens auch von anderen Schlafmitteln, wenn sie in größerer Menge genommen werden.

i) Begutachtung und soziale Fragen.

Da nur ein relativ kleiner Prozentsatz der Syphilitiker paralytisch wird, kann man nicht von vornherein jede andere exogene Noxe außer der Lues als Mitursache der Paralyse ablehnen. Gleichwohl hat der Krieg gezeigt, daß weder Kopfverletzungen noch Erschöpfungen und Strapazen als wesentliche Teilursache für die Entstehung der Paralyse in Betracht kommen können. Das gleiche gilt auch für Unfälle und ähnliche gern geltend gemachte Schädigungen. Was die rechtliche Beurteilung anlangt, so schließt eine nachgewiesene Paralyse die Zurechnungs- und Geschäftsfähigkeit aus, ebenso dürften die Voraussetzungen für eine Entmündigung wegen Geisteskrankheit durch eine Paralyse gegeben sein. Für die Ehescheidung wegen Geisteskrankheit kann eine unbehandelte bezw. mit Defekt geheilte Paralyse die Bedingungen ebenfalls erfüllen (§ 51 des neuen Eherechts). Eine Eheaufhebung (§ 37 des neuen Eherechts ist möglich, wenn der gesunde Ehegatte nicht gewußt hat, daß der kranke Partner eine Syphilis vor der Ehe durchgemacht hat, und innerhalb von 1 Jahr nach Bekanntwerden dieses Eheanfechtungsgrundes einen entsprechenden Antrag stellt. Endlich wird man sagen können, daß bei der Paralyse eine Invalidität anzunehmen ist, zum mindesten für die Dauer der Behandlung und eine Zeitlang danach.

Bei dem behandelten Paralytiker sind die eben erwähnten forensischen Fragen außerordentlich schwer zu entscheiden. Wenn man bei einem „Geheilten" die Zurechnungsfähigkeit in Strafsachen annehmen will, so bedarf es einer eingehenden Untersuchung, die nur durch fachärztliche Beobachtung gewährleistet ist. Die Tätigkeit in besonders verantwortungsvollen Berufen (Lokomotivführer, Flieger, Lotse, aber auch Autofahrer) kann man beim behandelten Paralytiker zum mindesten für längere Zeit ablehnen. Auch gegen die Tätigkeit als Arzt, Lehrer und Rechtsanwalt bestehen die größten Bedenken, es sei denn, daß einer von den wenigen Fällen einer einwandfreien Wiederherstellung vorliegt.

Weniger zurückhaltend braucht man meines Erachtens in bezug auf die Frage der Wiederaufhebung der Entmündigung zu sein, wenn die Besserung deutlich ist und der Behandelte sich in einem Beruf einigermaßen bewährt. Die Beurteilung der Geschäftsfähigkeit ist sehr schwierig, namentlich wenn es sich um eine retrospektive Begutachtung, insbesondere um die Frage der Testierfähigkeit handelt.

Gegen einen Heiratskonsens habe ich auch bei erfolgreich behandelten Kuren große Bedenken. Zwar braucht man eine Ansteckung mit Lues durch den ehelichen Verkehr beim Paralytiker nicht mehr zu befürchten (vgl. hierzu JAHNEL), aber die Unsicherheit der Zukunft ist nach dem, was wir heute wissen, wohl Hinweis genug, um die Verantwortung hier abzulehnen.

Eine Indikation zur Einleitung der künstlichen Frühgeburt kann die Feststellung einer Paralyse bei einer Gravida nicht bilden. Wie die Erfahrung gelehrt hat, bedeutet weder die Gravidität noch die Entbindung eine besondere Gefahr für die Mutter und das Kind. Ob das gelegentlich zu beobachtende rasche Fortschreiten der Paralyse nach der Entbindung mit den Vorgängen der Gravidität und Geburt zusammenhängt, ist fraglich. Zweckmäßig wäre es jedenfalls, wenn während der Schwangerschaft eine spezifische Kur durchgeführt werden könnte. Allerdings wird dadurch nicht immer verhindert, daß das Kind mit einer angeborenen Lues zur Welt kommt. Immerhin ist, wie namentlich PLAUT und GÖRING feststellen konnten, diese Gefahr nicht sehr groß, denn die Lues verliert im Laufe der Jahre ihre gefährliche Bedeutung für die Frucht und etwa 12 Jahre nach der Ansteckung ist die Gefahr einer kongenitalen Lues wohl nur noch gering. Da aber die Paralyse wohl meist erst nach Ablauf dieser Zeit auftritt, so werden speziell die Paralytikerkinder nicht so sehr gefährdet sein wie die Kinder von Eltern, deren Lues frisch ist. Eine Kontraindikation gegen eine Malariabehandlung ist die Gravidität im allgemeinen nicht.

Daß ein Paralytiker bei voller Ausprägung seiner Krankheitssymptome berufsunfähig ist, versteht sich von selbst, ebenso, daß er durch seine Erkrankung Anspruch auf Invalidenrente hat. Leider halten sich eine ganze Reihe von Krankenkassen, insbesondere die Mittelstandskrankenkassen für berechtigt, im Falle einer Paralyse die Krankenhauskosten zu verweigern, weil es sich hier um eine „selbstverschuldete" Krankheit handle. Meines Erachtens ist dieser moralisierende Standpunkt unberechtigt und erheischt dringend eine Reform. Es ist das Verdienst von J. LANGE, auf diesen Mißstand mit allem Nachdruck hingewiesen zu haben.

D. Lues congenita und Nervensystem.

FOURNIER hat gesagt, es sei ein Wahn, anzunehmen, daß die Syphilis nur spezifische Erscheinungen hervorrufe. Die kongenitale Lues werde deshalb sehr häufig verkannt, weil man immer nur nach spezifischen Zeichen fahnde. Wohl unter dem Einfluß FOURNIERs neigt man in Frankreich dazu, eine ganze Reihe von Minderwertigkeitserscheinungen, die sich bei Kindern und Jugendlichen herausstellen, auf eine Lues der Eltern zurückzuführen, so Schwachsinn, Hydrocephalus, aber auch nervöse Zustände und psychopathische Veranlagungen. In Deutschland stehen wir auf dem Standpunkt, nur dann eine syphilitische Affektion anzunehmen, wenn auf körperlichem oder serologischem Gebiet bestimmte Anhaltspunkte gegeben sind. Jedenfalls genügt nach unserer Anschauung das Wissen von der Lues eines der Eltern oder speziell der Mutter nicht, um alle möglichen Anomalien des Kindes für syphilitisch zu erklären. Auch eine Keimschädigung durch die Lues wird nach dem heutigen Stand der Wissenschaft abgelehnt.

Pathologisch-anatomisch haben wir bei einer Lues des Zentralnervensystems, die sich auf Grund einer kongenitalen Infektion entwickelt, grundsätzlich dasselbe zu erwarten, wie bei der Lues der Erwachsenen. Hervorzuheben wäre vielleicht nur, daß bei der kongenitalen Lues relativ oft ein Hydrocephalus vorkommt, ein Umstand, der uns jedoch nicht berechtigt, etwa jeden Hydrocephalus im Kindesalter auf Lues zurückzuführen, bloß weil ein Elter früher einmal Lues gehabt hat. Als weitere Besonderheit kann anerkannt werden, daß bei der Lues congenita relativ häufig endokrine Störungen vorkommen. Hier ist besonders die Hypophyse zu nennen, in der übrigens auch der Nachweis von Spirochäten gelegentlich gelungen ist.

Wie schon erwähnt, brauchen die Kinder der an juveniler Paralyse oder Tabes Erkrankten bei der Geburt keineswegs irgendwelche Zeichen einer kongenitalen Syphilis geboten zu haben. SARBÓ nimmt an, daß solche Fälle auf lymphogenem Wege im Mutterleib infiziert worden sind, daß hier die Spirochäten im lymphatischen Apparate verborgen liegen. Auf der anderen Seite glaubt er, daß die Feten, die in den letzten Wochen der Schwangerschaft eine Infektion auf dem Blutwege erlitten, mit den Symptomen einer sekundären Lues zur Welt kommen. Bei ihnen wird im allgemeinen keine juvenile Paralyse entstehen; sie können aber nach einiger Zeit auch an Lues cerebri erkranken, wodurch es nicht nur zu groben neurologischen Symptomen, sondern auch unter Umständen zu Entwicklungshemmungen, Wachstumsstörungen und Beeinträchtigung der geistigen und seelischen Leistungen kommen kann.

Die angeborene Lues ist nicht allzu häufig, schon deshalb, weil ein großer Teil der syphilitischen Mütter abortieren. Was die Feststellung der Lues anlangt, so genügt es nicht, die WaR. im Nabelschnurblut anzustellen; man kann weder aus dem positiven noch aus dem negativen Ausfall sichere Schlüsse ziehen, sondern maßgebend ist erst die einige Wochen nach der Geburt entnommene Blutprobe. Auch die klinischen Symptome der angeborenen Lues, besonders auch die Exantheme, brauchen nicht gleich bei der Geburt vorhanden zu sein, sondern sie treten oft erst im Laufe der folgenden Wochen auf (PFAUNDLER, außerdem JAHNEL).

Eine weit geringere Gefährdung für die Kinder besteht, wenn die Mutter nicht an frischer Lues, sondern an Tabes oder Paralyse leidet. Einmal ist ein Abortieren auf Grund der Lues bei einer Paralytica etwas ganz Ungewöhnliches, außerdem verläuft die Schwangerschaft und Geburt, ebenso wie das Wochenbett bei der Paralytica im allgemeinen völlig normal. Das Kind kommt in der Regel gesund zur Welt. Außerdem hat PILCZ in ausführlichen Untersuchungen zeigen können, daß von 34 Kindern 32 paralytischer Mütter nur 4 die Symptome eines Lues congenita aufgewiesen haben. Diese Beobachtung muß uns aber veranlassen, bei paralytischen Graviden eine Behandlung einzuleiten, und zwar am besten eine Fieberkur mit nachfolgender spezifischer Behandlung oder wenn eine Fieberbehandlung nicht mehr angängig ist, wenigstens eine Quecksilberschmierkur. Wenn diese letztere auch die Paralyse der Mutter nicht zu beeinflussen vermag, so wird sie doch für das kommende Kind nützlich sein.

Mit Sicherheit kann man etwa im Kindesalter auftretende Anomalien des Zentralnervensystems nur dann auf die kongenitale Lues zurückführen, wenn man auch anatomisch bzw. serologisch bestimmte Anhaltspunkte dafür hat. Die Tatsache, daß der Blutbefund positiv ist, genügt dazu zuweilen nicht, wohl aber ist eine positive WaR. im Zusammenhang mit Resten einer Hemiparese oder einer Keratitis parenchymatosa sehr verdächtig auf Lues congenita. Ganz einwandfrei ist die luische Grundlage einer Nervenerkrankung dann, wenn auch der Liquor positiv ist oder wenn man etwa an einem erhöhten Zellgehalt noch sehen kann, daß die Liquorreaktionen einmal positiv gewesen sind. In solchen Fällen, aber auch nur in solchen, wird eine spezifische, unter Umständen auch eine Fieberkur, in Frage kommen. Bei der ganzen Trostlosigkeit der Therapie derartiger Störungen anderer Ätiologie wird man allerdings vielleicht auch bei unsicheren Fällen eine spezifische Behandlung einleiten, z. B. wenn man ein Kind mit Dystrophia adiposogenitalis oder mit Wachstumsstörungen irgendwelcher Art zu behandeln hat und weiß, daß einer der Eltern einmal Lues gehabt hat. In solchen Fällen ist aber auch bei günstigem Ergebnis nicht unbedingt der Schluß erlaubt, daß es sich um eine luische Entstehung gehandelt hat, sondern wir müssen wissen, daß die Quecksilberschmierkur wohl durch ihre resorptionsfördernde Wirkung bei vielen Erkrankungen des Zentralnervensystems eine gewisse Besserung mit sich zu bringen vermag.

Anhang.

Die Schlafkrankheit.

Über die Schlafkrankheit kann ich aus eigener Erfahrung nichts berichten. Ich muß mich daher auf die Wiedergabe der mir aus der Literatur bekannten Beschreibungen beschränken. Man spricht auch von afrikanischer Trypanosomiasis. Der Erreger ist das Trypanosoma gambiense, das durch den Stich der Tsetsefliege (Glossina palpalis) übertragen wird. Pathologisch anatomisch besteht, wie SPIELMEYER nachgewiesen hat, eine große Ähnlichkeit mit den Befunden der Paralyse. Auch hier handelt es sich um eine chronische Entzündung mit massenhaften Zellinfiltraten. Diese letzteren halten sich aber nicht ganz so, wie bei der Paralyse, an die Gefäßscheiden, sondern sind mehr diffus über das ganze Zentralnervensystem ausgebreitet. Die degenerativen Elemente sind nach SPIELMEYER abhängig von den entzündlichen Gefäßvorgängen und außerdem kommt es zu Wucherungen der Glia.

Etwa 10—14 Tage nach dem infizierenden Stich kommt es — wenigstens bei den Weißen im Gegensatz zu den befallenen Negern — zu einem Primäraffekt, dem Trypanosomenschanker. Es tritt ein unregelmäßiges Fieber auf mit erythematösem Ausschlag; weiter kommt es zu Drüsenschwellungen; in den befallenen Drüsen lassen sich die Trypanosomen durch Punktion nachweisen. Die cerebralen Erscheinungen treten erst später — zuweilen erst nach 1 Jahr — auf. Sie bestehen einmal in neurologischen Krankheitszeichen; von denen immer wieder der Zungentremor hervorgehoben wird. Auch Ataxie kommt vor, weiter eine ans Bulbäre erinnernde Sprachstörung. Eine Pupillenstörung wird offenbar nicht beobachtet.

Auf psychischem Gebiet findet man nach unbestimmten nervösen oder psychischen Eingangserscheinungen, die sich in Euphorie oder Erregung äußern können, eine zunehmende Demenz. Im letzten Stadium tritt die charakteristische Schlafsucht auf, welche der Krankheit den Namen gegeben hat.

Einen charakteristischen Liquorbefund gibt es anscheinend nicht. Das Vorkommen der WaR. in Blut und Liquor beruht wohl auf Mischinfektion, vielleicht auch auf der in dieser Gegend oft ubiquitär auftretenden Framboesie. Zellvermehrung und positive NONNE-APELTsche Reaktion kommen anscheinend meist vor, jedoch nicht so regelmäßig, wie es zur diagnostischen Sicherung angenehm wäre. Ähnliches gilt auch von dem Trypanosomennachweis im Liquor. Da somit die Liquoruntersuchung keine ganz sichere Diagnose gestattet, wird die Punktion besser unterlassen, zumal da man befürchtet, es könne bei der Punktion durch Anstechung von Blutgefäßen eine Infektion des Liquors erst entstehen. Der Nachweis der Infektion wird demnach besser durch die Drüsenpunktion erfolgen, die ein sichereres Ergebnis haben soll, während die Untersuchung von Blutausstrich zwar auch oft positiv ist, aber nicht in der Regelmäßigkeit Trypanosomen entdecken läßt, wie das für die Frühdiagnose nötig wäre.

Die Behandlung mit Germanin verspricht Erfolge, wenn die Erkrankung noch nicht in das Zentralnervensystem vorgedrungen ist; also wird auch hier eine Behandlung im Frühstadium unbedingt notwendig sein.

Literatur.

A. Zusammenfassende Arbeiten.

BONHOEFFER, K. u. P. JOSSMANN: Ergebnisse der Reiztherapie bei progressiver Paralyse, 1932. — BOSTROEM: (1) Die progressive Paralyse. BUMKES Handbuch der Geisteskrankheiten, Bd. 8. Berlin 1930. — (2) Die Luespsychosen. BUMKES Handbuch der Geisteskrankheiten, Bd. 8. Berlin 1930. — BRUETSCH, W. L.: Syphilitic Epilepsy. Received for publication, 5. Nov. 1936. — BUERGER-PRINZ: Die beginnende Paralyse. Berlin 1931. — BUMKE: Lehrbuch der Geisteskrankheiten, 4. Aufl. München 1936.

DATTNER: Moderne Therapie der Neurosyphilis. Wien 1937. — DEMME: Die Liquordiagnostik. München 1935.

HAUPTMANN: Ätiologie und Pathogenese der syphilitischen Geistesstörungen. BUMKES Handbuch der Geisteskrankheiten, Bd. 8. Berlin 1930. — HOCHE: Dementia paralytica. ASCHAFFENBURGS Handbuch der Psychiatrie. Leipzig 1912.

JAHNEL: (1) Allgemeine Pathologie und pathologische Anatomie der Syphilis des Nervensystems. JADASSOHNS Handbuch der Haut- und Geschlechtskrankheiten. Berlin 1929. — (2) Pathologische Anatomie der Paralyse. BUMKES Handbuch der Geisteskrankheiten, Bd. 11. Berlin 1930. — JAKOB: Die Syphilis des Gehirns und seiner Häute. BUMKES Handbuch der Geisteskrankheiten, Bd. 11. Berlin 1930.

KIHN: Die Behandlung der quartären Syphilis. München 1927. — KRÖMER: Zur Frage: Paralysetherapie und Liquordiagnostik. Inaug.-Diss. 1931.

NONNE: Syphilis und Nervensystem, 5. Aufl. Berlin 1924.

PLAUT: (1) Über Halluzinosen der Syphilitiker. Berlin 1913. — (2) Paralysestudium bei Negern und Indianern. Berlin 1926. — PLAUT u. KIHN: Die Behandlung der syphilogenen Geistesstörungen. BUMKES Handbuch der Geisteskrankheiten, Bd. 8. Berlin 1930.

SARBÓ: Syphilitische Erkrankungen des Zentralnervensystems. BUMKE-FOERSTERS Handbuch der Neurologie, Bd. 12. 1935. — SCHMIDT-KRAEPELIN: Über die juvenile Paralyse. Berlin 1920. — SPATZ: Grundriß der pathologischen Anatomie der Geisteskrankheiten. BUMKES Lehrbuch der Geisteskrankheiten, 4. Aufl. München 1936. — SPIELMEYER: Progressive Paralyse und Schlafkrankheit. LEWANDOWSKIS Handbuch der Neurologie, Bd. 3. 1912. — STERTZ: Die neurasthenischen Reaktionen. BUMKES Handbuch der Geisteskrankheiten, Bd. 5. 1928.

WAGNER-JAUREGG: Verhütung und Behandlung der progressiven Paralyse durch Impfmalaria. Handbuch der experimentellen Therapie. Erg.-Bd., S. 178. 1931.

B. Einzelarbeiten.

BERINGER: Nervenarzt 7, 218 (1934). — BOGAERT, VAN: Mschr. Psychiatr. 93, 61 (1936). BOSTROEM: (1) Klin. Wschr. 1928 II, 1915. — (2) Dtsch. Z. gerichtl. Med. 24, 75 (1935). — BRUNSGARD: Arch. f. Dermat. 157 (1929).

CARRIERE: Allg. Z. Psychiatr. 91 (1921).

DATTNER: (1) Klin. Wschr. 1928 I, 921. — (2) Klin. Wschr. 1930 II, 2425. — (3) Fortschr. Neur. 6, 243 (1934). — DEMME: Allg. Z. Psychiatr. 107, 150 (1938). — DRETLER: Allg. Z. Psychiatr. 105, 245 (1937).

GUTTMANN u. KIRSCHBAUM: Z. Neur. 121, 590 (1929).

HAUPTMANN: Psychiatr.-neur. Wschr. 1932 I, 52.

JAENSCH: (1) Fortschr. Neur. 9, 114 (1937). — (2) Fortschr. Neur. 10 (1938). — JAHNEL: (1) Klin. Wschr. 1927 I, 19. — (2) Wien. klin. Wschr. 1928 I, 990. — (3) Fortschr. Neur. 1, 65 (1929). — (4) Fortschr. Neur. 1, 313 (1929). — (5) Fortschr. Neur. 2, 237 (1930). — (6) Berl. Klin. 37, 417 (1930). — (7) Fortschr. Neur. 4, 19 (1932). — (8) Fortschr. Neur. 5, 342 (1933). — (9) Fortschr. Neur. 6, 315 (1934). — (10) Fortschr. Neur. 8, 49 (1936). — (11) Fortschr. Neur. 9, 51 (1937). — JESSEN: Z. Neur. 159, 82 (1937).

KANNER: Z. Neur. 108, 680 (1927). — KAUDERS: Med. Klin. 1936 II, H. 34. — KIHN: Nervenarzt 6, 281 (1933). — KIRSCHBAUM: Dtsch. med. Wschr. 1933 I, 887. — KNIGGE:

Z. Neur. **160**, 810 (1938). — Kraepelin: Naturwiss. **12**, 1121 (1924). — Kral u. Leffmann: Mschr. Psychiatr. **96**, 292 (1937).

Liebers: Arch. f. Psychiatr. **107**, 106 (1937).

Mattauschek u. Pilcz: Z. Neur. **8**, 133 (1911). — Mauss: Ärztl. Sachverst.ztg **27**, 129 (1931). — Mauz: Z. Neur. **127**, 697 (1930). — Meggendorfer: Z. Neur. **63**, 9 (1921). — Metz u. Spatz: Z. Neur. **89**, 150 (1926).

Nonne: Klin. Wschr. **1925 II**, 1797. — Nonne u. Pette: Med. Klin. **1926 II**, 1926.

Orbán: Allg. Z. Psychiatr. **103**, 366 (1935).

Pette: (1) Z. Neur. **62**, 30 (1920). — (2) Med. Klin. **1920 II**, H. 40. — (3) Dtsch. Nervenheilk. **67**, 151 (1920). — (4) Dtsch. Z. Nervenheilk. **68/69**, 299 (1921). — (5) Med. Klin. **33/34** (1923). — (6) Z. Neur. **92**, 346 (1924). — Pönitz: (1) Dtsch. Z. Nervenheilk. **111**, 66 (1929). — (2) Dtsch. Z. Nervenheilk. **114**, 104 (1930). — (3) Mschr. Psychiatr. **80**, 1 (1931). — (4) Dtsch. Z. Nervenheilk. **117/118/119**, 491 (1931).

Reichardt: Mschr. Psychiatr. **68**, 470 (1928).

Schmidt-Kraepelin: Z. Neur. **101**, 564 (1926). — Schneider, Carl: Dtsch. Z. gerichtl. Med. **7**, 333 (1926). — Schneider, Kurt: Allg. Z. Psychiatr. **95**, 350 (1931). — Skalweit: (1) Klin. Wschr. **1931 I**, 548. — (2) Fortschr. Med. **51**, Nr 22 (1933). — Spatz: (1) Z. Neur. **77**, 261 (1922). — (2) Schweiz. Arch. Neur. **16**, 153 (1925). — (3) Zbl. Neur. **101**, 644. — Specht: Z. Neur. **84**, 438 (1923). — Spielmeyer: Z. Neur. **97**, 287 (1925).

Troeger: Z. Neur. **156**, 1 (1936).

Wagner-Jauregg: (1) Z. Neur. **128**, 576 (1930). — (2) Klin. Wschr. **1935 I**, 481. — Wendel: Med. Klin. **1936 II**, 976. — Wilmans: Klin. Wschr. **1925 I**, 1097 u. 1145.

Zillig: Arch. f. Psychiatr. **101**, 479 (1933).

Die Krankheiten der Brücke und der Oblongata.

Von

JOHANNES LANGE †-Breslau.

Mit 7 Abbildungen.

A. Allgemeines.

Brücke und Oblongata haben beide einen verwickelten Eigenapparat. Zunächst bergen sie die Kerne der Hirnnerven V—XII mit ihren mannigfachen motorischen, sensiblen, sensorischen und vegetativen Aufgaben. Vor allem der Vagus, ferner auch der Trigeminus und die Kerngebiete des Acusticus und Vestibularis sind hervorzuheben, sodann das hintere Längsbündel, das freilich nach beiden Richtungen über das hier betrachtete Gebiet hinausreicht. Dazu kommen die Hauptolive und die Nebenoliven, die Formatio reticularis und manche weniger bekannte Kerngebiete. Atmung, Erbrechen, Niesen, Husten, Schlucken und Artikulation, aber auch Blutdruck und überhaupt die Gefäßbewegungsvorgänge, Speichel- und Tränenabsonderung, Motilität und wohl auch Sekretion des Magendarmtractus werden ausschließlich oder doch wesentlich über diese Hirnstätten hinweg gesteuert. Alle die hier befindlichen grauen Kernmassen haben innige Verbindungen untereinander, aber auch mit den unmittelbar benachbarten und entfernteren Werkzeugen des Hirns, den entsprechenden Sinnes- und Bewegungszentren der Rinde, dem übrigen subcorticalen Grau und vor allem dem großen Apparat des Kleinhirns.

Daneben aber gewähren Brücke und Oblongata den großen Leitungsbahnen des Körpers Durchgang, vor allem der Pyramidenbahn und den subcorticalen motorischen Nebenbahnen, sowie den sensiblen Hauptbahnen, die, aus dem Rückenmark wie aus den Hinterstrangkernen stammend, zu einem erheblichen Teil die Fasermassen der Schleife ausmachen. Die Tatsache, daß die Pyramidenbahn in ihrem weitaus überwiegenden Anteil in ganz bestimmter Anordnung an der Grenze von Oblongata und Rückenmark kreuzt, während dicht brückenwärts und dorsal die Kreuzung der sensiblen Bahnen erfolgt, ist lokalisatorisch von erheblicher Bedeutung. Verhältnismäßig kleine Herde können hier einen oder den anderen Hirnnervenkern schädigen und somit eine herdgleichseitige Hirnnervenlähmung setzen, daneben aber durch Schädigung der noch ungekreuzten Pyramide oder Schleife herdentgegengesetzte Pyramiden- oder sensible Lähmungen. So entstehen die mannigfachen Bilder der sog. Hemiplegia alternans oder alterna, die noch dadurch eine Bereicherung erfahren, daß durch Schädigung der subcorticalen motorischen Systeme und des Kleinhirnapparates motorische Reizerscheinungen, Haltungs- und Tonusstörungen sich einmischen. Über die einzelnen Syndrome und ihren lokaldiagnostischen Wert ist im allgemeinen Teil nachzulesen.

Ganz allgemein ist zu beachten, daß unter Umständen nicht die Hirnnervenkerne selbst, sondern die supranukleären Bahnen getroffen sein können, so daß, soweit motorische Leistungen in Frage kommen, nicht degenerative, sondern zentrale Lähmungen zustande kommen. Neben den Augenmuskelkernen selbst werden aber nicht bloß die supranukleären, sondern auch die internucleären Verbindungen getroffen werden, die nicht zum Ausfall dieses oder jenes Muskels, sondern zu Blickschädigungen führen.

In Brücke wie Oblongata, vor allem aber in der Oblongata sind auf engstem Bereich zahlreiche funktionell wichtige Kern- und Fasergebiete zusammengedrängt. Ein verhältnismäßig kleiner Herd kann also schon außerordentliche Wirkungen entfalten, wenn er nicht ohne weiteres zum Tode führt. Ein annähernd mediär gelegener Herd vermag etwa beide Hypoglossuskerne in schwerster Weise zu beeinträchtigen. Die tödliche Natur der nur einigermaßen ausgedehnten akut entstehenden Herde erklärt sich daraus, daß auf engem Raum zahlreiche lebensnotwendige Verrichtungen ihre entscheidende Regulation erfahren. Auch das Bewußtsein kann von hier aus — etwa durch einen ganz leichten Druck auf den Boden der Rautengrube, durch eine zarte Berührung der Medulla mit der Sonde — jäh ausgeschaltet werden.

In diesem Zusammenhange kommt es nicht darauf an, lokaldiagnostisch wichtige Einzelheiten herauszuheben, die, für alle hier angreifenden Krankheitsvorgänge gleich, im allgemeinen Teil besprochen werden, sondern die Besonderheiten der verschiedenen Krankheitsvorgänge, soweit sie hier angreifen, darzustellen.

B. Die einzelnen Erkrankungen.

1. Entzündliche Erkrankungen, die Medulla und Brücke mitbetreffen.

Hier sind vor allem die LANDRYsche Paralyse bzw. alle jene Erkrankungen zu nennen, die nach dem Typ der aufsteigenden Lähmung verlaufen und vielfach dem Leben ein Ende setzen, wenn sie die Medulla erreichen. So gibt es auch eine besonders verhängnisvolle bulbäre Form der HEINE-MEDINschen Erkrankung, die freilich vereinzelt auch einmal keinen weiteren Schaden zu setzen scheint, als eine einseitige leichte Facialiskernlähmung. Auch die Encephalitis epidemica macht Schäden im Rautenhirn. Das gleiche gilt für die Lyssa, die ja eine recht ähnliche Ausbreitung zeigt. Näheres ist in den entsprechenden Kapiteln nachzulesen.

Von den chronisch-entzündlichen Leiden sind Syphilis und Tuberkulose zu nennen. Die Syphilis scheint, wenn man nach der Kasuistik zu urteilen berechtigt ist, mit Vorliebe gerade Gefäßveränderungen in diesem Bereich zu machen, was bei der Ausbreitung der primären Meningitis nicht verwunderlich ist. Demgegenüber beruht die verhängnisvolle Wirkung der Tuberkulose, wenn von der sekundären Beteiligung durch meningitische Veränderungen abgesehen wird, auf der Entwicklung mehr oder weniger großer Konglomerattuberkel, besonders in dorsalen Teilen des Gebietes (s. unter Tumor).

Auch andersartige Encephalitiden können Brücke und Oblongata mitbefallen.

2. Toxische Schädigungen.

Daß der Alkohol, schon in den akuten schweren Rauschzuständen, auch Oblongata- und Brückensymptome macht, wird an der schweren Zunge, der lallenden Sprache, den Gleichgewichtsstörungen erkennbar. Aber auch Schlafmittel, besonders jene der Barbitursäurereihe, greifen unter anderem hier an und sie machen empfindlich für die Angriffe entzündlicher Vorgänge. Ebenso haben die toxischen Schäden von Infektionskrankheiten eine gewisse Neigung, gerade Pons und Medulla zu beeinträchtigen. Bulbäre Bilder sind bei typhösen und paratyphösen Erkrankungen, beim Fleckfieber beschrieben worden. Ganz spezifisch ist die Wirkung des Botulismus (s. dort) und der verwandten Nahrungsmittelvergiftungen. Endlich ist hier bzw. für die entzündlichen Erkrankungen zu erwähnen, daß auch die multiple Sklerose mit Vorliebe gerade im Rautenhirn mehr oder weniger ausgebreitete Herde macht.

3. Andersartige Erkrankungen,
die auch Oblongata- und Brückensymptome machen.

Hier soll nur kurz darauf hingewiesen werden, daß die Syringomyelie von vornherein als Syringobulbie auftreten oder doch als solche enden kann. Ebenso führen Systemerkrankungen nicht selten dadurch zum Tode, daß sie allmählich auch den Kernbereich der Oblongata in Mitleidenschaft ziehen, wie die amyotrophische Lateralsklerose oder die progressive Muskelatrophie (s. unter progressive Bulbärparalyse).

4. Geschwülste.

Geschwülste in Pons und Oblongata sind nicht häufig und ihre Diagnose macht deshalb oft unüberwindliche Schwierigkeiten, weil es zu Hirndrucksymptomen gar nicht oder doch erst recht spät kommt. Auch können sie, wie Blutungen und Erweichungen, ganz plötzlich in Erscheinung treten, etwa infolge einer Blutung im Geschwulstgewebe. In dieser Gegend lokalisierte Encephalitiden brauchen nur ganz vorübergehend die Körperwärme zu erhöhen. Immerhin wird man einen *langsam* fortschreitenden Prozeß, der nacheinander Herdsymptome, wie sie den lokalisatorischen Verhältnissen dieser Gegenden entsprechen, hervorruft, am ehesten auf eine Geschwulst beziehen, wo nicht die manchmal auch im Bulbus beginnende Syringomyelie in Frage kommt. Man darf aber nicht vergessen, daß es im weiteren Verlauf des Geschwulstwachstums nicht selten zu Fernsymptomen kommen kann, die das Bild verwirren, ganz abgesehen davon, daß Brückentumoren oft auch Oblongatasymptome machen und umgekehrt. Gegenüber Geschwülsten, die von der Ferne oder von außen her schließlich auch Brücke und Oblongata in Mitleidenschaft ziehen, ist es nicht bloß wichtig, die allerersten Symptome herauszuarbeiten, meist werden außerhalb sich entwickelnde Geschwülste auch Allgemeinerscheinungen hervorrufen, ehe für Brücke und Oblongata kennzeichnende Lokalsyndrome sich herausbilden. Es ist dies von Wichtigkeit, weil in Brücke und Oblongata zur Entwicklung gelangende Geschwülste dem operativen Eingriff unzugänglich sind, während dies für alle oder doch die meisten anderen Hirngeschwülste heute nicht mehr gilt.

Symptomatologisch hat man die aus dem allgemeinen Teil bekannten Syndrome zu erwarten, aber selten rein. Nachbarschaftswirkungen, also Erscheinungen aus dem Bereich des Kleinhirns, der Vierhügelgegend, der Oblongata bei Brückengeschwülsten und umgekehrt treten hinzu und erschweren die engere Lokaldiagnose. Geschwülste, die nach dem anatomischen Befund eine weitgehend übereinstimmende Lokalisation haben, können recht verschiedene Bilder hervorrufen (BASSE und APFELBACH). Jeder Fall liegt ein wenig anders.

Meist handelt es sich bei den Geschwülsten der Brücke um Gliome oder aber um Tuberkulome. Die ersteren haben mit Vorliebe ihren Sitz im Brückenfuß, die letzteren in der Brückenhaube. Auch dies ist nicht unwichtig, weil nach den Beobachtungen HEINES die Prognose der Ponstuberkulome eine relativ günstige sein soll. Immerhin kommen seltener auch Gliome in der Haube, Tuberkulome im Fuß vor. Nur vereinzelt sind andersartige Geschwülste beobachtet worden.

Bei Haubentumoren werden die herdgleichseitigen Hirnnervenlähmungen in der Regel den Syndromen von seiten der langen Bahnen, vor allem der kontra-

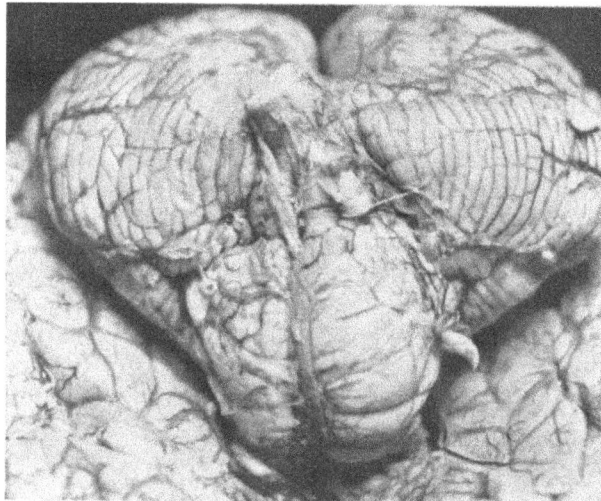

Abb. 1. Tuberkel in der Brücke, der zu einer Vergrößerung der Brücke und zu Symptomen einer Brückengeschwulst geführt hat. (Nach K. GOLDSTEIN.)

lateralen spastischen Parese voraneilen, abgesehen von Koordinationsstörungen, Intentionszittern, Blicklähmungen, die hier früh hervortreten (Syndrome nach

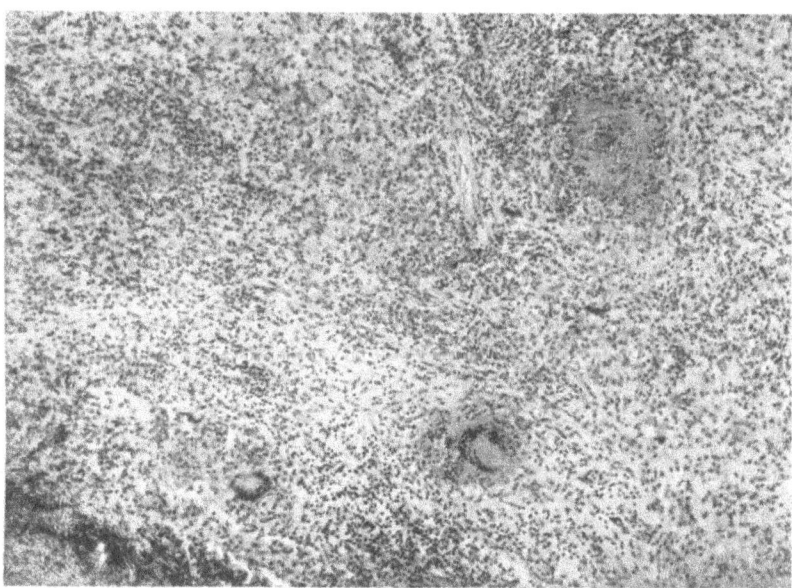

Abb. 2. Schnitt durch die Brücke des obigen Präparates. Tuberkel. Riesenzellen. (Nach K. GOLDSTEIN.)

RAYMOND und CESTAN bzw. GASPERONI). Bei Herden im Brückenfuß aber werden sich zunächst Pyramidensymptome entwickeln, ehe Sensibilitätsstörungen und Hirnnervenlähmungen entstehen.

Für Tumoren in der Oblongata sind die im allgemeinen Teil beschriebenen Syndrome (JACKSON, bilaterale Sensibilitätsstörungen besonders der Tiefensensibilität, eventuell Tetraplegie, Hemiplegia cruciata) kennzeichnend. Meist erreichen sie nur eine geringe Größe, weil ein erheblicheres Wachstum mit dem Fortbestand des Lebens nicht vereinbar ist.

Tumoren des IV. Ventrikels gehören nicht eigentlich in diesen Zusammenhang. Sie brauchen lange Zeit keine eigentlichen Lokalsymptome zu machen. Wenn überhaupt solche entstehen, so werden sie auf die Brücke bzw. die Oblongata und das Kleinhirn hinweisen. Kennzeichnend sind vielmehr die mit dem Hydrocephalus internus zusammenhängenden Allgemeinsymptome, starke Stauungspapille, Anfälle von rasendem Kopfschmerz, Schmerzen im Nacken, Wechsel der Symptome in Abhängigkeit von Kopfbewegungen. Häufig kommt es zu starkem Schwindel mit Hinstürzen und Übelkeit, zu plötzlichem Bewußtseinsverlust, zu plötzlichem Tod. Besonders Cysticerken finden sich im IV. Ventrikel, aber auch andersartige Geschwülste, Cysten, Gliome, Papillome, Psammome, Sarkome usw.

5. Aneurysmen.

Aneurysmen sind selten an den Aa. vertebrales und cerebelli, wenn sie auch vorkommen. So hat PEWIG 107 Fälle von Verletzungen und Aneurysmen der Arteria vertebralis aus der Literatur zusammenstellen können. Sehr viel häufiger sind die Aneurysmen der Arteria basilaris, für die immer noch gilt, was GOWERS 1892 ausgeführt hat. ,,Gelegentlich besteht eine allgemeine Erweiterung, häufiger ist das vordere Ende dilatiert. Zuweilen beobachtet man ein Aneurysma auf einer Seite in der Mitte ihres Verlaufs, selten in der Nähe ihrer Entstehung aus den beiden Vertebrales. Der Druck ist je nach der Lage des Aneurysmas verschieden verteilt, in der Regel wird der Pons lädiert, zuweilen nur an einer Seite, und der Druck kann sich bis zum mittleren Kleinhirnschenkel und zu der Hemisphäre erstrecken. Gelegentlich geht das Aneurysma in den Pons bis zum IV. Ventrikel. Die komprimierte Partie ist häufig erweicht. Ein Aneurysma des vorderen Teils kann den Hirnschenkel komprimieren, eines des hinteren die Pyramiden und die Olive der Medulla. Selten werden die Oculomotorii lädiert, dagegen häufig die Nerven vom Quintus bis zum Vagus. Der Hypoglossus bleibt meist verschont. In ungefähr einem Drittel der Fälle bestehen keine Symptome. Die Kopfschmerzen haben ihren Sitz im Occiput, Schwindel ist häufiger vorhanden als bei anderen Aneurysmen. Die anderen Symptome sind dieselben wie bei Tumoren an diesem Teil der Basis. Lähmung der Extremitäten kann ein- und doppelseitig auftreten, und einer oder mehrere Hirnnerven sind zuweilen gelähmt. Der Quintus leidet am häufigsten. . . . Schwierigkeit beim Schlucken und Sprechen kommt gelegentlich vor, Konvulsionen sind selten."

Stauungspapille ist selten. Besonders Kopfschmerzen kommen vor. Diagnostisch wichtig ist ein hauchendes Gefäßgeräusch zwischen Warzenfortsatz und Nackenmuskeln, das aber bei Kindern normalerweise, dann auch bei Gefäßtumoren und solchen Geschwülsten vorkommen kann, die Gefäße komprimieren. Nicht ganz selten wird ein Aneurysma der Basilaris als Kleinhirnbrückenwinkeltumor verkannt werden und zur Operation führen (GUILLAIN, SCHMITT und BERTRAND).

Bei Verdacht auf Aneurysma wird man Vorsicht bei der Punktion üben. Auch in der jüngsten Literatur ist ein Fall von angeblich durch Punktion ausgelöster tödlicher Blutung beschrieben worden. Bei vorsichtigem Vorgehen wird man aber unter Umständen, vor allem bei blutenden Aneurysmen, die Differentialdiagnose gegenüber anderen raumbeengenden Prozessen und lokalen Meningitiden stellen können.

Nicht selten macht sich ein Aneurysma erst durch die plötzlichen Symptome der Subarachnoidealblutung bemerkbar. Es kann in dieser Hinsicht wie zur Frage der Ätiologie auf die entsprechenden Abschnitte verwiesen werden.

Die Prognose ist bei den im Bereiche des Rautenhirns gelegenen Aneurysmen nicht anders als bei den sonstigen basalen Aneurysmen. Auch über die Therapie ist hier nachzulesen.

6. Blutungen und Erweichungen

(die akute Bulbärparalyse).

Blutungen und Erweichungen im Rautenhirn führen auf Veränderungen in den Ausbreitungsgebieten der Arteriae basilaris und vertebrales zurück. Embolien sind sehr selten, auch Blutungen kommen nicht häufig vor oder sie führen sehr rasch zum Tode, wenn sie nicht so wenig umfangreich sind, daß sie keine oder doch nicht hinreichend deutliche Lokalsymptome machen. In der Hauptsache führen Erweichungen zu dem Bild der sog. akuten Bulbärparalyse, die sich freilich keineswegs bloß durch den akuten Beginn von demjenigen der progressiven Bulbärparalyse, einer Systemerkrankung, unterscheidet. Gerade weil die Erweichungen im Vordergrund stehen, ist es wichtig, etwas näher auf die Gefäßversorgung im Gebiet des Rautenhirns einzugehen, die nach WALLENBERG und DURET besonders von FOIX und HILLEMAND studiert worden ist.

Von den Hauptstämmen der Basilaris bzw. für die Oblongata der Spinalis anterior gehen zunächst einmal paramediane Zweige ab, die dicht neben der Mittellinie dorsal verlaufen und das Mittelgebiet des Rautenhirns und der Oblongata versorgen. Weiter nennen FOIX und HILLEMAND kurze circumferentielle (sonst akzessorisch genannte) Zweige, die aus der Basilaris bzw. Vertebralis hervorgehen und die ventralen und lateralen Teile von Pons und Medulla versorgen. Endlich sind als lange circumferentielle Äste die drei Kleinhirnarterien hier zu nennen, von denen besonders die inferior posterior und die superior wichtig geworden sind. Im Bereiche der Oblongata ist die erstere die einzige der langen circumferentiellen Arterien, welche zu den dorsalen lateralen Anteilen des Rautenhirns Blut führt, abgesehen natürlich von der Versorgung des Kleinhirns selbst. Wichtig erscheint FOIX und HILLEMAND vor allem die Artère de la fossette latérale du bulbe, nach ihrer Ansicht ein selbständiger Ast, nach WALLENBERG ein Zweig der Arteria cerebellaris inferior posterior.

Die bei Blutung und Erweichung entstehenden Symptomenkomplexe sind deshalb oft nicht kennzeichnend für das eine oder andere bekannte Gefäßgebiet, weil zugleich mehrere Erweichungsherde eintreten, weil unberechenbare Nachbarschaftswirkungen zustande kommen und endlich weil gerade in diesem Bereich, vor allem im Gebiet der Vertebralis, der Cerebelli inferior und der Arteria spinalis anterior recht erhebliche Varietäten der Gefäßversorgung und Anastomosenbildungen vorkommen. Dennoch ist es oft genug möglich anzugeben, welches Gefäßgebiet mit der größten Wahrscheinlichkeit betroffen ist.

Vorboten sind diejenigen des Schlaganfalls überhaupt, also Kopfdruck oder -schmerzen, Schwindel, Flimmern, Ohrensausen. Dann kommt es plötzlich zum heftigen Schwindel mit Erbrechen, nicht selten zu Bewußtlosigkeit, vereinzelt, bei Affektionen im Ponsgebiet, auch zu einem elementaren Krampf. Nach dieser stürmischen Eröffnung wird, wenn nicht der Tod eintritt, der spezifische Herdcharakter sogleich kenntlich. Beängstigend sind besonders Schluckstörung, artikulatorische Sprachstörung, Stimmbandlähmung. Auch die Lähmung anderer Hirnnerven tritt sogleich hervor, daneben unter Umständen Krampf in einem Facialisgebiet (BRISSAUD) oder ein Kaumuskelkrampf, abgesehen natürlich von den motorischen und sensiblen Hemiparesen, manchmal alternierender Art. Verhängnisvoll ist es, wenn beide motorischen Vaguskerne oder beide Hypoglossi betroffen sind und schwerste Schluck- und Sprachlähmungen auftreten. Sind beide Gesichtsnerven (VII) geschädigt (meist nicht ganz symmetrisch), so erscheint das Gesicht starr. Auch Puls- und Atemstörungen sind häufig und der Tod kann unter CHEYNE-STOKESschem Atmen eintreten.

Sind die anfänglich schwersten, zum Teil durch Nachbarschaftswirkungen herbeigeführten Erscheinungen überwunden, dann schälen sich rasch die bleibenden Herdsymptome heraus, die so geringgradig erscheinen können, daß die Größe des Herdes unterschätzt wird. Im einzelnen findet man nach MARBURG dann, wenn die Basilaris in den vorderen Teilen getroffen ist, unilaterale oder nahezu unilaterale Herde, die den Ponsfuß, dagegen nicht die Haube betreffen, klinisch also eine pontine Hemiplegie. Bei Gefäßverschluß in mittleren

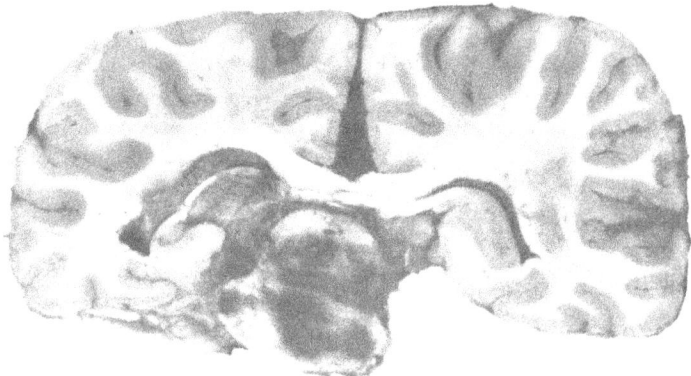

Abb. 3. Brückenblutung. (Nach K. GOLDSTEIN.)

Partien der Basilaris beziehen die Herde neben dem Fuß auch die Haube des Pons ein, und zwar jenes Gebiet, das bis vor den Abducenskern reicht, ventralspinal aber weiter ist als dorsal. Verschluß am Übergangsgebiet der Basilaris in die Vertebrales schädigt das paramediane Gebiet in Fuß und Haube von der Facialis- bis in die Hypoglossusgegend hinein.

Isolierte Haubenherde dagegen entstehen durch Verschluß der radikulären Arterien, am häufigsten jener des Facialis. Im Bereiche der Oblongata kommt ein Verschluß der Vertebralis selbst, der Spinalis anterior und der Cerebelli inferior posterior in Frage. Die letztere Arterie hat nach den Untersuchungen WALLENBERGs bis in die letzten Jahre hinein eine erhebliche Rolle gespielt, zum Teil in lebhaften Auseinandersetzungen mit französischen Forschern (zuletzt FOIX, HILLEMAND und SCHALIT), die das von WALLENBERG beschriebene Syndrom nicht auf die Art. cerebelli inf. post., sondern auf die Art. fossae lat. bulbi zurückführen. Bei den häufigen Gefäßvarietäten in diesem Bereich ist diese wohl im Sinne WALLENBERGs zu entscheidende Frage nicht so wichtig. Das fragliche Gebiet ,,umfaßt die Gegend nahe vor der Pyramidenkreuzung bis an das orale Ende der unteren Olive, es reicht lateral bis nahezu an die Peripherie, kann diese aber auch verschonen, medial findet sich der Nervus hypoglossus frei, dorsal wird das Bodengrau nicht erreicht, ventral das obere Olivenblatt berührt" (MARBURG). MARBURG meint, daß bei solchen Herden manchmal die Vertebralis selbst betroffen sei. Klinisch findet sich eine herdgleichseitige Schädigung des Trigeminus im 1. und 2. Ast, eine herdgegenseitige Schädigung von Schmerz- und Temperatursinn des Körpers, herdgleichseitige Gaumensegel-, Schling-, Stimmbandlähmung, Nystagmus, Ataxie, Fallen nach der Herdseite.

Mitunter kann die Sensibilitätsstörung des Körpers eine unvollkommene, auch der 3. Trigeminusast betroffen sein und eine sympathische Ophthalmoplegie (HORNER) hinzutreten.

Bei Verstopfung im Bereich der Spinalis anterior und im Anfangsteil der Basilaris werden beide Pyramiden, beide Schleifen und die medialen Teile der Hypoglossuskerne geschädigt, und zwar alle unvollkommen.

In jüngster Zeit hat auch die Art. cerebelli superior erhöhte Beachtung gefunden (CRITCHLEY und SCHUSTER, GUILLAIN, BERTRAND und PÉRON). Ein

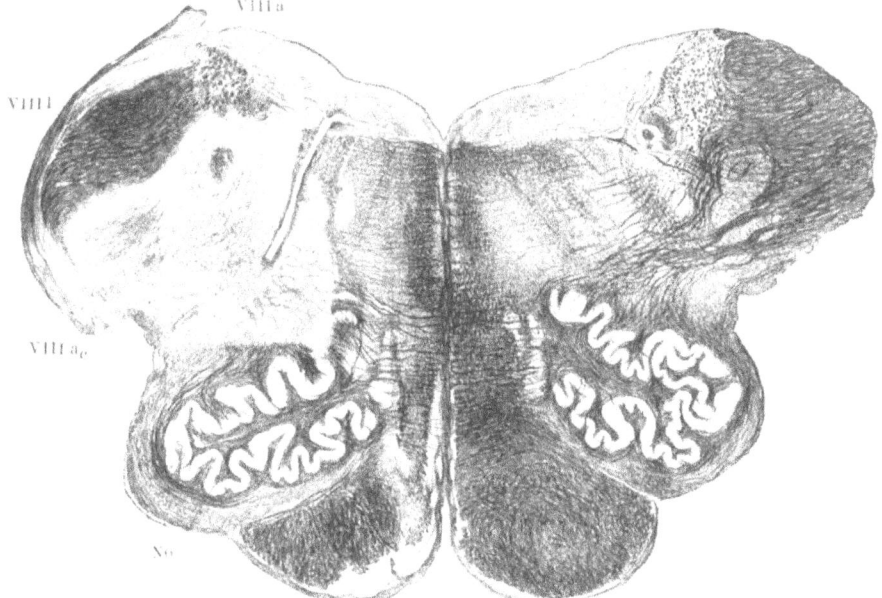

Abb. 4. Erweichungsherd in der linken Hälfte der Medulla oblongata infolge Thrombose der linken Arteria vertebralis. (Nach BREUER und MARBURG.)

Ast dieses Gefäßes, das mit seinem Hauptblutstrom große Teile des Kleinhirns versorgt, gilt der Gegend der Bindearmkreuzung bzw. der Ponshaube. Es findet sich dann ein Herd im Pons dort, wo der mittlere Kleinhirnarm in die Nähe der Schleife und der spinothalamischen Bahn kommt, und zwar entstehen Degenerationen in der zentralen Haubenbahn und beiden Oliven, in der herdgleichseitigen mehr. Klinisch findet man kontralaterale Sensibilitätsstörungen und, wenn nur der Ponszweig befallen ist, auch herdkontralaterale cerebellarataktische Erscheinungen, bei Befallensein auch des Hauptstammes aber herdgleichseitige cerebellar-ataktische Störungen. Die Kranken können dann unter Umständen nicht stehen und gehen und fallen zur Herdseite. Auf der Herdseite besteht ein grober Wackeltremor. Bemerkenswert sind Störungen der Urinentleerung.

Große Erweichungen im Pons-Oblongatabereich führen oft zum Tode, vor allem durch Atem- oder aber später durch Schluckstörungen. Anfänglich sehr bedrohliche Bilder können aber auch eine rasche und wesentliche Besserung erfahren, wenn nur die schweren Anfangserscheinungen überwunden werden.

Es kommt dann zu Zuständen, in denen die Herdsymptome zwar noch nachweisbar sind, alle lebenswichtigen Funktionen aber mit hinreichender Sicherheit ablaufen. Leichtere Schädigungen sind sogar nicht selten längere Zeit stationär. Allerdings haben Gefäßveränderungen in diesem Bereich nicht ganz selten eine verhängnisvolle Wirkung auf die Hypertonie, die schlagartig ansteigen und auf der erreichten Höhe bleiben kann. Damit kommt es aber zu einer neuen schweren Gefährdung des Kranken. Relativ günstig scheinen die durch Gefäßlues bedingten vasculären Herde zu sein, die ja auch am ehesten einer Behandlung zugänglich sind.

Im übrigen finden wir für die vasculären Herde im Rautenhirn die gleichen ursächlichen Verhältnisse wie für das übrige Hirn. Besonders häufig ist also die Arteriosklerose neben der Lues. Hervorzuheben ist, daß es bei Infektionskrankheiten durch toxische Schädigung der Gefäßwände zu kleinen Blutungen gerade in diesem Bereich nicht so selten kommt, wie mir scheint, besonders dann, wenn vorher Alkohol- oder Schlafmittelmißbrauch getrieben worden war.

Die Behandlung entspricht jener der Blutungen und Erweichungen überhaupt. Daß bei Schluckstörungen alle ärztliche und pflegerische Sorgfalt nötig ist, braucht kaum betont zu werden.

7. Die progressive Bulbärparalyse.

Wir haben es hier mit einer Systemerkrankung zu tun. Nicht das topographische Prinzip, sondern die anatomische und funktionelle Zusammengehörigkeit entscheidet, und zwar verfallen bei der progressiven Bulbärparalyse die motorischen Hirnnervenkerne von Oblongata und Pons, insbesondere XII, X, VII und V der einfachen Atrophie. Jüngst hat Kino noch einmal den streng systematischen Charakter der Störung, die nicht einmal zu Gliawucherung zu führen braucht, herausgestellt. Zusammenhänge bestehen auf der einen Seite zur spinalen Muskelatrophie, auf der anderen zur progressiven Ophthalmoplegie. Es handelt sich offenbar um verschiedenartig lokalisierte Vorgänge der gleichen Art. Aber auch zur amyotrophischen Lateralsklerose sind enge klinische, vor allem aber auch anatomische Beziehungen insofern anzunehmen, als die Bulbärparalyse nicht selten das Endstadium der amyotrophischen Lateralsklerose darstellt und als auch die scheinbar reinen Fälle von progressiver Bulbärparalyse nach Cassirer (fast) regelmäßig eine Atrophie der Pyramidenbahn, gelegentlich auch Zellausfälle in der vorderen Zentralwindung aufweisen.

In diesem ganzen Bereich ist Erblichkeit nicht in dem Maße nachweisbar, als das systematische klinische Bild erwarten lassen sollte. Immerhin sind in der jüngsten Zeit mehrfach familiäre Beobachtungen beschrieben worden (Lovell, Cooper, eine Beobachtung aus Sibirien), die freilich strengen Anforderungen nicht genügen.

Die progressive Bulbärparalyse setzt in den einwandfreien Fällen meist erst im 5. oder 6. Lebensjahrzehnt, selten etwas früher ein, ein Umstand, der es erklärlich macht, daß so selten familiäres Vorkommen beschrieben wurde, auch dann, wenn die Erblichkeit eine entscheidende Rolle spielen sollte. Das Leiden schreitet aus leisen Anfängen unerbittlich fort, um durchschnittlich in 2 bis 3 Jahren zum Tode zu führen.

Critchley und Kubik haben vor wenigen Jahren den im ganzen schon wohlbekannten Verlauf der Störungen des Sprechens und Schluckens eingehend untersucht. Zunächst nimmt die Stimme einen nasalen Beiklang an, dann erst kommt es zu Lautstörungen, und zwar zuerst der Labiale und Linguale (p, w, m, l, n, r), dann allmählich der Dentale (d, t, s) und der Gutturale (g, k). Die Nasale bleiben am längsten erhalten, aber unsicher. Die Vokale halten am ehesten stand. Aphonie tritt nicht ein, die Stimmbänder sind kaum beteiligt. Singen und Flüstern werden rasch unmöglich. Schluchzen und Räuspern leiden bald, Lachen und Schreien gelingen noch, aber ohne den normalen explosiven Charakter, in späteren Stadien zudem nur unwillkürlich. Ähnliches gilt für das Husten, das unvollkommen, matt erfolgt. Die Schluckschwierigkeiten können bei festen Speisen, aber auch bei Flüssigkeiten zuerst hervortreten. Das Trinken geht mit einem kennzeichnenden Rückneigen des Kopfes einher. Oft läuft die Flüssigkeit aus dem Munde wieder heraus, nicht aber aus der Nase. Feste Bissen können der Zungenlähmung wegen nur sehr schwer nach hinten gebracht werden, während sie unschwer geschluckt werden, sobald sie hinten angelangt sind. Infolge des schwachen Glottisschlusses ist Verschlucken leicht möglich.

Während diese funktionellen Veränderungen fortschreiten, wird die Krankheit auch äußerlich grob sichtbar. Die untere Gesichtshälfte wird leblos, starr, während der Stirnast meist frei bleibt oder doch nicht so schwer betroffen ist. Die Lippen werden dünn, sie versagen nicht bloß bei den Lippenlauten, können vielmehr auch nicht mehr geschlossen, nicht gespitzt, nicht recht zur Seite bewegt werden. Pfeifen und Blasen gelingen nicht mehr, die Unterlippe sinkt herab. Die Zunge wird dünn, atrophisch, gefaltet, zeigt fibrilläre Zuckungen, wird nur mühsam und kraftlos, schließlich gar nicht mehr bewegt. Im späteren Verlauf kommt es auch zu Schwäche und Atrophie der Kaumuskulatur. Vorher ist schon die Muskulatur des Gaumens befallen. Das Gaumensegel hebt sich nicht, der hintere Nasenraum kann nicht mehr geschlossen werden. Würg- und Rachenreflex

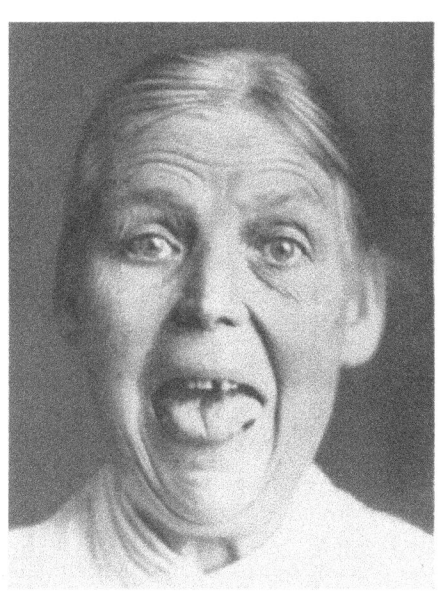

Abb. 5. Bulbärparalyse.

fehlen. Auch eine Schwäche der Stimmbandmuskeln, vor allem der Schließer tritt ein. Die Muskulatur des Mundbodens nimmt an der Atrophie teil.

Bei der fortschreitenden Lähmung von Zunge und Lippen fließt der Speichel, der nicht mehr geschluckt wird, aus dem Munde heraus. Auffallend ist oft die Neigung zum Weinen.

Die der Atrophie verfallende Muskulatur läßt bei geeigneter Prüfung Entartungsreaktion erkennen, auch wenn lange Zeit einzelne Muskelbündel verschont bleiben und noch normale Zuckungen ergeben.

Schließlich treten wohl durch den Krankheitsprozeß selbst bedingte zentrale Pulsbeschleunigung und Atemstörung hervor. Der Kranke geht kachektisch durch Ersticken (Verschlucken) oder auch an den genannten zentralen Störungen der Atmung und des Herzens zugrunde, wo er nicht einem interkurrenten Leiden erliegt.

Andere Krankheitszeichen, vor allem Sensibilitätsstörungen, fehlen. Wo die Bulbärparalyse Teilerscheinung einer amyotrophischen Lateralsklerose ist, wird man natürlich die entsprechenden Symptome finden.

Anatomisch besteht, wie erwähnt, eine einfache Atrophie der motorischen Hirnnervenkerne, und zwar der Ganglienzellen, die im Hypoglossuskern spurlos verschwunden sein können. Nächstdem sind der Facialiskern (besonders ventrolateraler Kernanteil), der N. ambiguus, der motorische Trigeminus befallen.

Die differentialdiagnostischen Schwierigkeiten sind, zumal im weiteren Verlauf, gering. Das langsame, unerbittlich symmetrische Fortschreiten der Lähmungserscheinungen in dem engen betroffenen Gebiet findet man nur hier. Anfangs wird man an Myasthenie denken können (s. dort). Doch kommt es hier nicht zu degenerativen Atrophien. Die ,,akute" Bulbärparalyse kann freilich plötzlich einmal beide Hypoglossuskerne schwer schädigen, macht aber dann immer auch andersartige Störungen, die der progressiven Bulbärparalyse fremd sind. Der Pseudobulbärparalyse, die funktionell ein ähnliches Bild machen kann, fehlen Muskelatrophien und Entartungsreaktion. Meist findet man, auch bei der pontinen Form, die supranukleären Hypoglossusbahnen geschädigt, zugleich spastische Erscheinungen in den Extremitäten. Die der Willkür entzogenen Muskeln sprechen reflektorisch (gesteigerte Reflexe) und auf Gemütsbewegungen an (Zwangslachen, Zwangsweinen). Striäre pseudobulbärparalytische Erscheinungen gehen mit Rigorerscheinungen in den Gliedern einher. Zu beachten ist freilich, daß bei Pseudobulbärparalysen auch einmal eine nukleäre Lähmung vorkommen kann. Es fehlen aber dann das symmetrische Befallensein und der langsam fortschreitende Verlauf.

Therapeutisch ist es wichtig, die Nahrungsaufnahme zu sichern, ohne den Kranken zu gefährden. Man wird ihm anfangs vor allem Zeit lassen, später unter Umständen zur Schlundsonde greifen müssen. Seige und Harzbecker empfehlen eine Magenfistel nach Witzel anzulegen. Von Medikamenten wird man am ehesten Strychnin gebrauchen können. Die Erfolge sind aber gering.

8. Ophthalmoplegia chronica progressiva.

In engen Zusammenhang mit der progressiven Bulbärparalyse gehört die als selbständiges Leiden auftretende bilaterale Ophthalmoplegia exterior, der im späteren Verlauf die Erkrankung der motorischen Kerne in Pons, Bulbus und Vorderhorn folgen kann, während der umgekehrte Verlauf offenbar zu den größten Seltenheiten gehört.

Immerhin bestehen wesentliche Unterschiede gegenüber der progressiven Bulbärparalyse insofern, als das Leiden meist in der Kindheit, und zwar am häufigsten im zweiten Jahrfünft, manchmal erst nach dem 20. Lebensjahr beginnt und einen außerordentlich langsamen, über Jahrzehnte sich erstreckenden Verlauf haben kann. Die typischen reinen Fälle scheinen im wesentlichen erblicher Natur zu sein.

Die Lähmung schreitet langsam fort. Sie ergreift die verschiedenen Muskeln beider Augen ohne eine bestimmte Reihenfolge, verschont die inneren Augenmuskeln und führt so schließlich zu einer vollkommenen beiderseitigen Lähmung aller äußeren Augenmuskeln. Anfangs und auch noch im späteren Verlauf schwankt unter äußeren Einflüssen (Ermüdung, Suggestion) der Lähmungsgrad manchmal erheblich, so daß man an Myasthenie denken kann. Anatomisch handelt es sich um progressiven Zellschwund in den Augenmuskelkernen.

Treten ähnliche Erscheinungen später hervor, so wird man besonders an Tabes zu denken haben. Es werden dann allmählich auch andere tabische Zeichen deutlich werden, und die serologische Untersuchung wird die Sachlage klären. An die cyclischen, mit der Migräne zusammenhängenden Ophthalmoplegien, an die stabilen angeborenen Bewegungsstörungen wird man denken müssen. Hier sind dann, wenn nicht einzelne Muskeln isoliert betroffen sind, neben den Außenwendern oft auch die beiden Faciales gelähmt.

Die akuten Ophthalmoplegien werden sich schon durch den Beginn und den Verlauf, vor allem aber durch die neben den Augenmuskellähmungen bestehenden andersartigen Symptome bemerkbar machen. Zu erinnern ist hier besonders an die alkoholische Polioencephalitis haemorrhagica superior und an den Botulismus, bei dem Schädigungen der Augenbinnenmuskeln freilich nicht fehlen.

9. Myasthenia gravis pseudoparalytica.

Die Myasthenie im Zusammenhang mit den Erkrankungen des Rautenhirns zu behandeln, hat nur insofern Berechtigung, als die Muskelschwäche sich mit Vorliebe (doch keineswegs ausschließlich) im Bereiche der von hier aus innervierten Muskeln abspielt. Anatomische Befunde, die gestatten würden, die Myasthenie zu den Erkrankungen des Rautenhirns zu rechnen, kennen wir nicht. Auch die Bezeichnung ,,Bulbärparalyse ohne anatomischen Befund" ist daher sachlich nicht geeignet, wenn sie auch äußerlich die häufigsten Bilder der Erkrankung gut kennzeichnet. ERB, OPPENHEIM, GOLDFLAM haben sich um die Heraushebung der Krankheit besonders verdient gemacht. Die Franzosen nennen die Myasthenie ERB-GOLDFLAMsche Krankheit.

Im Beginn des Leidens findet sich eine allmählich oder auch sehr rasch zunehmende Ermüdbarkeit der befallenen Muskulatur. Die ersten Bewegungen gelingen, rasch aber tritt eine so hochgradige Muskelermüdung ein, daß nun keine Bewegung mehr möglich ist. Ebenso rasch geht aber anfangs die Erholung vor sich. Bei höheren Graden der Erkrankung und im späteren Verlauf glücken vielleicht morgens nach dem Erwachen ein paar Bewegungen, dann aber scheinen die Muskeln den ganzen Tag wie gelähmt oder sie sprechen doch erst nach längerer Erholung wieder auf die Impulse an. In den schweren Formen der Erkrankung scheinen die hauptsächlich befallenen Muskeln vollkommen gelähmt. Die hochgradige Ermüdung findet sich nicht bloß bei aktiver Muskeltätigkeit, sondern auch gegenüber dem faradischen Strom. Bei intermittierender faradischer Reizung in Sekundenabständen erscheinen die Kontraktionen anfangs normal, aber während sie beim Normalen kaum schwächer werden, nehmen sie beim Myasthenischen rasch ab und nach ein paar Minuten kommt es überhaupt nicht mehr zur Kontraktion. Eine kurze Erholungspause genügt aber, um den Muskel wieder ansprechbar zu machen. Die Ermüdung erfolgt rascher bei Reizung des Muskels selbst als bei jener vom Nerven aus. Gleiches sieht man, wenn man nicht intermittierend reizt. Gegenüber dem galvanischen Strom kommt es in der Regel nicht zu einer solchen ,,myasthenischen Reaktion." Ganz spezifisch ist diese übrigens nicht. Sie ist auch nach Apoplexie, bei Polyneuritis, bei myotonischer Dystrophie u. a. beobachtet worden. Im Zusammenhang mit dem klinischen Verhalten ist sie aber wichtig. Sie fehlt bei anderen Zuständen von Muskelschwäche meist, wie etwa bei Basedow oder Addison. Gelegentlich findet sich eine Dissoziation von Ermüdbarkeit und myasthenischer Reaktion, welch letztere manchmal auch ganz fehlen kann. Es sei hier sogleich erwähnt, daß die Chronaxie sehr häufig erhöht gefunden wurde.

Befallen sind anfangs überwiegend die äußeren Augenmuskeln. Es kommt etwa zu Ptosis ein- und doppelseitig und schließlich kann eine fast vollkommene exteriore myasthenische Ophthalmoplegie eintreten. Ich habe aber auch einen Fall gesehen, wo bei fast völliger Bewegungslosigkeit der Bulbi die Ptosis eine Zeitlang verhältnismäßig gering ausgeprägt war. Es kann lange Zeit beim Versagen der Ausgenmukeln bleiben, meist aber werden bald, manchmal noch vor den Augenmuskeln, die vom Bulbus versorgten Muskeln betroffen, die Kau-, Schluck-, Phonations-, Lippen-, Gaumen-, Kiefer-, Stirnmuskulatur. Die Zunge bleibt meist frei. Dagegen ist die Nackenmuskulatur meist schwach, und im Rumpf und in den Gliedmaßen findet man gleichfalls in den schweren Erkrankungsformen eine mehr oder weniger hochgradige Ermüdbarkeit, die freilich oft nicht jene Grade fast fortdauernder Parese erreicht, wie sie für die Muskeln im Kopfbereich häufig ist. Ihrer hochgradigen allgemeinen Muskelermüdbarkeit wegen werden manche Kranke rasch bettlägerig. Beim Betroffensein der Atemmuskulatur sieht man Erstickungsanfälle und oft raschen Tod. Der Anblick der schwer kranken Myasthenischen ist meist recht kennzeichnend. Das Gesicht ist maskenartig schlaff, die Lippen sind unbeweglich, oft hat das Gesicht einen eigenartig traurigen, manchmal vielmehr unfrohen, mitleiderregenden Ausdruck.

Selten sind Fälle mit ausschließlichem Befallensein der Gliedmaßen (MÜLLER).

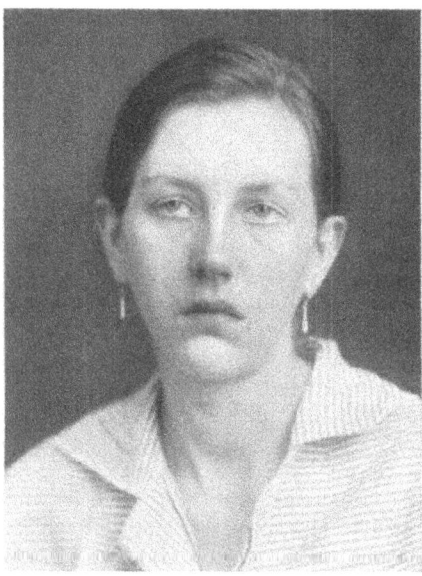

Abb. 6. Myasthenie.

In den schweren Fällen, in denen es zu fortdauernder Parese kommt, besteht also tatsächlich eine sehr erhebliche Ähnlichkeit mit der progressiven Bulbärparalyse. Die Muskeln zeigen aber nie Entartungsreaktion. Fibrilläre Zuckungen fehlen. Es kommt oft auch nicht zu eigentlicher Muskelatrophie. Immerhin hat besonders CURSCHMANN Fälle gesehen, in denen auch Muskelschwund eintrat: ,,amyotrophische oder dystrophische Myasthenie", die als lokal betonte gradmäßige Steigerung des Krankheitsvorganges angesehen wird. Auch STERLING hat solche Fälle beschrieben.

Die glatte Muskulatur nimmt anscheinend in der Regel an dem myasthenischen Vorgang nicht teil, nur an den Pupillen kommen gelegentlich Störungen vor (jüngst wieder RAKONITZ). Auch die Sphinkteren und der Detrusor vesicae sollen mitunter besonders ermüdbar sein. Die Beteiligung des Herzmuskels ist zweifelhaft. Wir haben auch bei Tachykardischen nie hinreichende Anhaltspunkte für myasthenische Vorgänge gefunden. Immerhin sind Ermüdungserscheinungen bei erhöhten Anforderungen (Aussetzen einzelner Schläge) nicht ganz selten beschrieben worden, und anatomisch sieht man ja tatsächlich lymphoide Infiltrationen im Herzmuskel.

Haut- und Sehnenreflexe sind regelrecht. Vereinzelt ist aber eine Ermüdbarkeit der Sehnenreflexe hervorgehoben worden. Sie werden schließlich auch einmal schwinden können (CURSCHMANN). Hautempfindungsstörungen fehlen ebenso wie sensorische Ausfälle. Doch sind Ermüdbarkeitserscheinungen an Auge, Ohr und Geschmack und Haut beschrieben worden (Lit. MENDEL). Ferner haben wir eine von FREIBERG beschriebene Kranke gesehen, die im Zusammenhang mit ihrer Muskelermüdung auch hochgradige seelische Ermüdungserscheinungen bekam. Ähnliches wird auch sonst berichtet.

Die Stoffwechseluntersuchungen haben keine einheitlichen Ergebnisse erbracht. CURSCHMANN sah wiederholt Grundumsatzsteigerungen, die von anderen vermißt wurden. Nicht selten hat man eine erhöhte Calciumausscheidung gefunden, in anderen Fällen aber nicht. Eingehend ist der Milchsäurespiegel untersucht worden. Während REUTER zunächst keine Vermehrung, auch nicht bei Muskelarbeit, fand, stellten v. BERGMANN und DRESEL zwar im Arterienblut normalen Spiegel, im Venenblut aber bei allen schweren Fällen erhöhten Gehalt fest. Später fand REUTER mit ZIMMERMANN die Milchsäure in der Ruhe nicht vermehrt, bei Arbeit aber rascher ansteigend und langsamer abfallend als beim Normalen. Jedenfalls nehmen die beiden Forscher eine hochgradige Störung des Kohlehydratstoffwechsels an. Auch die Kreatinausscheidung scheint in schweren Fällen vermehrt zu sein (MONRAD-KROHNE und FORSBERG: erhebliche Zunahme des Kreatins in 2 von 10 Fällen, REMEN), während meist eine verminderte Kreatininausscheidung gefunden wurde. MARBURG nahm eine Störung des Mg-Stoffwechsels an, die von anderen nicht bestätigt wurde. Der Zuckerspiegel im Blut scheint oft hoch zu liegen. Im übrigen sind noch mannigfache uneinheitliche andere Befunde erhoben worden, auch für das Blutbild, das am häufigsten wohl eine Lymphocytose erkennen läßt. Zureichendes ist noch nicht bekannt.

Auffallend häufig sollen Konstitutionsanomalien sein, wie Verdoppelung der Uvula, Polydaktylie, Hypoplasie, aber auch Hyperplasie der Genitalien u. a. Häufig sind auch endokrine Anomalien, besonders eine Kombination mit Basedow beschrieben worden. Menstruationsstörungen sind ein gewöhnlicher Befund (s. unten).

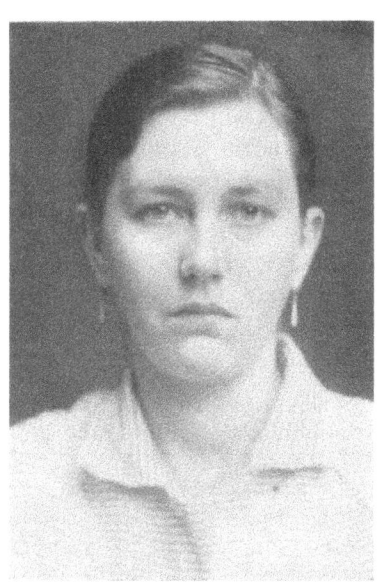

Abb. 7. Myasthenie, die gleiche Kranke nach der Prostigminbehandlung.

Die Myasthenie verläuft meist chronisch, doch mit weitgehenden, auch lange Jahre andauernden Remissionen, ja klinisch vollkommenen Heilungen. Häufiger sind kürzere relative Remissionen, denen nach Monaten oder Jahresfrist ein neuer, oft schwerer Rückfall folgt. Manche Krankheitsfälle bleiben mit einzelnen mehr weniger fortdauernden Paresen (etwa am Augenmuskelapparat) lange stationär. Es gibt auch sehr rasche Verläufe, die in wenigen Tagen zum Tode führen. 45% der von STARR zusammengefaßten 250 Fälle endeten binnen 6 Monaten tödlich. Die Myasthenie ist also ein sehr ernstes Leiden.

Pathologische Anatomie. Ein kennzeichnender anatomischer Befund am Zentralnervensystem ist nicht bekannt. Die gelegentlich festgestellten uneinheitlichen Veränderungen haben mit der Myasthenie offenbar nichts zu tun. Jüngst haben wieder WESTPHAL und MEYER zur Vorsicht bei der Deutung der anatomischen Befunde gemahnt.

Auffallend häufig aber sind Hyperplasien und Geschwülste der Thymus, die zuerst von WEIGERT gesehen und auch in jüngster Zeit in zahlreichen Fällen beschrieben wurden (HALPERN und POPPER, BREM und WECHSLER, AUERBACH, TIETZ). Auch in den Muskeln findet man, nach MATHIAS regelmäßig, lymphoide Zellknötchen, die HART auf Thymuswirkungen zurückführt. Aber nicht nur in den Muskeln, auch in anderen Organen hat man solche lymphoiden Zellanhäufungen festgestellt (PIERRE MARIE, BOUTTIER und BERTRAND in Schilddrüse und Nebennieren, BREM und WECHSLER im Herzmuskel, ALTER und OSNATO allenthalben, besonders im Darm, dabei war ein Epithelkörperchen vergrößert).

Neben den Thymusveränderungen und den lymphoiden Zellanhäufungen besonders der Muskeln sind offenbar fast gesetzmäßig andere Veränderungen in den Muskeln, nämlich die „hellen Muskelzellen", die KNOBLAUCH beschrieben und die MATHIAS besonders beachtet hat.

Nicht selten sind Veränderungen anderer endokriner und parenchymatöser Organe gefunden worden. TIETZ sah neben Hyperplasie der Thymus ein Adenom der Nebenniere.

Das *Wesen* der Erkrankung ist noch unbekannt. Es kann sich nicht einfach um eine Störung des Parythyreoidsystems handeln, wie LUNDBORG und CHVOSTEK annahmen. Auch eine einfache pluriglanduläre Insuffizienz ist als Ursache unwahrscheinlich, wenngleich die endokrinen Organe, besonders die Thymus, die Nebenniere, aber auch die Schilddrüse, die Geschlechtsdrüsen, Pankreas, Hypophyse und Nebenschilddrüsen Veränderungen zeigen können. Wahrscheinlicher ist die Annahme, daß die endokrinen Störungen Ausdruck der gleichen abnormen Anlage sind, die auch Voraussetzung für die Myasthenie ist. Daß die Thymus dabei eine wichtige Rolle spielen mag, ist nicht unwahrscheinlich. Bei den so wesentlich voneinander abweichenden Stoffwechsel- und Konstitutionsbefunden, im Hinblick auf die Tatsache, ferner, daß myasthenisches Verhalten im Rahmen der verschiedensten Krankheiten vorkommen kann (Myopathien, periphere Lähmungen usw.), wird man daran denken, daß es sich überhaupt nicht um Einheitliches handelt und daß, wie GERSON annimmt, der myasthenische Symptomenkomplex nur Ausdruck einer relativ geringfügigen Schädigung des motorischen Apparates sei.

Gelegenheitsursachen können alle möglichen äußeren Schädigungen sein, Infektionen, Überanstrengung usw. Aber auch hier sind die Beobachtungen nicht einheitlich. STRANSKY etwa sah die sehr günstige Wirkung einer Infektion. Auch die Gravidität kann mit einer Besserung einhergehen, während in anderen Fällen die Myasthenie dadurch ausgelöst und jeweils prämenstruell verschlimmert werden kann (WOLFF).

Daß nicht das Nervensystem, sondern die Muskeln geschädigt werden, ist nach den bekannt gewordenen mannigfachen klinischen und anatomischen Tatsachen zunehmend wahrscheinlich geworden. Immerhin hält JAENSCH auf Grund sorgfältiger Analysen myasthenischer Augenbewegungsstörungen rein muskuläre Entstehung für ebenso unwahrscheinlich wie rein nukleäre.

Diagnostisch bestehen in den meisten Fällen keine wesentlichen Schwierigkeiten, wenn man gegenüber der Bulbärparalyse vor allem beachtet, daß der Myasthenie die Entartungsreaktion fehlt, im übrigen aber im Auge behält, daß die Krankheit sich fast ausschließlich am willkürlichen Bewegungsapparat abspielt und zum Mittelpunkt die pathologische Ermüdbarkeit hat. Bei formes frustes der Krankheit, die etwa allein den Augenbewegungsapparat befallen und zu langdauernden stationären Bildern führen, wird eine sichere Diagnose unter Umständen nicht gestellt werden können.

Für die *Therapie* ist vor allem das klinische Wesen der Erkrankung zu beachten. Die hochgradige Ermüdbarkeit fordert gebieterisch Ruhe, Schonung, Vermeiden aller unnötigen Anstrengungen. Vor allem bei der Nahrungsaufnahme lasse man Kranke mit Schluckstörungen nie allein. Man zwinge sie zu hinreichenden Pausen zwischen den einzelnen Schluckvorgängen. Die Schlundsonde ist gefährlich — es kann dabei zum Tode kommen. Bei besonders schweren Fällen wird man mit SEIGE und HARZBECKER eine Magenfistel anlegen und damit das Leben retten können. Übung und Elektrizität sind zu vermeiden.

Medikamentös hat man von mancherlei Mitteln Gutes berichtet. Wir selbst haben wiederholt Erfreuliches vom Glykokoll zu sehen vermeint, das von mancher Seite warm empfohlen wurde (etwa GROS). LAUBENTHAL sah Gutes vom Harmin (1 bis 3mal wöchentlich 0,02). FORSTER hat das Veratrin empfohlen, von dem auch KROLL Erfolge berichtet (optimal 3mal 8 Tropfen

d. Tinct. veratri per os). Auch Ephedrin ist versucht worden. In jüngster Zeit wird besonders das Prostigmin in Kombination mit Atropin (0,0025 Prost. + 0,0006 Atrop. sulf.) gerühmt. Doch hält die Wirkung der einzelnen Gabe, die allerdings erstaunlich sein kann, nur wenige Stunden an (PRITCHARD, FRIESS und MARNO, eigene Beobachtung). LAFORA, der eine Lipoidverarmung der Ganglienzellen annimmt, gibt „Lipocerebro-Chevrettin".

Literatur.
Hirnstamm.
A. Zusammenfassende Arbeit.

TRELLES, J. O.: Les ramollissements protubérantices. Etude clinique et anatomique. Paris 1934.

B. Einzelarbeiten.

ANDERSON, A. G., R. D. LOCKHART and W. C. SOUTER: Lateral syndrome of the medulla. (Occlusion of the posterior inferior cerebellar artery). Vascular lesions of the hind-brain. Brain **54**, 460 (1931). — AREND, R.: Beitrag zur Symptomatologie der Erkrankungen des verlängerten Markes und der Brücke. Primäre linksseitige Entzündung des verlängerten Markes und der Brücke. Embolie der Arteria cerebelli inf. post. sin. Z. Neur. **108**, 218 (1927).
BASSOC, P. and C. W. APFELBACH: Glioma of the bulb and pons. A report of 4 cases. Arch. of Neur. **14**, 396 (1925). — BIELSCHOWSKY, M., L. BOUMAN u. G. S. SMITT: Über eine ungewöhnliche Form von cerebellarer Heredoataxie. Jb. Psychiatr. **51**, 1 (1934). — BRAUNMÜHL, A. v.: Bemerkungen zur Arbeit von HANS-JOACHIM SCHERER über extrapyramidale Störungen bei der olivo-ponto-cerebellaren Atrophie. Z. Neur. **147**, 73 (1933).
COOPER, M.: Progressive bulbar paralysis with a history of familial occurence. Arch. of Neur. **30**, 696 (1933). — COSTA, R. L.: Beitrag zum Studium der ursprünglichen cerebellaren Atrophien. Ref. Zbl. Neur. **76**, 74 (1935). — CRITCHLEY, M.: The diagnosis of cerebellar tumours in children. Brit. J. Childr. Dis. **23**, 165 (1926). — CRITCHLEY, M. and C. S. KULIK: The mechanism of speech and deglutation in progressive bulbar paralysis. Brain **48**, 492 (1926). — CRITCHLEY, M. u. P. SCHUSTER: Beiträge zur Anatomie und Pathologie der Arteria cerebelli superior. Z. Neur. **144**, 681 (1933).
FOIX, CH. et P. HILLEMAND: (1) Note sur la disposition générale des artères de l'axe encéphalique. C. r. Soc. Biol. Paris **92**, 31 (1925). (2) Irrigation de la protubérance. C. r. Soc. Biol. Paris **92**, 35. Ref. Zbl. Neur. **40**, 856. (3) Irrigation du bulbe. C. r. Soc. Biol. Paris **92**, 33. — FOIX, CH., P. HILLEMAND et J. SCHALIT: Sur le syndrôme latéral du bulbe et l'irrigation du bulbe supérieur. L'artère de la fossette latérale du bulbe. Le syndrôme dit de la cérébelleuse inférieure territoire de ces artères. Revue neur. **32 I**, 160 (1925).
GENNES, DE: Hypertension aigue au cours d'une hémorragie protubérantielle. Bull. Soc. méd. Hôp. Paris, III, s. **50**, 1560 (1934). — GUILLAIN, G., J. BERTRAND et N. PÉRON: Le syndrôme de l'artère cérébelleuse supérieure. Revue neur. **35 II**, 835 (1928). — GUILLAIN, G., J. BERTRAND et R. THUREL: Etude anatomo-clinique d'un cas d'atrophie olivo-ponto-cérébelleuse avec symptômes pseudo-bulbaires. Ref. Zbl. Neur. **49 II**, 138 (1933). — GUILLAIN, G., P. MATHIEU et J. BERTRAND: Etude anatomo-clinique sur deux cas d'atrophie olivo-ponto-cérébelleuse avec rigidité. Ann. Méd. **20**, 417 (1926).
HARRIS, T. H. and A. HAUSER: Occlusion of the post. inf. cerebellar artery and right vertebral artery. Arch. of Neur. **26**, 396 (1931). — HASHIGUSHI, M.: Zur Frage der Ver stopfung der Art. cerebelli inf. post. Arb. neur. Inst. Wien. **29**, 323 (1927). — HASSIN, G. B.: Crossed atrophy of the cerebellum. Pathologic study of a case. Arch. of Neur. **33**, 917 (1935). — HEINE, L.: Die Heilbarkeit der Tuberkulose in Uvea, Retina und Pons. Z. Tbk. **69**, 401 (1934). — HELFAND, M.: Progressive bulbar paralysis. Its pathology and relation to amyotrophic lateral sclerosis. J. nerv. Dis. **78**, 362 (1933).
MARINESCO, G. et S. DRAGANESCO: Syndrome bulbaire à prédominance interolivaire. Altérations vasculaires progressives, hypoplasies et névromes bulbo-médullaires. Encéphale **21**, 89. — MERRIT, H. and M. FINLAND: Vascular lesions in the hind brain (lateral medullary syndrome). Brain **53**, 290 (1930).
PINES, L. u. E. GILINSKY: Zur Vaskularisation der Medulla oblongata. (Über die Thrombose der Arteria vertebralis). Arch. f. Psychiatr. **90**, 177 (1930). — POPOW, N.: Zum Studium des Thrombosesyndroms der Art. cerebelli posterior inferior. Ref. Zbl. Neur. **64**, 74 (1932).
SEIGE, M. u. O. HARZBECKER: Über den Erfolg einer Magenfistel bei progressiver Bulbärparalyse. Dtsch. med. Wschr. **1929 I**, 272.
THIELE, R.: Verschluß der Arteria cerebelli posterior inferior. Ref. Zbl. Neur. **55**, 349 (1930).

WINTER, K.: Un cas d'occlusion (par embolie) de l'artère cérébelleuse postérieure inférieure vérifié à l'autopsie avec des douleurs et de l'hyperalgésie au froid. Acta psychiatr. (København.) **2**, 399 (1927).

Myasthenie.

ALTER, N. M. and M. OSNATO: Myasthenie gravis with status lymphaticus and multiple thymic granulomas. Arch. of Neur. **23**, 345 (1930). — AUERBACH, L.: Ein Fall von Myasthenie gravis mit Thymustumor. Z. klin. Med. **114**, 388 (1930).

BERGMANN, G. v. u. K. DRESEL: Die Myasthenie vom Standpunkt des Muskelchemismus. Ein klinischer Beitrag zur Rolle der Milchsäure bei der Ermüdung. Z. klin. Med. **108**, 120 (1928). — BREM, J. and H. F. WECHSLER: Myasthenia gravis associated with thymoma. Report of two cases with autopsy. Arch. int. Med. **54**, 901 (1934). — BRIEGLEB, K.: Kritische Betrachtungen zur Frage der Myasthenie. Med. Welt **1934**, 305, 1807.

CURSCHMANN, H.: Beobachtungen und Stoffwechseluntersuchungen bei Myasthenia pseudoparalytica. Dtsch. Z. Nervenheilk. **117/119**, 67 (1931).

HALPERN, F. u. H. POPPER: Über einen Fall von Myasthenie bei einer lymphoepithelialen Geschwulst der Thymusdrüse. Z. Neur. **132**, 296 (1931). — HART, H. G.: Myasthenia gravis with ophthalmiplegia and constitutional anomalies in sisters. Arch. of Neur. **18**, 439 (1927).

JAENSCH, P. A.: Augenmuskelstörungen bei Myasthenie. Z. Augenheilk. **71**, 292 (1930).

KINO, F.: Über die Elektivität des bulbärparalytischen Prozesses. II. Beitrag zur Lehre von der Pathoklise. Z. Neur. **119**, 87 (1929). — KROLL, F. W.: Zur FOERSTERschen Veratrinbehandlung der Myasthenie. Arch. f. Psychiatr. **102**, 284 (1934).

LAFORA, G. R.: Eine neue Behandlung der Myasthenia bulbaris pseudoparalytica. Siglo méd. **81**, 565 (1928). — LAUBENTHAL, F.: Zur Harminbehandlung der Myasthenie. Psychiatr.-neur. Wschr. **1933 I**, 36.

MARBURG, O.: Zur Pathogenese der Myasthenie. (Mineralstoffwechsel — Thymus). Wien. klin. Wschr. **1931 I**, 413. — MARINESCO, G.: Recherches sur la physiologie et l'histologie de la myasthénie; le rôle du système végétative dans cette maladie. Bull. Soc. méd. Hôp. Paris **41**, 690 (1925). — MARINESCO, G., O. SAGER u. A. KREINDLER: Zur Pathogenese der Myasthenie. Z. klin. Med. **113**, 404 (1930). — MENDEL, K.: Die Symptomatologie der Myasthenie. Zbl. Neur. **72**, 289 (1934). — MONRAD-KROHN, G. H. u. R. FORSBERG: Contributions to the pathology of myasthenia. Acta psychiatr. (København.) **5**, 247 (1930). — MÜLLER, A.: Über Myasthenia gravis pseudoparalytica ausschließlich der Extremitäten. Dtsch. Z. Nervenheilk. **112**, 310 (1930).

PRITCHARD, E. A. B.: The use of the „prostigmin" in the treatment of myasthenia gravis. Lancet **1935 I**, 432.

RAKONITZ, E.: Zu dem Verhalten der Pupillenreaktion bei der Myasthenie. Mschr. Psychiatr. **73**, 308 (1929). — REMEN, L.: Zur Pathogenese und Therapie der Myasthenia gravis pseudoparalytica. Dtsch. Z. Nervenheilk. **128**, 66 (1932). — REUTER, A.: Zur Kenntnis der Myasthenia gravis. Dtsch. Z. Nervenheilk. **120**, 131 (1931). — REUTER, A. u. W. ZIMMERMANN: Stoffwechseluntersuchung bei Myasthenie. Z. klin. Med. **124**, 99 (1933).

STERLING, W.: Amyotrophische Erscheinungen bei Myasthenie. Neur. polska **13**, 30 (1931) (französische Zusammenfassung). — STRANSKY, E.: Günstige Beeinflussung eines Falles von Myasthenie durch eine interkurrente Fiebererkrankung. Wien. klin. Wschr. **1927 II**, 1155.

TIETZ, L.: Ein Fall von Myasthenia gravis pseudoparalytica (auf einem Adenom der Nebenniere beruhend). Wien. klin. Wschr. **1924 II**, 1862.

WESTPHAL, A. u. A. MEYER: Zur Frage der pathologischen Anatomie der Myasthenia gravis pseudoparalytica. Dtsch. Z. Nervenheilk. **117/119**, 737 (1931). — WOLFF, A.: Myasthenia gravis und weibliches Genitalsystem. Mschr. Geburtsh. **67**, 99 (1924).

Die Krankheiten des Kleinhirns.

Von

JOHANNES LANGE†-Breslau.

Mit 3 Abbildungen.

Über die Symptomatologie des gewaltigen Koordinationsapparates, den das Kleinhirn mit seinen mannigfachen unmittelbaren Verbindungen darstellt, muß im allgemeinen Teil nachgelesen werden. Hier seien nur Stichworte angeführt, die das Wesentliche in Erinnerung bringen sollen: Ataxie, Asynergie, Adiadochokinese, Fehlen des Rückstoßes, Atonie bzw. Hypotonie, Stützreaktionen, Abweichreaktionen beim Zeigen, Gehen, Halten, Hyperflexion, Zittern, insbesondere Intentionstremor, Sprachstörung (skandierende, verlangsamte, modulationslose Sprache), Bradyteleokinese. Nystagmus, häufig als Kleinhirnsymptom angeführt, gehört wahrscheinlich nicht hierher, sondern in das benachbarte vestibuläre Kerngebiet, ebenso der Schwindel. Ganz allgemein kann gesagt werden, daß einseitige Störungen in der Regel auf einen gleichseitigen Ausfall zu beziehen sind und daß der Wurm insbesondere für die koordinatorischen Gesamtleistungen der Körpers, das Stehen und Gehen, von Bedeutung ist, während die Hemisphären mehr die einzelnen Glieder zu koordinatorischen Leistungen frei machen und zugleich dem übrigen Körper die geeignete tonische Gesamtverfassung geben.

Das Kleinhirnsystem ist, wie es scheint, ein großer, einheitlicher Gesamtapparat, der auf Schäden an den verschiedensten Stellen, sei es in den afferenten, sei es in den efferenten, sei es in den assoziativen Bestandteilen mit grundsätzlich gleichartigen Störungen antwortet. Man mag wohl aus einer erheblichen typischen Sprachstörung mit einiger Vorsicht auf Schäden in beiden Hemisphären, aus einer typischen cerebellaren Gangstörung auf eine Beteiligung des Wurms, aus streng einseitigen Störungen auf das vorwiegende Befallensein der gleichseitigen Hemisphäre schließen, aber nur mit allen Vorbehalten; viel weiter reichen die lokalisatorischen Schlüsse aber nicht, trotz all der gewaltigen Arbeit, die seit einer langen Reihe von Jahren vor allem an die vielversprechenden Forschungen BARANYS anknüpften.

Was für Erkrankungen des Kleinhirns darüber hinaus wichtig ist, das ist die nächste Nachbarschaft von Medulla, Pons, Mittelhirn und innerem Ohr. Die Gefäße, die das Kleinhirn versorgen, geben Blut auch den lebenswichtigen Regionen in der unmittelbaren Nachbarschaft. Die gesamten Kleinhirnverbindungen verlaufen in engster räumlicher Beziehung zu den Hirnnervenkernen, den großen Bahnen und den Stätten, von denen Atmung und Kreislauf entscheidende Regulationen erfahren. Krankhafte Vorgänge, die vom Kleinhirn her nach unten und vorn herabdrücken, vermögen den Aquädukt zu verlegen und damit das Erscheinungsgesamt des Hydrocephalus internus zu verursachen. In die Unterfläche des Kleinhirns eingeschmiegt findet sich der IV. Ventrikel. Das nach unten vordringende Kleinhirn vermag eine Tamponade des großen Hinterhauptsloches herbeizuführen und so mit der Tätigkeit der Oblongata das Leben unmittelbar zu bedrohen. Es sind also bei den Kleinhirnerkrankungen vielfach nicht die Kleinhirnerscheinungen, so eindrucksvoll sie sein mögen, als vielmehr die Nachbarschaftswirkungen, denen das entscheidende Gewicht für den Organismus, aber auch für die Lokaldiagnose zukommt, das letztere besonders deshalb, weil die Kleinhirnsymptome einer weitgehenden Kompensation fähig sind.

1. Geschwülste.

Geschwülste im Kleinhirn sind wesentlich seltener als solche im Großhirn, wenigstens bei den Erwachsenen. Im Kindesalter haben sie aber einen viel beträchtlicheren Anteil an den Hirngeschwülsten überhaupt. Dies gilt besonders für die im Kleinhirn nicht seltenen Tuberkulome, aber auch für Cysten und bestimmte Gliomformen, von denen BAILEY und CUSHING eingehender das Medullablastoma, das meist vom Dach des IV. Ventrikels ausgeht, in den Ventrikel hineinwächst und fast nur bei Kindern vorkommt, beschrieben haben. Auffällig ist die Neigung zu Cystenbildung im Kleinhirn. Zum Teil mag es sich um Hohlräume handeln, die genetisch jenen bei der Syringomyelie sehr nahe stehen. In anderen Fällen haben wir es unzweifelhaft mit Cysten zu tun, die innerhalb von Gliomen, in anderen um solche, die in Angiomen entstanden sind. Mit den letzteren hat sich besonders LINDAU beschäftigt, der für diese Form Beziehungen zur Angiomatosis retinae (v. HIPPELsche Krankheit), aber auch zum Cystenpankreas, zur Cystenniere und andersartigen Geschwulstbildungen im Körperbereich (Hypernephrome) feststellen konnte. Auch Dermoidcysten sind beschrieben worden. Ferner finden sich Sarkome, Endotheliome, Fibrome, auch Osteome und natürlich auch einmal Carcinommetastasen im Kleinhirn, ebenso wie selten Cysticercus- und Echinococcusblasen.

In der Symptomatologie der Kleinhirngeschwülste spielen die frühzeitig hervortretenden und meist sehr ausgeprägten Allgemeinerscheinungen die wesentliche Rolle. Wir finden also heftige Kopfschmerzen, besonders im Hinterhaupt, ja bis in den Nacken und Rücken ausstrahlend, manchmal auch über die Stirn, Erbrechen, das sehr heftig sein kann und sich besonders bei jedem Lagewechsel einstellt, Stauungspapille, die rasch hohe Grade erreicht und sehr bald zu Amaurose zu führen vermag, meist beidseitig. Dazu treten Pulsveränderungen und Schwindel. Gerade hier wird man an die Nachbarschaft der medullären Zentren denken.

Hinter die Allgemeinerscheinungen treten die eigentlichen Kleinhirnsymptome zurück, wenn sie auch nachweisbar zu sein pflegen und oft genug sehr ausgeprägte Grade erreichen. Bei Geschwülsten im Wurm oder doch mit Beteiligung des Wurms werden wir besonders Gang- und Standstörungen erwarten sowie Fallneigung nach hinten oder vorn, während die typischen vestibulären Fallreaktionen fehlen sollen. Bei Geschwülsten in einer Hemisphäre (man wird aber berücksichtigen, daß Cysten und Tuberkel in beiden Hemisphären gleichzeitig vorkommen können) werden die homolateralen, vor allem in einem oder beiden Gliedern der befallenen Seite deutlichen Kleinhirnstörungen, sowie Fallen und Abweichen nach der Herdseite oft genug die Seitendiagnose ermöglichen, während die Richtung des spontanen Nystagmus (ein Wechsel der Richtung ist nicht selten) nur mit großer Vorsicht und mit Hilfe des gesamten otologischen Rüstzeuges verwertet werden kann. Zu beachten sind auch die häufig abnormen Kopfhaltungen. Wo es zum Hydrocephalus durch Verlegung des Aquaeductus Sylvii gekommen ist, scheint die Kopfhaltung nach rückwärts häufig zu sein (STENVERS). Auf der anderen Seite haben die Kranken nicht selten die Neigung, den Kopf so zu legen, daß die Geschwulst nach unten liegt. Lagewechsel ist für die Kranken oft qualvoll.

Zu Allgemein- und Lokalsymptomen treten endlich noch Nachbarschaftswirkungen auf Medulla, Pons, Mittelhirn und Hirnnerven, je nach Lage und Druckwirkung des Tumors verschieden und unter Umständen für die Lokaldiagnose von großer Wichtigkeit. Schon Nystagmus und Schwindel, vor allem Drehschwindel, sind wohl als solche Nachbarschaftssymptome aufzufassen. Besonders häufig scheinen auch leichtere Trigeminussymptome zu sein, vor allem Areflexie der Cornea, und zwar der herdgleichseitigen, die manchmal erst bei Seitenlagerung des Kopfes hervortritt, wenn der Tumor nach oben zu liegen kommt. Je nach dem Hervortreten von Oculomotoriusstörungen einerseits, medullären Symptomen andererseits wird man mit Vorsicht auf die Hauptdruckwirkung und den besonderen Tumorsitz schließen können. Tumoren, die

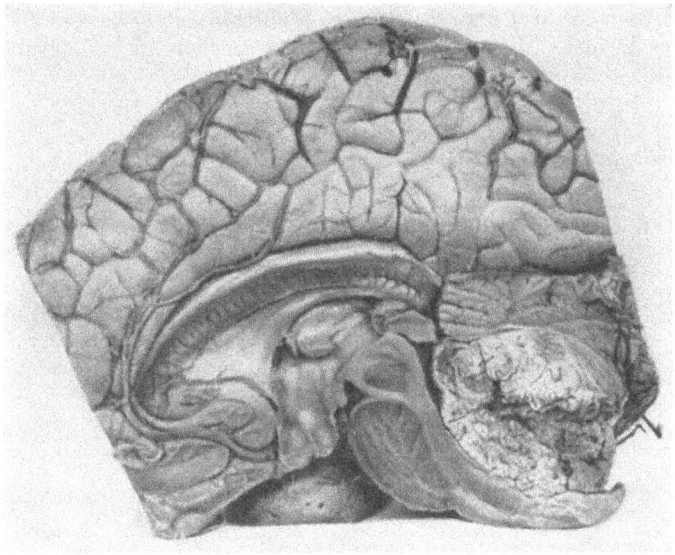

Abb. 1. Tumor des Kleinhirnwurms mit Druck auf die Oblongata. (Nach K. GOLDSTEIN.)

ihrer Symptomatologie nach sehr nahe dem Kleinhirntumor ähneln (die Erscheinungen treten nur in umgekehrter Reihenfolge auf), sind die Kleinhirnbrückenwinkelgeschwülste. Die im Vordergrund stehenden Hirnnervenstörungen eilen hier den Kleinhirnerscheinungen voraus; dort ist es umgekehrt. In jedem Falle werden sie am ehesten die Seitendiagnose ermöglichen. Freilich findet man häufig genug zugleich auch Hirnnervenerscheinungen (VI, VII), die auf die andere Seite hinweisen. Aber das ist bei Kleinhirnbrückenwinkeltumoren nicht anders. Es wird hier wie überhaupt bei der Diagnose des Hirntumors auf eine sehr genaue Anamnese ankommen. Auch die Perkussion des Hinterkopfes wird nicht selten die Seitendiagnose stützen können ebenso wie die seitenverschiedene Schmerzhaftigkeit des Occipitalpunktes. Als Fernwirkung sieht man manchmal Fehlen der Patellar- und Achillessehnenreflexe.

Die Artdiagnose wird sich unter anderem auch an die extracerebralen Erscheinungen zu halten haben. Bei Lues wird man an ein Gumma, aber auch an eine lokale Meningitis zu denken haben, bei Tuberkulose, zumal im Kindesalter, an ein Tuberkulom. v. HIPPELsche Krankheit weist auf eine Cyste hin. Rascher Wechsel in der Schwere der Allgemeinerscheinungen im Zusammenhang mit relativem Verschontbleiben der Hirnnerven wird die cystische Natur des raumbeengenden Prozesses vermuten lassen. BAILEY und CUSHING halten die Diagnose des Medulloblastoms schon vor der Operation für möglich (sehr rasche Entwicklung, schwere Allgemeinerscheinungen, anfänglich geringe Ausprägung der cerebellaren Störungen, die aber dann doch deutlich werden, doppelseitige VI-, seltener VII-Parese, Klaffen der Schädelnähte). Bei Kindern stehen Tuberkulome neben den Gliomen und Cysten ganz im Vordergrund. Wenn sich ein Carcinom im Körper findet, wird man bei Kleinhirnerscheinungen an eine Metastase denken.

Zur Differentialdiagnose gegenüber den Stirnhirntumoren, den Kleinhirnbrückenwinkel- und Ponstumoren sowie der Arachnitis cystica, die gerade in diesem Bereich so häufig zu schweren Syndromen führt, ist auf die entsprechenden Kapitel zu verweisen.

Die *Prognose* ist in der überwiegenden Mehrzahl der Fälle sehr ernst. Gewiß gibt es Geschwülste, die niemals Symptome machen und Zufallsbefunde bei

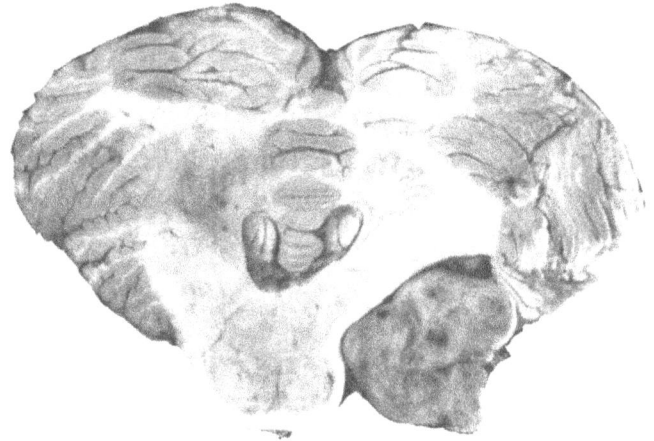

Abb. 2. Tumor im Kleinhirnbrückenwinkel. (Nach K. GOLDSTEIN.)

der Obduktion darstellen. Gummigeschwülste können durch spezifische Behandlung verschwinden, Tuberkel verkalken und dann gleichfalls Zufallsbefunde darstellen (jüngst wieder HEWART). Neben diesen seltenen Ausnahmen führt die unbehandelte Kleinhirngeschwulst aber, wenn sie einmal begonnen hat, schwere Allgemeinerscheinungen zu machen, mehr oder weniger rasch zum Tode.

Als Therapie kommt nur die Operation in Frage, die wenigstens vorübergehend, vielfach zu guten Erfolgen führt. Oft genug muß sie sich aber auf die Dekompression beschränken, wie etwa beim Medulloblastom. Die radikale Entfernung von Cysten gelingt oft nicht. Unter Umständen kann man aber eine ganze Kleinhirnhemisphäre abtragen, ohne daß es zu schweren bleibenden Ausfällen kommen muß.

2. Entzündliche Erkrankungen.

Der Kleinhirnabsceß ist im Zusammenhang der Hirnabscesse überhaupt behandelt worden. Nichtpurulente Entzündungen des Kleinhirns begegnen uns im Rahmen aller jener Prozesse, die auch zu Großhirnencephalitiden führen. Wesentliches ist daher in diesem Zusammenhang nicht nachzutragen. Immerhin darf hervorgehoben werden, daß manchmal die Kleinhirnbeteiligung eine besonders ausgesprochene sein kann, so etwa bei der Poliomyelitis, aber auch bei der Encephalitis epidemica und bei der postvaccinalen Encephalitis. Kennzeichnende Erscheinungen können dann in erheblichem Umfange hervortreten. In besonderem Maße gilt dies oft genug für die multiple Sklerose, von deren führenden Symptomen einzelne gerade auf die Kleinhirnbeteiligung hinweisen. Auch die Paralyse schädigt das Kleinhirn, manchmal sehr schwer. Endlich ist hier auf die cerebellare Beteiligung bei Meningitiden hinzuweisen, die sich gerade in diesem Bereich abspielen.

War in allen diesen bisher genannten Fällen das Kleinhirn von einem wesentlich weiter ausgebreiteten Vorgang mitbetroffen, so scheint es doch auch disseminierte Encephalitiden zu geben, die sich im Zusammenhang mit akuten Infektionen ausschließlich oder doch ganz vorwiegend im Kleinhirn abspielen. In manchen Beobachtungen freilich wird ein späterer Schub, der plötzlich ganz andersartige Symptome macht, nachträglich erkennen lassen, daß es sich tatsächlich um multiple Sklerose gehandelt hat. In anderen Fällen ist eine solche Deutung von Krankheitsbildern nach Art der „akuten Ataxie" von LEYDEN-WESTPHAL aber abzulehnen. Freilich dürfte es sich dabei nicht so sehr um echt entzündliche, als vielmehr um toxische Schädigungen im Kleinhirnbereich handeln. Störungen dieser Art, bei denen es rasch zu einem schweren Kleinhirnsyndrom kommt, kennen wir etwa nach Typhus, nach Fleckfieber, aber auch nach Influenza, Scharlach, Masern und besonders nach Malaria (ARDIN-DÉTAIL und LÉVI-VALENSI). SPIELMEYER hat gerade für den Typhus Gliastrauchwerkbildungen im Kleinhirn nachgewiesen. Ob für diese Infektionen eine besondere Toxinaffinität für das Kleinhirn besteht, oder aber ob mit einer Prädisposition der befallenen Kranken, sei es anlagegemäßer, sei es erworbener Art zu rechnen ist, wissen wir nicht. Wahrscheinlich aber spielen alle die genannten Umstände eine Rolle. Kleinhirnbeteiligung kann, wie insbesondere SCHERER gezeigt hat, praktisch bei allen erdenklichen Krankheiten vorkommen, ohne daß entsprechende Symptome deutlich zutage treten. Aber auch die Neigung des Kleinhirns zu degenerativen Prozessen der allerverschiedensten Art scheint weit verbreitet zu sein, und endlich kennen wir vor allem im Alkohol ein Gift, das schon im akuten Rausch eine ausgesprochene Kleinhirnwirkung entfaltet und das bei chronischem Gebrauch grob nachweisbare Veränderungen setzt. Das Krankheitsbild der akuten Ataxie in zeitlichem Zusammenhang mit Infektionen mag also auf die verschiedensten Ursachenkonstellationen zurückgehen. Damit mag auch der etwas verschiedene Ausgang zusammenhängen. In der Regel tritt volle Heilung oder doch weitestgehende Besserung ein, nach wenigen Wochen oder doch in Monaten. Manchmal aber bleiben bei erheblicher Besserung doch noch deutliche Kleinhirnerscheinungen zurück.

Natürlich wird man bei solchen akut auftretenden cerebellaren Symptomenkomplexen auch an Kleinhirnabsceß denken müssen. Es kommt bei der „akuten Ataxie" aber nicht zu so schweren Allgemeinerscheinungen und zu der raschen Hinfälligkeit, auch nicht zu den Nachbarschaftssymptomen, die für den Kleinhirnabsceß kennzeichnend sind, ganz abgesehen davon, daß hier meist auch eine auf die Ohren hinweisende Vorgeschichte erhoben werden kann.

Endlich soll noch hingewiesen werden auf die luische und auf die tuberkulöse Meningitis, die sich selten einmal auch vorwiegend über dem Kleinhirn abspielen kann. Die „seröse Meningitis" und die Arachnitis cystica sind in anderem Zusammenhang behandelt.

3. Zirkulationsstörungen.

Die Kleinhirnarterien sind durch zahlreiche Anastomosen verbunden. Schwere Krankheitsbilder treten also nur auf, wenn ein ganzer Ast einer der Artt. cerebelli verlegt oder gar eine Vertebralis dazu thrombosiert ist. Dann kommt es aber zugleich zur Beteiligung der Medulla bzw. der Brücke. Die Nähe dieser Gebilde und deren Beteiligung ist es, die gröbere Erweichungen im Kleinhirnbereich verhängnisvoll macht. Kleine Erweichungen dagegen, vielfach multipel, sind recht häufig. Es kommt hierbei wie auch bei den kleinsten Blutungen zu vorübergehendem Schwindel, vielleicht auch zu einem kurzen Bewußtseinsverlust ohne weitere Folgen. Bei Häufung und großer Ausbreitung der gefäßabhängigen Veränderungen werden auch Kleinhirnsymptome allmählich hervortreten.

Häufiger als Erweichungen sind Blutungen, die im akuten Stadium eine Lokaldiagnose nicht zulassen. Auffallend ist immerhin, daß es zu hemiplegischen Erscheinungen meist nicht kommt. Im übrigen ist es auch hier die Nachbarschaft von Pons und Oblongata, die über die anfängliche Symptomatologie bestimmt, Erbrechen, Pulsveränderungen, Atemstörungen, Nystagmus, Blickstörungen. Mit dem Abklingen der akuten Erscheinungen werden dann bei umfangreicher Schädigung des Kleinhirns cerebellare Symptome hervortreten. Bei der weitgehenden Kompensierbarkeit der Kleinhirnerscheinungen kann es jedoch zu mehr oder weniger vollständiger klinischer Wiederherstellung kommen.

Zur Ätiologie und Pathogenese kann auf das entsprechende Großhirnkapitel verwiesen werden. Daß auch die Gefäßlues zu Kleinhirnstörungen zu führen vermag, braucht nicht näher ausgeführt zu werden.

4. Systematische Erkrankungen.

Die erblichen Erkrankungen, die sich um die Gruppe der FRIEDREICHschen Ataxie und die Hérédoataxie cérébelleuse von PIERRE MARIE gruppieren, sind im Zusammenhang der Heredogenerationen behandelt.

Daneben aber kommen andersartige systematische Prozesse im Kleinhirn bzw. im Kleinhirnsystem vor, cerebellopetaler, wie cerebellofugaler, wie gemischter Natur. Wir finden hier eine verwirrende Mannigfaltigkeit der anatomischen Bilder wie der Bezeichnungen, wahrscheinlich aber auch der Ätiologie und der klinischen Verläufe, nicht aber oder doch in viel geringerem Grade der Symptomatologie. Die Mehrzahl dieser Erkrankungen ist offenbar nicht erblicher Natur, wenn auch fast überall einzelne familiäre Beobachtungen beschrieben worden sind. Hier scheinen dann aber zumeist Beziehungen zur FRIEDREICH-Gruppe auf.

Am besten bekannt, auch klinisch einigermaßen einheitlich, ist die zuerst von DEJERINE und THOMAS beschriebene Atrophia olivo-ponto-cerebellaris. Klinisch handelt es sich um eine im höheren Lebensalter, im 5. und 6. Jahrzehnt einsetzende, langsam progrediente Erkrankung, die nicht so sehr durch Gang- und Standstörungen — die Kranken ziehen freilich eine verbreiterte Unterstützungsfläche vor und ihr Gang zeigt immerhin den cerebellaren Charakter, — als vielmehr durch langsame, schwerfällige, unkoordinierte Gliederbewegungen, durch skandierende, langsame Sprache, durch Nystagmus und vielfach Blasenstörungen gekennzeichnet ist und in einer Reihe von Jahren zum Tode führt. Oft findet man irgendwelche toxische Schäden (Alkohol, Infektionen, andersartige Vergiftungen) in der Vorgeschichte. Anatomisch hat man nicht, wie DEJERINE und THOMAS meinten, die Rindenatrophie, als vielmehr, wie SCHERER gezeigt hat, die Marksklerose in den Vordergrund zu stellen, welche die palaeocerebellaren Teile erst spät oder gar nicht, dagegen in schwerster Weise das Mark der neocerebellaren Hemisphären, und zwar in der umgekehrten Reihenfolge der Myelinisierung befällt. Das Dentatussystem, also auch die Bindearme, sind völlig oder doch fast ganz frei. Dagegen sind die Brückenkerne und vor allem die Oliven schwer atrophisch und meist scheint es auch zu Degenerationen in der Substantia nigra und damit schließlich auch klinisch zu Rigorerscheinungen zu kommen. Vieles spricht dafür, daß wir es hier mit einer Art PICKscher Krankheit des Kleinhirns zu tun haben.

Anatomisch einheitlich, klinisch dagegen offenbar nicht, wenigstens was den Krankheitseinsatz und das Verlaufstempo betrifft, ist die Atrophie cérébelleuse tardive à prédominance corticale nach MARIE, FOIX-ALAJOUANINE. Hier sind gerade die palaeocerebellaren Teile befallen. Es kommt zu einem hochgradigen Klaffen der Furchen an der dorsalen Fläche (oben, vorn, medial) des Kleinhirns, während hinten und unten normale Verhältnisse gefunden werden. Das Bild ist schon makroskopisch sehr eindrucksvoll. Mikroskopisch handelt es sich um eine Rindenatrophie von cerebellofugalem Typ — also um weitgehenden

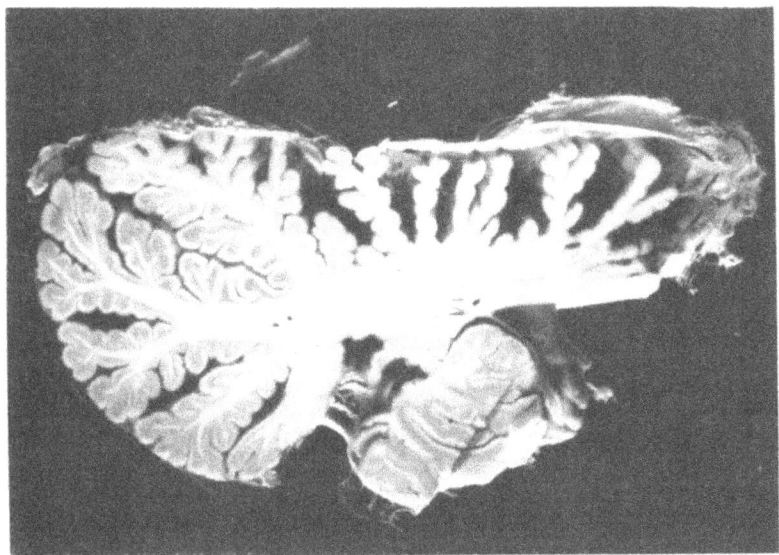

Abb. 3. Atrophie tardive à prédominance corticale, Sagittalschnitt. Zeigt das hochgradige Klaffen der Furchen dorsal, während die caudalen und ventralen Abschnitte nicht atrophisch sind.

Ausfall der PURKINJE-Zellen, Lichtung der Lamellenmarkstrahlen und im Dentatusvlies mit Gliose.

Die kongenitalen cerebellaren Ataxien, die in schweren stationären Fällen oft mit Schwachsinn verbunden sind, in leichten eine Tendenz zur Besserung zeigen und dann auch geistig gut entwickelte Kinder betreffen, die mannigfachen Aplasien, die gekreuzten Kleinhirnatrophien bei primären erworbenen groben Schäden der kontralateralen Großhirnhemisphären seien hier nur erwähnt.

Literatur.
Kleinhirn.

ANTONI, M.: Kystes cérébelleux, la syringomyélie du cervelet. A propos de trois cas personels. Acta otolaryng. (Stockh.) **9**, 1 (1926). — ARDIN-DELTAIÖ et LÉVI-VALENSI: Syndrome cérébelleux palustre. Sud. méd. et chir. **58**, 89 (1926).

BAILEY, P. and H. CUSHING: Medulloblastoma cerebelli: a common type of midcerebellar glioma in childhood. Arch. of Neur. **14**, 192 (1925).

HOFF, H. u. O. PÖTZL: Schiefe Körperhaltung und schiefer Gang bei Kleinhirnerkrankung. Jb. Psychiatr. **48**, 217 (1932). — HUBER, W.: Partielle und generalisierte Kleinhirnsklerosen. J. Psychol. u. Neur. **37**, 625 (1929).

KEILLER, W.: Four cases of olivo-ponto-cerebellar atrophy giving a history of heredity with three autopsies. South. med. J. **19**, 518 (1926). Ref. Zbl. Neur. **45**, 334 (1927). —

KIRSCHBAUM, W. u. A. BUCHHOLZ: Über primäre Kleinhirnrindenatrophie. Dtsch. Z. Nervenheilk. **125**, 21 (1932). — KNECHT, B.: Über eine unter dem Bilde eines Hirntumors verlaufende seltene Kleinhirnerkrankung. Wien. klin. Wschr. **1934 II**, 1087. — KOSCHARNIKOW, A. M.: Die akute allgemeine Ataxie vom LEYDEN-WESTPHALschen Typus in Verbindung mit den Epidemien der letzten Jahre in Rußland. Z. Neur. **99**, 376 (1925). — KRON, J. u. W. MINTZ: Kleinhirnblutung, geheilt durch Operation. Dtsch. med. Wschr. **1927 I**, 1054. — KUFS, H.: Über einen Fall von Atrophia olivocerebellaris auf der Basis einer luetischen Frühmeningitis mit nach $8^{1}/_{2}$ Jahren nachfolgender progressiver Paralyse. Zugleich ein Beitrag zur Frage der Beziehungen zwischen der Heredolues und Heredodegeneration. Z. Neur. **96**, 275 (1926).

LEY, R. A.: Forme atypique d'atrophie cérébelleuse ayant évulué au syndrome rigide. Arch. internat. Méd. expér. **1**, 277 (1924). — LHERMITTE, J.: Cortical cerebellar degeneration. Proc. roy. Soc. Méd. **28**, 379 (1935). — LINDAU, A.: Studien über Kleinhirncysten. Bau, Pathogenese und Beziehungen zur Angiomatosis retinae. Acta path. scand. (København). Suppl. **1** (1926). — LINDENOV, H.: Hypoplasia cerebelli et Medullae oblongate. Ref. Zbl. Neur. **72**, 386 (1934). — LÜTHY, F.: Rindenatrophien des Kleinhirns im späteren Alter. Ref. Zbl. Neur. **57**, 319 (1934).

MAAS, O. u. H. J. SCHERER: Zur Klinik und Anatomie einiger seltener Kleinhirnerkrankungen. Z. Neur. **145**, 420 (1933).

NYSSEN, R. et L. VAN BOGAERT: La dégénérescence systématisée optico-cochléo-dentilée. (Etude anat. clin. d'un typ familial. Revue neur. **41 II**, 321 (1934).

PARKER, H. L. and J. W. KERNOHAN: (1) Parenchymatous cortical cerebellar atrophy (chronic atrophy of PURKINJES cells). Brain **56**, 191 (1933). — (2) Arch. of Neur. **31**, 449 (1934). — (3) Parenchymatous cortical cerebellar atrophy (subacute cerebellar encephalitis). Arch. of Neurol. **33**, 959 (1935). — PARODI, U. e S. RICCA: Contribuo elle conoscenca della atrofa olivo-pontocerebellare. Riv. Path. nerv. **30**, 273 (1925). — PÖTZL, O.: (1) Bemerkungen über den JACKSCH-SCHLOFFERschen Fall von Kleinhirnresektion. Med. Klin. **1925 II**, 1524. — (2) Lokaldiagnostische Bemerkungen zu der einseitigen Übererregbarkeit eines Labyrinths bei Kleinhirnerkrankungen. Med. Klin. **1928 I**, 167. — POPOW, M.: Contribution à l'étude du syndrome de l'artère cérébelleuse postérieure et inférieure. Revue neur. **38 I**, 212 (1931). Ref. WALLENBERG: Dtsch. Z. Nervenheilk. **1921**.

SCHERER, H. J.: (1) Beiträge zur pathologischen Anatomie des Kleinhirns. II. Mitt. Die Erkrankungen des Kleinhirnmarks und seiner Kerne, insbesondere des Nucleus dentatus. Z. Neur. **139**, 337 (1932). — (2) Beiträge zur pathologischen Anatomie des Kleinhirns. III. Mitt. Genuine Kleinhirnatrophien. Z. Neur. **145**, 335 (1933). — (3) Extrapyramidale Störungen bei der olivoponto-cerebellaren Atrophie. Ein Beitrag zum Problem des lokalen vorzeitigen Alterns. Z. Neur. **145**, 406 (1933). — SCHOB, F.: Eine Spätform der cerebellaren Heredoataxie. Mschr. Psychiatr. **65**, 276 (1927). — SCHUSTER, P.: Die im höheren Lebensalter vorkommenden Kleinhirnerkrankungen nebst Bemerkungen über den cerebellaren Wackeltremor. Z. Neur. **91**, 531 (1924). — STEWART, M. J.: Healed tuberculoma of the cerebellum. J. of Path. **30**, 577 (1927). — STONE, T. T.: Primary familial degeneration of the cerebellum. Report of two cases (clinical). J. nerv. Dis. **78**, 131 (1933).

THORPE, F. T.: Familial degeneration of the cerebellum and association with epilepsy. A report of two cases, ohne with pathological findings. Brain **58**, 97 (1935).

VERLAG VON JULIUS SPRINGER / BERLIN

Mikroskopische Anatomie des Nervensystems. (Handbuch der mikroskopischen Anatomie des Menschen, 4. Band.)
1. Teil. **Nervengewebe. Das peripherische Nervensystem. Das Zentralnervensystem.** Mit 880 z. T. farbigen Abbildungen. X, 1093 Seiten. 1928.
RM 171.—, geb. RM 178.20

I. Nervengewebe. A. Allgemeines. B. Morphologie der Ganglienzelle. C. Zentrale Nervenfasern. D. Übersicht über den gegenwärtigen Stand der Neuronenlehre und die gegen sie erhobenen Einwände. — E. Die peripherische Nervenfaser. — II. Das peripherische Nervensystem. A. Die Anteile des cerebrospinalen Nervensystems. B. Die peripherischen Anteile des vegetativen Nervensystems. — III. Das Zentralnervensystem. A. Die Grundlagen und die Teildisziplinen der mikroskopischen Anatomie des Zentralnervensystems. — B. Das Rückenmark. — C. Medulla oblongata und Brücke. — D. Mittelhirn. — E. Das Kleinhirn. — F. Die zentralen Anteile des vegetativen Nervensystems.

2. Teil. In Vorbereitung
Der Band ist nur vollständig käuflich.

Allgemeine Physiologie der Nerven und des Zentralnervensystems. (Handbuch der normalen und pathologischen Physiologie, 9. Band.) Mit 162 zum Teil farbigen Abbildungen. VIII, 840 Seiten. 1929. RM 70 20, gebunden RM 77.22

Reizleitungen bei den Pflanzen. — Nervensystem. 1. Allgemeines. Allgemeines über Tatsachen und Probleme der Physiologie nervöser Systeme. — Chemie des zentralen und peripheren Nervensystems. — 2. Physiologie der peripheren Nerven: Das leitende Element. — Die Durchlässigkeit des Nerven für Wasser und Salze und deren Zusammenhang mit der elektrischen Erregbarkeit. — Nervenreize. — Nervenleitungsgeschwindigkeit, Ermüdbarkeit und elektrotonische Erregbarkeitsänderungen des Nerven. Theorien der Nervenleitung. — Erregungsgesetze des Nerven. — Degeneration und Regeneration am peripherischen Nerven. — Elektrodiagnostik und Elektrotherapie der Nerven. — Der Stoffwechsel des peripheren Nervensystems. — Die Narkose. Die Lokalanästhesie und die Lokalanaesthetica. — 3. Allgemeine Physiologie der nervösen Zentren: Histologische Besonderheiten und funktionelle und pathologische Veränderungen der nervösen Zentralorgane. — Der Stoffwechsel des Zentralnervensystems. — Allgemeine lähmende und erregbarkeitssteigernde Gifte. — Über Reiznachwirkung im Zentralnervensystem. — Die Irreziprozität der Zentralteile des Nervensystems. — Summation (Förderung) und Bahnung. — Hemmung. — Leitungsverzögerung in den Zentralteilen, Reflexzeit, einschl. Summationszeit, und ihre Abhängigkeit von der Reizstärke. — Refraktäre Phase und Rhythmizität. — Tonus. — Gesetz der gedehnten Muskeln. Reflexumkehr. Starker und schwacher Reflex. — Die Sensomobilität. — Beziehungen zwischen Ganglienzellen, Grau und langen Bahnen. Theorien der Zentrenfunktionen. — Diffuses und zentralisiertes Nervensystem. — Vergleichende Physiologie des Nervensystems der Wirbellosen.

Spezielle Physiologie des Zentralnervensystems der Wirbeltiere. (Handbuch der normalen und pathologischen Physiologie, 10. Band.) Mit 214 Abbildungen. XIV, 1284 Seiten. 1927. RM 99.—, gebunden RM 106.20

Blutkreislauf im Gehirn. — Dorsale und ventrale Wurzeln (Bellsches Gesetz). — Reflexgesetze. — Hirndruck, Hirnerschütterung, Schock. — Topographische Physiologie des Rückenmarkes. — Die Oblongata und die Hirnnervenkerne. — Die Region der Vierhügel (Tectum, Augenmuskelkerne, zentrales Höhlengrau). — Das Kleinhirn. — Physiologie und Pathologie der Stammganglien. — Die Großhirnhemisphären. — Die Reaktionszeiten. — Schlaffe und spastische Lähmung. — Klinisch wichtige Reflexe. — Pharmakologie des Zentralnervensystems. — Autonomes Nervensystem. — Pharmakologie des vegetativen (autonomen) Nervensystems. — Die Lokalisation in der Großhirnrinde. — Die Leitungsbahnen im Rückenmark. — Die trophischen Einflüsse des Nervensystems. — Normale und pathologische Physiologie des Liquor cerebrospinalis. — Die Erkrankungen des Zentralnervensystems der Tiere.

VERLAG VON JULIUS SPRINGER / BERLIN

Die neuropathologischen Syndrome zugleich Differentialdiagnostik der Nervenkrankheiten. Von Dr. **M. Kroll**, o. ö. Professor, Direktor der Nervenklinik der Weißrussischen Staatsuniversität Minsk. Mit 216 Textabbildungen. XI, 554 Seiten. 1929. RM 40.50

Lebensnerven und Lebenstriebe. Von Professor Dr. **L. R. Müller**, Erlangen. Dritte, wesentlich erweiterte Auflage des „Vegetativen Nervensystems". In Gemeinschaft mit W. Dahl, Würzburg, E. Edens, München, O. Gagel, Erlangen, W. Glaser, Erding, R. Greving, Erlangen, E. Herzog, Erlangen, F. Hoff, Erlangen, Fr. Jamin, Erlangen, H. Regelsberger, Erlangen, O. Renner, Augsburg, E. Schwab, Erlangen, G. Specht, Erlangen, H. Steidle, Würzburg, Ph. Stöhr jr., Bonn, E. Toenniessen, Kassel. Mit 636 zum Teil farbigen Abbildungen und 2 farbigen Tafeln. XII, 991 Seiten. 1931. RM 86.40, gebunden RM 89.82

Lehrbuch der Nervenkrankheiten. Zweite Auflage, bearbeitet von H. von Baeyer, Heidelberg, H. Curschmann, Rostock, R. Gaupp, Tübingen, R. Greving, Erlangen, A. Hauptmann, Freiburg, F. Kramer, Berlin, F. Krause, Berlin, H. Liepmann, Berlin, F. Quensel, Leipzig, H. Starck, Karlsruhe, G. Stertz, Marburg, F. K. Walter, Rostock-Gelsheim. Herausgegeben von Dr. **Hans Curschmann**, Professor, Direktor der Medizinischen Universitätsklinik in Rostock, und Dr. **Franz Kramer**, Professor an der Universität Berlin. Mit 301 zum Teil farbigen Abbildungen. X, 952 Seiten. 1925. Gebunden RM 32.40

Der amyostatische Symptomenkomplex. Klinische Untersuchungen unter Berücksichtigung allgemein pathologischer Fragen. Von Privatdozent Dr. **A. Bostroem**, Leipzig. (Monographien aus dem Gesamtgebiete der Neurologie und Psychiatrie, 33. Band.) Mit 12 Abbildungen. IV, 205 Seiten. 1922. RM 7.20

Körperliche Störungen bei Geisteskrankheiten. (Handbuch der Geisteskrankheiten, herausgegeben von O. Bumke, 3. Band.) Mit 77 Abbildungen. VI, 333 Seiten. 1928. RM 28.80, gebunden RM 30.96

Körperbau und seelische Anlage. — Die neurologischen Störungen bei Geisteskrankheiten. — Puls. Blutdruck. Vasomotorische Störungen. Blutverteilung. — Körpergewicht. Endokrines System. Stoffwechsel. — Serologie der Geisteskrankheiten.

Lehrbuch der Geisteskrankheiten. Von **Oswald Bumke**, Professor in München. Vierte Auflage. Mit 128 zum Teil farbigen Abbildungen. X, 632 Seiten. 1936. RM 21.—, gebunden RM 22.80

Lehrbuch der inneren Medizin. Von H. Assmann, K. Beckmann, G. v. Bergmann, H. Bohnenkamp, R. Doerr, H. Eppinger, E. Grafe, Fr. Hiller, G. Katsch, W. Nonnenbruch, A. Schittenhelm, R. Schoen, R. Siebeck, R. Staehelin, W. Stepp, H. Straub†, F. Stroebe. Vierte, umgearbeitete und ergänzte Auflage. In zwei Bänden. 1939.
Erster Band. Mit 192 Abbildungen. XI, 969 Seiten.
Zweiter Band. Mit 163 Abbildungen. XIV, 886 Seiten. Gebunden RM 52.60

Grundriß der inneren Medizin. Von Dr. **A. von Domarus**, a. o. Professor an der Universität Berlin, Ärztlicher Direktor am Horst-Wessel-Krankenhaus im Friedrichshain Berlin. Dreizehnte verbesserte Auflage. Mit etwa 75 zum Teil farbigen Abbildungen. Etwa 720 Seiten. 1939. Gebunden etwa RM 16.80

Uber Beurteilung und Behandlung von Kranken. Vorträge. Von Professor Dr. **Richard Siebeck**, Bonn. V, 116 Seiten. 1928. RM 3.24

Zu beziehen durch jede Buchhandlung.

GPSR Compliance
The European Union's (EU) General Product Safety Regulation (GPSR) is a set of rules that requires consumer products to be safe and our obligations to ensure this.

If you have any concerns about our products, you can contact us on

ProductSafety@springernature.com

In case Publisher is established outside the EU, the EU authorized representative is:

Springer Nature Customer Service Center GmbH
Europaplatz 3
69115 Heidelberg, Germany

www.ingramcontent.com/pod-product-compliance
Ingram Content Group UK Ltd.
Pitfield, Milton Keynes, MK11 3LW, UK
UKHW051237180426
11947UKWH00013B/827